人们不喜欢每天被教育

但人们需要经常被提醒

生命是主动的

把握健康和生命

从拥有大典开始

——智金温馨提醒

中国公众健康大典

ZHONGGUOGONGZHONGJIANKANGDADIAN

李智金　主编

中医古籍出版社

中国·北京

图书在版编目(CIP)数据

中国公众健康大典/李智金编.—北京:中医古籍出版社,2007.7
ISBN 978-7-80174-544-6

Ⅰ.中… Ⅱ.李… Ⅲ.健康—基本知识 Ⅳ.R161

中国版本图书馆CIP数据核字(2007)第113496号

中国公众健康大典

李智金 主编

责任编辑:刘从明
封面设计:汇智泉文化
出版发行:中医古籍出版社
社　　址:北京市东直门内南小街16号(100700)
印　　刷:北京春雨印刷有限公司
开　　本:889mm×1194mm 1/16
印　　张:49 彩插8页
字　　数:1560千字
版　　次:2007年9月第1版 2007年9月第1次印刷
书　　号:ISBN 978-7-80174-544-6
定　　价:99.00元

中国公众健康大典
编审委员会

（截至2006年5月）

主　　编：李智金

名誉主编：冯理达

特别顾问：胡世祥——解放军总装备部原副部长

孟宪励——健康时报社总编辑

阮智勇——中央广播电视大学副校长

杨秉贤——中日友好医院原副院长

中健会名誉主任

Gne Hwa 鄭華——国际健康联盟理事

牛恩喜——解放军总装备部卫生局局长

编审委员（按姓氏笔画为序）：

丁　兰　丁淑兰　马　燕　亢少波　王兆绰　王宝亭　王淑娟
冯　一　冯　扬　石芙李　米文桂　刘京华　刘　映　孙美春
关钰勤　任云书　许瑞森　宋天彬　杨东为　陆　阳　邵向明
邵纯生　邵鲁江　辛丽梅　陈金柱　陈宗胜　张建民　李　元
李　方　李欣蓉　李素娟　李晓娟　李晓冀　李晨玉　李瑞科
杜冠军　林之宁　庞明义　孟晓英　郑　灏　康玉华　袁　灵
郭志芳　聂爱筠　梁　东　常云慧　常锦茹　曾　创　谢来义
董苏梅　韩林涛

序言：人生教育健康始

人类的开化和文明源自于教育，而生命得以存续的基础是健康。毛主席说：“身体是革命的本钱”；商人说：生意场上赚多赚少可以不必太在意，但绝不能够蚀本钱；我们说：人生教育健康始。

什么是健康？不同的人往往有不同的答案。有人说能吃能喝是健康，但中年夭亡者都有胡吃、海喝、烂抽、熬夜的经历。有人说又红又胖是健康，但那些“满面红光" 者往往患有高血脂、高血压，胖子们裤带越长寿命越短。有人说瘦就是健康，年轻人追求所谓“骨感美”，但过分消瘦带来诸多如内脏下垂，甚至影响基本生理功能等严重健康问题。能吃能喝不健康，会吃会喝才健康，胡吃胡喝就遭殃。过胖过瘦都不健康，保持标准体重才健康。中国已经加入 WTO，人们经常谈论的是与国际接轨，健康也要与国际接轨。健康的国际标准是这样的：健康是指生理上、心理上、生殖上、道德上和社会适应上的完好状态。这么一对照，真正的健康人就不多了。就世界范围而言，完全健康的人只占 5%，需要治疗的病人占 15%，剩下的 80% 左右的人是亚健康人。生病一定有原因，健康也一定有方法，有途径。

中国幅员辽阔，民族众多，但地不分南北，人不分老幼，见面说得最多的一句话是“吃了吗”。民以食为天，合理营养是生命健康的物质基础。合理营养膳食的标准是种类齐全、数量充足、比例合适。别看您吃了这么多年的饭，要讲到科学饮食，恐怕您还得系统补补课。

人们常说“生命在于运动”，其实往细里说“生命更在于科学运动”。奥运会冠军当不成百岁寿星，可见竞技体育和健身体育有着本质的不同。所谓科学，是指运动的项目、运动的时间、运动的强度等要符合运动者的身心实际。

21 世纪是精神病大爆发的世纪，当今一个流行词是“郁闷”，抑郁症患者已很常见，十年后 60% 的人会有心理疾病。百病皆生于气。不懂得合理宣泄情绪和调适心理的人是无法健康长寿的。

如今不仅空气、阳光和水等大环境都被不同程度地污染了，就连居室装修、房间布置、床的摆放、上下级关系、人口流动与就业等小环境也出现了不少问题。人是环境的人，自然环境与社会环境与人的健康密切相关。

中医中药是中华文明的灿烂瑰宝，几千年来为中华民族的健康事业做出了不可磨灭的贡献。遗憾的是近百年来中医中药遭遇到重大挫折，甚至社会上出现了“废止中医论”。了解中医中药，在新的历史条件下如何让中医中药与西医西药配合，为全面建设小康社会和实现中华民族的伟大复兴服务，是我们这一代人的光荣使命。

人们对待健康有三种态度：有人非常重视自己的健康，有人忽视或者顾不上自己的健康，有人随意挥霍和糟蹋自己的健康。健康教育的主要任务不是创造科学，而是传播科学。健康教育不仅要揭示真理，更是要纠正误区。

人们不喜欢被教育，但人们需要时常被提醒。温馨提示是公众健康教育的主要形式。农时上：人误地一时，地误人一年。人生上：不尽早接受健康教育，贻误的是整个生命的长度和质量。

健康教育人才要求高素质、多学科，深入浅出、寓教于乐、雅俗共赏，一个好的医生未必能成为一个优秀的健康师。公众健康教育讲求六个字，“知、信、行”与“科、普、乐”。知晓健康知识是前提，相信健康第一是关键，建立健康科学的行为方式是获得持续健康的唯一途径。科学是基础，普及是目的，乐趣是手段。

健康无国界。健康、健美、长寿是全人类的共同追求。公众健康社会保障体系离不开医护人员和医院，但预防胜于治疗，未雨绸缪胜于亡羊补牢。和谐社会需要一大批虽不具备医学专业背景但深谙公众健康教育的人士共同开展公众健康教育。英雄不问出处。组织没事干的人，去干没人干的事。创造新岗位，创造新业绩，创造新生活。全民健康需要全民参与。

史学家们做科普有限，评书和戏曲演员是老百姓的历史教员。医生们做科普有限，公众健康师（健康管理师、公众营养师、经络康体师、中华养生师）等是老百姓的健康教员。

公众健康师为公众服务的武器不是医药和医疗器械，而是通过咨询和指导来向公众传播健康知识，这就需要口才。茶壶煮饺子——有货倒不出，纵然有满腹珠玑，效果也要大打折扣。好口才能抵得上千军万马。美国人称健康、知识、财富、口才四者兼备者乃神人也。从事公众健康行业您不妨磨炼一下口才。其实不管从事任何行业，口才都可以助您成功。

人生需要筹划，人生更需要管理。大家在掌握健康知识的基础上也要学一学“人生经营学”。

以上提到的知识点在本书中都有详论，请您潜心研读。本书在编纂的过程中得到了很多专家、同修的帮助，在此一并表示感谢。本书不足之处，敬请公众谅解和雅正。

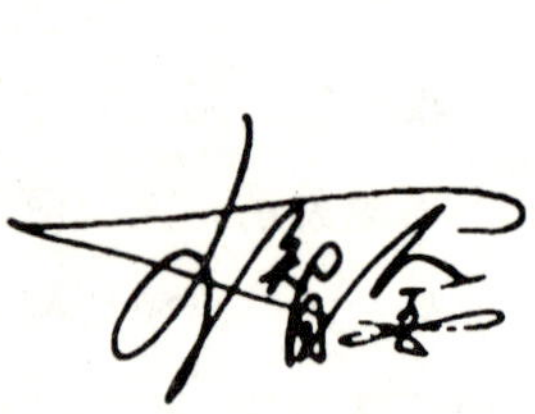

2006 年 6 月 2 日于北京金岛康城

中国健康工程

二〇〇二年书赠中健会

冯理达

冯理达教授为中国健康工程题词

宣传健康知识，
倡导健康生活方式，
提高女性生活质量。

顾秀莲
二〇〇四年三月二日

全国人大副委员长、全国妇联主席顾秀莲
为中国女性健康工程题词

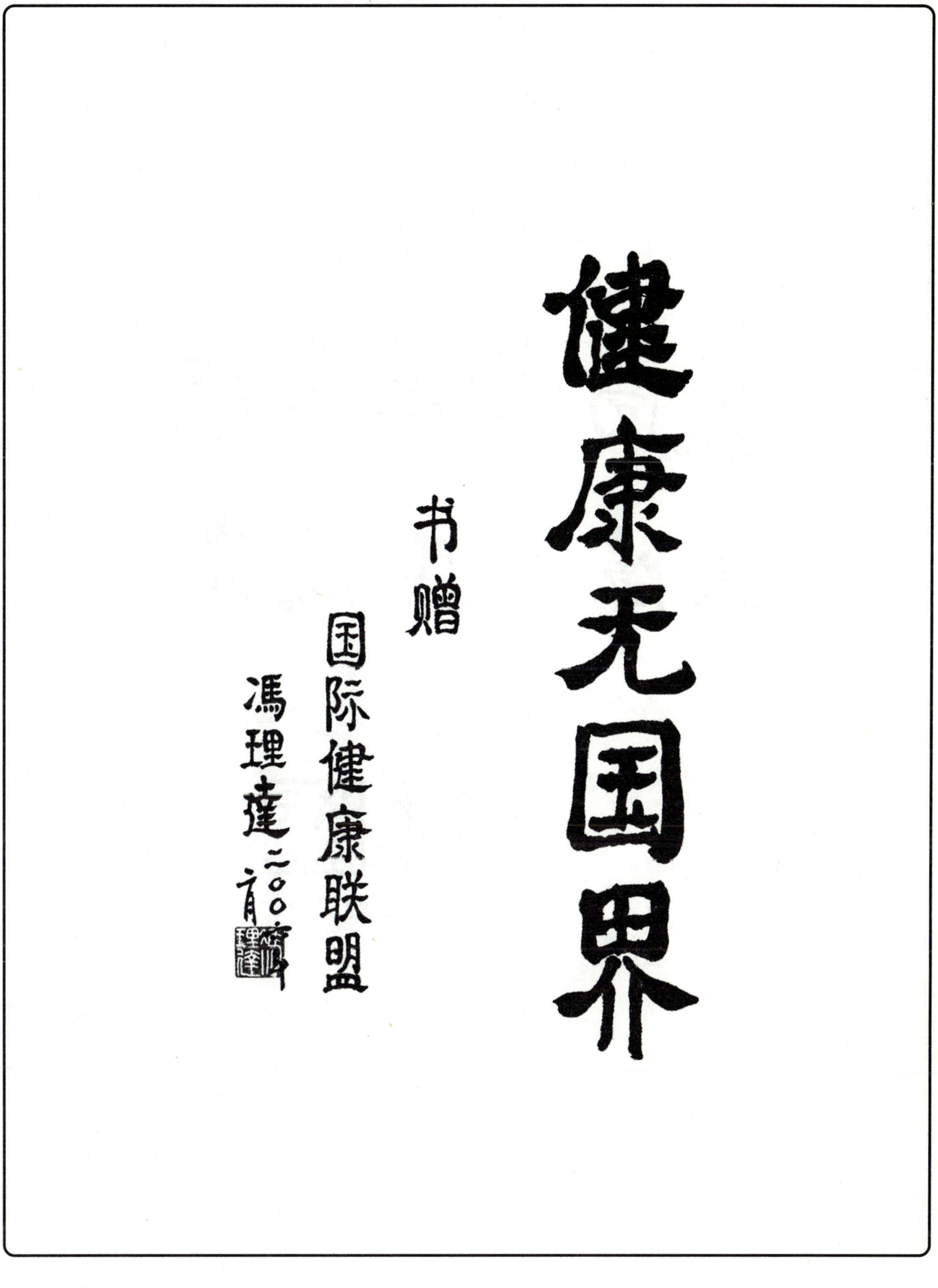

冯理达教授为国际健康联盟题词

提高营养意识

保障人民健康

于若木

二00二.十一.廿

著名营养专家于若木为公众营养题词

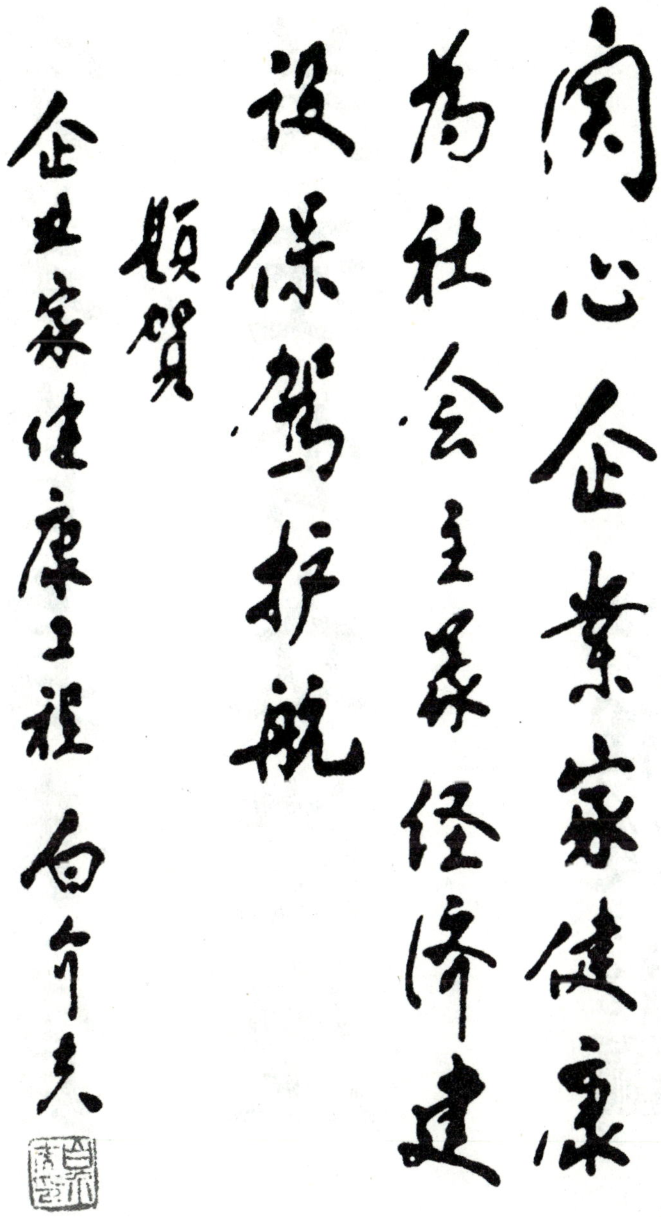

中国医学基金会副主席、企业家健康工程
名誉副主席白介夫为中国企业家健康工程题词

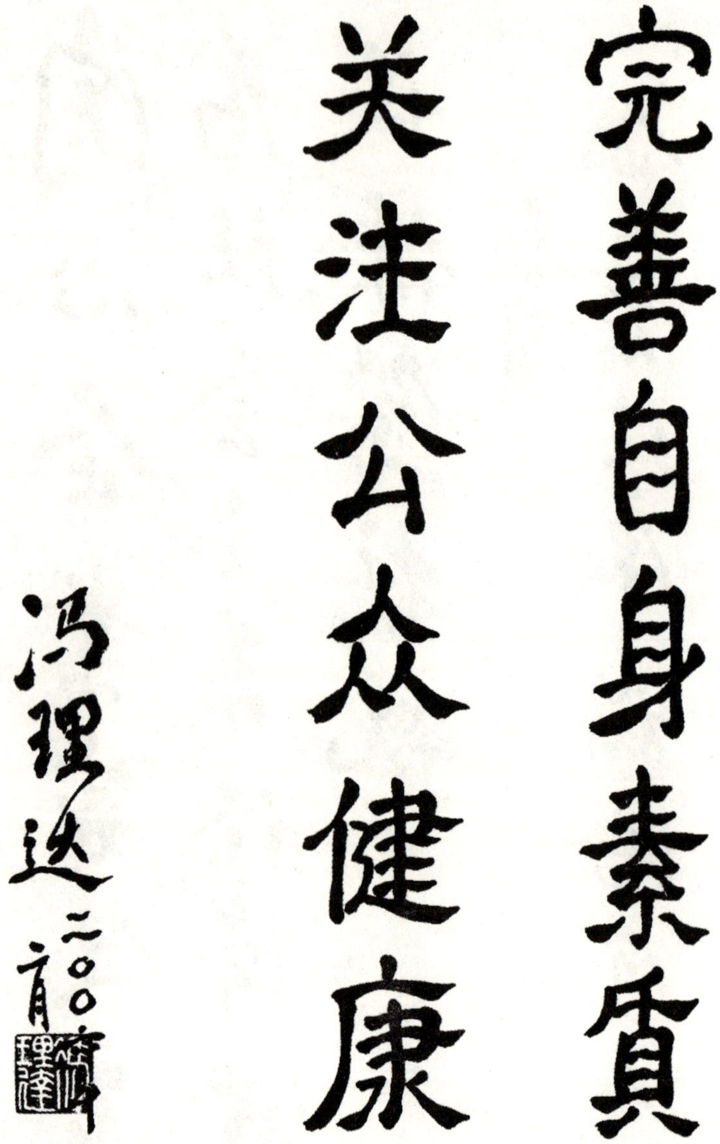

冯理达教授为中健会学员和会员题词

关于公众健康人才教育培训

解放前，中国人被称作东亚病夫，平均预期寿命只有35岁。新中国成立后，党和政府十分重视公众健康，通过几十年的不懈努力，严重威胁公众健康和生命的急性传染性疾病已得到有效遏制，婴幼儿死亡率大幅度下降，老年人寿命大大延长，人民的预期寿命已经突破70岁。但改革开放以来，随着人民物质生活水平的提高，慢性非传染性疾病和精神性疾病等生活方式病和自我创造性疾病，正日益成为头号杀手，严重威胁着人民的健康和幸福，防止病从口入，更要防止病从脑入，大力开展公众健康教育，健康不能完全依赖医生、医院、药品、保健品，要把健康和生命牢牢掌握在自己手中，已越来越成为公众的共识。

中健会®——关注公众健康，这句近年来越来越使公众熟悉的口号，已成为中健会的标志语。中健会在2002年首创了新中国第一个公众健康教育培训认证体系，编制了新中国第一套公众健康教育培训专用教材，开创了中国公众健康教育专业人才（健康师、营养师、康体师、养生师等）培训认证的先河。

中健会公众健康集团是由CHEP中国健康工程促进委员会、中国健康工程理事会、中国健康行（产）业理事会、北京中健会科贸中心、中国健康工程全国项目委员会、中国女性健康工程委员会、中国健康工程网——中国国家健康网理事会等组成的从事公众健康产业的国家级专业机构，国际中文注册统称**中健会®**，国际英文注册统称CHEP®。中健会由冯理达教授担任主席和全国公众健康工程（即中国健康工程）总顾问。中健会目前在京有中国健康工程全国项目推广中心、中健会健康产业部、中健会网络科技部、中健会影视制作部、北京经络康体中心、中健会素质教育中心、人生经营学研究中心、中健会公众健康奇能绝技教学基地、北京国信世嘉培训基地等所属机构。中健会在全国各省、市、区设有若干授权项目基地。

为使中国的公众健康教育与国际接轨，2005年，中健会与国际健康联盟（IHL IHIHI）合作，在大中华区（中国大陆和港、澳、台）率先引进国际最先进的公众健康培训认证体系。中健会是国际健康联盟在大中华区开展公众健康师（国际通称**公众健康师**，国内也称作**健康管理师**）、公众营养师（国际通称**公众营养师**，国内也称作**公共营养师**）**、经络康体师、国际养生师、中华养生师等**培训认证事务的唯一授权单位。

中央广播电视大学是国家教育部直属，运用广播、电视、文字教材、音像教材、计算机课件和网络等多种媒体，面向全国开展远程开放教育的高等学校。中央电大在全国有四十四个省级电大，有几千个县（市）级电大，在校生三百万人，是全世界最大的大学。中央电大的主要任务是面向社会从业人员开展继续教育，包括学历教育和非学历教育，她是中国继续教育的航母和权威，她颁发的证书得到国际上的一致认可。

为推动公众健康教育事业和促进健康产业的发展，充分利用社会和中央电大的优秀教育资源，中健会从2004年起，与中央电大以开展健康教育和健康促进活动为目标进行广泛合作。双方成立了项目组，建立了全国公众健康人才培训认证办公室（包括中国健康工程全国项目委员会办公室等，下同），由中央电大阮智勇校长担任组长，由中健会李智金理事长、中央电大继续教育学院孙美春院长、中央电大培训中心许瑞森主任担任副组长，由李智金理事长兼任办公室主任。项目启动后以中央电大继续教育学院为依托，在全国范围内开展公众健康教育项目暨公众健康师和公众营养师等专业人才培训认证工程；以中央电大培训中心为依托开展以北京为主要地区的面授工作。双方联合颁发相应的国家级全国统一证书。

经过数年的试点，中健会与中央电大对双方联合开展的公众健康教育合作项目给予了充分的肯定。双方一致同意将公众健康教育作为长线项目长期开展下去，2006年4月18日举行了中健会与中央广播电视大学联合开展公众健康教育（长期）战略合作签字仪式。中健会与中央电大除做好公众健康教育与促进项目的既定工作外，还筛选其他优秀项目如经络康体、中华养生、素质教育等开展广泛合作，发掘祖国传统文化，抢救一批国民素质教育资源。双方还将协力打造一套包括面授、函授、远程、网络、电视课程、光盘等内容的适用于多种形式培训的教学资源。

《健康时报》是由人民日报社主管、主办的一份健康生活服务类周报，是我国健康生活服务类报纸中受众量最大、影响力最强的报纸之一。2006年，中健会与该报建立了长期战略合作伙伴关系，双方联合主办“中国健康工程——全国公众健康人才培训认证项目”、“金钥匙健康科普神州行”等健康教育和健康促进项目。本书成为上述活动的指定读物。

愿本书能给您帮助，愿我们共同为创建和谐社会、造福人类多做贡献！

中健会　中央电大　国际健联　健康时报社

全国公众健康人才培训认证办公室

目　录

第一篇　健康教育与健康促进

第二篇　人体解剖基础知识

第三篇　运动与健康

第四篇　营养与健康

第五篇　心理与健康

第六篇　环境与健康

第七篇　中医与中药

第八篇　口才与沟通

第九篇　人生经营学

第一篇　健康教育与健康促进

第一章　绪　论

☞ 知晓健康知识是前提，相信健康第一是关键，建立健康科学的行为方式是获得持续健康的唯一途径。

从以疾病为中心转变到以健康为中心，人们的目光正在转向疾病的大预防。随着科学的进步、社会的发展，特别是进入20世纪70年代以来，作为预防医学组成部分的健康教育在全球迅速发展，完整的学科体系已逐步形成。尤其近十余年来，全球性健康促进活动的兴起，健康教育与健康促进在卫生保健总体战略中的地位得到了全世界的关注，并正在向纵深发展。

第一节　健康及影响健康的因素

20世纪中叶以来，科学的健康概念为健康教育与健康促进的实践指明了任务和方向。1988年，在庆祝世界卫生组织（WHO）成立40周年之际，WHO称：成立40年来，WHO做了三件对人类健康产生巨大影响的事，其中之一就是对健康下了一个科学的定义，足见WHO对健康涵义的高度重视。

一、健康的概念

亘古至今，任何时代和民族无不把健康视为人生第一需要。古希腊有位哲学家曾说："如无健康，知识无法利用，文化无从施展，智慧不能表现，力量不能战斗，财富变成废物。"可见健康是一切价值的源泉，实现"人人享有卫生保健"是全人类共同追求的理想。同时，健康不仅是个人资源、家庭资源，更是社会的基本资源，是经济发展、社会进步、民族兴旺的保证。达到尽可能高的健康水平，是全世界范围内的一项重要的社会性目标。《中华人民共和国宪法》明确规定："维护全体公民的健康，提高各族人民的健康水平是社会主义建设的重要任务之一。"

健康是人类生命存在的正常状态，是一个动态的概念，具有相对性和发展性。受传统观念和文化习俗的影响，长期以来人们往往认为无病、无伤、无残就是健康，这是认识上的偏颇。随着社会经济、科学技术及其生活水平的变化，人们对健康内涵的认识不断深化，认识到健康的多维性、整体性。WHO 1948年在其《组织法》中提出的"健康不仅是没有疾病或不虚弱，而是身体的、精神的健康和社会幸福的完满状态"的三维健康观，这是人类在总结了近代医学成就的基础上，对健康认识上的一次飞跃，把健康内涵拓展到了一个新的认识境界。在三维健康观的基础上，中国社会医学工作者把健康分为三个层次。第一层次（一级健康）是满足生存条件，其内容包括：①无饥寒、无病、无体弱，能精力充沛地生活和劳动，满足基本的卫生要求，对健康障碍的预防和治疗具有基本知识；②对有科学预防方法的疾病和灾害，能够做到采取合理的预防措施；③对健康的障碍能够及时采取合理的治疗和康复措施。第二层次（二级健康）为满意度条件，包括：①一定的职业和收入，满足经济要求；②日常生活中能享用最新科技成果；③自由自在地生活。第三层次（三级健康）为最高层次的健康，包括：①通过适当训练，掌握高深知识和技术，并且有条件应用这些技术；②能过着为社会做贡献的生活。近年来，生殖健康和道德健康又被突出地提出，形成了五维的新的健康观。

☞ 健康的涵义：健康是指人在生理上、心理上、生殖上、道德上和社会上的完好适应状态。

健康具有连续性，从理想健康、疾病到生命终结是个逐渐变化的连续过程。健康与疾病之间并无明显界线，一个外表健康的人并不意味着真正健康，机体可能正处于既不属于健康状态也不属于患病状态的第三状态（又称亚健康或亚临床状态)，包括疾病的潜伏期、慢性病的病前期和康复期。如艾滋病患者，在平均长达7年的潜伏期内，外表看起来和健康人几无差别；又如肝癌、肺癌等，在相当长时期内并无症状，一旦出现临床表现，已是病入膏肓，癌细胞从1个发展到1亿个可能需要超过20年的时间，但从1亿个发展到10亿个可能不超过10个月。由此启示人们早预防、早发现、早治疗的重要性。

☞ 真正的健康人(第一状态)约占总人口的5%，真正的病人(第二状态)约占15%，亚健康人(第三状态)约占80%。

心理健康是健康的主要组成部分，它与躯体健康的关系有如一张纸的两面，难以分割。心理健康标准也具相对性。同时，心理健康与不健康之间并无严格的分界线，因为它犹如光谱的色彩。总之，无论是躯体健康还是心理健康，健康与不健康的因素既是共存的，也是一个渐进的变化过程。

健康首先是生物学现象，是人们能否获得健康的基本前提，同时健康也是社会现象，某一疾病的发生与发展既有生物学因素和其他自然因素的影响，同时也有社会、经济和政治的原因。考虑到人的生物属性和社会属性，必须主动协调人类机体与环境的关系，保持人的健康与社会环境和自然环境的高度统一，才能把握健康、驾驭健康。

☞ 健康不仅关乎公众个人，也关乎全社会。

"人人为健康，健康为人人"是WHO一项战略目标，健康不仅是个人的基本人权，同时也是全社会的共同事业。这就要求不仅个人要珍惜并促进自身的健康水平，同时要认识到健康对社会的价值与意义，要为他人乃至全社会的健康承担责任和义务，每个人都应认识到——**我无权不健康**。把促进健康提高到人类精神面貌乃至民族文化素质的高度来对待，这涉及道德健康问题。

二、健康与医学模式

医学模式是人们对健康和疾病的看法和观点，是认识健康和疾病及其相互转化的哲学观点。在人类发展的过程中，对健康与疾病的探索始终没有间断过。从最初的唯心解释到生物医学解释，以及生物——心理——社会医学模式出现；之后，随着环境因素对健康的影响又向整体健康医学模式推进。目前，现代科学技术的飞速发展，使得人类对于健康与疾病的认识也有了长足的进步。

(一)神灵主义的医学模式

在人类文明不发达的时候，人们对许多现象和疾病都无法认识，不能给予合理的解释，由此就产生了对于疾病超自然的、唯心的解释，认为人类的生命与健康是上帝神灵所赐，疾病和灾祸是天谴神罚，是魔鬼幽灵或逝者游魂的侵入。因此，人们对健康的保护和疾病的防治主要依赖求神问卜，祈祷神灵的宽恕与保佑。也采用一些自然界中有效的植物和矿物作为药物使用，但大多为催吐或导泻等猛烈的方法，主导思想仍然是驱除瘟神疫鬼。这一时期的医学模式被称作神灵主义医学模式。

当时在印度、埃及、欧洲以及中南美阿滋特克人和印加人生活的地区曾流行一种治疗方法——环钻术。他们认为：人一旦被恶魔控制了便会患病，在颅骨上打眼是为了让恶魔跑出来。手术后，一些患者的行为确实表现正常了。因此，环钻术就得到了广泛的应用。这一治疗方法若用现代医学解释，则是通过环钻术减轻了颅内压力，避免血肿对大脑的影响而使行为正常。

(二)自然哲学的医学模式

☞ 宗教是对自然力的屈服，并将其神秘化的结果；医学则是对自然力的解析和征服，并将其明朗化的过程。

随着生产力的提高，人类终于从主客浑然一体的自然界中脱颖而出，产生了自我意识，成为能认识客体的自主体。

古希腊兴盛的哲学思想与当时医学对人之本体及疾病本原的认识是相一致的。那时的哲学家常常也是医生。西医学鼻祖——希波克拉底(Hippocrate)在《关于人的本性》(《About the Nature of Man》)一书中提出了万物之源的水、火、土、气的元素和人体的黏液、血液、黑胆汁和黄胆汁相对应。人的健康、疾病和性格是四种体液混合比例变化的结果。人类可通过恰当的饮食方式和生活方式保持机体的平衡，包括锻炼、休息和自我节制。当任何原因干扰或破坏了这种自然平衡，人体就会产生疾病。这些自然哲学思想和理论，起到驱逐神灵医学，发挥启蒙医学科学的作用。

☞ 繁体汉字的"医"字，其下半部分就是"巫"字。

中医学通常被认为是以儒学、道学的认识论和方法学为基础构筑起来的医学，而"易"为医理之母，阴阳五行则是中医理论的核心内容。

由此看来，无论古希腊医学，还是中医学说，都是把健康、疾病与人类生活的自然环境与社会环境联系起来观察与思考，从而产生了朴素、辩证、整体的医学观念，故被称为自然哲学医学模式。

（三）生物医学模式

15 世纪以来，欧洲文艺复兴推动了自然科学技术的进步，医学开始进入实证医学阶段，生物医学得到蓬勃发展，人体生命的奥秘和疾病的过程、原因乃至机制逐步被揭示出来，这一阶段的医学模式被人们称为生物医学模式。

1. **器官病理学** 在人类的智慧与神秘的疾病不断斗争的过程中，人类越来越需要更多的解剖知识。波兰学者哥白尼出版了《天体运行论》，使自然科学从神学中解放出来，世界科技史掀开了崭新的一页。受这种思想的影响，人们开始探索客观世界并认识自己，也开始研究人体的构造。受古代宗教和习俗的控制，解剖人体是被严格禁止的。维萨里（Vesalius）医生偷运尸体进行解剖，并于 1543 年出版了第一部人体解剖学专著《人体纲要》（也称为《人体之构造》）。这部共七卷的著作成为了现代生物学和医学的基石，他本人亦被称为人体解剖学的鼻祖。维萨里的成就宣布了解剖病理学的诞生，同时也使人类对疾病的认识有了解剖学上的定位。

在这基础上，意大利的莫干尼（G. B. Morgagni）根据 640 例尸体解剖结果分析，出版了《论疾病的位置和原因》一书。这是第一部病理解剖学著作，他把疾病看作是局部器官的损伤，脏器的改变引起不同疾病症状的出现。从此，出现了临床症状的新概念——“病灶”。

基于该时期解剖学和生理学上的成就，医学上对于疾病有了一个新的认识，即疾病源于器官的病变。

2. **细胞病理学** 17 世纪，荷兰人列文虎克制造了显微镜，使人们对器官的构造有了更深刻的认识。1859 年，德国病理学家魏尔啸（Virchow）出版了《细胞病理学》，把疾病的原因分析为细胞形式和构造的改变。他提出，细胞是基本自主的生命单位，机体是细胞的总和，一切病理都是细胞病理。由此认为疾病就是细胞的病理过程，是细胞对异常刺激的反应。在这种反应中，细胞可能发生功能异常、营养异常或形态异常，甚至细胞的死亡。应该肯定地说，细胞理论一直是现代疾病观点的重要部分。

3. **细菌理论** 19 世纪，巴斯德（L. Pasteur）发现了细菌，奠定了微生物学的基础。1873 年发现了牛炭疽菌等。随后的十几年中，许多危害人类的病原体、微生物陆续被发现。医学研究者认为，许多存活者和减轻了病痛的人们都可以证明细菌理论的存在是合理的。各种不同的疾病是由不同的病原体、微生物侵害人体所造成的。因此，他们认为，细菌理论在很大程度上是一种单因果模式的疾病病因学理论。显然，这一理论对于疾病的认识存在着一定的局限性。用新的医学观点来看，并不是只要辨别出疾病的病原体，就可以揭示疾病的一切本质。

4. **基因与分子生物学** 进入 20 世纪，基础医学的研究发展到了分子水平。1949 年，L. Pauling 首先指出镰状细胞贫血是一种血红蛋白异常的“分子病”。它这种遗传上的异常，体现出一种新的疾病模式，即没有外在细菌对机体的侵入，由于分子水平上出现了内在的故障，从而造成了一种疾病。1958 年 E. W. J. Sutherland 发现环磷酸腺音，1965 年提出了“第二信使”学说，推动了分子内分泌学的发展，对疾病的认识进一步深入到生物膜和蛋白质、酶和核酸的结构与功能的分子水平上，从而产生了分子病理学。

与此同时，医学家们也认识到，疾病理论模式不能单独限定在病原体或其他的单一的模式中，生物医学同其他的学科一样，不可能脱离一切而独立发展，它必须适合社会的发展需要。

（四）生物——心理——社会医学模式

随着人类文明的进步和现代科技的发展，生物医学模式已不能适应现代医学的发展，日渐显露出它内在的消极性和局限性。越来越多的科研成果表明，原先的生物医学模式，忽视心理、社会与生活方式因素的重要作用，从而暴露了它的局限性和缺陷。

由于生物因子——细菌、病毒、寄生虫所致疾病已被控制，而随着一些与心理、社会因素密切相关的疾病如恶性肿瘤、心脑血管疾病、意外伤害等的发病率和死亡率明显增高，人们在患病和治疗过程中的心理问题与社会环境因素的影响日益突出。同时，人们还惊奇地发现，生物医学模式在这些疾病面前显得束手无策，因为这些疾病的发生是诸多不同因素共同作用的结果。单一的生物模式下形成的对疾病的认识观念，已不能满足当今人类对疾病实质的认识和探索。于是提出了“生物——心理——社会医学模式”，从生物、心理、社会的多学科、多层次、多角度出发，运用当前高科技手段，对疾病的病因、病理机制、严重程度以及发展趋势重新进行了全面的审视，为人类在这一领域的研究开辟了更为广阔的空间。

（五）整体健康模式

随着社会经济、科学技术及其生活水平的变化，人们对健康内涵的认识不断深化，认识到健康的多维性、整体性。

1978年国际初级卫生保健大会公布的《阿拉木图宣言》提出：“健康不仅是疾病和衰弱的匿迹，而且是身心健康、社会幸福的完美状态。”1990年，世界卫生组织对现代多发病的病因进行分析时发现，人类的不健康行为和不良生活方式是这类疾病的共同原因。由此，世界卫生组织强调人的健康和疾病的发生，与整体的社会生活方式和环境密不可分。这样，就将生物——心理——社会医学模式推向了整体健康模式。1990年世界卫生组织明确提出：“健康应包括躯体健康、心理健康、社会适应良好和道德健康。”

整体健康模式认为：健康是身体素质、心理素质和社会素质三者的完整结合；而疾病是整体素质不好的表现，主要是不良的行为习惯和生活方式导致。这一模式强调了个人与家庭成员的健康密切相关，强调了个体有道德、有涵养、能调控自己的行为习惯和生活方式，个体有能力提高整体素质以预防和治疗疾病。整体健康模式同时强调医生对患者应进行整体诊断、治疗和护理，预防生活方式病要从矫正不良行为习惯、改变不良生活方式入手，要全面提高患者的整体健康素质。可见人们对健康的认识已拓宽至生理、心理、社会学领域，甚至涉及道德和生殖健康内容。

1. **生理健康**　早期医学对健康和疾病的看法，更多的是强调自然界对人体生理和病理的影响。应当承认引起生理性疾病的自然因素永远存在，包括气候、季节、细菌、病毒以及环境等。

2. **心理健康**　经现代医学检查，约有50%～70%的人有心理异常表现，而这些人尽管尚未达到求医的程度，但一旦环境恶化，或精神受刺激，健康便受到威胁。

3. **社会适应**　社会适应对健康的影响是综合性的，主要来自社会环境因素。因为面对知识经济时代，不但人们获取知识的方式和途径在悄悄发生变化，而且随着生活节奏加快，人际关系变得复杂，导致在日趋激烈的社会竞争中，伴随各种不同价值取向而产生迷惘、困惑、抑郁、孤独与失落。处于这样的时代背景，人们必须适应社会环境。

4. **道德健康**　道德健康是一种“本质力量”，由思想品德和人格的自我完善两部分组成。我国古代早有“君子坦荡荡，小人常戚戚”的说法，实践证明，凡与人为善、助人为乐和品德高尚的人，总是处在无烦恼的心理状态，不仅能使人体分泌更多有益激素、酶类，还可以增强人的抗病能力。与之相反，倘若一个人有悖于社会道德，由于胡作非为导致紧张、恐惧、内疚，就会带来沉重精神负担，终日食不甘味、夜不成眠，自然也就无健康可言。《庄子·大宗师篇》说：“终其天年，而不中道夭者，是知盛也。”意思是说，能够尽其天年而不致半途上短命的人是那些知识丰富的人。此话虽有绝对之嫌，但却明确表明了文化和身体健康的关系。据世界卫生组织监测中心统计，结核病、流感、肺炎、糖尿病、脑血管病等常见病的死亡率，与道德、文化修养有千丝万缕的联系。

5. **生殖健康**　生殖健康是指人类在整个生命过程中，与生殖有关的一切活动应在生理、心理和社会各方面都处于良好的健康状态。它不仅需要建立正确的性观念和婚前性行为，还需要做好性病的防治工作，同时还涉及避孕节育、妇科、男科等疾病的防治、夫妻性生活的指导等。

三、亚健康状态

20世纪80年代中期，前苏联学者N·布赫曼教授通过研究发现，除了健康状态和疾病状态之外，人体还存在一种非健康非疾病的状态，他称之为“亚健康状态”，亦称“第三状态”或“灰色状态”。亚健康是指人的机体虽然无明显的疾病，但呈现出活力降低，适应力呈不同程度减退的一种生理状态，是由机体各系统的生理功能和代谢过程低下所导致，是介于健康与疾病之间的一种生理功能降低的状态。认定亚健康状态的范畴相当广泛，躯体上、心理上的不适应感觉，在相当长时期内难以确诊是哪种病症，均可概括在其中。从预防医学、临床医学，尤其是精神及心理医学的临床实际工作中发现，处于这种状态的人群数量是相当多的。衰老、疲劳综合征、神经衰弱、更年期综合征、情绪障碍等，均属于亚健康状态范畴。

☞ 亚健康状态产生的原因是多方面的，其中社会因素的影响为主要因素。“亚健康”状态极有可能发展成为多种疾病。

亚健康状态产生的原因是多方面的，既有衰老和社会因素的影响，又有不良生活方式以及周围环境等的不良作用。而其中社会因素的影响为主要因素。调查显示：处于亚健康状态的人群主要集中在20～45岁之间，而且多数是白领阶层及事业成功人士。这些人每天都处于紧张的工作状态中，要协调多种社会关系，更要照顾好家庭，必须付出超负荷的努力才能协调好各种压力，所以很容易导致亚健康状态，主要表现在人体脏器功能下降，患者仅感到身体或精神上的不适，如疲乏无力、精神不安、头痛、胸闷、失眠、饮食状态欠佳等，但无阳性体征。“亚健康”状态极有可能发展成为多种疾病。随着社会的发展，亚健康状态的产生也越来越频繁，对人类健康的威胁也越来越大，所以有必要采取切实有效的措施，来预防亚健康状态的产生。心理调节是首要的预防措施，保持平和的心态、调整生活节奏、提倡健康的休闲文化。其次，提倡健康的生活方式，不吸烟、不酗酒，提倡科学的饮食结构，进行适当的体育运动。

四、影响健康的因素

☞ 健康的四大基石是：合理膳食、适量运动、戒烟限酒、心理平衡。

（一）行为与生活方式因素 60%

是指由于人们自身的不良行为和生活方式给个人、群体乃至社会的健康带来直接或间接的危害，它对机体具有潜袭性、累积性和广泛影响性的特点。不良行为和生活方式涉及范围十分广泛，如不合理饮食、吸烟、酗酒、久坐而不锻炼、性乱、吸毒、药物依赖、驾车与乘飞机不系安全带等等。有学者报告美国前 10 位死因中，不良行为和生活方式因素占死亡因素的比例越来越高。据 WHO 估计：2002 年全球 70% 的死亡是由于不良的生活方式和行为造成的。其中发达国家占 70% ~80%，发展中国家占 50% ~60%。美国通过 30 年的努力，使心血管疾病的死亡率下降 50%，其中 2/3 是通过改善行为与生活方式而取得的。1992 年国际心脏保健会议提出的维多利亚心脏保健宣言指出：**健康的四大基石是合理膳食、适量运动、戒烟和限制饮酒、心理平衡。**说明行为与生活方式对健康的影响具有举足轻重的意义。

☞ 健康属自己，掌握健康的金钥匙，把健康和生命掌握在自己手中。

（二）环境因素 17%（也可分成气候地理因素 7%、社会因素 10%）

是指以人为主体的外部世界，或说围绕人们的客观事物的总和。包括自然环境和社会环境。自然环境是人类赖以生存的物质基础。环境污染必然对人体健康造成危害，其危害机制比较复杂，一般具有浓度低、效应慢、周期长、范围大、人数多、后果重，以及多因素协同作用等特点。

社会环境包括政治、经济、宗教、文化教育等诸多因素，也包括工作环境、家庭环境、人际关系等。疾病的发生和转化直接或间接地受社会因素的影响和制约，而且健康与社会发展的双向作用已被不少国家和地区的实践所证实。

（三）生物学因素 15%（也称作遗传因素）

包括病原微生物、遗传、生长发育、衰老等。20 世纪初，人们称病原微生物引起的传染病和感染性疾病为生物性致病因素。随着对疾病认识的不断加深，现已查明除了明确的遗传病外，许多疾病如高血压、糖尿病等的发生，也包含有一定的遗传因素，或说遗传性对这些疾病来说是促发因素而不是限定因素。发育畸形、寿命长短也不排斥有遗传方面的原因，同属生物性致病因素范围。

（四）卫生服务因素 8%（也称作医疗条件）

卫生服务是指卫生机构和卫生专业人员为了防治疾病、增进健康，运用卫生资源和各种手段，有计划、有目的地向个人、群体和社会提供必要服务的活动过程。健全的医疗卫生机构，完备的服务网络，一定的卫生经济投入以及合理的卫生资源配置，均对人群健康有促进作用。相反，如果卫生服务和社会医疗保障体系存在缺陷，就不可能有效地防治居民的疾病，促进其健康。

上述四类因素中，行为与生活方式因素受到人们越来越多的关注和重视，行为干预将是促进健康的最强有力的措施之一；而以个人、群体的行为改变和环境改变为着眼点的健康教育与健康促进就成为全球第二次卫生革命中的核心策略。

☞ 三次卫生革命：第一次卫生革命——同急性、传染性疾病作斗争；第二次卫生革命——同慢性、非传染性疾病作斗争；第三次卫生革命——同精神性疾病和意外伤害作斗争。

第二节 健康教育与健康促进

一、健康教育

(一)健康教育的涵义

健康教育(health education)(中国台湾地区称卫生教育)是通过信息传播和行为干预,帮助个人和群体掌握卫生保健知识、树立健康观念,自愿采纳有利于健康行为和生活方式的教育活动与过程。其目的是消除或减轻影响健康的危险因素,预防疾病,促进健康和提高生活质量。

☞ 健康教育的目标是:行为改变,习惯养成和生活方式的进步。

健康教育的着眼点是促进个人或群体改变不良行为与生活方式。行为改变,习惯养成和生活方式的进步形成了健康教育重要目标。为此,首先要使个体或群体掌握卫生保健知识,提高认知水平,建立起追求健康的理念,并为此自觉自愿地而不是勉强地来改善自己的行为与生活方式。当然,行为改变并非完全是主观意愿所能左右的,还需要有各种客观的促成因素,但正如美国总统健康教育委员会形象比喻的那样,健康教育架起了“健康知识与健康行为之间的桥梁”。没有桥梁,知识不可能变为行动。

☞ 健康教育与卫生宣传的差别是:健康教育不再是一般的提醒和广而告之,教育是触动心灵的。

健康教育是有计划、有组织、有系统的教育活动,它对人们消除和减轻行为危险因素,进而降低发病率、伤残率和死亡率,提高生活质量的教育效果,必须做出科学的评价,因此,健康教育又是有评价的教育活动。教育不是提醒和口号,教育是触动心灵的,这与传统意义上的卫生宣传有着较大的差别。

卫生宣传通常只指卫生知识的单向传播,其特点是:宣传对象比较泛化;不注重反馈信息和行为改变效果;往往带有“过分渲染”的色彩;主要实际效果侧重于改变人们知识结构和态度。而健康教育具有对象明确、双向传播为主,注重反馈和行为改变效果等优点,是卫生宣传在内容上的深化、范围上的拓展和功能上的扩充。但是,这样说并不降低卫生宣传的作用,更不是要摒弃卫生宣传。卫生宣传是实现特定健康行为目标的一种重要手段,尤其是在中国这样一个发展中国家,普及卫生知识的任务还相当繁重,卫生知识的传播活动仍需要不断加强,并提高质量和效果。但它不是健康教育的全部内容,也不是健康教育活动的终结。健康教育的实质是一种干预(intervention),它提供人们行为改变所必须的知识、技术与服务等,使人们在面临促进健康、疾病预防、治疗、康复等各个层次的健康问题时,在知情同意的前提下,有能力做出行为抉择(making decision)。可以说,卫生宣传是健康教育的重要措施,而健康教育是整个卫生事业的组成部分,也是创造健康社会环境的“大卫生”系统工程的一部分。

(二)健康教育的研究领域

健康教育的研究领域非常广泛,有学者主张按教育目标人群、场所、目的、内容、技术、责任加以分类。无论哪一领域的研究均必须与健康促进的活动领域紧密结合成一个整体。

1. 按目标人群或场所分:

①城市社区健康教育;②农村社区健康教育;③学校健康教育;④工作场所健康教育;⑤患者健康教育;⑤消费者健康教育;⑥与人群健康密切相关行业人员的健康教育,等等。

2. 按教育目的或内容分:

①疾病防治健康教育;②人生三阶段的健康教育;③营养健康教育;④环境健康教育;⑤心理健康教育;⑥运动健康教育;⑦生殖健康教育(包括性传播疾病、艾滋病、安全性行为等);⑧安全教育;⑨控制吸烟、酗酒和滥用药物(吸毒)的教育;⑩死亡教育,等等。

3. 按业务技术或责任分:

①健康教育的行政管理;②健康教育的组织实施;③健康教育的计划设计;④健康教育的人才培训;⑤健康教育的评价;⑥健康教育材料的制作与媒介开发;⑦社区健康教育开发的组织,等等。

二、健康促进

(一)健康促进的涵义

健康促进(health promotion)一词早在20世纪20年代已见于公共卫生文献,近10余年来受到广泛重视。有关健康促进的涵义，随着健康促进的迅速发展而不断发展。

世界卫生组织曾经给健康促进作如下定义："健康促进是促进人们维护和提高自身健康的过程，是协调人类与环境之间的战略，规定个人与社会对健康各自所负的责任。"美国健康教育学家劳伦斯·格林（Lawrence W. Green）指出："健康促进是指一切能促使行为和生活条件向有益于健康改变的教育与环境支持的综合体。"其中环境包括社会的、政治的、经济的和自然的环境；而支持即指政策、立法、财政、组织、社会开发等各个系统。1995 年，WHO 西太区办事处发表《健康新视野》（New Horizons in Health）重要文献，指出："健康促进是指个人与其家庭、社区和国家一起采取措施，鼓励健康的行为，增强人们改进和处理自身健康问题的能力。"健康促进的基本内涵包含了个人和群体行为改变，以及政府行为（社会环境）改变两个方面，并重视发挥个人、家庭、社会的健康潜能。

由此可见，健康促进是一个综合的教育，是调动社会、经济和政治的广泛力量，改善人群健康的活动过程，它不仅包括一些旨在直接增强个体和群体知识技能的健康教育活动，更包括那些直接改变社会、经济和环境条件的活动，以减少它们对个体和大众健康的不利影响。

☞ 简言之，健康促进就是健康教育加上政府行为。

（二）健康促进的活动领域

1986 年，在首届国际健康促进大会通过的《渥太华宣言》中明确指出，健康促进涉及 5 个主要活动领域：

1. **建立促进健康的公共政策** 健康促进的含义已超出卫生保健的范畴，各个部门、各级政府都要重视健康问题。明确要求**非卫生部门建立和实行健康促进政策，使人们更容易做出更有利健康的抉择。**

2. **创造健康支持环境** 健康促进必须为人们创造安全的、满意的和愉快的生活和工作环境，以保证社会和自然环境有利于健康的发展。

3. **增强社区的能力** 确定问题和需求是社区能力建设最佳的起点，社区公众有权、有能力决定他们需要什么以及如何实现其目标。因此，提高社区公众生活质量的真正力量是他们自己。

4. **发展个人技能** 通过提供健康信息，教育并帮助人们提高做出健康选择的技能，来支持个人和社会的发展。这样，就使人们能够更好地控制自己的健康和环境，不断地从生活中学习健康知识，有准备地应付人生各个阶段可能出现的健康问题，并很好地应付慢性病和外伤。学校、家庭、工作单位和社区都要帮助公众做到这一点。

5. **调整卫生服务方向** 健康促进中的卫生服务责任由个人、社会团体、卫生专业人员、卫生部门、工商机构和政府等共同分担。他们必须共同努力，建立一个有助于健康的卫生保健系统，优化资源配置，避免职能重复。同时，调整卫生服务类型与方向，将健康促进和预防作为提供卫生服务模式的组成部分，让最广大的人群受益。

围绕健康促进领域，澳大利亚学者提出，健康促进具体应包括三个方面：①预防性健康保护；②预防性卫生服务；③健康教育（图 1－1）。

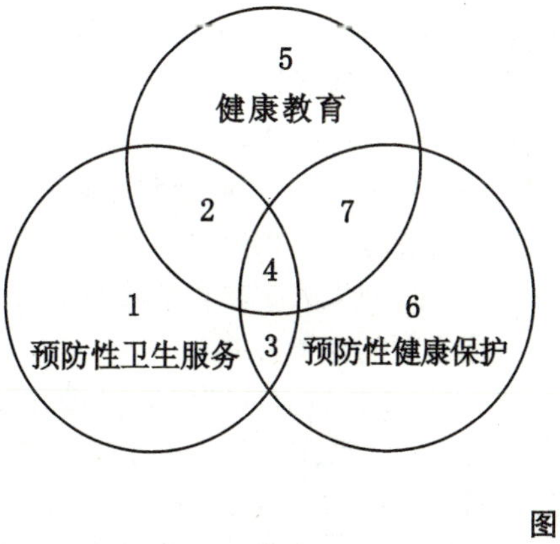

1. 预防性卫生服务，如计划免疫
2. 预防性健康教育，如学校吸烟预防项目
3. 预防性健康保护，如氟化水防龋
4. 预防性健康保护的健康教育，如加强游说促进安全带使用的立法
5. 积极的健康教育，如鼓励积极利用休闲时间，通过教育增强社区能力
6. 积极的健康保护，如落实工作场所控烟政策
7. 以积极的健康保护为目标的健康教育

图 1－1 健康促进模式

（三）健康促进的基本特征

☞ 健康促进如不以健康教育为先导，则健康促进是无源之水，无本之木；而健康教育如不向健康促进发展，其作用就会受到极大限制。

1. 健康促进涉及整个人群的健康和生活的各个层面，而非仅限于某部分人群和针对某疾病。

2. 在疾病三级预防中，健康促进强调一级预防甚至更早阶段，即避免暴露于各种行为、心理、社会环境的危险因素，全面增进健康素质，促进健康。

3. 健康教育是以健康为中心的全民教育，它需要社会人群自觉参与，通过自身认知态度和价值观念的改变而自觉采取有益于健康的行为和生活方式。健康教育最适于那些有改变自身行为愿望的、有自觉性的人群。

4. 社区和公众参与是健康发展的基础，而公众的健康知识和观念是主动参与的关键。

5. 与健康教育相比，健康促进融健康教育、行政措施、环境支持于一体。健康促进注重调动社会力量，健康教育则着重于个人与社会的参与意识与参与水平。健康促进不仅是卫生部门的事业，更是要求全社会参与和多部门合作的系统的社会工程。

（四）健康促进的基本策略

健康促进策略指的是为达到计划目标所采取的战略措施。策略不是固定不变的，不同的计划目标有不同的策略，有人称策略的制定是“健康促进的艺术”，说明它是一项难度较高的工作，既有原则性，又有灵活性。《渥太华宣言》中确定了健康促进的三大策略。

1. 倡导（advocacy） 是一种有组织的个体及社会的联合行动。为了创造有利于健康的社会、经济、文化和环境条件，要倡导政策支持，开发领导，争取获得政治承诺；倡导社会对各项健康举措的认同，激发社会对健康的关注以及群众的参与意识；倡导卫生及相关部门提供全方位的支持，最大限度地满足群众对健康的愿望和需求。

2. 赋权（empowerment） 健康是基本人权，健康促进的重点在于实施健康方面的平等，缩小目前存在的资源分配和健康状况的差异，保障人人都有享受卫生保健的机会与资源。为使人们最充分地发挥各自健康的潜能，应对个人赋权，**授予公众正确的观念、科学的知识和可行的技能**，获得控制那些影响自己健康的有关决策和行动的能力。同时，应对社区赋权，使社区人群的集体行动更大的影响和控制决定社区健康与生活质量的因素。这既是社区行动的主要目标，也是实现卫生服务、资源分配平等合理的基础。

3. 协调（mediation） 健康促进涉及卫生部门、社会其他经济部门、政府、非政府组织（NGO）、社会各行各业和社会各界人士、社区、家庭等。在改善和保护健康的健康促进活动中，必须使个体、社区及相关部门等各利益相关者之间协调一致，组成强大的联盟和社会支持体系，共同协作实现健康目标。

第三节 健康教育与健康促进的发展

中外健康教育与健康促进都有较悠久的历史及各自的特点，了解历史发展的脉络，可以以史为鉴，吸取经验与教训并展望未来。

一、中国健康教育与健康促进的发展概况

（一）建国前的健康教育

早在两千年前中国就有了传播养生和运动保健知识的记载，显示中华民族健康教育的历史源远流长。

20世纪20年代初，健康教育学科理论开始引进中国，有识之士纷纷编译专著、组织学术团体和专业机构，标志着健康教育的兴起。如1915年，中华医学会成立，学会宗旨中提到：“中国医生们从此登上了中国卫生教育的舞台”。1935年，由胡定安、邵象伊等发起组织建立“中国卫生教育社”，同年成立“中华健康教育研究会”。这两个全国性健康教育群众性学术团体的成立，为促进当时健康教育事业的发展起到了积极的作用。在研究及教学机构方面，1931年卫生部成立卫生实验处，内设卫生教育系。1931～1934年，中央大学教育学院和国立江苏医学院培养了92名四年制和二年制健康教育学士和专业人员，成为中国健康教育的骨干力量。

从20世纪20年代后期开始，在全国城乡建立了若干健康教育实验区，工作较有成绩的有河北定县、上海高桥、山东邹平、陕西三原、湖南长沙、南京汤山等，其中尤以定县最为突出。陈志潜在定县创办了第一个农村实验区，开展了大量健康教育工作并创立了一套卫生保健新模式。当时针对农村的四大病根——贫、愚、私、弱，提出了以生计教育治贫、以文化教育治愚、以民众教育治私、以卫生教育治弱的方针，全县实施卫生教育的组织为保健院、联村保健组，每村设有保健员。定县的经验影响深远，可说是开创了中国农村社区健康教育的先河。

总之，在30年代至40年代，中国许多学者在有关健康教育概念、目标、任务、人才培养等方面都做了不少研究和探讨。有的学者在深入实践中深切感到健康教育对国民健康的重要性，指出：“归纳若干点，国家民族的危险现象，其症结常在卫生教育不能普及”，呼吁“鼓起全国卫生教育的思潮”。但是由于旧中国政府的腐败、经济的落后以及帝国主义列强的入侵，不允许健康教育事业有生存发展的空间，工作处于停滞状态。

（二）20世纪50年代至60年代的健康教育

新中国的健康教育在一定程度上是在中央苏区和延安时期开展群众性卫生宣传工作的基础上发展起来的。

1950年新中国成立不久，在第一届全国卫生会议上就提出：卫生工作者要把与疾病做斗争的方法教给人民，使人民懂得怎样做，并且自己动手去做，解决问题。动员广大人民自己向疾病、迷信、愚昧和不良卫生习惯做斗争。1952年，中国发动了具有伟大历史意义的爱国卫生运动，毛泽东主席发出了"动员起来，讲究卫生，减少疾病，提高健康水平"，以及"除四害、讲卫生、增强体质、移风易俗、改造国家"的号召，动员全民参与除害灭病工作。在除害灭病过程中建立了"三级卫生保健网"，充实了农村医生，为初级卫生保健工作奠定了基础和提供了经验。在"预防为主"的方针指引下，依靠党的政策和广大医务人员，组织发动全社会力量，宣传动员全国人民自觉行动起来，以及采用与当时发展水平相适应的技术，在短短几年内就取得了有效控制天花、鼠疫、霍乱等多种烈性传染病以及性病、吸毒、新生儿破伤风等举世瞩目的成绩。这些成绩的取得与卫生宣传教育工作是密不可分的。仅以"种牛痘、防天花"一项宣传教育就使2.8亿人受益，真正做到家喻户晓，妇孺皆知。尽管当时还没有把成绩归结到"健康促进"这一理论高度，但实质上在建国初期，中国已经在当时这样一个人口众多，经济落后，疾病肆虐的国家按"健康促进"原则实施卫生工作，并显示其强大的生命力。

在机构和队伍建设方面，根据卫生部的要求，50年代中期，全国各地兴建了卫生宣传机构，培养和组建了近千名工作人员的专业队伍，采取卫生宣传专业机构与城乡医疗卫生机构和各专业防治单位相结合的办法，开展经常性的各种卫生宣传活动。50年代后期，由于错误指导思想的影响，工作进展缓慢，60年代末至70年代初已遭空前破坏。

（三）1978年以来的健康教育

1978年以后，随着中国改革开放政策的实施，健康教育也和其他行业一样迎来了春天。人们吸纳国际先进的健康教育新概念与新理论，于1984年开始中国正式引用"健康教育"一词。各省市的健康教育机构得到迅速恢复和发展，专业科室不断健全。1984年成立了中国健康教育协会，1986年，经国家计委批准，成立了中国健康教育研究所。1988年，中国出版了第一部由贾伟廉主编的《健康教育学》。同年《中国健康教育》专业性学术杂志创刊。尤其值得提出的是20世纪80年代后期，不少省、市派出了健康教育专业人员赴国外访问，开展学术交流，吸取国外健康教育的新经验、新成果，促使我国健康教育工作模式由单一的卫生宣传向传播与教育并重转化。上海、深圳、辽宁、福建等省市在社区、医院、学校等开展多种形式的健康教育，其他地区也在纷纷行动，全国上下呈现出一派欣欣向荣的局面。接着上海医科大学、同济医科大学、北京医科大学、河北省职工医学院、华西医科大学等单位先后创办健康教育专业，充实中国健康教育专业人才队伍，对发展中国健康教育事业起到了重要的作用。

（四）20世纪90年代以来的健康教育与健康促进

进入90年代以来，健康教育工作模式开始发生深刻的变化。中国健康教育模式已由过去单一的大众卫生宣传向传播与教育并重，并逐步向教育与促进并重转化。其工作目标正由以疾病为中心的卫生知识传播转变为对行为危险因素的干预，以及政策和社会环境的改变；健康教育的目标人群正从疾病易感人群向着社区人群、社会全人群转变。各级政府和有关部门对于健康教育在卫生改革与发展中的重要作用增加了共识，把引导人民建立科学、文明、健康的生活方式放在卫生工作的战略重点位置。至1997年全国城乡已有健康教育机构2654所；各行各业如军队、铁路、民航、劳动、冶金等部门都制定了健康教育目标；各级各类学校加强了对青少年人群的健康教育；农村健康教育围绕初级卫生保健提出了农民的卫生知识和卫生行为规范，"亿万农民健康教育"行动正在全国实施；城市在结合创建卫生城市，加强卫生基础设施的同时，强化了居民卫生法规意识，建立健康生活方式已列入了市民文明公约或行为准则；各级工会、共青团、妇联及各类协会和社团组织均结合本身业务，开展健康教育工作；大众传媒参与健康教育活动，推动我国健康教育事业全面发展。由于社会需求的增加和双边及多边国际合作项目的开展，健康教育与健康促进的科学研究蓬勃发展，研究领域不断扩大，水平不断提高。目前在控烟、艾滋病、高血压病、结核病、地方病、妇幼健康等诸多方面均融健康教育与健康促进为一体，强化健康促进的国际合作项目。

1997年，《中共中央、国务院关于卫生改革与发展的决定》（见本书附录一）明确指出：**"健康教育是公民素质教育的重要内容，要十分重视健康教育。"**从《决定》颁布以来，各级政府更加重视健康教育工作。此后，有关部委发出了包括健康教育在内的公共卫生服务资金统筹、普及医药科学知识、倡导文明健康的生活方式等一系列指示。中央的相关政策进一步强化了在医药卫生改革中的健康教育与健康促进工作。学科建设、学术团体、专业杂志等都在巩固、发展和提高，卫生机构改革后的工作模式、运行机制也正在摸索改进和发展。当前我们已跨入崭新的21世纪，展望中国的健康教育与健康促进事业必将得到持续健康的发展。为保护社会主义建设的生产力，为全中国人民健康素质的提高，为全面落实科学发展观，为构建和谐社会和全面建设小康社会，发挥独特的作用。

二、国外健康教育与健康促进的发展概况

世界各国健康教育的发展离不开国际组织的指导和协调。WHO 在总部设有公共信息与健康教育司，在各地设有健康促进机构。WHO 多次组织世界卫生大会，通过有关健康教育决议，并明确地将“协助各国人民开展健康教育工作作为该组织的 14 项任务之一”。并与联合国儿童基金会（UNICEF）、国际健康促进与健康教育组织（UHPE）、联合国科教文组织和世界银行等机构合作，开展双边或多边的区域性交流和研究，并为发展中国家提供贷款。

国际健康联盟（Internationl Health League 简称 IHL、IHIHI）利用其下设的国际注册健康师委员会、国际注册营养师委员会和国际健康工程促进委员会等专门机构及其国际项目基地，近年来也积极促进国际间的公众健康项目交流，并通过**中健会**（CHEP 中国健康工程促进委员会、中健会科贸中心、中国健康工程全国项目委员会、中国健康工程网——中国国家健康网理事会）将国际上最先进的公众健康理念、公众营养指导方案、促进方法和产业模式等引入中国，为促进公众健康和公众营养事业和发展健康产业作出了积极的贡献。2002 年 8 月，中健会联合卫生部、劳动和社会保障部在中国率先开展了公众健康师和营养师的培训，编制了新中国第一部公众健康师和营养师培训专用教材，颁发了新中国第一本公众健康师和营养师证书；2003 年 11 月，中健会联合卫生部、全国妇联等在中国率先开展了中国女性健康工程，明确提出关心公众健康从关心女性健康开始；2004 年 8 月中健会联合教育部直属高校——中央广播电视大学成立了全国公众健康人才（健康师和营养师）培训认证办公室，在全国范围内实施全国公众健康教育人才培训认证工程；在上述工作的基础上，2005 年 11 月，中健会联合中央电大开始在全国率先引进国际健康联盟最新的国际健康人才培训认证模式，在大中华区开展国际健康教育人才的培训认证工作。

其他非政府组织（NGO）也在各自的领域里为国际健康教育和健康促进事业的发展做了许多工作。

（一）20 世纪 70 年代国外的健康教育

健康教育与健康促进在世界各国的发展是极不平衡的，发达国家起步较早，发展中国家起步较晚。发达国家虽然起步早些，但真正重视也是 20 世纪 70 年代以后的事。以美国为例，进入 70 年代后，由于死亡率在先进医疗技术下仍不能持续下降。因而行为和生活方式渐被重视，结合死因分析和人群中的随访观察，更证明了行为与生活方式的重要性。1972 年美国加州大学卫生学院院长赖斯特·布瑞斯洛（Lester. Breslow）等调查研究发现，期望寿命和健康质量与 7 项行为有关。尔后其他学者研究也证明了这一点。

1971 年美国设立健康教育总统委员会，并在联邦卫生福利部健康教育局和其他机构成立全国健康教育中心。1974 年美国国会又通过《美国健康教育规划和资源发展法案》，明确规定健康教育为国家优先卫生项目之一。1979 年美国卫生署发表《健康人民》（Healthy people）的文件，宣告发动“美国历史上的第二次公共卫生革命”。指出：美国人民健康的进一步改善不只是增加医疗照顾和经费，而是国家重新对于疾病预防以及健康促进所做的努力。通过健康教育和政策倡导，美国人民的生活方式改变，许多疾病的发病率和死亡率均明显下降。如 1963～1980 年，美国居民食用动物油下降 38%，植物油和鱼类消费增加 57.6% 和 22.6%，冠心病和脑血管病的死亡率分别下降近 40% 和 50%。国家还十分重视人才培养，据统计，在美国有近 300 所高校开设健康教育课程并授予健康教育学士学位，有 20 多所大学培养健康教育硕士、博士研究生，从而保证有高质量的专业人才充实专业队伍。

加拿大政府于 1974 年出版《加拿大人民健康的新前景》，首次把死亡与疾病归因于行为与生活方式、环境、生物学与卫生服务四大因素，阐明改善环境与转变生活方式是降低疾病患病率与死亡率，改善健康状况的有效途径，并制定提倡健康生活方式的行动计划。

欧洲许多国家如芬兰、瑞典、德国的健康教育在卫生保健中发挥了重要作用。芬兰北卡地区于 1972 年开始，针对该地区高血压、冠心病的高发病率，在全区实施从改变不健康生活方式入手的全方位健康教育干预计划，经过 15 年努力，取得明显成绩，总吸烟率从 52% 下降到 35%，吸烟量净下降 28%，血清胆固醇水平下降 11%，中年男性缺血性心脏病死亡率下降 38%。当今，北卡计划已成为通过健康教育与健康促进解决社区主要健康问题的成功范例。在欧洲其他国家，健康教育也被作为国家的优先项目和社会进步的标志之一，明确规定预防是卫生工作基本策略。英国于 1927 年成立全国健康教育委员会。德国最早在学校开展健康教育，1976 年成立健康教育协会，并将健康教育列为医学院校必修课。前苏联对健康教育十分重视，早在 20 年代初就曾强调“没有健康教育就没有苏联的保健事业”，各加盟共和国和地区都设有健康教育馆，协同各级医疗机构有计划地开展健康教育活动。

20 世纪 70 年代世界各国的工作实践和经验表明，单纯的健康教育理论已不能解释工作的成效，满足不了健

康发展的新需要，必须有新的理论思维来指导进一步的行动。

（二）20世纪80年代至90年代以来的健康教育与健康促进

1986年，40多个发达国家在加拿大渥太华召开了第一届国际健康促进大会，试图率先在发达国家实现“人人享有卫生保健”的战略目标，会议提出的《渥太华宣言》，奠定了健康促进的理论基础。随后于1988年又在澳大利亚的阿德莱德和1991年在瑞典的宋斯瓦尔召开第二届、第三届国际健康促进大会。第三届国际健康促进大会认识到健康促进对发展中国家的意义，邀请了近一半发展中国家的代表参加大会，同时还邀请了交通、住房、教育、社会福利、工会等部门的代表。会议通过了以“创造有利于健康的环境”为主要内容的《宋斯瓦尔宣言》，把健康与环境两大主题紧密连接起来。这两次大会对全球的健康促进起了很大的推动作用。为落实宋斯瓦尔宣言，世界卫生组织在非洲区、西太区、东南亚区召开了一系列地区性健康促进会议，分析和交流本地区健康促进的问题和经验，对本地区健康促进工作提出指导性建议。

1997年7月，在印度尼西亚首都雅加达召开了第四届健康促进国际大会，这是第一次在发展中国家举行的健康促进会议，也是第一次在健康促进的支持中有私人部门的参与。会议以“新时期的新角色：将健康促进带进21世纪”为主题，并发表了《雅加达宣言》。雅加达宣言在《渥太华宣言》的基础上，进一步思考有效的健康促进经验，重新审视健康的决定因素，确定了为完成在21世纪促进健康这个艰巨任务所需要的策略和指导方向，指出21世纪健康促进的重点，内容包括：①提高社会对健康的责任感；②增加健康发展的投资；③巩固和扩大健康领域的伙伴关系；④增强社区的能力并赋予个人权力；⑤保证健康促进所需的基础设施；⑥行动起来。

2000年6月，在墨西哥的墨西哥城召开了第五届世界健康促进大会，主题为“架起公平的桥梁”，重申为了实现人人健康和平等，健康促进必定是各国卫生政策和规划的基本组成部分。要在地方、地区、国家和国际的卫生政策及项目中，把健康促进摆在首要位置。

在健康促进的理论指导下，近年来，不少国家的健康教育正向健康促进迈进，在发展不够充分的西太区的一些国家健康促进亦各具特色，取得很大进展。如新加坡已把健康促进纳入全国卫生规划；澳大利亚用烟草税收开展健康促进活动，引起各国浓厚兴趣；其他如韩国、菲律宾、马来西亚等国在制定国家卫生政策，增设机构，确定重点人群方面也都有一些新的举措。

纵观世界健康教育和健康促进的发展，20世纪70年代前，在很大程度上还是以疾病为中心的生物医学模式，忽视了社会公正与平等，也即人人享有卫生保健。70年代早期，提出行为与生活方式因素是致病因素的重要方面，大大拓展了健康教育视野，丰富了疾病的病因理论，突破了生物学预防范畴。80年代后期，认识到人们的行为与生活方式决非孤立现象，它在很大程度上受社会与自然因素的制约。健康促进的提出正是顺应历史发展潮流，目前健康促进正在理论上不断完善，实践中不断发展，对其内涵的理解也不断深化。WHO西太区指出：在迎接21世纪挑战的时候，两个中心概念尤为重要：健康促进和健康保护。由此可见，健康促进是未来卫生工作的方向，预示着健康促进与健康保护工作将与时俱进，不断地拓展到一个新的水平。

第四节　健康教育与健康促进的社会作用和任务

一、健康教育与健康促进的社会作用

（一）实现初级卫生保健的先导

《阿拉木图宣言》把健康教育列为初级卫生保健各项任务之首，并指出健康教育是所有卫生问题、预防方法及控制措施中最为重要的。1983年，第36届世界卫生大会和世界卫生组织委员会第68次会议，根据初级卫生保健原则重新确定了健康教育的作用，提出“初级卫生保健中的健康教育新策略”，强调健康教育是策略而不是工具。1985年，第42届世界卫生大会通过了关于健康促进、公共信息和健康教育的决议，再次强调《阿拉木图宣言》的重要性并紧急呼吁把健康促进和健康教育作为初级卫生保健的内容。实践证明，为了完成初级卫生保健其他各项任务，必须有健康教育作为基础和先导。同时，实现初级卫生保健的目标所需的最根本性的条件，如领导重视，群众参与，部门协作均需有健康教育的开发、动员、组织与协调。可以说，健康教育是能否实现初级卫生保健任务的关键，健康教育和健康促进在实现所有健康目标、社会目标和经济目标中具有重要的地位和价值。

（二）卫生事业发展的战略举措

当今发达国家和中国的疾病谱、死亡谱发生了根本性变化，其主要死因不再是传染性疾病和营养不良，而是被慢性非传染性疾病所取代。冠心病、肿瘤、中风已成为这些国家的主要死因。研究证实，不良行为和生活方式是这些慢性疾病的危险因素。解决行为和生活方式问题不能期望医药，而只能依靠社会性措施的突破。健康教育和健康促进的核心是促使人们建立新的行为和生活方式，制定一系列使行为和生活方式有益于健康发展的策略和措施，减低危险因素，预防各种“生活方式病”。这正是一种社会性的突破。近20年来，一些发达国家由于致力于健康教育和健康促进，吸烟率每年以1%～1.5%的速度下降。冠心病与脑血管病死亡率分别下降了1/3和1/2。据中国有关专家预测，大力开展健康教育与健康促进，未来中国心脑血管疾病死亡率将能下降25%～50%。说明把健康教育与健康促进放在各项措施的核心地位具有战略意义。同时也是卫生保健事业发展的必然趋势。正如世界卫生组织原总干事中岛宏博士在第13届世界健康教育大会开幕式上所说：“我代表世界卫生组织向大家保证，健康教育的极端重要性将得到承认，我向你们保证，我们将给予你们的领域以优先权，给这种优先权的理由是十分充分的，而且也是全世界迫切需要的。”

（三）一项低投入、高产出、高效益的保健措施

健康教育引导人们自愿放弃不良的行为和生活方式，减少自身制造的危险，追求健康的目标，从成本——效益的角度看是一项投入少、产出高、效益大的保健措施。健康促进在促使环境改变中虽需要有一定的资源保证，但它们所需的资源投入与高昂的医疗费用形成鲜明的对照。有效的健康教育与健康促进可以预防疾病的发生，因此必能节省大量的社会财富，创造巨大的经济效益。美国疾病控制中心（CDC）研究指出，**如果美国男性公民不吸烟，不过量饮酒，采用合理饮食和进行经常的有规律的身体锻炼，其寿命可望延长10年，而每年数以百亿甚至千亿计的钱用于提高临床医疗技术的投资，却难以使全美人口平均期望寿命增加1年。**

（四）提高广大群众自我保健意识的重要渠道

自我保健是指人们为维护和增进健康，为预防、发现和治疗疾病，自己采取的卫生行为以及作出的与健康有关的决定。自我保健包括个人、家庭、邻里、同事、团体和单位开展的以自助为特征（也包括互助）的保健活动。它是保健模式从“依赖型”向“自助型”发展的体现，它能发挥自身的健康潜能和个人的主观能动作用，提高人们对健康的责任感。综观世界潮流，如美国的“健康的国民”；英国的“预防和健康，人人有责任”；加拿大的“健康影响模式”；澳大利亚的“健康的澳洲人”；日本的“国民健康生活方式”、“健康的钥匙在您手中”等等。这些运动不仅是体现民众健康的目标和策略，更着眼于民众的自我保健意识、参与态度和实践。自我保健意识和能力不能自发产生和拥有，只有通过健康教育和健康促进才能掌握和提高，增强其自觉性和主动性，促使人们实行躯体上的自我保护、心理上的自我调节、行为与生活方式上的自我控制和人际关系上的自我调整，提高整体医学文化水平，提高人口健康素质。

二、健康教育与健康促进的任务

1. 主动争取和有效促进领导和决策层转变观念，从政策上对健康需求和有利于健康的活动给予支持，并制定各项促进健康的政策。

2. 促进个人、家庭和社区对预防疾病、促进健康、提高生活质量的责任感。通过为群众提供信息，发展个人自控能力，以帮助人们改变不良行为习惯和生活方式，排除各种影响健康的危险因素，使人们在面临个人或群体健康相关的问题时，能明智、有效地做出抉择。通过提高社区自助能力，实现社区资源（人、财、物）等的开发和公平性。

3. 创造有益于健康的外部环境。健康教育和健康促进必须以广泛的联盟和支持系统为基础，与相关部门协作，共同努力逐步创造良好的生活和工作环境。以场所为单位，把社区、工厂等建成如同WHO（WHO西太区）所倡导的“健康促进学校”那样的“健康促进社区”、“健康促进工厂”、“健康促进医院”等等。

4. 积极配合医疗卫生改革，推动医疗部门观念与职能的转变，使基层医疗部门的作用向着提供社区卫生服务的方向发展。

5. 教育和鼓励每一个公民进行明智的健康实践。尤其要把广大农民的健康教育作为实践的重点。教育和引导人民群众破除迷信，摒弃陋习，养成良好的卫生习惯，提倡文明、健康、科学的生活方式，培养健康的心理素质，提高全民族的健康素质和科学文化水平。

第五节 健康教育与健康促进的相关学科

健康教育与健康促进具有独特的学科体系，构建在生物学、行为学、社会学、传播学、公共卫生学和人生经营学等学科的基础上，是多学科实践、原则和概念的综合。这种综合是建立在循征医学的基础上的，客观证明它是健康教育与健康促进的科学理论基础。

一、预防医学

预防医学(preventive medicine)是以群体为研究对象，依据预防为主思想，应用基础医学、环境医学等有关学科的理论和流行病学、统计学、毒理学等方法，研究自然和社会因素对健康和疾病的影响及作用的规律，采取卫生措施以达到预防疾病、促进健康、延长寿命的科学。健康教育和健康促进实质上属预防医学的范畴。在健康教育和健康促进的实践中特别强调流行病学及统计学方法的应用；健康教育和健康促进学科与环境、劳动、妇幼、营养、儿童青少年卫生等学科的专业理论和实践相互渗透。

二、社会医学

社会医学(social medicine)是一门医学和社会科学相结合的边缘学科。它主要研究社会因素和健康之间相互作用及其规律，以制定社会保健措施，保护和增进人群的身心健康。健康教育和健康促进要借鉴社会医学研究医学问题时所侧重的战略性、理论性和方向性及其思维观念。从社会学角度研究和分析人群的主要健康问题，制定宏观与微观结合的不同层次的干预措施，提高人群的生活质量。

三、行为科学

行为科学是运用实验和观察的方法研究在一定物质和社会环境中人的行为规律的科学，涉及心理学、社会学和人类学等主要学科。

健康教育与健康促进着眼于个人、群体乃至组织行为的改变，因此行为科学是健康教育与健康促进的基础学科。要研究人类行为发生发展的规律以及各种影响因素，掌握有关行为改变的理论及改变个体、群体和社会行为的规范和途径。

四、教育学

从健康教育词面理解，健康教育是健康与教育的有机组合。人群从接受健康信息到行为改变，本质上就是一个教育过程。教育是教与学的研究和实践，有特定的教育规律和一系列教学原则。如直观性原则、理论与实践结合原则、因材施教原则等均是在健康教育实践中必须遵循的。健康教育工作者必须熟悉教育对象的需求，熟练掌握根据不同教育对象的文化背景，设计教育课程，安排教学内容的技术，运用不同的教学方法，实施因材施教，并进行效果评价。

五、传播学

传播学随着信息科学和技术的飞速发展而快速发展。其教育功能、经济和社会效益日益受到重视。传播学既是健康教育与健康促进的基础课程，同时，它的理论、方法和技巧更是每位健康教育工作者所应具备的基本知识和技能。**公众健康师不可能像医生那样主要以药物和医疗器械为手段为公众提供服务，而是主要靠语言为公众健康提供咨询和指导，这正是本书为何编入“口才与沟通”相关内容的原因所在。**

六、社会市场学

社会市场学是一种运用传播学的原理进行市场分析、执行和评价，达到计划目标的技术，也是促使目标人群接受一种观念和问题的过程。研究运用社会市场学的原则和方法，可使健康教育的目标人群覆盖面更大，成本相对更低廉，信息更为准确，有效地支持人们行为改变。

七、人生经营学

思想道德素质、科学文化素质、健康素质构成公众的基本素质。人仅仅拥有健康的身体是不够的，人还要有完美的人生。**完美人生有三大支柱：健康的身心、幸福的家庭、成功的事业。**字典中"经营"二字的意思是筹划并管理。人生需要筹划，人生更需要管理。从事公众健康的人应该懂一些人生经营学。

第六节　健康教育与健康促进面临的挑战与展望

进入21世纪，人们对卫生保健的需求增加，健康教育与健康促进的社会作用也将置于一个新的政策高度。形势的发展对健康教育与健康促进的理论与实践，以及为人们提供优质服务，解决健康问题方面提出新的要求，健康教育与健康促进面临着许多严峻的挑战和难得的机遇。展望未来，必须提高对以下问题的认识，并付诸于行动。

一、积极应对人口老龄化和疾病谱变化带来的健康挑战

人口老龄化已成为全球性的主要公共卫生问题，发达国家和发展中国家都将面临或已经面临这种挑战。瑞典、德国和法国80岁以上人口已占老年人口的1/4。2000年中国第5次人口普查结果显示，北京、上海、天津、江苏、浙江等地已进入老年社会。中国老年人数以每年30%的速度增加。老年人口从7%～14%，世界上老龄化程度最高的瑞典用了85年，法国用了115年，而中国仅需27年。中国人口老龄化速度之快、人数之多，居世界首位。人口老龄化将给社会带来一系列深刻的影响，其中最突出的问题是医疗保健。专家估计中国今后肿瘤、冠心病、慢性阻塞性肺病及意外伤害的发生率和死亡率均会有不同程度的升高，给卫生资源的分配带来很大压力。老年人疾病的发生不仅与机体适应能力、防御能力下降，以及老年人的社会生活中存在着很多不稳定因素导致不健康的心理状态有关，也与当今包括老年人在内的不良生活方式泛化有关。各国在心脑疾病、肿瘤等的防治中所取得的经验教训是：对老年人疾病发生的认识及防治手段都必须有巨大的改变。**昂贵的医疗经费开支换取健康的作用是很有限的，**必须重视社会因素、心理因素在老年疾病发生发展中的作用，从只重视药物治疗，扩大到预防、保健和非药物治疗，从单纯技术服务扩大到社会服务。健康教育与健康促进要帮助倡导这种观念的转变。同时要使广大老年人认识到，不求助于主动健康学、自我保健学，企图借助于某种"法力"来获得健康与长寿是靠不住的，甚至是荒谬的。重视自我保健，增强自我保健能力，把健康与生命主动权掌握在自己手中才是老年健康益寿之道。

心理卫生是机体功能有效、个体幸福的基础，是一种个体内部、个体与环境之间的平衡状态。心理卫生问题不仅是重大的公共卫生问题，也是一个较为突出的社会问题。同时心理卫生又是国家的"橱窗"，心理卫生发展水平是衡量社会稳定和文化程度的主要指标之一。当前中国正处于社会转型期，心理问题已日显突出。加以创伤性事件如自然灾害、人为事故、交通意外、暴力恐怖事件频发，造成了一个应激后心理、生理、行为障碍的巨大群体。然而我国心理卫生工作的总体发展水平不高，不能适应社会经济发展的需要，不能满足人民群众对心理卫生服务的迫切需求。心理健康教育是健康教育的重要组成部分，此一领域的工作尚处于十分薄弱的状况。我们对心理卫生和精神病症的特点和影响因素缺乏了解，没有有效的干预措施；普及心理卫生知识的力度、广度和覆盖面还很不足；忽视心理卫生需求和歧视精神病患者的现象还普遍存在；健康教育工作队伍缺乏心理卫生保健所需的态度、技术和知识。

根据心理卫生被人们忽视，精神和神经病患对个人和社区造成的负担日益严重的形势，WHO对全球和区域都显著提高了关于心理卫生的关注。WHO西太区制定了心理卫生区域战略，提出一系列行动依据和区域战略，尤其是提出了把心理卫生纳入公共卫生范畴，使心理卫生与初级卫生保健和社区卫生服务结合；要求把心理卫生促进融入健康促进。为此，健康教育工作者需要重视开展心理健康教育和健康促进，懂得心理卫生保健的公众健康师全面取代营养师是大势所趋。

在新世纪，传染性疾病可望下降，但新传染病的发生和旧传染病的复燃仍须高度警觉。尤其是艾滋病呈快速增长。性病、结核病、疟疾等的发病率不断攀升，都应采取切实有效的预防与控制措施。这些年来全球已发现了30余种新传染病（如"非典"）。一些国家流行的埃博拉出血热、禽流感、$O_{157}H_7$、疯牛病等亦已对我国构成潜在威胁。控制新旧传染病的流行必须坚持预防为主的方针，健康教育与健康促进是关键性的策略和手段。

二、转变工作模式,促进健康教育的社会化

☞ 社区卫生服务应“六位一体”:健康教育和健康促进、社区预防、社区保健、常见病和慢性病治疗、社区康复、计划生育技术指导。

健康教育的工作模式虽然已由过去单一的大众宣传模式逐步向教育型乃至促进型转变,但由于中国地域广阔,经济、卫生发展不平衡,至今在一些地区仍停留于单一的“宣传型”状态。缺乏对目标人群进行有针对性的信息传播及单个或多个联合针对某一疾病或健康问题的行为危险因素的干预,以及促成环境的改变。在人们的观念上,对于健康促进是当前解决疾病预防、卫生问题的最优途径的认识不足。有的健康教育机构尚未进行功能调整找准定位,存在把健康教育与卫生业务工作对立起来的思想认识和工作机制,客观上阻滞了健康教育业务的深入发展。

1997 年,中共中央、国务院颁布了《关于卫生改革与发展的决定》,明确提出卫生工作要以健康为中心。1999 年 7 月,卫生部、国家发展计划委员会、教育部、民政部、财政部、人事部、劳动和社会保障部、建设部、国家计划生育委员会、国家中医药管理局等 10 个部委联合下发了《关于发展城市社区卫生服务的若干意见》,提出社区卫生服务应具备“六位一体”的功能。“六位”是指:**健康教育和健康促进、社区预防、社区保健、常见病和慢性病治疗、社区康复、计划生育技术指导**;“一体”是指在社区卫生服务中心(站)提供上述综合、连续的优质服务。社区卫生服务是改革城市卫生体系的重要举措,健康教育专业机构与各相关机构之间应紧密结合,组成联盟,并在其中发挥业务指导作用,共同开展工作。健康教育与健康促进的理论与方法必须与医、防、保、康、计生技术指导互相渗透,融合一体。使从事医疗预防、保健、康复、计划生育技术指导各项业务工作的医生、护士、社区工作者、志愿者,都建立起健康教育与健康促进是决定工作成效重要环节的理念。并掌握在不同岗位上开展健康教育的方法与技巧,扩大健康教育队伍,促进健康教育工作的社会化,体现其社会价值。同时,让更多的人参与到这项有意义的工作中来。

三、适应社会发展,培养高质量公众健康人才

☞ 高素质、多学科是公众健康教育人才的基本条件。

由于健康教育工作效果显现的长期性和效果/效益评价的困难性,以及既往健康教育受“卫生宣传型”模式的影响,致使一些人认为健康教育不是一个专业,什么人员都能做,不一定需要高级的专业性技术。这些观点在很大程度上影响专业队伍的培养与提高。目前的队伍现状面临着与工作要求、社会发展很不适应的挑战。为了加速中国健康教育与健康促进事业的发展,必须依靠科技进步,不断强化科学进步向人们提供的新的信息与技术,提高人才素质。在本科教育、毕业后教育与继续教育等各个阶段都应提出与科技进步、时代发展相适应的目标和要求。一个卫生工作者/健康教育工作者应该具备什么样的技能呢? WHO 提出的“五星级医生”概念可作为参考目标:①保健提供者。为服务对象提供优质、全面、连续和个体化保健;②决策者。选择高效可行技术,并能强化可提供的保健;③沟通者。通过有效地解释和倡导能促进健康的生活方式;④社区领导者。赢得服务对象的信任,能使个体和社区的卫生需求一致,开创有利于社区的活动;⑤管理者。能与卫生保健系统以外的个体和组织和谐地工作,适当使用可得到的健康资料,满足社区需求。此外,根据专业特点,健康教育专业人员应掌握健康教育的诊断、计划、实施、监测及评价,以及掌握媒介的运用、人际传播和行为干预等理论知识技能。熟悉和逐步掌握根据伦理学和循证医学的原则,进行符合伦理的、有证据地开展健康促进的理论与实践的工作与研究。

健康教育人才培养要多元化。除大力加强高等医学院校的各专业的健康教育教学外,也要着眼于工作在卫生服务等工作岗位上的广大医生、护士及其他卫生人员和社区工作者的继续教育(乃至终生教育),应强调把健康教育和健康促进列入基础培训课程,给他们以健康教育特有的知识、方法、手段的训练。在新形势下,健康教育要进一步适应社会发展的需要,造就一支高质量的、多层次的、能为其他部门提供技术支持的队伍。从而使人们强烈感受到离不开健康教育这一门学科和这支专业技术队伍,更好地树立健康教育的地位与形象。可以说,培养高质量的健康教育人才,特别是在广大公众中培养**高素质、多学科**的公众健康教育人才,既是迫在眉睫的任务,也是今后发展的必然方向,任重道远,前途光明。

健康教育不是创造科学,而是传播科学。把一部电影看明白容易,给别人挑错也不难,但让你把其中一个角色演精彩就不容易了。搞健康教育的人要有谦虚的、受教的心态。要当演员,不要当评委。三人行有我师。海纳百川,有容乃大。要树立容易观,学人之长,为我所用。中国的改革开放才二十余年,正处于**温饱——小康——全面小康——富裕**的交替期,其健康市场就是早晨八、九点钟的太阳。**英雄不问出处**。无论你过去的背景如何,只

要你有志气，努力不懈，就有可能成为众人肩膀上的巨人。机遇和挑战就在你的面前，**志存高远，路在脚下。师父领进门，修行在个人。**健康同仁们，努力吧！

第二章 人生三阶段的健康教育与健康促进

☞ 孔子曰："吾十有五而志于学，三十而立，四十而不惑，五十而知天命，六十而耳顺，七十而从心所欲，不逾矩。"

☞ 一般人们认为，从出生到满28天称作新生儿期；从满月到1岁称作乳儿期；3岁以前的称作婴儿期；3岁到6岁称作幼儿期；7岁到12岁称作学龄期；13岁到15岁称作少年期（又称青春期）；16岁到35岁称作青年期（其中16岁到18岁称作青年前期）；36岁到60岁称作中年期；61岁以上称作老年期。

☞ 迈入21世纪，人类迎来了新的健康地平线。世界卫生组织将人生的时期重新划分为：44岁以下为青年人；45岁至59岁为中年人；60岁至74岁为年轻的老年人；75岁到89岁为老年人；90岁以上为长寿老人。

一般来说，人生的健康可被划分为三阶段：即人生的准备阶段——**准备期**、人生的保护阶段——**保护期**、晚年生活质量阶段——**享受期**。

世界卫生组织西太区根据WHO的总体战略，在分析本地区社会卫生状况后，于1994年6月提出西太区在20世纪末及21世纪的卫生战略设想——健康新视野。它指出面向21世纪的根本问题是要确保人类的健康和环境不被经济发展所破坏，鼓励人们自己预防疾病，建立健康的生活方式和环境，维护健康行为从小做起。工作侧重点从疾病本身，转向干预引起疾病的危险因素和开展健康促进。这一设想着眼于在环境的支持下最大限度地发挥个人的健康潜能。实现这一设想的重要措施是，把生命过程分为3个阶段，即人生的准备阶段——**准备期**（preparation for life）、人生的保护阶段——**保护期**（protection of life）和晚年生活质量阶段——**享受期**（quality of life in later years）。并根据生命各阶段的健康需要，提出健康目标、内容和策略，实施健康保护和健康促进。

第一节 人生准备阶段的健康教育与健康促进

人生准备阶段是指从胎儿出生到18～20岁。这是生命孕育和生长发育阶段，机体发育速度快，变化多，较脆弱，易受伤害，健康需要水平高。

生命的准备从母亲怀孕时就已开始。父母应保持健康的身心，以利孕育健康的胎儿。婴儿出生后得到母乳喂养、亲人抚爱、良好教育，可以促进身心的健康发展。维护健康的简单行动从生命的准备阶段开始，将影响人的一生。

一、人生准备阶段的健康教育与健康促进目标

儿童健康的首要目的是提高儿童的生存能力，促进其体质的发展。通过教育，使儿童、青少年建立起有利于健康的行为，养成卫生习惯，为终生行为和生活方式奠定良好而巩固的基础，促进人生各时期的健康发展。

本阶段健康促进的目标：

1. 确保母亲在最适当的时间受孕，确保母亲享受到国家规定的产前保健，得到丰富的营养，准备好母乳喂养，有安全分娩的环境。

2. 通过改善环境卫生、免疫接种、儿童疾病综合管理，降低婴儿发病率和死亡率。

3. 加强对儿童青少年的教育，创造有利于健康和安全的环境，支持青少年健康生活方式的发展，从而养成终生受益的良好习惯。

二、人生准备阶段的健康教育与健康促进内容

（一）围生期教育

包括婚前、孕前、妊娠期、产时和产后等阶段。围绕实现优生目标，确定各阶段健康教育重点。

（二）婴幼儿期教育

婴儿期教育的目标人群是其父母。要指导父母学会对婴儿的生长监测，在监测基础上主动提供早期刺激，促

进婴儿感觉、语言和动作发育；及时进行计划免疫，预防此期的常见病和传染病；宣传母乳喂养的重要性以及正确添加辅食的知识和方法。

幼儿期保健教育主要内容是一般日常生活卫生知识及卫生习惯的培养，如对身体、眼、耳、鼻、牙齿等生理功能的初步了解及保护，以及生活规律、个人卫生等。

（三）儿童期教育

继续培养和巩固幼儿期养成的一般卫生习惯，预防和矫治常见病，如视力矫治、龋齿充填；培养良好的站、坐、行姿势，预防脊柱弯曲；预防各种意外伤害，如车祸、溺水、电击伤等。此一时期心理卫生和行为问题亦应给予关注。

（四）青少年教育

青少年处于生长发育的突变期，各种不良行为及暂时的心理障碍比较多见，究其原因是伴随着性发育而出现的特有现象。教育内容主要有以下几个方面：(1)青春期发育的特点；(2)生殖器官的发育和功能：包括男女器官的简单构造、发育和功能，男性遗精生理、女性月经生理等；(3)青春期卫生知识：包括青春期休息、用脑、睡眠、体育锻炼、饮食等一般卫生知识；(4)青春期常见病防治：如甲状腺肿、痤疮、神经衰弱等常见病的预防与治疗知识，以及女生月经异常、男生包皮过长等疾病的防治知识；(5)正确性道德教育：男女平等，自尊自爱，建立健康人生观，青春期心理卫生知识等；(6)性病、艾滋病预防。

总之，青少年性教育是此一时期教育的重点，要防治此一时期少数人中出现的不良行为倾向，如性紧张、性犯罪、性变态行为，对于青少年情感上的自污，如焦虑、抑郁、自杀倾向等，要积极给予心理咨询和疏导。

三、人生准备阶段的健康教育与健康促进策略和措施

人生准备阶段的健康教育内容多、年龄跨度大、对象广泛，除儿童青少年外，还包括家长、教师和社会工作者，是推行健康促进活动的关键阶段。本阶段的教育应采取以下几点基本策略：

（一）从实际出发，确定健康教育目标人群

胎儿和1岁内的婴儿无主动认知能力，教育的对象以父母为主；幼儿和学龄前期，随着儿童认知能力的逐步发展，教育对象适时转化为父母和儿童并重；儿童入学后，生活上仍依靠父母照料，教师的教育逐步取代家长，成为儿童接受知识、建立行为模式的主要影响者，故健康知识的传播对象应扩展到教师。中小学生（尤其青春期开始后）是健康教育的主体，但仍应及时向父母、教师、社会工作者提供各种健康信息，协调和帮助他们建立促进青少年健康发展的学校－家庭－社会教育框架。

（二）根据年龄特点和认知水平，合理选择健康教育内容

在选择教育内容时，既要有发展眼光，又要按科学规律办事。应根据教育对象身心发育特点和认知水平，由浅入深，由简到繁，循序渐进，使其有可接受性。不要超前，“拔苗助长”，超越其接受能力，将使教育对象失去学习兴趣和学习的积极性与主动性。

（三）遵照可操作性原则，选择多种教育形式

人生准备阶段受教育对象的生活环境是在不断变换的，提供教育的形式应随之灵活变化。例如，婴儿以散居的方式生活在家庭。日常可以通过大众媒体，如电视、报纸、杂志、科普书籍等向母亲和婴儿的养育者传播养育信息。与此同时，通过“父母课堂”各类专题学习班等形式，面对面传播技巧，促进母亲间相互交流也是一种有效形式。儿童进入托幼机构和学校后，健康教育开始以团体为主要形式。由于托幼儿正在认识世界，识字不多，要多运用幼儿日常生活中的语言，多采用看图画、讲故事、教儿歌、演节目等幼儿喜闻乐见的形式进行健康教育，把卫生科学知识与艺术性融在一起，做到生动活泼，丰富多彩，引人入胜。青少年较儿童认知水平高，自学和自制能力加强，可启发其积极参与学校健康教育课，开展同伴教育，参与社区健康促进活动等，理性地接受知识和技能，也可以采用心理咨询、行为指导等方法。

（四）协调各方力量，充分利用和创造各种环境有利因素

儿童青少年的健康成长，有赖于其生活和学习环境。根据学校－家庭－社会综合教育的原则，组织健康教育活动时，应充分利用学校、家庭、社会中的积极因素。并与工青妇等社会团体、社区、疾病防治机构、妇幼保健机构等密切配合，统一步调，发挥各自优势，共同为青少年创立一个良好的学习和生活环境。对环境中的不利因素则应积极解决和消除，促进青少年身心健康的成长。

第二节 人生保护阶段的健康教育与健康促进

☞ 中年是身心两方面都相当成熟的稳定阶段，所谓“年富力强”。

☞ 中年是健康隐患最集中的阶段，所谓“多事之秋”。

☞ 中年保健是老年保健的基础，所谓“留得青山在，不怕没柴烧”。

☞ 新中国成立后，尤其是改革开放以来，公众健康出现了一种极不协调的现象：婴幼儿死亡率大幅下降；老年人寿命大幅延长；中青年死亡率、残废率居高不下。

自成年开始到老年之前通称“人生保护”阶段，其中以中年人为重点对象。

从45～50岁开始衰老现象逐步明显，一个从不锻炼的人自此总的机能水平可以每年递减1.5%的速度下降。中年是一生的顶峰时期，是社会财富的创造者。中年人需要赡老抚幼，承受着繁重的工作和家庭负担。在社会变革阶段，他们往往又承受着各种紧张刺激。如信息革命、生活节奏加快，使许多中年人感觉到压力增加。老年时期的许多慢性病，如高血压、冠心病、中风、糖尿病等，大多在中青年已开始，不少人较多地暴露了上述疾病的危险因素，得不到重视和矫正。持续到老年期贻害匪浅，少数人甚至英年早逝。因此国外医学界一致认为，中年保健是老年保健的基础，是保护生命的重要环节。尤其需要指出的是，人生保护阶段妇女的健康保护问题。妇女除与男性一样面临机体生理变化、承受社会压力外，尚有妇女特有的健康问题需要备受关注。

一、人生保护阶段的健康教育与健康促进目标

此一阶段健康教育与健康促进的目的是：尽可能以经济、有效、公平的方式，保护和延长成年期富有创造力、健康的生命，帮助中年人顺利渡过更年期这一特殊的生理阶段。主要目标是：

1. 制定和实施国家有关健康政策（如控烟、安全生产等），提高自我保护意识，建立和保持健康生活方式。

2. 降低传染性疾病（如结核、肝炎、性病等）和职业病的传播、发病率和死亡率。

3. 降低行为危险因素和精神性疾病的发生，包括吸烟、不平衡膳食、缺乏运动、不安全性行为、不安全交通等，预防慢性非传染性疾病、意外损伤、精神障碍的发生。

4. 保障妇女生育健康，改善妇女更年期保健，预防和减少生殖道感染等妇女常见疾病。

二、人生保护阶段的健康教育与健康促进内容

人生保护阶段涉及问题多，范围广，为了不与其他章节重复，以下着重阐述有关妇女生育健康、更年期保健和常见病防治等内容。

（一）生育健康教育

生育健康又称生殖健康（reproductive health），其含义在1994年9月开罗国际人口发展会议及同年北京国际妇女生殖健康研讨会上作了如下界定：“生殖健康不仅仅是生殖过程没有疾病和失调，而是一种身体、心理和社会的完好状态，在此状态完成生殖过程。其涵义是妇女有生殖能力，即能安全地妊娠和分娩，婴儿能存活并健康成长。深层含义是人们能够调节自己的生育，而不危害健康，并且有安全的性生活。”此定义突破了单纯生物学观点，将生育健康的概念扩展到以人为中心的社会定义，涉及社会文化、卫生、法律、信念、价值观等诸多领域。不仅满足于控制人口数量，而且要对生育健康全面服务，把计划生育与致富奔小康结合起来，包括优生优育、不育症治疗、改善计划生育服务、改善性生活、防治妇女病、预防性病传播等方面。

从这一定义出发，生育健康教育的主要内容包括：（1）妇女整个生命周期的生理特点知识；（2）计划生育技术服务与指导；（3）优生优育指导，如避免近亲结婚、女性最佳生育年龄、母乳喂养等等；（4）不孕症咨询及治疗；（5）妊娠、分娩、产褥期生理特点，避免不良因素对母婴影响；（6）抚育儿童健康成长的权利与义务，寻求儿童各项保健的意识与能力；（7）正常和谐和安全的性生活的认知与观念；（8）正确性道德教育，预防性病、艾滋病；（9）避孕、节育的技术指导和医疗保健服务，包括意外妊娠后获得安全的人工流产知识与服务；（10）减少性别的不平等，男性应参与生殖健康教育。生育不仅是涉及妇女的健康和权利，男子必须参与，男性应尊重妇女的地位和生殖权利；女性在生殖中承担了巨大的风险，男性必须将生育权利和对家庭与社会责任相结合，在促进生育健康方面承担更大的责任。

孕产妇保健是生育健康的重要内容之一，1994年10月《中华人民共和国母婴保健法》要求降低孕产妇死亡率和婴儿死亡率，2001年7月国务院又颁布了《计划生育技术服务管理条例》，要求加强对计划生育、生殖保健的技术服务。

（二）妇女更年期教育

更年期为妇女从生殖功能的旺盛状态向老年衰萎过渡的时期，可开始于40岁，历时10余年至20年。由于卵巢功能的衰萎，对全身很多器官系统的影响，尤其对生殖泌尿系统、心血管系统、骨骼系统、神经系统的影响，导致许多生理和心理的变化甚至会产生一些临床症状，引起更年期常见疾病的发生，因而需要给予特别的关怀。

更年期教育的主要内容包括：(1)更年期生理知识，引起更年期可能出现症状的原因；(2)更年期心理知识及心理调节，建立稳定和睦的家庭及人际关系；(3)更年期均衡的营养；(4)更年期适度的运动；(5)更年期生活规律及不良行为习惯的纠正；(6)更年期性保健知识；(7)更年期疾病防治，如更年期功能性子宫出血、骨质疏松症、心血管疾病、妇科肿瘤等。

（三）妇女最常见疾病——生殖道感染的防治教育

妇女生殖道感染在中国尤其在广大农村十分普遍，感染率高达50%～80%。主要有滴虫性阴道炎、霉菌性阴道炎、细菌性阴道炎以及宫颈炎、性病等。这些疾病虽多数不会致死，但由于其发病率高，易重复感染及复发，影响广大妇女健康、工作及生活。生殖道感染可以通过某些措施达到预防目的，因而引起广大医务人员及健康教育人员的重视，一些国际组织对预防工作也给予支持和帮助。

具体教育内容主要有以下几个方面：(1)重视这些疾病的存在，因为它可能引起不育，影响生活质量；(2)讲究个人卫生，内衣日晒和消毒，一人一巾，提倡清洁，不在公共浴室洗澡；(3)性行为教育，保持单一性关系，发现体征或不适要及时到正规医院检查，夫妻同时治疗；(4)定期做妇科检查，积极防治各种生殖道感染。

三、人生保护阶段的健康教育与健康促进策略和措施

中年人是活跃在我国各条建设战线上的主力军，他们的年龄、职业、知识层次等都有很大的个体差异。他们在青年时期业以形成的行为生活习惯、价值观不断得到巩固与发展，形成了相对稳定的思维定势。但在教育过程中仍需要“晓之以理，动之以情”，使中年人树立起对个人、家庭乃至社会健康的责任感，理性地改变个人生活方式与环境。

妇女是特殊的弱势群体。当前中国妇女的生育健康状况离生育健康完整概念还有相当差距。随着社会经济和卫生服务体制的改革与发展，人人享有卫生保健的目标及与之相应的策略措施将会不断得到加强。

（一）政策开发，争取政府部门、企事业单位领导对本单位人员健康的承诺

根据不同职业、工作场所、资源条件，制定有关保护健康、促进健康的政策。如制定定期健康体格检查制度，营养改善计划，休闲、娱乐设施建设以及活动时间的保证等。

有关改善生育健康的优惠政策，对妇女健康尤为重要，特别在贫困农村地区，要把住院分娩费用减免形成制度，减少由于非住院分娩导致孕产妇死亡和婴儿死亡的危险因素。据研究，**家庭分娩的孕产妇死亡率约为住院分娩死亡率的5倍**，在中国卫生部和世界银行合作的卫生VIII项目地区，由于对贫困人口实行住院费用减免政策，3年间项目县的住院分娩率在原有基础上提高了30%。

（二）收集和分析目标人群的社会人口学特征，有针对性地选择教育内容和形式

一般来说，根据目标人群的年龄、文化程度和健康状况等的差异选择不同的教育方法。对文化层次较高者，可通过卫生报纸杂志、科普类读物、网络教育、专题讲座等，系列介绍疾病防治知识；对文化层次较低者，可以社区为单位，采用宣传画、标语、展牌、流动展览等形象化教育方式；根据中年人生活经验丰富、理解力和判断分析能力强的特点，采取多种形式的双向交流活动，如小组讨论、网络互动、自我导向式学习等。促使人们积极参与教学活动，在活动中实现自助和互助。关于行为指导要按不同目标人群有针对性地进行，以心血管疾病为例，对目前尚健康的一般人群，着重讲解该病的危险因素，帮助他们消除不良生活习惯，改善家庭环境、劳动条件、消费方式，鼓励定期测血压；对高危人群，在一般教育的基础上，强化行为干预，组织相应干预活动；对病人要进行遵医治疗、检查的教育，加强自我保健技能、家庭急救等知识和技术培训。

（三）未雨绸缪，做好预防性教育

随着疾病谱的变化，某些疾病发生年龄有年轻化倾向，如癌症、心脏猝死。目前癌症和心脏猝死是中国40～

60岁中年人中的第一位死因。中年人的癌症发生率虽低于老年人，但因癌而死亡者的比例反高于后者，说明早期发现率低是癌症得以在中年人群中肆虐的主要原因。必须在进入中年的早期广泛传播防癌知识，把诸如女性乳房自我检查技术、参加定期体检、高血压防治、防癌普查、癌症早期信号识别、简易检查方法、改变不良生活方式等知识和技术及早传授给群众，通过积极预防教育获得良好的预防效果。

对于发生在特定年龄阶段的某些疾病和健康问题，应该在此年龄阶段到来之前开展教育。如更年期保健教育，要把更年期可能出现的症状提前告诉目标人群，使其充分做好思想准备；适时传播心理调适技能，消除各种紧张情绪、沉着冷静地面对暂时的身心困扰，必要时，提供药物等辅助治疗。

（四）以人群（妇女）为中心，改进社区服务

社区健康服务，一是要以人（妇女）为中心，二是以社区为基础。社区可组成有社区领导、医务人员、公众健康工作者参加的领导小组，根据社区实际，对导致疾病的行为或环境因素进行干预，增强社区服务能力，增加基本设备，为相关人员提供适宜的技术培训。如甘肃省康乐县，通过培训，使多数乡卫生院能开展接生业务，加上相应政策，提高了服务的能力，明显地降低了家庭分娩率。

（五）关注保健服务的公平性，尤其要考虑贫困人口；关心妇女和未成年女子在利用保健服务方面的公平性

目前在很多家庭，家中有限的资金，首先是满足男子的经济需求、烟酒需求。农村妇女病普遍，大多数得不到应有的治疗。这都需要通过加大健康教育，改变消费观念，提供可负担得起的服务来解决。

第三节　晚年生活质量阶段的健康教育与健康促进

☞ 老龄化社会的标界线：60岁以上的人口占到总人口的10%以上。

☞ 中国已全面跨入老龄化社会。我国现在面临的是“未富先老”。

晚年生活质量阶段，重点是指65岁以上的老年人。老年既是个体的变化，同时也使整个社会群体发生深刻的变革。

老龄化是一个连续改变的过程，人的老龄化受遗传、环境两大因素影响。生活习惯、生活环境、疾病、情绪、社会经济等对老化起重要作用。随着时间的推移，老年人的外形、解剖、生理、心理、学习能力和适应能力均逐渐退化。从年龄的角度来说，60岁以后称为老年期，老年期又可分为三个阶段：第一阶段，60～74岁称老年前期；第二阶段，75～89岁称老年中期；第三阶段，90岁以上，为老年后期。老化的进程有很大的个体差别，因人而异，但有规律可循，可以预测。

数量庞大、社会背景各异的老龄人有着巨大的社会需求。现代老年人在要求“延长生命的航程”的同时，更希望提高生活质量，发挥余热，做一些力所能及的贡献。

一、晚年生活质量阶段的健康教育与健康促进目标

这一阶段总的目标是落实国家所倡导的“老有所养、老有所医、老有所教、老有所学、老有所为、老有所乐”的要求，使老年人保持有创造力、提高生命质量所必需的身体、精神和社会适应能力。

1. 动员全社会关心和帮助老年群体，改善老年人的健康状况和生活质量。
2. 提供和确保老年人能享受适用、可获得、可负担得起的全程服务（从退休到社区临终关怀）。
3. 促进老年人发挥个人健康潜能，提倡积极的老年生活方式。
4. 提高老年慢性病患者、残疾人以及他们的赡养者在利用治疗、保健和康复方面的能力和技术。
5. 确保每位老年人都有权利享受高质量的生活，促进平等拥有达到理想健康状况所必需的资源。
6. 提供能改善生活质量的自然环境和社会环境。

二、晚年生活质量阶段的健康教育与健康促进内容

（一）老年日常生活保健教育

对老年人及其亲属，以及社区工作人员等进行以下教育：

1. 减少伤害，提高生活质量 如针对老人环境应变能力低的弱点，注意按季节、气候变化及时添减衣帽；房间、盥洗室内增添防滑设施，楼梯加扶手，走廊、转角有良好照明，不在老人起居处堆放杂物；将常用物品（如眼镜）放置固定地点，防止烧烫、跌坠伤。

2. 合理安排膳食、提供饮食指导 膳食安排和饮食指导的四个原则是：**易咀嚼；易消化吸收；防止便秘；补充必需营养素。**①易咀嚼：食物烹调加工时应切细煮软。②易消化吸收：注意食物的色香味，晚餐宜少量、清淡、少油腻和刺激性，少吃易产气的食物。选择优良蛋白质，多选鱼类，少用含脂肪高、不易消化的食物。③防止便秘：多喝水，食物中增加易消化的富含纤维素类（如海藻、豆制品）。④补充老年人最易缺乏的钙、铁、维生素C和D等必需的营养素。如尽量选用新鲜的蔬菜；临睡前喝杯热牛奶，不仅补充大量的钙，还有助入睡。

3. 提供对卧病老人的护理和康复指导，对久病不起的老人的家属，提供具体指导 如：①调整病床到适宜位置，床垫不宜过软，帮助老人保持合理卧姿，适量接受阳光照射。②每2～3小时帮助翻身一次，每日清洁皮肤，经常更换床单内衣，防止褥疮发生。③注意观察大小便，必要时帮助导尿。用润肠剂缓解便秘，防止用力排便引起血压骤升。④对老人要耐心，经常给予精神慰藉；同时注意防止产生依赖心理，尽量让老人自己完成力所能及的事，同时给予监护。

对因中风、心肌梗死而病残的老人，待病情稳定后尽早提供康复帮助。如先帮助做被动关节活动，促进机能恢复，防止关节僵硬，然后逐步练习翻身、抬头、起坐、下床行走等动作，促进康复进程。

（二）老年休闲活动健康教育

可分以下三方面进行：

1. 修身养性，陶冶情趣 活动内容如养花、钓鱼、集邮、结伴郊游、欣赏音乐戏曲、琴棋书画等。以上活动只要运用得当，不过度伤神，其作用往往比心理治疗和行为指导作用更大。

2. 助公为民，发挥余热 活动带有明显的公益性，如协助维护社区环境，修旧利废，维护交通秩序，为孤寡病卧老人做好事。这些活动特别适用于那些怀有强烈余热感的老人，促进他们的心理平衡，证实了他们的社会存在，说明自己有能力去帮助别人。助人为乐本身就是重建自信、重返社会人家庭的动力。

3. 重新学习，促进交流 以老人集体活动为主要方式、某种具体学习内容为中心组建的“笔友会”、“读书会”、“科技余热交流会”等，通称老年学习活动。这些活动既促进了人际关系的交流，也使老人们的生活有更明确的目标。

（三）老年心理调适健康指导

老年人常见的心理压力，主要可归结为三类：①对衰老的焦虑和恐慌。有的采用“自我防卫”，生怕别人说自己老，不承认别人对自己容颜变化的评价，也拒绝别人主动提供的照顾。另一些人走上另一极端，总怀疑自己有器质性病变或“不治之症”，精神状态不良，影响身体健康状况。②角色变更困难。刚退休者多见，表现为坐卧不安，生活失去规律，情绪失控，爱发脾气。过去身居领导岗位、事业心强、喜欢热闹的人往往症状较重。③难忍寂寞孤独。子女们纷纷成家另立门户，或在约定时节未能回来探亲，常引起极度的沮丧和空虚感。男性丧偶，生活中留下空缺，对日常生活感到无从下手，也易引起各种心理压力。

老年心理调适指导包括如下内容：

1. 学会制怒 懂得“气怒损身”，在生活中以理智提醒自己，做到“无故加之亦不怒，从容应付大变故”，成为情绪的主人。

2. 宽容对人 帮助老年人纠正爱唠叨、爱老生常谈、批评不讲究方式方法等弱点，逐步学会凡事做出理智反应，自我调节情绪，不一味感情用事。

3. 淡泊名利 对社会上存在的势利现象不必耿耿于怀，也不因自己受到的不公正而心灰意懒。

4. 继续保持密切的社会关系 多参加社会活动，组建新的交际圈，多参加能发挥自己才智的公益服务，以积极的方式延缓自身的衰老进程。

5. 培养幽默感 学习用幽默的方式对待烦恼。

6. 改善家庭环境 运用自身经验和智慧为下一代“出谋划策”；主动缩小代沟；对孙辈慈爱而不放纵，与老伴沫濡相敬，共同排解寂寞。

此外，对老人的亲属提供相应指导，给老人尽量多的精神关怀和物质帮助；尽量多花时间与老人共聚天伦之乐；保证老人的休息环境，协助老人培养修身养性的爱好；为他们的重返社会提供方便和支持。

(四)临终关怀与人生终结(死亡)的教育

社区临终关怀相对于延长生存时间而言,它更着眼于如何提高老人临终期间的生命质量。

1. 为临终老人创造尽量温馨的环境,组织亲友轮流探望,多与病人亲切交谈,帮助他们缓解病痛折磨,让这些老人觉得每一天都很充实,甚至经常忘却自己已在临终阶段。

2. 不回避老人有关死的话题,借机与他交换有关人生价值、世界观、生老病死客观规律的看法,帮助他接受死亡现实,解除恐惧、孤独感,冷静、尊严而无憾地走向死亡。

3. 帮助老人完成一些未了的心愿,在合理和可能的情况下满足其要求。

4. 协助医生向患有绝症的老人讲解药物知识,鼓励老人自己对其作用时间和效能进行观察,减轻烦躁和痛苦。WHO 推广的治疗癌痛三阶梯法已改变过去怕成瘾而不敢使用麻醉性药物的传统做法,尽最大努力让患者无痛苦地离去。如有健康教育工作者的积极抚慰,可使药物更有效地的发挥作用。

三、晚年生活质量阶段的健康教育与健康促进策略和措施

老年群体数量大,需要特殊,活动范围多在社区之内,其保健工作有高度社会化的特点,本阶段的健康教育与健康促进工作应以社区为中心展开。

1. 将老年保健纳入社区工作范围,纳入初级卫生保健系统,并在居民社区有专人负责全面开展对老年人的卫生服务。

如建立老年人家庭健康档案,实行疾病和危险因素的信息管理,建立应急服务网络;在就近就医、费用报销、基本药物、价格及选用方面进行改革,方便老人对服务的可利用性;不断扩大社区卫生服务范围,在门诊、体检、家庭病床、康复、咨询等业务方面,为老人提供便捷、廉价的服务。

2. 结合创建健康社区,为老年人组织丰富多彩的学习活动。

3. 发挥余热,组织老年人参加有益的社会活动。

4. 运用大众传媒,对老年人及其亲属提供身心保健指导。

人生从准备阶段开始,逐渐成长、成熟、衰老直至生命终结,这是不可抗拒的自然规律,处于晚年生命质量期的老年人,要努力走向像 WHO 韩相泰博士所言的那种心理境界:丰硕度岁月,泰然增年华,安详辞人间。

第三章　高血压病的健康教育与健康促进

☞ 高血压病——无声的杀手、温柔的杀手。

☞ 我国高血压病患者超过 1.7 亿人,死亡率为 200/10 万。

☞ 10 月 8 日为“全国高血压日”。

高血压病是中国慢性病中最常见、最具代表性的问题之一。因此,高血压病的防治是当前我国慢性病尤其心脑血管病综合防治的重要课题与中心环节。健康教育与健康促进在高血压病、冠心病等的心脑血管疾病防治的社区综合干预中,发挥着越来越重要的作用,并取得了令世人瞩目的显著效果。从 1998 年起,卫生部确定每年 10 月 8 日为“全国高血压日”,开展全民防治高血压病的健康教育。

第一节　高血压病的流行病学特征与主要危害

一、高血压病的流行病学特征

据全国抽样调查结果估算,我国 15 岁以上人口中至少有临界以上高血压患者 1.7 亿人,而且每年新发病人数超过 300 万例。随着经济生活水平和膳食结构的改变及人口老龄化,我国高血压病患病率呈持续上升的趋势。

(一)地区分布

高血压病的患病率在世界各国均很高。一般工业化程度越高患病率就越高,但也有一定的地区和种族差异。

我国是原发性高血压病的高发国家。全国高血压病抽样调查结果表明，高血压病发病率在我国各地有明显差异，其规律是北高南低，且呈现自北向南逐渐递减的趋势。前5位依次为西藏15.71%、北京14.94%、内蒙13.88%、河北13.26%、天津12.37%。一般城市高血压病患病率高于农村，经济发达地区高于不发达地区。若按WHO高血压病诊断新标准≥140/90mmHg，我国15岁以上高血压病患病率为13.58%。标化患病率为11.26%，其中男性12.15%，女性10.32%。

（二）人群分布

原发性高血压病患病率随年龄的增加呈上升趋势，一般在35岁以后增长幅度较大。高血压病患病率在60岁以前一般男性高于女性，但60岁以后则女性高于男性。出生时的早产、低体重人群，易患中老年慢性病（包括高血压病与心脑血管疾病）。高血压病患病率存在着明显职业差异，机关工作人员无论男女，高血压病患病率都是最高的，其次是牧业劳动者。原发性高血压病患病率还存在着明显的种族差异。1991年调查结果显示，我国患病率最高的民族有：朝鲜族22.95%，藏族则21.04%，蒙古族20.22%。患病率最低的民族为彝族3.28%，哈尼族4.82%和黎族6.05%。

（三）时间分布

我国高血压病患病率按1964年全国普查人口进行调整后计算的标化率，从1980年第二次全国流调的7.52%上升到1991年第三次全国流调的9.41%，这表明10年来我国高血压病患病率上升了25%。主要表现为轻度高血压病患病率上升明显。

二、高血压病的主要危害及后果

资料表明，中国每年死于心脑血管病的人数超过200万人。一般地说，心脑血管病尚缺乏有效治疗手段。高血压病既是独立的心血管疾病，在各种心血管病中患病率最高，又是脑卒中和冠心病等多种慢性病的最主要的危险因素，而脑卒中是发病率、死亡率和致残率很高的疾病，也是造成心脑血管疾病死亡的主要原因之一。因此，防治高血压病日益引起人们的重视。

1. 高血压病一旦患病很难治愈，将终生接受降压治疗，并伴有脑卒中、冠心病、糖尿病、肾功能衰竭等严重的并发症，会致死致残。对我国劳动力人口的健康、人民的生活和生命质量造成严重威胁。

2. 高血压导致脑卒中、冠心病的主要病理基础是慢性全身性动脉粥样硬化和持续性或骤然性血管高压。高血压既是动脉粥样硬化的原因之一，又可加速这一过程。舒张压水平每增加5mmHg，脑卒中与冠心病的发病危险分别增加46%和24%。

3. 高血压是引起脑卒中最重要的独立危险因素。世界不同地区的多项研究资料，几乎一致认为高血压是引发脑卒中的首要原因。据资料统计，几乎80%以上的脑卒中均与高血压有关。93%患出血性脑卒中的病人有高血压病史，86%脑血栓形成的病人亦有高血压病史。随访研究发现，脑卒中发病的相对危险性，收缩压（SBP）>150mmHg者是≤150mmHg者的28.8倍；舒张压（DBP）>90mmHg者为≤90mmHg者的19倍。轻度、中度高血压病患者脑卒中的发病危险性分别是血压正常者的8.7倍和31.9倍。

4. 50%～70%的冠心病患者伴有高血压。目前认为全人群冠心病的总体危险因素中高血压、高胆固醇血症和吸烟被认为是最重要的。估计冠心病的2/3是这三种因素单一作用或联合作用引起的。血压水平越高，动脉硬化程度越重。有高血压病史者患冠心病的相对危险性增加，血压水平越高，发病的年限越长，即患冠心病的危险性越大，冠状动脉病变程度也越重，并确认高血压是冠心病的因素之一。美国的随访结果表明，治疗高血压组的冠心病发病率和总死亡率均下降25%。

三、高血压病的危险因素

影响高血压病的发生、发展、预防与治疗控制方面，同样具有四大类因素：①行为生活方式因素：如高脂高热量饮食，缺乏体育锻炼等危险因素；②环境因素：如环境中噪声的影响；③卫生服务因素：如高血压病患者是否能方便地得到预防保健服务，并承受得起相关的费用；④生物遗传学因素：如遗传因素在高血压病发病机理中占有一定地位。对90%的高血压病人，医生不知道发病的真正原因，称为“原发性高血压病”。据长期现场观察和实验性研究，高血压病的高危因素可分为有明确证据支持的危险因素（高脂饮食、超重肥胖、钠盐摄入量高、吸烟、饮酒、紧张度、遗传，其他如性别、年龄、职业史等）和高血压病发生的可能影响因素（微量元素、气象因素、口服避孕药、鼾症、社会心理因素等）。

1. **高脂饮食** 膳食中摄入过量油脂等不良生活方式，直接或间接导致慢性疾病，包括：动脉粥样硬化、缺血性心脏病、脑血管栓塞、肥胖、糖尿病、高血压病、乳腺癌、直肠癌等。膳食调查结果显示，我国居民20世纪90年代以来的油脂摄入量大幅度增加，预示着上述疾病在我国的发病率将上升。缺血性心脏病、糖尿病等慢性疾患在中老年人群中高发，而他们的中青年时代的油脂摄入量相对较低，只是在改革开放以来，特别是近10年，我国大部分地区居民的膳食从温饱型向小康型过渡，经济水平的大幅度提高使其油脂的消费量明显增加。这一现象更深层的意义有：①美国的移民流行病学调查提示，从不发达国家进入美国的移民，当其膳食结构本地化以后，高血压病、心脏病、糖尿病等慢性疾患的上升幅度大大高于本地人。②油脂摄入过量导致的各种慢性疾患（又称生活方式病）使人群的生活质量降低。

2. **超重与肥胖** 世界心脏联合会2001年9月1日报告：全世界每死亡3个人，其中就有1人死于心血管疾病。目前世界心血管疾病正在出现这样一些发展特点：80%死于中低收入的国家和地区；而这些国家和地区的死亡率随着肥胖和吸烟人数的增加继续呈上升之势。

体重增加所致超重与肥胖是高血压病、冠心病和缺血性脑卒中发病的一个首要的独立危险因素。体重指数〔BMI〕=体重（公斤）/〔身高（米）×身高（米）〕。每增加一个单位，缺血性脑卒中发病的相对危险增加6%，而冠心病发病的相对危险增加12%。随着体重指数的增加，血压、血清甘油三酯、血糖、血清胰岛素等促进动脉粥样硬化的因素均上升，而保护因素高密度脂蛋白胆固醇（HDL－C）则下降，会大大增加发生心血管疾病和死亡的危险。对肥胖症与心血管病发病因素的调查，其结果是超重程度与高血压病的检出率呈正比：超重≤10%者为10.3%，超重≤30%者为25%，超重≤50%者为56%，超重者平均高血压病检出率为10.9%。在20～30多岁时体重增加的人危险性最大。对肥胖者和中度过重的人，减肥可以降低他们的血压，且即或未降至正常体重，血压也会有所降低。永久性的减重虽不能根治高血压，但可长期控制高血压。

☞ 常用的肥胖判定标准有：①体重指数（BMI）：18.5～23者为正常；≥24者为超重；≥27者为肥胖。②腰围/臀围之比：男≥0.9；女≥0.85者为向心性肥胖。③理想体重估计值（kg）=〔身高（cm）－105〕；>10%为超重；>20%为肥胖。

3. **膳食钠盐摄入量高** 食盐中含有大量的钠，钠为一切生物所必需，且钠与水之间必须维持一定的平衡，身体的代谢过程包括神经冲动、心脏功能都依赖这个平衡。健康成人的钠生理需要量为5克/天，多余的钠盐是导致高血压病的重要原因，从而与脑中风、心脏病和肾脏功能衰竭有关。盐与高血压有关的主要证据来自人群间的比较研究：①不同国家和地区人群的高血压病流行病学研究中发现，高血压人群组钠盐摄入的平均量，远高于血压正常人群组；②我国高血压病患病率明显呈现出的“北高南低”与人群摄盐量呈现出的“北咸南甜”现象的分布一致；③国际不同地区居民每日人均摄盐量与血压水平呈现正相关关系（表3－1）；④限制高血压病人摄钠盐（食盐与含钠食品）每日为5克，4周后则血压下降，服用利尿剂排钠利水血压也下降。因此药物合并低钠饮食比单用药物更能降低血压。⑤最新研究结果表明，个体中存在着盐敏感基因，盐敏感人群限制食盐摄入，降压效果更为明显。

表3－1 不同地区居民每日人均摄盐量与高血压患病率的关系

居民与居住地区	每日人均摄盐量（g）	高血压患病率
阿拉斯加居民	<4	几乎没有
中国西南山区居民	交通不便，食盐缺乏	几乎没有
中国青海的藏族人	吃盐较少	3%～5%
中国广州、福州等地居民	6～7	5%
马绍尔岛土著人	7	6.9%
美国人	10	14%
中国西藏地区居民	不详（习惯喝盐茶）	21%
日本南部居民	14	21%
日本北部秋田居民	26	SPB≥140mmHg者，高达84% DBP≥90mmHg者，高达39%

传统的中国饮食包括大量的人工制作的食品、腌制食物及酱油，含钠盐较多，应尽量少吃。提倡多生吃新鲜清洁的蔬菜。

☞ 建议家庭人均摄盐量应≤6克/天，使用标准盐勺（3克/勺和5克/勺）。

4. 饮酒 饮酒(主要是酒精)作为高血压病的独立危险因素已经通过大量流行病学研究加以证实。

(1)饮酒量与高血压病的患病率呈正相关:①在欧美等国的近30个研究中均已发现,饮酒过量(每日酒精摄入量≥35克)与高血压病的患病率,即使在校正了年龄、性别、体重指数、吸烟等变量后,仍持续存在着明显的正相关;高血压病发生率的5%~7%是由过量饮酒引起的;②中国抽样调查结果表明,饮酒组高血压病患病率比非饮酒组高39.9%,饮酒量与血压水平呈现剂量反应关系;③每日饮酒量每增加57克酒精,则未来5年确诊高血压病发病的风险比值增加1/4,而临界高血压发病危险增加约1/5。

(2)关于减少酒精摄入量对高血压的干预实验研究表明,控制饮酒量后,血压水平明显下降:Puddey等对46名血压正常男性和44名高血压男性,在校正了体重因素下,进行6周酒精摄入量下降80%的随机对照实验。前者SBP和DBP都显著下降5~15mmHg;后者SBP和DBP分别下降了5mmHg和3mmHg。

(3)饮酒量与心血管疾病的危险度呈"U"字型。即适量饮酒(尤其是红葡萄酒),血中对冠心病有保护效应的高密度脂蛋白胆固醇(HDL-C)含量增高;但长期过多饮酒,酒精(乙醇)及其代谢产物乙醛可损害心、肝细胞线粒体功能,从而引起心脏、肝脏结构与功能的全面损害。增加患肝病、胃癌、心肌损害和中风猝死的危险性。总之,减少酒精摄入量对高血压病患者控制血压水平,正常血压人群预防高血压病都是有效的。减少酒精摄入量应作为防治高血压病的一项策略。建议高血压患者不要饮酒(尤其重度高血压者),建议血压正常者要适量少饮酒为宜(白酒≤1两/日;葡萄酒≤2两/日;啤酒≤300毫升/日)。

5. 紧张度 是指内外紧张刺激因子引起,有明显的主观紧迫感觉,相应的紧张行为表现和伴随的生理、心理变化等一系列活动过程。紧张度有明显提高脑干网状上行激活系统兴奋的作用,引起交感神经系统、肾素、血管紧张素(RA)系统等分泌入血的一系列儿茶酚胺、肾素、血管紧张素类激素增多,血压上升、心跳加快、头部和肌肉血液供应增加、内脏血液供应减少,此期若过于强烈持久或反复发作,可导致心血管系统的功能性和器质性病理损害。从血压的调节、实验性神经性高血压模型的制备、有效降压药大多作用于交感神经系统等几方面看,神经系统对血压升高有关。研究发现,脑力劳动者高血压病患病率高于体力劳动者,司机、三班倒工人高于其他工种的人。

6. 吸烟 吸烟可在短期内使血压急剧升高,但还未作过长期的研究,不能确切肯定吸烟与慢性高血压病发病有关。但已有充足证据证明吸烟是心血管病的重要危险因素。高血压病患者若大量吸烟,则出现心脏病以及心脏病致死的危险性大为增加,而戒烟后可大大降低并发心血管病的危险。北京地区吸烟对急性心肌梗死的归因危险系数为43.3%。同时发现,吸烟对心肌梗死的危害与吸烟指数(吸烟包数/日×吸烟年限)的平方成正比。当吸烟量少于5支/日时,吸烟的相对危险度已很低。因此如不能彻底戒烟,可劝其减少吸烟量至每日5支以下。吸烟比不吸烟者缺血性脑卒中的发病危险增加90%,冠心病的发病危险增加2.2倍。且癌症死亡危险增加45%,总死亡增加20%,充分证实了吸烟的危害。

7. 缺少锻炼

☞ *只有中等强度的有氧耐力运动对血压有好处。运动、饮食及心理这三种方法联合运用才是控制高血压病最有效的办法。*

(1)有规律的中等强度的有氧耐力运动(指"不剧烈,有节奏,长时间,大肌肉",能移动自身体重的运动)是预防高血压、降低心脏病风险的良好方法之一:①一项20年追踪研究发现,常从事慢跑之类属于耐力性运动的人,可以缓和因年龄而造成的血压上升。②Tipton研究发现,长期的有氧耐力运动,可以降低SBP 5~25mmHg和DBP 5~15mmHg。③台湾对中老年人晨练的一项研究发现,有氧运动平均会降低SBP 10mmHg,DBP 8mmHg。④许多重复研究都证实,同龄人之中,从事耐力性运动者比不运动者的血压状况较好,年龄提高后,心跳减慢及代谢降低,高血压的罹患率较低。特别要注意的是只有"中等强度的有氧耐力运动"对血压有好处,强度比较大的运动反而在短时间内会使血压提高。⑤美国南加州大学医学院的研究认为,运动、饮食及压力处理这三种方法联合起来运用才是控制高血压病最有效的办法;如果后两种方法都没有用的话,就必须要吃药,而在这种情况中运动只是一种辅助的手段。⑥经常参加有氧运动,可以增强体质,改善心肺功能和血液循环,避免或缓解精神紧张,控制血压、胆固醇和血糖。得了高血压、冠心病也能锻炼。散步、游泳等中强度运动还能预防心梗发生。斯坦福大学的流行病专家对17000人进行一项研究发现,在一生都进行有规律体育锻炼的人中,心脏病发作次数要比好静少动的人少一半。

(2)运动可以降低血压的机制:①经常有氧耐力性运动可以消耗脂肪和能量,并且降低胰岛素的分泌,进而减少肾上腺的分泌,降低交感神经的作用,会使肾脏减少钠的再吸收率,从而影响血压。不过,高强度的运动出汗多,使血液浓度增高,则未必会有好处。②有专家根据心电图分析研究法指出,运动可以使副交感神经的作用增加，交感神经的作用不一定下降，但副交感神经作用的增加对心脏有稳定的功用，具有正面的意义。

8. **遗传因素** 近年来很多研究表明：高血压病是一种多因子遗传疾病，这种病的发生既受遗传因素的影响，又与环境因素有关。大量流行病学研究已从不同方面和角度证实了遗传与高血压病发生的关系。①动物鼠实验，不但可成功地通过自发型高血压鼠的近亲繁殖造成遗传高血压，且发现高血压性脑出血也有遗传倾向；②原发性高血压病存在着家庭聚集性，双亲是高血压病患者，其子女得高血压的概率是双亲血压正常者的5倍；③亲养子与寄养子家庭成员的血压定量研究发现，寄养双亲与寄养子女血压的相关明显低于双亲与亲养子的相关；④同卵双生子间的收缩压和舒张压相关的程度大于异卵双生子；⑤儿童血压存在着轨迹现象；⑥不同种族血压分布的研究均证实了遗传因素在高血压病发生中的作用。

9. **从医行为差** 从医行为差是高血压病人的危险行为因素。限盐、减重、运动、放松、戒烟、限酒、合理膳食等是健康教育经常建议的非药物性治疗方法。单纯的非药物性治疗最适用于血压略高，没有心血管损害的年轻人。如血压升高者采用非药物性治疗方法在治疗一段时间内（大约3～6个月）没有效果，应使用抗高血压病药物。实验研究表明：抗高血压病药物确有效果，最佳的治疗方法应是合并用药而不是使用单一药物。用抗高血压病药物进行降压治疗，不但可有效地降低血压，且可以明显减少心血管病发病率、死亡率与改善生活质量。但由于药物不能根治，只能控制血压，因此要求患者终生持之以恒地使用药物治疗。切忌忽停忽用。特别是针对重度、中度患者，即使症状暂时有所缓解也不能停止使用。如服药后出现明显的不适，可换一种药物治疗。但经常存在的问题是患者不能严格遵照医嘱坚持服药，有时因药物副作用感到不适而停药，有时因原有症状消失而停药，这样使药物不能真正起到降压并维持较低或正常血压作用。因此患者配合医务人员坚持服药、坚持治疗和观察显得非常重要。患者的从医行为主要表现在对服药从医性和对医生多种非药物治疗建议的依从性。目前病人的从医行为很不理想。据天津市一项调查，高血压病人中有58.32%不能坚持正规治疗；上海卢湾区324名高血压病人抽样调查，能坚持服药的占61.7%，好转后能坚持服药的仅占42.6%，服药后不适不停药的只有35.4%。可见对高血压病人进行遵医行为的健康教育十分必要。患者的从医行为与其知识水平和血压控制程度有关。

10. **其他** （1）微量元素：①许多研究发现，膳食中钾、钙、镁摄入不足，会促使血压升高。钙摄入量<0.3克/天者比>0.8克/天者的血压高20～30mmHg。补钾、补钙可控制和降低血压。②锌/锂比值低的地区人群高血压病患病率高。③高血压病患者血铅水平多高于常人。

（2）口服避孕药：口服避孕药者患高血压病的危险性是不服药者的2.59倍。

第二节 高血压病的预防与健康教育对策

一、健康教育与健康促进在高血压病防治中的意义

（一）健康教育与健康促进是开展高血压病综合防治的关键

目前，我国高血压病患者人数众多，且每年还不断涌现大量新病例，临床医疗任务繁重。但不能根治，治标不治本，即临床检查只能发现少数早期的病人，通过治疗只能使已发现的病人缓解症状，降低血压水平，并不能解决引起高血压病的危险因素和减少新病人的迅速增加，故治疗在整个高血压病防治中效果很局限。高血压病产生的原因有多方面，如不良生活方式、环境因素、遗传、年龄增长等。目前的医学水平尚无法改变遗传和年龄因素，但影响高血压病发病的不良生活方式和环境等高危因素，是可以并只能通过健康教育与健康促进干预才能实现改变的。发达国家由于重视健康教育与社区健康促进的综合预防，高血压病发病率和脑卒中死亡率近30年持续下降，后者的降低幅度已超过50%。与临床治疗相比，健康教育通过对人们不良生活方式的干预，来降低高血压病的高危因素，投入很低，效果很好。尤其在目前医疗费用迅猛增长，公费医疗严重超支的情况下，利用健康教育的有效策略方法，对目标人群进行健康教育是一项一本万利、事半功倍的工作，是防治高血压病最经济和最有效的策略。美国和日本等国利用健康教育，提高人群的高血压病预防意识和对自己血压的知晓率，使高血压病防治产生了良好的效果，值得借鉴。行为与生活方式病预防的有效措施为健康教育、行为干预与健康促进。降低油脂的摄入量有在机制上包括延缓动脉粥样硬化斑块的发展、改善血液稳态功能、缓解代谢调节的压力等多方面作用。近年在欧美进行的一些人群综合干预实验显示，油脂的摄入量减低和有氧运动增加以后，冠脉造影所见的血管管腔的狭窄进展减慢或停止，有些病人的动脉管腔甚至有所扩大，心梗、心绞痛等并发症的发病率降低。这些

工作在有关干预措施方面特别强调，一般宣教方法的干预强度不够，必须采用综合膳食指导和生活方式等因素的强化干预手段。

（二）健康教育和社区健康促进是防治高血压病最经济、有效的策略与方法

研究证明，高血压病的主要病因与个人生活方式、行为习惯有相当密切的关系。许多危险因素相互关联，对增加高血压病的易患性和危害性起着协同作用。此外，社区环境因素，如卫生服务、卫生政策、经济投入等，对高血压病的发生、发展及控制都起到重要的制约作用。高血压病社区综合防治就是指由政府协调卫生部门协同有关部门，通过公众健康师等广大健康教育工作者的积极参与，充分利用本社区有限的资源和有效可行的方法，通过采用健康教育、社区组织、立法、保健服务等多种策略，引导防治对象改变不合理的生活方式，采取健康的生活方式，降低高血压病的危险因素，减少高血压病及并发症的发病率。检出血压偏高及高血压病患者，予以非药物及药物治疗，以预防和减少脑卒中、冠心病及其他并发症的发生。在社区范围内开展高血压病的综合防治和健康促进活动，创造健康社区环境，从根本上改善和保护个人、居民和社区健康。采取共同的干预措施进行社区综合防治与健康促进策略，防治效果高，最符合成本效益原则。

（三）健康教育亦是高血压治疗的一种综合治疗手段之一

健康教育不仅改变了群众的知识、态度、行为，而且也是治疗高血压病的一种手段。通过进行健康教育，使高血压病人对高血压病建立正确的认识。医生利用健康教育的方法，指导和开展非药物治疗，使各型高血压病人获益，尤其对广大轻型病人，采用非药物为主的疗法，常能使病情得到有效控制；通过健康教育，指导病人遵从医嘱与治疗方案，保证治疗效果，减少并发症；通过健康教育，提高了群众和医务人员对高血压病防治意识，加速了病人的早发现、早诊断、早治疗。

二、高血压病的社区综合防治与健康促进策略

随着高血压病等慢性病重要性的日益增加，世界各国出现了许多促进健康和预防慢性病的策略。不少国家已由重点疾病的纵向研究发展为社区综合防治项目。其中经众多经验证实，开展慢性病社区综合防治是很好的健康促进项目。

（一）高血压筛检标准与健康教育内容

1. 血压水平的定义、分类和定期测量的合理间隔：详见表3－2。

2. 凡具有下列一项危险因素者，均可为高危人群，并应作为筛检重点对象：①父母一方或双方有高血压病史者；②体重公斤/〔身高（米）×身高（米）〕（体重指数）≥25的超重肥胖者，包括少年儿童；③摄盐量≥10克/天者；④饮高度白酒≥100克/天，且饮酒≥4次/周者；⑤血压值偏高：SBP 130～139mmHg和/或DBP 85～89mmHg者；⑥吸烟量≥20支/日者，超过1年者；⑦经常接触噪声、紧张度高、情绪不稳定者；⑧连续口服避孕药物1年以上者；⑨少运动者。对前6项的高危人群应作为重点健康教育对象。

表3－2 血压水平的定义、分类和定期测量的合理间隔

类别	收缩压（mmHg）	舒张压（mmHg）	测量合理间隔
理想血压	<120	<80	1次/2年
正常血压	<130	<85	≥1次/2年
正常高限	<140	<90	≥1次/1年
Ⅰ级高血压	≥140	≥90	≥1次/1～2月，1～2月内重复测压，
（含临界高血压）	（140～149）	（90～94）	至少不同日测2次。
Ⅱ级高血压	≥160	≥100	≥1次/月（2～4周内复查一次）
Ⅲ级高血压	≥180	≥110	如有条件30分钟后复测

3. 高血压病的健康教育内容与非药物治疗：详见表3－3。

高血压病健康教育的目的是针对不良生活方式（如摄盐过多、酗酒、不合理的膳食结构、久坐少运动、吸烟等）、生理因素（如肥胖等）、心理紧张和长期药物治疗的从医性差等方面，对一般人群、高危人群和高血压病人进行广泛、深入的健康教育。使他们获得高血压病的危险性知识、防治知识和技能，提高防治高血压的自我保健意

识和能力，建立高血压病可以控制的信念，确定自我保健的内容和措施及提高高血压患者遵医用药的依从性，并为他们提供健康的社区环境和对高血压病的预防、治疗与康复等一系列方便良好的综合的卫生服务活动。使高危人群和一般人群减缓或不进入高血压病人的行列；使高血压病人减缓进入晚期或不出现致残致死的并发症；或身心功能得到尽可能多的康复。

表3－3　高血压病的健康教育内容与非药物治疗

健康教育干预内容与方法	目　标
减　肥	减少摄入的热卡，增加运动量使体重指数保持在20～24。
膳食限盐（人均摄盐量）	北方先降至8克/日后，再降至6克/日；南方可控制在6克/日以下。
不饮或少饮酒	提倡不酗酒。饮酒量应≤1两/日白酒（酒精30克的量）。
减少膳食脂肪	每日所吃脂肪的热量＜30%总热量，饱和脂肪＜10%（高血压患者＜7%），增加新鲜蔬菜和水果。
开展戒烟教育	不吸烟，已吸烟者劝其戒烟或降至5支/日以下。
增加及保持适量体力活动	保持理想体重。
松弛与应急处理训练	通过气功、太极拳、瑜珈功、听音乐、练书法以及绘画等活动，降低交感神经系统活性，提高副交感神经系统的应激水平。
定期测量血压	学会家庭内定期自测血压或到社区卫生保健服务点测量血压。

表3－4　高血压病综合防治的社区健康促进模式

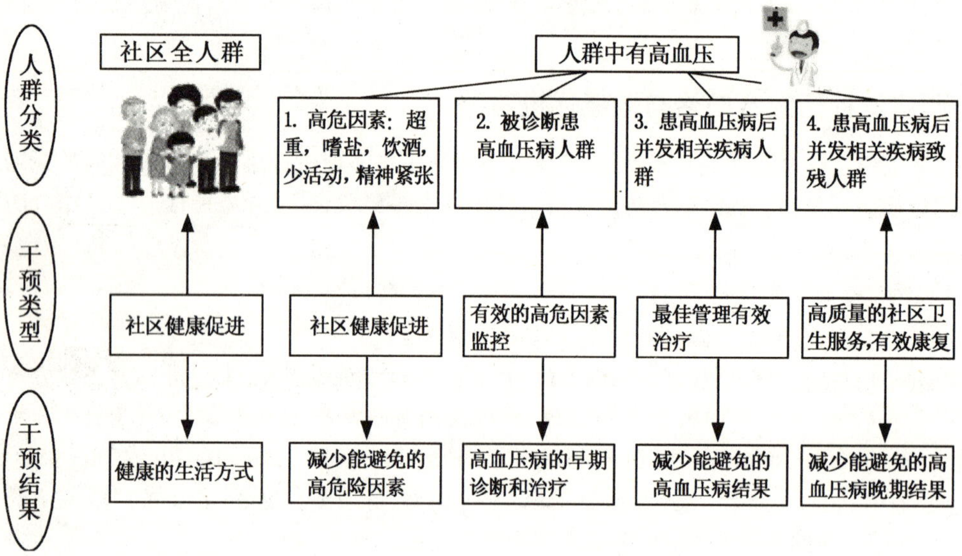

表3－5　高血压病社区健康促进干预策略与实施内容

健康促进策略	主要实施内容
1. 制定健康的公共政策：政策（倡导）环境改变	政策倡导：建立健全社区环境危险因素系统监测制度、医院35岁以上首诊病人测血压制度、尽快完善医疗保险制度和社会保障体系等。
2. 创造良好的支持性环境：利用社会资源	政府协调与社会动员，多部门合作，形成治疗、预防、保健、康复、健康教育、计划生育六位一体的社区防治模式及社区的健康文化氛围等。
3. 强化社区行动：社区动员，社区群众参与	动员政府、关键人物、传媒、社区居民、医院等支持社区动员，社区群众参与测血压活动；通过传媒教育，提高人群高血压病预防意识等。
4. 发展个人（知识）技能：改变个人行为和技能 a. 健康教育 b. 传授技能	≥35岁成人每年至少测一次血压；社区人群参加体育锻炼；减少食盐和脂肪摄入；高血压病人坚持服药；高血压病人的非药物疗法（合理膳食、限盐少油、适量运动、戒烟限酒、心理健康）及掌握相关技能等。
5. 调整卫生服务方向：提供多方位的社区卫生服务	医务人员健康教育（包括健康处方）培训；开展社区人群高血压筛检，确定一般健康人群、高危人群和各类高血压病患者并建立健康档案，以便进行分类控制、管理和保健指导；医务人员为社区居民提供测量血压的方便场所，为高血压病患提供优质便捷的、经常性的医疗服务；社区高血压病宣传周、全国预防高血压病宣传日大型宣传和咨询等。

（二）高血压病综合防治的社区健康促进模式

社区健康促进综合防治为最根本性的干预措施，并且涵盖的内容也最丰富、全面，其模式见表 3－4。

表 3－4 中对我们有 3 点提示：①高血压病综合干预所能控制的人群自左向右逐渐减少，且效果越局限；②以前重视第 3、4 阶段内容的控制方法，虽投入大量资金，但发病率反而上升，不利预防；③大面积控制健康的高危险因素，低成本的疾病控制的最佳途径，关键是推广社区健康促进干预。通过对社区环境危险因素进行系统监测、社区健康教育与健康促进干预策略（即以改变社区政策资源环境和生活方式为重点的全人群策略与高危干预策略）、患者的控制和管理，目前已是世界性慢性病防治的潮流。

（三）高血压病社区健康促进干预策略与主要实施内容

根据渥太华宪章中健康促进五大策略领域，提出高血压病社区健康促进干预策略与实施内容，见表 3－5。

☞ 社区卫生机构的职能不是体现在"治"，而是体现在"防"。全民防，全方位防。

第三节　高血压病健康教育的计划及评价

一、高血压病健康教育计划设计

1. 社区诊断　通过流行病学及有关定性定量的基线调查，进行社区需求评估。①确定高血压病在该社区的流行病学特征；②分析社区患高血压病的主要行为和环境危险因素。

在制定计划时，对危险因素必须分析清楚，然后结合当地情况（存在较广泛、影响较严重；干预易产生效果；有行政、经费、群众支持且又技术上可行等方面）进行选择，哪些因素应优先考虑，哪些应该而且可以干预。

2. 明确目的　通过健康教育项目应达到的恰当的预期理想的效果，又便于测量和评价。

3. 确定目标人群与分级干预目标　实施高血压病社区综合防治，是一种针对全人群的策略，其中又可再分为健康人群策略、重点人群策略、（患者）高危人群策略。

4. 制定健康教育策略

（1）确定健康教育活动目标：要综合评估社区需求，择其优先性与可行性而确定。

（2）确定讯息：注意对目标人群行为改变的不同阶段提供有针对性的讯息，如在群众不了解膳食限盐的意义时，要加强吃盐过多有害健康的知识，随后应为群众介绍正确使用盐勺、价廉物美的低钠盐食物与调味品的选择配餐法、"菜熟九成才放盐"的烹调方法等知识和操作技能，鼓励尝试并促其坚持。讯息设计还要贴切、通俗易懂、重点突出、讯息量适中、形式趣味化，能吸引目标人群并能利用有效渠道传播。

（3）确定传播渠道：①大众传播（如广播、电视、互联网、报纸、杂志、户外公益广告等媒介）；②小传媒（如传单、宣传画、健康教育挂历、小册子、折页、录音带、录像带、幻灯片和投影胶片等）；③组织传播（利用社区组织网络传播高血压病防治信息、社区协调行动的文件等）；④人际传播（门诊或电话咨询、医患教育、学生之间或邻居之间或高血压患者之间的同伴教育与自我导向学习、高血压病防治讲座）。要了解群众对传媒渠道的经验与喜爱程度。

二、高血压病健康教育计划设计的实施

1. 组织协调与管理　①开展健康教育工作要由政府牵头，协调文教、卫生、初级保健、爱卫会、体育、工、青、妇、工商、社区（街道、里弄）居委会、驻社区单位等多部门通力合作与管理。②建立社区高血压病防治组织网络，利用网络开展高血压病健康教育。

2. 人员培训　根据健康教育目的和内容的需要，培训有关领导、卫生工作人员、教师、志愿者、社区干部、居民（重点是家庭主妇）、学生等。

3. 制作传播材料、预试验与发放。

4. 健康教育的质量控制。

5. 创造高血压病健康教育良好的外部环境。

三、高血压病健康教育计划的评价

高血压病的健康教育须根据现有的人力、物力、经费科学合理地进行计划设计，并进行效果评价（图 3－6），

以了解健康教育计划的目标与设计、实施的进度与质量、近期效果、中远期效果等方面的情况。注意合理选择评价指标和选择对照组或对比组。

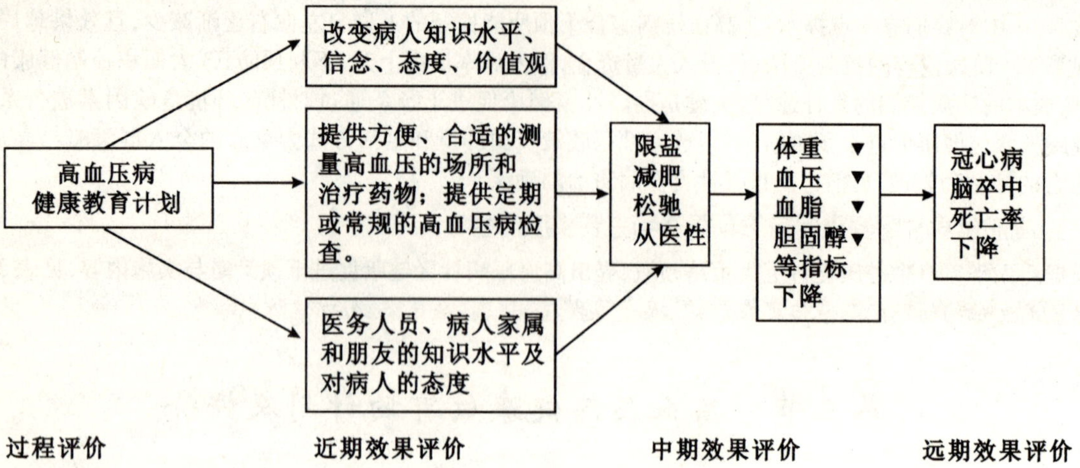

图 3－6　高血压病健康教育计划的评价

第二篇　人体解剖基础知识

☞　在现实生活中，很多人上知天文，下晓地理，中晓人和，可他们却对自己的身体知识知之甚少。

☞　您今生未必从事医学，但为了您和他人的身体健康，请您了解人体解剖基础知识。

第四章　人体概述

人体解剖学是一门研究人体形态结构的科学，属于生物学中的形态学范畴。了解人体解剖学的目的，就在于了解和掌握人体形态结构的基本知识，为进一步学习后续的营养、运动、心理、环境与健康等方面的课程奠定基础。

第一节　人体解剖学的内容

人体解剖学又可分为人体解剖学和组织学两个部分。组织学是研究机体微细结构及其相关功能的科学，它是以显微镜观察组织切片为基本方法，故又称显微解剖学。

构成人体结构和功能的基本单位是细胞，细胞与细胞之间存在着细胞间质。细胞间质是由细胞产生的不具有细胞形态的物质，它包括纤维与基质，对细胞起着支持、保护、联结和营养作用。众多形态相似功能相近的细胞和细胞间质组合成的群体叫做组织。人体有四种基本组织，即上皮组织、结缔组织、肌组织和神经组织。以一种组织为主体，几种组织有机地结合在一起，形成具有一定形态、结构和功能特点的器官。由执行同一功能的器官有机地联系在一起，形成具有特定功能的系统。组成人体的系统包括：运动系统、消化系统、呼吸系统、泌尿系统、生殖系统、循环系统、内分泌系统、神经系统等。运动系统，包括骨、骨连接和肌肉；内脏由消化系统、呼吸系统、泌尿系统和生殖系统组成；为其他各系统提供营养物质并运输代谢产物的循环系统；神经系统包括中枢部分的脑、脊髓和遍布全身的周围神经，以及作为特殊感受装置的感觉器官，它们感受人体内外环境的各种刺激，并产生适当的应答；此外，还有分布于身体中功能各异的内分泌腺。近年来，人体免疫系统倍受重视，免疫系统并非单在我们身体的某一特定部位，而是由免疫器官、其他器官内的淋巴组织和免疫细胞组成的一个特殊网络。人体各系统既具有本身独特的形态、结构和功能，又在神经、体液、免疫系统的调节下，相互联系，相互制约，协同配合，共同完成统一的整体活动和高级的意识活动，以实现与瞬息万变的内外环境的高度统一。

第二节　人体的形态结构

人体分为头、颈、躯干和四肢四个部分。躯干又分为：胸、腹、背、腰；上肢又分为：肩、臂、前臂和手；下肢又分为：臀、大腿、小腿和足。

体表为皮肤所覆盖，皮肤下面有肌肉附着在骨骼上。头部和躯干部由皮肤、肌肉和骨骼围成两个腔：颅腔和体腔。颅腔内有脑，脑跟脊柱椎管内的脊髓相连。脑和脊髓是指挥和调节人体各种活动的中枢。体腔又由膈分为上下两个腔，上面的叫胸腔，内有心、肺等器官；下面的叫腹腔，腹腔的最下部又叫盆腔。腹腔内有胃、肠、肝、脾和肾等器官。盆腔内有膀胱和直肠，女性还有卵巢和子宫等器官。

第三节 解剖学常用的方位术语

为了便于认识人体的结构,规定了解剖学姿势及其方位术语。

(一)人体解剖学姿势

身体直立,两眼平视正前方,下肢并拢,足尖向前,上肢自然下垂于身体两侧,掌心向前为标准姿势。

(二)方位

以标准姿势为准,近头者为上,近足者为下;近腹者为前,或称腹侧,近背者为后,或称背侧。以身体中心线为准,距离近者为内侧,远者为外侧;在前臂,内侧又称尺侧,外侧又称桡侧;在小腿,内侧又称胫侧,外侧又称腓侧。以体表为标准,近表面者为浅,远者为深。在四肢,以距离躯干的远近而有远侧和近侧之别。

(三)轴

按照解剖学姿势,人体有三种互相垂直的轴。轴在描述人体某些器官的形态,特别是叙述关节运动时非常重要。每一关节的运动都可假设它围绕着一定的轴进行(图4-1)。

1. **垂直轴** 与身体长轴平行,垂直于地面。

2. **矢状轴** 呈前后方向,与身体的长轴和冠状轴垂直相交。

3. **冠状轴** 也称额状轴,呈左右方向,与身体的长轴和矢状轴垂直相交。

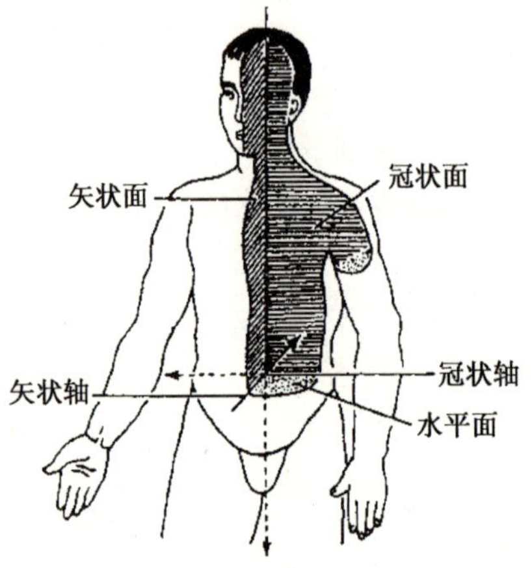

图4-1 人体的轴和面

(四)切面

1. **横切面** 与身体长轴(垂直轴)垂直,将人体横切为上、下两部分的切面。与地面平行,又称水平面。

2. **矢状面** 与横切面垂直,由前向后将人体纵切为左右两部分的切面。沿正中线将人体切为左右完全对称的两部分的矢切面,称为正中矢状面。

3. **冠状面(额状面)** 与上述两面垂直,将人体分为前后两部分的切面。

第五章 细胞与组织

第一节 细 胞

细胞是一切生物体结构和功能的基本单位。人体由多种细胞构成,它们具有不同的形态、结构和特定功能。如白细胞呈球形;红细胞为双凹圆盘状;上皮细胞呈多边形;肌细胞为长梭形或长圆柱形;神经细胞则具有长短不等的突起等。

人体的细胞大小不等,有些细胞的大小还可随功能的变化而变化。如成熟卵细胞直径约为135μm;神经细胞突起可超过1m;骨骼肌细胞可因锻炼粗大;子宫平滑肌细胞长约50μm,但在妊娠期可增大到500μm。人体细胞的形态、大小虽各不相同,但均由细胞膜、细胞质和细胞核构成(图5-1)。

一、细胞膜

(一)细胞膜的结构

细胞膜是细胞表面的一层薄膜,又称质膜。光镜下,难以分辨细胞膜。电镜观察时,可见细胞膜分为内、中、外三层结构，厚度约7～10nm。内、外两层电子密度高，各厚2.0nm；中间层电子密度低，厚3.5nm。以上三层是一切生物膜所具有的共同特征，称为单位膜。细胞内有膜细胞器的膜也主要由单位膜构成。

细胞膜的分子结构可用“液态镶嵌模型”学说解释，即由脂双层和镶嵌其中的蛋白质构成。脂双层呈液态，可以流动，镶嵌其中的蛋白质分子在两层脂分子之间可做横向移动（图5－2）。

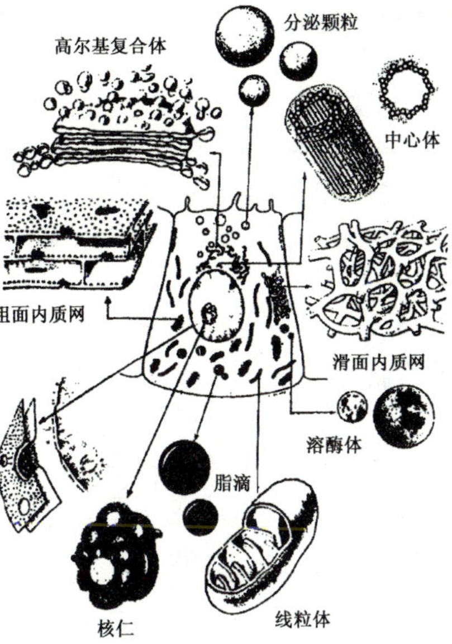

图5－1　细胞超微结构模式图

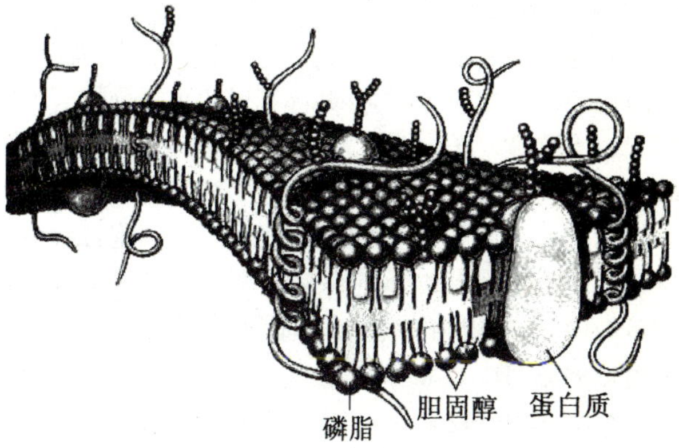

图5－2　细胞液态镶嵌模式

（二）细胞膜的功能

维持细胞的完整性，保持细胞的一定形态；进行细胞内、外的物质交换等代谢活动；通过被动扩散、主动转运和内吞、胞吐作用等进行物质转运，以保持细胞内物质的稳定。

大分子物质通过细胞膜的方式主要是内吞作用与胞吐作用。内吞作用即进入细胞的物质先附着在细胞膜外表面，此处的细胞膜凹陷，将该物质包裹成小泡，小泡与细胞膜断离而进入细胞内。若进入细胞的是固态物质，则称为吞噬作用，小泡称吞噬体；若是液态物质，则称为吞饮作用，小泡称吞饮小泡。胞吐作用即要被排出的物质先在细胞内由膜包裹，形成小泡，并渐与细胞膜相接触，再通过接触处的小孔将该物质排出。

细胞膜上镶嵌有多种膜蛋白受体，不同的蛋白受体与体内不同的激素、神经递质、药物或抗原等进行特异结合后，即可使细胞的功能或物质代谢向一定方向变化，进而调节细胞的代谢活动。

在细胞膜的外表，有一层由细胞膜蛋白和多糖结合形成的糖蛋白称糖被，研究发现糖被与细胞表面识别有密切关系。

二、细胞质

细胞质是细胞新陈代谢与物质合成的重要场所。细胞质包括细胞液、细胞器、细胞骨架和包涵物。

（一）细胞液

细胞液是细胞中的无定型胶状物质，又称细胞基质，是细胞质的基本成分。细胞器、细胞骨架和包涵物悬浮于细胞液中。

（二）细胞器

细胞器散在分布于细胞质内，具有特定的形态与功能。细胞器主要包括线粒体、核糖体、内质网、高尔基复合体、溶酶体和中心体等。

1. 线粒体　在光镜下呈杆状、线状或颗粒状。电镜下，线粒体是双层单位膜构成的椭圆形小体，外膜光滑，内膜向内折叠形成线粒体嵴。主要功能是产生三磷酸腺苷（ATP），为细胞提供能量。

2. 核糖体　即核蛋白体。光镜下，核糖体丰富的部位嗜碱性较强。电镜下，核糖体是近似球形的致密颗粒。核糖体的化学成分为核糖核酸（RNA）和蛋白质，其功能是合成蛋白质。细胞质中的核糖体以两种形式存在：一种游离于细胞基质中，称为游离核糖体，主要参与合成细胞自身需要的内源性蛋白质；另一种附着于内质网表面，称为附着核糖体，主要参与合成向细胞外输出的分泌性蛋白质。

3. 内质网 在电镜下也是由单位膜构成的膜性囊管系统。根据其外表面有无核糖体附着，可分为粗面内质网与滑面内质网。

(1)粗面内质网：由平行排列的扁囊和附着在膜外表面的核糖体构成，位于核周的粗面内质网可与核膜相通连。其数量和形状依细胞类型及功能状态而异，在合成分泌蛋白质旺盛的细胞中最为丰富，如成纤维细胞、浆细胞和胰腺细胞等。主要功能是合成分泌蛋白质。

(2)滑面内质网：由形态及直径不等的小管互通成网，外表面光滑，无核糖体附着。多数细胞的滑面内质网较少，但有些细胞内则很丰富，如分泌类固醇激素的细胞和肝细胞等。滑面内质网的功能比较复杂，随所在细胞而异，如参与类固醇的合成、脂类的合成与运输、糖的分解代谢、激素灭活和调节离子浓度等。

4. 高尔基复合体 多位于细胞核附近。光镜下，常呈小泡及网状。其主要功能是参与加工粗面内质网合成的膜包装的蛋白质、膜的再循环和膜的重新分配等。

5. 溶酶体 是由膜包裹并含有多种水解酶的致密小体，其形态各异、大小不同。溶酶体内含多种水解酶，如酸性磷酸酶、核糖核酸酶等。所含的酶能水解蛋白质、脂肪、碳水化合物、核酸及其他低分子化合物。主要功能是参与消化吞噬或吞饮入细胞内的物质，或细胞自身衰老的细胞器等。

6. 中心体 多位于细胞核一侧，在光学显微镜下可以看到，每个中心体主要含有两个中心粒。电镜下，中心粒呈圆筒状，一般为两个，互相垂直。中心粒能自我复制，参与细胞分裂活动。纤毛与鞭毛等由中心粒产生，因此细胞运动亦与中心粒有关。

(三)细胞骨架

细胞骨架是细胞内的结构网架，包括：微管、微丝等。

1. 微管 是细胞质中不分支的圆管状结构，长短不一，粗细均匀，由微管蛋白构成。细胞质中的微管主要起支架作用，维持细胞外形。微管在细胞有丝分裂时解体，聚合成纺锤体纤维，分裂后纺锤体解体，又重新聚合成细胞质内微管。纤毛或鞭毛中的微管与其运动有关。

2. 微丝 是由肌动蛋白构成的细丝状结构。广泛存在于各种细胞内，具有收缩能力，是细胞运动的动力。如细胞变形运动、伪足和突起的形成与回缩、吞噬作用、吞饮作用和胞吐作用等。

(四)包涵物

包涵物不属细胞结构，而是细胞质中一些有形的代谢产物或储备的营养物质。包括：糖原、脂滴、色素及分泌颗粒等。其数量随细胞生理状态不同而改变。

三、细胞核

细胞核的形态大小一般与细胞的形态大小相适应。如圆形、立方形和星形细胞的核多为圆形；柱状、梭形细胞的核多为椭圆形或长杆状等。除成熟红细胞外，人体所有的细胞都有细胞核；多数细胞只有一个细胞核，但也有两个或多个者，如骨骼肌细胞可有数百个细胞核。细胞核由核膜、核仁、核基质和染色质四部分构成。

1. 核膜 电镜下由内、外两层单位膜构成，其间隙称核周隙。核膜的外层表面有核糖体附着，在某些部位还与粗面内质网相连续，核膜上有核孔，是控制大分子物质出入细胞核的通路。

2. 核仁 一般呈圆形或卵圆形，其大小、数量及在核内的位置，随细胞功能而变化。电镜下，核仁主要由细丝和颗粒组成，化学成分主要是蛋白质与核糖核酸(RNA)。核仁的功能是参与蛋白质的合成。

3. 核基质 又称核浆或核液，是核内无定形胶状物质。

4. 染色质 是光镜下所见到的被碱性染料蓝染的结构。电镜下，染色质呈细丝状，主要由蛋白质和脱氧核糖核酸(DNA)组成。

DNA 分子是双股螺旋状的脱氧核糖核苷酸链。在分裂间期的细胞核中，DNA 分子的螺旋化程度不同。螺旋紧密的部分，光镜下呈颗粒状或团块状，着色深，称异染色质；螺旋松散伸长的部分，光镜下不被染色，称常染色质。细胞分

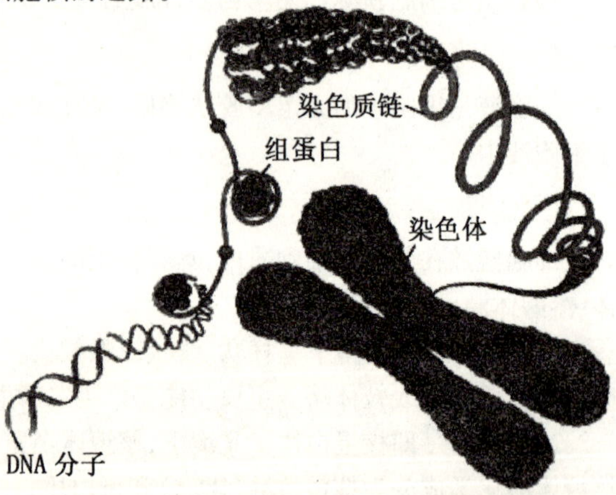

图 5-3　DNA 与染色体

裂期，DNA 分子双股螺旋全部旋紧、变粗、变短，成为一条条粗棒状的染色体(图 5－3)。

因此，染色质与染色体实际上是不同功能状态下的同一种物质。人体细胞的染色体为 46 条，组成 23 对。其中 22 对为常染色体，形态在男女性都一样；另一对为性染色体，决定性别。性染色体在男性为 XY，在女性为 XX。染色体是遗传的物质基础。

第二节　组　织

组织是由形态相似、功能相近的细胞和细胞间质组成。根据组织的结构和功能特点，分为上皮组织、结缔组织、肌组织和神经组织。他们是构成人体各器官的基本成分。

一、上皮组织

上皮组织是由大量的细胞和少量细胞间质构成的膜状结构，简称上皮。上皮细胞具有极性，一端称游离面，朝向结缔组织的一端称基底面。游离面有时可见一些特化结构，如纤毛或纹状缘等。基底面与结缔组织之间有一层膜状结构称基膜。上皮组织内一般无血管，细胞获取营养及排出代谢废物均依赖于深层的结缔组织。上皮组织中通常分布着丰富的神经末梢，可感受各种刺激。

根据功能，上皮组织可分为被覆上皮和腺上皮。被覆上皮被覆于人体表面和体内管腔及囊的内表面，主要具有保护和吸收功能；腺上皮则以分泌功能为主。此外，某些上皮还特化为具有特殊感觉功能的上皮，如视觉上皮、味觉上皮等。

(一)被覆上皮的分类、结构、功能和分布

根据上皮细胞排列的层次和形态结构，被覆上皮分为单层上皮和复层上皮。单层上皮又分为单层扁平上皮、单层立方上皮、单层柱状上皮和假复层纤毛柱状上皮。复层上皮又分为复层扁平上皮、复层柱状上皮和变移上皮。

1. 单层扁平上皮　由一层扁薄的细胞组成，含细胞核处略厚，不含核处很薄。从表面看细胞呈多边形，边缘呈锯齿状，彼此嵌合，细胞核呈扁圆形，位于细胞中央。分布于心脏、血管和淋巴管内腔面的单层扁平上皮称为内皮。内皮表面光滑，这样既减少了血液和淋巴流动时的阻力，也有利于内皮细胞内、外的物质交换。分布于胸膜、腹膜和心包膜等处的单层扁平上皮称为间皮。间皮表面湿润光滑，可降低内脏活动时的摩擦力(图 5－4)。

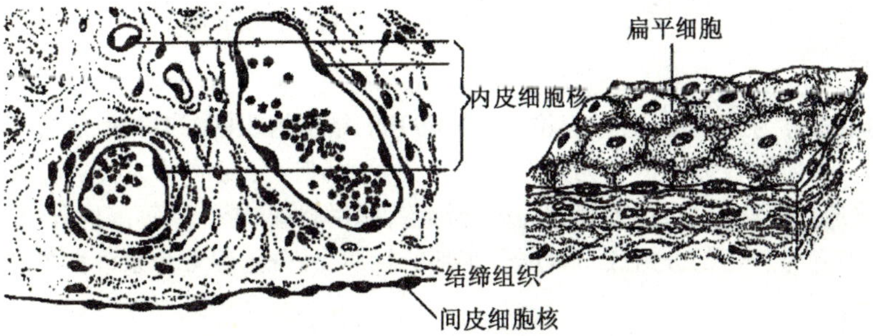

图 5－4　单层扁平上皮光镜结构模式图

2. 单层立方上皮　细胞呈立方形，细胞核圆形，居中。从表面看细胞呈六角形。该类上皮主要分布在甲状腺、肾小管，具有分泌功能(图 5－5)。

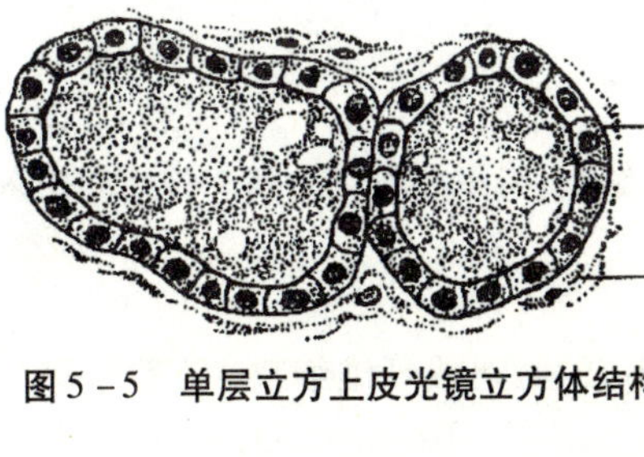

图 5－5　单层立方上皮光镜立方体结构模式图

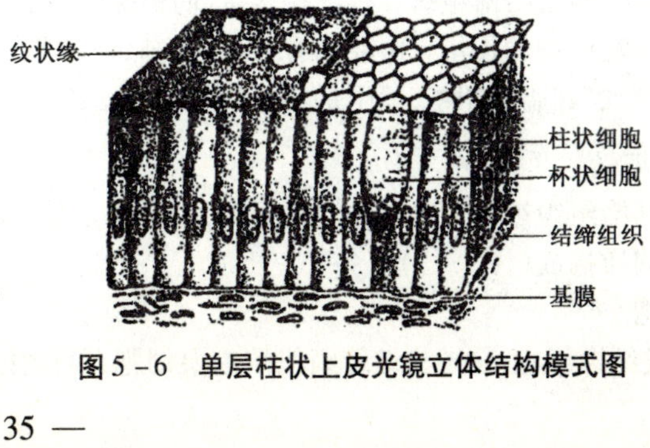

图 5－6　单层柱状上皮光镜立体结构模式图

3. **单层柱状上皮** 细胞从表面看呈六角形，其垂直切面呈柱状，细胞核为椭圆形，位于基底部。单层柱状上皮分布在胃、肠等处，主要具有吸收和分泌功能。肠道的单层柱状上皮中还散在分布有杯状细胞，该类细胞可以分泌粘液，具有润滑和保护肠粘膜的作用（图5-6）。

4. **假复层纤毛柱状上皮** 由柱状细胞、杯状细胞、梭形细胞和锥体形细胞组成。上述细胞的基底面均位于基膜上，但细胞高矮不一，细胞核亦高低不等，故给人以复层的假象。主要分布于呼吸道粘膜表面，具有保护作用（图5-7）。

5. **复层扁平上皮** 由多层细胞组成，基底层细胞附于基膜上，呈矮柱状，胞质嗜碱性；中间为数层多边形细胞；靠近表面的几层细胞为扁平状。基底层细胞较为幼稚，可不断的分裂增生并向表层推移，使细胞不断更新。此种上皮主要分布在常受机械磨损的部位，如皮肤、口腔、食管、阴道等处，具有很强的保护作用。皮肤表皮处为角化的复层扁平上皮，其表层细胞发生角化，对机械性磨损的耐受能力更强。

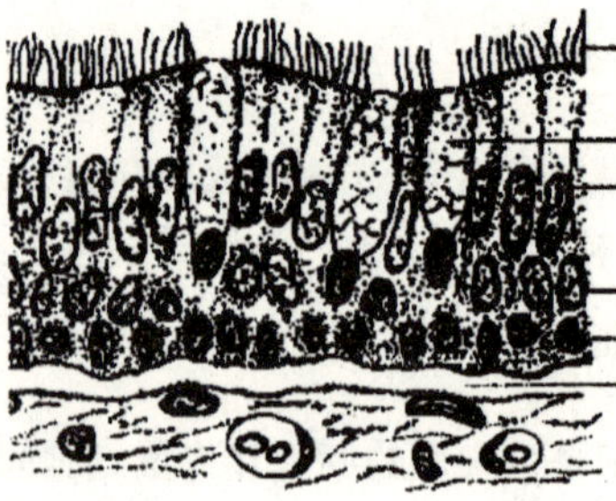

图5-7 假复层纤毛柱状上皮光镜结构模式图

6. **复层柱状上皮** 深层为一层或几层多边形细胞，浅层为一层排列较整齐的柱状细胞。此种上皮只见于眼睑结膜和男性尿道等处。

7. **变移上皮** 由多层细胞组成。此类上皮细胞的层数和形态可随所在器官的容积改变而变化，如膀胱及大部分泌尿管道的腔面既为此种上皮，可起到保护作用（图5-8）。

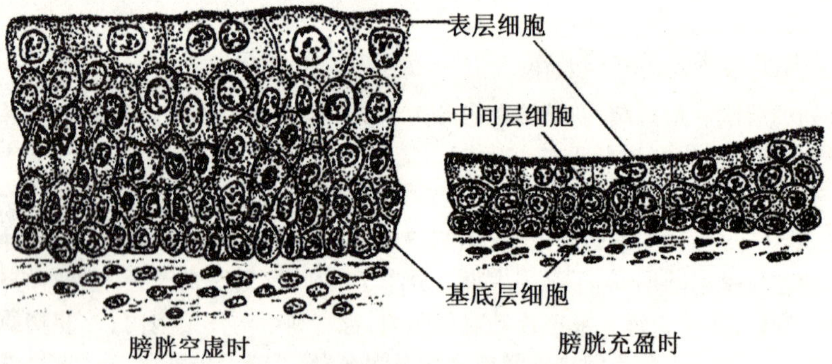

图5-8 膀胱壁变移上皮光镜结构模式图

（二）腺上皮和腺

具有分泌功能的上皮称为腺上皮，有些腺位于不同器官的结缔组织中，如胃腺、肠腺等；有些腺则是独立的器官，如甲状腺、胰腺等。人体的腺体根据有无导管分为外分泌腺和内分泌腺两大类。若无导管，腺细胞周围有丰富的毛细血管，分泌物通过体液运送，这种腺称为内分泌腺，如甲状腺、肾上腺等。内分泌腺的分泌物称激素。大部分外分泌腺由分泌部和导管两部分组成。根据分泌部的性质，外分泌腺分为浆液性腺、粘液性腺和混合性腺。

二、结缔组织

结缔组织由胚胎时期的间充质演化而来，间充质是胚胎时期一种松散的中胚层组织，由间充质细胞和基质组成。与上皮组织相比，结缔组织也是由细胞和细胞间质所组成，但其中的细胞间质含量多，形式多样，可由液体到固体，而细胞数量较少，种类多。根据结构和功能的特点，结缔组织可分为固有结缔组织、软骨组织、骨组织和血液四种类型。固有结缔组织具有支持连接、防御保护和营养、修复的功能。软骨组织和骨组织主要构成机体的支架，起着支持、保护的作用。血液具有营养、防御、保护等功能。固有结缔组织又可分为疏松结缔组织、致密结缔组织、网状组织和脂肪组织，其中最典型的是疏松结缔组织。

（一）疏松结缔组织

疏松结缔组织被认为是一种充填组织，广泛地分布在机体各种细胞、组织和器官之间。该组织由多种细胞和大量细胞间质构成（图5-9）。

1. 细胞

（1）成纤维细胞：是疏松结缔组织的主要细胞，可产生纤维和基质，故名成纤维细胞。细胞呈星状扁平多突形，细胞核呈椭圆形。电镜下，细胞质内含丰富的粗面内质网和游离核糖体、发达的高尔基复合体等细胞器。

（2）巨噬细胞：又称组织细胞。巨噬细胞形态多样，当功能活跃时，可伸出伪足而呈多突形，细胞核较小。电镜下，细胞质内含大量的溶酶体、吞噬体和吞饮小泡等。巨噬细胞具有变形运动和强烈的吞噬细菌、病毒和异物的能力。

（3）浆细胞：呈圆形或椭圆形，细胞核呈圆形，常偏于细胞一侧，核内染色质多聚集在核周并向核中心成辐射状排列。浆细胞来源于淋巴细胞中的B细胞，当B细胞受到抗原刺激时，进一步分化成为浆细胞，产生免疫球蛋白，参与机体的体液免疫。

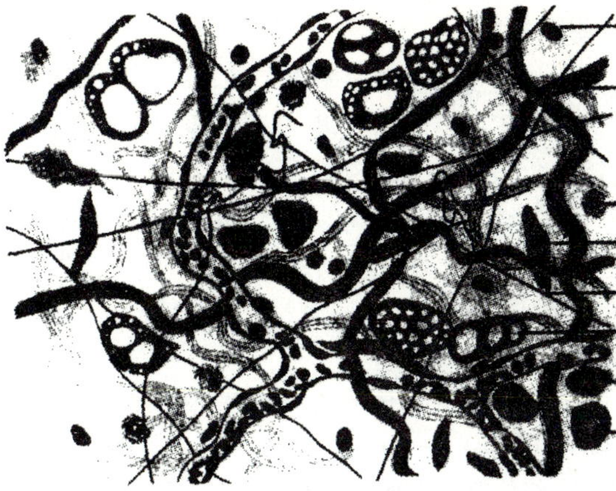

图5－9　疏松结缔组织铺片（大网膜）结构模式图

（4）肥大细胞：呈圆形或椭圆形，细胞核圆形且小，染色浅。多分布于血管周围，主要参与机体的过敏反应。它们在过敏反应中分别与抗凝血、扩张毛细血管、增强毛细血管的通透性及使支气管平滑肌收缩或痉挛有关。

（5）脂肪细胞：个体大，呈球形，细胞内含有大的脂滴，细胞质被压挤成一薄层，位于脂滴周围。细胞核也被压成扁圆形，居于细胞一侧。该细胞具有参与储存脂肪等功能。

2. 细胞间质　疏松结缔组织的细胞间质多，由纤维和基质组成。纤维包埋在基质内，可分为胶原纤维、弹性纤维和网状纤维三种类型。基质是一种无色透明的无定形胶体，其中含有由多糖分子和蛋白质分子结合而成的蛋白多糖。其中多糖分子中有较多的透明质酸，可阻止侵入机体内的物质扩散。

另外，基质中含有由血管渗出的液体，称组织液。体内的细胞通过组织液与血液进行物质交换，取得营养物质，排出代谢产物。

（二）致密结缔组织

致密结缔组织是一种以纤维为主要成分的固有结缔组织，纤维粗大，排列致密，以支持和连接为其主要功能。根据纤维的性质和排列方式，可分为以下几种类型。

1. 规则的致密结缔组织　主要构成肌腱和腱膜。其中含有大量密集的胶原纤维，顺着受力的方向平行排列成束；而基质和细胞的含量很少，位于纤维之间。细胞成分主要是腱细胞，它是一种形态特殊的成纤维细胞，胞体伸出多个薄翼状突起插入纤维束之间，胞核扁椭圆形，着色深。

2. 不规则的致密结缔组织　见于真皮、硬脑膜、巩膜及许多内脏器官的被膜等处，其特点是方向不一的粗大的胶原纤维彼此交织成致密的板层结构，纤维之间含少量基质和成纤维细胞。

3. 弹性组织　是以弹性纤维为主的致密结缔组织。粗大的弹性纤维或平行排列成束，如连结椎骨的项韧带和黄韧带，以适应脊柱运动；或编织成膜状，如弹性动脉中膜，以缓冲血流压力。

（三）网状组织

又称网状结缔组织，主要由网状细胞和细胞间质组成（图5－10）。细胞间质中的主要成分是网状纤维，基质是流动的淋巴液或组织液。网状纤维分支交互成网，与网状细胞共同构成造血组织和淋巴器官的支架，形成一个适宜造血细胞生长发育、增殖和分化的微环境。主要分布在红骨髓、胸腺、淋巴结、脾脏和扁桃体等处。

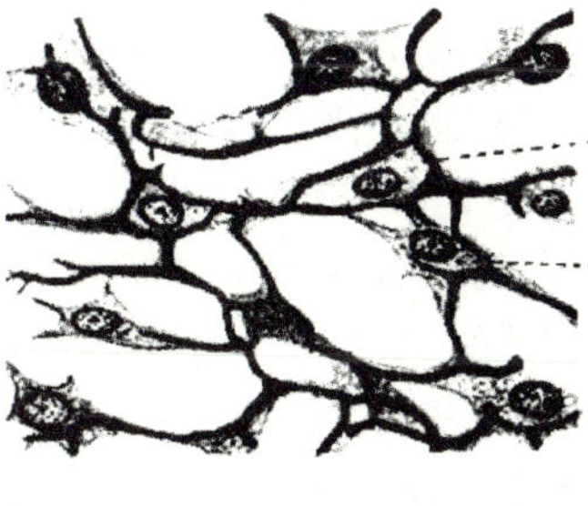

图5－10　网状组织

（四）脂肪组织

脂肪组织由大量脂肪细胞聚集而成。疏松结缔组织和血管形成薄层的隔，把脂肪细胞分隔成若干小叶，大量分布在皮下组织、肠系膜、网膜等处，并且包裹心脏、肾和肾上腺等器官。全身只在神经系统、肺、阴茎和眼睑处无脂肪组织。性别不同，皮下组织中脂肪的分布有显著的差别。脂肪组织主要储存脂肪，是机体内最大的“能量库”，同时具有支持、缓冲保护和保持体温等作用。

（五）软骨与骨组织

软骨与骨是构成身体支架的器官，它们分别以软骨组织和骨组织为主要结构成分。在人的一生中，这两种组织尤其是骨组织能不断更新和改建，从而适应成年前机体的生长发育和成年后机体支持功能的变化需求。人体99%以上的钙和85%的磷以羟基磷灰石的形式贮于骨组织中，因而骨又是人体的钙、磷贮存库。

1. 软骨 由软骨组织及其周围的软骨膜构成。软骨是固态的结缔组织，略有弹性，能承受压力和耐磨擦，有一定的支持和保护作用。胎儿早期的躯干和四肢主要为软骨，以后软骨不断生长并逐渐被骨所取代，至成体则分布有限。软骨组织由软骨细胞、基质及纤维构成。根据软骨组织所含纤维的不同，可将软骨分为透明软骨、纤维软骨和弹性软骨三种。

（1）透明软骨：分布在成体的关节软骨、肋软骨及呼吸道等处。新鲜时呈半透明状，较脆，易折断。软骨细胞位于软骨基质内的小腔——软骨陷窝中。陷窝周围有一层含硫酸软骨素较多的基质，称软骨囊，染色时呈强嗜碱性。细胞间质由纤维和基质组成，透明软骨基质中无胶原纤维，但在电镜下，可见许多胶原原纤维。

（2）纤维软骨：分布于椎间盘、关节盘及耻骨联合等处。结构特点是有大量呈平行或交错排列的胶原纤维束，软骨细胞较小而少，常成行分布于纤维束间。纤维束间的基质很少，呈弱嗜碱性，软骨囊则呈强嗜碱性。

（3）弹性软骨：分布于耳廓及会厌等处。结构特点是间质中有大量交织分布的弹性纤维，弹性软骨具有较强的弹性。

2. 骨

（1）骨组织：由大量钙化的细胞间质及数种细胞组成。钙化的细胞间质称为骨基质。细胞有骨原细胞、成骨细胞、骨细胞及破骨细胞四种。骨基质即骨的细胞间质，由有机成分和无机成分构成，含水极少。有机成分由成骨细胞分泌形成，包括大量胶原纤维（占有机成分的95%）及少量无定形基质。无定形基质为凝胶，主要成分为糖蛋白及其复合物，如骨钙蛋白、骨粘连蛋白等，除有粘合胶原纤维的作用外，对钙离子和羟基磷灰石有亲和性，促进钙盐的形成。有机成分约占骨组织重量的35%。无机成分又称骨盐，约占骨组织重量的65%，主要为羟基磷灰石结晶。有机成分与无机成分的紧密结合使骨十分坚硬。骨基质结构呈板层状，称为骨板，成层排列的骨板犹如多层木质胶合板。同一骨板内的纤维相互平行，相邻骨板的纤维则相互垂直，这种结构形式有效地增强了骨的支持力。

（2）长骨的结构：长骨以骨质为基础，表面覆以骨膜，内部充以骨髓，分布于骨的血管、神经，先进入骨膜，然后穿过骨质再进入骨髓（图5－11）。

①骨质：由于结构不同可分为两种：一种由多层紧密排列的骨板构成，叫做骨密质；另一种由薄骨板即骨小梁互相交织构成立体的网，呈海绵状，叫做骨松质。骨密质质地致密，抗压抗扭曲性很强；而骨松质则按力的一定方向排列，虽质地疏松但却体现出既轻便又坚固的性能，符合以最少的原料发挥最大功效的构筑原则。骨松质多分布于长骨的骨骺部，网孔即骨髓腔，其内可见红骨髓及血管。骨小梁厚度一般为0.1～0.4mm，由数层平行排列的骨板和骨细胞构成。骨密质多分布于长骨骨干。骨密质内的骨板排列很有规律，按骨板排列方向可分为环骨板、骨单位和间骨板。环骨板分布于长骨干的外侧面及近骨髓腔的内侧面，分别称为外环骨板及内环骨板。外环骨板较厚，约有10～40层，内环骨板较薄，仅由数层骨板组成，排列不甚规则。骨单位又称哈弗系统，是长骨干起支持作用的主要结构单位。骨单位位于内、外环骨板之间，数量较多，呈筒状，直径30～70μm，由10～20层同心圆排列的骨板（哈弗骨板）围成。各层骨板之间有骨细胞。各层骨细胞的突起经骨小管穿越骨板相互连接。骨单位的中轴有一中央管或称哈弗管，内有血管和神经。间骨板是填充在骨单位之间的一些不规则的平行骨板，它们是原有的骨单位或内外环骨板未被吸收的残留部分。（图5－12）

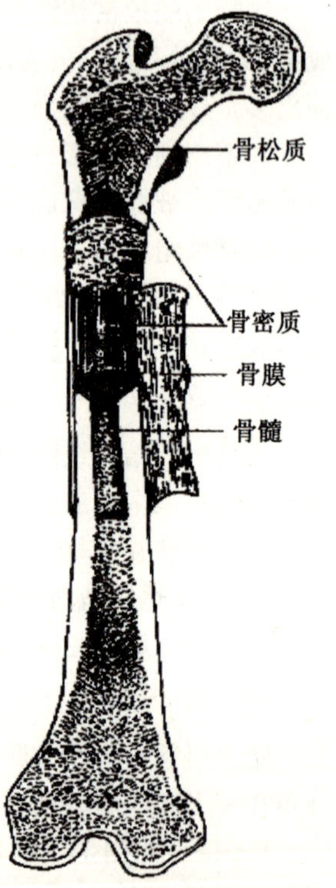

图5－11 长骨的结构

②骨膜：除关节面以外，骨的内、外表面分别覆以骨内膜和骨外膜。骨外膜分为两层：外层较厚，为致密结缔组织，起固定骨膜和韧带的作用；内层较薄，结缔组织疏松，含骨原细胞和成骨细胞及小血管和神经。在骨髓腔面、骨小梁的表面、中央管的内表面均衬有薄层结缔组织，即骨内膜。骨内膜的纤维细而少，细胞常排列成一层，这些细胞能分裂分化为成骨细胞。

③骨髓:结缔组织,充填于长骨和骨松质的骨髓腔内。胎、幼儿期多为红骨髓,有造血机能。随着年龄的增长,长骨骨髓腔内的红骨髓逐渐为脂肪组织所取代,成为黄骨髓,失去造血能力。成年以后,只有骨松质内为红骨髓,红骨髓与黄骨髓比例为1:1。骨髓为中枢免疫器官,是各类免疫细胞发生的场所,同时也是B淋巴细胞分化成熟的场所。

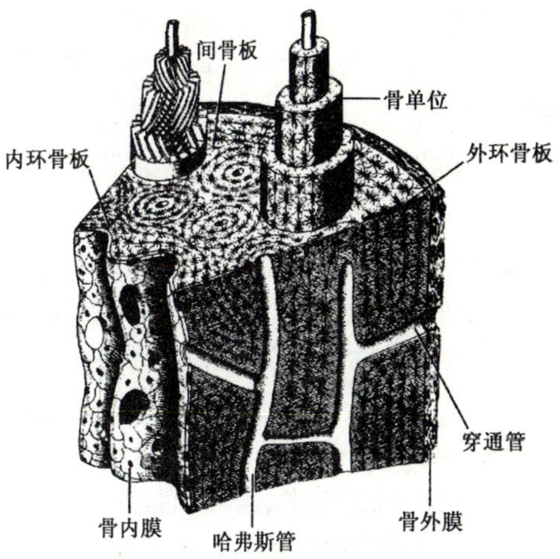

图5-12 骨密质立体结构模式图

（六）血液

血液约占体重的7%,在成人循环血容量约5L。血液由血浆和血细胞组成。从血管取少量血液加入适量抗凝剂(如肝素或枸橼酸钠),有形成分经自然沉降或离心沉淀后,血液可分出三层:上层为淡黄色的血浆、下层为红细胞、中间的薄层为白细胞和血小板(图5-13)。

用上述方法测得的血细胞在全血中所占的容积百分比称血细胞比容。血浆相当于结缔组织的细胞间质,约占血液容积的55%,其中90%是水,其余为血浆蛋白(白蛋白、球蛋白、纤维蛋白原)、脂蛋白、脂滴、无机盐、酶、激素、维生素和各种代谢产物。血液流出血管后,溶解状态的纤维蛋白原转变为不溶解状态的纤维蛋白,于是凝固成血块。血块静置后即析出淡黄色清明的液体,称血清。血细胞约占血液容积的45%,包括红细胞、白细胞和血小板。在正常生理情况下,血细胞有一定的形态结构,并有相对稳定的数量。血细胞形态、数量、比例和血红蛋白含量的测定称为血象。患病时,血象常有显著变化,故检查血象对了解机体状况和诊断疾病十分重要。(图5-14)

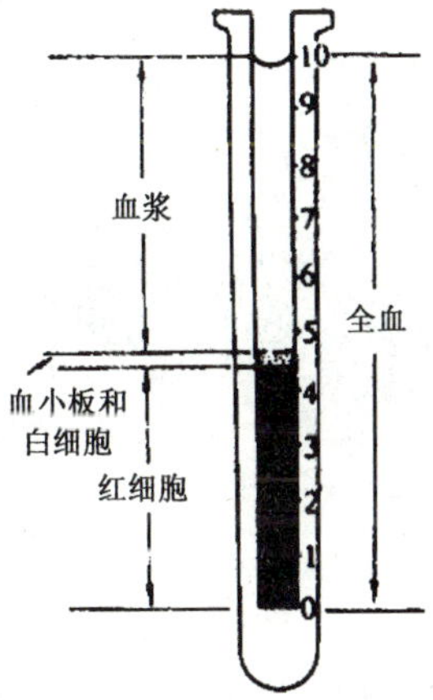

图5-13 血液的比容

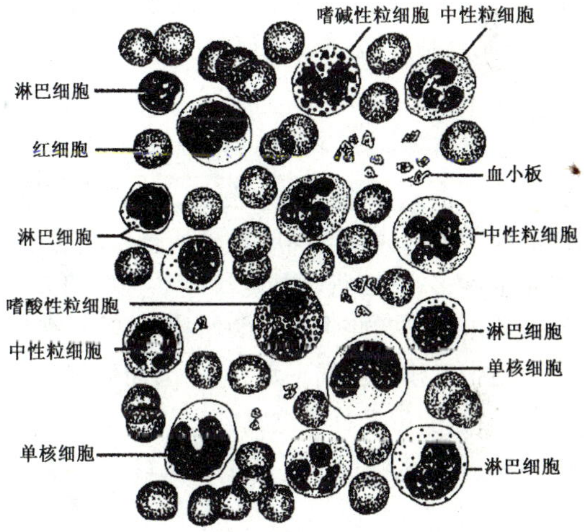

图5-14 血液中的各种细胞

1.红细胞 红细胞直径约7~8.5μm,呈双凹圆盘状,中央较薄,周缘较厚,故在血涂片标本中呈中央染色较浅,周缘较深。红细胞的这种形态使它具有较大的表面积(约140μm^2),从而能最大限度地适应其功能——携带O_2和CO_2。成熟红细胞无细胞核,也无细胞器,胞质内充满血红蛋白。血红蛋白是含铁的蛋白质,约占红细胞重量的33%。它具有结合与运输O_2和CO_2的功能。当血液流经肺时,肺内的O_2分压高,CO_2分压低,血红蛋白即放出CO_2而与O_2结合;当血液流经其他器官的组织时,由于该处的CO_2分压高而O_2分压低,于是红细胞即放出O_2并结合CO_2。由于血红蛋白具有这种性质,所以红细胞能供给全身组织和细胞所需的O_2,带走所产生的部分CO_2。

正常成人血液中红细胞数的平均值,成年男性为500万/mm^3(450~550万);女性为420万/mm^3(380~460万);血红蛋白含量,男性为120~160g/L,女性为110~150g/L。红细胞的渗透压与血浆相等,使出入红细胞的水分维持平衡。红细胞的平均寿命约120天。衰老的红细胞多在脾、骨髓和肝等处被巨噬细胞吞噬,同时由红骨髓生成和释放同等数量红细胞进入外周血液,维持红细胞数的相对恒定。

红细胞的质膜上有一种糖蛋白,即血型抗原A和(或)血型抗原B构成人类的ABO抗原系统,在临床上有重要意义。人类血液中还有抗异型血天然抗体,如A血型的人具有抗血型抗原B的抗体,若错配血型,首次输血即可导致抗原抗体结合,引起红细胞质膜破裂,血红蛋白溢出,称溶血。

2. 白细胞 无色，呈球形，有细胞核，直径在 7～20μm 之间，能作变形运动，具有防御和免疫功能，是人体一群重要的免疫细胞。正常人白细胞计数在 4000～10000/mm^3 范围内，平均 7000/mm^3。在血涂片中，白细胞可根据其形态差异和细胞质内有无特有的颗粒可分为两大类五种细胞。其百分比分别为：中性粒细胞 60%～70%、嗜酸性粒细胞 1%～4%、嗜碱性粒细胞 0～1%、单核细胞 3%～8%、淋巴细胞 20%～40%。白细胞功能如下：

(1)吞噬作用，既非特异性免疫：中性粒细胞和单核细胞的吞噬作用很强，可吞噬侵入的细菌等病原体和一些坏死的组织碎片。中性粒细胞内的颗粒为溶酶体，内含多种水解酶，能消化其所摄取的病原体或其他异物。一般一个白细胞处理 5～25 个细菌后，本身也就死亡。死亡的白细胞集团和细菌分解产物构成脓液。

(2)特异性免疫功能：淋巴细胞也称免疫细胞，血液中淋巴细胞按其发生和功能的差异，分为 T 淋巴细胞和 B 淋巴细胞两类。T 淋巴细胞参与细胞免疫，B 淋巴细胞针对某一种特异性抗原，产生与之相对应的抗体，以杀灭特异性抗原，为体液免疫。

3. 血小板的形态、结构和数量 体积很小，直径为 2～4μm，厚 1μm，正常时呈圆盘状。血小板无细胞核，但有完整的细胞膜，细胞质内含有多种细胞器。

健康成人，血小板数为 10～30 万/mm^3，平均 15.6 万。若血小板减少到 5 万/mm^3 以下时，机体某些组织容易出血。血小板的功能如下：

(1)促进止血和加速凝血：止血是指血管破损，出血得到制止。

(2)血小板的营养和支持作用：血小板有维护毛细血管壁完整性的功能。当体内血小板数目锐减时，毛细血管容易破裂出血，皮肤和粘膜可见瘀点、瘀斑，临床将这种出血症状称紫癜。

三、肌组织

肌组织主要由肌细胞组成。肌细胞细长，又称肌纤维。根据肌纤维结构和功能特点，将肌组织分为三类：即骨骼肌、心肌及平滑肌(图 5－15)。

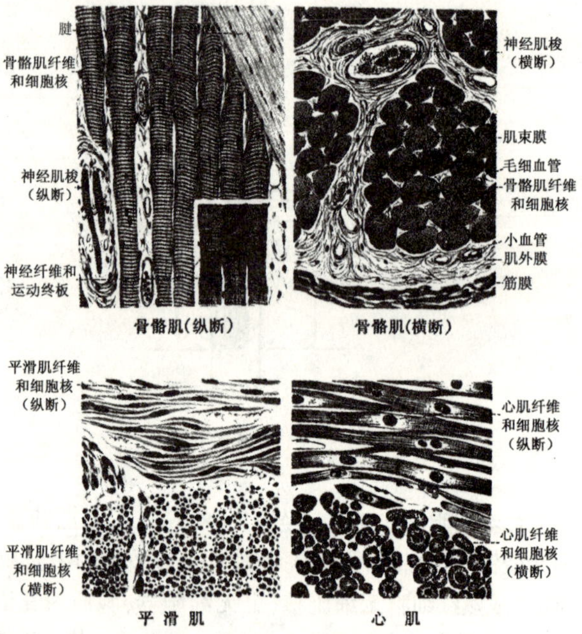

图 5－15 肌组织

(一)骨骼肌

骨骼肌是分布于躯干、四肢的随意肌，肌纤维呈细长圆柱状。有多个直至数百个细胞核，位于纤维的周缘部。肌纤维的肌浆内含许多与细胞长轴平行排列的肌原纤维，电镜下是由许多粗、细肌丝有规律地平行排列而成。每条肌原纤维均由明带和暗带相间的结构构成，各条肌原纤维的明带和暗带又排列于同一水平上，因而肌纤维显示出明暗交替的横纹，所以又称横纹肌。

骨骼肌借肌腱附着于骨骼上。肌纤维有明暗相间的横纹，其收缩有力，受意识支配。每条肌纤维周围包有少量结缔组织称肌内膜，若干条肌纤维平行排列形成肌束，外包结缔组织称肌束膜，若干肌束组成一块肌肉，外包结缔组织称肌外膜。各层结缔组织膜除有支持、连接、营养和保护肌组织的作用外，对单条肌纤维的活动，乃至对肌束和整块肌肉的肌纤维群体活动也起着调整作用。

(二)心肌

心肌主要分布于心脏壁。心肌纤维呈短柱状，有分支并互相连接成网，核呈卵圆形，位于肌纤维中央，可见双核并偶见多核。肌原纤维也有明带和暗带，因而也具有横纹。但心肌因受内脏神经支配，属不随意肌，所以心肌收缩慢，有节律而持久，不易疲劳。

(三)平滑肌

平滑肌分布于内脏器官和血管壁，无横纹，其收缩受内脏植物神经支配，缓慢而持久，属不随意肌。光镜下，平滑肌纤维呈长梭形，无横纹；核呈长椭圆形或杆状。核两端肌浆较丰富。不同器官平滑肌纤维长短不一，一般为 200μm，小血管壁平滑肌短至 20μm，妊娠子宫平滑肌可长达 500μm。电镜下，肌浆内含有粗、细两种肌丝，若干条粗肌丝和细肌丝聚集形成肌丝单位或收缩单位。相邻平滑肌纤维之间有缝隙连接，便于肌纤维之间的化学信息和神经冲动的传导，使众多平滑肌能够同步收缩。

四、神经组织

神经组织由神经细胞和神经胶质细胞共同组成。神经细胞是神经系统结构和功能的基本单位，亦称神经元。神经元具有接受刺激、传导神经冲动、整合信息的功能。神经胶质细胞不具备神经元的性能，仅对神经元起支持、营养、保护和绝缘等作用。

（一）神经元的结构（图 5－16）

神经元为多突起细胞，分细胞体和突起两部分。

1. 细胞体　有多种形态，呈锥形、梭形、星形和圆形等，直径大小不等。细胞核大而圆，细胞质内除含有发达的高尔基复合体和一般的细胞器外，还含有尼氏体和神经元纤维特有结构。尼氏体光镜下呈嗜碱性斑块或细颗粒。电镜下为密集排列的粗面内质网和游离核糖体，表明细胞体具有旺盛的合成蛋白质功能；神经元纤维在光镜下，镀银标本中是棕黑色、交错排列的细丝。电镜下由神经丝和神经微管组成。神经元纤维构成了神经元的细胞骨架，并参与神经元内的物质运输。

2. 突起　神经元的突起可分为树突和轴突两种。一个神经元有一个或多个树突。树突短而粗，反复分支呈树枝状，表面有许多棘状的小突起称树突棘，是神经元之间发生联络的主要部位。树突接受刺激，并将神经冲动传给细胞体。一个神经元只有一个轴突，短者几微米，长者可达 1 米以上。轴突表面光滑，细而长，分支少，仅有少数呈直角发出的细小分支，轴突终末分支呈爪样，与其他神经元或效应细胞形成突触。细胞体发出轴突的起始部有一圆锥状浅染区称轴丘。

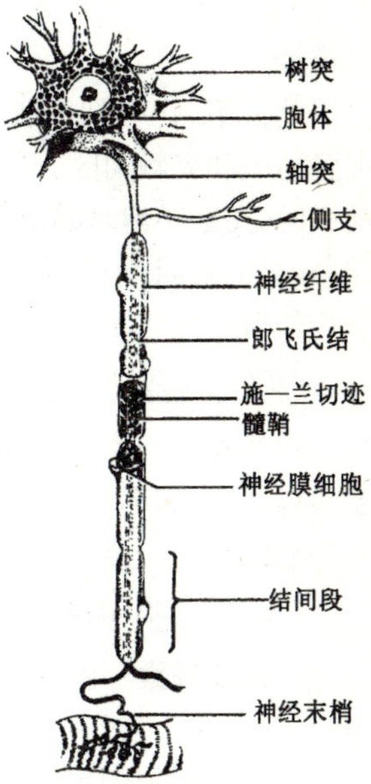

图 5－16　神经元结构

（二）神经元的分类

1. 根据突起数量多少分类　①多极神经元，含有多个突起，一个轴突。②双极神经元，含有一个树突，一个轴突。③假单极神经元，先从细胞体发出一个突起，离细胞体不远处该突起再分出两分支，一支分布到其他组织或器官中，称周围突；另一支进入中枢神经系统，称中枢突。（图 5－17）

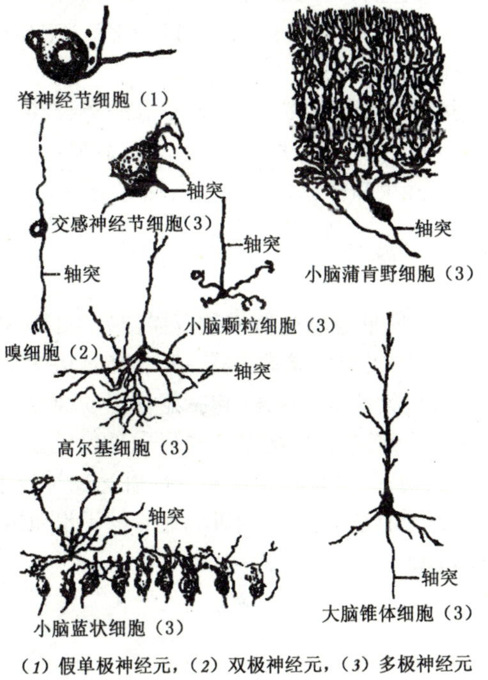

图 5－17　神经元形态及分类模式图

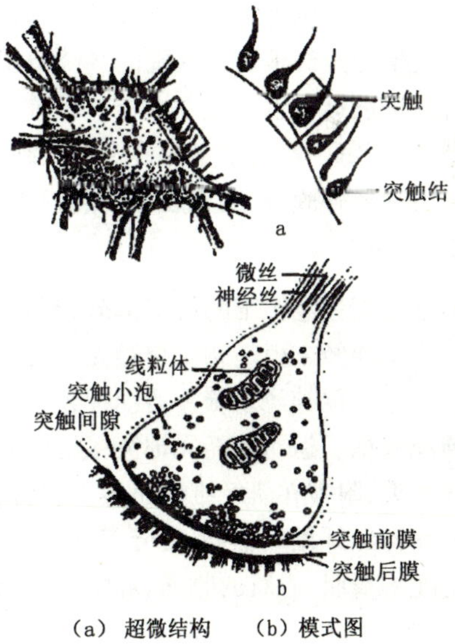

图 5－18　化学性突触光镜结构图

2. 根据神经元功能分类　①感觉神经元或传入神经元，属假单极神经元。细胞体位于脑、脊神经节内；周围突接受体刺激，并将刺激经中枢突传入中枢。②运动神经元或传出神经元，属多极神经元。细胞体位于脑、脊及植物神经节内；树突接受中枢的高级指令；轴突支配肌纤维或腺细胞，使其产生收缩或分泌效应。③中间神经元或联合神经元，多数属多极神经元。约占神经元总数的 99%，分布在感觉神经元和运动神经元之间，起联络作用。

(三)神经元间的连接——突触

突触是指神经元与神经元之间或神经元与非神经元(肌细胞或腺细胞)之间特化的细胞连接。多数突触利用神经递质(化学物质)作为传递信息的介质,称化学性突触(图5－18)。有的突触通过缝隙连接传递电信息,称电突触。

电镜下,化学性突触由三部分组成,包括突触前膜、突触后膜和突触间隙。当突触前神经元信息传递至突触前膜时,突触小泡紧贴突触前膜,以胞吐方式释放神经递质,经过突触间隙,与突触后膜上特异性受体结合,将信息传给后一神经元或效应细胞。

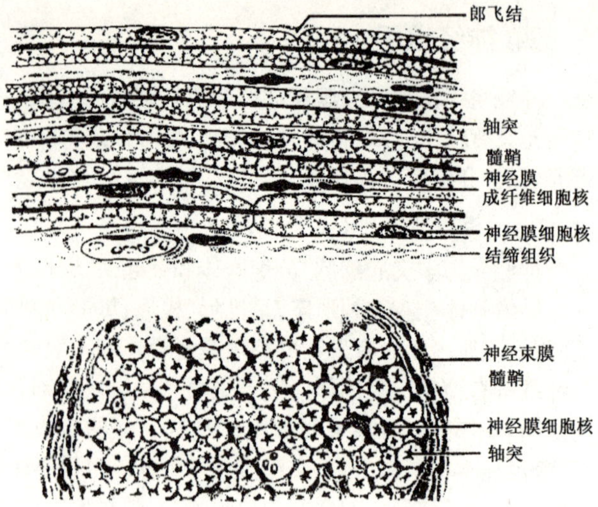

图5－19 有髓神经纤维光镜结构模式图

(四)神经胶质细胞

神经胶质细胞简称神经胶质,数量较神经元多。形态多样,也有突起,但无轴突和树突之分,也没有传导神经冲动的功能。神经胶质细胞广泛分布于神经元周围,对神经元的代谢和功能活动起辅助作用。

(五)神经纤维和神经

1.神经纤维 由神经元长突起和包绕其外的神经胶质细胞共同构成。根据神经纤维有无髓鞘可分为两种类型。

(1)有髓神经纤维(图5－19):神经元的长突起(通常是轴突)构成神经纤维的中轴,称轴索。施万细胞同心圆包绕轴突,形成髓鞘。施万细胞的细胞膜与外周的基膜共同构成神经膜。一个施万细胞包卷一段轴索,构成一个结间体。相邻施万细胞之间无髓鞘,轴膜裸露,称郎飞结。该处电阻低,利于神经冲动传导。有髓神经纤维传导神经冲动是从一个郎飞结跳跃到相邻的另一个郎飞结。因此,结间体越长,传导的速度就越快。

(2)无髓神经纤维:轴突外仅有单层神经膜细胞的细胞膜包绕,而无髓鞘,一个神经膜细胞常可包绕多个轴突。电镜下,可见轴突被包埋在神经膜细胞膜所形成的凹陷中,局部的轴膜可出现裸露现象。中枢神经系统的无髓神经纤维就是裸露的轴突。无髓神经纤维的传导速度较慢。

2.神经 大量神经纤维及其周围的结缔组织、血管和淋巴管共同构成一条神经。在一条神经内,神经纤维多为混合型,包括感觉、运动以及植物性神经纤维,传入、传出神经纤维等。纤维粗细不等,髓鞘或有或无。每条神经含若干神经束,而每一神经束又含许多神经纤维。神经、神经束和神经纤维的周围都有结缔组织包裹。这些结缔组织分别称为神经外膜、神经束膜和神经内膜。

(六)神经末梢

神经末梢是周围神经纤维的终末部分,与其周围的组织共同形成感受器或效应器。分为感觉神经末梢和运动神经末梢。感觉神经末梢是感觉神经元树突的终末,与其周围组织构成感受器。其功能是接受刺激,并将刺激转为神经冲动传至中枢神经系统。运动神经末梢是指运动神经元的轴突终末,包括躯体运动神经末梢,是支配骨骼肌运动的神经末梢。运动神经元轴突接近骨骼肌纤维时失去髓鞘,裸露的轴突先形成爪状样分支,各分支末端再形成钮扣样膨大,附着在肌纤维的肌膜上,构成神经——肌突触,又称运动终板。内脏运动神经末梢植物性神经节发出的无髓神经纤维末梢,反复分支,终末呈串珠状或膨大的小结,附于内脏和血管的平滑肌或腺体细胞上,构成突触。支配平滑肌、心肌的收缩、舒张或腺细胞的分泌活动。

第六章　人体各主要系统的解剖

第一节　运动系统

运动系统由骨、骨连结和骨骼肌组成。在神经系统支配下骨骼肌收缩，牵引骨，使人体产生各种动作。

一、骨

成人有206块，其中颅骨29块，躯干骨51块，四肢骨126块。

（一）骨的形态

骨可依外形分为四类：

1. **长骨**　为长管状骨，可分为一体两端。体为骨干，内有空腔称髓腔，含骨髓；两端肥大为骺，其上有关节面。由关节软骨覆盖。长骨主要分布于四肢。

2. **短骨**　近似立方形，能承受较大的压力，常具有多个关节面，与相邻的骨形成微动关节如腕关节。

3. **扁骨**　呈板状，主要构成颅腔、胸腔和盆腔的壁，以保护内部的脏器，如顶骨、胸骨和髋骨等。

4. **不规则骨**　形态不规则，如椎骨。有些不规则骨，具有空腔，含有空气，称含气骨，如构成鼻旁窦的上颌骨和蝶骨等。

（二）骨的构造

骨以骨质为基础，表面覆以骨膜，内部充以骨髓，分布于骨的血管、神经，先进入骨膜，然后穿过骨质再进入骨髓。

（三）骨的理化性质

骨含有有机质和无机质两种成分。有机质主要由骨胶原和粘多糖蛋白构成，使骨具有韧性和弹性。无机质主要是钙盐，使骨坚硬。成人骨的有机质占1/3，无机质占2/3。

骨的有机质和无机质的比例，随年龄不同而变化。幼儿有机质较多，骨的韧性较大而硬度较小；老人无机质增多，有机质减少，骨质变脆，易发生骨折。

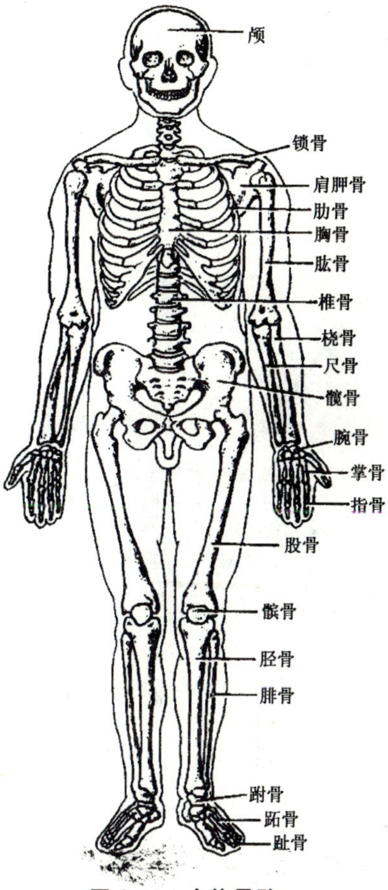

图6－1　人体骨骼

（四）骨的分部与名称

骨按部位分为颅骨、躯干骨和四肢骨三部分（图6－1）。

1. **颅骨**　29块，包括脑颅和面颅两部分，成对的脑颅有顶骨和颞骨，不成对的脑颅有额骨、枕骨、蝶骨、筛骨；成对的面颅有上颌骨、颧骨、泪骨、鼻骨、腭骨、下鼻甲骨，不成对的面颅有犁骨、下颌骨、舌骨，另外还有3对听小骨。

2. **躯干骨**　51块，包括肋骨12对、椎骨26块（颈椎7块、胸椎12块、腰椎5块、骶骨1块、尾骨1块）、胸骨1块。

3. **四肢骨**　126块，包括属于上肢的锁骨2块、肩胛骨2块、肱骨2块、尺骨2块、桡骨2块、腕骨16块、掌骨10块、指骨28块。下肢骨包括髋骨（由髂骨、耻骨和坐骨愈合而成）2块、股骨2块、髌骨2块、胫骨2块、腓骨2块、跗骨14块、跖骨10块、趾骨28块。

二、骨连结

从连结形式上可分为直接连结(不动连结)和间接连结(可动连结)两种。直接连结为人体骨和骨之间借助于结缔组织、软骨或骨连结起来。间接连结即关节,其特点是骨和骨之间有间隙,便于活动。

(一)关节的结构(图6-2)

1. 关节面 构成关节两骨的相对面叫做关节面,关节面被关节软骨所覆盖,由于软骨具有弹性,因而可承受负荷和减缓震荡。

2. 关节囊 关节囊包在关节的周围,两端附着于与关节面周缘相邻的骨面。关节囊可分为外表的纤维层和内面的滑膜层。纤维层由致密结缔组织构成,此层有丰富的血管、神经和淋巴管分布。滑膜层薄而柔润,以薄层疏松结缔组织为基础,内面衬以单层扁平上皮,周缘与关节软骨相连续。滑膜上皮可分泌滑液,除具润滑作用外,还营养关节软骨。

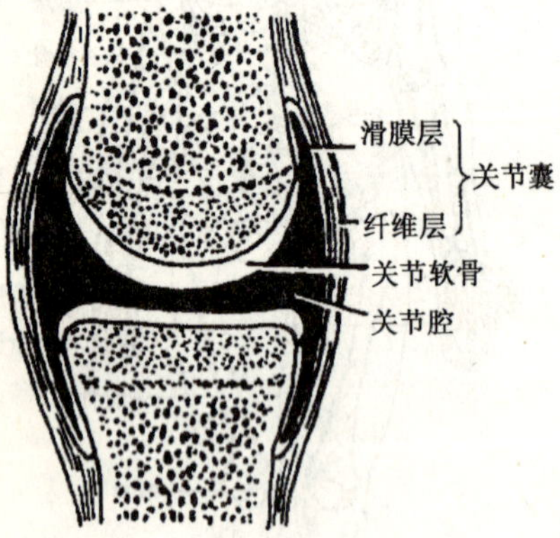

图6-2 关节的构造

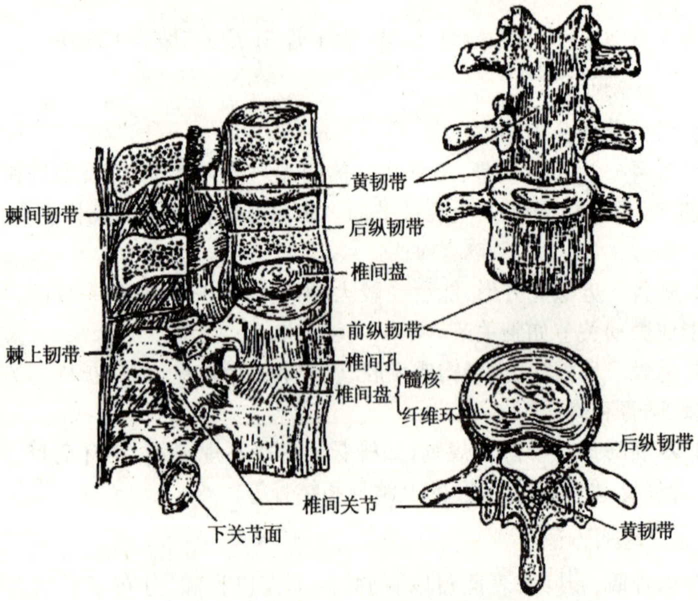

图6-3 椎骨的连结

3. 关节腔 关节腔由关节囊滑膜层和关节软骨共同围成,含少量滑液,呈密闭的负压状态,这种结构也体现了关节运动灵活性与稳固性的统一。

关节除上述结构外还有一些辅助结构,包括韧带、关节盘、半月板、关节唇等,与关节的特殊功能相适应。

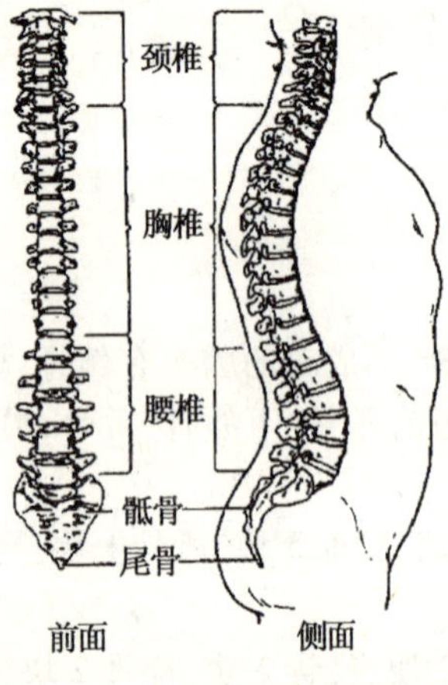

图6-4 脊 柱

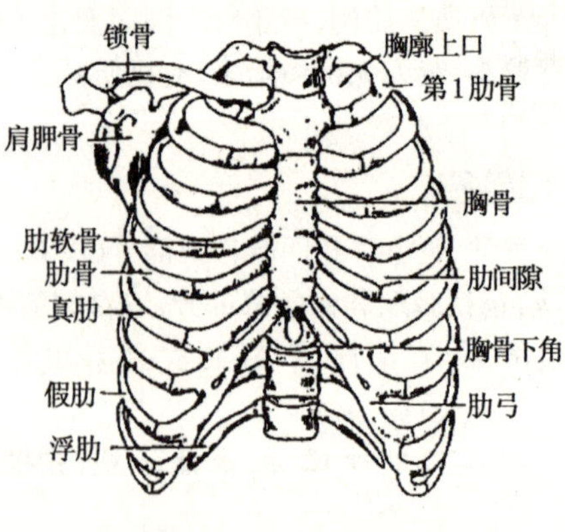

图6-5 胸廓(前面)

(二)人体各部骨及其连结

1. 躯干骨及其连结 躯干骨由椎骨、胸骨和肋骨组成。椎骨由椎体和椎弓两部分构成。椎体与椎弓围成椎孔，全部椎孔相连，形成椎管，内含脊髓。椎弓在椎体后方，与椎体相连的部分叫椎弓根，相邻的上、下两个椎弓根围成椎间孔，其间有脊神经和血管相通行。椎骨之间借椎间盘、韧带和关节相连（图6－3）。椎间盘位于相邻的两个椎体之间，盘的中央部称髓核，是富于弹性的胶状物，盘的周围部分称纤维环，由纤维软骨环组成。椎间盘既牢固连结椎体，又有弹性，可缓冲压力和震动。成人有24块椎骨、1块骶骨和1块尾骨，借软骨、韧带和关节连结形成脊柱（图6－4）。脊柱上承托颅，下部与髋骨相连构成骨盆，并将人体重力传给下肢。12块胸椎、1块胸骨和12对肋骨借骨连结形成胸廓。支持和保护胸、腹腔器官，参与呼吸运动（图6－5）。

2. 四肢骨及其连结　四肢骨的骨连结形式以关节为主。

（1）肩关节：由肩胛骨的关节盂和肱骨头构成，属球窝关节。肩关节的特点是：关节头大、关节窝小、关节囊松弛，肩关节运动灵活，可作屈、伸、收、展、旋转和环转运动（图6－6）。

（2）肘关节：由肱尺、肱桡和桡尺近侧三组关节包于一个关节囊内构成，故称为复关节。肘关节可作屈、伸、旋前、旋后运动。

（3）桡腕关节：又称腕关节，由桡骨下端与手舟骨、月骨和三角骨上面构成，可作屈、伸、收、展、环转运动。

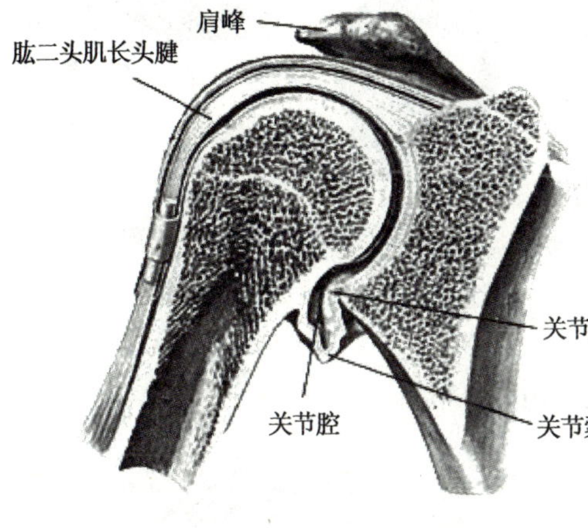

图6－6　肩关节

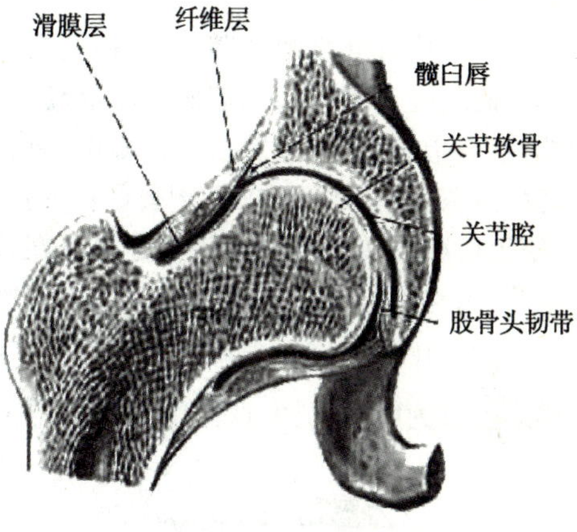

图6－7　髋关节

（4）骨盆：由骶、尾骨和左右髋骨及其韧带连结而成。骨盆的功能主要是支持体重及保护盆腔内的脏器。男性骨盆狭而长，女性骨盆宽而短，女性骨盆宽的形态特点与分娩功能有关。

（5）髋关节：由股骨头与髋臼相对构成，属于杵臼关节（图6－7）。关节囊的周围有韧带加强，其关节可作屈、伸、收、展、旋转和环转运动。但运动幅度不如肩关节，其稳固性较强。

（6）膝关节：由股骨内、外侧髁和胫骨内、外侧髁以及髌骨构成，为人体最大且构造最复杂，且损伤机会较多的关节。关节腔内有膝交叉韧带和内、外侧半月板。膝关节可作屈、伸运动，在半屈位时，小腿还可轻度旋转（图6－8）。

（7）踝关节：由胫、腓骨下端的关节面与距骨滑车构成，故又名距小腿关节。关节两侧有韧带加强。踝关节属滑车关节，可沿通过横贯距骨体的冠状轴做背屈及跖屈运动。足尖向上，足与小腿间的角度小于90°叫背屈；反之，足尖向下，足与小腿间的角度大于直角叫做跖屈。在跖屈时，足可做一定范围的侧方运动。

3. 颅骨及其连结　颅骨分为脑颅骨和面颅骨两部分。脑颅围成颅腔容纳脑，颅腔的顶为颅盖，颅腔的底称颅底，颅底内面承托脑，高低不平有三个窝，即颅前窝、颅中窝、颅后窝。颅底有许多孔裂通行血管和神经，颅的各骨借结缔组织牢固连成一个整体，下颌骨与颞骨形成下颌关节，舌骨存在于颈肌群中。整颅形成许多洞腔，如骨性眶腔、鼻腔、口腔，均可自颅的前面看到（图6－9）。

新生儿颅骨有多处尚未发育完全，各骨之间的缝尚未形成，而被结缔组织膜连结，这些交接处的间隙称颅囟，如前囟、后囟、蝶囟等。

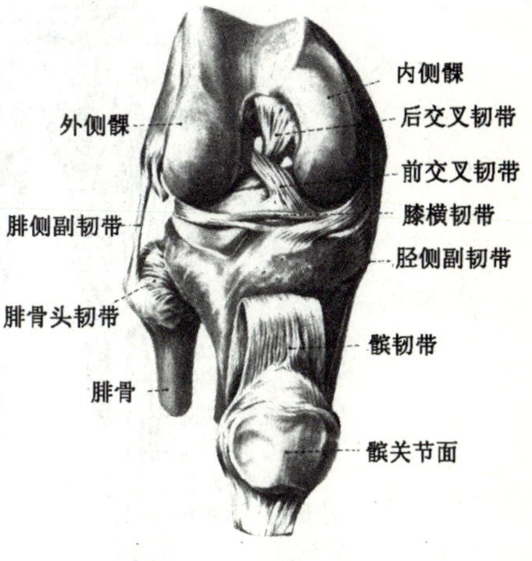

图6－8　膝关节

三、肌

运动系统的肌肉属于横纹肌，由于绝大部分附着于骨（少数附着于皮肤，如表情肌），故又名骨骼肌。每块肌都有一定的形态、结构，有丰富的血管和淋巴管分布，并接受一定的神经支配，执行一定的机能。骨骼肌失去神经支配则发生瘫痪。

（一）肌的形态构造

肌的形态各异，有长肌、短肌、阔肌、轮匝肌等基本类型。每块肌肉由中间的肌性部分和两端的腱性部分构成。肌性部分由肌纤维组成，具有收缩和舒张机能。腱性部分由腱纤维组成，强韧而无收缩功能，肌借腱附于骨骼。

（二）肌的辅助结构

肌的辅助结构有筋膜和腱鞘等，它们具有保护肌、协助肌工作等作用。筋膜分浅筋膜和深筋膜。浅筋膜位于皮下由疏松结缔组织构成，含有脂肪、浅动脉、浅静脉和皮神经等，具有保护作用。深筋膜由致密结缔组织构成，包裹肌肉并深入肌群之间附着于骨上，使每块肌能单独收缩。腱鞘是包裹在长肌腱的鞘管，常见于手足等处，起着固定肌腱，减少肌腱与骨面摩擦的作用。

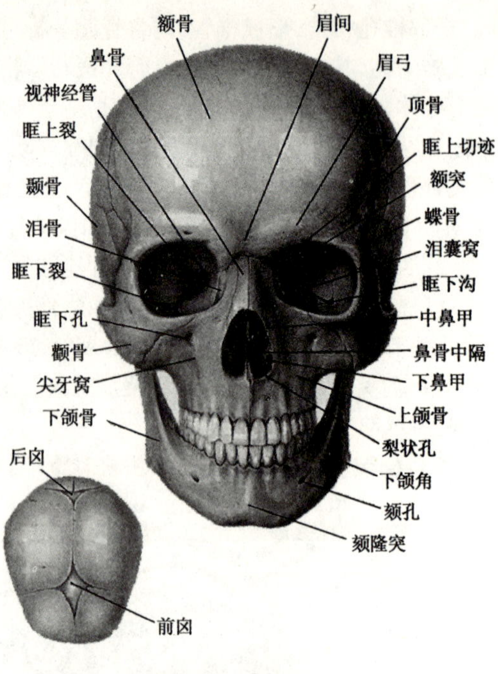

图6-9　颅骨（前）

（三）人体肌肉的分部

人体肌肉分为躯干肌、头肌、上肢肌和下肢肌四部分（图6-10）。

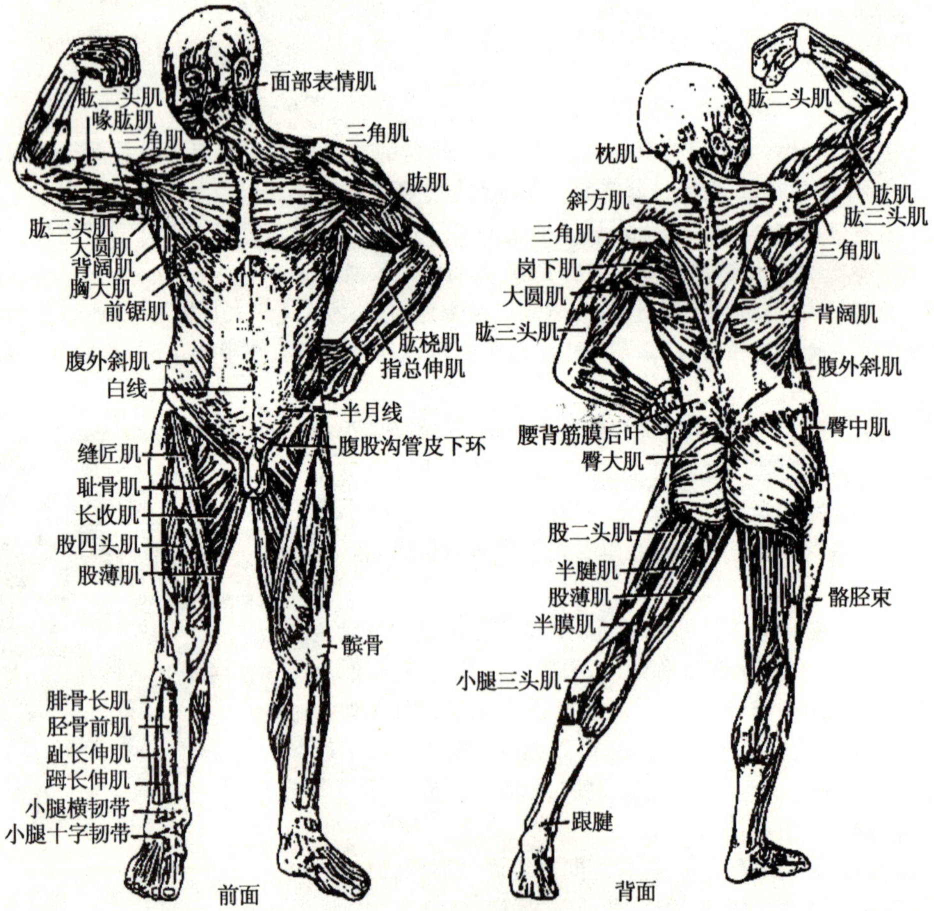

图6-10　全身肌肉

1. **躯干肌** 分为背肌、颈肌、胸肌、膈肌、腹肌等。

(1)背肌:浅层有背阔肌。背阔肌的作用使肱骨向内收、内旋和后伸,如背手动作。斜方肌可上提或下降肩胛骨,使两肩胛骨向脊柱靠拢。深层主要是竖脊肌,位于脊柱两侧,主要作用为伸脊柱。

(2)颈肌:胸锁乳突肌位于颈部两侧的浅层。一侧收缩时,可使头向同侧倾斜,面部转向对侧;两侧同时收缩使头后仰。

(3)胸肌:胸大肌位于胸部前上部浅层,作用是使肱骨内收、旋内和前屈。肋间肌位于肋间隙内,浅层的称肋间外肌,可提肋助吸气;深层的称肋间内肌,可降肋助呼气。

(4)膈肌:膈肌位于胸腹腔之间,为向上膨隆的穹窿形扁薄阔肌。起自胸廓下口的周缘和腰椎前面,止于中央的中心腱。膈有3个裂孔,分别是主动脉裂孔、食管裂孔和腔静脉孔。膈为主要呼吸肌,收缩时,膈穹窿下降,胸腔容积扩大,以助吸气;松弛时,膈穹窿上升至原位,胸腔容积减小,以助呼气。膈与腹肌同时收缩能增加腹压,协助排便、呕吐及分娩等活动。

(5)腹肌:腹前外侧壁肌由紧靠前正中线两侧纵行排列的腹直肌和两侧的三层阔肌(腹外斜肌、腹内斜肌、腹横肌)组成。腹肌上附着于胸廓下部,下附着于骨盆。作用是使脊柱前屈,胸廓下降,增加腹压。

2. **头肌** 分面肌和咀嚼肌两部分。

(1)面肌:又称表情肌。位置表浅,主要分布于眼裂、口裂和鼻孔周围,有开大或关闭孔裂的作用,同时牵动皮肤显示各种表情。

(2)咀嚼肌:包括咬肌、颞肌、翼内肌和翼外肌,它们都位于下颌关节周围,参与咀嚼运动。

3. **上肢肌** 可按部位分为上肢带肌、臂肌、前臂肌和手肌。

(1)上肢带肌:位于肩关节周围,可使肩关节产生运动。上肢带肌主要有三角肌,主要作用是使臂外展。

(2)臂肌:位于肱骨周围,分前、后两群。前群主要为屈肌,后群主要为伸肌。前群主要有肱二头肌,主要作用为屈肘关节。后群主要为肱三头肌,作用是伸肘关节。

(3)前臂肌:位于桡、尺骨周围,分为前、后两群,大多为长肌,肌腹位于近侧,细长的腱位于远侧,并跨过数个关节,完成前臂和手的运动。前群主要为屈肘、屈腕、屈指和前臂旋前的肌;后群主要为伸腕、伸指和前臂旋后的肌。

(4)手肌:位于手的掌侧,可分为外、中和内侧群。外侧群称大鱼际肌,收缩时可使拇指屈、收、展和对掌运动;内侧群称小鱼际肌,收缩时可使小指屈、展和对掌运动。中间群主要是由骨间肌组成,可使2、4、5指向中指靠拢(收),和以中指中线为中心外展运动。

4. **下肢肌** 可分为髋肌、大腿肌、小腿肌和足肌。

(1)髋肌:主要起自骨盆内面和外面,跨过髋关节,止于股骨上部。按位置可分为前、后两群。前群主要有髂腰肌,由髂肌和腰大肌组成,收缩时使髋关节屈和旋外。后群主要有臀大肌,位于臀部浅层,可后伸大腿。

(2)大腿肌:位于股骨周围,可分为前群、内侧群和后群。前群主要有股四头肌,可伸膝关节。内侧群又称内收肌群,可使髋关节内收。后群包括外侧的股二头肌和内侧的半腱肌、半膜肌,具有屈膝关节和伸髋关节的作用。

(3)小腿肌:可分为三群,前群主要是伸趾肌,使踝关节背屈并可伸趾。外侧群有腓骨长肌和腓骨短肌,使足外翻和踝关节跖屈。后群主要是腓肠肌和比目鱼肌,合称小腿三头肌。二肌合成一条跟腱,止于跟骨。作用是使踝关节跖屈。

(4)足肌:足背肌弱小;足底肌配布和作用与手肌相似。

第二节 消化系统

消化系统的主要功能是摄取和消化食物,吸收营养物质和排出粪便。消化系统由消化管和消化腺两部分组成(图6-11)。消化管包括口腔、咽、食管、胃、小肠(十二指肠、空肠、回肠)和大肠(盲肠、阑尾、结肠、直肠和肛管)。临床上通常把十二指肠以上的消化管称为上消化道,空肠以下的消化管称为下消化道。消化腺是分泌消化液的腺体,开口于消化管。它们包括口腔的三对唾液腺(腮腺、下颌下腺、舌下腺)、肝、胰以及消化管壁内的小腺体。

一、消化管

（一）消化管的一般结构

消化管（除口腔外）由内向外一般分为粘膜层、粘膜下层、肌层和外膜四层（图6－12）。

1. **粘膜层**　由上皮、固有膜和粘膜肌组成。具有保护、吸收和分泌功能。

2. **粘膜下层**　由疏松结缔组织构成，使粘膜具有一定移动性。

3. **肌层**　除咽、食管中上段和肛管的肌层为横纹肌外其余部分均为平滑肌。肌层一般分为内环、外纵两层，彼此协调运动，推动腔内容物的运转。

4. **外膜**　由薄层结缔组织构成，胃肠的外膜为浆膜，表面覆以间皮。

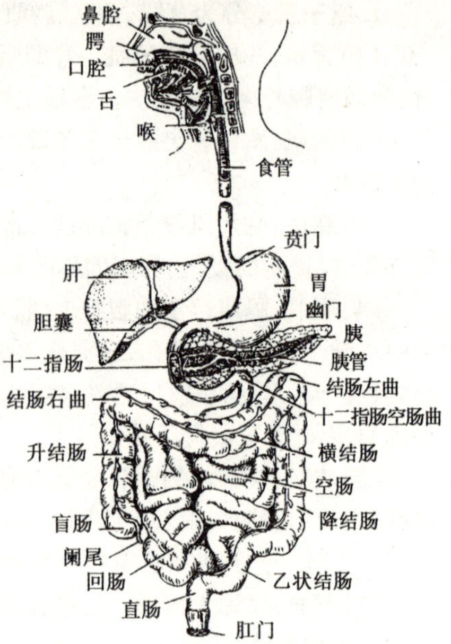

图6－11　消化系统

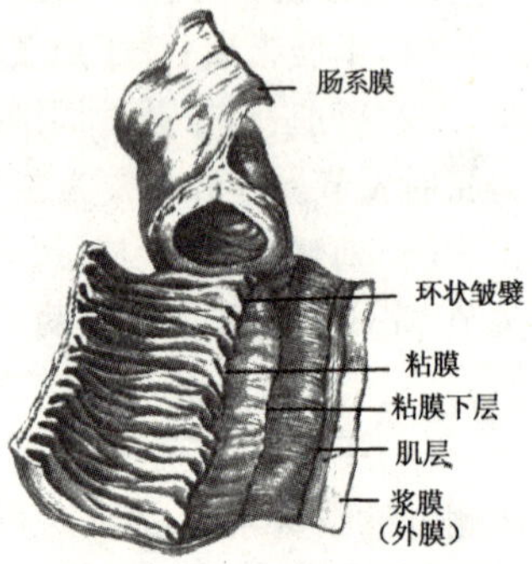

图6－12　消化管

（二）消化管各段的解剖

1. **口腔**　是消化管的起始部，向前借口裂通外界，向后经咽峡与咽相通。腭构成口腔的顶壁，包括硬腭（前2/3）和软腭（后1/3）两部分。软腭的后缘游离，正中部有垂向下方的突起称悬雍垂。悬雍垂两侧各有两条弓形粘膜皱襞，前方的叫腭舌弓，后方的叫腭咽弓，两弓之间的凹窝，容纳腭扁桃体。舌位于口腔底，为被覆粘膜的肌性器官，具有感受味觉、搅拌食物、协助吞咽和辅助发音等功能。口腔被上、下牙弓分为前方的口腔前庭和后方的固有口腔两部分，口腔前庭的侧壁称为颊。牙嵌于上、下颌骨的牙槽内，唾液腺分泌唾液注入口腔，除有唇腺、颊腺等小唾液腺外，还有腮腺、下颌下腺、舌下腺三对大唾液腺。（图6－13）

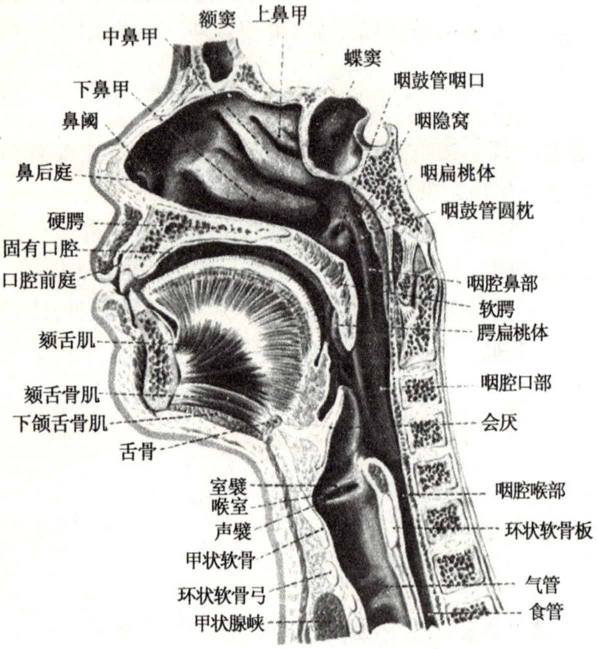

图6－14　鼻腔、咽、口腔的正中矢状切面

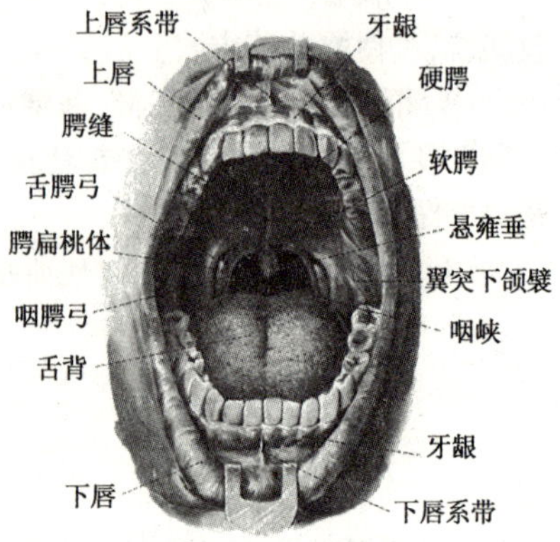

图6－13　口腔

2. **咽**　是前后略扁的漏斗状肌性管道，上起颅底，下续于食管。咽的前壁自上而下分别与鼻腔、口腔和喉腔相通。咽按其前壁的毗邻分为腔鼻咽部、口咽部和喉咽部。在鼻咽侧壁上有咽鼓管咽口，经咽鼓管与中耳的鼓室相通（图6－14）。

3. **食管**　为输送食物的肌性管道，全长约25cm，上端于第6颈椎平面续于咽，沿脊柱前面下降，穿过膈的食管

裂孔，进入腹腔续于胃的贲门。食管全程有三处较狭窄：第一个狭窄位于食管和咽的连接处，距中切牙约 15cm；第二个狭窄位于食管与左支气管交叉处，距中切牙约 25cm；第三狭窄为穿经膈肌处。这些狭窄处异物容易滞留，也是肿瘤的好发部位。

4. 胃　是消化管中最膨大的部分。胃有前后两壁、上下两缘和入出两口。上缘称胃小弯，下缘称胃大弯；胃的入口称贲门，与食管相通；出口称幽门，与十二指肠相通，幽门处的环形平滑肌发达形成幽门括约肌。胃分为四部即贲门部、胃底、胃体和幽门部（图 6－15）。

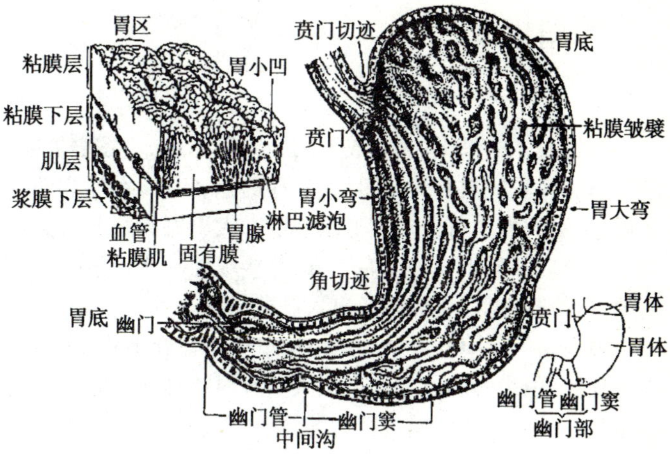

图 6－15　胃

胃壁具有消化管道四层膜的结构。主要特点是，当胃空虚时，粘膜可形成许多皱壁，粘膜表面有很多小窝，称胃小凹，是胃腺的开口。胃粘膜的上皮为单层柱状上皮，能分泌粘液，保护胃粘膜免受胃液的侵蚀。胃小凹底部上皮向固有膜下陷形成多分支的管状腺，称胃腺，主要由三种细胞构成。其中主细胞又称胃酶细胞，数量最多，主要功能是分泌胃蛋白酶原。胃蛋白酶原在盐酸作用下变成有活性的胃蛋白酶，可分解蛋白质。壁细胞又称泌酸细胞，数量较少，主要功能是合成和分泌盐酸，并可分泌内因子。盐酸具有杀菌、激活胃蛋白酶原的作用。内因子具有保护和促进维生素 B_{12} 吸收的功能。颈粘液细胞可分泌粘液，对胃粘膜起保护作用。

5. 小肠　是消化管中最长的一段，成人全长约 5～7m，也是食物消化、吸收的主要部位，它上起幽门，下接盲肠，分为十二指肠、空肠和回肠三部分。

十二指肠是小肠的起始部分，呈"C"字形，包绕胰头，紧贴于腹后壁，全长约 25cm。十二指肠分为上部、降部、下部和升部四部分。降部的左后壁粘膜面有一隆起，称十二指肠大乳头，是胆总管和胰管共同开口（图 6－16）。空肠与回肠无明显界限，它们借小肠系膜固定于腹后壁。空肠管腔较大，管壁厚，粘膜环状皱壁密而高，绒毛较多。

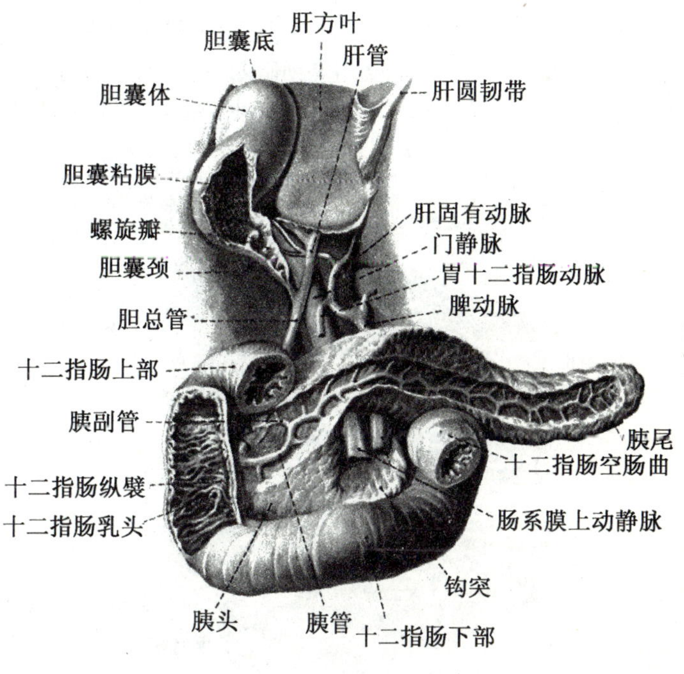

图 6－16　十二指肠

小肠壁的组织结构特点主要是在粘膜。小肠粘膜和粘膜下层向腔内突起形成许多环行皱襞。上皮和固有膜向腔内突起形成许多小肠绒毛，固有膜的结缔组织形成绒毛的轴心，内含中央乳糜管（毛细淋巴管）及丰富的毛细血管和少量平滑肌。绒毛的上皮为单层柱状上皮。电镜下，柱状细胞（又称吸收细胞）的游离面有大量的微绒毛，构成了光镜下所见的纹状缘。

小肠皱襞、绒毛和微绒毛等结构使粘膜的吸收面积扩大 600 倍，使小肠总吸收面积达 200～500m^2。柱状细胞间夹有杯状细胞，可分泌粘液，对粘膜起润滑和保护作用。经小肠上皮吸收氨基酸和葡萄糖等进入毛细血管；而吸收的脂肪微粒则进入中央乳靡管。

6. 大肠　是消化管的末段，长约 1.5m，起自回肠末端，止于肛门。分为盲肠、阑尾、结肠（升结肠、横结肠、降结肠和乙状结肠）直肠和肛管五部分。盲肠和结肠在形态上有三个特征：即有结肠带、结肠袋和肠脂垂，是区别大小肠的标志。

直肠在矢状面上有两个弯曲，上部的称骶曲，凸向后方；下部的称会阴曲，凸向前方。肛管是指盆膈以下的消化管，其粘膜形成的肛瓣与肛柱的下端共同形成环状的齿状线。粘膜下含有丰富的静脉丛，当静脉曲张时，就形成痔，以齿状线为界，分为内痔和外痔。肛管有内、外两组括约肌，外括约肌是骨骼肌，能受人的意识控制排便。

二、消化腺

(一)肝

肝是人体中最大的腺,成人的肝约重1.5kg。按脏器体表投影,肝的大部分位于右季肋区和腹上区,小部分位于左季肋区。肝具有分泌胆汁、贮存糖原、解毒、吞噬和防御等功能,在胚胎时期还有造血功能。肝质软而脆,呈红褐色,受到暴力打击时容易破裂引起大出血。肝上面膨隆,对向膈,被镰状韧带分为左、右两叶,右叶大而厚,左叶小而薄。肝的下面朝向左下方,邻接腹腔一些重要脏器,故又叫脏面。脏面的中央有一横裂叫肝门,为肝管、肝动脉、门静脉、淋巴管和神经出入肝的门户。

肝是由50~100万个基本结构单位——肝小叶构成的(图6-17)。肝小叶呈六角柱状。肝小叶的中央有一中央静脉,中央静脉的周围有大致呈放射状排列的肝细胞板(肝板),肝板之间为肝血窦,相邻肝细胞之间有微细的胆小管。胆小管汇集成稍大的管道,再逐级汇集成更大的管道,最后形成左、右肝管经肝门出肝。肝细胞分泌的胆汁进入胆小管,经各级胆管和肝管流出。门静脉和肝动脉入肝后反复分支,最终与肝血窦相连接,在此与肝细胞进行物质代谢。肝血窦中的血液经中央静脉及各级静脉,最后由肝静脉出肝,汇入下腔静脉。

胆汁从肝管出肝后并不立即直接流入十二指肠,而是首先贮存于胆囊内,间断性地排放入十二指肠。胆汁流入十二指肠前在肝外流经的管道总称为肝外胆道系统,包括肝管、肝总管、胆囊管、胆囊和胆总管。

(二)胰

胰是人体内仅次于肝的第二大腺体。胰呈长棱柱状,位于胃的后方,与第1、2腰椎水平,横卧于腹后壁。胰在形态上可分为头、体、尾三部分。在胰的实质内,有贯穿胰全长的胰管,它向右与胆总管汇合后,共同开口于十二指肠大乳头。胰的外分泌部分泌胰液,在外分泌细胞团之间有散在的内分泌细胞团,称胰岛。胰岛的分泌细胞主要有A细胞、B细胞、D细胞、PP细胞四型。其中A细胞、B细胞分别分泌胰高血糖素和胰岛素,具有调节血糖使之处于正常水平的功能。D细胞分泌生长抑素,可抑制A、B和PP细胞的活动。PP细胞数量很少,可分泌胰多肽,抑制消化酶分泌和胆汁排出。

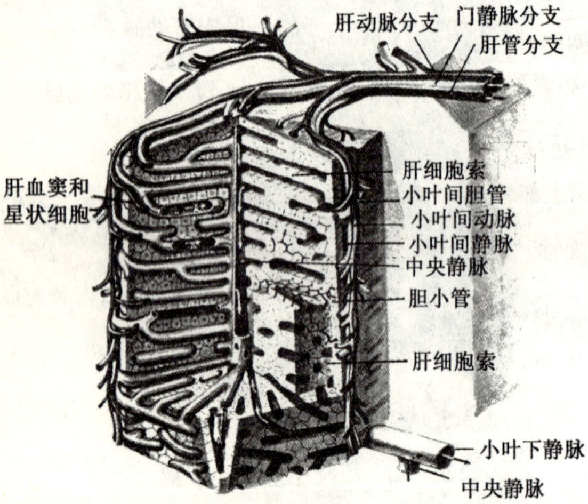

图6-17 肝小叶构造模式图

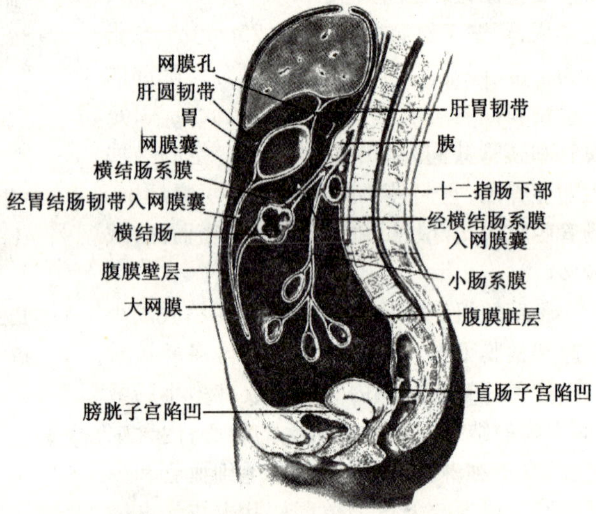

图6-18 腹膜腔正中矢状切面模式图(女)

三、腹膜

腹膜为被覆于腹腔和盆腔内面及其脏器表面薄而光滑的浆膜,由间皮和结缔组织构成。被覆在腹壁及盆壁内面的腹膜,称腹膜壁层;被覆在腹、盆腔脏器表面的腹膜,称腹膜脏层;脏、壁腹膜之间的间隙,称腹膜腔(图6-18)。此腔在男性为完全密闭的盲囊;在女性则借输卵管、子宫、阴道与外界相通。腹膜具有分泌、吸收、支持、保护、修复及防御等功能。腹膜脏层和壁层相互移行连接形成网膜、系膜和韧带等结构。这些结构不仅对器官起着连接和固定的作用,也是血管和神经出入脏器的途径。

第三节 呼吸系统

呼吸系统由呼吸道和肺两部分组成(图6－19)。主要功能是经呼吸道吸氧入肺,在肺内进行气体交换后,再排出二氧化碳。此外,鼻粘膜还具有嗅觉功能,喉还具有发音的功能。

一、呼吸道

呼吸道包括鼻、咽、喉、气管和支气管等器官。一般把鼻、咽和喉称为上呼吸道;气管、支气管及分支称为下呼吸道。

(一)鼻

鼻既是呼吸道,又是嗅觉器官,并能辅助发音。鼻包括外鼻、鼻腔和鼻旁窦三部分。

1. **外鼻** 位于面部中央。

2. **鼻腔** 由骨和软骨围成,内衬以粘膜。鼻腔由位于正中矢状面的鼻中隔,分为左、右两腔。每侧鼻腔又可分为前部的鼻前庭和后部的固有鼻腔两部分。鼻前庭由鼻翼围成,生有鼻毛。固有鼻腔的内侧壁是鼻中隔;外侧壁上有上、中、下三个鼻甲及各鼻甲下方的上、中、下鼻道。固有鼻腔的粘膜可分为两部:嗅部是位于上鼻甲以及与其相对的鼻中隔部分;呼吸部是除嗅部以外的粘膜。粘膜内含丰富的血管和粘液腺,具有温暖、湿润、净化空气的功能。

3. **鼻旁窦** 共有四对(图6－20),内衬以粘膜与鼻腔粘膜相连,鼻旁窦开口于鼻腔,其中上颌窦的开口位于窦的上方,所以上颌窦常引流不畅,而引起鼻窦炎。

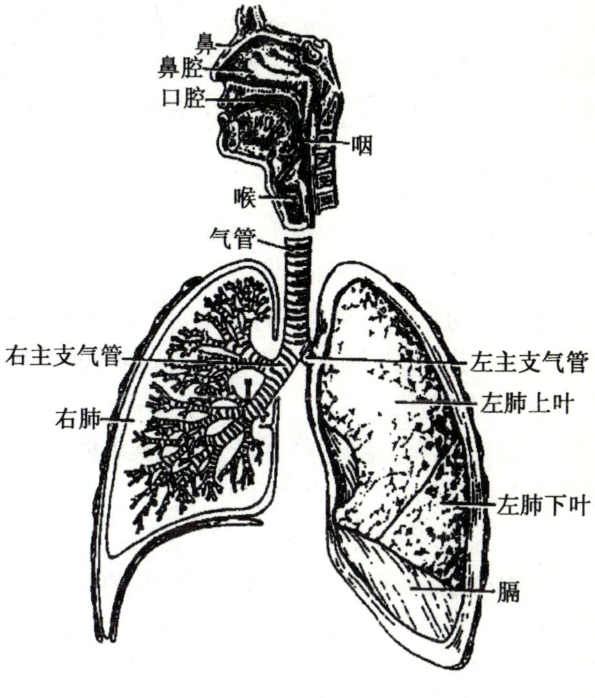

图6－19 呼吸系统

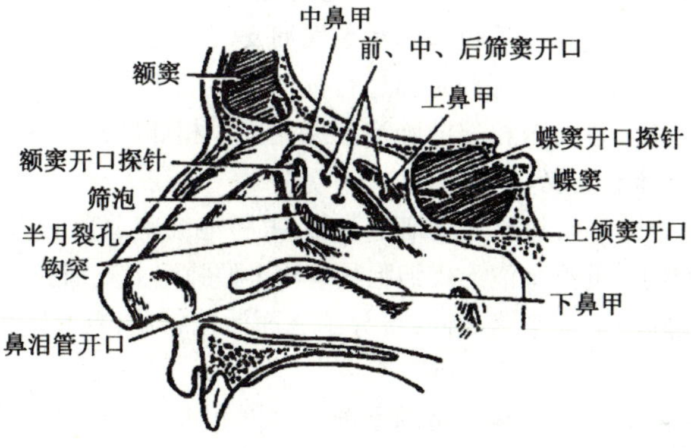

图6－20 鼻旁窦开口

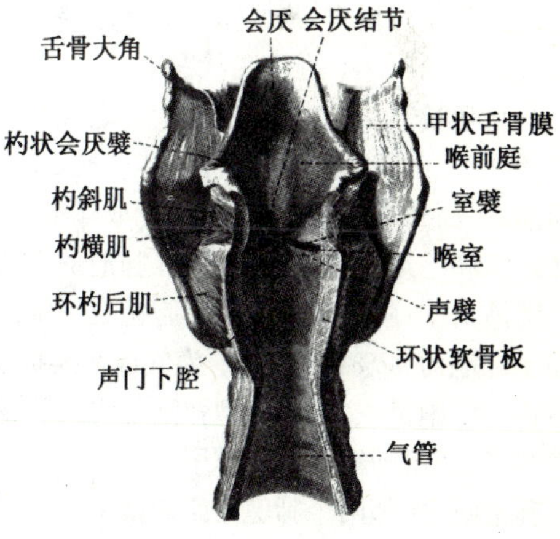

图6－21 喉 腔

(二)喉

喉是呼吸道,又是发音器官,位于颈前部。

1. 喉以软骨作支架,各软骨以关节、韧带和肌连接,内面衬以粘膜。喉软骨包括单块的甲状软骨、环状软骨、会厌软骨和成对的杓状软骨等。甲状软骨是最大的喉软骨,由左、右两个方形软骨板构成。两板前方相互愈着形成前角,前角的上端向前凸出称为喉结,成年男性喉结明显。会厌软骨形似树叶,表面覆以粘膜。当吞咽时,喉上提,喉口即被会厌关闭,以防止食物误入喉腔。

2. 喉肌均为细小的骨骼肌,作用是运动喉软骨和关节,对声门裂的开大和缩小、声带的紧张和松弛以及喉口的开大和关闭等，均有调节作用。

3. 喉腔上通咽腔的喉部，下通气管（图6－21）。喉腔的粘膜与咽和气管的粘膜相延续。在喉腔的侧壁上，有上、下两对呈矢状位的粘膜皱襞，上方一对称前庭襞，下方一对称声襞。声襞内含有韧带和肌纤维，共同构成声带。左、右声襞之间的裂隙称声门裂，声门裂是喉腔最狭窄的部位。声门裂以下的部分，称声门下腔，此部粘膜下组织疏松，当急性炎症时，易发生水肿。小儿的喉腔较窄小，水肿易引起阻塞，造成呼吸困难。

（三）气管与主支气管

气管和主支气管是连接喉和肺之间的管道，气管上端平第6颈椎下缘，起于喉部环状软骨下缘，向下至胸骨角水平分为左、右主支气管，分叉处称气管杈。主支气管再分出肺叶支气管。左主支气管长、细而走向较倾斜，右主支气管短、粗且走向较垂直，因此异物容易落入右主支气管内。

二、肺

肺是进行气体交换的器官，由肺内的各级支气管、肺泡、血管及淋巴管等组成。

（一）肺的位置和形态

肺位于胸腔内，纵膈的两侧，左右各一，每侧肺形似圆锥体形，肺尖钝圆，肺底贴膈，内侧面邻纵膈，此面中央为肺门，有主支气管、肺动脉、肺静脉、淋巴管及神经等出入。

（二）肺的分叶

左肺分为2叶，右肺分为3叶。左肺被斜裂分为上叶和下叶；右肺被水平裂和斜裂分为上叶、中叶、下叶。

（三）肺的组织结构（图6－22）

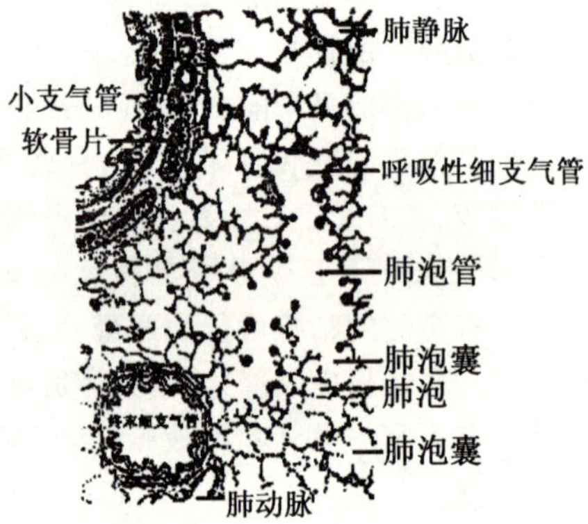

图6－22　肺光镜结构模式图

肺表面被覆着由间皮和结缔组织组成的浆膜。肺组织分实质和间质两部分。实质即为肺内支气管的各级分支及其终端的大量肺泡。间质为肺内的结缔组织、血管、淋巴管和神经等。肺内支气管按照有无肺泡相连分为导气部和呼吸部。

1. 肺导气部　支气管从肺门入肺后再呈树状逐级分支，称支气管树。每个细支气管连同它的各级分支和肺泡组成一个肺小叶。肺小叶呈锥体形，锥体的尖端朝肺门，底向着肺表面。肺导气部随管道的分支管径渐细，管壁渐薄。平滑肌从分散的螺旋排列逐渐相对增多，形成完整的环形层。细支气管和终末细支气管通过平滑肌的收缩和舒张，具有控制进入肺泡内气流量的作用。在病理状况下，平滑肌发生痉挛收缩，引起呼吸困难，称支气管哮喘。

2. 肺呼吸部　终末细支气管、肺泡管、肺泡囊和肺泡，构成肺内呼吸部。呼吸性细支气管是终末细支气管的分支，管壁上出现肺泡，可进行气体交换。肺泡是支气管树的终末部分，是肺进行气体交换的部位。肺泡为多面形囊泡，一面开口于肺泡囊、肺泡管或呼吸性细支气管，其余各面与相邻的肺泡彼此相接。相邻肺泡之间含少量结缔组织和毛细血管，称肺泡隔。肺泡壁很薄，表面覆有肺泡上皮。

肺泡上皮：肺泡壁由两型细胞组成。肺泡表面大部分由Ⅰ型肺泡上皮细胞覆盖，占肺泡细胞总数的25%，但覆盖了肺泡约97%的表面积，为气体交换提供广阔的空间。Ⅱ型肺泡上皮细胞数量较Ⅰ型肺泡上皮细胞多，增殖能力强。细胞呈立方形，Ⅱ型肺泡上皮细胞镶嵌在Ⅰ型肺泡上皮细胞之间，可分泌表面活性物质，具有降低肺泡表面张力、稳定肺泡直径的作用。

肺泡隔：相邻两个肺泡之间的薄层结缔组织称肺泡隔。其中含有丰富的毛细血管网和大量的弹性纤维。在病理状态下，弹性纤维遭到破坏，肺泡处于过度扩张状态，造成肺气肿。

肺泡巨噬细胞：由单核细胞分化而来，广泛分布在肺泡隔或肺泡腔内。具有吞噬细菌、异物等功能。在吞噬了吸入的尘粒后，称尘细胞。

三、胸膜和纵膈

（一）胸膜的分部

胸膜是覆盖在肺表面的一层薄而光滑的浆膜，分为脏胸膜和壁胸膜两部分（图6－23）。脏胸膜被覆于肺的表面。壁胸膜依其所在部位可分为四部分：胸膜顶是包围肺尖的部分，高出锁骨内侧半上方2～3cm；肋胸膜衬于胸壁内表面；膈胸膜覆盖于膈的上面；纵膈胸膜衬贴在纵膈的两侧。

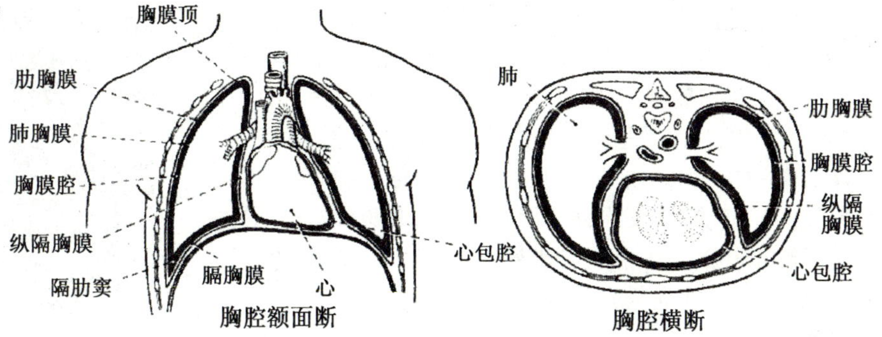

图 6－23　胸　膜

（二）胸膜腔

是脏、壁两部分胸膜在肺根处互相移行，共同形成的潜在性密闭腔隙。胸膜腔左、右各一，互不相通，腔内含少量浆液，可减少呼吸时两层胸膜的摩擦。正常胸膜腔为负压。其中肋胸膜和膈胸膜相互移行处所形成的半环状潜在性腔隙，为肋膈隐窝。肋膈隐窝是胸膜腔位置最低的部位，胸膜炎症的渗出液常积聚于此，为临床胸膜腔穿刺或引流的部位。

（三）纵膈

是两侧纵膈胸膜之间所有器官和组织的总称。其前界为胸骨，后界为脊柱胸段，上界为胸廓上口，下界为膈，两侧是纵膈胸膜。纵膈的内容物主要有胸腺、神经、食管、气管、心包、心脏及出入心的大血管和淋巴结等。

第四节　泌尿系统

泌尿系统由肾、输尿管、膀胱及尿道四部分组成（图 6－24）。它的功能是排除机体内在新陈代谢过程中所产生的废物，如尿素、尿酸、多余的水分和无机盐等。通过血液循环在肾内形成尿液，经输尿管排出，入膀胱储存，再由尿道排出体外。

一、肾

（一）肾的位置与形态

肾位于腹腔的后上部，脊柱的两旁，前面有腹膜覆盖，为腹膜外位器官。左肾上端平第 11 胸椎下缘，下端平第 2 腰椎下缘；右肾比左肾略低，其上端平第 12 腰椎，下端平第 3 腰椎。肾为成对的实质性器官，形似蚕豆，表面光滑，平均重量约 120～150g。肾内侧缘中部凹陷，称肾门，有肾动脉、肾静脉、肾盂、神经和淋巴管等出入。自肾门向肾实质的盲囊状凹陷称肾窦，窦内有肾小盏、肾大盏、肾盂、肾动脉的分支、肾静脉的属支、淋巴管、神经和脂肪组织等。

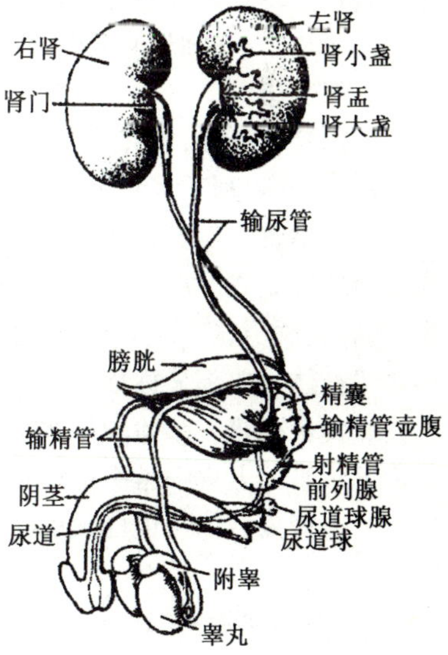

图 6－24　泌尿系统

（二）肾的结构

在肾的额状切面上，肾的实质分为肾皮质和肾髓质两部分（图 6－25）。肾皮质位于肾实质的浅层，约占肾实质的外 1/3，肾皮质伸入到肾髓质的部分称肾柱。肾髓质位于肾皮质深部，血管较少，色淡，致密有条纹，由 15～20 个肾锥体组成。肾锥体的底朝向皮质，尖朝向肾窦称肾乳头。包绕肾乳头的漏斗状膜性短管称肾小盏，2～3 个肾小盏合成一个肾大盏。肾大盏约有 2～3 个，由肾大盏集合成一个扁平漏斗形的肾盂。肾盂出肾门后逐渐缩小，延续为输尿管。

肾实质主要由大量泌尿小管组成，其间有少量结缔组织、血管、神经等构成肾间质。泌尿小管是形成尿液和重吸收尿液的一系列管道，包括肾单位、集合小管及其附属结构。

1. **肾单位** 肾单位是肾形成尿液的结构和功能单位。每个肾约有100万个以上肾单位。一个肾单位包括肾小体和肾小管两部分。

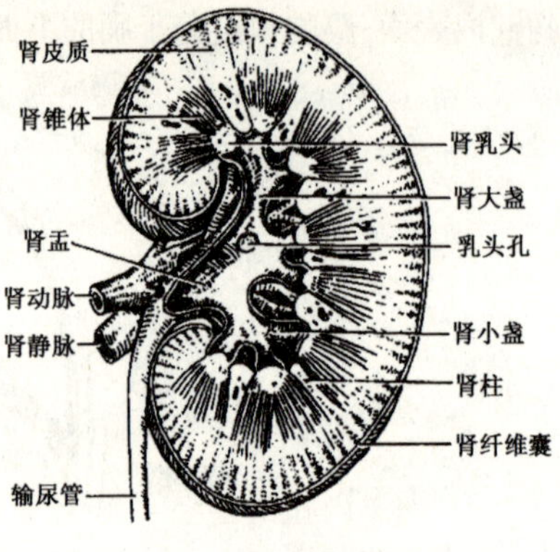

图6-25 右肾的额状切面

(1)肾小体:似球形,又称肾小球。由血管球和肾小囊组成。每个肾小体有两极,微动脉出入的一端称血管极,与肾小管相连的一端为尿极。肾小体是泌尿部分,位于肾皮质内,肉眼看呈细小颗粒状。

血管球:是位于肾小囊内的一团蟠曲的毛细血管。由入球微动脉从血管极处入肾小囊内,先分成4~5支,每支再分支形成许多相互吻合的毛细血管袢,继而再汇合成一条出球微动脉,从血管极处离开肾小体。电镜下,血管球毛细血管为有孔型,孔上大多无隔膜,有利于滤过功能。

肾小囊:是肾小管起始部膨大并凹陷而成的双层杯状囊。外层称壁层,内层称脏层,两层之间的腔隙为肾小囊腔。壁层为单层扁平上皮,在尿极处与近端小管相连。脏层为多突状的足细胞组成,紧包在血管球毛细血管外面。内皮细胞与足细胞之间有基膜。电镜下,足细胞胞体较大,并伸出几个大的初级突起,每个初级突起再发出许多次级突起,相邻次级突起形成指状交叉,紧贴在毛细血管基膜外面。突起之间有裂隙,称裂孔,裂孔上有裂孔膜。

滤过膜:当血液从血管球毛细血管滤过到肾小囊腔,需要经过三层结构,即有孔的内皮、基膜和足细胞之间的裂孔膜,这三层结构称为滤过膜或滤过屏障。滤入肾小囊腔的滤液称原尿。

(2)肾小管:肾小管是细长弯曲的管道,续于肾小囊,收集肾小体泌出的尿液向外输出,并在输出过程中,对其中有用的物质和大部分水分进行重吸收,可见肾小管的功能除参与排泄某些代谢废物外,还与调节体内水、电解质、酸碱平衡等有重要关系,这在保持内外环境稳定方面起重要作用。肾小管由单层上皮围成,分为近端小管、细段和远端小管三部分。(图6-26)

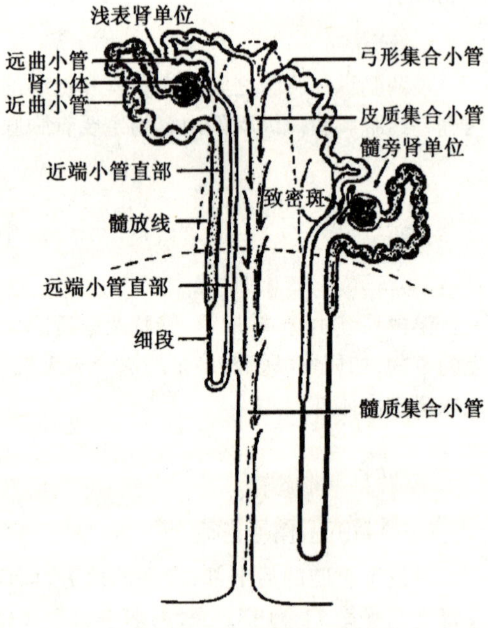

图6-26 肾泌尿小管结构模式图

近端小管是肾小管中最粗、最长的一段,分曲部和直部。曲部又称近曲小管。光镜下,管壁由单层立方或锥体形细胞组成,细胞界限不清,管腔面有刷状缘,基底部有纵纹。电镜下,刷状缘为细胞表面细长而密集的微绒毛,它扩大了细胞游离面的表面积。上皮细胞侧面有许多侧突与邻近细胞互相嵌合,故光镜下细胞界限不清。直部结构与曲部相似,但上皮细胞较矮,微绒毛、侧突和质膜内褶等不如曲部发达。

细段管径最细,管壁为单层扁平上皮,细胞核卵圆形,突向管腔。细段壁薄,利于水和离子透过。

远端小管分直部和曲部两部分。直部移行于远端小管曲部。管壁为单层立方上皮。光镜下,细胞分界清楚,细胞游离面无刷状缘,基底纵纹明显。电镜下,细胞表面微绒毛少而短,细胞侧面亦有少量侧突,细胞基底部质膜内褶发达,褶间有许多线粒体。曲部又称远曲小管,基本结构与直部相同,但上皮细胞比直部略高,基底纵纹不如直部发达。

2. **集合小管** 起始段与远曲小管相接,称弓形集合小管。进入髓放线后为直集合小管,入髓质后下行至肾乳头称乳头管。上皮细胞由单层立方渐变为单层柱状。上皮细胞特点是胞质清明,分界清楚。

3. **球旁复合体** 也称肾小球旁器,位于肾小体附近,主要由球旁细胞、致密斑和球外系膜细胞组成(图6-27)。

(1)球旁细胞:是入球微动脉位于血管极处的管壁中膜平滑肌特化而成的上皮样细胞。细胞质内含分泌颗粒,颗粒内含肾素。

(2)致密斑:是远端小管直部末端近血管极一侧的上皮细胞特化形成的椭圆形斑,是一种离子感受器,能感受远端小管内滤液中的钠离子浓度。

(3)球外系膜细胞:位于血管极入球微动脉和出球微动脉之间的一群细胞,与上述二类细胞一起发挥信息传递作用。

(三)肾的血液循环

肾担负着过滤血液形成尿液的特殊功能,因此有相应的血液循环途径和特点。

1. 肾动脉直接由腹主动脉分出,血流量大。

2. 入球微动脉管径比出球微动脉粗,使血管球内压力增高,有利于滤过。

3. 两次形成毛细血管网,即血管球毛细血管网和球后毛细血管网,前者有利于滤过作用,后者有利于重吸收功能。

4. 髓质内在的血管袢与髓袢伴行,有利于肾小管和集合小管的重吸收和尿液浓缩。

(四)肾的被膜

肾的表面包有三层被膜,由内向外依次为肾纤维囊、肾脂肪囊和肾筋膜。

肾的正常位置靠多种因素维持,肾被膜、肾血管、肾的毗邻器官、腹内压以及腹膜等对肾均起固定作用。

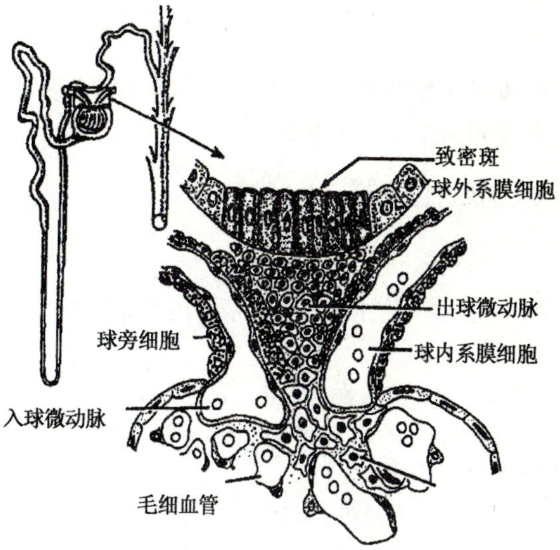

图6-27 肾小体和球旁复合体光镜结构模式图

二、输尿管

输尿管是一对细长的肌性管状器官,起自肾盂,终于膀胱,成人输尿管长约25~30cm,为腹膜外位器官。输尿管按其行程分为腹段、盆段和壁内段三部分。

腹段位于腹后壁,在平肾下极处续接于肾盂,沿腰大肌前方下降,至小骨盆入口处。盆段起自小骨盆入口处,终止于膀胱底。壁内段指输尿管斜穿膀胱壁的部分,长约1.5~2cm,开口于膀胱内面。

输尿管有三个狭窄部,分别位于肾盂与输尿管移行处、与髂血管交叉处、穿过膀胱壁处。当肾结石随尿液下行时,常易嵌顿于这些狭窄部。

三、膀胱

膀胱是一个贮存尿液的肌性囊状器官,成年人膀胱最大贮尿量可达800ml。膀胱充满时呈卵圆形,空虚时则呈锥体形。顶端尖细,朝向前上方,称膀胱尖;底部膨大,朝向后下方,称膀胱底;尖与底之间的大部分为膀胱体。膀胱以尿道内口与尿道相接(图6-28)。

在膀胱底部由两个侧角为左、右输尿管口和尿道内口围成的三角区,因缺少粘膜下层,其粘膜平滑无皱襞,称膀胱三角,此区是肿瘤、结核和炎症的好发部位。

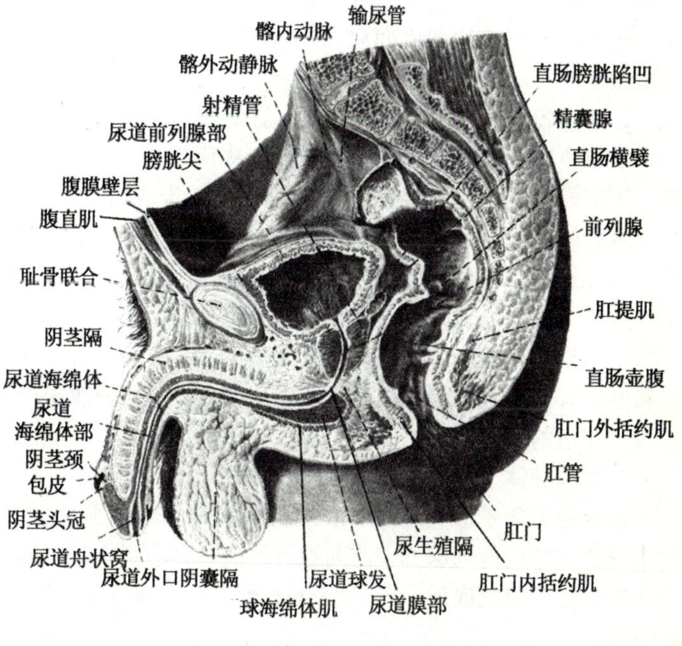

图6-28 男性盆腔正中矢状断面

膀胱位于小骨盆腔内,耻骨联合的后方,上连输尿管,下接尿道。膀胱充盈时,膀胱尖高出耻骨联合以上。膀胱底的后方,女性邻子宫颈和阴道上段,男性有精囊腺、输精管和直肠。

四、尿道

尿道为膀胱排出尿液的管道。女性尿道宽、短、直,全长4~5cm,起自膀胱尿道内口,穿过尿生殖膈,以尿道外口开口于阴道前庭前部。男性尿道既是排尿路,又是排精路,起自膀胱尿道内口,终于阴茎尿道外口,成人尿道长约18cm。

第五节　生殖系统

男、女性生殖器都分为内生殖器和外生殖器两部分。内生殖器包括生殖腺、输送生殖细胞的生殖管道和附属腺体；外生殖器则显露于体表。

一、男性生殖器

(一)内生殖器

男性内生殖器包括睾丸、输精管道和附属腺体(图6－29)。

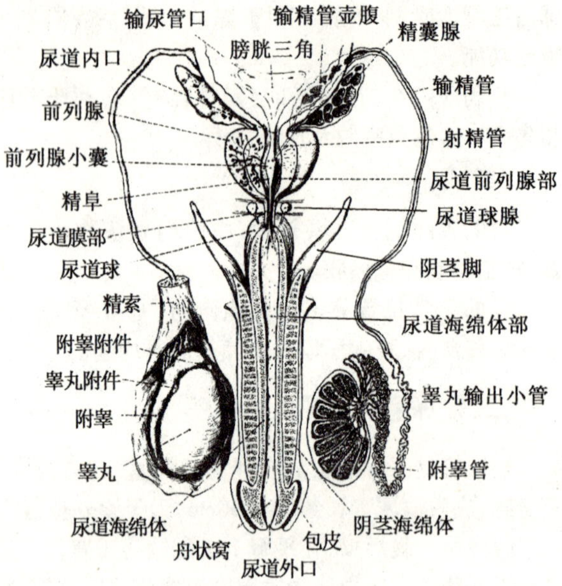

图6－29　男性生殖器

1. 睾丸　位于阴囊内，左、右各一，呈椭圆形，表面光滑。其前缘游离，后缘有附睾和输精管起始段附着，有血管、神经和淋巴管出入。

睾丸表面被覆鞘膜，鞘膜有脏、壁两层，两层之间的潜在腔隙称为鞘膜腔，内有少量浆液，若腔内积液过多，可形成鞘膜积液。鞘膜脏层深部为致密结缔组织构成的白膜。白膜在睾丸后缘增厚形成睾丸纵隔。纵隔的结缔组织呈放射状伸入睾丸实质，将睾丸实质分成约250个锥体形小叶。每个小叶内有1～4条弯曲细长的生精小管，是产生精子的场所。生精小管在近睾丸纵隔处变为短而直的直精小管。直精小管进入睾丸纵隔相互吻合形成睾丸网。生精小管之间的疏松结缔组织称睾丸间质，其内的睾丸间质细胞可分泌雄激素。

2. 输精管道　包括附睾、输精管、射精管、男性尿道等。

附睾位于睾丸的后上方，上端膨大，称附睾头，中部为附睾体，下端狭细为附睾尾。转向后上方移行为输精管。附睾的功能是贮存精子，并促进精子进一步成熟。

输精管是附睾的直接延续，管壁较厚，活体触摸时呈坚实的细圆索状。输精管按其行程分四部：睾丸部起于附睾尾，沿睾丸后缘上升。精索部位于精索内，上行至腹股沟管外环。此段输精管位置表浅，输精管结扎术常在此部进行。腹股沟部是穿经腹股沟管内的一段。盆部沿盆腔侧壁行向后下至膀胱底后面，其末端膨大成输精管壶腹。精索是位于附睾上端至腹股沟管腹环之间的一对柔软的圆索状结构，由输精管、睾丸动脉、蔓状静脉丛、神经和淋巴管等外包三层被膜而成。射精管由输精管壶腹末端与精囊排泄管在前列腺后方合并而成，穿前列腺后开口于尿道的前列腺部。

3. 附属腺体　有精囊腺、前列腺和尿道球腺。

前列腺为栗子形实质性器官，位于耻骨联合和直肠之间，膀胱颈的下方。其包绕尿道起始部，从中央纵行穿过的尿道称尿道前列腺部。前列腺的排泄管细小开口于尿道，分泌的弱碱性液体是精液的主要组成部分。

精囊位于膀胱底的后方，是一对长椭圆形的囊状器官，其排泄管与输精管末端合成射精管，其分泌物参与精液组成。

尿道球腺为埋藏于尿生殖膈内的一对小腺体，其分泌物参与精液组成。

(二)外生殖器

男性外生殖器包括阴茎和阴囊。

1. 阴囊　为一皮肤囊袋，其内容纳睾丸和附睾，阴囊壁由皮肤和肉膜组成。肉膜是阴囊的浅筋膜，含有平滑肌纤维。

2. 阴茎　主要由两个阴茎海绵体和一个尿道海绵体构成，外面包有筋膜和皮肤。尿道海绵体前端膨大称阴茎头，后端膨大称尿道球，尿道贯穿尿道海绵体全长。

(三)男性尿道

男性尿道具有排精和排尿的双重作用。它起于膀胱的尿道内口,终于阴茎头的尿道外口,成人男性尿道长约18cm。

男性尿道可分为三部,即前列腺部、膜部和海绵体部。前列腺部为尿道通过前列腺内的一段,后壁有射精管和前列腺排泄管的开口。膜部为男性尿道中最短的一部,管腔最细。海绵体部为尿道通过尿道海绵体的一段。临床上将尿道前列腺部和膜部称为后尿道,海绵体部称为前尿道。尿道管径全长粗细不一,有三个狭窄处,分别位于尿道内口、尿道膜部和尿道外口。临床上向尿道插入器械或导尿时,以通过尿道膜部最为困难。

(四)精子的产生及排出途径

精子由睾丸产生,经附睾、输精管、射精管和男性尿道排出体外。

二、女性生殖器

女性生殖器包括内生殖器和外生殖器。

(一)女性内生殖器

内生殖器包括卵巢、输卵管、子宫和阴道(图6-30)。

1. 卵巢 可产生卵子和分泌雌激素。卵巢呈扁椭圆形,位于小骨盆侧壁,为腹膜内位器官。卵巢分为外周的皮质和中央的髓质,皮质较厚,含有不同发育阶段的卵泡以及黄体和闭锁卵泡等结构,髓质狭小,为富含血管、淋巴管和神经的疏松结缔组织。

卵巢有明显的年龄变化。幼年时双侧卵巢内共有约30~40万个原始卵泡,青春期约有4万个原始卵泡,至40~50岁时仅剩几百个。自青春期起,卵巢在垂体分泌的促性腺激素的作用下,每隔28天左右有一个卵泡发育成熟并排卵。在女子一生约30~40年的生育期内,两侧卵巢共排卵400~500个,其余卵泡均于不同年龄先后退化为闭锁卵泡。到更年期(45~55岁),卵巢功能逐渐减退,进入绝经期。绝经期后的卵巢不再排卵。

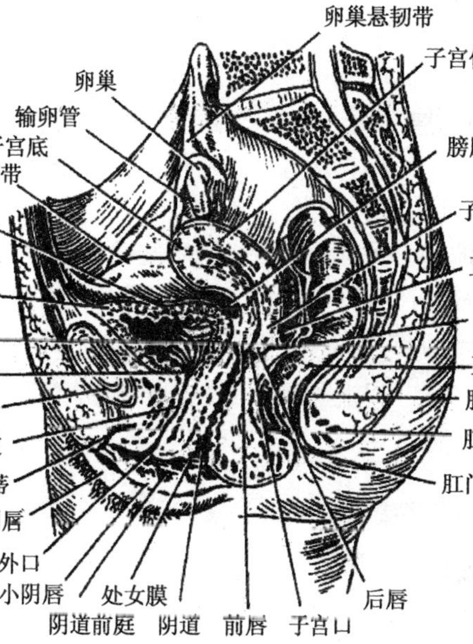

图6-30 女子盆腔正中矢状断面

2. 输卵管 是一对输送卵子,弯曲的肌性管道,长约10~12cm,位于小骨盆腔内,子宫的两侧。其内端开口于子宫腔称输卵管子宫口,外端以输卵管腹腔口开口于腹膜腔。输卵管由内侧向外分为四部:输卵管子宫部为贯穿子宫壁的部分,短而狭窄。输卵管峡部占输卵管游离部的内侧1/3,细短而直,输卵管结扎术多在此部进行。输卵管壶腹部约占输卵管游离部的外侧2/3,管腔大而弯曲。卵子通常在此部受精;若受精卵在输卵管内发育,即成宫外孕(图6-31)。输卵管漏斗为外侧端的扩大部分,呈漏斗状。其游离缘有许多指状突起称输卵管伞,覆盖于卵巢表面。卵细胞从卵巢表面排入腹膜腔,再经输卵管腹腔口进入输卵管。

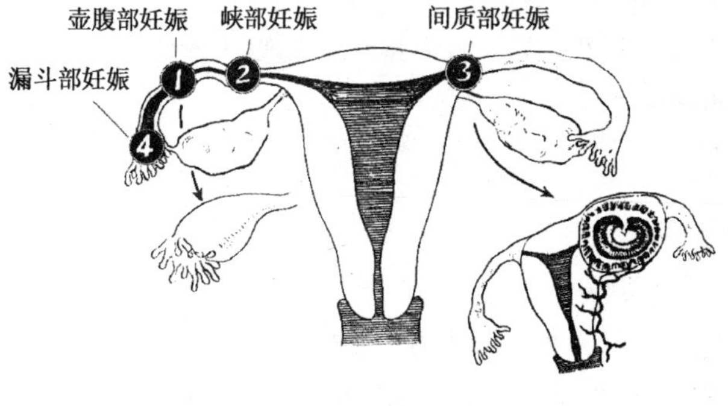

图6-31 宫外孕发生部位

3. 子宫 为一肌性器官,是孕育胎儿的场所。成年未孕的子宫,呈前后略扁、倒置的鸭梨形。子宫位于小骨盆腔的中央,膀胱和直肠之间(图6-32)。子宫分为三部:上端称子宫底,下端细圆的部分称为子宫颈,底与颈之间的部分称为子宫体。子宫颈与子宫体连接的部位,稍狭细,称为子宫峡。在妊娠期,子宫峡逐渐扩张伸至10cm,形成子宫下段。产科常在此进行剖腹产手术。

子宫的内腔较狭窄，上部由底、体围成，称为子宫腔，下部在子宫颈内，称为子宫颈管。子宫颈管呈梭形，其上口通子宫腔，下口称为子宫口，通阴道。

子宫壁由粘膜、肌膜和浆膜三层构成。子宫粘膜叫子宫内膜，子宫底和体的内膜随月经周期（约 28 天）而变化，呈周期性的增生和脱落，颈部粘膜较厚而坚实，无周期性变化。肌膜是很厚的纵横交错的平滑肌层，怀孕时肌纤维的长度和数量都增加。浆膜即包绕子宫的腹膜脏层。

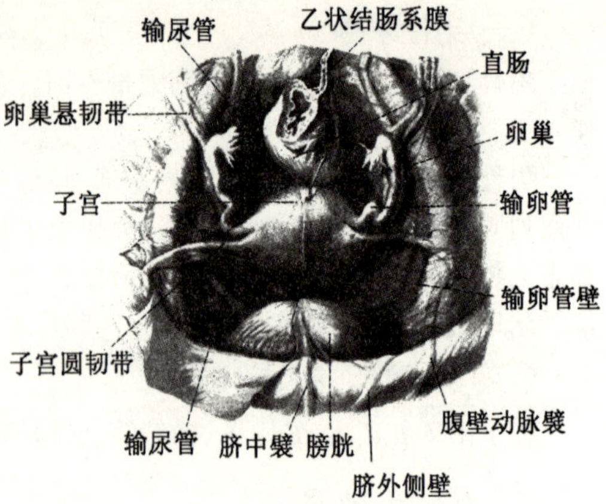

图 6－32　女性盆腔脏器（上观面）

4. 阴道　为前后扁平的肌性管道，连接子宫和外生殖器，是导入精液、排出月经和娩出胎儿的通路。大部分位于小骨盆腔内，后方以结缔组织和直肠紧密粘连，前方与尿道也以结缔组织牢固连接，上端连接子宫颈，下部穿过尿生殖膈，开口于阴道前庭。在处女阴道口周围有处女膜附着。阴道具有较大的伸展性，分娩时高度扩张，成为胎儿娩出的产道。

（二）女性外殖器，即女阴（图 6－33）

1. 阴阜　为位于耻骨联合前方的皮肤隆起，皮下脂肪较多。性成熟期以后，生有阴毛。

2. 大、小阴唇　为一对纵行隆起的皮肤皱襞，其外侧面富有色素，在成人生有阴毛。小阴唇位于大阴唇的内侧，是一对薄的皮肤皱襞，表面光滑无毛。

3. 阴道前庭　是位于两侧小阴唇之间的裂隙，前部有尿道外口，后部有阴道口。阴道口周围附有处女膜或处女膜痕。在阴道口的后外侧，在小阴唇与处女膜之间的沟内，约相当于小阴唇中、后 1/3 交界处，左、右各有一前庭大腺的开口。

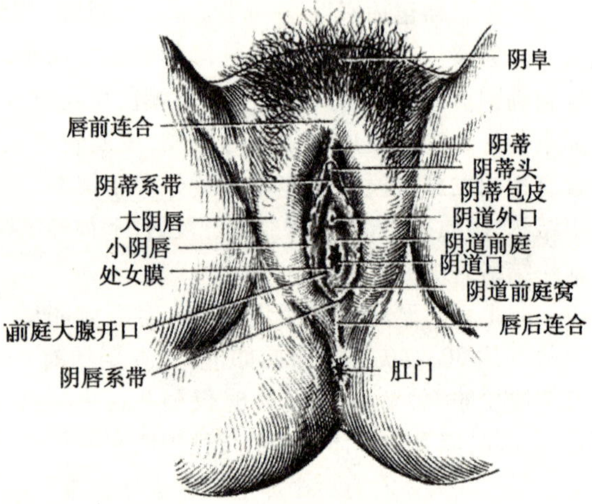

图 6－33　女性外生殖器

4. 阴蒂　成自两个阴蒂海绵体，相当于男性的阴茎海绵体。阴蒂外面包以阴蒂包皮。露于表面的阴蒂头，富有神经末梢，感觉敏锐。

5. 前庭球　相当于男性的尿道海绵体，呈 U 字形，分为中间部和两个外侧部。位于大阴唇的皮下，表面被球海绵体肌遮盖。

6. 前庭大腺　与男性尿道腺相当，约豌豆大小，位于前庭球外侧部的后方，其排泄管开口于阴道前庭，分泌物起润滑阴道的作用。

7. 女性尿道　仅有排尿功能，起于尿道内口，在阴道的前方向前下，穿尿生殖膈，终于尿道外口，开口于阴道前庭。

第六节　循环系统

循环系统是人体内一系列密闭而连续的管道系统，包括心血管系统和淋巴系统两部分。心血管系统中流动着血液；淋巴系统中流动着淋巴，淋巴最终也注入心血管系统。循环系统的主要功能是不断地把消化器官吸收的营养物质和肺吸收的氧气以及内分泌器官分泌的激素等运送到全身各器官和组织，供其新陈代谢之用；同时，又将各器官和组织的代谢产物，如二氧化碳和尿素等运送到肺、肾和皮肤等器官排出体外，以保证人体正常生理活动的进行。

一、心血管系统

由心、动脉、静脉和毛细血管组成。心是血液循环的动力器官，分为左、右心房和左、右心室四个腔。动脉是从心室发出运送血液到全身各器官的血管。动脉在行程中不断分支,越分越细,最后延续为毛细血管。静脉是从毛细血管引导血液回流至心房的血管。毛细血管是连于小动脉和小静脉之间的细小血管,相互连接成毛细血管网,血液在此处与组织和细胞进行物质交换。

根据血液循环的路径不同,分为体循环和肺循环(图6-34)。

体循环(大循环)的途径:左心室→主动脉及其各级分支→全身的毛细血管网→各级静脉→上、下腔静脉→右心房。

肺循环(小循环)的途径:右心室→肺动脉干及其分支→肺泡毛细血管网→肺静脉→左心房。

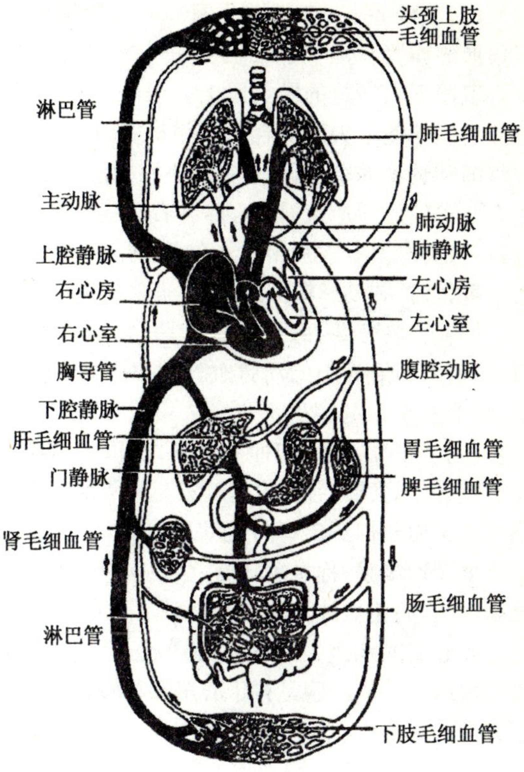

图6-34　循环系统

(一)心

心是中空的肌性器官,心有节律的搏动,推动血液循环。

1. 心的位置和外形　心位于胸腔的中纵膈内,周围包有心包。约2/3在身体中线左侧;1/3在中线右侧。心似前后略扁的倒置圆锥体,相当本人拳头大小。心有心底、心尖、两个面和三条沟(图6-35)。心底朝向右后上方,与出入心的大血管相连。心尖朝向左前下方,由左心室构成,体表位置在左侧第5肋间隙、左锁骨中线内侧1~2cm处,活体在此处可摸到心尖的搏动。心的表面有三条沟:近心底处,有一条几乎呈环形的冠状沟,是心房与心室在心表面的分界标志;在胸肋面和膈面上,各有一条自冠状沟向下至心尖切迹的纵沟,分别称前室间沟和后室间沟,是左、右心室在心表面的分界标志。上述三条浅沟中均有心的血管行经及脂肪组织填充。

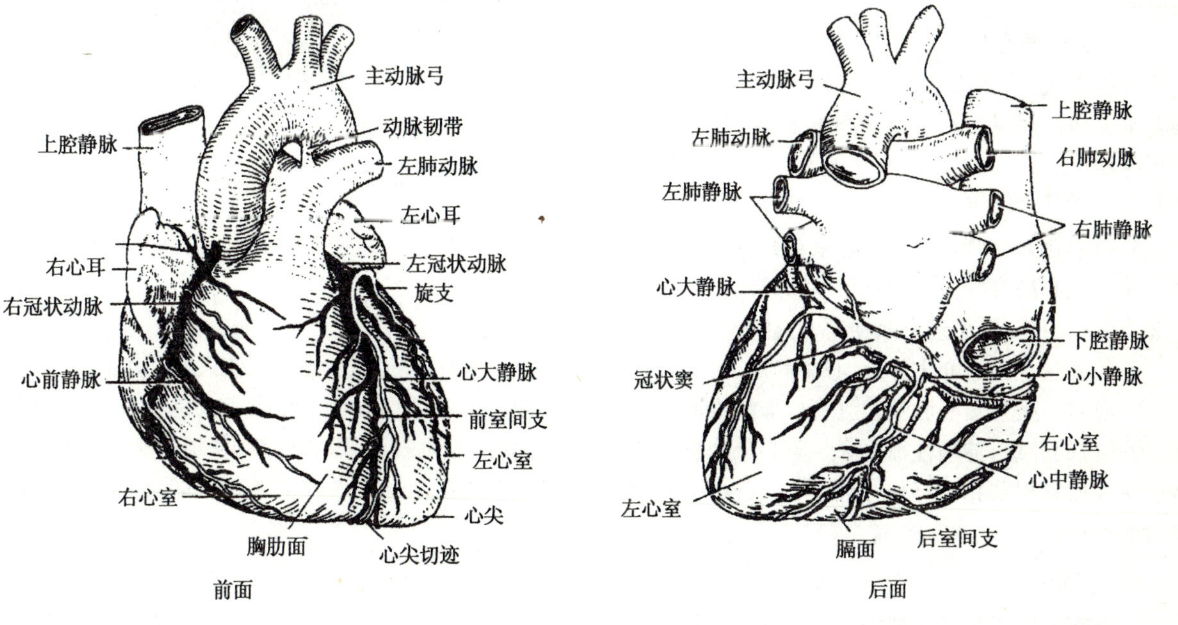

图6-35　心的外形与血管

2. 心腔的形态结构　心的内腔被纵行的房间隔和室间隔分为左、右两半。每半心又各分为上部的心房和下部的心室。每侧心房和心室间有房室口相通,正常时左半心和右半心互不相通。右半心运行静脉血,左半心运行动脉血(图6-36)。

(1)右心房:入口有上腔静脉口、下腔静脉口和冠状窦口。分别引导人体上半身、下半身和心本身的静脉血回流入右心房。右心房的出口为右房室口下通右心室。在房间隔右侧面下部有一浅窝称卵圆窝,是胎儿时期卵圆孔闭合后的遗迹。

(2)右心室:入口即右房室口。口周缘附有三个三角形的瓣膜,称三尖瓣(图6-37)。各瓣借腱索连于心室壁突入室腔的乳头肌上。当心室收缩时,由于血液的推动使三尖瓣对合而关闭房室口,由于乳头肌的收缩和腱索的牵拉,使三尖瓣不致翻向右心房,以防止右心室的血液逆流回右心房。右心室的出口是肺动脉口,口周缘附有三片半月形的瓣膜,称肺动脉瓣,当心室舒张时,肺动脉瓣关闭,阻止血液逆流回右心室。

(3)左心房:后部两侧各有两个入口,称肺静脉口,导入由肺流入心的动脉血。左心房的出口为左房室口,下通左心室。

(4)左心室:其入口即左房室口,口的周缘附有两片瓣膜,叫二尖瓣,各瓣也借腱索与乳头肌相连。其功能与三尖瓣相似。出口为主动脉口,口的周缘也附有三个半月形瓣膜,称主动脉瓣。当左心室舒张时,主动脉瓣关闭,防止血液返流至左心室。

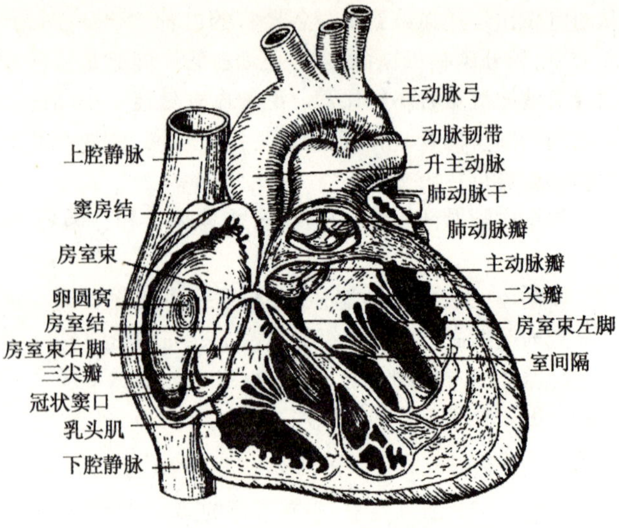

图6-36 心脏的内部结构

3. 心壁的构造 心壁由心内膜、心肌和心外膜三层组成。心内膜是衬于心房和心室内面的一层光滑的薄膜,与血管内膜相延续。在房室口和动脉口处,心内膜折叠形成心瓣膜。心肌层主要由心肌纤维构成。心室肌层比心房肌层厚,左心室肌比右心室肌厚,这与心各部的机能相适应。心外膜是心表面一层光滑的浆膜,是浆膜性心包的脏层。

4. 心的传导系统 心传导系统由特殊分化的心肌纤维构成,其功能是产生并传导冲动,维持心的正常节律性搏动。心传导系统包括窦房结(心的正常起搏点)、房室结、房室束及其分出的左、右脚和蒲肯野纤维网等。

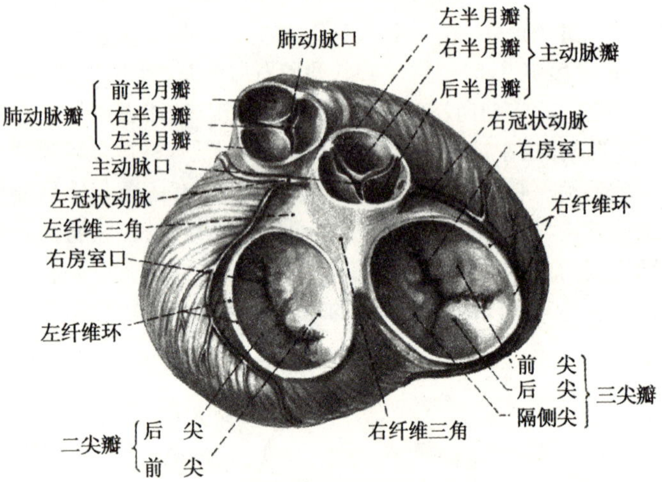

图6-37 心的瓣膜

5. 心的血管 营养心的动脉来自升主动脉发出的左、右冠状动脉。左短而粗,分为前室间支和旋支,主要分支分布于左心房、左心室。右冠状动脉沿冠状沟右行至膈面,沿途主要分支分布于右心房、右心室。冠状动脉或其分支发生阻塞,可引起心肌梗塞、心律失常等。

心的静脉主要有心大静脉、心中静脉、心小静脉,最后汇入冠状窦,经过冠状窦口回流入右心房。

6. 心包 是包裹心脏及大血管根部的锥形囊,可分为浆膜心包和纤维心包。纤维心包是一致密的结缔组织囊,为心包的外层,伸缩性很小。浆膜心包分脏、壁两层,脏层紧贴心肌表面,即心外膜;壁层贴于纤维心包内面。两层在大血管根部相互移行。浆膜心包脏、壁两层间的腔隙称心包腔,腔内含少量浆液,起润滑作用,以减少心搏动时的摩擦。

(二)血管

1. 血管的种类与组织结构 血管分为动脉、静脉、毛细血管三类。

(1)动脉:是引导血液离开心脏的血管,分成大、中、小动脉。大动脉通常指接近心的主动脉、头臂干、肺动脉干等。小动脉一般指管径在1mm以下的动脉;30μm以下的称为微动脉。中动脉介于大动脉和小动脉之间。

动脉管壁可分为内膜、中膜、外膜三层。内膜较薄,由内皮、内皮下层和内弹性膜构成,其中内皮下层为薄层结缔组织,内弹性膜由一至多层弹性纤维组成;中膜较厚,主要由环形平滑肌或弹性膜等组织组成,使动脉具有弹性和收缩性;外膜由结缔组织组成,内含营养血管和神经等。

大动脉的中膜很厚,主要由弹性膜组成,由于弹性大,故又称弹性动脉。中动脉管壁中膜主要由平滑肌组成,故又称肌性动脉。小动脉的中膜只有1~4层环形平滑肌,由于小动脉分布广,数量多,阻力大,对血流与血压的调节起重要作用，故小动脉又称外周阻力动脉。

(2)静脉：是引导血液向心流动的血管，按其管径分为大、中、小静脉。大静脉一般管径10mm以上，例如上、下腔静脉；中静脉在2～9mm之间；小静脉在2mm以下。从分布的部位划分，可分为浅静脉和深静脉。浅静脉位于皮下，包括肘正中静脉、头静脉、大隐静脉、颈外静脉及头皮静脉，是注射、输液、抽血的常用静脉。深静脉常与同名动脉伴行，如股静脉、腋静脉、肾静脉等。深浅静脉借交通支互相连通。静脉与同行动脉相比较，管腔较大，管壁较薄。静脉管壁也分为内膜、中膜和外膜。静脉壁内有静脉瓣，由静脉管壁内膜形成，薄而柔软，是形似袋口朝向心脏的半月状小袋。静脉瓣膜在血液顺流向心时开放，逆流时瓣膜关闭，是防止血液逆流的重要装置。人体凡受重力影响较大、血液回流比较困难的部位，静脉瓣就多，如四肢，尤其是下肢静脉的静脉瓣最多(图6－38)。

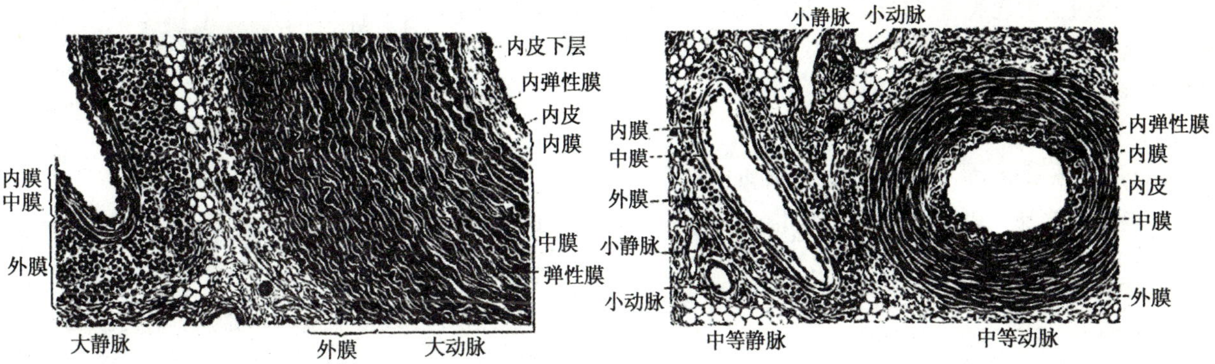

图6－38 **大、中、小动静脉的构造**

(3)毛细血管：连接于微动脉与微静脉之间，数目最多，分布最广，管径极细，只能容纳并列的1～2个红细胞通过，其管壁最薄，仅由一层内皮细胞和基膜构成。在内皮细胞的外面尚有一种有突起的周细胞，其功能可能是参与血管生长或再生。

由于毛细血管壁薄，故通透性较高，从而可使血液中的氧离子和营养物质能通过管壁进入组织，组织中的二氧化碳和代谢产物也能通过管壁进入血液，完成血液与组织间的气体交换和物质交换。皮下或肌肉注射的药物也可通过毛细血管壁被吸收。

2. 肺循环的动、静脉

肺动脉干起自右心室的肺动脉口，短而粗，行至主动脉弓下方分为左、右肺动脉，分别经左、右肺门入左、右肺。肺动脉内运行的是静脉血。肺静脉左右各两条，自肺门出肺注入左心房。肺静脉内运行的是动脉血。

3. 体循环的动、静脉

(1)主动脉：是体循环的动脉主干，按其行程分为升主动脉、主动脉弓和降主动脉三段，降主动脉又以膈的主动脉裂孔为界，分为胸主动脉和腹主动脉。腹主动脉下行至第四腰椎体下缘处分为左、右髂总动脉。动脉的走行和分布有以下特点：身体各部的动脉干多行于身体的屈侧，或较为隐蔽的部位，左右侧的动脉分支分布大多对称，分布到器官的动脉多起于附近动脉干。

由主动脉弓的凸侧自右向左发出三大分支，依次为头臂干(无名动脉)、左颈总动脉和左锁骨下动脉，头臂干分为右颈总动脉和右锁骨下动脉。

头颈部的动脉主要来源于颈总动脉，部分起自锁骨下动脉。在颈总动脉分为颈内动脉和颈外动脉的分叉的后壁上有一椭圆形小体，称颈动脉小球，为化学感受器。当血液中二氧化碳升高时，刺激化学感受器可反射性的引起呼吸加深、加快。在颈内动脉起始处的膨大部，称颈动脉窦，为压力感受器。当动脉血压升高时，刺激压力感受器可反射性的引起心跳减慢，血压下降。

上肢的动脉主要是锁骨下动脉及其分出的腋动脉、肱动脉、尺动脉和桡动脉。下肢的动脉主干有股动脉、腘动脉、胫后动脉和胫前动脉。

(2)体循环的静脉：起始于毛细血管，逐渐汇合成较大的静脉，最后经上下腔静脉和冠状窦注入右心房。体循环的静脉分浅、深两组，浅静脉行于皮下组织内，又名皮下静脉，不与动脉伴行，因位置表浅，临床上常做为静脉注射、输液和采血的部位。浅静脉最后注入深静脉。

肝门静脉及其属支组成肝门静脉系。收集胰、脾、胆囊和胃以下消化管的静脉血。肝门静脉为一短干，经肝门入肝，在肝内反复分支入肝血窦，而后又逐级汇合成肝静脉注入下腔静脉(图6－39)。由胃肠道吸收的物质包括药物都要经肝门静脉送到肝脏。

肝门静脉系与上、下腔静脉系之间有多处吻合，当肝门静脉血液回流受阻时(如肝硬化引起的门脉高压症)，血液可经吻合支返流至上、下腔静脉。在这种情况下，吻合支可逐渐扩大，引起食管静脉丛、直肠静脉丛和脐周静脉网的静脉曲张。如果在食管、直肠等处曲张的静脉破裂，则会出现呕血和便血。

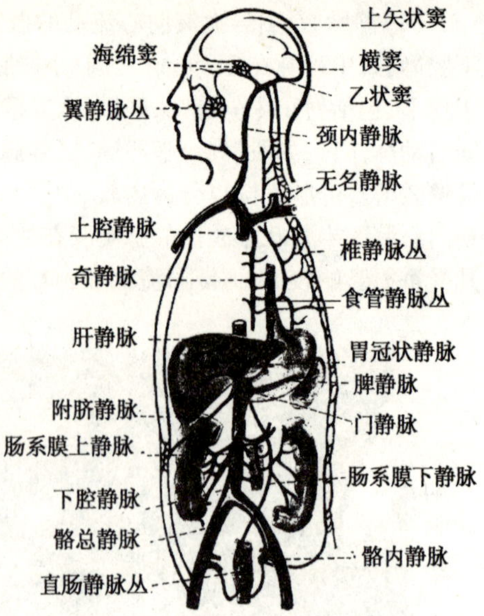

图6-39　门腔静脉吻合模式图

二、淋巴系统

淋巴系统由淋巴管道、淋巴器官和淋巴组织组成，在淋巴管道内流动的无色透明液体称为淋巴。淋巴器官包括淋巴结和脾等。淋巴组织是含有大量淋巴细胞的网状结缔组织。

(一)淋巴管道

可分为毛细淋巴管、淋巴管、淋巴干和淋巴导管。

1.毛细淋巴管　以盲端起于组织间隙，彼此吻合成网。与毛细血管相比，毛细淋巴管的管径较粗，管壁较薄，通透性较大。一些不易通过毛细血管的大分子物质如蛋白质、脂肪微粒、细菌、癌细胞等，可进入毛细淋巴管。

2.淋巴管　由毛细淋巴管汇合而成。淋巴管在向心流动过程中，一般都经过一个或多个淋巴结。

3.淋巴干　淋巴管通过一系列淋巴结后，汇合成较大的淋巴干。全身共有9条淋巴干，如左右颈干、左右锁骨下干等。

4.淋巴导管　9条淋巴干最后汇合成两条淋巴导管，即胸导管和右淋巴导管。胸导管起始部多膨大，称乳糜池。胸导管沿脊柱前面上升，到左颈根部注入左静脉角。它可收集下半身和左上半身，即全身3/4区域的淋巴。右淋巴导管为一短干，注入右静脉角。右淋巴导管收集右侧上半身，即人体右上1/4区域的淋巴。

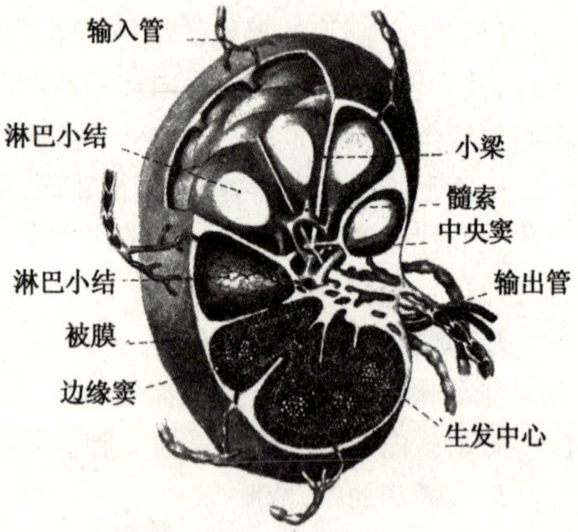

图6-40　淋巴结构造模式图

(二)淋巴器官

包括胸腺、淋巴结、脾和扁桃体等。

1.淋巴结　为灰红色、质软的圆形或椭圆形小体，一侧较凸，有数条输入淋巴管进入，另一侧稍凹，与输出淋巴管相连(图6-40)。淋巴结一般多沿血管成群分布，并接受从一定器官或部位回流的淋巴。因此，局部感染可引起相应淋巴结群的肿大或疼痛，癌细胞也常沿淋巴管转移，并可停留在淋巴结内，使其肿大。

淋巴结的功能：①滤过淋巴液；②产生T、B细胞；③参与机体的免疫应答，淋巴结内T细胞和B细胞可分别参与机体的细胞免疫和体液免疫。

2.脾　是人体最大的淋巴器官，位于左季肋区，9~11肋深方，脾为实质性器官，质软而脆，受暴力打击容易破裂(图6-41)。脾的脏面凹陷，近中央处为脾门，为血管、神经出入的部位。上缘较锐，有2~3个切迹，称脾切迹，是脾肿大时触诊的标志。脾具有滤血、造血、储血、吞噬衰老细胞及免疫等功能。

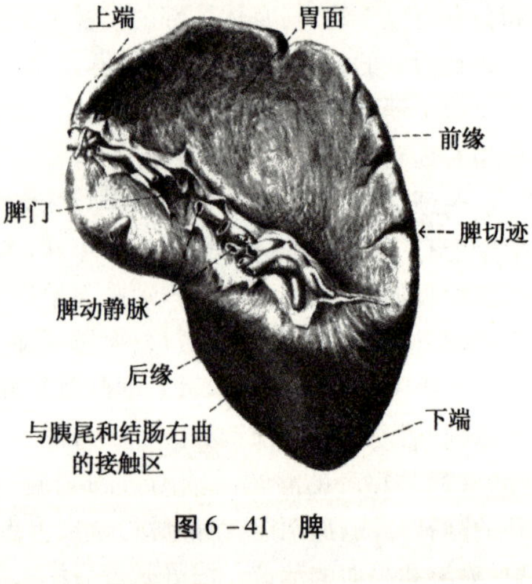

图6-41　脾

第七节　内分泌系统

一、内分泌的概念

人体内一些腺体、组织或细胞能分泌高效生物活性物质，通过血液或其他体液途径作用于一些专属的效应器官或细胞（靶细胞），并调节它们的生理活动，这种有别于通过导管排出腺体分泌物（外分泌）的称为内分泌。具有内分泌功能的腺体、组织和细胞，共同组成内分泌系统。这些腺体包括垂体、甲状腺、甲状旁腺、松果体、胸腺、肾上腺、胰岛、性腺，还有如胃肠道、心、肾、肺等许多器官散在分布的内分泌细胞，此外在中枢神经系统内，特别是下丘脑存在兼有内分泌功能的神经细胞（图 6－42）。

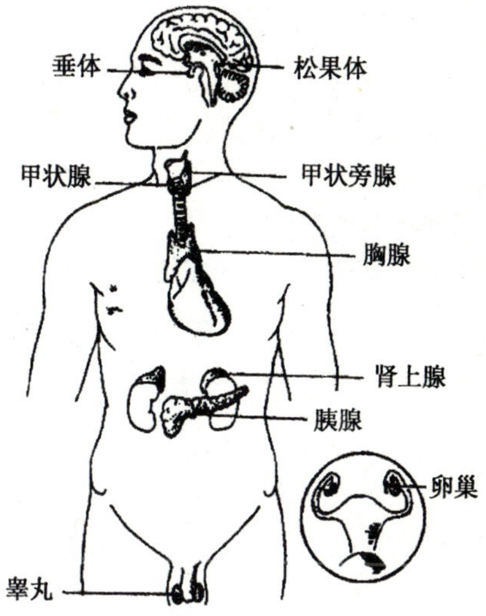

图 6－42　主要内分泌腺的分布

二、激素的概念和化学分类

激素是指由内分泌腺或内分泌细胞分泌的具有传递信息作用的高效能生物活性物质。激素按其化学性质分为两大类，即含氮激素和类固醇激素。含氮激素包括蛋白质激素、肽类激素和胺类激素。类固醇激素主要由胆固醇衍变而来，通常把维生素 D_3 也包括在这一类中。

三、几个重要的内分泌腺

（一）垂体

垂体位于脑下部由蝶鞍构成的垂体窝中，通过垂体柄与下丘脑相连。成年人的垂体约重 0.6g，大小如豌豆。垂体分为腺垂体和神经垂体两大部分。腺垂体又分为前部，中间部和结节部，由腺上皮细胞及毛细血管组成。神经垂体由神经组织组成，包括神经部和漏斗，后者又分为漏斗柄和正中隆起两部分。通常又将结节部和漏斗称为垂体柄。将腺垂体的前部和结节部称为垂体前叶，把神经部和中间部称为垂体后叶。由于在形成与功能上下丘脑与垂体的联系非常密切，可将它们看作一个功能单位（图 6－43）。

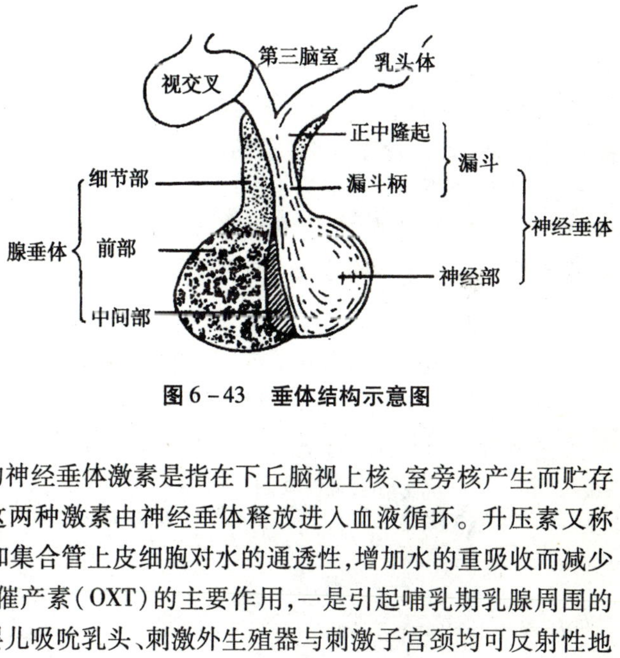

图 6－43　垂体结构示意图

1. 神经垂体　不含腺体细胞，不能合成激素。所谓的神经垂体激素是指在下丘脑视上核、室旁核产生而贮存于神经垂体的升压素与催产素。在适宜的刺激作用下，这两种激素由神经垂体释放进入血液循环。升压素又称抗利尿激素（ADH），主要生理功能是增加肾脏远曲小管和集合管上皮细胞对水的通透性，增加水的重吸收而减少尿量，只有在大剂量时才有收缩血管，升高血压的作用。催产素（OXT）的主要作用，一是引起哺乳期乳腺周围的肌上皮细胞收缩而促进排乳；二是引起妊娠子宫收缩。婴儿吸吮乳头、刺激外生殖器与刺激子宫颈均可反射性地引起催产素分泌。

2. 腺垂体　是体内最重要的内分泌腺。它由不同的腺细胞分泌七种激素：由生长激素细胞分泌生长激素（STH）；由促甲状腺激素细胞分泌促甲状腺激素（TSH）；由促肾上腺皮质激素细胞分泌促肾上腺皮质激素（ACTH）与促脂素（LPH）；由促性腺激素细胞分泌卵泡刺激素（FSH）与黄体生成素（LH）；由催乳激素细胞分泌催乳激素（LTH）。

生长激素含有 191 个氨基酸，分子量为 22000，其化学结构与催乳素近似。生长激素是一种蛋白质激素，可促进软骨细胞分裂和生长，故对躯体生长发育有重要作用。在幼年时期，生长激素缺乏，将出现生长停滞，身材矮小，称为侏儒症；生长激素过多则患巨人症。成年后，由于长骨骨骺已经钙化，长骨不再生长，这时生长激素过多会使软骨成分较多的手和脚肢端短骨、面骨及其软组织生长异常，以致出现手足粗大、鼻大唇厚、下颌突出等症状，称为肢端肥大症。

催乳激素主要作用是促进乳腺发育，在哺乳期有启动并维持泌乳的作用。此外，催乳激素还有促进黄体形成和分泌的作用。催乳激素的分泌受下丘脑催乳素释放激素和催乳素释放抑制激素的双重调节。吸吮乳头可反射性引起催乳激素分泌。

（二）甲状腺

甲状腺是人体内最大的内分泌腺，重20～30g。它位于气管上端两侧，甲状软骨的下方。左右两叶由较窄的峡部相连，形似蝴蝶（图6－44）。

甲状腺由许多腺泡组成。腺泡由单层的立方上皮细胞围成，中心为腺泡腔。腺泡上皮细胞是甲状腺激素合成和释放的部位，腺泡腔是甲状腺激素的贮存库（图6－45）。甲状腺激素有四碘甲腺原氨酸（甲状腺素）和三碘甲腺原氨酸两种。激素的合成原料为甲状腺球蛋白和碘。

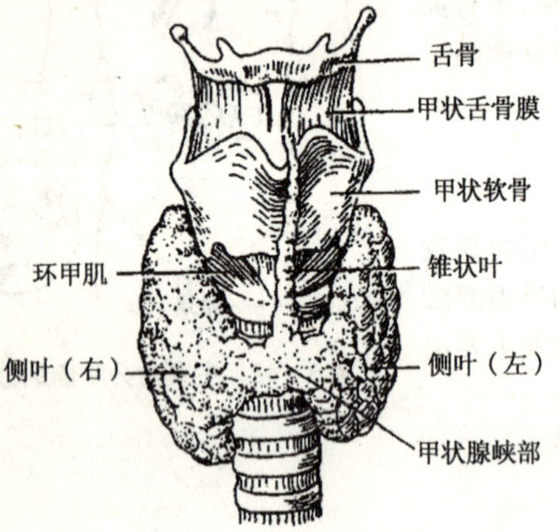

图6－44 甲状腺的位置和形态

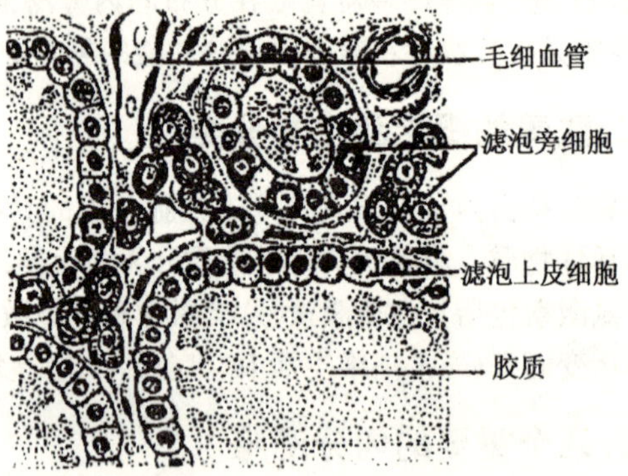

图6－45 甲状腺的组织结构示意图

甲状腺激素的主要作用是促进物质与能量代谢，促进生长和发育过程。对人类和哺乳动物来说，甲状腺激素是维持正常生长和发育不可缺少的激素，特别是对骨和脑的发育尤为重要。甲状腺功能低下的儿童，表现为以智力迟钝、身体矮小为特征的呆小症（又称克汀病）。甲状腺功能亢进时，中枢神经系统的兴奋性增高，主要表现为注意力不易集中、过敏、疑虑、多愁善感、喜怒失常、烦躁不安、睡眠不好而且多梦幻，以及肌肉纤颤等。相反，甲状腺功能低下时，中枢神经系统兴奋性降低，出现记忆力减退、说话和行动迟缓、淡漠无情与终日思睡状态。

（三）甲状旁腺

甲状旁腺呈扁椭圆形，棕黄色，大如黄豆，每个重30～50mg，通常埋在甲状腺两侧叶的后缘内（图6－46）。

甲状旁腺表面包有薄层结缔组织被膜，被膜亦深入到腺实质内。腺细胞呈团索状排列，间质中有丰富的毛细血管网，腺细胞分为主细胞和嗜酸性细胞两种（图6－47）。

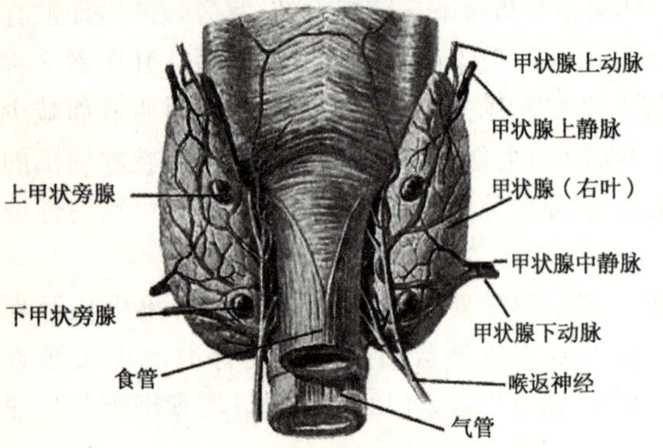

图6－46 甲状旁腺的位置

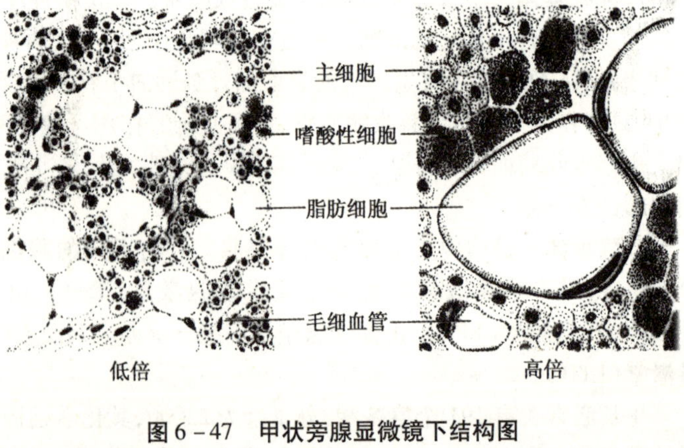

图6－47 甲状旁腺显微镜下结构图

1.主细胞 主细胞是腺实质的主要细胞成分，细胞为圆形或多边形，较小，直径4～8μm，细胞核圆形，位于中央，HE染色胞质着色浅。

主细胞分泌甲状旁腺素。甲状旁腺素是一种多肽类激素,其主要作用是增强破骨细胞的破骨功能,溶解骨组织;并能促进肠及肾小管对钙离子的吸收,使骨内钙盐溶解,形成可溶性钙释放入血,使血钙升高。机体在甲状旁腺素和降钙素协同作用下,维持血钙的稳定。

甲状旁腺激素分泌减少时,血钙降低,可使神经、肌肉的兴奋性升高,出现手足抽搐,严重时可引起喉肌和呼吸肌痉挛,病人因窒息而死亡。

2. 嗜酸性细胞 嗜酸性细胞体积稍大于主细胞,直径6~10μm,单个或成群存在。细胞核小而圆,染色深,胞质内充满嗜酸性颗粒。嗜酸性细胞随年龄增长而增加,但其生理意义目前尚不清楚。

(四)肾上腺

肾上腺位于肾的上方,左右各一。左侧略大,形似半月,而右侧呈三角形。肾上腺由皮质和髓质两部分组成,外周部为皮质,占大部分,中心部为髓质,仅占小部分。由于皮质和髓质分泌的激素种类不同,因此从生理功能上来看,肾上腺皮质和髓质是两个截然不同的分泌腺。

1. 肾上腺皮质 肾上腺皮质的束状带细胞分泌糖皮质激素,球状带分泌盐皮质激素,网状带分泌性激素(图6-48)。

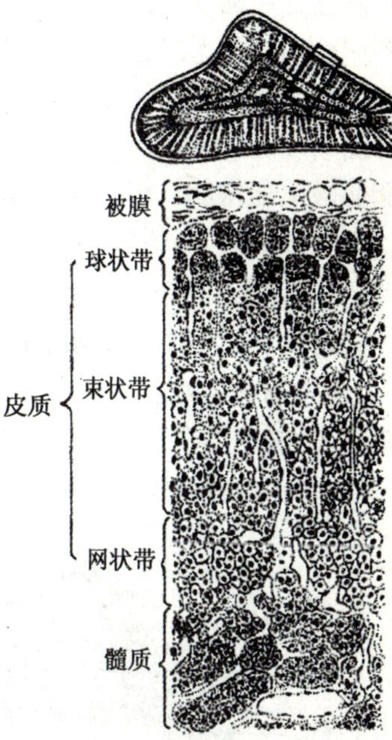

图6-48 肾上腺的组织结构

从化学性质上看,它们都是类固醇激素。胆固醇是合成肾上腺皮质激素的原料,主要来自血液。切除动物的肾上腺皮质,如不及时适当处理,动物在1~2周内就会死亡,这说明肾上腺皮质对维持生命活动是必需的。分析动物死亡的原因,主要有两个方面:一是机体水盐损失严重,导致血压降低,终因循环衰竭而死,这主要是缺乏盐皮质激素所致;二是糖、蛋白质、脂肪等物质代谢发生严重紊乱,对各种有害刺激的抵抗力降低,导致功能活动失常,这是由于缺乏糖皮质激素的缘故。若及时补充肾上腺皮质激素,动物的生命依然可以维持。糖皮质激素的主要代表为皮质醇。临床上使用大剂量的糖皮质激素及其类似物,可用于抗炎、抗过敏、抗毒和抗休克。盐皮质激素的主要代表为醛固酮。醛固酮的主要生理作用是促进肾远曲小管和集合小管对钠离子的重吸收。同时使钾离子排出增加,在促进钠离子重吸收的同时,使水的重吸收增加,简称“保钠、保水、排钾”作用。

2. 肾上腺髓质 肾上腺髓质的嗜铬细胞分泌肾上腺素和去甲肾上腺素,肾上腺素和去甲肾上腺素的比例约为4:1,两者均为胺类激素。髓质与交感神经系统组成交感-肾上腺髓质系统,或称交感-肾上腺系统,所以髓质激素的作用与交感神经紧密联系,难以分开。生理学家Cannon最早全面研究了交感-肾上腺髓质系统的作用,提出了应急学说(emergency reaction hypothesis),认为机体遭遇特殊情况时,包括畏惧、剧痛、失血、脱水、缺氧、暴冷、暴热以及剧烈运动等,这一系统将立即调动起来,儿茶酚胺(去肾上腺素、肾上腺素)的分泌量大大增加。儿茶酚胺作用于中枢神经系统,提高其兴奋性,使机体处于警觉状态、反应灵敏;呼吸加强加快、肺通气量增加;心跳加快、心缩力增强、心输出量增加;血压升高、血液循环加快、内脏血管收缩、骨骼肌血管舒张、同时血流量增多,全身血液重新分配,以利于应急时重要器官得到更多的血液供应;肝糖原分解增加,血糖升高,脂肪分解加强,血中游离脂肪酸增多,葡萄糖与脂肪酸氧化过程增强,以适应在应急情况下对能量的需要。总之,上述一切变化都是在紧急情况下,通过交感-肾上腺髓质系统发生的适应性反应,称之为应急反应。实际上,引起应急反应的各种刺激,也是引起应激反应的刺激,当机体受到应激刺激时,同时引起应急反应与应激反应,两者相辅相成,共同维持机体的适应能力。

(五)胰岛

胰岛是散在胰腺泡之间的细胞团。人体胰腺中约有数十万到一百多万个胰岛,但仅占胰腺总体积的1~2%。胰岛是由不同形态和功能的细胞所组成(图6-49)。A细胞占胰岛细胞的20%,分泌胰高血糖素;B细胞占胰岛细胞的60%~70%,分泌胰岛素;D细胞占胰岛细胞的10%,分泌生长抑素。

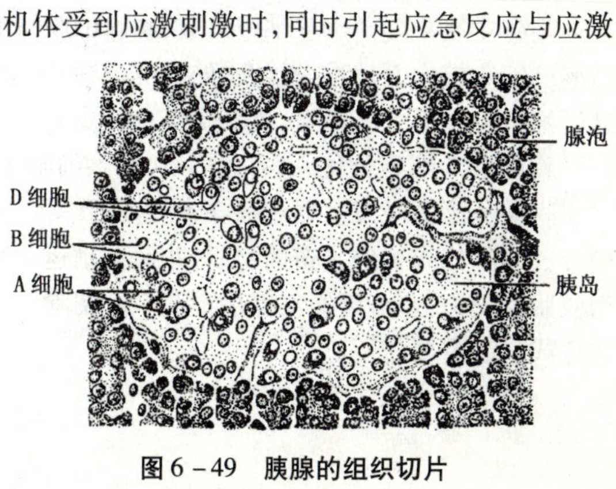

图6-49 胰腺的组织切片

1. 胰岛素 胰岛素是由51个氨基酸组成的蛋白质,分子量为6000。其具有促进合成代谢的作用,具体表现为:

(1)对糖代谢的调节:胰岛素一方面可促进机体组织对葡萄糖的摄取和氧化利用,促进肝糖原和肌糖原合成(增加血糖的去路);另一方面,它还可抑制肝糖原分解和糖异生(减少血糖的来源),从而使血糖降低。胰岛素缺乏时,上述作用减弱,血糖因而升高。

(2)对蛋白质代谢的调节:胰岛素可促进氨基酸进入细胞,并促进蛋白质合成的各个环节,从而增加蛋白质的合成。同时胰岛素还抑制蛋白质的分解。

(3)对脂肪代谢的调节:胰岛素促进脂肪合成、抑制脂肪分解。

2. 胰高血糖素 胰高血糖素是由24个氨基酸组成的多肽,分子量为3485。胰高血糖素具有促进肝糖原分解和糖异生的作用,可使血糖明显升高;也可促进氨基酸进入肝细胞参与糖异生和促进脂肪分解。

血糖浓度是调节胰高血糖素分泌的最重要因素,血糖降低使胰高血糖素分泌增加,血糖升高则使其分泌减少;血中氨基酸则能促进胰高血糖素的分泌;胰岛素直接作用于A细胞抑制胰高血糖素分泌,而通过其降低血糖的作用又可间接刺激胰高血糖素分泌。迷走神经兴奋,抑制胰高血糖素分泌,而交感神经兴奋则促进其分泌。

胰岛素与胰高血糖素是一对作用相反的激素,它们都与血糖水平之间构成负反馈调节环路。因此,当机体处于不同的功能状态时,血中胰岛素与胰高血糖素的摩尔比值(I/G)也是不同的。一般在隔夜空腹条件下,I/G比值为2.3,但当饥饿或长时间运动时,I/G比值可降至0.5以下。I/G比值变小是由于胰岛素分泌减少与胰高血糖素分泌增多所致,这有利于糖原分解和糖异生,维持血糖水平,适应心、脑对葡萄糖的需要,并有利于脂肪分解,增强脂肪酸氧化供能。相反,在摄食后,比值可升至10以上,这是由于胰岛素分泌增加而胰高血糖素分泌减少所致。在这种情况下,胰岛素的作用占优势。

(六)胸腺

胸腺既是一个中枢免疫器官又具有内分泌功能。胸腺位于胸骨后气管前,是一个灰红色小腺体,呈长扁条状,分为不对称的左右二叶。小儿出生时胸腺重约15g,到青春期可达35g左右,从20岁左右开始随着年龄增大而逐渐萎缩,老年期逐渐由脂肪组织取代,激素和细胞因子分泌减少,致使胸腺微环境改变,培育T细胞的作用减弱,导致老年个体免疫功能衰退。(图6-50)

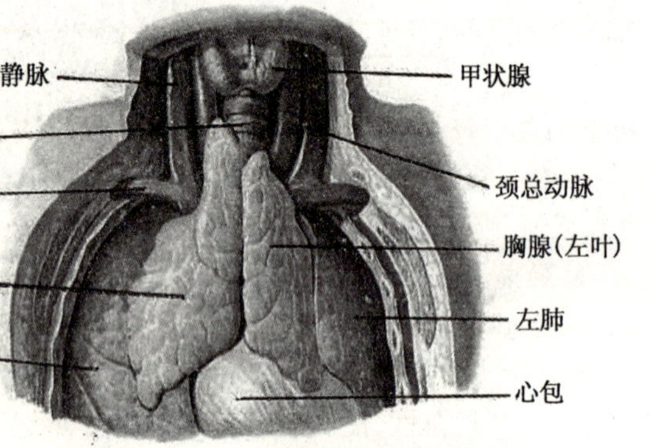

图6-50 胸腺的位置

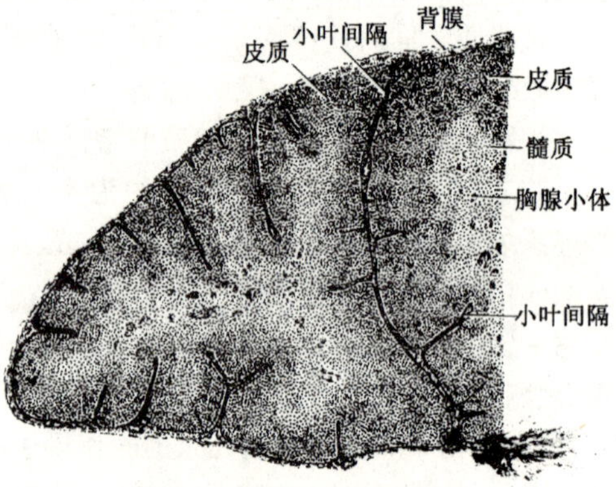

图6-51 胸腺的微细结构

胸腺表面覆盖一层结缔组织被膜,被膜深入胸腺实质,将实质分隔成许多胸腺小叶,每个胸腺小叶由皮质和髓质两部分组成。皮质位于外层,髓质位于内层(图6-51)。

胸腺皮质主要由胸腺细胞组成,胸腺细胞即胸腺内分化发育的T细胞,皮质淋巴细胞排列有一定规律,浅层的淋巴细胞较大而幼稚,近髓质处的淋巴细胞较小而成熟。髓质内细胞成份与皮质相同,但细胞多而分布密集,淋巴细胞较少而分布稀疏,故髓质染色较皮质浅淡。

胸腺是T细胞分化、成熟的场所,胸腺细胞在胸腺微环境中,循被膜下→皮质→髓质移行成熟。

胸腺分泌的激素主要有胸腺素、胸腺肽等。胸腺素是具有多方面功能的内分泌激素,比如,它能抑制神经末梢合成一种传导神经兴奋的物质,从而抑制运动神经的兴奋。所以胸腺增生或胸腺肿瘤造成胸腺素过多时,就会四肢肌肉无力,甚至连眼皮都抬不起来。切除了胸腺,症状就会得到明显的改善。胸腺肽类激素对T细胞增殖和发育成熟起重要作用。

第八节　神经系统

神经系统是机体的主导系统。它可通过感受器接收机体内、外环境的刺激，经传入神经将信息传至各级中枢，中枢将信息整合后，特别是高级神经中枢根据已整合的信息有目的地随时发出冲动，经周围神经调节机体其他器官的活动，使机体成为一个有机的整体，以适应机体内、外环境的变化。

人类神经系统是在长期的进化过程中获得的，是在长期的生产劳动、社会实践中得到完善和发展的，特别是人类大脑皮质的高度发展，使人类在分析语言、思维意识上远远超过其他动物。

一、神经系统的区分

神经系统分为中枢神经系统和周围神经系统两部分。中枢神经系统包括脑和脊髓；周围神经系统包括脑神经、脊神经和内脏神经（图6－52）。内脏神经支配内脏、心血管、平滑肌和腺体。脑神经、脊神经和内脏神经中都有感觉和运动纤维成分。感觉神经是将神经冲动自感受器传向中枢部，因此又称传入神经；运动神经则将冲动自中枢部传向周围的效应器，因此又称传出神经。

二、神经系统的组成

神经系统的基本组织是神经组织，神经组织由两类细胞组成：神经细胞（神经元）和胶质细胞（神经胶质）。神经元具有接受刺激、传导冲动的功能。

神经元之间的接点称为突触。神经系统的基本活动方式是反射，完成反射活动的物质基础是反射弧。反射弧包括感受器、传入神经、中枢、传出神经、效应器五部分（图6－53）。

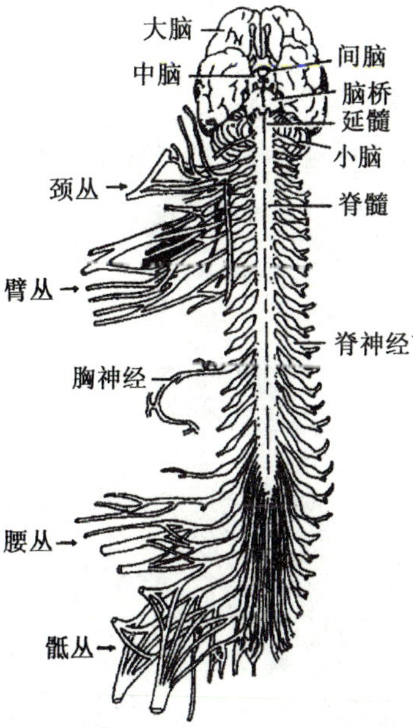

图6－52　神经系统的区分

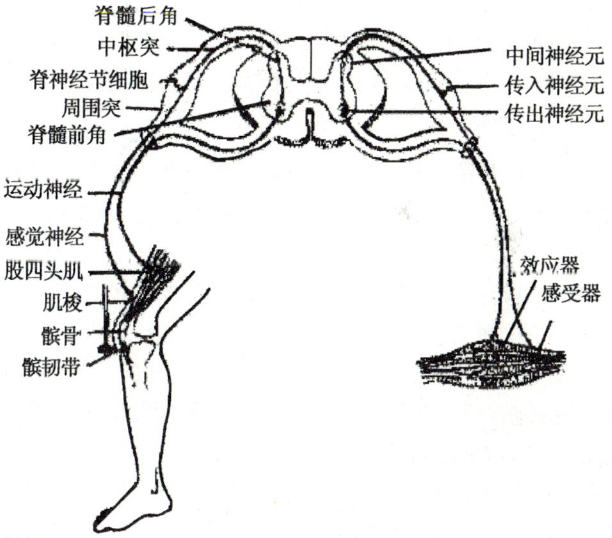

图6－53　反射弧

三、神经系统的常用术语

1. **神经核和神经节**　形态和功能相似的神经元胞体聚集成团，位于中枢部的称为神经核；位于周围部的称为神经节。

2. **神经纤维、纤维束和神经**　神经元的轴突或长树突的外面包有的神经外膜或髓鞘称为神经纤维；起止、行程和功能基本相同的神经纤维集合于中枢部称为纤维束；神经纤维聚合在一起被结缔组织包裹位于周围部称为神经。

3. **灰质（或皮质）和白质（或髓质）**　在中枢部，神经元胞体和树突集聚的部位，在新鲜标本上呈灰色称为灰质（在脑表面的灰质称皮质）；神经纤维集聚的部位，因髓鞘色泽白亮称为白质（髓质）。

四、周围神经系统

周围神经系统包括由脑发出的脑神经和由脊髓发出的脊神经，以及由脑和脊髓相连分布到内脏的内脏神经三部分构成。

(一)脊神经

脊神经共有31对，从上到下可分为颈神经8对，胸神经12对，腰神经5对，骶神经5对，尾神经1对。每一对脊神经均由前根和后根在椎间孔处汇合而成，前根内含有躯体运动纤维和内脏运动纤维；后根内含有躯体感觉纤维和内脏感觉纤维，合成后的脊神经具有四种神经纤维，因此称为混合性神经(图6－54)。

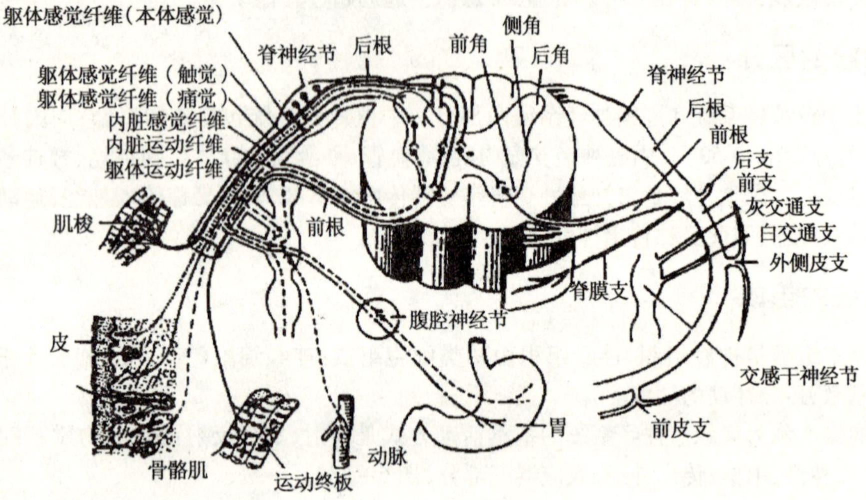

图6－54　脊神经的组成

脊神经出椎间孔立即分为前支和后支。前支较粗大，分布于颈、胸、腹部以及四肢的肌肉和皮肤，除胸神经有明显的节段性外，其余前支均先编织成颈丛、臂丛、腰丛、骶丛4对神经丛，然后再发出神经至相应的区域(图6－55)。

(二)脑神经

脑神经是与脑相连的周围神经，主要分布到头颈部，部分可达胸、腹腔脏器，共有12对，分别发自不同的部位。按其发出顺序分别给予序号(罗马数字表示)和名称如下(图6－56)：

Ⅰ——嗅神经，将鼻粘膜感受到的嗅觉冲动传至脑。

Ⅱ——视神经，将视网膜感受到的视觉冲动传至脑。

Ⅲ——动眼神经，支配上直肌、下直肌、内直肌、下斜肌、提上睑肌五块眼球外肌的运动。还支配瞳孔括约肌和睫状肌，具有使瞳孔缩小和调节晶体曲度的作用。

Ⅳ——滑车神经，支配上斜肌。

Ⅴ——三叉神经，将头面部的皮肤感觉、大部分口鼻粘膜以及眶内结构的感觉冲动传至脑，并且支配咀嚼肌运动。

Ⅵ——展神经，支配外直肌。

Ⅶ——面神经，支配面肌和颈阔肌。还控制下颌下腺、舌下腺、泪腺、口鼻粘膜腺体的分泌，以及将舌前2/3的味觉传至脑。

Ⅷ——前庭蜗神经，由前庭神经和蜗神经两部分组成。前庭神经传导平衡感觉，将内耳的位觉冲动传至脑。蜗神经将内耳听觉冲动传至脑。

Ⅸ——舌咽神经，控制腮腺的分泌及支配咽肌的运动。

Ⅹ——迷走神经，支配各脏器的心肌、平滑肌的运动和腺体的分泌。将咽喉、胸、腹部脏器的粘膜感觉传至脑。迷走神经是脑神

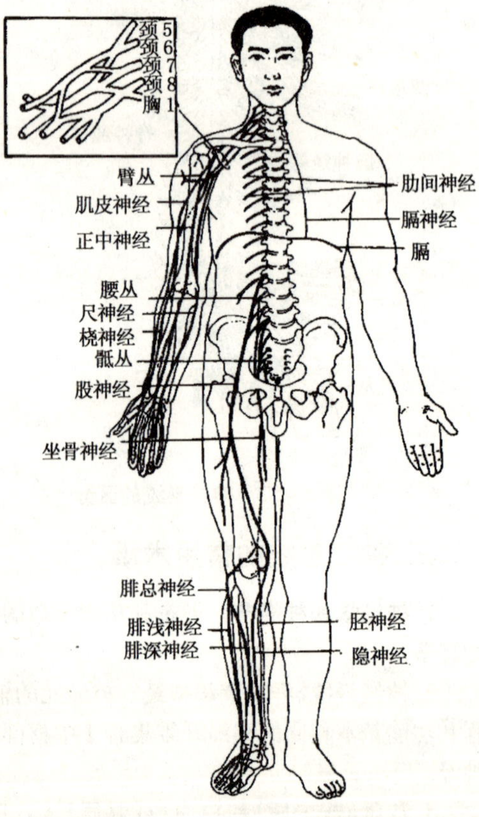

图6－55　脊神经分布概况

经中最大、分布最广的混合性神经。

Ⅺ——副神经,支配胸锁乳突肌和斜方肌。

Ⅻ——舌下神经,支配舌肌的运动。

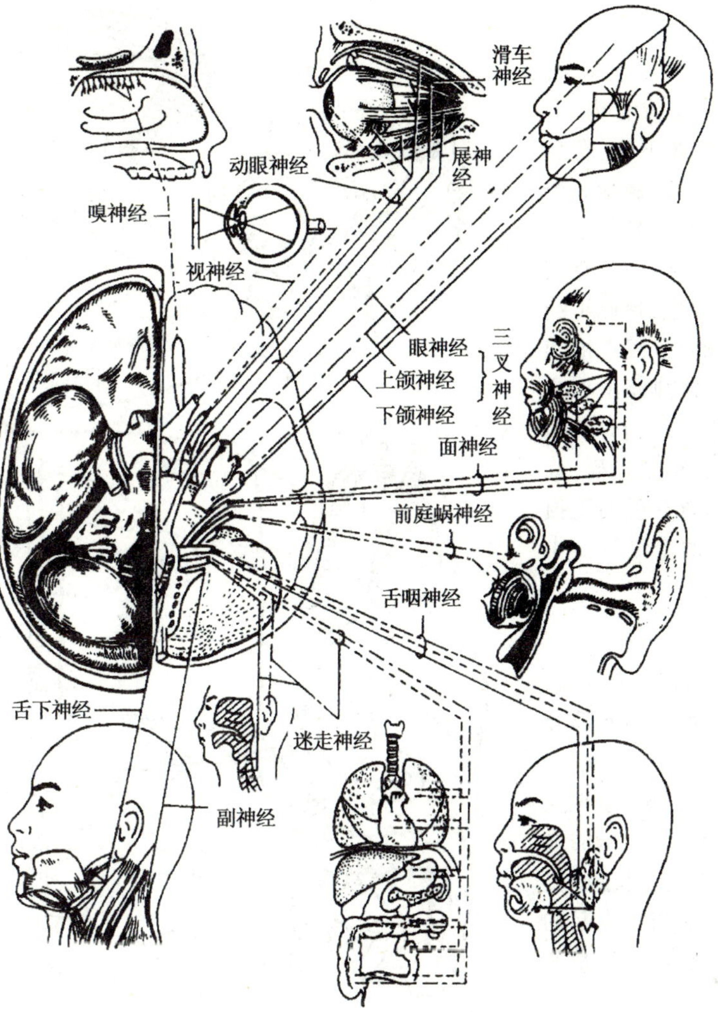

图 6－56　脑神经概观

(三)内脏神经

内脏神经是指分布在内脏、心血管和腺体的神经,可分为内脏运动神经和内脏感觉神经两部分。

内脏运动神经与躯体运动神经在结构上也有较大区别,躯体运动神经自中枢运动神经元发出后直接支配骨骼肌运动。内脏运动神经自低级中枢发出后需在内脏神经节内换一次神经元,再到达所支配的器官。因此,把位于脑干和骨髓内的低级中枢发出的神经纤维称为节前纤维;把位于内脏神经节内的神经元发出的神经纤维称为节后纤维。

根据内脏运动神经的形态和机能的特点,又分为交感神经和副交感神经两部分,二者的低级中枢和神经节的位置不同,节前纤维和节后纤维的分布不同,对脏器的作用也不同。

1. **交感神经**　低级中枢位于脊髓的全部胸髓、腰髓 1～3 节灰质的侧角内。其纤维由相应的脊段发出,终止于椎旁神经节或椎前神经节并交换神经元,节后神经元发出较长的节后纤维抵达效应器。椎旁神经节成对排列在脊柱两侧并联合成两条交感神经链。椎前神经节位于脊柱前方,可区分出腹腔神经节、肠系膜上神经节和肠系膜下神经节等,节后纤维形成神经丛,分布至腹腔、盆腔各脏器(图 6－57)。

2. **副交感神经**　低级中枢为位于脑干内的四对副交感神经核和骶髓 2～4 节内的骶副交感核。周围部由副交感神经节及进出此节的节前纤维和节后纤维以及神经丛组成。副交感神经节位于器官附近或器官的壁内,因此称为器官旁节或器官内节。

交感神经和副交感神经对同一脏器的作用是相互拮抗的,但又是统一的。在应激状态下,交感神经兴奋性相对增强，可使心率加快，收缩力加强，支气管平滑肌舒张，胃肠蠕动减慢，膀胱舒张等。在平静状态下，副交感神经相对兴奋性增强，可使心率减慢，收缩力减弱，支气管平滑肌收缩，胃肠蠕动增强，膀胱收缩等。

五、中枢神经系统

（一）脊髓

脊髓呈长圆柱状，位于椎管内，上接延髓，下端平第一腰椎体下缘，脊髓全长自上而下分为31段，即：颈髓8个节段，胸髓12个节段，腰骶髓各5个节段，尾髓1个节段（图6－58）。各脊髓节段两侧均连接一对神经根，每侧神经根又分为前根和后根，前、后根在椎间孔处合成脊神经。31对脊神经出相应的椎间孔，分布于躯干四肢。当脊髓损伤时，就出现相应的皮肤感觉障碍，临床上可依据这些障碍推断脊髓的受损部位。脊髓是反射活动的低级神经中枢，如膝跳反射、排便反射。

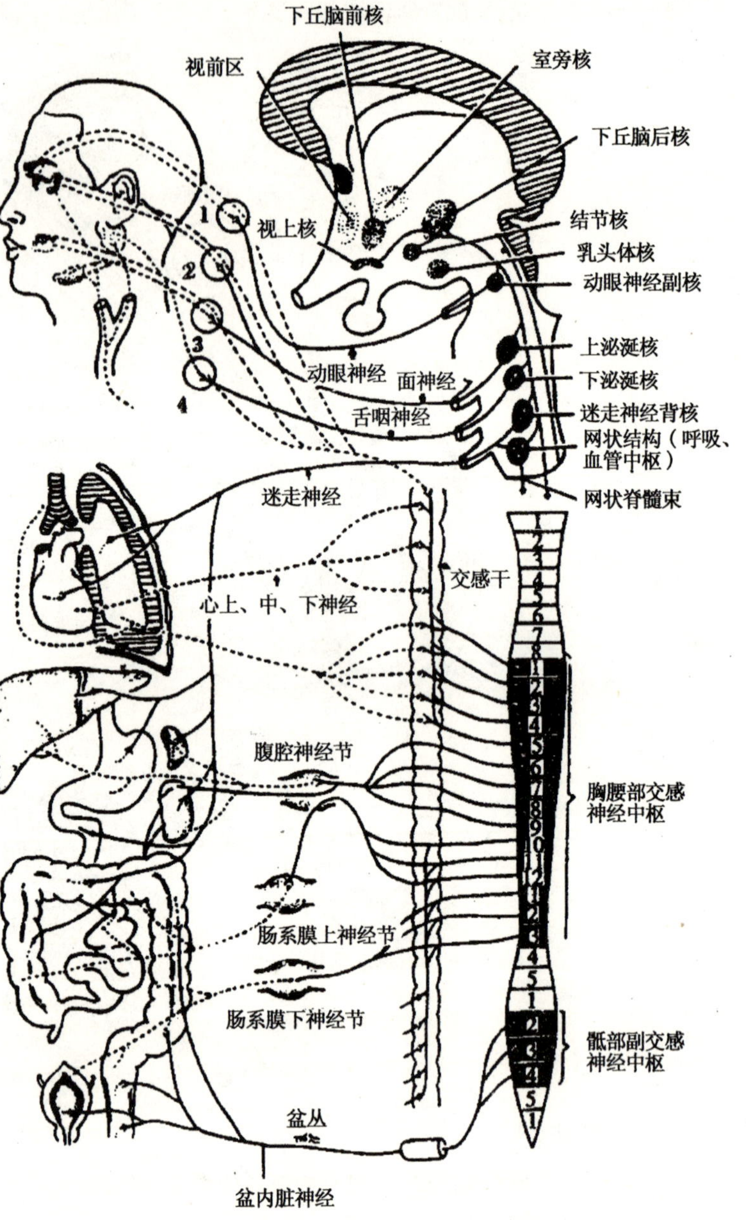

图6－57 内脏神经概观

（二）脑

位于颅腔内，质量约1200～1500g，可分为大脑、间脑、脑干和小脑四部分（图6－59）（图6－60）。

1. 大脑 大脑是人类思维，意识及各项生命活动的最高中枢，位于脑的最上部，由两个大脑半球组成。表层（皮层）是灰质，有许多凹陷的沟和隆起的回，主要由神经元的细胞体构成，是调节人体生命活动的最高中枢。

2. 小脑 小脑位于大脑的后下方，脑干的背侧，对人体运动起重要的协调作用。

3. 脑干 在大脑下面，由中脑、脑桥和延髓组成。延髓下面连接脊髓。脑干也由灰质和白质组成，灰质为脑神经的重要核团，白质为重要的上下行传导束，脑干部还有心血管中枢和呼吸中枢等。

（三）神经系统的传导通路

感觉冲动经过周围神经传入中枢，通过几次中继后，最后到达大脑皮质，这种从感受器到达脑的神经通路称为感觉（上行）传导通路。感觉传导通路一般由三级神经元组成。大脑皮质分析信息后，再发冲动经下行纤维，至脑干或脊髓中继后，再经周围神经到达效应器，这种从脑到达效应器的神经通路称为运动（下行）传导通路。

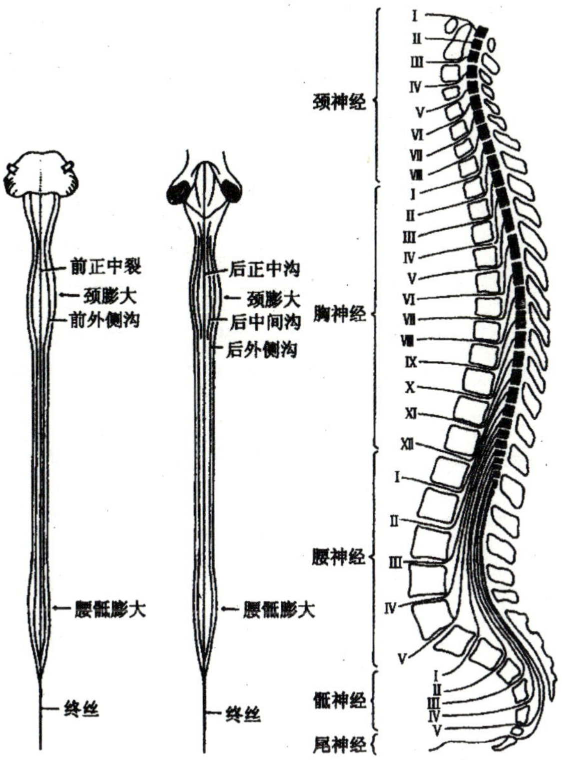

图 6－58　脊髓的外形、脊髓节与椎骨的对应关系

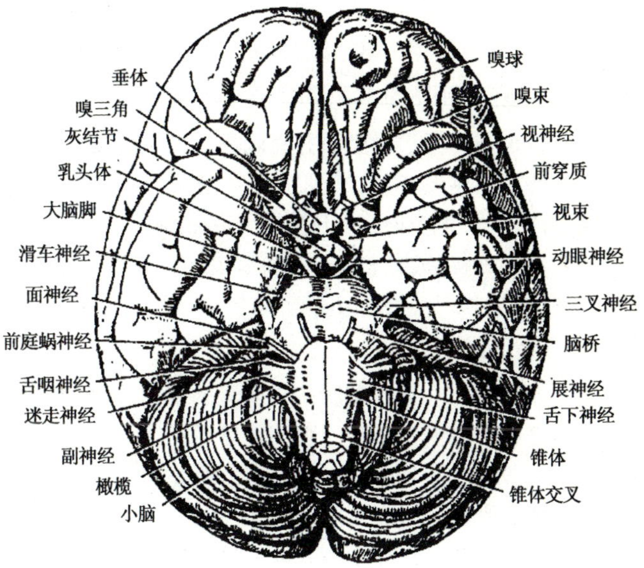

图 6－59　脑的底面

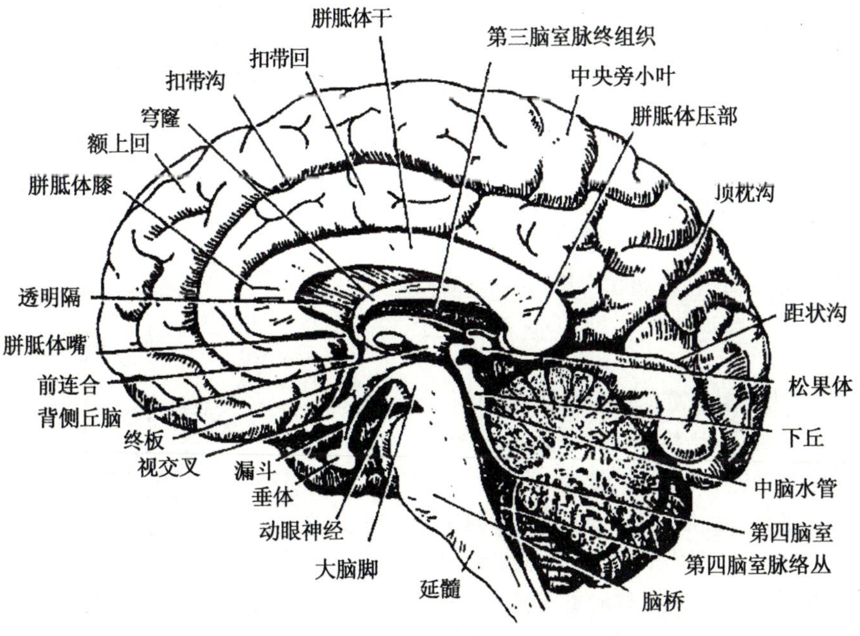

图 6－60　脑的正中矢面

第九节 感觉器官

一、概述

感觉是人对客观世界的主观反映。机体通过感受器接受内、外界环境的各种刺激，并把刺激能量转变为神经冲动，经感觉神经传到中枢神经，再经中枢的分析和综合而产生主观感觉。

（一）感受器和感觉器官的定义

感受器是指专门感受刺激并将刺激的能量转变为电信号的特殊结构。简单者如分布于皮肤、粘膜等处可感受痛刺激的游离神经末梢。较复杂者由感受神经末梢及一些细胞或组织共同形成感受小体，如真皮内接受触觉的触觉小体，皮下组织内接受压觉的环层小体等。

感觉器官也称感官，它包括感受器及其附属结构。如视觉器官包括眼球、眼睑和眼球外肌等部分，听觉器官包括外耳、中耳和内耳等部分。

（二）感受器的分类

感受器根据所在部位和所接受刺激的来源，可分为三类：

1. **内脏感受器** 分布于内脏和血管等处，接受来自内脏、血管等内环境的刺激（如压力、化学、温度、渗透压等）。

2. **本体感受器** 分布于肌肉、肌腱、关节等处，接受运动的刺激。

3. **外部感受器** 分布于体表或与外界接触的部位，接受外环境的刺激（如温、痛、触、压、光、声、嗅、味等）。

二、视觉器官——眼

视觉系统由眼、视神经和视觉中枢组成。其中，眼只是视觉的外周器官，它由含感光细胞的视网膜和具有折光功能的附属结构组成。视网膜感光细胞接受光波刺激后可将其转变为神经冲动，经视神经传到大脑皮质枕叶视觉中枢，产生视觉。眼由眼球及眼附属装置组成。

（一）眼球

眼球位于眶内，大致呈球形，后面以视神经连于脑。眼球由眼球壁和眼球内容物组成（图6－61）。

1. **眼球壁** 从外向内分外膜、中膜和内膜三层。

（1）外膜：也称纤维膜，由致密的纤维结缔组织构成，具有保护作用。外膜又分角膜和巩膜两部分。角膜占外膜的前1/6，不含血管，无色透明，有屈光作用，其内富含感觉神经末梢，故感觉非常敏锐。巩膜占外膜的后5/6，呈不透明的乳白色。

（2）中膜：也称血管膜，含丰富的血管和色素细胞，呈棕黑色，由前向后可分为虹膜、睫状体和脉络膜三部分。

虹膜位于角膜后方，呈圆盘状，中央有一圆孔，叫瞳孔，为光线进入眼球的通道。虹膜内有两种不同方向排列的平滑肌：环绕瞳孔周围者称瞳孔括约肌，受副交感神经支配；自瞳孔向周围呈放射状排列者称瞳孔开大肌，由交感神经支配。它们可分别缩小和开大瞳孔，以此控制进入眼内的光线。

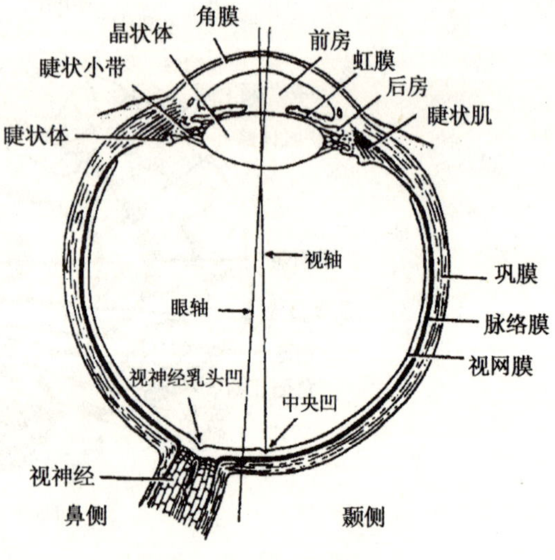

图6－61 眼球的水平切面

睫状体为中膜的最肥厚部分，睫状体的前部发出睫状小带连于晶状体。睫状体内有平滑肌，称睫状肌，该肌的收缩与舒张，可使睫状小带松弛与紧张，从而调节晶状体的曲度。

脉络膜占中膜的后2/3，位于巩膜内面，脉络膜的功能是营养眼球内组织和吸收眼球内分散的光线以避免扰乱视觉。

（3）内膜：又称视网膜，衬于中膜的内面，分为两层。外层为单层色素上皮；内层由三层神经细胞组成，紧贴色素上皮的为视锥细胞和视杆细胞,向内依次为双极细胞和节细胞,节细胞的轴突向眼球后方集中并穿出眼球壁形成视神经。视网膜的内、外两层结合疏松,病理情况下此两层分离,临床上称为视网膜剥离症(图6－62)。

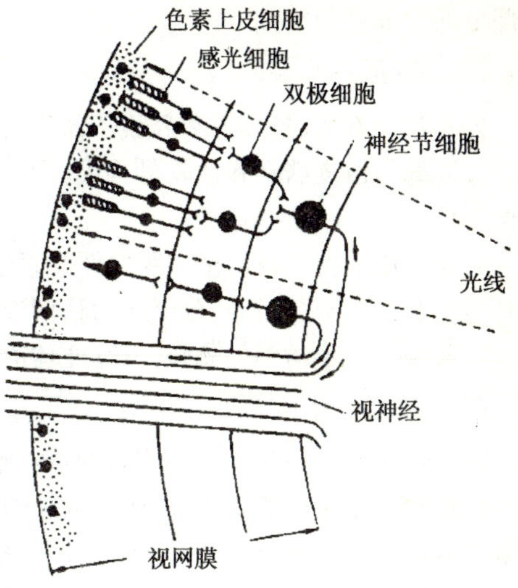

图6－62 视网膜的主要细胞层及其联系模式图

视网膜贴于脉络膜内面的部分具有感光功能,称视网膜视部。在视部的后部偏内侧可见一白色圆盘形隆起,称视神经盘(或视神经乳头),此处无感光细胞,不能感光,故又称盲点。在视神经盘颞侧稍下方有一黄色小区,称黄斑,其中央凹陷处称中央凹,是感光辨色最敏锐的部位。这些结构临床用眼底镜检查时均可见到。

2. 眼球内容物 眼球内容物包括房水、晶状体和玻璃体。这些结构不含血管、无色透明、具有屈光作用。它们和角膜一起,称为眼的屈光系统。

(1)房水:充满眼房内。眼房是位于角膜和晶状体之间的不规则形腔隙,被虹膜分为前房和后房,彼此借瞳孔沟通。房水除有屈光作用外,还具有营养角膜、晶状体以及维持眼内压的作用。

(2)晶状体:位于虹膜与玻璃体之间,呈双凸透镜状,具有弹性,周缘借睫状小带连于睫状突。晶状体若因疾病或外伤而变混浊,临床上称为"白内障"。

晶状体是眼球屈光系统的主要部分,当看近物时,睫状肌收缩、睫状小带松弛,晶状体借本身弹性而变凸,屈光能力增强,使物像聚焦于视网膜上。看远物时,与此相反。

3. 玻璃体 为无色透明的胶状物,充填于晶状体与视网膜之间,除有屈光作用外,也有支撑视网膜的作用。

(二)眼的附属装置

眼的附属装置包括眼睑、结膜、泪器、眼球外肌等,对眼球起保护、运动和支持作用。

1. 眼睑 俗称眼皮,分上睑和下睑,两者间的睑裂之内、外侧端分别称内眦和外眦。睑缘睫毛根部有睫毛腺,此腺的急性炎症称麦粒肿。

眼睑自外向内由皮肤、皮下组织、肌层、睑板和睑结膜组成。眼睑的肌层主要是眼轮匝肌,还有一薄层平滑肌,称睑板肌,也有开大睑裂的作用。

2. 结膜 为一层透明薄膜,富含血管,覆盖于上、下睑内面的称睑结膜,延续至眼球巩膜前部表面的部分,称球结膜。睑结膜与球结膜相互移行反折处称结膜穹窿,上、下分别形成结膜上穹和结膜下穹。闭眼时结膜围成的腔隙称结膜囊。

3. 泪器 包括泪腺和泪道。泪腺位于眶上壁前外侧部的泪腺窝内,泪腺分泌的泪液经导管排至结膜上穹窿部,有润滑和清洁角膜的作用。

4. 眼球外肌 共7条,均为骨骼肌。其中一条为上睑提肌,可提上睑。另外6条运动眼球,包括4条直肌,2条斜肌。运动眼球的各肌收缩时的作用如下:上直肌使瞳孔转向上内;下直肌使瞳孔转向下内;内直肌使瞳孔转向内侧;外直肌使瞳孔转向外侧;上斜肌使瞳孔转向下外;下斜肌使瞳孔转向上外。眼球的正常运动必须由多块肌协同完成。如侧视时,一侧眼的外直肌和另一侧眼的内直肌同时收缩,方可完成。

三、位听觉器官——耳

位听觉器官包括感受头部位置变动的前庭器(平衡器)和感受声波刺激的耳蜗(听觉器)两部分。二者的功能截然不同,但在结构上却紧密相连。

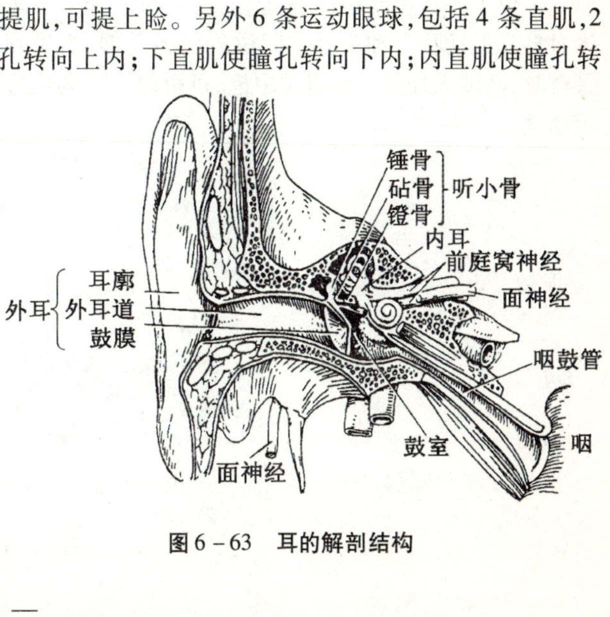

图6－63 耳的解剖结构

人的位听觉器官为耳,耳分为外耳、中耳和内耳三部分。内耳中有接受声波刺激的听觉感受器和感受头部位置变化的位觉感受器。耳的解剖结构(图6－63),

各部分的组成可归纳如下：

（一）外耳

外耳包括耳廓、外耳道和鼓膜三部分，有收集和传递声波的机能。

1. 耳廓 由皮肤和弹性软骨构成。下方的一小部分内无软骨，含结缔组织和脂肪，称耳垂，是临床上常用的采血部位。

2. 外耳道 为外耳门至鼓膜之间的管道。外耳道皮肤薄，且与骨膜或软骨膜紧贴，故发炎肿胀时，疼痛剧烈。外耳道皮肤内含有盯聍腺，分泌物为粘稠液体，称盯聍，干燥后成痂块，若其阻塞外耳道，可妨碍听力。

3. 鼓膜 为半透明的薄膜，分隔外耳道与中耳鼓室。

（二）中耳

中耳位于外耳与内耳之间，包括鼓室、咽鼓管和乳突小房。

1. 鼓室 位于颞骨岩部内，为一不规则的含气小腔，内有听小骨三块，即锤骨、砧骨和镫骨，三骨间以关节连成听小骨链。声波振动鼓膜时，听小骨链发生相应振动，继而引起前庭窗膜的振动，并传入内耳。

2. 咽鼓管 连通咽腔和鼓室，内衬粘膜与鼓室和咽腔粘膜相续。幼儿的咽鼓管短粗而平直，故咽部感染易经此管侵入鼓室继发中耳炎。

3. 乳突小房 为颞骨乳突内许多含气的小腔，彼此通连，其前部扩大为较大的腔，称乳突窦，开口于鼓室后壁，故中耳炎可蔓至乳突窦和乳突小房。

（三）内耳

内耳位于颞骨岩部内，由套叠的两组管道组成，因其走向弯曲，结构复杂，故称迷路。外部的为骨迷路，套在骨迷路内的为膜迷路。膜迷路腔内充满的液体称内淋巴，膜迷路与骨迷路之间的腔隙内充满外淋巴。内、外淋巴互不相通，有营养内耳和传递声波的作用。

1. 骨迷路 由前向后分为三部，即耳蜗、前庭和骨半规管。

2. 膜迷路 形态与骨迷路相似，亦相应分为互相通连的三部。

椭圆囊和球囊：位居前庭内。在椭圆囊和球囊壁上分别有椭圆囊斑和球囊斑，它们是位觉感受器，能感受直线变速运动的刺激。

膜半规管：套于骨半规管内。在骨壶腹内的部分也呈膨大状，称膜壶膜。膜壶腹壁上有壶腹嵴，亦为位觉感受器，能感受旋转运动的刺激。

蜗管：套于蜗螺旋管内。蜗管横断面呈三角形，下壁称基底膜，其上有听觉感受器，从耳蜗的横断面上可见数行纵向排列的毛细胞（图 6－64）。

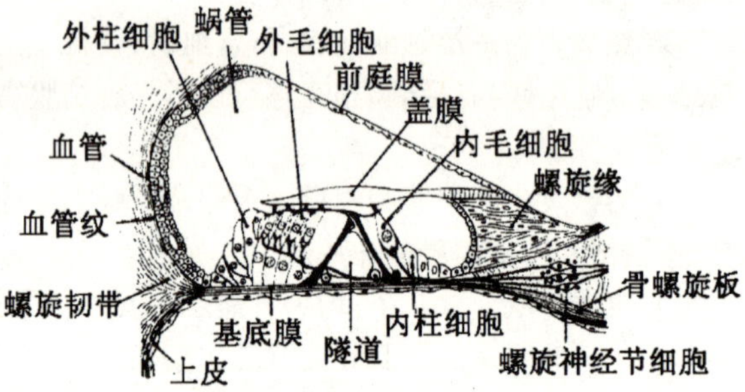

图 6－64　耳蜗螺旋器的构造

听觉是声波经外耳、中耳传至内耳，被耳蜗中的毛细胞感受，经蜗神经传入听觉中枢，经分析处理后引起主观上的感觉。位于内耳迷路中的椭圆囊、球囊和三个半规管是机体对自身运动状态和头在空间位置的感受器，当受刺激而兴奋时，其传入冲动到达有关中枢，可引起一定的位置觉和运动觉。

第三篇　运动与健康

第七章　体育运动的健康教育

第一节　体育运动的本质

☞ 生命在于运动。生命在于科学运动。

由于受社会文化的影响，体育概念也有一个演变的过程。16世纪，体育就是Sport，让人们离开工作，去娱乐游戏。17～18世纪，野外的身体活动、狩猎、胜负赌博、供观赏的运动行为都视为体育。19世纪到20世纪前半叶，体育主要指在户外进行的具有竞技比赛性质的身体运动。20世纪50～60年代，形成东欧社会主义和西欧资本主义两大阵营。东欧认为体育是一种身体文化，包括竞技运动、身体的对抗性运动、运动教育以及体育教育；而西欧则认为体育是具有竞争性质的与自己或他人的竞争，或对自然障碍进行超越的运动。在整个体育发展史上，东方体育强调强身健体，西方体育则强调对自身的超越。20世纪初，“体育”一词传入我国，当时仅指学校教育的一个组成部分，学校的一门课程而已。以后逐渐将体育这一术语推广应用，几乎涵盖了人们所有的身体活动甚至智力活动。

体育不只是单个术语，而是一个术语体系，包括学校体育、竞技体育以及身体锻炼、身体娱乐等上位概念，其实质就是将体育教育Physical Education和Sport两个概念进行本质上的整合和界定。

上位概念：体育（Physical Education & sport），亦称“广义体育”或“体育运动”，指以身体练习为基本手段，以增强体质、促进人的全面发展、丰富社会文化生活和促进精神文明为目的的一种有意识、有组织的社会活动，是社会总文化的一部分。

下属概念：体育教育（Physical Education）亦称学校体育、竞技体育（Sport）、身体锻炼、身体娱乐（Physical Training and Physical Recreation）。

随着社会的发展，体育与政治、经济的关系也变得越来越密切，如乒乓外交、申办奥运会等。

第二节　体育锻炼是健康的保证

一、8－1＞8的含义

8－1＞8，即每天从8小时的学习（工作）时间中抽出1小时进行体育锻炼，其学习（工作）效率大于8小时一直学习（工作）的效率。这是公众在体育锻炼活动中总结出的经验。如此，有人将体育称作“充电”或者比作“磨刀不误砍柴工”，这是有深刻道理的。中外许多文化名人都有这方面的体验。我国宋朝大文学家苏轼重视健身，对养生之道颇有研究，他体会到：只有“养生有术”才能“文思涌”。俄罗斯文学之父普希金一生热爱和倡导体育运动，他称体育锻炼是“点燃智慧的火种”。我国宋朝大诗人陆游是个文武兼备的人，既精通武艺，又善写诗文，直至86岁时还头脑清醒地写下了“王师北定中原日，家祭无忘告乃翁”的佳作。在某些人的观念中，一提到“文人”,比如作家、科学家等一些从事脑力劳动的专家,似乎都是些面色苍白、四肢无力的人,好象动脑必伤身,文人无长寿,这是必然的结果。反过来,也有人认为:搞体育,动体力,虽然可以使身体强壮,四肢发达,却难免知识贫乏,头脑简单,在文化科学上不可能有高深的才智和成就。于是,有的人便重文轻体,有的人则重体轻文。而实际上,一个人的智力与体力是相互制约、相互促进的。健康的精神寓于健康的身体。现代科学研究证明,体育锻炼对智力发展有非常重要的促进作用,其主要表现在以下几方面:

1. **有助于大脑两半球机能的全面开发** 人的左脑生理功能是主管数学、逻辑推理、计算、分析等方面活动,而右脑主管形象、幻想、音乐、色觉等方面活动。体育锻炼时右脑工作占优势,可提高记忆力和形象思维能力。这样,可充分发挥大脑两半球的潜力。

2. **消除大脑疲劳,提高大脑工作效率** 人在学习时,大脑皮层只有相应部分的细胞群处于兴奋状态,而其它部分处于抑制状态。随着学习和体育锻炼活动的交替,大脑皮层各区域轮流休息,从而能有效地消除大脑疲劳,提高学习效率。

3. **提高大脑的反应速度和综合分析能力** 经常进行体育锻炼可以提高人的视觉、听觉、触觉的敏感性,减少中枢延搁,提高反应速度。同时有些运动项目具有一定复杂性、多变性和竞争性,能培养人的综合分析能力,使人反应敏捷、判断准确。

4. **促进大脑生长发育** 经常运动可以促进毛细血管增生,增加脑血流量,使神经元树突分支增多,从而增加大脑突触。为智力开发创造良好的物质条件。

5. **使大脑保持良好工作状态** 经常锻炼的人,心肺功能良好,血液循环畅通,可使大脑获得充足营养和氧气,从而提高大脑的思维能力和记忆力。科学家的实验同时也证明了运动对智力有较大的促进作用。

二、体育与全面发展

☞ *学校培养出来的,应该是和谐的人,而不是专家。*

☞ *“和谐的人”、“全面发展的人”才会有大的创造、大的成功。*

马克思说:“生产劳动同智育和体育相结合,不仅是提高社会生产的一种好方法,而且是造就全面发展人的唯一方法。”德育、智育、体育、美育几个方面,不仅相互依存,而且能相互促进。这早已被古今中外许多卓有成就的文化名人的实践所证实。有人将德、智、体、美全面发展的基本内涵概括为:知识+素质+能力+精力充沛+创造。这并非仅仅为了造就极少数的科学家、文学家,而是培养千千万万各行各业中高素质能力的人。科学家爱因斯坦认为,学校培养出来的,应该是和谐的人,而不是专家。什么叫专家?即对越来越窄的东西知道得越来越多的人。什么叫博士?即在最小领域懂得最多的人。在爱因斯坦看来,“和谐的人”、“全面发展的人”才会有大的创造、大的成功。曾经两次获得诺贝尔奖的著名女科学家居里夫人,由于注重体育锻炼,虽然终生同有损健康的放射元素打交道,但仍然活到67岁(这在当时已属长寿),直到老年还精力充沛地从事科研活动和体育运动。

尽管上述名人都有不同的经历,走着不同的成才之路,但他们都有着高尚的思想情操,有着为建设人类文明而献身的积极进取精神和顽强毅力;他们在刻苦从事某项专业的同时,又都尽力开发自己多方面的兴趣爱好,增加学识,并借以获得积极有益的休闲和运动;他们又特别注重体育保健,从而使自己永存旺盛精力。从中可以看到,一个人想在某个方面卓有成就,既要有高尚的思想品德、渊博的学识,还要有强健的身体。如果只钻研业务,忽视品德修养,在治学道路上便有可能知难而退;既使学有专长,也可能没有什么成就。另外,如果德才兼备,却体弱多病,也很难使自己的德行和才智得到充分发挥。

体育锻炼对全面和谐发展的促进作用:

1. **良好的身体素质,可以促进一个人完美人格的形成和发展** “体者为知识之载而为道德之寓也,其载知识也如车,其寓道德也如舍”。人格作为人的综合品质,当然也是由身体载寓的。一个人的身体素质状况,对人格中许多品质和能力有决定性影响。体质的增强和体能提高,能够增强适应力,提高信心、勇气和竞争能力。

2. **良好体育锻炼和卫生习惯,可以培养坚强意志和吃苦耐劳精神** 良好的体育锻炼和卫生习惯,不但可以增进健康,而且可以培养坚韧不拔的意志和吃苦耐劳的精神。而这种精神对学习、工作及社会生活均有重要意义。

3. **体育锻炼有助于形成良好思想品质,调节情绪,发展兴趣** 体育锻炼能使中枢神经系统得到充分激活,使人体释放出一种多肽物质——内啡肽,给人带来舒适、愉快的心情,使人精神振奋,有助于形成良好的思想品质。

4. **体育活动和竞赛可以培养现代人拼搏向上、惜时求实的精神和公平竞争的风格** 体育活动和竞赛,可以潜移默化地培养人的公平、公正的竞争意识,因为竞争是体育的特征之一。

5. **在体育锻炼和体育欣赏中,可以形成健美体态,培养审美能力。**

第八章　体育运动的科学基础

第一节　体育运动的生物学基础

☞ 适度运动有利于健康;运动量过小起不到健身作用;过度运动有害健康。

☞ 运动、劳动和活动是不同的,体力劳动不能代替体育运动。

公元前300年古希腊伟大思想家亚里斯多德曾写道:生命需要运动。法国思想家伏尔泰也提出了“生命在于运动”的名言。为了研究印证体育运动对人体的积极作用,几百年来,科学家、医生、体育学者做过大量试验,得出共同结论:适度运动有利于健康;运动量过小起不到健身作用;过度运动有害健康。但由于体育科学是一门年轻的科学,至今也不过近百年历史,有许多深层次的体育运动规律还未能真正揭示出来。所以,21 世纪体育科学研究的任务尚很艰巨。

由于21 世纪科技的飞速发展,体育科学研究将走向成熟,对怎样运动才有利于身心健康的研究将取得突破性进展。人们从事身体锻炼也将真正走向科学化、数字化道路。体育科学体系可以简单概括为哲学、自然科学、社会科学三个部分。国际体育科学和教育理事会(CSSPE)将体育科学划分为19门(适应身体活动、生物力学、训练科学、比较体育、运动人体测量、神经运动心理,运动技能学习与控制、体育哲学、体育政治学、体育社会学、运动训练生理学、运动锻炼心理学、体育设施、体育史、体育信息、体育法律、体育管理、运动医学、体育教育学)主干学科。

体育运动的主体是人,人在参与这一活动中,有机体产生一系列影响和变化,都具有生物科学的规律性。如果我们很好地掌握了这些规律,体育运动将有益于人类发展,否则,会给人类带来损害。

一、适应性原理

☞ 生物的适应性原理是体育锻炼必须贯彻“经常性”原则,不可时断时续。

所谓“适应”是指生物适合环境条件而形成的一定特性和性状的现象。它含有两个方面的意义,一指过程,即生物不断改变自己,使其适合于某一环境中生活的过程。二指结果,即有利于生物生存和繁殖的种种特征。总之,适应性的基本含义是表示生物对环境的一种适合。

人类的进化,包括人种、种族发展,均与适应环境变化有密切关系。环境的变化给人体发展带来多方面影响。良好的环境促进人体朝着健康方面发展,恶劣的环境妨碍人体正常发展,甚至可能危及生命安全。人体发展的首要条件是不断地适应环境,不断的与环境取得动态平衡。人是万物之灵,不仅能消极地适应环境,而且能积极地改造环境、利用环境为人类服务。

日光、空气、水等自然因素是生命的源泉,人体的发展一刻也离不开它们,为了适应自然环境的变化,人们不但采用积极的方法利用环境,而且可以通过自己的体育锻炼等方法,使机体的适应力更加旺盛,适应性更强。

人体的生理适应是适应环境的重要保证,同时也有相对性的特征,所以在从事运动锻炼时必须要选择有效手段。体育运动不是万能的,适应性也是一种暂时的应答反应。当客观环境发生变化、外界给予的生物体刺激消除了,那么已经取得的适应性也会发生相应的消退。实际生活中,虽然可以通过体育锻炼反复刺激机体,使其产生一些良好的适应性变化(这是体育锻炼之所以能增强体质的原因),如肌肉粗壮、心肌功能增强等等,但这种变化,只是一种性状变异,不仅不能传给下一代,而且一旦体育锻炼停止了,原来所取得的良好适应性变化也会一点点消退。生物的适应性原理是体育锻炼必须贯彻“经常性”原则,不可时断时续。

二、遗传与变异

☞ 遗传和变异是生命的最基本特征之一。遗传在遗传学上是遗传物质从上代传给后代的现象,一般指亲代性状又在下代表现出来的现象。变异指同种生物世代之间或不同个体之间的性状差异。遗传现象是由遗传物质不断向后代遗传的结果。生物学上的遗传是相对的、保守的,而变异是绝对的。正是由于遗传性才保证了有机体的种性相对稳定的个体差别,而通过变异导致种性的发展和进化。遗传和变异是生物进化中的一对矛盾,是生物发展的内在依据。

通过体育运动手段，产生对有机体的某些形态结构、生理机能和心理素质的变化，向适应于社会所需要的方向发展。这种体育过程也是一种变异。人的体质具有遗传性，如遗传对人的身高有明显的影响。国内外学者调研证明，遗传对身高影响的相关度在0.7以上；人的各种身体素质——反应速度、速度力量、弹跳力、爆发力等受遗传的影响较大；无氧代谢能力比有氧代谢能力，以及相对肌力等受遗传影响更大。

三、人体生物结构功能

☞ 人体的发展，绝对遵循用进废退规律，用则获得长进和增强，不用则萎缩乃至废弃，适度运动是保障人体使其发挥极限效能的唯一途径。

从生物学角度来看，人体的生物学结构最适宜于运动。原始人通过跑、跳、攀、投、悬垂等活动来获取食物，搭起窝棚，在不利环境下求得生存。在人类进化漫长的历史中，这些活动也在进化，形成了人类的基本活动。一项进化论方面的研究表明，人不能在静止条件下生存，故有"生命在于运动"之说。

☞ 人体是一部最精细、最有效率的机器，它的功能与作用，远非任何人造机械所能相比。

人体以骨骼为间架，以韧带为铰链配在一起，外附肌肉，靠肌肉的收缩力进行各种运动。以脊柱为例，它包括24节可以转动的脊椎，近120个关节，有400多条韧带加以联系，又用550多条肌肉来牵引动作。一方面要支持全身重量，一方面又要转动灵活，俯仰自如。人体的发展，绝对遵循用进废退规律，用则获得长进和增强，不用则萎缩乃至废弃，适度运动是保障人体使其发挥极限效能的唯一途径。

人类自从站立起来以后，大约有50万年历史。直立姿势带给人类无尽的幸福。人类自从直立以后，凭着手脑的进步，神经系统的发展和语言工具的运用，夺取了生物竞争的桂冠。可是直立行走也给人类带来许多困惑：直立姿势易使胸腔下垂，内脏器官受压，严重影响消化系统和血液循环系统功能，并进一步压迫直肠，往往易构成便秘和结肠类疾病；直立姿势使心脏位置低于头和其它部位，造成血液分布不平衡，增加了心脏心肌收缩负担，这样即易出现头晕目眩。由于直立姿势对静脉回流的影响（心脏至脚的血液重量引起身体下半部血压增高）还易患水肿、痔疮、静脉曲张等疾病；直立姿势也使骨盆位置发生变化，改变了身体重量压力方向，脊柱往往不胜负荷，造成各种各样的病态。

可喜的是人类直立姿势带来的诸多弊病，可以通过体育活动得到缓解。从事走、跑、跳及各种体操活动，可以增强腹肌力量，使内脏器官位置处于适当位置，而且能改善血液循环，这对防止心脏病和消化系统疾患有良好作用。

第二节　人体运动生理学基础

一、肌肉机能与运动

（一）肌肉的构造

人体的运动是由运动系统实现的。运动系统由206块骨骼和400多块肌肉以及关节韧带等构成人体支架。人的运动是由肌肉的收缩和舒张来实现。组成肌肉的基本单位是肌纤维，许多肌纤维排列成肌束，肌束表面有肌束膜包绕，许多肌束聚集在一起构成一块肌肉。肌纤维是一根长圆形细胞，每条肌纤维外有一层薄膜叫肌膜，相当于细胞膜。肌膜内除肌浆外，中间有许多根圆柱状上面带有横纹的肌原纤维，肌原纤维又由粗细不同的蛋白质微丝构成。肌肉的收缩就是由这两种微丝相对滑行实现的。体育锻炼能使肌肉粗壮结实，其原理为肌纤维中蛋白质含量增加，从而肌纤维增粗。

☞ 肌纤维可分为红肌纤维（主管耐力）和白肌纤维（主管速度）。

☞ 110米栏项目运动员刘翔和长跑项目运动员王军霞同是世界冠军，但他们的肌肉类型是不同的，如果把他们的运动项目互换，任何一方都无法获得世界冠军。

本书在第二篇：人体解剖基础知识中对肌肉的构造也有相关表述，请参阅。

（二）肌肉的收缩

肌肉由随意肌和不随意肌两种类型组成，随意肌是使人体具有活动性的肌肉——横纹肌或骨骼肌；不随意肌是心肌和平滑肌。人体中59%的肌肉由横纹肌组成。

肌肉的收缩分为多种形式，主要有向心收缩、等长收缩、超等长收缩三种。

向心收缩——肌肉长度发生缩短的一种收缩形式。如利用哑铃、单杠、沙袋等来锻炼常属此类。

等长肌肉收缩——当肌肉收缩产生张力等于外力时或肌肉张力维持肢体保持某种姿势时，此时肌纤维虽积极收缩，但肌肉总长没有变。如在地面上坐成直角静止不动。就是这种肌肉等长收缩。

超等长肌肉收缩——肌肉先进行离心收缩后再进行向心收缩。如连续双足跳，此时股四头肌在离地时先作离心收缩（肌肉拉长），紧接着立刻作猛烈向上跳起（肌肉收缩）。这类练习对肌肉锻炼价值大。

（三）影响肌肉收缩的因素

肌肉力量大小同许多生理因素有关，其主要有以下几个方面：

1. **肌肉横断面** 肌肉的生理横断面增大是肌纤维增粗所致，而肌纤维增粗主要是收缩性蛋白质含量增加形成的，从而使蛋白质微丝收缩滑行的力量加大。负重肌肉力量练习对增大肌肉生理横断面有良好效果。（图8－1）

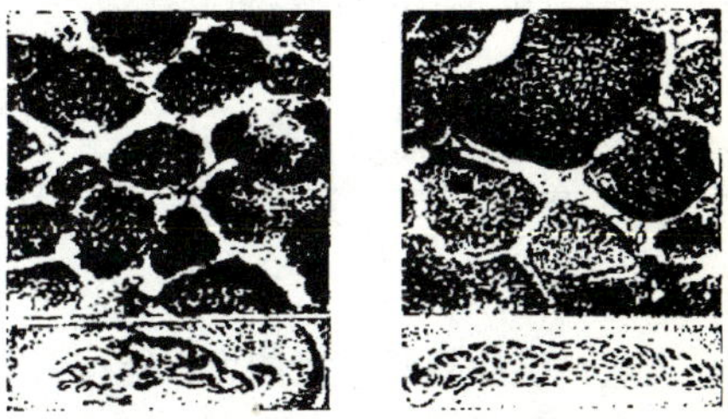

①不经常锻炼的人 ②经常锻炼的人

图8－1 人体肌纤维横断面

2. **肌群协调能力** 肌群协调能力是指在运动中动员肌纤维参加工作的程度和各肌群间协调工作的能力。一个经常锻炼的人，可在最大用力时动员90%肌纤维参与活动。而不经常锻炼的人最大用力时只能动员60%左右的肌纤维活动。显然，前者肌肉收缩力大。同时，经常锻炼的人，各肌群在最大用力时相互配合也好，因此，也就更能发挥肌肉收缩的力量。

3. **肌肉收缩前的初长度** 肌肉收缩时力量与收缩肌肉所处长度和状态有关系。肌肉处在缩短或过分拉长状态都不能发挥肌肉收缩力量。正确地运用运动技术多包含在这一因素之中。

4. **肌肉收缩的代谢适应** 肌肉的收缩与舒张有赖于能量供应。肌肉中毛细血管网增加，保证氧气和养料供给；肌肉中能源物质如肌糖原等含量增加对肌肉的收缩会产生影响。

（四）体育锻炼对肌肉生长发育的作用

由于体育锻炼使肌肉工作加强，新陈代谢旺盛，毛细血管开放量大大增加，血液供应增多，蛋白质等营养物质吸收与贮存能力增强，肌纤维增粗，肌肉体积增大，肌肉变得更加粗壮、结实、有力。另外，由于肌肉结构变化，酶的活性加强，以及神经调解的改进，导致机能提高，表现为肌肉收缩力量大、速度快、弹性好、耐力强。经常锻炼的人，不但骨骼坚固、增长，而且使肌肉丰满、结实、身材匀称。

二、运动中能量代谢特性

新陈代谢是人体生命活动的基本特征之一。新陈代谢包括同化和异化两个方面：同化作用即在新陈代谢过程中，生物体将从食物中摄取的营养物质合成自身的组成物质，同时储存能量的过程；异化过程即在新陈代谢过程中，生物体将自身的组成物质分解并排除体外，同时释放能量的过程。

能量代谢是指物质代谢过程中所伴随着的能量释放、储藏、转移和利用的过程。运动时能量供应是获得充沛体力和良好运动成绩的重要条件。运动时能量供应有其生理、生化规律，认识这些规律，对正确选择锻炼内容和提高锻炼效果是必要的。

（一）人体的能源物质和储备

☞ 人体内糖、脂肪、高能磷酸化合物和蛋白质都是能源物质。人体运动时主要靠糖、脂肪、高能磷酸化合物供应能源，只有在不得不动用时，蛋白质才能化为能源供应运动需要。

人体内糖原是以肌糖原和葡萄糖形式贮存于骨骼肌、肝脏、体液中。脂肪是一种含能量最多的物质，在体内氧化释放能量是糖、蛋白质的两倍。高能磷酸化合物，主要由三磷酸腺苷（ATP）和磷酸肌酸（CP）组成。

（二）运动的直接能源

人体运动直接能源来自高能磷酸化合物——三磷酸腺苷（ATP）。肌肉活动时，肌肉中三磷酸腺苷在酶的催化下，首先迅速分解为二磷酸腺苷与磷酸，同时放出能量收缩肌肉。示意如下：

三磷酸腺苷 ⟶ 二磷酸腺苷 + 磷酸 + 能量

能量 ↓ 肌肉收缩

人体肌肉中的三磷酸腺苷含量甚微，只能供给短时间消耗，因此肌肉要持续运动就要及时补充三磷酸腺苷。

（三）运动时的供能系统

人体运动时，当三磷酸腺苷分解释放能量后需及时补充，其途径有三：

1.**磷酸原系统（非乳酸能系统）** 当三磷酸腺苷分解为二磷酸腺苷时，肌肉中磷酸肌酸立即分解为磷酸和肌酸，同时释放能量。示意如下：

二磷酸腺苷 ——→ 肌酸 + 磷酸 + 能量
↓
再合成三磷酸腺苷

这一供应系统供能能力仅能持续8秒钟左右。

2.**乳酸供能系统** 当人体快速运动持续较长时间（超过8～10秒钟），磷酸系统供能能力不能及时供应ATP的补充，于是动用肌糖原进行无氧酵解供能。示意如下：

肌糖原（或葡萄糖）——→ 乳酸 + 能量

这一系统供应不需要氧，但产生乳酸积累。乳酸供能系统供能最多持续时间约33秒左右。要提高速度耐力，就要发展乳酸供能系统。

3.**有氧供能系统** 人体运动在氧供应充分的条件下，由糖和脂肪有氧代谢供能。长跑等耐力项目就是由有氧供能系统供能，这一供能能力主要与人体心肺功能有关。示意如下：

肌糖原
葡萄糖 + 氧 ——→ 二氧化碳 + 水 + 能量
脂肪

从事任何运动，事实上很少可能是仅属一种供能系统供能。大多数情况是不同运动项目三种供能源所占比例各不相同（表8－2）。

表8－2 跑的能量来源特点及百分比

项目（成绩）	有氧代谢%	无有氧代谢%	能量供应特点
30～60m	0	100	ATP－CP保证
100m	0	100	开始靠ATP－CP供应，然后靠肌糖原葡萄糖无氧
200m	5～10	90～95	酵解功能，跑后血乳酸增多
400m（45秒）	18.5	81.5	
800m（2分）	33.33	66.67	有氧分解和无氧分解功能均重要
1500m（3分40秒）	52.3	47.5	
5000m（8分40秒）	80	20	主要靠有氧分解功能，血乳酸含量减少，能量来
10000m（29分）	90	10	源于肌糖原、葡萄糖和脂肪的有氧分解
马拉松（2小时15分）	97.5	2.5	

上面所列举的各种距离跑的供能特点，对于其他项目，如举重、游泳、自行车、滑冰、球类等均可按照该项运动持续时间类比，近似地了解该项目供能特点。

在能量代谢过程中，ATP的合成和分解是体内能量转化和利用的关键环节。ATP的合成是吸收能量过程，而它的分解过程是把分子结构中潜存的化学能分解释放出来，并可转化为机械能（肌肉收缩）、电能（兴奋传导及其它生物电）、渗透能（吸收、分泌）、化学能（合成其他化学物质及各种细胞成分）、热能（体温）。在完成上述各种生理过程后，最终转变为热能。

根据"能量守恒"定律，能量可由一种形式转化为另一种形式，但不能增加或减少。所以，人体物质代谢中，由营养物质氧化分解所释放的能量，应该等于消耗的各种能量的总和。

营养物质在体内的氧化，1克所产生的热能：糖4.1千卡、脂肪9.45千卡、蛋白质4.35千卡。

☞ 形象记忆——494路汽车

这样，我们可以根据一天的饮食计算出食物总热量。如果摄入食物的总热量与消耗的总热量相等，我们称之为热量平衡。根据这一原理，人们就可以科学地控制体重或者进行科学减肥。

根据上述原理，如果为改善心肺功能而锻炼，那就要讲究运动内容的选择、运动持续时间的合理安排和运动强度的适度。例如，锻炼时间至少应持续5分钟以上，因为只有持续5分钟以上的运动才能给呼吸循环系统以适当刺激，才能在能量代谢上表现出有氧代谢的特点。同样，如果需要减肥，即不宜进行强度大、时间短促（持续时间不足5分钟）的运动，因为这样的运动表现无氧能力，不能消耗体内脂肪，因而达不到减肥目的。

☞ 快走和慢跑是很好的运动方式，其每次持续时间应在30分钟以上（一小时以下）、距离在三公里以上，每周5次为宜，脉搏次数加锻炼者年龄等于170。

☞ 形象记忆——357路汽车

三、超量恢复原理

运动时体内代谢过程加强，以不断满足运动时的能量需求。运动停止后，能量物质需要不断补充。科学研究证明，体育运动过程是促进能量转换的一种刺激，使有机体代谢和能量转换加剧。20世纪30年代，生物学家维盖尔特发现生物体消耗越大，那么它在恢复阶段的水平越高，甚至超出消耗前水平。当然这种能量消耗也是有一定限度的，如果消耗超过一定范围，那么会使恢复期拖延很长时间，甚至对有机体带来无法恢复的破坏性损伤。生物的这一机制给体育锻炼或运动训练提供了一种新理论，即超量恢复理论。

☞ 通过体育锻炼增进体能的过程是一个由负荷——适应——增加负荷——超量恢复的适应过程。

任何从事运动锻炼的人（包括各级学校学生、中老年等）通过身体活动，对体内物质能量较为强烈的消耗，促进异化作用的加强，也就是说，让身体释放出能量，供给运动活动需要。机体内强烈地消耗，必然引起一定程度上的疲劳，出现暂时性身体能力下降，但疲劳过程同时也刺激恢复，相应地引起和加强了同化作用，也就是说促进了能量储备，出现超量恢复，在极为紧张的肌肉工作后，出现了生物能量物质的超量恢复和蛋白质结构的更新。

根据超量恢复原理分析，体育锻炼过程可以有以下三种情况：

第一，身体锻炼或运动训练时间短、运动强度小，对机体肌肉的刺激剂量很小，引不起肌体任何反应或者即使引起反应也是微乎其微。这种锻炼或训练，从有效增进体能，发展身体素质角度来说，其生理效果极不显著。体育界有句名言**"没有疲劳就没有训练"**，其含义即为，要真正达到锻炼或训练的目的，必须要使身体有适度运动负荷，要消耗适度的能量，也就是要使身体有适度的疲劳（疲劳并非过度疲劳，有运动负荷并非一定要激烈运动）。

第二，两次锻炼时间间歇时间过长，锻炼缺乏系统性、计划性，所谓："三天打鱼，两天晒网"，由于两次锻炼或训练间隔太长，第二次锻炼或训练在人体超量恢复之后进行，结果仍使机体能量代谢水平保持原水平，不能有所提高。

第三，运动负荷过大，超过身体适应限度，或者两次锻炼或训练间隔时间过短，后一次锻炼在前一次未能完全恢复时进行，结果不但未能出现超量恢复，反而使机体机能下降，甚至损害了身体健康。锻炼或训练的运动负荷适宜，在超量恢复的情况下进行下一次锻炼或训练，结果机体体能得到增强，身体健康水平有比较理想的提高。这是一种科学的锻炼或训练。

（一）运动中氧的运输

在人的健康素质中，人的心肺功能是重要的组成部分。人体供氧能力，不但影响人的健康，而且也是影响人体运动能力的重要因素。

☞ 氧运输对人体生命活动和人的健康具有十分重要的作用。氧的运输系统由呼吸系统与血液循环系统组成。呼吸系统把氧气吸入体内，同时呼出二氧化碳，氧气进入血液与血红蛋白结合，由心脏推动血液流遍全身，将氧气运输到机体的各组织器官。血液在体内沿一定路线流动，右心室的血液流向肺部，在此进行气体交换，吸收氧气，呼出二氧化碳，然后流回左心房，血液从左心房流入左心室，并由此流向全身。在营养了全身细胞和装载了代谢废物之后，血液又流回右心房，血液在全身运行一周所需时间不到一分钟。

☞ 您的心脏就是您的健康。

☞ 成人心脏如本人拳头大小，男性成人心脏重约284克，女性成人心脏重约258克，心脏一生跳动约20亿次，成人血管总长约20万公里，心脏泵出的血量7分钟可以加满一辆轿车的油箱。

实现肺与外界环境的气体交换称为肺通气。肺泡与肺毛细血管血液间的气体交换称为肺换气。人体氧气不能储存，必须根据需要吸入，人体每一分钟都要吸入氧气。在整个运输系统中，心血管系统处在重要地位。联合国世界卫生日曾经用“您的心脏就是您的健康”的口号来提醒人们特别要注意保护好心脏。

（二）最大吸氧量与运动能力

衡量人体氧运输能力强弱，除了用心血管和呼吸系统一些指标外，常用的衡量指标就是最大吸氧量。最大吸氧量就是人体运动时，呼吸和循环系统功能达到最大能力时每分钟能够吸入并被身体利用的氧的最大数量。普通健康人最大吸氧量约每分钟 2～3L，而经常锻炼的人可达 4～5L，最高可达 6～7L。运动时，肌肉激烈活动使机体对氧的需求较平时大大增加，因此，人的最大吸氧量高低直接影响运动能力。尤其是耐久力性质以有氧代谢为主的运动与最大吸氧量相关更紧密。

四、身体素质的生理学基础

（一）素质、身体素质与健康素质的概念

素质是一个人生来具有的，以及人在后天通过环境影响和教育训练所获得的稳定、长期发挥作用的基本品质结构，是一切心理特征形成和发展的自然前提。

☞ 素质＝道德＋知识＋能力＋健康。思想道德素质、科学文化素质和健康素质（广义），构成了国民的基本素质体系。

身体素质是人们在日常生活、劳动和运动过程中，在中枢神经调节下，各器官系统功能所表现出的综合性品质。它是“体能”或称“体适能”（Physical Fitness）的重要组成部分。身体素质包括运动素质和健康素质（狭义），因之，体能也可分为与运动技巧关系密切的体能和与健康关系密切的体能两类。（图 8－3）

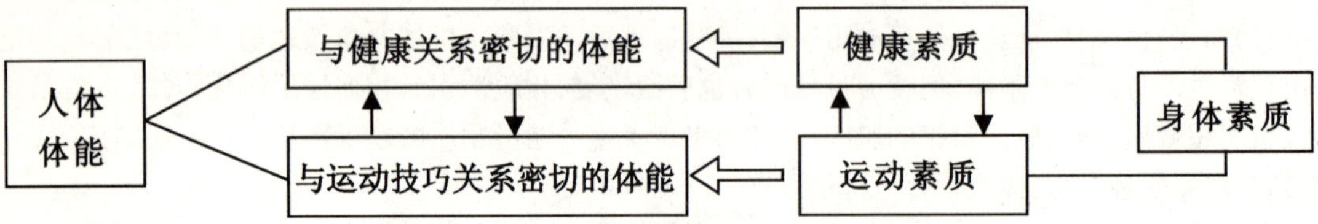

图 8－3　运动素质与健康素质关系示意图

☞ 健康素质是针对大众而言，以促进身体健康为宗旨。其意是指：在体力上具有维持日常有效工作和学习以及足以享受生活的活力，能应付突发事件以及能对抗各种现代生活方式病的适应能力。

按以上追求目标的健康素质应包括身体素质中的心肺耐力、肌肉力量耐力、柔韧性、人体组分（组成成分）等，见图 8－4。广义的健康素质涉及到的心理健康部分在本书第五篇：心理与健康中予以表述。

健康素质的高低是衡量一个人体质状况的重要指标，每个人维持身体健康状态所需要的健康素质各有差异。

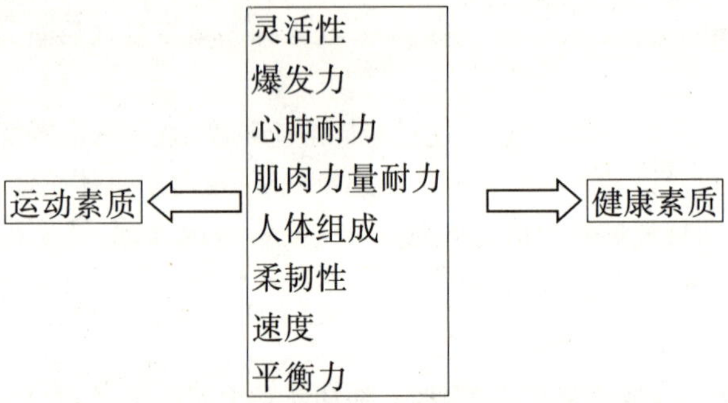

图 8－4　运动素质与健康素质的基本内容

☞ 研究表明，人体各项身体素质指标在人达到23岁时是最高峰，此后逐年下降。因此16岁至23岁左右（相当于大学阶段）是发展身体素质的关键时期，抓住这一时机进行全面身体素质训练，对一生的身心健康发展具有深远意义。

（二）身体素质的生理学基础

1. 力量素质　力量素质是指肌肉收缩克服阻力和对抗阻力的能力。是人体维持健康的基本要素之一，也是发展速度、灵敏等素质的基础。肌肉力量按收缩形式可分为静力性力量（肌肉活动时肌肉长度不发生改变）和动力性力量（肌肉活动时肌肉长度发生改变）两类。

通过身体锻炼可以使肌肉的生理横断面增大，肌肉中毛细血管增多，且毛细血管发生囊泡状适应性变化，运动中枢的功能得到改善，导致支配主动肌、协同肌、对抗肌、支持肌的神经中枢在时间、空间上准确而及时地产生兴奋和抑制过程。

通过力量训练不仅能增大肌肉力量，使之身体结实、匀称、健美，而且可以增强心肺功能，减少损伤。

力量练习正误观

正　区	误　区
力量练习实际上可以改善柔韧性。	力量练习使锻炼者显得僵硬。
每次练习前都要做伸展运动，可以扩大关节活动范围。	
练习采用中等的负荷，每周3～4次，不可能增大肌肉块，只能改善女性化外表特征，使女性更健美。	力量练习使女子男性化。
脂肪与肌肉是不同的组织，不能互相转化。	力量练习可使脂肪转化为肌肉。
力量练习增加肌肉体积有助于松弛的皮肤恢复弹性。	
相同的负重练习，男子与女子的练习效果相近。	女子练力量进步慢。
力量练习使肌肉力量增加，基础代谢率随之增加，休息状态时人体热量消耗也增加。1小时的锻炼至少有8大块肌肉参与工作，需要热量超过500Kcal，仅此项训练就可以消耗相当0.5Kg脂肪的热量。	力量练习热量消耗少，对减轻体重无多大帮助。

2.**耐力素质**　耐力素质是指人体长时间进行肌肉活动时抗疲劳的能力，是人体各器官系统机能和心理素质的综合表现，也是反映人体健康水平或体质强弱的一个重要指标。

耐力包括有氧耐力和无氧耐力两种。有氧耐力是指人体在氧气供应充足的情况下坚持较长时间工作的能力。无氧耐力指的是人体在较长时间供氧不足的情况下的工作能力。

疲劳是一种生理现象。有机体经过长时间活动，必然要产生疲劳，并使其工作能力下降，这是机体的一种自我保护。但是，疲劳又是提高有机体工作能力所必须的，它是有机体机能恢复与提高的刺激物，没有疲劳就没有训练，也就没有机体机能的提高。

疲劳是多方面原因造成的。在活动后的血液中pH值下降，细胞外液水分、离子浓度以及渗透压发生变化，使内环境稳定性失调从而导致大脑神经细胞能力下降，神经活动过程抑制占主导地位，从而形成大脑皮层保护性抑制，出现疲劳。疲劳可使身体灵敏性、动作准确性降低，影响技术发挥，因此，提高克服疲劳能力，在运动实践中非常重要。

☞ *疲劳驾驶机动车，驾驶员反应迟钝，易发交通事故。*

3.**速度素质**　速度素质是指人体快速运动能力。速度素质一般包括反应速度素质、动作速度素质和位移速度素质。反应速度指从接受刺激信号到做出反应的速度；动作速度是指人体快速完成某一动作的速度；位移速度指单位时间内人体快速移动的能力。

影响速度素质发展的因素主要有神经系统的反应能力、动作频率和动作幅度的大小。发展速度素质主要在于改善和提高神经系统的灵活性和肌肉的协调放松能力。

4.**灵敏素质**　灵敏素质是指人在各种环境条件突然变化时能够迅速、准确、协调地改变身体运动的能力。高度灵敏素质是在大脑皮层分析综合能力高度发展的情况下体现的，是在时间、空间上紧密结合进行的。发展灵敏素质，就是要通过训练，使大脑皮层的兴奋与抑制的转换能力加强，从而提高大脑皮层神经过程的灵活性。

5.**柔韧素质**　柔韧素质是指关节活动的幅度及相关肌肉韧带等软组织的伸展性和弹性。柔韧素质可分为动力性柔韧性和静力性柔韧性两种。动力性柔韧性是指肌肉、肌腱、韧带根据动力性动作需要，拉伸到解剖学允许的最大限度的能力，随即利用强有力的弹性回缩力来完成所需要完成的动作。所有爆发力前的拉伸均属动力性柔韧性；静力性柔韧性是指肌肉、肌腱、韧带根据静力性技术动作的需要，拉伸到动作所需要的位置角度，控制其停留一定时间所表现出的能力。

柔韧素质包含两方面含义：一个是关节活动范围大小，另一个是跨过关节的肌肉、韧带、肌腱等软组织的伸展性。关节活动范围主要取决于关节本身的结构；固定关节的肌肉、肌腱、韧带等软组织的伸展性，主要通过合理的锻炼或训练获得。

第三节　体育运动的心理学基础

一、心理与生理的相关性

☞　生命是一个有机的整体，身心一元论是被实践证明了的科学理论。肌体的每个方面，即思想、意识、机能都是相互依存、相互联系共同完成人体的各种机能活动和需求。实际生活中一切思想活动可以影响身体，而身体方面的活动同样可以影响精神和情绪。

体育运动对一个人个性完善的影响是突出的。一个人的精神面貌往往由人的个性所决定，而个性则是一个人各种心理特征的综合体现。体育运动是引导发展个性的有效手段。如经常参加田径、体操等运动，可以提高人的坚韧、自制、果断、勇敢等品质；经常参加球类运动，可以培养沉着、冷静、团结协作、遵守纪律等优秀品质；特别是参加竞争性很强的体育活动，可以培养现代人的拼搏、惜时、自信、讲求实效等思想品德。体育运动对美育也有很好的促进作用，它以丰富的内容和独特的形式，培养良好的审美观，而且可以提高对美的动作、美的仪表、美的情愫的感受、鉴赏、表达和创新能力。

二、体育锻炼与心理健康的关系

现代人无时无刻不在享受现代科技文明的发展和进步所带来的方便，然而，激烈的社会竞争和强烈的生存危机，也促使人类进入了情绪负重的时代，一些不良的生活方式、过量的服用药物以及危险的行为等都会打破人们的身心平衡状态，引发疾病，危害健康。世界卫生组织（WHO）2002 年有过调查，发现**全球真正健康的人仅占 5%，身患各种疾病的占 15%，亚健康者为 80%**。值得重视的是在身患疾病和亚健康的人群中有 65% 的人与某种心理障碍或心理疾患有关。

（一）体育锻炼对心理健康的影响

大量研究表明，体育锻炼是一种低经济支出、低风险的有效改善心理健康的手段。体育锻炼对心理健康的影响主要有以下几方面：

1. 体育锻炼有益于人的综合心理功能的提高　体育活动具有直观特点，它需要参加者必须综合地运用各种有关感觉器官，不仅通过视觉、听觉等来感知动作形象，还要通过触觉和肌肉的本体感觉来感知动作要领、肌肉用力程度和方法，从而建立正确、完整的运动表象。在这个过程中，人的感知能力、观察能力以及形象记忆、运动记忆能力等均得到发展，有利于促进人的思维灵活性、敏捷性，也有利于挖掘人的思维潜能。

☞　长时间进行脑力劳动后，通过体育活动有益于呼吸系统、血液循环系统和神经系统的功能发展，更有助于从事运动锻炼人的注意力、想象力、思维分析等心智能力的健康发展。这些非智力因素对人的智能发展具有促进作用。

2. 体育锻炼有助于人的情感控制和调节　情感是人对客观事物的态度体验。体育活动内容丰富多彩，能诱发人们从事体育活动的兴趣和爱好；体育内容的复杂性与多变性，既能激发人们强烈的情感，保持乐观、稳定、健康的情绪，又能控制、克服情绪的冲动性、易变性，使之服从活动需要。体育活动有助于改善大脑皮层与产生情绪有关的皮下中枢的调节能力。

体育活动的情绪效应有短期效应和长期效应两种。根据 1988 年温伯格（einberg）等人研究报道，一次 30 分钟跑步可以显著地改善紧张、困惑、焦虑、愤怒和抑郁等不良情绪；长期有规律的中等强度的体育活动有助于情绪改善，有助于增进情感的控制能力。经常参加集体体育活动，可以促进人际间沟通，产生亲近、信赖和相互间谦让、谅解的心理感受，在心理上产生一种归属感和安全感，能迅速改善人际关系，适应社会环境。

运动是一种有效的对付压力的武器。据加拿大的研究表明，与压力有关的种种症状——焦虑不安、易怒、易疲劳、肌肉僵硬、消化不良，在进行十周有规律的运动锻炼之后就会消失。健康体育专家表示：运动是一剂天然的 100% 的抗抑郁良方。它可促进具有镇静功效的内啡肽分泌，并刺激大脑产生能感受幸福的荷尔蒙多巴胺，同时减少让人感受压力的氢化可的松。

3. 体育锻炼有益于培养坚强的意志品质　意志品质是指一个人的果断性、坚韧性、自制能力及勇敢顽强独立自主精神。意志品质既是在克服困难过程中表现出来，又是在克服困难过程中培养起来的。一切体育活动都要求人积极主动的进行。体育活动还充满着挫折和失败。因此，它与意志联系在一起。在体育活动中人的积极努力程度愈高,被克服的诸多主客观困难愈多,从而,也就愈能培养出良好的意志品质。从体育活动中培养起来的意志品质能够迁移到日常生活、学习和工作中去。

4. **体育锻炼有助于治疗心理疾病** 体育活动是预防和治疗各种心理疾病的有效手段,对神经衰弱、忧郁症、恐怖症等多种神经症状以及心身疾病有一定治疗作用。心理学者迪斯曼曾概括1750名医生的材料,发现从事慢跑、游泳、骑自行车、健身走以及力量训练,对于抑郁症的疗效达85%,对于焦虑症的疗效为60%。

(二)应激与体育锻炼

应激(stress)指个体对环境刺激的一种非特异性生物学反应。心理学家薛利曾说过:"应激就像相对论一样,是一个广为人知,但却很少有人彻底了解的概念。"现代研究认为,应激反应是一种包括有应激源、个体对应激源评价以及个体的典型反应等因素相互作用的过程。本书在第五篇:心理与健康中对应激与健康有相关表述,请参阅。

应激源是指那些唤起机体适应反应的环境事件与情境。如一场激烈体育比赛,作为应激源会引起观众血压升高、心跳加快、情绪激昂、手舞足蹈等应激反应。应激源包括人们日常遇到的各种会引起应激反应的有关有机体的、情绪的、心灵的、社交的、智力的环境的刺激。例如,躯体的应激源有冷、热、病痛、失眠、性唤醒等;情绪的应激源有从日常生活中引起的烦恼、沮丧,也有体育锻炼中因成功经历而引起的振奋喜悦;社交的应激源有幸福体验的期望、朋友相邀的等待,甚至有被朋友、恋人遗弃的沮丧;环境应激源有恶劣的天气、拥挤的人群、噪声、狭小的空间、污秽的房间等。

应激有积极的应激和消极的应激之分。某种活动是产生积极应激还是消极应激,存在一定标准。人体的运动锻炼是作用机体的许多应激因素之一。运动锻炼实质上是紧张的肌肉收缩活动,这种紧张的肌肉活动,就是一种强烈的"应激刺激",这种刺激对人体起到急性或慢性安抚作用,长期坚持运动锻炼,某些器官系统的紧张水平会降低,而生理功能得到增强。因此这种适宜负荷的运动锻炼就是一种积极的应激。但是如果过度地运动则可能导致个体身体某部位受伤或有损于内脏,使其变得苦恼,这就成为消极应激。另外,某件事是引起积极应激还是引起消极应激,要受个体认知评价的影响。例如冷水浴,有人认为日光、空气、水等自然因素是生命源泉,人体一刻也离不开它,因此主动积极地从春天开始至寒冬,坚持冷水浴,然后进行冬泳,会收到很好的锻炼效果。但亦有人虽也曾尝试过冷水浴,但其惧怕寒冷季节和感冒,因此将冷水浴看成是烦恼的活动,会在心理上产生不良影响。

☞ 春有百花秋有月,夏有骄阳冬有雪,若无烦事在心头,都是人间好时节。有人认为春夏秋冬四季轮回是自然规律,不同的季节有不同的美,总是对未来充满着憧憬和期盼;也有人厌恶春天的干燥、夏天的炎热、秋天的萧煞、冬天的寒冷,一年四季没有开心的时候。天下本无事,庸人自扰之。

人需要一定的应激,这有助于提高生活质量和工作学习效率。一般而言,轻中度的应激比较适宜。但适宜应激个体间有所不同,对相同的应激情景,不同的人和人格类型会有不同反应。人格类型有三种,他们的体育行为表现有所差异。(图8-5)

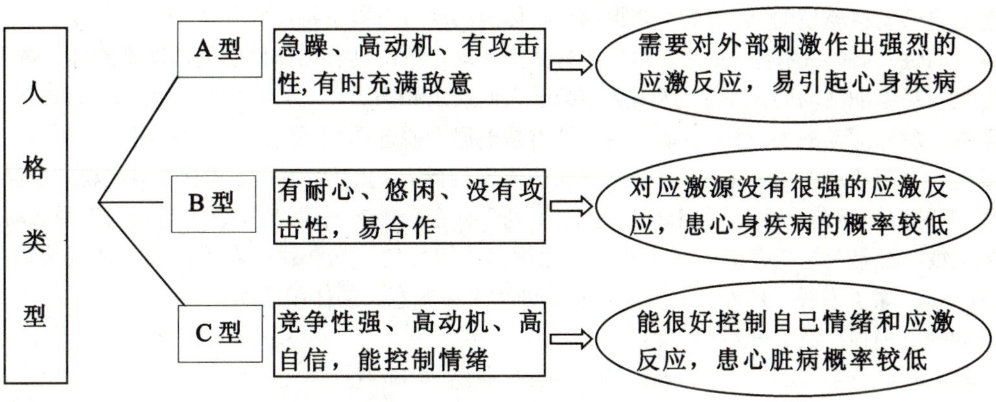

图8-5 三种人格类型应激特征示意图

虽然长时间或高强度的锻炼会带来身心紧张,但是研究显示,坚持参加低中等强度的有氧运动是减少应激最有效的方法。主要因为体育锻炼可以提高人对应激的抵抗力。

心理学家安德森认为,当个体进入运动情景时,有三个因素会引起应激反应:一是应激史,二是个性特征,三是应激策略。有应激史、特质焦虑、缺乏应激策略的人,更有可能产生应激反应。高应激的个体往往能体验到肌肉紧张不断增加,视野缩小,注意力不集中,因而也就更容易产生运动损伤。了解应激与运动损伤的关系,我们可在高应激状态时,特别注意医务监督,加强防范,或者在消除应激后再进行锻炼,这样可以减少运动损伤。

处于消极应激状态下的人,往往显示某些征兆和症状,当然不同个性的人征兆不同,通常认为有下列几种:

1. **生理征兆** 主要表现为引起一定的身体器官系统的变化。如经常性头痛、疲劳、手抖动,反映了肌肉紧张性变化。另外,心跳加快,反映了血液循环系统的变化;呕吐,反映了消化系统的变化;呼吸困难,反映了呼吸系统的变化等等。

2. **焦虑与抑郁** 在应激的心理征兆中最通常的两种表现形式就是焦虑和抑郁。焦虑是一种伴随着某种不祥之事而产生模糊的、令人不安的情绪,其中包括紧张、不安、惧怕、愤怒、烦躁和压抑等情绪体验。抑郁是指一种持续的心境低落状态,其特点是对一般活动失去兴趣,表现出悲哀、缺乏活力等。

3. **睡眠障碍** 失眠是应激的一种普通征兆,会严重影响生活质量和精力的充分发挥。

4. **低自尊** 个体看待事物的方式常常会影响到应激产生。低自尊的人倾向于以消极的方式看待事物,在遇到困难或挫折时易灰心丧志。正确对待自己和别人将有助于降低应激。

5. **性障碍** 性障碍也是一种应激征兆。由忧虑产生的性障碍会进一步加重应激反应,甚至会形成恶性循环。担心怀孕、担心通过性途径传染疾病等也会导致应激。

如何控制和消除应激征兆?除了一般的体育锻炼外,尚有以下方法:

(1)表象训练法:又称念动训练、心理演练。是指有意识地、积极地利用所有感觉,在脑中对过去经历过的事进行重现或再创造的过程。运用这种方法可以降低应激水平。其具体方法为:①回想过去成功体验。②表象转移。可以用技能的表象、中止或转移应激征兆。③心理念动法。通过意念,想象自己全身各部位的放松以及血液循环流动情景等。

(2)呼吸训练法:坐位、卧位、站立均可,闭上眼睛,慢慢呼吸,慢慢吸气。吸气如闻花,同时尚可以配合四肢动作。

(3)热水浴、按摩、听音乐:经常进行热水浴、按摩或听音乐均可以消除疲劳,减少应激征兆。

第四节 现代社会与休闲活动

休闲活动是现代社会所面临的重要问题,如果社会无法对这一问题给予解决,则会造成对社会的损坏。现代社会的科技进步,为人们节省了大量的体力和时间,休闲问题便成为社会的重要问题。

(一)休闲的定义、特征和分类

休闲活动(Ieisure time)是指个人除工作时间以外所参加的活动。休闲意为个人以自愿参加某些活动,选择某些活动是受自己动机驱使的,以期从中获得满足。休闲活动具有以下特征:

1. **闲暇时间性** 必须先有空闲时间,然后才有休闲活动。所以具有工作性质的活动不能称为休闲活动。

2. **乐趣性** 对参加活动的人来说,休闲必须给予人们欢乐和满足。

3. **志愿性** 参加活动的人,对于活动和活动种类是根据志愿选择,不受任何外力强制。

4. **建设性** 空闲活动的内容很多,但是只有那些建设性的有益的活动才能称为休闲活动。如赌博也是消磨时间的方法,但赌博缺乏建设性,不利于身心健康,不利于社会精神文明建设,所以不能列入休闲活动。

5. **非生存性** 凡是为了生存的一切活动均不能称为休闲活动。吃和睡两者不能称为休闲活动。然而,同样是野餐,性质不同,除了饱餐一顿外,还包括游戏,此即为有休闲意义的休闲活动。

休闲活动的范围很广泛,一般可将其分为四类:

(1)文化活动类:包括朗诵、写作、研读、调查、书画、收藏、集邮等。

(2)社教活动类:交谊、会谈、福利工作、社会工作、网上聊天等。

(3)体育活泼类:狩猎、登山、钓鱼、旅游、跳舞、打高尔夫球等。

(4)艺术活动类:雕塑、雕刻、音乐、舞蹈、戏剧、手工艺等。

(二)现代人的生活方式

休闲活动在以人为本的现代社会中,将成为人们生活的中心和生活方式中的重要组成部分。其原因是空闲时间增加,加强了休闲活动的需要。

21世纪中,人们除了吃饭、睡眠、工作外,每天平均几乎有1/3的时间消耗在休闲活动中。我国虽是发展中国家,人们的休闲时间尚不多,但随着小康社会的迈进,人民生活水平不断提高,其休闲时间也将明显增加。特别是实行双休日假日和集中调休的长假后,闲暇时间的充分利用,已经受到社会的关注。人们生活理念开始发生新的变化,讲究的不是生命长短,而是生活的内容和质量;不但追求活得久,而且追求活得美。要使生活内容充实丰富,休闲活动的方式大有探讨的必要。

☞ 对于体力的有效运用途径是体育活动,而对于时间的有效运用途径则是休闲活动。

第九章 人体测量与健康评估

第一节 人体测量

☞ 在考虑自己身体锻炼或指导别人去进行身体锻炼之前,充分了解自己和被指导锻炼者的身体状态是十分必要的。这对锻炼方案的确定、锻炼效果的评估、锻炼时的自我调控、保证锻炼时的安全是必不可少的。

一、形态(指标)测量与评估

(一)身高

身高是指人体站立时从站立面到头顶点的垂直距离。它主要反映骨骼的发育状况,同时也反映人体纵向发育水平。影响身高的主要因素为遗传、种族、营养、适宜的体育运动。

☞ 据有关调查,男性身高遗传系数为66.08%,女性身高遗传系数为62.21%。

1.测试目的 测试身高与体重测试相配合,评定身体匀称度,评价生长发育及营养状况的水平。

2.场地器材 身高测量计。使用前应校对到0点,以钢尺测量基准板平面至立柱前面红色刻线的高度应为10.0cm,误差不得大于0.1cm。

3.测试方法 受试者赤足,立正姿势站在身高计的底板上(上肢自然下垂,足跟并拢,足尖分开约成60度角),足跟、骶骨部及两肩胛区与立柱相接触,躯干自然挺直,头部正直,耳屏上缘与眼眶下缘呈水平位,测试人员站在受试者右侧,将水平压板轻轻沿立柱下滑,轻压于受试者头顶。测试人员读数时双眼应与压板水平面等高,然后进行读数。以厘米为单位,精确到小数点后一位。测试误差不得超过0.5cm。

(二)体重

体重是描述人体横向发育的指标,反映了人体骨骼、肌肉、皮下脂肪和内脏器官综合发育状况。体重与身高的比例,可以辅助说明营养状况。是反映人体围度、宽度、厚度以及发育状况的整体指标。体重受遗传影响。同时,体重还受地区、生活环境和营养等因素影响。

☞ 据有关调查,男性体重的遗传系数为54.42%,女性体重的遗传系数为52.10%。

1.测试目的 测试体重,应与身高测试相配合,评定身体匀称度,评价生长发育的水平及营养状况。

2.场地器材 杠杆称或电子体重计。使用前需检查其准确度和灵敏度。准确度要误差不超过0.1%,即每百千克误差小于0.1千克。

3.测试方法 测试时,杠杆称应放在平坦地面上,调整0点至刻度尺水平位。受试者赤足,男性受试者身穿短裤,女性受试者身着短裤、短袖衫,站在称台中央,测试人员放置适当砝码并移动游标至刻度尺平衡,读数以千克为单位,精确到小数点后一位。测试误差不超过0.1千克。

成人标准体重参照:男性标准体重(kg)=身高(cm)-105;女性标准体重(kg)=身高(cm)-100。

☞ 标准体重±10%均属正常范围。小于10%~20%为轻度营养不良,小于20%~40%为中度营养不良,小于40%为严重营养不良;大于10%~20%为超重,大于20%~30%为轻度肥胖,大于30%~50%为中度肥胖,大于50%为重度肥胖。

体重明显增加时,要考虑:摄人量大大超过消耗量;体质性改变。而体重明显降低时,要考虑:体内存在消耗性疾病；训练量安排过大；饮食紊乱或过分控制体重；营养不良。

（三）胸围和呼吸差

胸围是人体宽度和围度最有代表性的测量指标，它可反映胸廓的大小和胸部、背部肌肉的发育情况。

测量胸围时，受试者应自然站立，平静呼吸。测试者将带尺绕胸廓一周，在背部置带尺上缘肩胛下角的下缘，胸部置带尺下缘于乳头上缘；已发育成熟的女性，带尺应置于乳头上方第四肋骨与胸骨连接处；侧面观查，带尺呈水平位；在受试者呼气之末，吸气尚未开始时读数。以厘米为单位，精确到小数点后1位，测量误差不得超过1cm。

☞ 呼吸差是深吸气胸围与深呼气胸围的差值。呼吸差一般人为6～8cm，常锻炼者可达8～10cm，运动员可达12cm以上。游泳和长跑对呼吸差影响较明显，呼吸差大小可反映呼吸系统机能，呼吸差越大，呼吸机能越好。

呼吸差可以反映人体生长发育状况和呼吸肌力量的大小。测量时，受试者在平静胸围的基础上，做最大的吸气，于深吸气末时记下深吸气胸围，接着再作深呼气，于深呼气末时记下胸围的最小值。在测量过程中，带尺要贴住皮肤，随深吸气和深呼气时的胸廓放松和收紧带尺，并保持住带尺的位置，受试者吸气时不要耸肩，呼气时不要弓背弯腰。

（四）体脂率

☞ 体脂率是指人体内脂肪重量在人体总体重中所占的比例，又称为体脂百分数，它可反映人体内脂肪含量的多少。正常成年人的体脂率分别是男15%～18%，女25%～28%。

体脂率应保持在正常范围，若体脂率过高，体重超过正常值20%以上就可视为肥胖，肥胖可引起多种疾病；若体脂率过低，达到体脂含量的安全下限，即男性低于5%，女性低于13%～15%，则可能引起功能失调。

☞ 当今社会上一些年轻人过度减肥，盲目追求所谓“骨感美”，是非常不可取的。

体脂率的测量应用皮褶厚度测量法，皮褶厚度测量法是利用皮下脂肪厚度间接推算体脂率的一种方法。由于不需要复杂的专门设备和实验室条件，因此简便易行，适宜大面积的群体测量。其方法是用皮褶厚度计对身体两个点进行皮褶厚度测量，一个点是背部，在右肩胛骨下角的下方；另一个点是上臂部，在右上臂肩峰点至桡骨点连线的中点，即肱三头肌肌腹处。测量时用拇指和食指将该部位皮褶提起，另一手把皮褶厚度测量计置于紧靠拇指和食指的皮褶上进行测量，然后在皮褶厚度计上读出该两点的皮褶厚度（以毫米为单位），再将两点的皮褶厚度相加作为x，然后，将被测量者的年龄、性别分别代入下列公式，求出身体密度（表9－1）。将求得身体的密度代入Brozek公式即可求得体脂百分数：

体脂百分数＝(4.570÷身体密度－4.142)×100

根据计算出的体脂百分数推算身体脂肪量和瘦体重：

脂肪量＝体重×体脂百分数

瘦体重（去脂体重）＝体重－脂肪量

表9－1　推算身体密度的回归方程

年龄	男子	女子
9～11岁	D＝1.0879－0.00151x	D＝1.0794－0.00142x
12～14岁	D＝1.0868－0.00133x	D＝1.0888－0.00153x
15～18岁	D＝1.0977－0.00146x	D＝1.0931－0.00160x
成人	D＝1.0913－0.00116x	D＝1.0897－0.00133x

注：D：身体密度；x：肩胛骨下角及上臂部皮褶厚度之和（mm）。

人体要保持良好的机能状况，适宜的脂肪是必不可少的，表9－2和表9－3分别是各种身体状态下体脂百分数和成年人胖瘦参考标准。

表9－2　各种身体状态下的体脂百分数

身体状况	男性	女性	身体状况	男性	女性
必须脂肪量	0～5	0～8	最佳健康状况	10～25	18～30
最少脂肪量	5	15	最佳体力状态	12～18	16～25
运动员	5～13	12～22	肥胖	>25	>30

表9-3　成人肥瘦参考标准

肥瘦程度	男性/mm	女性/mm	肥瘦程度	男性/mm	女性/mm
异常瘦	10(4)	14(8)	肥胖	34(13)	47(25)
瘦	12(5)	21(12)	过度肥胖	45(18)	59(30)
一般	23(10)	37(10)	异常肥胖	60(28)	73(40)

注:括号外数字为肩胛骨下角及上臂部及褶厚度之和;括号内数值为腹部皮褶厚度,测量部位在脐右侧1cm处。

(五)腰围—臀围比例测试

过多的腹部脂肪与疾病(心脏病和高血压等)发生是直接相关的。因此,腹部有大量脂肪堆积的人,腰围—臀围比例高,比腰围—臀围比例低的人更容易罹患心脏病和高血压。所谓"**腰带越长寿命越短**",是有一定道理的。测量腰围—臀围比例的步骤如下:

1. 测量工具为无弹性的卷尺。站立,不要穿宽大的衣服,测量时,卷尺紧紧地贴在皮肤上;但不能陷入皮肤,测量数值应精确到毫米。

2. 测量腰围时,把卷尺放置于肚脐水平处,并在呼气结束时测量。

3. 测量臀围时,把卷尺放在臀部的最大周长处。

4. 测完后,用腰围除以臀围,得出腰围—臀围比例,根据评定腰围—臀围比例的等级,并填写自评量表。(表9-4)

表9-4　腰围—臀围比例的等级评定

等级(病的危险)	男	女
高危险	>1.0	>0.85
较高危险	0.9~1.0	0.80~0.85
较低危险	<0.90	<0.80

(六)身体质量指数测试(体重指数)

身体质量指数(Body mass index,BMI)测试是一种辅助性地测定身体成分的方法,容易被大多数人接受。其计算公式为:BMI=体重(kg)÷身高的平方(m^2)。

例如,如果一个人体重64.5千克、身高1.72米,那么该人的BMI比值为:

$BMI=64.5kg\div(1.72m)^2=64.5\div2.96=21.8$

计算出BMI后,用量表评价体脂程度,男性和女性BMI分别小于25和27的属于"不肥胖"类,超过40的认为是极度肥胖。小于或等于20的为体重过轻。因此,男、女标准体重范围分别为20.1~25和20.1~27。(表9-5)

表9-5　肥胖分类(根据BMI指数)

分类	BMI(Kg/㎡)	发病危险	分类	BMI(Kg/㎡)	发病危险
偏瘦	<18.5	低,各种疾病危险增加	肥胖前期	25~29.9	增加
			Ⅰ级肥胖	30.0~34.9	中
正常体重	18.5~24.9	无	Ⅱ级肥胖	35.0~39.9	高
超重	>25	较小	Ⅲ级肥胖	≥40	极高

二、功能指标与评估

人体的功能指标是人的整体以及各器官、系统表现出的生理状态。生理功能指标的变化,能够反映出机体的健康状况。测量的目的在于了解人体生长发育及运动对各器官系统功能变化的规律。

(一)脉搏、血压

脉搏是心脏射血时引起脉管壁有节律地起伏性搏动。

1. 测量脉搏的仪器　可用机械秒表、电子秒表或三针台钟记时,每分钟误差不得超过0.2秒。还有脉率表等。

2. 测量脉搏的方法　受试者坐于测试人员的右侧,右前臂平行放在桌面上。测试人员以食指、中指和无名指的指腹轻压在受试者手腕部桡动脉处,测量一分钟的脉搏数。也可根据测量要求测量30秒、15秒、10秒或6秒的脉搏数,然后换算为一分钟脉搏数,记录单位为次/分。还有触握式、遥测系统等。

影响脉搏的因素:①长期系统的运动训练,会出现心搏徐缓。②试者的身体姿势影响,卧位时低,站立时高。③个体的体表面积因素,体表面积越大,脉搏越慢。另外与情绪、饮食、气候、海拔高度等均有一定关系。

血压,是指血液在血管内流动时,对血管壁产生的侧压力。一般多指体循环中的动脉血压。

1. 测量血压的仪器 为水银血压计或电子血压计。测量前,应检查其水银是否在零位。

2. 测量血压方法 受试者坐于测试人员右侧,右臂自然前伸平放于桌面,要求血压计零值与受试者心脏和右臂袖带处于同一水平。将袖带捆扎于受试者上臂,袖带下缘应在受试者肘关节上约3cm处,将听头中央放在同侧肱动脉上。上紧螺栓,打气入带,使水银上升,直至听不到肱动脉搏动时,再使水银柱升高20~30mmHg。随后旋开气门徐徐放气,水银柱缓缓下降。当听到第一次清晰的脉搏跳动声时,水银柱的高度为收缩压。继续放气,脉搏突然从宏亮的声音变为模糊,此时水银柱的高度为舒张压的变音点(14岁以下儿童以舒张压的变音点为准),继续减压,脉搏跳动声消失的一瞬间,其水银柱高度为舒张压消音点(15岁以上的少年和成人以舒张压消音点为准)。记录以mmHg为单位,精确到偶数个位。

(二)肺活量

肺活量是一次最大吸气后再尽最大力量所呼出的气体量,它代表了呼吸的最大通气能力,表现呼吸机能的潜力。肺活量成人正常值为4000~6000ml(均值)。

1. 测试目的 测试肺的通气功能。

2. 场地器材 电子肺活量计。

3. 测试方法 房间通风良好,使用干燥的一次性口嘴。肺活量计主机放置平稳桌面上,检查电源线路及接口是否牢固,按工作键液晶屏显示"0"即表示机器进入工作状态,预热5分钟后测试为佳。

令被测试者面对仪器站立,手持吹气口嘴,面对肺活量计,用鼻夹(或自己捏住鼻孔)夹住鼻孔,对准口嘴先深吸气至最大限量,然后再用力吹气,直到不能吹气为止,液晶屏上最终显示的数字即为肺活量(毫升)。每位受试者重复测试3次,每次间隔15秒钟,记录3次数值,选取最大值作为测试结果。以毫升为单位,不保留小数。

测试注意事项:保持自然姿式,切忌紧张;吹气时口、鼻不要漏气,以中等速度和力度吹气效果较好;测试中不可中途二次吸气。

(三)30秒30次蹲起试验

受试者先静坐5分钟,然后测量15秒脉搏数,将15秒脉搏数乘以4换算成1分钟的脉搏数,标为P_1,然后受试者在原地做30秒30次蹲起。做完后立即测量第1和第2分钟前15秒的脉搏数,并分别换算成1分钟的脉搏数,标为P_2和P_3。

$$心功能指数 = \frac{P_1 + P_2 + P_3 - 200}{10}$$

评价:将上述三个参数代入上面公式计算心功指数,再将计算出的心功指数值按表9-6查对,即可知心功能强弱的等级。

表9-6 心功能等级评价表

指数	评定等级	指数	评定等级
≤0	优	11~15	下
1~5	良	>16	差
6~10	中		

(四)台阶试验

台阶试验是检测心血管系统的发育水平和健康状况的方法之一。主要用于青少年人群。

1. 测试目的 测试青少年的心血管机能。

2. 场地器材 台阶或凳子、节拍器(或录音机及磁带)、秒表、台阶实验仪。

3. 测试方法 初中以上男生用高40cm台阶(或凳子),女生用高35cm的台阶(或凳子)。测试前测定安静时的脉搏,然后受试者做轻度的准备活动,主要是活动下肢关节。上、下台阶(或凳子)的频率是30次/分,受试者按节拍器的节律完成试验。

被测试者从预备姿势开始:①被测试者一只脚踏在台阶上;②踏台腿伸直成台上站立;③先踏台的脚先下地;④还原成预备姿势。用2秒上、下一次的速度(按节拍器的节律来做)连续做3分钟。做完后,立刻坐在椅子上测量运动结束后1~1.5分钟、2~2.5分钟、3~3.5分钟的3次脉搏数。并用下列公式求得评定指数,计算结果包含有小数的，对小数后的1位进行四舍五入取整进行评分。

$$评定指数=\frac{踏台上、下运动的持续时间(秒)\times100}{2\times(3次测定脉搏的和)}$$

4. 注意事项

(1)有心脏病的人不能测试。

(2)按2秒上、下一次的节奏进行，当受试者跟不上节奏时应及时提醒，如果3次跟不上节奏应停止测试，以免发生伤害事故。

(3)上、下台阶时，膝、髋关节都应伸直。

(4)被测试者不能自己测量脉搏。

(5)如果受试者不能完成3分钟的负荷运动，以实际上、下台阶的持续时间进行计算，计算公式和方法同上。

三、身体素质测量与评估

身体素质是指人体在运动过程中表现出来的力量、速度、耐力、灵敏及柔韧等能力。能力的大小取决于人体解剖结构和人体的生理特点以及肌肉工作时的供能情况、神经调节、疲劳程度以及年龄情况。良好的素质是掌握运动技术、提高运动成绩的基础。也是提高工作效率，保证工作质量的基础。以青少年为例：

(一)立定跳远

1. 测试目的 测试青少年下肢肌肉爆发力及身体协调能力的发展水平。

2. 场地器材 沙坑、丈量尺。沙面应与地面平齐，如无沙坑，可在土质松软的平地上进行。起跳线至沙坑近端不得少于30cm。起跳地面要平坦，不得有坑凹。

3. 测试方法 受试者两脚自然分开站立，站在起跳线后，脚尖不得踩线(最好用线绳做起跳线)。两脚原地同时起跳，不得有垫步或连跳动作。丈量起跳线后缘至最近着地点后缘的垂直距离。每人试跳3次，记录其中成绩最好一次。以厘米为单位，不计小数。

4. 注意事项

(1)发现违规时，此次成绩无效。3次试跳均无成绩者，再跳至取得成绩为止。

(2)可以赤足，但不得穿钉鞋、皮鞋、塑料凉鞋测试。

(二)坐位体前屈

1. 测试目的 测量青少年在静止状态下的躯干、腰、髋等关节可能达到的活动幅度，主要反映这些部位关节、韧带和肌肉的伸展性和弹性及青少年身体柔韧素质的发展水平。

2. 场地器材 坐位体前屈测试计。

3. 测试方法 受试者两腿伸直，两脚平蹬测试纵板坐在平地上，两脚分开约10~15cm，上体前屈，两臂伸直向前，用两手中指尖逐渐向前推动游标，直到不能前推为止。测试计的脚蹬纵板内沿平面为0点，向内为负值，向前为正值。记录以厘米为单位，保留一位小数。测试两次，取最好成绩。

4. 注意事项 身体前屈两臂向前推游标时两腿不能弯曲仰卧起坐。

(三)立位体前屈(略)

(四)仰卧起坐

1. 测试目的 测试腹肌耐力。

2. 场地器材 垫子若干块(或代用品)，并铺放平坦。

3. 测试方法 受测者全身仰卧于垫上，两腿稍分开，屈膝呈90度左右，两手指交叉贴于脑后。另一同伴压住其踝关节，以便固定下肢。受试者起坐时两肘触及或超过双膝为完成一次。仰卧时两肩胛必须触垫。测试人员发出“开始”口令的同时开表计时，记录1分钟内完成次数。到1分钟时，受测者虽已坐起但肘关节未达到双膝者不计该次数，精确到个位。

4. 注意事项

(1)发现受测者借用肘部撑垫或臀部起落的力量起坐时，该次不计数。

(2)测试过程中，观测人员应向受测者报数。

(3)受测者双脚必须放于垫上。

(五)握力

1. 测试目的 测试受测者上肢肌肉力量的发展水平(上肢肌力可反映全身肌肉力量状态)。

2. 场地器材 电子握力计或合格的弹簧式握力计。

3. 测试方法 受测者两脚自然分开成直立姿势,两臂自然下垂。一手持握力计全力紧握(此时握力计不能接触衣服和身体),记下握力计指针的刻度(或握力器所显示的数字)。用有力(利)手握两次。取最大值,以千克为单位,测试时保留1位小数。

4. 注意事项 保持手臂自然下垂姿势,手心向内,不能触及衣服和身体。

(六)50米跑

1. 测试目的 测试受测者速度、灵敏素质及神经系统灵活性的发展水平。

2. 场地器材 50米直线跑道若干条,地面平坦,地质不限,跑道线要清晰。发令旗一面,口哨一个,秒表若干块(一道一表)。秒表使用前应用标准秒表校正,每分钟误差不得超过0.2秒。标准秒表的选定,以北京时间为准,每小时误差不超过0.3秒。

3. 测试方法 受测者至少两人一组测试。站立起跑,听到"跑"的口令后开始起跑。发令员在发出口令同时要摆动发令旗。计时员视旗动开表计时。受测者躯干部到达终点线的垂直面停表。记录以秒为单位,精确到小数点后一位。小数点后第二位数字按非零进1原则进位,如10.11秒读成10.2秒,并记录之。

4. 注意事项

(1)受测者测试时最好穿运动鞋或平底布鞋,赤足亦可。但不得穿钉鞋、皮鞋、塑料凉鞋。

(2)发现有抢跑者,要当即召回重跑。

(3)如遇风时一律顺风跑。

(七)800米跑(女)与1000米跑(男)

1. 测试目的 测试受测者耐力素质的发展水平,特别是心血管、呼吸系统的机能及肌肉耐力。

2. 场地器材 400米、300米、200米田径场跑道,地质不限。也可使用其他不规则场地,但必须丈量准确,地面平坦。发令旗一面,秒表若干块,使用前需要校正。

3. 测试方法 受测者至少两人一组进行测试,站立式起跑。当听到"跑"的口令后开始起跑。计时员看到发令旗开始摆动开表计时,当受测者的躯干部到达终点线垂直面时停表。

4. 注意事项

(1)受测者测试最好穿运动鞋或平底布鞋,赤足亦可。但不得穿钉鞋、皮鞋、塑料凉鞋。

(2)发现有抢跑者,要当即召回重跑。

(3)如遇风时一律顺风跑。

第二节 健康评估

一、运动平板试验健康检查

☞ 心血管疾病逐渐年轻化已是不争的事实,运动猝死、突发心脏病去世的中青年人也不少见,并非他们平时没有体检,很多都是因为"走过场"的体检没有针对性。对于心脏疾病,其实只要在体检时主动增加一项运动平板试验,就能避免潜在的危险。

目前常规体检项目中,对心脏一般靠心电图来检测。心电图一般只能检测出心律失常、心梗等显性的、处在发病期的心脏疾病,而对于隐性的、慢性的冠心病等早期心脏疾病的检出率很低,容易发生漏诊。针对这种情况,40岁以上的人可以主动要求增加一项运动平板试验来排查。

运动平板试验,就是做完普通心电图检测后,接着在一个类似跑步机的仪器上进行跑步运动,随着时间增加,逐渐提高跑步的速度,使心脏负荷达到较高程度,观察心脏是否存在隐患,一般时长约10分钟左右。如果没有出现心脏不适,则表示心脏功能基本正常,如果出现憋闷、难受,甚至疼痛的感觉,则提示需要做进一步的检查,包括心脏彩超等项目。

☞ 运动平板试验在大多医疗体检机构都能做,检测费用一般不超过200元。普通心电图对冠心病的检出率最多达30%，而加上运动平板试验检出率可达80%左右。

二、自我健康检查

简单的自我检测方法：

1. **年龄** 每年得一分，如果20岁就得20分。

2. **体重** 正常体重等于自己身高减去100cm（或105cm），超过标准每斤减5分，低于标准时每斤加5分，如身高170cm，体重75kg，则得负25分。

3. **吸烟** 不吸烟者得30分，每天吸一支烟，减1分。假如每天吸一盒烟，就得从总分中减20分。

4. **耐力** 如果每天从事耐力性有氧代谢体育活动（健步走、跑、游泳、骑自行车、做旋律健美操、跳舞等）得30分。每周活动4次，可再加上15分。假若根本不从事任何耐力性练习即负10分。假若很少从事任何体育活动或体力劳动，即从总分中减20分。

5. **安静性脉搏** 每分钟低于90次，每少搏1次得1分。例如每分钟脉搏率为76次，即得14分。

6. **运动后脉搏** 慢跑2分钟后，休息4分钟，假如脉搏率恢复到安静时水平，得30分，如果比安静时多10次，得20分，多15次得10分，多20次以上得零分。

通过以上检测，如果总分不到20分，健康状况值得重视，必须求助医生诊治；假如总分在20～60分之间要注意减去多余脂肪，并限制吸烟，增加运动量或体力活动量；总分在61～100分之间，说明健康状况良好，可以更多地从事一些体育运动。总分超过100分，说明健康状况相当好。

三、心理健康的自我评估

随着医学科学的发展，人们开始意识到只从生物学角度来评价人体健康的认识是不全面的，因为生活在社会中的人不仅有生理活动还具有心理活动和社会活动。所以对健康的评价也应有生理、心理、社会的三维观念。现介绍一种比较全面评估个体健康状况的方法。

仔细阅读下列问题，假如答案是“否”则记“0”分，假若答案有部分对，则记“1”分，假如完全对则记“2”分。

1. 当弄伤自己，不管是刀割还是扭伤足踝、骨折或接受外科手术是否较其他人恢复得快，或比医生预料的快？
2. 当受侮辱、挫折、失恋、拒绝、轻视或蔑视时，能否在一二天内恢复一向乐观的情绪？
3. 当做你实在不愿意做的事，并且做完不久即感后悔时，能否很快原谅自己，继续工作，而不是长久地沉溺于自责中？
4. 目前是否在培养自己能力，以完成生命中最重要的事情？
5. 每一天想做的家务活动（如洗衣服、烹调食品等）是否都能做到，没有觉得不适或者觉得累得不得了？
6. 最近能否开始实行一项新计划或新工作，或对自己生活作一些新的尝试？
7. 参加宴会、舞会、音乐会或看电影等社交、休闲活动是否感到能很好地娱乐？
8. 是否酷爱运动锻炼，能喜好三种以上运动项目的锻炼或竞赛？
9. 耳垂是否平滑呢（有斜角的折痕便不算平滑）？
10. 是否渴望种花、养花、养鱼、种菜？
11. 起床后是否能在数分钟后就感到精力充沛、精神焕发？
12. 是否最近好发脾气，或闷声不语，不愿管事？
13. 是否在淋浴、坐车、散步中经常唱歌、唱戏？
14. 是否经常微笑？
15. 是否穿着一双合脚而舒适的鞋子？
16. 是否感到深呼吸、闭目养神是一种享受？
17. 是否在无需奔跑时渴望奔跑？是否在上七层楼以上房间时，不感到气喘？
18. 当照镜子时，是否经常喜欢你的形象？
19. 是否在端坐工作、学习两小时以上时，仍不感到腰酸眼花或四肢无力？
20. 是否全身部位没有疼痛或不适感？

将上述20个问题得分相加，如果你得到40分，那么你已经比许多人健康；假如得30～40分之间，那么也说明你比较健康。

四、健康饮食自我评估

饮食不仅为人体所必须，而且也是人生的一种享受。但是如果不注意，吃得太多，超过需要，或为了保持苗条而节食，最后会变成厌食者，都不利于健康。按照下列问题可以分析自己的饮食习惯是否适当，是否需要改进。为使答案符合实际情况，必须将一周所吃的食物以及进食的时间和地点记录下来。

回答下列问题，在 a、b、c 中选择答案：

1. 通常每天吃几餐　a. 三餐以上　b. 两餐　c. 一餐
2. 每天吃早餐吗　a. 每天吃　b. 每周吃 1 ~ 2 次　c. 很少吃早餐
3. 早餐吃的是什么　a. 谷类食物、豆制品、烤面包和蔬菜、水果　b. 油炸食物：油条、煎鸡蛋　c. 只有饮料
4. 晚餐吃的是什么　a. 谷类食物、蔬菜和水果　b. 油炸食物：油条、煎鸡蛋　c. 大量的肉食以及临睡时加餐
5. 经常吃水果和蔬菜吗　a. 1 天 3 次　b. 每天 1 次至 2 次　c. 一周 3、4 次或不到 3、4 次
6. 一周吃几次肉　a. 少于 3 次　b. 3 ~ 6 次　c. 超过 6 次
7. 吃饭过程中会往食物里加盐吗　a. 偶尔　b. 适度　c. 很多
8. 一周吃几次鱼　a. 2 次以下　b. 2、3 次　c. 超过 4 次
9. 每周喝几次酒　a. 1 次以下　b. 1 ~ 2 次　c. 超过 2 次
10. 每天喝多少酒（折合成白酒）　a. 1 两以下　b. 1 ~ 2 两　c. 超过 2 两

结果：

a 计 2 分，b 计 1 分，c 计 0 分。把得分加起来，18 ~ 20 分：说明饮食非常合适，几乎不必作什么改进。15 ~ 18 分：说明饮食尚可，但某些方面需作改进。0 ~ 15 分：说明饮食不合适，需作相当大的改进。

第十章　体育运动与健康生活方式

第一节　体育运动与生活方式的关系

当前，由不健康生活方式引起的生活方式病，不仅在发达国家蔓延，而且在发展中国家以至在世界各国蔓延。近年 WHO 公布--项研究报告表明：心脏病、中风、癌症是世界各国导致死亡的最主要原因。美国学者预测，使美国成人平均寿命增加一年须花费 100 亿美元，然而如果人们做到常锻炼、不吸烟、少饮酒、合理饮食、情绪乐观，几乎不花分文就能将期望平均寿命增加 11 年。可见健康与生活方式的密切关系。中国每年因健康问题花掉的费用 1.4 万亿元，但发病率、死亡率却逐年上升，糖尿病、高血压、肥胖症越来越多。我国综合国力正在不断上升，至 2007 年已排世界第四名，但卫生状况却排在第 140 位。据部分调查，养成运动锻炼习惯者仅占总数的 8.9%。

体育运动与生活方式的关系引起人们高度关注。当手握遥控器用红外线代替手臂时，是否意识到我们的肌肉正在萎缩，肢体的功能正在退化？当桌上的文件报表堆积如山，电话、手机铃声不断，是否感到力不从心，甚至心力交瘁？面对种种压力，我们的身心能否跟上时代的节拍？当生活节奏越来越快的时候，我们的行为方式、思维方式如何跳跃前进？当生活空间越来越大，休闲时间越来越多，我们又如何来把握生活质量？在强调改革生活方式，注重生活质量时，体育运动的地位和作用就必然提到日程上来。在以往的年代里，一个人能够天天刷牙、经常洗澡，不随地吐痰就可以说是一位文明人的话，那么在当代，如果你不进行体育锻炼，不懂得科学运动，那你就不能称作现代文明人。现代社会，体育已成为现代人生活中不可缺少的组成部分。现代人的追求——运动生活、积极进取。

☞ 随着社会的发展和生活的改善，诸如心血管疾病、脑血管疾病、脂肪肝、糖尿病等很多生活方式疾病，曾经一度被称为“文明病”、“富贵病”，现在看来，却是“不文明病”，而且会葬送人民的“富”和“贵”。

表 10－1　不良的生活方式在最常见的死因中所起的作用

死　因	不良生活方式%	不良环境因素%	不良遗传因素%	不良医疗因素%
心脏病	54	9	25	12
癌症	37	24	29	10
中风	50	22	21	7
车祸	69	18	1	12
其他意外事故	51	31	4	14
流感/肺炎	23	20	39	18
糖尿病	34	0	60	6
肝硬化	70	9	18	3
自杀	60	35	2	8
他杀	63	35	2	0
总计	51	19	20	10

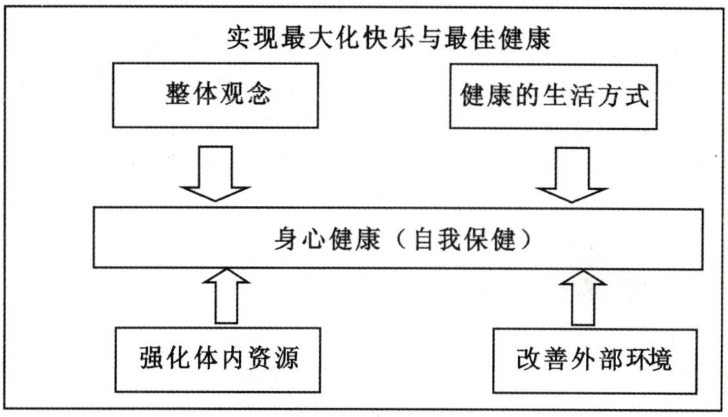

图 10-2　身心健康模式

人们为了根治由于生活方式造成的社会疾病，不得不把体育运动纳入医学内容的组成部分。因为体育运动是贯穿整个生活方式之中起着调节作用的不可代替的成分，它调节和改善着人们由于饮食、营养、体重、作息等方面长期不合理的积习所造成的健康效应。因此，在世界上，一些新的概念正在形成，即“体育运动就是一种生活方式”、“体育运动进入生活方式”、“生活体育”等等。缺少体育生活的生活方式，就不能称之为现代社会健康文明的生活方式。在我国开始推行《全民健身计划纲要》的时候，明确提出了全民健身活动对改善生活方式，提高生活质量的意义和价值。具体体现在以下几个方面：

1. 体育运动可以使我们更接近自然、接近自己本原，丰富社会交往；体育运动体现出自由开放精神，使其成为人们摒弃争端、统一分歧、和睦相处的良方，起到净化人们身心的作用。

2. 体育运动可以培养健康行为，革除不良生活习惯，防止多种疾病发生。

3. 体育运动可以优化消费结构，提高消费与生活质量。

4. 体育健身可以充实人们生活空间，使人们的生活丰富多彩，使人们的心理空间宽阔而深邃。

5. 体育活动是快速生活节奏的心理调节器，可以舒缓现代社会竞争带给人们的压力，保持心理健康。

6. 体育为现代人提供丰富、健康的休闲娱乐方式，也可使体育健身休闲方式向创造型、开放型转变。

总之，在现代社会，体育运动是健康文明生活方式中不可缺少的重要组成部分，体育运动同生活方式有着紧密联系。

第二节　良好生活模式

一、人体生物钟

☞ 生活模式是指一天内休息、饮食、工作、学习、体育锻炼等各项活动的时间安排。一个人的生活总是有一定的程序，就一天来说，起床、吃饭、学习、工作、休息、运动都应有一定程序，按规定的时间进行。讲求良好生活模式，对一个人健康来说十分重要。

每天的学习生活，是按照时钟的指示进行作息的，这会使我们的生活井然有序。而生物钟是控制生物体生理活动的，它使各种生理活动按一定规律进行。如，人的体温上午低，到傍晚达到最高，有时早晚可相差摄氏 0.5 度或更多；大脑皮层的机能状态上午9:00～11:00最佳，出现第一次工作能力高峰，然后逐渐下降。到下午12:00～18:00活动能力又上升，出现第二次工作能力高峰。夜晚，大脑皮层已经进入休眠状态，如果马上睡觉，很快就能入睡，第二天早上也会准时醒来。如果破坏了这个规律，延长了学习工作时间，或者学习生活杂乱无章，就会增加大脑皮层的负担，长此以往，不仅影响学习和工作效率，而且还拨乱了体内的生物钟，导致大脑皮层的病理变化，甚至于诱发神经衰弱等神经官能症。据调查，凡是耄耋长寿老人，都有一条共同养生经验，那就是有良好的生活模式。两千多年前的祖国医典《黄帝内经》在总结古人长寿原因时，明确提出其中之一是："起居有常……度百岁乃去。"就是说，生活有规律，可以活到百岁以上。可见，良好的生话模式，可以防止生物钟错乱，对保证健康，延年益寿是十分重要的。

二、休息的必要性

☞ 列宁说："不会休息，就不会工作。"休息的科学含义不仅是全身肌肉的放松，而且包含神经系统的休息。

神经系统的休息，一般称为抑制过程。人体在睡醒后肌肉保持一定紧张度，器官系统处在兴奋状态，人体各器官长时间兴奋，即会产生疲劳，这时就需要休息，也就是使兴奋得到适当抑制。兴奋和抑制必须有节律地交替，方能保持神经系统的正常功能。

学会休息就要掌握大脑皮层的活动规律，这些规律是：

1. **优势法则** 当人们从事某项工作或学习时，其工作效率取决于有关大脑皮层区是否处于良好兴奋状态。若这一区域的兴奋状态占优势，就形成优势兴奋灶，能将皮层其他兴奋点的兴奋性吸引过来，加强自己兴奋度，同时其他部位抑制度也增强。处于优势兴奋灶的皮层区具有最良好的应激机能。因此，无论学习或休息效果都好。反之，效果差。比如有人在跑步中背外语，这就大大降低了跑步应起到的调节身心、增强脑力的作用。

2. **镶嵌式活动** 大脑皮层在一种工作时，只有相应部分细胞群处于兴奋状态，而其他部分则处于抑制和休息状态，形成兴奋区与抑制区、工作区与休息区互相镶嵌的活动模式。随着工作性质的改变，兴奋区与抑制区、工作区和休息区不断轮换，新的镶嵌式不断形成，这不仅可使皮层上各个区域轮流休息，而且由于相互诱导的结果，可使原来工作的部分加深抑制，从而恢复得更快。据此，除了脑力劳动和体力劳动交替，学习、工作与运动锻炼或娱乐活动交替外，不同性质课程或不同性质工作的交替也是预防疲劳的重要措施。如读完病理学，学习外语；写完有机化学作业后，读文科书籍等，都是一种预防疲劳的措施。

3. **动力定型** 当内部和外部条件刺激，依一定顺序不变地多次重复后，大脑皮层兴奋和抑制过程在空间和时间关系上固定下来，因而条件反射的出现也愈来愈恒定和精确，即形成了动力定型。因此，每个人都应尽早养成有规律的生活和卫生习惯，而且，不要轻易改变作息制度，包括休息时间和方式，以免因重建动力定型而造成皮层神经细胞的巨大负担。

4. **保护性抑制** 任何劳动或运动锻炼都伴随着大脑皮层的机能消耗，如三磷酸腺苷分解和高能磷酸化合物的减少，都是损耗的重要方面。由于损耗的持续，于是工作能力下降，疲劳出现。此时，大脑皮层由于工作超过了工作能力界线而产生保护性抑制，这是一种生理性保护机能。睡眠可以恢复其功能，所以人们应当有足够的睡眠，成人每天7～9小时为宜，这样可使自己早晨醒来感到精力充沛，能够胜任复杂的脑力劳动。休息有两种方式：一种是消极休息，如睡眠；一种是积极性休息，如体育文化娱乐活动。进行体育娱乐活动时，大脑皮层中掌管运动部分的神经细胞开始兴奋，并迫使掌管脑力劳动的那部分神经细胞抑制。这样大脑皮层中的神经细胞就可以轮流工作，交替休息。体育锻炼促进人体新陈代谢，加强了血液循环，对中枢神经系统的氧气和养料的供应以及废物的排出，也随之得到加强，从而增强了记忆力、想象力，以及分析综合能力。这对脑力的充分休息，提高创造能力自然大有裨益。

第三节 运动锻炼是健康生活方式的重要内容

一、运动是健康生活方式的重要内容

现代运动倡导"人与自然融合，人对自然挑战"，通过体育运动，通过大自然，追求生命质量和生活意义，这便是珍爱生命、珍爱身体、珍爱大自然的健康文明的生活方式。当今社会给"更快、更高、更强"的奥林匹克格言以恰如其分的诠释。

大量的实验研究证明，经常锻炼能防止猝死、降低心脏发病的可能性；经常锻炼能增强心脏功能，预防和减少患高血压、高胆固醇症和肥胖症等疾病危险，同时可以改善糖尿病、情绪波动、骨质疏松症、关节炎等病症。

二、建立终生体育享受的观念

☞ 流水不腐，户枢不蠹，终身体育，终生受益。

我国古代养生健身素有坚持不懈，持之以恒的主张。20世纪60年代出现一种体育思潮，当时，一些国家体育学者受终身教育思想的影响，根据人体发展规律和体育功能，提出了终身体育思想，并得到世界各国学者赞同，并逐步被广大群众所接受。终身体育是人们在一生中，为了多种需求不间断地进行多种形式的体育锻炼的总合。它包括各年龄段、各种方式的体育锻炼全过程。大体上可以分为生长发育期、成熟期和衰退期。由于三个时期人的生理、心理、社会学特征不同，因此其锻炼目标、内容和形式方法也不相同。

☞ 人生三阶段对体育有着不同的要求：生长发育期的要求是促进生长发育；成熟期的要求是保持旺盛的精力和充沛体力；衰退期的要求是延缓衰老，延长工作年限，延年益寿。

☞ 人的一生都应伴随着体育锻炼，不同时期有不同的目标和要求、不同内容和方法。锻炼身体不能"一次完成"，更不能一劳永逸。

学校体育，特别是大学体育在终身体育中起着承上启下的作用，是终身体育的重要一环，是人们奠定终身体育基础的重要时期。人们终身从事体育锻炼，获取终身效益，这是一种健康行为，更是一种促进健康的生活方式。它是现代人享受体育、提高生活质量、健美人生的重要内容。人类有一种在宽敞空间舒展肢体的生理要求，心理上也有"寻求新异刺激"的追求。人类生活中从事体育锻炼的空间很大，同时能够与大自然亲密接触，正因为这样，人们在体育锻炼中能表现出天真烂漫的本性，从而获得其乐无穷的欢乐。人们在新的空间每迈出一步时，都要向自己提出新的挑战。到南极去考察要学会与严寒风雪搏斗；登上太空首先要向失重现象作斗争；到海底开发就必须承受水的高压，耐受黑暗和寂寞。无疑，在未来，体育运动也会在这方面施展自己才能，人类也自然会在扩展空间，勇于超越自我的同时，享受体育带来的无穷欢乐和享受。

三、培养运动锻炼习惯

每个人都有自己的生活习惯，之所以有各种各样习惯，这是由于生活在社会中每个人都接受客观世界各种复杂的刺激，这些刺激作用于人的大脑皮层，形成各种"定型"，形成各种不同习惯。习惯是一经形成不需要意志努力和监督的自动化的行为模式。习惯的形成是一个长期的复杂过程，也是一个知、信、行，不断发展的过程。

1. 知 就是学习，接受体育健康信念的过程。不仅要能机械的记忆所学内容，而且要通过思维深入理解事物本质、规律、意义和因果关系。

2. 信 就是受教育者对所传播的信息表示相信、信仰，并形成一种实现信念。信念是一种思想深层次的东西，知识一旦变成信念，就能支配人的行动。

3. 行 就是将已经知晓并相信的事付之于行动。人们知道的事未必付之于行动。知而不行的原因是多方面的，有文化原因、社会原因和心理原因等。

4. 习惯 在一定环境和条件下，经过反复的行，不断地实践才能形成良好习惯。知、信、行三者关系：知是基础，信是动力，行是目标。知识转变比较容易，态度转变因受情感影响，比知识转变困难，历时较长，个人行为转变比前二者更困难。习惯养成，特别是革除陋习是最难实现的。青年时期，是处于长身体、长知识的时期，在这个期间，各方面的可塑性很大，一切良好生活习惯，特别是经常身体锻炼的习惯比较容易养成，因此应不失时机的注意培养锻炼身体的习惯，这对实现终身体育目标十分重要。

青年时期为了终身体育目标的实现，应养成以下良好习惯：

第一，坚持早炼和工间（课间）活动。早晨空气清新，进行体育锻炼可以有效增强体质和适应能力。工间（课间）活动是一种活动性休息，做工间（课间）操时，由于大脑皮层的诱导作用，使专管学习的神经细胞处于良好的休息——抑制状态。对提高工作和学习效率有积极作用。同时工间（课间）操还能促进血液循环，消除长时间静止体位对身体产生的不良影响。

第二，学生应养成经常性课外锻炼习惯。课外体育锻炼，或运动俱乐部活动是学校利用课余安排的体育锻炼活动，课外体育活动是培养学生体育能力的第二课堂。各级学校体育教育，要有效地增强体质，提高健康水平，单靠体育课程的教学是远远不够的。周恩来总理在世时首次提出了"要保证学生每天有1小时体育活动时间"。这是有科学道理的。

第三，成立体育社团组织，积极开展体协、运动俱乐部的活动。

第四节　改变不良行为和陋习

☞ 习惯是一定环境条件下形成的，也能在一定条件下改变。

在影响人们健康，尤其是青少年健康成长的诸多因素中，个人行为习惯（或称生活方式）对健康的影响至关重要。个人行为习惯包括饮食起居、生活习俗和各种嗜好等，几乎涉及到衣食住行各个方面，均为满足生理、心理需要而逐渐形成的一种自我行动方式。

习惯是一定环境条件下形成的，当然也能在一定条件下改变，但改变并非易事。健康教育家勤温提出行为改变要经历五个阶段：即解冻、判断、树立目标、建立新行为、再结冻。

解冻就是一个人准备考虑改变有害行为习惯。如，一个人决定戒烟，准备接受戒烟。判断是通过深入分析、了解作出判断，如围绕停止吸烟目标有针对性的进行力量场分析。树立目标是行为改变的关键步骤，用新行为代替旧行为，并付诸实行。这对吸烟者来说，意味着立即停止吸烟；有的人或者还要寻找一种满足吸烟动作的代替方法，如咀嚼口香糖，但当新的行为已成为生活常规，不吸烟被认为是理所当然时，就进入了“再结冻”阶段。

一、懒惰是健康大敌

☞ 出力才能长力。肌肉越锻炼越丰满，脑袋越使用越灵活。

懒惰是一种不良行为和习惯，但却往往被人忽视。有位大学生写有这样诗句：“我向往健美，但又愿同懒惰交朋友”，向往健美是好事，但却不知懒惰和健美是不能携手并行的。健美的物质基础是身体健康，离开了健康，美也就不存在了。人体健康有如种田，一分耕耘，一分收获。国内外大量资料证明：健康长寿的人都是勤奋的人。有人调查我国百岁老人3384人，发现几乎百分之百的人都是热爱劳动的人，特别是热爱体力劳动的人。其中有一半以上的人在90岁以后仍然能从事力所能及的体力劳动。他们都认为，劳动和运动锻炼是获得健康的保证，勤奋是长寿的必要条件。

为什么懒惰损害健康，而勤于劳动和锻炼使人健美呢？这是人体生理规律决定的。生命是蛋白质的一种存在形式，新陈代谢愈活跃，人的生命力愈强，而新陈代谢水平高低，同人体的劳动和锻炼有直接关系。懒惰使人的新陈代谢水平降低，人体的各器官系统机能得不到充分调动和发挥，因此直接影响人体健康。

人体的健美离不开肌肉的丰满，而肌肉的丰满完全是后天锻炼得来的。人体肌肉有639块，一般人的肌肉只占体重48%，而运动员的丰满肌肉可占体重的55%。

☞ 脑有活力，益于健身；身有活力，益于健脑。

有人说，经常动脑对健康不利，这也是一种片面认识。脑愈用愈灵，相反，饱食终日，无所用心，脑的功能衰退加快。多用脑，脑才有活力；多用脑，记忆力好，理解力才愈强，容易形成和巩固新的条件联系。脑有活力，愈有益于身体健康。有位学者做过一个有趣的统计，他挑选16世纪以后世界上400位杰出的文化名人，平均年龄在66～67岁，其中寿命最长的恰恰是大量用脑的发明家和作家，如牛顿活到85岁高龄，富兰克林84岁，瓦特83岁，肖伯纳94岁等。著名生理学家巴甫洛夫在给青年们的一封信中说：“我毕生热爱脑力劳动和体力劳动，或许我更爱体力劳动，当手脑结合的时候，我就感到特别愉快，我衷心祝愿你们沿着这条唯一能保证人类幸福的道路继续前进！”的确如此。向往健美的人们，一定要不停顿地向懒惰作斗争，只有勤奋地劳动或锻炼，才能换取健美身躯。

二、吸毒、吸烟与嗜酒

毒品主要包括鸦片、吗啡、大麻、可卡因、海洛因、冰毒等，以及其它可致人成瘾的麻醉药品。

吸烟可诱发多种疾病，因此美国人称吸烟为“新世纪的瘟疫”。

酒精中毒在当今社会中十分普遍。适量饮酒，每天1～2两，能够减少死于心脏病的可能性。适量饮用葡萄酒和啤酒的人比饮酒过量的人长寿，甚至比滴酒不沾的更长寿！饮酒的良性或恶性作用，取决于酒精摄入量和饮酒时间。

（详细内容见本书第四十九章：成瘾与健康）

三、不良陋习

抓头　脏指甲在头痒时猛抓一通，洗头时用力乱抠乱挠。这种习惯有损头发的生长和健美。要是指甲在头皮上划下伤痕，还容易导致炎症，造成头发脱落，头屑增多，头发稀疏。

皱眉 皱眉、眨眼、撇嘴等习惯，容易导致面部皮肤产生横、竖如鱼尾状纹路。人的面部肌肤最为娇嫩敏感，一些不良表情动作经常发生，就会在人的面部留下深刻而难以消除的皱纹。

揉眼 眼睛不舒服，使用手去揉。眼睛是一个精密的器官，血管和神经非常丰富，用手揉眼，由于刺激作用，结膜血管充血，眼睛发红。另外，手上的细菌很多，揉进眼里容易引起急性结膜炎和沙眼，导致眼发红，长眼眵，影响视力，甚至睫毛脱落等。

抠鼻 鼻孔的鼻粘膜非常娇嫩，上面的毛细血管特别丰富，尤其是鼻中隔前下方的"克氏区"不但血管致密，而且很表浅，抠鼻时容易毁坏鼻毛，将鼻粘膜抠破，引起鼻出血。另外，鼻粘膜经常受手指的刺激，容易变薄，发生萎缩，使嗅觉下降。如果手指或指甲缝的细菌进到鼻孔，还容易引起慢性鼻炎、生疖长疮，严重时，细菌能通过鼻中血管进入大脑，引发脑炎等严重疾病。

挖耳 常用发卡、火柴挖耳朵容易把外耳道的皮肤划破，引起外耳道出血。若是感染细菌，往往引起外耳道炎和外耳道疖肿，耳膜破裂，还会引起中耳炎，甚至造成耳聋。

剔牙 饭后剔牙，由于牙龈受到刺激，可引起萎缩变薄，牙缝变大，牙齿变稀。另外，剔牙缝还易引起牙龈流血及感染化脓，引起牙龈炎和牙周病，甚至造成牙齿脱落。正确的做法应是早晚刷牙，饭后及时漱口。

咬物 经常啃指甲、咬笔杆、咬下唇、啃开啤酒瓶盖等，既不卫生，又会引起口腔上颌的门牙突出，影响牙齿的整齐美观。

俯睡 睡觉时将脸伏在枕头上俯卧而睡，会使面部受压，妨碍血液循环。俯卧睡眠不但憋气，而且醒后感到疲劳，睡中易做恶梦，天长日久面部臃肿，面色难看。俯卧还会造成不良刺激，诱发手淫等。

第十一章 健 身 法

第一节 健身原则及内容

一、自我锻炼的原则

体育锻炼原则是千百万人从事现代健身运动的经验和总结，是客观规律的反映。人们要达到理想锻炼效果，必须遵守锻炼原则。

(一)经常性原则——有恒

经常性原则是指锻炼者必须有计划、持之以恒地锻炼身体。不能三天打鱼、两天晒网。按照"用进废退"的学说，增强体质靠"积累"的特点，锻炼者必须克服惰性，排除干扰，养成经常锻炼身体的习惯。必须懂得"生命在于运动"的深刻含义，明确锻炼目标，强化动机，培养兴趣，养成习惯，并且及时检评锻炼效果，提高锻炼的积极性和自觉性。

体力是需要"培养"的，平时应该养成运动的习惯，才能让体能、素质保持最佳状态。运动是一项长期的锻炼，只有常年累月地坚持活动，才能达到祛病强身，延年益寿的效果。也就是说，要增加健康本钱而不是透支健康。

要做到坚持经常，最好有规律地进行，要充分利用正常生活闲暇时间，锻炼可以每日一次，每天不少于30分钟，也可以隔日一次，一周3~5次。**三、五、七原则**。在两次较大运动量之间一定要充分休息，否则会因过度锻炼产生生理、心理上不良症状。增加体力活动不一定非要有充足的空闲时间，或找一个运动场，平时快步走、上下班时爬楼梯办公室操等都可以增进体力，双休日时到户外有氧运动效果更好。

(二)适量性原则——有度

凡事都有个"度"。在体育锻炼中，也必须要有度。这个"度"就是身体活动时所能承受的最大生理负荷和心理负荷。不是运动量越大越好，运动时间越长越好。我国武术、戏剧界早有"紧了崩，慢了松，不紧不慢才是功"的练功经验。在运动锻炼中，运动负荷过小，也就是说对机体的"刺激"剂量过小，那将是"隔着靴子搔痒"达不到锻炼目的；如果负荷量过大，则会"事与愿违"，甚至有可能损害健康。决定运动负荷大小的主要因素是"量"和"强度"。量指完成运动动作的时间、数量、次数、组数、距离、重量等；强度指完成动作所用力大小和机体的紧张程度，包括动作的速度、练习密度、练习间歇时间长短、跳跃高度、投掷远度等。量和强度要处理得当。强度大,量就要相应减少;强度适中,则量可以相对加大。要做到适度则以锻炼者承受得了并且有点疲劳为宜。(表11-1)

适宜运动负荷,就是要求锻炼者在锻炼过程中控制运动量,使自己经常达到轻微疲劳的程度,严格注意避免出现很疲劳,甚至造成对身体伤害现象的出现。锻炼者在制定锻炼和具体实施时,应逐渐提高运动负荷,以使自己身体逐步适应。

表11-1　外部观察生理负荷的类别表

特　征	轻度疲劳	中度疲劳	很疲劳
皮肤色	轻微发红	发红	很红,进而发白,发青
呼吸	加快、均匀	相当快,不时用嘴呼吸	很快,用嘴呼吸,呼吸很浅
注意力	良好、能准确练习	易分散注意力	注意力很难集中
出汗	轻度出汗	出汗较多(腰部以上)	出汗很多(腰部以下)
锻炼表现	步子稳,有自控能力,动作准确	步子不太稳,身体摆动,自控力较差	身体摆幌明显,没有自控能力,动作不协调
自我感觉	有舒适感,心情愉悦	自觉心跳,较累,呼吸较困难、腰部略有疼感	自觉很累,头痛,心口疼,恶心,甚至呕吐

(三)因人而异原则——有序

从事体育锻炼应根据自身条件诸如年龄、性别、职业、健康状况、体质水平、生活条件等,合理选择内容、方法和安排运动量。不同年龄段的人参加健身运动的兴趣、爱好以及承受运动量的能力都有很大差异。比如青少年和中老年的运动由于生理条件不同运动内容也不同;女性生理状况不同于男性因此运动内容也不同,即使是同性别、同年龄运动能力也不同。所以应因人而异,量力而行,循序渐进,一把钥匙开一把锁,切不可机械模仿和盲目照搬。

进行健身运动时,无论运动强度还是持续时间,都应该逐步增加,一般经过几个星期才能将运动强度调整到最佳,不可急于求成,盲目冒进,以免发生意外。有的人平时从不参加体育锻炼,突然有一天做较剧烈的体育活动,就容易出问题,这是不可取的。

每个锻炼者需要逐渐摸索增加运动量,一般采取百分之十的原则,以免过度锻炼造成损伤。

百分之十的原则:每周运动强度和持续时间的增加不超过前一周的10%,如每天跑20分钟,在一周可将跑步时间增到22分钟。

(四)健康性原则——全面

全面发展身体各个部位,使身体各器官功能各种身体素质、基本活动能力等都有发展。要用多种手段和内容来全面影响机体。"抑其过,救其不足",使锻炼者身体均衡而健美的发展。在室外锻炼时,要尽可能的利用日光、空气、水等自然因素,提高锻炼者对炎热、寒冷和疾病的抵抗能力,增进健康水平。

身体素质——包括健康素质和运动素质,反映着内脏器官的机能水平,因此锻炼中应特别注重发展健康素质,以便为终身体育奠定基础。比如做操可以调整身体各关节的柔韧性;快走可以增强心肺功能;游泳是减少腰、膝关节负担等。

总之,自我运动不必以运动员为榜样(尤其是年轻人),追求极限的速度和力量或一定要达到怎样的目标,应该养成一种良好的锻炼习惯,真正融入到日常生活中去。

二、自我锻炼内容选择

(一)运动的分类

根据不同标准,运动有多种分类方法。如以竞赛为目的,可将运动分为竞技运动和健身休闲运动两大类;如果根据运动时人体物质能量代谢体系特点可将运动分为有氧运动(有氧代谢类型,如长跑)和无氧运动(无氧代谢类型)。无氧代谢类型中还可分为磷酸原代谢型(磷酸原供能系统如举重、100米跑)和糖酵代谢型(乳酸供能系统如400米跑、200米游泳)。尚可根据运动对人体的需求来分类,又可分为耐力运动、力量运动和综合性运动。如以身体锻炼为目的,将运动内容分为五大类:

1.健身类运动　是指以强健身体为目的而进行的身体锻炼,是一种利用自身的"电脑",适应自身的变化,自动调节运动情况的锻炼方式。其特点是动作轻缓,强度在中等以下。如健身走、健身跑、游泳。通过健身运动可以达到以下的作用：

(1)促进身体正常生长发育和发展；

(2)增进人体功能发展；

(3)养成良好的体形和姿态，增进人体美；

(4)调节情绪，振奋精神，促进心理健康；

(5)提高对外界环境的适应力和抗病能力；

(6)对培养、锻炼良好的意志品质和高尚情操具有积极的作用。

2. **健美类运动** 是指用于健美体型、端正姿态、培养高雅风度和气质而进行的身体锻炼内容。与国际上竞技健美运动不同，是大众性的针对性强的健美锻炼，常常采用举重、舞蹈、健身操等多种手段。

3. **休闲类运动** 是指为了丰富生活、调节身心而进行的娱乐消遣活动。如钓鱼、打高尔夫球等。

4. **冒险类运动** 主要用于锻炼胆量，培养创新和探索精神。此类运动有一定探险性。如攀岩、悬崖跳水、洞穴探险、空飘气球渡海等。

5. **康复类运动** 是指疾病患者为了治愈某种疾病或恢复某些身体机能而进行的运动锻炼。康复锻炼一般采用针对性强、较舒缓的动作。如医疗保健操等。

(二)选择运动内容的基本要求

1. **重视性别、年龄、健康状况的差异** 每个人的具体情况不同，在选择项目上也应有区别。青年正处在生长发育的旺盛期，所以要选择那些能更好全面发展身体、活动性强和生理负荷不很大的项目。如健美操、健身跑、球类运动等。男生较女生力气大，心脏功能强，适合进行一些较剧烈的运动；相比之下，女生更喜欢进行韵律感强、优美的运动。体态肥胖者，可以选择自行车、游泳、跳绳、健身跑等运动，有助于减少体内脂肪堆积。身体瘦长者，宜选择增强肌肉力量、促进消化功能的运动。如俯卧撑、双杠臂屈伸、举重、哑铃操、拉力器练习、游泳等。体弱多病者一般可选择一些舒缓的运动，如散步、徒手操等。根据自己疾病状况，有针对性的选择一些有卫生保健作用的运动。如关节炎病人即可选择倒退行走一类的活动。身体素质较差者，则可选择《学生体质健康标准》中规定项目长期锻炼，重点发展自己薄弱的素质，取长补短，全面发展。(表11－2)

表11－2 各项运动锻炼价值

项目 \ 价值 \ 身体	部位				能力					
	上肢	腰背	腰腹	下肢	敏捷性	爆发力	持久性	柔韧性	平衡性	协调性
徒手体操	中	中	中	中	中	中	中	大	大	大
器械体操	大	大	大	中	大	大	小	大	大	大
长跑	中	中	中	大	小	小	大	小	小	小
快速跑	中	中	中	大	小	小	大	小	小	小
跳跃	中	大	中	大	中	大	小	大	中	中
投掷	大	大	中	大	中	大	小	中	中	中
举重	大	大	大	大	小	大	小	中	中	小
武术	大	大	大	大	大	中	中	大	大	大
网球	大	中	中	大	大	大	中	小	中	中
排球	中	中	小	大	大	大	中	小	中	中
乒乓球	中	中	中	大	大	中	中	小	中	大
羽毛球	中	中	中	中	大	中	大	小	中	中
篮球	小	小	中	大	大	大	大	小	中	中
手球	大	中	中	大	大	大	大	小	大	大
足球	小	小	小	大	大	大	大	小	大	大
棒垒球	中	中	中	中	中	中	中	小	中	中
高尔夫球	大	小	中	中	小	中	小	小	小	小
登山	小	中	中	大	小	小	大	小	中	小
徒步旅行	小	中	中	大	小	小	大	小	小	大
散步	小	小	小	中	中	小	中	中	中	大
太极拳	中	小	小	中	中	小	中	中	中	大

2. 重视劳动性质和工作条件差异 有些劳动因劳动性质的关系容易患某些职业病。如纺织工人、售货员、交通警察、理发师等，由于工作要求长时间站立，易患下肢静脉曲张等病。从事这类工作的人，应选择体操、球类等项运动，多做扩胸、深呼吸、跑跳等运动，促进下肢血液回流。学生和脑力劳动者，由于长时间静坐和用脑，经常同电脑荧光屏打交道，视力易疲劳，易患神经衰弱、痔疮、高血压、消化不良疾病。宜选择游泳、登山、健身跑、健脑操等，增强心肺功能，消除脑力疲劳。

3. 充分利用自然条件 充分利用山地、森林、湖泊、河流、海滨等自然条件，选择登山、游泳、野营、攀岩等项目，对促进身心健康有良好效果。另外应充分利用日光、空气、水等，进行日光浴、空气浴、森林浴、泥沙浴、雨浴、冷水浴等，对于增强神经系统功能，增强对寒冷和炎热抵抗力大有益处。

三、自我锻炼计划制定

工作、学习要有计划，凡事预则立。每个参加健身锻炼的人，都应根据自身条件、环境条件，制定适合于自己实际的锻炼计划。这是争取达到锻炼预期目标的重要组成部分。也是锻炼是否具有科学性的标志之一。健身锻炼计划一般可分为年度锻炼计划、阶段性锻炼计划和周锻炼计划。

（一）年度锻炼计划

年度锻炼计划可以以防治某些疾病、矫正某种身体畸形，提高整体健康水平为目标。具体锻炼内容根据年度目标的需要，一般可采用健身走、健身跑、健美操、矫正操等项内容。

（二）阶段性计划

阶段性计划一般以阶段性任务和要求，根据年度计划并结合此阶段季节特点而定。阶段性计划中的锻炼内容从长远锻炼计划中选定。

（三）周锻炼计划

周锻炼计划要有所要求和落实并做具体安排。制定锻炼计划注意事项：

1. 个人锻炼计划应按自己的学习、健康状况、兴趣爱好、实际锻炼水平来安排制定。根据自己实际情况制定锻炼计划是必要的，不是可有可无的。实际上任何人在锻炼前都有自己的一些如何锻炼的想法，科学合理地安排锻炼内容、时间和保证措施是科学健身必不可少的环节。

2. 学生的健身锻炼计划制定要尽可能同体育课内容和国家《学生健康体质标准》结合起来。

3. 个人锻炼计划要充分体现个性特色。要发挥自己优势，扬长补短，全面提高健康水平。

4. 锻炼计划的执行要与合理生活制度、平衡膳食、讲究卫生及必要的自我监督结合起来，增强健身锻炼的科学性。

5. 健身锻炼计划的制定要留有余地，定期作必要调整，使计划切实可行。

第二节　平衡健身法

一、平衡健身法的概念

平衡健身法（又称平衡运动）是一种调整身体状态，获得生态平衡，增强生命力的健身法。是20世纪60年代首先由一些经济发达国家提出来的。“平衡”是指营养、休息和运动三者的平衡。也指人体各器官功能的平衡。一个健康人，身体各器官的功能应处于平衡状态，当这种平衡受到破坏时，往往就会失去健康。人体健康的三要素是饮食、运动和休息，这是生存的基本条件。其中运动包括各种活动，如工作、处理家务、走路等。然而现代社会的机械化、自动化使人的体力活动日益减少，营养过剩，打乱了体内的代谢平衡，于是肥胖症等“生活方式病”加速发展，人类健康面临着极大威胁。平衡健身法正是针对人们运动不足、营养过剩而引起健康和体力危机的得力方法和措施。

二、平衡健身法实施要点

（一）平衡健身法的实施要点

1. 不需要特定时间，而是将其贯穿于人们的日常生活之中。

2. 不需要特定的体育设施和场地，在身边随处都可进行。

3. 可以一人独自进行，也可以和同学、朋友、家人一起进行。

4. 锻炼方法因人而异，可以根据自己的体能、性别、年龄不同，选择适宜的锻炼方法。

5. 能使自己愉快而饶有兴趣地坚持下去。

（二）平衡健身的运动形式

1. 日常生活中的平衡健身方法 这是一种正常人（疾病患者及老年人酌情进行）利用生活中的各种活动进行健身、维持机体平衡的健身方法。平衡健身的第一步，就是自觉而有意识地对日常生活中各种活动加以改造，如改变动作形式、增加负荷等，把日常的生活活动变成一种自然的健身活动，即所谓的“生活平衡化”。

从清晨到晚上，每人都可以使其一天的生活平衡化，以日常生活为例，见图 11－3。

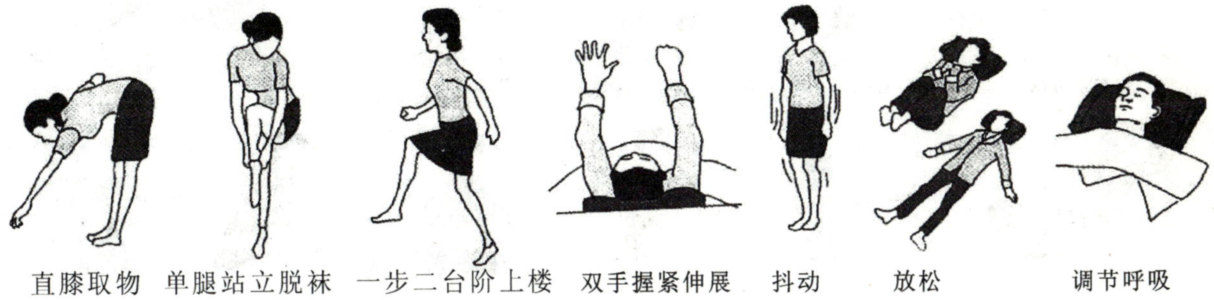

图 11－3 平衡健身生活化示例

（1）自坐姿起立：端坐姿势，不用手，跃起；盘腿坐，不用手起立；侧坐姿势不用手起立。

（2）取物：双腿靠拢伸直，上体向前深度取物。

（3）脱袜：单腿站立，保持平衡。

（4）上楼：上下楼时，尽量每步跨两个台阶。

（5）睡醒：双手握紧，伸展两臂，两手交替屈伸，拇指交替伸直、弯曲。

（6）就寝前：抖动、拍打肩部，全身放松，调节呼吸。

2. 学习、工作间歇的平衡健身活动 在学习和工作的休息时间，必须进行适当运动，用来消除因长期伏案给身体带来的不利影响，以维持平衡的体力和健康。由于学习和工作的内容与方式不同，疲劳的表现形式也不一样，在学习和工作间歇进行平衡健身活动，简便易行，并可以利用学习或工作场所的各种用具和设备，见图 11－4。

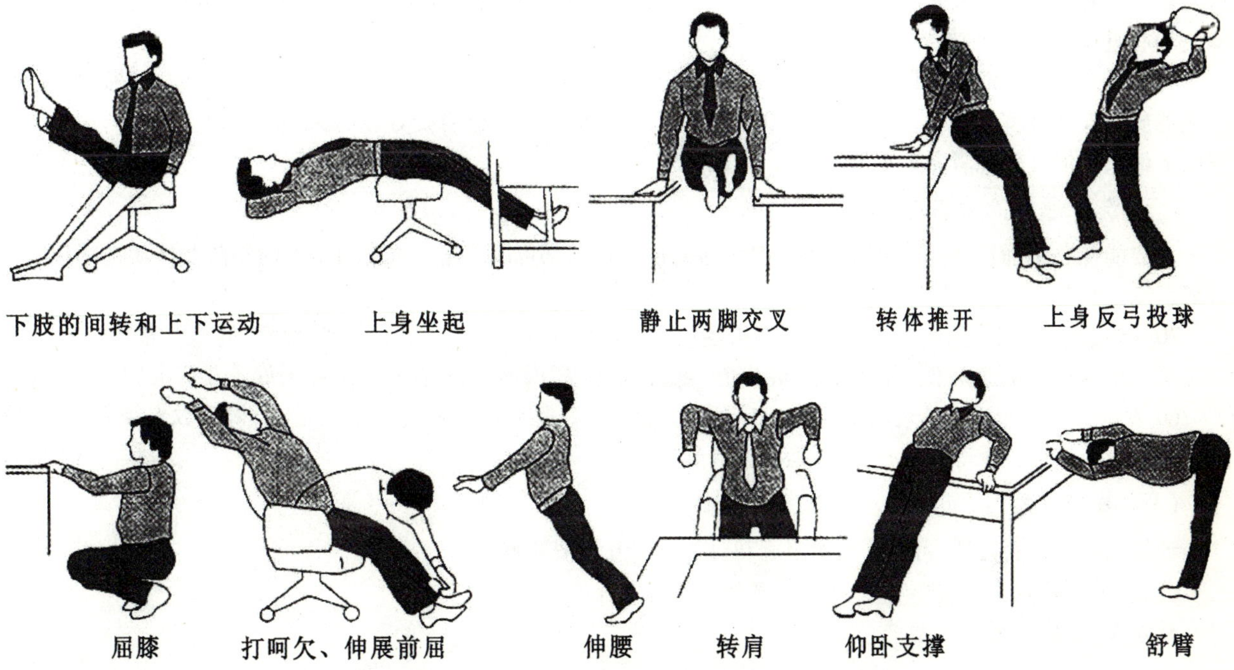

图 11－4 课间或工间休息室内健身活动示例

第三节 有氧运动

一、有氧运动的概念

(一)什么是有氧运动

有氧运动是指由大肌群参与,能将心率维持在一定水平的无氧债运动。锻炼者仅通过呼吸就能够满足身体运动对氧气的需求。有氧运动的特点是运动强度适中,运动时间较长(30分钟左右)。通过有氧运动可以有效地提高心血管机能和呼吸机能,减少脂肪积累,增进健康。

有氧运动的核心概念是平衡,包括动与静平衡,紧张与松弛、心理情绪平衡,以及新陈代谢平衡。现代人由于工作节奏加快,物质条件改善,体力活动减少,往往会引起内脏器官机能减弱、体力下降,总觉得身体不舒服可又查不出什么毛病,这种身体不平衡状态常称为亚健康状态。有氧运动可以改善心肺血管机能、增强健康素质,因此,专家们认为用"有氧运动"对付"亚健康状态"是极好的方法。

(二)有氧锻炼项目

有氧锻炼的主要运动项目有:健身走、健身跑、游泳、滑雪、骑自行车、跳绳、有氧韵律操、爬楼梯、登山等。另外,只要是速度慢,保持有30分钟左右的运动时间,如篮球、足球、游戏,或非正式的小强度比赛,都可以称之为有氧锻炼,同样可以收到满意的锻炼效果。

(三)有氧运动的适应症和禁忌症

适宜有氧运动的人群:健康人群、亚健康人群、慢性病人和残疾人。

有氧运动的禁忌症:1. 急性传染病人;2. 疾病的急性期;3. 严重感冒;4. 急性心肌炎;5. 未控制的糖尿病、高血压;6. 不稳定性心绞痛;7. 有出血倾向者;8. 癌症晚期或转移者。

二、如何进行有氧运动

(一)你适合做有氧运动吗?

首先要确定自己的身体状况是否适合做有氧运动。在运动之前,最好请医生对自己的身体状况作一次检查,目的是了解有无疾病尤其是隐性高血压、糖尿病、冠心病等;有无健身运动的禁忌症和禁止运动的指标,如肺活量检查和心电运动试验等,然后作出客观评估。

有条件者可做体质综合评价:体重、脂肪率、体重指数、腰围、腰臀比、心肺功能、心血管机能、水平运动能力、有无器质性疾病及程度等等,由医生或公众健康师开出运动处方,即健身处方、减肥处方或康复处方等,这对四十岁以上的人和慢性病患者尤为重要。

(二)选择适合的运动项目

只要能使心率加快到一定的范围并维持一定时间的运动都可以采用。首先根据不同年龄及体质选择适宜的有氧运动。

20~30岁——强度稍大,有冲击力的有氧运动。如跑步、球类、拳击、武术、体操、滑雪、健美操等。

40~50岁——强度较低,有自行车、健步走、慢跑、游泳、爬山等(关节损伤及病症最好不要登山)。

60岁以上——较平缓的运动如步行、交谊舞、太极拳(太极拳是小强度的辅助运动,属于放松项目,故可降压、调节情绪、改善失眠等,必须与其他运动配合)。

(三)掌握合适的运动量

计算运动量是否合适,可以采用测定运动时的心率方法来判断:

公式:运动后心率/分钟=170-年龄(或运动后心率+年龄=170)

(四)有氧运动的注意事项

1. 运动前的热身(5~10分钟) 准备活动的好处之一是使心率渐渐提高,让心血管系统逐步做好大强度运动的准备,这样运动起来更安全;二是使各个关节与肌肉的温度、弹性及柔韧性增加,减少运动可能带来的肌肉、韧带及关节损伤。准备工作要有5~10分钟,可先进行柔韧性练习(体操),然后逐一活动身体的各个关节,特别要活动好腕关节、肩关节、膝关节、踝关节及腰背部。做几次深呼吸再开始慢跑或其它运动。

2. **运动中的自我监察** 运动锻炼要进行自我监察,就是在运动中经常主动地对自己的健康情况进行观察,目的是为了及时调整运动锻炼的方案,防止过度疲劳,避免发生运动损伤,提高运动效果,达到增进健康的目的。

自我监察主要有两个方面:

(1)主观感觉:一般包括运动前、中、后的各种感觉,主要有食欲、睡眠、有无疲劳感、心慌、气短、头晕、头痛、腰酸腰痛以及对运动的欲望等。如锻炼后精力充沛,心情愉快,食欲增进,虽然疲劳但经休息后会很快恢复,无其它不适感,而且喜欢此项运动,说明运动量比较合适,否则说明运动量过大,应及时调整,减至合适的运动量。

(2)客观检查:包括脉搏、呼吸、体重等,一般采用脉搏的变化来衡量运动量的大小,并把运动后的脉搏作为一种评定运动量的指针。运动后一般在3~5分钟内脉搏恢复正常,如果不能恢复,说明运动量过大,应及时调整。呼吸在运动中会增快,一般每分钟呼吸次数不超过24次,体重可以每周测1~2次。

3. **运动后的调节** 无论从事哪种有氧运动,突然停止甚至坐下、躺下都十分有害。因为突然停止运动会使大量血液淤积,不能及时回流心脏,心排血量突然减少,造成脑缺血,出现头晕、恶心、呕吐甚至休克,重者可能会失去知觉。正确的做法是逐步放慢速度及降低活动强度,继续活动3~5分钟,同时做些上肢活动和全身关节活动,让心率慢慢降下来。

三、健身走

(一)健身走的锻炼价值

健身走的特点:简单易行、安全有效。

最好的运动是走步。健身走,可以使伸肌力量大5~7公斤。步行时由于下肢肌肉和机体许多肌肉得到活动,可防止肌肉萎缩。科学研究表明:坚持走步的人比一般人腿部肌肉群收缩增多,步行速度越快,时间越长,路面坡度越大则负担越重,表现为心肌加强收缩、心跳加快、心输出量增大,这对心脏是个有效的锻炼。医学家认为,一般人一天之内行走不应少于60分钟的路程,相当于5公里。每天步行少于1小时的男子,心脏局部贫血率比每天步行1时以上的男子高出4倍。

饭前饭后走步,不仅能增加食欲,促进消化,而且还能有效地防止糖尿病。唐代著名医家孙思邈说:“食毕当步行”、“行三里二里及三百二百步为佳”、“令人能饮食无病”。现代医学证实,步行能提高机体新陈代谢率。糖尿病患者徒步旅行一天,血糖可降低60mg。轻快散步还可以缓解神经肌肉紧张,改善人脑的血液循环,因而可有效地发挥脑细胞功能。

“饭后百步走,活到九十九”,这是流传在我国民间的谚语,也是古今长寿的妙法之一。走路是一种安全而又简单可行的延年益寿运动。日本研究长寿学者古守丰甫医师,在考查了日本长寿村后发表文章写道:训练脚力是获得长寿途径,因为美国人比日本人步行少,所以日本人平均寿命比美国人平均寿命长两岁。走步确有健身、健心、健美的作用,同时还增加了无限的活力。

(二)健身走的方式

健身走有多种方式,各有不同特点,但有其最基本的姿势。走路是运动力学上最稳定姿势,从能量消耗方面来说,也是效率最高的。走路时当一脚迈出,膝关节弯曲,并能用腰部带动身体前进,这样就会走的有精神。为了提高走路的效率,能够走的长久而不累,要养成最佳姿势。即脊梁笔直,挺胸,抬头,腹部微收,双肩放松,心里不慌,脚步不乱,步伐坚定有力,步距相当,速度均匀,从容和缓,呼吸自如,目视远方,两臂有节奏地前后摆动,愉快轻松的阔步前行。

以下介绍健身走的几种方式:

1. **自然步法** 健身走的姿势方法如同平日走路几乎无异,最好采用上述的最佳姿势。避免走时俯视地面、端肩碎步或上下左右不停摇晃。自然步法分慢速走、中速走和快速走。

(1)慢速走:每分钟70~90步,每小时3~4公里,也称缓慢步。

适合年老体弱,重病初愈者,对高血压、冠心病、神经官能症、糖尿病等大有好处,但对健康人、年轻人锻炼意义不大。在空气清新的环境中慢走效果更好。每天总量为3500~4000米(30~60分钟),具体因人而异。失眠的人睡前慢走半小时可收到较好的效果。

(2)中速走:每分钟90~120步,每小时4~5公里,也称普通走。

适用于没有锻炼基础的健康人的锻炼初期，也适用于稳定的糖尿病、高血压、高血脂、脂肪肝等病人。由于消耗脂肪较多，也适用于减肥。

(3)快速走：每分钟120～140步，每小时5～7公里，也称健步走。

健步走是项较完美的运动，比慢走有效，比慢跑安全。有许多研究证实，有规律的健步走，可增进身体所有部位的健康，是最理想、效果最好的运动。健步走可增大肺活量，加强背肌，温和锻炼膝盖和脚，降低血压等，而且锻炼双腿肌肉、足部肌肉，是预防体力衰退的最佳方法。"人老先从腿上老"，一个人腿脚的力量强弱常和他的健康状况相关联。中速走与快速走交替或走跑交替，可提高心血管机能。

2. **越野步法** 因徒手健身走上肢活动少，增加强度时如坡路、山路，会加重膝关节损伤等，所以针对以上弊端，2005年，国家体育总局推行了一种新的有氧运动项目，即越野步行，就是利用特制的双手杖边走边进行健身操和力量练习，使颈、肩放松，增强手臂、胸背肌的力量，消耗腰、腹、臀部多余的脂肪。总之，越野步行方式多样，活动充分、到位，尤其适合女性。

3. **摩腹、收腹散步法** 摩腹散步法即在散步时，两手柔和从左至右顺时针地按摩腹部，这是一种将散步和按摩结合的健身走。我国传统保健将之列为腹功，认为"两手摩腹移行百步除食滞"，此法可促进胃液分泌和胃排空，用于防治消化不良和胃肠道慢性炎症。散步时摩腹，每天如此坚持经常，对保持优美形体和消除腹部脂肪效果良好。

4. **倒行法** 是一种人体的反向运动，消耗的能量比慢走和慢跑大。由于日常生活中躯体向前活动超过向后的活动量，加上躯体俯仰活动不平衡，背伸活动较少，因此人体易形成姿势性驼背和四肢关节功能障碍以及腰肌劳损。而倒行法锻炼能使平时不太用的腰部肌肉有规律收缩或放松，加强腰部组织新陈代谢，有利于腹部的血液循环改善。长期倒行锻炼，能减轻和消除腰背酸痛，锻炼腰背、臀部、腿部肌肉可以防治腰肌劳损、姿势性驼背，有利于保持人的形体健美和增强运动能力。

预备姿势立正、挺胸、抬头、平视、双手叉腰，拇指向后，按腰部的"肾俞"穴位，其余四指向前。倒行时，左脚开始，左大腿尽量向后抬，然后向后迈出，全身重心后移，前脚掌着地，重心移至左脚，再换右脚交替进行。倒步行走要注意安全，尽量选择场地平坦，周围无障碍物的地方，以防止摔倒，最好两人同行互相照应。倒步走每天早晚各一次，每次20～30分钟，循序渐进，开始步子要小，速度慢而稳，熟练后可逐步加快。开始每分钟60步为宜，健康人脉搏90～100次/分；腰痛者应控制在比自己安静时的脉搏增加10次以上为最好。

倒步行适合男女老少、尤其是长期久坐而致腰病的人(办公室)或者长期固定姿势劳动的人。

5. **竞走法** 躯干保持直立或稍向前倾，两臂弯90度左右，配合两腿前后摆动。先脚跟着地然后滚动全脚掌落地，膝关节要伸直。脚落地后，身体顺惯性前移，弯曲向前摆动，当支撑腿垂直地面时，摆动随大腿向前摆，小腿随大腿向前摆出，此时摆动腿带动同侧关节向前送出。此适用于中青年人，可增强人的耐力和关节灵活性，也可用于散步之间进行短暂调剂，以减少因长期用一种姿势走路而造成的疲劳，增加健身走的乐趣。

6. **逍遥步法(气功法)** 两眼平视前方目标，凝神片刻，保持舒畅，大口吐气3次后，用鼻深吸气，吸第一口气后咽到胸部，吸第二口气后用意念送到丹田处，吸第三口气时，用意念送到脚部，沉下去，然后静下来，站直，下额内收，松肩，连续吸气，每吸一口气，腹部内收吸气一次，同时默念对老年人尤为适宜。

另外还有一种**医疗步行**即医生开出的运动处方。在医务人员的指导下，让病人在平地或有一定坡度的地段上，用规定时间走一定距离的步行锻炼。适用于冠心病心绞痛病人、糖尿病，先走平地，再走坡地；开始数百米，然后20分钟走1000米，而后再将时间渐缩短且加走坡路以加强运动量。

(三)健身走的锻炼方法

1. **速度** 对每个人来说，走的速度取决于自己的健康状况，可慢可快，或者不快不慢的中速。刚开始锻炼，以慢速为宜，即每分钟70～90步，每小时3～4公里。锻炼两周后可采用中速，即每分种90～120步，每小时4～5公里。第四周后就可采用快速，即每分钟120～140步，每小时5～7公里。对每一次健身走最好匀速进行，不要时快时慢或走走停停。

2. **时间** 为了达到健身目的，步行时间以每天30～60分钟为宜。同时要天天坚持，持之以恒，使60分钟制度化。然而，毕竟不是所有人每天都能抽出专门时间进行锻炼，那么要在日常生活、工作和学习中寻求不同途径多走多动。例如上学上班以步代车，步行购物选较远的商店，或者越过电梯不乘，选择登楼梯来代替等。由此可见，一日60分钟步行不必一次走完，可分成2次或3次。

3. **距离** 步行的距离应该多少，需根据年龄或健康状况决定。开始时可进行短距离散步，然后每周增加一些

距离，注意要缓慢增加是最理想的锻炼方法，切不可急于求成。这样，如果坚持下去，身体状况很容易适应。（表11－5）

表 11－5　步行速度、时间、距离关系

周次	每分钟步速	步行时间（分钟）	距离（公里）
1	80	30	1.8
2	85	45	2.7
3	90	45	3.3
4	90	50	3.4
5	90	55	3.7
6	95	55	3.8
7	95	55	3.8
8	100	55	4.1
9	100	60	4.5

4. 强度　随着锻炼的深入，步行时间逐渐延长，步行距离越走越远，步行的坡度也逐渐加大，其目的是增加步行强度。如在 3 度斜坡上走 300 米，接着在平地上步行 300 米。以后渐渐增至 5 度斜坡上步行 1000 米或 2000 米，再在平地上步行 1000～2000 米。运动强度以脉搏量为尺度。（表 11－6）

表 11－6　步行强度与心率关系

年龄（岁）	心率极限（次/分钟）	心率有效指标（次/分钟）
20	190	160～139
30	185	155～130
40	180	150～130
50	170	149～123
55	165	140～116
60	160	136～112
65	155	132～109
70	150	128～105

走 10 分钟后测 10 秒脉搏，再乘以 6，得 1 分钟心率次数，如果心率在有效指标以下，应加快速度，或强度增大（路斜坡增大角度），这样可以增大血流量，获得更多氧气养料，有利于增强心血管功能。但中老年及体弱多病者要保守一些。

5. 环境　健身走的最佳环境对获得健身效益有关系。健身走最好选择自然环境好，车少，树多、空气新鲜的地方，如河边、海边、公园等，道路宜平坦。如身体不佳，也可在家中进行，但要保证空气新鲜。

锻炼的环境很重要，尤其是空气质量，因为不同时段的空气质量有明显的差异，应选择最佳时段进行锻炼。锻炼的最佳时段取决于季节、年龄、人体生理活动规律以及该地区的环境规律。不少老年人认为锻炼越早越好，越不怕寒冷不怕天黑地锻炼收获越大，故“起早贪黑”、“闻鸡起舞”。其实不然，尤其是对老年人未必有利。虽然气候本身不是病原体，但它可以促进原有疾病的恶化，导致一些危象的发生。因为老年人难以耐受寒冷、潮湿、暑热的气候，如冠状动脉供血不足的老人，在气候骤变时易诱发心肌梗塞，甚至出现多病同时发作。因此，老年人锻炼要随气候而调整，要注意每天的气温变化。老年人最好在上午 9:00～10:00 或下午 3:00～4:00 左右锻炼为佳。另外，天黑会造成老年人跌倒、骨折等意外，因此要注意安全。

总之，健身的最佳时间是早上太阳升起后，最好在上午 9:00～10:00 后或下午 3:00～4:00 前。因为此时空气新鲜，机体阳气生发，精神饱满，利于运动，收效较大。一般机关、学校、医院、厂矿企业员工宜于上午 10:00～下午 3:00 做半小时适量运动，如做操、打羽毛球、乒乓球，有利于消除疲劳，增强体质。

6. 衣着　穿宽松合体的衣服，质地应以通气、吸汗较好的布制的运动服、休闲服（棉织品）为佳，切忌穿紧身或不透气的衣服；鞋应合脚，最好穿坡跟的布鞋、旅游鞋以保护双脚。鞋要较松大，不要穿没有衬垫的橡皮底鞋，没有衬垫的鞋会增加内部摩擦力，容易引起皮肤起泡。同时所穿的鞋底要稍厚而不高又不硬，这样可以减轻运动中震颤，以免伤脚。同时要经常换洗鞋袜。

四、健身跑

(一)健身跑的特点

跑步是人的基本活动技能,是人体快速移动的一种动作姿势。跑步和走路的主要区别在于两腿在交替落地过程中有一个腾空阶段。

跑步锻炼有以下两个特点:

1. 简单易行 跑是一项简便易行的运动。既不用花钱,又可随处进行。

2. 锻炼效果显著 健身跑是一项有氧运动,现代人经过长期实践证实跑步具有以下功效:可以增强心肺功能,健美身材;可以提高机体的耐受力,防治高血脂、高血压病;可以激发斗志,提高抗癌能力。

(二)健身跑的基本技术

1. 跑步的姿势 跑步时上体要正直微前倾,头与上体在一条直线上,不要左右摇晃。两臂的摆动除了维护身体平衡外,还能帮助两条腿的蹬地和摆动,加快跑的速度。摆臂时两臂稍离躯干,前后自然摆动;两手自然半握拳,肘关节要适当弯曲,以肘关节为轴,尽量做到前摆不露肘,后摆不露手,并且注意不要低头弯腰和端肩。两腿后蹬是推动身体前进的动力,后蹬时应积极有力,髋、膝、踝三关节充分伸直,腿的前摆可以加大跑的步伐,前摆时大腿放松顺惯性向前成自然折叠。

2. 跑步的呼吸 跑步是一项消耗体力比较大的运动。在跑步过程中,肺的换气量是否充分,呼吸动作是否正确,是疲劳出现迟早的关键。跑步时最好用鼻子呼吸,鼻腔粘膜的血管丰富,其分泌物能对空气起到加温加湿作用。但在呼吸深急的情况下,也可用口协助呼吸,但要避免张得太大。呼吸的节奏,一般是两步一呼两步一吸,也可以三步一呼,三步一吸。随着跑的速度加快,呼吸深度应加深,节奏加快。

在进行强度较大的跑步练习时,首先要适当安排运动强度和负荷量,要从实际出发,量力而行;其次要注意呼吸动作,调整呼吸节奏和加大呼吸深度。

(三)健身跑的方式

1. 慢速放松跑 慢速放松跑较简单,其特点是速度慢,慢的程度可以根据自己体质而定。也就是说尽可能避免由激烈运动而造成"氧债",呼吸以不喘大气为宜。在跑步一开始应注意呼吸的深、长、细、缓,有节奏,像打太极拳一样,出汗不气喘,有节奏吐气,吸气时鼓腹,自然形成腹式呼吸。全身肌肉放松,步伐轻快,双臂自然摆动。运动时间一般以每天20~30分钟为宜,每周5~6次,也可隔1天1次。速度慢,跑时可自由与别人谈笑(慢的程度可根据自己体质而定)。一般作为运动前的准备活动,也可单独进行,运动量为每天20~30分钟,每周5次左右,也可隔日一次。

老年人和体弱的人不主张慢跑,一是不安全;二是跑步时关节承受的压力是体重的3.5倍到4倍,而走路时承受的压力只是体重的1.2倍,而且老年人的膝关节大多已经"磨损过度、年久失修",不能再雪上加霜了。因此,老年人最好的运动是步行。

2. 变速跑 变速跑就是在跑的过程中,快跑一阵子,再慢跑一阵子,快跑和慢跑交替进行的一种跑法,它适合体质较好的锻炼者,当慢跑时肌肉活动不激烈,吸入的氧气就可以满足肌肉活动的需要,这时肌肉活动所需能量是靠有氧代谢来保证。当快速跑时,肌肉活动比较激烈,肌肉物质代谢对氧气的需求大大增加,这时,由于机体呼吸和血液循环功能的限制不能满足运动对氧的需要,于是,只能靠无氧代谢来供给肌肉活动所需能量了。这样,变速跑锻炼不但可以有效地提高有氧代谢的能力,而且也可积极地改善肌肉进行无氧代谢的能力。这不仅对提高一般耐力有好处,而且也对提高机体速度耐力有好处。变速跑可根据自己的身体状况随时改变速度。如可慢速跑与快速跑交替,或中速跑与快速跑交替等等。随着锻炼水平的提高,逐渐提高变速跑的速度,逐渐增大运动量,以最大限度地发挥健身跑的作用。

3. 跑走交替 跑走交替是采用跑一阵后再走一阵子的锻炼方式。此方式适合用于初学初练或体弱者采用。如表11-7通过十几周走跑交替的锻炼,就可以连续跑15分钟,几个月后就可以连续跑几公里了。

在跑走交替的锻炼方式中,也可以做一些变化,如可以跑跳交替,即跑一段后跳上3~5下,再跑一段,再跳3~5次。这样可使肌肉关节在长时间墨守成规活动中得到休息,可缓解疲劳,同时锻炼弹跳力,也可增加跑步乐趣。

表 11－7　健身跑计划参考表

周次	计　划	周次	计　划
1	跑 1 分钟，走 1 分钟重复 6 次	6	跑 5 分钟，走 1 分钟重复 3 次再跑 2 分钟
2	跑 1 分钟，走 1 分钟重复 10 次	7	跑 6 分钟，走 1 分钟重复 3 次
3	跑 2 分钟，走 1 分钟重复 6 次再跑 2 分钟	8	跑 8 分钟，走 1 分钟重复 2 次再跑 2 分钟
4	跑 3 分钟，走 1 分钟重复 5 次	9	跑 10 分钟，走 1 分钟重复 2 次
5	跑 5 分钟，走 1 分钟重复 3 次再跑 2 分钟	10	跑 10 分钟，走 1 分钟重复 2 次

4. **定时跑**　定时跑有两种：一种是每天必跑一定时间而不限速度的跑步。如第一阶段：适应期 10～20 周，每周 3 次，每次连续跑 15 分钟。第二阶段：适应期 6～8 周，每周 3 次，每次 30 分钟；巩固期 4 周，每周 3～5 次，每次 30 分钟。身体允许进行更大强度锻炼的年轻人，还可以每周跑三次，每次 45 分钟，最长可达 60 分钟。另一种定时即限定在一段时间内跑完一定距离的方法，开始时，可限定较长时间跑完较短距离，如在 5 分钟之内跑完 500 米。以后随着体质水平的提高可缩短时间加快跑的速度，或延长距离加快速度，以提高速度耐力素质。

5. **越野跑**　凡在公路、田野、山地、森林等进行健身跑锻炼的，称之为越野跑。由于越野跑将运动和自然锻炼结合起来，所以越野跑的健身效果更佳。越野跑时，由于地形不同，需要掌握一些简单的技术和了解一些注意事项。

在山坡上跑的过程中，上坡时，步子要小，脚的落点要近，用前脚掌落地，重心前移，以便有效地推动身体向上；下坡时，身体重心要稍微靠后，上体直立或稍后仰，坡度不大时可放大些，步伐放慢些，脚步落点远一些。脚跟可以先着地，但落地时膝盖要略屈，重心降低，借以缓冲。通过软地、沙滩，要用全脚掌着地，步子小而轻，后蹬不要太用力。过草地、山路时，精神要集中，防止脚踩不平处扭伤踝关节。

（四）健身跑的自我监督

1. **心率衡量法**　要真正达到有氧锻炼效果，跑步必须使心率达到一个训练水平，使之在此水平上保持至少 20 分钟，每周至少练 3 次。要确定自己训练水平，应先弄清锻炼者的最大心率。人的最大心率是每分钟 220 次，每长 1 岁便减少 1 次，算出最大心率的方法为 220 减年岁。如 20 岁的最大心率为 220－20＝200 次/分。训练水平应是最大心率的 70%～80%。如果身体欠佳或长时间没有锻炼，可以从最大心率的 60% 开始。为了确定锻炼者是否达到训练水平，应在跑步数分钟后，测一下脉搏次数，算出每分钟心跳次数。确定是否健身锻炼达到训练水平，也可跑步后立即测得脉搏。如果脉搏数不超过 100 次/分，则说明未达到训练水平，应适当增加运动量。如果跑步后脉搏数超过下列范围：

20～30 岁：150 次/分；30～40 岁：140 次/分；40～50 岁：120～130 次/分；50～60 岁：110～120 次/分。这就提醒锻炼者应适当减少运动负荷。

另外也可采用测量恢复心率方法来判定健身跑的运动是否合适，此方法为每天早晨起床前测 1 分钟的脉搏，如果跑步后第二天早晨脉搏已恢复到和前一天早晨一样，说明反应正常，还可以继续加大运动量的锻炼。如果脉搏比往常多 15 次/分以上，则表明体力还未恢复，应减少运动量。相反，如果在安静时脉搏次数逐渐减少，通常是身体功能提高的反应，说明过去的锻炼是有成效的，运动负荷是符合个人实际的。

2. **呼吸衡量法**　久经锻炼的人跑步时呼吸次数与安静时相同，而仅增加呼吸深度。跑后的呼吸次数不应超过 27～30 次/分，如超过应减少负荷，降低速度；如跑时呼吸困难，胸闷，就应停跑就医。

表 11－8　12 分钟训练程度分级

体质状况	30 岁以下		30～39 岁		40～49 岁		50 岁以上	
	12 分钟跑（km）	氧气需求量（ml）	12 分钟跑（km）	氧气需求量（ml）	12 分钟跑（km）	氧气需求量（ml）	12 分钟跑（km）	氧气需求量（ml）
极差	1.6 以下	20.5 以下	1.5 以下	20.5 以下	1.3 以下	25.0 以下	1.2 以下	25.0 以下
不佳	1.6～1.9	25.0～33.7	1.50～1.84	25.0～30.1	1.3～1.6	25.0～26.4	1.3～1.5	25.0 以下
及格	2.0～2.4	33.8～42.5	1.85～2.24	30.2	1.7～2.1	26.5～35.4	1.6～1.9	25.0～33.7
良好	2.5～2.7	42.6～51.5	2.25～2.64	39.2～48.0	2.2～2.4	35.5～45.0	2.0～2.4	33.8～43.0
优秀	2.8 以上	51.6 以上	2.65 以上	48.1 以上	2.5 以上	45.1 以上	2.5 以上	43.1 以上

呼吸恢复速度也是重要指标。初练者,一般在5~7分钟内恢复正常。

3. **健康测定法** 经过一段时间健身锻炼后。体质或健康状况如何?可通过12分钟慢跑测定法来确定。

确定人的体质状况最重要的标准是:人对一定数量氧气的摄取能力,这是反映一个人心血管状况的重要标志。例如,一位30岁以下的男人尽力跑12分钟,所跑距离为1600米以下,即说明此人的有氧代谢能力"十分不佳"。(表11-8)

五、骑车

人类发明自行车的历史至今有200余年,今天自行车已成为廉价且普及的大众化交通工具。

(一)骑车锻炼价值

骑车(包括健身房固定车)与健身跑一样是一种周期性有氧运动,能强化心肺功能。骑车时,体能消耗较大,体内新陈代谢旺盛,身体各组织器官所需营养物质及代谢产物增多,致使心跳加快,心肌收缩力增强。以提高心血输出量,保证营养物质供应及代谢产物的清除。同时也能改善血管壁弹性,预防血管硬化和高血压病。国外一些生理学家通过实验证明,经常骑车锻炼的人比不骑车人患心血管疾病的人少50%。特别是由于骑车的姿势,阻碍了腹式呼吸,有利于呼气,而不利于吸气。为了获取足够氧气,骑车人必须进行深呼吸,从而提高肺部通气量,这样能更好地增强肺功能。

骑车以下肢运动为主,对增强下肢肌肉、关节、韧带的力量尤为明显。这对于伏案工作的脑力劳动者来说非常有益。骑车能锻炼人的平衡能力及协调性,提高中枢神经系统的功能。据国外调查,经常骑车的人比不骑车人寿命长3~5年。郊外骑车、骑车旅游,以及雨中骑车,更能给人以美好的享受。骑车能陶冶情趣,消除焦虑。有人将条件相同25~30岁男青年患失眠症的人分成三组:一组静坐,一组服安眠药,一组骑自行车漫游30分钟。试验结果显示,骑车锻炼医治失眠症效果最佳,胜于服药的效果。

(二)骑车锻炼方法

骑车必须注意正确姿势,骑车姿势好坏与自行车车把、车座位置有直接关系。因此,自行车的型号要与骑车人身材高矮相适应,不要勉强地改变身体姿势去适应车子。骑车正确的方法为上体稍前倾,但不宜过分低头含胸;腰部稍弯屈曲,两肩放松,两臂伸直,应避免背部拱起,同时也不要塌腰,在蹬车时上体不要左右摇摆,否则,久而久之容易引起驼背;车座高度一定要调整好,使之在蹬车时双腿伸直,从而发挥出有效蹬车的力量,增强锻炼效果。

作为有氧锻炼的骑车项目,一般应在30分钟以上。一般以运动时心率120~140次/分钟为宜。具体参照"不同年龄锻炼者心率对照表"所示强度在50%、60%、70%区域内为好。(表11-9)

表11-9 运动强度与不同年龄锻炼者心率对照表

运动强度	20~29岁 次/分	30~39岁 次/分	40~49岁 次/分	50~59岁 次/分	60岁以上 次/分
100%	190	185	175	165	155
90%	175	170	165	155	145
80%	165	160	150	145	135
70%	150	145	140	135	125
60%	145	135	130	125	120
50%	125	120	115	110	110
40%	110	110	105	100	100

第四节 运动处方

一、运动处方的由来与发展

所谓运动处方,即康复医师或健康师用处方的形式,规定病人或健身活动参加者锻炼的内容和运动量的方法,称为运动处方。它是指导人们有目的、有计划、科学地锻炼的一种方式。或者说,运动处方是在身体检测的基础上,根据锻炼者身体的需求,按照科学的原则,为锻炼提供的量化指导方案。人类应用运动处方治疗疾病已有近3000年的历史。200多年来，西方国家对于心肌梗死病人是静养好还是运动好，一直争议不休，直到20世纪40年代运动疗法才占了上风。Goldwater应用有限制的定量运动，使60%～70%的心肌梗死患者的运动疗法发展成为运动处方的形式。其后，德国、美国及日本一些运动医学专家，对运动处方进行了许多理论研究和应用推广工作。前西德Hollman研究所从1954年起，对运动处方的理论和实践进行了大量研究工作，成绩卓越。美国于1968年发表了《有氧代谢运动》、《12分钟跑体能测验》及《有氧运动得分制》等专著。日本体育科技中心1970年成立，到1975年制定出适用于各年龄组的运动处方方案，并出版了《日本健身运动处方》，以指导广大群众和学生进行科学锻炼。中国对运动处方研究推广和应用起步较晚。十余年来，我国翻译出版了日本及美国的运动处方专著。应用运动处方治疗冠心病、肥胖病、糖尿病等资料已有不少临床报道，在医学院校的运动医学与康复教学中，运动处方已列为基本内容，如哈尔滨医科大学第一附属医院运动医学科，于1980年开发了“运动处方咨询门诊”，深受欢迎和好评。

二、运动处方的概念

1. **运动处方的概念**　运动处方是根据个体的健康、体力状况以及心血管功能状态，用处方的形式规定适当的运动种类，运动强度和运动量，并指出运动中的注意事项。它是指导人们有目的、有计划，科学锻炼的一种方法。

2. **运动处方分类**

(1)健身运动处方：健康人进行的运动处方锻炼，以增强体质，提高健康水平。

(2)临床运动处方：患者应用的运动处方，以治疗疾病，提高康复医疗效果。

(3)训练运动处方：运动员根据运动处方进行科学训练，以提高身体运动素质和技术水平。

三、运动处方的原理

健身运动处方一般采用中小强度以有氧代谢为主的耐力性练习。所以，其健身作用的理论基础为有氧运动健身价值，超量恢复原理及“全面身心健康概念”。

健身的目的是为了增进健康，提高学习、工作和生活质量，而心肺耐力是现代人最主要的健康素质。耐力运动对呼吸系统摄取氧以及组织代谢利用氧的能力有显著的提高。

四、制定运动处方的原则

1. **个体化原则**　根据个人不同健康状况和功能状态及客观条件，对症下药，因人而异。

2. **以全身为基础原则**　耐力的关键在于氧，运动处方锻炼项目的安排，应以提高人体心肺等生理功能，使人增长耐力为目的。

3. **有效运动强度原则**　为了提高全身耐力水平，必须达到改善心血管和呼吸功能的有效强度，这就是靶心率(THR)范围。超过上限可能出现危险，低于下限则会影响健身效果，这个运动强度称安全界限。

4. **运动的特异性原则**　运动时身体的生理适应，根据运动种类和方法有所不同，此称运动效果的特异性。运用运动处方健身，应明确自己的锻炼目的，只有按科学的锻炼程序，才能产生有益的生理变化。

5. **及时调整原则**　再好的运动处方，也不一定适合所有的人，一个安全有效的处方应该是自己制定的，而且应在实施的过程中，不断地进行微调。一般情况下，通过8周锻炼，如心脏功能能力提高，靶心率亦应提高，若再按原处方规定的运动强度锻炼，则效果不大。

五、制定运动处方的程序

1. **了解锻炼基本情况**　包括姓名、性别、职业、疾病史、过去及现在身体锻炼状况，此外，还应了解锻炼者的食欲、睡眠和常用药物名称等。

2. **健康检查**　是对锻炼者健康程度的判断，是制定运动处方的重要依据之一。

3. **运动负荷制定**　是锻炼者身体功能对运动承受能力的检测和评定。一般进行安静和运动状态下生理功能的检测，主要测定心跳频率、最大吸氧量等功能指标。

4. **体力测定**　主要是对锻炼者身体素质的检测，内容包括身体力量、速度、耐力、灵敏、柔韧等。为便于评价，可将测试指标与较大样本的同项指标对比，确定该项素质的优劣程度。

5. **制定运动处方**　根据以上调查、测定的结果和身体锻炼的原则、规律，为锻炼者提供包括锻炼内容、强度、时间等在内的锻炼方案。

6、实施锻炼方案 按运动处方的要求锻炼一个阶段后，应再次进行健康检查、运动负荷测定和体力测定，这样一方面可以评价运动处方锻炼效果，另一方面也可根据身体的变化，修改和调整新的运动处方，使处方具有针对性和实效性。(图11－10)

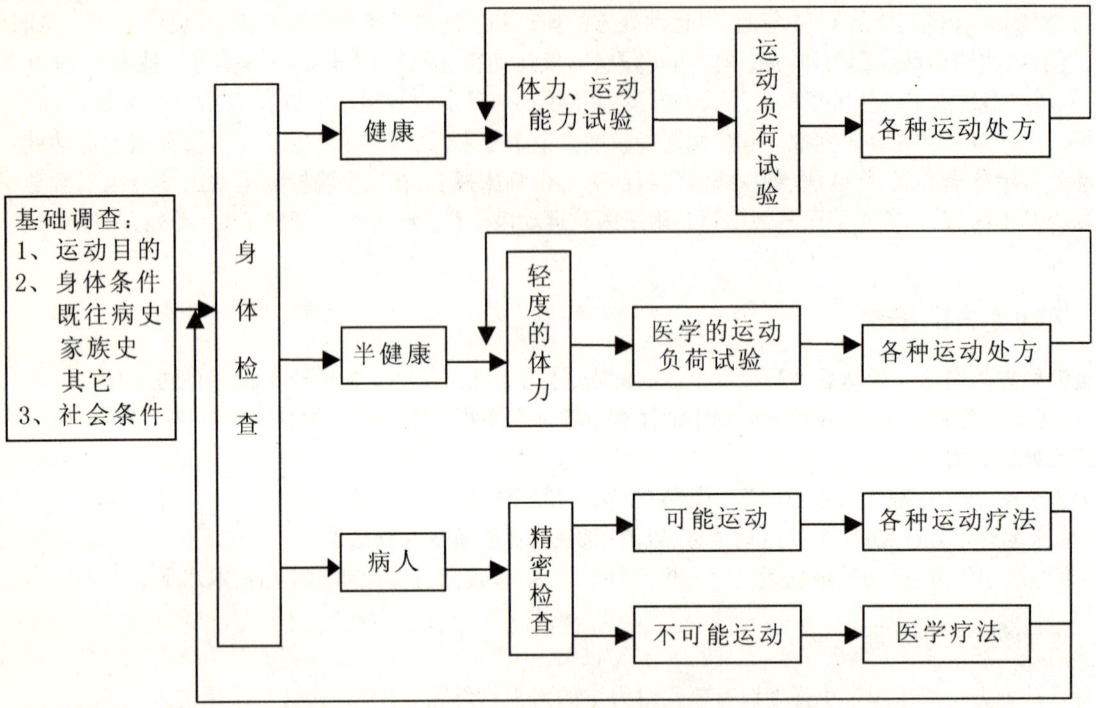

图11－10 运动处方程序图解

六、运动处方的内容

1. **健身目的** 依性别、年龄、职业和身体健康状况的不同，健身目的有强身保健、防治疾病、健美减肥、消遣娱乐及提高运动成绩等。

2. **运动项目选择** 即健身运动应用采取的方法和手段，如医疗体操，应写明锻炼的方法及动作要点，以保证达到预期的目的。(1)耐力性锻炼项目：如步行、长跑、骑自行车、长距离游泳等。(2)力量性锻炼项目：如练拉力器、哑铃、实心球及克服自身体重的练习。(3)放松性锻炼项目：如散步、旅游、按摩、打太极拳等。(4)一般健身性锻炼项目：如各种球类游戏、广播操、八段锦等。(5)以体操作锻炼项目：如医疗体操和矫正体操等。

3. **运动强度** 运动强度是单位时间内的运动量，而运动量是运动强度和运动时间的乘积。

运动强度＝运动量÷运动时间

运动量＝运动强度×运动时间

在运动处方中，运动强度的选择是最主要的，如果设定出错误，即使所选择的运动种类适宜，也会使运动处方发生质的变化，这是非常危险的。

(1)摄氧量：摄氧量是指单位时间内运输到活动肌肉而被肌肉所利用的最大氧量，它是反映心肺功能水平的主要指标。

用吸氧量表示运动强度是较科学的方法，但直接测定吸氧量很复杂(需昂贵的气体分析仪器)，这里介绍二种间接测定吸氧量的方法：

①台阶试验法

男子 $VO_2max = 111.3 - [0.42 \times HR(心率)/分]$；

女子 $VO_2max = 65.81 - [0.184 \times HR(心率)/分]$

其中男子台阶高度为40厘米，女子为30厘米，登台阶频率均为22次/分钟。

②12分钟跑：用12分钟跑(走)的距离，推测受试者的最大吸氧量(相关系数为0.90)。(表11－11)

表 11-11　12 分钟跑测验最大摄氧量换算表

12 分钟测验（m）	最大摄氧量（ml/kg·min）	12 分钟测验（m）	最大摄氧量（ml/kg·min）	12 分钟测验（m）	最大摄氧量（ml/kg·min）
1000	14.0	2000	35.3	3000	56.5
1100	16.1	2100	37.4	3100	58.6
1200	18.3	2200	39.5	3200	60.8
1300	20.4	2300	41.6	3300	62.9
1400	22.5	2400	43.8	3400	65.0
1500	24.6	2500	45.9	3500	67.1
1600	26.8	2600	48.0	3600	69.3
1700	28.9	2700	50.1	3700	71.4
1800	31.0	2800	52.3	3800	73.5
1900	33.1	2900	54.4	3900	75.6

（2）能量消耗：使用的单位是梅脱（MET），也称代谢当量（Metabolic equivalents）。1MET 就是安静时的能量代谢率，换句话说，1MET 是指安静时每分钟需要的氧量，相当于每公斤体重每分钟 3.5ml 氧，以能量卡来表示，则相当于每公斤体重每分钟 17 卡。当负荷量要求 10MET 时，这表示运动负荷时氧值为 35ml·kg/min。若受试者体重为 70kg，则其氧值为 $70 \times 35 = 2450$ml/min。反之，当已知运动负荷时吸氧量为 2.8L，受试者体重为 70kg，则每公斤体重的氧值为 40ml·kg/min，而 1MET 等于 3.5ml·kg/min，则运动强度为 $40 \div 3.5 = 11.4$MET。MET 值越大，运动强度越大。

由于摄氧量和能量消耗的直接测定比较复杂，故可根据运动负荷时完成的功率加以推算。推算时须采用下列公式：

公式 1：耗氧量（ml/min）$= 2 \times$ 功率（kg·m/min）$+ 300$

公式 2：MET 值 $=$ 耗氧量（ml·kg/min）$\div 3.5$

公式 3：运动强度（MET）$= \dfrac{60 + \text{MET 值}}{100} \times \text{MET}$

举例说明。如某受试者体重 60kg，运动试验时完成的功率为 600kg·m/min，问其强度多大？

代入上面三个公式，则得：

耗氧量 $= 2 \times 600 + 300 = 1500$ml/min，每公斤每分钟的耗氧量为 $1500 \div 60 = 25$ml

MET 值 $= 25 \div 3.5 = 7.1$

运动强度 $= \dfrac{60 + 7.1}{100} \times 7.1 = 4.7$MET

（3）用心率（HR）确定运动强度：实验发现，心率在一定的范围内（110～170 次/min）与运动强度之间存在正相关关系，因此心率可以作为控制运动强度的一个指标。但由于个体差异，完成同样的运动强度心率并不相同，所以用最大心率百分数作为衡量标准比较准确。最大心率（HRmax）是指达到最大运动强度时的心率，最大心率随年龄逐渐增长而减少。最大心率一般可用 220 减去年龄来推算。

进行有氧运动时的心率范围，相当于本人最大心率 65%～85%，当人体逐渐增加工作强度，心率超过 85% 以后，就会从有氧代谢供能转为无氧代谢供能，而这个转折点或临界点就称为无氧阈。训练有素的运动员其无氧阈可达个人最大心率 85%～95%，而一般人进行有氧运动的心率则应控制在本人最大心率的 60%～75% 较为合适，即 120～160 次/min 左右。上面所述这三种方法之间的关系，见表 11-12。

4. 运动持续时间　运动量持续时间指每次持续运动时间。由运动时间和运动强度的乘积决定运动量，因此，即使等量的运动量，由于运动目的不同而运动强度和时间也不同。以健身为目的运动，以强度小而时间长的处方效果好（中老年人）；对于青少年来说，短时间的激烈运动反复多次的处方，对增进健康也有好的作用。一项可持续 20～60 分钟范围内的有氧运动，按运动强度及身体条件决定必要的运动时间，是运动处方的要点。一般来说，健康成年人宜采用中等强度、长时间的配合；体力弱而时间充裕的人，可采用小强度、长时间的配合；体力好但时间不富裕者，可采用大强度、短时间的配合。

5. 运动频度　运动频度指每周的锻炼次数。每周锻炼几次好？有人研究观察到：当每周锻炼多于 3 次，最大摄氧量的增加逐渐趋于平坦；当锻炼次数增加到 5 次以上时，最大摄氧量的提高就很小，而每周锻炼少于两次时，通常不引起改变。由此可见,每周锻炼 3~4 次是最适宜的频度。但由于运动效应和蓄积作用,间隔不宜超过 3 天。一周运动 3 次,基本上是隔日运动。不仅效果可充分蓄积,而且也不产生疲劳。如果增加频率为每周 4~5 次,效果也相应提高。只有小运动量或次日不残留疲劳的运动,每日运动才是可取的,关键是运动习惯性或运动生活化,每个人可选择适合自己情况的锻炼次数,但每周最低不能少于两次。

表 11-12 常用运动强度指标之间的关系

强度种类	占最大摄氧量的%	MET	心率次/min				
			20~29	30~39	40~49	50~59	60 岁以上
较大	80	10	165	160	150	145	135
	70	7	150	145	140	135	125
中等	60	6.5	135	135	130	125	120
	50	5.5	125	125	115	110	110
小	40	<4.5	110	110	105	100	100

6. 注意事项 为保证安全,可按健身者的个人特点,提出相应的注意事项:

(1)提出禁忌的运动项目和某些易发生危险的动作。(2)提出运动中自我观察指标及出现指标异常时停止运动的标准。(3)每次锻炼前后都要做好充分的准备活动和整理活动。

7. 运动处方中评定心脏功能的指标 在制定提高心脏功能的运动处方中,有三个专用指标:即功能能力,运动能力和靶心率。心脏功能能力的单位是 MET,任何人尽力活动时所能达到的吸氧量水平,也可用 MET 表示其大小,所以 MET 又可以用来评定(表示)心脏功能的好坏(MET 值高心脏功能好)。其在康复医学中,是用以评定心脏病患者功能等级的主要指标。我们在制定提高心脏功能的运动处方中,必须按着每个人的心脏功能水平(MET 值),选择适宜强度的健身内容,这是运动处方科学性的主要标志。

(1)功能能力(F·C·):F·C·译为心脏功能能力或心脏功能容量,是指在有氧范围内,机体所能完成的最大强度活动的 MET 值(对一般健康人来说,F·C·相当于最大吸氧量相对应的 MET 值)。

F·C· = VO_2max(ml·kg/min)÷3.5(ml·kg/min)

(2)运动能力(Exercise Capacity E·C·):E·C·是指提高心肺功能运动处方锻炼中,应达到并保持的运动强度,单位也是 MET。依对象不同,E·C·取 F·C·的 40%~90% 的水平,F·C·越高,E·C·越大。这是表示运动处方强度的较好方法。(表 11-13)

如:测得某同学的心脏功能(F·C·)为 157MET,查表可知运动强度(E·C·)为 60%~80%。

即:15.7×60% =9.4MET 15.7×80% =12.5MET

那么该同学的运动强度(E·C·)应在 9.4~12.5MET 之间。

也可用每分钟跑的距离来监测运动强度,其公式为:

每分跑距(米)=(MET×3.5-3.5)÷0.2

若将前述同学的运度强度的 MET 值代入公式:

每分跑距$_1$ =(9.4×3.5-3.5)÷0.2=147

每分跑距$_2$ =(12.5×3.5-3.5)÷0.2=201

则该同学在健身跑中的运动强度应以每分钟跑 147~201 米为宜,超过 201 米易发生危险,低于 147 米则锻炼效果甚小。

(3)靶心率(THR):THR 是运动中获得最佳效果并能确保安全的运动心率,通常把心率作为指标设定的运动强度称为心率强度,以心率强度设定的心率数称为"靶心率"或"目标的心率"(THR)。

计算有氧运动的靶心率(THR)可用下列方法:

靶心率(THR)=(最大心率一安静时心率)×(0.6-0.8)+安静时心率

对于一般儿童、中老年人应采用最低运动心率:

靶心率(THR)=0.5×(最大心率-安静时心率)+安静时心率

表 11－13　运动能力(E·C·%)推测表

功能级别	病情	MET	F·C·$METs_S$	E·C·%	次/周(日)	分/次	备注
四	有症状的	1	<3	40～50	2/日	1～5	医务监督心电
	病人	2					
三	病后恢复期	3	3～5	50～60	1～2/日	20～30	医务监督心电
		4					
二	健康脑力	5					
	劳动	6	5～7	60～70	3～4/周	20～60	医务监督心电
		7					
		8	8～10	60～70	3～5/周	30～60	一般监督
		9					
正常	经常参加	10					
	活动者	11	10～15	60～80	3～5/周	30～60	不用监督
		12					
		13					
		14					
		15					
运动员	长期参加体	16					
	育训练者	17	>16	70～90	3～6 周	60～120	不用监督
		18					

运动处方(试例)

姓名:　　　　性别:　　　　年龄:

一、运动负荷试验结果:

试验中达到的最高心率________次/分,血压________,心脏功能(F·C·METs,运动强度(E·C·)%________MET,靶心率(THR)________次/分。

二、心率监护:活动时每5～10分钟由挠动脉或颈动脉测定一次脉搏,及时调整强度,使其维持在低限和高限之间。低限________次/10秒,高限________次/10秒。

三、活动安排:

准备活动:5～10分钟,使心率逐渐进入THR(内容略);基本部分:20～40分钟,主要为有氧耐力练习(具体内容略),心率须保持在THR之内,不能持续完成时,中间可稍事休息。

整理活动:5～10分钟,以放松跑和整理体操为主,以预防重力性休克。

四、每周活动次数:3～4次或根据情况调整。

五、注意事项和建议:

1.作某些活动时应小心谨慎(……);2.避免下列情况出现(……)

处方者________　　　　处方日期________

第五节　古代健身法

一、我国人民自古以来就重视健身,古代传承下来的健身法值得了解和科学应用。

早在春秋战国以前,人们模仿禽兽的运动姿势,创编了不少健身体操,当时称这些健身体操为"导引"或叫"导引术"。1975年在湖南长沙市郊马王堆三号墓出土的帛书《导引图》,就是先秦(公元前221年以前)时期流传下来的,其中有战国时的《庄子》中所说的"熊经鸟伸"一类古导引图谱。

东汉名医华佗创造的"五禽戏",唐代流传的"易筋经",明代风行的"八段锦"、"太极拳"等,都是在古导引的基础上发展起来的。

导引术不同于一般现代的体操,有它的特色,表现在:

1. 是具有鲜明的战国民族特色的健身体操。

2. 是自古以来经过世世代代千百万人民实践证实有效的健身术。

3. 使形神合练,而不单是练肌肉、筋骨。4. 特别强调"神",即现代称之为心理健康。

5. 在方法上动中有静,静中有动,动静结合,心身俱练。6. 练的过程中使气血贯通全身。

二、介绍一些未载入书刊的古寿星导引法,以便于了解继承发展传统导引,或可称气功导引。

我国古代著名的寿星基本各有一套独特的导引(气功)方法,既适宜于个人,同时可以传播。

1. **东方朔置愤宫金** 双手拿风雷,专治颈风疼不止者。以两手捂耳及后脑运气12口,行功12次。

东方朔治头风导引法:两手抱耳及后脑枕部,调匀呼吸,用口吐气12口。意想丹田,鼻吸气时将气引入丹田,然后将手放开,算一次。连做12次。此功可治慢性头痛急性发作,包括神经血管头痛、高血压头痛。

2. **容成宫静守各穴中** 治头晕,咬牙关气,用两手按耳后,掸天鼓三六指,叩齿三十六通,名曰鸣天鼓。

此功又名"鸣天鼓",将牙咬紧,闭住一口气;两手常按耳,用中、食指叩击后脑36次;再叩齿(上下牙齿相互叩击)36次。

主治各种头晕,包括高血压头晕、美尼尔综合症、晕车晕船等。

3. **冠先鼓琴,此功又名"摇天柱"** 治头疼及诸风与血脉不通,两手按膝向左扭头扭背,运气12口,右亦为之。

两手分按两膝,头项向左扭转,背亦向左扭,同时用口吐气12口,然后头项背向右扭转,亦吐气12口。

主治头颈强痛,包括神经性头痛、颈椎痛、高血压头痛等。

4. **许旌阳飞剑斩妖** 治一切心疼,丁字步立,右手扬起扭身左视,左手于后,运气九口。

许旌阳治心痛导引法:两脚呈丁字形站立,右手高举,扭身左转,目向左视,左手后背,吐气9口中,吸气引入丹田。

主治一切心痛,包括冠心病、心绞痛。

5. **陶成公骑龙** 治胃肠膨闷,以左手向左,右亦随之头向右扭;以右手向右,左亦随之,头向左扭,运气左9口右9口。

主治胸部嗳闷,包括气管炎、肺气肿等病。

6. **服间瞑目** 治肚腹疼痛、不能养精,以身端坐,两手抱脐,不行动,运气49口。

服间治腹痛导引法:端坐,目微闭,两手抱脐下丹田,呼吸调息,用口呼气49口,用鼻吸气引入丹田。

主治腹痛,包括慢性胃炎、溃疡病、慢性结肠炎所致的腹痛。

7. **宋玄白卧雪** 治五谷不消,仰面直卧,两手右胃并肚腹上往来行动,翻江搅海,运气6口。

宋玄白治消化不良导引法:仰面平卧,两手在腹部上下来回按摩,同时用口吐气6口。

主治消化不良。

8. **接舆狂歌** 治腰疼,立住,用右手扶墙,左手下垂,右脚登舒(墙),运气18口,左右亦如之。

接舆治腰痛导引法:近墙壁站立,用右手撑墙,左手自然下垂,右脚登在墙上;然后徐徐吐气18口。左右交替进行。

主治腰痛,包括腰肌劳损、骨质增生、风湿腰痛。

9. **刘海觑蟾** 治遍身拘束疼痛,暗气伤痳,立住左脚向前,握两拳,运气12口,右脚亦然。

刘海治全身疼痛导引法:立定,向前迈开左脚,两拳紧握,徐徐吐气12口。再迈开右脚,两拳紧握,仍徐徐吐气12口,如此左右交替反复进行。

主治感冒全身疼痛。

10. **钟离云序摩背** 治肾堂虚冷,腰疼腿疼,端坐,两手擦热,向背后握拳,摩命门运气24口。

钟离治肾虚腰腿痛导引法:端坐,两手擦热,向背后腰部按摩至皮肤发热,然后用拳轻击腰部,如此反复进行。

主治肾虚腰腿痛、腰冷痛、风湿腰痛、腰肌劳损等。

11. **邗子入山寻大** 以手左指右视运气24口,以手右指左视运气24口。

邗子治瘫痪导引法:以手指左前方,眼向右视,同时运气24口,以手指右前方,眼向左视,同时运气24口。

在人帮助下反复练习此法,主治瘫痪。正常人练习可以预防瘫痪。

12. **曹国舅抚云阳板** 治瘫痪,以身高坐,左脚弯圆,右脚斜舒,两手左拳右视,运气24口,右亦如此。

曹国舅治瘫痪导引法：坐床上，左脚呈半圆状弯曲，平放床上；右脚斜伸着地，两手抱拳左举，目向右视，运气24口，然后交换进行，连作数次。

主治瘫痪，不能自行完成动作者，可由人帮助进行。

三、古代著名健身导引功法：

1. **马王堆健美功** 原名马王堆补气健美功，是僮俊杰据西汉马王堆出土的导引功法编写的。自1982年问世以来，经过大量临床实践证明，这个功法除了具有提神醒脑、镇痛安神的效果之外，还对去瘀、健美有比较显著效果。具有简单易学，不受年龄的限制，老少皆可练的优点，并且时间不长，一般练完一套只用5分钟。

例：长沙余××，未练功前体形显瘀，体重65.5公斤，坚持练功一个月，体重减轻了2.7公斤，腰围缩小3厘米。湘潭唐××，女，未练功前体重70公斤，练功37天后，体重减轻2公斤，腰围缩小4厘米。

这个功法的特色：

(1)提神醒脑。(2)镇痛安神。(3)去瘀健美。(4)导引练功时间短。(5)功法共八节，包括坐、卧、站、行四种姿势均可。

起势：举手向上，全身放松，斜上举，捧大气，由百会贯入气海穴，能使气至气海，使体内气更充实，然后抱球。

开始第一节，即运眼，凝神运目。人的健康，表现之一是眼神，这个导引功法，即是双手叉腰，放眼向远处眺望，所在地最好是青山绿林远景。

四面转颈：目前颈椎骨质增生为知识分子的职业病。这项导引健身功法对职业病及中老年都有好处。

左右揉球：如太极云手。两手劳宫穴相对而产气，并运气，增强自身的气感，以调理全身经络。

推波助澜，摆柳护腰，主要对肾俞等穴位能起到作用。

剑指采气，以海中探宝之势，先以左手剑指，从同侧脚尖导引至另一脚尖，由下至上，在眼前经过，划一圆弧，然后直指上空，向空中月亮、太阳采气，然后再换右指做同样动作。

这段导引主要是地气、天气相应合，形成天、地、人。

上虚下实，双手交叉于丹田，女右手在内，男左手在内，外侧手的大拇指与内侧手的虎口处交插，垂直按少府穴，这样，从百会穴直至双足气由凉变温、变暖。

健康的人要上虚下实，不能火气向上，否则很易得心脑血管病，血压升高。

升降开合，此节既有上升，双臂向上，也有下降，双腿弯曲，双手下降，开则双手张开，合则双手至气海、丹田，收气于体内。

此功法有现代健康、健美的意义，时间短，每日可重复3~5次，可以健身去病，如果能音乐伴奏，效果更好。

2. **五禽戏健身操** "五禽戏"是东汉名医华佗创编的，华佗身体力行，常练此功"年且百岁，犹有壮容"，他的弟子吴普坚持练"五禽戏"，年九十余，仍"耳目聪明，齿牙完坚"。

华佗五禽戏经千年多的流传演变，逐步发展完美。离休干部王勇即在原有基础上创新、编制了一套为现代老人练习的五禽戏健身操。

这套功法的特点是：

(1)随口令1234、5678，2234、5678起功。

(2)扭腰旋转，下蹲转膝，前后屈膝，前三节使腰、腿运动，对老年腰腿强直有好处。

(3)左右翻掌，拍腹打腰，这4、5节对护腰、增强肾功能，使腹部缩小有效果。

(4)左右拍肩，左右甩手，翻掌托天，这6、7、8节主要是活动肩关节，对四十肩、五十肩、肩周炎的预防、治疗有效。

(5)屈体扩胸，并足举踵，这9、10节，主要是对胸部呼吸、肺部及踵足、脑垂体能起到一定作用。

短短十节动作，使全身关节活动开，对老年人有一定好处。

3. **五禽戏二十式(四八呼)** 二十式共有四套。

第一套：

(1)上山虎：由立势起，左前腿向前迈出一步，重心移至前腿或屈直步，后脚跟提前，右臂经体侧往前提，手呈虎爪形，横于额前，掌心向下，向外猛拉两次，左臂略屈，横于背后，手亦呈虎爪形，双眼平视前方。左右交换前进。

(2)仰脖鹿：由立势始，左脚前伸，足跟着地，脚尖跷起，前腿直，后仰收腹，右足尖稍向外，后膝微屈，右臂屈肘前举，手心向面部，距鼻一拳距离，目视掌心。然后五指并捏，作曲线勾形。然后自鼻尖经胸前往下移，移至背后。这时左臂微屈，弯成钩形，横于腰后，收回前足，直立，再出右脚。相互动作。

(3)双臂猿：由立势起，左腿前提，落于右脚斜前方，足尖微向左重心落在前脚，后脚跟提起，屈双膝，右膝顶左膝窝，身体前倾稍向左转，头随身转，双目左视，眨眼3次。两手放于额前，四指并拢与拇指分开。左右交互进行。

(4)单臂熊：由立势起，左腿屈膝提起，足尖向下，轻落地至左前方，重心至后足，微屈，前腿直，体前倾，肩耸起，半握拳，肘微屈，左臂伸直到膝前，掌心向下，右臂微屈，手掌放于腰部，掌心向下，左足轻落地。左右交互进行。

(5)斜飞鹤：由立势起，左脚向左跨出一步，重心在中间，四指并拢，拇指分开，双手重叠自胸前向左右展开，左手自外侧横于头上，掌心向斜上方，同时右手经体前伸至背后，掌心向上，头微向右转，目视右后方，体前倾，右腿交叉于后方，双屈膝，右膝顶左膝窝(委中穴)。左右交互进行。

第二套：

(6)寻食虎：由立势起，左腿提起向右摆，落于右脚前，同时右脚跟提起，重心前移放在前脚，双膝屈，右膝顶左膝窝(委中穴)，双手呈虎爪形，左手掌心向上，屈肘至体后，右手向下经体侧向上，横于额前，手心向下，猛抬头，身体前倾。手足交替向前。

(7)缩脖鹿：由立势起，左脚前出，足尖着地，重心在后脚，右臂经体外侧至前方，五指相捏成钩形，左手屈肘横于腰后，右手伸出时沉胸缩脖，耸右肩，手落下后与肩平，眼平视。左右相互进行。

(8)摘果猿：自立势起，左脚横移一步，左腿足跟抬起，足尖点地，右腿微屈，重心右移，左手停于腹前，掌心向外，肘微屈，同时右手在右侧，食指、中指并拢，拇指分开，在耳部旋转一周，体微右倾，头左转，目视左上方，左手作摘果状。左右交互进行。

(9)双臂熊：自立势起，左脚提起，屈膝，由右向左划弧，落于左斜前方，右膝微屈，重心落前足，双手相接半握拳，提至胸前，双手快速下推，五指伸直，掌心向下，头稍右偏，上体前倾。

(10)平飞鹤：自立势起，左腿前移，足尖着地，右膝微屈，收腹，重心在后脚，同时双臂侧举，手腕向上，手指向下垂，然后肘伸直，手下压，手掌向下，左脚收回，上肢作波浪动作，为飞翔。左右交互进行。

第三套：

(11)下山虎：自立势起，左腿向前摆起落于右侧，双膝屈，右膝顶左膝窝(委中穴)，右脚跟提起，两手呈虎爪形，两臂侧摆后收至腹前，右掌在上，手心向上，左掌在下，手心向下，头左转，然后猛翻掌成抱球式。左右交互进行。

(12)长跑鹿：自立势起，左腿前举，足尖向下，右足跟提起，右手由侧方抬至额前，然后五指并拢相捏，呈钩形横于额前，然后突然向后拉，翻腕，手心向上，轻放下，同时左手指呈钩形扶于后腰。左右交替进行。

(13)望月猿：自立势起，左腿右跨一步，左膝微屈，与右膝相并，足尖点地，上体前倾，左臂屈肘，手下垂，手掌向外。右手屈肘，四指并拢，拇指分开，食指靠于耳侧，头向左斜上方远视，眨眼3次。左右交互进行。

(14)摇背熊：自立势起，左腿左跨一步，右膝微屈，向左膝找拢，右足尖拖至左足，上体微向右倾，双肘提起，半握拳，自然下垂时随肩部向后划圆，先左后右交替进行，头先右后左转动，双眼平视。交替进行。

(15)旋飞鹤：自立势起，左腿向前跨一大步，前腿屈，后足跟离地，弓步，同时双手经体侧平掌，掌心相对，后翻掌，双臂同时后伸，手掌向后至侧面下方，收后腿并足，提踵(脚后跟)。左右交互进行。

第四套：

(16)回头虎：自立势起，左脚向右跨一步，双膝屈，右膝顶左膝窝(委中穴)，右足跟提前，身体前倾，头左转，目视下方，吐舌3次，右手呈虎爪形放于额前，左手在左下后方，亦呈虎爪形。交互进行。

(17)伸脚鹿：自立势起，左腿向左前跨出一步，右膝及时与左膝相接，微屈，足尖点地，重心在左脚，身体左倾，双手掌向左斜上方，手心向上，目视左手掌。右腿回跨一步，屈膝，左腿伸直脚尖跷起，重心在右腿，随着双手翻掌下压，右手扶膝，左手于膝前向外划圆弧拍打一下左踝骨后，手心向上翻，左膝收回，并右足跟提踵。交互进行。

(18)献果猿：自立势起，左腿向左迈一步，右足跟进并拢，屈膝，重心移至左脚，体微右倾，头向左上方，双手经体前屈向内转，双手指并拢，拇指分开，作摘果运动一下，然后向右跨步，两臂伸向体侧，呈捧果动作，同时双腿并拢下蹲。交互进行。

(19)晃臂熊：自立势起，左腿左跨一步，右腿亦跟上向前并拢，屈膝两次耸肩，同时上体前倾，头微左转，目视左方，屈肘，手掌向下，摆动两次。交互进行。

(20)飞翔鹤：自立势起，左脚前迈一步，右腿屈膝小腿后举，手由体前摆向侧方，手掌外翻，指尖向上，左右缓步前进。至三八呼第七动时，右腿独立，双臂侧平举，手心向外，指尖向上，体前倾，扬头，停18秒。然后抖翅(上肢)，左脚落地与右脚成骑马蹲裆式，双手拍腿打腰再拍腿，而肩和肘交替前抖，然后快速抖动数下。

整理运动二节：

(1)手前后摆，跑跳步前进。

(2)左右足交互前进，小腿后摆，拍手前后摆翅(上肢)，双足并拢，身体直立，呼吸平稳，眼平视，作收势。

4.武当正宗六和功 武当正宗六和功是武当太极拳术中的精髓，同时又较目前流行的太极拳简单易练。一般认为此功既有祛病延年之功效，又是强身之法，还有人认为对于慢性病患者有很好的疗效。如八十余岁的稳定远先生就是这套功法的继承者，一直坚持练此功法，身强体壮，精神矍烁。武当正宗六和功是程晓天先生整理的。

(1)预备式：要求面向东方，两脚分开，比肩略宽，两膝弯曲成骑马桩，两脚要满足着地，站在一条直线上。两臂向前环抱，虎口相对，头颈正直，眼向前平视，此法所分六节，每节都由此式开始。

(2)向前功：由预备式开始，以腰为轴向右转体，桩变侧方，左膝弯曲，右腿伸直，两脚不动。右臂同时向右后侧伸展，掌心向前。左臂同时抱置右胸前，继之向左转体，姿势与右相反，一右一左为一次，连续练10次停止，恢复预备式，转掌下按起身，共练5遍。共50次。

功效：宣调肺气，吐故纳新。

主治：咳嗽，气喘，气郁胸闷。

要领：内心宁静，全身放松，意守丹田，呼吸自然，缓慢柔和，着重练意，勿使拙力。

(3)上下功：由预备式开始，以腰为轴向右转体，右腿弯曲，左腿蹬直。同时，右臂向右下外侧伸直，掌心向前，左臂腕部置于右肩前方，掌心向右。继之，右掌上托与肩平，屈肘向左转体，左腿弯曲，右腿蹬直。同时，右掌置于左肩前方，左掌向右侧下按，左臂随腰转至左侧后下方，掌心向前，掌指朝下。左式动作与右式相反，连续练10次，恢复预备式，转掌下按起身，共练5遍50次。

要领：右掌上托与左掌下按要同时进行，右掌托至肩平，随即屈肘，向左转体，步变左侧弓步，左式与右式要领相反。

功效：调理脾胃，宽中下气。

主治：脘腹痛胀，消化不良。

(4)左右功：由预备式开始，右臂向右前方伸出，掌心向上，桩变右侧弓，左掌向左侧收回置于小腹左部，掌心向下。继之右掌向左侧下按，置于左腹部，掌心向下，桩变马式，左掌同时上提，轩掌，两掌背相靠。左掌向左前方伸出，右掌向右侧收回置于小腹右部，桩变左侧弓。左式动作与右式相反。

要领：由预备式向前伸掌时，胸肋肌肉、筋络要放松，有舒展感。变换弓桩与伸掌要同时进行。右掌向左侧下按，左掌上提转掌，要同时运动，右侧弓变马步桩下蹲要与按掌、提掌同时进行，两掌背相靠以后，才可起身。

功效：调理肝气，疏平清柔。

主治：肝气横逆，胸肋掣痛。

(5)前后功：由预备式开始，右脚向前迈进一步，脚尖着地，左膝下蹲成右虚桩，重心落于左腿。同时，两掌向下、向后甩，继之换左脚向前迈进一步，脚尖着，右膝下蹲成左虚桩。同时两掌向前、向上捧，身体略起。一蹲一起为一次，前进5次，再向后转身5次，转身时以前脚跟为轴。后脚以掌转动，由左向后转180°成为左虚桩，同进两脚向下向后踩，前进5次，再向身后转，恢复预备式。

要领：下蹲虚桩要尽量低，进退转身，桩要稳固，步要轻巧，下踩上捧要走弧线，下踩时脚要平，两肘微屈，捧掌形为预备式，但要高些。

功效：升降解瘀，行气活血。

主治：气滞血瘀，经络壅塞。

(6)朝阳功：由预备式开始，右臂向右伸出，掌心向前，左手横抱于右胸前，桩变右侧弓。先转右腕，使掌背向前，随即身左转腰，面向左前方，桩变左侧弓，右臂随腰向左置于额前，掌心向外，指尖向左，左肘向左横捣，左掌抱于左上腹部。继之，两臂同时上提，右绕同时向后方展开。左式向右，动作与右式相反。

要领：两臂上提，挺胸昂首，转体时两臂要同时进行。两臂上提时，动作要缓慢，避免一先一后。初学者可先将右式熟练后再练左式，最后再右左一气呵成。

功效：扶阳益气，舒筋活络。

主治：身体虚弱，中气下蹈。

(7)归元功：由预备式开始，右脚向前上一步，脚跟着地，成虚桩。同时两臂向右侧甩开，右臂后展约70°，掌心向前，左臂横抱于上腹部，掌心向里。继之，左脚向前上一步，脚跟着地，成左虚桩，左臂同时向前下落，掌心向下，右臂向上伸直，落于左腕，掌心向下，当两腕相合时，塌腰向左起身，变左弓箭步。面向左前方，左臂随腰转动，横护于右额前方，掌心向后，指尖向右，右掌先提，后护于胸前。左脚由左弓后坐变成左虚桩，两臂乘势向左侧下甩，继之右脚向前上一步，成右虚桩，两臂环抱。当两腕相合时，塌腰向右转体起身，成右弓箭步，面各右前方，左臂横护于额前方，右掌护于胸前。

一右一左为一次，连续5次向后转体，身向后坐，成右虚桩，双臂乘势向右侧下甩，两脚以脚跟为轴，先转右脚，脚掌极少内收，当身向后转时，左脚随势外撇，成左虚桩，双臂环抱，塌腰向左转体起身，成左弓箭步，左臂护额，右掌护胸，向后转体连续练5次，再向后转体停止，恢复预备式。

要领：变换桩步，要分清虚实，进退灵活，甩手、环抱两眼向前平视。转体时不可驼背弓腰。两臂活动有先后之分，护额手臂要随转动时定势。右掌护胸，须先提后按，紧随左臂定势之后。

功效：安神养阴，培元固本。

主治：气血亏损，怠倦无力。

归元功是全部功法的重点，手法桩步变换频繁，一般要在"意守"上下功夫，保持内心宁静，气息平和，这样才能达到安神、养阴、培元、固本的功效，急于求成是做不到的。

5.达摩少林易筋经 达摩，即菩提达摩，据传是印度人，南朝宋（公元420～479年）末航海至广州，后住河南嵩山少林寺。传说他在五乳峰石洞面壁打坐9日年，至今，他印人石壁中的身影犹存。少林武功举世闻名，其中健体强身的"易筋经"据说就是达摩所传，《易筋经图说》也传为达摩所著，现在流传的"易筋经"有两种：一种为12势，一种为3套22势。后者更适合于老年人练习，现就《易筋经图说》所载其练法供参考。

（1）第一套：第一势：面朝东方站立，头微向上仰，双目微向上看；两脚与肩同宽，双臂下垂，两肘微曲，两掌向下，十指尖向前，默数49字（1、2、3……49），每数一字，指尖往上翘一下，同时两掌往下按一次；共49次。

此势称为"49跃（翘）按"。

第二势：接前势，将两手指相叠如抱拳状，但大拇指伸开；拳背朝前，两大拇指翘起朝身而不贴身，两肘微屈。仍默数49字，每数一字，握拳一次，两大拇指翘一次，拳一次比一次握紧，共握拳翘大拇指49次。

此势称为"49紧49跃（翘）"。

第三势：接前势，两手分开，握拳两肘放下伸直，拳眼朝前，拳先轻握，逐渐用力握紧，默数49字，每数一字，拳用力握紧一次。

此势名"49紧"。

第四势：接前势，两臂向前抬起与肩平，两肘微屈，两拳相距尺许，拳眼朝上，默数49字，每数一字，拳加一紧（即逐渐增加握力，直至将拳握到最紧的程度，以下凡"拳加一紧"皆此意）。

第五势：接前势，将两臂上举，两拳相对，拳眼朝后，头微仰，两拳仍相距尺许，数49字，每数一字，拳加一紧。

第六势：接前势，两拳上对两耳，离耳寸许，肘与肩平，拳眼朝肩，拳掌向前，数49字，每数一字，肘尖往后用力，拳加一紧。

第七势：接前势，身往后仰（脚尖稍离地，趁势一仰后，即将身立定。老人仰的角度宜小，防止摔倒），两臂横伸直，与肩平呈一字，拳眼朝上，数49字，每数一字，两拳往上往后用力。拳加一紧，胸向前合。

第八势：接前势，将两臂平转向前，与第四势同，但两拳靠近些，相距约8寸，数49字，每数一字，拳加一紧。

第九势：接前势，将两拳收回，至两乳前，转动腕关节，拳掌向前，上举至鼻尖，拳背食指关节离鼻尖一二分，头微仰，数49字，每数一字，拳加一紧。

第十势：接前势，将两拳分开，肘与肩平，两前臂直立，与上臂屈成直角，拳掌向前，拳眼遥对两耳，数49字，每数一字，拳加一紧。

第十一势：接前势，将拳翻转向下至脐，两食指指掌关节与肚脐相距一二分，数49字，每数一字，拳加一紧，数毕，吞气一口，将口中唾液吞到丹田，连吞3口。

（2）第二套：第一势：接前势，将两拳松开，手心向上，至乳上寸许，两手指尖相对，距二三寸，数49字，意念气贯注到中指尖。

第二势：接前势，将两手平伸开，呈一字型，与肩平，掌心朝上，胸微向前（即含胸拔背），每数一字，手掌、手指意想着向上、向后用力，仍数49字。

第三势：接前势，两臂平转向前，两手与肩同宽，数49字，每数一字，意念气贯十指指尖，手掌向上微抬。

第四势：接前势，两手握拳，两臂回收，肘尖过身后，拳背朝下，数49字，每数一字，拳加一紧，两臂不可贴胁肋，亦不可远离。

第五势：接前势，将拳伸开，指尖朝上，掌向前如推物之状，以臂伸直为度。每数一字，手掌意想往前推，两手指尖之力向右，49字数毕，吞气一口，将口中唾液意念送至丹田，连续吞气送唾液3口。

（3）第三套：第一势：接前势，三口吞气送唾液后，将两手心朝下，手背朝上，两手回至胸前与乳平，趋势往下蹲，脚尖踮起，脚跟离地约1厘米，两手指尖相距约10厘米，数49字，每数一字，两臂往后用力，意念气贯十指指尖。

第二势：接前势，起身站立，趋势右手在内，左手向外，右掌向左推，左掌向右推。数49字，每数一字，右手掌向左用力，指尖往右用力，左手掌向右用力，指尖往左用力。

第三势：接前势，将两手分开成一字，两臂与肩平，手心朝下，胸微往前。数49次，每数一字，两手往上、往后用力。

第四势：接前势，两肘屈曲，两臂不可贴身，左手在上，右手在下，左手背朝下，右手背朝上，数49字，每数一字，意念气贯十指指尖。

第五势：接前势，将两臂下垂，手心翻转向后屈时，十指尖亦屈曲。每数想气贯十指尖为度，数49字毕，吞气3口，以意念送唾液入丹田。

尾势：吞气送唾液三口毕，身体直立，两手下垂，成立正姿势，然后双手如端重物状，手心向前、向上端至与肩平，脚跟微起，以助手上端之力。如此连续端三次，再将两手叠成拳，举过头顶，再用力摔下。如此三举三摔。再蹬左右足（先左脚蹬地，后右脚蹬地），各三次，最后面向东静坐片刻，不可说话用力，以养元气。

注意事项：

（1）这种易筋经练法，主要是通过练拳，练指力、脚劲，同时配合气功意念，达到形神俱练的目的，颇适宜于老年练习。

（2）可以三套连练，也可一套一套练，但若只练其中一套，在练完每套最后一势时，都要接连尾势。

（3）老年人练此功，动作宜和缓从容，用力宜慢慢加劲，切忌突用猛力。不能久立的老年人，不宜连续练三套。坚持天天练两三次，久必有效，而且可能有大效。

6. 气功六字诀　“六字诀“在古代十分盛行。南北朝时陶弘景在《养性延命录》中首先收载了这一功法。之后，历代医家都很推崇“六字诀”的防病治病作用，其功法日臻完善。

（1）嘘，入肝，可以疏通肝气。

静坐端正，怒目扬眉。

意念是卑视病灶，视为小病，不久即愈。然后慢慢转头，左顾右盼。头在正面时吸气，头左右顾时念嘘字。

站立练功时，双手拍打，头左转时右手拍打左肩，头右转时左手拍打右肩。

肝属木，木旺于春。春天树木生枝发芽，其气上升；在人体则很容易发生肝阳上亢，头晕目眩，两肋胀满，性情烦躁等一系列肝经病症，慢性肝炎或肝硬化患者，春天最易复发或加重病情，可练嘘字功以平之。

（2）呵，入心，可以稳定心神。

在子时前，静坐面东，叩齿30次，搅至口水满时，漱口数遍，分三次咽下，咽时须猛咽有声，意送丹田。然后吐气发呵音。发音无声，自己能听到即可。

心属火，夏日炎热，所以子时练功，可早起练呵字功，能平心火。

（3）呼，入脾，可以醒脾。

单臂上举，如右手上举过头，向左弯身，右手从左边由上而下去够左脚，身体向左弯下去，然后起立。接着左手上举过头，方式相同。上举手时为吸，手由上而下时呼气，吐音呼字。

脾属土，可练四季之末18天。脾有病而消化不良，嗳气酸臭等，可用呼字功治疗。

（4）呬，入肺，可以清肺。

两足站立分开如肩宽，双手高举过头，然后迈开左脚，用脚尖点地向前走，走一步挺胸，双手向后一扬为吸气，呼气发呬字音。

肺属金，季节属秋。在秋季多练呬字功，可以清洗肺经郁热。咳嗽，可做呬字功治疗。

（5）吹，入肾，可以固肾。

双脚尖、脚跟均并拢，双手交叉，向上举，上头顶，然后双手再够地，弯腰够地后，双手放开，再蹲下双手抱膝默念吹字，不发出声音，只自己听见即可。

肾属水，季节属冬，肾主藏精，冬季多练吹字功，可固肾。

（6）嘻，入三焦，可以调气理气。

双手高举过头，握拳向天空打拳，头抬起，双眼注视拳头，用力打30～50拳后，呼气时念嘻字6遍。

三焦主相火，是全身通气的道路，与各脏腑经络生理关系很密切。常练嘻字功，则诸病皆除。

注意事项：

练此功可根据身体情况选练其中某几字的功,如心脏病可加练呵字诀以泻心火,同时练呼字功,因脾属土,而土为火之子。也可加练吹字功以补肾水,取心肾相交,水火既济之意。效果相当好。练功时,选择适当功式,可以调整心血,保持阳平阴秘,祛病延年。

四、除导引外,古代有"按蹻"、"推拿",现合称之为按摩,也是我国传统健身方法之一。

按摩分为:自我按摩——即主动按摩;他人按摩——即被动按摩。都是用手按摩身体体表的一定部位,达到疏通经络、畅通气血、强壮筋骨及防病治病的目的。

中国传统按摩不同于现代一般保健按摩,它是以按摩经络穴位为其重点,并结合导引、气功,因而功效显著。

我国古代养生学、医学专著中,都有按摩方面的论述,宋代著名医学家蒲虔贯的《保生要录》,苏轼和沈括的《苏沈良方》,明代冷谦的《修龄要旨》、龚应园的《红炉点雪》等都记载了按摩的具体方法和功效。

同样民间也流传着一些按摩专著,如少林寺开山祖师达摩所授的《洗髓金经》,清代马备的《陆地内经》等。

春秋时期名医扁鹊治赵太子尸厥,运用的是按摩疗法。《素问·血气形志篇》也有"经络不同,病生于不仁,治之以按摩"的记载。隋、唐时期已有专门按摩的医生,太医院设有按摩博士之职。宋代更有按摩专著问世。

古代善于导引、按摩而寿至百岁的人很多。相传唐尧时彭祖,就因为善于导引而成为寿星之祖的。战国时庄子控索彭祖长寿原因时,指出"吹呴呼吸,吐故纳新,熊经鸟伸,为寿而已矣。此导引之士,养形之人,彭祖寿考者之所好也"。华佗的弟子吴普坚持练"五禽戏",90余岁仍耳聪目明,齿牙完坚。善于按摩而获享遐龄的要数明代的冷谦,活了150余岁,著有《修龄要旨》,这是一部主要讲按摩养生保健方面的专著。

当今练导引术而获享百龄者为太极拳名家吴图南。他从小孱弱多病,以后与其夫人练太极拳,夫妻双双年逾百岁。另外,上海104岁的何洗清老人,也是从小就练习"密宗拳"。四川石柱县108岁的刘国清老太太,5岁时就跟峨眉山一和尚练"峨眉延寿拳",每日练,坚持不断。

为了进一步了解并学习中华民族按摩法,现介绍一些有功效的手法如下:

(一)首先按摩要从上而下,然后必要了解经络、穴位。

1. 百会穴 两手重叠,内外劳宫穴(手心处)相对,(男子左手在下,女子右手在下)置于头顶,劳宫穴对准百会穴,推动头皮旋转,一次呼吸转动一周,吸气时小腹隆起,呼气时提肛、收腹,逆时针转8次,顺时针转8次,然后向下轻按3次,按时吸,抬时呼。百会运转时,下丹田随之转动,百会穴逆时针转则丹田亦然,百会穴顺时针转则丹田顺时针转。

百会穴与各脏腑经络相通,与脑部中枢神经相连,故百会运转有调整阴阳整体治疗的作用。

针灸歌说:"头痛晕眩百会好"。所以按摩百会穴对神经性头痛、失眠、健忘、头晕、目眩、高血压、低血压、鼻寒、脱肛、子宫下垂都有疗效。

历史上曾记载,著名医学家扁鹊为赵太子治病取百会穴收到起死回生的效果。

2. 按鼻梁 吸气时,两手由胸前自然上举,举至头顶后,食指、中指按在通天穴上(颅顶骨结节后内方),轻轻按摩至吸气尽,然后两手随呼气之势由前顶下行,循鼻梁而下,经迎香穴、嘴角、锁骨至胸部,两手指尖相对应逐渐转向下,按摩至腹部耻骨上方。连做8次。鼻为肺之窍,外感入侵,鼻先受之,风寒感冒则鼻声重。百会穴向前1.5寸为通天穴,通天穴可治鼻内无闻之苦;鼻孔旁0.5寸处为手阳明大肠经之迎香穴,有"不闻香臭取迎香"之说。此两穴通则肺火得清,嗅觉灵敏,止痰嗽,增强肺脏之抗病力量。

3. 揉迎香 两手提至面部,以剑指置于迎香穴,做旋转揉搓,吸气时向外、向上揉按,呼气时向里、向下,连做8次。

迎香穴为手阳明大肠经之终结穴,与胃经相衔接,此式可泻肺火,治鼻炎和上呼吸道感染之疾,还可缓解阑尾炎之疼痛,治疗热症引起的头痛、目痛。

4. 摩双眼 两手以掌按在下眼眶部,吸气时向外、向上揉搓,呼气时向里、向下揉搓,连续8次,以眼部发热为宜。若肝有实症眼有火,应再反方向旋转8次。

眼为肝之窍,并与五脏都有关联,如瞳仁属肾,肾气充则有神,肾气衰则无光;角膜属肝,肝实病则角膜虹膜胀痛,肝虚病则内陷而困乏;球结膜属肺,肺热则变红,肺虚则发干并无光泽;内外眼角(上下眼睑结合处)属心,心气虚则眼角酸痛,心气实热则肿胀而疼痛。可见眼部周围之穴位通达五脏,五脏六腑之外感内伤,可在眼部之穴位进行补泻法,通过此式使眼部气血通畅,不但可提高视力,也对脏腑功能有所改善。

眼是人的体表器官,在生命活动中占有十分重要的地位。古今中外多少文人墨客,用最美的词藻去形容它,有的把它比做明月，有的把它比做朝霞，有的将它比做秋水，还有的将它比做心灵的窗户。不仅使人能够识别万物，看到大千世界和锦绣河山，而且表达思想感情，眼睛还是人体健康的标志。

《内经》曾说到："五脏六腑之精气，皆上注于目而为之精"。这说明视力的好坏表明人体气血的盛衰。一双明亮的眼睛，乃是人人所追求的。

祖国医学的"经络论"、"气化论"、"五轮学说"认为，眼的视觉功能要有一定的物质基础，这就是精、气、血、津液这些来源于五脏六腑之精气。

《内经》中曾说到："精之实为眼，骨之精为瞳子，筋之精为黑睛，血之精为络，其窭气之精为白精，肌肉之精为约束，裹撷筋骨血气之精而与脉并为系，上属于脑，后出于项中。"

"五轮学说"将眼划分为五个部分，分属于五脏，认为眼有病，多与脏腑功能失调有关，轮属标，脏属本，轮之有病，其因在脏腑。

眼病主要与肝脏、脾脏、肾脏关系密切。

5. **干擦脸** 吸气时，两手举至额头，劳宫穴对头维穴（额头发际前缘直上，入发际0.8厘米）并轻轻揉按至吸气尽。呼气时两手下行全掌抚于面部向下按摩至胃经的首穴承泣，再下行至锁骨，手指逐渐转向下，拇指相对，至乳中、天枢，直至气冲穴，连做8次。

手三阳经荣于面，胃经之脉络布满于面部，胃为多气多血之腑，胃经之气血旺，则可疏通胃部之郁闷胀满而增进饮食，所以保健中宫（胃）为治病的重要方法。这样按摩可调理脾胃之活动，对胸腹痛、便血便秘、疝气及头痛、眼睛痛、妇科病症亦有疗效。

6. **指梳头** 随吸气之势两手举，以小手指按于眼内眦角之睛明穴（眼内角处），轻轻揉按至吸气尽，呼气时上行沿攒竹、眉冲、通天等穴，下胆经之风池穴、肩井穴，沿气户、渊腋穴，经日月、京门至环跳穴按摩，以意领气下行至足四趾窍阴穴。连做8次。

本式可活动头部之经络，引气下行以泻足太阳膀胱经与足少阳胆经之邪气，调理肝胆之气血，降低血压，对脑动脉硬化、脑血栓症皆有一定效果。

两手沿胆经按摩时手宜稍重，气宜和缓，头顶项坚，松腰塌胯，提肛缩肾，以收水火既济之功。

7. **揉风池** 以两手之剑指按在风池穴上（在后头骨下，发际陷中），随呼吸之势揉、搓、捻、转，吸气时向后、向上揉，呼气时向前下揉，连做8次。以热感达到前额阳白穴为佳，如果8次气感不明显，可增加直至64次。

风池穴是胆经之要穴，又称热腑穴，从解剖学上看，风池穴附近有枕动脉和枕静脉，又分布着枕大、小神经，为三焦、胆与阳维脉之相交会穴。

按摩此穴位一般对偏（正）头痛、中风感冒、头项强直、目赤肿、泪易出、鼻出血、热病汗不出、中风不语、肩压痛、肝气发怒、突然耳聋、神经衰弱、失眠等症均有一定效果。

8. **拿玉枕** 用全手抓住颈项，吸气时抓紧上提，呼气时放松，感到热气由督脉上冲达头顶，然后到印堂下至任脉沉入丹田，左右手轮换各做8次。

玉枕并非仅指玉枕穴，而指大椎之上到风府之下的整个部位，是脉气上升之关卡，该处经络错综复杂不易通过。

这样按摩是以外力和内意导引经络通畅，可改善脑动脉硬化，缓解脑充血，使头脑有清凉感。

9. **击天鼓** 两手十指对放在颈后，以掌将耳翼向前压伏，以两手之中指和食指敲打风府穴（项中发际正中），使耳内有如击鼓之声。连做64次。动作快慢以自然舒适感觉为宜。

耳部经穴通联各脏腑，但平时活动较少。

这样按摩直接对耳鼓膜塌陷、耳内蝉鸣等病症有一定改善作用。

风府穴为督脉、阳维脉，是太阳膀胱经相交之穴位，对此穴打击可使面部、五官之疾患得以治疗。

10. **撑耳孔** 两手中指按在胆经的悬颅、悬厘（前额两旁，颧骨弓的后上方）两穴之间，拇指按在胃经之大迎穴（在下颌角前方）上，食指插入耳孔，吸气时稍用力上撑，呼气时稍用力下扒，应感到耳内有热气向外冒，连做8次。

食指撑孔可牵动耳膜增强抵抗力，可治疗耳鸣、耳聋症。

拇指按摩大迎穴可固齿止痛，悬颅、悬厘两穴被按摩后可使头脑清爽。

11. **按听宫** 两手食指按在听宫穴上（耳前部，耳珠前下部），并以中指叠在食指上，以感到耳内有隆隆声为宜，吸气时向上、向后揉按，呼气时向前、向下揉按，连做8次。

听宫为手太阳小肠经之穴，可影响小肠之盛衰。

此穴按摩后，一般认为可医治心痛、腹痛胀满，另外，对耳聋有一定治疗作用。

12、搓面部 将两手搓热,两手掌从前额向下颌部按摩,从外眼角向耳后按摩,从眉心向两额角按摩。动作要柔和,力量要均匀,每次按摩30至100遍。眼前亦可做一次,长年坚持可防面部起皱纹。

古代养生家有"搓面自驻颜"之说,意思即是经常进行面部按摩,可使面部皮肤光泽红润,肌肉丰满,减少皱纹。按摩方法按照《性命圭旨》所说:"掌以两手拭之使热,时有暇时时摩拭,功能令人面生光泽,去皱纹,久久拭之可若童颜。"

13. 擦肾俞 两手对搓发热后,紧按腰眼处,用力向下搓至尾骨部分,然后再搓回到两臂后曲尽处,共用力搓36次,另一方法,可握拳轻叩腰眼、肾俞等部,并配合腰部旋转。

中医学称"腰为肾之府",因此按摩腰部可疏通经络,有壮腰强肾的作用。也可防治性功能减退,治疗阳痿、早泄。对椎间盘突出、骨质增生所致的腰腿痛,都有一定的作用。

《赤凤髓》说到:"摩肾(俞),治肾堂虚冷,腰腿疼痛"。

14. 揉摩腹 揉腹:坐位或卧位,用手掌从心窝左下方按摩起,经过脐下小腹向右按摩,绕脐至原起点为一次,共按摩36次。

擦丹田:丹田穴在脐下3厘米处。用右手三指在丹田擦摩百余次,附近的关元穴也可同时擦摩。

揉摩腹部可促进腹部脏器的血液循环,刺激胃肠,促使肠蠕动加强。还可促进胆汁和各种消化液的分泌,消耗腹部堆积的脂肪。

对慢性胃肠炎、慢性胆囊炎、胆石症、肥胖症、习惯性便秘,都有一定的防治作用。道家认为丹田是人身真气集结处,为人生命之根本,故练气功要意守丹田。

实验证明刺激丹田、关元(脐下4.5厘米)等下腹部穴位,可以加强机体免疫功能。

另按摩此处可强体壮肾,对性功能减退也有一定治疗作用。

注意:腹部有肿瘤及急性炎症者,严禁在腹部按摩。

15. 浴腿膝 两手压紧从腿根近胯处,用力向下擦至足踝,然后擦回至大腿根部。如此上下来回按摩20余次,直至腿部皮肤发热;两手掌心紧按膝盖,先向内旋转10余次,然后再向外旋转10余次,再将手掌摩擦膝部皮肤至发热、发红。

俗话说:"人老先老腿",因此按摩腿膝有抗老延寿之作用。按摩腿有助于下肢血液循环,使静脉血与淋巴回流。因此,可防止下肢静脉曲张和站立性下肢水肿,亦可防止肌肉萎缩,增强步行力量。

按摩膝部可使膝部温度升高,促使关节灵活,还可防治膝关节炎。

16. 擦涌泉 将手搓热,然后擦两足心各80余次。

涌泉属肾经,为肾经的穴位,在足心处。擦涌泉下降血压,治头目昏花与失眠,亦可治鼻塞不通。

老年人如上重下轻、足冷麻木、浮肿,按摩此穴亦有一定功效。

17. 摄谷道 谷道即肛门,吸气时稍用力,提起并缩紧肛门连同会阴上升,稍停顿一下,再放松呼气。反复做5~7次。

《勿药元诠》有"谷道宜常摄"的养生法,有升提阳气,防止脱肛,并治疗痔疮等作用。

(二)古代按摩法

1. 神仙起居法 后周书法家杨凝式写的保健按摩口诀,简单适用,口诀如下:

行住坐卧处,手摩肋与肚。心腹通快时,两手腹下踞。终觉力倦来,即使家人助。行之不厌烦,尽夜无穷数。岁久积成功,渐入健康路。

2. 老子按摩法 此功法是古代民间的一种自我按摩方法。

特点:不是按摩揉搓体表的某个部位,而是通过肢体的各种动作,使身体的各部肌肉得到伸展和收缩,从而使内部的脏器受到按摩。

这个方法祛病健身,增强脏腑功能显著。因此,深为人们喜爱,也被历代医家重视。唐代孙思邈在其所著《千金要方》中就有详细记载。按摩方法如下:

(1)两手按于两肋,向左右侧弯伸各14次。

(2)两手按两肋,向左右扭肩14次。

(3)两手抱头,向左右扭腰14次。

(4)向左右偏头14次。

(5)一手抱头,一手托膝,弯曲3次。

(6)两手托住下颏,将头向上托举3次。
(7)一手托住下颏,一手托住膝窝,托膝上抬3次,左右侧相同。
(8)两手攀头,全身上下顿足3次。
(9)两手相握,在头上过,左右各3次。
(10)两手交叉,托于心上,然后翻掌,掌心向外推出,再收回到原来的位置和姿势。
(11)两手交叉,掌心向内,按在心的部位,反复3次。
(12)屈腕,击肋(轻轻击打),挽肘,左右各3次。
(13)左手向右挽住右肘,向前、后拔伸3次;再用右手挽住左肘,向前、后各拔伸3次。
(14)伸开五指,左手挽项3次,再右手挽项3次。
(15)反手扣住膝盖,另一只手挽住肘部,左右各3次。
(16)手摸肩部,从上而下揉按3次。
(17)两手握拳,向前击出3次。
(18)一手拍另一手的手背3次。掌心相对拍3次,手心向下空拍3次。
(19)两手交叉,反复搅动7次。
(20)揉按手指3次。
(21)两手反、正摇动各3次。
(22)两手五指反向交叉,扭动肘部数次,亦可扭动时呼吸10次。
(23)两手向上,伸动3次,下顿3次。
(24)两手交叉,举过头顶,左右伸肋10次。
(25)两手握拳,反背后,用拳脊与脊背摩擦3次。
(26)两手反握于背后,顺脊柱上下移动3次。
(27)覆手,掌心向下,握住腕部,内、外搬动3次。
(28)覆掌向前耸3次。
(29)覆掌,掌心向下,两手手指交叉,横行移动3次。
(30)覆掌,左右,上下伸展3次。
(31)伸左脚,右手握住足尖,左手按住脚背,将脚直上直下活动3次。右脚亦如此3次,前后伸脚3次,左右伸脚3次,前后脚3次,直脚3次。
(32)扭胁肋3次。
(33)内外振脚3次。
(34)扭肩3次,推天(一手向上推),托地(一手手心向下按),左右各3次。
(35)左右排出(向左、右推掌),拔木(一手在上,一手在下,犹如拔树一般)左右各3次。
(36)舒展两手、两膝各3次。
(37)舒脚伸直,反钩,伸手3次。
(38)抻动内脊、外脊各3次。

3. 十二段锦动功(《尊生梦辑》)

(1)叩齿一:齿为筋之余,常宜叩击,使筋骨活动,心神清爽,每叩36数。
(2)咽津二:将舌抵上腭,久则津生满口,便当咽之,咽下汩然有声,使灌溉五脏,降火甚捷,数以多为妙。
(3)浴面三:将两手自相摩热,覆而擦之,如浴面之状,则须发不白,颜如童矣。
(4)鸣天鼓四:将两手掩两耳窍,先从第二指压中指,弹脑后骨上,左右各24次,去头脑疾。
(5)运膏肓五:此穴在背上第四椎下,脊两旁各3寸,药力所不到,将两肩扭转各27次,治一身诸疾。
(6)托天六:以两手握拳,以鼻收气,运至泥丸,即白天托起,随放左右膝上,每行3次,去胸腹中邪气。
(7)左右开弓七:闭气,将左右手伸直,右手作攀弓状,以两目看右手,左右各3次,泻三焦火,可以去臂腋风邪积气。
(8)摩丹田八:将左手托肾囊,右手摩丹田36次,暖肾补精。
(9)擦内肾穴九:此法要闭气,将两手搓热,向背后擦肾堂及近脊命门穴,左右各36次。
(10)擦涌泉穴十:用左手抱住左脚,以右手擦左脚心,左右交换,各36次。
(11)摩夹脊穴十一:此穴在背脊之下,肛门之上,领会一身之气血,运之大有益,可治痔。

(12)洒腿十二：足不运气则气血不和，行走不能爽快，须将左足立定，右足提起洒7次，左右交换。

4. 擦颜面美诀(《尊生梦辑》) 此诀不论每日早起或日间偶睡，凡是睡醒之时，且睁开眼，先将两手大拇指背相合摩擦极热，随左右手各揩在左右眼皮各9数；若目暗用眼珠转轮左9遍，又向右9遍；紧闭片刻，即大睁开眼，又左右9转，大除风热，永无目疾。

随后，又将大指背擦极热，即以两手指背趁热一上一下揩鼻36遍，能润肺。

随后，又将两大指背弯骨按两眼外角边小穴中，各36遍；又按两眼之近鼻两角之中，如数，久能明目洞见。

随后，合两掌摩擦极热，即以热掌自上而下顺揩面90次，要满面高低处皆到；再舐舌上津液于掌，复擦面90次，能光泽容颜，不至黑皱。

此诀极简易，任以睡醒时稍迟下床，即可行之，起来觉神清气爽，即妙处也，人行各效俱见。

5. 左洞真经按摩导引诀

(1)导引按蹻踊身起，平身正坐，两手叉项后，仰视举头，左右招摇，使顶与手争，次以手板脚梢，闭气取太冲之气，左挽为引弓状，右挽亦如之。令人精和血通，风气不入，行之无病延年。

(2)捏目四眦：《太上三关经》云：常以手按目近鼻之两眦，闭气为之，气通即止，终而复始，常行之，眼能洞见。又云："导引毕，以手按目四眦三九遍捏，今见光明，是检眼神之通，允为之。得久灵通也。"

(3)摩手运目：《内景经》云：尝以手按眉后小穴二九，一年可夜作细书，亦可于人中密行之，勿语其状。眉后小穴为上元六合之府，主化生眼晕，和莹精光，保炼月精，是真人坐起之道。紫微夫人曰，仰机天真俯按山源，天真是两眉之角，山源是鼻下人中也，两眉之角是彻视之津梁，鼻下人中是引灵之上房。

(4)俯按山源：紫微夫人云：俯按山源是鼻下人中之本侧，在鼻下小骨中也……以左手第二指第三指捏两鼻孔下之人中之本，鼻中隔孔之内际也，鼻中隔孔之际一名山源，一名鬼井，一名神池，一名魂台。捏毕，应叩齿7遍，又以手掩鼻，手按山源则鬼井闭门，手薄神池则邪稍分散，手临魂台则至真守关，鼻下山源是一身之武津，真邪之通府，守真者，所以遇万邪，在我运摄云耳。

(5)营治城廓：《消魂经》云：耳欲数得按抑，左右令天数，使人听彻，可谓营治城郭也。

(6)击探天鼓：天鼓者，耳中者也，举两手心紧掩耳门，以栋击其脑户，尝欲其声壮盛，相续不散，一日三探，有益下丹田，或声散不续天壮盛者，即无气不集也，宜正之。

(7)按摩神庭：《真诰》曰：面者，神之庭；发者，脑之华，心悲则面焦，脑减则发素。《太素丹经》云：一面之上常欲以两手摩拭之，使热高人随形皆使极匝，令人面有光泽，皱斑不生，生之五年，色如少女，所谓山泽通气，勤而行之，手不离面仍佳也。

(8)《款阳书》云：发宜多栉，齿宜常叩，液宜常蒸，气宜常炼，手宜在面，此五者所谓子欲不死修昆仑也。

(9)上朝三元：《真诰》云：顺手摩发如理栉之状，使发不白，以手采额上谓之上朝三元，固脑坚发之道也。头四面以手乘顺就法，唯令多也，于是头面流散，风湿不凝。

(10)下摩生门：《黄庭经》云：生门者脐也，闭内气鼓小腹全满，以手摩一周天三十六度。

(11)栉发去风：《谷神诀》：凡梳头勿向北，梳欲得多，多则去风，多过一千，少不下数百，乃令人数之。《太极经》云：理发欲向生地栉之，取多而不使痛，亦可令侍者栉之，于是血液不滞，发根尝坚。

(12)运动水土：《真秘经》云：食绝不可睡，睡则诸疾生，但食毕勉强行步，以手摩两肋上良穴，又转手摩肾堂气热，此养生家谓之运动水土。水土即脾胃也，自然欲食消化，百脉流通，五脏安和。

注意事项：

(1)要循经按摩。

(2)人体头面为诸阳之会，胸腹为诸阴之会，四肢为阴阳脏腑十二经运行之会，而将上三个部位结合起来进行经络按摩，则可疏通周身经络气血，调和营卫，以达增进身心健康，防治疾病之目的。

6. 循经按摩

(1)预备功：先静坐3分钟，排除杂念。然后意气相随，与动作相结合，进行自然按摩。

(2)按摩头面部：

①搅海——舌尖沿上下齿龈，自左至右，再自右至左，运转各8次。待津液生出后，鼓漱慢慢咽下，意想咽至腹部丹田。

②叩齿——上下牙齿叩动，先叩两侧，后叩前排，各叩8次。

③浴面——两手掌由鼻翼迎香穴按摩至双眼睛明穴，再上擦至印堂，两额太阳穴，过两耳再往下擦两项回到鼻翼。如此上下左右各按摩8次。

④轮睛擦目——双眼睁大看远方,再看鼻头,一远一近,交替凝视8次。然后用双手指擦沿眉际眼眶上缘,再擦眼眶下缘8次。

⑤梳鬓擦头——用两手指自前额梳擦头发至头顶与后项两侧沿颈向下,先梳中间,再梳两侧各8次。

⑥鸣天鼓、擦耳轮——两手掌置于两耳,右中指置左中指之上,然后往下滑弹,可闻如弹鼓之声,弹8次,再将两手掌从耳尖至耳根上下按摩8次。

(3)按摩胸腹部:

①顺气按摩:自天突至鸠尾,自上而下用手掌按摩8次。然后以膻中为中心,自左至右作旋转按摩8次。

②珍气按摩:用双手掌贴左右肺部,自上而下成八字形按摩胸部8次。

③补气按摩:做完上述两节功后,搓热双手掌,紧贴于左右肺部,数呼吸16次(一呼一吸为一次)。

④摩丹田:以肚脐为中心,上至中脘,下至中极,自左至右,交替进行。然后自右至左,用手掌心做环转按摩8次。

⑤擦下腹:自耻骨处开始,由下至上至肚脐,上下按摩8次。

⑥敷神阙:即敷肚脐,将双手掌搓热,叠敷于神阙处,数呼吸16次。

(4)按摩四肢:

①按摩上肢,先用右手掌按摩左手,自左手指、手臂外侧循三阳经向上按摩至肩,到胸部,再由胸部沿三阴经按摩至肩、手臂内侧、左手指。然后用左手按摩右手。如此各按摩8次。

②按摩下肢:双手掌自腰部双侧开始沿足三阳经而下,按摩双大腿、小腿外侧,沿双足外踝至双足背外侧、足趾。然后自双足心开始,循中三阳经而上,沿双足内踝至小腿、大腿内侧,再按至股沟回到腹部,如此上下各8次。

③抖动蹬脚:双手腕上下左右抖动8次,然后双手掌敷贴于腰部,两脚上提向前蹬出,先蹬左脚后蹬右脚,各蹬8次。

④摩劳宫:擦涌泉:先用两手掌擦热,然后以掌心擦摩脚心通泉穴,各16次。

(5)拍丹田,擦命门:以站桩姿势,结合转腰动作,先左后右,以右手掌心拍打腹部丹田,左手手掌背拍击腰部命门,随着身体左右转动,左右手交叉进行,各拍打16次。

(6)收势:

①站桩姿势,轻闭双眼,双手下垂,手掌心朝里,慢慢举起,过腹胸、颈项、耳后至头顶,再慢慢过颜面而下,经前胸至腹部丹田,然后双手往后再往前一探,环抱于丹田,此动作进行3次。

②然后以意相随,结合提肛收腹,吸气时意想气由会阴吸至腹部丹田,呼气时意想将气呼出丹田。

③意念存想自身周围之气回归于丹田,双手以太极平仰置于腹部丹田,静养3分钟,即可结束。

第十二章　不同群体体育锻炼特征与卫生要求

第一节　少年儿童体育运动

体育锻炼是促进身体生长发育、增强体质、防病抗衰老的一种积极手段。少年儿童、女子及老年人的身体在解剖结构和生理功能上都具有自身的特点,表现出不同的年龄特征和性别差异。因此,体育锻炼时必须从各自的身体实际情况出发,做出科学合理的安排,根据不同的解剖生理和心理特点提出相应的体育卫生要求,并进行医务监督,才能保证收到良好的效果。

一、少年儿童身体各器官系统发育特点

(一)运动系统

少年儿童的骨骼处于生长发育时期,骨组织中软骨成分、水分和有机质较多,无机盐较少,有机质与无机盐二者之比为5∶5,因此,少年儿童骨的弹性与韧性较好,不易骨折,但坚固性差,承受压力和张力的能力不如成人,容易在较大、时间较长的外力作用下发生弯曲或变形。少年儿童随着年龄的增长,骨骼不断增粗、加长,人体身高的

增长主要在于下肢长骨的增长。下肢长骨在16~17岁以后加速骨化,儿童少年经常坚持正确的体育锻炼可以加速下肢骨的增长,促进身高的发展。如果在体育运动中,下肢的负担过重或过于集中,就可促进骨化的早期完成而影响日后的身高。

少年儿童各骨骼完成骨化的时间不一致,椎骨完成骨化的时间较晚,脊柱的三个生理弯曲(颈曲、胸曲和腰曲)大约在20~21岁时或更晚才最后定型。

骨盆是由髋骨、骶骨、尾骨三骨愈合而成。少年儿童的骨盆尚未发育定型。髋骨是由髂骨、耻骨与坐骨依靠软骨相连而成的。它的骨化约在19~24岁时完成,是人体骨骼中骨化最迟的部位之一。少年儿童时期,不正确的跳跃,不良的姿势或过多地进行由高处跳下的练习,都可能引起骨盆发育的变形。

少年儿童的肌肉含水分较多,含蛋白质和无机盐较少,肌纤维之间的间质(结缔组织、脂肪等)相对较多。与成人相比,少年儿童的肌肉较柔软,横断面积较小,肌纤维较细,肌肉收缩的有效成分也较少,因此,少年儿童的肌肉收缩力量不及成人。由于少年儿童肌肉中能源物质的储备(如肌糖原)较少,肌肉的神经调节尚不完善,所以肌肉工作耐力也不及成人,肌肉容易疲劳,但疲劳的消除也较成人快。

少年儿童全身各部分的肌肉生长发育情况是不均衡的,浅层的大肌肉(如胸大肌、背阔肌、肱二头肌、臀大肌等)发育较早,生长速度也较快,而深层的一些小肌肉(如旋前圆肌、旋前方肌、屈指肌、趾肌等)发育较迟,生长速度也较慢,加上此时神经系统对肌肉运动的调节与支配还不够完善,所以少年儿童的动作不够协调、精确。他们控制身体的平衡能力、肌肉运动的感觉,以及对肌肉运动的分析能力都较成人差。

由于少年儿童的骨骼处于生长发育之中,构成关节的关节面差度较成人大,关节面的软骨也较厚。少年儿童的关节囊及韧带松弛,薄弱,伸展性也较大,关节周围的肌肉细长而薄弱。因此,少年儿童关节的灵活性、柔韧性都较成年人好,但是关节的牢固性和稳定性却不及成年人。在体育运动中,用力不当,则易发生关节损伤或脱位。

(二)心脏血管系统

少年儿童的心脏血管系统正处于发育之中,与成人相比,少年儿童心脏的心肌纤维短而细,弹力纤维分布较少,心脏瓣膜发育尚不完善,心脏的重量及容积都比成人小,由于少年儿童心脏在结构上的这些特点,致使心脏收缩力较弱,心脏的每搏输出量和每分输出量较成人少。但若按每公斤体重的相对值来说,却并不少,而且年龄越小,其相对值越大。从而保证少年儿童在生长发育过程中所需要营养物质的供应,并能胜任短时间较紧张的肌肉活动,这反映了少年儿童的心脏发育与人体整体的发育水平相适应。

由于少年儿童心脏的心输出量较少,加上新陈代谢旺盛,交感神经兴奋占优势等方面的原因,所以少年儿童心率较快。随着年龄的增长,心肌纤维增粗,心脏重量、容积、收缩力量及心输出量增加,迷走神经紧张性提高,心率会逐渐慢下来。

少年儿童血管内径相对成人较宽,血管长度较成人短,因此,血流阻力小、血液循环一周的时间较成人短,加上少年儿童的毛细血管丰富,所以在单位时间内,各组织、器官的血流量相对较成人大,这就保证了他们在生长发育过程中,得到更充分的营养与氧的供应。

此外,个别生长快、个子高的少年,往往心脏的发育落后于躯体,造成心脏的负担相对较重。体育运动时,须循序渐进地加强心血管系统的锻炼,并定期进行心血管功能检查。性发育迟缓的学生,心脏的发育也较缓慢,适应能力较差,在安排运动量时,应注意区别对待。

(三)呼吸系统

少年儿童的呼吸道,从鼻腔到支气管均比成人狭小,呼吸道内富有柔嫩的粘膜及丰富的血管,粘液分泌不足,纤毛运动较差。由于少年儿童呼吸道解剖结构上的这些特点,尘埃及病菌容易侵入,易引起感染、充血,造成呼吸道的炎症、阻塞及损伤。

少年儿童肺泡的数目少于成人,肺泡壁的弹性较小,呼吸运动幅度也较小,又受到胸廓狭小的限制,因此,肺容量小于成人。肺容量小,势必表现为肺活量也小。随年龄增长,肺活量逐渐增加,至16~17岁时,肺活量接近于成人水平。

少年儿童由于胸廓比较狭小,肺活量比成年人小,呼吸肌肉尚未充分发育,而新陈代谢旺盛,对氧的需要量相对较高,再加上少年儿童呼吸中枢兴奋性较高,所以在安静状态下呼吸频率较快。随着年龄的增长,呼吸深度增大,呼吸频率逐渐减慢。

由于少年儿童的呼吸系统和心血管系统的功能低于成人,他们的最大肺通气量和最大吸氧量均小于成人,但随着年龄的增长而逐年递增,其相对值(按每公斤体重计算)却并不小于成人,甚至还高于成人。

(四)神经系统

少儿大脑皮层的兴奋和抑制不均衡,兴奋占优势,易扩散,兴奋和抑制转换较快,灵活性高。表现为活泼好动,注意力不易集中,富于模仿性。容易建立条件反射,学习和掌握新动作较快。但由于兴奋容易扩散,所以做动作时易出现多余动作,动作不够准确、协调。建立条件反射快,消退得快,重新恢复也快。

13~14岁的少年儿童,大脑皮层的抑制过程得到发展,动作的协调性有所提高,由于分化能力不强,分析综合能力不及成人,又受到小肌肉群发育较迟的制约,致使他们在运动中对距离、时间、速度和力量的判断能力较弱,肌肉运动感觉不够精细,所以难以掌握复杂精细的技术动作。14~16岁的少年,由于大脑皮层分化能力得到进一步发展,运动反应潜伏期缩短,动作中出现的错误百分率大大减少,能掌握一些较复杂的动作。由于女子分化抑制发展得较早,此年龄阶段的女子能胜任复杂、高难的动作,在体操、花样滑冰和杂技中表现得尤为突出。

少年儿童神经活动中,第一信号系统的活动占主导地位,对于形象具体的信号容易建立条件反射。第二信号系统的活动正在发展中,抽象的语言思维能力较差,分析综合能力发展不完善。

少年儿童大脑皮层神经细胞工作能力较低,易产生疲劳,但由于神经细胞物质代谢旺盛,神经的兴奋与抑制转换较快,灵活性高,所以疲劳后消除也较快。

二、少年儿童体育卫生要求

少年儿童的生长发育过程中,在身体的形态结构和器官功能上以及心理状态都有其自身的特点。因此,在体育锻炼和业余运动训练中掌握和了解这些特点,并采取相应的措施,对促进他(她)们的生长发育、掌握体育运动基本技能和提高他们未来的运动能力,都有十分重要的意义。

根据少年儿童运动系统的发育特点,在体育教学和训练中,应注意以下几个方面:

1. 少年儿童骨骼承受压力和肌肉拉力的功能都不及成人,骨骼易发生弯曲、变形。为防止脊柱、胸廓、骨盆及长骨的变形,除在日常学习和生活中要注意养成他们的正确姿势外,在体育教学和训练中,也应注意培养他们养成站、立、跑、跳的正确姿势。当发现有身体姿势不正确或发育缺陷时,应及时在体育作业中加以矫正姿势和克服发育缺陷的练习。

2. 有些运动项目,如乒乓球、羽毛球、投掷运动或跳高、跳远等,肢体的负担是非对称性的,握拍手、投掷臂、踏跳腿负担较重。还有的项目如速度滑冰等,长时间处于比较固定的一种姿势,就容易造成肢体发育不均衡或脊柱变形。因此,应特别注意身体各部位的全面锻炼。另外,少年儿童也不宜长时间在坚硬的地面上练跑跳,容易引起过早骨化或软骨损伤。

3. 不宜过早从事大强度的力量练习。少儿关节牢固性较差,容易产生关节韧带的扭伤甚至关节脱位,在进行儿童关节柔韧性练习时,应避免使用被动的长时间的用力掰、压,容易造成韧带损伤和骨的变形。

4. 避免过多的屏气动作,练习时间不宜过长,运动量安排不宜过高过急,练习密度要小点,间歇时间要长一点。

5. 体育活动内容和形式要生动活泼、多样化,力求避免单一呆板。多采用一些游戏、比赛的形式,提高练习的积极性。

6. 体育的运动训练,要特别注意贯彻全面训练原则,不应过早地从事专项训练以及单一的训练方法。不应过早地要求少年儿童创造成绩,否则容易造成少年运动员的“早熟”和“早衰”。

7. 心理特征表现出好胜心强,往往对自己估计过高,在运动锻炼中应注意自我保护能力的培养,加强健康观念和组织纪律性的培养。

第二节　老年体育

一、老年的概念

世界卫生组织规定,不分性别、职业、宗教等,只要年龄在65岁以上就称为老年。随着人类寿命普遍增长,健康长寿已成为普遍现象。根据我国的实际情况,将60岁以上定为划分老年的界线。

年龄有时序年龄、生物年龄和心理年龄之分。时序年龄又称历法年龄,是以时间表示出生以后经历时期的个体年龄,即累加的实际年限数(简称CA)。生理年龄,指到达一定时序年龄的生理发展水平,是机体生理功能的实际衰老程度。判断生理年龄的根据,在理论上是以肌肉强度的减弱、肺活量的降低、心脏功能的减弱、脑和肾功能的降低以及新陈代谢的降低程度等几项生理指标进行综合判断。从生理年龄可以反映出人的真正健康水平。心理年龄作为心理发展的指标,是根据标准化智力测验量表的“常模(morltl)”来衡量人的智力水平,用来表示心理发展的绝对水平,是年龄量表上度量的智力单位(简称MA)。将心理年龄(MA)与时序年龄(CA)相对照,就能得出其智力绝对水平的高低。时序年龄大的人,由于性格、营养、运动等原因其心理年龄不一定大。相反,时序年龄小的人,由于忧郁、不安、孤独,可见未老先衰,心理年龄表现出老化。

由此可见,人的“时序年龄”增加是一种客观现象,是年复一年的增岁,与人的主观愿望与行动无关,而人的“生理年龄”是可以通过体育锻炼、加强营养、培养乐观性格、注意心理卫生等来加以推迟的。人的“心理年龄”可以用不断地学习来加以提高,至于对“社会心理年龄”的控制,做到“老而不衰”,那就必须树立正确的人生观,增强社会适应性,充满乐观主义精神。

随着生命科学、社会经济等迅速发展,人类平均寿命的延长,老年人口不断增加,如何指导中老年人增进健康,老而不衰,延年益寿,将成为值得重视的社会问题,同时也将成为未来医学的重要课题。

二、老年人的生理、心理特征

(一)老年人的生理特征

1. 运动功能低下 在一般情况下,由于神经细胞、骨骼肌细胞和心肌细胞是不能分裂和代替的,所以这些器官的功能随着年龄增加出现不可逆向的衰退。具体表现为体力活动和精神活动低下,体力活动一般在20岁到达高峰,各种肌肉的活动从25~30岁开始减低。老年肌肉组织萎缩最严重,所以老年人肌肉活动能力明显低下,肌肉运动和保持平衡的能力下降,因而老年人的体力活动能力低下。

2. 代谢功能下降 基础代谢率是反映生理功能的重要指标,基础代谢随年龄增长而减少。据研究证明,男性在40岁以后,每10年平均减少1千卡/小时;女性30岁后每十年平均减少0.5千卡/小时。斯特拉兹的研究证明:人类的新陈代谢早在20岁左右就开始有所下降了,20~75岁基础代谢率以每年50%的恒定速率下降。

3. 生理功能低下 生理功能低下是衰老的一个重要特征。人类的生殖功能在20~30岁达到高峰,30岁以后稍有下降,40岁以后明显下降。而在明显下降期间,女性比男性更快,更年期后的妇女一般失去了生殖的能力。老年男性在性的要求、性功能、性激素分泌功能等方面也同样走向衰退。

由于老化具有普遍性,所以机体系统随着衰老而发生退行性变化。Shock及其同事采用横向和纵向方法,研究了80岁和30岁时生理功能的变化,结果表明神经传导(感觉)速度下降15%;心输出量(静息时)下降30%;肺活量下降50%;肾血流量下降50%;最大呼吸效能下降60%;最大工作率下降70%;最大氧气摄入量下降70%;故此可以看出年龄改变对机体各系统有着不同程度的影响。

4. 适应能力降低 由于中老年各种生理功能减退,造成适应能力逐步降低,调节系统的可靠性下降,从而有不适的感觉。表现出体力减退、身体衰弱、身体活动不自如、容易疲劳且不易恢复,局部症状可见步行不自由,视力、听力和记忆力减退,脱发白发,牙齿松动脱落等。

(二)老年人的心理特征

心理是人脑对客观现实的反映。心理是人脑的功能,离开了人脑就不存在任何心理现象,因此,心理现象是一种生物现象。随着年龄增长,人的视力减退、听觉迟钝、运动反应变慢。记忆力减退,这些虽然受人的生活经历和社会实践的影响,但却较多地和人的神经系统以及感觉器官的老化有密切关系。人的实际生活不同,心理活动也就有所不同。如丧偶、退休、经济贫困等社会问题易引起老年人的抑郁、焦虑等消极心理状态。

1. 老年的心理变化 随着年龄的增长,对外界刺激感觉迟钝,运动反应变慢,视力减退,听觉迟钝,记忆减退,思想敏捷度降低。其中外界刺激感觉迟钝和反应缓慢表现最为突出。因此,老年人处事谨慎、小心、缺乏自信,遇事往往犹豫不决,不能果断处理,对新事物接受较慢。

2. 老年人的心理社会问题 人到中老年,最常遇到的主要社会心理问题可概括为:社会职能的变化、退休、家庭关系和家庭变故、疾病和衰老、经济等问题。

3. 老年人适应能力较差 老年人的神经系统、内分泌系统发生了退行性变化,生理功能也出现减退,各种激素分泌量之间的比例失去平衡。当神经系统、内分泌系统及免疫系统的功能失去协同作用时,功能全面减退,人体赖以平衡和稳定的内环境遭到破坏,因此,老年人对于心理社会因素的致病作用比青年人就表现得更加明显。

三、老年人运动锻炼方法与要求

☞ 俗话说，人老腿先老。由于人体2/3的肌肉集中在下半身，所以60岁以上的人可以有年轻人七成的握力和臂力，但下半身力量却只剩下约四成。科学家们发现，温和地健步行走，具有神奇的抗衰老功效，并且比慢跑安全。

最使中老年人不安的因素是威胁生命的疾病，老年人往往对自己的健康发生怀疑，增加忧虑。加上不良的生理和心理因素，应采取适当的保健措施，参加体育运动是一项较好的措施。

"动则不衰"是我们中华民族养生、健身的传统观点，早在数千年以前，体育运动就已经被作为健身、防病的重要手段之一而广为运用。法国思想家伏尔泰曾说过："生命在于运动。"一语道破了生命的奥秘，揭示了生命活动的规律。事实也证明，运动可以促进机体新陈代谢，从而推迟各器官的衰老进程，达到增进健康、延年益寿的目的。

（一）运动项目选择

根据中老年人的特点，采取动、静结合的方法进行锻炼效果好。如太极拳、散步、骑车、打门球等。

1. **太极拳** 太极拳的生理负担量比较小。打完一套简化太极拳，脉搏约每分钟100～105次。太极拳动作柔和轻灵，"迈步如猫行，运动如抽丝"，呼吸自然。练习时腕、臂、肩、胸、腰、背等全身各肌肉均需放松，柔和的练习和肌肉的放松能诱导精神的放松，对中老年人常有的肌肉紧张疼痛和精神焦虑不安有很大益处。

太极拳注重练腰，腰常转动。根据中医学的理论，练腰有助于锻炼"命门"（两肾之间的一个重要穴位）、畅通"督脉"（通过脊柱正中线的重要经脉）、充实"肾气"。肾气旺盛，命门火旺，则人精力充沛，面色红润，两眼有神。往往从长期练习太极拳的中老年人身上，看到这种健康的现象。

太极拳动中有静，养气凝神，心静用意，安详中兼带全神贯注，能改善神经系统的兴奋和抑制的调节，对于精神紧张、情绪容易冲动的中老年人，有助于改变性情，养成沉着安静的气质。

太极拳动作全面，上下相随、手动、腰动、足动，眼神也随之动，"一动无有不动"，各大肌群和关节都参与活动，长期练习可使关节灵活，肌肉结实有力。

根据资料调查，经常练习太极拳的中老年人，血压比较正常，脊柱变形和骨质疏松的发生率较低，"肾亏"者极少（普通老人则半数有"肾亏"现象）。对高血压、神经衰弱、胃肠病、肺结核等，太极拳有较好的疗效。

为了达到健身的目的，打太极拳时应该缓慢、柔韧、全神贯注、呼吸深长、体态舒松。

2. **健身走** 轻快步行最适宜中老年人，走路是一种简单的运动方式，它是一种使人延年益寿、振奋精神、提高情绪的手段。我国民间的谚语，如"饭后百步走，活到九十九"，"饭后走百步，不用进药铺"......均说明步行是古今长寿的妙法之一。目前世界各国比较风行的老年运动是慢跑和步行两种，可根据自己的体能进行选择。步行的健身效果并不亚于慢跑，美国总统体能适宜计划的执行长官康拉特说："每天作3英里的轻快步行，与每天慢跑3英里的效果相同。"运动医学家赖维博士也说："轻快的步行20分钟就可以将脉搏的速率提高70%，效果正好与慢跑相等。"

（二）体育锻炼注意事项

1. 老年人进行身体锻炼，动作要简单易学且柔和舒缓。体态变化不要太复杂，呼吸自然协调。也可自编适合自己做的"健身操"、"保健医疗操"。老年人锻炼不宜进行那些紧张用力、憋气、负重物、过分低头弯腰以及十分激烈地竞技运动。

2. 运动锻炼应严格控制运动量，力戒超量。随着年龄的增长，运动量适于"循序渐退"。但应坚持经常，贵在持久。

3. 锻炼要以轻松愉快、丰富多彩的文体活动为好。生理学和心理学研究证明，如果脑细胞不经常接受多方面印象和信息刺激，其功能就会退化；相反，丰富多彩的环境和条件可以提高大脑皮质的觉醒水平，使功能活跃。可以经常参加一些集体太极拳、保健操、球赛、跳舞、扭秧歌、网球、门球比赛、集体旅行、集体歌咏活动、集体服装或老年健美表演等，经常接触人、接触社会、接触自然，使老年人增加生活情趣，增强自尊心、自信心，实质上这是一种积极的心理治疗。

4. 注重体育卫生。如运动前要做好准备活动，运动后要及时保暖，不宜在硬地上跑跳等。同时还要注重运动、休息、营养保持平衡。

5. 加强医务监督，定期做身体检查。根据实际锻炼效果，及时调整锻炼计划。

第三节　女子体育

☞ 中国女子在世界竞技体育的赛场上是一支生力军，但参与者主要是女职业体育工作者。奥运金牌固然可以振人心、扬国威，但提高中华女性的身体素质还要靠我们更加重视女子的健身体育。

女子经常参加体育锻炼，不仅可以促进身体发育，增进健康，更好地完成学业和工作任务，而且还能使身体各部肌肉得到均匀的发展，特别是通过体育锻炼能使腹肌、骨骼肌的力量得到增强，体现出女性特有的健康和美丽。

一、女子解剖生理特点

☞ 女子在生理上有其自身的特点，女子体育必须在遵循其特点和规律的条件下开展。

（一）骨骼特点

女子骨组织中水和脂肪的含量比男子多，故而韧性大。由于无机盐含量较少，因此重量较轻，骨的弯曲能力差，女子脊椎的椎间软骨较厚，韧性和弹性较好，腰的脊柱容易弯曲，作“桥”的动作比男子容易。

女子四肢骨较男子短而细，尤其小腿明显较男子短，一般占男子小腿长的80%，故此决定了女子上半身长下半身短、重心低的特点。所以维持身体平衡的能力比男子好，适合于做平衡动作。例如平衡木项目适合女子开展。

青春发育期，通常男子上肢围度和宽度增长较快，而女子下肢围度和宽度增长较快。所以男子的体型显得上体宽阔，下肢修长；而女子体型为上体窄，下体宽。故而男子体型能承受重量，女子体型则负重较差。女子的骨盆比男子宽，盆底大，适合于妊娠的需要，但负重、跳跃、竞走等项目不如男子。

（二）女子运动系统特点

女子的运动器官重量占体重百分比较男子小，内脏占体重的百分比较男子大，肌肉的重量男子占体重的40%～50%，女子占32%～35%，女子的体脂占体重的28%～30%，男子的体脂仅占体重的18%～19%。女子肌肉中的水分占74.7%，而男子肌肉的水分占59.5%，脂肪含量女子较男子多，糖原含量较男子少。所以女子肌肉力量较男子弱，仅为男子的70%～80%。

女子的运动能力较男子小。据专家研究证明：女子的投掷运动能力约为男子的50%～70%；肌肉约为男子的60%～80%，跳跃运动能力约为男子的75%～85%；耐力约为男子的60%～80%；中跑的能力约为男子的60%～80%；短跑运动的能力约为男子的50%～80%。

女子各关节、韧带的弹性好，活动幅度大，适合于柔韧活动。

（三）血液循环特点

血量和血液成分有性别差异，医学研究认为：无论是全身血量，还是血液的有形成分，女子都比男子少。男子的血液占体重的8%，女子占7%；男子的红细胞为450～550/mm^3，女子为380～420/mm^3；血红蛋白男子为12～15g/L，女子为11～14g/L；女子的血沉比男子快。上述情况说明，女子供氧能力较男子低，气体交换量相对少，女子体内碱储备和保持pH值相对恒定的能力也比较低，耐酸能力较差。

血管的特点：女子的心脏重量平均比男子轻15%左右，心脏容积男子约为600～700ml，女子约为455～500ml；男子心率约为60～70次/分钟，女子约为70～80次/分钟；心脏每搏输出量男子约为50～70ml，女子约为30～50ml；女子的心收缩力比男子小。

（四）呼吸系统特点

女子呼吸系统形式以胸式呼吸占的成分多，呼吸频率快，深度浅，肺通气量较男子少，肺活量小，肺总容量小；女子有氧能力和无氧能力比男子低，最大的吸氧量比男子低25%～35%，负氧能力也低于男子，女子为10～12L，男子15L以上。（表12－1）

二、女子体育卫生要求

1. 女子特别是少女的柔韧性好，富有表现性美感。动作协调优美，韵律节奏感强。应该选择自由体操、艺术体操、武术、舞蹈、游戏、花样滑冰等体育活动。

2. 女子肌力弱，有氧无氧代谢能力低，运动能力差，受心肺功能限制，根据这些特点应该注意活动量，强度不宜太大,时间不宜太长。女子的活动时间,应该是同龄男子的60% ~80%。

表 12-1　成年男性与女性在解剖学及生理学上差异

内容	男性	女性	差距	内容	男性	女性	差距
身高 cm	175	160	15	体重 kg	63	56	7
比重	较大			重心	较高		
肩宽	较宽			骨盆宽		较宽	
四肢	较长			胸腔容量	较大		
躯干长		较长		骨长度	较长		
肌肉 t 重	42%	34%	8%	肌肉力量	较大		
脂肪量	12%	20%	8%	心跳次数		较多	5~8 次
心输出量	较大			最大吸氧	较大		25% ~35%
血红素	较高		12	肺活量	较大		
体温		较高		耐热力	较佳		

注:以年龄 20 岁身高体重中等为代表。

3. 注意发展女子的骨盆和腹肌。骨盆和腹部肌肉群的良好发展、发达有力,有利于维持内生殖器官的正常位置,使其具有妊娠和分娩能力。

4. 注意加强月经期间的体育活动,月经期间参加体育活动是有益的。女孩初潮时,最好不要停止体育活动。持久地体育活动可有效地改善人体功能状态,促进血液循环,运动时腹肌和盆骶肌交替进行收缩与放松,对子宫可起按摩作用,有益于经血的排出。但月经期间参加体育活动,应注意如下事项:

(1)根据女孩的月经反应情况,恰当地调整活动项目和活动量。如体育活动量不要过大,进行一般性的身体练习,不宜下水游泳等。

(2)不宜做跳跃、速度、腹压过大的练习。月经时因生殖器官的充血,韧带松弛,容易使子宫移位和经血过多。因而可多做些上肢练习、扩胸练习、慢跑等活动。

(3)防止过大的精神刺激。尤其是身体素质较差的人,更应该注意。月经期间不宜参加过于激烈的比赛活动,因为激烈的比赛,会使其精神过分紧张,心理负担过大,易引起经血延长、缩短、闭经、痛经或经血量过多、过少等。

(4)女孩月经期应注意保暖、注意卫生,防止寒冷刺激和细菌感染。

5. 女性需终身进行体育锻炼和健美训练。女性健美的形体是人体综合指标的反映。首先应保持正常体重,由于社会物质生活水平的提高,营养状况得到了很大改善,体重指标逐渐增加,这种状况对形体产生不良影响,因此必须通过体育锻炼,养成良好的生活习惯,科学的控制饮食,保持理想的体重。

6. 积极参加体力劳动和家务劳动。人体摄入营养及消耗能量应是平衡的,肥胖臃肿的体型与参加体力劳动过少有关。

第十三章　运动损伤与慢性病康复锻炼

第一节　运动损伤概述

一、运动损伤原因

☞ 运动是一把双刃剑,只有科学运动才能做到健身不伤人。

☞ 在体育运动中,造成人体组织或器官在解剖上的破坏和生理上的紊乱,称为运动损伤。

☞ 运动损伤多见于年轻人群,他们热爱运动,积极参与各项体育活动,但常常因缺乏一定的运动训练卫生知识和出现运动损伤后的应急措施,受伤后往往造成不必要的痛苦,严重者甚至导致终生遗憾。

☞ 造成运动损伤的原因主要有：对运动损伤的意义认识不足；训练水平不够；缺乏保护与自我保护；身体功能和心理状态不良；没有做准备活动或准备活动不充分；新伤未愈，过早参加训练或比赛；比赛、教学或训练课组织不当；动作粗野或违反规则；场地、器材、保护用具、服装不合要求；不良的气候因素或突变的环境因素，光线不足等。这些都能造成运动损伤。

二、运动损伤的性质及一般规律

1、损伤的性质 运动损伤从解剖角度，可分为：肌肉损伤、关节损伤、骨质损伤等。在损伤中，肌肉损伤占第一位，关节损伤占第二位，骨质损伤占第三位。在肌肉损伤中，肌肉拉伤占第一位，主要发生在腰骶、臀、大腿等肌肉较多的部位；肌腱损伤占第二位，主要发生在小腿、肩等部位；肌腱骨膜附着处损伤占第三位，主要发生在小腿、臀等部位；腱鞘损伤占第四位，主要发生在足踝、手腕等部位。

在关节损伤中，关节囊韧带损伤最多，主要发生在足踝关节、手腕关节、膝关节等部位。

骨膜损伤主要发生在足踝、腰骶等部位，骨折主要发生在手腕、足踝、肘关节等部位。

从损伤的部位看，下肢损伤最多，其次是躯干和上肢，最少的是头颈部。

2. 运动损伤的一般规律 不同的运动项目有不同的运动损伤，并有明显的规律性。如铁饼运动员易患髌骨软骨病而不能提高成绩；跳高运动员易患髌尖痛；射击运动员易患脊柱侧弯；自由体操运动员易患跟腱断裂等。这种规律性损伤由两个因素决定，即：①运动技术的特殊要求。②局部解剖的弱点。

三、运动损伤的易伤部位与预防原则

1. 常见部位的运动损伤 常见部位的运动损伤，见表 13－1。

表 13－1 常见部位的运动损伤

损 伤	原 因	易伤项目
肩袖损伤	肩旋转用力的各种动作，扭伤或劳损所致	吊环、高低杠、排球、标枪、手榴弹、抓举等
肩关节前脱臼	肩外展扑地或肩后受撞	排球、篮球、足球
肩胛上神经麻痹	排球扣杀损伤神经引起冈下肌萎缩	排球、标枪
肱三头肌断裂	摔倒屈肘支撑或肘尖撞地	摔跤、体操
肘内侧副韧带损伤	扭伤、劳损、高下法落地时肘屈曲位手掌支撑受伤	标枪、手榴弹、体操、垒球
肘后滑囊炎	肘后撞地	足球守门
肱骨外踝炎（网球肘）	网球、羽毛球反拍扣杀，乒乓球反拍或下旋击球	网球、乒乓球、羽毛球
肘关节脱臼	肘过伸时支撑受伤	单杠及其他项目摔倒时皆可受伤
肘的骨关节病	扭伤或劳损	标枪、垒球、体操
指间关节扭伤和侧韧带断裂	指侧面受击	篮球、排球、手球
腕舟状骨骨折	腕过伸位支撑或受撞，如摔倒	体操、足球和其他
掌骨或指骨骨折	挫伤	排球、篮球、手球
桡骨远端骨折	摔倒掌扑地	初学滑冰者
腰肌拉伤或扭伤	提拉重物	体操、排球、跳水
棘间韧带损伤	脊柱过伸受伤，如软翻和过桥等动作	体操、排球
颈椎间盘脱出和颈椎病	颈屈伸劳损	体操、跳水、排球
股骨小粗隆末端病或髂腰肌腱止点拉伤	跨栏时拉伤（后腿）	跨栏
股骨大粗隆滑囊炎	顶撞或慢性劳损	中长跑、足球守门
膝内侧副韧带损伤	膝半屈位外翻	篮球、排球、足球、体操
前十字韧带断裂，后十字韧带断裂	膝半屈位过渡内翻或外翻，膝过伸或屈曲位胫前受撞	篮球、排球、足球、体操
膝半月板损伤	膝扭转、过伸或过屈	篮球、排球、足球、体操
膝联合损伤（前三者同时损伤）	膝半屈位突然内翻或外翻	篮球、排球、足球、体操
胫骨结节骨软骨炎	发生在学龄儿童，跳跃或踢球过多	篮球、武术、足球、体操
膝关节骨软切线骨折	同上，或跪地同急性损伤，关节有带油滴的积血	篮球、排球、足球、体操
跟腱断裂	键子或跺子空翻，踝于背伸拉起跳	体操、篮球、短跑等
踝骨关节病	（1）踝扭伤后 （2）踝过度伸和内外翻扭转过多，逐渐劳损造成	足球、篮球、体操等
踝的骨折	（1）内旋或外旋（小腿） （2）过伸或过屈	各项运动意外时都能致伤

2. **运动损伤的预防原则**　加强思想教育及训练工作；做好准备活动；加强运动中的保护与自我保护；加强医务监督和注意设备卫生要求；加强易伤部位的训练。

四、运动损伤的急救

为了抢救生命，缩短病程，减少后遗症，急救要及时和准确。一旦发生伤害事故，应在立即求助（如 120）的同时，现场人员应首先检查脉搏、呼吸、瞳孔及神态。由头至足，检查四肢能否活动，口鼻耳有无出血和脑脊液外流。做出正确诊断后，及时运用包扎、止血、固定、搬运、抗休克、保持呼吸道畅通等急救技术进行现场处理，随后送往医院进一步治疗。

1. **出血**　抬高伤肢、加压包扎、加垫屈肢或间接指压止血。（图 13－2）

2. **休克**　清醒病人可平卧，止血包扎。昏迷者应侧卧或俯卧以防呕吐物误吸气管而窒息。可针刺或指按人中、百会、内关等穴位。

3. **关节**　脱位立即用夹板和绷带在脱位所形成的姿势下固定伤肢。

4. **骨折**　用夹板、绷带把折断的部位固定、包扎，使伤部不再活动。

5. **腰椎骨折**　必须由 3～4 人同时托住头、肩、臀和下肢，把伤者身体平托起来，放在平板担架上，伤者最好俯卧。

6. **颈椎骨折**　由三人搬运，其中一人专管头部的牵拉固定，使头部与身体成直线位置而不摇动，仰放在硬板上。在颈下放一小垫（不用枕头），头颈两侧要垫好，禁止晃动，并速送医院。

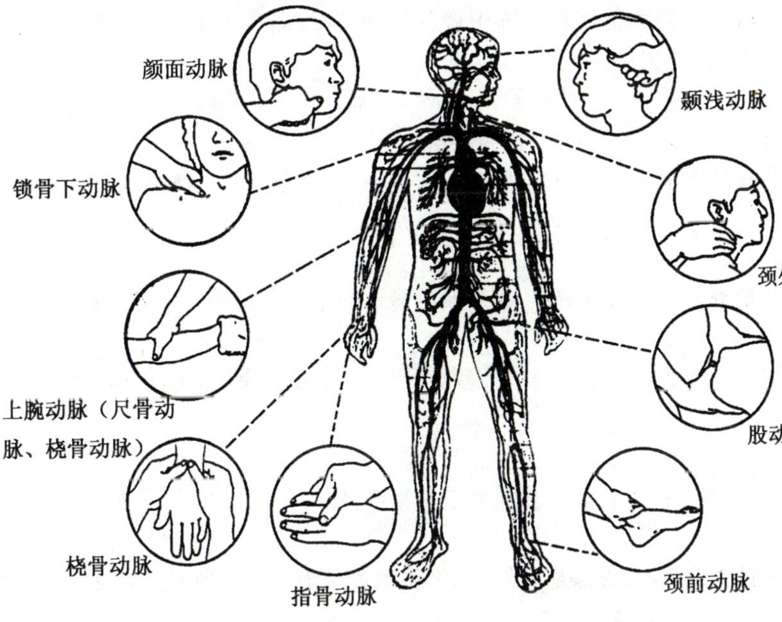

图 13－2－1　全身主要止血点分布图

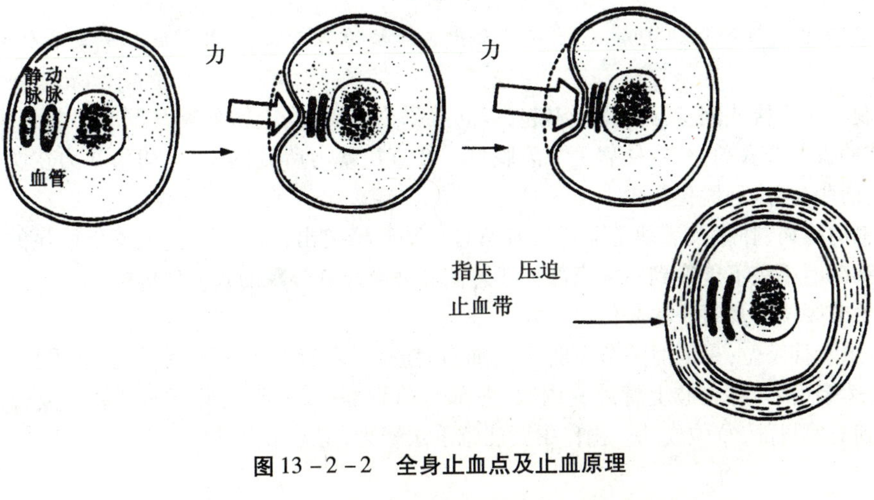

图 13－2－2　全身止血点及止血原理

第二节　常见运动损伤的防治

一、闭合性软组织损伤

软组织损伤通常指皮下组织、筋膜、肌肉、肌腱、韧带、滑膜、关节囊等软组织及部分软骨、周围神经和血管的损伤。分闭合性软组织损伤和开放性软组织损伤两种，其中闭合性软组织损伤给组织细胞造成一定的损害，是运动中的主要伤害。

1. 原因与机制　闭合性软组织损伤常见钝性暴力所致，受伤部位局部皮肤保持完整而无开放性伤口。如拉伤、扭伤、外力碰撞伤等。

2. 症状　表现为局部疼痛、肿胀、皮肤青紫、皮下瘀血或血肿，患肢或患部功能活动受限。

3. 处理　较轻的挫伤一般不需特殊处理，若挫伤较重，早期可作局部冷敷，局部亦可用弹力绷带加压包扎，抬高伤肢，24 小时(重者 48 小时)后改为热敷、理疗、按摩，中药烫洗或红外线照射等，同时口服消炎止痛药。

4. 预防　加强保护与自我保护，穿戴好保护装置，禁止粗野动作。

二、肌肉拉伤

1. 原因与机制　运动锻炼中特别是体育训练中做各种动作时，肌肉主动猛烈地收缩，超过了肌肉本身的负荷，造成过度拉长，从而发生肌肉拉伤。

2. 症状　①局部疼痛、压痛、肿胀。②肌肉紧张、发硬、痉挛。③功能障碍。

3. 处理　①冷敷、加压包扎。② 48 小时后按摩、理疗。

4. 预防　①加强屈肌和易伤部位肌肉的力量和柔韧性练习。②做好准备活动，纠正错误动作。

三、肩袖损伤

肩袖损伤又称冈上肌腱炎。系指肩部肩袖、韧带及滑囊等的创伤性炎症。多见于标枪、手榴弹、排球、体操及举重等项目。

1. 原因与机制　①转肩或摔倒时上肢撑地用力较大所致。②当肱骨头急剧转动时，肱骨大结与肩峰及肩喙韧带突然或反复摩擦所致。

2. 症状　①肩反弓痛、外展痛、内收痛、内外旋痛及抗阻痛。②肩部疼痛、活动受限、局部压缩、肌肉萎缩。

3. 处理　①肩部休息、按摩、理疗、针灸。②强的松龙与普鲁卡因痛点注射。③外敷、内服跌打损伤药物。④必要时须行手术修复。

4. 预防　①加强三角肌肌力练习，方法是肩外展 90°位做负重练习。②加强肩的灵活性练习。③纠正错误的技术动作。

四、肩关节脱位

☞ 肩关节脱位占全身关节脱位的40%以上，在运动中占脱位的第二位。肩关节脱位分前脱位和后脱位两种，以前脱位较多见。

1. 原因与机制　①直接或间接暴力均可引起，以间接暴力多见，当上臂外展跌倒时手掌先着地，暴力经手掌传至肱骨头，使其冲破关节囊前壁，致使肩关节前脱位。②直接暴力所致的脱位，均为暴力在肱骨头外后部直接打击，使肱骨头向前脱位，这种脱位较少。

2. 症状　①患肩疼痛、肿胀及活动受限等功能障碍。②肩峰突出，呈方形肩，上臂呈明显的外展，内旋畸形。③患肢肘部贴近胸部时手掌不能摸到对侧肩部。④患侧肩峰至肱骨外踝的长度较健侧长。

3. 处理　肩关节脱位要及时手法复位。

①转复位法：患者仰卧位，患侧肘关节屈曲 90°，如右肩脱位，术者右手握患侧肘上，左手握腕部，右手向下牵引患肢上臂，在持续牵引下，将患肢上臂外旋内收，肘部与前胸部接触，听到响声即证明已复位，再将上臂内旋。若患肢手掌能搭到对侧肩部，复位成功。操作中要注意手法轻柔，切忌用力过猛。(图 13－3)

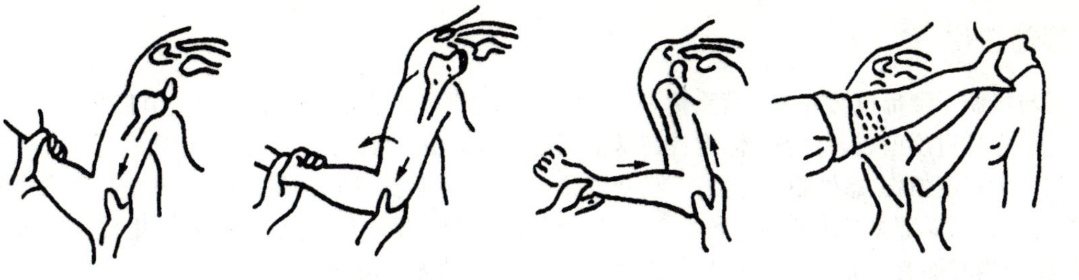

1　2　3　4

图 13－3　前脱位的复位方法

②手牵脚蹬复位法：患者侧卧位，术者立于患侧，面向患者头部，两手握住患肢腕部外旋牵引，同时将自己靠近患者的足跟伸到患者腋窝部，渐渐用力蹬腋窝。术者手牵、足蹬同时用力，足跟挤压肱骨头，使其复位。操作中要避免牵引时过早内收，以防肱骨外科颈发生骨折。

五、网球肘

1. 原因与机制　腕关节反复用力伸屈，前臂反复旋前、旋后，使肌腱纤维受到反复牵扯而发生劳损。如网球、乒乓球中的下旋、反拍回击球等。

2. 症状　①无明确受伤史而逐渐发生肘外侧疼痛。②用力伸腕与前臂用力旋前、旋后时出现局部疼痛。③患侧手的力量减弱，持物不牢，提重物、拧毛巾时肘外侧疼痛尤为显著。

3. 处理　①按摩、理疗、针灸。②强的松龙痛点注射，外敷中药。③保守治疗无效时应手术治疗。

4. 预防　加强腕部力量训练，防止前臂肌肉疲劳积累，做好准备活动，提高肌肉的反应，正确掌握技术动作。

六、肘关节后脱位

肘关节脱位占运动中关节脱位的第一位，多由于暴力所致。分前脱位、后脱位、侧脱位三种，其中后脱位较常见。

1. 原因与机制　跌倒时手着地，肘关节伸直位前臂旋后，来自地面的反作用力使肘关节过伸，造成尺骨鹰嘴向后移位，而肱骨下端向前移位的肘关节后脱位。

2. 症状　①肘关节肿痛，关节强直于半屈位状，伸屈活动受限。②肘关节变形，前臂缩短。

3. 处理　损伤发生后应先按脱位的急救方法进行紧急处理，随后送医院治疗。下面介绍两种肘关节后脱位的复位方法：

①复位：患者正坐靠墙，术者立于伤侧前面，用同侧膝部顶在肘窝内，一手握住并固定上臂，一手握住腕部向下牵引，先使鹰嘴离开肱骨下部，再逐渐屈曲肘部，鹰嘴与桡骨小头即渐渐滑回原位，听到复位声，伤肢手可触及同侧肩，即为复位成功。（图 13－4）

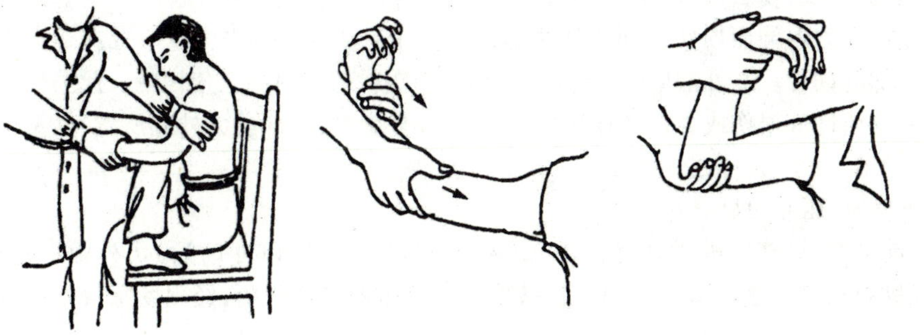

1　2　3

图 13－4　肘膝复位法

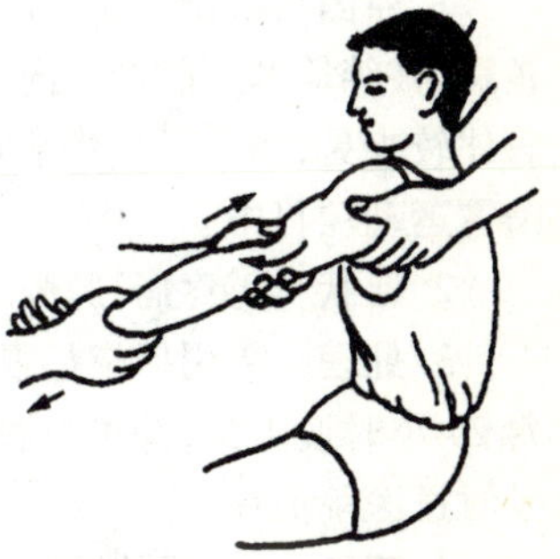

图 13－5　二人复位法

②二人复位法：患者取坐位，助手双手紧握患肢上臂，术者握住腕部牵引，并将肘关节屈曲 60～90 度，同时另一手拇指在肱骨下端向后用力，中、食指向前扣搬尺骨鹰嘴，即可复位。（图 13－5）

复位后用石膏托固定 90°位，3 周后拆除石膏，进行功能锻炼。

七、腰部扭伤

1. 原因与机制 腰部扭伤常为负荷重量过大,强行用力,肌肉突然剧烈收缩引起关节韧带、肌肉附着区的损伤。其次见于脊柱过度前屈,突然转体,脊柱超常范围运动而扭伤。再次为技术动作错误。

2. 症状 ①轻度扭伤,患处隐痛,随意运动受限,24～28 小时后疼痛达到最高峰。②棘上韧带与棘间韧带扭伤,受伤当时即感到局部突然撕裂样疼痛。③筋膜破裂,伤处有明显的压痛点,弯腰和腰扭转时疼痛较重。④小关节绞锁,受伤当时即有腰部剧烈疼痛,呈保护性强迫体位,不敢做任何动作。

3. 处理 ①卧于有垫子的木板床短期休息。②按摩、理疗、局部强的松龙注射。③服活络止痛药,外贴活络止痛膏。

4. 预防 ①运动时注意力集中,对所承担的负荷和动作要有思想准备,做好准备活动。②掌握正确技术动作。③加强腰腹肌的力量与伸展性训练。④必要时用宽腰带保护。

八、膝关节侧副韧带损伤

1. 原因与机制 膝关节在半屈位因动作力量过大或暴力撞击,小腿突然外展和外旋或大腿突然内收内旋,可伤内侧副韧带;小腿突然内收或内旋或大腿突然外展外旋,可伤外侧副韧带。①部分纤维过度牵扯。②部分断裂。③完全断裂。

2. 症状 ①局部疼痛(膝关节不敢伸直)。②肿胀(伤侧明显)。③功能障碍。④局部剧痛并见瘀斑。

3. 处理 ①作内、外搬试验,确定内侧或外侧韧带损伤。②韧带轻微撕裂,同急性软组织损伤处理。③部分断裂可冷敷、局部固定(小夹板或弹力绷带),2～3 天后除去压迫材料,开始热敷、按摩、理疗、外敷创伤药,口服活血化瘀、消肿止痛药。④完全断裂,及时送医院手术缝合。

4. 预防 加强膝部肌肉力量练习,掌握动作要领,加强保护,禁止粗野动作。

九、半月板损伤

1. 原因与机制 由于摔倒、动作落地不稳或暴力,膝关节在屈曲位突然拧转挤压造成,膝关节猛力过伸如足球正脚背踢球时"漏脚"也可引起。在篮球、排球、足球、体操、铁饼、链球、举重等项目中多见。

2. 症状 ①走路时,特别是在下楼梯时,膝关节发软。②行走时,突然出现"绞锁"现象,即膝关节被卡住不能伸屈。

3. 处理 ①症状轻微,理疗、按摩,强的松龙局部注射,并改变错误的技术动作。②症状明显,应尽早手术治疗。

4. 预防 ①加强膝部肌肉力量训练。②加强膝关节灵活性和协调性训练。③做好准备活动。

十、踝关节扭伤

☞ 踝关节扭伤在关节韧带损伤中占第一位,多在田径、球类、冰雪、体操运动中常见。

1. 原因与机制 ①内翻型:因足部强力内翻而损伤踝部的外侧副韧带。在运动中身体失去重心或在运动中被踩、被绊等都可能产生内翻损伤踝部的韧带。②外翻型:足部强力外翻而损伤踝部的内侧三角韧带。此损伤尽管比较少见,而一旦损伤常同时合并其他韧带损伤或骨折,伤情比较严重。③外旋型:足部猛力外旋所致,常见于滑雪运动项目中。

2. 症状 ①疼痛、肿胀。②皮下瘀血、压痛明显。

3. 处理 ①用拇指指腹压迫痛点止血、局部冷敷、加压包扎。②24 小时以后(重者 48 小时后)可外敷中药;每 24 小时换 1 次,并可口服消炎及跌打损伤药物。③理疗、针灸、按摩。④韧带断裂或骨折,经现场急救处理后及时送医院治疗。

4. 预防 ①加强踝部周围肌肉力量和关节协调性训练,做好准备活动。②保护关节,防止反复损伤导致足球踝。③有扭伤病史者在运动时用弹力绷带作"8"字包扎保护。

第三节　过度紧张和低血糖症

一、过度紧张症

过度紧张症是因一时运动量过大，超过了身体的负担能力而引起的一种急性过度疲劳，多发生于训练程度不够的中跑、中距离滑冰及自行车运动后。

1. 原因　主要原因是训练水平不够和生理状态不良，所以多发生于运动经验不足、锻炼基础差、长期中断训练或患有某种疾病的人。特别是患有高血压或心脏病的人，如果过于勉强完成剧烈的运动比赛，均有可能发生过度紧张症。

2. 征象　过度紧张症常在剧烈运动或比赛之后立即出现，其表现为头晕、面色苍白、恶心呕吐、急剧衰弱、脉搏快而弱、血压降低，严重者可出现嘴唇青紫、呼吸困难、右肋部疼痛、肝脏肿大、心前区痛、心脏扩大等急性心功能不全现象，有时甚至昏迷。

3. 急救　对轻度过度紧张症，应使病员安静平卧，注意保暖，口服热糖水或镇静剂。对于严重的心力衰竭的病员，应保持安静，半卧位，针刺或用指点揉内关穴、足三里穴。有条件的可皮下注射苯甲酸钠咖啡因（或尼可刹米）1ml，并迅速送医院治疗。

4. 预防　加强身体素质训练，注意循序渐进。锻炼基础差的人应根据自己的身体状况参加比赛，不可勉强。赛前做好准备活动，参加体力负担较大的比赛，应在赛前做体格检查，若有高血压、心脏病等疾病，则不能参加比赛。即使患感冒、扁桃体炎，也不应参加剧烈比赛。伤病初愈或其他原因中断锻炼一个时期后，再开始锻炼时要逐渐增加运动量。

二、低血糖症

正常人的血糖维持在一定的水平（0.8～1.2g/L）。当血糖低于0.5～0.6g/L时，可出现一系列体症，称为低血糖症。运动时肌肉收缩要消耗能量，而能量主要来源于体内糖的氧化。长时间剧烈运动时，由于血内葡萄糖大量消耗可产生低血糖症。此病多发生于长跑、超长跑、长距离滑冰、滑雪和自行车等项运动比赛过程中或结束后。

1. 原因　运动中发生的低血糖症，主要是由于长时间剧烈运动时体内血糖大量消耗和减少，调节糖代谢的机制紊乱所致。赛前饥饿、情绪过分紧张或身患某种疾病，都是引起本病的重要诱因。

2. 征象　病员感到非常饥饿，极度疲乏，表现为头晕、心跳、面色苍白、出冷汗；较重者可出现神志模糊，语言不清，四肢发抖，躁动不安或精神错乱（如赛跑者返身向相反方向跑），甚至惊厥，昏迷。检查时，脉搏快而弱，血压可无明显变化，或昏倒前升高而昏倒后降低，呼吸短促，瞳孔扩大。血常规检查血糖明显降低（0.5g/L以下）。

3. 急救　使病员平卧、保暖。神志清醒者可给予浓糖水或姜糖水，以及少量食品，一般短时间内即可恢复。若昏迷，可针刺或用指掐人中、百会、涌泉、合谷等穴，同时立即静脉注射50%葡萄糖溶液50～100ml，提高血糖浓度，病情会迅速好转。

4. 预防　平时没有锻炼基础，或患病未愈，或空腹饥饿的时候，不宜参加长时间的剧烈运动（如万米跑、马拉松赛跑、长距离滑冰等）。马拉松赛跑时应准备一些含糖的饮料，供运动员途中饮用。

☞　小知识：马拉松赛跑的距离为42.195公里。

马拉松赛跑是历史悠久的一个奥运项目，自第1届现代奥运会开始以来，马拉松每届都被列入正式比赛项目。马拉松原为希腊的一个地名，公元前490年，希腊军队在马拉松河谷以少胜多，大败入侵的波斯军。当时，担任传令兵的菲迪皮得斯，奉命把这一胜利消息迅速转告固守待援的雅典。他从马拉松跑到雅典后已精疲力尽，只说了一句“我们胜利了！”就倒毙在广场上。

1896年举行首届奥运会前，法国语言学家米歇尔·布里尔写信给顾拜旦，建议在奥运会田径赛中专门增设一项马拉松比赛，并提出捐献一个“布里尔银杯”，作为对冠军的奖赏，顾拜旦最终接受了他的建议。在首届雅典奥运会上，马拉松赛所采用的是昔日菲迪皮得斯所跑过的路线，从马拉松至雅典全程40公里。当希腊选手斯皮里东·路易斯第一个冲进运动场时全场欢声雷动，希腊国王乔治一世步下观礼台，亲自迎接这位凯旋的英雄，路易斯获得了希腊民族英雄的光荣称号，从此这项运动在世界各地推广开来，路易斯也被称为“奥林匹克之魂”。

第2届巴黎奥运会的马拉松比赛闹出了一个大笑话。当时比赛的起点和终点均设在跑马场跑道上，路线是在巴黎市区转上一圈后再折回。由于参加这次马拉松比赛的19名选手中只有法国选手对巴黎的大街小巷了如指掌，拐弯时可以“抄近路”，从而占了不少便宜。结果，法国人泰阿托最先到达终点获得冠军。瑞典19岁的小伙子法斯特，本可以取得更好的成绩，却被一名警察指错了路，最终只获得第3名。事后，那位警察由于极度内疚而自杀身亡。

马拉松赛在被列入奥运正式项目后，前3届比赛的跑动距离一直不等，这种情况到第4届伦敦奥运时才得到改善。当时马拉松赛因英王室成员提出要观看，大会组织者特地将出发点安排在温莎尔宫的草坪前，终点在白城运动场，二者距离长26英里。而进入运动场后至王室成员包厢前的距离为385码，全程总长26英里385码，折合为42.195公里，这就是今日风靡世界的马拉松跑正式距离的由来。

第四节　腹痛、晕厥、中暑及溺水

一、运动中腹痛

运动时，特别是中长跑、马拉松跑、竞走和自行车运动，有时会发生腹痛。

1. 原因

（1）胃肠痉挛：胃肠痉挛引起的腹痛，轻者钝痛、胀痛，重则阵发性绞痛。饭后过早参加运动，或运动前吃得过多、喝得多（特别是冷饮过多），以及空腹锻炼（胃酸或冷空气对胃的刺激）等，可能引起胃痉挛且表现为上腹部疼痛。运动前吃了产气或难消化的食物，如豆类、薯类、牛肉等，以及腹部着凉或蛔虫刺激，可引起肠痉挛，表现为脐周围部疼痛。宿便刺激也可引起肠痉挛，其疼痛部位多在左下腹部。

（2）肝脾瘀血：肝脾瘀血肿胀，增加肝脾被膜张力，产生牵扯性疼痛或胀痛。肝痛在右季肋部，脾痛在左季肋部。肝脾瘀血的原因为：①准备活动不够，开始时速度过快：由于内脏器官功能没有提高到应有的活动水平即加大了运动强度，特别是心肌力量较差时，搏动无力，影响静脉血回心，下腔静脉压力上升，肝静脉回流受阻，从而引起肝脾瘀血肿胀。②呼吸节律紊乱：剧烈运动时，破坏了均匀的、有节奏的呼吸，造成呼吸肌疲劳；膈肌疲劳后减弱了对肝脏的“按摩”作用；同时由于呼吸短浅，胸内压上升，下腔静脉血流受阻等，可使肝脾发生瘀血肿胀。

（3）腹直肌痉挛：夏季进行剧烈运动，由于大量排汗丧失盐分，水盐代谢失调，加上疲劳，可引起腹直肌痉挛。这种腹痛多发生在运动后期，疼痛部位比较表浅。

（4）腹部慢性疾病：慢性肝炎、溃疡病或慢性阑尾炎患者参加剧烈运动，由于病变部位受到牵扯、振动等刺激，即可产生疼痛。这种腹痛的部位，同病变部位一致。

2. 处理　运动中发生腹痛时，一般只要减低速度，加深呼吸，按压疼痛部位（或弯着腰跑一段），疼痛即可减轻，以至消失。如经处理疼痛仍不减轻，反而加重，即应停止运动。口服十滴水或普鲁苯辛（每次1片），针刺或用指点揉内关、足三里、大肠俞等穴，立即帮助缓解。若为腹直肌痉挛，则可进行局部按摩，做背伸运动拉长腹肌。

3. 预防　合理安排膳食，饭后需经过1～2小时后才可剧烈运动。要经常参加体育锻炼，提高身体的功能水平，运动前做好准备活动，运动中注意呼吸节律，夏季运动要适当补充盐分。对于各种慢性病引起的腹痛，应就医检查，彻底治疗。

二、晕厥

☞ 由于脑部突然血液供给不足而发生的一时性知觉丧失的现象，叫做晕厥。

1. 原因　长时间站立、下蹲过久，骤然起立、精神过分激动或带病参加比赛等情况下，都可能发生晕厥。田径运动员赛跑后如果立即站立不动，由于下肢毛细血管和静脉失去肌肉收缩的挤压作用，加上血液本身的重力关系，大量血液积聚在下肢舒张的血管中，回心血量减少，因而心输出量减少，使脑部突然缺血，也可引起晕厥。这种晕厥常称为“重力休克”。

2. 体征　晕厥时，病员失去知觉，突然昏倒。昏倒前，病员感到全身乏力，头昏，耳鸣，眼前发黑，面色灰白。昏倒后，面色苍白，手足发凉，脉搏慢而弱，血压降低，呼吸缓慢，瞳孔缩小。轻微晕厥，一般在昏倒片刻后，由于脑贫血消除，知觉立即恢复而清醒过来，但醒后精神不佳，仍有头昏。

3. 急救　使病员平卧，足部略抬高，头部放低，松解衣领，注意保暖，用热毛巾擦脸，自小腿向大腿作重推摩和全手揉捏。如果不苏醒,可针刺或用手指掐点人中、百会、涌泉、合谷等穴位,或给氨水闻嗅。在知觉未恢复以前,不能给予任何饮料或服药;如有呕吐,应将病员的头歪向一侧;如停止呼吸,应进行人工呼吸。醒后可给以热茶,盖上被子休息。

晕厥是可以预防的,当有晕厥的前驱症状出现时,应立即蹲下或平卧,即可避免发生昏倒。轻微的晕厥,可搀扶行走一会儿,也能使症状消失。

4. 预防 平时要坚持参加体育锻炼,增强体质,提高健康水平;久蹲后要慢慢起身,不要骤然起立,患病时不要参加剧烈运动和比赛;长跑后不要立即站立不动,而应继续慢跑,并做深呼吸。

☞ 老年人防晕小知识:醒过来不要马上起床,在床上躺半分钟;坐起来后又坐半分钟;两条腿垂在床沿又等半分钟。经过这三个半分钟,不花一分钱,脑不会缺血,心脏不会骤停,减少了很多不必要的猝死,不必要的心肌梗死,不必要的脑中风。

三、中暑

中暑是高热环境中发生的一种急性病。

1. 原因 在炎热的夏天进行长途行军或长时间体育锻炼时,都可能发生中暑。特别是在天气闷热、身体疲劳、缺乏饮水或头部缺乏保护而直接受到烈日照射等情况下,中暑就更容易发生。

2. 体征 中暑时,病人感到头昏头痛,全身无力,烦躁不安,恶心呕吐,口渴舌干,继则发高烧,颜面发红,皮肤灼热,无汗,有时流鼻血,脉搏洪大而快,呼吸急促。严重的患者,昏迷不醒,面色苍白,出冷汗,体温不高,脉搏细弱,血压下降,呼吸表浅,瞳孔扩大,甚至死亡。此外,有的中暑病人体温不高,但头痛、呕吐强烈;也有体温不高,但腹部及四肢肌肉痉挛,疼痛剧烈。

3. 急救 轻度中暑,病人应迅速离开热环境,到荫凉处休息,给予凉开水,或服人丹、十滴水、藿香正气水等,很快即会恢复。高热的病人,应移到荫凉通风的地方,安静仰卧,头部垫高,松解衣服,用扇子扇风,额部作冷敷,用温水(水温可逐渐降低)或50%酒精(白酒也可以)擦身,给饮冷开水、冷茶、淡盐水或西瓜汁等。肌肉痉挛者,可服大量盐开水,用纱布蘸白酒或醋在抽筋处反复摩擦。如有昏迷,可针刺或用手指掐点人中、涌泉等急救穴,或用氨水闻嗅,并在四肢作重推摩和作全手揉捏。

4. 预防 在炎热的夏季进行运动时,应穿浅色、单薄、宽敞的衣服,并应准备解热消暑的冷饮料,如绿豆汤、0.1% ~0.2%盐开水等。室内运动时要注意通风,烈日下锻炼要戴白色凉帽以保护头部。夏季运动训练的时间不宜太长,应安排适当的休息时间,运动量大的项目,如长跑等应安排在上午或傍晚进行。此外,平时要坚持在较热的环境中锻炼,逐步提高身体的耐热能力。

四、溺水

溺水时,水经口鼻进入肺内,造成呼吸道阻塞;或因吸水的刺激引起喉痉挛,使气体不能进出,引起窒息,时间稍久,即有生命危险。

溺水者被救上岸后,立即打开口腔,清除口腔中的分泌物和异物,体位呈倒立,迅速将体内的积水倒出。同时马上进行人工呼吸及胸外心脏按摩。

人工呼吸和胸外心脏按摩是对溺水者进行现场抢救的重要手段,可以帮助溺水者重新恢复呼吸和血液循环。人工呼吸的方法很多,其中以口对口吹气法效果最好,而且可同时进行胸外心脏按摩。施行时,使溺水者仰卧,头部尽量后仰,把口腔打开,并盖上一层纱布。急救者一手托起溺水者下颌,掌根轻压环状软骨,使其压迫食管,防止空气入胃;另一只手捏住鼻孔,然后深吸一口气,对准口部吹入,吹完后松开捏鼻孔的手。如此反复进行,每分钟做16~18次左右。进行中不要间断,一直至溺水者恢复呼吸时停止。

胸外心脏按摩方法:急救者将两手掌相叠,放于病员胸骨体下段及剑突部,用力下压(将胸壁压下约4cm),随后将手放松,每分钟以60~80次的频率有节律地进行。下压时用力要均匀缓和,松手要快,注意用力不可过猛,以免造成肋骨骨折。(图13-6)

抢救溺水病员时,要注意判断真死和假死,真死者具有如下特征:

1、呼吸停止,看不到或摸不到呼吸运动,绒毛测试为阳性。

2. 心跳停止,脉搏消失。听诊器测试听不到心音。

3. 瞳孔对光反射消失。

4. 角膜反射消失。

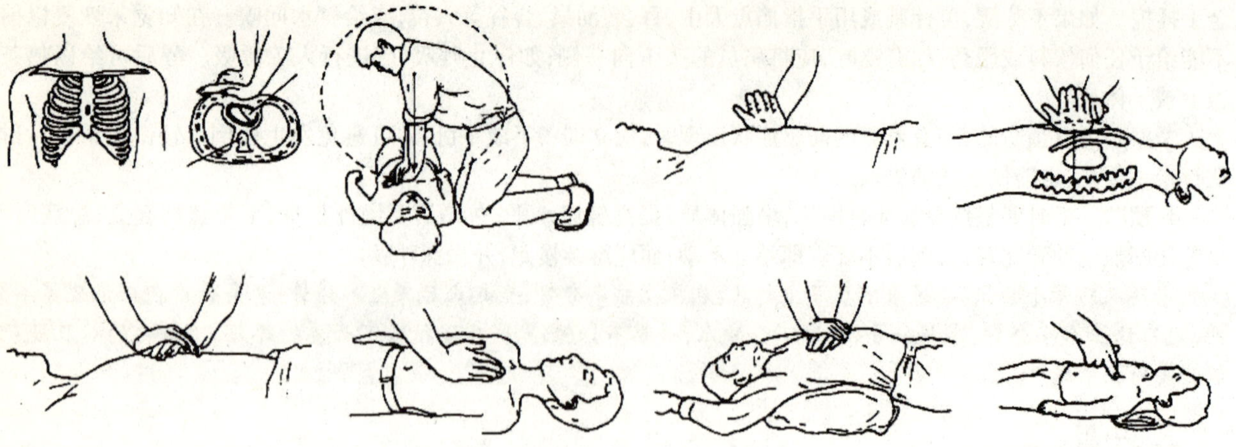

图13-6 胸外按摩方法

溺水者若只出现上述1~2个征象，并非真死，称为假死。若四种征象齐备，且用手由两侧捏眼球时，瞳孔变成椭圆形，即为真死。在溺水者尚未出现真死的体征之前，必须发扬“救死扶伤”，实行“革命人道主义”精神，坚持积极抢救。

☞ 溺水是我国1~14岁儿童意外死亡的第一位死亡原因。约占我国1~14岁儿童意外总死亡1/3~1/2。溺水发生死亡大多是迅速发生，其即刻致死是由于水灌入呼吸道内引起窒息。溺水后平均5~6分钟，呼吸心跳即可完全停止。一部分儿童溺水后发生喉头痉挛或心脏突然停搏，死亡时间更短。若溺水得救，往往有水盐代谢紊乱。由于溺水过程中有水中杂质、泥沙和呕吐物被吸入气管和肺中，所以溺水现场救护后都发生急性肺水肿、肺炎、肺脓肿等合并症。溺水引起窒息，可发生脑水肿。因此，溺水儿现场得救后，不要以为没有事了，而要迅速送医院进一步抢救治疗。

第五节 亚健康、慢性病的康复锻炼

☞ 亚健康表现为：食欲不振、疲乏无力、失眠多梦、烦躁、易发怒、健忘、胸闷、心悸、头痛、头晕、感觉迟钝、注意力不集中、记忆力下降、偏执、消极悲观、犹豫不决、思维和想象能力降低等等。

我国亚健康人群在现代化城市中有逐年增加的趋势，在总人数中比例日趋升高。现代生活综合征、双休日综合征、假日综合征、空调综合征、大楼综合征以及肥胖、过度消瘦等形形色色的与现代生活有关的病症都属此列。解决这类人群身心健康问题的最好办法是动员他们进行体育运动。健身运动和休闲娱乐不仅是治疗亚健康状态的一种最积极、最有效的手段，而且是最方便、最廉价的手段。有人估算人群中亚健康者超过75%，再加上一些慢性病患者，如心血管疾病、神经官能症、哮喘、消化系统疾病、糖尿病等则是一个庞大的群体。研究和实践表明，越是体弱多病者，越要参与体育锻炼，但需选择适宜的锻炼方式，并掌握好运动负荷。

一、肥胖者的锻炼

1. 肥胖的判断 脂肪是人体不可缺少的成分，在人体的生命运动和体育活动中起着重要的生理作用。人体的脂肪要适当，一旦体内的脂肪堆积数量大于身体重量的正常比例，即意味着已成为肥胖。肥胖会造成人体器官功能和代谢的障碍，并诱发许多慢性疾病。但是，对于18岁的年轻人来说，男性体重中大约有15%~18%是脂肪，女性约有20%~25%为脂肪（其他年龄的体内脂肪比例，见表13-7）。所以，人们通常依据脂肪含量与体重的比例来决定是否肥胖，其标准值为：男性脂肪含量超过体重的25%，女性超过30%，即可判定为肥胖。

☞ 这里需要说明的是，肥胖是脂肪问题，而不是体重问题。“超重”和“肥胖”不是一回事，它们有着本质的差异。超重是指体重超过某种体型的理想重量，虽然肥胖者总是超重，但超重者不一定就是脂肪多，也不一定就是肥胖者。因为肌肉发达的人也可能是个超重者，而肌肉发达的人体内可能只有少量的脂肪。

☞ 减肥的目标是消除过多的脂肪，而不是针对肌肉或其他什么。

☞ 体重仅仅是判断肥胖的一个参数。

表 13-7　不同年龄男女的体内脂肪百分比

年龄(岁)	男　性	女　性
20~29	21.6	25.0
30~39	22.4	24.8
40~49	23.4	26.1
50~59	24.1	29.3
60 以上	23.1	28.3

2. 肥胖的成因　各种年龄均可能发生肥胖,但多数肥胖出现在中年以后。引起肥胖的原因大体可分为遗传和环境两类。有人研究发现,父母亲都是正常体重的儿童,他们肥胖的可能性只有 7% ~8%。但是,父母亲是肥胖者时,儿童的肥胖率就立即上升为 40%,可见遗传因素的重要性。除遗传因素外,亦有环境的影响,如早期形成的饮食习惯会影响人的一生。

研究发现,肥胖与饮食、运动、心理、社会、文化等环境因素有关。其中,导致肥胖的主要原因是缺乏锻炼,而不是饮食。身体肥胖的人通常吃得并不多,但是活动却相当少。而身体偏瘦的人常常是吃得多,动得多。其他的一些研究证实了这一观点:缺乏锻炼或活动少是造成身体肥胖的主要原因。

3. 体育锻炼对肥胖者的意义　体育锻炼通过一系列复杂的新陈代谢的变化来影响人体的组成、体重和基础代谢。对减肥的效应主要表现在长期的、有规律的锻炼中。俗话说:“一口吃不成胖子”,同样“一曝十寒”式的锻炼也不会健美身材。

☞ 贵有恒,何必三更睡五更起;最无益,只怕一日曝十日寒。

许多人认为节食是一种简便的减肥法,不影响正常的生活起居,不需要做出太大的努力,常常被人们视为减肥的捷径。其实,最佳的减肥法是体育锻炼和节制饮食相结合,这是一种快捷有效的减肥法。从长远的眼光看,要想成功、持久地控制体重,避免减肥后的“反弹”,必须养成体育锻炼和节制饮食的习惯,形成一种崭新的,充满着生机的生活方式。美国著名影星简·方达年轻时身体肥胖,为了保持匀称的身材塑造更美的银幕形象,她尝试了各种各样的减肥方法,例如节食、服兴奋剂、减少睡眠、服利尿剂等排出体内水分,但均收效不大。最后还是体育锻炼获得成功,她创造的健美操风靡世界。研究表明,要想减掉 0.5kg 体重,必须额外消耗 3855KJ 的热量,如果每天食量不变,但增加慢跑 30 分钟,这样每天可多消耗约 300KJ 的热量,一个月将多消耗 9000KJ 的热量,一年下来可消耗 108000KJ 热量,折合成脂肪有 14kg 之多。如果不跑步而通过其他劳动或活动同样也可多消耗能量,但必须经过计算,确实消耗的能量大于摄入的热量才能产生减肥效果。

(1)要有正确的目的。减肥的目的应该是为了健康。美国著名学者列威次基博士认为,如果没有因体胖而引起某些疾病,那么,减轻体重就不能帮助你延长寿命。

(2)正确地对待减肥速度。减肥并非越快越好,美国莫尔豪斯博士认为,体重每周减轻 1 磅(1 磅 = 0.4356Kg)以上,即等于自杀。迅速减肥,对身体是有害的。

(3)注意锻炼的时间。不论是散步、做操,还是打球、练拳,都要持续一段时间,最好是每次 30~60 分钟。初期锻炼时间可短些,每次约 5~10 分钟即可,以减少运动损伤和缓解肌肉酸痛。在机体可以承受的程度下逐渐增加运动量和锻炼时间。

(4)注意环境的选择。肥胖者耐热能力差,应尽量避免在炎热和潮湿的环境中锻炼。

(5)要以改善心血管系统的功能为中心,不要一味追求体形的改善和力量的提高。

(6)培养加大动作幅度的意识。

二、消瘦者的锻炼

1. 消瘦的危害　人体内的肌肉、脂肪含量过低,体重低于标准体重 20% 以上即为消瘦。

消瘦既是一种症状,又是一种疾病,它对人体健康有着多方面的危害。消瘦者不仅容易疲倦、体力差、兴趣低、工作和学习效率不高、自我效能低以及常有“力不从心”之感外,而且,抵抗力低、免疫力差、耐寒抗病能力弱,易患肺结核、肝炎、肺炎等疾病。消瘦与肥胖一样,既不是健康的标志,也不是健美的象征。有人担心瘦人锻炼,会越锻炼越瘦,这是不符合实际的。生理学家发现,食物的摄入量常常是随着运动量的增加而增加,在人体丘脑下部有一对调节食物摄入中枢,分别称为饱食中枢和饥饿中枢。这两个中枢对血液中葡萄糖含量十分敏感。当参加运动锻炼时,体内能量消耗增多,血液中葡萄糖含量降低,就会刺激饥饿中枢,产生饥饿感,从而增进食欲,促进摄食数量。长此坚持运动,瘦人便会胖起来。

2. 消瘦的成因 一般性的消瘦往往是由于遗传、内分泌因素所形成的家族特有的"徽记"。表现为:身材瘦长,颈细,肩垂胸平。另一种原因是由于生活紧张,起居不定,学习过度疲劳,睡眠不足,同时过分注重体型美等错误观念,以致造成营养消耗大于摄入而致。

3. 消瘦者锻炼的注意事项

(1)建立正确的审美观。肥胖固然不美,但过分消瘦也不美,同时又影响健康。所以,消瘦者必须走出消瘦时尚之误区。

(2)克服不良饮食习惯(如偏食、挑食),保证摄入充足的营养。

(3)建立康复锻炼"持久战"的思想准备。体育锻炼有增强体能、强壮体魄、健美体型的功效,但决非一日之功,惟有锲而不舍、持之以恒方见其效。消瘦者的锻炼应以全身性的运动为主,以提高体能为宗旨,配合身体局部区域的健美运动。

三、疲劳综合征患者的锻炼

1. 疲劳综合征的成因 现今人们生活节奏越来越快,紧张的生活,向人的适应能力提出了挑战。由于各种原因,诸如工作任务繁重,人际关系紧张等等,常引起精神紧张,对身体产生一系列影响。一般来讲,人体对紧张刺激有较大耐力,短时间不会引起对身体的损害。但是长期频繁的紧张刺激,则可以导致身体的某些疾患。美国耶鲁大学医学院门诊部的报告指出,所有求诊的病人中,因精神情绪紧张而致病者占76%。

2. 疲劳综合征的表现 大脑活动持续紧张,神经张力过强,长期得不到缓冲,容易使人产生心理和躯体的慢性疲劳,出现头晕、脑胀、思维迟钝、焦虑、乏力、失眠等症状。各种现代化仪器如电脑、电视等荧光屏,释放出多量的正离子,吸附空气中负离子,长期在缺乏负离子的环境中工作,即会出现头痛、气闷、食欲不振、周身不适等疲劳症状。科技工作者、编辑、作家、高级白领阶层等长期伏案工作,由于颈背肩部肌肉持续地处于紧张状态,局部血液循环受到影响,供氧减少,组织代谢产生的二氧化碳和乳酸在局部蓄积,刺激肌肉的神经末梢,从而导致该部肌肉疲劳、酸痛、僵硬或肌肉萎缩。甚至引起头晕、头胀、眼花、耳鸣、恶心、视力下降等症状。

近年来,医学科学工作者发现,因紧张而引起的疾病与人的性格有关。同样紧张因素,对不同性格的人会产生不同后果。胃、十二指肠溃疡者往往发生在情绪压抑的人身上;急燥易怒、好胜心强的人,容易早年发生心脏病;有自卑感并感到孤独的人,患癌症的可能性较大些。

3. 怎样消除疲劳综合征

(1)生活规律,合理安排学习和工作:生活紧张给人带来的影响因人而异,这是因为每个人应付紧张的方法和态度不同。生理学家认为,任何一种紧张的生活,如果能够有规律地加以安排,即不会对健康造成损害。

(2)有效利用声、光、电、磁等物理效能:利用声、光、电、磁等物理效能可以调节脑部神经,消除紧张,是目前一种高科技的医疗方法。正如欧美一些国家正在流行的超声波沐浴,即利用水的机械力对人体进行冲击按摩外,还通过安置的超声波洗浴器发出超声波作用于人体,不但听不到超声震荡,而且可使皮肤污垢很快脱落,起到活血化瘀、消除疲劳,有安神怡心的作用。

(3)静思、运动、按摩:静思具有很好的消除紧张和疲劳的作用,是许多杰出人物常用的一种放松方法。操作时端正姿势、调整呼吸,然后闭目养神,意识集中于一点,进入万念皆空的境界。

运动锻炼可利用休闲体育形式进行,如体育舞蹈、保龄球、体育旅游等方式,在运动锻炼中以快乐、放松、愉悦身心为目标,不要追求竞赛胜负,更不必刻求运动负荷(最好以中、低强度为主)。特别要注意寻找空气清新的地方进行运动,并且讲究体育卫生,以求达到最佳休闲效果。

按摩对疲劳综合征有一定效果,一般采用头部按摩、足底按摩,或全身按摩。可根据自己的适应情况选择,一般每天1~2次,15天为一疗程。

四、神经衰弱患者的锻炼

神经衰弱是由于中枢神经系统调节功能紊乱引起的功能性疾患。其发病常与过度紧张、精神负担过重有关,是现代社会人们,特别是脑力劳动者(包括大学生)易患的常见病。

1. 神经衰弱的症状 神经衰弱一般表现为精神易兴奋、大脑易疲劳,并伴有睡眠障碍和躯体各种不适感。

2. 神经衰弱的成因

(1)心理社会因素:心理社会因素是诱发神经衰弱的重要原因。学习工作的过度疲劳和紧张积累,生活规律的紊乱，消极情绪的影响等，均会导致神经衰弱的产生。从个性角度来看，神经衰弱患者常常是那些敏感、多疑、自卑、任性、好强、急躁性格的人或依赖性强的人。

(2)生理因素：个体先天和后天所形成的生理特征，亦与神经衰弱的发病有一定的关系。先天因素，患者家族中有重性精神疾病或神经症者的比例大大超出一般的家族。后天因素如，神经活动呈弱型、低灵活性的个体，在长期的紧张工作、学习中，最易导致抑制，防御能力破坏，从而出现神经系统活动的紊乱。

(3)疾病因素：有脑外伤、感染、营养不良的人，因神经系统的功能在一定程度上受到削弱，故此易患神经衰弱。

3. 体育锻炼对神经衰弱者康复的意义 研究资料表明，体育锻炼对于神经衰弱者的康复具有重要作用。这是因为人体所有的组织器官都是在神经系统调节下的随意或自主活动。体育锻炼时，大脑皮层与运动有关的区域(运动区)即出现一个新的兴奋区域(兴奋灶)。该兴奋灶有规律地兴奋使得大脑皮层的"兴奋—抑制"过程出现新的分配、转移，即原来负责工作、学习的大脑皮层相关区域，在体育锻炼时由于皮层运动区的工作，而得以积极地休息。因此，坚持不懈地锻炼，可以改善大脑皮层"兴奋—抑制"过程的灵活性，提高神经系统的功能，加速神经衰弱者的康复速度。所以，有人将体育锻炼比喻成"神经活动的体操"。

此外，体育锻炼还可分散、转移患者对疾病的忧虑和对工作、学习的焦虑等的注意，缓解或消除患者的烦躁、抑郁及迁怒他人他事等不良情绪，从而起到振奋精神、改善情绪状态的作用。故美国著名心脏病学家怀特说："运动是世界上最好的安定剂。"

4. 体育锻炼注意事项

(1)要有耐心，克服立竿见影、急于求成之浮躁情绪。只有坚持长期的锻炼，才能取得明显的效果。

(2)选择环境优美的场所进行锻炼。同时，也要注意主动地创造一个良好的生活和学习环境。

(3)形成科学的生活方式，合理安排自己的学习和休息时间，注意充分休息。

(4)时刻关注自己的感受。在运动中，一旦大量出汗、心跳加速、情绪激动，就应注意调整锻炼时的运动强度。

(5)养成对运动后恢复时间的自检习惯。若心率恢复时间超过10分钟，说明锻炼的运动强度过大，应该重做整理活动，并在下次锻炼降低运动强度；若心率在5分钟内即已恢复到安静状态，则表明仍有逐步提高运动强度的潜力。最佳的运动强度是在运动后5～10分钟内心率恢复正常。

五、哮喘患者的锻炼

在学生的病历中，几乎有1/3是呼吸系统的问题(包括哮喘)。哮喘的发生为肺泡摄氧量骤然下降而产生的支气管痉挛或呼吸困难的病症。平时，患者一般呼吸正常，但发作时来势凶猛，表现为胸闷、咳嗽和喘息。病发的时间，短则几分钟，长达数日。症状程度亦轻重不一，重者会出现呼吸严重困难，需要积极救治。目前，哮喘的发病率逐步上升，特别是青少年患者增多，常由体质较弱，饮食或环境过敏所致。

1. 哮喘分类 支气管哮喘有两种类型：一种是外源性的(过敏性哮喘)，可以找到某些触发患者过敏的物质(过敏源)，如空气污染、花粉、灰尘、动物气味、霉菌、食物的化学成分等。另一种是内因性的(感染性哮喘)，可由于呼吸系统感染(如感冒、气管炎等)造成，也可能因情绪因素所致。

2. 哮喘的成因 引起哮喘发作的因素多样，有因过敏源所致，有因病毒感染所致，如化学物质、冷空气的刺激、空气污染等，亦有因情绪变化，不良心理因素的驱动及运动"激活"等。其中，运动和环境过敏源是哮喘的主要诱发因素。

3. 体育锻炼与哮喘 运动是"激活"哮喘的一个重要因素。加拿大一研究者发现，在哮喘性受试者中，60%～90%是运动诱发的气管痉挛，哮喘患者在较剧烈运动早期会出现气流减小、但继续运动下去气流阻力即会继发性增加。更为严重的是，剧烈运动或持久地用力所带来的急性呼吸窘迫很可能在停止运动数分钟内才会出现。在一般情况下，痉挛在剧烈运动或用力后6～8分钟至峰值20分钟后会自行缓解，有时也可能会持续1小时。在体育活动中，耐久性项目(耐久跑、骑自行车)要比间隙性项目(球类、游戏)对哮喘的"激活"大得多。因此，体育活动是检测潜在性支气管痉挛的一种手段。研究也表明，因运动而诱发的哮喘，是由于运动时过度通气所引起的呼吸道水和热量丢失直接或间接地刺激平滑肌而触发。

对哮喘者而言，只要采取适当的预防措施，体育锻炼仍是一种既安全又可行的健身方法。运动开始时虽然会有咳嗽和哮喘等不良症状，但经常地锻炼能缓解哮喘病症。缩短身体不适的时间，减少运动性哮喘的发作次数，而且，体育锻炼还能治疗哮喘病症，缩短身体不适的时间，减少运动性哮喘的发作次数。而且，体育锻炼还能提高哮喘者的机体免疫能力和适应能力。赛里格门(Seligman)等人报告，8周的集体游戏和水上游戏训练后，哮喘患者在活动平板上步行时心率比训练前降低，成瓦尔克(walker)的实验也发现，每天1小时体育活动患者的心率在安静时和在体育活动中都呈现了下降趋势，机体活动的功能有较大的提高，特别是肺功能得以改善。

4. 哮喘者锻炼的注意事项

(1)在锻炼前，准备活动要充分，尤其是需做数分钟的呼吸准备性练习。

(2)养成用鼻呼吸的习惯，并逐渐形成"吸短呼长"(吸与呼的时间之比约为1/2)、"呼吸轻缓"(平稳)的呼吸模式。

(3)宽衣松带，确保呼吸时胸腹轻松自如地起伏。

(4)最好不要单身一人进行运动，注意随身携带哮喘喷雾剂。

(5)避免在寒冷天气和污染的环境中进行锻炼。

(6)要特别注意对呼吸肌的锻炼，如主动开怀大笑，经常进行吹飘落的气球、吹灭点火的蜡烛和吹动桌上的乒乓球等锻炼。

六、消化系统疾病患者的锻炼

(一)肝炎

1. 肝炎类型 肝炎是由于病毒引发的以肝脏损害为主的疾病，根据病原体的不同一般将肝炎分成"甲、乙、丙、丁、戊"五种类型。肝炎不仅是医疗卫生界颇为棘手的难题，也是主要感染性疾病。

2. 体育锻炼对慢性肝炎患者康复的意义 目前，一般认为，慢性肝炎患者在注意合理营养和必要休息的同时，还应积极地投身于体育锻炼，以促进康复速度，改善心理状况。实践也证明，慢性肝炎患者若长期休息，并不一定能促进病情好转，相反却会加重症状。这是因为长期休息(甚至完全卧床休息)缺乏必要的活动，血液循环和胃肠蠕动的速度变慢，内脏器官的瘀血增多，这不仅降低消化吸收的功能，造成肝脏的实质性损伤，也会导致患者精神萎靡不振、情绪抑郁。适当的体育锻炼，不仅可以提高患者中枢神经系统的张力，改善皮层和植物神经系统对肝脏的调节功能，增强身体的抵抗和免疫能力，活跃肝脏血液循环，改善肝细胞的营养，有助于肝功能的恢复等，而且能够减轻慢性肝炎患者所常有的神经官能性症状(如神经过敏、失眠、情绪低落等)。国外运动医学家曾对慢性肝炎患者进行功率自行车锻炼的实验(每日两次，每次10～20分钟)，7天后发现：患者精神愉悦、心情舒畅，血清胆红素和转氨酶明显下降。

3. 慢性肝炎患者锻炼的注意事项

(1)以不引起疲劳为度。肝炎患者的耐力较差，易发生低血糖，故锻炼时避免疲劳。

(2)锻炼的时间不宜太长，一般在20分钟左右。锻炼时不要强调运动量，心率在每分钟100次左右即可。

(3)养成定期(两周)检查肝功能的习惯。当病变处于活动期时(低热、疲怠、食欲不振、恶心、肝区疼痛、血清转氨酶高等)不要进行锻炼。

(4)在运动时，一旦感觉到肝区疼痛、出现肝功能异常、发烧、恶心等现象时，应立即停止运动。

(二)胃、十二指肠溃疡

慢性溃疡病其形成和发展均与胃酸及胃蛋白酶的消化有关。由于溃疡发生在胃和十二指肠部，故又称胃、十二指肠溃疡病。

胃肠的蠕动、分泌和吸收，与中枢神经系统高级部分的调节作用密切相关。若中枢神经系统的高级部分紧张度低或缺乏刺激，就可以引起胃肠分泌和蠕动减慢。康复体育能改善中枢神经和自主神经的紧张度，改善胃肠道的吸收和分泌功能。同时，加强腹肌和膈肌的运动，刺激肠胃蠕动，反射性地影响中枢神经系统功能，减少胃的食物郁积。此外，能改善腹腔血液供给，提高肠胃粘膜的抵抗力，促进胃溃疡的康复。

胃、十二指肠溃疡的适应项目：

1. 气功、太极拳尤以内养功疗效较好。用侧卧式或坐式，每日2～3次，每次20～30分钟。

2. 腹部自我按摩用中等强度的揉、搓和穴位按摩。常用穴位有足三里、中脘、脾俞、胃俞穴。每日1～2次，每次20～30分钟。

3. 其它运动如慢跑、步行、自行车以及加强腹肌锻炼的保健操，对溃疡愈合均有一定效果。

但须注意，严重的胃及十二指肠溃疡患者应避免体育疗法，常可引起溃疡并发症，如穿孔、出血等。

(三)胃下垂

胃下垂患者可以通过体操、按摩等手段，增强腹肌力量，促进胃的复位，并提高肠胃功能，增强机体抵抗疾病能力。胃下垂的体操疗法,见图 13－8。

第一节,举臂运动:两臂举到水平部位吸气,还原。(1～3)

第二节,抱膝运动:两手抱膝于胸前,然后缓慢放下。(4～6)

第三节,蹬腿运动:两腿轮流蹬腿,然后慢慢平放。(7～9)

第四节,腹背运动:仰卧位,用力挺胸腹,还原。(10～11)

第五节,体转运动:两臂侧举左右转体,上体左转,右臂左摆。(12～13)

第六节,收腹运动:收腹,头足同时抬起,然后还原。(14～15)

第七节,卧起运动:两手上举,仰卧起坐。(16～18)

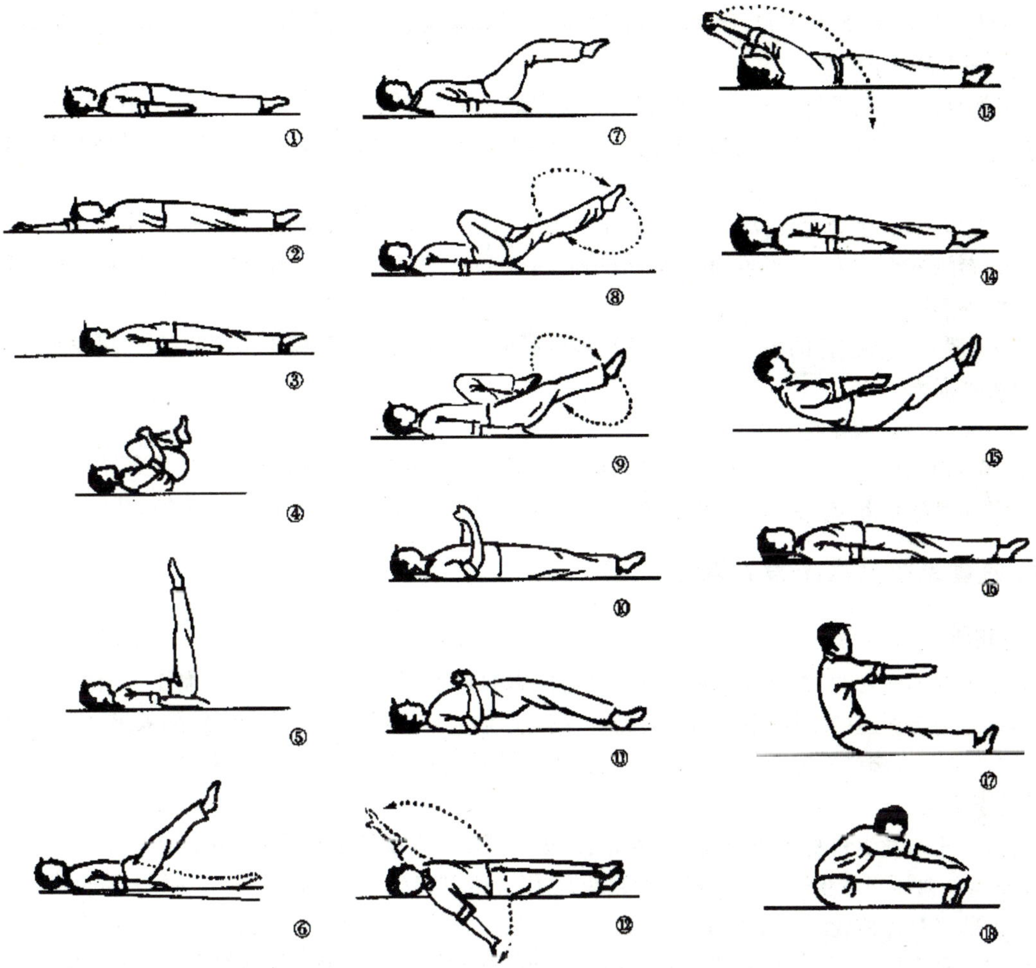

图 13－8　胃下垂体操疗法

七、糖尿病患者的锻炼

1. 体育锻炼对控制血糖的作用

体育锻炼是糖尿病治疗中的基础性治疗,也称体育疗法且至关重要。体育运动可以增强心肺功能,调节免疫力,延迟和防止糖尿病合并症的发生。

糖尿病患者的康复有三个途径:饮食控制、体育锻炼和使用胰岛素(或服用适当的药物治疗)。Ⅰ型糖尿病需使用胰岛素,Ⅱ型糖尿病 90% 的人可以通过适当的饮食和体育锻炼来控制血糖。即使Ⅰ型患者也应该注意体育锻炼,因为应用胰岛素存在着可能用药量过大而诱发心血管疾病的危险。

有实验发现:运动 30 分钟可使血糖减少 12%～16%。因为体育锻炼能提高葡萄糖进入肌细胞的速度,并增加运动的肌细胞对糖的摄取量。大量的实验证明,非胰岛素依赖型患者(Ⅱ型)可以较长时间地保持体育锻炼的良性反应,这是一件十分有益的事情。

对糖尿病患者来说,体育锻炼最大的作用是控制体重。众所周知,身体超重会导致血糖和血压的升高,而通过体育锻炼来减肥则可以在不用胰岛素的情况下帮助人体恢复正常的血糖水平。体育锻炼是糖尿病患者康复的一个不容忽视的重要项目。除了对血糖控制外，体育锻炼还能影响糖尿病患者的心理问题。

2. 糖尿病患者锻炼的注意事项

(1)开始锻炼前，应咨询有关医生，学习控制血糖水平的方法，并与医生一起制订运动处方，如项目的选择、运动时间的确定、运动负荷的安排等。

适合糖尿病人的有氧运动：同高血压，其中最容易锻炼的是步行。但也可以结合自己的兴趣爱好和自身病情、体能状况。

(2)在体育锻炼的过程中要不断地检查自己的血糖水平，养成锻炼前、中、后检查血糖水平的习惯。测定、了解不同运动项目对自己血糖的影响。再根据自己的锻炼项目调整药物的剂量。如血糖未控制，不应进行锻炼。另外，有以下情况如发热、严重感冒、严重心、脑、肾、眼合并症及高血压、合并周围神经病变者(足部感觉迟钝，运动损伤无法察觉)应停止锻炼。

(3)养成锻炼的习惯，锻炼的频率以每周3~5天为宜。锻炼时间应安排在进食后的1小时。运动时，建议最好随身携带一个食品盒，内有甜点、糖块、面包、饼干等食物(急救卡)，以防低血糖。最初可以每天5~10分钟，一周后逐渐增加。

(4)近期血压偏高、水肿、蛋白尿、轻度心脑供血不足、屈光改变者运动量应减少，仅限散步，运动时心率限制在本人最快心率的80%左右(大约在80~90次/分左右)。如有发热，严重感冒，严重心、脑、肾、视网膜合并症及高血压者应停止锻炼。

(5)有视网膜损害并发症的病人，锻炼时不要做跳跃或向下弯腰使头部低于心脏的动作，以免头部血压升高，加剧视网膜血管损害。

(6)禁止一人锻炼，避免晚上锻炼。

(7)预防足部损伤。穿有弹性、底稍厚、鞋帮软硬适宜的运动鞋，要经常检查鞋内是否有异物，及时清理以防受到伤害。足部或其它部位受到小伤，要及时处理或到医院治疗，以免导致严重感染、坏疽，甚至截肢。

八、心血管系统疾病患者的锻炼

(一)高血压

运动对血压有不同影响，有氧运动对正常人的血压影响较小，但对高血压病人的血压影响较大。因此，适当的健身运动是防治高血压的一种积极有效的措施。高血压病人能否通过运动达到降压的效果，要因人而异，因病情而异，关键在于是否会科学运动，因为运动量的大小非常重要。偶尔一次锻炼会引起血压升高，但坚持长期有氧运动，有助于降低血压，即近高远低。

1. 防治高血压的发生和发展，健身走、健身跑、太极拳、气功、推拿等是最理想的医疗体育手段

(1)健身走高血压患者步行要脚掌着地挺起胸，否则会压迫胸部，影响心脏功能。年轻且轻症者，步行速度可以中速为宜。散步对体质较弱、比较肥胖的高血压患者是一种比较好的锻炼方法。健身走是全身性、周期性运动，对神经系统、血液循环、消化机能、肌肉组织特别是下肢和腹肌都有一定的锻炼作用。步行的距离和时间可根据自我感觉和脉搏来决定，如：距离为1000~3000米；时间为15~30分钟左右；脉搏<100~110次/分钟为宜；如果平时脉搏为50~60次/分钟；运动后达到80~90次/分钟即可。

(2)健身跑健身跑的标准是轻松慢跑，每天1~2次，每次10~20分钟，在全部跑程中，保持心率在110~130次/分钟，并保持自然、轻松。

(3)太极拳太极拳对高血压的防治效果明显，适宜多数高血压患者。太极拳动作缓慢柔和，全身放松，动中有静，思想集中，有利于血压下降。太极拳法繁多，可选择简化太极拳24式或太极静功均可，每天2~3次。

(4)推拿对较重的高血压患者，如头重脚轻、耳鸣目眩、烦躁便秘、麻木、颈项僵硬等表现，选用推拿治疗为宜。推拿方法如下：

①患者取坐位，拿合谷、掐曲池、点内关。

②用鹰爪手法按拿百会，得气感为宜。

③用拇指双挤法按点太阳、风池，按摩大椎穴。

④内气外发于手指，点拿足三里、三阴交穴。

2. 高血压患者锻炼注意事项

(1)健身运动必须在医生的指导和监督下进行。心电图异常，有脑血管痉挛，明显的心绞痛者禁忌锻炼。

（2）运动中要自我监察，如运动后感头晕、胸闷、气短、不想吃东西、睡眠不好、疲乏，说明运动量过大，需要调整运动量。

（3）监察心率，运动后马上测脉搏，一般不超过110次/分钟为宜，平时偏慢者，到80～90次/分钟即可。服用β－阻滞剂病人会减慢心率，使运动时心率不能成比例加快，此时应根据病人实际情况调整运动量。运动后心率过快、过慢、心电图异常应调整或停止运动。

（4）做体操时不要鼓劲憋气，不要做举重、搬重物等紧张用力的运动，特别是头部不要垂下低于心脏水平。

（5）除坚持健身运动，高血压病人需坚持服药，生活规律，注意饮食，控制体重。

（6）高血压患者进行长时间低强度运动时，主要消耗的是碳水化合物和脂肪，所以应当适当增加膳食中碳水化合物的比例，多吃一些淀粉类的主食。

（7）运动时最好两人结伴，边运动边聊天，会情绪愉快，感觉轻快。次数和时间可灵活掌握，如无不适感，可每天1～2次。

（二）冠心病

近年来，运动已成为冠心病人康复的重要手段之一。有条件的人应由专业人员制定运动处方，这样可以在最安全的范围内取得最好的锻炼效果。如果没有这种条件可以根据自己的健康情况、兴趣爱好、经济条件进行选择。冠心病患者锻炼应该采取一种长时间、慢速度、长距离的锻炼方式。冠心病人运动后心率一般不要超过100次/分钟，只有这样中等量的运动才能保持有氧代谢，产生对机体有力的作用。如果长期坚持可以促进冠脉侧支循环形成，有助改善心肌代谢，并减轻血管硬化。

年老体弱者，可以缓步慢行即散步。病情刚稳定身体虚弱的病人，可以根据自己的能力在室内散步或做些简单缓慢的体操或简单的家务劳动。

病情稳定且安静时无症状的患者，可以根据自身和环境条件参加门球、台球、保龄球、太极拳、养生功等低强度的运动，通过调气达到舒筋活络的目的。

冠心病医疗体育锻炼，主要是健身走、太极拳、气功、按摩和医疗操等。

1. **定量步行** 临床上也称为医疗步行，是逐步提高心脏功能且又比较安全的治疗冠心病的体育医疗手段。可以以3～4分钟走完200m的速度，放松走400～800m，休息3～4分钟之后还可重复一次。运动负荷要量力而行。

2. **太极拳** 打太极拳对冠心病合并高血压患者较为适宜。可根据患者实际情况安排运动负荷，初练时可节选某些动作，适应后再做全套动作。

3. **气功** 冠心病患者适合练放松功、强壮功和强心功法，以坐为主兼顾动功。收功时感到手足温热，头晕减轻，情绪稳定，末梢循环改善以及心绞痛发作次数减少等。

4. **按摩** 压内关：以一手拇指指腹，紧按另一臂的内关穴位（位于手腕横纹上二指处、两个筋之间）。（图13－9）

5. **摩胸** 以一手紧贴左胸部，由上向下按摩，两手交替进行。每天按摩一次。（图13－10）

6. **拍心** 用右手掌（或半握拳）拍打心前区，拍打轻重以自我感觉舒适为度。（图13－10）

7. **医疗体操** 选用八段锦为宜。

凡有下列情形之一者，不宜进行医疗体育：心绞痛频繁发作或休息时间仍有痛感者；难以控制的、明显的心律失常；失代偿的充血性心力衰竭；合并有较严重的高血压者。

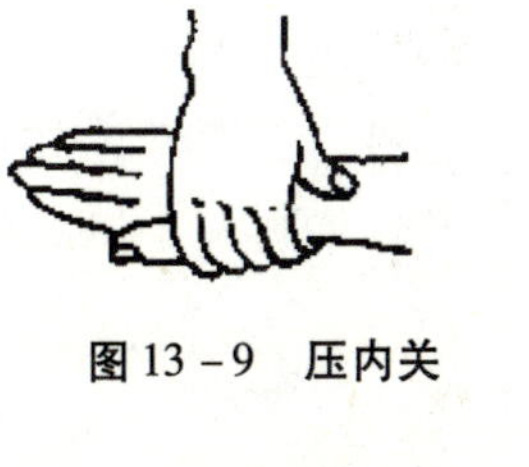

图13－9 压内关

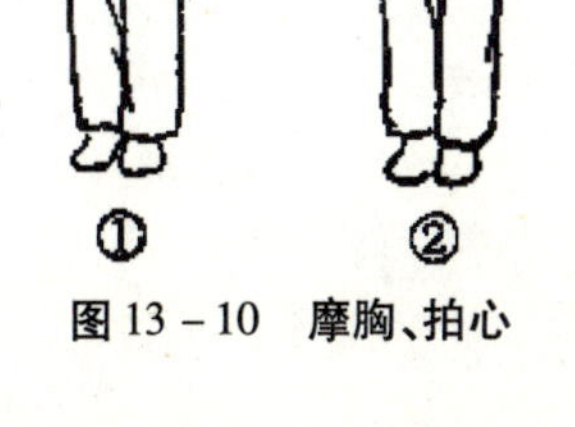

图13－10 摩胸、拍心

☞ 小知识:冠心病人应遵循以下运动原则:

1. 开始运动前要进行一次常规心电图检查,必要时应做心脏超声检查及运动试验,以了解心脏状况。根据检查结果和心脏状况,在医生指导下制定相应的运动方案,包括运动项目的选择、运动量的大小、运动方式和注意事项等。

2. 提倡因人而异,从小运动量开始,循序渐进,逐渐增加运动量以达到运动标准负载量。标准负载量指运动后不感到有胸闷、心慌,可以有微汗,浑身感到舒服,心情愉快。

3. 冠心病人宜每日运动一次,每次运动时间保持在30分钟以上,心率不超过170次/分钟。心脏功能不全者,心率最好不超过140次/分钟,以防心率过快诱发心绞痛或心肌梗死。

4. 运动形式可选择感兴趣的项目,如散步、快步、骑车、爬山、游泳、太极拳、太极剑、气功体操、老年健身舞蹈、门球等,并注意劳逸结合,以使自己从运动中获得乐趣。

5. 运动时间:夏秋季可选择傍晚、下午、早晨,冬春季宜选择中午,均应在吃过饭1小时之后进行,不可刚吃过饭就运动,饭后1小时内应注意休息。

6. 运动的同时配合饮食疗法,提倡少量多餐和低脂、低盐、低糖饮食,以保持理想体重。

7. 如果运动中或运动后发生心绞痛,应立即停止活动,就近平卧休息,并口含硝酸甘油或吸入亚硝酸异戊酯,而后由他人或医生护送至医院做进一步检查。由此也提醒冠心病人外出运动时应随身携带急救药物,并置于方便易取处。

8. 运动量和运动形式具有个体差异,要结合自身情况选择合适项目,摸索个体运动规律,长期坚持,才能达到医疗保健的目的。

第四篇　营养与健康

☞ 民以食为天。中国地不分南北，人不分老幼，见面语都是"吃了吗"，可见吃饭问题历来是我国公众的头等大事。

☞ 近年来，营养成为公众的热门话题。营养师成为热门职业。

☞ 一本《别让不懂营养学的医生害了你》，提示您虽然吃了这么多年的饭，可能您却不懂营养。

☞ 中健会——关注公众健康。中健会提醒您，关注健康从关注营养开始。

☞ 营养(nutrition)是指人体摄取、消化、吸收和利用食物中营养物质以满足机体生理需要的生物学过程。

☞ 营养学就是研究膳食、营养与人体健康关系的科学。所以，广义的营养学，还包括社会、经济、文化、生活习惯和膳食心理等多个领域和学科。

合理营养是指通过合理的膳食和科学的烹调加工，向机体提供足够的能量和各种营养素，并保持各营养素之间的平衡，以满足人体的正常生理需要，维持人体健康的营养。

营养素(nutriment)是指食物中可给人体提供能量、机体构成成分和组织修复以及生理调节功能的化学成分。这一定义体现了人类对营养素认识的进步。人体需要的营养素主要包括蛋白质、脂肪、碳水化合物、各种矿物质和维生素五大类(也有将水作为第六类营养素)。由于蛋白质、脂肪和碳水化合物的摄入量较大，所以称为**宏量营养素**(macronutrient)；维生素和矿物质的需要量相对较小，称为**微量营养素**(micronutrient)。凡在人体内总重量大于体重的0.01%的矿物质，称为**常量元素**(macroelement, major element)，而总重量小于0.01%者，称为**微量元素**(microelement, trace element)。食物中碳水化合物、脂肪和蛋白质经过氧化分解释放出一定的能量，满足人体的需要，故称三大能量营养素。现代营养学中，往往把食物中具有生理调节功能的物质也包括在营养素之中。

本篇将从营养素、营养与健康和疾病的关系、不同人群和不同生理状况下的营养需要和供给、合理膳食和各类食物的营养价值与选择、以及社区营养等，较全面系统地为学习者打下基本的理论、知识和技能的基础。

☞ 膳食平衡和营养平衡是营养学的核心。

第十四章　营养学基础

第一节　能　量

一、概述

☞ 能量是一切生命活动的动力，就像汽车燃烧汽油产生动力一样，人类是靠营养素产生的热能来维持生命力的。能量不是营养素，它是营养素的产物。我们从食物中获得营养素，又从营养素中获取能量。

体内的能量一部分以维持体温的恒定并不断地向环境中散发，另一部分以高能磷酸键的形式贮存在体内(ATP)，作为能源以维持各种生命活动的正常进行。

能量的单位，国际上通用焦耳(joule, J)，营养学上使用最多的是其1000倍的单位，即千焦耳(kilojoule, KJ)。有些国家如美国和加拿大仍继续使用卡(calorie, cal)和千卡(kilocalorie, Kcalorie, Kcal)，其换算关系如下：1cal = 4.184J；1J = 0.239cal。

二、人体的能量来源

碳水化合物、脂肪和蛋白质是人体产热营养素,它们经过生物氧化不断地释放出能量。食物及其产能营养素所产生的能量多少,可用测热器进行精确的测量。其原理是:无论在体内或体外,产能营养素可完全氧化产生 CO_2 和 H_2O,同时释放出热量。将被测样品放入测热器燃烧室中完全燃烧,并用水吸收释放出的全部能量而使水温升高,在常温常压下,每 1g 水升高 1℃需吸收 4.18J 的能量,记录水的质量和水温的变化,就可以计算出样品所释放的能量。

由于食物中的能量营养素不可能全部被消化吸收,且消化率也各不相同,消化吸收后,在体内也不一定完全彻底被氧化分解产生能量,特别是蛋白质可产生一些不能继续被分解利用的含氮化合物,如尿素、肌酐、尿酸等。所以,营养学中在实际应用时,食物中产热营养素产生能量多少按如下关系换算:即 1g 碳水化合物产生能量为 4.0Kcal(16.7KJ),1g 脂肪产生能量为 9.0Kcal(36.7KJ),1g 蛋白质产生能量为 4.0Kcal(16.7KJ)。除三大产能营养素外,酒中的乙醇也能提供较高的能量,1g 乙醇产生能量为 7.0Kcal(29.3KJ)。

☞ 494 路汽车

三、人体的能量消耗

☞ 人体的能量消耗包括基础代谢、体力活动和食物的热效应三个方面。为了达到能量的平衡,人体每天摄入的能量应恰好能满足这三个方面的需要,这样才能有健康的体质和良好的工作效率。

(一)基础代谢

基础代谢(basal metabolism,BM)是指维持生命的最低能量消耗,即人体在安静和恒温条件下(一般 18~25℃),禁食 12 小时后,空腹、静卧、放松而又清醒时的能量消耗。此时能量仅用于维持体温和呼吸、血液循环、内分泌及其他器官的生理需要。为了确定基础代谢的能量消耗(basic energy expenditure,BEE),必须首先测定基础代谢率(basal metabolic rate,BMR)。基础代谢率就是指人体处于基础代谢状态下,每小时每平方米体表面积(或每公斤体重)的能量消耗。按下列方法可计算出每天基础代谢的能量消耗。

1. 用体表面积进行计算 我国赵松山于 1984 年提出一个相对适合中国人的体表面积计算公式:

$$体表面积(m^2) = 0.00659 \times 身高(cm) + 0.0126 \times 体重(kg) - 0.1603$$

根据这个公式先计算体表面积,再按年龄、性别,在表 14-1 中查出相应的 BMR,就可计算出 24 小时的基础代谢水平。人在熟睡时,能量消耗比基础代谢约减少 10%,所以计算时应扣除睡眠时少消耗的这部分热能。表 14-1 是 1~25 岁不同年龄段的人体基础代谢率。

表 14-1 人体基础代谢率

年龄(岁)	男		女		年龄(岁)	男		女	
	KJ/m^2	$Kcal/m^2$	KJ/m^2	$Kcal/m^2$		KJ/m^2	$Kcal/m^2$	KJ/m^2	$Kcal/m^2$
1	221.8	53.0	221.8	53.0	30	154.0	36.8	146.9	35.1
3	214.6	51.3	214.2	51.2	35	152.7	36.5	146.4	35.0
5	206.3	49.3	202.5	48.4	40	151.9	36.3	146.0	34.9
7	197.7	47.3	200.0	45.4	45	151.5	36.2	144.3	34.5
9	189.9	45.2	179.1	42.8	50	149.8	35.8	139.7	33.9
11	179.9	43.0	175.7	42.0	55	148.1	35.4	139.3	33.3
13	177.0	42.3	168.6	40.3	60	146.0	34.9	136.8	32.7
15	174.9	41.8	158.8	37.9	65	143.9	34.4	134.7	32.2
17	170.7	40.8	151.9	36.3	70	141.4	33.8	132.6	31.7
19	164.0	39.2	148.5	35.5	75	138.9	33.2	131.0	31.3
20	161.5	38.6	147.7	35.3	80	138.1	33.0	129.3	30.9
25	156.9	37.5	147.3	35.2					

由于基础代谢率的测定比较困难,WHO 于 1985 年提出用静息代谢率(resting metabolic rate,RMR)代替 BMR。测定时全身处于休息状态,禁食仅需 4 小时。因此,RMR 的值一定略高于 BMR,见表 14-2。

2. 直接用公式计算 Harris 和 Benedict 提出了下列公式,可根据年龄、身长和体重直接计算基础代谢能量消耗。

男 BEE = 66 + 13.7 × 体重(kg) + 5.0 × 身高(cm) - 6.8 × 年龄(y)

女 BEE = 65.5 + 9.5 × 体重(kg) + 1.8 × 身高(cm) - 4.7 × 年龄(y)

表 14-2　人体 24 小时静息代谢参考值(Kcal)

年龄(y)	体重								
	91	100	40	50	57	64	70	77	84
男性:									
10~18	1351	1526	1648	1771	1876	1998	2121	2243	2401
18~30	1291	1444	1551	1658	1750	1857	1964	2071	2209
30~60	1343	1459	1540	1621	1691	1772	1853	1935	2039
>60	1027	1162	1256	1351	1423	1526	1621	1716	1837
女性:									
10~18	1234	1356	1441	1527	1600	1685	1771	1856	1966
18~30	1084	1231	1334	1437	1525	1628	1731	1833	1966
30~60	1177	1264	1325	1386	1438	1499	1560	1621	1699
>60	1016	1121	1195	1268	1331	1404	1478	1552	1646

摘自:Nutrition Science and Applications,第二版,第 190 页,1997 年。

更为简单的方法是成人男性按每公斤体重每小时 1Kcal(4.18KJ)、女性按 0.95Kcal(3.97KJ),和体重相乘直接计算,结果相对粗略。

3. **WHO 建议的计算方法**　WHO 于 1985 年推荐使用 Schofield 公式(表 14-3),计算一天的基础代谢能量消耗。

表 14-3　WHO 建议的计算基础代谢公式

年龄(y)	公式(男)	公式(女)
0~3	(60.9 × w) - 54	(61.0 × w) - 51
3~10	(22.7 × w) + 495	(22.5 × w) + 499
10~18	(17.5 × w) + 651	(12.2 × w) + 746
18~30	(15.3 × w) + 679	(14.7 × w) + 496
30~60	(11.6 × w) + 879	(8.7 × w) + 829
>60	(13.5 × w) + 487	(10.5 × w) + 596

注:w 为体重(kg)。摘自:Technical Report Serie 724,Geneva,WHO,1985 年。

我国营养学会推荐,我国儿童和青少年的基础代谢参考值按上表公式计算,18 岁以上人群的基础代谢按公式计算的结果减去 5%。

人体的基础代谢不仅个体之间存在差异,自身的基础代谢也常有变化。影响人体基础代谢有以下一些因素:

(1)体格的影响:体表面积大者散发能量也多,所以同等体重情况下瘦高者基础代谢高于矮胖者。人体瘦体组织(包括肌肉、心、脑、肝、肾等)消耗的能量占基础代谢的 70% ~80%,所以瘦体质量(lean body mass)大、肌肉发达者,基础代谢水平高。这也是男性的基础代谢水平高于女性 5% ~10% 的原因。人与人之间基础代谢水平的个体差异,遗传因素是关键的影响因素之一。

(2)不同生理、病理状况的影响:儿童和孕妇的基础代谢相对较高。成年后随年龄增长基础代谢水平不断下降,30 岁以后每 10 年降低约 2%,60 岁以后下降更多。但如注意加强体育锻炼,这种降低相对缓慢得多。生病发热、甲状腺等有关激素水平异常时也能改变基础代谢的能量消耗。

(3)环境条件的影响:炎热或寒冷、过多摄食、精神紧张时都可以使基础代谢水平升高,也有人把这一部分的能量消耗称为适应性生热作用(adaptive thermogenesis)。另外,在禁食、饥饿或少食时基础代谢水平也相应降低。

(4)尼古丁和咖啡因可以刺激基础代谢水平升高。

(二)体力活动

人除了睡眠,总要进行各种体力活动或劳动,通常情况下由各种体力活动所消耗的能量约占人体总能量消耗的 15% ~30%,但随人体活动量的增加,其能量消耗也将大幅度增加。这是人体能量消耗变化最大,也是人体控制能量消耗、保持能量平衡、维持健康最重要的部分。

☞ 体力活动所消耗能量多少与四个因素有关:①肌肉越发达者,活动时消耗能量越多;②体重越重者,做相同的运动所消耗的能量也越多;③活动时间越长,消耗能量越多;④活动强度越大,消耗能量越多。

人类的体力活动种类很多,营养学上根据能量消耗水平,即活动强度的不等一般分为五个级别:

1. **极轻的体力活动** 这种活动以坐姿或站立为主的活动,如开会、开车、打字、缝纫、烹调、打牌、听音乐、油漆、绘画及实验室工作。

2. **轻体力活动** 指在水平面上走动(速度在4~5km/h),如打扫卫生、看护小孩、打高尔夫球、饭店服务等。

3. **中等体力活动** 如快步行走(速度在5.5~6.5km/h)、除草、负重行走、打网球、跳舞、滑雪、骑自行车等。

4. **重体力活动** 如负重爬山、伐木、手工挖掘、打篮球、登山、踢足球等。

5. **极重体力活动** 这种情况随着科技和生产力的发展已越来越少见,现常指运动员高强度的职业训练或世界级比赛。

2000年,中国营养学会将我国居民活动强度由五级调整为三级:即轻、中、重体力活动,成人能量的推荐摄入量用BMR(基础代谢率)乘以不同的体力活动水平(Physical activity level,PAL)来计算人体的能量消耗量或需要量。(表14-4)

表14-4 各种强度的体力活动及能量消耗

活动强度	能量消耗(基础代谢率乘以不同体力活动水平系数)
极轻	BMR×1.3
轻	BMR×1.6(男)
	BMR×1.5(女)
中等	BMR×1.7(男)
	BMR×1.6(女)
重	BMR×2.1(男)
	BMR×1.9(女)
极重	BMR×2.4(男)
	BMR×2.2(女)

译自Understanding Nutrition。BMR即基础代谢率。

(三)食物热效应

食物热效应(thermic effect of food,TEF),即食物特殊动力作用(specific dynamic action,SDA)。人体在摄食过程中,由于要对食物中营养素进行消化、吸收、代谢转化等,需要额外消耗能量,同时引起体温升高和散发能量。这种因摄食而引起能量的额外消耗称食物热效应。

不同的产能营养素其食物热效应不等。脂肪的食物热效应约消耗本身产生能量的4%~5%,碳水化合物为5%~6%,而蛋白质特别高,可达30%。这种差异主要是因为:①各营养素消化吸收后转变成ATP贮存的量不一样,蛋白质为32%~34%,低于脂肪和碳水化合物的38%~40%,而其余的则变成热量;②由食物脂肪经消化吸收后变成脂肪组织的脂肪,其消耗的能量要低于由消化吸收的葡萄糖转变成糖原或脂肪,而由食物蛋白质中的氨基酸合成人体蛋白质或代谢转化为脂肪,其消耗的能量更多。由此可见,食物热效应与食物营养成分、进食量和进食频率有关。一般来说含蛋白质丰富的食物最高,其次是富含碳水化合物的食物,最后才是富含脂肪的食物。混合性食物其食物热效应占其基础代谢能量的10%;吃的越多,能量消耗也越多;进食快比进食慢者食物热效应高,进食快时中枢神经系统更活跃,激素和酶的分泌速度快、量更多,吸收和贮存的速率更高,其能量消耗也相对更多。

四、人体一日能量需要的确定

确定各类人群或每个人的能量需要量,对于指导人们改善自身的膳食结构、膳食规律、维持能量平衡、提高健康水平是非常重要的,也是营养学工作和研究中经常进行的工作。

一种简便、易行但相对粗糙的方法,对于确定个体或群体的能量需要均可行,且被广为使用。

1. **计算能量消耗,确定能量需要** 要做到能量平衡,就要保证能量的供给和消耗平衡。人体能量消耗包括基础代谢、体力活动和食物热效应三方面,因此详细地记录一天的各项活动,或根据工作性质确定其活动强度,就可以按前面的方法计算出一天的能量消耗量,即能量的需要量。

2. **膳食调查**　健康的人在食物供应充足、体重不发生明显变化时，其能量摄入量基本上可反映其能量需要量。因此要详细记录一段时间摄入食物的种类和数量，计算出平均每日食物总的能量含量，就可以认为是其能量的一日需要量。不过这种膳食调查一般至少进行5~7天，如确定一类人群的能量需要，还应注意调查对象应有一定的数量才相对可信、可靠。

五、能量供给

☞ 俗话说：人是铁，饭是钢，一顿不吃饿得慌。其实说的是人体的能量供给问题。

能量平衡与否与健康的关系极大。由于饥饿或疾病等原因造成能量摄入不足，可使体力下降、工作效率低下。能量摄入不足致使太少的脂肪贮存，身体对环境的适应能力和抗病能力也因此而下降。体重太低的女性，性成熟延迟，易生产低体重婴儿。年老时能量摄入不足会增加营养不良的危险。另一方面，过多的能量摄入已成为西方国家居民严重的健康问题，如肥胖、高血压、心脏病、糖尿病和某些癌症发病率明显高于其它国家，我国近些年来也有类似的危险趋势。

因此，各个国家都有相应的能量供给量的推荐值，包括三大产能营养素合理的摄入比。中国营养学会制订的中国居民膳食营养素参考摄入量中，不仅对各年龄组人群的能量摄入有具体的推荐量，而且也根据不同的活动强度，按轻体力劳动、中等体力劳动和重体力劳动来推荐能量摄入量。（表14-5）（表14-6）。

表14-5　建议我国成人活动水平分级

活动水平	工作内容举例	PAL	
		男	女
轻	如办公室工作、修理电器钟表、售货员、酒店服务员、化学实验操作、讲课等	1.55	1.56
中	如学生日常活动、机动车驾驶、电工安装、车床操作、金工切割等	1.78	1.64
重	如非机械化农业劳动、炼钢、舞蹈、体育运动、装卸、采矿等	2.10	1.82

摘自《中国居民膳食营养素参考摄入量》（简要本）2001年。PAL即不同体力活动水平（系数）。

表14-6　中国成人能量的推荐摄入量（RNI）

轻体力活动（75%时间坐或站立，25%时间站着活动）	办公室工作、修理电器、售货员等。 男2400千卡/日，女2100千卡/日
中体力活动（40%时间坐或站立，60%时间特殊职业活动）	学生日常生活、机动车驾驶、电工、安装、车床操作、金工切割等。 男2700千卡/日，女2300千卡/日
重体力活动（25%时间坐或站立，75%时间特殊职业活动）	非机械化农业劳动，炼钢、舞蹈、体育活动、装卸、采矿等。 男3200千卡/日，女2700千卡/日

☞ 能量的计算：（正常健康成人参考）

正常成人根据不同劳动强度大概的计算（总热量要参考中国营养学会推荐量）：

标准体重（公斤）= 身高（厘米）-105；

50岁以上者：标准体重（公斤）=〔身高（厘米）-100〕×0.9；

休息者每日所需热量=20~25千卡/公斤标准体重（即20~25千卡乘以标准体重）；

轻体力劳动者每日所需热量=30~35千卡/公斤标准体重（方法同上）；

中等体力劳动者每日所需热量=35~40千卡/公斤标准体重（方法同上）；

重体力劳动者每日所需热量=40~50千卡/公斤标准体重（方法同上）。

六、能量的食物来源

☞ 人体的能量来源是食物中的碳水化合物、脂类和蛋白质。这三类营养素普遍存在于各种食物中。

粮谷类和薯类食物含碳水化合物较多，是膳食能量最经济的来源；油料作物富含脂肪；动物性食物一般比植物性食物含有更多的脂肪和蛋白质；但大豆和坚果类例外，它们含丰富的油脂和蛋白质；蔬菜和水果一般含能量较少。（表14-7）

表 14-7　常见食物能量含量(每100g)

食物	能量 Kcal	能量 KJ	食物	能量 Kcal	能量 KJ
小麦粉(标准粉]	344	1439	蚕豆	335	1402
粳米(标一)	343	1435	绿豆	316	1322
籼米(标一)	346	1448	赤小豆	309	1293
玉米(干)	335	1402	花生仁	563	2356
玉米面	341	1427	猪肉(肥瘦)	395	1653

第二节　蛋白质

☞ 生物的一切细胞和组织都由蛋白质组成,人类也是一样,生命的产生、存在与消亡,无一不与蛋白质有关。故蛋白质(Protein)是一切生命的物质基础,是生命存在的形式。没有蛋白质就没有生命,可见蛋白质是人体最重要的营养素之一。

一、蛋白质的构成

(一)氨基酸和肽

☞ 蛋白质主要含有碳、氢、氧和氮四种化学元素,还含少量的硫和磷元素,以及铁、锌、硒、碘等矿物质。它是人体氮的唯一来源,是组成人体的基本成分,约占人体全部质量的16%~19%。

蛋白质由许多不同的氨基酸(amino acid)以肽键联结在一起,并形成一定空间结构的大分子。由于其氨基酸的种类、数量、排列次序和空间结构千差万别,就构成了无数种功能各异的蛋白质,也才有了丰富多彩、奥妙无穷的生物世界。构成人体蛋白质的氨基酸有20种(不包括胱氨酸,cystine),见表14-8。

蛋白质被分解时的次级结构称肽(peptide),含10个以上氨基酸的肽称多肽(polypeptide),含10个以下氨基酸的肽称寡肽(oligopeptide),含3个或2个氨基酸的分别称3肽(tripeptide)和2肽(dipeptide)。

表 14-8　构成人体蛋白质的氨基酸

氨基酸	英　文	氨基酸	英　文
必需氨基酸:		精氨酸	Arginine(Arg)
异亮氨酸	Isoleucine(Ile)	天门冬氨酸	Aspartic acid(Asp)
亮氨酸	Leucine(Leu)	天门冬酰胺	Asparagine(Asn)
赖氨酸	Lysine(Lys)	谷氨酸	Glutamic acid(Glu)
蛋氨酸	Methionine(Met)	谷氨酰胺	Glutamine(Gln)
苯丙氨酸	Phenylalanine(Phe)	甘氨酸	Glycine(Gly)
苏氨酸	Threonine(Thr)	脯氨酸	Proline(Pro)
色氨酸	Tryptophan(Trp)	丝氨酸	Serine(Ser)
缬氨酸	Valine(Val)		
组氨酸	Histidine(His)	**条件必需氨基酸:**	
		半胱氨酸	Cysteine(Cys)
非必需氨基酸:		酪氨酸	Tyrosine(Tyr)
丙氨酸	Alanine(Ala)		

*组氨酸为婴儿必需氨基酸,成人需要量可能较少。

(二)必需氨基酸

必需氨基酸(essential amino acid)是指人体不能合成或合成速度不能满足机体需要,必须从食物中直接获得的氨基酸。构成人体蛋白质的氨基酸有20种,其中9种氨基酸为必需氨基酸,它们是异亮氨酸、亮氨酸、苏氨酸、缬氨酸、赖氨酸、色氨酸、苯丙氨酸、蛋氨酸和组氨酸。半胱氨酸和酪氨酸在体内分别由蛋氨酸和苯丙氨酸转变而成,如果膳食中能直接提供这两种氨基酸,则人体对蛋氨酸和苯丙氨酸的需要可分别减少 30% 和 50%。所以半胱氨酸和酪氨酸这类可减少人体对某些必需氨基酸需要量的氨基酸,称为条件必需氨基酸(conditionally essential aminoacid),或半必需氨基酸(semiessential amino acid)。在计算食物必需氨基酸组成时,往往将半胱氨酸和蛋氨酸、苯丙氨酸和酪氨酸合并计算。其余 9 种氨基酸,人体自身可以合成以满足机体需要,故称非必需氨基酸(non-essential amino acid)。

☞ 必需氨基酸快速记忆法——异 亮 苏 缬 赖 色 苯 蛋

组氨酸是婴儿的必需氨基酸,但世界粮农组织(Food and Agriculture Organization,FAO)、世界卫生组织(World Health Organization,WHO)在 1985 年首次列出了成人组氨酸的需要量为 8~12mg/(kg·d),同时许多报道证实组氨酸是成人体内必需氨基酸,但由于人体组氨酸在肌肉和血红蛋白中贮存量很大,而人体对其需要量又相对较少,对直接证实成人体内有无合成组氨酸能力的研究带来很大困难,故尚难确定组氨酸不是成人体内的必需氨基酸。

(三)氨基酸模式和限制氨基酸

人体蛋白质以及各种食物蛋白质在必需氨基酸的种类和含量上存在着差异,在营养学上用氨基酸模式(amino acid pattern)来反映这种差异。所谓氨基酸模式,就是蛋白质中各种必需氨基酸的构成比例。其计算方法是将该种蛋白质中的色氨酸含量定为 1,分别计算出其它必需氨基酸的相应比值,这一系列的比值就是该种蛋白质氨基酸模式,见表 14-9。

表 14-9 几种中国食物和人体蛋白质氨基酸模式

氨基酸	人体	全鸡蛋	鸡蛋白	牛奶	猪瘦肉	牛肉	大豆	面粉	大米
异亮氨酸	4.0	2.5	3.3	3.0	3.4	3.2	3.0	2.3	2.5
亮氨酸	7.0	4.0	5.6	6.4	6.3	5.6	5.1	4.4	5.1
赖氨酸	5.5	3.1	4.3	5.4	5.7	5.8	4.4	1.5	2.3
蛋氨酸+半胱氨酸	3.5	2.3	3.9	2.4	2.5	2.8	1.7	2.7	2.4
苯丙氨酸+酪氨酸	6.0	3.6	6.3	6.1	6.0	4.9	6.4	5.1	5.8
苏氨酸	4.0	2.1	2.7	2.7	3.5	3.0	2.7	1.8	2.3
缬氨酸	5.0	2.5	4.0	3.5	3.9	3.2	3.5	2.7	3.4
色氨酸	1.0	1.0	1.0	1.0	1.0	1.0	1.0	1.0	1.0

注:根据《食物成分表》(王光亚主编,人民卫生出版社,1991 年)计算:大豆、全鸡蛋(红皮)来自上海;鸡蛋白来自河北;牛奶产自甘肃;猪瘦肉、牛肉(里脊)、小麦标准粉来自北京;大米为浙江早籼米二米。

当食物蛋白质氨基酸模式与人体蛋白质氨基酸模式越接近时,必需氨基酸被机体利用的程度就越高,食物蛋白质的营养价值也相对越高,如动物性蛋白质中鱼、肉、蛋、奶等,以及大豆蛋白均被称为优质蛋白质。其中鸡蛋蛋白质与人体蛋白质氨基酸模式最接近,在实验中常以它作为参考蛋白(reference protein)。参考蛋白是指可用来测定其它蛋白质质量的标准蛋白。反之,食物蛋白质中一种或几种必需氨基酸相对含量较低,导致其它的必需氨基酸在体内不能被充分利用而浪费,造成其蛋白质营养价值降低,这些含量相对较低的必需氨基酸称限制氨基酸(limitingamino acid)。其中含量最低的称第一限制氨基酸,余者以此类推。植物性蛋白往往相对缺少下列必需氨基酸:赖氨酸、蛋氨酸、苏氨酸和色氨酸,所以其营养价值相对较低,如大米和面粉蛋白质中赖氨酸含量最少。为了提高植物性蛋白质的营养价值,往往将两种或两种以上的食物混合食用,而达到以多补少的目的,提高膳食蛋白质的营养价值。这种不同食物间相互补充其必需氨基酸不足的作用叫蛋白质互补作用(complementary action),如肉类和大豆蛋白可弥补米面蛋白质中赖氨酸的不足。

二、食物蛋白质的分类

食物蛋白质可分为动物蛋白质和植物蛋白质。动物蛋白质,主要来源鱼虾类、禽肉、畜肉、牛奶、鸡蛋。植物蛋白质,主要来源主食(如谷类)、豆类、根茎类、硬果(如花生、瓜子、核桃)等。根据食物蛋白质中必需氨基酸组成,把蛋白质分为三大类,即完全蛋白质、半完全蛋白质、不完全蛋白质。

☞ 种类齐全,数量充足,比例合适。这是对均衡营养的综合评价标准。

1. **完全蛋白质** 此类蛋白质所含必需氨基酸种类齐全,数量充足,比例合适且与人体需要基本符合,容易吸收利用,营养价值也高。这类蛋白质多存在于鱼类、肉类、豆类、蛋类、奶类食品中,也称优质蛋白质。其中鸡蛋的蛋白质氨基酸模式最接近人类,营养价值高。

2. **半完全蛋白质** 此类蛋白质所含必需氨基酸种类基本齐全,但数量不均,比例不当。这类蛋白质多存在于小麦、大麦中。麦麸中的谷胶即谷蛋白赖氨酸含量极少。这类蛋白质若作为唯一蛋白质来源,虽然可以维持生命,但对生长发育的功能很差。

3. **不完全蛋白质** 此类蛋白质所含必需氨基酸种类不全。这类蛋白多存在于玉米(不含赖氨酸)、豌豆、结缔组织和肉皮中。

三、蛋白质的消化、吸收和代谢

人体内的蛋白质始终处于不断地分解又不断地合成的动态平衡之中,借此可达到组织蛋白不断地更新和修复的目的,肠道和骨髓内的蛋白质更新速度较快。总体来说,**成人体内每天约有3%的蛋白质被更新。**

膳食中的蛋白质消化从胃开始。胃中的胃酸先使蛋白质变性,破坏其空间结构以利于酶发挥作用,同时胃酸可激活胃蛋白酶分解蛋白质。但蛋白质消化吸收的主要场所在小肠,由胰腺分泌的胰蛋白酶(trypsin)和糜蛋白酶(chymotrypsin)使蛋白质在小肠中被分解为氨基酸和部分2肽及3肽,再被小肠粘膜细胞吸收。在小肠粘膜刷状缘中肽酶的作用下,进入粘膜细跑中的2肽、3肽进一步分解为氨基酸单体。被吸收的这些氨基酸通过粘膜细胞进入肝门静脉而被运送到肝脏和其它组织或器官被利用。也有报道,少数蛋白质大分子和多肽可被直接吸收。

氨基酸通过小肠粘膜细胞是由三种主动运输系统来进行的,它们分别转运中性、酸性和碱性氨基酸。具有相似结构的氨基酸在共同使用同一种转运系统时,相互间具有竞争机制,这种竞争的结果使含量高的氨基酸相应地被吸收多一些,从而保证了肠道能按食物中氨基酸的含量比例进行吸收。如果在膳食中过多地加入某一种氨基酸,由于这种竞争作用会造成同类型的其它氨基酸吸收减少,如亮氨酸、异亮氨酸和缬氨酸有共同的转运系统,若过多地向食物中加入亮氨酸、异亮氨酸和缬氨酸吸收就会减少,从而造成食物蛋白质的营养价值下降。**故食物多样化是有效避免上述情况发生的有效手段。**

肠道中被消化吸收的蛋白质每天约有70g左右,其不仅来自于食物,也有来自于肠道脱落的粘膜细胞和消化液等,其中大部分可被消化和吸收,未被吸收的由粪便排出体外,这种蛋白质中的氮称内源性氮或粪代谢氮。

存在于人体各组织、器官和体液中的游离氨基酸统称为氨基酸池(amino acid pool)。氨基酸池中的游离氨基酸除了来自于食物外,大部分来自于体内蛋白质的分解产物。这些氨基酸少数用于合成体内含氮化合物,主要被用来重新合成人体蛋白质,以达到机体蛋白质的不断更新和修复。未被利用的氨基酸则经代谢转变成尿素、氨、尿酸和肌酐等,由尿排出体外或转化为糖原和脂肪。所以,由尿排出的氮包括食物氮和内源性氮。

机体每天由于皮肤、毛发和粘膜的脱落,妇女月经期的失血及肠道菌体死亡排出等损失约20g以上的蛋白质,这种氮排出是机体不可避免的氮消耗,称为必要的氮损失(obligatory nitrogen losses)。当膳食中的碳水化合物和脂肪不能满足机体能量需要或蛋白质摄入过多时,蛋白质才分别被用来作为能源或转化为碳水化合物和脂肪。因此,理论上只要从膳食中获得相当于必要的氮损失量的蛋白质,即可满足人体对蛋白质的需要。

当摄入氮和排出氮相等时为零氮平衡(zero nitrogen balance),健康的成人应维持在零氮平衡并富裕5%。如摄入氮多于排出氮则为正氮平衡(positive nitrogen balance),儿童处于生长发育阶段、妇女怀孕时、疾病恢复时以及运动和劳动需要增加肌肉时等均应保证适当的正氮平衡,以满足机体对蛋白质额外的需要。而摄入氮少于排出氮时为负氮平衡(negative nitrogen balance),人在饥饿、疾病及老年时等一般处于这种状况,应注意尽可能减轻或改变负氮平衡。

四、食物蛋白质营养学评价

评价食物蛋白质的营养价值,对于食品品质的鉴定、新资源食品的研究与开发、指导人群膳食等许多方面都是十分必要的。各种食物的蛋白质含量、氨基酸模式等都不一样,人体对不同蛋白质的消化、吸收和利用程度也存在差异,所以营养学上,主要是从食物的蛋白质含量、被消化吸收程度和被人体利用程度三方面来全面地评价食品蛋白质的营养价值。

(一)蛋白质的含量

虽然蛋白质的含量不等于质量,但是没有一定数量,再好的蛋白质其营养价值也有限,所以蛋白质含量是食物蛋白质营养价值的基础。

（二）蛋白质消化率

蛋白质消化率（digestibility），不仅反应了蛋白质在消化道内被分解的程度，同时还反应消化后的氨基酸和肽被吸收的程度。由于蛋白质在食物中存在形式、结构各不相同，食物中还含有不利于蛋白质吸收的其它因素的影响等，不同的食物或同一种食物的不同加工方式，其蛋白质的消化率都有差异。动物性食品中的蛋白质一般高于植物性食品（表14－10）。大豆整粒食用时消化率仅为60%，而加工成豆腐后消化率提高到90%以上，这主要是因为加工后的制品中去除了大豆中的纤维素和其它不利于蛋白质消化吸收的影响因素。

表14－10 几种食物蛋白质的消化率（%）

食 物	真消化率	食 物	真消化率	食 物	真消化率
鸡蛋	97±3	大米	88±4	大豆粉	87±7
牛奶	95±3	面粉（精制）	96±4	菜豆	78
肉、鱼	94±3	燕麦	86±7	花生酱	88
玉米	85±6	小米	79	中国混合膳	96

摘自WHO Technical Report Series，724。

（三）蛋白质利用率

衡量蛋白质利用率的指标有很多，各指标分别从不同角度反映蛋白质被利用的程度，下面介绍几种常用的指标。

1. **蛋白质生物价**（biological value，BV） 是反映食物蛋白质消化吸收后被机体利用程度的指标。用被机体利用的蛋白质量与消化吸收的食物蛋白质量的比值的100倍表示。生物价越高表明其被机体利用程度越高，最大值为100。生物价对指导肝、肾病人的膳食很有意义。生物价高表明食物蛋白质中氨基酸主要用来合成人体蛋白，极少有过多的氨基酸经肝、肾代谢而释放能量或由尿排出多余的氮，从而大大减少肝肾的负担。

2. **蛋白质净利用率**（net protein utilization，NPU） 是反应食物中蛋白质被利用的程度，即机体利用的蛋白质占食物中蛋白质的百分比，它包含了食物蛋白质的消化和利用两个方面，因此更为全面。

3. **蛋白质功效比值**（Protein effciency ratio，PER） 是用处于生长阶段中的幼年动物（一般用刚断奶的雄性大白鼠），在实验期内其体重增加和摄入蛋白质的量的比值来反映蛋白质营养价值的指标。由于所测蛋白质主要被用来提供生长之需要，所以该指标被广泛用来作为对婴幼儿食品中蛋白质的评价指标。实验时饲料中被测蛋白质是唯一蛋白质来源，占饲料的10%，实验期为28天。

表14－11 几种食物和不同人群需要的氨基酸评分模式

氨基酸	人群（mg/g蛋白质）				食物（mg/g蛋白质）		
	1岁以下	2～5岁	10～12岁	成人	鸡蛋	牛奶	牛肉
组氨酸	26	19	19	16	22	27	34
异亮氨酸	46	28	28	13	54	47	48
亮氨酸	93	66	44	19	86	95	81
赖氨酸	66	58	44	16	70	78	89
蛋氨酸＋半胱氨酸	42	25	22	17	57	33	40
苯丙氨酸＋酪氨酸	72	63	22	19	93	102	80
苏氨酸	43	34	28	9	47	44	46
缬氨酸	55	35	25	13	66	64	50
色氨酸	17	11	9	5	17	14	12
总计	460	339	241	127	512	504	479

摘自WHO Technical Report Series724。

4. **氨基酸评分**（amino acid score，AAS）**和经消化率修正的氨基酸评分**（protein digestibility corrected amino acid score，PDCAAS） 氨基酸评分也叫蛋白质化学评分（chemical score），是目前被广为采用的一种评价方法。该方法是用被测食物蛋白质的必需氨基酸评分模式（amino acid scoring pattern）和推荐的理想的模式或参考蛋白的模式进行比较，因此是反映蛋白质构成和利用的关系。不同年龄的人群其氨基酸评分模式不同，不同的食物其氨基酸评分模式也不相同。表 14－11 是几种食物和不同人群需要的氨基酸评分。氨基酸评分分值为食物蛋白质中的必需氨基酸和参考蛋白或理想模式中相应的必需氨基酸的比值。

确定某一食物蛋白质氨基酸评分可分两步。第一步，计算被测蛋白质每种必需氨基酸的评分值；第二步，在上述计算结果中，找出最低的必需氨基酸（第一限制氨基酸）评分值，即为该蛋白质的氨基酸评分，见表 14－12。

表 14－12　常见几种食物蛋白质质量

食物	BV	NPU(%)	PER	AAS
全鸡蛋	94	84	3.92	1.06
全牛奶	87	82	3.09	0.98
鱼	83	81	4.55	1.00
牛肉	74	73	2.30	1.00
大豆	73	66	2.32	0.63
精制面粉	52	51	0.60	0.34
大米	63	63	2.16	0.59
土豆	67	60	—	0.48

注：BV 即生物价，NPU(%)即蛋白质净利用率，PER 即蛋白质功效比值，AAS 即氨基酸评分。

氨基酸评分的方法比较简单，缺点是没有考虑食物蛋白质的消化率。为此，最近美国食品药品管理局（Food and Drug Administration，FDA）通过了一种新的方法，即经消化率修正的氨基酸评分。这种方法可替代蛋白质功效比值 PER，对除孕妇和 1 岁以下婴儿以外的所有人群的食物蛋白质进行评价，见表 14－13。

表 14－13　几种食物蛋白质经消化率修正的氨基酸评分

食物蛋白	经消化率修正的氨基酸评分	食物蛋白	经消化率修正的氨基酸评分
酪蛋白	1.00	斑豆	0.63
鸡蛋	1.00	燕麦粉	0.57
大豆分离蛋白	0.99	花生粉	0.52
牛肉	0.92	小扁豆	0.52
豌豆粉	0.69	全麦	0.40
菜豆	0.68		

除上述方法和指标外，还有一些蛋白质营养评价方法和指标，如相对蛋白质值（relative protein value，RPV），净蛋白质比值（net protein ratio，NPR），氮平衡指数（nitrogen balance index，NBI）等，一般使用较少。

五、蛋白质的功能

蛋白质的功能概括起来主要有以下三个方面：

1. **人体组织的构成成分**　人体的任何组织和器官都以蛋白质作为重要的组成成分，所以人体在生长过程中就包含着蛋白质的不断地增加。人体的瘦组织（lean tissue）中，如肌肉、心、肝、肾等器官含大量蛋白质；骨骼和牙齿中含有大量的胶原蛋白；指、趾甲中含有角蛋白；细胞从细胞膜到细胞内的各种结构中均含有蛋白质。总之，蛋白质是人体不能缺少的构成成分。

2. **构成体内各种重要的生理活性物质**　如酶能催化体内一切物质的分解和合成；激素调节着各种生理过程并维持着内环境的稳定；抗体可以抵御外来微生物及其它有害物质的入侵；此外血液的凝固、视觉的形成、人体的运动等无一不与蛋白质有关。所以蛋白质是生命的物质基础，是生命存在的一种形式。

3. **调节人体内的水分，维持体液平衡**　细胞膜和血液中的蛋白质担负着各类物质的运输和交换；体液内那些可溶性且可离解为阴、阳离子的蛋白质能使体液的渗透压和酸碱度得以稳定。

4. **供给能量**　由于蛋白质中含碳、氢、氧元素，当机体需要时蛋白质可被代谢分解，释放出能量，1g 食物蛋白质在体内约产生 4.0Kcal（16.7kJ）的能量。**供能不是蛋白质的主要功能，只有当机体饥饿、疲劳和患病、碳水化合物和脂肪供应不足时，蛋白质才能向人体供能。**

六、蛋白质的互补作用

两种或两种以上食物蛋白质混合食用，其中所含有的必需氨基酸取长补短，相互补充，达到较好的比例，从而提高蛋白质利用率的作用,称为蛋白质互补作用(Proteincomplementary action)。例如,玉米、小米、大豆单独食用时,其生物价分别为60、57、64,如按23%、25%、52%的比例混合食用,生物价可提高到73;如将玉米、面粉、大豆混合食用,蛋白质的生物价也会提高。这是因为玉米、面粉、小米、大米蛋白质中赖氨酸含量较低,蛋氨酸相对较高;而大豆中的蛋白质恰恰相反,混合食用时赖氨酸和蛋氨酸两者可相互补充;若在植物性食物的基础上再添加少量动物性食物,蛋白质的生物价还会提高,如面粉、小米、大豆、牛肉单独食用时,其蛋白质的生物价分别为67、57、64、76,若按39%、13%、22%、26%的比例混合食用,其蛋白质的生物价可提高到89,可见动、植物性混合食用比单纯植物混合还要好,见表14-14。

表14-14　几种食物混合后蛋白质的生物价

食物名称	单独食用 BV	混合食用所占比例(%)		
小麦	67	37	...	31
大米	57	32	40	46
大豆	64	16	20	8
豌豆	48	15	...	...
玉米	60	...	40	...
牛肉干	76	...	...	15
混合食用 BV		74	73	89

若以氨基酸分为指标,亦明显可见蛋白质的互补作用。例如,谷类、豆类氨基酸分为44、68,若按谷类67%、豆类22%、奶粉11%的比例混合评分,氨基酸分可达88,见表14-15。

我国北方居民许多食物的传统食用方法,从理论和实践上都证明是合理和科学的。为充分发挥食物蛋白质的互补作用,在调配膳食时,应遵循三个原则:①食物的生物学种属愈远愈好,如动物性和植物性食物之间的混合比单纯植物性食物之间的混合要好;②搭配的种类愈多愈好;③食用时间愈近愈好,同时食用最好,因为单个氨基酸在血液中的停留时间约4小时,然后到达组织器官,再合成组织器官的蛋白质,而合成组织器官蛋白质的氨基酸必须同时到达才能发挥互补作用,合成组织器官蛋白质。

☞ 荤素搭配,食物多样,什么都吃,适可而止。

表14-15　几种食物混合后蛋白质的氨基酸分

蛋白质来源	蛋白质氨基酸含量(%)				氨基酸分(限制氨基酸)
	赖氨酸	含硫氨基酸	苏氨酸	色氨酸	
WHO/FAO 标准	5.5	3.5	4.0	1.0	100
谷类	2.4	3.8	3.0	1.1	44(赖氨酸)
豆类	7.2	2.4	4.2	1.4	68(含硫氨基酸)
奶粉	8.0	2.9	3.7	1.3	83(含硫氨基酸)
混合食用	5.1	3.2	3.5	1.2	88(苏氨酸)

七、蛋白质营养不良

蛋白质缺乏在成人和儿童中都有发生,但处于生长阶段的儿童更为敏感。据世界卫生组织估计,目前世界上大约有500万儿童患蛋白质—能量营养不良(Protein energy malnutrition,PEM),其中大多数是因贫穷和饥饿引起的,主要分布在非洲、中美洲、南美洲、中东、东亚和南亚地区。PEM有两种,一种称Kwashiorker,来自加纳语,指能量摄入基本满足而蛋白质严重不足的儿童营养性疾病。主要表现为腹、腿部水肿,虚弱,表情淡漠,生长滞缓,头发变色、变脆和易脱落,易感染其它疾病等。另一种叫Marasmus,原意为"消瘦",指蛋白质和能量摄入均严重不足的儿童营养性疾病。患儿消瘦无力,因易感染其它疾病而死亡。也有人认为此两种营养不良症是PEM的两种不同阶段。

对成人来说,蛋白质摄入不足同样可引起体力下降、浮肿、抗病力减弱易感染、头发稀黄易脱落、创伤骨折不易愈合、病后恢复健康迟缓等。

☞ 蛋白质,尤其是动物性蛋白摄入过多对人体同样有害。首先过多的动物性蛋白质摄入,就必然摄入较多的动物脂肪和胆固醇。其次蛋白质过多本身也会产生有害影响。正常情况下人体不贮存蛋白质,所以必须将过多的蛋白质脱氨分解,氮则由尿排出体外。这一过程需要大量水分,从而加重了肾脏的负荷,若肾功能不全,则危害就更大。过多的动物蛋白摄入,也造成含硫氨基酸摄入过多,这样可加速骨骼中钙质的丢失,易产生骨质疏松(osteoporosis)。

八、蛋白质供给量及食物来源

人体内存在着氮平衡，通过膳食给人体提供的蛋白质应满足机体的这种平衡，长时期的不恰当的正氮平衡和负氮平衡都可对人体造成危害。

☞ 理论上成人每天摄入约30g蛋白质就可满足零氮平衡，但从安全性和消化吸收等其它因素考虑，成人按0.8g/(kg·d)摄入蛋白质为宜。我国由于以植物性食物为主，所以成人蛋白质推荐摄入量为1.16g/(kg·d)。

按能量计算，蛋白质摄入占膳食总能量的10%～12%，儿童青少年为12%～14%。蛋白质营养正常时，人体内有关反映蛋白质营养水平的指标也应处于正常水平。常用的指标主要为血清白蛋白(正常值为35～50g/L)，血清运铁蛋白(正常值为2.2～4.0g/L)等。

蛋白质广泛存在于动植物性食物之中。动物性蛋白质质量好、利用率高，但同时富含饱和脂肪酸和胆固醇，而植物性蛋白利用率较低，因此，注意蛋白质互补，适当进行搭配是非常重要的。大豆可提供丰富的优质蛋白质，其保健功能也越来越被世界所认识。牛奶是富含多种营养素的优质蛋白质食物来源，我国人均牛奶的年消费量很低，应大力提倡我国各类人群增加牛奶和大豆及其制品的消费。

第三节 脂 类

食物中的脂类95%是甘油三酯，5%是其它脂类，人体内贮存的脂类中甘油三酯高达99%。脂类的共同特点是具有脂溶性，不仅易溶解于有机溶剂，而且可溶解其它脂溶性物质，如脂溶性维生素等。

一、脂类的分类及功能

(一)甘油三酯

☞ 营养学上重要的脂类(lipids)主要有甘油三酯(triglycerides)、磷脂(phospholipids)和固醇类(sterols)，后两者属类脂。磷脂主要有卵磷脂和脑磷脂；对人体最重要的固醇是胆固醇。

脂肪主要含碳、氢、氧三种化学元素。这三种化学元素分别合成甘油和脂肪酸。由1个甘油分子与3个脂肪酸组成甘油三酯即脂肪，也称中性脂肪。人体内的脂肪主要分布于腹腔、皮下和肌肉纤维之间。

1.脂肪的构成与分类 脂肪主要由不同的脂肪酸组成，脂肪酸因其所含的脂肪酸(fatty acid)链的长短、饱和程度和空间结构不同，而呈现不同的特性和功能。

☞ 脂肪酸按其碳链长短可分为长链脂肪酸(14碳以上)、中碳链脂肪酸(含8～12碳)和短链脂肪酸(6碳以下)。按其饱和程度可分为饱和脂肪酸(saturatedfattyacid)；单不饱和脂肪酸(monounsaturatedfattyacid)，碳链中只含一个不饱和双键；多不饱和脂肪酸(polyunsaturatedfattyacid，PUFA)，碳链中含两个以上双键。按其空间结构不同可分为顺式脂肪酸(cis－fattyacid)和反式脂肪酸(trans－fattyacid)。食物中的脂肪酸以含18碳为主。脂肪随其脂肪酸的饱和程度越高、碳链越长，其熔点也越高。

☞ 动物脂肪中含饱和脂肪酸多，常温下呈固态，称为脂；植物脂肪中含不饱和脂肪酸较多，常温下呈液态，称油。

棕榈油和可可籽油虽为植物油其含饱和脂肪酸也较多，但因碳链较短其熔点则低于大多数的动物脂肪。

各种脂肪酸的结构不同，功能也不一样，对它们一些特殊功能的研究是营养学一个重要的研究开发领域。目前认为营养学上最具价值的脂肪酸有两类：①n－3(或ω－3)系列不饱和脂肪酸，即从甲基端数，第一个不饱和键在第三和第四碳原子之间的各种不饱和脂肪酸；②n－6(或ω－6)系列不饱和脂肪酸，从甲基端数，第一个双键在第六和第七碳之间。

$$CH_3-(CH_2)n-CH_2-COOH$$

甲基端 羧基端

☞ 必需脂肪酸 必需脂肪酸(essentialfattyacid，EFA)是指人体不可缺少而自身又不能合成，必须通过食物供给的脂肪酸。

n－6系列中的亚油酸和n－3系列中的α－亚麻酸是人体必需的两种脂肪酸。n－3和n－6系列中许多脂肪酸，如花生四烯酸、二十碳五烯酸、二十二碳六烯酸等都是人体不可缺少的脂肪酸，但人体可以利用亚油酸和α－亚麻油酸来合成这些脂肪酸。

表 14－16　常见的脂肪酸

名　称	代　号
丁酸(butyric acid)	C 4:0
己酸(caproic acid)	C 6:0
辛酸(caprylic acid)	C 8:0
癸酸(capric acid)	C10:0
月桂酸(lauric acid)	C12:0
肉豆蔻酸(myristic acid)	C14:0
棕榈酸(palmitic acid)	C16:0
棕榈油酸(palmitoleic acid)	C 16:1,n－7 cis
硬脂酸(srearic acid)	C18:0
油酸(oleic acid)	C18:1,n－9 cis
反油酸(elaidic acid)	C18:1,n－9 trans
亚油酸(linoleic acid)	C18:2,n－6,9,all cis
α－亚麻酸(α －linolenic acid)	C18:3,n－3,6,9,all cis
γ－亚麻酸(γ －linolenic acid)	C18:3,n－6,9,12 all cis
花生酸(arachidic acid)	C20:0
花生四烯酸(arachidonic acid)	C20:4,n－6,9,12,15 all cis
二十碳五烯酸(timnodonic acid,EPA)	C20:5,n－3,6,9,12,15 all cis
芥子酸(erucic acid)	C22:1,n－9 cis
二十二碳五烯酸鰶鱼酸(clupanodonic acid)	C22:5,n－3,6,9,12,15 all cis
二十二碳六烯酸(docosahexenoic acid,DHA)	C22:6,n－3,6,9,12,15,18 all cis
二十四碳单烯酸(神经酸)(nervonic acid)	C24:1,n－9 cis

图 14－17 表示由亚油酸和 α－亚麻酸在体内合成 n－6 类和 n－3 类脂肪酸的过程。机体在利用该两种必需脂肪酸合成同系列的其它多不饱和脂肪酸时，使用同一系列酶，由于竞争抑制作用，使体内合成速度较为缓慢，因此，若能从食物中直接获得这些脂肪酸是最有效的途径。

	亚油酸 (18:2,n－6)	α－亚麻酸 (18:3,n－3)
	↓	↓
Δ^6 去饱和酶	γ－亚麻酸 (18:3,n－6)	十八碳四烯酸 (18:4,n－3)
	↓	↓
碳链延长酶	双同型－γ－亚麻酸 (20:3,n－6)	二十碳四烯酸 (20:4,n－3)
	↓	↓
Δ^5 去饱和酶	花生四烯酸 (20:4,n－6)	二十碳五烯酸 (20:5,n－3)
	↓	↓
碳链延长酶	二十二碳四烯酸 (22:4,n－6)	二十二碳五烯酸 (22:5,n－3)
	↓	↓
Δ^4 去饱和酶	二十二碳五烯酸 (22:5,n－6)	二十二碳六烯酸 (22:6,n－3)

图 14－17　体内多不饱和脂肪酸(n－3,n－6 类)合成途径

必需脂肪酸主要有以下一些功能：

(1)是磷脂的重要组成成分：磷脂是细胞膜的主要结构成分，所以必需脂肪酸与细胞膜的结构和功能直接相关。

(2)是合成前列腺素的前体:前列腺素(prostaglandins)存在于许多器官中,有着多种多样的生理功能,如使血管扩张和收缩、神经刺激的传导、作用于肾脏影响水的排泄,奶中的前列腺素可以防止婴儿消化道损伤等。

(3)与胆固醇的代谢有关:体内大约70%的胆固醇与脂肪酸酯化成酯。在低密度脂蛋白(low - density lipoprotein,LDL)和高密度脂蛋白(high - density lipoprotein,HDL)中,胆固醇与亚油酸形成亚油酸胆固醇酯,然后被转运和代谢,如HDL就可将胆固醇运往肝脏而被代谢分解。具有这种降血脂作用的还包括n-3和n-6系列中其它的多不饱和脂肪酸,如二十碳五烯酸和二十二碳六烯酸等。

☞ 北极附近的阿拉斯加(Alaska)人尽管膳食中富含高能量、高脂肪和高胆固醇,但心脏病患病率则很低,原因是他们那些来自海产品的食物富含这些多不饱和脂肪酸。

必需脂肪酸缺乏可引起生长迟缓、生殖障碍、皮肤损伤(出现皮疹等)以及肾脏、肝脏、神经和视觉方面的多种疾病。有关必需脂肪酸对心血管疾病、炎症、肿瘤等多方面影响的研究,目前也是营养学的一个热门课题。**但摄入过多的多不饱和脂肪酸,也可使体内有害的氧化物、过氧化物等增加,同样对机体可产生多种慢性危害。**

2. 脂肪的功能 脂肪主要有以下功能:

(1)体内贮存和提供能量:当人体摄入能量不能及时被利用或过多时,就转变为脂肪而贮存起来。当机体需要时,脂肪细胞中的酯酶立即分解甘油三酯释放出甘油和脂肪酸进入血循环,和食物中被吸收的脂肪一道被分解,释放出能量以满足机体的需要。人体在休息状态下,60%的能量来源于体内脂肪,而在运动或长时间饥饿时,体脂提供的能量更多。由于甘油三酯中碳、氢的含量大大高于蛋白质和碳水化合物中碳、氢含量,所以可提供的能量也相对较多。体内每1g脂肪产生的能量约为9.46Kcal(39.7KJ)。

☞ 体内脂肪细胞的贮存和供应能量有两个特点:一是脂肪细胞可以不断地贮存脂肪,至今还未发现其吸收脂肪的上限,所以人体可因不断地摄入过多的能量而不断地积累脂肪,导致越来越胖;二是机体不能利用脂肪酸分解的含2碳的化合物合成葡萄糖,所以脂肪不能给脑和神经细胞以及血细胞提供能量,也就是说脑和神经细胞、血细胞都要靠碳水化合物(血糖)提供能量。人在饥饿时必须消耗肌肉组织中的蛋白质和糖原来满足机体的能量需要。节食减肥危害性之一就在于此。

(2)维持体温正常:脂肪不仅可直接提供能量,皮下脂肪组织还可起到隔热保温的作用,使体温能达到正常和恒定。

(3)保护作用:脂肪组织在体内对器官有支撑和衬垫作用,可保护内部器官免受外力伤害。

(4)内分泌作用:近半个世纪以来,脂肪组织的内分泌功能逐渐被人们所重视。现在已发现的由脂肪组织所分泌的因子有瘦素(leptin)、肿瘤坏死因子(tumor necrosis factor - α,TNF - α)、白细胞介素 - 6(interleukin - 6,IL - 6)、白细胞介素 - 8(interleukin - 8,IL - 8)、纤维蛋白溶酶原激活因子抑制物(Plasminogen activator inhibitor,PAI)、血管紧张素原(angiotensinogen)、雌激素(estrogen)、胰岛素样生长因子(insulin - like growth factor,IGF)、IGF结合蛋白3(IGF binding Protein 3,IGFBP3)、脂联素(adiponectin)及抵抗素(resistin)等。这些脂肪组织来源的因子参与机体的代谢、免疫、生长发育等生理过程。脂肪组织内分泌功能的发现是近年内分泌学领域的重大进展之一,也为人们进一步认识脂肪组织的作用开辟了新的起点。

(5)帮助机体更有效地利用碳水化合物和节约蛋白质作用:脂肪在体内代谢分解的产物,可以促进碳水化合物的能量代谢,使其更有效地释放能量。充足的脂肪还可以保护体内蛋白质(包括食物蛋白质)不被用来作为能源物质,而使其有效地发挥其它重要的生理功能,脂肪的这种功能称节约蛋白质作用。

(6)机体重要的构成成分:细胞膜中含有大量脂肪酸,是细胞维持正常的结构和功能所绝不可少的重要成分。

食物中的甘油三酯除了给人体提供能量和脂肪的合成材料以外,还有一些特殊的营养学上的功能。

①增加饱腹感:食物脂肪由胃进入十二脂肠时,可刺激产生肠抑胃素(enterogestrone),使肠蠕动受到抑制,造成食物由胃进入十二指肠的速度相对缓慢。食物中脂肪含量越多,胃排空的时间越长。

②改善食物的感官性状:脂肪作为食品烹调加工的重要原料,可以改善食物的色、香、味、形,达到美食和促进食欲的良好作用。

③提供脂溶性维生素:食物脂肪中同时含有各类脂溶性维生素,如维生素A、D、E、K等。脂肪不仅是这类脂溶性维生素重要的食物来源,同时还可以促进这些维生素在肠道的吸收。

(二)磷脂

磷脂是指甘油三酯中一个或两个脂肪酸被含磷酸的其它基团所取代的一类脂类物质。其中最重要的磷脂是卵磷脂(lecithin),它是由一个含磷酸胆碱基团取代甘油三酯中一个脂肪酸而形成的。这种结构使它具有亲水性和亲脂性双重特性。

磷脂的功能：

1. 和脂肪酸一样提供能量。

2. 为细胞膜的构成成分。因其具有极性和非极性双重特性，所以可帮助脂类或脂溶性物质，如脂溶性维生素、激素等顺利通过细胞膜，促进细胞内外的物质交流。

3. 磷脂作为乳化剂可使体液中的脂肪悬浮在体液中，有利于其吸收、转运和代谢。

磷脂的缺乏会造成细胞膜结构受损，出现毛细血管的脆性增加和通透性增加，皮肤细胞对水的通透性增高引起水代谢紊乱，产生皮疹等。

（三）固醇类

固醇类是一类含有同样多个环状结构的脂类化合物，因其环外基团不同而不同。

最重要的固醇是胆固醇（cholesterol），人体内胆固醇来源于食物和体内合成，绝大多数是由肝脏合成并贮存于胆囊内。人体内90%的胆固醇存在于细胞之中。

胆固醇的功能：

1. 是细胞膜的重要成分。

2. 是人体内许多重要活性物质的合成材料，如胆汁、性激素（如睾酮 testosterone）、肾上腺素（如皮质醇 cortisol）和维生素 D 等。

3. 有利于脂类的运输。

☞ 胆固醇广泛存在于动物性食品之中，人体自身也可以利用内源性胆固醇，所以一般不存在胆固醇缺乏。相反由于摄入胆固醇过多，多余的胆固醇会堆积在狭小的动脉血管壁上引起动脉硬化造成心脑血管疾病，因此，人们往往非常关注体内过多胆固醇的危害性。但是，近年来随着对胆固醇的深入研究，发现如果血中缺乏某种胆固醇反而对健康不利。

因为胆固醇为脂溶性物质，不能溶于水中，在血液中运送时，必须结合在蛋白载体上，形成脂蛋白才能在血液中转运。体内有两种类型的胆固醇脂蛋白，即高密度脂蛋白（HDL）与低密度脂蛋白（LDL）。以低密度脂蛋白的形式流动在血液中，且血浓度过高就容易沉积在动脉血管壁上，造成阻塞；而高密度脂蛋白能消除沉积在血管壁上的胆固醇，起到疏通血管和保护心脑的作用。

二、脂类的消化、吸收及转运

食物进入口腔后脂肪的消化就已开始，唾液腺分泌的脂肪酶可水解部分食物脂肪。对成人来说这种消化能力很弱，而婴儿口腔中的脂肪酶则可有效地分解奶中短链和中链脂肪酸。脂肪的消化在胃内也极有限，主要消化场所是小肠。来自胆囊中的胆汁首先将脂肪乳化，胰腺和小肠内分泌的脂肪酶将甘油三酯水解，生成游离脂肪酸和甘油单酯（偶尔也可完全水解成为甘油和脂肪酸）。

脂肪水解后的小分子，如甘油、短链和中链脂肪酸很容易被小肠细胞吸收直接进入血液。甘油单酯和长链脂肪酸被吸收后先在小肠细胞中重新合成甘油三酯，并和磷脂、胆固醇和蛋白质形成乳糜微粒（chylomicron，CM），由淋巴系统进入血循环。血中的乳糜微粒是一种颗粒最大、密度最低的脂蛋白，是食物脂肪的主要运输形式，随血液流遍全身以满足机体对脂肪和能量的需要，最终被肝脏吸收。**食物脂肪的吸收率一般在80%以上，最高的如菜籽油可达99%。**

肝脏将来自食物中的脂肪和内源性脂肪及蛋白质等合成极低密度脂蛋白（very - low - density lipoprotein，VLDL），并随血流供应机体对甘油三酯的需要。随着血中甘油三酯的减少，同时又不断地集聚血中胆固醇，最终形成了甘油三酯少、而胆固醇多的LDL。血流中的LDL一方面满足机体对各种脂类的需要，另一方面也可被细胞中的LDL受体结合进入细胞，借此可适当调节血中胆固醇的浓度，但LDL过多就可引起动脉粥样硬化等疾病。体内还可合成HDL，其重要的功能就是将体内的胆固醇、磷脂运回肝脏进行代谢，起到有益的保护作用。

磷脂的消化吸收和甘油三酯相似。胆固醇则可直接被吸收，如果食物中的胆固醇和其它脂类呈结合状态，则先被酶水解成游离的胆固醇，再被吸收。胆固醇是胆汁酸的主要成分，胆汁酸在乳化脂肪后一部分被小肠吸收，由血液到肝脏和胆囊被重新利用；另一部分和食物中未被吸收的胆固醇一道被膳食纤维（主要为可溶性纤维素）吸附，由粪便排出体外。

三、脂类的供给量及食物来源

脂肪摄入过多,可导致肥胖、心血管疾病、脑血管疾病、高血压和某些癌症发病率的升高。限制和降低脂肪的摄入,已成为发达国家包括我国许多地区预防此类疾病发生的重要措施。如美国的膳食和健康委员会(Committee on Diet and Health)向美国人提出如下建议:①总脂肪摄入降低到占总能量摄入的30%以下;②饱和脂肪酸的摄入降低到占总能量的10%以下;③胆固醇摄入每天不超过300mg。我国营养学会对各类人群脂肪摄入量有较为详细的推荐,成人一般脂肪摄入量应控制在20%~30%的总能量摄入范围之内。

一般认为必需脂肪酸的摄入量应不少于总能量的3%。而对n-6和n-3系列脂肪酸的推荐摄入量仅加拿大于1990年作出了规定,n-3脂肪酸摄入不低于总能量摄入的0.5%,n-6脂肪酸不低于总能量的3%。大多数学者建议n-3与n-6脂肪酸摄入比为1:4~6较适宜。只要注意摄入一定量植物油,一般不会出现必需脂肪酸缺乏。

饱和脂肪酸可使血中低密度脂蛋白胆固醇(low density lipoprotein-cholesterol,LDL-C)水平升高,然而并非所有的饱和脂肪酸都具有升高血LDL-C的作用。月桂酸、肉豆蔻酸和棕榈酸分别是十二碳、十四碳和十六碳饱和脂肪酸,它们升高血胆固醇的作用较强,而十八碳饱和脂肪酸的这一作用则相对较弱。因饱和脂肪酸相对不易被氧化产生有害的氧化物、过氧化物等,**人体不应完全排除饱和脂肪酸的摄入。**

人造奶油是用植物油经氢化饱和后制得的,其中仍会有一些未被饱和的不饱和脂肪酸,其结构可由顺式变为反式结构。有研究发现反式脂肪酸不仅可使血LDL升高,同时还能降低血HDL水平,增加心血管疾病的危险。这一结果虽有争论,但仍值得注意。

脂肪在食品加工中的重要作用及其可产生良好的感官性状使人类对脂肪有一定的依赖性,而另一方面过多摄入脂肪又会对人体产生多种危害。解决这一矛盾的有效措施就是能生产出具有脂肪的性状而又不能被人体吸收的脂肪替代产品(fat substitutes)。目前,较有前途的产品有两种:①由蔗糖和脂肪酸合成的蔗糖聚酯(sucrose polyester,商品名为Olestra),该产品各种性状和膳食脂肪相似,但不被肠道吸收,经长期人体和动物实验证明食用安全,美国FDA 1996年批准可用其制作某些休闲食品,如炸马铃薯片、饼干等,但必须在标签上注明:"本品含蔗糖聚酯,可能引起胃痉挛和腹泻,蔗糖聚酯可抑制某些维生素和其它营养素的吸收,故本品已添加了维生素A、D、E和K";②从燕麦中提取的燕麦素(oatrim),该物质对热稳定,主要用于冷冻食品如冰淇淋、色拉调料和汤料中,由于该产品中保留有大量的纤维素,不仅可作为饱和脂肪酸的代用品,而且有一定的降胆固醇的作用。

☞ 人类膳食脂肪主要来源于动物的脂肪组织和肉类以及植物的种子。动物脂肪相对含饱和脂肪酸和单不饱和脂肪酸多,而多不饱和脂肪酸含量较少。植物油主要含不饱和脂肪酸。亚油酸普遍存在于植物油中,亚麻酸在豆油和紫苏籽油中较多,鱼贝类食物相对含二十碳五烯酸(EPA)和二十二碳六烯酸(DHA)较多。

☞ 含磷脂较多的食物为蛋黄、肝脏、大豆、麦胚和花生等。含胆固醇丰富的食物是动物脑、肝、肾等内脏和蛋类,肉类和奶类也含有一定量的胆固醇。

☞ 【生活提示】:

我们应该如何选择脂类食品?对老年人和动脉硬化的病人,日常膳食中应该注意什么?

1. 在选择膳食脂肪时,力求以植物性食物为主,并应减少动物脂肪摄入量。因为动物脂肪中饱和脂肪酸含量较多,过量食用易造成动脉硬化。动物性食物尽量选择低脂且含优质蛋白的禽蛋类、鱼类和瘦肉等。因为它们的脂肪较猪、羊、牛肉相对少些。尤其是兔肉的脂肪含量最低,蛋白质含量较高。这样,既保证获得足够的必需脂肪酸、脂溶性维生素,又可以避免食入过量的饱和脂肪酸及胆固醇。

☞ 四条腿的不如两条腿的,两条腿的不如一条腿的,一条腿的不如没有腿的,没有腿的不如很多腿的。

☞ 宁吃飞禽四两,不吃走兽半斤(旧时的半斤是八两,成语有"半斤八两")。

☞ 吃鱼的小伙最健壮,吃鱼的姑娘最漂亮,吃鱼的孩子最聪明,吃鱼的民族最兴旺。

2. 每天油脂摄入既包括烹调用油,还包括油炸食品、硬果类、甜点(包括冰淇淋等奶油类冷食)等零食中的油脂。因此,应该限吃含油脂较高的食物。做菜最好多用凉拌、煮、蒸、煲的方式,尽量少用油。烹调用油要多样化,除传统的烹调用油如豆油、花生油、菜籽油、芝麻油外,还可选用橄榄油、葵花籽油、小麦胚芽油、山茶籽油等,因为这些油含胆固醇极少,而富含人体所需要的不饱和脂肪酸和脂溶性维生素A、E,可以保护血管,促进胆固醇在肝脏的转化和运输,具有降脂的作用且对防治动脉硬化和冠心病有益。尤其是橄榄油、山茶籽油不但含单不饱和脂肪酸较高,还含有天然的抗氧化物质。虽然橄榄油等价格较贵,但花钱投预防、保健康,比患病、治病要值得,不仅膳食需要科学合理，消费也要讲科学正确。

需要强调的是膳食油脂中的饱和脂肪酸、单不饱和脂肪酸、多不饱和脂肪酸需有一定的适宜比例。因此，在选择烹调油时还是选多种植物油为好，以获得脂肪酸比例适宜的膳食，但植物油再好，也必须限制食用，不要超过25克，相当于2勺半（吃饭用的瓷勺）。

☞ 饱和脂肪酸、单不饱和脂肪酸、多不饱和脂肪酸在人体内的适宜比例为1:1:1。

3. 膳食中的脂肪供给量受饮食习惯、季节、气候的影响，变动的范围较大，应灵活掌握，脂肪的摄入量可以一周甚至一个月的饮食搭配来衡量脂肪的摄入量是否均衡。

4. 年轻的女性不要盲目减肥，过分控制脂肪的摄入，如果体脂率低于13%～15%（正常体脂含量为20%～30%），就会造成内分泌紊乱，引起月经不调，甚至闭经。

5. 对老年人和动脉硬化的病人，日常膳食中应该注意供给低脂肪、低胆固醇饮食。尽量避免食用动物脑、骨髓、内脏和鱼子、贝类等含胆固醇高的食物。每日胆固醇摄入量以不超过300毫克为宜。饮食以植物性食物为主，尤其是谷、薯类和豆类食物，不仅能得到丰富的营养，还能降脂。新鲜的水果和蔬菜，具有丰富的维生素、无机盐以及多种生物类黄酮，可促进脂类的代谢。

第四节　碳水化合物

一、碳水化合物的分类

☞ 碳水化合物（carbohydrate），也称糖类，是由碳、氢、氧三种元素组成的一类化合物，营养学上一般将其分为四类：单糖（monosaccharide）、双糖（disaccharide）、寡糖（oligosaccharide）和多糖（polysaccharide）。

（一）单糖

食物中的单糖主要为葡萄糖（glucose）、果糖（fructose）和半乳糖（galactose）。

1. **葡萄糖**　葡萄糖是构成食物中各种糖类的最基本单位。有些糖类完全由葡萄糖构成，如淀粉；有些则是由葡萄糖与其它糖化合而成，如蔗糖。葡萄糖以单糖的形式存在于天然食品中是比较少的。葡萄糖有D型和L型，人体只能代谢D型葡萄糖而不能利用L型。所以有人用L型葡萄糖作甜味剂，可达到增加食品的甜味而又不增加能量摄入的双重目的。

2. **果糖**　果糖主要存在于水果和蜂蜜中。人工制作的玉米糖浆中含果糖可达到40%～90%，是饮料、冷冻食品、糖果蜜饯生产的重要原料，美国人因消费这类食品而使果糖占总能量摄入的8%～10%。果糖吸收后，经肝脏转变成葡萄糖被人体利用，也有一部分转变为糖原、乳酸和脂肪。

3. **半乳糖**　半乳糖很少以单糖形式存在于食品之中，而是乳糖的重要组成成分。半乳糖在人体中也是先转变成葡萄糖后才被利用，母乳中的半乳糖是在体内重新合成的，而不是由食物中直接获得的。

4. **其他单糖**　除了上述三种重要的单（己）糖外，食物中还有少量的戊糖，如核糖（ribose）、脱氧核糖（deoxyribose）、阿拉伯糖（arabinose）和木糖（xylose）。前两种糖动物体内可以合成，后几种糖主要存在于水果和根、茎类蔬菜之中。

在天然的水果、蔬菜之中，还存在有少量的糖醇类物质。这些糖醇类物质因其在体内消化、吸收速度慢，且提供能量较葡萄糖少已被用于食品加工业，目前常使用的糖醇有山梨醇（sorbiatol）、甘露醇（mannitol）、木糖醇（xylitol）和麦芽糖醇（maltitol）等。天然食物如谷胚中有一种环状的肌醇（inositol），可与磷酸结合形成植酸（phytic acid），不利于营养素的吸收。

（二）双糖

双糖是由两分子单糖缩合而成。常见的天然存在于食品中的双糖有蔗糖（sucrose）、乳糖（lactose）和麦芽糖（maltose）等。

1. **蔗糖**　蔗糖是由一分子葡萄糖和一分子果糖以β－键连接而成。甘蔗、甜菜和蜂蜜中含量较多，日常食用的白砂糖即是蔗糖，是由甘蔗或甜菜中提取的。

2. **麦芽糖**　麦芽糖是由两分子葡萄糖以β－键连接而成。淀粉在酶的作用下可降解生成大量的麦芽糖，制糖制酒工业中大量使用麦芽中淀粉酶就是这个目的。

3. **乳糖** 乳糖是由葡萄糖和半乳糖以β-键连结而成，主要存在于奶及奶制品中。乳糖约占鲜奶的5%，占奶类提供的总能量的30%~50%。

4. **海藻糖** 海藻糖(trehalose)是由两分子葡萄糖组成，存在于真菌及细菌之中，如食用蘑菇中含量较多。

（三）寡糖

寡糖是指由3~10个单糖构成的一类小分子多糖。比较重要的寡糖是存在于豆类食品中的棉子糖(raffinose)和水苏糖(stachyose)。前者是由葡萄糖、果糖和半乳糖构成的三糖，后者是在前者的基础上再加上一个半乳糖的四糖。这两种糖都不能被肠道消化酶分解而消化吸收，但在大肠中可被肠道细菌代谢，产生气体和其它产物，造成胀气，因此必须进行适当加工以减小其不良影响。但也有些不被人体利用的寡糖可被肠道有益细菌，如双歧杆菌所利用，促进这类菌群的增加可达到保健作用。

（四）多糖

由10个以上单糖组成的大分子糖为多糖。营养学上具有重要作用的多糖有三种，即糖原(glycogen)、淀粉(starch)和纤维(fiber)。

1. **糖原** 糖原也称动物淀粉，在肝脏和肌肉合成并贮存，是一种含有许多葡萄糖分子和支链的动物多糖。肝脏中贮存的糖原可维持正常的血糖浓度，肌肉中的糖原可提供肌体运动所需要的能量，尤其是高强度和持久运动时的能量需要。其较多的分支可提供较多的酶的作用位点，以便能快速地分解和提供较多的葡萄糖。食物中糖原含量很少，因此它不是有意义的碳水化合物的食物来源。

2. **淀粉** 淀粉是由许多葡萄糖组成的、能被人体消化吸收的植物多糖。淀粉主要贮存在植物细胞中，尤其是根、茎和种子细胞之中。薯类、豆类和谷类含有丰富的淀粉，是人类碳水化合物的主要食物来源，也是最丰富、最廉价的能量营养素。根据其结构可分为直链淀粉(amylose)和支链淀粉(amylopectin)。前者易使食物老化，后者易使食物糊化。其次级水解产物相对含葡萄糖数目较少，称为糊精(dextrin)。

3. **纤维** 纤维是指存在于植物体中不能被人体消化吸收的多糖。纤维中的葡萄糖分子是以β-键连结，人体内的淀粉酶不能破坏这种化学键，因此人体不能消化吸收纤维。但由于其特有的生理作用，营养学上仍将它作为重要的营养素。存在于食物中的各类纤维统称为膳食纤维(dietary fiber)。根据其水溶性不同，一般分为可溶性纤维(soluble fiber)和不溶性纤维(insoluble fiber)。

(1)不溶性纤维：不溶性纤维主要包括纤维素(cellulose)、某些半纤维素(hemicellulose)和木质素(lignin)。

①纤维素：纤维素是植物细胞壁的主要成分，其构成成分和淀粉一样，而葡萄糖分子间的连结不同，纤维素一般不能被肠道微生物分解。

②半纤维素：半纤维素是谷类纤维的主要成分，包括戊聚糖(pentosan)、木聚糖(xylan)、阿拉伯木糖和半乳聚糖(galactosan)以及一类酸性半纤维素如半乳糖醛酸(galacturonic acid)、葡萄糖醛酸(glucuronic acid)等，半纤维素及一些混杂多糖能被肠道微生物丛分解。纤维素和半纤维素在麸皮中含量较多。

③木质素：木质素是植物木质化过程中形成的非碳水化合物，是由苯丙烷单体聚合而成，不能被人体消化吸收。食物中木质素含量较少，主要存在于蔬菜的木质化部分和种子中，如草莓籽，老化的胡萝卜和花茎甘蓝之中。

(2)可溶性纤维：可溶性纤维指既可溶解于水、又可以吸水膨胀并能被大肠中微生物酵解的一类纤维，常存在于植物细胞液和细胞间质中，有以下几类。

①果胶：果胶(pectin)是被甲酯化至一定程度的半乳糖醛酸多聚体(β-1,4-D-galacturonic acid polymers)。果胶通常存在于水果和蔬菜之中，尤其是柑橘类和苹果中含量较多。果胶分解后产生甲醇和果胶酸，这就是过熟或腐烂的水果中及各类果酒中甲醇含量较多的原因。在食品加工中常用果胶作为增稠剂制作果冻、色拉调料、冰淇淋和果酱等。

②树胶和粘胶：树胶(gum)和粘胶(mucilage)是由不同的单糖及其衍生物组成。阿拉伯胶(arabic gum)、瓜拉胶(guar gum)属于这类物质，在食品加工中可作为稳定剂。

有些半纤维素也是可溶的。

二、碳水化合物的功能

（一）体内碳水化合物的功能

人体内碳水化合物有三种存在形式：葡萄糖、糖原和含糖的复合物，其功能与其存在形式有关。

1. **贮存和提供能量** 糖原是肌肉和肝脏内碳水化合物的贮存形式，肝脏约贮存机体内1/3的糖原。一旦机体需要,肝脏中的糖原分解为葡萄糖进入血循环,提供机体尤其是红细胞、脑和神经组织对能量的需要。肌肉中的糖原只供自身的能量需要。体内的糖原贮存只能维持数小时,必须从膳食中不断得到补充。母体内合成的乳糖是乳汁中主要碳水化合物。

2. 是机体的构成成分 碳水化合物同样也是机体重要的构成成分之一,如结缔组织中的粘蛋白、神经组织中的糖脂及细胞膜表面具有信息传递功能的糖蛋白,它们往往都是一些寡糖复合物。另外 DNA 和 RNA 中也含有大量的核糖,在遗传中起着重要的作用。

3. 节约蛋白质作用 当体内碳水化合物供给不足时,机体为了满足自身对葡萄糖的需要,则通过糖原异生作用(gluconeogenesis)产生葡萄糖。

☞ 由于脂肪一般不能转变成葡萄糖,所以主要动用体内蛋白质,甚至是器官中的蛋白质,如肌肉、肝、肾、心脏中的蛋白质,对人体及各器官造成损害。节食减肥的危害性也与此有关。另外,即使不动用机体内蛋白质,而动用食物中消化吸收的蛋白质来转变成能量也是不合理或有害的。

☞ 不吃早餐和不吃主食的危害,就如同将精美的木质门窗拆下来充当普通燃料烧火做饭。

当摄入足够的碳水化合物时,可以防止体内和膳食中的蛋白质转变为葡萄糖,这就是所谓的节约蛋白质作用(sparing protein action)。

4. 抗生酮作用 脂肪在体内彻底被代谢分解需要葡萄糖的协同作用。脂肪酸被分解所产生的乙酰基需与草酰乙酸结合进入三羧酸循环而最终被彻底氧化,产生能量。若碳水化合物不足,草酰乙酸则不足,脂肪酸不能被彻底氧化而产生酮体。尽管肌肉和其它组织可利用酮体产生能量,但过多的酮体则可引起酮血症(ketosis),影响机体的酸碱平衡。而体内充足的碳水化合物就可以起到抗生酮作用(antiketogenesis)。人体每天至少需 50 ~ 100g 碳水化合物才可防止酮血症的产生。

5. 保肝解毒作用 糖原贮备充足时,肝脏对化学毒物,如四氯化碳、酒精、砷等解毒能力较强;对各种细菌感染引起的毒血症也有较强的抗感染作用。因此,保证机体一定量"糖"的供应,特别是在肝胆疾病时,可以在一定程度上保护肝脏免受损害,使肝脏保持正常的解毒功能。

(二)食物碳水化合物的功能

1. 主要的能量营养素 膳食中的碳水化合物是世界上来源最广、使用最多、价格最便宜的能量营养素。1g 碳水化合物可提供约 4.0Kcal(16.7kJ)的能量。

☞ 东方人尤其是中国人传统上以米面为主食,60% 以上的能量来源于碳水化合物。这种膳食结构不仅经济,而且科学,有利于健康。

2. 改变食物的色、香、味、型 利用碳水化合物的各种性质可加工出色、香、味、型各异的多种食品,而食糖的甜味更是食品烹调加工中不可缺少的原料。表 14 - 18 列出了几种食用糖及糖醇的相对甜度。

表 14 - 18 食用糖及糖醇的相对甜度

名 称	相对甜度	名 称	相对甜度
乳 糖	0.2	果 糖	1.2 ~ 1.8
麦芽糖	0.4	山梨醇	0.6
葡萄糖	0.7	甘露醇	0.7
蔗 糖	1.0	木糖醇	0.9

3. 提供膳食纤维 膳食纤维的最好来源是天然的食物,如豆类、谷类、新鲜的水果和蔬菜等。膳食纤维因其重要的生理功能,日渐受到人们的重视。

(1)增强肠道功能、有利粪便排出:大多数纤维素具有促进肠道蠕动和吸水膨胀的特性。一方面可使肠道平滑肌保持健康和张力,另一方面粪便因含水分较多而体积增加和变软,这样非常有利于粪便的排出。反之,肠道蠕动缓慢,粪便少而硬,造成便秘。排便时因便秘而使肠压增加,时间一长,肠道会产生许多小的憩室而患肠憩室病(diverticulosis)和痔疮。据报道西方国家肠憩室病患者高达 50%。

(2)控制体重和减肥:膳食纤维,特别是可溶性纤维可以减缓食物由胃进入肠道的速度和有吸水作用,从而产生饱腹感而减少能量摄入,达到控制体重和减肥的作用。

(3)可降低血糖和血胆固醇:可溶性纤维可减少小肠对糖的吸收,使血糖不致因进食而快速升高,因此也可减少体内胰岛素的释放,而胰岛素可刺激肝脏合成胆固醇,所以胰岛素释放的减少可以使血浆胆固醇水平受到影响。各种纤维因可吸附胆汁酸、脂肪等而使其吸收率下降,也可达到降血脂的作用。另外,可溶性纤维在大肠中被肠道细菌代谢分解产生一些短链脂肪酸,如乙酸、丁酸、丙酸等,这些短链脂肪酸一旦进入肝脏,可减弱肝中胆固醇的合成。

(4)有研究表明,膳食纤维具有预防结肠癌的作用。

☞ 膳食纤维本身没有营养,但缺少膳食纤维就无法获得均衡的营养。

三、碳水化合物的消化吸收

☞ 碳水化合物的消化过程从口腔开始,小肠是碳水化合物分解和吸收的主要场所。

膳食中的碳水化合物在消化道经酶逐步水解为单糖而被吸收。消化过程从口腔开始,食物进入口腔后通过咀嚼促进唾液的分泌,唾液中的淀粉酶可将淀粉水解为短链多糖和麦芽糖。由于食物在口腔停留时间很短,这种水解程度很有限。

食物进入胃后因胃酸的作用淀粉酶失活,但胃酸本身也有一定降解淀粉的作用。

小肠才是碳水化合物分解和吸收的主要场所。胰腺分泌的胰淀粉酶进入小肠,将淀粉等分解为双糖,在小肠粘膜细胞刷状缘上,分别由麦芽糖酶、蔗糖酶和乳糖酶将相应的双糖分解为单糖,并通过主动运输进入小肠细胞,被吸收进血液,运送到肝脏,再进行相应的代谢或运送到其它器官直接被利用。果糖在小肠中的吸收属被动扩散式吸收,其吸收率相对较低,不到葡萄糖和乳糖的一半。在肠道中一些膳食纤维,尤其是可溶性纤维被肠道细菌作用,产生水分、气体和短链脂肪酸,这些短链脂肪酸也可被吸收产生能量。

☞ 很多东方人饮用鲜牛奶后会有胃肠不适反应,实际上是一种对鲜牛奶中的乳糖产生的不耐受性(lactose intolerance)反应,又叫乳糖不耐症。

世界各地都有一部分人有不同程度的乳糖不耐受性,他们不能或只能少量地分解吸收乳糖,而大量的乳糖因未被吸收而进入大肠,在肠道细菌作用下产酸、产气、引起胃肠不适、胀气、痉挛和腹泻等。造成乳糖不耐受原因主要有:①先天性缺少或不能分泌乳糖酶;②某些药物加抗癌药物或肠道感染而使乳糖酶分泌减少;③更多的人是由于年龄增加,乳糖酶水平不断降低,一般自2岁以后到青年时期,乳糖酶水平可降到出生时的5%~10%。

为了克服这种乳糖不耐受性,可选用经发酵的乳制品如酸奶,也有厂家将乳糖经乳糖酶分解后进行销售。

世界上完全没有乳糖不耐受的人仅占30%左右。

四、碳水化合物的供给量及食物来源

表14-19列出了常见食物碳水化合物的含量。

表14-19 常见食物碳水化合物含量(g/100g)

食物名称	含量	食物名称	含量	食物名称	含量	食物名称	含量
粉条	83.6	木耳	35.7	葡萄	9.9	番茄	3.5
粳米(标二)	77.7	鲜枣	28.6	酸奶	9.3	牛乳	3.4
籼米(标一)	77.3	甘薯	23.1	西瓜	7.9	芹菜	3.3
挂面(标准粉)	74.4	香蕉	20.8	杏	7.8	带鱼	3.1
小米	73.5	黄豆	18.6	梨	7.3	白菜	3.1
小麦粉(标粉)	71.5	柿	17.1	花生仁	5.5	鲜贝	2.5
莜麦面	67.8	马铃薯	16.5	南瓜	4.5	猪肉	2.4
玉米	66.7	苹果	12.3	萝卜	4.0	黄瓜	2.4
方便面	60.9	辣椒	11.0	鲫鱼	3.8	冬瓜	1.9
小豆	55.7	桃	10.9	豆腐	3.8	鸡蛋	1.5
绿豆	55.6	橙	10.5	茄子	3.6	鸡肉	1.3

除了温饱问题还未解决的地区,人们为了达到碳水化合物的营养平衡应注意:①总能量包括碳水化合物的摄入不能过多,由于肝脏可利用碳水化合物合成脂肪和胆固醇等,过多的能量和碳水化合物的摄入可引起肥胖和血脂升高;②防止碳水化合物占总能量摄入的比例较低、脂肪占总能量比例较高,在碳水化合物中防止精制糖的摄入逐渐增加,如美国碳水化合物摄入仅占总能量的50%以下,精制糖却占碳水化合物总量的50%,儿童因过多摄入精制糖造成龋齿发病率较高也是西方国家一大问题。

中国营养机构推荐我国居民的碳水化合物的膳食供给量占总能量的55% ~65%较为适宜。目前许多营养学家认为:为了长期维持人体健康,碳水化合物摄入应占总能量的55% ~60%,其中精制糖占总能量10%以下。美国FDA提倡每人每天摄入纤维25g,或每天按11.5g/Kcal摄入较为合适。

膳食中淀粉的来源主要是粮谷类和薯类食物。粮谷类一般含碳水化合物60% ~80%,薯类中含量为15% ~29%,豆类中为40% ~60%。单糖和双糖的来源主要是蔗糖、糖果、甜食、糕点、甜味水果、含糖饮料和蜂蜜等。

第五节　矿 物 质

一、概述

☞　矿物质,亦称无机盐或灰分。矿物质又分为常量元素(体内含量较多,>5克,且每日膳食需要量都在100毫克以上)和微量元素两类。

☞　常量元素有钙、磷、钾、钠、镁、氯和硫等。

☞　微量元素有铁、锌、硒、碘、铜、锰、铬、氟、钼、钴、硅、镍、硼、钒、铅、镉、汞、砷、铝、锡和锂等。

人体组织中含有自然界各种元素(elements),其元素的种类和含量与其生存的地理环境表层元素的组成及膳食摄入量有关。研究发现,人体内约有20余种元素为构成人体组织、机体代谢、维持生理功能所必需。在这些元素中,除了碳、氢、氧和氮组成有机化合物,如碳水化合物、脂肪、蛋白质、维生素等,其余的元素均称为**矿物质**(mineral),**亦称无机盐或灰分。矿物质又分为常量元素(体内含量较多,>5克,且每日膳食需要量都在100毫克以上)和微量元素两类。**常量元素有钙、磷、钾、钠、镁、氯和硫等;1995年FAO/WHO将在微量元素中的铁、锌、硒、碘、氟、铜、锰、铬、钼和钴10种元素列为维持正常人体生命活动不可缺少的必需微量元素,将硅、镍、硼和钒列为可能必需微量元素,而将铅、镉、汞、砷、铝、锡和锂列为具有潜在毒性,但低剂量可能具有功能作用的微量元素。

1998年,中国营养学会专家委员会确定膳食营养素参考摄入量(DRIs)的微量元素种类为铁、锌、硒、碘、铜、锰、铬、氟、钼共九种。

(一)矿物质的特点

1. 矿物质在体内不能合成,必须从食物和饮水中摄取。摄入体内的矿物质经机体新陈代谢,每天都有一定量随粪、尿、汗、头发、指甲及皮肤粘膜脱落而排出体外,因此,矿物质必须不断地从膳食中供给。

2. 矿物质在体内分布极不均匀,如钙和磷主要分布在骨骼和牙齿,铁分布在红细胞,碘集中在甲状腺,钴分布在造血系统,锌分布在肌肉组织等。

3. 矿物质相互之间存在协同或拮抗作用,如膳食中钙和磷比例不合适,可影响该两种元素的吸收;过量的镁干扰钙的代谢;过量的锌影响铜的代谢;过量的铜可抑制铁的吸收。

4. 某些微量元素在体内虽需要量很少,但其生理剂量与中毒剂量范围较窄,摄入过多易产生毒性作用,如硒易因摄入过量引起中毒,对硒的强化应注意不宜用量过大。

(二)矿物质的生理功能

1. **构成人体组织的重要成分**　如钙、磷、镁为组成骨骼、牙齿的成分,铁为血红蛋白的组成成分等。

2. **调节细胞膜的通透性**　矿物质可调节细胞膜的通透性,以保持细胞内外液中酸性和碱性无机离子的浓度,维持细胞正常的渗透压和体内的酸碱平衡。

3. **维持神经和肌肉的兴奋性**　钙为正常神经冲动传递所必需的元素,钙、镁、钾对肌肉的收缩和舒张均具有重要的调节作用。

4. **组成激素、维生素、蛋白质和多种酶类的成分**　如谷胱甘肽过氧化物酶中含硒和锌,细胞色素氧化酶中含铁,甲状腺素中含碘,维生素B_{12}中含钴等。

(三)矿物质缺乏

☞　我国人群中比较容易缺乏的矿物质主要是钙、锌、铁、碘、硒等。

由于各种矿物质在食物中的分布及人体对其吸收、利用和需要的不同,在我国人群中比较容易缺乏的矿物质主要是钙、锌、铁、碘、硒等。现在碘缺乏病的发生率已通过全国食盐加碘强化工程而明显降低,但人群中对钙、铁、锌、硒等矿物质的摄入仍普遍不足。长期某些矿物质摄入不足可引起亚临床缺乏症状,甚至缺乏病,如儿童生长发育迟缓、缺铁性贫血、骨质疏松、克山病等。

矿物质缺乏的主要因素：

1. 地球环境中各种元素的分布不平衡，如某些地区表层土壤中缺少一种或几种元素，人群因长期摄入在缺乏某种矿物质的土壤上生长的食物而引起该种矿物质的缺乏。

2. 食物中含有天然存在的矿物质拮抗物，如有些植物因含较多草酸盐和植酸盐而影响某些矿物质的吸收。

3. 食物加工过程中造成矿物质的损失，如粮谷表层富含的矿物质常因碾磨过于精细而丢失，蔬菜浸泡于水中或蔬菜水煮后把水倒掉，均可损失大量水溶性矿物质。

4. 摄入量不足或不良饮食习惯，挑食、摄入食物品种单调等可使矿物质缺乏，如缺少肉、禽、鱼类的摄入会引起锌和铁的缺乏，乳制品或绿叶蔬菜摄入量不足可引起钙的缺乏。

5. 生理上有特殊营养需求的人群，如儿童、青少年、孕妇、乳母、老年人对营养的需要不同于普通人群，较易引起钙、锌、铁等矿物质的缺乏。

☞ （以下为常量元素）

二、钙

☞ 钙(calcium)是人体含量最多的常量(无机)元素，正常成人体内含钙总量约为1200g，相当于体重的2%。

人体内约99%的钙集中在骨骼和牙齿中，主要以羟磷灰石[$Ca_{10}(PO_4)_6(OH)_2$]形式存在；其余1%的钙，一部分与柠檬酸螯合或蛋白质结合，另一部分则以离子状态分布于软组织、细胞外液和血液中，统称为混溶钙池(miscible calcium pool)。混溶钙池的钙与骨骼钙保持着动态平衡，为维持体内所有的细胞正常生理状态所必需。

机体具有调控钙浓度恒定的机制，主要通过内分泌系统的甲状旁腺激素和降钙素两种多肽激素及甾固醇激素1,25-$(OH)_2$-D_3相互作用调节钙平衡，当钙摄入严重不足或机体钙发生异常丢失时，可通过调节机制使骨脱矿化以保持人体血钙的相对稳定(图14-20)。

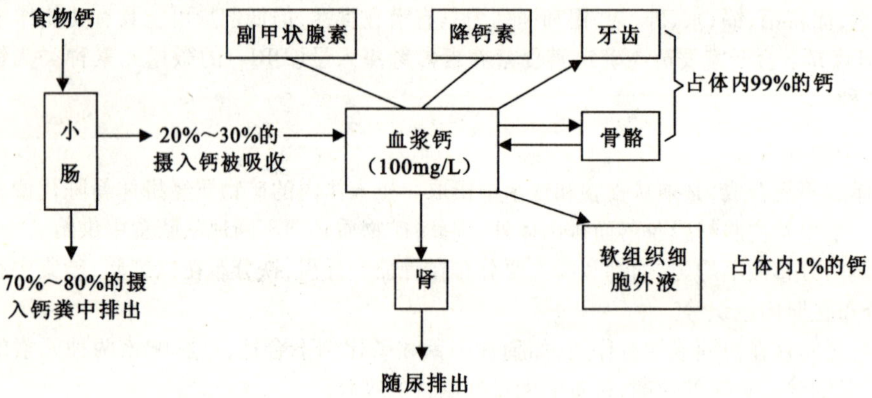

图14-20　钙的代谢

人体血液中的总钙浓度比较恒定，为2.25～2.75mmol/L，有三种钙的存在形式，其中46.0%为蛋白结合钙(81%为白蛋白结合钙，19%为球蛋白结合钙)，6.5%为复合钙，即与柠檬酸或无机酸结合的钙盐，其余47.5%为离子化钙。血浆中离子化钙是生理活性的形式，正常浓度为0.94～1.33mmol/L，这部分的钙与骨骼钙维持着动态平衡，对维持体内细胞正常生理状态，调节神经肌肉兴奋性具有重要的作用。

(一)钙的生理功能

1. **构成骨骼和牙齿的成分**　体内的钙主要分布在骨骼和牙齿，并与混溶钙池保持着相对的动态平衡，骨骼中的钙不断地从破骨细胞中释放进入混溶钙池，混溶钙池的钙又不断地沉积于成骨细胞中，由此使骨骼不断更新。

☞ 幼儿的骨骼每1～2年更新一次，以后其更新速度随年龄的增长而减慢，成年人10～12年更新一次。

☞ 40～50岁以后骨吸收大于骨生成，骨组织中钙量逐渐减少，约每年下降0.7%。

☞ 妇女停经后因雌激素水平下降，骨组织中钙量明显降低，易引起更年期骨质疏松症。

2. **促进体内酶的活性**　钙离子对许多参与细胞代谢的酶具有重要的调节作用，如腺苷酸环化酶、鸟苷酸环化酶、磷酸二酯酶、酪氨酸羟化酶等。

3. **维持神经和肌肉的活动**　钙离子可与细胞膜的蛋白和各种阴离子基团结合，具有调节细胞受体结合、离子通道通透性及神经信号传递物质释放等作用，从而维持神经肌肉的正常生理功能，包括神经肌肉的兴奋性、神经冲动的传导和心脏的搏动等。

4. 其他功能 钙还参与血液凝固、激素分泌、维持体液酸碱平衡以及调节细胞正常生理功能等作用。

(二)钙的吸收与代谢

1. 吸收 钙的吸收主要在小肠上端，是以需要能量的主动转运吸收为主，钙浓度高时也可通过被动扩散而吸收。在主动转运钙的过程中，维生素 D 的活性代谢产物 $1,25-(OH)_2-D_3$ 通过促进钙结合蛋白合成和激活钙的 ATP 酶调节钙的吸收。通常膳食中约 20% ~30% 的钙由肠道吸收进入血液，机体根据需要调节钙的主动吸收，当膳食钙不足或机体对钙的需要增加时，如青春发育期、孕妇和乳母期，肠道对钙的吸收最为活跃，其吸收率可达 40% 以上。钙的吸收率取决于维生素 D 的摄入量及受太阳紫外线的照射量，同时也受膳食中钙含量及年龄的影响，膳食中钙含量高，其吸收率相对下降，并随年龄增长吸收率降低。

☞ 婴儿的钙吸收率大于 50%，儿童约为 40%，成年人为 20%，老年人仅为 15% 左右。

(1)影响肠内钙吸收的主要因素：粮食、蔬菜等植物性食物中含有较多的草酸、植酸、磷酸，均可与钙形成难溶的盐类，阻碍钙的吸收；膳食纤维中的糖醛酸残基可与钙结合，以及未被消化的脂肪酸与钙形成钙皂均影响钙的吸收；此外，一些碱性药物，如苏打、黄连素、四环素等也影响钙的吸收。

(2)促进肠内钙吸收的因素：维生素 D 可促进小肠对钙的吸收；某些氨基酸如赖氨酸、色氨酸、组氨酸、精氨酸、亮氨酸等可与钙形成可溶性钙盐而促进钙的吸收；乳糖经肠道菌发酵产酸，降低肠内 PH，与钙形成乳酸钙复合物可增强钙的吸收；一些抗生素如青霉素、氯霉素、新霉素有利钙的吸收。

2. 排泄和储存 营养状况良好时，每天进出体内的钙大致相等，处于平衡状态。体内钙大部分通过肠粘膜上皮细胞的脱落及消化液的分泌排入肠道，其中一部分被重吸收，其余由粪便排出。正常膳食时，钙在尿中的排出量较为恒定，约为摄入量的 20% 左右。

☞ 蛋白质的摄入与尿钙量呈正相关，增加蛋白质的摄入可使尿钙排出增加，故长期摄入高蛋白膳食可能导致钙的负平衡。

但是磷摄入增加可降低尿钙排出，当摄入磷 1g 时，尿钙排出量为 180mg，当摄入磷 2.5g 时，尿钙排出量降至 107mg。钙也可从汗中排出，高温作业者汗中排出钙可占总排出钙的 30%。乳母通过乳汁每日约排出 150 ~ 300mg 钙。补液、酸中毒及甲状腺素和肾上腺皮质激素等均可使钙排出增加。

☞ 钙的储存量与膳食钙摄入量呈正相关。

正常情况下机体根据需要，通过甲状旁腺激素、降钙素和 $1,25-(OH)_2-D_3$ 相互作用调节体内钙的吸收、排泄与储存，以维持内环境钙的稳定。

☞ 高钠摄入时可降低骨骼中钙的储存。

(三)钙的缺乏与过量

我国人群中钙的缺乏比较普遍，钙摄入量仅为推荐摄入量(recommended nutrient intake, RNI)的 50% 以下。长期缺乏钙和维生素 D 可导致儿童生长发育迟缓，骨软化、骨骼变形，严重缺乏者可导致佝偻病；中老年人易患骨质疏松症；钙的缺乏者易患龋齿，影响牙齿质量。

☞ 补钙固然重要，但钙的摄入要适量。钙摄入过量会导致：

1. 肾结石 钙摄入量增多，与肾结石患病率增加有直接关系。肾结石病多见于西方社会居民，美国人约 12% 的人患有肾结石，可能与钙摄入过多有关。

2. 奶碱综合征 奶碱综合征的典型症候群包括高血钙症(hypercalcemia)、碱中毒(alkalosis)和肾功能障碍(renal dysfunction)。但症状表现可有很大差异。其严重程度决定于钙和碱摄入量的多少和持续时间。急性发作者呈现为高血钙和碱中毒的毒血症，在钙和碱摄入后发展很快(2 ~30 天之内)，碳酸钙持续摄入量为 20 ~60g/d，临床特征是易兴奋、头疼、眩晕、恶心和呕吐，虚弱、肌痛和冷漠，如再继续摄入钙和碱，则神经系统症状加重(记忆丧失、嗜睡和昏迷)。

3. 钙和其他矿物质之间存在着相互干扰作用 高钙摄入能影响这些必需矿物质的生物利用率。

(1)铁：钙可明显抑制铁的吸收，并存在剂量—反应关系，只要增加过量的钙，就会对膳食铁的吸收产生很大的抑制作用。

(2)锌：一些代谢显示，高钙膳食对锌的吸收率和锌平衡有影响。钙与锌相互有拮抗作用。

(3)镁：有报告提出，膳食的钙/镁克分子比大于 3.5(mg 比大于 5)，会导致镁缺乏。试验表明，高钙摄入时，镁吸收低，而尿镁显著增加。

(4)磷：已知醋酸钙和碳酸钙在肠腔中是有效的磷结合剂，高钙可减少膳食中磷的吸收，但尚未见有高钙引起磷耗竭或影响磷营养状况的证据。

(四)钙的供给量及食物来源

针对我国居民钙的摄入量不足状况，如城市居民平均每日钙的摄入量仅为供给量的45.7%，农村为37.7%，以及考虑我国膳食以谷类食物为主，蔬菜摄入较多，而植物性食物中含有较多草酸、植酸、膳食纤维等影响钙吸收的成分，2000年中国营养学会修订成人钙的适宜摄入量(adequate intake，AI)为800mg/d。并根据不同生理条件，对婴幼儿、儿童、孕妇、乳母、老人均适当增加钙的供给量，其适宜摄入量，见表14－21。钙的无明显损害水平(non－observed adverse effect level，NOAEL)为1500mg/d，可耐受最高摄入量(tolerableupper intake level，UL)为2000mg/d。

表14－21 不同人群钙的适宜摄入量(AI) (mg/d)

年龄	钙	年龄	钙
0～	300	18～	800
0.5～	400	50～	1000
1～	600	孕妇:	
4～	800	早期	800
7～	800	中期	1000
11～	1000	晚期	1200
14～	1000	乳母	1200

奶和奶制品含钙丰富且吸收率高，是钙的良好来源。小虾皮、海带、豆类、芝麻酱和绿色蔬菜等含钙也较丰富。含钙较多的食物，见表14－22。

表14－22 含钙丰富的食物(mg/100g)

食物	含量	食物	含量	食物	含量
虾皮	991	苜蓿	713	酸枣棘	435
虾米	555	荠菜	294	花生仁	284
河虾	325	雪里蕻	230	紫菜	264
泥鳅	299	苋菜	187	海带(湿)	241
红螺	539	乌塌菜	186	黑木耳	247
河蚌	306	油菜苔	156	全脂牛乳粉	676
鲜海参	285	黑芝麻	780	酸奶	118

三、磷

磷(phosphorus)是人体含量较多的元素之一，成人体内磷含量约为650g，占体重的1%左右。磷是机体所含重要的无机元素之一，它是细胞膜和核酸的组成成分，也是骨骼的必需构成物质。体内的磷约有85%～90%以羟磷灰石形式存在于骨骼和牙齿中，其余10%～15%与蛋白质、脂肪、糖及其他有机物结合，分布在细胞膜、骨骼肌、皮肤、神经组织及体液中。在细胞膜和软组织中的磷大部分以有机磷酯形式存在，少部分为磷蛋白和磷脂等形式，而骨骼中的磷主要为无机磷酸盐。动物性食物和植物性食物中均含有丰富的磷，如牛奶中含有磷蛋白和酪蛋白。

☞ 一般食物中蛋白质摄入能满足机体需要就能获得足够的磷，合理的膳食中磷含量往往超过人体的需要，不易引起缺乏。正常人血清中无机磷总量为0.87～1.45mmol/L，儿童为1.45～2.78mmol/L。

(一)磷的生理功能

1. 构成骨骼和牙齿的重要成分 磷为骨和牙齿的形成及维持所必需，例如在骨的形成过程中2g钙需要1g磷。

2. 参与能量代谢 碳水化合物，如葡萄糖是以磷酰化合物的形式被小肠粘膜吸收；葡萄糖－6－磷酸酯和丙糖磷酸酯是葡萄糖能量代谢的重要中间产物；磷酸化合物如三磷酸腺苷(ATP)等是代谢过程中作为储存、转移、释放能量的物质。

3. **构成生命物质成分** 磷是核糖核酸(RNA)和脱氧核糖核酸(DNA)的组成成分。磷脂为构成所有细胞膜所必需的成分,并参与脂肪和脂肪酸的分解代谢。

4. **酶的重要成分** 磷是体内很多酶的辅酶或辅基的组成成分,如焦磷酸硫胺素、磷酸吡哆醛、辅酶Ⅰ和辅酶Ⅱ等。

5. **调节酸碱平衡** 磷酸盐可与氢离子结合为磷酸氢二钠和磷酸二氢钠,并从尿中排出,从而调节体液的酸碱平衡。

(二)磷的吸收与代谢

1. **吸收** 从膳食摄入的磷70%在小肠吸收。食物中的磷大部分是磷酸酯化合物,必须分解为游离的磷,然后以无机磷酸盐的形式被吸收。正常膳食中磷吸收率为60%~70%,牛奶喂养的婴儿对磷的吸收率为65%~75%,母乳喂养者大于85%,低磷膳食其吸收率高达90%;维生素D可促进磷的吸收;合理的钙磷比例有利于磷的吸收。钙、镁、铁、铝等金属离子及植酸可与磷酸形成难溶性盐类而影响磷的吸收。正常细胞外液的磷浓度随年龄增高而减少,例如每100ml细胞外液磷含量分别为:早产儿6.9mg、新生儿6.1mg、儿童4.6mg、成人3.5mg。

2. **排泄** 血浆中的无机磷酸盐主要经肾小球过滤从肾脏排出。当血中磷浓度降低时,肾小管对磷的吸收增加,当磷的浓度升高时,肾小管排出的磷较多。机体主要通过甲状旁腺素抑制肾小管对磷的吸收和排泄,调节血中磷浓度以维持体内磷的平衡。

(三)磷的缺乏与过量

☞ 几乎所有的食物均含有磷,所以磷缺乏较少见。

临床所见磷缺乏的病人多为长期使用大量抗酸药或禁食者。过量的磷酸盐可引起低血钙症,导致神经兴奋性增强,手足抽搐和惊厥。

(四)磷的供给量及食物来源

动物性食物和植物性食物中均含丰富的磷,当膳食中能量与蛋白质供给充足时不会引起磷的缺乏。成人磷的AI为700mg/d,考虑妊娠期因机体对磷的吸收增加及哺乳期无需增加磷的摄入量,所以孕妇和哺乳期妇女磷的AI也均定为700mg/d。磷的UL(可耐受最高摄入量)为3500mg/d。

磷在食物中分布广泛,瘦肉、禽、蛋、鱼、坚果、海带、紫菜、油料种子、豆类等均是磷的良好来源。谷类食物中的磷主要以植酸磷形式存在,其与钙结合不易吸收。

四、钾

☞ 正常人体内钾总量约为50mmol/kg。

☞ 体内钾70%存在于肌肉中,10%在皮肤中,其余在红细胞、脑髓和内脏中,骨骼中较少。

细胞内钾含量比细胞外高(细胞内的量约占总量的98%),一部分与蛋白质结合,一部分与糖、磷酸盐结合。细胞内外钾不断交换,约15小时达到平衡。

钾在体内的含量仅次于硫,占人体总量的0.2%。成人体内约含140~150g钾,每公斤去脂体重约含2.65g钾,大部分在细胞内液。

(一)钾的吸收和代谢

饮食中的钾大多在肠道通过扩散作用而被动吸收,小部分则是通过毛细血管壁逆浓度梯度主动耗能吸收。

☞ 细胞内外的钾平衡缓慢。

钾在肾小管通过钠、钾交换机制经尿液排泄,仅有少量钾通过粪便排出。人体摄入过量钾时,即可出现保护性呕吐反应以阻止其迅速吸收,已进入的钾从尿中排出,故一般健康人不会有钾摄入过多而引起中毒的危险。但肾功能衰竭、酸中毒、创伤、缺氧、机体过度分解状态,以及不适当补钾时可发生高血钾。即使每天无钾摄入,每天自尿排出钾约2g。因此对于不能进食或服用利尿剂的患者,必须注意给以补钾,以免发生低血钾。

(二)钾的生理功能

1. **维持心肌功能** 钾对心肌营养甚为重要。它协同钙和镁维持心脏正常功能。维持心肌自律性、传导性和兴奋性。

2. **参与新陈代谢** 细胞新陈代谢要有钾参与葡萄糖合成糖原,氨基酸合成肌蛋白,腺苷二磷酸变成腺苷三磷酸。

3. 维持渗透压 由于钾主要存在于细胞内,因此钾在细胞内渗透压的维持中起主要作用。细胞内钾与细胞外钠互相作用,互相制约,维持细胞内外钾、钠离子一定比例,是维持相对恒定渗透压的重要因素。

4. 维持神经肌肉正常功能 钾能激活肌肉纤维收缩,引起神经突触释放神经递质,维持神经肌肉的正常生理功能。

5. 维持细胞内外正常的酸碱平衡和降血压 钾代谢紊乱时,可影响细胞内外酸碱平衡。当细胞失钾时,细胞外液中钠与氢离子可进入细胞内,引起细胞内酸中毒和细胞外碱中毒,反之,细胞外钾离子内移,氢离子外移,可引起细胞内碱中毒和细胞外酸中毒。当未出现钾代谢紊乱时,钾可保持体内适当碱性,有助于皮肤健康,维持酸碱平衡。钾通过利尿、扩血管等以改善水、钠滞留,使血压下降。临床应用证明,低钠高钾的食品具有治疗和预防高血压的作用。

(三)钾的缺乏与过量

☞ 注意高钾血症和低钾血症。

人体内钾总量减少可引起钾缺乏症,可在神经肌肉、消化、心血管、泌尿、中枢神经等系统发生功能性或病理性改变。摄入量不足或丢失过多等原因,可引起血钾降低,当低到3.5mmol/L时,可出现倦怠、精神萎靡、烦躁不安;低至2.7mmol/L时,可发生心律不齐、腹胀、循环衰竭,甚至死亡。

体内缺钾的常见原因是摄入不足或损失过多。正常进食的人一般不易发生摄入不足,但由于疾病或其他原因需长期禁食或少食,而静脉补液内少钾或无钾时,易发生摄入不足。损失过多的原因比较多,可经消化道损失,如频繁的呕吐、腹泻、胃肠引流、长期用缓泻剂或轻泻剂等;经肾损失,如各种以肾小管功能障碍为主的肾脏疾病,可使钾从尿中大量丢失;经汗丢失,见于高温作业或重体力劳动者,因大量出汗而使钾大量丢失。

体内钾过多,血钾浓度高于5.5mmol/L时,可出现毒性反应,称高钾血症。钾过多可使细胞外K^+上升,心肌自律性、传导性和兴奋性受抑制。主要表现在神经肌肉和心血管方面。神经肌肉表现为极度疲乏软弱,四肢无力,下肢沉重。心血管系统可见心率缓慢,心音减弱。

(四)钾的供给量及食物来源

中国居民膳食钾适宜摄入量,成人为2g/d,孕妇、乳母为2.5g/d。

☞ 大部分食物都含有钾,但蔬菜和水果是钾最好的来源。

每100g谷类中含钾100~200mg,豆类中600~800mg,蔬菜和水果中200~500mg,肉类中含量约为150~300mg,鱼类中200~300mg。每100g食物含量高于800mg以上的食物有紫菜、黄豆、冬菇、赤豆等。(表14-23)

表14-23 常见食物中钾含量(mg/100g)

食物名称	含量	食物名称	含量	食物名称	含量
紫菜	1796	小米	284	标二稻米	171
黄豆	1503	牛肉(瘦)	284	橙	159
冬菇	1155	带鱼	280	芹菜	154
赤豆	860	黄鳝	278	柑	154
绿豆	787	鲸鱼	277	柿	151
黑木耳	757	玉米(白)	262	南瓜	145
花生仁	587	鸡	251	茄子	142
枣(干)	524	韭菜	247	豆腐干	140
毛豆	478	猪肝	235	甘薯	130
扁豆	439	羊肉(肥瘦)	232	苹果	119
羊肉(瘦)	403	海虾	228	丝瓜	115
枣(鲜)	375	杏	226	牛乳	109
马铃薯	342	大白菜	137	葡萄	104
鲤鱼	334	油菜	210	黄瓜	102
河虾	329	豆角	207	鸡蛋	98
牛肉(肥瘦)	211	芹菜(茎)	206	梨	97
鲳鱼	328	猪肉	204	粳米(标二)	78
青鱼	325	胡萝卜	193	冬瓜	78
猪肉(瘦)	295	标准粉	190	猪肉(肥)	23

五、钠

☞ 钠是人体必需的宏量元素之一，是机体中除钾以外的另一个重要电解质。

（一）钠的人体含量及分布

一般情况下，成人体内钠含量约为6200～6900毫克，其中70%在骨骼及细胞外液，需要时可以从骨骼和结缔组织动员移出。**人体钠主要来源于食物。**

（二）钠的吸收代谢

☞ 食盐（氯化钠）中的钠作为调味品，随食物经胃在小肠上部吸收，吸收率极高，几乎可全部被吸收。

钠通过血液运输到汗液、胃液、胰液、胆汁中。汗液中的钠排出体外，每天从粪便中排出的钠不到10mg，钠主要从肾脏排出，一般成人处于较凉爽的环境，每日随尿排出100～140mmol。汗液和粪便均可排出少量的钠。肾脏主要通过肾上腺皮质激素调节钠的代谢。醛固酮缺乏，调节机能紊乱，尿中钠排出量增加，可使血钠降低。

（三）钠的缺乏与过量

人体钠一般不易缺乏，但在某些情况下会使钠过量排出、丢失，如：进食、膳食钠限制过严、高温、过量出汗等都可造成体内钠含量降低。

造成低钠的其他原因还有：①摄入减少及吸收失常，如呕吐、腹泻、饥饿、吸收不良等；②分泌增加，如大面积烧伤，钠可从皮肤丢失；③排出增加，利尿剂、急慢性肾功能衰竭；④水摄入减少，失水、脱水；⑤水排出增加，尿崩症。

上述情况造成水、钠进少出多，如不能及时弥补可致钠缺乏。缺钠时可出现食欲不振、恶心、倦怠、头痛、眩晕、心率加快、脉息弱、血压降低、肌肉无力或痉挛，严重缺钠可导致虚脱、呼吸衰竭。

钠摄入主要以食盐的形式摄入，过量可引起水肿，食盐摄入过多也是诱发高血压的重要原因之一，要把每天的食盐摄入量限制在6克以下。高钠血症一般是病理因素造成，体内电解质紊乱所致，严重者也可危及生命。

（四）钠的生理功能

1. 调节和维持体内水量的恒定 钠主要存在细胞外液，构成细胞外液渗透压。体内水量恒定，主要靠钠的调节，钠多则水量增加，钠少则水量减少。所以，摄入过多的食盐，易发生水肿。

2. 维持酸碱平衡 钠在肾脏重吸收后与氢离子交换，以排出体内酸性代谢产物，保持体液酸碱度恒定。

3. 维持血压正常 钠调节细胞外液容量，维持血压正常。细胞外液钠浓度持续变化，对血压有很大影响。膳食中钠过多，钾过少，钠钾比值偏高，血压升高。人体可交换钠增加使动脉压升高。出现血压升高的年龄越轻，预后越差。

4. 加强神经肌肉的兴奋性 钠、钾、钙、镁等离子浓度平衡，维持神经肌肉应激性，钠能加强神经肌肉的兴奋性。缺钠时可出现食欲不振、恶心、倦怠、头痛、眩晕、心率快、血压降低、肌肉无力或痉挛。严重缺钠可导致呼吸衰竭、虚脱。

（五）钠的供给量及食物来源

☞ 每日膳食除食盐外，味精等调味品也含钠。水质含钠高的地区的饮食与酒也是膳食中钠的来源。

根据中国成年人食盐平衡试验，每人每天约为10g，故食盐供给量以<6g为宜（包括膳食中酱油、咸菜、腐乳等食物中所含的食盐），有高血压症状的患者宜控制在3g左右。

钠普遍存在于各种食物中，一般动物性食物钠含量高于植物性食物，但人体钠来源主要为食盐（钠），以及加工、制备食物过程中加入的钠或含钠的复合物（如谷氨酸、小苏打即碳酸氢钠等），酱油、盐渍或腌制肉或烟熏食品、酱咸菜类、发酵豆制品、咸味休闲食品等。

六、镁

镁是人体细胞内仅次于钾的阳离子元素，正常成人总镁量约25g，是必需常量元素中含量最少的，其中60%～65%在骨、齿，27%分布于软组织，6%～7%分布于其他细胞。分布于细胞外液者不到镁总量的1%。

（一）镁的代谢、吸收、排泄

食物中的镁主要在空肠、回肠吸收，吸收率一般为30%，可通过被动扩散和耗能的主动吸收两种机制吸收。其吸收量与摄入量有关。含镁低的膳食吸收率可达76%，而含镁多者吸收率约为40%。有报道增高膳食中的镁，可使钙吸收减少；增加钙摄入并未显著影响镁吸收。也有报道摄入过多磷可减少镁的吸收。其他如氨基酸、乳糖有利于镁吸收；而草酸、植酸过多，影响吸收。高热量、低镁或高钙膳食可导致镁的缺乏。

健康成人镁大量从胆汁、胰液和肠液分泌到肠道，其中60%～70%随粪便排出，少量保留在新生组织中，有些在汗液或脱落的皮肤中丢失，其余从尿排出。肾是排镁的主要器官，每天排量约50～120mg（约为摄入量的1/3～1/2）。

（二）镁的生理功能

1. 镁是多种酶的激活剂 Mg－ATP是蛋白激酶催化多种酶蛋白磷酸化的必需底物。镁所激活的酶如丙酮酸脱氢酶、己糖激酶、胆碱酯酶等涉及的生化反应和生理功能广泛，如氨基酸活化，蛋白质合成，脂肪酸合成，葡萄糖及其酵解产物的磷酸化等，对能量和物质代谢有十分重要意义。镁离子浓度降低，可阻止脱氧核糖核酸的合成和细胞生长，蛋白质的合成与利用减少，血浆白蛋白和免疫球蛋白含量降低。

2. 镁与神经肌肉活动、内分泌调节作用密切相关 镁是细胞第二信使cAMP生成过程的调节因子之一，如心脏的自动节律可能取决于细胞内镁离子，如神经递质与受体结合，受体与腺苷酸环化酶偶联，G蛋白与腺苷酸环化酶活化，蛋白质受Mg－ATP磷酸化，各种类型的钾离子通道调节，钙离子通道磷酸化激活，钙离子通道失活，维持细胞内钙离子静止水平机制与适当活性等均与镁离子有关。

3. 镁是细胞内液主要阳离子 镁与钙、钠、钾一起，和相应的负离子协同，维持体内酸碱平衡和神经肌肉的应激性。镁与钙相互制约保持神经肌肉兴奋与抑制平衡。血清镁浓度下降，镁钙失去平衡，则出现易激动，心率不齐，神经肌肉兴奋性极度增强，幼儿可发生癫痫、惊厥。

4. 镁是心血管保护因子 镁为维护心脏正常功能所必需，可以预防高胆固醇所引起冠状动脉硬化；缺镁易发生血管硬化，心肌损害。补充镁盐可减少心肌梗死的死亡率，因增高血清镁浓度可使冠状血管与周围血管舒张。

5. 维持骨细胞结构和功能 各种食物中含有丰富的镁，一般不会发生镁缺乏。但长期慢性腹泻、厌食、呕吐，输注无镁的静脉营养液，透析失镁，糖尿病酮症，甲状腺机能亢进，肝硬化，低血钾，高血钙，肾小管酸中毒及使用某些激素、药物等吸收障碍或排出增多情况下可出现镁缺乏。镁缺乏的表现主要在神经系统和心血管系统两方面。常见为肌肉震颤，手足抽搐，共济失调，谵妄，昏迷以及心律不齐，血压升高等。适当的补充镁可予纠正。肾衰少尿，代谢性酸中毒等情况下静脉输注或口服抗酸镁制剂等则可能发生镁中毒，出现血压下降，恶心呕吐，精神改变，呼吸减弱，昏迷，甚至心跳停止。输注钙可对抗镁的毒性。

（三）镁的缺乏与过量

引起镁缺乏的原因很多，主要有：镁摄入不足、吸收障碍、丢失过多以及多种临床疾病等。镁缺乏可致血清钙下降，神经肌肉兴奋性亢进；对血管功能可能有潜在的影响，低镁血症患者可有房室性早搏、房颤以及室速与室颤，半数有血压升高；镁对骨矿物质的内稳态有重要作用，镁缺乏可能是绝经后骨质疏松症的一种危险因素；镁耗竭可以导致胰岛素抵抗。

在正常情况下，肠、肾及甲状旁腺等能调解镁代谢，一般不易发生镁中毒。用镁盐抗酸、导泻、利胆、抗惊厥或治疗高血压脑病，亦不至于发生镁中毒。只有在肾功能不全者、糖尿病酮症的早期、肾上腺皮质功能不全、粘液水肿、骨髓瘤、草酸中毒、肺部疾患及关节炎等发生血镁升高时方可见镁中毒。

最初发现镁摄入过量的临床表现是腹泻。腹泻是评价镁毒性的敏感指标。过量镁摄入，血清镁在1.5～2.5mmol/L时，常伴有恶心、胃肠痉挛等胃肠道反应；当血清镁增高到2.5～3.5mmol/L时则出现嗜睡、肌无力、膝腱反射弱、肌麻痹；当血清镁增至5mmol/L时，深腱反射消失；血清镁超过5mmol/L时可发生随意肌或呼吸肌麻痹；血清镁7.5mmol/L或更高时可发生心脏完全传导阻滞或心搏停止。

（四）镁的供给量及食物来源

中国镁推荐值AI为：成人350mg/d。患有急慢性肾脏病，肠功能紊乱，吸收不良综合征，长期服泻药、利尿药或避孕药，以及甲状旁腺手术后，都应增加供给量以防镁缺乏。

镁虽然普遍存在于食物，但食物中的镁含量差别甚大。由于叶绿素是镁卟啉的螯合物，所以绿叶蔬菜是富含镁的。食物中诸如糙粮、坚果也含有丰富的镁，而肉类、淀粉类食物及牛奶中的镁含量属中等。常见含镁较丰富的食物，见表14－24。

除了食物之外，从饮水中也可以获得少量镁。但饮水中镁的含量差异很大。如硬水中含有较高的镁盐，软水中含量相对较低。因此水中镁的摄入量难以估计。

表 14－24　常见含镁较丰富的食物(mg/100g)

食物名称	含量	食物名称	含量	食物名称	含量
牛奶	104	豌豆(干)	67	蚌肉	190
干酪	799	花生仁	284	大豆	191
蛋黄	112	芥菜	294	豆腐	164
大米	13	苜蓿	713	黑豆	224
标准粉	31	油菜	108	青豆	200
猪肉(瘦)	6	海带(干)	348	雪里蕻	230
牛肉(瘦)	9	紫菜	264	苋菜	178
羊肉(瘦)	9	木耳	247	大白菜	45
鸡肉	9	虾皮	991	枣	4580

☞　(以下为微量元素)

七、铁

铁(iron)是人体重要的必需微量元素之一。一般成人含铁总量约为 3～5g,其中 70% 的铁存在于血红蛋白、肌红蛋白、血红素酶类(如细胞色素氧化酶、过氧化物酶、过氧化氢酶等)、辅助因子及运载铁中,称之为功能性铁,其余 30% 的铁作为体内贮存铁,主要以铁蛋白和含铁血黄素形式存在于肝、脾和骨髓中。铁在人体的分布以肝、脾含量最高,其次为肾、心、骨骼肌和脑。体内铁含量因年龄、性别和营养状况不同而存在着较大的个体差异,一般正常男性血清铁为 127μg/dl,女性 113μg/dl。

(一)铁的生理功能

1. 参与体内氧的运送和组织呼吸过程　铁为血红蛋白、肌红蛋白、细胞色素以及某些呼吸酶的组成成分,参与体内氧的运送和组织呼吸过程。血红蛋白是由一个球蛋白与四个铁卟啉组成,与氧进行可逆性的结合,使血红蛋白具有携带氧的功能,参与体内二氧化碳的转运、交换和组织呼吸;肌红蛋白由一个血红素和一个球蛋白组成,肌红蛋白的基本功能是在肌肉组织中起转运和储存氧的作用,当肌肉收缩时释放氧以促进肌肉运动;细胞色素为含血红素的化合物,其在线粒体内具有电子传递作用,对细胞呼吸和能量代谢具有重要意义。

2. 维持正常的造血功能　红细胞中含铁约占机体总铁的 2/3。铁在骨髓造血细胞中与卟啉结合形成高铁血红素,再与珠蛋白合成血红蛋白。缺铁可影响血红蛋白的合成,甚至影响 DNA 的合成及幼红细胞的增殖。

3. 参与其他重要功能　铁与维持正常免疫功能有关,研究发现缺铁可引起淋巴细胞减少和自然杀伤细胞活性降低。另外,研究显示在催化促进 β－胡萝卜素转化为维生素 A、嘌呤与胶原的合成、脂类从血液中转运以及药物在肝脏解毒等方面均需铁的参与。同时发现铁与抗脂质过氧化有关,随着铁缺乏程度增高,脂质过氧化损伤加重,铁的缺乏还可使具有抗脂质过氧化作用的卵磷脂胆固醇酰基转移酶活性下降。

(二)铁的吸收与代谢

1. 吸收　食物中的铁大部分为三价铁,经胃酸作用还原成二价铁后被小肠吸收。铁吸收率最高部位在十二指肠和空肠。食物中的铁分为血红素铁和非血红素铁两种形式,二者的吸收机制和吸收率不同。血红素铁主要存在于动物性食物中,可与血红蛋白和肌红蛋白中的原卟啉结合,不受植酸盐和草酸盐等的影响,直接被肠粘膜上皮细胞吸收。因此,血红素铁的吸收率较高,如肉中铁的吸收率为 30%,鱼中铁的吸收率为 15%。非血红素铁主要存在于植物性食物中,在吸收前必须与结合的有机物分离,并必须转化为亚铁后方能吸收。铁的吸收率受膳食因素的影响,如植物性食物中的非血红素铁受植酸盐、草酸盐、碳酸盐、磷酸盐等因素影响而吸收率较低(3%～5%)。

影响铁吸收的主要因素:①植物性食物中含有的植酸盐、草酸盐;②体内缺乏胃酸或服用抗酸药可影响铁吸收;③铁的吸收与体内铁的需要量和贮存量有关,一般贮存量多时其吸收率低,反之,贮存量低或需要量增加时则吸收率增高。体内铁的稳态有赖于小肠对铁的适当吸收,肠粘膜上的运铁蛋白受体对铁吸收起调节作用。运铁蛋白在肠内与铁结合,再与肠粘膜细胞上的转铁蛋白受体结合,可将膳食中的铁吸收转运到细胞内。当人体内的铁充足时,血清铁可经运铁蛋白和受体结合进入肠粘膜细胞,从而抑制肠粘膜细胞对铁的吸收。当人体内的铁缺乏时,则无铁从血清中转运到肠粘膜细胞,又促进肠粘膜细胞对铁的吸收。研究认为,肠粘膜细胞内铁的水平与铁调节蛋白有关。当体内铁过多时,铁蛋白 mRNA 充分翻译,使肠粘膜细胞铁储存能力增加。相反,当铁缺乏时,铁调节蛋白使铁蛋白 mRNA 翻译减少,铁易于向血中转运。另外,由于生长发育、月经、妊娠等原因,机体对铁的需要量增加可促进铁的吸收；维生素C、有机酸、动物性食物及某些单糖也促进铁的吸收。

2. 铁的储存与排泄 机体对铁具有贮存、再利用的代谢特点。正常成人每日血红蛋白分解代谢需要20～25mg铁，通常人体很难从膳食中得到满足。但是人体能保留代谢铁的90%以上，并能将其反复利用，包括细胞死亡后其内部的铁也同样被保留和利用。

机体对铁的排泄能力有限，成人每天约排出铁0.90～1.05mg，其中90%从肠道排出，尿中排出量极少。另外，月经、出血等也是铁的排出途径。

（三）铁的缺乏与过量

☞ 长期膳食中铁供给不足，可引起体内铁缺乏或导致缺铁性贫血，多见婴幼儿、孕妇及乳母。

我国7岁以下儿童贫血平均患病率高达57.6%，其中1～3岁的幼儿患病率最高。孕妇贫血率平均为30%左右，孕末期更高。主要因机体需要量增加而膳食铁摄入不足引起。另外，因月经过多、痔疮、消化道溃疡、肠道寄生虫等疾病的出血，也是引起铁缺乏的重要原因。体内缺铁可分三个阶段：第一阶段为铁减少期（iron deficiency store，ID），该阶段体内储存铁减少甚至耗竭，血清铁蛋白浓度下降，一般无临床症状；第二阶段为红细胞生成缺铁期（iron deficiency erythropoiesis，IDE），此时除血清铁蛋白下降外，血清铁也下降，同时铁结合力上升（运铁蛋白饱和度下降），游离原卟啉浓度（FEP）升高，但血红蛋白尚未降至贫血标准，处于亚临床症状阶段；第三阶段为缺铁性贫血期（iron deficiency anemia，IDA），此时血红蛋白和红细胞比容（hematocrite）下降。长时间的铁的负平衡，导致体内铁贮备减少，以致耗尽。体内铁缺乏，引起含铁酶减少或铁依赖酶活性降低，使细胞呼吸障碍，从而影响组织器官功能，出现食欲低下，严重者可有渗出性肠病变及吸收不良综合征等。铁缺乏的儿童易烦躁，对周围事物不感兴趣，成人则表现为冷漠呆板，缺乏生机与活力。当血红蛋白继续降低，则出现面色苍白，口唇粘膜和眼结膜苍白，有疲劳乏力、头晕、气短、心悸、注意力不集中、指甲脆弱、反甲等临床症状。少年儿童主要表现为身体发育受阻，体力下降，注意力与记忆力调节过程障碍，学习能力降低等现象。

婴幼儿与孕妇贫血尚需特别注意，流行病学研究表明，早产、低出生体重儿及胎儿死亡与孕早期贫血有关。铁缺乏尚可损害儿童的认知能力，且在以后补充铁后，也难以恢复。铁缺乏也可引起心理活动和智力发育的损害及行为改变。

铁缺乏可出现抵抗感染的能力降低，已有研究表明，缺铁可使T淋巴细胞数量减少，免疫反应缺陷，淋巴细胞转化不良，中性粒细胞功能异常，杀菌能力减弱等。经铁治疗能恢复正常反应。

通过各种途径进人体内铁量的增加，可使铁在人体内贮存过多，将引致铁在体内潜在的有害作用，体内铁的储存过多与多种疾病，如心脏、肝脏疾病、糖尿病、某些肿瘤有关。

肝脏是铁储存的主要部位，铁过量也常累及肝脏，成为铁过多诱导损伤的主要靶器官。肝铁过载导致：①肝纤维化甚至肝硬化。②肝细胞瘤。肝纤维化可能是铁直接刺激肝细胞和肝内其他细胞合成胶原，或铁降低胶原的降解，引起胶原堆积。也有人认为，含大量铁的肝细胞更易于被HBV感染，有利于病毒的复制，有可能增加肝细胞肿瘤发生的危险性。

铁过量与心脏疾病关系的探讨，已见诸多报道。许多作者认为，铁通过催化自由基的生成，促进脂蛋白的脂质和蛋白质部分的过氧化反应，形成氧化LDL等作用，参与动脉粥样硬化的形成。

铁过多诱导的脂质过氧化反应的增强，导致机体氧化和抗氧化系统失衡，直接损伤DNA，诱发突变，与肝、结肠、直肠、肺、食管、膀胱等多种器官的肿瘤有关。

表14－25 不同人群铁的适宜摄入量（AI） （mg/d）

年龄	性别	铁	年龄	性别	铁
0～	—	0.3	18～	男	15
0.5～	—	10		女	20
1～	—	12	50～	—	15
4～	—	12	孕妇：		
7～	—	12	早期	—	15
11～	男	16	中期	—	25
	女	18	晚期	—	35
14～	男	20	乳母	—	25
	女	25			

（四）铁的供给量及食物来源

根据不同年龄的生理需要，中国营养学会建议铁的AI，见表14－25。成年人铁的UL（可耐受最高摄入量）为50mg/d。

动物性食物含有丰富的铁，如猪肝含铁量为22.6mg/100g，瘦肉、鸡蛋、动物全血、禽类、鱼类等也均是铁的良好来源。蔬菜和牛奶及奶制品中含铁量不高，且生物利用率低。含铁高的食物，见表14－26。

表14－26　含铁较高的食物　（mg/100g）

食物	含量	食物	含量	食物	含量
鸭血	30.5	蛏子	33.6	藕粉	41.8
鸡血	25.0	蛤蜊	22.0	黑芝麻	22.7
沙鸡	24.8	刺蛄	14.5	鸡蛋黄粉	10.6
鸭肝	23.1	发菜	99.3	地衣（水浸）	21.1
猪肝	22.6	红蘑	235.1	冬菜	11.4
蚌肉	50.0	冬菇	10.5	苜蓿	9.7

八、锌

成人体内含锌（zinc）量约为2～2.5g，锌可分布在人体所有的组织器官，以肝、肾、肌肉、视网膜、前列腺内的含量为高。血液中75%～85%的锌分布在红细胞中，3%～5%在白细胞中，其余在血浆中。锌对生长发育、智力发育、免疫功能、物质代谢和生殖功能等均具有重要的作用。

（一）锌的生理功能

1. **金属酶的组成成分或酶的激活剂**　体内约有200多种含锌酶，其中主要的含锌酶有超氧化物歧化酶、苹果酸脱氢酶、碱性磷酸酶、乳酸脱氢酶等，这些酶在参与组织呼吸、能量代谢及抗氧化过程中发挥重要作用。锌为维持RNA多聚酶、DNA多聚酶及逆转录酶等活性所必需的微量元素。

2. **促进生长发育**　锌参与蛋白质合成及细胞生长、分裂和分化等过程。锌的缺乏可引起RNA、DNA及蛋白质的合成障碍，细胞分裂减少，导致生长停止。锌参与促黄体激素、促卵泡激素、促性腺激素等有关内分泌激素的代谢，对胎儿生长发育、促进性器官和性功能发育均具有重要调节作用。

3. **促进机体免疫功能**　锌可促进淋巴细胞有丝分裂，增加T细胞的数量和活力。缺锌可引起胸腺萎缩、胸腺激素减少、T细胞功能受损及细胞介导的免疫功能改变。

4. **维持细胞膜结构和功能**　锌可与细胞膜上各种基团、受体等作用，增强膜稳定性和抗氧自由基的能力。当细胞产生脂质过氧化损伤时，膜内巯基被氧化成二硫键，锌可与硫形成稳定的硫醇盐防止氧化，从而保护膜的完整性。

5. **是味觉素的结构成分，与味觉有关**　锌与唾液蛋白结合成味觉素可增进食欲，缺锌可影响味觉和食欲。

此外，锌对皮肤和视力具有保护作用，缺锌可引起皮肤粗糙和上皮角化。

（二）锌的吸收与代谢

锌由小肠吸收，吸收率为20%～30%，从肠道吸收的锌开始集中于肝，然后分布到其他组织。血浆中的锌随血液进入门静脉循环分布于各器官组织。锌与白蛋白形成复合物很易被组织吸收。机体对锌的吸收与肠腔锌的浓度有关，体内缺锌时吸收率增高。体内锌浓度高时可诱导肝脏金属硫蛋白合成增加，并与之结合存积于肠粘膜细胞内，当锌水平下降时，再释放至肠腔，以此调节体内锌的平衡。

植物性食物中含有的植酸、鞣酸和纤维素等均不利锌的吸收，铁也可抑制锌的吸收，而动物性食物中锌的生物利用率较高，某些药物如碘喹啉、苯妥英纳和维生素D均能促进锌的吸收。

体内的锌经代谢后主要由肠道排出，少部分随尿排出，汗液和毛发中也有少量排出。

（三）锌的缺乏与过量

引起锌缺乏的主要因素：①膳食摄入不平衡，动物性食物摄入偏少，有偏食习惯等；②特殊生理需要量增加，如孕妇、乳母和婴幼儿对锌的需要量增加；③腹泻、急性感染、肾病、糖尿病、创伤及某些利尿药物增加锌的分解和排出。

缺锌可引起食欲减退或异食癖，生长发育停滞。儿童长期缺乏锌可导致侏儒症；成人长期缺锌可导致性功能减退、精子数减少、胎儿畸形、皮肤粗糙、免疫功能降低等。

盲目过量补锌或食用因镀锌罐头污染的食物和饮料等均有可能引起锌过量或锌中毒。过量的锌可干扰铜、铁和其他微量元素的吸收和利用,影响中性粒细胞和巨噬细胞活力,抑制细胞杀伤能力,损害免疫功能。成人摄入2g以上锌可发生锌中毒,引起急性腹痛、腹泻、恶心、呕吐等临床症状。

(四)锌的供给量及食物来源

中国营养学会2000年推荐锌的RNI为:成年男性15mg/d,女性11.5mg/d,其他年龄组锌的推荐摄入量,见表14-27。锌成年男性UL(可耐受最高摄入量)定为45mg/d,女性为37mg/d。

动物性和植物性的食物都含有锌,但锌含量差别很大,吸收利用率也不相同。一般来说贝壳类海产品、红色肉类、动物内脏类都是锌的极好来源;干果类、谷类胚芽和麦麸也富含锌。一般植物性食物含锌较低。干酪、虾、燕麦、花生酱、花生、玉米等为良好来源。含量较少者包括:动物脂肪、植物油、水果、蔬菜、奶糖、白面包和普通饮料等。粮食加工过程可导致大量的锌丢失。如小麦加工成精面粉大约80%锌被去掉;豆类制成罐头比新鲜大豆锌含量损失60%左右。(表14-28)

表14-27 不同人群锌的推荐摄入量(RNI) (mg/d)

年龄	性别	锌	年龄	性别	锌
0~	—	1.5	18~	男	15.0
0.5~	—	8.0		女	11.5
1~	—	9.0	50~	—	11.5
4~	—	12.0	孕妇:		
7~	—	13.5	早期	—	11.5
11~	男	18.0	中期	—	16.5
	女	15.0	晚期	—	16.5
14~	男	19.0	乳母		21.5
	女	15.5			

表14-28 含锌较高的食物 (mg/100g)

食物	含量	食物	含量	食物	含量
小麦胚粉	23.4	山羊肉	10.42	鲜赤贝	11.58
花生油	8.48	猪肝	5.48	红螺	10.27
黑芝麻	6.13	海蛎肉	47.05	牡蛎	9.39
口蘑白菇	9.04	蛏干	13.63	蚌肉	8.50
鸡蛋黄粉	6.66	鲜扇贝	11.69	章鱼	5.18

九、硒

☞ 1957年我国学者首先提出克山病与缺硒(selenium)有关,并进一步验证和肯定了硒是人体必需的微量元素。

人体硒总量约为14~20mg。硒存在于所有细胞与组织器官中,其浓度在肝、肾、胰、心、脾、牙釉质和指甲中较高,肌肉、骨骼和血液中浓度次之,脂肪组织最低。体内硒主要以两种形式存在,一种是来自膳食的硒蛋氨酸,它在体内不能合成,作为一种非调节性储存形式存在,当膳食中硒供给中断时,硒蛋氨酸可向机体提供硒;另一种形式是硒蛋白中的硒半胱氨酸,为具有生物活性的化合物。此外,还可能存在其他硒的活性形式。

(一)硒的生理功能

1.作为谷胱甘肽过氧化物酶(GSH-Px)的组成成分 体内硒绝大部分与蛋白质结合为硒蛋白,其中重要的有谷胱甘肽过氧化物酶(GSH-Px)、碘甲腺原氨酸脱碘酶等。谷胱甘肽过氧化物酶(GSH-Px)在机体中具有抗氧化功能,清除体内脂质过氧化物,阻断活性氧和自由基的损伤作用。每摩尔谷胱甘肽过氧化物酶(GSH-Px)含4g原子硒,谷胱甘肽过氧化物酶(GSH-Px)能特异性地催化还原谷胱甘肽转化为氧化型谷胱甘肽,促进有毒的谷胱甘肽过氧化物(如过氧化氢、超氧阴离子、脂酰游离基等)还原为无毒的羟基化物,从而保护细胞膜及组织免受过氧化物损伤,以维持细胞的正常功能。

2.保护心血管和心肌的健康 调查发现,机体缺硒可引起以心肌损害为特征的克山病,硒的缺乏还可引起脂质过氧化反应增强，导致心肌纤维坏死、心肌小动脉和毛细血管损伤。研究发现高硒地区人群中的心血管病发病率较低。

3. **有毒重金属的解毒作用** 硒与金属有较强的亲和力，能与体内重金属，如汞、镉、铅等结合成金属——硒-蛋白质复合物而起解毒作用，并促进金属排出体外。

4. **提高机体免疫力** 硒几乎存在于所有免疫细胞中，可以刺激免疫球蛋白和抗体产生，增强抗病能力。

5. **其他** 硒还具有促进生长、保护视觉及抗肿瘤的作用。硒还可作为脱碘酶的成分调节甲状腺激素影响机体代谢。研究发现，硒缺乏可引起生长迟缓及神经性视觉损害，由白内障和糖尿病引起的失明经补硒可改善视觉功能。人群流行病学调查发现硒缺乏地区的肿瘤发病率明显增高。

（二）硒的吸收与代谢

1. **吸收** 硒主要在小肠吸收，人体对食物中硒的吸收良好，吸收率为50% ~100%。硒的吸收与硒的化学结构和溶解度有关，硒蛋氨酸较无机形式硒易吸收，溶解度大的硒化合物比溶解度小的更易吸收。

2. **排泄** 体内的硒经代谢后大部分经尿排出，少量从肠道排出，粪中排出的硒大多为未被吸收的硒。硒摄入量高时可在肝内甲基化生成挥发性二甲基硒化合物，并由肺部呼气排出。此外，少量硒也可从汗液、毛发排出。

（三）硒的缺乏与过量

☞ 克山病（最初发现于我国黑龙江省克山县）是一种以多发性灶状坏死为主要病变的心肌病，临床特征为心肌凝固性坏死，伴有明显心脏扩大、心功能不全和心率失常，重者发生心源性休克或心力衰竭，死亡率高达85%。

我国科学家首先证实缺硒是克山病发生的重要原因。克山病分布于我国14个省、自治区的贫困地区，大多发生在山区和丘陵。主要易感人群为2~6岁的儿童和育龄妇女。病区人群血、尿、头发及粮食中的硒含量均明显低于非病区。人体血中谷胱甘肽过氧化物酶活力也明显低于非病区人群。硒对心脏有保护作用，用亚硒酸钠进行干预能取得较好的预防效果。

另外，缺硒也被认为是发生大骨节病的重要原因，该病主要是发生在青少年期的一种骨关节疾病。缺硒可影响机体抗氧化能力和免疫功能。

过量的硒可引起中毒，中国湖北省恩施地区水土中含硒量高，植物中含有大量硒，居民因从膳食平均每天摄入硒4.99mg而发生慢性硒中毒。其中毒症状为头发和指甲脱落，皮肤损伤及神经系统异常，如肢端麻木、抽搐等，严重者可致死亡。

表14-29 不同人群硒的推荐摄入量（RNI） （μg/d）

年龄	硒	年龄	硒
0~	15	18~	50
0.5~	20	50~	50
1~	20	孕妇：	
4~	25	早期	50
7~	35	中期	50
11~	45	晚期	50
14~	50	乳母	65

表14-30 含硒较高的食物 （μg/100g）

食物	含量	食物	含量	食物	含量
鱼子酱	203.09	青鱼	37.69	瘦牛肉	10.55
海参	150.00	泥鳅	35.30	干蘑菇	39.18
牡蛎	86.64	黄鳝	34.56	小麦胚粉	65.20
蛤蜊	77.10	鳕鱼	24.8	花豆（紫）	74.06
鲜淡菜	57.77	猪肾	111.77	白果	14.50
鲜赤贝	57.35	猪肝（卤煮）	28.70	豌豆	41.80
蛏子	55.14	羊肉	32.20	扁豆	32.00
章鱼	41.68	猪肉	11.97	甘肃软梨	8.43

（四）硒的供给量与食物来源

根据研究结果，确定预防克山病的“硒最低日需要量”：男性为19μg/d，女性为14μg/d。生理需要量为≥40μg/d。2000年中国营养学会建议的不同人群硒的RNI，见表14-29。成年人硒的UL（可耐受最高摄入量）为400μg/d。硒的生理剂量与中毒剂量范围较窄，摄入过多易产生毒性作用，故对硒的补充不易用量过大。

海产品和动物内脏是硒的良好食物来源，如鱼子酱、海参、牡蛎、蛤蜊和猪肾等。富含硒的食物，见表14-30。

十、碘

正常成人体内含碘（iodine）20~50mg，其中70%~80%存在甲状腺组织内，其余分布在骨骼肌、肺、卵巢、肾、淋巴结、肝、睾丸和脑组织中。甲状腺含碘量随年龄、摄入量及腺体的活动性不同而有差异，健康成人甲状腺组织内含碘8~12mg，其中甲状腺素占16.2%，三碘甲状腺原氨酸占7.6%，一碘酪氨酸占32.7%，二碘酪氨酸占33.4%，其他碘化物占10.1%。血液中含碘30~60μg/L，主要为蛋白结合碘。

（一）碘的生理功能

碘在体内主要参与甲状腺素的合成，其生理功能主要显示甲状腺素的生理作用。甲状腺素是人体重要的激素，该激素的生理功能主要有以下几个方面：①促进生物氧化，参与磷酸化过程，调节能量转换；②促进蛋白质的合成和神经系统发育，碘对胚胎发育期和出生后早期生长发育，特别是智力发育尤为重要；③促进糖和脂肪代谢，包括促进三羧酸循环和生物氧化，促进肝糖原分解和组织对糖的利用，促进脂肪分解及调节血清中胆固醇和磷脂的浓度；④激活体内许多重要的酶，包括细胞色素酶系、琥珀酸氧化酶系等一百多种酶；⑤调节组织中的水盐代谢，缺乏甲状腺素可引起组织水盐滞留并发粘液性水肿；⑥促进维生素的吸收和利用，包括促进尼克酸的吸收利用及β-胡萝卜素向维生素A的转化。

（二）碘的吸收与代谢

食物中的碘进入胃肠道转变为碘化物后吸收迅速，约3小时几乎完全被吸收。进入血液中的碘分布于各组织，如甲状腺、肾脏、唾液腺、乳腺、卵巢等，其中只有甲状腺能利用碘合成甲状腺素。促甲状腺激素（thyrotropic stimulating hormone，TSH）在碘代谢的调节中，是调节甲状腺活性最重要的单一调节因素。TSH由垂体前叶分泌，调节甲状腺的合成与分泌中的每一个步骤，包括从开始时对碘离子的汲取直到在甲状腺球蛋白内的水解。当垂体激素低下时，甲状腺的活性明显下降，但如用TSH治疗，可使它的活性恢复到正常。甲状腺是贮存碘化物的唯一组织，大多数以一碘酪氨酸、二碘酪氨酸以及少量甲状腺素的形式存在。

☞ 体内的碘主要经肾脏排泄，约90%的碘随尿排出，10%由粪便排出，极少随汗液排出。

（三）碘的缺乏与过量

长期碘摄入不足或长期摄入含抗甲状腺素因子的食物（如十字花科植物中的萝卜、甘蓝、花菜等含有β-硫代葡萄糖苷，可干扰甲状腺对碘的吸收利用），可引起碘的缺乏。碘缺乏的典型症状为甲状腺肿大，由于缺碘造成甲状腺素合成分泌不足，引起垂体大量分泌TSH，导致甲状腺组织代偿性增生而发生腺体肿大。孕妇严重缺碘可影响胎儿神经、肌肉的发育及引起胚胎期和围生期胎儿死亡率上升；婴幼儿缺碘可引起生长发育迟缓、智力低下，严重者发生呆小症（克汀病）。

☞ 碘强化措施是防治碘缺乏的重要途径，如在食盐中加碘、食用油中加碘及自来水中加碘等。我国为改善人群碘缺乏的状况在全国范围内采取食盐加碘的防治措施，经多年实施已取得良好的防治效果。

碘摄入过量可引起高碘性甲状腺肿、碘性甲状腺功能亢进、乔本氏甲状腺炎等。

（四）碘的供给量与食物来源

中国营养学会2000年提出的每人每日碘的RNI，成年人为150μg，孕妇和乳母为200μg。碘的成年人UL（可耐受最高摄入量）为1000μg/d。不同人群碘的推荐摄入量，见表14-31。

人类所需的碘，主要来自食物，约为一日总摄入量80%~90%，其次为饮水与食盐。食物碘含量的高低取决于各地区的生物地质化学状况。

海洋生物含碘量很高，如海带、紫菜、鲜海鱼、蚶干、蛤干、干贝、淡菜、海参、海蜇、龙虾等，其中干海带含碘可达240mg/kg；而远离海洋的内陆山区或不易被海风吹到的地区，土壤和空气中含碘量较少，这些地区的食物含碘量不高。

陆地食品含碘量以动物性食品高于植物性食品，蛋、奶含碘量相对稍高（40~90μg/kg），其次为肉类，淡水鱼的含碘量低于肉类。植物含碘量是最低的，特别是水果和蔬菜。

表 14－31　不同人群碘的推荐摄入量(RNI)　(μg/d)

年　龄	碘	年　龄	碘
0～	50	18～	150
0.5～	50	50～	150
1～	50	孕妇:	
4～	90	早期	200
7～	90	中期	200
11～	120	晚期	200
14～	150	乳母	200

十一、氟

☞ 正常人体内含氟(fluorine)总量为2.6g,主要存在于骨骼和牙齿中,少量分布在毛发、指甲及其他组织。体内的氟含量与地球环境和膳食中氟的水平有关,高氟地区人群体内的氟含量高于一般地区人群。

(一)氟的生理功能

1. 氟对维持骨骼和牙齿结构稳定性具有重要作用　氟可部分取代骨骼中羟磷灰石晶体中的羟离子,形成一种溶解度更低、晶体颗粒较大以及更为稳定的氟磷灰石,成为骨盐的组成成分。适量的氟有利于钙和磷的利用,促进骨的形成和增强骨质坚硬性,加速骨骼生长。

2. 氟也是构成牙齿的重要成分并有防治龋齿的作用　氟可与牙釉质中的羟磷灰石发生作用,在牙齿表面形成一层坚硬且具有抗酸性腐蚀的氟磷灰石晶体保护层。氟在龋斑中可抑制糖酵解,减少酸性物质生成,起到防治龋齿的作用。研究已证实,氟可改善龋齿及降低儿童和成年人的龋齿患病率。

(二)氟的吸收与代谢

从膳食摄入的氟约有75%～90%由胃肠道迅速吸收进入血液,以离子形式分布到全身。大部分骨骼组织中的氟离子迅速与骨盐羟基磷灰石晶体表面上的OH^-或CO_3^{2-}交换,形成氟磷灰石沉积在骨和牙齿等钙化组织。氟与骨骼之间形成一种可逆性的螯合代谢池,根据生理需要可经离子交换或骨再建过程动员释放。肾脏为氟的主要排泄途径,每天摄入的氟约有50%～80%从尿中排出,少量从粪便、毛发、汗液排出。

(三)氟的缺乏与过量

氟缺乏可影响骨的形成和引起牙齿发育不全,或增加龋齿的发生率,研究发现,以0.2%的氟化钠每隔两周刷牙或涂布,龋齿发病率降低40%～50%。过量氟可引起中毒,急性中毒多见于特殊职业接触。慢性中毒主要为高氟地区居民长期摄入含氟高的饮水而引起。氟中毒对骨的危害是引起氟骨症,主要临床表现为腰腿及关节疼痛、脊柱畸形、骨软化或骨质疏松等。另外,氟斑牙也是氟中毒的主要危害,常见牙齿失去光泽,出现白垩色、黄色、棕褐色或黑色斑点,牙面凹陷剥落,牙齿变脆,易于碎落等。防治氟骨症和氟斑牙的有效措施是改善饮水,控制高氟地区饮水中氟含量在0.7～1.0mg/L范围。

(四)氟的供给量与食物来源

营养学会推荐,氟的AI成人为1.5mg/d。不同年龄氟的AI,见表14－32。成年人氟的UL(可耐受最高摄入量)为3.0mg/d。

表 14－32　不同人群氟的适宜摄入量(AI)　(mg/d)

年　龄	氟	年　龄	氟
0～	0.1	11～	1.2
0.5～	0.4	14～	1.4
1～	0.6	18～	1.5
4～	0.8	50～	1.5
7～	1.0		

☞ 除茶叶、海鱼、海带、紫菜等少数食物中氟含量较高外,一般食物中含氟量较低。饮水是氟的主要来源,饮水中氟含量取决于地理环境中氟元素水平。

十二、铜

人体含铜(copper)量约为100~150mg,其中50%~70%在肌肉和骨骼,20%在肝脏,5%~10%在血液。以肝、肾、心、头发和脑中最高,脾、肺、肌肉、骨次之,腺体如脑垂体、甲状腺和胸腺含量最低。正常人体血清中铜含量为10~24μmol/L。

(一)铜的生理功能

1.维持正常的造血功能 铜蓝蛋白在肝脏合成,可催化二价铁氧化成三价铁,对生成运铁蛋白、促进铁的吸收和转运具有重要作用;铜蓝蛋白还能促进血红素和血红蛋白的合成,缺铜可引起缺铁性贫血。

2.维护中枢神经系统的完整性 神经髓鞘的形成和神经递质儿茶酚胺的生物合成均需含铜的细胞色素氧化酶、多巴胺-β-羟化酶及酪氨酸酶的参与。铜缺乏可引起神经原减少、脑萎缩等症状,导致神经系统功能异常。

3.促进骨骼、血管和皮肤健康 含铜的赖氨酰氧化酶能促进骨骼、皮肤和血管中胶原蛋白和弹性蛋白的交联。铜缺乏可使赖氨酰氧化酶活性降低而影响上述交联形成,引起骨骼脆性增加,血管和皮肤弹性降低等现象。

4.抗氧化作用 铜是超氧化物歧化酶(superoxide dismutase,SOD)的重要成分,SOD是体内重要的清除超氧阴离子的酶,铜为该酶的活性中心结构,它催化超氧离子成为氧和过氧化氢,从而保护细胞免受超氧离子引起的损伤。

另外,铜与胆固醇代谢、心脏功能、机体免疫功能及激素分泌等也有关。

(二)铜的吸收与代谢

铜主要在小肠被吸收,吸收率约40%。经肠粘膜吸收进入血液的铜与白蛋白或氨基酸结合成铜复合物,并随血液经门静脉运至肝脏。食物中大量的铁、锌、植酸盐、纤维素和维生素C均可干扰铜的吸收和利用。

☞ 铜很少在体内储存,进入体内的铜迅速从机体排出。机体在铜缺乏时吸收率增高而在足够时吸收率降低,但控制内环境铜的稳定主要是通过铜的排泄来起调节作用。

体内的铜约80%经胆汁由肠道粪便排出,从尿、皮肤、头发和指甲排出量较少。

(三)铜的缺乏与过量

☞ 正常膳食可满足人体对铜的需要,一般不易缺乏。

铜缺乏的发生多见于早产儿、长期腹泻、长期完全肠外营养、铜代谢障碍等情况。机体缺铜可引起贫血、白细胞减少,血浆铜蓝蛋白和红细胞含铜超氧化物歧化酶含量下降,心率不齐、神经变性、胆固醇升高、皮肤毛发脱色和骨质疏松等症状。

过量铜可引起急、慢性中毒,多为饮用与铜容器或铜管道长时间接触的酸性饮料或误服大量铜盐引起的急性中毒。表现恶心呕吐、上腹部疼痛、腹泻、头痛、眩晕及口中有金属味等临床病状,严重者可出现黄疸、溶血性贫血、血尿、尿毒症,甚至死亡。

(四)铜的供给量与食物来源

参考WHO建议铜的平均摄入量下限为1.25mg/d,结合我国膳食铜摄入量,2000年中国营养学会提出成人铜的AI为2.0mg/d,UL(可耐受最高摄入量)为8mg/d。

铜广泛存在于各种食物中,牡蛎含量最高,贝类、动物肝、肾及坚果类、谷类胚芽、豆类等含铜也较丰富,是铜的良好来源。植物性食物含铜量取决于生长土壤中铜的水平。一般奶和蔬菜中铜含量较低。

十三、锰

人体内锰(manganese)的总量约为200~400μmol,肝、胰、骨骼中的锰含量较高,约20~50μmol/g,血清中锰含量为20μmol/L,视网膜等色素性结构中锰浓度也较高,骨骼中虽含量不高,但因组织量大,其锰含量占体内总锰量的25%。

(一)锰的生理功能

1.酶的组成成分或激活剂 锰在体内一部分作为金属酶的组成成分,一部分作为酶的激活剂起作用。含锰酶包括精氨酸酶、丙酮酸羧化酶及锰—超氧化物歧化酶(Mn-SOD),也是羧化酶、脱羧酶、激酶、转化酶等多种酶的激活剂,参与脂类、碳水化合物的代谢,且为蛋白质、DNA、RNA合成所必需。

2.维持骨骼正常发育 结缔组织基质粘多糖的合成需要锰的参与,锰缺乏可使聚合酶和糖苷转移酶活性降低，影响粘多糖的合成，导致生长停滞、骨骼畸形。锰可特异性地激活转葡萄糖苷酶、磷酸烯醇式丙酮酸羧基激酶和木糖转移酶。这三种酶在骨骼形成过程中起重要作用。

3. **促进糖和脂肪代谢及抗氧化功能** 在锰缺乏的动物实验中，可发现其胰脏发育不良，葡萄糖耐量反应异常；血液中高密度脂蛋白减少，肝脏脂肪增加；Mn - SOD 活力下降，肝微粒体中脂质过氧化物增高及细胞膜脂质过氧化增强。

此外，锰与生殖功能有关，缺锰可使生殖功能紊乱，精子减少，性欲减退。锰的缺乏可引起神经障碍，发生抽搐、共济失调等症状。

（二）锰的吸收与代谢

摄入体内的锰主要在小肠吸收，其吸收率较低（2% ~15%）。当机体中的锰含量高时吸收率降低，缺乏时吸收率升高。机体通过吸收率的高低对体内锰的稳态起调节作用。钙、磷浓度增高可干扰锰的吸收，铁缺乏时吸收率增高。

体内的锰除少量吸收利用外，90% 以上的锰由肠道排出，少量从尿中排出，也有微量从汗、头发和指甲中排出。

☞ 体内对锰的需要量从正常膳食可得到满足，一般不会缺乏。锰过量可引起中毒，主要损害中枢神经系统及引起生殖内分泌功能紊乱。

（三）锰的供给量与食物来源

我国膳食研究结果中，男性锰摄入量为 3.3 ~3.9mg/d。营养学会制订每日锰的 AI，成人为 3.5mg/d，婴儿、儿童、青少年、孕妇和乳母因资料不足尚未制订相应锰的 AI。锰的 UL（可耐受最高摄入量）为 10mg/d。

糙米、米糠、麦芽、麦麸、核桃、海参、鱿鱼中锰含量丰富，达 11.0 ~ 34.7mg/100g，茶叶中锰含量高达 15mg/100g，花生、干豆、莴苣、土豆、甘蓝也是锰的良好来源（1.0 ~9.6mg/100g）。精制谷类、脂肪、鱼、肉、奶类中含量较低（ <0.2mg/100g）。

十四、铬

（一）铬的分布、生理功能及代谢

人体含铬（chromium）总量约为 5 ~10mg，骨、大脑、肌肉、皮肤和肾上腺中的铬含量较高。一般组织中铬含量随年龄增长而下降。

铬在小肠被吸收，进入血液的铬主要与运铁蛋白结合，部分与白蛋白结合，并转运至全身组织器官。摄入体内的铬约 95% 以上从尿中排出，少量从胆汁、毛发和皮肤排出。

铬的生理功能：

1. **铬是体内葡萄糖耐量因子（glucose tolerance factor，GTF）的重要组成成分** 能增强胰岛素的作用，促进葡萄糖的利用及使葡萄糖转化为脂肪。

2. **铬具有提高高密度脂蛋白和载脂蛋白 A 浓度及降低血清胆固醇的作用** 动物实验研究发现，给兔每日注射铬酸钾或氯化铬，135 天后，可见主动脉胆固醇含量下降，内膜斑块覆盖面积缩小。三价铬（Cr^{3+}）与 DNA 结合，可增加其启动位点的数目，增强 RNA 和 DNA 的合成。食物中的铬大多为无机 Cr^{3+}，一般吸收率 <3%。

铬可与有机物结合成为具有生物活性的复合物，从而提高铬的吸收率，如啤酒酵母中以葡萄糖耐量因子形式存在的铬，其吸收率达 10% ~25%。草酸盐和植酸盐可干扰铬的吸收。

（二）铬的缺乏与过量

☞ 铬缺乏多见于老年人、糖尿病患者、蛋白质—能量营养不良的婴儿及完全肠外营养的病人。

患者可出现生长停滞、血脂增高、葡萄糖耐量异常，并伴有高血糖及尿糖等症状。

由于 Cr^{3+} 的毒性较低，食物中含铬较少且吸收利用率低，以及安全剂量范围较宽等原因，尚未见膳食摄入过量铬而引起中毒的报道。但研究发现职业性接触铬化物可发生过敏性皮炎、鼻中隔损伤，可见肺癌发生率上升等现象。

（三）铬的供给量与食物来源

中国营养学会推荐，成人 AI 为 50μg/d，UL（可耐受最高摄入量）为 500μg/d。

铬广泛分布在食物中，动物性食物以肉类和海产品（牡蛎、海参、鲍鱼、鳗鱼等）含铬较丰富，植物性食物如谷物、豆类、坚果类、黑木耳、紫菜等含铬也较丰富，啤酒酵母和动物肝脏中的铬以具有生物活性的糖耐量因子形式存在，因此其吸收利用率较高。

十五、钼

(一)钼的分布、生理功能及代谢

人体钼(molybdenum)总量约为9mg，分布于全身各组织器官，其中肝、肾和皮肤含钼量较高。

钼的生理功能：

1. **作为酶的辅助因子而发挥作用** 钼是黄素依赖酶，如黄嘌呤氧化/脱氢酶、醛氧化酶及亚硫酸氧化酶的组成成分。黄嘌呤氧化/脱氢酶主要催化组织内嘌呤化合物的氧化代谢及尿酸的形成；醛氧化酶参与催化嘧啶、嘌呤、蝶啶等有关化合物的氧化，具有分解体内有毒醛类毒性的作用。亚硫酸氧化酶在体内催化亚硫酸盐转化为硫酸盐，解除亚硫化物产生的毒性。

2. **催化肝脏铁蛋白中铁的释放，促进运铁蛋白的转运** 钼能促进铁与血浆中β－球蛋白形成运铁蛋白并顺利转运至肝和骨髓及其它组织细胞。

3. **钼参与稳定糖皮质激素受体与类固醇结合能力的调节及具有增强氟的作用** 食物中的钼很容易被人体吸收，吸收率达88%～93%。膳食中各种硫化物可干扰钼的吸收。血液中的钼附着于红细胞并与β－巨球蛋白特异性结合。肝脏中的钼均与大分子结合成为钼酶或钼辅基。人体吸收的钼大部分很快更新并以钼酸形式从尿中排出，尿钼的排泄是调节体内钼稳态的重要机制，也有部分钼随胆汁经肠道排出。

钼的缺乏可引起上述酶的不足，引起体内嘌呤代谢和含硫氨基酸代谢的障碍。

(二)钼的缺乏与过量

一般情况下人体不会发生钼缺乏。临床长期肠外营养的病人可引起钼缺乏，病人可发生硫酸氧化酶不足，并引起昏迷、心动过速、呼吸急促等症状，每天补充钼酸铵300μg，病情可得到改善。人群流行病学调查显示低钼可能与食管癌有关。过量的钼可对人体引起危害，钼的过量多发生于高钼地区人群，如前苏联亚美尼亚高钼地区人群中痛风发病率较高，印度高钼地区人群氟骨症发病率较高，病人可因高钼低铜饮食使病情加重而发生膝外翻。

(三)钼的供给量与食物来源

WHO推荐，钼摄入低限为60μg/d。中国营养学会推荐，成人钼的AI为60μg/d，UL(可耐受最高摄入量)为350μg/d。

☞ 钼广泛存在于各种食物中。动物肝、肾中含量最丰富，奶及奶制品、干豆和谷类含钼也较丰富，是钼的良好食物来源。蔬菜、水果、糖、油脂和鱼类中含钼较少。

第六节 维生素

一、概述

☞ 维生素(vitamin，维他命)是维持机体生命活动过程所必需的一类微量的低分子有机化合物。

☞ 维生素的种类很多，化学结构各不相同，在生理上既不是构成各种组织的主要原料，也不是体内的能量来源，然而它在能量产生的反应中以及调节机体物质代谢过程中起着十分重要的作用。

☞ 维生素一般是以其本体形式或以能被机体利用的前体形式存在于天然食物中。由于大多数的维生素在机体内不能合成，也不能大量储存于机体组织中，因此虽然需要量很小，但必需由食物提供。少部分的维生素，如尼克酸(niacin)和维生素D可由机体合成，维生素K和生物素(biotin)可由肠道细菌合成，但合成的量并不能完全满足机体的需要，因而不能替代从食物中获得这些维生素。

(一)命名

维生素的命名分为三个系统。一是按发现的历史顺序，以英文字母顺序命名，如维生素A、B、C、D、E等；二是按其生理功能命名，如抗坏血酸、抗干眼病维生素和抗凝血维生素等；三是按其化学结构命名，如视黄醇、硫胺素和核黄素等。

(二)分类

目前所发现维生素的化学结构不同，生理功能各异，根据维生素的溶解性可将其分为两大类，即脂溶性维生

素和水溶性维生素。

1. **脂溶性维生素** 脂溶性维生素是指不溶于水而溶于脂肪及有机溶剂(如苯、乙醚及氯仿等)中的维生素,包括维生素 A、D、E、K。在食物中它们常与脂类共存(表 14 - 33);其吸收与肠道中的脂类密切相关;易储存于体内(主要在肝脏)而不易排出体外(除维生素 K 外);摄取过多易在体内蓄积而导致毒性作用,如长期摄入大剂量维生素 A 和维生素 D(超出人体需要量 3 倍)易出现中毒症状;若摄入过少可缓慢地出现缺乏症状。

表 14 - 33 脂溶性维生素的功能、缺乏症状和食物来源

维生素	生理功能	缺乏症状	良好食物来源
A	视紫红质合成,上皮、神经、骨骼生长发育,免疫功能	儿童:暗适应能力下降,干眼病,角膜软化 成人:夜盲症,干皮病	动物肝脏,红心甜薯,菠菜,胡萝卜,胡桃蒲公英,南瓜,绿色蔬菜
D	调节骨代谢 主要调节钙代谢	儿童:佝偻病 成人:骨软化病	在皮肤经紫外线照射合成,强化奶
E	抗氧化	婴儿:贫血 儿童和成人:神经病变,肌病	在食物中分布广泛,菜籽油是主要来源
K	通过 γ 羧基谷氨酸残基激活凝血因子	儿童:新生儿出血性疾病 成人:凝血障碍	肠道细菌合成,绿叶蔬菜,大豆,动物肝脏

2. **水溶性维生素** 水溶性维生素是指可溶于水的维生素,包括 B 族维生素(维生素 B_1、B_2、PP、B_6、叶酸、B_{12}、泛酸、生物素等)和维生素 C(表 14 - 34)。水溶性维生素在体内仅有少量储存,较易自尿中排出,但维生素 B_{12} 是个例外,它甚至比维生素 K 更易储存于体内;大多数水溶性维生素常以辅酶的形式参与机体的物质代谢;水溶性维生素在体内没有非功能性的单纯的储存形式,当机体饱和后摄入的维生素从尿中排出;反之,若组织中的维生素耗竭,则给予的维生素将大量被组织取用,故从尿中排出量减少,因此可利用负荷试验对水溶性维生素的营养水平进行鉴定。水溶性维生素一般无毒性,但极大量摄入时也可能出现毒性,如摄入维生素 C、B_6 或烟酸达正常人体需要量的 15 ~ 100 倍时,可出现毒性作用;若摄入过少,可较快地出现缺乏症状。

表 14 - 34 水溶性维生素的功能、缺乏症状和食物来源

维生素	生理功能	缺乏症状	良好食物来源
B_1(硫胺素)	参与 α 酮酸和 2 - 酮糖氧化脱羧	脚气病,肌肉无力,厌食,心悸,心脏变大,水肿	酵母,猪肉 豆类,葵花子油
B_2(核黄素)	电子(氢)传递	唇干裂,口角炎,畏光,舌炎,口咽部粘膜充血水肿	动物肝脏,香肠,瘦肉,蘑菇奶酪,奶油,无脂牛奶,牡蛎
B_3(尼克酸)	电子(氢)传递	糙皮病,腹泻,皮炎,痴呆或精神压抑	金枪鱼,动物肝脏,鸡胸脯肉,牛肉,比目鱼,蘑菇
泛酸	酰基转移反应	缺乏很少见,呕吐,疲乏,手脚麻木、刺痛	在食物中广泛分布,尤其在蛋黄、肝脏、肾脏、酵母含量高
生物素	CO_2 转移反应羧化反应	缺乏很少见,常由于摄入大量抗生物素蛋白的生鸡蛋所致,厌食,恶心	消化道微生物合成; 酵母,肝脏,肾脏
B_6(吡哆醇、吡哆醛,吡哆胺)	氨基转移反应脱羧反应	皮炎,舌炎,抽搐	牛排,豆类,土豆,鲑鱼,香蕉
叶酸	一碳单位转移	巨幼红细胞性贫血,腹泻,疲乏,抑郁,抽搐	布鲁氏酵母,菠菜,龙须菜,萝卜,大头菜,绿叶菜类,豆类,动物肝脏
B_{12}(钴胺素)	甲基化高半胱氨酸为氮氨酸转化甲基丙二酰 - CoA 为琥珀酰 - CoA	巨幼红细胞性贫血,外周神经退化,皮肤过敏,舌炎	肉类,鱼类,贝壳 家禽,奶类
V_C(抗坏血酸)	抗氧化,胶原合成中羟化酶的辅因子	坏血病,胃口差,疲乏无力,伤口愈合延迟,牙龈出血,毛细血管自发破裂	木瓜,橙汁,甜瓜,草莓 花椰菜,辣椒,柚子汁

（三）维生素缺乏

1. 维生素缺乏原因 在营养素缺乏中以维生素缺乏比较多见。维生素缺乏的常见原因有：①各种原因使食物供应严重不足，如由于营养知识缺乏选择食物不当，也可由于食物运输、加工、烹调、储藏不当使维生素遭受破坏和丢失；②吸收利用降低，如老人胃肠道功能降低，对营养素（包括维生素）的吸收利用降低，肝、胆疾病患者由于胆汁分泌减少会影响脂溶性维生素的吸收；③维生素需要量相对增高，由于维生素的需要量增多或丢失增加，使体内维生素需要量相对增高，如妊娠、哺乳期妇女、生长发育期儿童、特殊生活及工作环境的人群、疾病恢复期病人等，对维生素的需要量都相对增高；④长期大量使用营养素补充剂者对维生素的需要量增加，一旦摄入量减少，也很容易出现维生素缺乏的症状。

2. 维生素缺乏的分类 按缺乏原因可分为原发性和继发性维生素缺乏两种。原发性维生素缺乏是指由于膳食中维生素供给不足或其生物利用率过低引起；继发性维生素缺乏是指由于生理或病理原因妨碍了维生素的消化、吸收、利用，或因需要量增加、排泄或破坏增多而引起的条件性维生素缺乏。

按缺乏程度又可分为临床和亚临床维生素缺乏两种。人体维生素不足或缺乏是一个渐进的过程。当膳食中长期缺乏某种维生素时，最初表现为组织中维生素的储存降低，继而出现生化指标和生理功能异常，进一步发展则引起组织的病理改变并出现临床体征。当维生素缺乏出现临床症状时称为维生素的临床缺乏。维生素的轻度缺乏常不出现临床症状，但一般有劳动效率降低和对疾病抵抗力的降低，这称为亚临床维生素缺乏或不足，也称维生素边缘缺乏（marginal deficiency）。

☞ 维生素临床缺乏类疾病已基本得到控制，而维生素的亚临床缺乏则是营养素缺乏中的一个主要问题。维生素的亚临床缺乏引起的临床症状不明显、不特异，往往被人们忽略，故应对此有高度警惕。

（四）维生素及各营养素的相互关系

应当注意维生素与其它营养素之间的关系，如硫胺素、核黄素和尼克酸与能量代谢有密切关系，它们的需要量一般是随着能量需要量增高而增加。此外，也要注意各种维生素之间的关系，如动物实验表明维生素E能促进维生素A在肝内的储存，这可能是维生素E在肠道内保护维生素A使其免遭氧化破坏的缘故，维生素E的抗氧化作用依赖谷胱甘肽过氧化物酶和维生素C等抗氧化物质的协调作用，而谷胱甘肽过氧化物酶功能又需要微量元素硒的存在。

☞ 各种维生素之间，维生素与其它营养素之间保持平衡非常重要，如果摄入某一种营养素不适当，可能会引起或加剧其它营养素的代谢紊乱，如高剂量维生素E摄入（1g/d以上）可干扰维生素K的吸收和拮抗维生素K的功能。

二、维生素A

（一）维生素A理化性质

维生素A（vitamin A）类是指含有视黄醇（retinal）结构，并具有其生物活性的一大类物质，它包括已形成的维生素A（preformed vitamin A）和维生素A原（provitamin A）以及其代谢产物。视黄醇是淡黄色的晶体，其分子量为286.46。

类维生素A（retinoids）是指视黄醇和其代谢产物以及合成的类似物。动物体内具有视黄醇生物活性功能的类维生素A称为已形成的维生素A，包括视黄醇（retinal）、视黄醛（retinal）、视黄酸（retinoic acid）和视黄基酯（retinyleasters）复合物。视黄基酯复合物并不具有维生素A的生物活性，但它能在肠道中水解产生视黄醇。

在植物中不含已形成的维生素A。某些有色（黄、橙和红色）植物中含有类胡萝卜素（carotenoids），其中一小部分可在小肠和肝细胞内转变成视黄醇和视黄醛的类胡萝卜素称为维生素A原，如α-胡萝卜素（alpha-carotene）、β-胡萝卜素（beta-carotene）、β-隐黄素（beta-cryptoxanthin）、γ-胡萝卜素（gamma-carotene）等。

☞ 目前已经发现的类胡萝卜素约600种，仅有约十分之一是维生素A原，其中最重要的为β-胡萝卜素。而相当一部分的类胡萝卜素，如玉米黄素（zeaxanthin）、辣椒红素（capsanthin）、叶黄素（xanthophyll）和番茄红素（lycopene）等不能分解形成维生素A，不具有维生素A的活性。

大多数天然的类维生素A溶于脂肪或有机溶剂，对异构、氧化和聚合作用敏感，因而应避免与氧、高温或光接触。维生素A和胡萝卜素都对酸和碱稳定，一般烹调和罐头加工不易破坏；当食物中含有磷脂、维生素E、维生素C和其它抗氧化剂时，视黄醇和胡萝卜素较为稳定；脂肪酸败可引起其严重破坏。密封、低温冷冻组织标本中的维生素A可以稳定几年。

（二）维生素 A 吸收与代谢

食物中的视黄醇一般不是以游离的形式存在，而是以与脂肪酸结合成视黄基酯的形式存在，视黄基酯和类胡萝卜素又常与蛋白质结合成复合物。视黄基酯和维生素 A 原类胡萝卜素经胃、胰液和肠液中蛋白酶消化水解，从食物中释出，然后在小肠中胆汁、胰脂酶和肠脂酶的共同作用下释放出脂肪酸、游离的视黄醇以及类胡萝卜素。释放出的游离视黄醇和类胡萝卜素与其它脂溶性食物成分形成胶团（micelles），通过小肠绒毛的糖蛋白层进入肠粘膜细胞。大约膳食中 70% ~90% 的视黄醇，20% ~50% 的类胡萝卜素被吸收，类胡萝卜素的吸收随着其摄入量的增加而降低，有时甚至低于 5%。

视黄醇在细胞内被氧化成视黄醛，再进一步被氧化成视黄酸。在小肠粘膜细胞内视黄醛和视黄醇可以相互转化，但视黄醛转变成视黄酸的反应却不可逆。与视黄醇不同的是，视黄酸经门静脉吸收并与血浆白蛋白紧密结合后在血液中运输。

在小肠粘膜细胞中结合的视黄醇重新酯化成视黄基酯，并与少量未酯化的视黄醇、胡萝卜素和叶黄素以及其他的类胡萝卜素一同掺入乳糜微粒进入淋巴，经胸导管进入体循环。

肝脏储存类胡萝卜素能力有限，过多的类胡萝卜素由血浆脂蛋白运至脂肪组织储存。血浆中胡萝卜素的水平一般反映近期胡萝卜素摄入的情况，而不反映体内储存水平。

肝脏是储存维生素 A 的主要器官，肾脏中视黄醇储存量约为肝脏的 1%，眼的色素上皮细胞也有少量的视黄醇储存。

维生素 A 在体内被氧化成一系列的代谢产物，后者与葡萄糖醛苷结合后由胆汁进入粪便排泄。大约 70% 的维生素 A 经此途径排泄，其中一部分经肠—肝循环再吸收入肝脏。大约 30% 的代谢产物由肾脏排泄。类胡萝卜素主要由胆汁排泄。

（三）维生素 A 的功能

1. 视觉　维生素 A 构成视觉细胞内感光物质的成分。人视网膜的杆状细胞内含有感光物质视紫红质，它对暗视觉是十分重要的。当视紫红质被光照射时可引起一系列的变化，在这一过程中感光细胞超极化，引发神经冲动，电信号上传到视神经。

人从亮处进入暗处，因视紫红质消失，最初看不清楚任何物体，经过一段时间待视紫红质再生到一定水平才逐渐恢复视觉，这一过程称为暗适应（dark adaptation）。暗适应的快慢取决于照射光的波长、强度和照射时间，同时也取决于体内维生素 A 的营养状况。

当维生素 A 不足时暗适应时间会延长。这在儿童比较明显，因为儿童没有足够的时间建立体内的储存。

除了视黄醛作为视网膜中的感光物质成分，将光刺激转成神经信号，在脑产生视觉外，视黄酸还具有促进眼睛各组织结构的正常分化和维持正常视觉的作用。

2. 细胞生长和分化　维生素 A 在胚胎的发育期和机体一生中对多种组织细胞的增生和分化都有重要的作用。视黄酸受体/类维生素 A X 受体（retinoic acid receptor/retinoid X receptor，RAR/RXR）是核超家族受体的重要成员，而核激素超家族受体在细胞生长、分化、增殖以及凋亡过程中起着十分重要的调节作用。在视黄酸及其代谢产物中，9 - 顺式视黄酸和全反式视黄酸的作用尤为重要，参与调节机体多种组织细胞的生长和分化，包括神经系统、心血管系统、眼睛、四肢和上皮组织（维生素 A 在生殖功能方面的作用与其对生殖系统上皮组织的影响有关）等。缺乏维生素 A 的儿童生长停滞，发育迟缓，骨骼发育不良，缺乏维生素 A 的孕妇所生的新生儿体重减轻。

3. 免疫功能　维生素 A 通过调节细胞免疫和体液免疫来提高免疫功能，它可能与增强巨噬细胞和自然杀伤细胞的活力以及改变淋巴细胞的生长或分化有关。此外维生素 A 促进上皮细胞的完整性和分化，也有利于抵抗外来致病因子的作用。

4. 细胞膜表面糖蛋白合成　细胞膜表面的功能，如细胞连接、受体识别、细胞粘附和细胞聚集等与细胞表面的糖蛋白密切相关。维生素 A 被认为在糖蛋白的合成中发挥重要作用。

5. 抗氧化作用　类胡萝卜素能捕捉自由基（free radicals），猝灭单线态氧（single oxygen，$^1O_2$），提高抗氧化防御能力。

6. 抑制肿瘤生长　动物实验研究揭示天然或合成的类维生素 A 具有抑制肿瘤的作用，维生素 A 抑制肿瘤的作用可能与其调节细胞的分化、增殖和凋亡有关，也可能与抗氧化功能有关。

（四）维生素 A 的缺乏与过量

☞ 维生素A缺乏仍是许多发展中国家的一个主要公共卫生问题，发生率相当高，在非洲和亚洲许多发展中国家的部分地区甚至呈地方性流行。

婴幼儿和儿童维生素A缺乏的发生率远高于成人，这是因为孕妇血中的维生素A不易通过胎盘屏障进入胎儿体内，故初生儿体内维生素A储存量低。一些诸如麻疹、肺结核、肺炎、猩红热等消耗性疾病，胆囊炎、胰腺炎、肝硬化、胆管阻塞、慢性腹泻等消化道疾病，血吸虫病和饮酒等皆可影响维生素A的吸收和代谢，故这些疾病极易伴发维生素A缺乏。

维生素A缺乏最早的症状是暗适应能力下降，严重者可致夜盲症；维生素A缺乏可引起干眼病，进一步发展可致失明。儿童维生素A缺乏最重要的临床诊断体征是眼结膜毕脱氏斑(Bitot's spots)，其为脱落细胞的白色泡沫状聚积物，是正常结膜上皮细胞和杯状细胞被角化细胞取代的结果。

维生素A缺乏除了引起眼部症状外，还会引起机体不同组织上皮干燥、增生及角化，以至出现各种症状(如皮脂腺及汗腺角化致皮肤干燥，毛囊角化过度致毛囊丘疹与毛发脱落)，食欲降低，易感染。特别是儿童、老人容易引起呼吸道炎症，严重时可引起死亡。另外，维生素A缺乏时，血红蛋白合成代谢障碍，免疫功能低下，儿童生长发育迟缓。

过量摄入维生素A可引起急性中毒、慢性中毒及致畸毒性。急性毒性产生于一次或多次连续摄入大量的维生素A，如成人大于RDA 100倍或儿童大于RDA 20倍可发生急性中毒，其早期症状为恶心、呕吐、头疼、眩晕、视觉模糊、肌肉失调、婴儿囟门突起。当剂量极大时可出现嗜睡、厌食、少动、反复呕吐，一旦停止服用症状会消失。然而，极大剂量(12g，RDA的13,000倍)的维生素A可以致命。

慢性中毒比急性中毒常见，维生素A使用剂量为其RDA的10倍以上时可发生，常见症状是头痛、食欲降低、脱发、肝大、长骨末端外周部分疼痛、肌肉疼痛和僵硬、皮肤干燥瘙痒、复视、出血、呕吐和昏迷等。过量的维生素A可引起细胞膜的不稳定和某些基因的不适当表达。动物试验证明，维生素A摄入过量可导致胚胎吸收、流产、出生缺陷。孕妇在妊娠早期每天大剂量摄入维生素A娩出畸形儿的相对危险度为25.6。摄入普通食物一般不会引起维生素A过多，绝大多数系人为过多摄入维生素A浓缩制剂引起，也有食用狗肝、熊肝或鲨鱼肝引起中毒的报道。

☞ 大量摄入类胡萝卜素一般不会引起毒性作用，其原因是类胡萝卜素在体内向视黄醇转变的速率慢；另外，随着类胡萝卜素摄入增加，其吸收减少。但大剂量的类胡萝卜素摄入可出现高胡萝卜素血症(hyper-carotenemia)，皮肤可出现类似黄疸改变，停止使用类胡萝卜素后症状会慢慢消失，未发现其他毒性。

(五)供给量及食物来源

膳食或食物中全部具有视黄醇活性物质常用视黄醇当量(retinol equivalent，RE)来表示，包括已形成的维生素A和维生素A原的总量(μg)。它们常用的换算关系是：

1μg视黄醇=0.0035μmol视黄醇=1μg视黄醇当量(RE)

1μg β-胡萝卜素=0.167μg视黄醇当量(RE)

过去对有维生素A生物活性物质的量通常用国际单位(IU)表示。

1IU维生素A=0.3μg视黄醇　　(1000IU维生素A相当于300μg的视黄醇)

1μg视黄醇当量=3.33IU维生素A=6μg β-胡萝卜素

我国成人维生素A RNI，男性为每天800μg视黄醇当量，女性为每天700μg视黄醇当量。维生素A的安全摄入量的范围较小，大量摄入有明显的毒性作用。维生素A的毒副作用主要取决于视黄醇的摄入量，也与机体的生理及营养状况有关。β-胡萝卜素是维生素A的安全来源。目前推荐的维生素A(不包括胡萝卜素)的UL值，成年人为3000μg/d，孕妇2400μg/d，儿童2000μg/d。

维生素A在动物性食物(按每100g计算)，如动物内脏(猪肝4972μg、鸡肝10414μg)、蛋类(鸡蛋310μg)、乳类(牛奶24μg)中含量丰富，但在不发达地区人群往往主要依靠植物来源的胡萝卜素。胡萝卜素在深色蔬菜中含量(按每100g计算)较高，如西兰花(7210μg)、胡萝卜(4010μg)、菠菜(2920μg)、苋菜(2110μg)、生菜(1790μg)、油菜(620μg)、荷兰豆(480μg)等，水果中以芒果(8050μg)、橘子(1660μg)、枇杷(700μg)等含量比较丰富。

除膳食来源之外，维生素A补充剂也常使用，其使用剂量不要过高，用量过大不仅没有必要，反而会引起蓄积中毒。

三、维生素D

(一)维生素D的理化性质

维生素D类是指以维生素D_2(ergocalciferol，麦角钙化醇)及维生素D_3(cholecalciferol，胆钙化醇)最为常见。

维生素 D_2 是由酵母菌或麦角中的麦角固醇(ergosterol)经日光或紫外光照射后的产物,并且能被人体吸收。维生素 D_3 是由储存于皮下的胆固醇的衍生物(7-脱氢胆固醇),在紫外光照射下转变而成的。

由于维生素 D_3 是在身体的皮肤中产生,但要运往靶器官才能发挥生理作用,故认为维生素 D_3 实质上是激素。由于从膳食摄入或由皮肤合成的维生素 D 没有生理活性,必须到其它部位激活才具有生理作用,即它们是有活性作用维生素 D 的前体,又称为激素原(prohormone)。在某些特定条件下,如工作或居住在日照不足、空气污染(阻碍紫外光照射)的地区,维生素 D 必须由膳食供给才成为一种真正的维生素,故又认为维生素 D_3 是条件性维生素。

维生素 D_2 和 D_3 皆为白色晶体,溶于脂肪和脂溶剂,其化学性质比较稳定,在中性和碱性溶液中耐热,不易被氧化,但在酸性溶液中则逐渐分解,故通常的烹调加工不会引起维生素 D 的损失,但脂肪酸败可引起维生素 D 破坏。过量辐射线照射可形成具有毒性的化合物。

(二)维生素 D 吸收与代谢

食物中的维生素 D 进入小肠后,在胆汁的作用下与其它脂溶性物质一起形成胶团被动吸收入小肠粘膜细胞。大约食物中 50% ~80% 的维生素 D 在小肠吸收。吸收后的维生素 D 掺入乳糜微粒经淋巴入血。在血液中,部分维生素 D 与一种特异载体蛋白,即维生素 D 结合蛋白(vitamin D binding protein,DBP)结合并由其携带运输。

在皮肤中产生的维生素 D_3 缓慢扩散入血液,由 DBP 携带运输。在血浆中约 60% 的维生素 D_3 与 DBP 结合运输。有相当一部分与 DBP 结合的维生素 D_3 在被肝脏摄取之前进入肝外组织,如肌肉和脂肪。

无论是由乳糜微粒还是由 DBP 携带进入肝脏的维生素 D_3(或 D_2)被肝脏内 D_3-25-羟化酶催化生成 25-(OH)-D_3;其由肝脏分泌入血并由 DBP 携载运输至肾脏,在 25-(OH)-D_3-1 羟化酶和 25-(OH)-D_3-24 羟化酶的催化下,被进一步氧化合成后由肾脏释放入血,与 DBP 松散式结合并运输至各个靶器官,产生生物学效应。

(三)维生素 D 的生理功能

1,25-$(OH)_2$-D_3 是维生素 D 的活性形式,作用于小肠、肾、骨等靶器官,参与维持细胞内、外钙浓度,以及钙磷代谢的调节;此外,它还作用于其它很多器官,如心脏、肌肉、大脑、造血和免疫器官,参与细胞代谢或分化的调节。

维生素 D 的生理功能具体表现在如下几个方面:

1. 促进小肠钙吸收转运 1,25-$(OH)_2$-D_3 进入粘膜上皮细胞核,可诱导一种特异的钙结合蛋白质(calcium-binding protein)合成。钙结合蛋白在小肠粘膜细胞促进钙的吸收,不过其确切的机制仍需进一步的研究。1,25-$(OH)_2$-D_3 能增加刷状缘碱性磷酸酶的活性,促进磷酸酯键的水解和磷的吸收。

2. 促进肾小管对钙、磷的重吸收 1,25-$(OH)_2$-D_3 对肾脏也有直接作用,能促进肾小管对钙、磷的重吸收,减少丢失。促进磷的重吸收比促进钙的重吸收作用明显。

3. 对骨细胞呈现多种作用 当血液中钙浓度降低时,1,25-$(OH)_2$-D_3 能动员骨组织中的钙和磷释放入血液,以维持正常的血钙浓度。这一作用可能与 1,25-$(OH)_2$-D_3 通过核受体诱导干细胞分化为成熟的破骨细胞(osteoclasts)和增加破骨细胞的活性有关,继而破骨细胞发挥调节骨的重吸收作用,释放钙进入血液。一旦破骨细胞成熟,核受体失去,即不再对 1,25-$(OH)_2$-D_3 产生反应。

成骨细胞也有 1,25-$(OH)_2$-D_3 的核受体。体外试验提示 1,25-$(OH)_2$-D_3 能增加碱性磷酸酶的活性及骨钙化基因的表达。一般来说 1,25-$(OH)_2$-D_3 对骨的骨化作用的调节并不重要,但当细胞外钙、磷浓度超饱和时,1,25-$(OH)_2$-D_3 就对维持钙磷浓度和促进骨化发挥作用。

4. 通过维生素 D 内分泌系统调节血钙平衡 目前已确认存在维生素 D 内分泌系统,其主要的调节因子是 1,25-$(OH)_2$-D_3、PTH、降钙素(calcitonin)及血清钙和磷的浓度。当血钙降低时,PTH 升高,1,25-$(OH)_2$-D_3 增多,通过对小肠、肾、骨等器官的作用来升高血钙水平。当血钙过高时,PTH 降低,降钙素分泌增加,尿中钙和磷排出增加。

5. 细胞的分化、增殖和生长 1,25-$(OH)_2$-D_3 通过调节基因转录调节细胞的分化、增殖和生长。如上所述,1,25-$(OH)_2$-D_3 可促进干细胞向破骨细胞的分化,抑制成纤维细胞、淋巴细胞以及肿瘤细胞的增殖;1,25-$(OH)_2$-D_3 促进皮肤表皮细胞的分化并阻止其增殖,对皮肤疾病具有潜在的治疗作用。

(四)维生素 D 的缺乏与过量

1. 缺乏症 维生素 D 缺乏导致肠道吸收钙和磷减少,肾小管对钙和磷的重吸收减少,影响骨钙化,造成骨骼和牙齿的矿物化异常。缺乏维生素 D 对婴儿将引起佝偻病(rickets);对成人,尤其是孕妇、乳母和老人,可使已成熟的骨骼脱钙而发生骨质软化症(osteomalacia)和骨质疏松症(osteoporosis)以及手足痉挛症。

(1)佝偻病:维生素D缺乏时骨骼不能正常钙化,易引起骨骼变软和弯曲变形,如幼儿刚学会走路时身体重量使下肢骨弯曲,形成"X"或"O"形腿;胸骨外凸呈"鸡胸",肋骨与肋软骨连接处形成"肋骨串珠";囟门闭合延迟、骨盆变窄和脊柱弯曲;由于腹部肌肉发育不良,易使腹部膨出;牙齿萌出推迟,恒齿稀疏、凹陷、容易发生龋齿。

(2)骨质软化症:成人,尤其是孕妇、乳母和老人,在缺乏维生素D和钙、磷时容易发生骨质软化症,主要表现骨质软化,容易变形,孕妇骨盆变形可致难产。

(3)骨质疏松症:老年人由于肝肾功能降低、胃肠吸收欠佳、户外活动减少,故体内维生素D水平常常低于年轻人。骨质疏松症及其引起的骨折是威胁老年人健康的主要疾病之一。

(4)手足痉挛症:缺乏维生素D、钙吸收不足、甲状旁腺功能失调或其它原因造成血清钙水平降低时可引起,表现为肌肉痉挛,小腿抽筋、惊厥等。

2. 过多症 过量摄入维生素D也可引起维生素D过多症。维生素D的中毒剂量虽然尚未确定,但摄入过量的维生素D可能会产生副作用。维生素D的中毒症状包括:食欲不振、体重减轻、恶心、呕吐、腹泻、头痛、多尿、烦渴、发热、血清钙磷增高,以至发展成动脉、心肌、肺、肾、气管等软组织转移性钙化和肾结石,严重的维生素D中毒可导致死亡。预防过量的维生素D中毒最有效的方法是避免滥用。

(五)维生素D的供给量及食物来源

维生素D既来源于膳食,又可由皮肤合成,因而较难估计膳食维生素D的摄入量。在钙、磷供给量充足的条件下,中国居民维生素D的RNI为婴儿~10岁为10μg/d,11岁~49岁为5μg/d,50岁以上及中晚期孕妇和乳母为10μg/d。维生素D的UL为20μg/d。

维生素D的量可用IU或μg表示,它们的换算关系是:

1IU 维生素 D_3 = 0.025μg 维生素 D_3,即 1μg 维生素 D_3 = 40IU 维生素 D_3

☞ 经常晒太阳是人体廉价获得充足有效的维生素D_3的最好来源,故维生素D又称"阳光维生素"。在阳光不足或空气污染严重的地区,也可采用紫外线灯作预防性照射。成年人只要经常接触阳光,一般不会发生维生素D缺乏病。

1. 食物来源 维生素D无论是维生素D_2或维生素D_3,在天然食物中存在并不广泛,植物性食物如蘑菇、蕈类含有维生素D_2,动物性食物中则含有维生素D_3,以鱼肝和鱼油含量最丰富,其次在鸡蛋、乳牛肉、黄油和咸水鱼如鲱鱼、鲑鱼和沙丁鱼中含量相对较高,牛乳和人乳的维生素D含量较低(牛乳为41 IU/100g),蔬菜、谷物和水果中几乎不含维生素D。

由于食物中的维生素D来源不足,许多国家均在常用的食物中进行维生素D的强化,如焙烤食品、奶和奶制品和婴儿食品等,以预防维生素D缺乏病和骨软化症。

2. 内源性来源 人体的表皮和真皮内含有7-脱氢胆固醇,经阳光或紫外线照射后形成前维生素D_3,然后再转变为维生素D_3,产生量的多少与季节、纬度、紫外线强度、年龄、暴露皮肤的面积和时间长短有关。有报道健康个体全身在阳光中晒到最轻的皮肤发红时,维生素D在血液循环中的浓度可以和摄入250~625μg的维生素D相等。

☞ 按照我国婴儿衣着习惯,仅暴露面部和前手臂、每天户外活动2小时即可维持血中25-(OH)-D_3在正常范围内,可预防维生素D缺乏病的发生。

儿童和年轻人每周2~3次的短时户外活动,这样的接触阳光就能满足维生素D需要。老年人皮肤产生维生素D的能力较低,衣服又常常穿得较多,接触阳光照射较少,使维生素D_3的产生减少,加上老年人易有乳糖不耐受,奶制品摄入少,维生素D的来源往往较少。有报道在冬末时约80%老人处于维生素D缺乏边缘,因此,对老年人应鼓励在春、夏、秋季的早晨或下午多接触阳光,使维生素D满足身体需要。

四、维生素E

(一)维生素E的理化性质

维生素E类是指含苯并二氢吡喃结构、具有α-生育酚生物活性的一类物质。它包括8种化合物:四种生育酚(tocopherols,即α-T,β-T,γ-T,δ-T)和四种生育三烯酚(tocotrienols,即α-TT,β-TT,γ-TT,δ-TT),其中α-生育酚的生物活性最高,故通常以α-生育酚作为维生素E的代表进行研究。

α-生育酚是黄色油状液体,溶于乙醇、脂肪和脂溶剂,对热及酸稳定,对碱不稳定,对氧十分敏感,油脂酸败加速维生素E的破坏。食物中维生素E在一般烹调时损失不大,但油炸时维生素E活性明显降低。

（二）维生素 E 的吸收与代谢

生育酚在食物中可以以游离的形式存在，而生育三烯酚则以酯化的形式存在，它必须经胰酯酶和肠粘膜酯酶水解然后才被吸收。游离的生育酚或生育三烯酚与其它脂类消化产物在胆汁的帮助下，以胶团的形式被动扩散吸收，然后掺入乳糜微粒经淋巴导管进入血液循环。一般 20% ～ 50% 的维生素 E 被吸收，最高可达 80%。随着维生素 E 的摄入量增加其吸收率降低。

在血液中的维生素 E 可从乳糜微粒转移到其它的脂蛋白，如 HDL、LDL 和 VLDL 进行运输及转移到红细胞膜，在红细胞膜上发现有生育酚结合蛋白。VLDL 是由肝脏产生的，肝脏中的维生素 E 组合到 VLDL 中可能与肝 α－生育酚转移蛋白（hepatic α－tocopherol transfer protein，α－TTP）有关。维生素 E 主要由 LDL 运输，在保护 LDL 免遭氧化损伤方面起重要的作用。由于维生素 E 溶于脂质并主要由脂蛋白转运，所以血浆维生素 E 浓度与血浆总脂浓度呈正相关。

大部分维生素 E 以非酯化的形式储存在脂肪细胞，少量储存在肝、肺、心脏、肌肉、肾上腺和大脑。脂肪组织中的维生素 E 的储存随维生素 E 摄入剂量的增加而呈线性增加，而其它组织的维生素 E 基本不变或很少增加。相反，当机体缺乏维生素 E 时，肝脏和血浆的维生素 E 下降很快，而脂肪中维生素 E 的降低相当慢。

（三）维生素 E 的生理功能

1. 抗氧化作用 维生素 E 是氧自由基的清道夫，它与其它抗氧化物质以及抗氧化酶包括超氧化物歧化酶和谷胱甘肽过氧化物酶等一起构成体内抗氧化系统，保护生物膜及其他蛋白质免受自由基攻击。

在非酶抗氧化系统中维生素 E 是重要的抗氧化剂，其它还有类胡萝卜素、维生素 C、硒和谷胱甘肽等。生育酚分子与自由基起反应后，自己本身被氧化成生育酚羟自由基（tocopheroxylradical），即氧化型维生素 E。氧化型维生素 E 在维生素 C、谷胱甘肽和 NADPH 的参与下重新还原成还原型生育酚，可见，体内抗氧化功能是由复杂的体系共同完成的，维生素 E 仅是这个体系的一个重要组成成分。

许多研究提示，氧化状态升高与一些疾病的发生密切相关，如动脉粥样硬化、肿瘤和衰老。动物实验研究和人群调查研究提示，维生素 E 具有防治这些与氧化损伤相关疾病的作用，但目前人群的干预研究仍缺乏有力的证据。

2. 预防衰老 人们随着年龄增长体内脂褐质不断增加，脂褐质俗称老年斑，是细胞内某些成分被氧化分解后的沉积物。补充维生素 E 可减少细胞中的脂褐质的形成；维生素 E 还可改善皮肤弹性，使性腺萎缩减轻，提高免疫能力。因此，维生素 E 在预防衰老中的作用日益受到重视。

3. 与动物的生殖功能和精子生成有关 维生素 E 缺乏时可出现睾丸萎缩和上皮细胞变性、孕育异常。对人类尚未发现有因维生素 E 缺乏而引起的不育症，但临床上常用维生素 E 治疗先兆流产和习惯性流产。

4. 调节血小板的粘附力和聚集作用 维生素 E 缺乏时血小板聚集和凝血作用增强，增加心肌梗死及脑卒中的危险性，这是由于维生素 E 可抑制磷酯酶 A_2 的活性，减少血小板血栓素 A_2 的释放，从而抑制血小板的聚集。

5. 其它 维生素 E 可抑制体内胆固醇合成限速酶，β－羟－β 甲基戊二酸单酰辅酶 A 还原酶的活性，而降低血浆胆固醇水平；维生素 E 还抑制肿瘤细胞的生长和增殖，其作用机制可能与抑制细胞分化及生长密切相关的蛋白激酶的活性有关。

（四）维生素 E 的缺乏与过量

维生素 E 缺乏在人类较为少见，但可出现在低体重的早产儿、血 β－脂蛋白缺乏症和脂肪吸收障碍的患者。缺乏维生素 E 时可出现视网膜褪变、蜡样质色素积聚、溶血性贫血、肌无力、神经退行性病变、小脑共济失调和震动感觉丧失等。维生素 E 缺乏引起神经—肌肉退行性变化的机制目前仍不清楚，一种可能的解释是维生素 E 缺乏引起神经－肌肉组织抗氧化能力减弱，无法抵抗自由基对其造成的损伤。

在脂溶性维生素中，维生素 E 的毒性相对较小。大剂量维生素 E（每天摄入 800～3200mg）有可能出现中毒症状，如肌无力、视觉模糊、复视、恶心、腹泻以及维生素 K 的吸收和利用障碍。目前不少人自行补充维生素 E，但每天摄入量以不超过 400mg 为宜。

（五）维生素 E 的供给量及食物来源

各种维生素 E 的生物活性水平一般与它的抗氧化作用一致，但其生物活性并不总是与其抗氧化作用呈正相关，有的维生素 E 表现抗氧化活性较高，而其它的功能活性较低。如在其它功能方面 α－生育三烯酚仅有 α－生育酚的 1/3，但其抗氧化能力相当于或高于 α－生育酚；γ－生育三烯酚具有抑制 3－羟基－3－甲基戊二酰辅酶 A

(3 - hydroxy - 3 - methylglutaryl - coenzyme A, HMG - CoA)还原酶活性的作用,而其它形式的维生素 E 则没有。

各种维生素 E 的活性一般用妊娠吸收实验的生物测定方法,也可用不同维生素 E 与 α - 生育酚竞争结合 α - TTP来表示维生素 E 的相对生物活性。四种生育酚中以α - 生育酚含量最多(约 90%),活性最高。如果将 α - 生育酚的生物活性定为 100,β - 生育酚的相对活性则为 25 ~ 50,γ 生育酚为 10 ~ 35,所有的三烯酚为 30。

α - 生育酚有两个来源,即天然的生育酚(为 d - α - 生育酚,IUPAC 命名为 RRR - α - 生育酚)和人工合成生育酚(为 dl - α - 生育酚,化学名为全消旋 α - 生育酚或 all - rac - α - 生育酚),人工合成 dl - α - 生育酚的活性相当于天然 d - α - 生育酚活性的 74%。

维生素 E 的活性可用 α - 生育酚当量(α - tocopherol equivalence, α - TE)来表示,规定 1mg α - TE 相当于 1mg RRR - α - 生育酚(d - α - 生育酚)的活性。维生素 E 的活性又可用国际单位(IU)来表示,1IU 的维生素 E 等于 1mg dl - α - 生育酚乙酸酯的活性,各种维生素 E 的换算关系如下:

1IU 维生素 E = 0.67mg d - α - 生育酚(或 RRR - α - 生育酚)

= 0.74mg d - α - 生育酚乙酸酯

1mg d - α - 生育酚 = 1.1mg d - α - 生育酚乙酸酯

1mg dl - α - 生育酚 = 1.1mg dl - α - 生育酚乙酸酯

1mg dl - α - 生育酚 = 1.1IU 维生素 E

我国现行成人(包括老年人、孕妇和乳母)的维生素 E 推荐摄入量(AI)为 14mg α - 生育酚当量(α - tocopherol equivalence, α - TE)/d,约为 30mg/d。

☞ 维生素E在自然界中分布甚广,一般情况下不会缺乏。中国居民维生素E的摄入近70%来自于食用油脂。维生素E含量丰富的食品还有麦胚、硬果、种子类、豆类及其他谷类,蛋类、肉类、鱼类、水果及蔬菜含量甚少。有些油制品中含 γ - 生育酚多于 α - 生育酚。在加工、储存和制备食物时相当一部分维生素 E 因氧化而损失。

五、维生素 K

(一)维生素 K 的分类及理化性质

维生素 K 是脂溶性维生素中含有 2 - 甲基 - 1,4 萘醌的一族同类物,一般有三种类型:在植物中的为叶绿醌,也称维生素 K_1(ph ylloquinone, K_1),在动物中分离出的为维生素 K_2(menaquinone, K_2),$MK_{4、5、7}$ 与 K_1 生物活性相等。MK_1 只有维生素 K_1 的 1% 活性,MK_{10} 也只有 30% ~ 49% 的活性,维生素 K_3(menadione, K_3)是人工合成产物,在哺乳类及鸟类体内可转变成 MK_4。

上述三种类型的维生素 K 都易被碱或光破坏。有些维生素 K 的衍生物,如甲基萘氢醌乙酸酯有较高的维生素 K 活性,并对光敏感。维生素 K_3 或维生素 K_1 的 2,3 位环氧化合物虽不溶于水,但对光敏感,在体内可变为相应的维生素 K。

(二)维生素 K 的生化代谢

维生素 K_1 和 K_2 的吸收与其他脂溶性维生素一样。需要胆汁、胰液,并与乳糜微粒相结合,由淋巴系统运输。其吸收率约为摄入量的 10% ~ 70%。维生素 K 的储存部位是肝、皮肤及肌肉。维生素 K 经氧化,断侧链形成 γ - 内酯,并以葡萄糖醛酸苷的形式自尿道排出,也可存在于肠肝循环中。

(三)维生素 K 的主要生理功能

1. 维生素 K 是凝血酶原的主要成分,有促进凝血的作用,故有凝血维生素之称。肝脏产生的凝血因子Ⅱ、Ⅶ、Ⅸ、Ⅹ的分子中,含有较多的谷氨酸残基,经 γ - 羧化成为 γ - 羧化谷氨酸才能与 Ca^{2+} 结合,在凝血过程中发挥作用。维生素 K 是谷氨酸进行 γ - 羧化的必需因子。缺乏维生素 K,肝脏不能合成正常的凝血因子,因为分子中的谷氨酸残基不能进行 γ - 羧化,所以表现为凝血障碍。

2. 最近的研究结果发现维生素 K 辅助的谷氨酸残基 γ - 羧化,还发生于骨、牙、肾、脾、肺及乳腺等组织的蛋白质分子,这种蛋白质在骨中称骨钙蛋白,有调节钙在骨基质中沉积的作用;在肾中即与钙的重吸收功能有关。

3. 维生素 K 还参与细胞氧化还原过程,是呼吸链的成员之一。

(四)维生素 K 的缺乏与过量

维生素 K 的每日需要量约为 1μg/kg 体重。维生素 K 缺乏引起低凝血酶原血症,且其他维生素 K 依赖凝血因子浓度下降,表现为凝血缺陷和出血。

新生儿是对维生素 K 营养需求的一个特殊群体，有相当大数量的婴儿产生新生儿出血病（HDN）。如果凝血酶原值低于10%以下，即出现 HDN。HDN 一般见于产后1～7天，可表现为皮肤、胃肠道、胸腔内出血，最严重的病例是有颅内出血。迟发性出血病（LHD），可见于产后1～3个月，临床表现与上述相同，通常伴有吸收不良和肝脏疾病。

如果母亲曾摄取乙内酰脲抗惊厥剂、头孢菌素抗生素或香豆素抗凝剂，婴儿出血性疾病的危险性均会增加。因此母乳喂养的婴儿，维生素 K 缺乏仍是世界范围内婴儿发病率和死亡率的主要原因。

天然形式的维生素 K_1 和维生素 K_2 不产生毒性，甚至大量服用也无毒。食物来源的甲萘醌毒性很低，维生素 K 前体2－甲基萘醌（K_3）由于与巯基反应而有毒性，它能引起婴儿溶血性贫血、高胆红素血症和核黄疸症，2－甲基萘醌不应用于治疗维生素 K 缺乏。

（五）维生素 K 的供给量及食物来源

中国的维生素 K 推荐摄入量，成年人为120μg/d，如有必要计算青少年的膳食适宜摄入量，可以根据2μg/(kg·d)计算。注意经常摄食蔬菜的人们每日从食物中摄入的量远 >1μg/kg 体重，故可以满足需要。长期膳食不正常的个体或胆道梗阻、腹泻、慢性脂肪痢患者，需要经注射维生素 K 或口服维生素 K 给予补充。

人类维生素 K 的来源有两方面：

肠道细菌合成，约占总量维生素 K 的50%～60%。维生素 K 在回肠内吸收，细菌必须在回肠内合成，才能为人体所利用。有些抗菌素能抑制上述消化道的细菌生长，影响维生素 K 的摄入；食物提供，约占总量维生素 K 的40%～50%，绿叶蔬菜含量高，其次是内脏、肉类与奶类，水果及谷类含量低。估计人类每日总的需要量为2μg/kg 体重，如果有一半可以从肠道细菌取得，则从食物中所需的量为此值一半。

六、维生素 B_1

☞ 维生素 B_1 也称硫胺素（thiamine），因其发现与预防和治疗脚气病（Beriberi）有关，所以又称作抗脚气病维生素。

（一）维生素 B_1 的理化性质

维生素 B_1 在酸性溶液中比较稳定，加热不易分解，而在碱性溶液中极不稳定。紫外线可使之分解。铜离子可加快其分解。

（二）维生素 B_1 的吸收与代谢

维生素 B_1 吸收的部位在小肠。当维生素 B_1 浓度较低时，主要通过主动的钠依赖的载体介导系统吸收；在较高浓度时被动扩散占优势。

在小肠粘膜游离的硫胺素可磷酸化成磷酸酯，经粘膜细胞的基底膜侧转运入血。硫胺素以不同的磷酸化形式存在于体内，包括一磷酸硫胺素（thiamine monophosphate，TMP）、二磷酸硫胺素（thiamine diphosphate，TDP）、硫胺素焦磷酸（thiamine pyrophosphate，TPP）以及三磷酸硫胺素（thiamine triphosphate，TTP）。在机体组织中游离的硫胺素和其磷酸化形式均以不同数量存在，以 TPP 最为丰富，约占总硫胺素的80%，TTP 约占5%～10%，其余的为游离的硫胺素和 TMP。体内四种形式的硫胺素可以相互转化。

血液内的维生素 B_1 主要通过红细胞转运，在红细胞内含有游离的维生素 B_1 和其磷酸化形式，但绝大部分是 TDP，而血浆中仅含有游离维生素 B_1 和 TMP。在体内维生素 B_1 广泛分布于各种组织中，总量约30mg，骨骼肌、心、肝、肾和脑中含量较高，生物半衰期约为9.5～18.5天。维生素 B_1 可在肾脏等组织中分解出来输送到血液及有关组织，再进行磷酸化或由肾脏随尿排出体外。

（三）维生素 B_1 的生理功能

1. 辅酶功能　是三大营养物质分解代谢和产生能量的关键辅酶。焦磷酸硫胺素（TPP）是碳水化合物代谢中氧化脱羧酶的辅酶，即作为丙酮酸和α－酮戊二酸脱羧反应的辅酶。从葡萄糖、脂肪酸、支链氨基酸衍生来的丙酮酸和α－酮戊二酸需经氧化脱羧反应产生乙酰 CoA（acetyl CoA）和琥珀酰 CoA（succinyl CoA），才能进入三羧酸循环（citric acid cycle），氧化产生 ATP。乙酰 CoA 和琥珀酰 CoA 是三大营养物质分解代谢和产生能量的关键环节。因此，不难理解当硫胺素严重缺乏时，能量代谢受到影响，ATP 生成障碍，丙酮酸和乳酸在机体内聚集，对机体造成广泛损伤。

TPP 也可作为转酮醇酶的辅酶参与转酮醇作用（transketolation），这是磷酸戊糖通路中的重要反应。转酮醇酶在磷酸戊糖途径中催化5－磷酸木酮糖生成3－磷酸甘油醛的反应以及5－磷酸核糖生成7－磷酸景天糖的反应。

转酮醇作用不是碳水化合物氧化供能的一个重要途径,但它是核酸合成中的戊糖以及脂肪酸合成中还原型辅酶Ⅱ的重要来源。硫胺素缺乏早期时转酮醇酶的活性就明显下降,所以测定红细胞中转酮醇酶活性可用来作为评价硫胺素营养状况的一种可靠方法。

2. 非辅酶功能 硫胺素在神经组织中可能具有一种特殊的非酶作用,与某些神经递质的合成和代谢有关。当硫胺素缺乏时可影响某些神经递质的合成和代谢,如乙酰胆碱合成减少和利用降低。此外,TTP 可能具有调控某些离子通道功能,其作用机制与硫胺素磷酸化有关。

(四)维生素 B_1 的缺乏与过量

维生素 B_1 缺乏的原因有以下几种:

1. 摄入不足 如长期大量食用精白米和精白面,同时又缺乏其它富含维生素 B_1 食物的补充,就容易造成硫胺素缺乏,烹调方法不当如煮粥、煮豆、蒸馒头等加入过量的碱会造成维生素 B_1 大量破坏,如果高能量膳食的绝大部分能量来自碳水化合物易造成硫胺素缺乏。

2. 机体处于特殊生理状态使需要量增加 维生素 B_1 摄入量与机体能量总摄入量成正比,妇女在妊娠、哺乳期间维生素 B_1 需要量相对较高,在高温环境下工作、神经精神高度紧张、引起代谢率增高的某些疾病,例如发热、甲状腺功能亢进以及输入葡萄糖的病人维生素 B_1 的需要量也相应增加。

3. 机体吸收或利用障碍 如长期慢性腹泻、酗酒以及肝、肾疾病影响焦磷酸硫胺素的合成。

维生素 B_1 缺乏症又称脚气病。发病早期出现体弱、疲倦、烦躁、健忘、消化不良或便秘、工作能力下降。根据临床症状分为三型:

(1)干性脚气病(dry beriberi):以周围神经炎为主要症状,腓肠肌压痛痉挛、腿沉重麻木并有蚁行感,后期感觉消失,肌肉萎缩,共济失调。

(2)湿性脚气病(wet beriberi):以循环系统症状为主的脚气病,出现心悸、气促、心动过速和水肿,心电图可见低电压、右心室肥大。

(3)急性暴发性脚气病(acute beriberi):以心力衰竭为主,伴有膈神经和喉返神经瘫痪症状,进展较快。

婴儿脚气病多发生于出生 2~5 月的婴儿,以心血管症状为主,早期表现食欲不振、心跳快、气促、水肿、烦躁不安,晚期表现心力衰竭症状,易被误诊为肺炎合并心力衰竭。

此外,长期酗酒者可出现 Wernicke's-Korsakoff 综合征,其表现为眼肌麻痹、眼球震颤、运动失调、近期记忆丧失、精神错乱。

维生素 B_1 过量中毒很少见,超过 RNI 100 倍以上的剂量有可能出现头痛、惊厥、心律失常等。

(五)维生素 B_1 的供给量及食物来源

维生素 B_1 与碳水化合物代谢密切相关,其供给量与机体能量总摄入量成正比。一般认为成人每 4.18MJ(1000Kcal)能量需要维生素 B_1 0.5mg。老人和儿童的维生素 B_1 需要量较成人高,每 4.18MJ(1000Kcal)能量需要维生素 B_1 0.5mg。中国营养学会 2000 年推荐维生素 B_1 的 RNI 成年男性为 1.4mg/d,女性为 1.3mg/d。维生素 B_1 的 UL(可耐受最高摄入量)为 50mg/d。

谷物是维生素 B_1 的主要来源,杂粮、豆类、干酵母、硬果、动物内脏、蛋类、瘦猪肉也含有较多的维生素 B_1。谷物过分精制加工,食物过分用水洗、烹调时弃汤、加碱、高温等均可使维生素 B_1 有不同程度的损失。

七、维生素 B_2

(一)维生素 B_2 的理化性质

维生素 B_2 又称核黄素(riboflavin)。维生素 B_2 结晶呈黄棕色并有高强度荧光,味苦,在干燥和酸性溶液中稳定,但在碱性条件下,尤其在紫外光照射下,维生素 B_2 会被光降解为无生物活性的光黄素(lumiflavin,7,8,10-三甲基异咯嗪)。

(二)维生素 B_2 的吸收与代谢

膳食中大部分维生素 B_2 是以黄素单核苷酸(flavin mononucleotide,FMN)和黄素腺嘌呤二核苷酸(flavin adenine dinucleotide,FAD)辅酶形式与蛋白质结合存在。进入胃后在胃液盐酸作用下,FMN 和 FAD 与蛋白质分离。在小肠内 FAD 在焦磷酸酶作用下转变成 FMN,FMN 在磷酸酶的作用下转变成游离的核黄素。食物中核黄素复合物只有转变成游离的形式才能被吸收。

维生素 B_2 的吸收发生在小肠近端，是一个主动转运的过程，需要 Na^+ 和 ATP 的参与。维生素 B_2 在机体吸收量与其摄入量呈正比。一般来说，动物来源的维生素 B_2 比植物来源的维生素 B_2 容易吸收。胃酸和胆汁有助于游离维生素 B_2 的释放，有利于维生素 B_2 的吸收；抗酸剂干扰食物中维生素 B_2 的释放；二价的金属离子，如 Cu^{2+}、Zn^{2+} 和 Fe^{2+} 通过螯合抑制维生素 B_2 的吸收；酒精可干扰维生素 B_2 的消化和吸收。

维生素 B_2 一旦进入小肠粘膜细胞即被磷酸化为 FMN，在浆膜面 FMN 再脱磷酸化成为游离的维生素 B_2，并经门静脉运输到肝脏。在肝脏维生素 B_2 再转变成作为辅酶的 FMN 和 FAD。血浆中的白蛋白、免疫球蛋白和纤维蛋白原作为维生素 B_2、FMN 和 FDA 运输的载体，其中以白蛋白为主要运输载体。维生素 B_2 与血浆蛋白的结合能够减少肾小球滤过过程中维生素 B_2 的丢失。

机体各组织均可发现少量的维生素 B_2，但肝脏、肾脏、心脏含量最高。细胞内游离维生素 B_2 的磷酸化能够防止其扩散到细胞外，在黄素激酶（flavokinase）和 FAD 合成酶的作用下维生素 B_2 变成辅酶形式。

（三）维生素 B_2 的生理功能

维生素 B_2 参与体内氧化还原反应与能量代谢，构成众多呼吸酶系统的组成部分。维生素 B_2 在体内通常以 FAD 和 FMN 两种形式参与氧化还原反应。同时，也参与维生素 B_6 和烟酸的代谢。

1. 参与体内生物氧化与能量代谢 FAD 和 FMN 与特定蛋白结合形成黄素蛋白（flavoprotein），黄素蛋白是机体中许多酶系统的重要辅基的组成成分，通过呼吸链参与体内氧化还原反应与能量代谢。重要的含黄素蛋白的酶有 L－及 D－氨基酸氧化酶、细胞色素 C 还原酶、谷胱甘肽还原酶。一些脱氢酶（如丙酮酸脱氢酶、脂肪酰辅酶 A 脱氢酶等）、黄嘌呤氧化酶、单胺氧化酶等。这些酶在氨基酸的氧化脱氨基作用及嘌呤核苷酸的代谢中起重要作用，从而维持蛋白质、脂肪、碳水化合物的正常代谢，促进正常的生长发育，维护皮肤和粘膜的完整性。若体内核黄素不足，则物质和能量代谢发生紊乱，将表现出多种缺乏症状。

2. 参与维生素 B_6 和烟酸的代谢 FAD 和 FMN 分别作为辅酶参与色氨酸转变为烟酸、维生素 B_6 转变为磷酸吡哆醛的过程。

3. 参与体内的抗氧化防御系统和药物代谢 FAD 作为谷胱甘肽还原酶的辅酶，参与体内的抗氧化防御系统，维持还原型谷胱甘肽的浓度。FAD 还可以与细胞色素 P450 结合，参与药物代谢。

（四）维生素 B_2 的缺乏与过量

摄入不足和酗酒是维生素 B_2 缺乏的最主要原因。维生素 B_2 缺乏可出现多种临床症状，无特异性，常表现在面部五官及皮肤，如口角炎：口角湿白及裂开、糜烂及湿白斑；唇炎：多见下唇红肿、干燥、皲裂；舌炎：舌肿胀，呈青紫色、出现裂纹皱摺等；眼部症状：睑缘炎，角膜血管增生，羞明，视力疲劳，夜间视力降低等；皮肤：阴囊（阴唇）皮炎，鼻翼两侧脂溢性皮炎。长期缺乏还可导致儿童生长迟缓，轻中度缺铁性贫血。

一般来说，维生素 B_2 不会引起过量中毒。

（五）维生素 B_2 的供给量及食物来源

维生素 B_2 供给量与能量摄入呈正比。我国成人膳食维生素 B_2 的 RNI 男性为 1.4mg/ d，女性 1.2 mg/ d。

维生素 B_2 存在于动物与植物性食物中，不同食物中含量差异较大，动物肝、肾、心、蛋黄、乳类尤为丰富。植物性食品中以绿色蔬菜、豆类含量较高，而谷类含量较少，尤其是谷类加工对维生素 B_2 存留有较大的影响，如精白米维生素 B_2 存留率只有 11%，小麦标准粉维生素 B_2 存留率为 35%。

八、维生素 B_6

（一）维生素 B_6 的理化性质

维生素 B_6 称吡哆醇，实际上包括吡哆醇（pyridoxin，PN）、吡哆醛（pyridoxal，PL）、吡哆胺（pyridoxamine，PM）三种衍生物。这三种化学形式均具有维生素 B_6 的活性。在动物体组织内多以吡哆醛和吡哆胺存在，而植物则以吡哆醇为多。它们易溶于水及乙醇，在酸性溶液中稳定，在碱性溶液中易被破坏，在中性和碱性环境中对光敏感。

（二）维生素 B_6 的吸收与转运

维生素 B_6 主要在空肠被动吸收。食物中的维生素 B_6 多以 5′－磷酸盐的形式存在，其吸收速度较慢，经非特异性磷酸酶水解为非磷酸化的维生素 B_6，其吸收速度较快。维生素 B_6 在体内与血浆白蛋白结合而转运，以5′－磷酸吡哆醛（5′－pyridoxal phosphate，PLP）形式与多种蛋白质结合，并蓄积和储存在组织中，体内的维生素 B_6 大部分储存于肌肉组织，估计约占储存量的75%～80%。体内维生素 B_6 代谢池储存约为1000μmol。

在肝脏，维生素 B_6 的三种非磷酸化的形式通过吡哆醇激酶转化为各自的磷酸化形式，并发挥其生理功能。在血循环中PLP约占60%，它在肝脏中分解代谢4－吡哆酸（4－pyridoxic acid，4－PA）而从尿中排出。维生素 B_6 也可经粪便排出，但排泄量有限，由于肠道内微生物能合成维生素 B_6，故难以评价这种排泄的程度。

（三）维生素 B_6 的生理功能

1. 辅酶作用 维生素 B_6 主要以磷酸吡哆醛的形式作为辅酶参与近百种酶系的反应，在氨基酸的合成与分解代谢上起着重要作用。

维生素 B_6 是δ－氨基－酮戊酸合成酶的辅酶，该酶催化血红素合成的第一步。维生素 B_6 还是糖原磷酸化反应中磷酸化酶的辅助因子，催化肌肉与肝脏中的糖原转化。维生素 B_6 还参与亚油酸合成花生四烯酸以及胆固醇的合成与转运。

维生素 B_6 是丝氨酸羟甲基转氨酶的辅酶，该酶通过转移丝氨酸羟甲基侧链到四氢叶酸分子参与一碳单位代谢，因而影响核酸和DNA的合成。维生素 B_6 是半胱氨酸脱羧酶、胱硫醚酶的辅助因子，可影响同型半胱氨酸转化为胱氨酸的代谢。此外，维生素 B_6 缺乏会损害细胞介导的免疫反应，这个损害作用可能也是通过参与一碳单位的代谢所引起的，因维生素 B_6 缺乏影响DNA的合成，继而会影响机体的免疫功能。

2. 其它 维生素 B_6 还涉及神经系统中许多酶促反应，使神经递质的水平升高，包括5－羟色胺、多巴胺、去甲肾上腺素、组氨酸和r－羟丁酸等。

（四）维生素 B_6 的缺乏与过量

严重、单纯的维生素 B_6 缺乏较罕见，但轻度缺乏较多见，一般同时伴有其它B族维生素的缺乏。人体维生素 B_6 缺乏可致眼、鼻与口腔周围皮肤脂溢性皮炎，并可扩展至面部、前额、耳后、阴囊及会阴处。临床可见有口炎、舌炎、唇干裂，个别出现神经精神症状，易激惹、抑郁及人格改变。此外，维生素 B_6 缺乏可能引起体液和细胞介导的免疫功能受损，出现高半胱氨酸血症和黄尿酸尿症，偶见低色素小细胞性贫血。近年来，高同型半胱氨酸血症已被认定为心血管疾病的一种可能危险因素，维生素 B_6 的干预可能降低血浆同型半胱氨酸值。

儿童维生素 B_6 缺乏对幼儿的影响较成人大，可出现烦躁、抽搐和癫痫样惊厥以及脑电图异常等临床症状。

从食物中获取过量的维生素 B_6 没有毒副作用，而通过补充品长期给予大剂量维生素 B_6（500mg/d）会引起严重毒副作用，主要表现为神经毒性和光敏感反应。

（五）维生素 B_6 的供给量及食物来源

关于维生素 B_6 的参考摄入量，美国1998年提出了分年龄段的平均需要量（estimated average requirement，EAR）和RDA，英国1991年提出了维生素 B_6 的RNI和AI。我国至今尚未开展这方面的研究工作，因此中国营养学会2000年建议值是参考欧美人群的研究结果，并且考虑到我国居民膳食模式与欧美的差异，提出我国居民膳食维生素 B_6 的AI值，18～49岁为1.2mg/d；50岁以上为1.5mg/d；孕妇和乳母为1.9mg/d。UL（可耐受最高摄入量）为儿童50mg/d，成人100mg/d。

维生素 B_6 广泛存在于各种食物中，其含量最高的食物为白色肉类（如鸡肉和鱼肉），其它良好的食物来源为肝脏、豆类、坚果类等。水果和蔬菜中维生素 B_6 含量也较多，其中香蕉的含量非常丰富，含量最少的是柠檬、奶类等。

九、维生素 B_{12}

（一）维生素 B_{12} 的命名及理化性质

维生素 B_{12} 含钴，又称钴胺素（cobalamin），是唯一含金属元素的维生素。由于与Co元素形成共价结合的基团不同，B_{12} 的形式有多种。主要有5－脱氧腺苷钴胺素、甲基钴胺素、氰钴胺素、羟钴胺素。前两种是体内活性形式，也称辅酶 B_{12}；后两种是药用 B_{12} 的主要形式。天然存在的 B_{12} 均由微生物合成。人体肠道细菌能合成 B_{12}，但结肠不能吸收 B_{12}。B_{12} 为浅红色结晶，易溶于水和乙醇，在强酸、强碱、强光和紫外线照射下不稳定，但短时间高压加热120℃可不受影响。易受重金属、强氧化剂或还原剂作用而破坏，大量维生素C可破坏 B_{12}，因此多种维生素制剂中的 B_{12} 会因维生素C等抗氧化剂存在而受损失。

（二）维生素 B_{12} 的生化代谢

食物中的 B_{12} 在胃酸及消化酶作用下释放，首先与唾液R蛋白结合。在碱性肠液与胰蛋白酶作用下，B_{12} 游离并与胃的内因子(intrinsic factor,IF)结合。IF是正常胃粘膜壁细胞分泌的分子量为50000的糖蛋白,可特异地与B_{12}形成对蛋白酶稳定的复合物B_{12}·IF。B_{12}·IF至回肠,与粘膜细胞的B_{12}·IF受体结合,B_{12}被吸收入细胞内。

血浆中的B_{12}主要是甲基B_{12}。由特异的转钴胺素蛋白(transcobalamin,TC)结合运输。人血浆中有三种转钴胺素蛋白,TCⅠ、TCⅡ、TCⅢ。TCⅠ和TCⅢ主要由中性粒细胞合成,是分子量约60000的糖蛋白。结合B_{12}的量多,可以通过与肝细胞的TCⅢ受体结合将B_{12}储存于肝内。TCⅡ是由肝合成的β球蛋白,分子量38000,其功能为运送分配B_{12}至全身组织细胞。肝、骨髓细胞、网织细胞、淋巴母细胞等多种细胞均有TCⅡ·B_{12}受体,可以摄取B_{12}。先天性缺乏TCⅡ的病例,需长期补充大剂量B_{12}。

正常人体B_{12}储存量约2~3mg,肝中占50%~90%,肝组织B_{12}含量平均1μg/g。B_{12}每天更新率为0.1%~0.2%,每天肝肠循环0.6~6μg。由回肠重吸收,经胆汁排出极少量。因此,缺乏B_{12}膳食情况下,肝中储存量可维持5年以上才出现缺乏症状。当胃、肠、胰及肝等有病变时易发生B_{12}缺乏。

(三)维生素B_{12}的生理功能

维生素B_{12}在体内以两种辅酶形式参与生化反应。甲基钴胺素与5-脱氧腺苷钴胺素是体内活性辅酶形式,主要作用有:

1.辅酶作用 参与同型半胱氨酸甲基化转变为蛋氨酸。维生素B_{12}在蛋氨酸循环中是蛋氨酸合成酶的辅酶。5-脱氧腺苷钴胺素(B_{12}的体内活性形式)从5-甲基THFA接受甲基交给同型半胱氨酸,使蛋氨酸再生以利充分发挥甲基供体作用,并提高叶酸的利用率。促进红细胞的发育和成熟,B_{12}缺乏时,叶酸陷于甲基叶酸的形式,使其他活性形式如5,10-亚甲基THFA缺乏,而后者是DNA合成必需条件之一,故B_{12}缺乏也可发生巨细胞型贫血。此外,B_{12}缺乏致使同型半胱氨酸再生为蛋氨酸受阻,也可引起高同型半胱氨酸血症。

2.与神经髓鞘物质代谢密切相关 故缺乏时可出现神经系统症状。

(四)维生素B_{12}的供给量及食物来源

生理情况下每日需要量很小,据研究仅0.1μg。发现轻度B_{12}缺乏的患者,如给予B_{12}超过0.5μg/d,可见血象迅速改善并维持正常水平。中国目前尚缺乏维生素B_{12}的研究数据,中国营养学会参照美国的调查资料(1989年RDA),提出中国居民膳食维生素B_{12}适宜摄入量(AI),4~7岁为1.2μg/d,14岁起至成人为2.4μg/d,孕妇EAR(平均需要量)为2.6μg/d,乳母EAR(平均需要量)为2.8μg/d。

自然界的维生素B_{12}均由微生物产生,故通常植物性食物不含B_{12},除非污染或特殊加工。动物性食物能产生B_{12}的微生物,其生成量足以被吸收与储存于体内,所以肉类(包括内脏)、鱼类、贝壳类、禽蛋类及乳类是B_{12}的日常食物来源。其中牛羊的肝肾、蛤、蚝等含量>10μg/100g。我国的豆腐乳、霉豆腐一类食品经细菌发酵,故也为B_{12}的食物来源。烹调加热过程B_{12}可受损失。肉经煎烤使表面及浅层的B_{12}破坏,在170℃加热45分钟损失达30%。牛奶煮沸2~5分钟可损失30%。

十、烟酸

(一)烟酸的理化性质

烟酸又名尼克酸(niacin,nicotinic acid)、抗癞皮病因子(preventive pellagra,PP),是具有烟酸生物学活性的吡啶-3-羧酸衍生物的总称。烟酸的基本结构为吡啶-3-羧酸,其胺基化合物即为烟酰胺。两者皆溶于水和乙醇,烟酰胺的溶解性明显好于烟酸,但它们都不溶乙醚。烟酸对酸、碱、光、热稳定,一般烹调对其破坏少。

(二)烟酸的吸收与代谢

食物中的烟酸主要以辅酶Ⅰ(nicotinamide adenine dinucleotide,NAD)和辅酶Ⅱ(nicotinamide adenine dinucleotide phosophate,NADP)的形式存在,它们在胃肠道经甘油水解酶(glycohydrolase)水解成游离烟酰胺。烟酸和烟酰胺均可在胃被吸收,但在小肠吸收速度快,低浓度时通过Na^+依赖的主动方式吸收,高浓度时则通过被动扩散方式吸收。吸收入血的烟酸主要以烟酰胺的形式存在,机体组织细胞通过简单扩散的方式摄取烟酰胺或烟酸,然后以NAD或NADP的形式存在于所有的组织中,肝组织的浓度最高。

机体组织细胞可利用色氨酸自身合成烟酸,平均60mg色氨酸可转化为1mg烟酸,其转化过程受核黄素、维生素B_6、铁等营养状况的影响,亮氨酸过量也会影响色氨酸转化为烟酸的过程。

烟酸可随乳汁分泌,也可以随汗液排出,但主要是通过尿液排泄。烟酸在肝内甲基化形成N^1-甲基尼克酰胺和2-吡啶酮等代谢产物,它们可一起从尿液中排出。

（三）烟酸的生理功能

1. 辅酶作用 烟酸在体内以 NAD 和 NADP 的形式作为辅基参与脱氢酶的组成，参与氧化还原反应（在生物氧化还原反应中作为氢的受体和电子的供体）。NAD 参与蛋白质核糖基化过程，与 DNA 复制、修复和细胞分化有关。NADP 在维生素 B_6、泛酸和生物素存在下参与脂肪酸、胆固醇以及类固醇激素等的生物合成。

2. 非辅酶作用 烟酸还是葡萄糖耐量因子 GTF 的重要组分，具有增强胰岛素效能的作用，但其作用机制不明，游离烟酸无此作用。

3. 其它 调节血脂和扩张血管的作用，大剂量的烟酸还能降低血甘油三酯、总胆固醇、LDL 和升高 HDL，有利于改善心血管功能。

（四）烟酸的缺乏与过量

烟酸缺乏会引起癞皮病（pellagra），癞皮病最早报道于 18 世纪的西班牙，主要发生在以玉米或高粱为主食的人群，主要损害皮肤、口、舌、胃肠道粘膜以及神经系统，其典型症状为皮炎（dermatitis）、腹泻（diarrhea）和痴呆（dementia），又称"三 D"症状。初期症状有体重减轻、失眠、头疼、记忆力减退等，继而出现皮肤、消化系统、神经系统症状，其中皮肤症状最具特征性，主要表现为裸露皮肤及易摩擦部位出现对称性晒斑样损伤，慢性病例表现为皮炎处皮肤变厚、脱屑、色素沉着，也有因感染而糜烂；口、舌部症状表现为杨梅舌及口腔粘膜溃疡，常伴有疼痛和烧灼感；胃肠道症状可有食欲不振、恶心、呕吐、腹痛、腹泻等；神经症状可表现为失眠、衰弱、乏力、抑郁、淡漠、记忆力丧失，甚至发展成木僵或痴呆症。烟酸缺乏常与硫胺素、核黄素缺乏同时存在。

目前尚没有食用烟酸过量引起中毒的报道，烟酸毒性报道主要见于临床采用大剂量烟酸治疗高血脂症病人所出现的副反应。其副作用主要表现为皮肤潮红、眼部不适、恶心、呕吐，大剂量服用时还会出现黄疸、转氨酶升高等肝功能异常以及葡萄糖耐量的变化。

（五）烟酸的供给量和食物来源

烟酸的参考摄入量应考虑能量的消耗和蛋白质的摄入情况。能量消耗增加，烟酸的摄入量也应适当增加；蛋白质摄入量增高，其中的色氨酸在体内可以转化为烟酸，因此膳食中烟酸的参考摄入量采用烟酸当量（nicotinic equivalence，NE）为单位，即：NE（mg）= 烟酸（mg）+ 1/60 色氨酸（mg）。

我国营养学会 2000 年推荐烟酸的 RNI 成年男性为 14mg NE/d，女性为 13mg NE/d，UL（可耐受最高摄入量）为 35mg NE/d。

烟酸广泛存在于动植物食物中，其良好的食物来源为动物性食物，尤以内脏（如肝脏）的含量最高。此外，全谷、种子、豆类也含相当丰富的烟酸。一些植物（如玉米）中的含量并不低，但其中的烟酸与碳水化合物或小分子的肽共价结合而不能被人体吸收利用，所以有些以玉米为主食的人群易发生癞皮病，但加碱处理后游离烟酸可以从结合型中释出，易被机体利用。

十一、叶酸

（一）叶酸的理化性质

叶酸（folic acid）是含有蝶酰谷氨酸（pteroylglutamic acid，PGA）结构的一类化合物的统称，因最初从菠菜叶中分离提取而得名。叶酸为淡黄色结晶粉末，微溶于水，不溶于乙醇、乙醚及其它有机溶剂；叶酸的钠盐易溶于水，但对热、光线、酸性溶液均不稳定，而在中性和碱性溶液中却十分稳定。食物中的叶酸经烹调加工后损失率可高达 50% ~90%。

（二）叶酸的吸收、转运和代谢

天然食物中的叶酸多以蝶酰多谷氨酸的形式存在，天然食物中的叶酸必须经空肠粘膜刷状缘上的 γ 谷氨酰羧基肽酶（γglutamylcarboxypeptidase）水解成单谷氨酸叶酸的形式，才能被小肠吸收。叶酸在肠道的转运是由载体介导的主动转运过程，叶酸与小肠刷状缘上的叶酸结合蛋白结合后才能转运，并受 PH、能量等因素的影响，最适 pH 为 5.0 ~6.0，但以单谷氨酸盐形式大量摄入时则以简单扩散为主。

叶酸的吸收率在不同食物中相差甚远，一般膳食中叶酸的吸收率约为 50%。叶酸本身的存在形式会影响其在肠道的吸收，还原型叶酸吸收率高，叶酸中谷氨酸分子越多，则吸收率越低。

此外，膳食中也存在一些影响叶酸吸收的因素，维生素 C 和葡萄糖可促进叶酸的吸收；锌是叶酸结合酶的辅助因子，锌缺乏可引起叶酸结合酶活性降低，从而降低对叶酸的消化和吸收。酒精、抗癫痫药物和口服避孕药也可抑制叶酸结合酶的活性而影响叶酸的吸收。

人体内叶酸的总量为5～6mg，主要以5－甲基四氢叶酸的形式存在，其中一半贮存于肝脏。叶酸在体内的代谢产物主要通过胆汁和尿排出体外。

（三）叶酸的生理功能

1. 辅酶作用 叶酸在体内的活性形式是四氢叶酸（H_4PteGlu），它是体内重要生化反应中的辅酶（一碳单位的运载体或者说是一碳单位转移酶系的辅酶）。叶酸在嘌呤、胸腺嘧啶和肌酐－5磷酸的合成、甘氨酸与丝氨酸相互转化、组氨酸向谷氨酸转化及同型半胱氨酸向蛋氨酸转化过程中充当一碳单位的载体。

2. 参与嘌呤、胸腺嘧啶的合成，再进一步合成 DNA 和 RNA

3. 参与氨基酸代谢 通过蛋氨酸代谢影响磷脂、肌酸、肾上腺素、胆碱以及血红蛋白的合成。

（四）叶酸的缺乏与过量

叶酸缺乏首先影响细胞增殖速度较快的组织。更新速度较快的造血系统首先受累，叶酸缺乏时DNA合成受阻，导致骨髓中幼红细胞分裂停留在S期，即停留在巨幼红细胞阶段而成熟受阻，细胞体积增大，不成熟的红细胞增多，同时引起血红蛋白的合成减少，表现为巨幼红细胞贫血。

孕妇孕早期缺乏叶酸是引起胎儿神经管畸形的主要原因。神经管闭合是在胚胎发育的第3～4周，叶酸缺乏引起神经管未能闭合而导致脊柱裂和无脑畸形为主的神经管畸形。

叶酸缺乏还可使同型半胱氨酸向胱氨酸转化出现障碍，导致同型半胱氨酸在血中堆积，形成高同型半胱氨酸血症。高浓度同型半胱氨酸不仅会损害血管内皮细胞，而且可激活血小板的粘附和聚集，因而被认为是动脉粥样硬化及心血管疾病的重要致病因素。

叶酸缺乏还可引起孕妇先兆子痫、胎盘早剥的发生率增高，患巨幼红细胞贫血的孕妇易出现胎儿宫内发育迟缓、早产及新生儿低出生体重。此外，叶酸缺乏在一般人群还表现为衰弱、精神萎靡、健忘、失眠、阵发性欣快症、胃肠道功能紊乱和舌炎等。儿童叶酸缺乏可见有生长发育不良。

叶酸虽为水溶性B族维生素，但大剂量服用亦产生毒副作用，可干扰抗惊厥药物的作用而诱发病人惊厥；影响锌的吸收而导致锌缺乏，使胎儿发育迟缓、低出生体重儿增加；过量叶酸的摄入干扰维生素B_{12}缺乏的诊断，可能使叶酸合并维生素B_{12}缺乏的巨幼红细胞贫血患者产生严重的不可逆转的神经损害。

（五）叶酸的供给量及食物来源

虽然每日叶酸的摄入量维持在3μg/（kg·标准体重）可保证体内有适当的叶酸贮备，在此基础上无叶酸摄入可维持3～4个月不出现叶酸缺乏症。

中国营养学会推荐我国成人（包括老年人）叶酸的RNI值为400μg/d，但当消耗增加，如妊娠、哺乳期及婴儿期就必须增加其摄入量，故孕妇叶酸的RNI值为600μg/d，乳母叶酸的RNI值为500μg/d。我国成人叶酸的UL为1000μg/d。

叶酸广泛存在于动植物食物中，其良好来源为肝、肾、鸡蛋、豆类、绿叶蔬菜、水果及坚果等。猪肝（236μg/100g）、猪肾（50μg/100g）、鸡蛋（75μg/100g）、豌豆（83μg/100g）、菠菜（347μg/100g）。

十二、泛酸

（一）泛酸的命名及理化性质

泛酸（pantothenic acid）由食物中分布广泛而得名。酸、碱和干热可分解为β－丙氨酸及其他氧化物。常用制剂为泛酸钙。在体内泛酸经磷酸化，并与半胱氨酸结合成磷酸泛酰巯基乙胺。

（二）泛酸的生化代谢及生理功能

泛酸作为酰基载体蛋白的辅基在脂肪酸的合成与降解、类固醇激素、维生素A、维生素D、氨基酸的氧化降解以及供能等很多代谢过程中起着非常重要的作用。

食物中的泛酸由小肠主动吸收，高浓度时则通过被动扩散，由血液运输经载体转运进入细胞，然后经磷酸化并与半胱氨酸结合，生成磷酸泛酰巯基乙胺。磷酸泛酰巯基乙胺可从两方面发挥作用。

成为酰基载体蛋白的辅基。例如在脂肪酸合成中的脂酰载体蛋白（ACP），它与七种脂肪酸合成酶相连，自身处于复合体的中心。作用时磷酸泛酰巯基乙胺侧链似一长臂，通过巯基将酰基从一个酶分子转移到另一个酶分子。

与腺嘌呤核苷酸结合并再磷酸化成为辅酶A(CoA),辅酶A参与糖、脂及蛋白质代谢。

(三)泛酸的供给量及食物来源

中国营养学会2000年制定的中国居民膳食泛酸适宜摄入量(AI),推荐成年人为5.0mg/d,孕妇为6.0mg/d,乳母为7.0mg/d。食物中普遍存在,尤以动物性食物、谷类整粒及豆类含量丰富。单纯泛酸缺乏很少见,多种营养素不足时可伴有。

十三、生物素

(一)生物素的命名及理化性质

生物素(biotin)的结构为含硫的脲基环带-戊酸侧链。在体内由侧链上的羧基与酶蛋白的赖氨酸残基ε-NH_2结合,发挥辅酶作用。生物素易溶于热水,对热稳定,强酸、强碱及紫外线处理则破坏。

(二)生物素的生化代谢及生理功能

生物素在小肠上段主动吸收。结肠也可吸收由肠道细菌产生的生物素。生物素的主要生理功能是作为各种羧化酶的辅酶,对于细胞生长,脂类、糖和氨基酸代谢,DNA的生物合成以及各种免疫细胞正常功能等生理活动有重要作用。羧化反应具有重要生理意义,例如丙酮酸羧化为草酰乙酸为糖的彻底氧化(三羧酸循环)提供条件;乙酰CoA羧化为丙二酰CoA,是脂肪酸合成必需步骤等。

(三)生物素的缺乏

生物素缺乏,主要见于长期生食鸡蛋者。如果膳食缺乏生物素,同时大量给予磺胺类药等抗生素,或长期使用全静脉营养而忽略在输液中加入生物素,也可发生生物素缺乏。缺乏表现主要以皮肤症状为主,可见毛发变细、失去光泽、皮肤干燥、鳞片状皮炎、红色皮疹,严重者的皮疹可延伸到眼睛、鼻子和嘴周围。此外,伴有食欲减退、恶心、呕吐、舌乳头萎缩、粘膜变灰、麻木、精神沮丧、疲乏、肌痛、高胆固醇血症及脑电图异常等。这些症状多发生在生物素缺乏10周后。在6个月以下婴儿,可出现脂溢性皮炎。

(四)生物素的供给量及食物来源

生物素的可利用性不同,玉米和大豆中的生物素可全部利用,小麦中的则难以利用。动物组织、蛋黄、番茄、酵母、花菜等是生物素的丰富来源。中国营养学会推荐的每日生物素适宜摄入量(AI):成年人为30μg/d,孕妇为30μg/d,乳母为35μg/d。

十四、维生素C

(一)维生素C的理化性质

维生素C又称抗坏血酸(ascorbic acid或ascorbate),也可以说是抗坏血病的一种酸性物质。是一个含有六个碳原子的α酮基内酯的酸性多羟化合物。维生素C容易失去电子,是一个很好的电子供体,因此是很强的还原剂。维生素C纯品无色、无臭、有酸味,溶于水,不溶于脂溶剂,极易氧化,在碱性环境、加热或与铜、铁共存时极易被破坏,在酸性条件下稳定。

(二)维生素C吸收和代谢

维生素C在消化道主要以钠依赖的主动转运形式吸收入血,较少的以被动扩散吸收。绝大部分的维生素C吸收部位是在回肠,但有少量的吸收发生在口腔和胃。

维生素C的吸收随着摄入量的增加而减少。一般每天从食物摄入的维生素C为20~120mg,其吸收率约为80%~95%。不能被吸收的抗坏血酸在消化道被氧化降解。

维生素C在组织中有两种形式存在,即还原型维生素C与脱氢型(氧化型)抗坏血酸。这两种形式都具有生理活性,并可以通过氧化还原相互转变,人体血浆中的抗坏血酸,还原型:氧化型约为15:1,因此测定还原型抗坏血酸的含量即可了解体内维生素C的水平。

被吸收的维生素C在血浆中主要以抗坏血酸游离形式运输,但有一小部分(5%)以脱氢型抗坏血酸形式运输。两种形式的维生素C(抗坏血酸和脱氢型抗坏血酸)在某些组织,如肾上腺、垂体、白细胞含量很高,但在血浆和唾液中含量低,一般组织中维生素C的含量为血浆的3~10倍。血浆和组织中的维生素C的浓度相互影响,两者均与摄入量有关。每天摄入维生素C 100mg或140mg时,血细胞和组织中的维生素C分别达到饱和水平。当维生素C摄入量达每天200mg时,血浆维生素C则达到稳定的水平。维生素C摄入量从每天200mg增加到2500mg,血浆维生素C的浓度仅从12mg/L上升到15mg/L,据此,200mg维生素C被认为是上限摄入量。

(三)维生素C生理功能

1. 抗氧化作用 维生素C是机体内一种很强的抗氧化剂,它可直接与氧化剂作用,以保护其它物质免受氧化破坏。它也可还原超氧化物、羟基、次氯酸以及其它活性氧化剂,这类氧化剂可能影响DNA的转录或损伤DNA、蛋白质或膜结构;维生素C还可使双硫键(-S-S-)还原为巯基(-SH),在体内与其他抗氧化剂一起清除自由基,所以维生素C在体内氧化防御系统中起着重要作用。

维生素C在还原其它物质时自身被氧化,成为维生素C自由基,后者要在机体其它抗氧化物质的作用下再还原成抗坏血酸。

2. 参与体内许多重要生物合成反应(羟化),促进组织中胶原的形成以维护骨、牙的正常发育和血管壁的正常通透性 维生素C作为羟化过程底物和酶的辅因子的一个重要功能,它可使脯氨酸羟化酶和赖氨酸羟化酶复合体中的三价铁还原成二价形式以维持其活性,并使脯氨酸和赖氨酸转变成羟脯氨酸和羟赖氨酸,后二者是胶原蛋白的重要成分。

在脑和肾上腺组织,维生素C也作为羟化酶的辅酶参与神经递质的合成,多巴胺-β羟化酶催化多巴胺的侧链羟化形成去甲肾上腺素,维生素C为多巴胺-β羟化酶的辅酶。维生素C还参与类固醇的代谢,如由胆固醇转变成胆酸、皮质激素及性激素。长链脂肪酸通过线粒体膜进入线粒体氧化必须由肉碱携带,肉碱可来自食物或机体的自身合成,维生素C作为羟化酶的辅酶促进肉碱的合成。

3. 其它作用 维生素C促进肠道非血红素铁的吸收(三价铁还原为二价铁)。

一些流行病学研究显示,增加膳食中富含维生素C的蔬菜和水果摄入量可降低胃癌以及其它癌症的危险性,其机制可能与自由基清除和阻止某些致癌物的形成有关。维生素C也可通过促进胆固醇向胆酸转化,减少氧化物质形成等作用防治心血管疾病。

(四)维生素C缺乏与过量

人体缺乏维生素C可以引起坏血病,主要临床表现是毛细血管脆性增强,牙龈肿胀、出血、萎缩,常有鼻衄、月经过多以及便血;还可导致骨钙化不正常及伤口愈合缓慢等。维生素C缺乏早期缺少典型症状,因此,有人提出对无原因疲劳的人应考虑维生素C缺乏的可能性。

尽管维生素C的毒性很小,但服用量过多仍可产生一些不良反应。有报告指出,成人维生素C的摄入量超过2g,可引起渗透性腹泻。当摄入量<1g时,一般不引起高尿酸尿症,当超过1g时,尿酸排出明显增加。研究发现,每日服用4g维生素C,可使尿液中尿酸的排出增加一倍,并因此而形成尿酸盐结石增多。

过量的维生素C还可引起子宫颈粘液中糖蛋白二硫键改变,阻止精子的穿透,造成不育。妊娠期服用过量的维生素C,可能影响胚胎的发育。

当每日摄入的维生素C在2~8g时,可出现恶心、腹部痉挛、铁吸收过度、红细胞破坏及泌尿道结石等不良反应。小儿生长时期过量服用,容易患骨骼疾病。

(五)维生素C供给量及食物来源

根据我国1988年RDA,维生素C的供给量标准成人、老人均为60mg/d。但据调查,我国居民维生素C的实际摄入量已达到90mg/d以上,考虑到我国饮食习惯中蔬菜经过炒、炖、熬后,维生素C损失较多,新的供给标准适当提高了维生素C的推荐量,即成人的RNI为100mg/d,UL(可耐受最高摄入量)为<1000mg/d。在高温、寒冷、缺氧条件下劳动或生活,经常接触铅、苯、汞的有毒作业工种的人群,某些疾病的患者,孕妇、乳母应增加维生素C的摄入量。

维生素C的主要来源是新鲜的蔬菜和水果,深色蔬菜,如冬寒菜、豌豆苗、韭菜、辣椒、油菜苔、花菜、苦瓜等含有丰富的维生素C。水果中以柑、橘、橙、柚、柿、枣和草莓含量丰富,而苹果、梨含量很少;猕猴桃、刺梨、醋柳、酸枣等不仅维生素C含量丰富,而且含有保护维生素C的生物类黄酮,是一类值得开发的天然维生素C补充剂。

十五、胆碱

胆碱(choline)是一种强有机碱,是卵磷脂的组成成分,也存在于神经鞘磷脂之中,是机体可变甲基的一个来源而作用于合成甲基的产物,同时又是乙酰胆碱的前体。人体也能合成胆碱,所以不易造成缺乏病。

胆碱耐热,在加工和烹调过程中的损失很少,干燥环境下,即使长时间储存食物中胆碱含量也几乎没有变化。

胆碱是卵磷脂和鞘磷脂的重要组成部分,卵磷脂即是磷脂酰胆碱(Phosphatidyl choline),广泛存在于动植物体内。

在体内,胆碱的部分生理功能通过磷脂的形式实现,而胆碱作为胞苷二磷酸胆碱辅酶的组成部分,在合成神经鞘磷脂与磷脂胆碱中起主要作用。胆碱的作用主要有:①促进脑发育和提高记忆能力;②保证信息传递;③调控细胞凋亡;④构成生物膜的重要组成成分;⑤促进脂肪代谢。临床上应用胆碱治疗肝硬化、肝炎和其他肝疾病,效果良好;⑥促进体内转甲基代谢;⑦降低血清胆固醇。

由于机体内能合成相当数量的胆碱,故在人体没观察到胆碱的特异缺乏症状。长期摄入缺乏胆碱膳食的主要结果可包括肝、肾、胰腺病变、记忆紊乱和生长障碍。其他与膳食低胆碱有关的不育症、生长迟缓、骨质异常造血障碍和高血压也均有报道。

按中国居民膳食营养素参考摄入量(2000 年),成年男女胆碱 AI 值为 500 mg/d,UL 值为 3.0g/d。

胆碱广泛存在于各种食物中,特别是肝脏(牛肝 1166mg/100g)、花生(992mg/100g)、蔬菜(莴苣 586 mg/100g、花菜 260 mg/100g)中含量较高。

第七节　水

水(water)是人类机体赖以维持最基本生命活动的物质,是一种重要的宏量元素。由于水相对容易获取,人们往往忽视它的重要性。水是生命的重要组成物质,约占人体组成的 50% ~80%(表 14 -35)。水不仅可以作为各种物质的溶媒,而且参与细胞代谢,也构成细胞赖以生存的外环境。

表 14 -35　人体中水分含量

年 龄(岁)	水分含量占体重的比例(%)
0 ~1	75
1 ~6	58
6 ~7	62
16 ~30(男性)	58.9
31 ~60(男性)	54.7
61 ~90(男性)	51.6
16 ~30(女性)	50.9
31 ~91(女性)	45.2

水在体内不仅构成身体成分,而且还具有调节生理功能的作用。人在断水时比在断食时死的更快。例如,人如断食而只饮水时可生存数周;但如断水,则只能生存数日,一般断水 5 ~10 天即可危及生命。断食至所有体脂和组织蛋白质耗尽 50% 时,才会死亡;而断水至失去全身水分 10% 就可能死亡。可见水对于生命的重要性。由于水在自然界广泛分布,一般无缺乏的危险,所以,在营养学中常未被列为必需营养素,但这并不否定水在生命活动中的重要作用。

一、水的代谢

(一)水在体内的分布

水是人体中含量最多的成分。总体水(体液总量)可因年龄、性别和体型的胖瘦而存在明显个体差异。新生儿总体水最多,约占体重的 80%;婴幼儿次之,约占体重的 70%;随着年龄的增长,总体水逐渐减少,10 ~16 岁以后,减至成人水平;成年男子总体水约为体重的 60%,女子为 50% ~55%;40 岁以后随肌肉组织含量的减少,总体水也逐渐减少,一般 60 岁以上男性为体重的 51.5%,女性为 45.5%。总体水还随机体脂肪含量的增多而减少,因为脂肪组织含水量较少,仅 10% ~30%,而肌肉组织含水量较多,可达 75% ~80%。

水在体内主要分布于细胞内和细胞外。细胞内液约为总体水的 2/3,细胞外液约为 1/3。各组织器官的含水量相差很大,以血液中最多,脂肪组织中较少(表 14 -36),女性体内脂肪较多,故体内水含量不如男性高。

表 14－36　各种组织器官的水分比例

组织器官	水分(%)	组织器官	水分(%)
血液	83.0	脑	74.8
肾脏	82.7	肠	74.5
心脏	79.2	皮肤	72.0
肺脏	79.0	肝脏	68.3
脾脏	75.8	骨骼	22.0
肌肉	75.6	脂肪组织	10.0

(二)水的平衡

正常人每日水的来源和排出处于动态平衡。水的来源和排出量每日维持在2500ml左右(表14－37)。体内水的来源包括饮水和食物中的水及内生水三大部分。通常每人每日饮水约1200ml,食物中含水约1000ml,内生水约300ml。内生水主要来源于蛋白质、脂肪和碳水化合物代谢时产生的水。每克蛋白质产生的代谢水为0.42ml,脂肪为1.07ml,碳水化合物为0.6ml。

表 14－37　成人每日水的摄入量与排出量

来　源	摄入量(ml/24h)	排出途径	排出量(ml/24h)
水及饮料	1100	尿液	900～1500
固体食物	500～1000	隐性排汗	500
代谢水	300～400	排汗及肺呼出气体	300～500
		粪便	200
合计	1900～2500	合计	1900～2500

体内水的排出以经肾脏为主,约占60%,其次是经肺、皮肤和粪便。一般成人每日尿量介于500～4000ml,最低量为300～500ml,低于此量,可引起代谢产生的废物在体内堆积,影响细胞的功能。皮肤以出汗的形式排出体内的水。出汗分为非显性和显性两种,前者为不自觉出汗,很少通过汗腺活动产生;后者是汗腺活动的结果。一般成年人经非显性出汗排出的水量约300～500ml,婴幼儿体表面积相对较大,非显性失水也较多。显性出汗量与运动量、劳动强度、环境温度和湿度等因素有关,特殊情况下,每日出汗量可达10L以上。经肺和粪便排出水的比例相对较小,但在特殊情况下,如高温、高原环境以及胃肠道炎症引起的呕吐腹泻时,可发生大量失水。

(三)水平衡的调节

人体每日都会有一部分水分丢失,并通过饮水、食物等的摄入来补充这部分水丢失,以维持体水平衡或称为体液平衡。机体水平衡的维持主要依赖两种途径,即通过中枢神经系统控制水的摄入和通过肾控制水的丢失(图14－38)。

人体内的水每日都在进行更新,体内水每天会通过尿液、汗液、呼出气体以及粪便等方式排出体外。

机体水丢失过多时,细胞外液中的电解质,尤其是钠的浓度增加,使唾液中的水吸收增加,产生口干、口渴和想喝水的感觉。同样,血中钠浓度增加还可刺激下丘脑产生一种渴感刺激物,并促进垂体分泌抗利尿激素(antidiuretic hormone ,ADH),ADH可促进肾对水的重吸收,减少通过肾排出的水量,血中钠浓度增加1%即可引起口渴和ADH的分泌。此外,体内水丢失过多时,会引起血液容积和血压下降,血压降低可刺激肾细胞产生肾素,肾素进而激活血液中的血管紧张素原使之形成血管紧张素,血管紧张素是一种很强的血管收缩剂,它使血管收缩、血压升高。此外血管紧张素还可以刺激肾上腺分泌肾上腺皮质激素,从而使肾减少钠和水的排出。相反,如果人体摄入的水超出需要,则细胞外液中电解质将下降,此种情况下不会产生口渴的感觉,同样也不会刺激ADH的分泌,肾对水的重吸收会相应下降,以增加水从尿中的排出,机体就是通过这两种机制来调节水的摄入和排出,进而维持体内的水平衡。

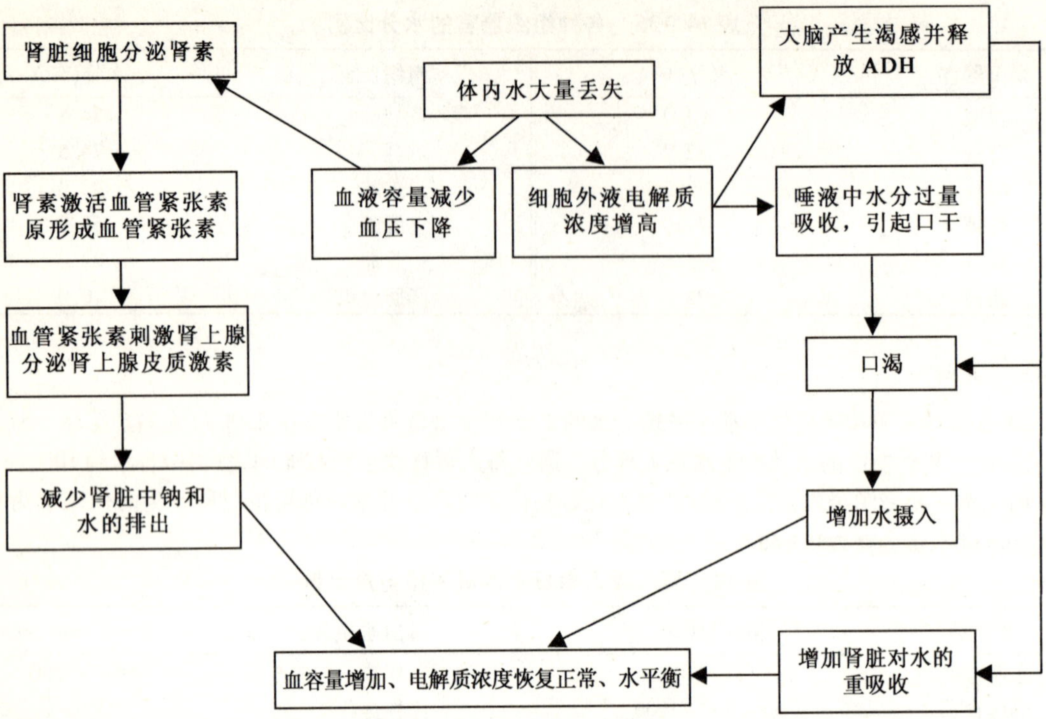

图 14－38 人体内水的循环途径

二、水的生理功能及缺乏与过量

(一)水的生理功能

水是组成体液的主要成分,对人体的正常物质代谢有重要作用。人体内的水主要有以下五方面的功能:

1. 溶媒 营养物质吸收、转运、代谢废物的排出都需要溶解在水中才能进行,这关系到消化、吸收、代谢、分泌及排泄等多种重要的生理过程。如果没有水作为溶媒,生命中几乎所有的化学反应都会停止,体内的化学物也无法形成活的生物体所具有的完整而且复杂的化学体系。人体中的化学物质只有溶解在细胞内液或外液中,才能获得流动性和机动性,从而使生命成为可能。

食物进入口腔后,迅速与唾液混合,接下来进入胃、小肠,胃液和肠液使食物与有助于消化的化学物质充分混合。消化后的营养素被吸收进入血液,血液中大约有 3L 水。正是这种血管内的水使血液具有流动性,并且使营养素可以在血液中溶解并转运到全身各个组织器官。同样,血液中的水还是许多机体合成的内源性化学物质转运的溶媒,例如激素和抗体等。代谢废物,如二氧化碳、尿素等也都是溶解于血管内的水中,然后被转运到肺或肾排出体外。此外人体内有约 12L 的细胞间液,存在于细胞间隙中,这部分体液负责将营养素从毛细血管运送到细胞外膜,并协助营养素跨膜转运至细胞内液中。同样,细胞的代谢废物也是通过这条途径逆向转运到毛细血管中。而细胞内液则作为一种合适的媒介将营养素运送到需要的细胞结构中,以构成和维持细胞的正常功能。

对于机体内有些非水溶性的化学结构,例如以脂类为主组成的细胞膜,水同样具有重要作用,它可以协助组成和维持这些结构的完整性。水分子同膜脂亲水部分的选择性交互作用,与使脂膜中疏水的烃类化合物远离水分子的力量相互协同,使细胞膜正常结构得以形成和维持。

2. 体温调节因子 水在人体热量分布和体温调节中起重要作用。体内热量来源于营养素(脂肪、碳水化合物和蛋白质)的代谢,供能营养素在体内氧化后释放的能量除供应组织生长更新所需能量外,最终都会转变为热量。这些热量中的一部分用于维持正常体温(37℃),但机体产生的热量往往超出维持体温所需热量,多余热量会导致体温升高超出正常范围,引起疾病甚至死亡,因此这部分剩余热量需要释放出体外。部分热量可通过机体热辐射而散发,但最有较的散热方式是皮肤表面的水分蒸发,即排汗的方式。水从液相蒸发变为气相是吸热反应,由于水的比热高于其它物质,因而吸收的热量较多,因此皮肤表面汗液蒸发时会带走大量的热量,蒸发 1L 的汗液约从体内带走 600Kcal 的热量。在正常环境温度和湿度条件下,机体会通过皮肤持续排汗来使自身冷却,通过排汗散发的热量约占机体基础能量消耗的 25%,而伴随的水丢失大约为 350～700ml/d,但这一过程人体无法察觉,又称为隐性排汗。

皮下脂肪组织可以减少机体热量散发的速度，在寒冷的环境中有利于体温的维持，但在炎热的环境中则不利于机体热量的散发。机体热量散发的速度还会受到皮下血管距皮肤表面的距离以及血液流量的影响。在体温升高时，皮下血管扩张，血流量增加，以加快热量散发；相反，当体温降低时，皮下血管收缩，减少热量散发。在炎热的环境中，胖的人会感到更加不适，因为肥胖的人皮下脂肪组织较厚，而且皮下血管距离皮肤表面也较远。

3. 润滑剂 所有的液体都具有润滑的特性，可使固体物质之间滑动更加容易。以水为基础的体液在机体的各个部位发挥着润滑剂的作用，尤其是在关节腔内的滑液可使关节运动自如，并在转动时减少软骨以及骨之间的磨损。此外，口腔中的唾液和食道中的粘液能使食物更易于吞咽。

4. 参与构成组织 蛋白胶体中的水直接参与构成细胞与组织，这种结合水能使组织具有一定的形态、硬度和弹性。

5. 反应剂 任何参加化学反应的化学物均称为反应剂，在化学反应中反应剂会被转化为反应产物。水是一种反应剂，可直接参与机体内的多种化学反应。在反应中，水分子被分解以提供反应所需的氢原子、氢离子、氧原子、氧离子、羟基、氢氧根离子等。例如许多大分子物质（多糖、脂肪、蛋白质等）可通过水解反应分解为小分子。

6. 其它 尽管水本身只是由氢和氧两种元素组成的，但是我们日常饮用的水和在食物加工中使用的水中可含有大量的矿物质，如钙、镁、钠、钾、铜、锌、氟等。水中这些矿物质的含量取决于来源，例如每升硬水中含有50mg钙，120mg镁，而软水中钙、镁含量较低，钠含量较高，可达250mg/L。因此适当选择饮用水及食品加工用水的种类和数量可为机体提供所需要的矿物质。

（二）水的缺乏与过量

人体细胞和组织正常功能的维持依赖适当的营养素供给和正常的代谢，因此异常的水丢失或过多会导致一系列健康问题。引起水丢失增加的原因很多，例如腹泻、呕吐、排汗过多或发热等可造成机体水丢失增加，重者可导致脱水。大量饮水而电解质摄入不足或者水在体内的滞留和分布可能会导致水分过多症或水中毒。

1. 水缺乏 不同的人水丢失情况也是不同的，身体好的人在体力活动中虽然水丢失的较多，但钠相对较少；而身体条件差的人则二者均丢失较多，从事高强度体力活动的人、在高温环境中作业的人以及到赤道地区旅行的人可能会出现水和钠大量丢失的情况。这些人一般每日水分丢失量超过了3L，据报道，一名足球运动员一个下午就可丢失7L左右的水。因此可能需要在他们的饮用水中添加少量的食盐，以补充钠丢失（运动型饮料的开发就是基于此）。

饥饿或高蛋白、低碳水化合物膳食可导致体内水、钾和钠通过尿液的丢失增加，初期会表现为体重的迅速下降。这种体重下降和水丢失一般会在4天左右达到高峰，而大约到第9天时，机体会建立一个新的水平衡。人体每日摄入60g碳水化合物即可防止酮体在体内聚积，从而保持水和电解质平衡。

缺水或长期饮水不足造成的脱水对人体健康有严重的危害。动物实验表明，当体内水分减少8%时，即会出现严重的干渴感觉，食欲丧失、消化作用减慢，并因粘膜的干燥而降低对传染病的抵抗力，长期饮水不足可使血液变得粘稠。此外，因缺水而使机体组织中的蛋白质和脂肪的分解增加，氮和钠、钾离子排出增加。缺水比饥饿更难维持生命，饥饿时消耗体内的绝大多数脂肪和一半以上的蛋白质，而仍可生存，但人体丢失水分占体重的2%时，就会感到口渴和尿少；失水达体重的6%就会全身乏力、抑郁、无尿；失水达体重10%则会导致严重的代谢紊乱，出现烦燥不安、眼球内陷、皮肤失去弹性、全身乏力、体温升高、脉博加快和血压下降；若失水超过体重的20%则地导致死亡。高温季节的缺水后果比低温时更加严重。

水摄入不足或水丢失过多，可引起体内失水亦称脱水。根据水与电解质丧失比例不同，分为三种类型。

（1）高渗性脱水：其特点是以水的丢失为主，电解质丢失相对较少。当失水量占体重的2%～4%时，为轻度脱水，表现为口渴、尿少、尿比重增高及工作效率降低等。失水量占体重的4%～8%时，为中度脱水，除上述症状外，可见皮肤干燥、口舌干裂、声音嘶哑及全身软弱等表现。如果失水量超过体重的8%，为重度脱水，可见皮肤粘膜干燥、高热、烦躁、精神恍惚等。若达10%以上，可危及生命。

（2）低渗性脱水：以电解质丢失为主，水的丢失较少。此种脱水特点是循环血量下降，血浆蛋白质浓度增高，细胞外液低渗，可引起脑细胞水肿，肌肉细胞内水过多并导致肌肉痉挛。早期多尿，晚期尿少甚至尿闭，尿比重低，尿Na^+、Cl^-降低或缺乏。

（3）等渗性脱水：此类脱水是水和电解质按比例丢失，体液渗透压不变，临床上较为常见。其特点是细胞外液减少，细胞内液一般不减少，血浆Na+浓度正常，兼有上述两型脱水的特点，有口渴和尿少表现。

2. 水过量 由于水的摄入受口渴感调节，而排出受中枢神经系统和肾排尿的调节实现，因此，一般情况下不会出现水中毒。但在短时间内大量饮水，或水过量摄入而电解质摄入不足时，吸收的水分很快进入血液，可造成体内水分过多，细胞外液中电解质浓度下降，使细胞外的水大量进入细胞造成胀大或造成细胞内钾的丢失，就会引起水分过多症或水中毒。人体内水分过多会造成乏力、肌肉痉挛、细胞外液体积下降等表现。大脑细胞发生水中毒会导致惊厥、昏迷，严重的可引起呼吸衰竭而死亡。在治疗婴幼儿腹泻时，往往需要大量补液，如果补充的液体中电解质含量较低，可能会出现水中毒的表现。

任何原因造成的人体内水分增加超过正常水平的10%或以上时，都会表现为水肿。某些特定组织的局部水肿会引起多种损伤和疾病，特别是会影响到血液循环和淋巴引流。

三、水的需要量

很多人对喝水的理解仅仅限于解渴。其实喝水也是一门学问，正确地喝水对维护人的健康非常重要。有的人应多喝水，有的则要少喝。

表 14－39 年龄及环境因素对水需要量的影响

年龄/环境	需水量（ml/kg・BW）
婴幼儿	110
10 岁以下儿童	40
青少年	40
成人	30
老年人（65 岁以上）	25
成人（环境温度 22.2℃）	22
成人（环境温度 37.8℃）	28

一般而言，正常人每天需要喝水约 1200～1500ml 水，大概 6～8 杯水左右，当然喝水也要根据具体情况调节。水的需要量受年龄、体力活动、环境温度、膳食、疾病和损伤等多方面的影响。正常人多喝水对健康的影响不大，只是引起排尿增多，而并不像有人担心的那样会引起肥胖，但最好是适量而止。对于某些特殊人群，每天的喝水量要格外注意。如中暑、膀胱炎、便秘、皮肤干燥等疾病患者，多喝水能适度缓解病情。另外肥胖的人因体内水分一般比正常人少 15%～20%，所以也可适度增加摄水量。喝水时应注意一次饮水不要过多，以免造成消化道和肾脏的负担。浮肿病人、心脏功能衰竭病人、肾功能衰竭病人不宜多喝水，因为这样会加重心脏和肾脏负担，导致病情加剧；他们应该谨遵医嘱饮水。人在感冒发烧时也应多喝水，因为体温上升会使水分流失，多喝水能促使身体散热，帮助病人恢复健康。婴幼儿单位体重需要的摄水量通常大于成人，炎热环境中的人和从事体力活动的人对水的需要量增加。此外，某些膳食或疾病因素，也可能影响人体对水的需要量，例如，高蛋白、低碳水化合物饮食可造成体内水丢失增加，使人体对水的需要量增加。一般情况下人体的最低需水量是 1500ml。水的供给量与能量供给有关，一般能量消耗及环境散热条件下成人适度的给水量是 1.0ml/Kcal，以满足不同活动量和排汗量的需要。婴幼儿由于单位体重的体表面积相对较大，而且体内含水百分比较高，新陈代谢速度快及肾功能发育不全，因此建议婴儿适宜的给水量应该为 1.5ml/Kcal。随年龄增长，水的相对需要量（即每千克体重的需水量）下降（表 14－39）。

此外，妊娠期间妇女由于细胞外液间隙扩张，加上胎儿的需要量和生成羊水的需要，对水的需要量增加。但据测妊娠期妇女对水的需要量增加仅为 30ml/d。哺乳期妇女需要增加水的摄入量以维持正常的泌乳需要，产后 6 个月按每日平均泌乳量为 750ml 计算，乳汁的含水量为 87%，则每日至少应增加水摄入量 1000ml。

人体所需的水主要来源于三个方面：饮用水及各类饮料，固体食物中的水分及代谢水。其中饮用水和各类饮料是机体内水的最主要来源。需要注意的是，人体胃对水的吸收速率是 800ml/h，如果每小时饮水量超过 800ml，则超出的部分将不能被吸收。此外，酒精饮料、茶及咖啡等虽然也是水的来源之一，但这些饮料具有利尿剂的作用，可促进水从肾的排出。固体食物中的水是人体水的第二个最主要的来源。固体食物的含水量差异较大（0～96%），多数固体食物含水量在 50% 以上，尤其是蔬菜和水果，含水量一般在 85%～95% 左右。代谢水是指作为终产物在体内代谢过程中产生的水。碳水化合物、蛋白质、脂肪以及酒精等供能物质在体内氧化的最终产物是二氧化碳和水，二氧化碳作为一种代谢废物被排出体外，而水可以被机体利用。每克蛋白质产生的代谢水为 0.41g，脂肪为 1.07g，碳水化合物为 0.6g。

四、饮用水与健康的关系

水是生命之源，几乎所有生命活动都必须有水的参与：它是人体运送营养物质的载体，也是人体组织之间摩擦的润滑剂;同时水可以直接参与新陈代谢,多种营养物质都能溶于水中,代谢废物又可以依靠水清除到体外;水还能调节人体体温,使之不会波动太大。一般人对于饮水都不够重视,而实际上饮水里的养生学问很大,饮水与人体健康有着紧密相连的关系。

1. **适度饮水可减缓衰老** 人体肌肉成分中有75%是水分。肌肉如果失去3%的水分就会损失10%的力量和8%的速度。脱水不但会引起体能的下降,使正常的新陈代谢受到影响,还会使皮肤失去应有的光泽和弹性,使人显得干瘪、枯萎、皱纹增多,老人的老年斑也增多。如果饮水适度,则皮肤圆润光泽,显得精神饱满,代谢加快,衰老过程相对就会变得慢些。

2. **饮用适当硬度的水可以预防心血管病** 水的硬度取决于水中钙、镁离子的含量。如果一天饭菜和饮水都是符合水质标准的硬水,实际上对中老年人来说,是一件好事。因为钙镁离子高的水,可以维持体液的正常浓度,促进血液循环,并能预防脑溢血和心肌梗死等疾病。

3. **多饮水可防泌尿系结石** 体内结石的形成,是由于尿液中草酸、磷酸盐类等结晶而成的。当尿液较多时,结石悬浮于人的尿液中,体积小的结石还可以随尿液排出体外。在炎热的夏季,由于人体水通过皮肤等非尿路排出量的急剧增加,使尿液减少或浓缩,常使原有结石的病人或潜在结石病人诱发肾绞痛。尿液的浓缩也是形成泌尿系统结石的重要因素,使原来小的结石体积增大,梗阻尿道而发生绞痛。所以多喝水对此有很好的预防作用。

五、健康饮水

(一)保证饮用水的卫生和健康

1. 饮用水的来源

(1)地面水:地面水包括河水、江水、湖水和水库水等,主要来自雨水和雪水。由于地面水由地面流过,溶解的矿物质较少,水质软,这类水的硬度约为0.5~4.0mmol/L(50~400mg/L),但常有粘土、沙、杂草、腐植质、钙、镁、盐类及细菌污染等。应当指出,有的河水是地下水穿过土层流出地面,除含有泥沙、有机物外,还有多种盐类。我国江河水的含盐量通常为70~990mg/L。近年来由于工业发展,地面水可能被工业、农业及生活用水所污染。

(2)地下水:地下水的主要来源是地面水通过不同地层渗入地下,按存在的位置和流经途径,主要分为浅层地下水、深层地下水和泉水。浅层地下水距地面深度约在2~3米到几十米。由于水透过地质层时形成了一个自然过滤过程,所以含泥沙、悬浮物及微生物很少,水质澄清、性状较好,但由于钙、镁、铁等碳酸氢盐类矿物质溶于土壤中,水通过地层的渗透和过滤,而使水质变硬。深层地下水透过较厚地层的过滤作用,不易受到来自地面的污染,比浅层地下水的水质更好。地下水通过一段通路涌出地面称作泉水。地下水的硬度约为10~50mmol/L,但有的高达50~125mmol/L。

(3)自来水:对于消费者,评定自来水水质最重要的标准是微生物、有害化学物质和杂质的含量。经自来水厂处理过的生活用水一般符合标准,但是往往经管线输送或高位水箱储存产生二次污染问题。水中的致病性细菌一般地说并非水中固有菌,而是从外界污染的,尤其是粪便污染的。

2. 饮用水的水质评定标准,生活饮用水的标准是什么?

生活饮用水是指人类饮用和日常生活用水,包括个人卫生用水,但不包括水生物用水以及特殊用途的水。制定《生活饮用水卫生标准》是根据人们终生用水的安全来考虑的,它主要基于三个方面来保障饮用水的安全和卫生,即确保饮用水感官性状良好;防止介水传染病的暴发;防止急性和慢性中毒以及其他健康危害。控制饮用水卫生与安全的指标包括四大类:细菌学指标(微生物学指标)、水的感官性状和一般化学指标、毒理学指标、放射性指标。(我国饮用水水质标准,表14-40)

饮用水的基本条件应当是清澈、爽口、无臭味、无异味、无有害物质。如果水中的有机物和腐植酸太多,则水会变浑。酚含量多时,则有强烈的碳酸臭味;水中含硫化氢则有臭鸡蛋味;余氯含量太高则有漂白粉味;氯化的水在煮沸过程中产生的卤化物是有害物质,对人体健康会造成危害;重金属铁、铜等含量高则会有涩味。含镁、锰过高则水变苦。

世界卫生组织(WHO)提出健康饮用水要符合以下几点标准:

1. 不含任何对人体有毒、有害及有异味的物质;
2. 水的硬度适度;
3. 人体所需矿物质含量及比例适当;
4. 水中溶解氧及二氧化碳含量适度;

5. 水分子团小；

6. 水的营养生理功能如水的溶解度、渗透力、扩散力、乳化力、洗净力等要强。

表 14－40　我国饮用水水质标准

项　　目		标　　准
感官性状和一般化学指标	色	不超过 15 度，不得呈现其他异色
	浑浊度	不超过 3 度，特殊情况不超过 5 度
	嗅和味	不得有异臭、异味
	肉眼可见物	不得含有
	pH	6.5～8.5
	总硬度(以碳酸钙计)	450mg/L
	铁	0.3mg/L
	锰	0.1mg/L
	铜	1.0mg/L
	锌	1.0mg/L
	挥发酚类(以苯酚计)	0.002mg/L
	阴离子合成洗涤剂	0.3mg/L
	硫酸盐	250mg/L
	氯化物	250mg/L
	溶解性总固体	1000mg/L
	色	不超过 15 度，不得呈现其他异色
毒理学指标	氟化物	1.0mg/L
	氰化物	0.05mg/L
	砷	0.05mg/L
	硒	0.01mg/L
	汞	0.001mg/L
	镉	0.01mg/L
	铬(六价)	0.05mg/L
	铅	0.05mg/L
	银	0.05mg/L
	硝酸盐(以氮计)	20mg/L
	氯仿 *	60μg/L
	四氯化碳 *	3μg/L
	苯并(a)芘 *	0.01μg/L
	滴滴涕 *	1μg/L
	六六六 *	5μg/L
细菌学指标	细菌总数	100 个/ml
	总大肠菌群	3 个/L
	游离余氯	在与水接触 30min 后应不低于 0.3mg/L。集中式给水除出厂水应符合上述要求外，管网末梢水不应低于 0.05mg/L
放射性指标	总 α 放射性	0.1Bq/L
	总 β 放射性	1Bq/L

（二）保证我们每天的喝水量（见前后述）

（三）饮用水的种类与选择

如今市场上各种纯净水、矿泉水和饮料名称五花八门，广告宣传更是诱人，那么人们究竟该选择什么来喝呢？

1. **白开水是最好的饮料**　从健康的角度来看，**白开水是最好的饮料**。白开水不含卡路里，不用消化就能为人体直接吸收利用，一般建议喝 30 摄氏度以下的温开水最好，这样不会过于刺激肠胃道的蠕动，不易造成血管收缩。而且根据专家的确认，饮用煮沸的自来水很安全，一是现在我国使用的自来水都符合生活饮用水的标准，二则自来水的硬度对于人体健康基本没有影响。最主要是白开水不仅特别解渴，最容易促进新陈代谢；而且调节体温，提高血液中血红蛋白的含量，增进人体免疫能力。

我国营养学家提醒家长，儿童饮料的首选应该是凉白开；家里应多准备凉白开，但要注意凉白开不宜放置时间过长，以现喝现烧为好，最好当天喝完，最好不要饮用放置两天以上的白开水。尤其在温湿度较高的夏天，细菌容易繁殖，一旦饮用不干净的水就会腹泻；同时凉白开也不要在空气中暴露太久，以免失去生物活性。

2. 不应把纯净水作为主要饮用水 纯净水是采用一些技术手段将普通水加以净化而成，如蒸馏法、反渗透技术等。它在去除水中的有害物质时，也将一些对人体有益的物质如锌、铁、镁、碘等一起除掉，如长期饮用，饮食中的营养结构又不平衡，就很容易导致营养失调。“太空水”是近年来的时髦名称，但其本质也是一种纯净水。其原型是科学家们为了宇航员在太空的特殊生存需要，利用反渗透技术而制备的再生水，是不得已的水的循环利用（太空中没有补给水源，**发射1公斤水进太空至少需要26万美金**）。

3. 选择合适的矿泉水 矿泉水品种很多，由于产地不同，所含的矿物质也不同，并不是所有的矿泉水都适合当饮用水长期饮用。尤其要注意“**一方水土养一方人**”。

4. 喝茶宜喝淡茶，切忌酗咖啡 茶和咖啡具有提神效果，但应提醒，喝浓度太高的茶往往会对健康产生负面影响，尤其是晚间临睡前不可饮茶过浓过多。我国幅员辽阔，气候地理差异明显，就全国而言，适合常年饮用的茶品是淡绿茶。我国不是咖啡的主产区，咖啡不是我国公众的普遍饮品，咖啡因会影响钙的吸收，有的人喝咖啡成瘾，每天要喝三四杯，这很容易导致骨质疏松等疾病。

5. 运动饮料标准不全，夸大功效，市场鱼目混珠 运动饮料巨大的市场空间吸引着众多厂家，近年来运动饮料大行其道。然而需要提醒消费者，运动饮料往往含有大量的钠离子，适合在较大运动量之后补充失掉的盐分，其效果类似于以前的淡盐水，没有从事大体力活动的常人饮后往往导致体内钠的增高，会导致类似高盐饮食的不良后果。此外，由于我国运动饮料标准不健全，市场准入较为混乱，一些小厂家也走捷径，在短时间内推出所谓的运动饮料瓜分市场，其品质和功效很难确定。有些运动饮料夸大功效，成分标注不明确，使消费者被蒙骗和愚弄。

6. 含糖饮料 含糖饮料会减慢肠胃道吸收水分的速度，长期大量喝饮料，对人体的新陈代谢会产生不良影响。像橙汁、可乐等含糖饮料口感虽好，但不宜多喝，每天摄入量应控制在一杯左右，最多不要超过200ml，而对于糖尿病人和比较肥胖的人来说，则最好不要喝。

由于大多数饮料都声称具有保健、益智、营养、补充维生素C等功能，很多父母不惜多花钱也要让孩子喝饮料，有的甚至将饮料取代水。专家指出，经常饮用饮料对儿童的健康不利。尤其是含糖过多的饮料，以及含有丰富维生素和无机盐的橙汁等果汁，不仅不易为人体细胞吸收，而且这些成分在体内氧化分解时还要消耗一些水分，致使饮后更加口渴。此外，饮料中所含的人工色素和防腐剂会阻碍儿童的生长发育，过多饮用饮料会影响孩子的食欲，导致儿童过胖或过瘦以及引发多种疾病。因此，孩子最好喝白开水。

（四）健康人的一日饮水之旅（仅供参考）

清晨起床　一杯水（300ml）空腹饮用

一觉醒来，一杯清清的白开水可以让你神清气爽。因为人体内水分会在一夜之间失去很多，因而亟需补充水分。而**白开水，即煮沸后自然冷却到20℃～25℃的温开水**，其性质与生物细胞内的水分子接近，有较大的亲和性，极易透过细胞膜，能起到利尿、通便、洗涤、排毒、净化机体及预防高血压、动脉粥样硬化、心绞痛、脑梗塞的作用。还能促使积累在人体肌肉中的“疲劳素”——乳酸降低，有效消除疲劳，使人精力充沛。

7：00～7：30　一杯纯鲜牛奶（250～300ml）

在懒散的清晨，就着早餐喝一杯牛奶是最好的选择，整个上午你都会神采奕奕。因为牛奶中含有人体生长和保持健康的全部营养素，对于处于生长发育期的孩子来说，喝牛奶尤其重要。对女性而言，牛奶又是美容佳品，配合早餐中含有糖分的主食（如全麦面包），它能及时供给大脑所需的糖分和养分。同时，牛奶中丰富的钙质能稳定脑神经，使大脑保持良好的工作状态。

9：00～9：30　纯果汁饮料（200ml）

一杯清新甜美的自制果汁（可以是若干种水果的混合体），舒心爽口之余，还补充了更多的维生素。每种果汁都有自己不同的营养价值，比如橙汁可以开胃；苹果汁可以恢复体力；柚子汁可以抗癌；梨汁可以清肺；芒果汁可以改善视力。每次饮用200毫升，可以提供机体糖原、矿物质。

11：30～12：30　随中餐喝点汤。汤量要适中。饭前喝汤，苗条健康；饭后喝汤，越喝越胖。

15：00　茶饮（200ml）

下午,人普遍精神疲惫、注意力不集中、眼皮也变得格外沉重。泡上一杯清香的绿茶(绿茶切忌不要太浓),在办公室充满着淡淡幽香的时候,茶中所含的单宁酸正在发挥着清神醒脑的作用。

☞ 全年均适合喝的茶是绿茶。

17：00～18：00　矿泉水

忙碌了一天,下班后应放松自己。如果你习惯去健身,那么,在健身房里跳得大汗淋漓或者游泳游得精疲力竭时,一瓶矿泉水可以让你迅速补充失去的水分及矿物质,重获平衡。如果你喜欢在回家的路上顺便逛一逛,同样不要忘记这最好的解渴之饮。需要提醒的是,不要喝得太急。

22：00～23：00　酸奶

睡觉前半小时,喝一杯酸奶(并加小点心),你会迅速入梦,一夜香甜。因为牛奶中含有色氨酸,可令神经松弛,具有催眠的作用。另外,需要提醒的是:睡觉前不要多喝水,否则容易引起眼皮肿胀,进而发展成眼袋;或造成尿频,影响睡眠。

第八节　膳食纤维

膳食纤维(dietary fiber)是碳水化合物中的一类非淀粉多糖。将其从碳水化合物中分出来成为独立一节,是因为与人体健康密切相关。

☞ 膳食纤维本身没有营养,但缺乏膳食纤维就不够营养。

所以,虽然膳食纤维本身不是营养素,但我们却称它为第七大营养素。

一、膳食纤维的概念

膳食纤维的定义至今尚无定论,目前较为一致的定义为“非淀粉多糖”,即膳食纤维的主要成分为非淀粉多糖。主要成分是来自植物细胞壁的成分,包括纤维素、半纤维素、果胶和非多糖成分的木质素等。

膳食纤维包括一大类具有相似生理功能的物质,根据目前的分析方法测出膳食纤维的组成大致分为以下几类:

1. 总膳食纤维(T膳食纤维)　包括所有组成的膳食纤维,如非淀粉多糖、木质素、抗性淀粉以及美拉德反应产物等。按溶解性可将膳食纤维分为可溶性膳食纤维和不可溶性膳食纤维。

2. 可溶性膳食纤维(S膳食纤维)　主要是植物细胞壁内的储存物质和分泌物,部分半纤维素、部分微生物多糖和合成类多糖,如果胶、魔芋多糖、瓜儿胶、阿拉伯胶等。

3. 不可溶性膳食纤维(Z膳食纤维)　包括纤维素、不溶性半纤维素和木质素等,还包括抗性淀粉,一些可消化的寡糖、美拉德反应的产物、虾、蟹等甲壳类动物表皮中所含的甲壳素、植物细胞壁的蜡质与角质和不被消化的细胞壁蛋白。

“可溶性和不可溶性纤维”是用化学提取法制备膳食纤维时所采用的名词,即用不同pH的溶液将非淀粉多糖分为两大类:一类为在某特定的pH溶液中可溶解的部分称为可溶性纤维,那些不溶的部分便称为不可溶性纤维。“可溶性纤维”对小肠内的葡萄糖和脂质吸收有影响;而不可溶性纤维则在大肠中发酵而影响大肠的功能。

二、膳食纤维的结构及特性

(一)膳食纤维的生理作用

1. 增加饱腹感　膳食纤维进入消化道内,在胃中吸水膨胀,增加胃内溶物的容积,而可溶解性膳食纤维黏度高,使胃排空速率减慢,延缓胃中内容物进入小肠的速度,同时使人产生饱腹感,对糖尿病和肥胖症患者减少进食有利。

2. 降低对其它营养素或食物成分的吸收　膳食纤维对肠内容物的水合作用、脂质的乳化作用、消化酶的消化作用都产生一定的影响,故对食物蛋白质等营养素的消化以至于营养素的吸收有一定阻碍,其中能形成高黏度溶胶和凝胶的水溶性膳食纤维(如果胶)的这种作用更强。与阳离子有结合能力的膳食纤维能使无机盐在肠道的吸收受阻,而具有离子交换能力的藻酸(属于可溶性膳食纤维)等能吸附钠盐;某些水溶性膳食纤维不能吸附胆固醇,随粪便排出体外。

纯的膳食纤维可能降低某些维生素和矿物质的吸收率，这是因为纤维素可以在小肠内与其结合。用纯的膳食纤维研究钙的吸收，表明可以降低钙的吸收率。但是当食物中以结合形式的钙进入到结肠后，由于纤维被细菌酵解为短链脂肪酸，这些酵解产物在结肠和回肠中还能促进钙的吸收。有的天然食物如谷类中的膳食纤维有抑制钙、镁、铁等元素的吸收，这其中还有植酸的抗干扰作用。

3. 改变肠道菌群 进入大肠的膳食纤维能部分地、选择性的被肠内细菌分解与发酵，所产生的短链脂肪酸降低肠道 pH 值，从而改变肠内微生物菌群的构成与代谢，诱导益生菌大量繁殖。

4. 促进排便 不溶性膳食纤维可组成肠内容物的核心，因其吸水性增加粪便体积以机械刺激肠蠕动；在可被结肠细菌发酵产生短链脂肪酸和气体以化学刺激肠粘膜，从而促进粪便排泄；膳食纤维可增加粪便含水量，减少粪便硬度，利于排便(图 14－41)。不同膳食纤维吸收水分的作用差异较大，谷类纤维比水果、蔬菜类纤维能更有效地增加粪便体积和防止便秘。

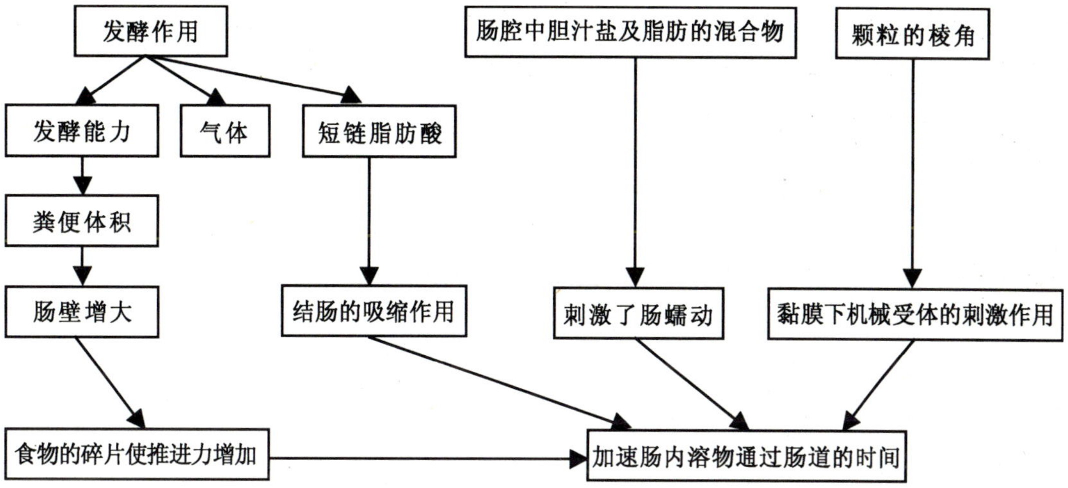

图 14－41 膳食纤维对结肠排便的作用机制

5. 胀气、致泻作用 因为肠道细菌对纤维素的酵解作用产生挥发性脂肪酸、二氧化碳及甲烷等，大量摄入后可能导致肠胀气、腹泻，这种现象仅限于吃了大量富含膳食纤维食物的个体或有消化道疾病的病人。这些不适往往在 24～48 小时内缓解，并建议摄入一定量的水分。

研究表明，不同类型的膳食纤维具有不同的辅助治疗作用。Joannel Slain 的研究表明来源于水果、蔬菜、谷物的不溶性膳食纤维可用于治疗便秘，燕麦和亚麻籽中的水溶性膳食纤维可降低胆固醇，而小麦麸中的纤维在预防结肠癌方面比其它纤维都有效。

（二）常见的膳食纤维

1. 纤维素 纤维素(cellulose)是植物细胞壁的主要成分；是由数千个葡萄糖通过 β－D(1→4)葡糖苷键连接起来的直链淀粉。纤维素的特性是不被肠道中的酶所水解，水溶性较小，也不被酸所水解，但有 10%～15% 的纤维素是无定形的即非晶形的粉末，它易被酸水解且在一定 PH 的酸性条件下可形成微晶体的纤维素。纤维素因具有吸水性且不溶于水的特性，故可增加食物体积。

2. 半纤维素 半纤维素(hemicellulose)是由五碳糖和六碳糖连接起来的支链淀粉，即多聚糖。在谷类中可溶性的半纤维素称之为"戊聚糖"。半纤维素的分子量比纤维素小得多。它是由木糖、阿拉伯糖、半乳糖、葡萄糖醛酸和半乳糖醛酸所组成。β－葡聚糖是(1→3)和(1→4)β－D 葡糖苷键连接的葡聚糖。其物理特性是可溶性纤维，近年来研究较多是因其物理特性而对人体健康有益。葡聚糖的水溶性具有粘稠性，已证明它可以降低血清中胆固醇的水平。

3. 果胶 果胶(pectin)是存在于水果中的一种多糖，它含有许多甲基化羧基的果胶酸。果胶酸被酯化后就可以形成胶，当有钙盐存在时，可以增强其凝胶性。果胶是膳食纤维的重要成分，因其含有半乳糖醛酸而具有离子交换的特性，以及增强胶质的粘稠性。

4. 树胶和胶浆 树胶(gum)和粘胶(mucilage)存在于海藻、植物渗出液和种子中，这种胶浆具有凝胶性、稳定性和乳化等性能。因此，常被用于食品加工，使食品增稠，增加粘性。

5. 抗性淀粉 抗性淀粉(resistant starch)是在人的小肠内不能被吸收的淀粉及其分解产物。过去一直认为淀粉是可以完全消化的,然而现在已知有一部分淀粉在小肠的下部仍不能被消化,而是在肠内被发酵,这类抗性淀粉可分为三种。

(1)RS_1:此类淀粉的颗粒被食物的一些成分包裹,影响消化酶直接接触,因而延迟了消化的进程。当全谷粒、部分碾碎的谷粒、种子、豆粒等进入胃肠道中,就会有部分的淀粉不易被消化酶接触而未被消化。这类的抗性淀粉实际上并不是不能被消化酶所消化,而是因未接触到消化酶而未被消化。这类淀粉称之为 RS_1 类。

(2)RS_2:此类淀粉是一些生淀粉粒,如马铃薯、青香蕉所含的淀粉。此类淀粉不被 α 淀粉酶消化,可能是由于此种淀粉粒是晶状,不像无定形的粒状淀粉易被酸和酶所消化。此类淀粉如在糊化后则可被 α 淀粉酶消化。此类淀粉也被称之为抗性淀粉,命名为 RS_2。

(3)RS_3:此类淀粉是变性淀粉(retrograded starch)。直链和支链淀粉在经过烹煮或糊化处理而变性。直链淀粉的变性率大于支链淀粉,直链淀粉变性后不易将其淀粉粒分散于水中,也不被 α 淀粉酶所消化。

当前,抗性淀粉引起人们的兴趣,是因为可以通过加工的方法而将淀粉加工成富含膳食纤维的食物,也就是富含抗性淀粉的食物。此类食物和非淀粉多糖一样不被 α 淀粉酶所消化,因而起到有益于健康的作用。

三、膳食纤维与相关疾病

(一)便秘

有诸多因素可以导致便秘,膳食中的纤维与便秘有关已为人们所熟知,但用实验得到的确证却不多。然而确有人体实验证明吃蔬菜和水果或吃小麦有缓解便秘的作用;这些食物中的纤维摄入可以增加粪便的重量。

(二)肥胖病

膳食纤维因可增加胃内的填充物、延缓胃内容物的排空、使葡萄糖的吸收趋于平缓、减少胰岛素的分泌、增加饱腹感、降低消化率、增加由粪便排出能量等,故可用于肥胖病防治。

(三)糖尿病

许多研究证实膳食纤维补充剂或富含膳食纤维的食物可降低血糖。这些纤维多为可溶性纤维,在胃内形成很粘稠的物质,这些粘性物影响了葡萄糖的吸收和利用,致使餐后血糖不会突然上升。

(四)心血管疾病

已知多吃含有全部纤维的淀粉类碳水化合物有益于预防高脂血症及缺血性心脏病。现已明确某些膳食纤维能降低血清胆固醇,但对甘油三酯及高密度脂蛋白不起作用。但是,在流行病学研究方面尚有待证实。

膳食纤维降低血胆固醇是由于一些纤维可能降低了膳食中胆固醇的吸收;果胶和燕麦麸能使胆酸库中的脱氧胆酸增加,而脱氧胆酸能使从食物来的胆固醇的吸收减少。

(五)癌症

膳食纤维与肠癌相关流行病学证实,蔬菜和水果的摄入量与肠癌的发病危险因素呈负相关,应当说与蔬菜、水果中富含膳食纤维有关。膳食纤维预防肠癌的可能机制:①增加了粪便量,缩短了粪便在大肠内存留的时间,稀释了致癌物;②粘着了胆酸或其他致癌物;③细菌使膳食纤维分解产生短链脂肪酸,降低了粪便的 PH,以及抑制了致癌物的产生;④改变了大肠中的菌相;⑤增加了肠腔内的抗氧化剂。

四、膳食纤维的供给量及食物来源

中国居民的膳食纤维的适宜摄入量是根据《平衡膳食宝塔》推算出来的。即低能量 1800 Kcal(7531KJ)膳食为 25g/d;中等能量膳食 2400 Kcal(10042 KJ)为 30g/d;高能量膳食 2800 Kcal(11715 KJ)为 35g/d。此数值与大多数国家所推荐的值相近。

食物中的膳食纤维来自植物性食物如蔬菜、水果、豆类、坚果和各种的谷类,由于蔬菜和水果中的水分含量较高,故所含纤维的量较少。因此膳食中膳食纤维的主要来源是谷物;全谷粒和麦麸等富含膳食纤维,而精加工的谷类食品则含量较少。

食物中含量最多的是不可溶膳食纤维,它包括纤维素、木质素和一些半纤维素。谷物的麸皮,全谷粒和干豆类,干的蔬菜和坚果也是不可溶膳食纤维的好来源,可溶膳食纤维富含于燕麦、大麦、水果和一些豆类中。

☞ 提示:新鲜的蔬菜和水果最好每天都吃。蔬菜可以代替水果,水果不可以代替蔬菜。

表 14－42　膳食纤维的种类、食物来源和主要功能

种　类	主要食物来源	主要功能
不溶性纤维：		
木质素	所有植物	正在研究之中
纤维素	所有植物（如小麦制品）	增加粪便体积
半纤维素	小麦、黑麦、大米、蔬菜	促进胃肠蠕动
可溶性纤维：		
果胶、树胶、粘胶少数半纤维素	柑橘类、燕麦制品和豆类	延缓胃排空时间、减缓葡萄糖吸收、降低血胆固醇。

第十五章　各类食品的营养价值

☞　食品是人类获取能量和各种营养素的基本来源，是人类赖以生存、繁衍的物质基础。

食品按其性质和来源可分为三类：①动物性食品，如畜禽肉类、奶类、蛋类、水产品等；②植物性食品，如粮谷类、豆类、薯类、硬果类、蔬菜、水果等；③各类食品的制品，以动物性、植物性天然食品为原料，通过加工制作的食品，如糖、油、酒、罐头、糕点等食品。

食品营养价值（nutritional value）是指某种食品所含营养素和能量满足人体营养需要的程度。食品营养价值的高低，取决于食品中营养素的种类是否齐全、数量的多少、相互比例是否适宜以及是否易被消化吸收。不同食品因营养素的构成不同，其营养价值也不同，如粮谷类食品，其营养价值体现在能供给较多的碳水化合物和能量，但蛋白质的营养价值较低；蔬菜水果能提供丰富的维生素、矿物质及膳食纤维，但其蛋白质、脂肪含量极少。因此，食物的营养价值是相对的。即使是同一种食品由于品种、部位、产地和烹调加工方法的不同，营养价值也会存在一定的差异。

第一节　食品营养价值的评定及意义

一、食品营养价值的评定

（一）营养素的种类及含量

☞　对某食品进行营养价值评定时，应对其所含营养素的种类进行分析，并确定其含量。一般说来，食品中所提供营养素的种类和含量越接近人体需要，该食品的营养价值越高。

在实际工作中除用化学分析法、仪器分析法、微生物法、酶分析法等来测定食物中营养素种类和含量外，还可通过查阅食物成分表，初步评定食物的营养价值。

（二）营养素质量

☞　在评价某食品或某营养素价值时，营养素的质与量是同等重要的。

蛋白质的优劣体现在其氨基酸的组成及可被消化利用的程度；脂肪的优劣则体现在脂肪酸的组成、脂溶性维生素的含量等方面。

科学家分别用含有 18% 奶蛋白、小麦蛋白和玉米蛋白的三种不同饲料喂饲大白鼠。实验结果显示只有奶蛋白组的大白鼠能正常健康生长，小麦蛋白组的大白鼠仅维持了体重但不能生长，而玉米蛋白组的大白鼠不仅不能生长而且体重减轻，其原因是小麦蛋白中赖氨酸含量低，玉米蛋白中赖氨酸和色氨酸含量都很低。另一实验用含 9% 奶蛋白的饲料喂饲大白鼠，结果其生长速度仅为喂饲含 18% 奶蛋白饲料大白鼠的一半。由此说明蛋白质的数量和质量都是十分重要的。

评定食品的营养价值主要是依靠动物喂养试验及人体试食临床观察，将生长、代谢、生化等指标与对照组进行比较所得出的结论。

营养质量指数(index of nutrition quality,INQ)是由 Hansen R. G. 提出并推荐将其作为评价食品营养价值的指标。INQ 即营养素密度(待测食品中某营养素占供给量的比)与能量密度(待测食品所含能量占供给量的比)之比。公式如下:

$$\text{INQ} = \frac{\text{某营养素含量/该营养素供给量}}{\text{所产生能量/能量供给量标准}}$$

NQ=1,表示食物的该营养素与能量含量达到平衡;INQ>1 说明食物该营养素的供给量高于能量的供给量,故 INQ≥1 为营养价值高;INQ<1 说明此食物中该营养素的供给少于能量的供给,长期食用此种食物,可能发生该营养素的不足或能量过剩,该食物的营养价值低。INQ 是评价食物营养价值的一简明指标。以成年男子轻体力劳动的营养素供给量标准为例计算出鸡蛋、大米、大豆中蛋白质、视黄醇、硫胺素和核黄素的 INQ 值,见表 15-1。

表 15-1 鸡蛋、大米、大豆中几种营养素的 INQ 值

	热能(KJ)	蛋白质(g)	视黄醇(mg)	硫胺素(mg)	核黄素(mg)
成年男子轻体力劳动的营养素供给标准	10042	75	800	1.4	1.4
100g 鸡蛋	653	12.8	194	0.13	0.32
INQ		2.62	3.73	1.43	3.52
100g 大米	1456	8.0	—	0.22	0.05
INQ		0.74	—	1.08	0.25
100g 大豆	1502	35.1	37	0.41	0.20
INQ		3.13	0.31	1.96	0.96

二、评定食品营养价值的意义

☞ 评定食品营养价值的意义,一是全面了解各种食品的天然组成成分,包括营养素、非营养素类物质、抗营养因素等,提出现有主要食品的营养缺陷,并指出改造或创制新食品的方向,解决抗营养因素问题,充分利用食物资源。二是了解在加工烹调过程中食品营养素的变化和损失,采取相应的有效措施来最大限度地保存食品中营养素含量,提高食品营养价值。三是指导人们科学地选购食品和合理配制营养平衡膳食,以达到增强体质及预防疾病的目的。

第二节 各类食品的营养价值

一、谷类

谷类食品主要包括小麦、稻米、玉米、小米、高粱等。其中以稻米和小麦为主,我国居民膳食 50% ~70% 的能量、55% 的蛋白质、一些矿物质及 B 族维生素主要来源于谷类食品。中国总膳食调查结果显示谷类食品在我国膳食构成比中为 49.7%,占有重要地位。

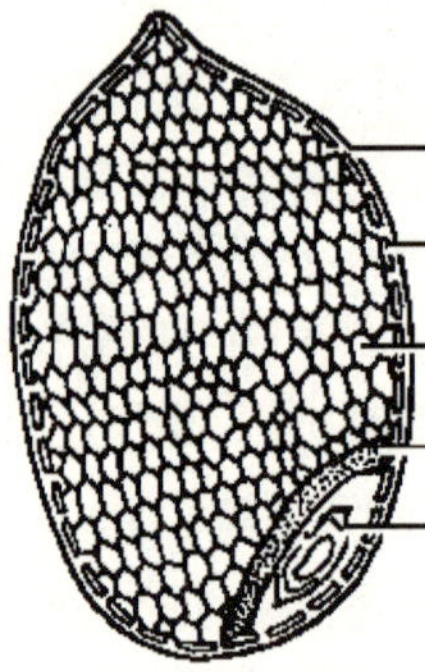

图 15-2 谷类的纵切面示意图

(一)谷类的结构和营养素分布

各种谷类种子除形态大小不一外,其结构基本相似,都是由谷皮(包括糊粉层)、胚乳、胚芽三个主要部分组成(图 15-2),分别占谷粒重量的 13% ~15%、83% ~87% 和 2% ~3%。

谷皮(bran)为谷粒的外壳,主要由纤维素、半纤维素等组成,含较高灰分和脂肪。糊粉层(aelurone layer)介于谷皮与胚乳之间,含有较多的磷和丰富的 B 族维生素及矿物质,有重要营养意义,但在碾磨加工时,易与谷皮同时脱落而混入糠麸中。

胚乳(endosperm)是谷类的主要部分,含大量淀粉和一定量的蛋白质。蛋白质靠近胚乳周围部分较高,越向胚乳中心,含量越低。

胚芽(embryo)位于谷粒的一端,富含脂肪、蛋白质、矿物质、B 族维生素和维生素 E。胚芽质地较软而有韧性,不易粉碎，但在加工时因易与胚乳分离而丢失。

（二）谷类的营养成分

1. **蛋白质** 谷类蛋白质的含量因品种、气候、地区及加工方法的不同而异，蛋白质含量一般在7.5% ~15%的范围。主要由谷蛋白（glutelin）、白蛋白（albumin）、醇溶蛋白（prolamin）、球蛋白（globulin）组成。

不同谷类各种蛋白质所占的比例不同，见表15－3。谷类蛋白质中主要是醇溶蛋白和谷蛋白。

表15－3 几种谷类的蛋白质组成（%）

谷物	白蛋白	球蛋白	醇溶蛋白	谷蛋白
大米	5	10	5	80
小麦	3~5	6~10	40~50	30~40
玉米	4	2	50~55	30~45
高粱	1~8	1~8	50~60	32

一般谷类蛋白质因必需氨基酸组成不平衡，赖氨酸含量少，苏氨酸、色氨酸、苯丙氨酸及蛋氨酸含量偏低，而使谷类食品蛋白质营养价值低于动物性食品，如谷类蛋白质的生物价：大米77，小麦67，大麦64，高粱56，小米57，玉米60。

由于谷类食物在膳食中占比例较大，是膳食蛋白质的重要来源，常采用氨基酸强化和蛋白质互补的方法来提高谷类蛋白质的营养价值。如大米用0.2% ~0.3%赖氨酸强化后，其蛋白质生物价可明显提高。此外，可用基因调控的科技手段改良品种，通过改善谷类蛋白质的氨基酸组成来提高其营养价值。如高赖氨酸玉米（Opaque－2和Floury－2）品种的醇溶蛋白含量降低，其他蛋白增加，从而改善了玉米蛋白质的氨基酸构成而使玉米蛋白质质量有了明显提高。

2. **碳水化合物** 谷类碳水化合物主要为淀粉，集中在胚乳的淀粉细胞内，含量在70%以上。此外为糊精、戊聚糖、葡萄糖和果糖等。

☞ 淀粉是人类最理想、最经济的能量来源。

在我国居民膳食中50% ~70%的能量来自谷类碳水化合物。

谷类中的淀粉在结构上与葡萄糖分子的结合方式不同，可分为直链和支链淀粉，其含量因品种而异，可直接影响食用风味。

直链淀粉，易溶于水，较粘稠，易消化。支链淀粉则相反，如糯米中含支链淀粉较多。与支链淀粉比较，直链淀粉使血糖升高的幅度较小，因此专家们研究如何增加食物中直链淀粉与支链淀粉比值，目前已培育出直链淀粉含量高达70%的玉米品种。

3. **脂肪** 谷类脂肪含量低，大米、小麦约为1% ~2%，玉米和小米可达4%。主要集中在糊粉层和胚芽，在谷类加工时，易转入副产品中。

从米糠中可提取与机体健康有密切关系的米糠油、谷维素和谷固醇。从玉米和小麦胚芽中提取的胚芽油，80%为不饱和脂肪酸，其中亚油酸占60%，具有降低血清胆固醇、防止动脉粥样硬化的作用。

4. **矿物质** 谷类含矿物质约为1.5% ~3%，主要在谷皮和糊粉层中。其中主要是磷和钙，由于多以植酸盐形式存在，消化吸收较差。谷类食物含铁少，约1.5~3mg/100g。

5. **维生素** 谷类是膳食B族维生素的重要来源，如硫胺素、核黄素、尼克酸、泛酸和吡哆醇，主要分布在糊粉层和胚芽部。

☞ 谷类加工的精度越高，保留的胚芽和糊粉层越少，维生素损失就越多。

玉米和小米含有少量的胡萝卜素。玉米的尼克酸为结合型，不易被人体利用，须经过适当加工变成游离型尼克酸后才能被吸收利用。

二、豆类及其制品

☞ 豆类分大豆（黄豆、黑豆和青豆）和其他豆类（包括豌豆、蚕豆、绿豆、小豆、芸豆等），是我国居民膳食中优质蛋白质的重要来源。

☞ 大豆是植物性食品中含蛋白质最多的食品。

（一）大豆的营养价值

1. **大豆的营养成分** 大豆含有35% ~40%的蛋白质，是植物性食品中含蛋白质最多的食品。大豆蛋白质的氨基酸组成接近人体需要(表15-4),具有较高的营养价值,而且富含谷类蛋白较为缺乏的赖氨酸,是与谷类蛋白质互补的天然理想食品,故大豆蛋白为优质蛋白。

表15-4 鸡蛋、大豆、绿豆的氨基酸组成(g/100g 蛋白质)

必需氨基酸	WHO建议氨基酸构成比	鸡蛋	大豆	绿豆
异亮氨酸	4.0	4.8	5.2	4.5
亮氨酸	7.0	8.1	8.1	8.1
赖氨酸	5.5	6.5	6.4	7.5
蛋氨酸+胱氨酸	3.5	4.7	2.5	2.3
苯丙氨酸+酪氨酸	6.0	8.6	8.6	9.7
苏氨酸	4.0	4.5	4.0	3.6
色氨酸	1.0	1.7	1.3	1.1
缬氨酸	5.0	5.4	4.9	5.5

大豆所含脂肪量约为15%~20%,其中不饱和脂肪酸占85%,且以亚油酸最多,高达50%以上。此外,大豆油中还含有1.64%的磷脂和具有较强抗氧化能力的维生素E。

大豆中含25%~30%的碳水化合物,其中只有一半是可供利用的淀粉、阿拉伯糖、半乳聚糖和蔗糖,而另一半是人体不能消化吸收的棉籽糖和水苏糖,存在于大豆细胞壁,在肠道细菌作用下发酵产生二氧化碳和氨,可引起腹胀。

此外,大豆还含有丰富的钙、硫胺素和核黄素。

2. **大豆中的抗营养因素** 大豆中含有一些抗营养因素,可影响人体对某些营养素的消化吸收。在食用大豆时,应注意合理处理这些抗营养因素,才能充分发挥大豆的营养作用。

(1)蛋白酶抑制剂(protease inhibitor,PI):蛋白酶抑制剂是存在于大豆、棉籽、花生、油菜籽等植物中,能抑制胰蛋白酶、糜蛋白酶、胃蛋白酶等13种蛋白酶的物质的统称。其中以抗胰蛋白酶因子(或称胰蛋白抑制剂)存在最普遍,对人体胰蛋白酶的活性有部分抑制作用,妨碍蛋白质的消化吸收,对动物有抑制生长的作用。采用常压蒸汽加热30分钟或1kg压力加热10~25分钟即可破坏生大豆中的抗胰蛋白酶因子。大豆中脲酶的抗热能力较抗胰蛋白酶因子强,且测定方法简单,故常用脲酶反应来判定大豆中抗胰蛋白酶因子是否已被破坏。我国婴儿配方代乳粉标准中明确规定,含有豆粉的婴幼儿代乳食品,脲酶试验必须是阴性。然而,近年来国外一些研究表明,蛋白酶抑制剂作为植物化学物同时具有抑制肿瘤和抗氧化的作用,因此对其具体评价与应用尚需进一步深入研究与探讨。

(2)豆腥味:大豆中含有很多酶,其中脂肪氧化酶是产生豆腥味及其他异味的主要酶类。采用95℃以上加热10~15分钟或用乙醇处理后减压蒸发的方法,以及采用纯化大豆脂肪氧化酶等方法均可脱去部分豆腥味。

(3)胀气因子(flatus-producing factor):占大豆碳水化合物一半的水苏糖和棉籽糖,在肠道微生物作用下可产气,故将两者称为胀气因子。大豆通过加工制成豆制品时胀气因子可被除去。水苏糖和棉籽糖都是由半乳糖、葡萄糖和果糖组成的支链杂糖,又称大豆低聚糖,是生产浓缩大豆蛋白和分离大豆蛋白时的副产品。由于人体内缺乏水苏糖和棉籽糖的水解酶,它们可不经消化吸收直接到达大肠内,被双歧杆菌利用并促进其生长繁殖。目前已利用大豆低聚糖作为功能性食品基料,部分代替蔗糖应用于清凉饮料、酸奶、面包等多种食品中。

(4)植酸:大豆中存在的植酸可与锌、钙、镁、铁等螯合而影响它们的吸收利用。在PH 4.5~5.5时可得到含植酸很少的大豆蛋白,因为在此PH条件下35%~75%的植酸可溶解,但对蛋白质影响不大。

(5)植物红细胞凝集素(如phytohematoagglutinin,PHA):是能凝集人和动物红细胞的一种蛋白质,可影响动物的生长,加热即被破坏。

(二)其他豆类的营养价值

其他豆类主要有豌豆、蚕豆、绿豆、红豆、豇豆、芸豆等。蛋白质含量约为20%左右,脂肪含量极少,碳水化合物含量占50%~60%,其他营养素近似大豆,详见表15-5。

(三)豆制品的营养价值

豆制品所包括的范围,不仅是以大豆为原料的豆制品,还包括以其他豆类为原料生产的豆制品。

大豆制品中有非发酵豆制品和发酵豆制品二种。非发酵豆制品有豆浆、豆腐、豆腐干、干燥豆制品(如腐竹)等,发酵豆制品有腐乳、豆豉、臭豆腐等。

表 15-5　每 100g 豆类的营养成分

豆类	水分 g	蛋白质 g	脂肪 g	碳水化合物 g	纤维 g	矿物质			维生素				
						Ca mg	P mg	Fe mg	A IU	B_1 mg	B_2 mg	烟酸 mg	C mg
大豆	8.0	40.0	18.0	27.0	3.5	190	500	7	10	0.5	0.2	3.0	0
豌豆	13.4	21.7	1.0	55.7	6.0	58	360	5	100	0.5	0.15	4.5	0
蚕豆	13.3	26.0	1.2	50.9	5.8	100	129	7	150	0.5	0.1	3.0	0
绿豆	13.6	23.0	1.7	54.7	4.0	110	430	6	100	0.5	0.24	3.0	0
豇豆	17.0	23.9	2.0	49.3	4.7	75	570	4	—	—	—	—	0
小豆	14.9	20.9	0.7	54.9	5.0	75	430	4	20	0.5	0.1	2.5	0
扁豆	14.8	19.6	1.6	54.5	5.9	75	570	4	—	—	—	—	0

大豆和绿豆发制成豆芽，除含原有营养成分外还可产生维生素 C（表 15-6），因此当新鲜蔬菜缺乏时豆芽是维生素 C 的良好来源。

此外，大豆及其他油料（如花生、葵花籽）的蛋白质制品主要有四种：①分离蛋白质，蛋白质含量约为 90%，可用以强化和制成各种食品；②浓缩蛋白质，蛋白质含量约为 70%，其余为纤维素等不溶成分；③组织化蛋白质，将油粕、分离蛋白质和浓缩蛋白质除去纤维，加入各种调料或添加剂经高温高压膨化而成；④油料粕粉，用大豆或脱脂豆粕碾碎而成，有粒度大小不一、脂肪含量不同的各种产品。大豆及其他油料的蛋白质制品，其氨基酸组成和蛋白质功效比值较好，目前广泛应用于食品加工工业。

表 15-6　几种豆制品每 100g 中主要营养素含量

	蛋白质 (g)	脂肪 (g)	碳水化合物 (g)	维生素 A (mg)	维生素 B_1 (mg)	维生素 B_2 (mg)	维生素 C (mg)
豆浆	1.8	0.7	1.1	15	0.02	0.02	0
豆腐	8.1	3.7	4.2	—	0.04	0.03	0
豆豉	24.1	—	36.8	—	0.02	0.09	0
黄豆芽	4.5	1.6	4.5	5	0.04	0.07	8
绿豆芽	2.1	0.1	2.9	3	0.05	0.06	6

三、蔬菜、水果类

☞ 蔬菜和水果在我国居民膳食中的食物构成比分别为33.7%和8.4%，是膳食的重要组成部分。蔬菜、水果除含有丰富的碳水化合物、维生素和矿物质外还富含有各种有机酸、芳香物质和色素等成分，使它们具有良好的感官性状，对增进食欲、促进消化、丰富食品多样性具有重要意义。

（一）碳水化合物

蔬菜水果所含碳水化合物包括糖、淀粉、纤维素和果胶等物质。

含糖较多的蔬菜有胡萝卜、西红柿、南瓜和甜薯。水果含糖较蔬菜多，但因其种类和品种不同，含糖的种类和数量有较大差异，如苹果和梨以含果糖为主，桃、李、柑橘以含蔗糖为主，葡萄、草莓则以葡萄糖和果糖为主。根茎类的蔬菜含有较多淀粉，如土豆、藕等。

蔬菜水果所含的纤维素、半纤维素、木质素和果胶是人们膳食纤维的主要来源，在体内不参与代谢，但可促进肠蠕动而利于通便，减少或阻止胆固醇等物质的吸收，有益于健康。水果中含果胶较多，对果酱、果冻的加工有重要意义。

（二）维生素

新鲜蔬菜、水果是供给维生素 C、胡萝卜素、维生素 B_2 和叶酸的重要来源。维生素 C 一般在蔬菜代谢旺盛的叶、花、茎内含量丰富。一般深绿颜色的蔬菜维生素 C 含量较浅色蔬菜高，叶菜中的含量较瓜菜中高，如苋菜中维生素 C 含量为 47mg/100g，小白菜为 28mg/100g，黄瓜为 9mg/100g，胡萝卜素在绿色、黄色或红色蔬菜中含量较多，如胡萝卜、南瓜、苋菜中含量丰富。其它几种蔬菜中三种维生素的含量，见表 15-7。

表 15－7　常见蔬菜中三种维生素的含量(/100g)

	柿子椒	花菜	苋菜	冬苋菜	菠菜	冬瓜	南瓜	胡萝卜
维生素 C(mg)	72	61	47	20	32	18	8	16
胡萝卜素(μg)	340	30	2100	6950	487	80	890	4010
维生素 B_2(mg)	0.03	0.08	0.21	0.05	0.11	0.01	0.04	0.04

水果中以鲜枣、草莓、橘、猕猴桃中维生素 C 含量较多，芒果、柑橘、杏等含胡萝卜素较多(表 15－8)。

表 15－8　常见水果中三种维生素的含量(/100g)

	鲜枣	猕猴桃	柑	橘	芒果	苹果	葡萄	桃	草莓
维生素 C(mg)	243	62	28	19	23	4	25	7	47
胡萝卜素(μg)	240	890	890	520	8050	20	50	20	30
维生素 B_2(mg)	0.09	0.04	0.04	0.03	0.04	0.02	0.02	0.03	0.03

(三)矿物质

蔬菜水果中含有丰富的矿物质，如钙、磷、铁、钾、钠、镁、铜等，是膳食中矿物质的主要来源，对维持体内酸碱平衡起重要作用。绿叶蔬菜一般每 100g 含钙在 100mg 以上，含铁 1～2mg，如菠菜、雪里蕻、油菜、苋菜含钙较多。但蔬菜中存在的草酸不仅影响本身所含钙和铁的吸收，而且还影响其他食物中钙和铁的吸收。因此在选择蔬菜时，不能只考虑其钙的绝对含量，还应注意其草酸的含量(表 15－9)。

☞　草酸是一种有机酸，能溶于水，故食用含草酸多的蔬菜时可先在开水中烫一下，去除部分草酸，以利于钙、铁的吸收。

表 15－9　几种蔬菜中钙和草酸含量(mg/100g)

蔬菜名称	钙	草酸
大蕹菜	224	691
芋禾干	40	298
厚皮菜	64	471
苋菜	359	1142
圆叶菠菜	102	606
折耳菜	121	1150

(四)芳香物质、有机酸和色素

蔬菜水果中常含有各种芳香物质和色素，使食品具有特殊的香味和颜色，可赋予蔬菜水果以良好的感官性状。

芳香物质为油状挥发性化合物，亦称精油，主要成分为醇、酯、醛和酮等。有些芳香物质是以糖苷或氨基酸状态存在，必须经酶的作用分解成精油才具有香味(如蒜油)。

水果中的有机酸以苹果酸、柠檬酸和酒石酸为主，此外还有乳酸、琥珀酸、延胡索酸等，有机酸因水果种类、品种和成熟度不同而异。未成熟的果实中琥珀酸和延胡索酸较多，柑橘类和浆果类中柠檬酸含量丰富。有机酸能刺激人体消化腺的分泌，增进食欲，有利于食物的消化。有机酸还可使食物保持一定的酸度，对维生素 C 的稳定性具有保护作用。

此外，蔬菜水果中还含有一些酶类、杀菌物质和具有特殊生理活性的植物化学物。如萝卜中含有淀粉酶，生食时有助于消化；大蒜中含有植物杀菌素和含硫化合物，具有抗菌消炎、降低血清胆固醇作用；苹果、洋葱、甘蓝、西红柿等含有的类黄酮为天然抗氧化剂，除具有保护心脑血管、预防肿瘤等多种生物学作用外，还可保护维生素 C、维生素 A、维生素 E 等不被氧化破坏；南瓜、苦瓜已被证实有明显降低血糖的作用等。目前人们正积极利用从食物中分离出来的各种生理活性成分，研制成各种功能性食品。

野菜、野果在我国资源丰富，种类繁多。某些野菜含有丰富的胡萝卜素、维生素 B_2、维生素 C 和叶酸，钙、铁含量也较多。野果的特点是富含维生素 C、大量的胡萝卜素、有机酸和植物化学物，如猕猴桃、沙棘、刺梨、酸枣、番石榴及金樱子等各具特色风味，可加工成果汁饮料、果酱、果脯、罐头和酒等多种产品。

四、畜、禽、鱼类

畜肉、禽肉和鱼类食品能供给人体优质蛋白质、脂肪、矿物质和维生素，是食用价值较高的食品。

（一）畜肉类的营养价值

畜肉类是指猪、牛、羊等牲畜的肌肉、内脏及其制品。主要提供蛋白质、脂肪、矿物质和维生素。动物因其种类、年龄、肥瘦程度及部位的不同营养素的分布而异。肥瘦不同的肉中脂肪和蛋白质的变动较大，动物内脏脂肪含量少，蛋白质、维生素、矿物质和胆固醇含量较高。畜肉类食品经适当加工烹调后不仅味道鲜美、饱腹作用强，而且易于消化吸收。

1. **蛋白质**　畜肉蛋白质含量占10%～20%。按照蛋白质在肌肉组织中存在的部位不同，又分为肌浆中的蛋白质（占20%～30%）、肌原纤维中的蛋白质（占40%～60%）、间质蛋白（占10%～20%）。

畜肉类蛋白质含有充足的人体必需氨基酸，而且在种类和比例上接近人体需要，易消化吸收，所以蛋白质营养价值很高，为利用率高的优质蛋白质。但存在于结缔组织中的间质蛋白，主要是胶原蛋白和弹性蛋白，其必需氨基酸组成不平衡，如色氨酸、酪氨酸、蛋氨酸含量很少，蛋白质的利用率低。

此外，畜肉中含有可溶于水的含氮浸出物，包括肌凝蛋白原、肌肽、肌酸、肌酐、嘌呤、尿素和氨基酸等非蛋白含氮浸出物，使肉汤具有鲜味，成年动物含量较幼年动物高。

2. **脂肪**　畜肉的脂肪因牲畜的肥瘦程度及部位有较大差异。如肥猪肉脂肪含量达90%，猪里脊肉含脂肪7.9%，猪前肘含脂肪31.5%，猪五花肉含脂肪35.3%，牛五花肉含脂肪5.4%，瘦牛肉含脂肪2.3%。

畜肉类脂肪以饱和脂肪酸为主，熔点较高，主要成分是甘油三酯，少量卵磷脂、胆固醇和游离脂肪酸。胆固醇多存在于动物内脏，如猪瘦肉胆固醇为81mg/100g，猪脑为2571mg/100g，猪肝为288mg/100g，猪肾345mg/100g，牛瘦肉58mg/100g，牛肝297mg/100g，牛脑2447mg/100g。

3. **碳水化合物**　畜肉中的碳水化合物以糖原形式存在于肌肉和肝脏中，含量极少。宰后的动物肉尸在保存过程中，由于酶的分解作用糖原含量会逐渐下降。

4. **矿物质**　畜肉矿物质总含量占0.8%～1.2%，其中钙含量低，为7.9mg/100g；含铁、磷较多，铁以血红素铁的形式存在，因其生物利用率高是膳食铁的良好来源。

5. **维生素**　畜肉中B族维生素含量丰富，内脏中，如肝脏中富含维生素A、维生素B_2（表15－10）。

表15－10　猪肉及内脏主要营养素含量（每100g可食部）

食品种类	蛋白质（g）	脂肪（g）	钙（mg）	铁（mg）	维生素A（μg）	维生素B_1（mg）	维生素B_2（mg）	胆固醇（mg）
猪肉（瘦）	20.3	6.2	6	3.0	44	0.54	0.10	79
猪心	16.6	5.3	12	4.3	13	0.19	0.48	151
猪肝	19.3	3.8	6	22.6	4972	0.21	2.08	288
猪肾	15.4	3.2	12	6.1	41	0.31	1.14	354
猪脑	10.8	9.8	30	1.9	—	0.11	0.19	2571

（二）禽肉的营养价值

禽肉包括鸡、鸭、鹅、鸽、鹌鹑等的肌肉、内脏及其制品。禽肉的营养价值与畜肉相似，不同在于脂肪含量较少且熔点较低，含有20%的亚油酸，易于消化吸收。禽肉蛋白质的氨基酸组成接近人体需要，含量约为20%，质地较畜肉细嫩且含氮浸出物多，故禽肉炖汤的味道较畜肉鲜美。禽肉的营养成分构成，见表15－11。

（三）鱼类的营养价值

1. **蛋白质**　鱼类肌肉蛋白质含量一般为15%～25%。肌纤维细短，间质蛋白少，组织软而细嫩，较畜、禽肉更易消化，其营养价值与畜、禽肉近似。氨基酸组成中，色氨酸含量偏低。存在于鱼类结缔组织和软骨中的含氮浸出物主要为胶原和粘蛋白，是鱼汤冷却后形成凝胶的主要物质。

2. **脂肪**　鱼类含脂肪很少，一般为1%～3%。鱼的种类不同脂肪含量差别也较大，如鳀鱼含脂肪10.4%，鳕鱼仅0.5%。**鱼类脂肪在肌肉组织中含量很少，主要分布在皮下和内脏周围。**

鱼类脂肪多由不饱和脂肪酸组成（占80%），熔点低，常温下为液态，消化吸收率达95%。鱼类脂肪中含有长链多不饱和脂肪酸，如二十碳五烯酸（EPA）和二十二碳六烯酸（DHA），具有降低血脂、防治动脉粥样硬化的作用。

鱼类的胆固醇含量一般约为 100mg/100g，**但鱼籽含量较高**，如鲳鱼籽胆固醇含量为 1070mg/100g，虾籽胆固醇为 896mg/100g。

表 15－11　鸡、鸭、鹅主要营养素的含量（每 100g 可食部）

食品种类	蛋白质（g）	脂肪（g）	维生素 A（μg）	维生素 B_1（mg）	维生素 B_2（mg）	钙（mg）	铁（mg）	胆固醇（mg）
鸡	19.3	9.4	48	0.05	0.09	9	1.4	106
鸡肝	16.6	4.8	10410	0.33	1.10	7	12.0	356
鸡肫	19.2	2.8	36	0.04	0.09	7	4.4	174
鸭	15.5	19.7	52	0.08	0.22	6	2.2	94
鸭肝	14.5	7.5	1040	0.26	1.05	18	23.1	341
鸭肫	17.9	1.3	6	0.04	0.15	12	4.3	135
鹅	17.9	19.9	42	0.07	0.23	4	3.8	74
炸鸡（肯德基）	20.3	17.3	23	0.03	0.17	109	2.2	198

3. **矿物质**　鱼类矿物质含量占 1%～2%，磷的含量占总灰分的 40%，此外钙、钠、氯、钾、镁含量丰富。钙的含量较畜肉高，为钙的良好来源。海产鱼类含碘丰富。

4. **维生素**　鱼类是维生素 B_2 的良好来源，如黄鳝含维生素 B_2 量为 2.08mg/100g，河蟹为 0.28mg/100g，海蟹为 0.39mg/100g。海鱼的肝脏含丰富的维生素 A 和维生素 D。一些生鱼中含有硫胺素酶，因此在生鱼存放或生吃时可破坏维生素 B_1，但加热可破坏此酶。

五、奶及奶制品

奶类是一种营养成分齐全、组成比例适宜、易消化吸收、营养价值高的天然食品，能满足初生幼仔生长发育的全部需要。乳类食品中以牛奶为食用最普遍，适合于母乳不足的婴儿、病人和老年人等。与人乳相比牛奶含蛋白质较多，而乳糖低于人乳，故以牛奶代替母乳时，应适当调整使其接近人乳组成，有益婴儿的生长发育。

奶类食品主要提供优质蛋白质、维生素 A、核黄素和钙。除牛奶外，还有羊奶和马奶。

（一）奶的营养价值

奶类是由水、脂肪、蛋白质、乳糖、矿物质、维生素等组成的复杂乳胶体。奶味温和，具有由低分子化合物如丙酮、乙醛、二甲硫、短链脂肪酸和内酯形成特有的香味。牛奶的比重（D 420）平均为 1.032，比重大小与奶中固体物质含量有关，奶的各种成分除脂肪含量变动较大外，其他成分基本上是稳定的，故比重可作为评价鲜奶的简易指标。

1. **蛋白质**　牛奶中蛋白质含量平均为 3.0%，主要由 79.6% 的酪蛋白、11.5% 的乳清蛋白和 3.3% 的乳球蛋白组成。酪蛋白属于结合蛋白，其与钙、磷等结合形成酪蛋白胶粒并以胶体悬浮液的状态存在于牛乳中。酪蛋白先与一部分钙结合成酪蛋白酸钙，再与胶体状态的磷酸钙形成酪蛋白酸钙－磷酸钙复合胶粒，该结合蛋白对酸敏感。奶中的乳清蛋白属热敏性蛋白，受热时发生凝固，对酪蛋白具有保护作用。乳球蛋白与机体免疫有关。奶蛋白消化吸收率为 87%～89%，生物学价值为 85，属优质蛋白。由于牛奶中蛋白质含量较人乳高三倍（表 15－12），而且酪蛋白与乳清蛋白的构成比与人乳相比恰好相反（表 15－13），一般利用乳清蛋白改变其构成比，使之近似母乳蛋白质的构成。

2. **脂肪**　乳脂肪含量约为 3.0%，以微粒状的脂肪球分散在乳浆中，吸收率达 97%。乳脂肪中脂肪酸组成复杂，短链脂肪酸（如丁酸、己酸、辛酸）含量较高，是乳脂肪风味良好及易消化的原因。油酸占 30%，亚油酸和亚麻酸分别占 5.3% 和 2.1%，此外还有少量的卵磷脂、胆固醇。

3. **碳水化合物**　牛奶中碳水化合物主要为乳糖，其含量比人乳少（表 15－12），其甜度为蔗糖的 1/6，有调节胃酸、促进胃肠蠕动和促进消化液分泌的作用；还能促进钙的吸收和助肠道乳酸杆菌繁殖，抑制腐败菌的生长。用牛乳喂养婴儿时除调整蛋白质含量和构成外，还应注意适当增加甜度。

4. **矿物质**　牛奶中矿物质含量约为 0.7%～0.75%，富含钙、磷、钾。100ml 牛乳中含钙 110mg，且其吸收率高，是钙的良好来源。奶中铁含量低，用牛奶喂养婴儿时应注意铁的补充。

5. **维生素**　奶中含有人体所需的各种维生素，其含量与奶牛的饲养方式有关，放牧期牛奶中维生素 A、维生素 D、胡萝卜素和维生素 C 含量较冬春季在棚内饲养有明显增多。牛奶中维生素平均含量，见表 15－12。

表 15-12 不同奶营养素比较(每100g 含量)

	人 乳	牛 乳	羊 乳
水分(g)	87.6	89.9	88.9
蛋白质(g)	1.3	3.0	1.5
脂肪(g)	3.4	3.2	3.5
碳水化合物(g)	7.4	3.4	5.4
热能(KJ)	272	226	247
钙(mg)	30	104	82
磷(mg)	13	73	98
铁(mg)	0.1	0.3	0.5
维生素 A(μg)	11	24	84
维生素 B_1(mg)	0.01	0.03	0.04
维生素 B_2(mg)	0.05	0.14	0.12
尼克酸(mg)	0.20	0.10	2.10
维生素 C(mg)	5.0	1.0	—

表 15-13 奶中氮的分布

	牛 奶		人 奶	
	含量 mg/100ml	占总氮量的百分比(%)	含量 mg/100ml	占总氮量的百分比(%)
总 氮	540	100	162	100
酪蛋白	430	79.6	49	30
乳清蛋白	80	14.8	77	48
非蛋白氮	30	5.6	36	22

(二)奶制品的营养价值

奶制品包括巴氏杀菌乳(消毒牛乳)、奶粉、炼乳、酸奶、奶油、奶酪等。

1. **巴氏杀菌乳**(pasteurized milk) 亦称消毒牛乳,它是将新鲜生牛奶经过过滤、加热杀菌后分装出售的饮用奶。巴氏杀菌乳除维生素 B_1 和维生素 C 有损失外,营养价值与新鲜牛奶差别不大,市售巴氏杀菌乳中常强化维生素 D 和维生素 B_1 等营养素。

2. **奶粉**(milk powder) 根据食用要求奶粉又分为全脂奶粉、脱脂奶粉、加糖奶粉、调制奶粉。

(1)全脂奶粉(whole milk powder):鲜奶消毒后除去70%~80%水分,采用喷雾干燥法将奶喷成雾状微粒。该法生产的奶粉溶解性好,对蛋白质的性质、奶的色香味及其他营养成分影响很小。

(2)脱脂奶粉(skimmed milk powder):生产工艺同全脂奶粉,但原料奶需经过脱脂的过程。由于脱脂使该种奶粉中脂溶性维生素损失。此种奶粉适合于腹泻的婴儿及要求少脂膳食的人群。

(3)调制奶粉(formula milk powder):又称母乳化奶粉,该奶粉是以牛奶为基础,按照人乳组成的模式和特点加以调制,使各种营养成分的含量和比例接近母乳。如改变牛奶中酪蛋白的含量和酪蛋白与乳清蛋白的比例、补充乳糖、以适当比例强化各种维生素和强化微量元素等。

3. **酸奶**(cultured milk) 酸奶是一种发酵制品,是以新鲜奶、脱脂奶、全脂奶粉、脱脂奶粉或炼乳等为原料接种乳酸菌,经过不同工艺发酵而成,其中以酸牛奶最为普遍。奶经过乳酸菌发酵后乳糖变成乳酸,蛋白质凝固和脂肪不同程度的水解形成独特的风味。该制品营养丰富且易消化吸收,还可刺激胃酸分泌。乳酸菌中的乳酸杆菌和双歧杆菌为肠道益生菌,在肠道可抑制肠道腐败菌的生长繁殖,防止腐败胺类产生,对维护人体的健康有重要作用。酸奶适合于所有的人群,尤其适合于消化功能不良的婴幼儿、老年人,并能使成人原发性乳糖缺乏者的乳糖不耐症症状减轻。

4. **炼乳**(condensed milk) 炼乳是一种浓缩乳,种类较多,按其成分可分为甜炼乳、淡炼乳、全脂炼乳、脱脂炼乳,若添加维生素 D 等营养物质可制成各种强化炼乳。目前市场上炼乳的主要品种是甜炼乳和淡炼乳。

(1)甜炼乳(sweetened condensed milk):是在牛奶中加入约16%的蔗糖,并经减压浓缩到原体积40%的一种乳制品。成品中蔗糖含量为40%~45%,渗透压增大,成品保质期较长。甜炼乳因糖分过高在食用前需加大量水分冲淡，造成蛋白质等营养成分相对较低，故不宜用于喂养婴儿。

(2)淡炼乳(evaporated milk)：为无糖炼乳，又称蒸发乳。将牛奶浓缩到原体积1/3后装罐密封，经加热灭菌后制成具有保存性的乳制品。其与甜炼乳的差别在于一是不加糖；二是进行均质操作，即为防止脂肪上浮而使用适当的压力和温度，使脂肪球变小，表面积变大，增加脂肪球表面酪蛋白的吸附，脂肪球比重增大，上浮能力变小；三是密封装罐后再经过一次灭菌消毒。

淡炼乳经过高温灭菌后维生素 B_1 受到损失，若予以增补，其营养价值与鲜奶几乎相同。高温处理后形成的软凝乳块经均质处理可使脂肪球微细化，有利于消化吸收，所以淡炼乳适合于喂养婴儿。

5. **复合奶**(mixture milk)　将脱脂奶粉和无水奶油分别溶解，按一定比例混合，再加入50%的鲜奶即成复合奶，其营养价值与鲜奶基本相似。

6. **奶油**(butter)　由牛奶中分离的脂肪制成的产品，一般含脂肪80%～83%，而含水量低于16%，主要用于佐餐和面包、糕点制作。

六、蛋类

☞ 蛋主要指鸡、鸭、鹅、鹌鹑、火鸡等的蛋。

☞ 各种蛋的结构和营养价值基本相似，其中食用最普遍、销量最大的是鸡蛋。

☞ 蛋类在我国居民膳食构成中所占比例为1.4%，主要提供高营养价值的蛋白质。

蛋类制成的蛋制品有皮蛋、咸蛋、糟蛋、冰蛋、干全蛋粉、干蛋白粉、干蛋黄粉等。

(一)蛋的结构

☞ 各种蛋类都是由蛋壳、蛋清、蛋黄三部分构成。

以鸡蛋为例，每只鸡蛋平均重50g。蛋壳占全蛋重的11%，由96%的碳酸钙、2%的碳酸镁、2%的蛋白质组成，壳厚约300～340μm，布满直径为15～65μm的细孔。

新鲜蛋壳在壳外有一层厚约10μm的胶质薄膜，壳内面紧贴一层厚约70μm的间质膜。在蛋的钝端间质膜分离成一气室。

蛋壳的颜色因鸡的品种而异，由白到棕色，与蛋的营养价值无关。

蛋清包括两部分，即外层的稀蛋清和包在蛋黄周围胶冻样的稠蛋清。蛋黄表面包围有蛋黄膜，由两条韧带将蛋黄固定在蛋的中央。

(二)蛋的营养价值

蛋清和蛋黄分别占鸡蛋可食部分的57%和32%。蛋各部分的主要营养组成，见表15－14。

表15－14　蛋各部分的主要营养组成(%)

	全蛋	蛋清	蛋黄
水　分	73.8～75.8	84.4～87.7	44.9～51.5
蛋白质	12.8	8.9～11.6	14.5～15.5
脂肪	11.1	0.1	26.4～33.8
糖	1.3	1.8～3.2	3.4～6.2
矿物质	1.0	0.6	1.1

蛋类含蛋白质约为12.8%。蛋清中蛋白质为胶状样水溶液，由卵白蛋白、卵胶粘蛋白、卵球蛋白等组成；蛋黄中蛋白质主要是卵黄磷蛋白和卵黄球蛋白。鸡蛋蛋白含有人体所需的各种氨基酸，而且氨基酸组成模式与合成人体组织蛋白所需模式相近，易消化吸收，其生物学价值达95，是最理想的优质蛋白质。在评价食物蛋白质营养质量时，常以鸡蛋蛋白质作为参考蛋白。

蛋类含糖较少，蛋清中主要含甘露糖和半乳糖；蛋黄中主要含葡萄糖，多以与蛋白质结合形式存在。

蛋类脂肪主要集中在蛋黄内，呈乳融状，大部分为中性脂肪，还有一定量的卵磷脂和胆固醇。脂肪分散成细小颗粒，故易消化吸收。

☞ 每个鸡蛋含胆固醇约290mg，是胆固醇含量较高的食品。

☞ 蛋的营养成分分布不均匀，蛋黄比蛋清含有较多的营养成分。

铁、磷、钙等矿物质和维生素A、维生素D、维生素 B_1 及维生素 B_2 多集中在蛋黄内，蛋黄中的铁因与磷蛋白结合而吸收率不高。由此可见，蛋的营养成分分布不均匀，蛋黄比蛋清含有较多的营养成分。各种常见禽蛋主要营养成分组成，见表15－15。

表15－15　各种蛋主要营养素含量（每100g）

	蛋白质(g)	脂肪(g)	碳水化合物(g)	维生素A(μg)	维生素B_1(mg)	维生素B_2(mg)	钙(mg)	铁(mg)	胆固醇(mg)
全鸡蛋	12.8	11.1	1.3	194	0.13	0.32	44	2.3	585
鸡蛋白	11.6	6.1	3.1	—	0.04	0.31	9	1.6	—
鸡蛋黄	15.2	28.2	3.4	438	0.33	0.29	112	6.5	1510
鸭蛋	12.6	13.0	3.1	261	0.17	0.35	62	2.9	565
咸鸭蛋	12.7	12.7	6.3	134	0.16	0.33	118	3.6	647
松花蛋	14.2	10.7	4.5	215	0.06	0.18	63	3.3	608
鹌鹑蛋	12.8	11.1	2.1	337	0.11	0.49	47	3.2	531

第三节　食品营养价值的影响因素

食品的营养价值不仅取决于食品中营养素的种类、含量，在很大程度上还受食品的加工、烹调和贮藏等影响。食品经过加工、烹调可改善其感官性状，去除或破坏一些抗营养因子，提高消化吸收率，但同时也可使部分营养素受到损失和破坏。因此应采用合理的加工、烹调方法，最大限度地保存食品中的营养素，使食品具有较高的营养价值，以满足人体合理营养的要求。

一、加工对食品营养价值的影响

（一）谷类加工

☞ 谷类加工主要有制米、制粉两种。

☞ 由于谷粒结构的特点，其所含各种营养素分布不均衡。矿物质、维生素、蛋白质、脂肪多分布在谷粒的周围和胚芽内，向胚乳中心逐渐减少。

因此，加工精度与各类营养素的保留程度有着密切关系，见表15－16。

表15－16　不同出米率大米和不同出粉率小麦的营养组成（%）

	大米出米率			小麦出粉率		
	92%	94%	96%	72%	80%	85%
水分	15.5	15.5	15.5	14.5	14.5	14.5
粗蛋白	6.2	6.6	6.9	8～13	9～14	9～14
粗脂肪	0.8	1.1	1.5	0.8～1.5	1.0～1.6	1.5～2.0
糖	0.3	0.4	0.6	1.5～2.0	1.5～2.0	2.0～2.5
矿物质	0.6	0.8	1.0	0.3～0.6	0.6～0.8	0.7～0.9
纤维素	0.3	0.4	0.6	微～0.2	0.2～0.4	0.4～0.9

☞ 加工精度越高，糊粉层和胚芽损失越多，营养素损失越大，尤以B族维生素损失显著。

不同出粉率小麦中B族维生素的变化，见表15－17。

表15－17　不同出粉率小麦B族维生素的变化（mg/100g）

出粉率（%）	50	72	80	85	95～100
维生素B_1	0.08	0.11	0.26	0.31	0.40
维生素B_2	0.03	0.04	0.05	0.07	0.12
尼克酸	0.70	0.72	1.20	1.60	6.00
泛　酸	0.40	0.60	0.90	1.10	1.50
维生素B_6	0.10	0.15	0.25	0.30	0.50

☞ 加工精度低也未必都好，适度加工才好。谷类加工粗糙时虽然出粉（米）率高，营养素损失减少，但感官性状差且消化吸收率也相应降低，而且由于植酸和纤维素含量较多还会影响其他营养素的吸收，如植酸与钙、铁、锌等螯合形成植酸盐，不能被机体利用。

我国于20世纪50年代初加工生产的标准米（九五米）和标准粉（八五粉），比精白米、面保留了较多的B族维生素、纤维素和矿物质，这在节约粮食和预防某些营养缺乏病方面收到了良好效益。近年来由于经济水平明显提高，人们对精白米、面的需求日益增长，故应采取对精白米、面的营养强化措施及改良谷类加工工艺、提倡粗细粮混食等方法来克服精白米、面的营养缺陷。

（二）豆类加工

豆类经过不同的加工方法可制成多种豆制品，现已成为我国居民膳食中的重要组成部分。经过加工的豆类蛋白质消化率、利用率均有所提高，如大豆经浸泡、制浆、凝固等多道工序后，不仅去除了大豆中的纤维素、抗营养因子，而且大豆蛋白质的结构从密集变成疏松状态，蛋白质分解酶易进入分子内部，从而提高了蛋白质的消化率。整粒大豆的蛋白质消化率为65%左右，加工成豆腐后其蛋白质消化率为92%～96%，提高了大豆的营养价值。

大豆经发酵工艺可制成豆腐乳、豆瓣酱、豆豉等，此时蛋白质因部分分解而易于消化吸收，而且某些营养素含量也会增加，如豆豉在发酵过程中，由于微生物作用可合成维生素 B_2，每100克豆豉中含维生素 B_2 0.61mg，明显高于其他豆类食品。

（三）其他类食品加工

1. 畜、禽、鱼类食品 经加工可制成罐头食品、熏制品、干制品（肉松、肉干）、熟肉制品等，较新鲜食品易保藏且有独特风味。在加工过程中对蛋白质影响不大，但高温制作时B族维生素会有损失。

2. 蛋类 食品鲜蛋经加工制成的皮蛋、咸蛋、糟蛋等，其蛋白质的含量变化不大，但由于碱的作用使皮蛋内的B族维生素全部被破坏，碱和盐的作用使皮蛋及咸蛋的矿物质明显增加。糟蛋是用鲜蛋泡在酒糟中糟渍而成，由于醇的作用使蛋壳中的钙盐渗透到糟蛋中，故糟蛋中钙的含量是新鲜蛋的40倍。

3. 蔬菜、水果类食品 蔬菜、水果经加工可制成罐头食品、果脯、菜干、干果等，加工过程中易受损失的主要是维生素和矿物质，特别是维生素C。

二、烹调对食品营养价值的影响

（一）谷类烹调

大米加工过程中若卫生条件不严或包装简陋，易受砂石、谷皮和尘土的污染，所以烹调前必须经过淘洗。在淘洗过程中可使水溶性维生素和矿物质发生损失，维生素 B_1 可损失30%～60%，维生素 B_2 和尼克酸可损失20%～25%，矿物质可损失70%。营养素损失的程度与淘洗次数、浸泡时间和用水温度密切相关。

☞ 淘米时水温高、搓洗次数多、浸泡时间长，营养素的损失就大。

表15－18 不同烹调方式下米饭和面食中B族维生素的保存率

食物	原料	烹调方法	维生素 B_1			维生素 B_2			尼克酸		
			烹调前（mg）	烹调后（mg）	保存率（%）	烹调前（mg）	烹调后（mg）	保存率（%）	烹调前（mg）	烹调后（mg）	保存率（%）
饭	稻米（标一）	捞、蒸	0.21	0.07	33	0.06	0.03	50	4.1	1.0	24
饭	稻米（标一）	碗蒸	0.21	0.13	62	0.06	0.06	100	4.1	1.6	30
粥	小米	熬	0.66	0.12	18	0.10	0.03	30	1.8	1.2	67
馒头	富强粉	发酵、蒸	0.07	0.20	28	0.08	0.05	62	1.2	1.1	91
馒头	标准粉	发酵、蒸	0.27	0.19	70	0.07	0.06	86	2.0	1.8	90
面条	富强粉	煮	0.29	0.20	69	0.07	0.05	71	2.6	1.8	73
面条	标准粉	煮	0.61	0.31	51	0.07	0.03	43	2.8	2.2	78
大饼	富强粉	烙	0.35	0.34	97	0.07	0.06	86	2.4	2.3	96
大饼	标准粉	烙	0.48	0.38	79	0.07	0.06	86	2.4	2.4	100
烧饼	标准粉	烙、烤	0.45	0.29	64	0.08	0.08	100	3.5	3.3	94
油条	标准粉	炸	0.49	0	0	0.06	0.03	50	1.7	0.9	52
窝头	玉米面	蒸	0.33	0.33	100	0.14	0.14	100	2.1	2.3	109

不同的烹调方式引起营养素损失的程度不同，主要是对B族维生素的影响。如制作米饭，用蒸的方式B族维生素的保存率较捞蒸方式（即弃米汤后再蒸）要高得多；在制作面食时一般蒸、烤、烙的方法B族维生素损失较少，但用高温油炸时损失较大。如油条制作时因加碱及高温油炸会使维生素 B_1 全部损失，维生素 B_2 和尼克酸仅保留一半。详见表15－18。

米饭在电饭煲中保温时，随时间延长维生素 B_1 将损失。

面食在焙烤时还原糖与氨基化合物发生褐变反应（又称美拉德反应），产生的褐色物质在消化道中不能水解，故无营养价值，而且使赖氨酸失去效能。为此，应注意焙烤温度和糖的用量。

（二）畜、禽、鱼、蛋的烹调

畜、禽、鱼类食品在烹调加热过程中蛋白质含量的变化不大，而且经烹调后蛋白质更利于消化吸收。矿物质和维生素在炖、煮方法时损失不大，在高温制作过程中B族维生素损失较多。如猪肉切丝用炒的方法维生素 B_1 可保存87%，用蒸肉丸方式其保存率为53%，而用清炖猪肉方式时（用大火煮沸后用小火煨30分钟）维生素 B_1 仅可保存40%。

蛋的常用烹调方法有煮、煎、炸、蒸等，除维生素 B_1 少量损失外对其他营养成分影响不大。烹调过程中的加热不仅具有杀菌作用，而且具有提高其消化吸收率的作用，因为生蛋清中存在的抗生物素和抗胰蛋白酶经加热后被破坏，使蛋白质的消化吸收和利用更完全，因此，不宜生吃鲜蛋。

（三）蔬菜、水果的烹调

根据蔬菜、水果的营养特点，在烹调中应注意水溶性维生素及矿物质的损失和破坏，特别是维生素C。

烹调对蔬菜维生素的影响与烹调过程中洗涤方式、切碎程度、用水量、PH、加热的温度及时间有关，如蔬菜煮5～10分钟，维生素C损失达70%～90%。

蔬菜清洗不合理，如先切后洗或泡在水中维生素C会严重丢失，合理做法是先洗后切或现炒现切。维生素C在80℃以上温度快速烹调损失较少，凉拌加醋可减少维生素C的损失，尽量避免挤去菜汁和弃掉菜汤的做法。烹调后的蔬菜放置时间过长不仅感官性状有所改变，维生素也会有损失。使用合理加工烹调方法，加旺火急炒、现吃现做是保存蔬菜中维生素的有效措施。

水果大都以生食为主，不受烹调加热影响，但在加工成制品时，如果脯、干果、罐头食品等维生素将有不同程度的损失。

三、存储条件对食品营养价值的影响

食品在贮藏过程中营养素的变化可影响其营养价值。营养素的变化与贮藏条件如温度、湿度、氧气、光照、贮藏方法及时间长短有关。不同食品要求的贮藏条件不一。

（一）贮藏对谷类的影响

在适宜条件下谷类可较长时间地贮藏，其蛋白质、维生素、矿物质含量变化不大。当贮藏条件改变，如相对湿度增大或温度升高时，谷粒内酶的活性变大、呼吸作用增强，使谷粒发热，促进霉菌生长，引起蛋白质、脂肪、碳水化合物分解产物堆积，发生霉变，不仅改变了感官性状，而且会失去食用价值。由于粮谷贮藏条件和水分含量不同，各类维生素在贮存过程中变化不尽相同，如谷粒水分为17%时，5个月后维生素 B_1 损失30%；水分为12%时损失减少至12%；谷类不去壳贮存2年维生素 B_1 几乎无损失。故谷类应贮存在避光、通风、干燥和阴凉的环境下，控制霉菌及昆虫的生长繁殖条件，减少氧气和日光对营养素的破坏，保持谷类的原有营养价值。

（二）贮藏对蔬菜、水果的影响

蔬菜、水果在采收后仍会不断发生生理、物理和化学变化，如呼吸、发芽、抽苔、后熟、老化等。当贮藏条件不当时，蔬菜、水果的鲜度和品质会发生改变，使食用价值和营养价值降低。

1. 蔬菜、水果的呼吸作用 呼吸作用是蔬菜、水果生命活动必不可少的，实质上是酶参与的缓慢氧化过程。旺盛的有氧呼吸会加速氧化过程，使蔬菜、水果中的碳水化合物、有机酸、糖甙、鞣质等有机物分解，降低蔬菜、水果的风味和营养价值。在贮藏过程中应避免厌氧呼吸和过旺的有氧呼吸，以减少营养素的损失。

2. 蔬菜的春化作用 春化作用是指蔬菜打破休眠期而发生发芽成抽苔变化，如马铃薯发芽、洋葱的抽苔等。这会大量消耗蔬菜体内的养分，使其营养价值降低。

3. 水果的后熟 后熟是水果脱离果树后的成熟过程。水果经过后熟进一步增加芳香和风味，果肉软化宜食用,对改善水果质量有重要意义。香蕉、鸭梨等水果只有达到后熟才有较高的食用价值,但后熟以后的水果不宜贮藏。因此贮藏水果时采收果实应在未完全成熟期,贮藏在适宜温度和条件下,延缓其后熟过程,便于贮藏和运输。

蔬菜、水果贮藏常采用的方法:①低温贮藏:以不使蔬菜、水果受冻为原则,根据其不同特性进行贮藏,如热带或亚热带水果对低温适应性差,绿色香蕉(未完全成熟)应贮藏在12℃以上,柑桔在2~7℃,而秋苹果可在-1~1℃久藏;②气调贮藏法:利用一定浓度的二氧化碳(或其它气体)使蔬菜、水果呼吸变慢,延缓其后熟过程,达到保鲜的效果。

(三)贮藏对动物性食品营养价值的影响

畜、禽、鱼、蛋等动物性食品常采用低温贮藏,贮藏的温度、湿度根据食品性质不同而定,包括冷藏法和冷冻法。

冷冻方法是保持食品感官性状、营养质量及便于长期保藏食品的较好方法。冷冻肉质的变化受冻结速度、贮藏时间及解冻方式的影响。

肉类食品在冷冻贮藏中可发生蛋白质变性、变色、干缩、汁液流失及脂肪氧化而降低食品的营养价值,因此在贮藏中应采取相应措施以保持食品的鲜度及营养价值。

第十六章　调味品和其他食品的营养价值

调味品、食用油脂、茶、酒、糖果和巧克力等其他食品,不仅是满足食物烹调加工以及人们饮食习惯的需要,而且也是补充人体营养素的一个重要途径,其中有些食品还具有重要的保健功能。了解这些食品的组成特点和营养价值等,对合理选择和利用这些食品具有重要意义。

第一节　调味品及其营养价值

☞ 调味品是指以粮食、蔬菜等为原料,经发酵、腌渍、水解、混合等工艺制成的各种用于烹调调味和食品加工的产品以及各种食品的添加剂。

一、调味品分类

目前,我国调味品大致可分为如下六大类:

1. **发酵调味品**　这一类是以谷类和豆类为原料,经微生物的酿造工艺而生产的调味品,其中又包括酱油类、食醋类、酱类、腐乳类、豆豉类、料酒类等多个门类,其中每一门类又包括天然酿造品和配制品。

2. **酱腌菜类**　包括酱渍、糖渍、糖醋渍、糟渍、盐渍等各类制品。

3. **香辛料类**　以天然香料植物为原料制成的产品,包括辣椒制品、胡椒制品、其他香辛料干制品及配制品等。大蒜、葱、洋葱、香菜等生鲜蔬菜类调味品。

4. **复合调味品类**　包括固态、半固态和液态复合调味料。也可以按用途划分为开胃酱类、风味调料类、方便调料类、增鲜调料类等。

5. **其他调味品**　包括盐、糖、调味油,以及水解植物蛋白、鲣鱼汁、海带浸出物、酵母浸膏、香菇浸出物等。

6. **各种食品添加剂**　这一类是指为改善食品品质和色、香、味以及防腐和加工工艺的需要而加入食品中的化学合成或天然物质,包括味精、酶制剂、柠檬酸、甜味剂、酵母、香精香料、乳化增稠剂、品质改良剂、防腐剂、抗氧化剂、食用色素等。

二、主要调味品的特点和营养价值

调味品除去具有调味价值之外,大多也具有一定的营养价值和保健价值。其中有部分调味品因为使用量非常之少,其营养价值并不十分重要;但也有部分调味品构成了日常饮食的一部分,并对维持健康起着不可忽视的作用。同时,调味品的选择和食用习惯往往对健康也有着相当大的影响。

(一)酱油和酱类调味品

酱油和酱是以小麦、大豆及其制品为主要原料,接种曲霉菌种,经发酵酿制而成。酱油品种繁多,可以分为风味酱油、营养酱油、固体酱油三大类。风味酱油中的日式酱油加入了海带汁、鲣鱼汁,另一些中式风味酱油加入了鸡精、鱼露、香菇汁、香辛料等,不仅增加鲜味,也使营养价值有所提高。营养酱油起步较晚,主要包括减盐酱油和铁强化酱油两类。铁强化酱油中添加了 EDTA 铁。固体酱油是将酱油真空浓缩后再加入食盐和鲜味剂制成的产品。酱类包括了以豆类和面粉、大米等为原料发酵制成的各种半固体咸味调味料。按照原料的不同,可分为以豆类为主制成的豆酱(大酱)、豆类和面粉混合制作的黄酱、以面粉为主的甜面酱、以蚕豆为主的蚕豆酱和豆瓣酱、大豆和大米制成的日本酱等。此外,在酱中加入其他成分可以制成各种花色酱,如加入肉末和辣椒的牛肉酱等。

豆、麦等原料经过微生物和酶的作用,原料中的蛋白质降解生成氨基酸、多肽等含氮物质;淀粉分解为双糖和单糖;部分糖类发酵产生醇和有机酸,并进一步生成具有芳香气味的酯类;氨基酸与糖类通过美拉德反应生成芳香物质和类黑素,使其具有较深的颜色。酱油和酱的营养素种类和含量与其原料有很大的关系。

1. 蛋白质与氨基酸 酱油和酱的鲜味主要来自于含氮化合物,含量高低是其品质的重要标志。优质酱油的总氮含量多在1.3% ~1.8%之间;氨基酸态氮≥0.7%。其中谷氨酸含量最高,其次为天门冬氨酸,这两种氨基酸均具鲜味。此外,增鲜酱油中添加了0.001% ~0.1%的5’-肌苷酸钠和5’-鸟苷酸钠,使氨基酸的鲜味阈值更低,鲜味更加鲜明和自然。

酱油因发酵工艺不同而表现出不同的香气和色泽。低盐固态发酵法酱油的氨态氮含量低,鲜味不足,香气不浓,色泽较浅;先固后稀醪淋浇浸出法可改善酱油风味,色泽红褐、香味浓郁而鲜美。高盐稀醪淋浇浸出法则生产酱香浓郁、色浅味鲜的酱油。日本高盐稀醪发酵法具有醇香浓郁、氨基酸含量高、口味鲜美、汁液澄清的特点。

以大豆为原料制作的酱蛋白质含量比较高,可达10% ~12%;以小麦为原料的甜面酱蛋白质的含量在8%以下;若在制作过程中加入了芝麻等蛋白质含量高的原料,则蛋白质的含量可达到20%以上。其氨基酸态氮与酱油中的含量大致类似,黄酱在0.6%以上,甜面酱在0.3%以上。

2. 碳水化合物和甜味物质 酱油中含有少量还原糖以及少量糊精,它们也是构成酱油浓稠度的重要成分。甜味成分包括葡萄糖、麦芽糖、半乳糖以及甜味氨基酸,如甘氨酸、丙氨酸、苏氨酸、丝氨酸、脯氨酸等。糖的含量差异在不同品种之间较大,从3%以下直到10%左右。黄酱中含还原糖很低,以面粉为原料的甜面酱糖含量可高达近20%,高于以大豆为原料的大酱。以大米为主料的日本酱的碳水化合物含量可达19%左右。

3. 维生素和矿物质 酱油中含有一定数量的B族维生素,其中维生素 B_1 含量在0.01mg/100g左右,而维生素 B_2 含量较高,可达0.02 ~0.05mg/100g,烟酸含量在1.0mg/100g以上。酱类中维生素 B_1 含量与原料含量相当,而维生素 B_2 含量在发酵之后显著提高,含量在0.1 ~0.4mg/100g之间,烟酸含量也较高,达1.5 ~2.5mg/100g。此外,经过发酵产生了植物性食品当中不含有的维生素 B_{12},对素食者预防维生素 B_{12} 缺乏具有重要意义。

☞ 酱油和酱中的咸味来自氯化钠。多吃酱油等于多吃盐,应控制盐的摄取总量。

酱油中所含的氯化钠在12% ~14%之间,是膳食中钠的主要来源之一。减盐酱油氯化钠含量较低,含盐量约为5% ~9%。酱类的含盐量通常在7% ~15%之间。

4. 有机酸和芳香物质 酱油中有机酸含量约2%,其中60% ~70%为乳酸,还有少量琥珀酸,其钠盐也是鲜味的来源之一。

酱油的香气成分主体为酯类物质,包括醋酸乙酯、乳酸乙酯、乙酸丙酯、苯甲酸丙酯、琥珀酸乙酯等约40种酯类,此外还有醛类、酮类、酚类、酸类、呋喃类、吡啶类等共200余种呈香物质。其中酱油的特征香气成分被认为是4-羟基-2(5)-乙基-5(2)-甲基-3(2H)-呋喃酮,含量仅为0.02%左右。

酱类含有多种有机酸,包括柠檬酸、琥珀酸、乳酸、乙酸、焦谷氨酸等。酱类含有乙醇0.1% ~0.6%,此外还含有少量异戊醇、丁醇、异丁醇和丙醇等。这些成分与微量的脂肪形成酯类,形成乙酸丁酯、乙酸已酯、乙酸异戊酯、乳酸乙酯等。各种脂肪酸与乙醇成酯,也有助于酱的香气和口感。此外,醛类也是酱香气的主要来源,包括200 ~300ppm的乙醛、异戊醛、异丁醛等。熟化的时间越长,酱的香气物质产生量越多,于是质量也更好。

(二)醋类

☞ 醋是一种常用的调味品,按原料可以分为粮食醋和水果醋;按照生产工艺可以分为酿造醋、配制醋和调味醋;按颜色可以分为黑醋和白醋。

目前大多数食醋都属于以酿造醋为基础调味制成的复合调味酿造醋。粮食醋的主要原料是大米、高粱、麦芽、豆类等加上麸皮。通过蒸煮使淀粉糊化，在霉菌分泌的淀粉酶作用下转变为小分子糊精、麦芽糖和葡萄糖，再经酵母发酵，转变成酒精，再经醋酸发酵产生有机酸。其中加入少量盐、糖、鲜味剂和各种香辛料，可以制成各种调味醋。

☞ 与酱油相比，醋中蛋白质、脂肪和碳水化合物的含量都不高，但却含有较为丰富的钙和铁。

粮食醋的主要酸味来源是醋酸，但醋酸菌发酵还可产生多种有机酸，包括乳酸、丙酮酸、苹果酸、柠檬酸、琥珀酸、α－酮戊二酸等。发酵过程中未被氧化成酸的糖类，包括葡萄糖、蔗糖、果糖、鼠李糖等，以及甘氨酸、丙氨酸、色氨酸等氨基酸可提供甜味。在醋的储藏后熟期间，羰氨反应和酚类氧化缩合产生类黑素，使醋的颜色逐渐加深。各种有机酸与低级醇类产生多种酯类物质，辅以少量醛类、酚类、双乙酰和3－羟基丁酮等，构成醋的复杂香气。

水果醋的主要原料是苹果、葡萄、柠檬、菠萝、柿子、香蕉、草莓等水果，其中的糖分经过乙醇发酵、醋酸发酵而产生各种有机酸类。苹果醋中除了醋酸之外，还含有柠檬酸、苹果酸、琥珀酸、乳酸等成分；葡萄醋尚含有酒石酸、琥珀酸和乳酸。水果醋与普通醋相比，酸味丰富而柔和，还有浓郁果香。苹果醋常用于番茄酱、蛋黄酱、泡菜和西餐的制作当中，或直接作饮料。

白醋是用醋酸为主料，配以其他有机酸，再加入水、蔗糖、食盐、谷氨酸钠和酯类香精，使醋味柔和而制成。

我国优质酿造食醋的pH在3～4之间，总酸含量在5%～8%之间，其中老陈醋总酸含量可达10%以上。醋的总氮含量在0.2%～1.2%之间，其中氨基酸态氮占一半左右。碳水化合物含量差异较大，多数在3%～4%之间，而老陈醋可高达12%，白米醋仅为0.2%。氯化钠含量在0～4%之间，多数在3%左右。水果醋含酸量约5%，还原糖0.7%～1.8%，总氮0.01%左右。

（三）味精和鸡精

鲜味是引起强烈食欲的可口滋味。食品中鲜味的主要来源是氨基酸、肽类、核苷酸和有机酸及其盐类，如肉类中的谷氨酸、肉汤和鱼汁里的5'－肌苷酸、甲壳类和软体动物中的5'－腺苷酸、香菇等菌类中的5'－鸟苷酸、蕈类中的口蘑氨酸和鹅膏蕈氨酸、海贝类中的琥珀酸和竹笋中的天门冬氨酸等（表16－1）。其中味精是最主要的鲜味调味品，它是咸味的助味剂，也有调和其他味道、掩盖不良味道的作用。

表16－1　食品中一些鲜味物质的呈味阈值

鲜味剂	阈值%	鲜味剂	阈值%
L－谷氨酸	0.03	5'－肌苷酸	0.025
L－天门冬氨酸	0.16	5'－鸟苷酸	0.013
DL－氨基－α－已二酸	0.25	茶氨酸	0.015
L－高半胱氨酸	0.015	琥珀酸	0.055
口蘑氨酸	0.005	鹅膏蕈氨酸	0.015

味精（谷氨酸钠）即谷氨酸单钠结晶而成的晶体，是以粮食为原料，经谷氨酸细菌发酵生产出来的天然物质，作为蛋白质的氨基酸成分之一，存在于几乎所有食品当中（表16－2）。1987年联合国食品添加剂委员会认定，味精是一种安全的物质，除了2岁以内婴幼儿食品之外，可以添加于各种食品当中，其阈值浓度为0.03%，最适呈味浓度为0.1%～0.5%。

表16－2　一些动植物食品中的L－谷氨酸钠含量（mg/100g）

食品名称	L－谷氨酸	食品名称	L－谷氨酸	食品名称	L－谷氨酸
猪肉（腰部）	23	干鱿鱼	42	蚬	23
牛肉（腰部）	33	鲫鱼	16	蛤仔	233
小鸡肉	44	泥鳅	22	扇贝	151
金枪鱼	4～9	鳗鱼	10	沙丁鱼	280
鲱鱼	7	对虾	51	牡蛎	264
秋刀鱼	36	文蛤	249	大鲍鱼	109
胡萝卜	3.0	柑橘	9.7	菠菜	3.85
番茄	4.0	葡萄	34.3	苹果	3.6
茄子	0.84	海带（干）	1780	紫菜（干）	640

味精在以谷氨酸单钠形式存在时鲜味最强，二钠盐形式则完全失去鲜味。故而，它在 PH 6.0 左右鲜味最强，PH < 6 时鲜味下降，PH > 7 时失去鲜味。**北方地区饮用水呈碱性，因而略加少量醋可使食品的鲜味增强。**谷氨酸单钠在碱性条件下受热可发生外消旋化失去鲜味，120℃以上加热时分子脱水生成焦性谷氨酸。

食品中的各种鲜味氨基酸均与鲜味核苷酸具有协同作用，特别是谷氨酸单钠与 5'－肌苷酸(IMP)和 5'－鸟苷酸(GMP)等核苷酸共用时，鲜味物质的呈味阈值会大幅度下降，因而使食物中潜在的鲜味显示出来，整体鲜味得到强化。目前 5'－IMP 和 5'－ GMP 均已工业化生产，与氨基酸类鲜味剂配合起着很好的助鲜效果，味感较强而且自然适口，添加量为味精的 0.01% ～0.03% 即可达到此效果。用 95% 的谷氨酸钠加 2.5% 的肌苷酸钠及 2.5% 的鸟苷酸钠可配成强力味精，市场上已有销售。然而各种核苷酸之间没有协同作用。

目前市场上销售的"鸡精"、"牛肉精"等复合鲜味调味品中含有味精、鲜味核苷酸、糖、盐、肉类提取物、蛋类提取物、香辛料和淀粉等成分，调味后能赋予食品以复杂而自然的美味、增加食品鲜味的浓厚感和饱满度，消除硫磺味和腥臭味等异味。

☞ 需要注意的是，核苷酸类物质容易被食品中的磷酸酯酶分解，最好在菜肴加热完成之后再加入这类含有鲜味核苷酸的调味品。

（四）盐

☞ 咸味是食物中最基本的味道，而膳食中咸味的来源是食盐，也就是氯化钠。钠离子可以提供最纯正的咸味，而氯离子为助味剂。

钾盐、铵盐、锂盐等也具有咸味，但咸味不正而且具有一定苦味。

食盐按照来源可以分为海盐、井盐、矿盐和池盐。按加工精度，可以分为粗盐(原盐)、洗涤盐和精盐(再制盐)。粗盐中含有氯化镁、氯化钾、硫酸镁、硫酸钙以及多种微量元素，因而具有一定的苦味。粗盐经饱和盐水洗涤除去其中杂质后称为洗涤盐，经过蒸发结晶可制成精盐。精盐的氯化钠含量达 90% 以上，色泽洁白，颗粒细小，坚硬干燥。

精制食盐经过调味或调配，可以制成各种盐产品。自 1996 年起我国普遍推广加碘食盐，其中每公斤食盐当中加入碘 20～50mg，可有效预防碘营养缺乏。低钠食盐当中加入 1/3 左右钾盐，包括氯化钾和谷氨酸钾等，可以在基本不影响调味效果的同时减少钠的摄入量。加入调味品制成的花椒盐、香菇盐、五香盐、加鲜盐等产品的营养价值与普通食盐基本一致。

盐每日必用，使用数量基本恒定，是营养强化的绝佳载体之一。目前已经开发出来的营养型盐制品包括钙强化营养盐、锌强化营养盐、硒强化营养盐、维生素 A 盐等及复合元素强化盐，还有富含多种矿物质的竹盐等。但其中钙和锌的强化数量较低，按每日摄入 8g 食盐计算，低于每日推荐摄入量的 1/3。

食盐不仅提供咸味，也是食品保存中最常应用的抑菌剂。每一类食品都具有被普遍认同的食盐浓度。在食品加工当中，单独食用的食物食盐浓度较低，与主食配合食用者则相对较高；低温或常温环境食用的食物食盐浓度较低，高温环境食用者则食盐浓度较高。此外，食盐浓度也需要与甜味剂、酸味剂、鲜味剂的浓度相协调。

☞ 健康人群每日摄入 6g 食盐即可完全满足机体对钠的需要。

摄入食盐过量，与高血压病的发生具有相关性。由于我国居民平均摄盐量远高于推荐数值，故在日常生活中应注意控制食盐数量，已经患有高血压病、心血管疾病、糖尿病、肾脏疾病和肥胖等疾病的患者应当选择低钠盐，并注意调味清淡。

☞ 一个需要注意的问题是，咸味和甜味可以相互抵消。在1% ～2% 的食盐溶液中添加10% 的糖，几乎可以完全抵消咸味。因而在很多感觉到甜咸两味的食品当中，食盐的浓度要比感觉到的水平更高。另一方面，酸味则可以强化咸味，在1% ～2% 的食盐溶液中添加0.01% 的醋酸就可以感觉到咸味更强，因此烹调中加入醋调味可以减少食盐的用量，从而有利于减少钠的摄入。

（五）糖和甜味剂

☞ 食品中天然含有的各种单糖和双糖都具有甜味，其中以果糖最高，蔗糖次之，乳糖甜度最低。

日常使用的食糖主要成分为蔗糖，是食品中甜味的主要来源。蔗糖可以提供纯正愉悦的甜味，也具有调和百味的作用，为菜肴带来醇厚的味觉，在炖烧菜肴中还具有促进美拉德反应而增色增香的作用。

☞ 食品用蔗糖主要分为白糖、红糖两类，其中白糖又分为白砂糖和绵白糖两类。

白砂糖纯度最高，达 99% 以上；绵白糖纯度仅为 96% 左右，此外含有少量还原糖类，其吸湿性较强，容易结块。红糖含蔗糖 84% ～87%，其中含水分 2% ～7%，有少量果糖和葡萄糖，以及较多的矿物质。其褐色来自羰氨反应和酶促褐变所产生的类黑素。

除蔗糖之外,很多小分子碳水化合物都能够提供甜味,也广泛地应用于食品当中。其中果糖和葡萄糖的甜味有清凉感,这是由于它们具有较大的负溶解热,可以带走口腔中的能量所致。果糖、葡萄糖、乳糖、麦芽糖等甜味来源具有和蔗糖相等的能量值。其中由于果糖甜度高于蔗糖,达到同样甜度时能量低于蔗糖。

☞ 木糖醇、山梨醇、甘露醇等糖醇类物质为糖类加氢制成,为保健型甜味剂,不升高血糖,不引起龋齿,然而保持了糖类的基本物理性质,已经广泛应用于糖尿病病人、减肥者食用的甜食,以及口香糖、糖果等食品当中。

现代食品工业经常使用淀粉水解生产的淀粉糖产品代替蔗糖提供甜味,其中主要包括淀粉糖浆和果葡糖浆。淀粉糖浆也常称玉米糖浆,是淀粉不完全水解的产物,其中含有糊精、麦芽糖、葡萄糖。水解程度用葡萄糖当量(DE 值)来表示。果葡糖浆是淀粉糖浆中一部分葡萄糖异构为果糖所得的产品,以不同果糖含量来表示其甜度。此外,一些低聚糖也成为食用甜味剂的一部分,如帕拉金糖、低聚果糖、低聚麦芽糖等。

第二节 食用油脂

☞ 根据来源,食用油脂可分为植物油和动物油。常见的植物油包括豆油、花生油、菜籽油、芝麻油、玉米油等;常见的动物油包括猪油、牛油、羊油、鱼油等。

☞ 植物油的加工方法主要有压榨法和浸出法。压榨法就是靠物理压力将油脂直接从油料中分离出来;浸出法就是采用符合卫生要求的溶剂,将油脂原料通过充分浸泡后进行高温提取。

一、油脂的组成特点与营养价值

油脂是甘油和不同脂肪酸组成的酯。植物油含不饱和脂肪酸多,熔点低,常温下呈液态,消化吸收率高;动物油以饱和脂肪为主,熔点较高,常温下一般呈固态,消化吸收率不如植物油高(表 16-3)。

表 16-3 食用油脂肪酸组成及主要营养含量比较

食物名称	脂肪酸组成(%)							维生素 A (μg/100g)	维生素 E (mg/100g)	胆固醇 (mg/100g)
	16:0	18:0	18:1	18:2	18:3	22:0	22:1			
菜籽油	4.0	1.3	20.2	16.2	8.4	6.2	34.6	—	60.89	—
豆油	11.1	3.8	22.4	51.7	6.7	0.6	0.7	—	93.08	—
花生油	12.5	3.6	40.4	37.9	0.4	1.4	—	—	42.06	—
玉米油	12.6	1.3	27.4	56.4	0.6	0.1	—	—	51.94	—
猪油(炼)	26.0	15.7	44.2	8.9	—	—	—	27	5.21	93
牛油	25.3	28.6	28.8	1.9	1.0	0.2	—	54	4.60	135
羊油	18.2	31.9	33.0	2.9	2.4	—	—	33	—	107

植物油脂肪含量通常在99%以上,此外含有丰富的维生素 E,少量的钾、钠、钙和微量元素,以菜籽油为例,每100g 中含脂肪 99.9g,维生素 E60.89mg,钾 2mg,钠 7mg,钙 9mg,铁 3.7mg,锌 0.5mg,磷 9mg。

动物油的脂肪含量在未提炼前一般为90%左右,提炼后,也可达99%以上。动物油所含的维生素 E 不如植物油高,但含有少量维生素 A,其他营养成分与植物油相似。

二、油脂的合理利用

植物油是必需脂肪酸的重要来源,为了满足人体的需要,在膳食中不应低于总脂肪来源的50%。动物油的脂肪组成以饱和脂肪酸为主,长期大量食用,可引起血脂升高,增加心脑血管疾病的危险性,因此在高血脂病人中要控制食用。

植物油因含有较多的不饱和脂肪酸,易发生酸败,产生一些对人体有害的物质,因此不宜长时间存储。动物油脂虽然不如植物油容易发生酸败,但存储时间也不宜过长,一般存储温度在0℃时,可保存两个月左右;在-2℃时,可保存10个月左右。

三、主要油脂的特点和营养价值

(一)豆油

豆油主要是利用大豆经过压榨或溶剂浸出而获得,其主要脂肪酸组成是:亚油酸50% ~55%,油酸22% ~25%,棕榈酸10% ~12%,亚麻酸7% ~9%。有研究认为(n-3)/(n-6)=1:5~1:10相对健康有利,从这一观点看,豆油符合这一比例特点。

大豆毛油富含维生素E,但是经过脱臭处理后,大部分维生素E以脱臭馏出物的形式被分离除去。精炼豆油中维生素E的含量为60~110mg/100g,同时使豆油的不饱和脂肪酸含量提高,所以豆油也极易氧化酸败。

精炼豆油在储存过程中会出现色泽加深的现象,这种现象比其他油脂要明显得多。

(二)菜籽油

菜籽油取自油菜籽,其脂肪酸的组成受气候、品种等的影响较大,如一般寒带地区芥酸含量较低,亚油酸含量相对较高,气温较高的地区则相反。国内部分地区传统菜籽油的脂肪酸组成范围为:棕榈酸2% ~5%,硬脂酸1% ~2%,油酸10% ~35%,亚油酸10% ~20%,亚麻酸5% ~15%,芥酸25% ~55%,花生四烯酸7% ~14%。

传统菜籽油的芥酸含量较高,一般为20% ~60%,此外还含有芥子苷,含量1% ~2%。由于芥酸大量存在,曾引起营养学领域的极大争议。有研究发现,用占膳食能量5%菜籽油(含芥酸45%)的食物喂养幼鼠,发现其心肌出现脂肪沉积和纤维组织形成;但是也有人认为中国和其他一些国家已经食用菜籽油多年,并未出现类似的现象。尽管芥酸对人体的有害作用缺乏充足的科学依据,但很多科学家仍建议谨慎对待。目前已经培育出不含芥酸或低芥酸的菜籽品种。

传统菜籽油中存在一定量的硫氰化合物,这些化合物一般都有较大的毒性,如引起甲状腺肿大等。在油脂加工中,通过碱炼吸附、脱色吸附和真空脱臭等工序可使菜籽油中的含硫化合物降至5ppm以下。大部分的有毒的含硫化合物则留在了菜籽饼粕中,因此菜籽饼粕要经过脱毒后方可做饲料使用。精炼菜籽油是一种性能良好的烹调油、煎炸油。

(三)花生油

花生油具有独特的花生气味和风味,一般含有较少的非甘油酯成分,色浅质优,可直接用于制造起酥油、人造奶油和蛋黄酱,也是良好的煎炸油。

花生油的脂肪酸组成比较独特,含有6% ~7%的长碳链脂肪酸(二十烷酸、二十二烷酸、二十四烷酸),因此花生油在冬季或冰箱中一般呈固体或半固体,它的熔点为5℃,比一般的植物油要高。

花生油具有良好的氧化稳定性,是良好的煎炸油。但花生油中含有少量磷脂,若不将其去除,在煎炸食品时易起泡沫而溢锅,因此须将其中的大部分磷脂去除才能用于煎炸食品。

(四)棉籽油

棉籽油是皮棉加工的副产品,其整籽含油17% ~26%,籽仁含油40%左右。精炼的棉籽油又称为棉清油。

棉籽油的主要脂肪酸组成为:棕榈酸22%,油酸18%,亚油酸56%,与花生油的主要脂肪酸相似,与其他油的不同之处是棉籽油中含有0.1% ~0.3%的环丙烯酸,一般认为对生物体有不利作用。环丙烯酸加入母鸡饲料,产下的鸡蛋很难贮存,也不能孵小鸡。采用脱臭工序可使其失活,氢化也可使之失活。因此,高级棉籽烹调油中不含有环丙烯酸。

棉籽油中有16% ~23%的饱和脂肪酸,较其他食用油脂如葵花子油、豆油等含量稍高,其熔点也较高,因此棉籽油在较低温度下呈浑浊分层现象,有固体析出。制造棉籽油色拉油必须经过冬化处理,冬化后分出的固态脂是制造人造奶油及起酥油的很好原料。

棉籽仁含有棉酚1%左右,棉酚有抗氧化作用,但是游离的棉酚对非反刍动物有抗生育效能。棉籽油经过精炼后可使棉酚的含量降为0.01%左右,同时也使维生素E的含量降低。因此,精炼棉籽油的货架寿命很短,一般要添加抗氧化剂来提高它的保存期。

(五)玉米油

玉米油又称为玉米胚芽油、粟米油。玉米胚芽占全玉米粒7% ~14%,胚芽含油36% ~47%。

玉米胚芽油的脂肪酸组成中饱和脂肪酸占15%,不饱和脂肪酸占85%,在不饱和酸中主要是油酸及亚油酸,其比例约为1:2.5。玉米油的脂肪酸组成一般比较稳定,亚油酸含量为55% ~60%,油酸25% ~30%,棕榈酸

10% ~12%，硬脂酸 2% ~3%，亚麻酸含量极少(2% 以下)，其他如豆蔻酸、棕榈油酸、花生酸等脂肪酸含量极微或不存在。玉米不同部分提取的油脂脂肪酸组成略有差别，与其他部分相比，胚芽油的亚油酸含量较高，饱和酸含量较低。成熟期中玉米各部分制取的油脂的脂肪酸组成也有不同的变化。玉米油的亚油酸含量高，其降低血清胆固醇的效能优于其他油脂。

玉米油富含维生素 E，虽然不饱和程度高，但热稳定性较好。

(六)向日葵油

向日葵油(sunflower oil)又叫葵花籽油，盛产于前苏联、加拿大、美国等，我国东北和华北地区也有较大量生产。向日葵的籽仁含油 20% ~40%。

向日葵油含饱和脂肪酸 15% 左右，不饱和脂肪酸 85%。不饱和脂肪酸中油酸和亚油酸的比例约为 1:3.5，所以向日葵油是为数不多的高亚油酸油脂之一。因此，有人将它与玉米油列为"健康保健油脂"。我国北部地区向日葵油的主要脂肪酸组成为：棕榈酸 6% ~8%、硬脂酸 2% ~3%、油酸 14% ~17%、亚油酸 65% ~78%。

向日葵油一般呈淡琥珀色，精炼后与其他油相似，呈淡黄色。向日葵油为良好的食用油之一，但它不宜单独用于煎炸食品。

向日葵油富含维生素 E(100mg/100g)，还含有绿原酸(水解可生成咖啡酸，具有抗氧化作用)，因此向日葵油的氧化稳定性很好。

(七)芝麻油

芝麻油(sesame oil)是我国最古老的食用油之一，产量位居世界之首。芝麻品种众多，有白、褐、黄及黑色等芝麻。各类芝麻平均含油约 45% ~58%。

目前有不同工艺加工芝麻油，方法不同，其色味也不同。压榨法提取的油色泽浅、香味不浓；而水代法制备的芝麻油(常被称作为小磨香油)色泽深、香味浓；而采用浸出法在芝麻饼中提取的芝麻油，经过碱炼、脱臭等工艺处理后，其香味几乎完全消失。芝麻中的香味成分主要是 C_4-C_9 直链的醛及乙酰吡嗪等。近来日本改进了压榨方法(130℃以上)，也能从压榨法取得与水代法色香味类似的芝麻油。

芝麻油的主要脂肪酸组成与花生油和棉籽油相似，含饱和脂肪酸 20%，不饱和脂肪酸中油酸和亚油酸基本相当。芝麻油的脂肪酸组成比较简单，典型的组成为：棕榈酸 9%、硬脂酸 4%、油酸 40%、亚油酸 46%，其他如亚麻酸及花生酸等含量较少。油脂制取方式对脂肪酸组成影响不大。

芝麻油的维生素 E 的含量不高(50mg/100g)，但是它的稳定性很高，保质期也很长。这是由于芝麻粗油中含有 1% 左右的芝麻酚、芝麻素等天然抗氧化剂。

芝麻油一般不作为烹调油使用，通常作为凉拌菜用油。根据芝麻油的性质，它也适合制取人造奶油、起酥油及煎炸油。

(八)猪脂

猪脂是我国动物油脂中食用量最大的一种。猪脂是指从猪的特定内脏的蓄积脂肪(猪杂油)及腹背部等皮下组织中提取的油脂(猪板油)。内脏蓄积的脂肪一般较硬，腹背部等皮下组织中的脂肪较软；前者的熔点高(35 ~40℃)，后者的熔点低(27 ~30℃)。

从猪的含脂肪组织中提取脂肪的方法，一般有干法和湿法两种。干法即是在 120℃ 熬煮；湿法是在加少量水，在较低温度(105℃左右)下熬煮的油。湿法提取油的质量比干法要好。采用湿法得到的油通常称为优质蒸煮猪油。

猪油中的饱和脂肪酸的含量很高，具有独特的风味，一般无需精制。经过精制的猪油称为精制猪油。

猪油具有独特的香味，在我国主要用于烹调食用。在西方，猪油早期主要用作煎炸油和糕点起酥油使用。但是由于构成的甘油三酯非常特殊(2 - 棕榈酸甘油三酯占 75%，油酸和亚油酸分布于 1,3 位)及单一不饱和脂肪酸，使猪油的结晶多为 β 型，结晶颗粒粗大。对某些焙烤食品如面包等而言，它不是良好的起酥油。但 β 型结晶的猪油对馅饼及酥皮的层状食品的起酥性有很好的作用。目前，通过酯交换后的改性猪油是一种性能良好的起酥油，广泛应用于食品工业。

猪油中含有 100mg/100g 左右的胆固醇，精制猪油中胆固醇的含量要降低一半。此外，猪油中的天然抗氧化剂的含量很低，致使其保质期很短，但是可以通过添加维生素 E 等抗氧化剂来延长它的储存期。

第三节　其他食品

一、酒

酒有着悠久的历史渊源，我国和古埃及至少有5000年的酿造饮用历史。酒和人类的社会、文化和生活密切交融，形成了独特的酒文化。在有些国家和地区，酒已成为生活必需品。

（一）酒的分类和命名

酒类品种繁多，分类方法也不一致，一般按酿造方法、酒度、原料来源、总糖含量、香型、色泽、曲种等进行分类。

1. 按酿造方法分类　按此法，酒可分为发酵酒、蒸馏酒和配制酒，此分类法得到了学术界大多数人的认同。

（1）发酵酒（酿造酒）：此类酒酿造后，只经过简单澄清、过滤、贮藏以后即作为成品，如黄酒、葡萄酒、啤酒、果酒等；另外，马奶酒、牛奶酒、醪糟等民间发酵的、不经过蒸馏工艺的含酒精饮品也在此列。

此类酒的特点是酒度低，一般在3%～18%（V/V）之间，酒中除酒精以外，富含糖、氨基酸和多肽、有机酸、维生素、核酸和矿物质等营养物质。由于营养成分丰富，所以保质期短，不宜长期贮存。

此类酒受到营养学界和政府营养和卫生部门的肯定，产量占世界酒类总量的70%以上。

（2）蒸馏酒：此类酒是用各种原料的发酵液、发酵醪或酒醅等，经过蒸馏、冷凝工艺，提取其中酒精等易挥发性物质，再经过勾兑和陈酿等技术制成。中国白酒、威士忌、伏特加、白兰地、金、朗姆号称世界六大蒸馏酒系列。我国北方民间还有蒸馏型马奶酒、牛奶酒，但酒精度数较低，通常在30%（V/V）以下。

此类酒的共同特点是含酒精高，一般在30%（V/V）以上；酒中其他成分均是易挥发的组分，如醇类、酯类、醛酮类、挥发酸类等；能量密度至少在962KJ（230Kcal）/100ml以上，但几乎不含人类必需的营养成分。此类酒蒸馏冷凝后的原酒，必需经过长期陈酿，短则2～3年，长的达8～15年以上，酒的芳香更强烈，致醉性强。

（3）配制酒：此类酒品种多，制造技术也极为不同，它是以发酵酒（如黄酒、葡萄酒）、或蒸馏酒、或食用酒精为酒基，用混合蒸馏、浸泡、萃取等各种技术、工艺，混入香料、药材、动植物、花等组成，使之形成独特的风格。此类酒差异很大，但共同特点是：经过风味物质、营养物质或药性物质等的强化。我国的配制酒划分为露酒和调配酒两类。我国著名的露酒有竹叶青、红茅药酒、蛇酒、鹿心血酒、麝香酒、参茸酒等。鸡尾酒则是典型的调配酒。此类酒酒精浓度通常介于发酵酒和蒸馏酒之间，一般在18%～38%（V/V），个别品种更低或更高。

2. 按酒度分类　酒饮料中酒精含量称作“酒度”。酒度有三种表示法：①容积百分比，以%（V/V）为酒度，即每100ml酒中含有纯酒精毫升数；②质量百分数，以%（m/m）为酒度，即每100g酒中含有纯酒精的克数；③标准酒度，欧美常用此表示蒸馏酒中酒精含量。通常规定50°（V/V）作为标准酒度100°，对优质伏特加常把容积百分数乘以2作为标准酒度。

酒度常用测定方法是蒸馏酒在标准温度20℃，用盖吕萨克比重计（GL又称酒精比重表）直接读出酒度% GL（即%，V/V）。其他酒则先蒸出酒精，用比重瓶在20℃下称出比重，再查盖吕萨克比重换算表，得到%（V/V）或%（m/m）的酒度。

☞ 按酒度，酒可分低度酒、中度酒和高度酒。

（1）低度酒：乙醇含量在20%（V/V）以下的酒类，发酵酒均在此类，某些配制酒也在此类；

（2）中度酒：乙醇含量在20%～40%（V/V）的酒类，多数配制酒均在此范围。

（3）高度酒：乙醇含量在40%（V/V）以上的酒类，各种蒸馏酒均属此类，某些配制酒也在此类。

中度酒这一名称在习惯上很少采用。另外，我国传统白酒的酒精含量一般在50%～65%（V/V），近几年为了适应国家和消费者降度（酒精度）要求，推出了“低度白酒”，现在一般把含酒精度40%（V/V）以下的白酒称低度白酒。

啤酒也有按酒度分类的习惯。国外啤酒税率是以啤酒含酒精多少而定，所以在标签上常常明显指出酒精含量，过去均以质量分数（m/m）表示，现在均以容积分数（V/V）表示。我国至今都以酒精质量分数表示。

正常啤酒，含酒精3.0%～4.6%（m/m）或3.8%～5.9%（V/V）；高醇啤酒，含酒精>5.0%（m/m）或6.4%（V/V）；低醇啤酒，含酒精1.5%～2.6%（m/m）或2.0%～3.3%（V/V）；微醇啤酒（也称无醇啤酒），含酒精0.5%

(V/V)以下。

3. 按原料分类 按原料,酒可分为白酒、黄酒和果酒。

(1)白酒:粮食白酒,以粮食(如高粱、玉米、稻米等)为原料制造的白酒;薯干白酒,以薯干或鲜薯为原料制造的白酒;代粮白酒,以非粮食原料,如麸皮、米糠、高粱糠及野生淀粉质原料等酿造的白酒。

(2)黄酒:稻米黄酒,以稻米为原料的黄酒;玉米黄酒,以玉米为原料的黄酒;小米(黍米)黄酒,以黍、粟等为原料的黄酒。

(3)果酒:果酒也可根据原料水果不同,分成葡萄酒、梨酒、苹果酒、猕猴桃酒、山楂酒等。

4. 按总糖含量分类 这是葡萄酒、黄酒、果酒等发酵酒的一种分类方法。通常总糖含量以葡萄糖计,可分为干型、半干型、半甜型、甜型、浓甜型(如蜜酒)。

5. 按香型分类 酒香和酒色通常也是酒亚类和等级的区分依据。中国白酒评比是以香型分类,有四种基本香型:

(1)茅香型(又称酱香型):以茅台酒为代表,酱香突出,香味幽雅细腻、酒体醇厚、回味悠长、空杯留香。茅台酒的主体香味物质尚未查明,酿造工艺采用整粒高粱为原料、高温大曲、石壁泥底窖发酵、清蒸回沙工艺,一次循环长达10个月,陈酿期3年以上。

(2)泸香型(又称浓香型):以泸州老窖和五粮液为代表,我国曲酒中产量最大的一类香型。其特点是窖香浓郁、绵甜甘洌、香味协调,尾净余长。主体香是己酸乙酯、乙酸乙酯、丁酸乙酯等酯类。以粉碎高粱为主要原料,以中温大曲为糖化发酵剂,混蒸续糟法,以肥泥老窖为发酵容器,发酵周期长达2~3月,陈酿期1~3年。

(3)汾香型(又称清香型):以汾酒为代表。清香纯正,五味协调,醇甜柔和,余味爽净。主体香味物质是乙酸乙酯和乳酸乙酯。这类酒以高粱为主要原料,以低温曲为糖化发酵剂,采用清蒸清烧、二遍清工艺,以陶缸为发酵容器,发酵周期21~28天,陈酿期1年。

(4)米香型:以桂林三花酒为代表。蜜香清雅、入口绵柔、落口爽洌、回味怡畅。主体香是乳酸乙酯、乙酸乙酯、β-苯乙醇。以稻米为原料,以小曲为糖化发酵剂,以水泥池为发酵容器,半固态发酵,液态蒸馏。发酵周期1周左右,陈酿期6个月以上。

(5)其他香型:除上述四种基本香型外,近几年被认定独特香型有:①药香型,以董酒为代表,香味幽雅,药香协调舒畅;②凤香型,以西凤酒为代表,具有清、浓等多类香味,均不露头,五味俱全、协调;③兼香型,以白云边酒为代表,浓、酱香兼有之而且协调;④豉香型,以五冰烧为代表,玉洁冰清、豉香独特、醇厚中润、余味爽净;⑤特香型,以江西四特酒为代表,三香(浓、清、酱香)兼有,香味幽雅舒畅,分层协调;⑥芝麻香型,以景芝特曲白干为代表,轻微酱香和浓香,旁出类如焦香、炒芝麻的幽香。

按香型分类,主要是针对中国白酒中以大曲或小曲酿造的“曲酒”。葡萄酒也以按是否加香分类。凡以葡萄原酒为原料,浸泡葡萄以外的浆果或花,使葡萄酒增加香味称“加香葡萄酒”,如丁香葡萄酒;凡不加外来香为正常葡萄酒。

6. 按色泽分类 不同的酒其名称也不同。

(1)啤酒:通常划分为三类:①浅色啤酒,啤酒色泽从几乎无色至深黄色;②深色啤酒,啤酒色泽从深黄到棕色;③黑啤酒,啤酒色泽从咖啡色至深黑色。

(2)葡萄酒:可分类为三种:①白葡萄酒,色泽近似无色或微黄绿色、麦秆黄色、金黄色;②红葡萄酒,又有紫红、深红、宝石红、棕红色;③桃红葡萄酒,桃红、玫瑰红、浅红色。

7. 按曲种分类 中国的白酒和黄酒通常按酒曲分类。

(1)白酒:按用曲种分类为:①大曲酒;②小曲酒;③麸曲酒;④混曲酒,以大曲、小曲、麸曲等混合曲为糖化发酵剂;⑤其他糖化剂,近代有些白酒常以生物酶制剂,淀粉酶、糖化酶等为糖化剂,以酿酒活性干酵母(或生香酵母)为发酵剂,经糖化、发酵酿制的白酒。

(2)黄酒:以曲种分为:①麦曲黄酒,以传统典型小麦麦曲为糖化发酵剂生产的黄酒,包括自然发酵麦曲和纯种麦曲;②红曲酒,包括红曲、乌衣红曲,此两种曲是由黑曲霉、红曲霉培养在米饭粒上发酵制成的米曲,用此曲代替麦曲生产的黄酒称红曲酒,酒的色泽也带有暗红色。

(二)酒中的营养与非营养成分

1. 酒的能量和营养成分

(1)酒的能量:酒都含有不同数量的乙醇、糖和微量肽类或氨基酸,这些都是酒的能量来源。每克乙醇可提供

7Kcal(29.2KJ)的能量，远高于同质量的碳水化合物和蛋白质的能量值。酒提供能量主要取决于酒所含乙醇的量。

蒸馏酒的能量主要来自乙醇，能量密度通常都在230Kcal(962KJ)/100ml以上，高的可达400Kcal(1673KJ)/100ml。发酵酒的能量也相当高，这类酒的能量一方面来自乙醇，另一方面主要来自碳水化合物及其他成分。啤酒和汽水、水果汁、脱脂奶一样，都属于"糖性饮料"。

☞ 每升啤酒可提供400Kcal(1680KJ)左右的能量，相当于200g面包，或500g土豆，或45g植物油，或60g奶油。因此，历史上埃及人称啤酒为"液体面包"。

☞ 而每升甜葡萄酒和黄酒提供的能量是啤酒的1.5倍以上。

酒类的能量来源都是一些小分子物质，如乙醇、葡萄糖、蔗糖、麦芽糖、糊精，及氨基酸、挥发酸、高级醇等，极容易被机体吸收利用，因此酒提供的能量高效而且迅速。运动员经过较长时间的比赛或训练之后，可适当饮用一些啤酒，就是这个道理。肥胖者过多地饮用啤酒、葡萄酒、黄酒等可能对维持体重或减肥不利。

(2)酒中的营养成分：糖是发酵酒类的主要营养成分，也是这类酒能量的主要来源。酒中的糖不仅具有营养作用，也影响和决定酒的口味。如葡萄酒中糖可增加甘甜、醇厚的味感，如果糖度高而酸度低，则呈现甜得发腻。

酒中的糖的种类很多，主要有葡萄糖、麦芽糖、麦芽三糖、麦芽四糖、糊精等；另外还含有阿拉伯糖、木糖、鼠李糖、棉子糖、蜜二糖、半乳糖等。

酒中的蛋白质主要以其降解产物如氨基酸和短肽的形式存在。由于酒的配料和酿造方法不同，含量相差较大。黄酒、葡萄酒、啤酒等发酵酒类中，氨基酸和短肽的含量较多，而在葡萄酒等果酒含量则较少，在蒸馏酒类几乎不含氨基酸。

矿物质的含量与酿酒的原料、水质和工艺有着密切的关系。葡萄酒、黄酒和啤酒中矿物元素含量最多，其中钾的含量较为丰富，一般含量为0.3~0.8g/L；其他矿物元素，如钠、镁、钙、锌等都有不同程度存在。

在啤酒和葡萄酒中还含有各种维生素，据国内外食物成分数据资料，啤酒和葡萄酒内含有多种B族维生素，如维生素B_1、维生素B_2、维生素B_6、维生素B_{12}、烟酸、泛酸、叶酸、生物素及维生素C等，每升葡萄酒中还含有220~730mg(平均为436mg)的肌醇。啤酒中维生素B_1的含量很低，而维生素B_2、烟酸含量丰富。

2.酒中的非营养成分 酒类除了上述常见营养成分外，还有很多其他非营养化学成分，虽然含量较少，但这些成分一方面直接或间接赋予酒的色泽、香型、风味、口感等各种品质特性，从而决定着酒类的种类、档次和质量；而另一方面，也影响和决定着酒的营养作用、保健作用或其他生理作用。

(1)有机酸：无论是发酵酒、蒸馏酒都含有很多种类的有机酸，它们是在酿酒过程中糖类和氨基酸分解而产生的。许多有机酸可以和乙醇一同蒸馏出来，是赋予蒸馏酒特殊香型和口味的主要物质之一。有机酸具有营养价值，也是供能物质。

酒中的有机酸分为挥发和不挥发有机酸。不挥发酸是指发酵酒类中不随水蒸气挥发的有机酸。如天然存在于葡萄汁的酒石酸、苹果酸和少量柠檬酸，发酵过程中产生的琥珀酸、乳酸等。酒石酸是葡萄酒中含量较多的酸，占总酸的1/3~1/4，其含量为1.5~4.0g/L。琥珀酸系酒精发酵副产物，在葡萄酒中含量为0.2~0.5g/L，乳酸在发酵过程中产生，一般在葡萄酒中为0.5~1.8g/L。挥发酸指能随水蒸气而挥发的脂肪酸，如乙酸、甲酸、丁酸、丙酸等，不包括用水蒸气蒸馏的乳酸、琥珀酸和山梨酸。挥发酸对各类酒的香味和滋味有很大的影响。

(2)酒中的酯类：酯类是酒类重要香气成分，作为口味的构成物质也起到重要作用，在酒中含量较少。酯的种类和含量决定于酒的品系、成分与年限。新酒一般含量较少，如新鲜葡萄酒含量在176~264mg/L；老酒含量有所增加。酒中的酯可分为中性酯与酸性酯。酒中的酯类种类很多，仅白酒中发现的就多达99种，主要的酯类有乙酸乙酯、乳酸乙酯、琥珀酸乙酯、酒石酸乙酯、酸性酒石酸乙酯等。乙酸乙酯为最主要的酯，含量在200mg/L以下时有很好的香味，超过此限，会产生酸败味。

(3)酒中的醇：乙醇是酒类的主要成分，是形成酒类特有口感的物质基础。烈性白酒中的含量为50%~60%(V/V)，在黄酒中为10%~20%(V/V)，在啤酒中为3%~6%(V/V)。乙醇是小分子化合物，少部分乙醇可以直接在胃中吸收，饮后很快进入血液循环，80%以上在小肠内吸收。

☞ 乙醇除了产生能量外对人体还有多方面的影响。适量饮酒有一定的精神兴奋作用，可以产生愉悦感；据多项研究表明对心血管健康有一定的保护作用，但过量的饮酒，特别是长期过量饮酒对健康有多方面的危害。

血液中的乙醇浓度在饮酒后1~1.5小时达最高峰，以后逐渐下降，分布在全身各组织中的乙醇，大部分(约90%)在肝脏中氧化分解，只有很少一部分在其他组织中分解，约10%乙醇直接从肺呼出或尿中排出。如乙醇在每100ml血液内含量40mg以下时，尿及脑脊液中含量未见明显变化，超过40mg以上，尿及脑脊液皆含有大量乙醇，就对身体产生不良影响。表16-4为乙醇在体液内含量对人产生的影响。

表 16-4 体液乙醇含量与症状关系

体液乙醇含量(mg/100ml)			发生状态
血液	尿	脑脊液	
20	—	—	头胀、愉快而健谈
40	—	—	精神振作、说话流利、行动稍笨、手微震颤
60~80	100	70~90	谈话絮絮不休、行动笨拙
80~100	100	100~120	情感冲动、自言自语、反应迟钝、步履蹒跚
120~160	135~250	130~175	倦睡,呈明显酒醉状态
200~400	250~500	220~440	意识朦胧,言语含糊,大多数呈木僵状
400~500	500~700	450~550	深度麻醉,少数致死亡

由此可见,**血液中酒精浓度在40mg/100ml以下,是有一定的兴奋作用,达到100mg/100ml以上则可有明显的抑制甚至麻醉作用,故应避免醉酒**。另外,少数人对酒产生过敏反应,应当避免饮酒。

酒中除了乙醇外,还有许多其他一元醇类,如甲醇、丙醇和各种杂醇油等。此外酒中可能还有一些多元醇。

(4)酒中的醛和酮:酒中的羰基化合物种类也不少,对酒的香味和口味影响也较大,酒中的醛和酮是在发酵过程由糖和氨基酸等转变而来的,啤酒的乙醛被认为主要来自麦芽汁煮沸时的美拉德反应(糖氨反应)。酒中的醛类主要为甲醛、乙醛、糠醛、丁醛、戊醛、乙缩醛等。羰基化合物含量不宜太高,甲醛、糠醛也是酒中的嫌忌成分。白酒的羰基化合物有30余种,缩醛有20余种。

(5)酒中的酚类化合物:酒中含有一定量的酚类,并且多数是多酚化合物。许多多酚物质具有很强的抗氧化性,如黄酮类,具有预防心血管疾病的功能。酒中的酚类含量很不一致,葡萄酒的酚类物质最为丰富。我国白酒含有13种以上酚类化合物,用橡木桶储存和陈酿的白兰地也含有酚类。葡萄酒中的酚类通常被分成色素物质(包括黄酮类)和单宁两部分。黄酒和啤酒的酚类在资料中未见描述。

3. 酒类的嫌忌成分和毒副作用

(1)甲醇:蒸馏酒的甲醇主要来自酿酒原料的果胶物质,果胶物质受糖化和发酵微生物的作用发生分解,最终产生甲醇,而甲醇几乎可以完全被蒸馏到成品酒中。薯干类酒的果胶质含量高,因此这类酒中甲醇含量也较高。葡萄酒中的甲醇不是由发酵产生,而是葡萄中的果胶质在甲酯酶的作用下产生的。葡萄中的果胶质大部分集中在果皮上,带皮发酵的红葡萄酒中甲醇含量高于不带皮发酵的白葡萄酒。甲醇的另一个来源是甘氨酸脱羧。我国白酒卫生标准中规定,谷类为原料的白酒甲醇含量应≤0.04g/100ml(0.4g/L)以薯干等果胶物质含量高的原料酿造的白酒甲醇应≤0.12g/100ml(1.2g/L)。

甲醇在人体的氧化分解很慢,在人体内可经呼吸道、胃肠道吸收。甲醇在水和液体中的溶解度极高,当甲醇被人体吸收后,可迅速分布在机体组织内。其含量与该组织内的含水量成正比,在脑脊液、血、胆汁和尿中甲醇含量最高,骨髓和脂肪组织中含量低。由于甲醇氧化分解慢,从体内排出也慢,因此在人体内作用时间长。未被氧化的甲醇可经呼吸道及胃肠道排出体外。

甲醇具有明显的麻醉作用,故甲醇在体内蓄积呈现出来的中毒症状,比乙醇大得多。严重中毒时,脑部血管扩张或痉挛,引起出血使脑组织功能紊乱以至组织病变,直至局部瘫痪,深度麻痹、体温下降、衰竭死亡。

眼内眼房和玻璃体内含水量达99%以上。中毒后,甲醇含量很高,甲醇转化为甲醛,甲醛作用于视网膜上的糖原酵解酶,抑制了视网膜的氧化磷酸化过程,使膜内不能合成三磷酸腺苷,细胞发生退行性变化,引起视网膜及视神经病变,最后引起视神经萎缩。此外,甲醇氧化后,还可变为甲酸,也能影响视网膜,使视网膜受损。

☞ 甲醇又称木醇、木酒精,为无色、透明、略有乙醇味的液体,是工业酒精的主要成分之一。摄入甲醇5~10ml就可引起中毒,30ml可致死。甲醇对人体的毒作用是由甲醇本身及其代谢产物甲醛和甲酸引起的,主要特征是以中枢神经系统损伤、眼部损伤及代谢性酸中毒为主,一般于口服后8~36小时发病,表现为头痛、头晕、乏力、步态不稳、嗜睡等。重者有意识朦胧、谵妄、癫痫样抽搐、昏迷、死亡等。造成中毒的原因多是饮用了含有甲醇的工业酒精或用其勾兑的"散装白酒"。社会上甲醇中毒事件屡有报道。

(2)甲醛:酒中也可能含有甲醛,白酒中含量较高,但很少有人对此进行化验。如含有甲醛,则对人体是有害的。甲醛和甲酸都是甲醇氧化后的产物,都含有毒性。甲醛为无色可燃性气体,有辛辣窒息臭味,对粘膜有强烈刺激性。甲醛毒性比甲醇高。

甲醛轻度中毒有烧灼感、头晕、意识丧失,甲酸中毒也是急性甲醇中毒引起的症状之一。轻度酸中毒会降低二氧化碳结合力，但无临床症状表现；严重中毒，会出现深而快呼吸，二氧化碳结合力常在30%以下。

(3)杂醇油：杂醇油是较高级醇类化合物，包括异戊醇、正丁醇、异丁醇、丙醇、异丙醇等。因其在液体里以油状出现，所以叫杂醇油。在酒精发酵过程中，除由糖类产生外，氨基酸分解也能产生杂醇油。

杂醇油含量多少及各种醇之间的组成比例，直接影响白酒的风味。除了异戊醇微甜以外，其他如异丁醇、正丙醇、正丁醇都是苦的。适量的杂醇油是酒类的香味物质，但白酒中的杂醇油不能过高，否则带有较重的苦涩味。如缺少杂醇油，则使酒的味道淡薄。故醇与酯的比例非常重要。一般高级醇与酯的比例应小于1。试验证明酸：酯：高级醇比例为1:2:1.5较为适宜。

杂醇油的毒性比乙醇大，其中丙醇的毒性相当于乙醇的8.5倍。异丁醇为乙醇的8倍。杂醇油能抑制神经中枢，饮后有头痛、头晕症状，故对人是有害的。按国家规定(GB 2757－1981)蒸馏酒及配制酒的杂醇油含量(以异丁醇和异戊醇计)应≤0.2g/100ml。各类酒中，蒸馏酒的杂醇油含量最高，如中国白酒、白兰地、威士忌等。

☞ 关于酒后驾车的相关规定：

☞ 驾驶人血液中的酒精含量大于(等于)20mg/100ml、小于80mg/100ml的行为属于饮酒驾车，含量大于(等于)80mg/100ml的行为属于醉酒驾车。

☞ 对有酒后驾车嫌疑的驾驶人，交警可使用呼气式酒精测敏仪对其进行检验，被检人在检验结果上签字，拒绝签字的，由两名值勤交警记录注明即为有效；驾驶人拒绝进行呼气酒精含量检验、或否认检验结果、或测试结果超过临界值的，以及酒后驾车发生交通事故的，由交管部门或就近县级以上医疗机构抽取当事人静脉血液检验酒精含量。

☞ 饮酒后驾驶机动车，一次记6分。暂扣二个月机动车驾驶证，并处三百元罚款。驾驶营运机动车的，暂扣三个月机动车驾驶证，并处五百元罚款。

☞ 醉酒后驾驶机动车，一次记12分。暂扣三个月机动车驾驶证，并处一千五百元罚款。驾驶营运机动车的，暂扣六个月机动车驾驶证，并处两千元罚款。

☞《中华人民共和国道路交通安全法》第九十一条：饮酒后驾驶机动车的，处暂扣一个月以上三个月以下机动车驾驶证，并处二百元以上五百元以下罚款；醉酒后驾驶机动车的，由公安机关交通管理部门约束至酒醒，处十五日以下拘留和暂扣三个月以上六个月以下机动车驾驶证，并处五百元以上二千元以下罚款。

饮酒后驾驶营运机动车的，处暂扣三个月机动车驾驶证，并处五百元罚款；醉酒后驾驶营运机动车的，由公安机关交通管理部门约束至酒醒，处十五日以下拘留和暂扣六个月机动车驾驶证，并处二千元罚款。

一年内有前两款规定醉酒后驾驶机动车的行为，被处罚两次以上的，吊销机动车驾驶证，五年内不得驾驶营运机动车。

二、茶叶

☞ 茶是世界三大饮料(茶叶、咖啡、可可)之一。

追本溯源，茶已有数千年的历史。中国是茶树的原产地，我国的茶区东起台湾基隆，南到海南琼崖，西至西藏察隅河谷，北达山东半岛，产地共有19个省上千个县(市)。水平分布在北纬18°～37°，东经94°～122°的广阔范围，垂直分布上茶树最高种植在海拔2600米高地上，而最低距海平面几十米。不同地区，生长着不同类型和不同品种的茶树。

(一)茶叶的分类

☞ 茶叶品类的划分尚无规范化的方法，以茶叶加工过程中发酵程度的不同，分为发酵茶，半发酵茶和不发酵茶；以茶叶的色泽不同而分红、绿、青、黄、白和黑茶；以茶叶商品形式而分为条茶、碎茶、包装茶、速溶茶和液体茶；也有以采制工艺和茶叶品质特点为主，结合其他条件划分为绿茶、红茶、乌龙茶、白茶、花茶、黑茶和再加工茶共七大类。

1. 绿茶类　绿茶属不发酵茶，制造过程主要采用高温杀青(蒸青或炒青)以钝化酶的活性，在短时间内阻止茶叶内含化学物质的酶促氧化、分解，将有效成分迅速固定下来，构成了绿茶的特征，即香醇、清汤、绿叶。我国主要有炒绿茶、晒青绿茶(滇青、川青、陕青等)和蒸青绿茶(煎茶、玉露)等品种。炒绿茶的品种较多，包括眉茶(炒青、特珍、珍眉、凤眉、秀眉、贡熙等)、珠茶(珠茶、雨茶等)、细嫩炒青(龙井、大方、碧螺春、雨花茶、松针等)、曾通烘青(闽烘青、浙烘青、徽烘青、苏烘青等)和细嫩烘青(太平猴魁、华顶去雾、高桥银峰)等。

2. 红茶类　红茶属发酵茶，是酶性氧化最充分的茶叶，发酵过程中水溶性茶多酚的保留量一般在50%～

55%。茶叶中茶多酚类物质经过酶促氧化聚合和其他一系列的特质转化，形成了有色的茶黄素、茶红素和茶褐素。茶黄素是汤色亮的主要成分，也是汤味强度和鲜爽度的重要成分，同时形成茶汤的金圈的主要物质；茶红素是茶汤色红的主要成分，收敛性较强，滋味甜醇，占红茶干物质的5% ~27%；茶褐素是红茶汤暗的主因，占红茶干物质的3% ~9%。在茶多酚氧化聚合的同时伴随着芳香物质的形成和转化。我国红茶主要有小种红茶（正山小种、烟小种）、工夫红茶和红碎茶（叶茶、碎茶、片茶、末茶）等品种。

3. **乌龙茶类**　乌龙茶属半发酵茶，乌龙茶品质的形成是经晒青、凉青、和青等工序逐步完成的。对鲜叶原料要求要有一定的成熟度，一般在顶芽全部开展而开始形成驻芽时采摘，所以乌龙茶的原料比红茶、绿茶的原料偏老些，含氮量比嫩叶少，而醚浸出物则有显著增加。我国乌龙茶主要有闽北乌龙（武夷岩茶、水仙、大红袍、肉桂）、闽南乌龙（铁观音、奇兰、水仙、黄金桂）、广东乌龙（凤凰单枞、凤凰水仙、岭头单枞）和台湾乌龙（冻顶乌龙、包种，乌龙）等品种。

4. **黑茶类**　黑茶类是我国边疆少数民族日常生活中不可缺少的饮料，初加工包括杀青、揉捻、渥堆、干燥四道工序，鲜叶中原料较为粗老，多为立夏前后采摘。我国主要有湖南黑茶（安化黑茶）、湖北老青茶（蒲圻老青茶）、四川边茶（南路边茶、西路边茶）和滇桂黑茶（普洱茶、六堡茶）等品种。

5. **黄茶类**　按鲜叶老嫩分为黄芽茶、黄小茶和黄大茶，是经绿茶发展而来的。初加工有杀青、闷黄、干燥三道基本工序。品质特点是黄叶、黄汤、香气清悦、味厚爽口。我国主要有黄芽茶（君山银针、蒙顶黄芽）、黄小茶（北港毛尖、沩山毛尖、温州黄汤）和黄大茶（霍山黄大茶、广东大叶青）等品种。

6. **白茶类**　按茶树品种不同可分为大白、水仙白和小白；按采摘标准不同可分为白毫亮银针、白牡丹、贡眉和寿眉。传统的白茶初制有萎调与干燥两道工序，加工的突出特点是经长时间的萎凋工序而发生一系列复杂的理化变化，逐步形成白茶特有的品质，即芽变成银针状，叶变成垂卷形，嫩芽白毫银光，叶片色泽正面灰绿，背面白色，毫香显露，汤色杏黄，滋味鲜醇。我国主要有白芽茶（银针）和白叶茶（白牡丹、贡眉）等品种。

7. **再加工茶**　再加工茶包括花茶类、茶饮料和药用保健茶等。花茶是配以香花窨制而成，即保持了纯正的茶香，又兼备鲜花馥郁的香气。所用的香花有茉莉花、白兰花、珠兰花、玳玳花、栀子花、桂花、玫瑰花等，其中以茉莉茶为主。茶饮料是茶叶的新型加工品种，包括固体和液体茶饮料制品，如罐装饮料茶、浓缩茶和速溶茶。药用保健茶是茶和某些中草药或食品拼和调配后制成各种保健茶，使本来就有营养和保健作用的茶叶更加强了某些防病治病的功效。保健茶种类繁多，功效也有不同。

（二）茶叶中的营养与非营养成分

1. **营养成分**　茶叶中的营养成分包括蛋白质、脂质、碳水化合物、多种维生素和矿物质。蛋白质含量一般为20% ~30%，但能溶于水而被利用的只有1% ~2%；所含的多种游离氨基酸约2% ~4%，则易溶于水而被吸收利用。脂肪含量2% ~3%，包括磷脂、硫脂、糖脂和各种脂肪酸，其中亚油酸和亚麻酸含量较多，部分可为人体所利用。碳水化合物含量20% ~25%，多数是不溶于水的多糖，能溶于水可为机体所利用的糖类仅占4% ~5%。维生素含量丰富，以一般绿茶为例，每100g中含胡萝卜素5800μg，维生素 B_1 0.02mg、维生素 B_2 0.35 mg，烟酸8.0 mg，维生素C 19mg，维生素E 9.6mg。矿物质有30多种，含量约4% ~6%，包括钙、镁、铁、钠、锌、铜、磷、铁、硒等。每100g中钾1661 mg、钠28.2 mg，钙325mg，镁196 mg，铁14.4 mg，锰32.6 mg，锌4.3 mg，铜1.7 mg，磷191 mg，硒3.2μg。

2. **非营养成分**　茶叶中的非营养成分较多，主要包括多酚类、色素、茶氨酸、生物碱、芳香物质、皂苷等。

（1）多酚类物质：茶鲜叶中多酚类的含量一般在18% ~36%（干重）之间，包括儿茶素、黄酮及黄酮苷类、花青素和无色花青素类、酚酸和缩酚酸类等，其中儿茶素在茶叶中含量达12% ~24%（干重），是茶叶中多酚类物质的主体成分。黄酮类也称花黄素，由茶鲜叶中分离出三种主要的黄酮醇，其中山柰素含量为1.42 ~3.24mg/g，槲皮素为2.72 ~4.83mg/g，杨梅素为0.73 ~2.00mg/g。花青素又称花色素，一般在茶叶中占干重的0.01%左右，无色花青素又称隐色花青素或4－羟基黄烷醇，在茶鲜叶中含量为干物的2% ~3%。酚酸是具有羧基的芳香族化合物，而缩酚是由酚酸上羧基与另一分子酚酸上的羧基相互缩合而成，茶没食子素是一类重要的醋酸衍生物，在茶叶中的含量约1% ~2%（干重）、没食子酸0.5% ~1.4%（干重）、绿原酸约0.3%（干重）。

（2）色素：是一类存在于茶树鲜叶或成品茶中的有色物质，是构成茶叶外形、色泽、汤色及叶底色泽的成分，其含量及变化对茶叶品质起着重要作用。

（3）嘌呤碱：茶叶中嘌呤碱类衍生物的结构特点是有共同的嘌呤环结构，即由一个嘧啶环和一个咪唑环稠合而成，这类化合物主要有咖啡因、可可碱和茶叶碱。

咖啡因是茶叶生物碱中含量最多的，一般含量为2%～4%，夏茶比春茶含量高。它与茶黄素以氢键缔合后形成复合物，具有鲜爽味。咖啡因对人有兴奋作用。

可可碱是茶叶碱的同分异构体，是咖啡因重要的合成前体，茶叶中的含量一般为0.05%，4～5月份含量最高，随后逐渐下降。茶叶碱在茶叶中的含量只有0.002%左右，对人体有利尿作用。

（4）芳香物质：茶叶香气是决定茶叶品质的重要因素之一，但香气物质在茶叶的绝对含量很少，一般只占干重的0.02%，在绿茶中占0.02%～0.05%，在红茶中占0.01%～0.03%，在鲜叶中占0.03%～0.05%。茶中含有的香气物质，大部分是在茶叶加工过程中形成的，绿茶中有260余种，红茶则有400多种，而鲜叶中含有大约80余种。芳香物质的组成包括碳氢化合物、醇类、酮类、酸类、醛类、酯类、内酯类、酚类、过氧化物类、含硫化合物类、吡啶类、吡嗪类、喹啉类、芳胺类等。

脂肪族醇类一般在春茶中含量较高，是新茶香气代表物质之一。萜稀醇类是茶叶中含量较高的香气物质之一，醛类在红茶高于绿茶。芳香族醛类如苯甲醛具杏仁香气，橙花醛有浓厚的柠檬香，主要存在于红茶中。苯乙酮具有强烈而稳定的令人愉快的香气，存在于成品茶中。β－紫罗酮与红茶香气形成关系较大，茉莉酮是构成新茶香气的重要成分。成品茶含羧酸类物质较鲜叶高，尤其是红茶中占精油总量的30%左右，绿茶中仅有2%～3%，是形成红、绿茶香型差别的因素之一。酯类在茶叶具有强烈而令人愉快的花香，较重要的是醋酸与萜烯醇形成的萜烯族酯类及醋酸与芳香族形成的芳香族酯类。茉莉内酯具有特殊的茉莉香味，是乌龙茶和茉莉花茶的主要香气成分，含量的高低与乌龙茶的品质成正相关。含硫化合物主要是二甲硫，具有清香，大量存在于日本蒸青茶中，亦存在于红茶中，是绿茶新茶香的重要成分。噻唑则具烘炒香。

（三）茶叶的保健作用

我国饮茶至少有3000多年的历史，早就有饮茶健身的记载。李时珍《本草纲目》载“茶苦而寒，阴之阳，沉也降也，最能降火，火为百病，火降则上清矣”。现代科学研究发现，茶有抗老延年、抗突变、抑癌、降血压、消炎、杀菌等功效。

1. 预防肿瘤 动物模型和流行病学调查研究证明，茶有防癌和抗癌作用。意大利南部的一项调查研究表明，茶对人类口腔癌、咽癌有保护效果。我国研究证实，常饮绿茶者食管癌发生率减少50%，患胃癌危险性降低20%～30%，胰腺癌和直肠癌发生的危险性降低40%，结肠癌减少20%，肺癌发生率危险性降低近40%，而且随饮茶量的增多癌症发生率下降。还有研究报道，常饮绿茶有显著降低肝癌死亡率的作用，而饮用各种茶都能降低吸烟所致的氧化损伤和DNA损伤。试验结果表明，茶的各种成分均能显示出不同程度的效果。根据作用强度和在茶叶中的含量，认为主要有效成分为茶多酚及儿茶素单体和茶色素，且呈明显的剂量—反应关系。

2. 预防心血管疾病 体外试验证明，绿茶提取物具有良好的抗血凝、促纤维蛋白原溶解和显著抑制血小板聚集的作用，从而可能帮助抑制主动脉及冠状动脉内壁粥样硬化斑块的形成，达到防治心血管疾病的目的。动物试验结果表明，在高脂饲料条件下，饮用乌龙茶的动物形成动脉粥样硬化斑块较轻。有临床观察报告，绿茶多酚有预防冠心病的保健作用，冠心病和高血压患者连服30天绿茶多酚后，冠心病人自觉症状、微循环流态和心电图等得到改善，血中胆固醇显著降低，高密度脂蛋白胆固醇明显增加，高血压患者收缩压及舒张压均低于试验前。临床研究还表明，乌龙茶有防止红细胞聚集、降低血液黏度、降低红细胞沉积等作用，并能降低毛细血管脆性，改善血液流动，防止血栓形成，具有活血化淤的良好作用。流行病学调查也证明，饮绿茶者血胆固醇低密度脂蛋白明显低于不饮茶者，提示饮茶对心血管病有一定预防作用。

茶对心血管疾病的预防机制可能与其抗氧化作用有关，即能阻断脂质过氧化、清除超氧化物自由基和羟自由基。茶色素可抑制LDL氧化修饰和血管细胞粘附，降低血浆内皮素水平，增加GSH－Px活性，具有良好的抗血凝、促纤维蛋白原溶解和显著抑制血小板聚集，从而抑制主动脉及冠状动脉内壁粥样硬化斑块的形成，达到防治心血管疾病的目的。

3. 抑菌、消炎、解毒和抗过敏 茶多酚具有广谱抗菌作用，并有极强的抑菌能力，且不会产生抗药性。茶多酚浓度在100～1000mg/kg即可抑制细菌的生长。茶多酚可预防龋齿，能使致龋链球菌JC－2活力下降。调查结果表明，长期饮茶者患龋齿率较不饮茶或少饮茶者低。儿童中进行的试验证明，每天早晨用绿茶茶汤刷牙，两学期后其患龋齿病人数较对照组减少70%。这些作用可能与茶叶中所含的茶皂甙等有关。

4. 其他作用 茶叶所含的咖啡因能促进人体血液循环、兴奋中枢神经及强心利尿。所含的茶多糖有降血糖、降血脂、提高机体免疫力功能、抗辐射、抗凝血及抗血栓等功能。所含的芳香族化合物能溶解脂肪，去腻消食；所含单宁酸可抑制细菌生长及肠内毒素的吸收，可用于防治腹泻等。

（四）茶叶的合理利用

因茶叶含有咖啡因，故容易失眠的人睡前不宜饮浓茶。咖啡因能促进胃酸分泌，增加胃酸浓度，故患溃疡病的人饮茶会使病情加重。营养不良的人也不宜多饮茶，因茶叶中含茶碱和鞣酸，可影响人体对铁和蛋白质等的吸收，对缺铁性贫血患者尤其不宜。茶叶苦寒，宜喝热茶，喝冷茶会伤脾胃。体形肥胖者宜多饮绿茶，体质瘦弱者宜多饮红茶。夏季饮绿茶，可清热去火降暑；秋冬季节最好饮红茶，以免引起胃寒腹胀。青壮年时期，应以饮绿茶为佳；进入老年，因脾肾功能趋于衰退，故以饮红茶和为宜。正确的泡茶方法是将沸水稍凉后（约90℃左右）冲入壶或杯中，茶经泡后5分钟即可饮用，但不可一次饮干，而应保留1/3的茶液作底，以便续水之后能保持一定浓度。

泡茶也有很多讲究。茶的用量各有不同。如冲泡一般红、绿、花茶，与水的比例大致掌握在1:50～60，即每杯放3g左右的干茶加入沸水150～200ml。如饮用普洱茶，每杯放5～10g。用茶量最多的是乌龙茶，每次投入量几乎为茶壶容积的1/2，甚至更多。另外用茶量多少与消费者的饮用习惯、年龄、饮茶历史有关，中老年人往往饮茶年限长，喜喝较浓的茶，故用量较多，年轻人初学饮茶，多喜爱较淡的茶，故用量宜少。

泡茶水温要看泡饮什么茶而定。高级绿茶特别是各种芽叶细嫩的名茶，不能用100℃的沸水冲泡，一般以80℃左右为宜，茶叶愈嫩、愈绿，冲泡水温越要低，这样泡出的茶汤一定嫩绿明亮，滋味鲜爽，茶叶中维生素C也较少破坏。在高温下茶汤容易变黄，滋味变苦（茶中咖啡因容易浸出）。泡饮乌龙茶、普洱茶和沱茶，每次用茶量较多，且茶叶较粗老，必须用100℃沸滚开水冲泡。为了保持和提高水温，还要在冲泡前用开水烫热茶具，冲泡后在壶外淋开水。少数民族饮用砖茶，则要求水温更高，需将砖茶敲碎，放在锅中熬煮。一般来说泡茶水温愈高溶解度愈大，茶汤就愈浓，一般60℃，温水只相当于100℃沸水浸出量的45%～65%。

☞ 关于茶道与茶文化（详见授课教学片和授课现场讲解）

☞ 关于茶马古道（详见授课教学片和授课现场讲解）

三、糖果和巧克力制品

糖果是以砂糖和液体糖浆为主体，经过熬煮，配以部分食品添加剂，再经调和、冷却、成型等工艺操作，构成具有不同物态、质构和香味的、精美而耐保藏的甜味固体食品。巧克力是一种由可可脂、可可质和结晶蔗糖为基本组成的、添加乳固体或香味料，具有独特的色泽、香气、滋味和精细质感、精美而耐保藏，并具有很高热值的甜味固体食品。

1. 糖果的主要成分

（1）甜味剂：甜味剂是糖基糖果中的主要成分。常用的甜味剂有各种糖类、糖浆等，属于天然甜味剂，亦称营养甜味剂。人工甜味剂用得较少，只在特殊用途的糖果中应用。

（2）转化糖：转化糖与蔗糖有关，在糖果中应用广泛。蔗糖可被酸或酶水解为两种单糖—葡萄糖和果糖。

（3）玉米糖浆：玉米糖浆是含有葡萄糖、麦芽糖、高糖和糊精的粘性液体，也称为淀粉糖浆，它们是用酸或酸－酶水解玉米淀粉而制成的。

（4）糖的代用品：蔗糖能导致龋齿并且具有较高的能量，因而在一些糖果中需要使用蔗糖代用品，包括填充甜味剂和高强度甜味剂两种。填充甜味剂是糖的醇类衍生物，由蔗糖化学还原成醇而制成。糖醇不被口腔中的细菌发酵，因此不会导致龋齿。常用的糖醇有山梨糖醇、木糖醇和甘露糖醇。

（5）糖果中的其他成分：为了使糖果具有人们所期望的色泽、香气、滋味、形态和质构，还需向糖果中添加其他辅料。如为了增加糖果的韧性和弹性而添加明胶和树胶，为增加稠度而添加淀粉及改性淀粉，为增加润滑性和搅打性而添加蛋清和油脂。通过加入其他食品，如牛奶、水果、坚果、巧克力、可可、茶等来增加糖果的花色和改善糖果的风味。同时这些成分也影响到糖果的营养价值，如牛奶糖含有较多的蛋白质和钙，而巧克力中含有较多的脂肪，加入坚果可提供脂肪、蛋白质和多种矿质元素。

根据加工工艺，还要用到乳化剂、发泡剂、着色剂、香精香料、防腐剂、抗氧化剂、缓冲剂、保湿剂、强化剂等。

2. 巧克力的主要成分 巧克力是一种营养成分比较全面（表16－5）和能量比较高的食品，它特别适合于儿童的生长发育，也能作为成年人的营养素和能量的补充。

此外，巧克力中还含有可可碱和咖啡因，可可碱占巧克力总成分的1.2%左右，远远超过咖啡因（0.2%）。

表 16－5　黑巧克力和牛奶巧克力的营养成分(每 100g)

营养成分	单位	黑巧克力	牛奶巧克力	营养成分	单位	黑巧克力	牛奶巧克力
能量	Kcal	479.00	513.00	维生素 C	mg	0.00	0.40
能量	KJ	2004.00	2146.00	维生素 B_1	mg	0.06	0.08
蛋白质	g	4.20	6.90	维生素 B_2	mg	0.09	0.30
总脂	g	30.00	30.70	烟酸	mg	0.43	0.32
碳水化合物	g	63.10	59.20	泛酸	mg	0.11	0.42
总纤维	g	5.90	3.40	维生素 B_6	mg	0.034	0.04
总糖	g	56.90	52.00	叶酸	μg	3.00	80
钙	mg	32.00	191.00	维生素 B_{12}	μg	0.00	0.39
铁	mg	3.13	1.39	维生素 A	IU	21.00	182.00
镁	mg	115.00	60.00	维生素 A	μg RE	6.36	55.12
磷	mg	132.00	216.00	维生素 E	mg	1.19	1.24
钾	mg	365.00	385.00	饱和脂肪酸	g	17.75	18.48
钠	mg	11.00	82.00	单不饱和脂肪酸	g	9.97	9.59
锌	mg	1.62	1.38	多不饱和脂肪酸	g	0.97	1.06
铜	mg	0.70	0.39	胆固醇	mg	0.00	22.00
锰	mg	0.80	0.30	咖啡因	mg	62.00	26.00
硒	μg	3.10	3.90	可可碱	mg	486.00	169.00

☞ **小知识:盐的种类**

经过人类加工制作形成的盐为人工盐。因为自然盐的数量不够,或某地缺少自然盐的资源,人工加工生产盐成为必然选择。在中国,加工生产的盐主要是海盐、井矿盐、湖盐。

☞ **(1)海盐**

①海盐的成因:浩瀚的海洋覆盖了地球70%的表面积,海洋中的海水,占地球水域总重的97%。海水中几乎含有地球上已经发现的所有元素,但含量大于 lmg/L 的元素不过 15 种。海水中的总盐度为 3.5%,浓度为 3.5 波美度,即 1000 克海水中含盐量为 35 克。海洋以博大宽广的胸怀为人类提供了取之不尽的盐资源。

海洋中为什么含有这么充足的盐分,说法不一,主要有两种:一是“百川归海”。陆地上大小河流溶有一定的盐分,川流不息注入大海。有资料表明,每年河水流入大海的水量约占整个海水的 1/4500,经过数千万年的时间,水分不断蒸发、注入,往复循环,而盐分却积留下来,构成今日海水的一定含盐量。二是“火山爆发”。海洋学的研究证明,海底火山远比陆地火山多,在火山喷出物中,含有可溶性化合物,其化学成分与海水中盐类近似,故海洋生成时就有盐溶在海水里。

②海盐的生产:海盐,以海水(含沿海地下卤水)为原料晒制成的盐。我国是世界上开发海盐最早的国家,海盐生产有良好然条件。北起中朝边界的鸭绿江口,南至中越边界的北仑河口,长达 18000 公里的海岸线,海水资源丰富,取之不尽,用之不竭。我国现在海盐的年生产能 2580 万吨。约占世界海盐总产量的三分之一以上,居世界首位。

我国的海盐生产,一般采用日晒法,也叫“滩晒法”,就是利用滨海滩涂,筑坝开辟盐田,通过纳潮扬水,吸引海水灌池,经过日照蒸发变成卤水。当卤水浓度蒸发达到 25 波美度时,析出氯化钠,即为原盐。日晒法生产原盐,具有节约能源、成本较低的优点,但是受地理及气候影响,不可能所有的海岸滩涂都能修筑盐田、所有的季节都能晒盐。气候干燥,日照长久,蒸发量大,盐的产量就高;反之,产量就低。

日晒法生产原盐,其工艺流程一般分为纳潮、制卤、结晶、收盐四大工序。

a. 纳潮:就是利用潮汐运动把外海高盐度的海水推向近海时提取制盐原料。目前,采用的纳潮方式有两种,一是自然纳潮,二是动力纳潮。自然纳潮是在涨潮时让海水沿引潮沟自然流入;动力纳潮一般采用轴流泵将海水引入,其特点是不受自然条件限制。

b. 制卤:制卤是在面积广阔的蒸发池内进行的,根据每日蒸发量,适当掌握蒸发池走水深度,使卤水浓度逐步提高,最后浓缩成饱和卤。

c. 结晶:海水在不断蒸发浓缩过程中,各种盐类浓度不断增大,当盐类浓度达到饱和时,盐就以晶体形式析出,在过饱和溶液中不断维持溶液过饱和度,晶体就能继续生长。

d. 收盐:将长成的盐,利用人工或机械收起堆坨。

☞ (2)井矿盐

①井矿盐的成因:井矿盐资源分为埋藏在地下的固体石盐和液体卤水。据考查,现在产井矿盐的地方,远古时代是大海,气候变化,地壳运动,现在的井矿盐产地就和原来的大海分了家,成为内海。内海跟今天的盐湖差不多。在当地的烈日、强风长年蒸发、浓缩下,内海的咸水渐渐干涸,盐不断析出,结成了一层一层的盐盖,后来被泥沙覆盖埋没。天长日久,盐层上的泥沙越盖越厚,压力逐渐增大,原始盐层逐渐发生变化。井矿盐从诞生那天起直至开发前,一般沉睡在地球深处。有的是以矿层躺着,有的则以矿脉裹到黏土中。此外,也有陆地上的盐类物质被地表水或地下水携带而积聚于内陆盆地,在炎热干旱、蒸发量大于水体补给量的条件下,盆地内含盐的水体不断蒸发、浓缩,沉积为巨大的盐类矿床。

地下卤水的成因大致分为三种类型:一是沉积型,即原生的古海水,经过浓缩、变质作用,成为矿化度较高的地下卤水;二是淋滤型,即地下水在运动过程中,溶解岩层中的盐类物质或石盐矿体而形成地下卤水;三是沉积—淋滤混合型,沉积型卤水和淋滤卤水在地下运移过程中,混和形成地下卤水。

②井矿盐的生产:井矿盐是采用打井的方式,开采埋藏在地下几十米乃至几千米的固体石盐或液体卤水,并通过一定生产工艺精制而成。

井矿盐生产主要分为采卤和制盐两个环节,不同的矿型采用不同的采卤方法。提取天然卤的方法有提捞法、气举法、抽油采卤、深井潜卤泵、自喷采卤等方法。在岩盐型矿区大多采用钻井水溶开采方法,有的采用单井对流法,有的采用双井水力压裂法。

a. 对流法:此法是目前国内外开采岩盐矿床比较普遍采用的方法之一,机械化程度较高,成本较低。它利用了岩盐矿具有溶解于水的特点进行开采。具体方法是:打一口井到盐层,下两层套管,外层套管用油井水泥固定好,从其中一层管注入水,溶解盐层,由另一根管子把卤水抽上来。

b. 压裂法:此法是在地面打两口钻井,下入套管,将井管与井壁封固,从一口井压入高压水,在盐层形成通道,溶解盐层,形成饱和卤水,由另一口井压出地面,交付生产。

制盐是在厂区进行的。人们将在蓄卤池净化后的卤水输入罐中,利用蒸汽加热,使水分不断蒸发。卤水经过蒸发后即成为半盐水的盐浆,再经离心机脱水,输入沸腾床干燥即为成品盐。如果卤水含芒硝较多,可采用冷冻母液或热法提出芒硝;如果卤水含石膏较多,则提出石膏以保证盐品质量。

☞ (3)湖盐

①湖盐的成因:湖盐是第四纪以来可溶盐分聚于成盐盆地,矿化水经过浓缩,盐类矿物逐渐沉积而形成的现代矿床。大多数盐湖如新疆的玛纳斯盐湖、艾比湖等,都属于这一类。盐类的形成和沉积作用现在仍在继续进行。有的盐湖在古代就是大海。我国著名的柴达木盆地盐湖,远在2.3亿年以前还是浩瀚的大海,后来,地壳上升,海水退出,一块看不到边的内陆盆地就出现了,发展成盐湖。也有的盐湖是从淡水湖发展演变而成的。有的盐湖,其湖盆边缘沙洲的隆起高度在不同时期均不一样,当沙洲低于海平面时,湖盆是半闭流状态,海水流入;当沙洲超过海平面时,湖盆呈闭流状态。气候长期干旱、炎热,湖水强烈蒸发、浓缩变成卤水,盐类逐渐沉积。

我国湖盐分布广、储量大,是世界上多盐湖的国家之一,已发现面积大于1平方公里的盐湖上千个,主要分布在青海、新疆、内蒙古、西藏等地。新疆境内,“无百里之内无盐”;西藏自治区的盐湖更是星罗棋布,达数百个之多,其中,纳木湖镶嵌在海拔4600多米的高山之上,是我国海拔最高的一个盐湖。柴达木盆地素有“盐的世界”之称,在盆地的东南部,就是著名的察尔汗盐湖,总面积5800多平方公里,盐的储量达537亿吨,是目前我国最大的盐湖,也是世界最大的干盐湖。

②湖盐的生产:湖盐是开采盐湖中的盐类物质而生产的盐。

湖盐分为原生盐和再生盐,主要采用采掘法或滩晒法。以采掘而言,有些湖经过长期蒸发,盐沉淀湖底,不需经过加工即可直接捞取。如柴达木盆地的盐湖,历经数千万年变化,形成了干湖,其盐露于表面。这一类盐目前以采盐机或采盐船进行生产,它的工艺流程大致是:剥离覆盖物→采盐→管道输送(或汽车输送)→洗涤→脱水→皮带机输送→成品盐入坨。滩晒法与海盐生产工艺相类似。

第十七章　特殊人群的营养

第一节　孕妇和乳母的营养与膳食

育龄妇女自妊娠(pregnancy)开始到产后哺乳终止,均为需要加强营养的特殊生理过程。在此过程中,妊娠期妇女(孕妇)和哺乳期妇女(乳母)一是要提供能满足胎体生长发育和乳汁分泌所必须的各种营养素,二是要满足自身的营养素需求,达到预防可能出现的母体和胎体营养缺乏及某些并发症的目的。

一、孕妇

(一)妊娠期的生理特点

母体在妊娠期间,为适应和满足胎体在宫内生长发育的需求,自身会发生一系列的生理性调整,主要表现在如下几方面。

1. 内分泌　内分泌系统和神经系统是调节机体各种功能和维持内环境相对稳定的两大信息传递系统。内分泌系统的信息传递者是激素,对维持妊娠起关键作用。

(1)人绒毛膜促性腺激素(human chorionic gonadotropin,HCG):受精卵着床后人绒毛膜促性腺激素(HCG)水平开始升高,在妊娠8~9周HCG分泌达到顶峰,10周后HCG水平下降。人绒毛膜促性腺激素(HCG)是一种糖蛋白,其主要生理作用一是刺激母体黄体分泌孕酮;二是通过降低淋巴细胞的活力,防止母体对胎体的排斥反应,达到安胎效果。

(2)人绒毛膜生长素(human chorionic somatomammotropin,HCS):HCS是胎盘产生的另一种糖蛋白,其生物活性与生长素基本相似,分泌水平与胎盘的生长发育相平行,在妊娠末期达到顶峰。人绒毛膜生长素(HCS)的主要生理作用是降低母体对葡萄糖的利用并将葡萄糖转给胎体;促进脂肪分解,使血中游离脂肪酸增多;促进蛋白质和DNA的合成。因此,有人把人绒毛膜生长素(HCS)称作妊娠期的生长素。

(3)雌激素:胎盘分泌的雌激素包括雌酮、雌二醇和雌三醇。其前身物质源自胎儿肾上腺的脱氢异雄酮硫酸盐,在胎盘硫酸酯酶、芳香化酶等作用下主要转化为雌三醇。雌三醇的主要生理作用是通过促进前列腺素的产生而增加子宫和胎盘之间的血流量,并可促进母体乳房发育。

(4)孕酮(progesterone):亦称孕激素,主要在妊娠8~10周后由胎盘分泌,其原材料是源自母体血液中的胆固醇。孕酮分泌量在妊娠期呈持续增加态势,主要生理功能一是维持子宫内膜和蜕膜及乳腺小叶的发育,二是抑制淋巴细胞活力和乳腺在孕期分泌。

2. 血液

(1)血容量:妊娠期妇女血容量增加始于妊娠6~8周,至妊娠32~34周时达顶峰,血容量比妊娠前约增加35%~40%,并一直维持至分娩。血容量的增加包括血浆容积和红细胞数量的增加,血浆容积的增加大于红细胞数量的增加。与非妊娠妇女相比,血浆容积增加约为45%~50%,红细胞数量增加约为15%~20%,二者增幅比例失调,出现血液稀释。

(2)血液成分

①红细胞:由于血液稀释,妊娠期妇女的红细胞计数(约为3.6×10^{12}/L)和血红蛋白值(约为110g/L)均低于非妊娠妇女的红细胞计数(约为4.2×10^{12}/L)和血红蛋白值(约为130g/L),故妊娠妇女易出现生理性贫血。

②白细胞:从妊娠7周开始轻度升高,妊娠30周时达顶峰,主要是中性粒细胞增多,淋巴细胞轻度增加,单核细胞和嗜酸粒细胞基本无变化。

③血浆总蛋白:由于血液稀释,从妊娠早期血浆总蛋白就开始下降,至妊娠晚期血浆总蛋白水平由约70g/L降至60g/L,主要是因为白蛋白水平从40g/L降至25g/L所致。血浆球蛋白的变化是α_1球蛋白含量增加约为60%、α_2球蛋白含量增加约为50%、α球蛋白的含量增加约为35%,而α球蛋白含量则下降约为13%。

3. 肾脏　在妊娠期间,为了排出母体和胎体代谢所产生的含氮或其他废物,因而导致肾脏负担加重。肾小球滤过率和肾血浆流量于妊娠早期开始增加，肾小球滤过率增加约50%，肾血浆流量增加约75%，在整个妊娠期间二者均保持较高水平。尿中的蛋白质代谢产物尿素、尿酸、肌酸、肌酐等排泄增多。基于肾小球滤过率的增加，而肾小管的吸收能力又不能相应增高，结果可导致部分妊娠期妇女尿中的葡萄糖、氨基酸、水溶性维生素的排出量增加，例如尿中叶酸排出量增加一倍。此外，尿中碘排出量有所增加，但尿中钙的排出量减少。

4. 消化 妊娠期妇女常常伴有消化功能的改变。牙龈肥厚，易患牙龈炎和牙龈出血；胃肠平滑肌张力下降、贲门括约肌松弛、消化液（胃酸、胃蛋白酶为主）分泌量减少、胃排空时间延长、肠蠕动减弱等，易出现恶心、消化不良、呕吐、胃反酸、便秘等妊娠反应。但对某些营养素的吸收却增强，例如对钙、铁、叶酸、维生素 B_{12} 等的吸收都较未妊娠前有所增加，尤其是在妊娠的后半期。

5. 体重 妊娠期母体的体重发生明显变化，体重约增加 11～12.5kg，妊娠早期增重较少，妊娠中期和妊娠晚期增重幅度较大（每周增加 350～400g）。妊娠期体重增长包括两部分：一是妊娠的产物，如胎儿、羊水和胎盘；二是母体组织的增长，如血液和细胞外液的增加，子宫和乳腺的增大及脂肪组织的贮存。

孕前的体重和身高不同，则在孕期的体重增长也有较大变动。若以身体质量指数（body mass index，BMI）作为指标，孕期适宜增加的体重亦应有所不同。一般而言，孕前消瘦者孕期增重应较一般妇女稍高。而超重和肥胖妇女孕期增重应稍少。不同 BMI 妇女孕期适宜增重范围，见表 17－1。体重增长是反映妊娠期妇女健康与营养状况的一项综合指标。

表 17－1 据孕前 BMI 推荐的孕期体重增长范围

孕前体重/身高类别	孕期体重增长值（kg）
低（BMI ＜19.8）	12.5～18.0
正常（BMI 19.8～26.0）	11.5～16.0
高（BMI 26.0～29.0）	7.5～11.5
肥胖（BMI ＞29.0）	6.0～6.8

6. 基础代谢率 妊娠早期基础代谢率略有下降；妊娠中期基础代谢率（BMR）逐渐升高，妊娠晚期基础代谢率（BMR）增高约 15%～20%。

（二）妊娠期的营养需要

如何确定妊娠期的最佳营养需要量是一个复杂的科学问题，因为通常以组织和体液中的营养素含量来阐释营养素的需要量，这些营养素含量因孕体分泌激素水平的变化而导致新陈代谢、血容量、肾功能等方面的变化。表 17－2 为美国妊娠和哺乳妇女与成年非妊娠妇女相比较的推荐膳食供给量。胎体生长发育所需的各种营养素全部来自母体，因此必须对妊娠期妇女的营养需要加以调整。

1. 能量 妊娠期间能量的增加是为了满足胎体生长发育、母体组织增长、母体蛋白质和脂肪贮存及代谢增加的能量需要。但妊娠期能量的摄入量与消耗量应以保持平衡为原则，过多地摄入能量对孕体并无益处，一般可根据定期测量孕妇体重的增长来评价和判断能量的摄入是否适宜。整个妊娠期总能量根据 Hytten（1980 年）估计，需增加 80000～85000Kcal（335～350MJ），其中用于脂肪和组织合成为 41000Kcal（169MJ），用于代谢的为 36000Kcal（148.5MJ）。WHO 据此曾推荐孕妇于妊娠的前 3 个月膳食能量供给量每日应增加 150Kcal（0.63MJ），4～9 个月每日增加 350Kcal（1.46MJ）。1985 年 FAO/WHO 联合专家委员会修改为妊娠期的膳食能量供给量每日增加 250Kcal（1.05MJ）；对于孕期体力活动量少者则减少为每日增加 200Kcal（0.84MJ）。中国营养学会 2000 年修订的膳食参考摄入量（DRIs）建议孕妇自孕中期，即妊娠 4 个月开始每日增加能量摄入量 200Kcal（0.84MJ）。

表 17－3 正常妊娠过程中蛋白质贮存量（g）

	10 周	20 周	30 周	40 周
胎体	0.3	27	160	435
胎盘	2	16	60	100
羊水	0	0.5	2	3
子宫	23	100	139	154
乳房	9	36	72	81
血液	0	30	102	137
合计	34.3	209.5	535	910

2. 蛋白质 妊娠期蛋白质的需要量增加主要是为了满足胎体的生长发育，其次是孕体自身也需要一定数量的蛋白质来供给子宫、胎盘及乳房等的发育（表17－3）。中国营养学会建议和推荐的妊娠期蛋白质增加量是：妊娠早期（妊娠12周末以前）为5g/d，妊娠中期（妊娠第13～27周末）为15g/d，妊娠晚期（妊娠第28周以后）为20g/d。除了数量保证外，还要保证优质的动物及豆类蛋白质的摄入至少占1/3以上。

3. 矿物质 妊娠期对矿物质的需要量增加，妊娠期妇女易于缺乏的矿物质主要是钙、铁、锌、碘等。

（1）钙：成年妇女机体内含钙量约为1kg，妊娠期需增加贮存钙量约为30g。钙的主要生理功能之一是构成骨骼和牙齿。如果在妊娠最后3个月，孕体钙摄入量不足，将影响胎儿骨骼和牙齿的发育，这时孕体骨钙将被动用以满足胎儿的需要。中国营养学会建议妊娠中期的妇女每日摄入钙量为1000mg，妊娠后期每日为1500mg。

（2）铁：铁是人体必需的微量元素之一。妊娠期缺铁性贫血是常见的营养素缺乏病之一，我国妊娠期妇女缺铁性贫血平均患病率约为30%，因此铁的补充在妊娠期十分重要。整个妊娠期需铁总量约为1000mg，其中350mg满足胎儿和胎盘生长发育的需要，450mg满足妊娠期红细胞增加的需要，其余部分是用以补偿铁的丢失。在妊娠期间，血红蛋白水平的下降与血清铁、血清铁蛋白及运铁蛋白饱和度的下降一致，这几个指标的下降主要反映了血液的稀释；实际上，在妊娠晚期运铁蛋白的水平（5μg/ml）是高于非妊娠期水平（3μg/ml）的，这很可能有利于铁转运至胎儿。妊娠期肠道铁的吸收作用大约增强2～3倍，孕体所贮存的铁被动用以满足胎体对铁的需要。新生儿体内贮铁量为280～300mg，能满足婴儿前4～5个月的铁需要，故4～5个月龄的婴儿极少发生缺铁性贫血。中国营养学会建议妊娠中期妇女的膳食铁摄入量为25mg/d，妊娠晚期为35mg/d。

（3）锌：妊娠期妇女摄入充足量的锌有利于胎体生长发育和预防先天性出生缺陷。成年妇女体内含锌量约为1.3g，妊娠期增加至1.7g。胎儿对锌的需要量在妊娠末期最高，此时胎盘主动转运锌量为0.6～0.8mg/d。血浆锌水平一般在妊娠早期就开始下降，直至妊娠结束，比非妊娠妇女低约35%，故在妊娠期应增加锌的摄入量。中国营养学会建议妊娠期妇女每日锌摄入量应由非妊娠妇女的15mg增加至20mg，以满足胎体的生长发育需要。

（4）碘：妊娠期妇女碘缺乏可能导致胎儿甲状腺功能低下，从而引起以严重的智力低下和生长发育迟缓为主要表现的呆小症。这一表现在妊娠的前3个月，通过纠正母亲碘缺乏就可以预防。妊娠中期基础代谢率开始增高，反映甲状腺素分泌增加和碘的需要量增加。中国营养学会建议妊娠期膳食中碘的摄入量由非妊娠妇女的每日150μg增至175μg，与美国1989年推荐的供给量相同。

4. 维生素

（1）叶酸：叶酸是B族维生素中的一种。当妊娠期妇女体内叶酸缺乏时，无法满足自身和胎体对叶酸的需要，结果使DNA、RNA合成受到抑制，发生巨幼红细胞贫血。大量流行病学研究结果证实，妊娠早期叶酸缺乏是胎儿发生神经管畸形的重要原因，如果育龄妇女在妊娠前1个月至妊娠后3个月每天服用400μg叶酸，就可有效预防神经管畸形的初发和复发。

（2）维生素B_{12}：妊娠期妇女缺乏维生素B_{12}，可发生巨幼红细胞贫血，亦可导致胎体的神经系统受损。体内的维生素B_{12}主要贮存在肝脏中。中国营养学会2000年建议妊娠期妇女维生素B_{12}的摄入量为每天2.6μg。

（3）维生素B_6：给妊娠期妇女补充足量的维生素B_6十分重要。不同国家推荐的维生素B_6供给量大体上比非妊娠妇女增加0.5mg，中国营养学会推荐妊娠期妇女维生素B_6供给量为每天2.0mg。

（4）维生素B_1：妊娠期妇女缺乏维生素B_1时母体可能没有明显的临床表现，但胎儿出生后却可能出现先天性脚气病。近年来在我国南方的一些农村地区、单纯食用精白米的情况增多，致使孕妇发生维生素B_1缺乏的情况有所增加。中国营养学会建议妊娠期妇女每日膳食维生素B_1的摄入量为1.5mg。

（5）维生素C：在妊娠期间，胎儿血中维生素C含量比母体高2～4倍，而母体维生素C含量比非妊娠妇女低50%左右，因此我国推荐妊娠期妇女每日膳食维生素C的摄入量为130mg，以满足母体和胎体的需要。

（6）维生素A：妊娠期妇女摄入足量的维生素A有利于胎体的正常生长发育和维持自身的健康。维生素A缺乏可能与早产、发育迟缓以及低体重儿的发生有关。然而，维生素A摄入过量时也可引起中毒，还有导致先天畸形的可能。中国营养学会建议妊娠中期开始补充维生素A，每日摄入量为3000IU。

（7）维生素D：妊娠期妇女缺乏维生素D可导致胎儿骨骼和牙齿发育不良，并可导致新生儿手足抽搐和低钙血症及母体骨质软化的发生。由于补充过量的维生素D可导致中毒，故妊娠期妇女补充维生素D时应慎重。中国营养学会建议妊娠期妇女从妊娠的4个月开始补充维生素D，其每日膳食推荐摄入量为400IU。

（三）妊娠期营养不良对母体和胎体的影响

1. 妊娠期营养不良对母体的影响 妊娠期妇女营养素摄入不足时，常常可发生以下几种营养缺乏病。

(1)营养性贫血:包括缺铁性贫血和缺乏叶酸、维生素 B_{12}引起的巨幼红细胞贫血。妊娠期发生贫血十分普遍(以缺铁性贫血为主),全世界妊娠期妇女贫血患病率平均为51%,我国妊娠期妇女贫血患病率据各地调查平均为35%左右,农村大于城市,以妊娠末期患病率最高。主要原因是膳食铁摄入不足;来源于植物性食物的膳食铁吸收利用率差,吸收率仅10%左右;母体和胎儿对铁的需要量增加;某些其他因素引起的失血等。巨幼红细胞贫血在我国的患病率较低,以叶酸缺乏所致者较为常见,维生素 B_{12}缺乏所致者罕见。

(2)骨质软化症:维生素D的缺乏可影响钙的吸收,导致血钙浓度下降。为了满足胎儿生长发育所需要的钙,必须动用母体骨骼中的钙,结果使母体骨钙不足,引起脊柱、骨盆骨质软化,骨盆变形,重者甚至造成难产。

(3)营养不良性水肿:妊娠期蛋白质严重摄入不足所致。蛋白质缺乏较轻者仅出现下肢水肿,严重者可出现全身浮肿。此外,维生家 B_{12}严重缺乏者亦可引起浮肿。

2. 妊娠期营养不良对胎体的影响 妊娠期妇女营养素摄入不足,对胎体的不良影响以下述几种为主。

(1)先天畸形(congenital malformation):妊娠早期妇女因某些营养素摄入不足或摄入过量,常可导致各种各样的先天畸形儿出生。例如:叶酸缺乏可导致神经管畸形发生,以无脑儿和脊柱裂表现为主,维生素A缺乏或过多可导致无眼、小头等先天畸形的发生。

(2)低出生体重(low birth weight,LBW):LBW指新生儿出生体重小于2500g。LBW围产儿死亡率为正常儿的4~6倍,不仅影响婴幼儿期的生长发育,还可影响儿童期和青春期的体能与智能发育。影响LBW的因素多且复杂。有些尚不明确,常见的营养因素是妊娠期妇女偏食、妊娠剧吐、能量和蛋白质及维生素摄入不足、妊娠贫血等。

(3)脑发育受损:胎儿脑细胞数的快速增殖期是从妊娠第30周至出生后1年左右,随后脑细胞数量不再增加而细胞体积增大。因此,妊娠期的营养状况,尤其是妊娠后期母体蛋白质和能量的摄入量是否充足,直接关系到胎儿的脑发育,还可影响日后的智力发育。

(四)妊娠期的膳食原则

妊娠期膳食应随着妊娠期妇女的生理变化和肢体生长发育的状况而进行合理调配。

1. 妊娠早期 约有50%的妇女在停经6周左右出现早孕反应,第12周左右自行消失。早孕反应的主要表现为厌油腻、食欲不振、恶心、呕吐(晨起呕吐常见)、头晕、乏力、畏寒、嗜睡和喜食酸物等。因此,妊娠早期膳食应以清淡、易消化、口感好为主要原则。建议每日服用适量叶酸和维生素 B_{12}等,以预防神经管畸形的发生。

2. 妊娠中、晚期 从妊娠中期开始,胎儿生长发育速度加快,母体自身也开始贮存脂肪、蛋白质等,同时缺钙、缺铁等现象亦增多。因此,妊娠中、晚期的膳食应广泛选择和食用新鲜的乳、蛋、禽、鱼、肉、蔬菜和水果等,以保证母体和胎儿对营养素的需求。此时合理营养和平衡膳食十分重要,一般要求膳食应尽可能包括以下各类食品并保证一定数量。

(1)每日400~500g谷类(米、面及各种杂粮):是能量的主要来源并提供蛋白质及B族维生素。

(2)每日50~100g豆类及豆制品:是优质蛋白质的植物来源,并可提供丰富的矿物质。

(3)每日50~150g肉、禽、鱼等动物性食品,1~2个鸡蛋:提供优质蛋白质、矿物质和维生素,有条件时还可经常食用动物肝脏及动物血以增加吸收率高的血红素铁的摄入。

(4)每日250~500ml鲜奶:能提供优质蛋白质、钙及维生素。个别孕妇食鲜奶出现腹胀及不适反应者,可改用酸奶。

(5)每日400~500g蔬菜及100~200g水果:是膳食中矿物质、维生素和膳食纤维的主要来源。

(6)每日15~20g烹调植物油,盐、糖适量。

妊娠过程中由于消化功能下降,抵抗力减弱,易发生腹泻或便秘,因此应尽量食用新鲜和易消化的食物。为防止孕期便秘,可多选用含膳食纤维丰富的蔬菜、水果及薯类。妊娠后半期若出现水肿,应限制含盐分多的食物。上述各类食物的数量仅为参考数值,尚需根据不同个体的具体情况做出适当调整。

二、乳母

哺乳期保证母体的合理营养与膳食,其主要目的是有利于母体自身健康的恢复及为婴儿的生长发育提供最佳食物。因此,多年来我国大力提倡母乳喂养及母婴同室,这对母婴健康均有益处。

(一)哺乳期的生理特点

1. 哺乳期 胎盘娩出后,产妇便进入以自身乳汁哺育婴儿的哺乳期。哺乳有利于母体生殖器官及有关器官组织得以更快地恢复。

2. **初乳**　产后第一周分泌的乳汁为初乳。初乳质稠呈浅黄色，富含大量的钠、氯和免疫蛋白，尤其是分泌型免疫球蛋白A和乳铁蛋白等，但乳糖和脂肪含量较成熟乳少，故易消化，是新生儿早期理想的天然食物。

3. **过渡乳**　产后第二周分泌的乳汁为过渡乳。过渡乳中的乳糖和脂肪含量逐渐增多，而蛋白质含量有所下降。

4. **成熟乳**　第二周以后分泌的乳汁为成熟乳。成熟乳呈白色，富含蛋白质、乳糖、脂肪等多种营养素。

随着胎儿娩出、胎盘剥离排出体外，产妇血中的雌激素、孕激素、胎盘生乳素水平急剧下降，其中胎盘生乳素在1天内、雌激素和孕激素在1周内降至未孕妇女的水平；垂体分泌的催乳素随着雌激素水平的下降而持续升高，高水平的催乳素是乳汁分泌的基础。此外，吸吮对乳汁分泌也起重要作用，其作用机制可能是婴儿吸吮母亲乳头时，由乳头传来的感觉信号，经传入神经纤维达下丘脑，通过抑制下丘脑多巴胺的分泌及其他可能的催乳素抑制因子，致使垂体催乳素的分泌水平增高，结果促进乳汁分泌。

（二）哺乳期的营养需求

哺乳期的营养需求远大于妊娠期的营养需求，良好的乳母营养供给能保证乳汁的正常分泌并维持乳汁的质量和数量。因此，必须对哺乳期妇女的营养需求加以调整。

1. **能量**　哺乳期妇女对能量的需求有所增加，旨在满足母体泌乳过程需要消耗的能量和乳汁本身所含的能量。通常，乳母维持泌乳所需的额外能量与其泌乳量呈正比关系。人乳的能量约为67～70Kcal（280～293KJ）/100ml，按照WHO估计的乳母产乳效率80%（76%～94%）计算，每产生100ml乳汁需要能量约为85Kcal（356KJ）。在哺乳的前6个月，平均泌乳量约为750～800ml/d，其后的6个月约为600ml/d。一般情况下，乳母在妊娠期所贮存的脂肪可在哺乳期提供能量约为100～200Kcal（418～837KJ）/d；同时哺乳期妇女的体脂丢失约为0.5～1.0kg/月。

中国营养学会推荐在哺乳的1～6月乳母应增加能量摄入500Kcal（2.1MJ）/d；6个月以后仍保持完全母乳喂养者应增加能量摄入500～650Kcal（2.1～2.7MJ）/d。

2. **蛋白质**　哺乳期妇女摄入适量的蛋白质对维持婴儿的生长发育、免疫和行为功能等十分重要。人乳中蛋白质的含量约为1.2g/100ml，若按前6个月的平均泌乳量750～800ml/d计算则含蛋白9.0～9.6g，相当于每日摄入12.8～13.7g膳食蛋白。考虑到大多数中国人摄入的膳食蛋白是以植物性蛋白为主，故中国营养学会推荐乳母应比非妊娠妇女每日多摄入20g膳食蛋白质。

3. **脂肪**　膳食脂肪的种类与乳汁脂肪的成分关系密切，例如摄入动物性脂肪多时，乳汁中饱和脂肪酸含量相对增高。推荐乳母每日膳食脂肪供给量应以其能量占总能量摄入的20%～25%为宜。

4. **矿物质**　人乳中的主要矿物质（钙、磷、镁、钾、钠）的浓度一般不受膳食的影响。微量元素中，碘和硒的膳食摄入量与其在乳汁中的浓度呈正相关，但乳母膳食对乳汁中其他微量元素的影响还未见具有说服力的证据。中国营养学会根据国内外资料综合考虑后，建议乳母钙的AI为1200mg/d；铁的AI为25mg/d；碘的RNI为200mg/d；锌RNI增加10mg/d；硒RNI为65μg/d。

5. **维生素**　为满足母体自身和婴儿生长发育的需要，乳母膳食中各种维生素都应适量增加。

（1）脂溶性维生素：脂溶性维生素中只有维生素A能少量通过乳腺，故增加母亲膳食维生素A的摄入，乳汁中维生素A的含量亦会有一定程度的增高。一般来说，初乳维生素A的含量远高于成熟乳。中国营养学会推荐乳母膳食维生素A的RNI为1200μg RE。

因维生素D几乎不能通过乳腺，故母乳中维生素D含量很低。目前认为乳母无需额外补充维生素D，只要能保证婴儿多晒太阳或适量补充鱼肝油或其他维生素D制剂即可。

（2）水溶性维生素：水溶性维生素大多可自由通过乳腺，但乳腺可调控其进入乳汁的含量，达一定水平时不再增高。中国营养学会推荐的乳母膳食中维生素B_1的RNI为1.8mg/d；维生素B_2的RNI为1.7mg/d；维生素B_6的AI为1.9mg/d；维生素B_{12}的RNI为2.8μg/d；、维生素C的RNI为130mg/d；泛酸的AI为7.0mg/d；叶酸的RNI为500μg/d；烟酸的RNI为18mgNE/d；胆碱的AI为500mg/d；生物素的AI为35μg/d。

（三）哺乳期的膳食原则

因乳母对各种营养素的需要量都增加，就必须精心地选用营养价值高的食品，并要在不同时间段将其合理地调配成最佳平衡膳食。

1. **产褥期膳食**　产褥期指从胎盘娩出至产妇全身各器官除乳腺外恢复或接近正常未孕状态的一段时间，一般为6周。如无特殊情况产后1小时就可让产妇进食易消化的流质食物或半流质食物，如牛奶、稀饭、肉汤面、蛋糕等，次日起可进食普通食物，但食物应是富含优质蛋白质等的合理平衡膳食。如果哺乳则要比平常增加蛋白质25～35g，同时要多进汤汁食物及含膳食纤维多的食物以防便秘,餐次可每日4~5次。还要适量补充维生素和铁剂。

2. 产褥期后膳食 总体上说,除了应多食用动物性食品(鱼、鸡、鸭、牛、羊、猪肉等)外,还可食用豆类食品、海带、虾米皮、木耳及动物肝脏等含维生素和铁等较多的食物。乳母每天应喝牛奶以补充钙,还要多食水果、蔬菜及一定比例的粗粮,多喝鱼汤、鸡汤、猪蹄汤及骨头汤等。对牛奶过敏者和不喝牛奶者每天要适量补充维生素D。

第二节 特殊年龄人群的营养与膳食

一、婴幼儿营养与膳食

营养是维持生命与生长发育的物质基础,同时也是健康成长的关键。婴幼儿(0~6岁)生长发育迅速,是人一生中身心健康成长的重要时期,合理营养将为一生中体力和智力的发展打下良好基础,而且对于某些成年或老年疾病(如肥胖、心血管疾病、某些肿瘤等)的发生具有预防作用。

(一)婴幼儿的生理特点

1. 生长发育 婴幼儿的生长发育是机体各组织器官增长和功能成熟的过程,这一过程由遗传因素和环境因素的共同作用决定,其中营养因素是十分重要的一个方面。婴幼儿又可分成婴儿和幼儿两个时期。

婴儿期指一般指3周岁以前(从出生到1周岁以前一般称新生儿期)。婴儿期是人类生命生长发育的第一高峰期。婴幼儿的生长发育首先表现为体重的增加,半岁以内的婴儿体重平均每月增加0.6kg,半岁至1岁的婴儿体重平均每月增加0.5kg。在出生5~6个月时体重可增至出生时的2倍,而1周岁时将增加至出生时的3倍。身长是反映骨骼系统生长的指标,婴儿期内身长平均增长25cm,1周岁时将增加至出生时的1.5倍。头围反映脑及颅骨的发育状态,婴儿期内头围平均每月增加1cm,而且这一时期脑细胞数目持续增加,至6月龄时脑重增加至出生时的2倍(600~700g),至1周岁时,脑重达900~1000g,接近成人脑重的2/3。另外,胸围、上臂围在这一时期也得以迅猛增加,胸围出生时小于头围但迅速增长,至1周岁时与头围基本相等并开始超过头围(头胸围交叉),上臂围在婴儿期由11cm增长至16cm。

幼儿期一般指从1周岁到6周岁以前(也有指1周岁到3周岁以前)。幼儿生长发育虽不及婴儿迅猛,但与成人比较亦非常旺盛。体重每年增加约2kg,身长第二年增加11~13cm,第三年增加8~9cm,头围约以每年1cm的速度增长。这一时期智能发育较快,语言、思维能力增强。

2. 消化和吸收 营养素的消化和吸收是其被机体利用的关键,机体消化吸收功能的状态将直接影响营养素的利用。婴幼儿胃肠道及泌尿系统尚处于发育阶段,功能不够完善,对食物的消化、吸收和废物的排泄都受到一定的限制。婴幼儿口腔狭小,嘴唇粘膜皱褶较多,出生时涎腺细胞不发达,唾液分泌量少,3~4个月时唾液腺逐渐发育完全,同时唾液内淀粉酶也逐渐增加,6个月以后唾液的作用更为增强。牙齿是食物消化过程中重要的器官之一,婴幼儿时期正是乳牙萌出的阶段,乳牙共20个,一般6个月左右(4~10个月)开始出牙,乳牙的萌出通常有一定的顺序(见表17-4)。胃是食物消化的主要场所。与成年人不同,婴儿期胃呈水平位,贲门处肌肉约束力较弱,而幽门处肌肉较紧张。胃容量较小,出生时为25~50ml,出生后第10天增加到100ml,6个月后为200ml,1岁以后可增加至300~500ml。婴幼儿肠管总长度约为身长的6倍,但胃肠道消化酶的分泌及蠕动能力远不如成人。

表17-4 乳牙萌出的一般顺序

种类	数目	出牙时间	总数
下中门齿	2	6~10个月	2
上中门齿	2	8~10个月	4
上侧门齿	2	10~13个月	6
下侧门齿	2	10~14个月	8
第一乳磨齿	4	13~17个月	12
尖齿	4	18~24个月	16
第二乳磨齿	4	20~28个月	20

(二)婴幼儿的营养需要

一方面婴幼儿时期生长发育迅猛,代谢旺盛,需要得到足量优质的营养素供给,以满足正常生理功能活动和生长发育的需要;另一方面婴幼儿的消化吸收功能尚不够完善,对营养素的吸收和利用受到一定的限制。因此,如果喂养不当,容易引起消化功能紊乱和营养不良,影响机体的抵抗力和健康成长。婴幼儿的营养需要特点具体表现在如下几方面。

1. 能量 婴幼儿的总能量消耗包括基础代谢、食物的热能效应、活动的能量消耗、排泄能量和组织生长合成过程消耗能量(储存能量)。婴儿时期基础代谢的能量需要大约占总能量的60%,每千克体重每天约需要55Kcal(230KJ)。食物的热能效应约占婴儿每日能量消耗的5%~10%。活动消耗能量主要是指肌肉活动消耗的能量,婴儿活动较少,仅仅是啼哭、吸奶和简单的四肢活动,因此消耗能量较少,每日每千克体重约需要15~20Kcal(62.8~82.7KJ)。排泄能量指的是未被消化吸收的能量,主要由于少量蛋白质和脂肪不能被吸收而随尿液和粪便排出体外所引起的能量丢失,约占基础代谢能量的10%左右。储存能量是婴幼儿特有的能量消耗,指身体生长所需的能量,与生长的速度成正比,出生后的前几个月,这部分能量占摄入能量的1/4~1/3,每日每千克体重约需要15~20Kcal(62.8~82.7KJ),1周岁末约需要5~15Kcal(20.9~62.8KJ),以后逐渐降低。能量供给不足时,其他营养素在体内的利用会受到影响,同时机体还会动用自身的能量储备,甚至消耗自身组织来满足生理需要,因而导致生长发育迟缓、消瘦、活动力减弱或消失,甚至死亡;相反,能量供给过多又可导致肥胖。因此,为了使婴幼儿时期体重能按正常比例增加,能量摄入应与需要平衡。

2000年,中国营养学会推荐婴幼儿能量日摄入量如下:1周岁以内AI为95Kcal(0.40MJ)/(kg·bw),1~2岁RNI为男童1100Kcal(4.60MJ)/d,女童1050Kcal(4.40MJ)/d,2~3岁RNI为男童1200Kcal(5.02MJ)/d,女童1150Kcal(4.81MJ)/d。推荐的数值对个体婴幼儿差异较大,但对集体婴幼儿而言,不应低于推荐值的90%。

2. 蛋白质 婴幼儿正处于生长阶段,要求有足量优质的蛋白质来提供其氨基酸需要,以维持机体蛋白质的合成和更新。膳食蛋白质供给不足时,婴幼儿可表现出生长发育迟缓或停滞、消化吸收障碍、肝功能障碍、抵抗力下降,消瘦、腹泻、水肿、贫血等症状。此外,因婴幼儿的肾脏及消化器官尚未发育完全,过高的蛋白质摄入也会对机体产生不利影响,常会引起便秘、肠胃疾病、口臭、舌苔增厚等现象。

婴儿的蛋白质需要量是以营养状态良好的母亲喂养的婴儿的需要量为标准来衡量的。在充足母乳喂养时,婴儿蛋白质摄入量相当于每千克体重1.6~2.2g,其他的食物蛋白质的生物价值低于母乳蛋白质,因此需要量要相应增加。中国营养学会在2000年建议的蛋白质RNI婴儿为1.5~3.0g/(kg·d),1~2岁幼儿为35g/d,2~3岁幼儿为40g/d。

3. 脂肪 脂肪是体内重要的能量来源,摄入过多和过少对婴儿的生长发育都不利。脂肪摄入超过限度,会影响蛋白质和碳水化合物的摄入并影响钙的吸收;反之,脂肪摄入过低,会导致必需脂肪酸缺乏以及过量的蛋白质或碳水化合物摄入。中国营养学会推荐的婴幼儿每日膳食中脂肪能量占总能量的适宜比例,6月龄以内为45%~50%,6月龄~2岁为35%~40%,2岁以上为30%~35%。

4. 碳水化合物 碳水化合物主要供给婴幼儿能量,帮助机体蛋白质的体内合成以及脂肪的氧化,具有节约蛋白质作用。如能早期给婴幼儿添加适量的淀粉,可以刺激唾液淀粉酶的分泌。但如婴幼儿食物中含碳水化合物过多,则会在肠腔内发酵过强,产生大量短链脂肪酸,刺激肠蠕动而引起腹泻。如果伴有蛋白质摄入不足,还会出现虚胖或水肿等营养不良表现。同时不应养成婴幼儿爱吃甜食(蔗糖、糖果等)的习惯,以预防龋齿发生。

5. 常量元素和微量元素 是人体必需的营养物质,在婴幼儿时期具有极为重要的作用。较容易缺乏的常量元素和微量元素有以下几种。

(1)钙:婴儿出生时体内钙含量占体重的0.8%,到成年时增加为体重的1.5%~2.0%,这表明在生长过程中需要贮留大量的钙。母乳喂养的婴儿一般不会引起明显的缺钙。

(2)铁:铁供应不足可以导致缺铁性贫血,在婴幼儿和学龄前儿童中发病率较高,患病高峰年龄主要是6月龄至两岁的婴幼儿。缺铁除了引起血液系统的改变以外,还可影响婴幼儿行为和智能的发育,严重贫血可以增加婴幼儿的死亡率。婴儿出生后体内有一定量的铁贮备,可供3~4个月之内使用,母乳含铁不高,婴儿在4~6个月后即需要从膳食中补充铁。

(3)锌:锌对机体免疫功能、激素调节、细胞分化以及味觉形成等过程有重要影响。婴幼儿缺锌可表现为食欲不振、生长停滞、味觉异常或异食癖、认知行为改变等。

婴幼儿期常量元素和微量元素的参考摄入量,见表17-5。

6. 维生素 维生素是维持人体生理过程所必需的一类有机化合物,几乎所有的维生素在缺乏时都会影响婴幼儿的生长发育,其中关系最为密切的有如下几种。

表 17-5 婴幼儿期常量元素和微量元素参考摄入量(RNI 或 AI)

年龄(岁)	钙(AI)(mg)	磷(AI)(mg)	钾(AI)(mg)	钠(AI)(mg)	镁(AI)(mg)	铁(AI)(mg)	碘(RNI)(μg)	锌(RNI)(mg)	硒(RNI)(μg)	铜(AI)(mg)	氟(AI)(mg)	铬(AI)(μg)
0~0.5	300	150	500	200	30	0.3	50	1.5	15(AI)	0.4	0.1	10
0.5~1	400	300	700	500	70	10	50	8.0	20(AI)	0.6	0.4	15
1~3	600	450	1000	650	100	12	50	9.0	20	0.8	0.6	20

(1)维生素 A:婴幼儿维生素 A 摄入不足可以影响体重的增长,并可出现上皮组织角化、干眼病、夜盲症等缺乏症状;但维生素 A 过量摄入可以引起中毒,表现出呕吐、昏睡、头痛、皮疹等症状。

(2)维生素 D:维生素 D 对于婴幼儿的生长发育十分重要。维生素 D 缺乏可导致佝偻病,我国婴幼儿佝偻病的患病率一直较高,主要原因就是膳食中维生素 D 的含量较低。因此,应给婴幼儿适宜补充维生素 D 并且应多晒太阳。但应该注意的是长期过量摄入维生素 D 会引起中毒,产生对机体健康成长不利的影响。

(3)其他:B 族维生素中的维生素 B_1、维生素 B_2 和尼克酸能够促进婴幼儿的生长发育,而且其需要量随能量需要量的增加而增高。人工喂养的婴幼儿还应该注意维生素 E 和 C 的补充,尤其是早产儿更应该注意补充维生素 E。婴幼儿期维生素参考摄入量,见表 17-6。

表 17-6 婴幼儿期维生素参考摄入量(RNI 或 AI)

年龄(岁)	维生素 A(AI)(μgRE)	维生素 D(RNI)(μg)	维生素 E(AI)(mgα-TE)	维生素 B_1(RNI)(mg)	维生素 B_2(RNI)(mg)	维生素 B_6(AI)(mg)	维生素 C(RNI)(mg)	泛酸(AI)(mg)	叶酸(RNI)(μgDFE)	烟酸(RNI)(mgNE)
0~0.5		10	3	0.2(AI)	0.4(AI)	0.1	40	1.7	65(AI)	2(AI)
0.5~1	400	10	3	0.3(AI)	0.5(AI)	0.3	50	1.8	80(AI)	3(AI)
1~3	400	10	3	0.6	0.6	0.5	60	2.0	150	6

(三)婴幼儿的合理喂养

婴幼儿生长发育所需要的能量和营养素必需通过合理的喂养来获得,应该结合婴幼儿生长发育特点以及胃肠道功能尚未完善的特点,确定科学的喂养方式。

1. 母乳喂养 对人类而言,母乳(breast milk)是自然界中唯一的营养最全面的食物,是婴儿的最佳食物(表 17-7)。母乳喂养是人类哺育下一代的天然喂养方式,具有如下诸多优点。

(1)母乳中营养素齐全,能全面满足婴儿生长发育的需要。按正常乳母每日分泌 800ml 乳汁计算,其提供的能量和各种营养素的种类、数量及质量优于任何代乳食品,能完全满足 4~6 月龄以内婴儿生长发育的需要,这些营养素既与婴儿消化功能相适应,亦不增加婴儿未成熟肾脏的负担。

①含优质蛋白质:母乳中总蛋白质含量虽低于牛乳,但其中乳白蛋白(lactoalbumin)与酪蛋白(casein)的比例为 8:2,优于牛乳,白蛋白在胃内形成较稀软的凝乳,易于消化吸收利用。母乳蛋白中必需氨基酸的构成与婴儿体内必需氨基酸的构成最为一致,能被婴儿最大程度利用。此外,母乳还含有较多的牛磺酸,能满足婴儿脑组织发育的需要。

②含丰富的必需脂肪酸:母乳脂肪以不饱和脂肪酸为主,并含有酯酶,易于消化吸收。其中丰富的必需脂肪酸为亚油酸和 α 亚麻酸,能满足进一步合成 n-3 和 n-6 系列长链多不饱和脂肪酸的需要,也能有效地预防因缺乏必需脂肪酸引起的婴儿湿疹。母乳中还含有少量花生四烯酸和二十二碳六烯酸(DHA),可直接供给婴儿以满足脑部及视网膜发育的需要。

③含丰富的乳糖:乳糖是母乳中碳水化合物的主要形式。乳糖在肠道可促进钙的吸收,并经细菌分解转变成乳酸,降低肠道的 PH 以诱导肠道正常菌群的生长,从而有效地抑制致病菌或病毒在肠道生长繁殖,有利于婴儿肠道的健康。

④母乳中钙含量约为 30mg/100ml,低于牛乳,但母乳中钙磷比例适宜,加上乳糖的作用,可满足婴儿对钙的需要,而且这也与婴儿的肾溶质负荷(renal solute load)相适应,肾溶质负荷指的是尿中各种溶质的浓度,婴幼儿由于肾脏髓袢短,尿素排泄率低以及抗利尿激素的分泌功能不成熟,对尿液的浓缩和稀释功能不完善,排泄相同量的溶质所需要的水分比成年人要多,当肾溶质负荷过高时容易发生脱水或水肿。母乳中其它常量元素和微量元

素齐全,含量可满足婴儿生长发育的需要而又不会增加婴儿肾脏的负担。

⑤乳母膳食营养充足时,婴儿在前6个月内所需要的维生素基本上可从母乳中得到满足。母乳中维生素C、B族维生素、类胡萝卜素及维生素A常随乳母膳食中的含量而改变,维生素D难以通过乳腺进入乳汁,母乳喂养儿应在出生2~4周后补充维生素D和多晒太阳。

表17-7 母乳与牛乳的营养成分比较(每100g)

成 分		母 乳	牛 乳
水(g)		87.6	89.8
能量(KJ)		274	226
蛋白质(g)		1.3	3.0
脂肪(g)		3.4	3.2
碳水化合物(g)	(主要为乳糖)	7.4	3.4
灰分(g)		0.3	0.6
氨基酸(mg)			
必需氨基酸	组氨酸	29	62
	异亮氨酸	52	115
	亮氨酸	112	245
	赖氨酸	70	207
	蛋氨酸	17	65
	苯丙氨酸	36	113
	苏氨酸	45	101
	色氨酸	17	39
	缬氨酸	57	134
非必需氨基酸	精氨酸	38	84
	丙氨酸	39	83
	天门冬氨酸	89	179
	胱氨酸	21	28
	丝氨酸	46	143
	酪氨酸	39	118
	谷氨酸	189	528
	甘氨酸	23	45
	脯氨酸	97	295
常量元素和微量元素(mg)	钙	30	104
	磷	13	73
	镁	32	11
	铜	0.03	0.02
	锌	0.28	0.42
	铁	0.1	0.3
维生素	维生素A(AI)(μgRE)	11	24
	维生素E(mg)	0.04	0.18
	维生素D(IU)	22	14
	维生素B_1(mg)	0.01	0.03
	维生素B_2(mg)	0.05	0.14
	尼克酸(mg)	0.2	0.1
	维生素C(mg)	5	1

(2)母乳(尤其是初乳)含有丰富的抗感染物质,能提高婴儿对疾病的抵抗力。初生婴儿免疫系统处于生长和发育阶段,非特异性免疫功能和特异性免疫功能均尚未发育完善,抵抗力较差,易患消化道和呼吸道感染。母乳喂养儿对消化道及呼吸道感染的抵抗依赖于母乳中的免疫物质。

①母乳中特异性免疫物质:包括细胞和抗体,如T淋巴细胞、B淋巴细胞以及分泌型免疫球蛋白A等,均可保护婴儿呼吸道及消化道抵抗细菌及滤过性病毒的侵袭,安全渡过无抗体阶段。研究表明,母乳喂养儿腹泻患病率

为25%，人工喂养儿腹泻患病率高达73%，两种喂养儿粪便分析结果表明，母乳喂养儿肠道致病性大肠埃希菌、轮状病毒、柯萨奇病毒带菌远少于人工喂养儿。

②母乳中的非特异性免疫物质：包括吞噬细胞、乳铁蛋白（lactoferrin）、溶菌酶（lysozyme）、乳过氧化氢酶、补体C3及双歧杆菌因子等，可以使婴儿有效地抵御致病菌及病毒的侵袭。

③哺乳行为可增进母子间情感的交流，促进婴儿的智能发育。哺乳是一个有益于母子双方身心健康的活动，哺乳过程有一种潜在的母子心灵的沟通，使母子双方获得身心方面的满足。此外，婴儿对乳头的吮吸可反射性引起催乳素分泌并有利于子宫的收缩和恢复，加速母体的复原。

④母乳既卫生又无菌，经济、方便、温度适宜，而且新鲜不变质。一般健康的母乳是无菌的，而且温度对婴儿最合适，保证母亲合理的营养就可以满足婴儿的需要。

随着经济和生产的发展，母乳喂养曾一度被忽视，尤其在城市及发达的西方国家。20世纪80年代WHO提出号召，要求80%的婴儿母乳喂养至少4个月。1992年国务院批准的《90年代中国儿童发展规划纲要》及1995年国务院颁布的《中国营养改善行动计划》明确提出婴儿出生后纯母乳喂养4～6月者应达40%，母乳喂养率应达80%的目标。近年来，随着《母婴保健法》的实施及爱婴医院的建立，母乳喂养率已有了较大的提高，但推广母乳喂养的工作仍任重而道远。

2. 断奶过渡期 喂养婴儿期是人类生命从母体内生活到母体外生活的过渡期，亦是从完全依赖母体营养到母乳外其它食物营养的过渡期。

在母乳喂养期间，为满足婴儿发育的营养需要，逐步地添加除母乳外的其它食物，使婴儿从单纯靠母乳营养逐步过渡到完全由母乳外的其它食物营养的过程。这一过程通常从4月龄开始，持续6～8月或更长，期间母乳照常喂养，直到断奶。

随婴儿生长至4～6月时，母乳的分泌量并不随婴儿长大而相应增加，此时，母乳喂养已不能完全满足婴儿生长发育的需要，应添加断奶食物作为母乳的补充。此外，此时的婴儿消化系统及各器官的协调性已发育成熟，肠道消化淀粉的酶也逐渐活跃，断奶食物的添加有助于婴儿完成从依赖母乳营养到利用母乳外其它食物营养的过渡。断奶食物添加的顺序为先单纯后混合，先液体后固体，先谷类、水果、蔬菜，后鱼、蛋、肉，具体添加顺序可以是：①4～5月龄，添加的食物包括米糊、粥、水果泥、菜泥、蛋黄、鱼泥、豆腐及动物血；②6～9月龄，添加饼干、面条、水果泥、菜泥、全蛋、肝泥和肉糜；③10～12月龄，添加稠粥、烂饭、面包、馒头、碎菜及肉末。另外，为与肾溶质负荷相适应，至少至婴儿1周岁前食物应尽量避免含盐量或调味品多的家庭膳食。

3. 婴儿配方奶粉 除母乳外的其它乳汁，如牛乳、羊乳都有不可避免的缺陷，牛乳蛋白质中酪蛋白过高，不利于婴儿消化；牛乳脂肪中饱和脂肪酸太多、亚油酸太少而不能满足婴儿对亚油酸的需要。此外，牛乳中蛋白质、钙、钠、钾、氯和磷酸的高含量引起相当高的肾溶质负荷，与婴儿未成熟肾脏的能力不相适应。故婴儿若缺乏母乳喂养，配方奶则尤为重要。

（1）婴儿配方奶粉的基本要求：婴儿配方奶粉的生产依据是母乳的营养素含量及其组成模式。大多数配方奶粉是参照母乳组成成分和模式对牛奶的组成进行调整，配制成适合婴儿生理特点并能满足婴儿生长发育所需的制品。

①增加脱盐乳清粉以降低牛奶或其它动物乳汁中酪蛋白的比例，使其接近母乳。

②添加与母乳同型的活性顺式亚油酸和适量α－亚麻酸，使其接近母乳中的含量和比例。

③α－乳糖和β－乳糖按4∶6的比例添加，适当加入可溶性多糖。

④脱去牛奶中部分Ca、P、Na盐，将K/Na比例调至2.5～3.0、Ca/P调至2，以减少肾溶质负荷并促进钙的吸收。

⑤配方奶粉中通常应强化维生素A、维生素D及适量的其他维生素，以促进婴儿正常生长发育及预防佝偻病。

⑥在婴儿配方奶粉中强化牛磺酸、核酸、肉碱等婴儿生长发育必需而体内合成有限的营养物质。

⑦对牛乳蛋白过敏的婴儿，可用大豆蛋白作为蛋白质来源生产配方奶粉，以避免过敏症的发生。

（2）婴儿配方奶粉的使用：因母乳不足或母亲因工作或其他原因不能按时给婴儿哺乳时可采用混合喂养方式，即以配方奶粉作为母乳不足的补充物或每日替代1～2次母乳喂养。较好的方法是每次哺乳后加喂一定量的配方奶粉，可避免母乳分泌的逐渐减少。由于各种原因不能母乳喂养时，则只能采用人工喂养。在配方奶粉的选用上，小于6月龄婴儿宜选用含蛋白质较低的（12%～18%）配方奶粉，而6月龄以上婴儿可选用含蛋白质大于18%的配方奶粉，并且6月龄以上婴儿还应逐渐添加各种断奶食物，以完成从乳类到其它食物的过渡。

4. 幼儿膳食 幼儿膳食从婴儿期的以乳类为主过渡到以谷类为主，奶、蛋、鱼、禽、肉及蔬菜和水果为辅的混合膳食，但其烹调方法应与成人有别。

(1)以谷类为主的平衡膳食：幼儿膳食应以含碳水化合物丰富的谷类食品为主，还应包括肉、蛋、禽、鱼、奶类和豆类及其制品，以供给优质蛋白质，每日供给牛奶或相应的奶制品不应少于350ml。幼儿的每周食谱中应安排一次动物肝、动物血及至少一次海产品，以补充视黄醇、铁、锌和碘。

(2)合理烹调：幼儿主食以软饭、麦糊、面条、馒头、面包、饺子、馄饨等交替使用。蔬菜应切碎煮烂，瘦肉宜制成肉糜或肉末，易为幼儿咀嚼、吞咽和消化。硬果及种子类食物，如花生、黄豆等应磨碎制成泥糊状，以免呛入气管。幼儿食物烹调宜采用清蒸、切煮，不宜添加味精等调味品，以原汁原味最好。

(3)膳食安排：每日4～5餐，除三顿正餐外，可增加1～2次点心，进餐应该有规律。早餐宜安排含一定量碳水化合物和蛋白质的食物，提供一日能量和营养素的25%，午餐应品种丰富并富含营养，提供一日能量和营养素的35%，每日5%～10%的能量和营养素可以零食或点心的方式提供，如午睡后可以食用小量有营养的食物或汤水，但晚饭后除水果或牛奶外应逐渐养成不再进食的良好习惯，尤其睡前忌食甜食，以保证良好的睡眠，预防龋齿。夏日的水分补充宜用清淡的饮料或冲淡的果汁，但不可过量，忌在餐前补充以免影响正餐。

二、学龄前儿童营养与膳食

学龄前儿童(pre－school children)一般指的是3～6岁的儿童，这一时期儿童活动能力和范围增加，除了遵循幼儿膳食原则外，食物的份量要增加并逐渐让孩子进食一些粗粮类食物，引导孩子养成良好、卫生的饮食习惯。

(一)学龄前儿童的生理及营养待点

1. 身高、体重的稳步增长 3～6岁的学龄前儿童体格发育速度比婴幼儿期相对减慢，但仍保持稳步地增长，每年身高增长约5～7cm，体重增长约2kg，神经细胞的分化已基本完成，但脑细胞体积的增大及神经纤维的髓鞘化仍继续进行。足够的能量和营养素的供给是其生长发育的物质基础。中国营养学会推荐每日营养素供给量，能量为1300～1700Kcal(5.43～7.10MJ)，蛋白质45～60g，钙800mg，铁12mg，锌9～12mg，维生素A 400～500μgRE，其它营养素推荐供给量参见中国营养学会制订的《中国居民膳食营养素参考摄入量》。

2. 咀嚼及消化能力仍有限 3～6岁儿童咀嚼及消化功能仍不能与成人相比，其膳食应特别烹制，既要保证营养，又要膳食色、香、味多样化，以增加儿童食欲。

3. 主要营养问题 此期儿童由于活动范围扩大，兴趣增多，易出现饮食无规律、偏食、吃零食过多，影响营养素的摄入与吸收。微量元素，如铁、锌及维生素的缺乏是这一时期常见的营养问题。在农村，蛋白质、能量摄入不足仍然是比较突出的问题；而城市由于经济发展、物质丰富，儿童的蛋白质、能量营养不良发生率已逐渐下降，但因脂肪类食物摄入过多或运动减少造成的肥胖问题日趋严重。

(二)学龄前儿童的膳食

鉴于学龄前儿童的营养需要和生理特点，建议每日膳食中应有一定量的牛奶或相应的奶制品，适量的肉、禽、鱼、蛋、豆类及豆制品，以供给优质蛋白质。为解决矿物质和维生素的不足，应注意新鲜蔬菜和水果的摄入，并建议每周进食一次富含铁的猪肝或猪血，每周进食一次富含碘、锌的海产品。谷类已取代乳类成为主食，每日应保证150～200g谷类食物摄入。此外纯能量以及油脂含量高的食物不宜多吃，以避免出现肥胖和预防龋齿。烹调上由软饭逐渐转变成普通米饭、面条及糕点，避免油炸、油腻、质硬或刺激性强的食品。随年龄增长可以逐步过渡到与成人类似的膳食，但加工烹调仍需注意儿童特点。

三、学龄儿童的营养与膳食

学龄儿童(school children)一般指的是7～12岁进入小学阶段的孩子，此期儿童体格仍维持稳步的增长。除生殖系统外的其它器官、系统、包括脑的形态发育已逐渐接近成人水平，而且独立活动能力逐步加强，可以接受成人的大部分饮食。

(一)学龄儿童的营养和生理特点

学龄儿童的主要时间是在学校度过，有诸多的因素可影响其营养状况。其中有些营养问题与学龄前儿童类似，如缺铁性贫血、维生素A缺乏、B族维生素缺乏、锌缺乏等营养问题。此外，看电视时间过长，体力活动减少，加上饮食的不平衡而导致超重和肥胖在这一时期也比较突出。此期儿童每年的体重增加约为2～2.5kg，身高每年可增高4～7.5cm，生长速度仍然较快。中国营养学会推荐每日营养素供给量，能量为1600～2400Kcal(6.67～

10.04MJ)，蛋白质55～75g，钙800～1000mg，铁12～18mg，锌12～18mg，维生素A500～700μgRE，其它营养素推荐供给量参见《中国居民膳食营养素参考摄入量》。

(二)学龄儿童的膳食

学龄儿童应该合理食用各类食物，取得平衡膳食。从进食量上看，一般男孩子的食量不应低于父亲，女孩子不低于母亲。应该让孩子吃饱和吃好每天的三顿饭，尤其是保证吃好早餐，早餐的食量应相当于全日量的1/3，不吃早餐或早餐吃不好会使小学生在上午11点前后因能量不够而导致学习行为的改变，如注意力不集中，数学运算、逻辑推理能力及运动耐力等下降。此期，应引导孩子吃粗细搭配的多种食物，但富含优质蛋白质的鱼、禽、蛋、肉、奶类及豆类应该丰富一些，每日供给至少300ml牛奶、1～2个鸡蛋及其它动物性食物(如鱼、禽或瘦肉)100～150g，谷类及豆类食物的供给约为300～500g，以提供足够的能量及较多的B族维生素。充足的能量及丰富营养素的供给除满足儿童生长发育的需要外，也可提高其学习训练的效率、发展智力并保证大脑活动的特殊消耗。此外，学龄儿童应在老师协助下继续进行良好生活习惯及卫生习惯的培养，少吃零食，饮用清淡饮料，控制食糖的摄入，同时应重视户外活动。

四、青少年营养

这里的青少年期一般指的是12～18岁这一阶段，包括青春发育期及少年期，相当于初中和高中学龄期。

(一)青少年的生理特点

一般来说，12岁是青春期的开始，女性稍早从11～12岁开始到17～18岁，男性则从13～14岁开始至18～20岁。人生的第二个生长高峰就出现在这一时期，身高每年可增加约5～7cm，个别的可达到10～12cm；体重年增长约4～5kg，个别可达到8～10kg。此时不但体格发育速度加快，而且生殖系统迅速发育，第二性征逐步出现，加之活动量大，学习负担重，致使对能量和营养素的需求均超过成年人。因此，充足的营养是此期体格及性征生长发育、增强体魄、获得知识的物质基础。

(二)青少年的营养需要

青少年对能量的需要与生长速度成正比，生长发育需要的能量约为总能量供给的25%～30%。与此同时，青少年对蛋白质的需要量也大大增加，青少年摄入蛋白质的目的主要是用于合成自身的蛋白质以满足迅速生长发育的需要。蛋白质是体重增加的物质基础，青少年期增加的体重(约30kg)中约有16%是蛋白质。青少年期需储备钙约200mg/d左右，伴随第二性征的发育，女性青少年月经初潮，铁丢失增加，铁的供给不足可引起青春期缺铁性贫血。因此，青少年期的营养需要稍高于从事轻体力劳动的成人，中国营养学会建议青少年能量RNI为2200～2900Kcal(9.2～12.0MJ)，蛋白质RNI为75～85g/d，钙的AI为1000mg/d，女性青少年铁和锌的AI分别为18～25mg/d和15.0～15.5mg/d，男性分别为16～20mg/d和18～19mg/d。其它的营养素推荐量参照《中国居民膳食营养素参考摄入量》。

(三)青少年膳食

1. **多吃谷类，供给充足的能量** 谷类是我国膳食中主要的能量和蛋白质来源，青少年的能量需要量大，每日约需要400～500g谷类食物，可因活动量大小而有所不同。而且宜选用加工较为粗糙、保留大部分B族维生素或强化B族维生素的谷类，条件允许时应适当选择杂粮及豆类。

2. **保证足量的鱼、禽、肉、蛋、奶、豆类和新鲜蔬菜水果的摄入** 蛋白质是组织器官增长及调节生长发育和性成熟的各种激素的原料，而且由于生长发育的机体对必需氨基酸要求较高，因此，供给的蛋白质中来源于动物和大豆的优质蛋白质应达50%以上，鱼、禽、肉、蛋、奶及豆类是膳食中优质蛋白质的主要来源。其中鸡蛋除含优质蛋白质外还含有维生素A、维生素B_2及卵磷脂等营养素；奶类除含优质蛋白质外，还是维生素A及钙的良好来源。鱼、禽、肉、蛋每日供给量共200～250g，奶不低于300ml。新鲜蔬菜和水果，尤其深色蔬菜和水果是胡萝卜素、维生素C、常量及微量元素的良好来源，每日蔬菜和水果的总供给量约为500g，其中绿叶蔬菜类不低于300g。

3. **平衡膳食，鼓励参加体力活动，避免盲目节食** 儿童、青少年的膳食也应是平衡膳食，食物应该多样化，以谷类为主，以供给充足的能量和各种营养素。鼓励青少年多参加体力活动，使其发育成健壮的体格。近年来，我国青少年肥胖发生率逐年增长，青少年尤其是女孩往往为了减肥而盲目节食，引起体内新陈代谢紊乱，抵抗力下降，严重者可出现低血钾、低血糖，甚至由于厌食导致死亡。因此，对那些超重或肥胖的青少年，应引导他们通过合理控制饮食，少吃高能量的食物(如肥肉、糖果和油炸食品等)，同时应增加体力活动，使能量摄入和消耗保持平衡，而不宜采用药物或盲目节食等减肥方式，以免影响青少年的正常生长发育。

五、老年营养

近年来，人口老龄化一直是困扰全球。尤其是发展中国家人群生活质量的重要因素之一。2000 年我国 60 岁以上老人已占人口的 10%，绝对数达到 1.3 亿，预计到 21 世纪中叶，将达到 4 亿以上。随着医学的不断进步，人类寿命将逐渐延长，老年人口比例将会不断增大。因此，如何加强老年保健、延缓衰老进程、防治各种老年常见病，已成为当前生物医学研究领域的重大研究课题之一。老年营养是其中极为重要的一部分，合理的营养有助于延缓衰老、预防疾病，而营养不良或营养过剩、紊乱则有可能加速衰老和疾病发生的进程。

（一）老年人的生理代谢特点

1. 消化系统功能减退 老年人消化器官功能伴随老化进程（一般在 60 岁以上）而逐渐减退，如由于牙齿的脱落而影响到对食物的咀嚼；由于味蕾、舌乳头和神经末梢的改变而使味觉和嗅觉功能减退；胃酸、内因子和胃蛋白酶分泌减少使矿物质、维生素和蛋白质的生物利用率下降；胃肠蠕动减慢，胃排空时间延长，容易引起食物在胃内发酵，导致胃肠胀气，同时由于食糜进入小肠迟缓，而且因食物消化不全使粪便通过肠道时间延长，增加了肠道对水分的吸收，容易引起便秘；胆汁分泌减少，对脂肪的消化能力下降。此外，老年人肝脏体积缩小，血流减少，合成白蛋白的能力下降等均会影响到消化和吸收功能，导致食欲减退、消化吸收功能降低。

2. 体成分改变 随着年龄的增长，体内脂肪组织逐渐增加，而瘦体重逐渐减少；此外，脂肪在体内储存部位的分布也有所改变，有一种向心性分布的趋势，即由肢体逐渐转向躯干。体成分改变的具体表现为：(1) 细胞量下降，突出表现为肌肉组织的重量减少而出现肌肉萎缩；(2) 体水分减少，主要为细胞内液减少；(3) 骨矿物质减少、骨质疏松，尤其是钙减少，因而出现骨密度降低，尤其是女性在绝经期后由于雌激素分泌不足骨质减少更加明显。表现为骨痛、身高缩短、驼背及易发生骨折等。

3. 代谢功能降低 老年期代谢组织的总量随着年龄的增长而减少，与中年人相比老年人基础代谢下降大约 15% ~20%。而且合成代谢降低，分解代谢增高，合成与分解代谢失去平衡，引起细胞功能下降。另外，随着年龄增高胰岛素分泌能力减弱，组织对胰岛素的敏感性下降，可导致葡萄糖耐量下降。

4. 体内氧化损伤加重 人体组织的氧化反应可产生自由基。自由基对细胞的损害主要表现为对细胞膜的损害，尤其是亚细胞器如线粒体、微粒体及溶酶体的膜。由于膜上磷脂所含多不饱和脂肪酸（PUFA）量多，对自由基更为敏感。自由基作用于多不饱和脂肪酸（PUFA）形成脂质过氧化产物，主要有丙二醛（MDA）和脂褐素，随着衰老的进程脂褐素在细胞中大量堆积，内脏及皮肤细胞均可发生，老年人心肌和脑组织中脂褐素沉着率明显高于青年人，如沉积于脑及脊髓神经细胞则可引起神经功能障碍。自由基除损害细胞膜产生脂质过氧化物以外，还可使一些酶蛋白质变性，引起酶的活性降低或丧失。

5. 免疫功能下降 老年人胸腺萎缩，重量减轻，T 淋巴细胞数目明显减少，因此免疫功能下降，容易患各种疾病。

（二）老年人的营养需要

1. 能量 老年人由于基础代谢下降、体力活动减少和体内脂肪组织比例增加，对能量的需要量相对减少，如果能量摄入过多，过剩的能量可转变为脂肪在体内贮存而引起肥胖，因此能量摄入量应随年龄增长逐渐减少。一般来说，自 60 岁以后应较青年时期减少 20%，70 岁以后减少 30%。然而，老年人个体差异较大，对能量的消耗量也不尽相同，因此老年人能量需要量的多少主要以体重来衡量，能量的摄入量与消耗量以能保持平衡并可维持理想体重为宜。此外，还应根据活动量的大小适当调整能量的摄入。一般而言，50 ~60 岁的每日能量摄入为 1900 ~3100Kcal（8.00 ~13.00MJ），60 ~70 岁为 1800 ~2200Kcal（7.53 ~9.20MJ），70 岁以后为 1700 ~2100Kcal（7.10 ~8.80MJ），即可满足需要。

2. 蛋白质 老年人体内的分解代谢大于合成代谢，蛋白质的合成能力差，而且对蛋白质的吸收利用率降低，容易出现负氮平衡；另一方面由于老年人肝、肾功能降低，过多的蛋白质可增加肝、肾负担。因此，蛋白质的摄入量应质优量足且应以维持氮平衡为原则。一般认为每日按 1.0 ~1.2g/（kg · bw）供给蛋白质比较适宜，由蛋白质提供的能量以占总能量的 12% ~14% 较合适。应注意优质蛋白质（动物蛋白质和豆类蛋白质）的摄入，但动物蛋白质不宜摄入过多，否则会引起脂肪摄入增加而对机体产生不利影响。

3. 脂肪 由于老年人胆汁分泌减少和酯酶活性降低而对脂肪的消化功能下降，因此脂肪的摄入不宜过多，以摄入的脂肪所供能量占膳食总能量的 20% ~30% 为宜。而且应以富含多不饱和脂肪酸的植物油为主，限制饱和脂肪酸含量多的动物脂肪的摄入，如猪油、牛油、羊油及奶油等。由多不饱和脂肪酸、单不饱和脂肪酸与饱和脂肪酸提供的能量分别占每日总能量摄入的8% ~10%、10%和6% ~8%比较合适。

4. 碳水化合物 老年人由于胰岛素分泌减少，组织对胰岛素的敏感性下降及糖耐量降低而容易发生血糖增高；另外，过多的糖在体内还可转变为脂肪，引起肥胖、高脂血症等。根据我国传统的饮食习惯，碳水化合物的适宜摄入量应提供总能量的55% ~65%。而且老年人应降低糖和甜食的摄入量，增加膳食中复合碳水化合物和膳食纤维以增强肠蠕动，防止便秘。

5. 矿物质 矿物质是体内具有重要生理功能的营养素，与中青年人相比老年人对钙、铁等的需要更为重要。

(1)钙：老年人由于胃肠功能降低、胃酸分泌减少、活性维生素D合成下降等原因使对钙的吸收能力下降，吸收率一般20%以下，而青少年对钙吸收率可达到40%左右。所以老年人容易发生钙摄入不足或缺乏而导致骨质疏松症。我国营养学会推荐老年人每日膳食钙的适宜摄入量为1000mg。但钙的补充也不宜过多，以免引起高钙血症、肾结石及内脏钙化等。

(2)铁：老年人对铁的吸收利用能力下降且造血功能减退，血红蛋白含量减少，易出现缺铁性贫血。因此铁的摄入量也需充足，中国营养学会推荐老年人膳食铁的适宜摄入量为每日15mg。但铁摄入过多对老年人的健康也会带来不利的影响，铁可以通过氧化自由基引起脂质过氧化而导致膜损害，人体铁过多时导致铁在心脏内沉积，铁沉积在心肌细胞及间质细胞内可引起心肌细胞坏死，超声心动图显示铁沉积可引起左心房和其他房室扩大，收缩功能失调。铁还可以使LDL(低密度脂蛋白)氧化从而增强致动脉粥样硬化作用。另外机体高铁可导致锌、铜、锰、硒等元素含量降低，对机体健康产生危害。

此外，微量元素硒、锌、铜、铬每日膳食中亦需有一定的供给量以满足机体需要。

6. 维生素 老年人由于进食量减少，消化功能减退，对维生素的利用率下降；户外活动减少使皮肤合成维生素D的效能下降，加之肝、肾功能衰退导致活性维生素D生成减少，易出现维生素A、维生素D及叶酸、维生素B_{12}等缺乏。近年来的研究表明叶酸和维生素B_{12}与老年性痴呆关系密切。叶酸和维生素B_{12}都是DNA合成的重要辅酶。同时还可影响脑内维生素B_{12}、蛋氨酸、L－酪氨酸和乙酰胆碱的代谢反应，对脑内重要神经递质合成十分重要。另外叶酸和维生素B_{12}还参与同型半胱氨酸代谢。叶酸和维生素B_{12}缺乏时，脑内神经递质合成和蛋氨酸代谢障碍，同时还可导致高同型半胱氨酸血症，使血甲基丙二酸盐增加，造成心血管系统和神经系统损害。老年人各种维生素的摄入量充足(见表17－8)。

表17－8 老年人维生素参考摄入量(RNI或AI)

年龄(岁)	维生素A (AI) (μgRE)	维生素D (RNI) (μg)	维生素E (AI) (mgα－TE)	维生素B_1 (RNI) (mg)	维生素B_2 (RNI) (mg)	维生素B_6 (AI) (mg)	维生素B_{12} (AI) (μg)	维生素C (RNI) (mg)	泛酸 (AI) (mg)	叶酸 (RNI) (μgDFE)	烟酸 (RNI) (mgNE)
60～	男：800	10	14	1.3	1.4	1.5	2.4	100	5.0	400	13
	女：700	10	14	1.3	1.4	1.5	2.4	100	5.0	400	13

(三)老年人膳食

1. 平衡膳食 随着年龄的增加，人体各种器官的生理功能都会有不同程度的减退，尤其是消化和代谢功能直接影响人体的营养状况，使机体对营养成分吸收利用下降。因此老年人必需从膳食中获得足够的各种营养素，尤其是微量营养素。为了使老年人获得合理营养，应提供符合老年人营养素参考摄入量标准的平衡膳食。

2. 食物要粗细搭配，易于消化。

3. 保证充足的新鲜蔬菜和水果摄入。

4. 积极参加适度体力活动，保持能量平衡 老年人基础代谢下降，从老年前期开始就容易发生超重或肥胖。这时不能盲目地节制饮食，而是应该积极参加适宜的体力活动或运动，合理调整进食量与体力活动的平衡关系，维持理想体重。

5. 注意食品的色、香、味、形状和硬度 根据老年人的消化生理特点，提供符合老年人营养需要的食物，应少吃或不吃荤油、肥肉、油炸食品、甜点以及含胆固醇高的食品。食品加工中应注意既要适合老年人的咀嚼和吞咽功能，又要保持食物的风味，同时还要注意食物多样化以增进食欲。

第十八章　营养与营养相关疾病

☞ 随着社会进步以及人民生活水平的提高，人们对营养的需求已超出单纯满足生存或防止缺乏病的范畴，而且也作为防病治病的重要手段。目前严重威胁人类健康的慢性非传染性疾病大多与不适当的营养素摄入有关，因此营养与疾病的关系已引起越来越广泛的关注。

营养素摄入不足、过多或不合理均会引起疾病，当前我国营养缺乏病依然存在，但同时因营养过剩所致的疾病发病率不断增高。在经济不发达的农村地区居民主要以营养缺乏病为主，而在经济发达的城市居民主要与营养过剩和营养不平衡所致的相关慢性疾病有关。自上世纪90年代后期以来，我国居民与营养过剩和营养不平衡相关的心、脑血管疾病、糖尿病、肥胖和肿瘤等一直保持上升的势头，严重影响我国居民的健康。因此，改善我国人群的膳食结构，提倡合理膳食已成为预防和治疗疾病的重要措施之一。

疾病的营养治疗是现代综合治疗的重要组成部分，它是根据疾病的病理生理特点，按不同时期制定符合其特征的营养治疗方案和膳食配方，以达到治疗、辅助治疗或诊断的目的。营养治疗应根据疾病治疗方案的需要，增加或减少某些营养素的摄入量以达到治疗目的，如控制能量有利于肥胖患者控制体重，控制糖类的摄取有利于纠正糖尿病患者的代谢紊乱，对手术患者术前和术后进行营养调整有利于手术的成功和术后的恢复。在某些情况下，试验膳食可作为临床辅助诊断方法，如隐血试验膳食对怀疑有消化道出血的患者起到协助诊断作用。

☞ 临床营养是介于预防医学和临床医学之间的学科，它从治疗的角度研究膳食与临床疾病的关系，即从各种食品对疾病发生、发展和预后的影响，以及各种膳食配方对疾病的预防和治疗作用进行研究。

第一节　营养与心脑血管疾病

一、原发性高血压

☞ 高血压（hypertension）是最常见的心血管病，是全球范围内的重大公共卫生问题，不仅患病率高、致残率高、死亡率高，而且可引起心、脑、肾并发症，是冠心病、脑卒中和猝死的主要危险因素。

（一）定义与分类

☞ 高血压是指体循环动脉收缩期和（或）舒张期血压持续增高，当收缩压≥140mmHg和（或）舒张压≥90mmHg，即可诊断为高血压。

临床上高血压分为两类：

第一类是原发性高血压，又称高血压病，是以血压升高为主要症状而病因未明确的独立疾病，占所有高血压病人的90%以上。

第二类是继发性高血压，又称症状性高血压，病因明确，是某种疾病的临床表现之一。

（二）流行病学

我国2002年对15岁以上人群抽样普查，高血压患病率为18.8%，普查还显示，高血压的知晓率、治疗率、控制率均很低。

世界大部分地区人群高血压患病率及平均血压水平随年龄增长而增高，一般在35岁以后增长幅度较大，在60岁以前，一般男性患病率高于女性，但60岁以后则女性高于男性。年幼时血压偏高者其血压随年龄增高的趋势更为明显。

高血压病患病率存在着明显的地区差异。在我国呈现自南向北逐渐升高的趋势，北方患病率高，南方较低。城市高于农村。经济发达地区高于落后地区。

（三）高血压病的表现

1. 高血压的表现　高血压根据病程分为缓进型和急进型，前者又称良性高血压，大多数患者属于此型。主要表现是：(1)起病隐匿，病情发展缓慢，常在体检时发现；(2)早期血压时高时低，受精神情绪、生活变化影响明显；

(3)血压持续高水平可有头痛、头晕、头颈疼痛;(4)长期高血压可引起肾、心和眼睛的病变;(5)精神情绪变化,失眠、耳鸣、日常生活能力下降、生活懒散、易疲劳、厌倦外出和体育活动、易怒、神经质。

2. 高血压的分级 中国高血压防治指南修订委员会2004年参考美国预防、检测、评估与治疗高血压全国联合委员会第七次报告的分类标准,将我国18岁以上成人的血压按不同水平分类,如表18-1。

表18-1 血压水平的定义和分类

类 别	收缩压(mmHg)	舒张压(mmHg)
理想血压	<120	<80
正常高值	120~139	80~89
高血压	≥140	≥90
Ⅰ级高血压(轻度)	140~159	90~99
Ⅱ级高血压(中度)	160~179	100~109
Ⅲ级高血压(重度)	≥180	≥110
单纯收缩期高血压	≥140	<90

(四)高血压病的营养膳食因素

1. 钠 不少研究资料发现,随膳食盐的增加血压会不断增加。24小时尿钠每增加100mmol/d(2300mg钠),收缩压增加3~6mmHg,舒张压增加0~3mmHg。一些干预研究证实,钠摄入量每降低100mmol/d,高血压者的收缩压下降5.8mmHg,舒张压下降2.5mmHg;血压正常者,收缩压和舒张压各下降2.3/1.4mmHg。

家族性高血压和老年性高血压对盐敏感性较正常人高。过多摄入钠引起血压升高的机制可能是,血液内的钠增多,保留水分也多,血容量加大,心脏负担加重,高流量血液对血管壁的压力加大,易损伤血管内膜;过多钠使血管内皮细胞内水分增加,引起血管壁肿胀,管腔变小,血流阻力加大;过多钠可改变血压昼高夜低的规律,是老年发生脑卒中的危险因素。

2. 肥胖 成年人体重增加是导致高血压的一个重要危险因素。随着体重的增加,出现高血压的趋势也增加,尤以20~40岁开始增加体重者危险性最大。一般来说,超重使发生高血压的危险性增加2~6倍。当患高血压者体重下降后,其血压也常随之下降。对患有中度高血压的人来说,降低体重常是降低血压的一种有效的治疗方式。

约3/4的高血压病人肥胖,而其中一半以上有胰岛素抵抗。通过降低血压,脑卒中危险性降低40%,冠心病危险性降低14%~30%。**减肥治疗是治疗高血压的最重要的非药物途径。**

3. 酒精 过量饮酒与血压升高和较高的高血压流行程度相关联。每天饮酒3~5杯以上的男子和每天饮酒2~3杯的女子尤其处于较高的危险之中,而低于上述饮酒量者则不会增加危险性。

☞ 据推测,酒精在低剂量时是血管扩张剂,而在剂量较高时则为血管收缩剂。

酒精与血压相关的确切机制尚不清楚,其可能性包括:刺激了交感神经系统;抑制了血管松弛物质;钙和镁耗竭;以及血管平滑肌中细胞内钙增加。

4. 钾 钾降低血压的作用在不同的研究中所取得的证据是一致的,钾通过直接扩张血管的作用,以及尿钠排出作用而降低血压。

5. 钙 钙摄入量低可以增强高盐膳食对血压的作用。

关于膳食钙可能影响血压的机制有许多推测。如钙可促进尿钠排出作用,这就解释了为什么盐敏感的高血压病人对钙降低血压的作用较为明显。盐敏感高血压病人可以是失钙状态,从而引起继发性甲状旁腺功能亢进。钙补充可以通过纠正钙缺乏和与之相关的甲状旁腺功能亢进,从而降低了血压。

6. 镁 膳食镁与血压呈负相关。素食者通常摄入的镁和膳食纤维含量高,其血压比非素食者低,镁对血压作用的生理解释有:镁降低血管弹性和收缩力,这可能是由于降低了细胞内的钙。

7. 脂类 (1)总脂肪摄入量与饱和脂肪酸:饱和脂肪酸和血压呈正相关,将总脂肪摄入量从占总能量的38%~40%降至20%~25%,或将多不饱和脂肪酸与饱和脂肪酸的比值从0.2增加到1.0,能降低血压。

(2)多不饱和脂肪酸:n-3和n-6的多不饱和脂肪酸有调节血压的作用。在高血压实验模型中,亚油酸(n-6长链多不饱和脂肪酸)和鱼油(富含EPA和DHA,两者都是n-3脂肪酸),都能减少血管紧张肽原酶依赖性高血压的发生。

(3)单不饱和脂肪酸:单不饱和脂肪酸(MUFA)高的膳食可降低血压。

(4)胆固醇:膳食胆固醇与血压有显著的正相关。

8. **蛋白质** 膳食蛋白质可以影响血压的根本机制尚不清楚。有人提出特殊氨基酸,如精氨酸、酪氨酸、色氨酸、蛋氨酸和谷氨酸是影响神经介质或影响血压的激素因子。因此有人推测大豆蛋白能降低血压是因大豆富含精氨酸,它是一种潜在的血管抑制剂,也是血管抑制剂 NO 的前体。一组接近绝经期的妇女,补充大豆蛋白质6周,舒张压有明显降低,但是其他营养素,包括钙、镁和钾的摄入量在大豆蛋白质组也有所增加,降低可能并非大豆蛋白的单一作用。

9. **膳食纤维** 膳食纤维能减少脂肪吸收,减轻体重,间接辅助降压。干预研究平均补充 14g 膳食纤维,收缩压和舒张压降低约 1.6/2.0mmHg。在一些研究中,以可溶性和不溶性膳食纤维混合物作为来源,仅可溶性膳食纤维影响胃肠道功能并间接地影响胰岛素代谢,这可能是膳食纤维降低血压的机制。

(五)高血压病的防治

高血压的非药物治疗包括改善生活方式,消除不利于心理和身体健康的行为和习惯,达到减少高血压以及其他心血管病的发病危险。有许多试验证明了非药物治疗途径引人注目的效果。

1. **减体重** 过重者减体重和避免肥胖是防治高血压的关键策略。减肥目标是适度的体重减轻,即减轻 10% 也许甚至 5% 的体重,足以控制或改善大多数肥胖症的并发症。减轻 10% 已成为大多数治疗方案的目标。

由于难以维持体重减轻,故有主张将减轻体重的目标转为体重控制,从控制饮食和体育锻炼两方面着手,尽力使能量摄入与能量消耗维持平衡,以全面健康为前提达到可能的最佳体重。

要改变长期的不良饮食习惯,要多吃水果、蔬菜、粗粮、杂粮等谷类制品以增加碳水化合物的摄入量,要少吃肥肉和荤油、油炸食品、糖果、甜点和含糖饮料以降低脂肪和单糖、果糖的摄入量。

要改变不良进食行为,如放慢吃饭的速度,要细嚼慢咽、不狼吞虎咽。采购食物时注意选购上述提倡多吃的食物。在家中少吃或不吃高能量零食,如巧克力、炸薯片、甜点等。

近年儿童超重现象较为普遍,城市中发生率高达 20% 以上。儿童期肥胖者及至成人时仍肥胖者比例较高,患心、脑血管疾病的危险性相应增加,故控制体重应从早期开始。

2. **合理膳食** (1)减少钠盐:中国居民膳食指南提出每人每日食盐用量不超过 6g 为宜。我国居民食盐摄入量过高,平均值是世界卫生组织建议的两倍以上,我国膳食中的钠 80% 来自烹饪时的调味品和含盐高的腌制品,包括食盐、酱油、味精、咸菜、咸鱼、咸肉、酱菜等。因此限盐首先要减少烹调用调料,少食各种腌制品。需要提出的是,由于生活方式和膳食习惯的改变,要特别注意隐藏在加工食品中的食盐,如罐头、快餐食品、方便食品和各种熟食品。食品工业在食品加工过程中应减少食盐用量,包括那些日常的食品,如面包、挂面等。应逐步完善食品标签政策,加工食品应在包装上标明钠盐含量,使人们能够选择低盐食品。应从幼年起就养成吃少盐膳食的习惯。

(2)减少膳食脂肪、补充适量优质蛋白质:有流行病学资料显示,即使不减少膳食中的钠和不减体重,如能将膳食脂肪控制在占总能量的 25% 以下,P/S 比值维持在 1,连续 40 天可使收缩压和舒张压下降 12%,女性下降 5%。鱼类特别是海产鱼所含不饱和脂肪酸有降低血脂和防止血栓的作用。肥肉和荤油为高能量和高脂肪食物,摄入过多往往会引起肥胖,并是某些慢性病的危险因素,应当少吃。中国人绝大多数以食猪肉为主。而猪肉蛋白质含量较低,脂肪含量较高,因此,应调整以猪肉为主的肉食结构,提倡多吃鱼、鸡、兔、牛肉。大豆蛋白对血浆胆固醇水平有显著的降低作用,应多食用。

(3)注意补充钾和钙:大部分食物都含有钾,但蔬菜和水果是钾的最好来源。含钾丰富的食物还有麸皮、赤豆、杏干、蚕豆、扁豆、冬菇、竹笋、紫菜等。奶和奶制品是钙的主要来源,其含钙量丰富,吸收率也高。发酵的酸奶更有利于钙的吸收。奶还是低钠食品,对降低血压亦有好处。奶制品还能降低血小板凝集和胰岛素抵抗。

(4)限制饮酒:过量饮酒会增加患高血压卒中等危险,而且饮酒可增加服用降压药物的抗性,故提倡高血压患者应戒酒。

3. **其他**

(1)增加体力活动:有规律的有氧运动可以预防高血压的发生,规律的运动可降低高血压病人的收缩压 5~15mmHg,舒张压 5~10mmHg。

☞ 要根据自己的身体状况,决定运动种类、强度、频度和持续运动时间。

可选择步行、慢跑、太极拳、门球、气功、舞蹈等项目。运动强度须因人而异,一般来说,50%~70% 的最大心率范围的运动是安全的。计算最大心率可用 220 减去年龄。中等强度的运动可用 180 减去年龄,或 60%~80% 的最大心率的运动量。低等强度的运动为 40%~60% 的最大心率运动量。运动频度一般要求每周 3~5 次,每次持续30～60分钟。

(2)减轻精神压力保持心理平衡:精神压力对血压的升高起十分重要的作用。流行病学研究显示精神紧张、压力大的职业人群血压水平较高。

二、高脂血症

(一)血浆脂蛋白分类和功能

血脂中的主要成分是甘油三酯、胆固醇、游离脂肪酸、磷脂和脂溶性维生素和固醇。甘油三酯和胆固醇是疏水性物质,不能直接在血液中被转运,也不能直接进入组织细胞。它们必须与特殊的蛋白质和极性类脂(如磷脂)一起组成一个亲水性的球状大分子——脂蛋白,才能在血液中被运输,并进入组织细胞。脂蛋白主要由胆固醇、甘油三酯、磷脂和蛋白质组成,绝大多数是在肝脏和小肠合成,并主要经肝脏分解代谢。

1. 血浆脂蛋白的种类、组成、来源和作用 应用超速离心法,可将血浆脂蛋白分为五大类:乳糜微粒(CM)、极低密度脂蛋白(VLDL)、中密度脂蛋白(IDL)、低密度脂蛋白(LDL)、高密度脂蛋白(HDL)。不同的脂蛋白其组成、密度、来源均不同,在致动脉硬化中的作用也不一样。

2. 血浆脂蛋白的临床意义 (1)乳糜微粒(CM):CM来源于膳食脂肪,高脂肪膳食可增加CM合成,CM含外源性甘油三酯90%左右,其生理功能是将食物来源的甘油三酯从小肠运输到肝外组织中被利用。正常人空腹12小时后,血浆中CM已完全被清除,但Ⅰ型和Ⅴ型高脂蛋白血症病人空腹血浆中出现高浓度CM。CM颗粒大,不能进入动脉壁内,一般不致动脉粥样硬化。但CM的代谢残骸可被巨噬细胞表面受体识别而摄入,因而可能与动脉粥样硬化有关。

(2)极低密度脂蛋白(VLDL):VLDL和CM都是以甘油三酯为主,因此被统称为富含甘油三酯的脂蛋白。但VLDL与CM不同的是,VLDL的甘油三酯主要由肝脏合成,其最重要的底物是游离脂肪酸。流经肝脏的血液中游离脂肪酸含量增加可加速肝脏合成和分泌VLDL。目前多数学者认为,血浆VLDL水平升高是冠心病的危险因素,VLDL浓度升高,可影响其他脂蛋白的浓度和结构;VLDL升高伴有血浆HDL水平降低,使抗动脉硬化的因素减弱;VLDL增高常与其他的冠心病危险因素相伴随,如胰岛素抵抗、肥胖、糖尿病等。

(3)中密度脂蛋白(IDL):IDL是VLDL向LDL转化过程中的中间产物,与VLDL相比,胆固醇含量明显增加。正常情况下,IDL在体内的分解代谢迅速,因此正常情况下血浆中IDL浓度很低。IDL一直被认为具有致动脉粥样硬化作用。

(4)低密度脂蛋白(LDL):LDL是由IDL在肝脏内转化而来,肝脏也可直接合成,分泌少量。LDL是血浆中胆固醇含量最多的一种脂蛋白,大约胆固醇含量在一半以上,65%的血浆胆固醇存在于LDL中,是所有血浆脂蛋白中首要的致动脉粥样硬化性脂蛋白。

(5)高密度脂蛋白(HDL):HDL颗粒最小,脂质和蛋白质各占一半。HDL主要由肝脏和小肠合成,是一种抗动脉粥样硬化的血浆脂蛋白,能将周围组织中包括动脉壁内的胆固醇转运到肝脏进行代谢,还具有抗LDL氧化的作用,并能促进损伤内皮细胞修复,还能稳定依前列醇的活性,因此是冠心病的保护因子。

(二)高脂血症(hyperlipidemia)诊断分类

高脂血症是血浆中某一类或几类脂蛋白水平升高的表现,全称应为高脂蛋白血症(hyperlipoproteinemia)。然而血浆HDL－C减低也是一种血脂代谢紊乱,因而用脂质异常血症更能全面准确地反映血脂代谢紊乱状态。由于高脂血症使用时间长而且简明通俗,所以仍然广泛沿用。

1. 高脂血症的诊断 主要根据血浆(清)总胆固醇(TC)、甘油三酯(TG)水平和LDL－C浓度进行诊断。关于高脂血症的诊断标准,目前国际和国内尚无一个统一的方法。我国高血脂的诊断标准,见表18－2。

表18－2 中国高脂血症诊断标准(1997年)

判断	血浆TC		血浆TG	
	mmol/L	mg/L	mmol/L	mg/L
合适水平	<5.2	<2000	<2.3	<2000
临界高值	5.2～5.7	2000～2200	2.3～4.5	2000～4000
高脂血症	>5.7	>2200	>4.5	>4000
低HDL－C血症	<0.91	<350		

2. 高脂血症的分类 目前高脂血症的分类较为繁杂，为了指导治疗，提出了简易分型方法，将高脂血症分为三种类型，各型的特点，见表18－3。

表18－3 高脂血症简易分型

分 型	TC	TG
高胆固醇血症	↑ ↑	
高甘油三酯血症		↑ ↑
混合型高脂血症	↑ ↑	↑ ↑

（三）膳食营养因素对血脂代谢的影响

1. 膳食脂肪和脂肪酸 1953年Keys等首先提出膳食总脂肪摄入量是影响血浆TC水平的主要因素。此后，大规模的流行病学调查均证实，人群血清TC均值分别与其膳食总脂肪和饱和脂肪酸所占能量的比例呈显著正相关。我国调查资料表明，当动物性食品和油脂消费量增加，脂肪提供的能量增加5%，人群平均血胆固醇水平升高10%。虽然含饱和脂肪酸高的食物可导致TC升高，但是饱和脂肪酸碳链的长度不一样，对血脂的影响也不同。

（1）饱和脂肪酸（SFA）：SFA可以显著升高血浆TC和LDL－C的水平。但是不同长度碳链的SFA对血脂的作用不同。碳原子少于12、大于或等于18的饱和脂肪酸对血清TC无影响，而含12～16个碳原子的饱和脂肪酸，如月桂酸（C12∶0）、肉豆蔻酸（C14∶0）、软脂酸（即棕榈酸，C16∶0）可明显升高男性和女性的血清TC、LDL－C水平，含18个碳的硬脂酸（C18∶0）不升高血清TC、LDL－C。最近美国膳食推荐量建议，SFA应占7%～8%总能量。中国营养学会推荐SFA＜10%总能量。

（2）单不饱和脂肪酸（MUFA）：动物实验和人群研究均证实单不饱和脂肪酸有降低血清TC和LDL－C水平的作用，同时可升高血清HDL－C。膳食中单不饱和脂肪酸主要是油酸（C18∶1），橄榄油中油酸含量达84%，地中海地区人群血清TC水平低，心血管疾病发病率较低，可能与其膳食中橄榄油摄入量高有关。花生油、玉米油、芝麻油中油酸的含量也很丰富，分别为56%、49%、45%，茶油中油酸含量达80%左右。美国在膳食推荐量中建议，MUFA应增加到13%～15%总能量。

（3）多不饱和脂肪酸（PUFA）：PUFA包括n－6的亚油酸和n－3的α－亚麻酸以及长链的EPA和DHA。研究表明，用亚油酸和亚麻酸替代膳食中饱和脂肪酸，可使血清中TC、LDL－C水平显著降低，并且不会升高TG。临床研究表明低SFA、高PUFA（占总能量16%～20.7%）的膳食使血浆胆固醇降低17.6%～20.0%（与基础水平相比），更重要的是胆固醇的降低与心血管疾病发病率降低（降低16%～34%）有关。然而有研究表明，高PUFA的膳食可以使HDL－C水平降低、增加某些肿瘤的危险，体外试验发现PUFA增加LDL氧化的作用，可能会增加心血管疾病的危险性，一些学者认为PUFA摄入量不应当超过7%～10%总能量。

膳食亚油酸和α－亚麻酸在体内可分别转化为n－6PUFA（如花生四烯酸）和n－3PUFA（EPA、DHA）。他们都可转化为二十碳烷酸，从花生四烯酸转化的二十碳烷酸与由EPA/DHA转化来的二十碳烷酸，在生物学作用上相反，因此摄入平衡的n－6∶n－3PUFA是重要的，亚油酸/α－亚麻酸的比值应当＜10。增加α－亚麻酸的摄入量或降低亚油酸的摄入量都可以实现上述的比值。但是事实上亚油酸和α－亚麻酸都有降低冠心病危险性的作用，当然α－亚麻酸的作用比EPA和DHA的作用要弱得多。

（4）反式脂肪酸（TFA）：反式脂肪酸是在氢化油脂中产生的，如人造黄油。典型的西餐含反式脂肪酸15g/d，美国膳食中含8g/d，我国传统的膳食中反式脂肪酸的含量较低。以前一些研究表明，反式脂肪酸或氢化油与天然油的不饱和脂肪酸相比有增加血浆胆固醇的作用，而与饱和脂肪酸相比能降低胆固醇，对TG的作用不肯定。最近进行的评估反式脂肪酸对血脂和脂蛋白影响的研究一致表明，增加反式脂肪酸的摄入量，可使LDL－C水平升高，HDL－C降低，使TC/HDL－C比值增高，LDL－C/HDL－C比值增加，以及脂蛋白（α）升高，明显增加心血管疾病危险性，反式脂肪酸致动脉粥样硬化的作用比SFA更强。膳食中反式脂肪酸大多数来自氢化的植物油，目前认为反式脂肪酸应＜1%总能量。

2. 膳食碳水化合物及其构成 进食大量糖类，使糖代谢加强，细胞内ATP增加，使脂肪合成增加。过多摄入碳水化合物，特别是能量密度高、缺乏纤维素的双糖或单糖类，可使血清VLDL－C、TG、TC、LDL－C水平升高。高碳水化合物还可使血清HDL－C下降，膳食碳水化合物摄入量占总能量的百分比与血清HDL－C水平负相关。我国膳食中碳水化合物的含量较高，人群中高甘油三酯血症较为常见。

膳食纤维有调节血脂的作用，可降低血清TC、LDL－C水平。可溶性膳食纤维比不溶性膳食纤维的作用更强，前者主要存在于大麦、燕麦、豆类、水果中。

3. 微量元素 水质的硬度与钙、镁、锌等含量有关。镁对心血管系统有保护作用，具有降低胆固醇、降低冠状动脉张力、增加冠状动脉血流量等作用。动物实验发现，缺钙可引起血 TC 和 TG 升高，补钙后，可使血脂恢复正常。缺锌可引起血脂代谢异常，血清锌含量与 TC、LDL－C 呈负相关，而与 HDL－C 呈正相关。

铬是葡萄糖耐量因子的组成成分，是葡萄糖和脂质代谢的必需微量元素。缺铬可使血清 TC 增高，并使 HDL－C 下降。补充铬后，使血清 HDL－C 升高，TC 和 TG 水平降低，血清铬与 HDL－C 水平呈明显正相关。

4. 维生素 目前认为对血脂代谢有影响的维生素主要是维生素 C 和维生素 E。维生素 C 对血脂的影响可能是通过以下机制实现的：促进胆固醇降解、转变为胆汁酸，从而降低血清 TC 水平；增加脂蛋白脂酶活性，加速血清 VLDL－C、TG 降解。维生素 C 在体内参加胶原的合成，使血管韧性增加，脆性降低，可防止血管出血。同时维生素 C 还具有抗氧化作用，防止脂质的过氧化反应。

维生素 E 是脂溶性抗氧化剂，可抑制细胞膜脂类的过氧化反应，增加 LDL－C 的抗氧化能力，减少 OX－LDL（氧化型 LDL－C）的产生。维生素 E 能影响参与胆固醇分解代谢的酶的活性，有利于胆固醇的转运和排泄，对血脂水平起调节作用。

（四）高脂血症的饮食治疗

调整饮食和改善生活方式是各种高脂血症治疗的基础，尤其对原发性高脂血症患者，更应首先选择饮食治疗。即使在进行药物降脂治疗时，饮食疗法也要同时进行。饮食疗法能使血浆胆固醇降低，提高降脂药物的疗效，还具有改善糖耐量、恢复胰岛功能，减轻体重等多方面作用。

1. 高脂血症的分型 除上述简易分型以外，根据脂蛋白电泳的结果，高脂蛋白血症进一步细分可分别对应于：

（1）Ⅰ型高脂蛋白血症——高乳糜微粒血症

（2）Ⅱa 型高脂蛋白血症——高 β 脂蛋白血症

（3）Ⅱb、Ⅲ型高脂蛋白血症——高 β、高前 β 脂蛋白血症

（4）Ⅳ型高脂蛋白血症——高前 β 脂蛋白血症

（5）Ⅴ型高脂蛋白血症——高前 β 脂蛋白血症、高乳糜微粒血症

2. 高脂血症的饮食治疗原则 （1）Ⅰ型高脂蛋白血症：严格限制饮食中的脂肪摄入量，要求从每天饮食摄入的脂肪量控制在 20～35g，包括烹调油和食物中所含有的脂肪。由于脂肪的摄入受限，必需脂肪酸和脂溶性维生素的摄入减少，在治疗过程中，要注意补充。

（2）Ⅱa 型高脂蛋白血症：

①严格限制饮食中的胆固醇摄入，每天胆固醇的摄入量控制在 300mg 以内。

②减少饮食中脂肪的摄入量，增加多不饱和脂肪酸的摄入量。

③适当补充维生素 A 和维生素 E。

（3）Ⅱb、Ⅲ型高脂蛋白血症：

①限制总能量，减少内源性甘油三酯的生成，适当限制脂肪和碳水化合物的摄入。

②限制总能量的摄入，降低体重，尽可能使患者的体重维持在标准体重。

③限制碳水化合物的摄入特别是单、双糖的摄入，碳水化合物约占总能量的 50%～60%。

④限制脂肪的摄入，每天脂肪的摄入量控制在总能量的 20%。

⑤限制胆固醇的摄入，每天胆固醇的摄入量控制在 300mg 以下。

⑥适当提高蛋白质的摄入量，可占总能量的 20% 左右。

（4）Ⅳ型高脂蛋白血症：

①限制总能量的摄入，降低体重。

②限制碳水化合物的摄入，碳水化合物约占总能量的 50%～60%。

③适当限制脂肪的摄入，每天脂肪的摄入量控制在总能量的 30% 以内。

④适当限制胆固醇的摄入，每天胆固醇的摄入量控制在 300～500mg。

⑤不必限制蛋白质的摄入量。

（5）Ⅴ型高脂蛋白血症：

①限制总能量的摄入，维持标准体重。

②限制脂肪的摄入，每天脂肪的摄入量控制在总能量的20%以内。

③限制碳水化合物的摄入，碳水化合物约占总能量的50%～60%。

④适当限制胆固醇的摄入，每天胆固醇的摄入量控制在300～500mg。

⑤适当提高蛋白质的摄入量，可占总能量的20%左右。

3. 膳食组成和安排

(1)食物多样、谷类为主：粗细搭配，粗粮中可适量增加玉米、莜面、燕麦等成分，少食单糖、蔗糖和甜食。多食新鲜蔬菜及瓜果类，保证每天摄入400mg～600mg，以提供充足的维生素、矿物质和膳食纤维。

(2)多吃蔬菜、水果和薯类：多吃蔬菜与各种水果，注意增加深色或绿色蔬菜比例，大蒜和洋葱有降低血清TC，提高HDL－C的作用，可能与其含有硫化物有关。香菇和木耳含有多糖类物质，也有降低血清TC及防止动脉粥样硬化的作用。

(3)常吃奶类、豆类或其制品：奶类除含丰富的优质蛋白质和维生素外，含钙量较高，且利用率也很高，是天然钙质的极好来源，高血脂患者奶类以低脂或脱脂奶为宜。豆类是我国的传统食品，含丰富的蛋白质、不饱和脂肪酸、钙及维生素B_1、维生素B_2、烟酸等，且大豆及其制品还有降胆固醇的作用。

(4)经常吃适量鱼、禽、蛋、瘦肉，少吃肥肉和荤油：脂肪摄入量占总能量应≤30%。制备低脂肪膳食可用蒸、煮、拌等少油的烹调方法；肉汤类应在冷却后除去上面的脂肪层；不吃肥肉、剔除鸡皮；选用低脂或脱脂奶制品；少用动物脂肪，限量食用植物油；多吃水产品尤其是深海鱼，争取每周食用2次或以上，以增加n－3多不饱和脂肪酸EPA、DHA摄入量。n－3多不饱和脂肪酸能明显降低血甘油三酯、降低血浆胆固醇、增加高密度脂蛋白、抗血小板凝集。

轻度血浆TC升高者，膳食胆固醇摄入量＜300mg/d。血浆胆固醇中度和重度升高者，饮食中胆固醇摄入量＜200mg/d。禁食肥肉、动物内脏、人造黄油、奶油点心等。

(5)保持能量摄入，并增加运动，防治超重和肥胖。

(6)吃清淡少盐的膳食，多喝茶。

三、冠状动脉粥样硬化性心脏病

(一)定义和病理学基础

1. 定义 冠心病(coronary heart disease，CHD)全称冠状动脉粥样硬化性心脏病(coronary atherosclerotic heart disease)，有时又被称为冠状动脉病(coronary artery disease，CAD)或缺血性心脏病(ischemic heart disease，IHD)。指由于冠状动脉硬化使管腔狭窄或阻塞导致心肌缺血、缺氧而引起的心脏病。

2. 动脉粥样硬化的自然病变过程 冠心病主要的病理基础是冠状动脉粥样硬化，使冠状动脉血流减慢、狭窄或阻塞导致心肌缺血缺氧而引起的心脏病。动脉粥样硬化有三种基本的病理改变：脂肪条纹形成；纤维斑块形成，导致管腔狭窄、变形、血流缓慢，是进展性动脉粥样硬化的特征性病变和各种临床症状的最主要原因；进展性斑块形成，大量的脂质聚集、逐渐坏死、崩解，并引起结缔组织的增生和炎症，发生钙化，使冠状动脉管腔严重狭窄或完全性闭塞。

冠心病的发生发展是一个缓慢渐进的过程，患者从青少年起即开始有血管壁的脂肪条纹形成，至40岁左右病变的血管逐渐明显变窄，冠状动脉供血减少，并可能发生出血、溃疡、血栓等改变，导致相应的临床症状：心绞痛、心肌梗死、冠状动脉猝死等。

(二)流行病学

全球疾病负担研究资料表明，每年死亡的4000余万例(发达国家1200余万，发展中国家2800余万)中有1000多万例死于心血管疾病，其中发达国家和发展中国家各占1/2。

(三)膳食营养因素与冠心病的危险性

心血管疾病的危险因素包括：吸烟、总胆固醇(TC)和低密度脂蛋白胆固醇(LDL－C)水平升高、超重和肥胖、高血压、糖尿病、久坐少动的生活方式、高密度脂蛋白胆固醇(HDL－C)水平降低、甘油三酯(TG)升高、载脂蛋白(a)水平增加等。其中许多可以通过膳食和生活方式来调控，膳食营养因素无论是在冠心病的发病和防治方面都具有重要作用。

(四)冠心病的临床类型

由于冠状动脉病变的部位、范围和程度不同，冠心病有不同的临床特点，一般可分为五型：

1. **隐匿型** 此型患者无临床症状，但有心肌缺血的心电图改变或有放射性核素心肌显像改变。此型亦称无症状性冠心病。

2. **心绞痛** 是冠状动脉供血不足、心肌急剧的暂时的缺血与缺氧所引起的临床综合征。患者有阵发性的胸骨后压榨样疼痛，可放射至心前区与左上肢，常发生于劳动或情绪激动时，持续数分钟，休息或用硝酸酯制剂后缓解。本病多见于男性，多数病人在40岁以上，劳累、情绪激动、饱食、受寒、阴雨天气等为常见的诱因。

3. **心肌梗死** 此型病情危重，为冠状动脉阻塞、心肌急性缺血性坏死所引起。患者有剧烈而持久的胸骨后疼痛、发热和进行性心电图变化，可发生心律失常、休克或心力衰竭。

4. **缺血性心肌病** 长期心肌缺血所导致的心肌逐渐纤维化，表现为心脏增大、心力衰竭和(或)心律失常。

5. **猝死** 突发心脏骤停而死亡，多为心脏局部发生电生理紊乱或起搏、传导功能发生障碍，引起严重心律失常所致。

(五)冠心病的预防

1. **一级预防** 防止动脉粥样硬化，预防冠心病。

(1)平衡膳食。(2)控制和治疗高血压、高脂蛋白血症及糖尿病。(3)生活规律化，避免精神紧张、进行适当的体育锻炼。

2. **二级预防** 确诊冠心病后，应尽量保持心态平和，避免情绪激动。需戒烟酒，防止过饱餐并进行适当的体力活动，可选择适合于自己，易于坚持的有氧耐力运动，如购物、散步、打太极拳等，不宜于进行无氧剧烈运动，如短跑、长距离骑车、长距离游泳等，也不宜于参加体育竞技比赛，要注意保暖，避免寒冷刺激。

(六)冠心病的营养治疗

1. **禁烟、禁酒。**

2. **能量** 能量摄入要达到并维持理想体重或适宜体重，防止肥胖。

3. **脂肪** 减少脂肪的摄入，脂肪占总能量的25%以下。限制饱和脂肪酸(S)，适当增加多不饱和脂肪酸(P)，使每日P/S值达到1～1.5。减少胆固醇的摄入，每日胆固醇摄入量限制在300mg以下。

4. **碳水化合物** 占总能量的50%～60%。主食除米面外，多吃各类杂粮，其营养丰富并含有较多的膳食纤维。也可用土豆、山药、藕、芋艿、荸荠等根茎类食物，代替部分主食，这样可避免主食过于单调。限制蔗糖和果糖的摄入。

5. **蛋白质** 摄入适量的蛋白质，每日1.0g/kg左右，约占总能量的15%。每日可饮脱脂牛奶250ml左右，并可吃1个鸡蛋白。每周可吃2～3个整鸡蛋。鱼类肉质细嫩，易于消化吸收，含有丰富的多不饱和脂肪酸，可每周吃2～3次，每次200g左右，烹饪方法以清炖和清蒸为主。黄豆及其制品含植物固醇较多，有利于胆酸的排出，可减少胆固醇的合成。

6. **供给充足的维生素和矿物质** 膳食纤维每日摄入20～25g为宜。

(七)心肌梗死的营养治疗

1. **急性期** 应完全卧床休息，开始给予流食，如米汤、藕粉、去油肉汤、菜汁等，少量多餐，每天总能量约800Kcal(3347KJ)，尽量避免胀气或带刺激性的食物如豆浆、牛奶、浓茶和咖啡等。病情好转后可选用半流食，如粥、面条、馄饨、面片汤、肉末、碎菜等，仍应少量多餐，每日能量约1200Kcal(5020KJ)，注意保持大便通畅，逐渐过渡到软食。注意水和电解质平衡，食物中水的含量应与饮水及输液量一并考虑，以适应心脏的负荷能力；如伴有高血压或心力衰竭，应限制钠盐；镁对缺血性心肌病有良好的保护作用，含镁较丰富的食物有：有色蔬菜、小米、面粉、肉、海产品等；避免低钾血症出现，增加含钾丰富的食物。

2. **恢复期** 应防止复发，其膳食原则同冠心病。

(八)心力衰竭

1. **减轻心脏负荷，控制总能量，最好稍低于理想体重** 蛋白质的特殊动力作用可能增加心脏额外的能量要求，蛋白质的摄入宜每日0.8g/kg；脂肪在胃内停留时间长，影响消化，建议每日不超过60g；其余的能量由复合碳水化合物供给，少用甜食。

2. **减轻钠、水潴留** 限制钠盐，根据充血性心力衰竭的轻、中、重的程度，分别给予每日限钠1500mg、1000mg或500mg膳食；液体每日限制摄入量为1000～1500ml。

3. **其他电解质的平衡** 应注意钾、钙、镁等的平衡调整。

4. **维生素应充足** 包括B族维生素与维生素C等。

5. **为减少胃肠胀气，诱发心力衰竭，应少食多餐。**

四、脑卒中

（一）定义和分类

☞ 脑卒中(stroke)俗称脑中风，又称脑血管意外。凡因脑血管阻塞或破裂引起的脑血流循环障碍和脑组织功能或结构损害的疾病都可以称为脑卒中。脑卒中可分为两大类，即缺血性脑卒中和出血性脑卒中。

缺血性脑卒中占脑卒中病人总数的60%～70%，主要包括脑血栓形成和脑栓塞。前者由于脑动脉系统中的粥样硬化和血栓形成使动脉管腔狭窄或闭塞导致脑组织局部动脉血流灌注减少或中止所引起的局部脑组织坏死，后者脑部的血管本身无病变，大多数的栓子来源于心、肺，以风湿性心脏病、二尖瓣狭窄、冠状动脉硬化性心脏病伴有房颤时左房内附壁血栓脱落形成栓子最多见。不论是脑血栓形成还是脑栓塞可统称为脑梗死(cerebral infarctions)。出血性脑卒中占脑卒中病例的30%～40%，根据出血部位的不同又分为脑出血和蛛网膜下腔出血。脑出血(cerebral hemorrhages)俗称"脑溢血"，是由于脑内动脉破裂，血液溢出到脑组织内。蛛网膜下腔出血则是脑表面或脑底部的血管破裂，血液直接进入含有脑脊液的蛛网膜下腔和脑池中。

不论是缺血性脑卒中还是出血性脑卒中，都会造成不同范围、不同程度的脑组织损害，因而产生多种多样的神经精神症状，严重的还会危及生命，治愈后很多病人留有后遗症或致残。

（二）流行病学

1. **发病率** 从世界各国社区人群调查材料看，70年代以前脑卒中的平均年发病率约200/10万，目前逐渐下降到100/10万左右。

2. **死亡率** 脑卒中的死亡率在世界各国之间及国内不同地区之间存在差异。在世界33个国家中，脑卒中平均死亡率约为100/10万。近年来西方一些国家脑卒中的死亡率显著下降。我国三次脑血管病流行病学调查结果显示，7城市平均年龄标化死亡率为116/10万，21省农村为141.8/10万。

☞ 脑卒中在多数西方国家居死因第三位，心脏病和恶性肿瘤分居第一或第二位。而在中国则有明显不同，近期统计数字表明，我国城市脑卒中死亡已跃居第一位，农村为第二或第三位。我国高血压患者最常见的合并症是脑卒中。因此，积极开展脑卒中的社区人群防治，努力减少人群发病率和死亡率，提高治愈率，减少致残率将是今后一段时期的主要任务。

（三）危险因素

研究报道的脑卒中的危险因素很多，比较肯定的危险因素有下列几种。

1. **高血压** 是最主要的危险因素。血压的高低和脑卒中发生率正相关。无论是收缩压或舒张压的增高均可增加脑出血或脑梗死的危险性。脑卒中发生的危险性在那些伴有其他临床异常表现，如左心室肥厚、心律不齐、眼底动脉粥样硬化等状况的高血压患者中更为明显。

2. **心脏病** 各种原因所致的心脏损害：如风湿性心脏病、冠状动脉粥样硬化性心脏病、高血压性心脏病，以及先天性心脏病，均可增加脑卒中（特别是缺血性脑卒中）的危险。在任何血压水平上，有心脏病的人患脑卒中的危险性增加2倍以上。

3. **糖尿病** 糖尿病是脑卒中的肯定危险因素，女性糖尿病患者发生脑梗死的危险性大于男性，接受胰岛素治疗的患者危险性大于未使用胰岛素者，35岁的糖尿病患者发生脑卒中的危险性比非糖尿病患者高12倍。

4. **血脂异常** 特别是高胆固醇血症、低密度脂蛋白增高以及高密度脂蛋白降低都是危险因素。

5. **吸烟** 是重要危险因素，与持续吸烟的量和吸烟历史长短有关。

6. **饮酒** 少量饮酒并不对发生脑卒中构成危险，但过量饮酒或长期饮酒增加出血性脑卒中的危险早已得到公认，可使脑卒中的危险性增加。其发病机制可能与以下途径有关：诱发心律不齐或心脏内壁运动异常而引起脑栓塞；诱发高血压；增强血小板聚集作用；激活凝血系统；刺激脑血管平滑肌收缩或使脑代谢发生改变而造成脑血流量减少。

（四）营养防治

近年来，国际上对于脑卒中已不仅仅注重个体预防，而是把目标转向社区人群，强调群体预防。以社区人群为基础的脑卒中、冠心病干预研究正在受到世界卫生组织和多数发达国家的普遍重视。脑卒中的多数危险因素与人们的社会行为及生活方式有关，如高血压病的发生常常和食盐摄入量偏高相一致；超重或肥胖常由缺乏运动及不合理膳食引起；吸烟和酗酒是一种不良行为；血脂过高与膳食脂肪摄入过多有关；因此通过对社区广大群众的参与和对脑卒中危险因素的认识，改变不健康行为与不良生活方式，普遍提高自我保健意识和能力，则收效明显。

第二节 营养与内分泌代谢性疾病

一、营养与糖尿病

☞ 糖尿病与肥胖、高血压、高血脂共同构成影响人类健康的四大危险因素。

☞ 糖尿病(diabetesmellitus，DM)是由于体内胰岛素分泌绝对或相对不足或外周组织对胰岛素不敏感而引起的以糖代谢紊乱为主的全身性疾病。

患者除出现糖代谢紊乱外，还伴有脂肪、蛋白质、水及电解质等多种代谢紊乱，继而出现多饮、多食、多尿、体力和体重减少的“三多一少”症状，发展下去可发生眼、肾、脑、心脏等重要器官及神经、皮肤等组织的并发症。目前糖尿病已成为世界上所有国家的主要社会公共卫生问题，它与肥胖、高血压、高血脂共同构成影响人类健康的四大危险因素。

（一）糖尿病的流行病学

1. 患病率 随着现代医学的发展，有些疾病如多种传染病呈逐年降低的趋势，而糖尿病患者则随着人们物质生活水平的提高呈现越来越多的趋势，尤其在某些发达国家更为严重，如美国1950年糖尿病患者为120万人，而到1975年已增长到500万人，占总人口的5%。

☞ 据估计，目前全世界糖尿病患者在1.3亿以上，与非糖尿病人相比，糖尿病患者缺血性心脏病的发生率高3倍，下肢坏疽高5倍，尿毒症高17倍，双目失明高25倍。在双目失明和尿毒症的病因中，糖尿病的并发症均居于首位。因此，在发达国家糖尿病已成为继心脏病和肿瘤之后第三种对人类健康危害最大的疾病。

我国1980～1981年15个省市共40.5万人调查结果表明，糖尿病标化患病率为0.79%，20岁以上人口为1.21%；1994年全国19省市25岁以上25万人群的调查结果显示，糖尿病的患病率为2.5%；中国预防医学科学院1998年在《中国糖尿病流行特点研究》中报道，糖尿病标化患病率为3.21%，耐糖量降低的标化患病率为4.76%，50岁、60岁年龄组糖尿病标化患病率高达7%、11%。有人预计到2010年，中国糖尿病患病率将达到10%。

☞ 目前，糖尿病发病正呈增高趋势，其特点为男、女患病比例接近，中、老年人高于年轻人，脑力劳动者高于体力劳动者，超重者和肥胖者高于非超重者，富裕地区高于贫困地区，城市高于农村，发达国家高于发展中国家。值得注意的是，随着我国社会经济的发展，糖尿病的发病正出现年轻化的趋势。

2. 糖尿病的危险因素

(1)饮食因素：能量摄入多消耗少，脂肪摄入过多，膳食纤维、维生素、矿物质摄入过少。大多数Ⅱ型糖尿病患者伴有肥胖，据报道，超过理想体重50%者比正常体重者糖尿病发病率高12倍。而高能量食物(如含脂肪多的动物性食物)摄入多、低能量食物(如含维生素、矿物质多的蔬菜、水果)摄入少，总能量消耗少是单纯性肥胖的根本原因。

(2)生理病理因素：年龄增大、妊娠、感染、高血脂、高血压、肥胖等。糖尿病患者的男女患病率相近，其发病年龄一般认为有两个高峰，一是50～70岁，这是大多数糖尿病患者的发病年龄。此外，在20岁左右还有一个小高峰。这是两种不同类型糖尿病的发病年龄高峰。

(3)社会环境因素：经济发达，生活富裕，体力活动减少，节奏加快，竞争激烈，应激增多等。

(4)遗传因素：糖尿病具有家族遗传易感性。调查发现，糖尿病亲属的发病率比非糖尿病亲属高17倍，双亲均为糖尿病患者，所生子女约5%以上有糖尿病。目前多认为糖尿病遗传倾向由“多因子—多基因”决定。糖尿病遗传的不是它本身，而是它的易感性。在我国糖尿病遗传度为44.4%～73.8%，证明遗传对糖尿病的发生有较明显的作用。Ⅱ型糖尿病的遗传度为51.2%～73.8%，一般高于60%，而Ⅰ型糖尿病患者遗传度低于60%，可见，Ⅱ型糖尿病的遗传倾向较Ⅰ型糖尿病更为显著。

（二）糖尿病的诊断和分类

1. 诊断标准 糖尿病的诊断依据是血糖和临床症状。1997 年美国糖尿病协会（American Diabetes Association，ADA）公布糖尿病诊断标准如下：

（1）有糖尿病症状，并且任意一次血糖≥11.1mmol/L；空腹血糖≥7.0mmol/L；口服葡萄糖耐量试验（oral glucose tolerance test，OGTT）服糖后 2 小时血糖≥11.1mmol/L。符合上述标准之一的患者，在另一天重复上述检查，若仍符合三条标准之一者即诊断为糖尿病。

（2）口服葡萄糖耐量试验　服糖后 2 小时血糖在 7.8～11.1mmol/L 之间诊断为耐糖量降低。

（3）空腹血糖在 6.1～7.0mmol/L 之间诊断为空腹耐糖不良。

2. 分类 根据 ADA 于 1997 年提出的分类标准，糖尿病可分为：

（1）Ⅰ型糖尿病：原来称作胰岛素依赖型糖尿病，胰腺分泌胰岛素的（细胞自身免疫性损伤引起胰岛素绝对分泌不足。在我国糖尿病患者中约占 5%。起病较急，多饮、多尿、多食、消瘦等三多一少症状明显，有遗传倾向，儿童发病较多，其他年龄也可发病。

（2）Ⅱ型糖尿病：多发于中老年，约占我国糖尿病患者的 90%～95%，起病缓慢、隐匿，体态常肥胖，尤以腹型肥胖或超重多见，可询及其生活方式的不合理，如饮食为高脂、高碳水化和物、高能量及少活动等。遗传因素在本型中较Ⅰ型更为明显重要。Ⅱ型糖尿病基本病理变化是胰岛（细胞功能缺陷和胰岛素抵抗。

（3）妊娠糖尿病：一般在妊娠后期发生，占妊娠妇女的 2%～3%。发病与妊娠期进食过多，以及胎盘分泌的激素抵抗胰岛素的作用有关，大部分病人分娩后可恢复正常，但成为今后发生糖尿病的高危人群。

（4）其他类型糖尿病：是指某些内分泌疾病、化学物品、感染及其他少见的遗传、免疫综合征所致的糖尿病，国内非常少见。

（三）临床表现与并发症

1. 临床表现 糖尿病的典型症状为多饮、多尿、多食、体重下降及疲乏。总尿量可达 2～3L 以上，甚至多达 10L，主要因为血糖增高超过肾糖阈，故糖从尿中排出，从而带出水分，造成体内脱水，刺激口渴中枢引起多饮。由于胰岛素绝对或相对不足，能量不能很好地被利用，体内细胞处于饥饿状态而致多食，患者饥饿难忍后多食又加重高血糖，加剧多尿、多饮，体重下降可达 10kg 以上，劳动力锐减，精神不振，Ⅰ型糖尿病常有此典型症状。

但是半数以Ⅱ型糖尿病，症状不明显，尤见于中年超重或肥胖者，多为轻型患者，多以某种并发症或伴随症状就诊，或在健康体检中被检出，所以对这些轻型病例若不随时警惕有本症的可能性，极易漏诊。

2. 并发症或伴随状况 （1）感染：皮肤感染以疖痈多见，严重时可酿成全身性败血症，糖尿病患者易并发结核，以肺结核最多见。

（2）糖尿病急性并发症：

①糖尿病性酮症酸中毒：由于糖尿病患者体内没有足够的胰岛素来利用葡萄糖，血糖会大幅度上升，使尿糖排出增加。此时机体动用脂肪组织来产生能量，脂肪分解中产生的酮体不能很好地被利用，会在血中积聚，造成酮症酸中毒，水分、电解质排出也会增加。患者表现为高血糖、脱水，呼吸深而快，呼出气体带有烂苹果味，血压降低，严重者会昏迷，危及生命，Ⅰ型糖尿病患者容易发生。

②糖尿病非酮症性高渗性昏迷：多发生于年老的Ⅱ型糖尿病患者，机体内尚有胰岛素分泌，可抑制脂肪的分解但利用葡萄糖不够。有些患者甚至未知自己患糖尿病或病情较轻。发病多有诱因，常见的为感染、暴饮（尤以高糖饮料及酒）暴食、应激，多种药物如肾上腺皮质激素，使血糖升高的利尿剂或输注葡萄糖过多，同时伴有的内分泌疾病如甲亢、皮质醇增多症及嗜铬细胞瘤等。其他能引起失水、脱水的因素（由于年老、脑动脉硬化、口渴中枢不敏感、失水多、补少量水即无渴感）或肾功能不全等均可引起高渗状态。本并发症早期症状不明显，以后“三多”症状渐加重，并表现为表情淡漠迟钝；后期症状明显，表现为严重脱水、癫痫样发作，神志不清，嗜睡直至昏迷。糖尿病非酮症性高渗性昏迷病死率高，应高度重视。

③糖尿病乳酸性酸中毒：因血乳酸升高（>5 mmol/L），血 pH 下降所致，少见，但病死率高。

④低血糖：糖尿病患者在治疗期间可发生低血糖，原因为降糖药物（胰岛素或口服降糖药剂量过大），用药时间及量与进餐时间不配合，活动量过大及空腹饮酒等。典型症状为：出冷汗、乏力、饥饿感、头晕、心悸、心跳快、手颤抖、手足和嘴唇麻木或刺痛、视力模糊、面色苍白、四肢冷、血压下降、昏睡、神志不清甚至昏迷。治疗为迅速口服或注射葡萄糖、胰高血糖素、口服含糖食品（用 α－糖苷酶抑制剂者必须用葡萄糖）。若未发现，后果严重。

(3)心血管病变：

①心脏病变：包括冠心病（心肌梗死、心绞痛）和糖尿病心肌病，后者亦可由微血管病变引起。

②脑血管意外：包括脑梗死（缺血性）及脑出血，可出现偏瘫。糖尿病患者脑出血发生率与非糖尿病患者相近，而脑梗死发生率为非糖尿病患者的4倍。

③下肢血管病变：糖尿病的大血管病变也表现为周围血管病变，好发于下肢，当同时合并有神经病变时，易引起感染，导致下肢坏疽或发生溃疡（糖尿病足），是非创伤性截肢的主要原因。

(4)微血管病变：

①糖尿病肾病。

②糖尿病眼病：包括 a. 糖尿病视网膜病变：主要表现为微动脉瘤、出血点、渗出，进而形成眼底新生血管，玻璃体出血，最后导致纤维增殖，收缩后会引起视网膜剥离。b. 白内障：由于晶体浑浊所致，一方面糖尿病患者老年性白内障发病率高，发病提前；另一方面各年龄阶段患者也可能发生真性糖尿病性白内障，后者发展迅速。糖尿病视网膜病变与白内障是非创伤性致盲的最主要原因之一。

(5)神经病变：可累及周围神经和中枢神经，会影响运动、感觉及自主神经，表现出相应的症状。

(6)糖尿病伴随情况：包括高血压、血脂异常、皮肤病变、骨关节病及性功能障碍等，这些情况与糖尿病的代谢紊乱、血管病变及神经病变紧密相关。

(四)营养因素对糖尿病的影响

糖尿病是一种由内分泌和体内营养物质代谢紊乱引起的疾病，两种紊乱互为因果、相互作用，使机体许多重要的生化反应失去调控。目前对于糖尿病发病的营养因素研究主要集中在营养物质代谢过程中对胰岛素分泌的影响，尤其是碳水化合物和脂肪的代谢。

1. **能量**　能量过剩引起的肥胖是糖尿病的主要诱发因素之一。肥胖者多有内分泌代谢紊乱，如血清胰岛素水平升高，脂肪、肌肉以及肝细胞内胰岛素受体数目减少，亲和力下降，从而导致胰岛素抵抗，最终引起碳水化合物代谢障碍而发生糖尿病。一般随着体重的下降，葡萄糖耐量可以得到改善，并可使胰岛素分泌减少，胰岛素抵抗减轻。

脂肪细胞是体内贮存甘油三酯的主要场所，它有数量和体积的变化，1岁以下小儿体内的脂肪细胞数量增加最快，青春期后主要是脂肪细胞体积的增大。0~1岁小儿由于喂养不当（如辅食添加过早、过多，尤其是碳水化合物类辅食）造成能量过剩，无论小儿当时是否表现为超重或肥胖，其脂肪细胞数量和体积的增加都较其它小儿迅速并且容易持续到成年，易发生肥胖症和糖尿病。

2. **碳水化合物**　糖尿病的主要诊断依据是血糖值的升高。食物中碳水化合物的组成不同，血糖升高幅度也不同，其影响程度可用血糖指数（glycemic index，GI）来衡量。一般情况下，血糖指数越低的食物对血糖升高的反应越小。

$$\text{血糖指数}=\frac{\text{食物餐后2小时血浆葡萄糖曲线下总面积}}{\text{等量葡萄糖餐后2小时血浆葡萄糖曲线下总面积}}\times 100$$

当一次进食大量碳水化合物时，血清葡萄糖浓度迅速上升，胰岛素分泌增加，促进葡萄糖的氧化分解，从而维持血糖浓度的相对平衡。多余的葡萄糖以糖原的形式储存或转化为脂肪储存。当血糖水平长期处于较高状态而需要更多的胰岛素，或伴有肥胖等导致机体对胰岛素不敏感时，机体则需要分泌大量的胰岛素以维持血糖的正常水平，由此加重了胰腺的负担，使胰腺因过度刺激而出现病理变化和功能障碍，导致胰岛素分泌的绝对或相对不足，最终出现糖尿病。

除摄取量外，碳水化合物的分子量、种类也可以影响糖尿病的发病。通常认为，单糖类和双糖类（分子量相对较小）较多糖类（分子量相对较大）更易通过肠道上皮细胞进入血液，餐后血糖值的升高也较为迅速，对胰腺的刺激较大。不同结构的多糖类碳水化合物引起的血糖反应也不相同。以淀粉为例，直链淀粉对血糖和胰岛素引起的反应较慢，作用较弱；支链淀粉因其结构的特点，增加了与酶的作用位点而迅速生成葡萄糖，使血糖和胰岛素水平明显升高。

3. **脂肪**　膳食中多余的脂肪均以甘油三酯的形式储存于脂肪细胞中，可以引起肥胖进而出现糖尿病。

膳食脂肪的消化、吸收与碳水化合物密切相关。膳食脂肪被分解为外源性甘油三酯后随乳糜微粒和极低密度脂蛋白进入血液循环，被低密度脂蛋白水解为甘油和脂肪酸，其中脂肪酸被脂肪细胞摄取形成 CoA 衍生物，与α－磷酸甘油结合生成内源性甘油三酯，储存于脂肪组织中。α－磷酸甘油是葡萄糖酵解过程的中间产物，如果糖酵解不能正常进行，将导致血液中甘油三酯水平升高，出现高甘油三酯血症，该症患者常伴发糖尿病，且多在年轻时发病。

膳食脂肪水解产生的脂肪酸主要在骨骼肌内被利用,它与葡萄糖的利用存在一定程度的竞争作用。如果游离脂肪酸的浓度较高,肌肉摄取脂肪酸进行氧化供能的作用则增强,从而使葡萄糖的利用减少,出现胰岛素抵抗(即在某种血浆胰岛素水平下,肌肉对葡萄糖的摄取减少),这是糖尿病发病的主要原因。肥胖者体内脂肪酸生成量较非肥胖者多,血浆游离脂肪酸水平也较高,故发生糖尿病的危险性也较高。

高脂膳食时,膳食脂肪的氧化分解消耗大量葡萄糖分解的中间产物(如α-磷酸甘油),阻断了葡萄糖的彻底氧化分解,使血糖浓度上升,胰岛素分泌增加。同时膳食脂肪的分解、体脂的合成也需要一定量的胰岛素。这都使胰腺的负担加重,造成胰岛素分泌不足和胰岛素抵抗,导致糖尿病。

4. **蛋白质** 虽然目前还无确切的证据表明膳食蛋白质含量与糖尿病发病的直接关系,但蛋白质代谢与碳水化合物和脂肪代谢密切相关。当碳水化合物和脂肪代谢出现紊乱时,蛋白质的代谢也必然处于不平衡状态,同样可以引起胰岛素分泌量的变化,促进糖尿病的发病。

5. **矿物质和维生素** 目前还没有关于矿物质和维生素对糖尿病发病的深入、系统的研究,已被普遍接受的观点是膳食补充三价铬对糖尿病有积极的预防作用,三价铬是葡萄糖耐量因子的主要组成部分,也是胰岛素的辅助因子,可促进葡萄糖的利用,改善糖耐量。

(五)糖尿病的营养防治

针对与糖尿病发病有关的营养因素,在日常膳食中应避免高碳水化合物、高脂等不平衡膳食,保证摄入足够的膳食纤维,在膳食营养素平衡的基础上控制能量的摄入,避免能量过剩造成的肥胖。养成科学合理的饮食习惯,是预防糖尿病发生的重要方法。

在过去的80年中,有关糖尿病患者膳食结构的原则发生了很大的变化。20世纪20年代初主张糖尿病患者的饮食需严格控制碳水化合物的摄入,碳水化合物量仅占总能量的20%;50年代后严格限制碳水化合物的观念开始有了改变,碳水化合物的含量建议占总能量的40%,脂肪占40%;70年代进一步改变为碳水化合物占总能量的45%。1994年ADA膳食指南提出蛋白质摄入占总能量的10%~20%,饱和脂肪酸不超过总能量的10%,多不饱和脂肪酸低于总能量的10%,单不饱和脂肪酸和碳水化合物占总能量的60%~70%。2000年发表的ADA指南强调不给糖尿病患者提出单一的膳食建议,要求按患者的具体情况进行分别评价。因此,目前已不再有单一的"糖尿病膳食"建议,而是用ADA膳食指南的原则协助营养师和患者一起来设计最有利的膳食及最个体化的饮食计划,以取得最佳治疗效果,整个过程强调尊重患者的饮食习惯和对糖尿病患者实行自我营养治疗和管理的重要性。

1. **营养治疗目标** 糖尿病营养治疗的总目标是帮助患者制定营养计划和形成良好的饮食习惯以达到并保持较好的代谢控制,减少急性和慢性并发症的危险,通过良好的营养来改进一般健康状况。最近ADA所推荐的营养治疗的具体目标有以下两方面:(1)Ⅰ型糖尿病患者的营养治疗目标是提供一种含有适当能量和营养组成的健康膳食,必须把食物摄入,尤其是把碳水化合物的摄入与胰岛素注射量和体力活动相协调,使血糖保持在一个可以接受的范围,以免发生严重的低血糖或血糖过高;(2)Ⅱ型糖尿病患者进行营养治疗的目标是达到良好的血糖、血脂、血压和体重控制,适当的减重以改善血糖、血脂和血压的升高状况。ADA建议Ⅱ型糖尿病患者应适当限制能量摄入(比原来减少200~500Kcal/d),同时减少饮食中脂肪(尤其是饱和脂肪酸)摄入水平,并要有规律地增强体力活动。

2. **标准体重计算** 每日总能量是以维持标准体重计算。

(1)标准体重(kg)=身高(cm)-105

50岁以上者:标准体重(kg)=(身高-100)×0.9

±10%以内为正常体型;>+20%为肥胖;<-20%为消瘦。

(2)体重指数(BMI)=体重(kg)÷身高的平方(m)^2

18.5~23.5为正常体型;>24为超重;>28为肥胖。

3. **营养治疗的原则** 其总原则是因人而异,合理的饮食结构,合理的餐次分配和持之以恒。合理地控制饮食有利于控制糖尿病的病情发展,尤其是轻型患者(空腹血糖≤11.1mmol/L)单纯采用营养治疗即可达到控制血糖的目的。通过营养治疗还可减少口服降糖药的剂量以及胰岛素治疗带来的负担。

(1)能量:合理控制总能量摄入是糖尿病营养治疗的首要原则。能量摄入以维持或略低于理想体重为宜。肥胖者体内脂肪细胞增多、增大导致对胰岛素的敏感性下降,故应减少能量摄入,使体重逐渐下降至理想体重±5%

的范围以配合治疗。儿童、孕妇、乳母、营养不良及消瘦者能量摄入量可适当增加10%～20%，年龄超过50岁者，每增加10岁，酌情减10%，以适应不同人群的生理需要。根据患者的体型和理想体重，参见表18－4，估计每日能量供给量。体重是评价能量摄入量是否合适的基本指标，最好定期测量（每周一次），并根据体重的变化及时调整能量供给量。肥胖者应逐渐减少能量摄入，消瘦者则适当增加，以维持体重达到或略低于理想体重。

表18－4　不同体力劳动强度的能量需要量

劳动强度	举　例	所需能量 Kcal/（kg·d）		
		消瘦	正常	超重
卧床		20～25	15～20	15
轻	办公室职员、教师、销售员、钟表修理工	35	30	20～25
中	学生、司机、电工、外科医生	40	35	30
重	农民、建筑工、搬运工、伐木工、舞蹈演员	45～50	40	35

（2）碳水化合物：在合理控制总能量的基础上，适当提高碳水化合物摄入量，有助于提高胰岛素的敏感性，刺激葡萄糖的利用，减少肝脏葡萄糖的产生和改善葡萄糖耐量。但碳水化合物过多会使血糖升高，从而增加胰腺负担。碳水化合物摄入不足时，体内需动员脂肪和蛋白质分解供能，易引起酮血症。碳水化合物供给量占总能量的50%～60%为宜，甚至可以高达65%，但不宜超过70%，一般成年患者每日碳水化合物摄入量为200～350g。营养治疗开始时应严格控制碳水化合物的摄入量在每日200g。经治疗症状有所改善后，如血糖下降、尿糖消失，可逐渐增加至250～300g，并根据血糖、尿糖和用药情况随时调整。单纯营养治疗病情控制不满意者应适当减量，对使用降糖药或胰岛素者可适当放宽。

食物中糖类的含量并不是影响血糖指数的唯一因素，进食速度、食物中水溶性膳食纤维和脂肪的含量、胃排空速度、胃肠道的消化功能及食物中有否阻碍消化吸收的因子等，都会影响食物的血糖指数。各类食物的血糖指数，见表18－5。

表18－5　食物的血糖指数

食物名称	血糖指数	食物名称	血糖指数
主食类：		水果类：	
白饭	56±2	苹果	36±2
白面包	70	香蕉	53±6
小麦面条	47	葡萄	43
通心粉	45	芒果	55±5
米粉	58	桃子	28
马铃薯	56±1	梨	36±3
甜玉米	55±1	菠萝	66±7
糕饼类：		西瓜	72±13
蛋糕	67	糖类：	
香蕉蛋糕	55	蜂蜜	73±13
甜甜圈	76	果糖	23±1
奶制品类：		葡萄糖	97±3
冰淇淋	61±7	麦芽糖	105±12
全脂奶	27±7	蔗糖	65±4
脱脂奶	32±5	乳糖	46±3
蔬菜类：		巧克力	49±6
青豆	48±5	其他：	
胡萝卜	71±22	汽水（芬达）	68±6
南瓜	75±9	花生	14±8
豆类：		香肠	28±6
黄豆	18±3		
菜豆	27±5		
扁豆	29±1		

一般规律是粗粮的血糖指数低于细粮，复合碳水化合物低于精制糖。故糖尿病患者宜多食用粗粮和复合碳水化合物，少用富含精制糖的甜点，如蔗糖、麦芽糖等纯糖食品。为了改善食品的口味，必要时可选用甜叶菊、木糖醇、阿斯帕坦等甜味剂代替蔗糖。若食用水果，应适当减少主食量。近年的一些实验结果显示，某些单糖和双糖，如果糖、蔗糖的血糖指数并不显著高于面包、米饭、马铃薯等复合碳水化合物。因此，ADA 于 1994 年提出的建议认为，糖类的总摄入量较其供应形式重要，治疗膳食的设计应个性化、多元化，既要根据患者的健康状况和食物的血糖指数，又要顾及饮食习惯使患者更易于配合，从而达到治疗糖尿病的目的。

(3)脂肪：膳食脂肪摄入量应适当限制，尤其是饱和脂肪酸不宜过多。一般膳食脂肪应占总能量的 20% ~30%，其中饱和脂肪酸的比例应小于 10%；因糖尿病患者机体抗氧化能力减弱，虽然多不饱和脂肪酸有降血脂和预防动脉粥样硬化的作用，也不宜超过总能量的 10%，单不饱和脂肪酸可占总能量的 10% ~20%，或饱和脂肪酸、单不饱和脂肪酸、多不饱和脂肪酸的比值为 1∶1∶1。胆固醇摄入量应低于 300mg/d，同时患高脂血症者应低于 200mg/d。因此，糖尿病患者应避免进食富含胆固醇的食物，如动物脑和肝、肾、肠等动物内脏，鱼籽、虾籽、蛋黄等。

(4)蛋白质：因糖尿病患者糖异生作用增强，蛋白质消耗增加，易出现负氮平衡，可适当增加蛋白质的摄入量，成人可达1.2 ~1.5g/(kg·d)，儿童、孕妇、乳母及营养不良者可达1.5 ~2.0g/(kg·d)，蛋白质所占高于总能量的 15% ~20%。但糖尿病伴有肾功能不全时应根据肾功能损害程度限制蛋白质摄入量，一般为 0.5 ~0.8g/(kg·d)。另外，膳食中应有 1/3 以上的蛋白质为优质蛋白质，如瘦肉、鱼、乳、蛋、豆制品等。

(5)维生素和矿物质：糖尿病患者因主食和水果摄入量受限制，且体内物质代谢相对旺盛，较易发生维生素和矿物质缺乏。因此，供给足够的维生素也是糖尿病营养治疗的原则之一，同时在保证矿物质基本供给量的基础上，还可适当增加钾、镁、钙、铬、锌等元素的供给。但应限制钠盐摄入以防止和减轻高血压、高血脂、动脉硬化和肾功能不全等并发症。

(6)膳食纤维：可溶性膳食纤维能吸水膨胀，吸附并延缓碳水化合物在消化道的吸收，减弱餐后血糖的急剧升高，有助于患者的血糖控制，同时还具有降血脂作用。不溶性膳食纤维能促进肠蠕动，加快食物通过肠道，减少吸收，具有间接缓解餐后血糖升高和减肥的作用。建议膳食纤维供给量为 20 ~35g/d 或 15 ~25g/1000Kcal。

(7)酒类：饮酒后乙醇在体内代谢，使细胞内氧化型辅酶 I 消耗增加，减少了来自糖异生途径的糖量，还会抑制升糖激素的释放；饮酒时往往减少正常饮食的摄入，酒精吸收快，不能较长时间维持血糖水平；饮酒还可使糖负荷后胰岛素的分泌增加，对用胰岛素、降糖药治疗的糖尿病患者更容易发生低血糖。尤其对使用速效、短效、药效峰值高的降糖药物和胰岛素的病人，要特别注意防止低血糖的发生。故糖尿病患者应避免空腹饮酒，饮酒时应伴随进食。糖尿病患者伴有胰腺炎、高甘油三酯血症、神经疾病和肾病时应减酒或禁酒。

举例：

某患者：男，60 岁，身高 172cm，现休重 67kg，轻体力劳动，2 型单纯饮食控制。

计算：

标准体重：(172 - 100) × 0.9 = 65kg

全日总能量：65 × 30Kcal = 1950Kcal　　60 岁减 200Kcal = 1750Kcal

蛋白质：1750 × 15% ÷ 4 = 65g　　脂肪：1750 × 30% ÷ 9 = 58g　　碳水化合物：1750 × 55% ÷ 4 = 240g

即：全日总能量 1750 Kcal、蛋白质 65g、脂肪 58g、碳水化合物 240g。

(六)糖尿病患者饮食设计的一般方法

1. 饮食分配和餐次安排　一日至少保证三餐，早、中、晚餐能量按 25%、40%、35% 的比例分配。在体力活动量稳定的情况下，饮食要做到定时、定量。

注射胰岛素或易发生低血糖者，要求在三餐之间加餐，加餐量应从正餐的总量中扣除，做到加餐不加量。不用胰岛素治疗的患者也可酌情用少食多餐、分散进食的方法，以降低单次餐后血糖。

2. 食物的多样化与烹饪方法　烹调方法上多采用蒸、煮、烧、烤、凉拌的方法，免食用油炸的食物。

3. 低盐　每日盐的摄入量应控制在 6g 以下。

4. 植物油　宜用植物油，如菜油、豆油、葵花籽油、玉米油、橄榄油、芝麻油、色拉油，忌食动物油、猪皮、鸡皮、鸭皮、奶油。植物油也应该限量。

(七)食物交换份法的概念

食品交换份是将食物按照来源、性质分成几类，同类食物在一定重量内所含的蛋白质、脂肪、碳水化合物和能量相近，不同类食物间所提供的能量也是相同的。

食物交换份法将食品分成六大类：主食类（或称谷类、米面类）、蔬菜类、水果类、鱼肉类（含豆制品）、乳类（含豆奶）和油脂类，每个食物交换份可产生90Kcal（377KJ）能量。列出各类食物的单位数，可以随意组成食谱。

下面是从1000～2000 Kcal（4184～8368KJ）的不同能量需求饮食的交换份（单位）举例（表18－6），具体不同食物的交换份（表18－7至18－13）。

表18－6 不同能量饮食内容的交换份（单位）举例

能量		主食类		蔬菜类		鱼肉类		乳类		油脂类	
KJ（Kcal）	交换份	份	约重(g)	份	约重(g)	份	约重(g)	份	约重(ml)	份	植物油
4185(1000)	12	6	150	1	500	2	100	2	220	1	1汤匙
5021(1200)	14.5	8	200	1	500	2	100	2	220	1.5	1.5汤匙
5858(1400)	16.5	9	225	1	500	3	150	2	220	1.5	1.5汤匙
6694(1600)	18.5	10	250	1	500	4	200	2	220	1.5	1.5汤匙
7531(1800)	21	12	300	1	500	4	220	2	220	2	2汤匙
8368(2000)	23.5	14	350	1	500	4.5	225	2	220	2	2汤匙

表18－7 食品交换的四大组（八小类）内容和营养价值

组别	类别	每份重量(g)	能量(Kcal)	蛋白质(g)	脂肪(g)	碳水化合物(g)	主要营养素(g)
谷薯组	谷薯类	25	90	2.0	—	20.0	碳水化合物
							膳食纤维
菜果组	蔬菜类	500	90	5.0	—	17.0	无机盐
	水果类	200	90	1.0	—	21.0	维生素
							膳食纤维
肉蛋组	大豆类奶类	25	90	9.0	4.0	4.0	蛋白质
	肉蛋类	160	90	5.0	5.0	6.0	
		50	90	9.0	6.0		
油脂组	硬果类	15	90	4.0	7.0	2.0	脂肪
	油脂类	10	90	—	10.0	—	

表18－8 食物交换份表——主食类（谷类、米面类）

重量	食物举例
25g	大米、籼米、小米、卷面、干玉米、绿豆、赤豆、芸豆、银耳、苏打饼干、面粉、荞麦面、干粉条、藕粉
30g	切面
35g	淡馒头
37.5g	咸面包
75g	茨菰
125g	山药、土豆、藕、芋艿
150g	荸荠
300g	凉粉

1个主食类食物交换份可产生90Kcal（376.2KJ）能量，其中含有碳水化合物19g，蛋白质2g，脂肪0.5g。

表18－9 食物交换份表——蔬菜类

重量	食物举例
500g	白菜、青菜、鸡毛菜、菠菜、芹菜、韭菜、莴笋、西葫芦、冬瓜、黄瓜、苦瓜、茄子、蕃茄、绿豆芽、花菜、鲜蘑菇、金瓜、菜瓜、竹笋、鲜海带
350g	马兰头、油菜、南瓜、甜椒、萝卜、茭白、豆苗、丝瓜
250g	荷兰豆、扁豆、豇豆、四季豆、西兰花
200g	蒜苗、胡萝卜、洋葱
100g	豌豆

1个蔬菜类食物交换份可产生80 Kcal（334.4KJ）能量，其中含有碳水化合物15g，蛋白质5g。

表 18－10　食物交换份表——水果类

重　量	食　物　举　例
750g	西瓜
300g	草莓、杨桃
250g	鸭梨、杏、柠檬
225g	柚、枇杷
200g	橙、橘子、苹果、猕猴桃、菠萝、李子、桃子、樱桃
125g	柿子、鲜荔枝
100g	鲜枣

1 个水果类食物交换份可产生 90 Kcal(376.2KJ)能量，其中含有碳水化合物 21g，蛋白质 1g。

表 18－11　食物交换份表——油脂类

重　量	食　物　举　例
9g	豆油、菜油、麻油、花生油
12g	核桃仁
15g	花生米、杏仁、芝麻酱、松子
30g	葵花子、南瓜子

1 个油脂类食物交换份可产生 80Kcal(334.4 KJ)能量，其中含有脂肪 9g。

（八）特殊情况的糖尿病患者的饮食设计

儿童Ⅰ型糖尿病患者：儿童处于生长发育期，又是体力活动频繁的阶段，营养素和能量供给必须充分，总能量的计算方法与成人不同，可用以下公式：

总能量＝1000Kcal＋100(年龄－1)Kcal

如一小孩 10 岁其总能量应为：总能量＝1000 Kcal＋100(10－1)Kcal＝1900 Kcal

蛋白质、脂肪、碳水化合物占能量的比值应该分别为 20%、30% 和 50%；要强调定时定量，可适当增加餐次，可一日 5～6 次。

表 18－12　食物交换份表——鱼肉类(含豆制品)

重　量	食　物　举　例
15g	猪肋条肉
20g	太仓肉松、瘦香肠
25g	瘦猪肉、猪大排、猪肝、猪小排
50g	鸡肉、鸭肉、瘦牛肉、瘦羊肉、猪舌、鸽子、鲳鱼、鲢鱼、豆腐干、香干
55g	鸡蛋、鸭蛋(中等大小)
70g	猪肚、猪心
75g	黄鱼、带鱼、鲫鱼、青鱼、青蟹
100g	鹌鹑、河虾、牡蛎、蛤蜊肉、兔肉、淡菜、目鱼、鱿鱼、老豆腐
200g	河蚌、蚬子、豆腐、豆腐脑

1 个鱼肉类食物交换份可产生 80Kcal(33.4KJ)能量，其中含有蛋白质 9g，脂肪 5g。

表 18－13　食物交换份表——乳类(含乳或豆类)

重　量	食　物　举　例
15g	全脂奶粉
20g	豆浆粉、干黄豆
25g	脱脂奶粉
100g	酸牛奶、淡全脂牛奶
200g	豆浆

1 个乳或豆类食物交换份可产生 90Kcal(376.2KJ)能量，其中含有碳水化合物 6g，蛋白质 4g，脂肪 5g。

二、营养与肥胖病

☞ 肥胖病(obesity)是能量摄入超过能量消耗而导致体内脂肪积聚过多达到危害程度的一种慢性代谢性疾病。肥胖目前在全球范围内广泛流行,在欧洲、美国和澳大利亚等发达地区中,肥胖的患病率高。在我国,肥胖人数也日益增多,肥胖已经成为不可忽视的严重威胁国民健康的危险因素。

(一)临床评价肥胖病的常用指标

1. 体质指数(BMI) 计算公式:体质指数(BMI)=现在体重/身高^2(kg/m^2)

该指标考虑了身高和体重两个因素,常用来对成人体重过低、体重超重和肥胖进行分类,且不受性别影响,并且简便、实用,但是对于某些特殊人群如运动员等,BMI就不能准确反映超重和肥胖的程度。

2. 腰围(WC) 用来测定腹部脂肪的分布。测量方法是:双脚分开25~30cm,取髂前上嵴和第十二肋下缘连线的中点,水平位绕腹一周,皮尺应紧贴软组织,但不压迫,测量值精确到0.1 cm。腰围与身高无关,但与BMI和腰臀比紧密相关,是腹内脂肪量和总体脂的一个近似指标。

3. 腰臀比(WHR)

(1)测量方法:臀部最隆起的部位测得的身体水平周径为臀围,腰围与臀围之比称腰臀比。

(2)评价标准:男性>0.9或女性>0.8可诊断为中心性肥胖,但其分界值随年龄、性别、人种不同而不同。目前有用腰围代替腰臀比来预测向心性肥胖的倾向。

4. 标准体重 计算公式:标准体重(kg)=身高(cm)-105

5. 皮肤皱褶厚度 对均匀性肥胖者来说,以皮下脂肪厚度判断的肥胖程度与用BMI判断的肥胖程度大致相同。测量皮下脂肪厚度可在一定程度上反映身体内的脂肪含量。

6. 其他指标 需要专门的设备。如密度测量法(多采用水下称重法)是多年来测定体脂量的"金标准",需要特殊设备,结果还受到肺残气量、腹腔内气体及体液总量的影响。双能量吸收测量法则包括双能量X射线吸收测量法及双光子吸收测量法,其价值与密度测量法相似甚至更好。还有稀释法、体钾测量法、阻抗测量法、传导法、中子激活法等,均可以较精确地推算出体脂量,但这些方法更适用于科研。此外,目前评估内脏脂肪组织较准确的方法还有影像技术,如计算机X线断层摄影术(CT)可进行全身脂肪定量,磁共振显像(MRI)则类似于CT,但CT和MRI均为非常规方法。而超声波法由于其价格低廉,无创伤性,发展较快,近年来已得到较多选用,结论尚待进一步总结。

7. 肥胖的判定标准

(1)现在体重与标准体重比,可对肥胖程度进行粗略估计。

判断标准:体重超过标准体重10%为超重,超过20%以上即认为是肥胖,其中超过20%~30%为轻度肥胖,超过30%~50%为中度肥胖,超过50%以上为重度肥胖,超过100%为病态肥胖。

(2)体质指数(BMI)是目前应用较普遍的指标。中国成人判断超重和肥胖的界限值为:

BMI:18.5~23.9为正常。

BMI:≥24为超重。

BMI:≥28为肥胖。

(3)腰围:WHO建议标准:男性>94cm、女>80cm作为肥胖的标准。

(4)腰臀比:超过0.9(男)或0.8(女)可视为中心性肥胖。

(5)脂肪含量:按体内脂肪的百分量计算,男性>25%、女性>30%则可诊断为肥胖病。

(二)肥胖的原因

1. 内在因素

(1)遗传因素:动物实验和人类流行病学研究表明,单纯性肥胖可呈一定的家族倾向。肥胖的父母常有肥胖的子女;父母体重正常者,其子女肥胖的几率约10%,而父母中1人或2人均肥胖者,其子女肥胖几率分别增至50%和80%,但未确定遗传方式。对肥胖者收养子女患病情况有类似家庭聚集情况。单卵孪生子女生后分开抚养,成年后肥胖发生率是双卵生肥胖率的2倍。

☞ 遗传因素是肥胖的易发因素,肥胖是多基因遗传、多后天因素的疾病。

(2)瘦素:又称脂肪抑制素,是肥胖基因所编码的蛋白质,由脂肪细胞合成和分泌的一种激素。瘦素对机体能量代谢和肥胖的发生有重要作用。瘦素一方面作用于下丘脑的摄食中枢,产生饱食感而抑制摄食行为;另一方面瘦素广泛作用于肝脏、肾脏、脑组织、脂肪组织等的瘦素受体，使其活跃，增加能量消耗。在肥胖人中有95%以上的人存在内源性瘦素缺乏和瘦素抵抗。

(3)胰岛素抵抗：表现为高胰岛素血症，使食欲旺盛，进食量大，促进脂肪的合成和积蓄。

(4)脂肪组织的变化：一般认为脂肪细胞数目的逐渐增多与年龄增长及脂肪堆积程度有关，很多从儿童时期开始肥胖的人，成年后体内脂肪细胞的数目就会明显增多；而缓慢持续的肥胖则既有脂肪细胞的肥大又有脂肪细胞数量的增多，一个肥胖者的全身脂肪细胞可比正常人体脂肪细胞增加3倍以上。

人体脂肪组织有白色脂肪组织和褐色脂肪组织之分。白色脂肪组织是一种储能组织，将过剩的能量转化为甘油三酯储存在脂肪细胞，可以无限储存，白色脂肪细胞的大小随储存的脂肪量而变化；褐色脂肪组织是一种产能器官，当摄食和寒冷环境下，褐色脂肪细胞中的脂肪燃烧供能。肥胖人的褐色脂肪组织供能低下。

2. 饮食因素

(1)摄食过多：摄食过多又称过食。由于摄取的食物过多，即摄入的能量过剩，在体内，多余的能量则以脂肪的形式储存于脂肪组织，导致体内脂肪的增加。

(2)不良的进食习惯：

①进食能量密度较高食物：食物的能量密度(energy density of food)是近年来推出的、用于评价食物供能多少的一个新概念，指平均每克食物摄入后可供能的热卡数。食物的能量密度与食物中各种产能营养素的关系十分密切，脂肪是重要的产能营养素之一，因此脂肪含量较高的食物往往具有较高的能量密度。

②不良的进食行为：饮食行为在肥胖病因中的作用近年来已备受关注。肥胖样进食(the obese style of eating)几乎见于绝大多数肥胖患者，其主要特征是：进食时所选择的食物块大，咀嚼少、整个进食速度较快，以及在单位时间内吃的块数明显较多等。在这种方式下不仅进食快而且进食量也大大超过了非肥胖者。影响肥胖者进食的其他行为因素还有：吃甜食频率过多、非饥饿状况下看见食物或看见别人进食也易诱发进食动机、以进食缓解心情压抑或情绪紧张、边看电视边进食、以及睡前进食等，这些进食行为的异常均可大大加速肥胖的发生发展。

③进餐频率低：国内外调查研究发现，在一天之中进餐2～6次的人，无论是男性还是女性，进餐次数较少的人发生肥胖的机会和程度高于进餐次数稍多的人。另一个容易致人肥胖的不良习惯是晚上进食，有人称之为“夜食综合征”。在夜间，人的生理节律是副交感神经兴奋性增强，摄入的食物比较容易以脂肪的形式而储存起来。

(3)其他因素：

①妊娠期营养因素：妊娠期营养对胎儿的影响主要集中在两个方面：一是对出生体重的影响，一是肥胖母亲与子女肥胖的关系。

有报道表明，妊娠最后三个月和生后第一个月营养较差的母亲，其子女发生肥胖者较少，而妊娠前六个月营养较差的母亲其子女肥胖的发生则较高，提示胚胎生长发育早期孕母食物摄入量对胎儿牛后的营养状态存在较人影响。

②人工喂养及其辅食添加：研究发现在生后四周内就喂以固体食物结果将造成儿童27.71%超重、16.7%肥胖。过食、人工喂养、过早添加固体食物的喂养模式均是引起肥胖病的高危因素。

奶中能量较高直接影响着儿童的增重速度，尤其是生后头六周内喂以高能量奶粉将使儿童体重急速增加，为日后肥胖发生打下基础。而高渗奶粉则不但可诱发渴感增加水的摄入，而且还会造成儿童在发育早期便养成进食高渗饮食的习惯。

(三)脂肪、碳水化合物与肥胖的关系

在各种膳食因素中，高脂肪、高碳水化合物膳食是肥胖的直接致病因素。越来越多的研究已经相当肯定了它们对肥胖形成的作用。

1. 脂肪与肥胖 大量的流行病研究提示膳食脂肪与肥胖关系密切。无论是发达国家还是发展中国家，随着其国民膳食中脂肪占总能量的产热百分比的增加，其国民的体重和肥胖发生率明显升高。

在饥饿时进食高脂肪膳食会导致进食量尤其是脂肪量的增加。与碳水化合物、蛋白质相比，进食后脂肪的氧化分解要慢得多，而且脂肪还抑制葡萄糖的氧化。高脂肪膳食还有良好的色、香、味以及热能密度高的特点，这些因素往往导致进食过多的高脂肪膳食。

2. 蔗糖与肥胖 高蔗糖膳食可引起高胰岛素血症。胰岛素的作用之一是促进脂肪的合成，胰岛素水平升高可导致体内脂肪积累，包括皮下脂肪和腹腔内脂肪。

(四)临床表现

肥胖病本身的症状多为非特异性症状，多数症状与肥胖病的严重程度和年龄有关。主要由机械性压力和代

谢性紊乱两方面所引起，并导致了许多并发症。

1. 一般表现

(1)气喘：气喘是超重者的常见症状，由于肥胖常导致呼吸道机械性压迫，患者往往感觉呼吸困难，同时代谢率升高也使患者需要吸入更多的氧气，排出更多的二氧化碳，因此就像负重行走一样。另外肥胖易导致原有呼吸系统疾病加重、呼吸道感染，特别是手术后感染机会明显增多。

(2)关节痛：这是肥胖患者最多见的症状。主要是机械性损伤、进行性关节损害及其症状加重引起疼痛。但也有代谢的原因，如脂肪增加所引起的代谢改变。双手的骨关节病多见于超重患者，痛风也多见于肥胖患者。

2. 内分泌代谢紊乱 近期研究表明，脂肪细胞不仅仅是脂肪库，而且还可作为内分泌细胞，生成某些激素，也可作为许多激素的靶细胞。肥胖患者的激素作用模式有所改变，尤其是腹内脂肪过多积聚者。

(1)高胰岛素血症：胰岛素抵抗与肥胖者有关，尤其是腹部脂肪量增加明显的患者，表现为高胰岛素血症。特定器官或组织的抗胰岛素性不同，可能是造成局部脂肪堆积和中心性脂肪堆积的原因。

(2)对生殖激素分泌的影响：体脂过多尤其是腹部肥胖与排卵功能障碍、雄性激素过多有关。中度肥胖与多囊卵巢综合征的发生亦有关，肥胖者常伴有月经紊乱。

3. 消化系统的表现 反流性食管炎、脂肪肝、胆囊炎、胆结石是肥胖人群中的高发病。

(五)肥胖并发症

1. 肥胖性心肺功能不全综合征(pichwickian symdrome) 肥胖还可损伤肺功能和结构的改变，由于腹部与胸部脂肪过度堆积，腹腔内压力增加，横膈抬高，膈肌活动幅度降低，腹式呼吸受阻，胸式呼吸也受到一定限制，造成呼吸效率降低，成为低换气状态。使肺内气体交换减少，血氧浓度降低，二氧化碳浓度增加。呼吸中枢长期处于高二氧化碳分压状态下，对二氧化碳反应性降低。这些因素均造成肺泡通气不良，换气受阻，二氧化碳潴留，血氧饱和度下降，出现呼吸性酸中毒、发绀、红细胞增多、意识不清、嗜睡及昏睡等。重度肥胖病人呼吸功能不全，使呼吸耗氧增加，加重了缺氧。同时由于胸腔阻力增加，静脉回流受阻，静脉压升高，而出现右心功能不全综合征，如颈静脉怒张、肺动脉高压、肝肿大、浮肿等。加之肥胖者血液循环量增加、心输出量与心搏量增加，也会加重左心负荷，造成高搏出量心力衰竭，而导致肥胖性心肺功能不全综合征(pickwickian symdrome，匹克威克综合征)。

2. 睡眠呼吸暂停综合征 该综合征与肥胖病的气喘有关，发病隐匿，有时可能危及生命。该综合症的特点为睡眠中阵发性呼吸暂停，往往由其他人首先发现。下列症状提示可能患该综合征：打鼾、睡眠质量差或出现低氧血症，醒后不能恢复精神。严重时，由于较易发生低氧性心律失常，常可导致患者死亡。也会发生低氧性痉挛。

3. 心血管疾病 肥胖者易患高血压、胆固醇升高和糖耐量降低等，而这些都是心血管病的危险因素。长期的前瞻性研究结果提示，肥胖是心血管疾病发病和死亡的一个重要的独立危险因素，BMI 与心血管疾病发生呈正相关。

4. 糖尿病 许多调查已观察到肥胖与Ⅱ型糖尿病的危险呈正相关。对 30～55 岁的妇女观察研究了 14 年，结果发现，肥胖妇女发生糖尿病的危险是正常妇女的 40 多倍。发生糖尿病的危险随 BMI 增加而增加，随体重减轻而下降。

5. 胆囊疾病 肥胖病是胆石症的一个危险因素，肥胖者发生胆石症的危险是非肥胖者的 3～4 倍，而腹部脂肪过多者发生胆石症的危险则更大。发生胆石症的相对危险随 BMI 增加而增加。肥胖者胆汁内胆固醇过饱和、胆囊收缩功能下降是胆石症形成的因素。此外，由于胆石症常合并胆囊炎，所以急慢性胆囊炎也在肥胖者中多见。

急性胰腺炎是可能的并发症。

(六)膳食与肥胖的治疗

膳食疗法是肥胖治疗的最基本的方法之一，无论采取其他哪种治疗方法，都必须辅助以膳食疗法；同样地，在实施膳食治疗的同时也必须辅助以运动疗法、行为疗法等其他治疗方法。一般来说，在膳食疗法开始后的 1～2 月，可减重 3～4kg，此后可与运动疗法并用，保持每月减重 1～2kg，这样可获得比较理想的治疗效果。

膳食疗法可分为三种类型：

1. 节食疗法 每天摄入的能量大约在 1200～1800Kcal(5020～7530KJ)，其中脂肪占总能量 20%、蛋白质 20%～25%、碳水化合物 55%。

2. 低能量疗法 每天摄入的能量大约在 600～1000Kcal(2510～4150KJ)，脂肪 < 20%，蛋白质 20%。两种疗法主要适用于轻、中度肥胖者。肥胖者可根据自己的情况选择其中任何一种治疗方法，但是，最好在医生的指导

自限性，症状消退时，关节部位有脱屑，肤色变暗。少数患者并不具备典型发作症状，其症状较轻，1～2天即消失。如急性发作治疗不当，关节炎可迁延不愈或转移到其他关节。

3. 间歇期 在两次发作之间是间歇期，大多数患者第二次发作在6个月至2年之间，少数5～10年才复发，个别患者则无第二次发作。一般情况下，未经有效治疗的病例，发作频率增加，间歇期缩短，症状加剧，炎症持续时间延长，受累关节数目增加。有部分患者第一次发作直接进入亚急性期和慢性期而没有缓解期。

4. 痛风石与慢性痛风性关节炎 在未经治疗的患者从痛风首次发作到慢性症状出现或可见痛风石形成的时间是不同的。Hench报告从3～42年不等，平均为11.6年。痛风石的沉积形成与高尿酸血症的程度或时间是正相关。痛风石的核心是尿酸钠，在其周围可出现慢性炎症反应，其内有巨噬细胞、上皮肉芽肿纤维增生等。痛风石为黄白色赘生物、形态无规则，大而表浅，皮肤菲薄，破溃长期不愈，有白色物排出，可析出尿酸钠结晶。痛风石可发生在许多部位，甚至可累及心脏，典型部位在耳轮、第一大足趾、指、腕、膝、肘等。它们直接侵犯关节及肌腱而使关节运动受限、造成肢体畸形和功能障碍，在未用药物治疗的痛风患者中，约有半数出现痛风石。

5. 痛风的肾脏病变 体内尿酸主要是由肾脏排泄，当嘌呤代谢紊乱，尿酸生成过多，出现高尿酸血症时，尿酸盐在肾脏内沉积可引起肾脏的病变。20%左右的痛风病人有慢性进展性肾脏病，这种肾病与病程的长短及治疗控制的好坏有直接关系。临床表现有腰痛、浮肿、高血压、轻度蛋白尿、尿呈酸性或血尿等，晚期可出现氮质血症及尿毒症。如早期诊断并治疗恰当，肾脏病变可减轻或停止发展，区别于其他病因引起的不可逆的肾脏病变。

6. 肾结石 尿酸肾结石是由于尿酸结晶沉积在肾及尿路，形成泥沙样、砂砾状或大的结石。原发性痛风患者中约20%有尿酸结石，男性较女性多见。肾结石的症状因结石的大小、形状、部位而异，其主要表现为疼痛，约40%～50%患者有腰及上腹部间歇发作性疼痛，当结石进入肾盂输尿管连接处或输尿管时，引起剧烈蠕动，促使肾结石排出而可能出现绞痛，绞痛突然发作时，可出现面色苍白、出冷汗、虚脱等。肾结石疼痛时，常伴有肉眼或镜下血尿，有的并发尿路感染。

（四）营养治疗

1. 限制总能量，保持适宜体重，避免和治疗超重或肥胖 流行病学和临床研究发现，肥胖是高脂血症、高血压、高尿酸血症及痛风的共同发病因素之一。Mc Carty观察到痛风患者中52%是肥胖者。高尿酸血症、高甘油三酯血症都与体重、相对体重、体质指数、腰臀围比（WHR）、腰臂比（WTR）等正相关。空腹胰岛素水平亦与体重呈正相关。

总能量一般给予20～25Kcal（kg·d）［0.08～0.10MJ/（kg·d）］，如与当前实际摄入的能量比较，如相距不大，可立即按指导量执行；如差距较大，可分阶段减，每阶段减少500Kcal（2.1MJ），并与实际活动消耗保持平衡，使体重逐步达到适宜体重，切忌减得过快，否则易导致机体产生大量酮体，酮体与尿酸相互竞争排出，使血尿酸水平升高，促使痛风急性发作。临床资料显示，肥胖的痛风患者，在缓慢稳定降低体重后，不仅血尿酸水平下降，尿酸清除率和尿酸转换率升高，尿酸池缩小，未引起痛风急性发作。据美国Framingham的研究资料表明，男子的相对体重减少10%，可使血清尿酸下降19.6mmol/L，血清葡萄糖下降0.14mmol/L，血清胆固醇下降0.292mmol/L，收缩压下降6.6mmHg。

2. 多食用素食为主的碱性食物 尿液的PH值与尿酸盐的溶解度有关。当PH值在5.0时，每分升只能溶解尿酸盐60mg；PH 6.0时，尿酸盐可有220mg溶解，PH在6.6时，几乎所有的尿酸盐呈溶解状态，但大部分痛风患者尿液的PH值常较低，尿酸过饱和易出现肾结石。有些食物含有较多的钠、钾、钙、镁等元素，在体内氧化生成碱性离子，故称为碱性食物，属于此类的食物有：各种蔬菜、水果、鲜果汁、马铃薯、甘薯、海藻、紫菜、海带等，增加碱性食物的摄入量，使尿液PH值升高，有利于尿酸盐的溶解，西瓜与冬瓜不但属碱性食物，且有利尿作用，对痛风治疗有利。

3. 合理的膳食结构 在总能量限制的前提下，蛋白质的热比为10%～15%，或每公斤理想体重给予0.8～1.0g，蛋白质不宜过多，因为合成嘌呤核苷酸需要氨基酸作为原料，高蛋白食物可过量提供氨基酸，使嘌呤合成增加，尿酸生成也多，高蛋白饮食可能诱发痛风发作。脂肪热比<30%，其中饱和、单不饱和、多不饱和脂肪酸比例约为1：1：1，全日脂肪包括食物中的脂肪及烹调油在50g以内，碳水化合物热比55%～65%。充足的碳水化合物可防止产生酮体。注意补充维生素与微量元素。

4. 液体摄入量充足 液体摄入量充足增加尿酸溶解，有利于尿酸排出，预防尿酸肾结石，延缓肾脏进行性损害，每日应饮水2000ml以上，约8～10杯，伴肾结石者最好能达到3000ml，为了防止夜尿浓缩，夜间亦应补充水分。饮料以普通开水、淡茶水、矿泉水、鲜果汁、菜汁、豆浆等为宜。

5. 禁酒 乙醇可抑制糖异生，尤其是空腹饮酒，使血乳酸和酮体浓度升高，乳酸和酮体可抑制肾小管分泌尿酸，使肾排泄尿酸降低。酗酒如与饥饿同时存在，常是痛风急性发作的诱因。饮酒过多，产生大量乙酰辅酶A，使脂肪酸合成增加，使甘油三酯进一步升高。

☞ 啤酒本身含大量嘌呤，可使血尿酸浓度增高。

6. **建立良好的饮食习惯** 暴饮暴食，或一餐中进食大量肉类常是痛风性关节炎急性发作的诱因，要定时定量，也可少食多餐。注意烹调方法，少用刺激调味品，肉类煮后弃汤可减少嘌呤量。

7. **选择低嘌呤食物** 由于外源性尿酸占体内总尿酸的 20%，严格的饮食控制只能使血尿酸下降 10 ~ 20mg/L，对改善高尿酸血症的作用有限，再加上药物治疗的进展，目前已不提倡长期采用严格的限制嘌呤的膳食。合理的饮食结构、适宜的体重、良好的饮食行为和生活方式是预防痛风的最有效措施。

一般人日常膳食摄入嘌呤为 600 ~ 1000mg，在急性期，嘌呤摄入量应控制在 150mg/d 以内，对于尽快终止急性痛风性关节炎发作，加强药物疗效均是有利的。在急性发作期，宜选用第一类含嘌呤少的食物，以牛奶及其制品，蛋类、蔬菜、水果、细粮为主。在缓解期，可适量选含嘌呤中等量的第二类食物，如肉类食用量每日不超过 120g，尤其不要集中一餐中进食过多。不论在急性或缓解期，均应避免含嘌呤高的第三类食物，如动物内脏、沙丁鱼、凤尾鱼、小鱼干、牡蛎、蛤蜊、浓肉汁、浓鸡汤及鱼汤、火锅汤等。常用食物嘌呤含量，见表 18 – 14。

表 18 – 14 常用食物嘌呤含量（mg/100g）

食物	含量	食物	含量	食物	含量
谷薯类：		丝瓜	11.4	**奶蛋类：**	
大米	18.1	西葫芦	7.2	牛奶	1.4
糙米	22.4	茄子	14.3	奶粉	15.7
米粉	11.1	菜花	20.0	鸡蛋（1个）	0.4
糯米	17.7	蘑菇	28.4	**肉类：**	
小米	6.1	青椒	8.7	猪肉	122.5
面粉	17.1	豆芽菜	14.6	牛肉	83.7
麦片	24.4	萝卜	7.5	羊肉	111.5
玉米	9.4	胡萝卜	8.0	鸡肉	140.3
白薯	2.4	洋葱	3.5	鸡肫	138.4
马铃薯	5.6	番茄	4.3	肝	233.0
干鲜豆类及制品：		葱	4.7	肾	132.6
黄豆	166.5	姜	5.3	肚	132.4
黑豆	137.4	蒜头	8.7	脑	175.0
绿豆	75.1	**水果类：**		小肠	262.2
红豆	53.2	橙	1.9	猪血	11.8
花豆	57.0	橘	2.2	浓肉汁	160 ~ 400
豌豆	75.7	苹果	0.9	**水产类：**	
豆干	66.6	梨	0.9	海参	4.2
四季豆	29.7	桃	1.3	乌贼	87.9
蔬菜类：		西瓜	1.1	海蜇皮	9.3
白菜	12.6	香蕉	1.2	鳝鱼	92.8
卷心菜	12.4	**硬果及其他：**		鳗鱼	113.1
芥菜	12.4	瓜子	24.5	鲤鱼	137.1
芹菜	10.3	杏仁	31.7	草鱼	140.2
青菜叶	14.4	栗子	34.6	鲢鱼	202.4
菠菜	23.0	花生	32.4	黑鲳鱼	140.6
空心菜	17.5	黑芝麻	57.0	白鲳鱼	238.0
芥兰菜	18.5	红枣	8.2	白带鱼	291.6
韭菜	25.0	葡萄干	5.4	沙丁鱼	295.0
茼蒿菜	33.4	木耳	8.8	凤尾鱼	363.0
苦瓜	11.3	蜂蜜	3.2	鱼丸	63.2
黄瓜	14.6	海藻	44.2	小鱼干	1638.9
冬瓜	2.8	酵母粉	589.1	虾	137.7
南瓜	2.8	茶	2.8	牡蛎	239.0

☞ 很多人喜欢吃涮火锅，但火锅汤是高嘌呤食物。

☞ 很多人喜欢吃动物内脏，但动物内脏是高嘌呤食物。

为了使用上的方便，一般将食物按嘌呤含量分为三类，供选择食物时参考：

(1)第一类：含嘌呤较少，每100g含量<50mg。

①谷薯类：大米、米粉、小米、糯米、大麦、小麦、荞麦、富强粉、面粉、通心粉、挂面、面条、面包、馒头、麦片、白薯、马铃薯、芋头。

②蔬菜类：白菜、卷心菜、芥菜、芹菜、青菜叶、空心菜、芥蓝菜、茼蒿菜、韭菜、黄瓜、苦瓜、冬瓜、南瓜、丝瓜、西葫芦、菜花、茄子、豆芽菜、青椒、萝卜、胡萝卜、洋葱、番茄、莴苣、泡菜、咸菜、葱、姜、蒜头、荸荠、鲜蘑、四季豆、菠菜。

③水果类：橙、橘、苹果、梨、桃、西瓜、哈密瓜、香蕉、苹果汁、果冻、果干、糖、糖浆、果酱。

④乳类：鸡蛋、鸭蛋、皮蛋、牛奶、奶粉、起司、酸奶、炼乳。

⑤硬果及其他：猪血、猪皮、海参、海蜇皮、海藻、红枣、葡萄干、木耳、蜂蜜、瓜子、杏仁、栗子、莲子、花生、核桃仁、花生酱、枸杞、茶、咖啡、碳酸氢钠、巧克力、可可、油脂(在限量中使用)。

(2)第二类：含嘌呤较高，每100g含50～150mg。

米糠、麦麸、麦胚、粗粮、绿豆、红豆、花豆、豌豆、菜豆、豆腐干、豆腐、青豆、黑豆。

猪肉、牛肉、小牛肉、羊肉、鸡肉、兔肉、鸭、鹅、鸽、火鸡、火腿、牛舌。

鳝鱼、鳗鱼、鲤鱼、草鱼、鳕鱼、鲑鱼、黑鲳鱼、大比目鱼、鱼丸、虾、龙虾、乌贼、螃蟹、鲜豌豆、昆布。

(3)第三类：含嘌呤高的食物，每100g含150～1000mg。

猪肝、牛肝、牛肾、猪小肠、脑、胰脏、白带鱼、白鲇鱼、沙丁鱼、凤尾鱼、鲢鱼、鲱鱼、鲭鱼、小鱼干、牡蛎、蛤蜊、浓肉汁、浓鸡汤及肉汤、火锅汤、酵母粉。

以上资料与分类，摘自多种来源，由于食物的品种、分析的方法有别，所得的结果不尽相同，而且烹调方法对食物亦有影响，如肉类煮沸后，熟肉会丢失部分嘌呤到汤液中。目前主张避免嘌呤过高的食物，在药物的控制下，可不必计较其绝对嘌呤含量。

8.药物与营养素的关系 痛风病人不宜使用降低尿酸排泄的维生素，有烟酸、维生素B_1、维生素B_{12}，除满足膳食营养素参考摄入量(DRIs)需要外，不宜长期大量补充这些维生素。用秋水仙碱、丙磺舒治疗时，避免摄入大剂量维生素C，还要大量饮水促进尿酸排泄。

9.慢性高尿酸血症肾病 如出现中度或重度肾功能不全，应给予低蛋白饮食，按0.6g/(kg·d)，其中至少1/2属高生物效价。如无肥胖等因素，能量应充足，一般给予30～35 Kcal/(kg·d(126～146KJ/kg·d)，以保证正氮平衡。对大多数患者，钠摄入1000～3000mg(40～120mmol/d)，水摄入1500～3000ml，钾不超过70mmol/d，近年的研究显示大豆蛋白能减少肾损害，延缓慢性肾功能恶化方面的作用优于动物蛋白。

第三节 营养与恶性肿瘤

☞ 恶性肿瘤，又称癌(cancer)，是一类严重威胁人类健康和生命的疾病，其特征为异常细胞生长失控，并由原发部位向其它部位播散。这种播散如无法控制，将侵犯要害器官并引起功能衰竭，最后导致个体死亡。

☞ 恶性肿瘤是当前严重影响人类健康、威胁人类生命的主要疾病之一，与心脑血管疾病和意外事故一起构成当今世界的三大死亡原因。

据世界卫生组织统计，全世界每年癌症的新发病例高达700万人以上，死亡约500万人，并呈逐年增高的趋势。因此，世界卫生组织和各国政府卫生部门均将攻克癌症列为一项首要任务。

一、食物中的致癌因素

☞ 恶性肿瘤的发病原因目前尚不十分清楚，但大量的实验研究及临床观察资料显示，约有1/3恶性肿瘤的发生与膳食营养因素密切相关。目前国内外科学家认为，有35%～50%的癌症是由饮食构成不合理、饮食习惯不卫生和烹调加工不科学而引起的。

☞ 合理膳食可使胃癌和结肠癌的死亡率降低90%，使子宫内膜癌、胆囊癌、胰腺癌、宫颈癌、口腔癌、咽癌和食管癌的死亡率降低20%，并可使癌症总死亡率降低10%。

(一)食物中存在的致癌物

食物中已发现的致癌物以N－亚硝基化合物、黄曲霉毒素、多环芳烃类化合物、杂环胺类化合物这四大类分布比较广泛,目前认为它们均是致癌性很强的化学物质,能引起多种动物多种器官肿瘤,一次大剂量或长期小剂量均可致癌。这四类致癌物均是间接致癌物,需在体内肝微粒体混合功能氧化酶代谢活化的情况下发挥致癌作用。流行病学调查资料表明某些癌症高发可能与这四大类致癌物有关。

除了上述四类致癌物外,食品中还存在其它致癌物,如食物中残留的农药、某些食品添加剂、易污染到食物中的某些重金属和食品容器包装材料。

上述致癌物根据其来源也可分为四类:①食品在一定贮存条件下自身发生变化而合成的,如N－亚硝基化合物;②食物在加工烹调过程中产生的,如多环芳烃类化合物、杂环胺类化合物;③食物受污染产生或含有致癌物,如食品受黄曲霉菌污染而含有其毒素,食品还可受到农药、食品添加剂、重金属、食品容器包装材料等污染而具有致癌性;④食品本身含有的天然成分,如某些生物碱、植物本身的生长调节剂等。

1. **N－亚硝基化合物** N－亚硝基化合物是一类具有>N－N＝O结构的有机化合物,根据其分子结构不同可分为N－亚硝胺和N－亚硝酰胺两大类,对动物均有较强的致癌作用。亚硝胺不是终末致癌物,要在体内代谢活化,而亚硝酰胺是终末致癌物,无需在体内活化就有致癌作用。N－亚硝基化合物的前体物主要来源于环境中的硝酸盐和亚硝酸盐,用于鱼、肉等食物中的硝酸盐和亚硝酸盐以及环境中的胺类。目前发现N－亚硝基化合物与胃癌、食管癌、肝癌、结直肠癌、膀胱癌等病的发生有密切关系。

2. **黄曲霉毒素** 是黄曲霉和寄生曲霉代谢产生的一类结构相似的化学物,是目前发现的最强的化学致癌物质,可使多种动物诱发实验性肝癌。除长期慢性作用诱发癌瘤外,还有所谓的"冲击量"致癌。黄曲霉毒素不仅可诱发动物肝癌,还可诱发其它部位肿瘤,如胃腺癌、肾癌、直肠癌及乳腺、卵巢、小肠等部位肿瘤。黄曲霉毒素主要污染粮油及其制品如花生、花生油、玉米、大米、棉籽等。

3. **多环芳烃族化合物** 是食品污染中的又一类致癌因素,目前已鉴定出数百种,其中对苯并(α)芘研究的最早,资料最多。流行病学调查表明,食物中多环芳烃族化合物与癌症发病率有关。多环芳烃主要由各种有机物,如煤、柴油、汽油、原油及香烟燃烧不完全而产生的。食物中多环芳烃的主要来源有食物在烘烤或熏制时直接受到污染;食品成分在烹调加工时经高温热解或热聚而形成;植物性食品吸收环境中污染的多环芳烃;食物加工中受机油、包装材料污染等。

4. **杂环胺类** 是从烹调食品的碱性部分提取的主要成分,为带杂环的伯胺,对啮齿类动物均具有不同程度的致癌性,多数杂环胺类化合物致癌的主要靶器官为肝脏,此外部分杂环胺类还可诱导血管内皮肉瘤和结肠癌。

5. **农药** 如重铬酸盐、有机氯、有机磷、氨基甲酸酯类农药以及某些增效剂、熏蒸剂和除草剂等都具有致癌作用,这些农药可由于使用不当而残留在食品中。

(二)膳食结构和某些特殊饮食习惯与癌症发生的关系

在饮食影响癌症发生的过程中,除食物中的致癌物起着重要作用以外,食物结构和某些饮食习惯对癌症的发生也同样起着不可忽视的作用。

1. **高脂肪膳食** 大量流行病学证据显示高脂肪膳食能显著增加结肠、直肠癌的发病率,其可能机制为脂肪摄入增加可促进胆酸分泌至肠道,从而影响肠道微生物菌群组成并刺激次级胆酸产生,结果促进结肠癌的发生。还有研究结果发现乳腺癌的发生与脂肪酸组成有关,不饱和脂肪酸摄入过多会增加罹患乳腺癌的危险性。另外脂肪的摄入量可能还与前列腺癌、膀胱癌、卵巢癌等发生有关。

2. **高胆固醇膳食** 对一些乳腺癌和结肠癌的研究表明,膳食胆固醇可增加其危险性,但这些危险性通常远远低于由脂肪所引起的,因此多被忽略。近年来曾有报道,人群调查发现膳食胆固醇可增加患肺癌、膀胱癌和胰腺癌的危险性,但目前还缺乏动物实验资料证实膳食胆固醇与这些癌症的关系。

3. **高能量与高碳水化合物、高蛋白膳食** 除脂肪因素外,高能量摄入可能与癌症危险性增加有关。一般认为能量摄入过多将增加体重,从而增高乳腺癌和子宫内膜癌发生的危险性,因此能产生大量能量的高碳水化合物饮食可能会增加癌症的危险性。还有研究表明高蛋白膳食可增加妇女患乳腺癌的危险性,但目前证据尚不充足。

4. **某些特殊饮食习惯** 已有大量流行病学资料和动物实验证据表明,某些特殊饮食习惯,如喜食腌制、发酵、熏烤加工的熟食品与癌症的发生有着密切关系。另外喜食高盐食品的人群胃癌发病率明显增高,已证实氯化钠有促癌作用。此外饮酒与结肠直肠癌、原发性肝癌及乳腺癌的发生也存在某些关系。

(三)常见的营养相关性癌症

1. **食管癌** 调查研究发现缺少维生素 A、维生素 C 和维生素 E,缺少钼、锌、镁、硒等微量元素,进食腌制和霉变食物,喝酒同时吸烟等都可使食管癌的发生率显著上升。

2. **胃癌** 国内外流行病学研究发现,胃癌的发生可能与下列饮食中存在的有害因素或不良饮食行为有关:①食物在熏烤过程中大量产生的多环芳烃化合物及蛋白质在高温下分解产生的杂环胺类物质;②饮水及粮食中硝酸盐、亚硝酸盐含量偏高;③喜食腌制食品;④霉变食物中含有霉菌毒素;⑤酗酒。

3. **肝癌** 在我国沿海地区,尤其在长江三角洲及珠江三角洲等地发病率最高。肝癌的发生主要与食物受黄曲霉毒素的污染有关。此外,酗酒可明显损伤肝脏,导致肝硬化和肝癌。

4. **结肠、直肠癌** 结肠、直肠癌的发病与高脂肪膳食、膳食纤维不足等饮食因素有关,多吃富含维生素 A 的食物可降低大肠癌的发生率。

5. **乳腺癌** 很多资料证明,高脂肪与高能量的饮食与乳腺癌的发生呈正相关。

6. **其它** 肺癌病人常与缺乏维生素 A 和硒有关;高脂肪饮食可能与子宫内膜癌、卵巢癌、前列腺癌和胆囊癌的发生有关;喉癌、口腔癌与吸烟、酗酒有关;甲状腺癌与饮食中缺碘有关;鼻咽癌与食品的亚硝基化合物(如亚硝胺)污染有关等。

二、食物中的抗癌因素

(一)膳食纤维

膳食纤维是植物性食物中耐人体消化酶的一类化合物,是极为复杂的大分子聚合物。增加膳食中纤维,如蔬菜、水果及全成分谷物等的摄入,可通过影响肠蠕动和机体雌激素的生物利用率而降低患结肠癌和乳腺癌的风险,甚至也能降低口腔癌、咽喉癌、食管癌、胃癌、前列腺癌、子宫内膜癌及卵巢癌的患病危险。

1. **膳食纤维对肠蠕动的影响** 膳食中的不溶性纤维可以通过吸收水分增加粪便体积,增加肠蠕动力,稀释潜在的致癌物,缩短食物有毒代谢产物在体内停留的时间,加速其排出体外。

2. **膳食纤维对能量摄入的影响** 水溶性膳食纤维吸水后粘度增大,其作用之一是使食物在胃内停留时间增加,抑制胃和胰蛋白酶及脂解酶的活性,使分解三大能量物质的速度减慢;其作用之二是体积增加,产生饱腹感,有利于减少摄入更多的食物,从而减少摄入更多的能量。

3. **膳食纤维可减少次级胆汁酸的生成** 膳食纤维可螯合肠道内的胆汁酸,减少次级胆汁酸的生成,减少其可能的致癌危险。

4. **膳食纤维可降低血脂** 膳食纤维可在肠道中螯合一定量的脂肪酸将其排出体外或抑制脂肪酸吸收。

(二)维生素

1. **维生素 A** 维生素 A 具有抑制恶性肿瘤的作用,动物实验结果显示,在灌喂亚硝胺、黄曲霉毒素等致癌物的同时大量补充维生素 A,动物肿瘤发生率降低。维生素 A 的重要作用是控制上皮组织分化,维持上皮组织细胞正常形态。机体缺乏维生素 A 时上皮细胞角质化,演变为鳞状细胞乃至发展为癌。另外,维生素 A 还具有将已经向癌细胞分化的移形细胞恢复正常的特殊作用,已发现几乎所有起源于上皮组织的恶性肿瘤,如皮肤癌、食管癌、胃癌、肺癌、结肠癌、直肠癌、膀胱癌等的发生都与维生素 A 缺乏有关。

2. **维生素 E** 维生素 E 具有较强的抗氧化作用,可以抑制机体游离自由基的形成,保护细胞的正常分化,阻止上皮细胞过度增生角化,减少细胞癌变。临床研究证实,维生素 E 与某些抗癌药物合用可增强疗效,同时维生素 E 还可以减轻化疗的毒性反应。维生素 E 的衍生物,如维生素 E 琥珀酸酯(vitamin E succinate,VES)也可抑制人白血病细胞、鼠 B-16 黑色素瘤细胞、人前列腺癌细胞、人乳腺癌细胞和鼠 EL4T 淋巴瘤细胞等多种肿瘤细胞的生长,其机制为阻滞肿瘤细胞周期、抑制肿瘤细胞 DNA 合成、诱导肿瘤细胞凋亡并促进肿瘤细胞分化等。

3. **维生素 C** 维生素 C 具有很强的防癌、抗癌作用,它可以阻断致癌物亚硝胺的合成;促进淋巴细胞的形成,增强机体免疫功能;还可通过影响能量代谢直接抑制癌细胞生长。

4. **B 族维生素** 大多数 B 族维生素作为机体酶的辅助因子参与细胞内蛋白质、脂肪和碳水化合物的合成、分解以及相互转化。维生素 B_1 缺乏时可使肿瘤形成及生长速度加快;维生素 B_2 可抑制黄曲霉毒素的活性,减少肝癌的发生;维生素 B_6 可抑制膀胱癌的进展和转移;维生素 B_{12} 缺乏可增加胃癌和白血病的发病率,但过量则会使病情恶化。

（三）矿物质

1. 钙 钙离子参与上皮细胞增殖和分化的全过程，机体钙水平是直肠癌病因学因素之一。在常规膳食时肠内的钙浓度就可以抑制结肠上皮生长，降低肠粘膜鸟氨酸脱羧酶（ornithine decarboxylase，ODC）活性，而ODC在有丝分裂过程中发挥重要作用，其活性反映细胞增殖速度。临床研究表明，结肠内的离子钙可结合胆汁酸，形成不溶性的钙复合物，间接影响其对结肠粘膜细胞的增殖作用。

2. 硒 硒可以改善机体免疫功能，还可以通过调整细胞分裂、分化及癌基因表达等使癌细胞行为向正常方向转化。另外，硒还具有促进正常细胞增殖和再生的功能。

3. 锗 锗可以诱发机体产生干扰素，抑制肿瘤细胞的生长。

4. 锌和钼 锌和钼能阻断亚硝胺类致癌物在机体内合成，具有间接抗癌作用。

（四）植物化学物

谷类、豆类、水果、蔬菜等植物性食物除了含有维生素和矿物质外，还含有丰富的植物化学物。几乎所有的植物化学物都具有不同程度的抗肿瘤作用。所以大量食用蔬菜和水果对癌症预防具有积极的作用。

三、恶性肿瘤的营养防治

恶性肿瘤是一大类症状复杂、各不相同的疾病。几乎全身所有的组织器官都可以发生恶性肿瘤，不同时期、不同部位的恶性肿瘤具有不同的临床表现，不同类型肿瘤的治疗方法也不相同，因此营养因素对肿瘤的作用可因病情不同而变化，应采取合理的营养干预措施来预防恶性肿瘤的发生。一旦发生恶性肿瘤，往往只能以营养支持为主要的营养治疗方法，尤其是发生肿瘤转移或形成恶病质时。鉴于恶性肿瘤是一种消耗性疾病，对恶性肿瘤患者的营养防治原则应考虑全面。

（一）能量

恶性肿瘤是消耗性疾病，一方面癌细胞的迅速生长和增殖使机体能量消耗增加，另一方面机体在疾病状态下又会出现营养摄入不足或营养缺乏状态。同时接受放、化疗可抑制食欲，导致摄食量进一步减少，加重营养不良。因此对恶性肿瘤患者应补充适宜能量。过去临床常以高能营养液进行营养支持，结果发现在机体补充供给的同时癌细胞也因获得了大量能量而迅速生长。目前癌症患者的能量供给量多为疾病状态下的需要量，或比正常需要量下降10%～30%。

（二）蛋白质

足量的蛋白质不仅能保证机体正常生长发育，还能增强机体免疫功能。但摄入量过高也会带来一些问题，尤其是动物性蛋白质摄入过多时，脂肪和胆固醇的摄入量也会随之增加，由此增加结肠癌、直肠癌、乳腺癌以及子宫内膜癌发病的危险性。因此，在保证蛋白质摄入量的同时，应注意动物性蛋白质与植物性蛋白质间的适当比例。

恶性肿瘤患者多处于高代谢状态，蛋白质需要量增加。部分患者尤其是消化系统恶性肿瘤患者，多伴有不同程度的消化吸收障碍，引起蛋白质摄入不足，甚至出现负氮平衡而导致蛋白质－能量营养不良。同时机体的免疫功能也受到影响，细胞免疫、体液免疫水平下降，机体自身对肿瘤细胞生长的抑制作用减弱，致使机体的消耗进一步增加。因此对有些恶性肿瘤患者的蛋白质供给量可提高到全日总能量的30%左右，以纠正负氮平衡和改善免疫功能。

（三）脂肪

高脂膳食（尤其是动物性脂肪摄入过高）是导致癌症发生的直接与间接因素。目前较为一致的观点是脂肪摄入量过高可增加结肠、直肠、乳腺、子宫内膜、肺、前列腺等癌症发生的危险性；同时，由于高脂膳食可导致肥胖，而肥胖又可增加患子宫内膜癌、乳腺癌、肾癌的危险性，故可间接导致癌症的发生。在日常膳食中应控制脂肪的摄入量，以不超过总能量的30%为宜，并调整动物性脂肪与植物性脂肪间的比例，保证饱和脂肪酸与单不饱和脂肪酸、多不饱和脂肪酸之间的比例为1:1:1。多食用鱼类和禽肉类以及畜肉类中的牛、羊肉。

由于不同的癌症发病部位与病因各不相同，故患者对脂肪的需要量也不同。对于那些发病与脂肪摄入密切相关的癌症，以及消化吸收功能严重障碍的癌症（如胰腺癌、胃癌晚期、肝癌等），全日脂肪供给量应不超过总能量20%，其他癌症患者可根据病情调整至25%～30%。

（四）碳水化合物

各类癌细胞生长的共同特点是均以葡萄糖作为能量的主要来源。在三大供能营养素中，癌细胞摄取葡萄糖的能力最强,也最为活跃。故不论何种癌症,饮食中都应控制碳水化合物的供给量,并注意粗、细粮结合,对于用营养液进行营养支持的患者,不宜以单糖作为碳水化合物的主要来源。

(五)膳食纤维

碳水化合物中的膳食纤维可以清除肠道中过多的外源性胆固醇,增加粪便的体积和重量,缩短粪便在肠道内的停留时间而减少有毒物质的重吸收,避免毒素造成的过氧化反应及对细胞产生的损害。另外,膳食纤维在肠道益生菌作用下发酵,使肠道内 PH 值下降,有益于营养素的消化吸收及有益菌群的繁殖。最近一些研究结果表明抗性淀粉也具有类似的防癌作用。目前我国尚无膳食纤维的摄入量标准,以中国营养学会推出的中国居民膳食指南及平衡膳食宝塔为依据,我国居民摄入膳食纤维的量及范围为 25 ~ 35g/d。应注意的是,食物加工的越精细,膳食纤维和淀粉的防癌作用就越弱。

(六)维生素和矿物质

与癌症发病相关的维生素主要有维生素 A、维生素 E、B 族维生素和维生素 C 等,矿物质主要有钙、硒等。日常饮食如能做到食物多样、新鲜,保证平衡膳食,这些营养素一般都不会缺乏。但癌症患者,尤其是长期未进食者或肠外营养支持者,由于维生素和矿物质的摄入量不足或丢失量增加易造成这些营养素的缺乏,所以除保证蔬菜、水果的摄入外还应注意及时补充相应制剂。

1999 年,世界癌症研究基金会提出了预防癌症的 14 条膳食与保健建议,内容如下:

1. **食物多样化** 每餐应包括各种蔬菜、水果、豆类以及粗加工的主食。

2. **维持适宜体重** 避免体重过轻或过重,成年后要限制体重增幅不超过 5kg。

3. **保持体力活动** 坚持体育锻炼,如果工作时很少活动或仅有轻度活动,每天应进行 1 小时左右的快走或类似的运动量,每星期至少还要进行 1 小时出汗的剧烈运动。

4. **多吃蔬菜和水果** 坚持每天吃 400 ~ 800g 各种蔬菜、水果,每天保持 3 ~ 5 种蔬菜和 2 ~ 4 种水果,特别注意维生素 A 和维生素 C 的摄入要充足。

5. **以植物性食物为主** 食用多种来源的淀粉或富含蛋白质的植物性食物,尽可能少吃糖加工食品,要限制精制糖的摄入。

6. **不提倡饮酒** 男性每天饮酒不超过一天总能量摄入量的 5%,女性不超过 2.5%。

7. **限制动物性食品的摄入** 每天瘦肉摄入量应限制在 90g 以下,最好选择鱼和家禽替代牛肉、羊肉和猪肉。

8. **限制高脂食物的摄入** 应选择适当的植物油并限制用量。

9. **限盐** 限制腌制食物的摄入,同时控制烹调用盐和调料盐的使用。

10. **防霉** 注意防止食品腐烂及霉菌污染,不要食用已受细菌和/或霉菌污染的食物。

11. **防腐** 用冷藏或其它适宜的方法保存易腐烂的食物。

12. **限制食品添加剂的使用** 对食品添加剂、食物污染物及有害残留物质应制定限量标准并监测其含量。

13. **注意食物加工方法** 不吃烧焦的食物,尽量少吃直接在火上烧烤的鱼或肉、腌肉及熏肉。

14. **营养补充剂的选用** 对于遵循本建议的人来说,一般不必食用营养补充剂。

☞ 小知识:酸碱度是如何划分的?

☞ 酸碱度的划分主要根据水介质中氢离子的浓度,中性介质 PH = 7,酸性介质 PH < 7,碱性介质 PH > 7。

第十九章 合理膳食与公共(社区)营养

第一节 人体营养水平鉴定与检查

☞ 人体营养水平鉴定指的是借助生化、生理实验手段,发现人体临床营养不足症、营养储备水平低下或过营养状况(overnutrition),以便较早掌握营养失调征兆和变化动态,及时采取必要的预防措施。有时为研究某些有关因素对人体营养状态的影响,也对营养水平进行研究测定。

本项检查的目的是根据症状和体征检查营养不足症和缺乏症,是一种营养失调的临床检查。检查项目及症状、体征与营养素的关系,见表 19-1。

人体体格测量资料可以作为营养状况的综合观察指标。不同年龄组选用指标不同,见表 19-2。

表 19-1 营养缺乏的体征

部 位	体 征	缺乏的营养素
全身	消瘦或浮肿,发育不良,贫血	能量、蛋白质、锌、蛋白质、铁、叶酸、维生素 B_{12}、B_6、B_2
皮肤	干燥,毛囊角化	维生素 A
	毛囊四周出血点	维生素 C
	癞皮病皮炎	烟酸
	阴囊炎,脂溢性皮炎	维生素 B_2
头发	稀少,失去光泽	蛋白质、维生素 A
眼睛	毕脱氏斑,角膜干燥,夜盲	维生素 A
唇	口角炎,唇炎	维生素 B_2
口腔	齿龈炎,齿龈出血,齿龈松肿	维生素 C
	舌炎,舌猩红,舌肉红	维生素 B_2、烟酸
	地图舌	维生素 B_2、烟酸、锌
指甲	舟状甲	铁
骨骼	颅骨软化,方颅,鸡胸,串珠肋,	维生素 D
	O 型腿,X 型腿骨膜下出血	维生素 C
神经	肌肉无力,四肢末端蚁行感,下肢肌肉疼痛	维生素 B_1

表 19-2 人体体格检查项目

年龄(岁)	常用指标	深入调查指标
0~	体重、身高	背高(背卧位所测"坐高")、头为、胸围、骨盆径、皮褶厚(肩胛下、三头肌腹部)
1~	体重、身高、皮褶厚度(三头肌)、上臂围	坐高(3 岁以下为背高)、头围、胸围、骨盆径、皮褶厚(肩胛骨下、三头肌腹部)、小腿围、手腕 X-线(前后方向)
5~20	体重、身高、皮褶厚度(三头肌)	坐高、骨盆径、二肩峰距、皮褶厚、上臂围、小腿围、手腕X-线
20 以上	体重、身高、皮褶厚度(三头肌)、上臂围、小腿围	头围、胸围、骨盆径、皮褶厚(肩胛下、三头肌肉部)

1. **体重和身高** 是人体测量资料中最基础的数据,在反映人体营养状况上比较确切。体重可以反映一定时间内营养状况的变化;而身高可反映较长时期的营养状况。

(1)理想体重(ideal weight):或称标准体重,应用于成年人,一般以此来衡量实际测量的体重是否在适宜范围。常用计算公式如下:

理想体重(kg)=身高(cm)-100(Broca 公式)

理想体重(kg)=身高(cm)-105(Broca 改良公式)

理想体重(kg)=[身高(cm)-100]×0.9(平田公式)

实际体重在理想体重 ±10% 为正常范围,±10%~20% 为超重或瘦弱,±20% 以上为肥胖或极瘦弱。

(2)体质指数(BMI):BMI=体重(kg)/[身高(m)]^2。BMI 正常值为 18.5~24.99。BMI<16 为重度消瘦,16~16.9 为中度消瘦,17~18.4 为轻度消瘦,25~29.9 为超重,>30 为肥胖。

(3)身高别体重(weight for height):应用于儿童。如果达不到相同身高儿童应有的标准,表示为消瘦。这一指标主要反映当前营养状况,对区别急性营养不良和慢性营养不良有意义。

(4)年龄别身高(height for age):应用于儿童。长期慢性营养不良可导致儿童生长发育迟缓,表现为身高较相同年龄儿童矮小,因此此指标可反映较长期的营养状况。

儿童实际测量值与标准值比较时的评价方法有:①高差法,即按待评对象数值与参考数值(均值 X)距离几个标准差(S)进行评价,如体重可分成正常、稍重(X+1S)、过重(X+2S)、稍轻(X-1S)和过轻(X-2S)5级;②百分位数评价,P50相当于均值,待评数值在P5以下或P97以上通常可以肯定为不正常;③Gomez分类法,是国际上对儿童体重、身高评价的方法,即按相当参考值的百分比(%)来评价。

表19-3 Gomez分类法(国际上对儿童体重、身高评价的方法)

营养水平	体 重	身 高
营养正常	90%~100%	95%~100%
Ⅰ度营养不良	75%~89%	90%~94%
Ⅱ度营养不良	60%~74%	85%~89%
Ⅲ度营养不良	<60%	<85%

体重和身高>100%者在该分类法中认为是"营养良好"。

2. **上臂围与皮褶厚度** 上臂围是一般量取左上臂自肩峰至鹰嘴连线中点的臂围长。我国1~5岁儿童上臂围13.5cm以上为营养良好,12.5~13.5cm为营养中等,12.5cm以下为营养不良。皮褶厚度主要表示皮下脂肪厚度,WHO推荐选用肩胛下、三头肌和脐旁三个测量点。瘦、中等和肥胖的界限,男性分别为<10mm、10~40mm和>40mm;女性分别为<20mm、20~50mm和>50mm。

3. **其他测量指标** 深入调查时还可选用胸围、头围、骨盆径、小腿围、背高、坐高、肩峰距和腕骨X线等。均需选定标准值,作比较进行评价。

4. **人体测量资料的各种评价指数** 这类指数较多,都是利用体重、身高、胸围、坐高等基础数值,按一定公式计算的,其评价标准因地区、民族、性别、年龄等而不同。

(1)Kaup指数:Kaup指数=[体重(kg)/身高(cm)^2×10^4。用于衡量婴幼儿的体格营养状况。判断标准此指数15~18为正常,>18为肥胖,<15为消瘦。

(2)Rohrer指数:Rohrer指数=[体重(kg)/身高(cm)^3]×10^7。评价学龄期儿童和青少年的体格发育状况。判断标准:Rohrer指数>156为过度肥胖,156~140为肥胖,140~109为中等,109~92为瘦弱,<92为过度瘦弱。

(3)Vervaeck指数:Vervaeck指数={[体重(kg)+胸围(cm)]/身长(cm)}×100。用于衡量青年的体格发育情况。判断标准见表19-4。

5. **人体脂肪含量测定** 认为Brozek公式较好,即F(%)=(4.570/D-4.142)×100。式中F为人体脂肪含量%,D为人体密度,D=M/(Vt-RV),M为被测者体重,Vt为人体总容积(人体在尽量吐气下在水中测定的排水容积),RV为肺残气容积(人体在水平齐颈状态下所测肺残气容积)。

在没有条件测定人体密度时,可采用Sin公式进行计算。体脂(%)=(4.95/D-4.50)×100,式中的身体密度D值可参考应用表19-5中数值:

表19-4 Vervaeck指数营养评价标准

营养状况		(男性) (女性)	17岁	18岁 17岁	19岁 18岁	20岁 19岁	21岁以上 20岁以上
优	>		85.5	87.5	89.0	89.5	90.0
良	>		80.5	82.5	84.0	84.5	85.0
中	>		75.5	77.5	79.0	77.0	80.0
不良	>		70.5	72.5	74.0	74.0	75.0
极不良	<		70.5	72.5	74.0	74.0	75.0

表19-5 身体密度(D值)参考值

	17(女16)~19岁	20~29岁	30~39岁	40~49岁	50岁以上
男	1.066±0.016	1.064±0.016	1.046±0.012	1.043±0.015	1.036±0.018
女	1.040±0.017	1.034±0.021	1.025±0.020	1.020±0.016	1.013±0.01

6. **营养调查结果的分析评价** 营养调查结果可分析评价下列问题:

(1)居民膳食营养摄取量,食物组成结构与来源,食物资源生产加工,供应分配,就餐方式习惯;人均动物性食品增长率或销售额可反映动物性蛋白质增长速度;谷类食品能量与动物性食品能量与膳食能量之比值(%),可反映居民膳食结构的变化;居民蛋白质、能量的摄取状况,可以反映居民膳食的质和量在不同时期的变化情况。

(2)居民营养状况与发育状况,营养缺乏与营养过剩的种类、发病率、原因和发展趋势,控制措施等。

(3)营养方面一些值得重视的问题,如动物性食品过多所致的过营养、肥胖症、心血管系统疾病,精米面引起的维生素 B_1 不足,方便食品和快餐食品及强化食品不当或其它不良食品的影响等。

(4)第二代发育趋势及原因分析。

(5)各种人群中有倾向性的营养失调趋势。

(6)全国或地区特有的营养问题解决程度。

第二节　我国居民膳食指南及平衡膳食宝塔

膳食指南或称膳食指导方针(dietary guideline)或膳食目标,是针对各国各地区存在的问题而提出的一个通俗易懂、简明扼要的合理膳食基本要求,是一个有效的宣传普及材料。它每隔几年,根据人群营养的新问题、新趋势修订一次。在一个国家,膳食指南可有几个,我国有《中国居民膳食指南》和《特定人群膳食指南》,它们的目的是指导人民采用平衡膳食,获取合理营养和促进身体健康。为了帮助人们在日常生活中实践该指南,专家委员会进一步提出了食物定量指导方案,并以宝塔图形表示,即中国居民平衡膳食宝塔。它直观地告诉居民食物分类的概念及每天各类食物的合理摄入范围,每日应吃食物的种类及相应的数量,对合理调配平衡膳食进行具体指导。

(一)中国居民膳食指南

我国的第一个膳食指南是1989年制订的,根据全国营养调查和卫生统计资料,我国居民因食物单调或不足所造成的营养缺乏病,如儿童生长迟缓、缺铁性贫血、佝偻病等虽在逐渐减少,但仍不可忽视,而与膳食结构不合理有关的慢性病,如心血管疾病、脑血管疾病、恶性肿瘤等的患病率与日俱增。我国居民维生素 A、维生素 B_2 和钙摄入量普遍不足;部分居民膳食中谷类、薯类、蔬菜所占比例明显下降,油脂和动物性食品摄入过高;能量过剩、体重超常在城市成年人群中日渐突出;食品卫生问题也是普遍关注和有待改善的重要方面。针对上述问题,中国营养学会对其进行了修订,制订了《中国居民膳食指南》及其说明,并于1997年4月正式公布,同时提出了《特定人群膳食指南》,作为《中国居民膳食指南》的补充。《中国居民膳食指南》的主要内容如下:1. 食物多样,谷类为主;2. 多吃蔬菜、水果和薯类;3. 常吃奶类、豆类或其制品;4. 经常吃适量鱼、禽、蛋、瘦肉,少吃肥肉和荤油;5. 食量、体力活动要平衡,保持适宜体重;6. 吃清淡少盐的膳食;7. 如饮酒应限量;8. 吃清洁卫生、不变质的食物。

(二)特定人群膳食指南

在《中国居民膳食指南》的8条原则基础上,针对老年人、孕妇、乳母、婴幼儿、儿童、青少年等的特殊需要,中国营养学会又同时制订了《特定人群膳食指南》,对每一人群增加了2~3条,主要内容如下:

1. **婴儿**　①鼓励母乳喂养;②母乳喂养4个月后逐步添辅助食品。

2. **幼儿与学龄前儿童**　①每日饮奶;②养成不挑食、不偏食的良好饮食习惯。

3. **学龄儿童**　①保证吃好早餐;②少吃零食、饮用清淡饮料、控制食糖摄入;③重视户外活动。

4. **青少年**　①多吃谷类,供给充足的能量;②保证鱼、肉、蛋、奶、豆类和蔬菜的摄入;③参加体力活动,避免盲目节食。

5. **孕妇**　①自妊娠第四个月起,保证充足的能量;②妊娠后期保持体重正常增长;③增加鱼、肉、蛋、奶、海产品的摄入。

6. **乳母**　①保证供给充足的能量;②增加鱼、蛋、奶、海产品的摄入。

7. **老年**　①食物要粗细搭配,易于消化;②积极参加适度体力活动,保持能量平衡。

(三)中国居民平衡膳食宝塔

中国居民平衡膳食宝塔是根据中国居民膳食指南,结合中国居民的膳食结构特点而设计的食物定量指导方案,它把平衡膳食的原则转化成各类食物的重量,并以直观的宝塔形式表现出来,直观地告诉居民食物分类的概念及每天各类食物的合理摄入范围,便于群众理解和在日常生活中实行,见图19-6。

中国居民平衡膳食宝塔提出了一个营养上比较理想的膳食模式。它所建议的食物量,特别是奶类和豆类食物的量可能与大多数当前的实际膳食还有一定距离,对某些贫困地区来讲可能距离还很远,但为了改善中国居民的膳食营养状况,这是不可缺少的。应把它看做是一个奋斗目标,努力争取,逐步达到。

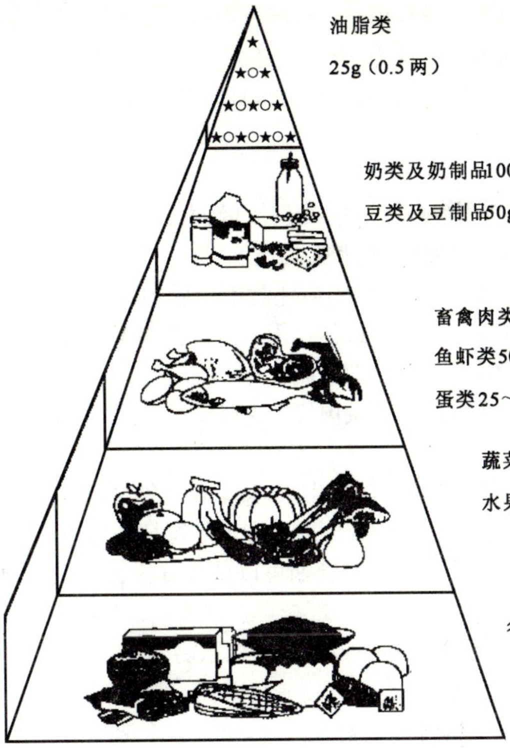

图 19－6　中国居民平衡膳食宝塔

中国居民平衡膳食宝塔共分五层，宝塔各层位置和面积不同，这在一定程度上反映出各类食物在膳食中的地位和应占的比重。谷类食物位居底层，每人每天应摄入 300～500g；蔬菜和水果占据第二层，每天应分别摄入 400～500g 和 100～200g；鱼、禽、肉、蛋等动物性食物位于第三层，每天应摄入 125～200g（鱼虾类 50g，畜、禽肉 50～100g，蛋类 25～50g）；乳类和豆类食物合占第四层，每天应摄入乳类及乳制品 100g，豆类及豆制品 50g；第五层塔尖是油脂类，每天不超过 25g。

宝塔建议的各类食物的摄入量一般是指食物的生重。各类食物的组成是根据全国营养调查中居民膳食的实际情况计算的，所以每一类食物的重量不是指某一种具体食物的重量。

人类的食物有多种多样，每种食物所含的营养成分也不尽相同。在自然界，没有任何一种单独的食物能满足人体的全部营养需要。为了维持人体的健康，必须要把不同的食物合理地搭配起来食用，这就是合理膳食。合理的膳食必须由多种食物组成，使膳食中所供给的各种营养素与人体所需要的营养素两者能保持平衡，这种平衡是合理膳食的核心和目的。因此，要提倡人们每日广泛食用多种食物，也就是说什么都吃，但要适可而止。

吃什么、吃多少、怎么吃是我们日常生活中最实际的问题。

1. 吃什么？我们人类的食物主要分五类

（1）食物多样、谷类为主：谷类统称为粮食，除了我们常吃的大米、白面外还包括杂粮如小米、紫米、糙米、高粱米、苡米、糯米、荞麦、燕麦等粗粮是供给碳水化合物的主要来源。谷类中还含有 B 族维生素、膳食纤维、矿物质、蛋白质和脂肪。

近年来，随着经济发展，生活改善，在人们的日常膳食中，精米、精面多了，杂粮、粗粮少了；动物性食物明显增加，部分家庭尤其是城市居民的膳食中动物性食物的摄入量大大超过了谷类食物。膳食中提供的脂肪过多，而膳食纤维过低，致使一些慢性病及某些肿瘤的发病率有所增加。因此，应该提醒国民要保持我国以植物性食物为主的良好传统，在膳食中摄入的谷类有粗有细、粗细搭配。

应该限制吃的食品有：炸薯片、精制白面包、油条（饼）、奶油蛋糕点心。

（2）蔬菜、水果和薯类：蔬菜与水果的种类繁多，包括根、茎、叶、花、果，它们含有丰富的维生素、矿物质和膳食纤维，尤其是维生素 C 和胡萝卜素。某些水果所含的维生素和矿物质虽然不如新鲜的蔬菜多，但是水果所含的糖类、果胶以及其它生物类物质又比蔬菜丰富。各种各色的蔬菜、水果所含的营养素各有不同，比如红、黄、绿等深色蔬菜中含的维生素比浅色蔬菜和一般水果相对较高。红黄色水果如鲜枣、柑桔、柿子含维生素 C 和胡萝卜素较高。

薯类包括马铃薯、甘薯、木薯等，其含有丰富的淀粉、膳食纤维、多种维生素、矿物质，应该鼓励多吃。

应该提倡多吃新鲜的蔬菜、水果，红黄绿白黑色样样俱全。这样可以增进健康，提高身体抗病能力，预防高血脂、心血管疾病、动脉硬化等慢性病。现代营养学研究认为，多吃新鲜蔬菜、水果可以降低发生肿瘤的危险性。

建议：在日常生活中，应以新鲜蔬菜为主，水果为辅。两者均为每日膳食的重要组成部分。对正常人来说，不要用维生素制剂代替水果、蔬菜。

应该限制吃的食物：水果罐头。

（3）常吃适量鱼（虾）、畜、禽肉类、蛋，少吃肥肉和荤油：这类包括猪、牛、羊、兔、鸡、鸭、鹅肉；鱼、虾、蛋类，均属动物性食物。这些食物都含有优质蛋白质、脂溶性维生素和矿物质。

动物性蛋白质中赖氨酸含量较植物性蛋白质高，在膳食中应注意蛋白质的互补。深海鱼脂肪中主要为多不饱和脂肪酸，且含必需脂肪酸，其有降低血脂和防止血栓形成的作用。肉类食物中铁的利用率也较高。

肥肉和荤油多含饱和脂肪酸，过多食用会引起高血脂、动脉硬化、高血压等疾病，应当限制食用。

应该限制吃的食物：高脂肪、高盐加工的肉食，如香肠、咸肉等。含脂肪高的肉，如肥肉、五花肉、排骨等，含胆固醇高的食品，如动物内脏。

（4）常吃奶类、豆类或其制品：奶类有丰富的优质蛋白和维生素，其不仅含钙量较高且利用率也很高。我国居民膳食补钙普遍偏低，要提倡每日摄入适量的奶类或奶制品。儿童、青少年每日饮用奶类，可促进生长发育，预防和延缓其发生骨质疏松症。中老年人通过补充适量的奶类和钙剂可以减缓骨质丢失钙的速度，减轻骨质疏松的程度。

应该选择的健康食品：低脂奶及奶制品如低脂奶（粉）、低脂酸奶、低脂奶酪等。

应该限制吃的食物：全脂奶及全脂奶制品。

豆类是唯一含优质蛋白质的植物类食物，且含量丰富。除此之外，还含有不饱和脂肪酸、钙、维生素 B_1、B_2、烟酸等，加工后更容易消化吸收。

以往豆类及其制品所含蛋白质的数量和质量常常被人们忽视，即使在膳食中存在着蛋白质供给不足的情况，也想不到或不愿意用豆类及其制品来补充。近年来，豆类及其制品的营养价值越来越被人们所重视。需要强调的是在国外，许多人将大豆看成是“植物肉”。美国一家研究机构的最新研究，重新明确了大豆及其制品的保健作用。我国是栽培大豆最早的国家，具有丰富的豆类膳食文化，应该努力发掘，加以提高，让国民吃到更多更好的豆类食品及豆制品。

（5）植物油要控制：油脂在膳食中一是增加食物的香味，二是补充部分热量并供给必需脂肪酸，还可促进脂溶性维生素的吸收。一般以用植物油为好，同时要照顾各种脂肪酸的比例。所以提倡食用油也要多样化，如豆油、花生油、橄榄油、山茶油、玉米油、葵花籽油、小麦胚芽油等其饱和脂肪酸、单不饱和脂肪酸、多不饱和脂肪酸都能适量摄入。

不少人认为，荤油不好，多吃植物油没事，其实不然。植物油摄入过多，加之活动不足也会使体重增加。应该提倡生吃蔬菜或凉拌菜，炒菜烹调用油也要适量，少吃油炸食品、奶油食品或糕点。对肥胖、高血脂、高血糖和血液粘稠的人最好少吃甚至不吃坚果类食物以防无形中的能量过剩导致严重后果。

2. 吃多少？ 中国居民平衡膳食宝塔共分五层，宝塔各层位置和面积不同，这在一定程度上反映出各类食物在膳食中的地位和应占的比重。谷类食物位居底层，每人每天应摄入 300～500g；蔬菜和水果占据第二层，每天应分别摄入 400～500g 和 100～200g；鱼、禽、肉、蛋等动物性食物位于第三层，每天应摄入 125～200g（鱼虾类 50g，畜、禽肉 50～100g，蛋类 25～50g）；乳类和豆类食物合占第四层，每天应摄入乳类及乳制品 100g，豆类及豆制品 50g；第五层塔尖是油脂类，每天不超过 25g。

3. 怎么吃？ 宝塔建议的各类食物的摄入量一般是指食物的生重。各类食物的组成是根据全国营养调查中居民膳食的实际情况计算的，所以每一类食物的重量不是指某一种具体食物的重量。

在应用中国居民平衡膳食宝塔时应注意：①日常生活无需每天都样样照着“宝塔”推荐量吃，建议的各类食物摄入量是一个平均值和比例，所以每日食物种类应当包含宝塔中的各类食物，各类食物的比例也应基本与膳食宝塔一致，但不需要每天都样样照着“宝塔”推荐量，如肉类以数天或以周、月来平衡；②同类互换，调配丰富多彩的膳食，同类互换就是以粮换粮、以豆换豆、以肉换肉，通过同类互换，可把营养与美味结合起来，多种多样的调配一日三餐；③要合理分配三餐食物量，三餐食物量及间隔时间应与作息时间和劳动状况相匹配，一般早、晚餐各占30%，午餐占40%为宜，特殊情况可作适当调整；④要因地制宜充分利用当地资源，例如牧区乳类资源丰富，可适当提高乳类摄取量，渔区可适当提高鱼及其它水产品摄取量。在某些情况下，由于地域、经济或物产所限无法采用同类互换时，也可以暂用豆类替代乳类、肉类或蛋类替代鱼、肉；⑤要养成习惯，长期坚持。

总之，合理膳食除上述外，还应食量与体力活动相平衡；膳食清淡少盐，每日食盐用量不超过6克；饮酒适量；食物清洁卫生。合理膳食要达到以下几个平衡：

1. 主食与副食平衡；2. 荤素平衡；3. 杂与精平衡；4. 饥与饱平衡；5. 冷与热平衡；6. 动与静平衡；7. 快与慢平衡；8. 情绪与食欲平衡。

第二十章　食品添加剂与健康

第一节　食品添加剂概述

一、食品添加剂的定义

☞ 食品添加剂：是指为改善食品品质和色、香、味，以及防腐和加工工艺需要而加入食品中的化学合成或天然物质。

在食品的国际性流通不断发展之前，由于世界各国食品法规的不同，食品添加剂（food additives）的定义也不尽相同。美国食品药品化妆品法（Food Drug and Cosmetic Act）规定了食品添加剂的定义（概要）："食品添加剂是以使用于食品、可以直接或间接变成食品的一部分为目的，并给予食品的性质以影响，或期待产生某些效果的物质。"非欧共体成员国瑞典的食品法中规定食品添加剂的定义是："除以增加营养价值为目的而添加的物质外，能给食品的保存期、稳定性、色、味或香以影响或以赋予食品任何其它固有性质为目的的制品或物质，并且这些物质是食品自身没有的物质。"

各国对食品添加剂的定义及标准的不同，不利于食品原料的流通。为满足日益扩大的国际市场的需求，1962年FAO/WHO食品法典委员会（CAC）调整了各国间不同的法律规定。其中关于食品添加剂的定义是：在食品制造、加工、调整、处理、包装、运输、保管中，为达到其技术目的而添加的物质。认为食品添加剂作为辅助成分可直接或间接成为食品成份，但不能影响食品的特性，是不含污染物并不以改善食品营养为目的的物质。《中华人民共和国食品卫生法》对食品添加剂的定义是：指为改善食品品质和色、香、味，以及防腐和加工工艺需要而加入食品中的化学合成或天然物质。另外，在我国明确规定营养强化剂也属于食品添加剂的范围。

随着食品工业的发展，食品添加剂的种类和数量也逐年增加。据报道，国际上允许使用的食品添加剂达14000多种，美国3200多种，日本2000多种。我国目前使用的食品添加剂为1513种，其中允许使用的食用香料有1027种。

二、食品添加剂的分类

☞ 食品添加剂按其来源分为天然食品添加剂和人工化学合成食品添加剂两类。

☞ 天然食品添加剂是指不含有害物质的非化学合成食品添加剂，主要来自动物、植物组织或微生物的代谢产物及一些矿物，是以上述天然物质为原料，用干燥、粉碎、提取、分解等化学反应以外的方法而制得的物质。

☞ 人工合成食品添加剂则是通过化学手段使元素或化合物经过氧化、还原、缩合、聚合、成盐等反应而得到的物质，其中包括与天然食品添加剂等同的人工合成物，如天然等同色素、天然等同香料。

一般认为，天然食品添加剂的毒性比化学合成添加剂弱。随着人们健康意识的提高，对天然食品添加剂的利用将会大大增加。但是目前天然食品添加剂的品种少、价格较高，化学合成食品添加剂品种齐全、价格低、使用量少，故普遍使用的仍是一些化学合成添加剂。鉴于化学合成食品添加剂毒性较大，特别是其成份不纯、混杂有害物质时容易对机体造成伤害，目前天然食品添加剂已成为食品工业领域的研究热点之一。

食品添加剂按功能用途分为很多类别，各国对食品添加剂的分类大同小异，差异主要是分类多少的不同。食品添加剂分类的主要目的是便于按用途需要迅速查出所需的添加剂，因此既不能太粗，也不能太细。我国于1990年颁布了"食品添加剂分类与代码"，见表20-1。

表 20-1　食品添加剂分类与代码(GB 12493-90)

名称	代码	名称	代码	名称	代码	名称	代码
酸度调节剂	01	胶姆糖基础剂	07	面粉处理剂	13	甜味剂	19
抗结剂	02	着色剂	08	被膜剂	14	增稠剂	20
消泡剂	03	护色剂	09	水分保持剂	15	其他	21
抗氧化剂	04	乳化剂	10	营养强化剂	16		
漂白剂	05	酶制剂	11	防腐剂	17		
膨松剂	06	增味剂	12	稳定和凝固剂	18		

三、食品添加剂的使用要求

食品添加剂与我们的日常饮食生活密切相关。随着食品毒理学的深入发展,研究发现原本认为无毒的食品添加剂可能存在致畸、致癌和致突变的危害。因此,目前国际、国内对于食品添加剂的安全性问题均给予高度重视。食品添加剂的使用涉及到人体的安全,必须防止滥用。为此,食品添加剂的使用应局限于必要的场合,并只能使用最少量,其使用标准也是以此为宗旨而建立的。为了确保将食品添加剂正确的使用到食品中,一般来说,其使用应遵循以下原则:

1. 经食品毒理学安全性评价证明,在其使用限量内长期使用对人体安全无害。
2. 不影响食品自身的感官性状和理化指标,对营养成分无破坏作用。
3. 食品添加剂应有中华人民共和国卫生部颁布并批准执行的使用卫生标准和质量标准。
4. 食品添加剂在应用中应有明确的检验方法。
5. 使用食品添加剂不得以掩盖食品腐败变质或以掺杂、掺假、伪造为目的。
6. 不得经营和使用无卫生许可证、无产品检验合格证及污染变质的食品添加剂。
7. 食品添加剂在达到一定使用目的后,能够经过加工、烹调或储存而被破坏或排除,不摄入人体则更为安全。

四、食品添加剂的卫生管理

(一)我国对食品添加剂的卫生管理

1. 制订和执行食品添加剂使用标准和法规　我国使用的食品添加剂必须经过卫生部批准并列入《食品添加剂使用标准》。从1973年成立食品添加剂卫生标准科研协作组起,我国就对食品添加剂的使用和生产进行严格管理。卫生部于1977年制订了《食品添加剂使用标准(试行)》,于1981年正式颁布了《食品添加剂使用标准》(GB 2760-81),其中包括食品添加剂的种类、名称、使用范围、最大使用量以及保证标准贯彻执行的《食品添加剂卫生管理办法》。1986年增加新的内容后修订为GB 2760-86。在修订GB 2760-86时,食品添加剂采用了《食品添加剂分类和代码》(GB 12493-1990)及《食品用香料分类与编码》(GB/T 14156-1993)的分类及代码、编码,并增加了美国香味料和萃取物制造者协会的编号,按英文字母顺序排列。随后分别于1988、1989和1990年有所增补。1996年由全国食品添加剂标准化技术委员会提出并进行了第三次修订,修改为GB 2760-1996。然而,随着食品工业的迅速发展,食品添加剂的种类和数量每年仍有增加。

此外,我国在1982年实施的《中华人民共和国食品卫生法(试行)》中对食品添加剂的卫生管理办法作了10项规定,在1995年颁布的《中华人民共和国食品卫生法》中对食品添加剂也有相应法律规定。

2. 颁布和执行新食品添加剂审批程序　未列入《食品添加剂使用标准》的其他食品添加剂应按规定的审批程序经批准后才能生产使用。其审批程序是:

(1)由研制、生产或使用单位向省、自治区、直辖市的卫生监督机构提出申请报告并提供有关资料,包括食品添加剂品名、化学结构及理化性质、生产工艺、质量标准、毒理学试验结果、使用范围、使用量、使用效果、残留量及检验方法、国内外有关安全性资料及国外允许使用资料或FAO/WHO联合专家委员会评价资料等;

(2)由省、自治区、直辖市级的卫生监督机构进行初审;

(3)由国家卫生部食品添加剂卫生标准科研协作组组织预审,并由全国食品添加剂标准化技术委员会审定;

(4)通过的产品列入《食品添加剂使用卫生标准》,由国家卫生部批准颁发。

对新品种的审核除对工艺、质量标准审查外,重点是对产品进行安全性毒理学评价。其根据是卫生部颁发的《食品安全性毒理学评价程序》中对食品添加剂的具体规定。

3. 食品添加剂生产经营和使用的管理 随着食品添加剂在食品行业中的应用和推广，为使其生产经营及使用更具有安全性和依据性，1992 年我国颁布了《食品添加剂生产管理办法》。1993 年卫生部颁布了《食品添加剂卫生管理办法》，并且在贯彻执行的具体过程中不断地进行修改和完善。在 2002 年开始实施新的《食品添加剂卫生管理办法》的同时，我国实行许可证管理制度，即要生产已列入 GB 2760 - 1996 的食品添加剂的工厂，必须按化工部同卫生部等颁发的《食品用化工产品生产管理办法》和轻工部同卫生部颁发的《全国食品用香料产品管理试行办法》办理生产许可证。要生产食品添加剂的工厂须按上述规定办理"定点生产许可证"或"生产许可证"或"临时生产许可证"之一。无此"三证"之一的属于无证经营。另外，出厂的食品添加剂必须有包装标识和产品说明书，标识内容包括：品名、卫生许可证号、生产日期、质量标准、规格、使用方法、厂名、保质期限等，并且应在标识上明确标注"食品添加剂"字样。

食品添加剂的使用必须符合《食品添加剂使用卫生标准》或卫生部公布名单中所规定的品种及其使用范围、使用量。如要扩大食品添加剂使用范围或使用量或使用进口未列入《食品添加剂使用卫生标准》的品种时，要分别由生产企业向省级卫生部门，或由进口单位直接向卫生部提出申请，并向有关部门提供相关资料。资料内容包括产品种类、使用量、生产工艺、质量标准、纯度、理化性质、检验方法、使用范围、使用效果、卫生学评价、国内外安全性资料及国外卫生部门允许使用的证明等。经卫生部有关机构组织专家审议后报卫生部批准。批准的上述产品由卫生监督机构进行经常性卫生监督监测。

（二）国际上对食品添加剂的卫生管理

1. 联合国 FAO/WHO 对食品添加剂的卫生管理 为了维护各国消费者的利益，确保国际贸易的公正性，1956 年在罗马成立了 FAO/WHO 食品添加剂专家委员会（FAO/WHO joint expert committee on food additives, JECFA），其工作是定期召集会议对食品添加剂进行安全性评价及对食品添加剂的使用原则、检验方法、标准和每日允许摄入量（ADI）提出建议。因此，在各个国家的食品标准中食品添加剂的种类和使用量等均应以 JECFA 的建议为根据。该委员会建议将食品添加剂分为以下四类管理：

第一类为 GRAS 物质（general recognized as safe），即一般认为是安全的物质。可以按照正常需要使用，不需建立 ADI 值。

第二类为 A 类，又分为 A1 和 A2 两类。

A1 类：经过 JECFA 进行安全性评价认为毒理学性质已经清楚，可以使用并已制订出正式的 ADI 值。

A2 类：目前毒理学资料不够完善，但已制订了暂定 ADI 值并允许暂时使用于食品。

第三类为 B 类，JECFA 对其进行评价但毒理学资料不足，未建立 ADI 值者。

第四类为 C 类，又分为 C1 和 C2 两类，为原则上禁止使用的食品添加剂。

C1 类：根据毒理学资料认为在食品中使用是不安全的。

C2 类：应严格限制在某些食品中作特殊使用者。

JECFA 的一个工作重点是使各国在广泛的国际贸易中，制订统一的规范和标准，确定统一的检验和评价方法等，克服法规不同所造成的贸易障碍。

2. 其他国家对食品添加剂的卫生管理

（1）美国：1959 年美国颁布了《食品添加剂法》，其中规定在出售食品添加剂之前需经毒理学试验，食品添加剂的使用安全和效果的责任由制造商承担，但对已列入 GRAS 物质者例外；凡新的食品添加剂在未得到 FDA 批准之前，绝对不能生产和使用。此后，美国也曾对《食品添加剂法》做出多次修订和完善，不断提高其质量标准和更新各种指标的分析方法等，并委托 FDA 所属的食品化学品法典委员会（Committee on Food Chemicals Codex）负责管理。

（2）欧共体：1974 年成立了欧共体食品科学委员会，负责欧共体范畴内有关食品添加剂的管理，包括对 ADI 的确认（FAO/WHO 所公布的 ADI）、是否允许使用、允许使用范围及限量并据此编制各种准用食品添加剂的统一编号。欧共体还下设有欧共体儿童保护组织（hyperactive children's support group, HACSG），专门负责对各种不利于婴幼儿健康的食品添加剂提出限制性建议。

第二节　各类食品添加剂

一、酸度调节剂

☞ 酸度调节剂(acidulating agent)是指食品加工和烹调时,添加于其中的呈酸味物质。

☞ 酸度调节剂主要是用于改善食品的风味,同时又可以提高食品的防腐和抗氧化能力。

☞ 酸度调节剂包括各种有机酸(如柠檬酸、葡萄糖酸-δ-内酯、琥珀酸、酒石酸、乳酸、苹果酸等)及其盐类(如柠檬酸钠、柠檬酸钾等)。

酸度调节剂在食品加工过程中可以单独使用,亦可掺配使用。这些有机酸大多数都存在于各种天然食品中,因此,它们的摄入量比其它食品添加剂稍多,其每日允许摄入量,见表20-2。但由于各种有机酸及盐类均能参加体内代谢,故它们的毒性很低,一般不限制用量,可以按照生产需要适量使用。在应用的过程中必须注意这些酸的纯度,尤其是对生产这些酸度调节剂的盐酸、硫酸等原料,要求其纯度高,并且在成品中不能检测出游离无机盐。另外,酸中砷含量不能超过1.4mg/kg,重金属(以铅计)的含量不得超过0.001%。我国允许在果酱类、饮料、罐头、糖果和糕点馅中使用柠檬酸、乳酸、酒石酸及苹果酸;在罐头中使用偏酒石酸;在调味品及罐头中使用醋酸及磷酸;根据国家标准规定可以按照生产需要适量使用。

表20-2　酸度调节剂的每日允许摄入量

名称	摄入量(mg/kg)	名称	摄入量(mg/kg)
延胡索酸	45.9	苹果酸	176
琥珀酸	103	酒石酸	31.2
柠檬酸	693	醋　酸	254

二、抗氧化剂

(一)抗氧化剂的概述

☞ 抗氧化剂(antioxidant)是指能延缓食品成份氧化变质的一类物质。

食品中因含有大量多不饱和脂肪酸,故容易被氧化酸败。但是,多不饱和脂肪酸与人类的健康密切相关,特别是n-3系列多不饱和脂肪酸如二十二碳六烯酸(DHA)和二十碳五烯酸(EPA)具有预防心、脑血管疾病,促进中枢神经系统的正常发育及调节免疫功能等重要生理作用。多不饱和脂肪酸富含双键极易被氧化,氧化后其生理活性丧失,而且可能对人体造成危害。因此通常在食品工业的腌制和浸渍过程中加入抗氧化剂来防止或延缓油脂及富脂食品的氧化酸败。抗氧化剂的氧化中止作用可表现为以下两种形式:一种是抗氧化剂向已被氧化脱氢后的脂肪所产生的自由基提供氢使其还原到脂肪原来的状态,从而中止脂肪的继续氧化;另一种是由抗氧化剂向已被氧化生成的过氧化自由基提供氢使之成为氢过氧化物,从而中断脂肪的过氧化过程。目前一般常用的抗氧化剂均属酚类化合物,包括丁基羟基茴香醚(butylated hydroxyanisole,BHA)、二丁基羟基甲苯(butylated hydroxytoluene,BHT)、没食子酸丙酯(propyl gallate,PG)、叔丁基对苯二酚(tertiary butylhydroquinone,TBHQ)、茶多酚等,这些酚类抗氧化剂是氢的供体,当它向自由基ROO·提供H·之后本身成为自由基A·,A·可结合成稳定的二聚体($A\cdot + A\cdot \rightarrow A_2$),还可与另一个ROO·自由基结合成较稳定的物质($ROO\cdot + A\cdot \rightarrow ROOA$)。另一类常用的抗氧化剂是过氧化物分解剂,如硫代二丙酸二月桂酯等。抗氧化剂根据其溶解特点可分为水溶性抗氧化剂(如L-抗坏血酸及其钠盐等)和脂溶性抗氧化剂(如BHA、茶多酚等)。还可根据其来源分为天然抗氧化剂和合成抗氧化剂。目前市售的天然抗氧化剂种类少、使用效果差,因而使用较多的仍是化学合成抗氧化剂。近年来由于人们对化学合成物质的安全性持怀疑态度,因此开发新的高效天然抗氧化剂是当前食品行业中的研究重点之一。据研究报道,复合天然抗氧化剂具有很强的还原性及降低过氧化值(peroxide value,POV)和清除自由基的作用,因此它不仅能有效延缓多不饱和脂肪酸的氧化,还可在一定程度上使已氧化为过氧化物的多不饱和脂肪酸还原。

另外,某些化合物单独使用时没有抗氧化性,但可和抗氧化剂并用起协同效应而使其抗氧化作用提高,这类物质称为抗氧化增效剂。例如,柠檬酸、酒石酸等可与某些金属元素形成螯合物而抑制金属元素的促进氧化作用,发挥其增效作用。两种以上抗氧化剂结合使用比单独使用的效果好。例如,PG与BHA、BHT合用有良好的增效作用,但三者混合使用时,BHA 和 BHT 的总量不得超过 0.2g/kg,其中 PG 不得超过 0.05g/kg。BHT 与 BHA 等量混合时,可使二者的抗氧化能力均有所增加,但总量不得超过 0.2g/kg(最大使用量以脂肪计)。

(二)常用的抗氧化剂

我国目前允许使用的抗氧化剂品种有:BHA、BHT、PG、TBHQ 及抗坏血酸等。

1. BHA 对热较为稳定,在弱碱性条件下也不易破坏,尤其是对使用动物脂焙烤的食品能维持较长时间的作用。一般认为 BHA 是毒性较低、安全性较高的抗氧化剂,但近年来其安全性受到质疑。FAO/WHO 于 1986 年报告 BHA 对大鼠的前胃致癌作用取决于其剂量大小,而对没有前胃的狗则无致癌作用,对猪和狗可以引起食管上皮组织增生,故将原来暂定的 ADI 值 0 ~ 0.6mg/(kg · bw)降至 0 ~ 0.3mg/(kg · bw)。随着研究的深入,1989 年 FAO/WHO 再次对其进行评价,认为只有在大剂量 20g/(kg · bw)时才可能引起大鼠前胃癌,在小剂量 1.0g/(kg · bw)下未见胃粘膜增生现象,同时考虑到其对狗并无毒性作用,推测其对没有前胃靶组织的人类可能亦无毒性作用,故正式规定其 ADI 值为 0 ~ 0.5mg/(kg · bw)(FAO/WHO,1996)。我国规定 BHA 的使用范围为:食用油脂、油炸食品、干鱼制品、饼干、方便面、速煮米、果仁罐头、腌腊肉制品。

2. BHT 其特点是稳定性较高,抗氧化效果好,没有 BHA 特有的臭味,也没有与金属离子反应着色的缺点。BHT 耐热性好,在普通烹调温度下受影响较小,可用于长期保存食品,而且它价格低廉,故被许多国家采用。但在焙烤食品中的效果比 BHA 差。虽然 BHT 的安全性也曾受到过质疑并一度被禁用,但后来经研究证实其安全性是值得信赖的。因此,FAO/WHO 于 1996 年重新将其 ADI 值定为 0 ~ 0.3mg/(kg · bw)。

3. PG PG 对植物油有良好的稳定性,且对猪油的抗氧化作用比 BHA 和 BHT 两者均强。PG 在体内水解后,大部分没食子酸变成 4 - 氧基 - 甲基没食子酸,内聚成葡萄糖醛酸经尿排出体外,因此,在人体不具有蓄积性,毒性较小。FAO/WHO 于 1994 年规定其 ADI 值为 0 ~ 1.4mg/(kg · bw)。

4. TBHQ 是一种较新的酚类抗氧化剂,是目前对含多不饱和脂肪酸,特别是鱼、油等食品的理想抗氧化剂,其 ADI 值为 0 ~ 0.2mg/(kg · bw)(FAO/WHO,1995)。

5. 硫醚类 20 世纪 80 年代中期发达国家已批准使用硫醚类物质如硫代二丙酸、硫代二丙酸二月桂酯作为抗氧化剂应用到食用油和富脂食品中,并且已证实这些硫醚类物质是一种新型、高效、低毒的抗氧化剂。若以 ADI 计,两者的毒性仅为 PG 的 1/2、BHA 的 1/6、BHT 的 1/10、TBHQ 的 1/15。它们能通过有效的分解油脂自动氧化链反应中的氢过氧化物而中断链反应的进行,提高油脂的保存期。目前,我国已批准硫代二丙酸二月桂酯应用于食品。虽然硫代二丙酸在我国尚未得到批准使用,但其对花生油有很好的抗氧化作用,而且它的作用优于常用的抗氧化剂 BHA 和 BHT,与 TBHQ 的抗氧化效果相近,并且其与 BHA、BHT、TBHQ 等抗氧化剂有协同作用,这既可以提高抗氧化效能,又能降低毒性与成本。

6. L - 抗坏血酸类

(1)L - 抗坏血酸:L - 抗坏血酸是一种水溶性的抗氧化剂,主要用于啤酒、无酒精饮料和果汁,能防止褐变及品质风味的劣变。其抗氧化机制为与氧结合并钝化金属离子,从而阻止动物油脂的氧化酸败。抗坏血酸不仅对人体无害,还能阻止亚硝胺的生成,对预防癌症有良好作用,FAO/WHO 推荐其 ADI 值为 0 ~ 15mg/(kg · bw)。各类食品的抗坏血酸参考用量,见表 20 - 3。

表 20 - 3 各类食品的抗坏血酸的参考用量

食品名称	用量%	食品名称	用量%
果　汁	0.005 ~ 0.02	水果罐头	0.025 ~ 0.04
无酒精饮料	0.005 ~ 0.03	蔬菜罐头	0.1
啤　酒	0.002 ~ 0.006	乳　粉	0.02 ~ 0.2

(2)L - 抗坏血酸钠盐:又称"维生素 C 钠盐",由抗坏血酸水溶液与碳酸钠发生中和反应制得,与维生素 C 相比在水中的溶解度更大,可以加在火腿、香肠等肉制品中,用于防止血红蛋白被氧化而引起的变色,同时还可以保持肉制品的香味。另外,还可以用于保持果汁果酱的香味或用作维生素 C 的强化剂。

(3)L - 抗坏血酸硬脂酸酯:由维生素 C 与硬脂酸反应制得,是具有维生素 C 作用的亲脂性物质,主要用作抗氧化剂和维生素 C 的强化剂,可用于各种油脂食品,如奶油、干酪、奶粉、人造奶油、动物油、火腿、肉肠、蛋糕、鱼、巧克力,此外还有口香糖和水果糖等。另外,由于 L - 抗坏血酸硬脂酸酯不具有维生素 C 特有的酸味,因此不会引起食品味道的改变。

7. 其它天然抗氧化物

(1)天然香料:天然香料添加到食品中既可以改善食品的味道,又可以因其具有抗氧化成分而使食品的存放时间延长,不易变质。有研究表明大多数天然香料都具有抗氧化作用,其中丁香和桂皮的抗氧化活性最强,迷迭香、花椒、桂丁、桂子、草果药的抗氧化性较强。此外,它们都具有较好的自由基清除作用,因此具有延缓人体衰老和预防某些疾病发生的保健作用。

(2)低聚原花青素(oligomeric proanthocyanidins,OPCs):OPCs作为一种天然的抗氧化剂在国际上被广泛应用。OPCs主要分布在一些植物的树皮、树叶、树根、芯材中,如葡萄籽、松树皮、花生、高粱、樱桃、草莓等,其中以葡萄籽的含量最高。我国有丰富的葡萄资源,每年有4~6千吨的副产品葡萄籽可作为OPCs的良好来源。

三、漂白剂

☞ 漂白剂(bleaching agent)是指能抑制食品色变或使色素消减的物质,又称为脱色剂。

漂白剂有氧化型和还原型两种类型。前者是将着色物质氧化分解后漂白,主要用于面粉漂白,其用途及用量均有所限制。食用的氧化漂白剂有:过氧化氢(常用于面条、烤鱼卷、蛋糕等)、过硫酸铵(常用于面粉)、过氧化苯酰(常用于面粉、油脂)等。还原型漂白剂均为亚硫酸及其盐类,有亚硫酸钠、亚硫酸氢钠、低亚硫酸钠、焦亚硫酸钾等,它们主要是通过所产生的二氧化硫的还原作用使其作用的物质褪色。另外,抗坏血酸和L-抗坏血酸钠也具有一定的漂白作用。

二氧化硫遇水形成亚硫酸,其漂白、防腐作用主要是由于亚硫酸具有还原性所致,其作用机制为:①亚硫酸被氧化时可使着色物质还原褪色,使食品保持鲜艳色泽;②植物性食品的褐变多与食品中的氧化酶有关,亚硫酸对氧化酶有强抑制作用,故可防止其酶性褐变;③亚硫酸与糖进行加合反应,其加合物不形成酮结构,因此可以阻断含羰基化合物与氨基酸的缩合反应,从而防止非酶性褐变;④亚硫酸为强还原剂,能阻断微生物的生理氧化过程,对细菌、霉菌、酵母菌也有抑制作用,故其既是漂白剂又是防腐剂。

亚硫酸盐类通过与酸反应产生二氧化硫,二氧化硫遇水形成亚硫酸而发挥作用,在食品加工中多用以制作蜜饯、干果等食品和处理、保藏水果原料及其半成品,如菠萝肉、菠萝汁、鲜荔枝、鲜笋、蘑菇等。亚硫酸盐在人体内可被代谢成硫酸盐并通过解毒过程从尿中排出。除硫磺外,亚硫酸盐的ADI值均被规定为0~0.7mg/(kg·bw)(FAO/WHO,1994),但应严格控制其二氧化硫残留量。另外,亚硫酸盐不适用于肉、鱼等动物性食品,以免其残留的气味掩盖了肉、鱼的腐败味及破坏其中的硫胺素。

硫磺也可通过燃烧产生二氧化硫而具有漂白食品并防止食品褐变的作用。我国GB 2760-1996中规定硫磺仅限用于熏蒸蜜饯类、干果、干菜、粉丝、食糖。

低亚硫酸钠(sodium hydrosulfite)和焦亚硫酸钠(sodium pyrosulfite)均与亚硫酸钠的代谢途径基本相似,毒性很小,但用量过多可破坏食品中的硫胺素。GB 2760-90规定两者均可用于蜜饯类、罐头、饼干、葡萄糖、食糖、冰糖、饴糖、果糖等食品的漂白,最大使用量分别为0.40g/kg、0.45g/kg。

四、着色剂

☞ 着色剂(colour)是通过使食品着色后改善其感官性状,增进食欲的一类物质。这类物质本身具有色泽,故又称为色素。按其来源和性质可分为天然色素和合成色素两类。

(一)天然色素

天然色素是来自天然物质(主要是来源于动植物或微生物代谢产物),利用一定的加工方法所获得的有机着色剂。天然色素长期以来作为人们的食物成分,增加了人们对其使用的安全感。但天然色素存在难溶、着色不均、难以任意调色、稳定性差及成本高等缺点。天然色素虽然多数比较安全,但个别的也具有毒性,如藤黄有剧毒不能用于食品。天然色素在加工制造过程中,也可能被杂质污染或因化学结构发生变化而产生毒性,因此使用时也必须进行毒性试验,从而保证其安全性。目前,国际上已开发出的天然色素达100多种,而我国允许使用的有40余种,均制订了相应的国家标准(即GB 2760-1996)。

近年来,已合成出在化学结构上与天然色素完全相同的有机色素,称为天然等同色素(nature-identical colours),例如β-胡萝卜素等。

我国允许使用的天然色素有以下几类:

1. 红曲米 将紫红曲霉(monascaus purpureus)接种在米上培养制成,是我国传统的食用天然色素。红曲米属于微生物色素，其实际应用的色素成份是红斑素（rubropunctation）和红曲红素（monascorubin）。这类色素具有醇溶性，对PH变化反应稳定，耐光、耐热，不受金属离子的影响，对蛋白质丰富的食物着色力强。在我国国家标准中规定，按生产需要可适量用于配制酒、糖果、熟肉制品、腐乳、雪糕、饼干、果冻等食品。

2. 焦糖（caramel）　是将蔗糖、葡萄糖或麦芽糖浆在160～180℃高温下加热使之焦糖化，再用碱中和制成的红褐色或黑褐色膏状物或固体物质。在焦糖的大量生产中，有时使用铵盐作为催化剂。但有研究认为，这种焦糖由于含有一种氮杂环化合物（4－甲基咪唑），其可引起动物惊厥，因此国外规定铵盐法生产的焦糖中4－甲基咪唑含量不能超过200mg/kg。而我国规定，使用硫酸铵法制得的焦糖仅限用于碳酸饮料、黄酒、葡萄酒。

3. 甜菜红（bee red）　甜菜红是从植物的根、茎、叶、果实、种子等中加工提取制成的植物类色素，这类色素包括红花黄（carthamin yellow）、姜黄（turmeric yellow）、辣椒红（paprika orange）、越橘红（cowberry red）、黑豆红（black bean red）、高粱红（sorghum red）、萝卜红（radish red）、玫瑰茄红（roselle red）等。该类色素均可不限量使用于食品。

4. 虫胶红（紫胶红）（shellac red）　是紫胶虫在其寄生植物上所分泌的原胶中的一种有色物质，属蒽酮衍生物类化学物。色调可随PH值的改变而改变，PH值为3～5时，色调为红色；PH值为6时，色调为红至紫色；PH≥7时，色调为紫色。按国家标准规定，其最大使用量不得超过0.5mg/kg。

5. β－胡萝卜素　是人类食品中的正常成分，同时又是人体所需要的营养素之一。因此，在食品生产中应用广泛。

6. 番茄红素　是人们膳食中的一种主要类胡萝卜素，可提供鲜艳的红色，且有较强抗氧化作用。番茄红素来源广泛，分布于番茄、南瓜、西瓜、李、柿、胡椒果、桃、木瓜、芒果、番石榴、葡萄、葡萄柚、红莓、柑橘等的果实和茶的叶片以及萝卜、胡萝卜等的根部。番茄红素的一般结构是由11个共轭及2个非共轭碳碳双键组成的直链碳氢化合物，溶于脂肪和油脂中并呈现红色。番茄红素是一种不饱和高分子聚合物，对氧化反应十分敏感，凡能导致类胡萝卜素氧化的因素，如光、温度、氧气、pH值及表面活性物质等均能影响番茄红素的稳定性。目前，欧共体和英国允许使用番茄红素作为天然色素。

（二）合成色素

合成色素主要指用人工合成的方法从煤焦油中制取或以苯、甲苯、萘等芳香烃化合物为原料合成的有机色素，故又称为煤焦油色素或苯胺色素。合成色素性质稳定，着色力强，可任意调色，成本低廉，使用方便，因此被广泛使用。合成色素按其化学结构又可分为偶氮类色素和非偶氮类色素。偶氮类色素包括柠檬酸、苋菜红等；非偶氮类色素包括赤鲜红、亮蓝等。近年来发现合成色素多数有害，各国对其已严加控制。目前世界各国允许使用的合成色素几乎都是水溶性色素及它们的色淀（即由水溶性色素沉淀在许可使用的不溶性基质上所制得的特殊着色剂，主要是铝色淀）。研究发现合成色素的毒性作用主要有一般毒性和致癌性等。其致癌机制可能是偶氮化合物在体内经生物转化形成芳香胺，再经N－羟化和酯化等代谢活化，生成易与大分子结合的终致癌物。合成色素多属偶氮类化合物，故多具有致癌性。另外，许多合成色素除本身或代谢产物有毒性外，在其生产合成的过程中可能由于其原料不纯或受到有害金属污染，生成有毒的中间产物。因此，必须严格管理其生产，包括其生产单位、种类、纯度、规格、用量等。具体要求有：①纯度达85%以上；②杂质含量为砷（以As计）≤1mg/kg，铅（以Pb计）≤10mg/kg，铜（以Cn计）≤30mg/kg；③生产合成色素的厂家必须上报国家，经审批后方可投入生产。

目前，我国允许使用的主要合成色素如下：

1. 苋菜红（amaranth）　又名蓝光酸性红，属于偶氮类化合物。据前苏联学者研究报告，苋菜红能引起大鼠肿瘤和胎仔畸形。1972年JECFA将ADI从0～1.5mg/（kg·bw）修改为暂定ADI 0～0.75mg/（kg·bw）。后来，JECFA又于1978年和1982年先后两次评定，未发现其具有致癌作用，1984年再次评定并确定ADI值为0～0.5mg/（kg·bw）。

2. 柠檬黄（tartrazine）　又称肼黄，是世界各国广泛使用的一种色素，长期动物实验证明其安全性较高。FAO/WHO正式确定其ADI值为0～7.5mg/（kg·bw）。

3. 靛蓝（indigo carmine）　也称酸性靛蓝、磺化靛蓝。在长期动物实验中发现，饲料中含靛蓝2%以上的剂量组大白鼠生长受到抑制，但未见其它病理学异常。故FAO/WHO将其ADI值规定为0～2.5mg/（kg·bw）。后来经过再次评价，将其暂定ADI值修改为0～5mg/（kg·bw）（FAO/WHO，1994）。

4. 其它合成色素　鉴于合成色素的致癌性，JECFA对目前允许使用的合成色素均进行了严格的毒性试验，并分别制订出它们的ADI值，见表20－4。

表 20-4 食用合成色素的 ADI 值(FAO/WHO,1994)

名称	ADI[mg/(kg·bw)]	名称	ADI[mg/(kg·bw)]
苋菜红及其铝色淀	0~0.5	诱惑红及其铝色淀	0~7
新红及其铝色淀	0~0.1	赤鲜红及其铝色淀	0~0.1
胭脂红及其铝色淀	0~4	柠檬黄及其铝色淀	0~0.75
日落黄及其铝色淀	0~2.5	亮蓝及其铝色淀	0~12.5
靛兰及其铝色淀	0~5	叶绿素铜钠盐	0~15
β-胡萝卜素(合成品)	0~5	二氧化钛	无须规定

五、护色剂

☞ 护色剂(colour fixative),又称为发色剂,是在食品加工中添加于食品原料中,可使制品呈现良好色泽的物质。

常用的发色剂是硝酸盐和亚硝酸盐。该类物质常以混合盐的形式加入肉内,可与肌肉中的血红蛋白及肌红蛋白结合,生成亚硝基肌红蛋白,使肉制品呈现红色。具体的发色过程如下:肉类腌制时加入发色剂亚硝酸盐和硝酸盐,后者在硝酸盐还原菌的作用下可转变为前者。亚硝酸盐在酸性条件(PH 值为 6.5~5.5)下可被细菌分解为亚硝酸,进而转变为一氧化氮。一氧化氮能取代肌红蛋白分子中铁的配位体,形成鲜红的一氧化氮肌红蛋白。一氧化氮还能直接与高铁肌红蛋白反应,使之还原为一氧化氮肌红蛋白。一氧化氮肌红蛋白不稳定,必须经过加热或烟熏,在盐的作用下令其蛋白质部分变性,转变为一氧化氮亚铁血色原,才能变为比较稳定的红色。

硝酸盐和亚硝酸盐除对肉制品有护色作用外,还对微生物的繁殖有一定的抑制作用,特别是对肉毒梭状芽孢杆菌有特殊抑制作用。此外,亚硝酸盐还可提高腌肉的风味。

但是在保证色泽良好的条件下,护色剂的用量应限制在最低水平,因为机体内大量摄入亚硝酸盐时,可使血红蛋白转变为高铁血红蛋白,失去其运输氧的能力而导致紫绀症。另外,硝酸盐和亚硝酸盐还是 N-亚硝基化合物的前体物,而 N-亚硝基化合物对动物具有较强致癌作用。因此,控制食品加工中硝酸盐和亚硝酸盐的使用量可以减少 N-亚硝基化合物前体的量,在加工工艺可行的情况下,应尽量使用亚硝酸盐及硝酸盐的替代品。另外,在使用发色剂的同时,常常加入一些能促进发色的物质,这些物质称为“发色助剂”。在肉类腌制品中最常用的发色助剂为 L-抗坏血酸、L-抗坏血酸钠及烟酰胺等,这些物质的使用可以减少硝酸盐和亚硝酸盐的使用量,从而降低对人体的危害。鉴于硝酸盐和亚硝酸盐可能存在的致癌性,欧共体建议不得将其用于儿童食品。这两种物质在我国是生产 A 级绿色食品不得使用的食品添加剂。我国国家标准明确规定了其使用范围、最大使用量及残留量,见表 20-5。

表 20-5 护色剂的使用标准及 ADI 值

名称	使用范围	最大使用量(g/kg)	残留量*(g/kg)	ADI**[mg/(kg·bw)]
硝酸钠(钾)	肉制品	0.50	0.03	0~5
亚硝酸钠(钾)	畜禽肉类罐头	0.15	0.05	0~0.2
	肉制品	0.15	0.03	
	盐水火腿	0.15	0.07	

注:*残留量以亚硝酸钠计;** ADI 值根据 FAO/WHO 1994 年建议。

六、酶制剂

☞ 酶制剂(enzymepreparation)是从动物、植物或微生物中提取的具有生物催化能力的物质。主要用于加速食品加工过程和提高食品产品质量。

酶制剂可根据其纯度分为精制酶和粗制酶,前者常用于医药卫生方面,后者常用于工农业生产。酶制剂根据状态又可分为液剂和粉剂。

酶制剂由于具有催化活性高,反应条件温和,作用特异性强,底物专一性强等优点而被广泛应用于食品工业。近年来大量研究表明,酶制剂在有机溶剂中不仅能保持生物活性,还有许多突出的优点:①增加有机底物的溶解度,从而提高底物浓度;②有机溶剂可影响反应平衡,控制反应向生成物方向移动,减少可能的副反应;③酶制剂不溶于有机溶剂,有利于酶的回收和再利用;④可抑制微生物的污染等。酶制剂来源于生物体,一般比化学合成剂安全。但因通常使用的酶制剂不是酶的纯品,常混杂有残存的原材料及微生物的某些有毒代谢产物(如毒素、抗生素等),因此为了保证酶制剂生产的安全性以及提高产品纯度,我国制订了《食品工业用酶制剂卫生管理办法》,规定对酶制剂的卫生要求是:①对酶制剂的菌种应严格鉴定,不能使用致病菌及有可能产生毒素的菌种;②只能使用有一定规格的食品工业专用酶制剂,不得任意使用普通工业用酶制剂;③来自动植物非可食部分的酶制剂须经毒理学鉴定;④由不熟悉的非致病性微生物制成的酶制剂应进行严格的毒性鉴定;⑤食品工业中不能使用与治疗用酶抗原近似的酶制剂。由作为食品的动物组织和植物的可食部分制得的酶制剂,本身可以认为是食品(如来自小牛、羊的凝乳酶,来自麦芽的淀粉酶),应该是安全的。由正常食品生产使用的或作为传统食品成分的微生物获得的酶,如来自酵母属、乳酸链球菌属、黑曲霉属及枯草杆菌属的酶制剂,一般是安全的。

美国食品化学品法典(Food Chemicals Code,FCC)第六版规定,食品级酶制剂的通用质量标准为:①酶活力为所标值的85% ~115%;②重金属≤30mg/kg;③铅(以 Pb 计)≤5mg/kg;④大肠埃希菌:MPN≤30cfu/100g,对菌落的总数也作了规定;⑤沙门菌不得检出。此外,FAO/WHO 规定凡是由霉菌制得的酶制剂不得检出黄曲霉毒素 B_1、赭曲霉毒素 A、杂色曲霉素、玉米赤酶烯酮。

目前,我国允许使用的酶制剂有木瓜蛋白酶、固定化葡萄糖异构酶制剂、α-淀粉酶、糖化酶、α-葡聚糖酶、精制果胶酶、α-乙酰乳酸脱羧酶、葡萄糖氧化酶、真菌淀粉酶以及由米曲霉、枯草芽孢杆菌、地衣芽孢杆菌制得的蛋白酶和由米曲霉制得的木聚糖酶。这些酶制剂在我国标准中均可按正常需要适量使用。此外,FAO/WHO 规定 β-葡聚糖酶的 ADI 值为 0~0.5mg/(kg·bw)(来源于木霉),0~1mg/(kg·bw)(来源于黑曲霉),其余各种酶均无需制定 ADI 值(α-乙酰乳酸脱羧酶除外)。

谷氨酰胺转氨酶(transglutaminase,TG)是一种新型的酶制剂,它属于催化酰基转移反应的转移酶,能够使酪蛋白、肌球蛋白、谷蛋白和乳球蛋白等分子之间产生交联,改变蛋白质的功能性质。其作用机制是:①可催化在蛋白质以及肽键中谷氨酰胺残基的 γ-羧酰胺基和伯胺之间的酚胺基转移反应,利用该反应可以将赖氨酸引入蛋白质来改善蛋白质的营养特性;②当蛋白质中的赖氨酸残基的 γ-氨基作为酰基受体时,蛋白质在分子内或分子之间形成 ε-(γ-谷氨酰胺残基)赖氨酸残基共价键,通过该反应蛋白质分子发生交联,使得食品以及其它制品产生质构变化,从而赋予产品特有的质构特性和粘合性能;③当不存在伯胺时,水会成为酰基的受体,谷氨酰胺残基脱去氨基,该反应可以用于改变蛋白质的等电点及溶解度。

谷氨酰胺转氨酶可用于禽畜肉、乳品、植物蛋白制品、仿真食品(如人造蟹肉)等多种食品的加工。目前,我国正自行研制食品级的谷氨酰胺转氨酶制剂。

七、增味剂

☞ 增味剂(flavourenhancer)是补充、增进、改善食品中原有的口味或滋味及提高食品风味的物质,也可被称为鲜味剂或品味剂。增味剂可能本身并没有鲜味,但却能增加食物的天然鲜味。

增味剂按其化学性质不同可分为氨基酸系列、核苷酸系列两种。氨基酸系列包括 L-天门冬氨酸、L-谷氨酸、L-谷氨酸铵、L-谷氨酸钾、L-谷氨酸钙、甘氨酸(glycin)、DL-丙氨酸(DL-alanine)等。核苷酸系列包括 5′-鸟苷酸二钠(disodium-5′-guanylate)、5′-肌苷酸二钠(disodium-5′-inosinate)。目前,国内允许使用的增味剂有谷氨酸钠、5′-鸟苷酸二钠、5′-肌苷酸二钠、5′-呈味核苷酸二钠、琥珀酸二钠及 L-丙氨酸。

谷氨酸钠(monosodium L-glutamate)又名味精,在食品工业中用作鲜味剂,而且由于其本身属于氨基酸类物质而具有一定的营养价值。最初,联合国 FAO/WHO 食品添加剂委员会在进行了大量的实验和研究后认为"味精作为食品添加剂是极为安全的"。但味精的使用曾一度在西欧引起风波,其原因是由于食用谷氨酸钠过量(每人每天大于 6.8g)时导致血液中谷氨酸含量上升,造成一过性的头痛、心跳加速、恶心等症状。此外,谷氨酸的两个羟基可以与金属离子发生螯合,从而限制了钙、镁等的利用。因此,20 世纪 80 年代西方一些国家味精消费量锐减。后来经实验证明,在正常的食用范围内未见上述不良影响出现,故 JECFA 于 1987 年将其 ADI 值由 120mg/(kg·bw)修改为不作特殊规定。欧共体以 E621 编号将之列为安全的食品添加剂,HACSG 也取消了对婴幼儿食品禁用的规定。与此同时,作修改的还有 L-谷氨酸及其钠盐的同系物 L-谷氨酸铵、L-谷氨酸钾等其它氨基酸系列增味剂,ADI 值均由原来的 120mg/(kg·bw)修改为不作特殊规定。我国于 1989 年将味精列入国家标准使用名单,并规定可按生产需要适量使用于各类食品中。由于味精只在其钠盐的形式下才能产生增味作用,故只能在 PH 5.0~8.0 之间增强食品风味,因此味精一般用于增加以肉味和鲜味为主的食品风味。

核苷酸系列增味剂从化学结构来看,只有磷酸基在核糖的 c-5′位结合的核苷酸才有鲜味,在 c-2′位或c-3′位结合者均无鲜味。同时,只有在 c-5′位的磷酸基中二个羟基解离后才能产生鲜味。因此,所有的核苷酸增味剂都只是以二钠(或二钾、钙)盐的形式存在,如果羟基被酯化或酰胺化,鲜味也就不存在了。核苷酸系列增味剂广泛存在于各种食品中,例如鱼、肉、禽类等食品就含有大量肌苷酸,而香菇等菌类则含有大量鸟苷酸。核苷酸不但独有一种鲜味,而且其增强风味的能力也较强,尤其是对肉特有的味道有显著影响,故用于肉酱、鱼酱、肉饼、肉罐头等肉、鱼类的食品加工,其增味效率是味精的10倍(以重量为基础计算)。经实验证明,谷氨酸类与核苷酸类的增味剂合用,具有明显的协同增效作用,尤其是5′-鸟苷酸、5′-肌苷酸与味精合用效果更好。

麦芽酚是一种天然物质,存在于数种植物和烘烤过的麦芽、咖啡豆、可可豆等原料中。麦芽酚的水溶性强,主要用于增强食品的水果味和甜味。

目前,已开发了许多天然增味剂,如肉类抽提物、酵母抽提物、水解动物蛋白和水解植物蛋白等。我国允许使用的五种增味剂除琥珀酸二钠尚未规定ADI值外,其余四种(包括谷氨酸钠、5′-鸟苷酸钠、5′-肌苷酸二钠、5′-呈味核苷酸二钠)ADI值均无需规定(FAO/WHO,1994)。

八、防腐剂

(一)防腐剂的概述

☞ 防腐剂(preservative)是指防止食品腐败变质,延长食品保存期并抑制食品中微生物繁殖的物质。

目前,国外用于食品的防腐剂,美国有50余种,日本有40余种。我国允许使用的有苯甲酸(benzoic acid)及其钠盐、山梨酸(sorbic acid)及其盐类、脱氢醋酸(dehydroacetic acid)及其钠盐、对羟基苯甲酸酯类、丙酸(propanoic acid)及其盐类等30多种。表20-6,列出几种常用防腐剂的抗菌效果。

表20-6 防腐剂的抗菌效果

名称	霉菌	酵母	乳酸菌	革兰氏阳性菌(无芽孢)	革兰氏阴性菌(无芽孢)
苯甲酸	++	++	++	++	++
山梨酸	+++	+++	-	++	++
丙酸	++	-	-	++	++
脱氢醋酸	+++	+++	+	++	++
对羟基苯甲酸酯	+++	+++	++	+++	++

注:+++强,++普通,+微弱,-无效。

* 对羟基苯甲酸的抗菌效果不受PH值影响,在固体状态下杀菌效果强;其余几种防腐剂均在酸性条件下,杀菌效果较好。

(二)防腐剂的分类及作用

一般将防腐剂分为酸型防腐剂、酯型防腐剂和生物型防腐剂。

1. 酸型防腐剂 苯甲酸、山梨酸、脱氢醋酸和丙酸都是有机酸,其防腐效果主要来自非解离性的分子,效力随PH值而定,食品保持在低PH值范围内则防腐效果较好,而在碱性条件下几乎无效。

(1)苯甲酸及其钠盐:苯甲酸又称安息香酸,防腐效果好,对人体安全无害。允许使用的防腐剂中使用其钠盐和钾盐的主要原因,一般都是为了提高其溶解度。苯甲酸在酸性条件下对多种微生物有明显的杀菌、抑菌作用,但对产酸菌作用较弱。苯甲酸的抑菌作用是由于它能抑制微生物呼吸酶系统的活性,特别是对乙酰辅酶A缩合反应具有较强的阻断作用。一般来说,当PH值为4.5~5.5时,苯甲酸的抑菌效果最好;当PH>5.5时,其对很多霉菌及酵母的抑制效果差;当PH>6.5时,基本无任何抑菌效果。

苯甲酸主要用于碳酸饮料、低盐酱菜、酱类、蜜饯、葡萄酒、果酒、软糖、酱油、食醋、果汁(味)型饮料等多种食品中。一般认为,苯甲酸的毒性低是由于它的代谢过程参与了体内的代谢途径,即它在生物转化过程中可以与甘氨酸结合形成马尿酸,或与葡萄糖醛酸结合形成葡萄糖苷酸(glucuronide),并由尿排出体外。但也有报道苯甲酸可能也会引起中毒,所以各国虽允许使用,应用范围却很窄。我国将其列为A级绿色食品不得使用的食品添加剂。FAO/WHO建议其ADI值为0~5mg/(kg·bw)(以苯甲酸计)。

(2)山梨酸及其钾盐:山梨酸又名花秋酸,是一种不饱和脂肪酸,溶解度小,故常用其钾盐。山梨酸可参与体内正常代谢产生二氧化碳和水,几乎对人体无害,是目前国际上公认较好的防腐剂,已被许多国家和地区使用。山梨酸抗菌性强,能抑制细菌、霉菌和酵母的生长,防腐效果好。山梨酸抑菌的机制是通过抑制菌体内脱氢酶系的作用而阻止微生物的生长。在酸性环境中,山梨酸的抑菌作用明显,抑菌效果随PH值的升高而降低;当溶液PH<4时,抑菌活性强;当PH值为6~7时,抑菌活性降低;当PH>7时,基本无抑菌活性,故适宜PH值为5~6。

目前国外使用山梨酸、山梨酸钾代替护色剂亚硝酸盐，既可以防止肉毒梭状芽孢杆菌芽孢的发育，又可以降低亚硝胺的含量。FAO/WHO 规定其 ADI 值为 0 ~ 25mg/(kg · bw)(以山梨酸计)。

(3)丙酸及其盐类：丙酸及其盐类是有效的霉菌抑制剂。双键的存在增加了它的防腐效力，但支链的增加反而降低其效力。丙酸盐主要用于面包、糕点类食品，对控制面包生霉和发粘非常有效，但是对于酵母无效，因此不影响面包的正常发酵。丙酸还可以直接用于处理水果、蔬菜，不仅可以抑制霉菌生长，还可以防止细菌入侵。丙酸可认为是食品的正常成分，也是人体内代谢的正常中间产物，故无毒性，对其 ADI 值不作规定。

2. **酯型防腐剂** 包括对羟基苯甲酸酯类(甲、乙、丙、异丙、丁、异丁等酯)，它们是苯甲酸的衍生物。对细菌、霉菌及酵母菌有广泛的抑制作用，但对革兰氏阴性杆菌及乳酸菌作用较弱。其作用机制是抑制微生物细胞呼吸酶与电子传递酶系的活性，从而破坏微生物的细胞膜结构。其防腐效果受 PH 值的影响小，在 PH 4 ~ 8 范围内均有较好效果。其抑菌的能力随烷基键的增长而增强。在水中溶解度小，但对羟基苯甲酸乙酯和对羟基苯甲酸丙酯复配使用可提高溶解度，并有协同效应。由于摄入体内后代谢途径与苯甲酸基本相同，不在体内蓄积，故毒性很低，有时也用于代替酸型防腐剂。按毒性大小顺序排列：苯甲酸 > 对羟基苯甲酸酯类 > 山梨酸。我国目前仅限用对羟基苯甲酸乙酯和对羟基苯甲酸丙酯，主要用于果蔬保鲜及食醋、碳酸饮料、果汁(味)型饮料、果酱、糕点馅等食品。ADI 值为 0 ~ 10mg/(kg · bw)(以对羟基苯甲酸计，FAO/WHO，1996)。

3. **生物型防腐剂** 乳酸链球菌素(nisin)主要是乳酸链球菌属微生物的代谢产物，可用乳酸链球菌发酵提取制得。乳酸链球菌素因其是由氨基酸组成的类蛋白质物质，能在人的消化道中为蛋白水解酶水解，所以是一种较为安全的防腐剂。乳酸链球菌对肉毒杆菌等厌氧芽孢杆菌及嗜热脂肪芽孢杆菌、产气荚膜杆菌、单核细胞增生李斯特菌、金黄色葡萄球菌等均有很强的抑菌作用，但对霉菌和酵母的影响很弱。使用乳酸链球菌素不会引起肠道菌群紊乱，不会出现对抗生素的抗药性及与其它抗生素也不会产生交叉抗性。乳酸链球菌素对热稳定，可在食品加热时使用，减少加热时间，节省食品加工过程的耗能，降低营养成分的破坏程度。乳酸菌素已广泛地用于乳制品、罐藏果蔬食品的保藏，在畜、禽、鱼肉食品中也有一定的保藏效果。另外，还被用于啤酒、葡萄酒酿造中，以抑制有害微生物。其 ADI 值为 0 ~ 33000IU/(kg · bw)(FAO/WHO，1994)。

4. **其他防腐剂**

(1)双乙酸钠(sodium diacetate)：它既是一种防腐剂，又是一种螯合剂，对谷类和豆制品有防止霉菌繁殖的作用，据 FAO/WHO 规定，其 ADI 值为 0 ~ 15mg/(kg · bw)(1994)。

(2)二氧化碳(carbon dioxide)：二氧化碳分压的增高主要是影响需氧微生物对氧利用，能终止各种需氧微生物呼吸代谢，使微生物失去生存的必要条件。但二氧化碳只能抑制微生物生长，而不能杀死微生物。ADI 值无需规定(FAO/WHO，1994)。

(3)氨基酸类：近年来研究证明甘氨酸对大肠埃希菌和枯草杆菌效果显著，对芽孢的萌发也有抑制作用。此外，苏氨酸、丝氨酸、苯丙氨酸等含羟基的氨基酸也有抑菌作用，并且几种氨基酸混合使用时具有协同作用，如甘氨酸和丝氨酸用量比例为 3∶7时其协同作用最强。

(4)甘油单月桂酸酯(glycerol monolaurate)：甘油单月桂酸酯是美国 FDA 批准的安全防腐剂，单酯含量在 90% 以上的甘油单月桂酸酯在食品、化妆品防腐、乳化方面有十分优异的性能，在中性及弱碱性条件下有较好的抗菌效果。

(5)低级脂肪酸单甘油酯(low fatty acid simple glyceride)：其抗菌作用几乎不受 PH 值的影响，表现为酯型防腐剂的特性。除乳酸菌外，对霉菌、酵母、细菌的有效浓度为 0.05% ~ 0.2%，对固态食品效果不大，适用于酱油之类的液态食品。

(6)仲丁胺(sec - butylamine)：只在水果、蔬菜贮藏期防腐使用，如克霉灵、保果灵等市售保鲜剂的主要有效成份都是仲丁胺。

九、甜味剂

☞ 甜味剂(sweetener)是指赋予食品甜味的食品添加剂。

甜味剂是世界各地使用最多的一类添加剂，在食品工业中具有十分重要的地位。据美国 1990 年统计，在总额为 50 亿美元的食品添加剂销售额中，甜味剂约占 10 亿美元。我国原规划 2000 年产量达到 5.83 万吨，其中甜菊糖 2300 吨，但至 1998 年各类甜味剂总产量就已达到 16 万吨，约为原计划的 2.8 倍，其中高倍甜味剂产量超过 5 万吨。

(一)甜味剂的种类

甜味剂有几种不同的分类方法。按其来源可分为天然甜味剂和人工合成甜味剂;根据其营养价值可分为营养性甜味剂与非营养性甜味剂。天然甜味剂包括糖醇类和非糖醇类二类。糖醇类包括木糖醇、山梨糖醇、甘露糖醇、乳糖醇(lactitol)、麦芽糖醇、异麦芽醇(isomaltitol)和赤藓糖醇(erythtitol)。非糖醇类包括甜菊糖甙(stevioside)、甘草(glycyrrhiza)、奇异果素(miracle)、汉果素(lou han guo extract)和索马甜(thaumates)。人工合成甜味剂有磺胺类、二肽类和蔗糖衍生物三类。磺胺类包括糖精(saccharin)、环已基氨基磺酸钠(sodium cyclamates)和乙酰磺胺酸钾(acesulfate potassium)。二肽类包括天门冬酰苯丙氨酸甲酯(又称阿斯帕坦,aspartame)和阿力甜(alitame)。蔗糖衍生物包括三氯蔗糖(sucralose)、异麦芽酮糖醇(又称帕拉金糖,palatinose)和新糖(果糖低聚糖,neosugar)。

人工合成甜味剂主要是一些具有甜味的化学物质,甜度一般比蔗糖高数十倍甚至数百倍,但是没有任何营养价值,而且近年来陆续发现人工合成甜味剂对人体具有潜在的危害性。理想甜味剂应具有以下特点:①安全性好;②味觉良好;③稳定性好;④水溶性好;⑤价格低廉。

(二)甜味剂的应用

1. 糖精 其甜度为蔗糖的300~500倍,曾经是世界各国广泛使用的一种人工合成甜味剂。糖精在水中溶解度低,一般使用其钠盐。糖精在体内不能被利用,大部分经肾脏排出而不损害肾功能,不改变体内酶系统的活性,全世界曾广泛使用糖精数十年,未发现对人体的毒害表现。但是,20世纪70年代美国食品与药品管理局在动物实验中发现糖精有致膀胱癌的可能而限制使用。后经大规模的流行病学调查结果显示,食用糖精与膀胱癌之间可能不存在相关性。鉴于各国动物试验结果不一,在尚未确证之前,FAO/WHO于1984年将其原有ADI 0~5mg/(kg·bw)修改为暂定ADI 0~2.5mg/(kg·bw)。1993年JECFA重新对糖精的毒性进行评价,认为流行病学调查资料不能证明食用糖精与膀胱癌有关。故FAO/WHO(1997年)将糖精ADI值又提高为0~5mg/(kg·bw)。

我国允许的糖精使用范围有酱菜、浓缩果汁、蜜饯、冷饮、糕点、饼干、面包,最大使用量为0.15g/kg。虽然糖精的价格较低且其安全性已基本肯定,但由于它使用量过大时有金属苦味,对人体无任何营养价值,又因其不是食品中天然成分、消费者对其毒性仍存在忧虑等原因,今后可能会被其它安全性更高或营养价值高的甜味剂逐步代替。

2. 环己基胺基磺酸钠(又称甜蜜素) 1958年在美国曾被列为"一般认为是安全物质"而广泛使用,但60年代后期有人用环已基氨基磺酸盐和糖精(10:1)的混合物,对大鼠进行了长期高剂量的实验,结果使动物发生了膀胱癌,因此从1969年起该甜味剂在美国、英国和其他一些国家禁止使用。1982年FAO/WHO报告证明环己基胺基磺酸钠无致癌性,制订ADI值为0~11mg/(kg·bw)。美国FDA经长期试验于1984年宣布其无致癌性,但美国国家科学委员会和国家科学院仍认为其有促癌作用和可能的致癌作用,因而美国至今仍被禁用。1994年FAO/WHO规定其ADI值为0~11mg/(kg·bw)。

3. 阿斯帕坦(aspartame) 甜度高、味感接近于蔗糖。阿斯帕坦对血糖值没有影响,也不会造成龋齿。但由于阿斯帕坦中含有苯丙氨酸成份,故不能用于苯丙酮尿症患者,原因是该病患者肝细胞内缺乏苯丙氨酸羟化酶,使苯丙氨酸正常代谢途径受阻,可导致苯丙氨酸在体内蓄积并转化为过多的苯丙酮酸等。因此,必须在使用食品的标签上标明苯丙氨酸的含量。其ADI值为0~40mg/(kg·bw)(FAO/WHO,1994)。

4. 糖醇类甜味剂 其特点是不会引起血糖值升高,不产酸,故常用作糖尿病、肥胖患者的甜味剂,并具有防龋齿作用。这类物质多数具有一定的吸水性,对改善脱水食品复水性、控制结晶、降低水分活性均有较好的效果。

糖醇类甜味剂品种很多,使用较多的木糖醇是由木糖氢化而形成的一种五碳多元醇,甜度近似蔗糖。木糖醇存在于天然食品中,机体也可以由葡萄糖醛酸合成木酮糖,后者的正常代谢产物即为木糖醇,对人体基本无害。

赤藓糖醇的甜度为蔗糖的70%,其能量在蔗糖的1/10以下,属于低能量糖醇。赤藓糖醇是一种天然物质,在自然界中的分布非常广泛,海藻、蘑菇以及甜瓜、葡萄、桃等水果均含有赤藓糖醇。赤藓糖醇大部分在小肠吸收,但不能通过酶系统进行代谢而几乎全部从尿中排泄。因此,赤藓糖醇的摄入不会干扰机体正常的代谢。实验表明口服赤藓糖醇后血糖水平和胰岛素水平均无明显变化,故可用于糖尿病患者。此外,赤藓糖醇具有吸湿性强、有清凉感、结晶性良好及预防龋齿等特性,可广泛用于巧克力、硬糖、软糖、口香糖、乳制品及饮料等食品的生产。

糖醇类在大量食用时一般都具有缓泻作用,有的还有腹胀、产气作用,美国等国家规定在所加食品的标签上要注明"过量可导致腹泻"字样。木糖醇、麦芽糖醇、山梨醇及乳糖醇ADI值均不作特殊规定(FAO/WHO,1994)。

5. 甜菊糖甙 是从甜叶菊的叶中提出来的一种含二萜烯(diterpene)的糖苷,甜度约为蔗糖的300倍。甜叶菊经引进栽培后，我国已成为世界上种植面积最多的国家，甜菊糖甙是我国继蔗糖、甜菜糖之后的第三糖源。但是甜菊糖甙因口感差、有甘草味和后苦味，故往往与蔗糖、果糖、葡萄糖等混用以矫正口味。国外曾对它进行过较多的毒性实验，均未显示出毒性作用。

6. **甘草** 甘草不仅是我国最常用的一种药物，而且是民间传统生产的香料和干果类所广泛使用的一种天然甜味剂。甜度约为蔗糖的200倍，食用安全，我国允许按生产需要使用不加限制。

第二十一章 食物中毒及其预防

第一节 食源性疾病与食物中毒

一、食源性疾病的概念

☞ 根据WHO的定义，食源性疾病(foodbornedisease)是指由摄食进入人体内的各种致病因子引起的、通常具有感染性质或中毒性质的一类疾病。

食源性疾病包括三个基本要素，即传播疾病的媒介——食物；食源性疾病的致病因子——食物中的病原体；临床特征——急性中毒性或感染性表现。

食源性疾病源于传统的食物中毒，但随人们对疾病认识的深入和发展，其范畴在不断扩大，它既包括传统的食物中毒(food poisioning)，还包括经食物而感染的肠道传染病、食源性寄生虫病以及由食物中有毒、有害污染物所引起的中毒性疾病。此外，由食物营养不平衡所造成的某些慢性退行性疾病(心脑血管疾病、肿瘤、糖尿病等)、食源性变态反应性疾病、食物中某些污染物引起的慢性中毒性疾病等也属此范畴。

食源性疾病是一个备受人们关注的公共卫生问题。即使在发达的工业化国家，每年亦有多达30%的人口感染食源性疾病，如美国每年约有7600万例食源性疾病发生，造成3.25万人住院和5000人死亡。然而据估计，被报告的食源性疾病病例只代表10%，甚至低于1%的真实病例。全球食源性疾病不断增长，其原因一方面是自然选择造成微生物的变异，产生了新的病原体，如在人和动物疾病治疗中使用抗生素药物以后，选择性存活的病原菌株产生了抗药性，对人类造成新的威胁；另一方面是由于知识水平的提高和新分析鉴定技术的建立，对已广泛分布多年的疾病及其病原体获得了新的认识。由于社会经济与技术的发展，更新生产系统或环境变化使得食物链变得更长更复杂，增加了食物污染的机会，如饮食的社会化消费，个体或群体饮食习惯的改变，预包装方便食品、街头食品和食品餐饮连锁服务的增加等。数亿人口的跨国界行为也是食源性疾病的高危因素。大量植物性和动物性食品的贸易全球化给食源性疾病的控制和预防带来新的挑战。

食源性疾病的病原物可分为生物性(细菌、真菌、病毒、寄生虫)、化学性和物理性三类。

1. **生物性病原物** 污染食物的微生物、寄生虫及其卵都可引起人类食源性疾病。由于生物性病原体种类最多，因其引起的食源性疾病也最为常见。我国食用畜禽肉、禽蛋类较多，以沙门菌食物中毒最多。近年来，国际报道并关注较多的病原主要有肠出血性大肠杆菌 O_{157}:H_7、单增李斯特菌、多重耐药性沙门菌、空肠弯曲菌、戊型肝炎病毒、轮状病毒、Norwalk 病毒、球性寄生虫、弓形虫、口蹄疫病毒等。就人的健康和经济而言，真菌毒素是目前为止食物链中最重要的污染物之一，其中黄曲霉毒素、伏马菌素、棕曲霉毒素、脱氧雪腐镰刀菌烯醇、雪腐镰刀菌烯醇、玉米赤霉烯酮、T-2 毒素和展青霉毒素等是国际普遍关注的真菌毒素。

(1)细菌及其毒素：细菌及其毒素是食源性疾病中最重要的病原体，可以引起细菌性食物中毒，是引起人类肠道传染病及人畜共患疾病的病原菌。

(2)病毒：如轮状病毒引起婴儿秋季腹泻，甲型肝炎病毒引起甲肝流行等。

(3)真菌：包括镰刀菌属中禾谷镰刀菌产生的多种毒素及曲霉属产毒株所产生的毒素。

(4)寄生虫及其卵：主要指人畜共患的寄生虫病，如旋毛虫病、绦虫病等。

(5)动植物中存在的天然毒素：作为人类食物的动植物是自然界最常见的生物体，一些动植物体内含有天然毒素；一些动植物作为食物贮藏时可产生毒性物质，当人摄入这些食物后可发生中毒性疾病。天然毒素涉及的毒素较多，如河豚鱼毒素、有毒贝类、毒蕈、苦杏仁及木薯中含有的氰甙类、粗制棉籽油中所含的棉酚、一些植物皂甙等。

2. **化学性病原物** 主要包括农药残留、兽药(抗生素)残留、环境污染物或雌激素(二口恶口英、生物毒素、氯丙醇、氯化联苯)和重金属等，均可通过植物或动物进入食物链，并引起人类的疾病或健康问题。

3. **物理性病原物** 主要来源于放射性物质的开采、冶炼，在国防、生产活动和科学实验中使用放射性核素时，其废物的不合理排放及意外性的泄漏，通过食物链的各个环节污染食物，如131I、90Sr、89Sr、137Cs是可能污染食品的放射性核素。

二、食物中毒

食物中毒系指摄入含有生物性、化学性有毒有害物质的食品或把有毒有害物质当作食品摄入后所出现的非传染性(不同于传染病)的急性、亚急性疾病。食物中毒属食源性疾病的范畴，是食源性疾病中最为常见的疾病。食物中毒既不包括因暴饮暴食而引起的急性胃肠炎、食源性肠道传染病(如伤寒)和寄生虫病(如旋毛虫)，也不包括因一次大量或长期少量多次摄入某些有毒、有害物质而引起的以慢性毒害为主要特征(如致癌、致畸、致突变)的疾病。

(一)引起食物中毒的食品

1. 被致病菌和/或毒素污染的食品。
2. 被有毒化学品污染的食品。
3. 外观与食物相似而本身含有有毒成分的物质，如毒蕈。
4. 本身含有有毒物质，而加工、烹调不当未能将毒物去除的食品，如河豚鱼。
5. 由于贮存条件不当，在贮存过程中产生有毒物质的食品，如发芽的马铃薯、霉变粮食等。

(二)食物中毒的发病特点

食物中毒发生的原因各不相同，但发病具有如下共同特点：

1. 发病潜伏期短，来势急剧，呈暴发性，短时间内可能有多数人发病，发病曲线呈突然上升趋势。
2. 发病与食物有关，病人有食用同一污染食物史；流行波及范围与污染食物供应范围相一致；停止污染食物供应后，流行即告终止。
3. 中毒病人临床表现基本相似，以恶心、呕吐、腹痛、腹泻等胃肠道症状为主。
4. 人与人之间无直接传染。

这些特点对诊断食物中毒有重要意义。

(三)食物中毒的流行病学特点

1. **发病的季节性特点** 食物中毒发生的季节性与食物中毒的种类有关，细菌性食物中毒主要发生在5~10月份，化学性食物中毒全年均可发生。

2. **发病的地区性特点** 绝大多数食物中毒的发生有明显的地区性，如我国东南沿海省区多发生副溶血性弧菌食物中毒，肉毒中毒主要发生在新疆等地区，霉变甘蔗中毒多见于北方地区等。

3. **引起食物中毒的食品种类分布特点** 1997~1998两年全国食物中毒的统计资料表明，动物性食物引起的食物中毒占食物中毒总起数的40.1%，占总人数的44.9%；植物性食物引起的食物中毒为总起数的42.4%，为总人数的39.3%。

4. **食物中毒原因分布特点** 1997~1998两年全国食物中毒的统计资料表明，微生物引起的食物中毒仍是最常见的食物中毒，占食物中毒总起数的38.5%，占总人数的50.9%；其次为化学性食物中毒，占总起数31.5%，占总人数的20.9%。尽管细菌性食物中毒发生仍居首位，但发生的起数和人数有所下降。据卫生部全国重大食物中毒情况通报介绍，1999年化学性食物中毒的人数占中毒总人数的29%；2000年化学性食物中毒的人数上升到占中毒总人数的35%；2001年第二季度化学性食物中毒发生的起数和中毒人数超过细菌性食物中毒而居首位。其中造成中毒的有毒物质主要是农药(包括鼠药)、亚硝酸盐、违法掺入食品中的非食品原料等。此外，近几年以散发为主、未报告的因食用猪肝所致兽药盐酸克伦特罗(瘦肉精)食物中毒累计已有多起，此类因在畜禽养殖过程中滥用各种兽药和饲料添加剂，造成畜禽产品中残留高浓度的兽药而导致人的急性中毒是近年来化学性食物中毒的新特点。随着种植业和养殖业的发展，越来越多的化学物质可能被应用到传统的种植业和养殖业中，成为化学性食物中毒的新隐患。提示我们在预防以亚硝酸盐和农药为主的化学性食物中毒的同时，对因畜禽产品高浓度兽药残留造成的中毒应该予以足够的重视。

另外,食物中毒漏报现象普遍存在,据WHO有关专家估计发展中国家报告的食物中毒仅占实际发生的食物中毒的5%或更低,而在漏报的食物中毒中以细菌性食物中毒多见,这也可能是近年来化学性食物中毒发生的起数和中毒人数超过细菌性食物中毒的一个原因。不断完善现有的食物中毒报告体系和制度,建立食物中毒监控体系和利用行政干预减少漏报,使政府部门准确地掌握食物中毒发生的实际情况,有助于食物中毒的预防和控制。

针对上述食物中毒病因分布、中毒食品种类分布及地区分布特点,安排食品卫生管理工作计划和制定针对性预防措施,对控制食物中毒有重要意义。

(四)食物中毒的分类

一般按病原物分类,可将食物中毒分为五类。

1. **细菌性食物中毒** 指摄入含有细菌或细菌毒素的食品而引起的食物中毒。细菌性食物中毒是食物中毒中最多见的一类,发病率通常较高,但病死率较低。发病有明显的季节性,5~10月最多。

2. **真菌及其毒素食物中毒** 指食用被真菌及其毒素污染的食物而引起的食物中毒。中毒发生主要由被真菌污染的食品引起,用一般烹调方法加热处理不能破坏食品中的真菌毒素,发病率较高,死亡率也较高,发病的季节性及地区性均较明显,如霉变甘蔗中毒常见于初春的北方。

3. **动物性食物中毒** 指食用动物性有毒食品而引起的食物中毒。发病率及病死率较高。引起动物性食物中毒的食品主要有两种:①将天然含有有毒成分的动物当作食品;②在一定条件下产生大量有毒成分的动物性食品。我国发生的动物性食物中毒主要是河豚鱼中毒,近年来其发病有上升趋势。

4. **有毒植物中毒** 指食用植物性有毒食品引起的食物中毒,如含氰甙果仁、木薯、菜豆、毒蕈等引起的食物中毒。发病特点因引起中毒的食品种类而异,如毒蕈中毒多见于春、秋暖湿季节及丘陵地区,多数病死率较高。

5. **化学性食物中毒** 指食用化学性有毒食品引起的食物中毒。发病的季节性、地区性均不明显,但发病率和病死率均较高,如有机磷农药、鼠药、某些金属或类金属化合物、亚硝酸盐等引起的食物中毒。

第二节　细菌性食物中毒

一、概述

细菌性食物中毒是最常见的食物中毒。近几年来统计资料表明,我国发生的细菌性食物中毒以沙门菌、变形杆菌和金黄色葡萄球菌食物中毒较为常见,其次为副溶血性弧菌、蜡样芽孢杆菌等食物中毒。

(一)流行病学特点

1. **发病率及病死率** 细菌性食物中毒在国内外都是最常见的一类食物中毒。常见的细菌性食物中毒(如沙门菌、变形杆菌、金黄色葡萄球菌等细菌性食物中毒)的发病特点是病程短、恢复快、预后好、病死率低,但李斯特菌、小肠结肠炎耶尔森菌、肉毒梭菌、椰毒假单胞菌食物中毒的病死率分别为20%~50%、34%~50%、60%和50%~100%,且病程长、病情重、恢复慢。

2. **发病季节性明显** 细菌性食物中毒虽全年皆可发生,但以5~10月较多,7~9月尤易发生,这与夏季气温高、细菌易于大量繁殖密切相关。常因食物采购疏忽(食物不新鲜或病死牲畜、禽肉)、保存不好(各类食品混杂存放或贮藏条件差)、烹调不当(肉块过大、加热不够或凉拌菜)、交叉污染或剩余食物处理不当而引起。节日会餐或食品卫生监督不严时尤易发生食物中毒。此外,也与机体防御功能降低、易感性增高有关。

3. **引起细菌性食物中毒的主要食品** 动物性食品为引起细菌性食物中毒的主要食品,其中畜肉类及其制品居首位,禽肉、鱼、乳、蛋类也占一定比例。植物性食物,如剩饭、米糕、米粉等易出现由金黄色葡萄球菌、蜡样芽孢杆菌等引起的食物中毒。

(二)细菌性食物中毒发生的原因

1. 牲畜屠宰时及畜肉在运输、贮藏、销售等过程中易受致病菌的污染。

2. 被致病菌污染的食物在较高的温度下存放,食品中充足的水分、适宜的PH值及营养条件可使食物中的致病菌大量生长繁殖或产生毒素。

3. 被污染的食物未经烧熟或煮熟，或熟食又受到食品从业人员带菌者的污染等，食用后引起中毒。

（三）细菌性食物中毒的发病机制

病原菌致病的强弱程度称为毒力，构成细菌毒力的要素是侵袭力和毒素。侵袭力是指病原菌突破宿主机体的某些防御功能并在体内定居、繁殖和扩散的能力。决定病原菌侵袭力的因子主要有菌体的表面结构（如纤毛、荚膜、粘液等）和侵袭性酶类（如透明质酸酶、DNA 酶等）。细菌毒素是病原菌致病的重要物质基础，按其来源、性质和作用等方面的不同，可将其分为外毒素和内毒素两种。

产生外毒素的细菌主要是革兰氏阳性菌，大多数外毒素在菌体细胞内合成后分泌于胞外；也有少数外毒素存在于菌体细胞内，只有当菌体细胞破裂后才释放至胞外。外毒素的毒性作用强，以纯化的肉毒毒素最强。不同种类细菌产生的外毒素对机体的组织器官有选择性作用，引起的病症也各不相同。例如肉毒毒素能阻碍神经末梢释放乙酰胆碱，使眼及咽肌等麻痹，引起复视、斜视、吞咽困难等，严重者可因呼吸麻痹而致死。

内毒素是革兰氏阴性菌细胞壁中的脂多糖成分。只有当菌体死亡或用人工方法裂解细菌后才释放。内毒素耐热，加热100℃、1 小时不被破坏，必须加热160℃、2～4 小时，或用强碱、强酸或强氧化剂加温煮沸 30 分钟才灭活。内毒素具有多种生物学活性，如发热反应、白细胞反应、内毒素毒血症、休克等。

细菌性食物中毒发病机制可分为感染型、毒素型和混合型三种。不同中毒机制的食物中毒其临床表现通常不同，感染型食物中毒通常伴有发热，中毒潜伏期较长；而毒素型食物中毒很少有发热，以恶心、呕吐为突出症状，中毒潜伏期的长短与毒素类型有关，如金黄色葡萄球菌等多数细菌毒素引起的食物中毒潜伏期较短，而肉毒梭菌、椰毒假单胞菌酵米面亚种等毒素引起的食物中毒潜伏期相对较长。

1. **感染型**　病原菌随食物进入肠道，在肠道内继续生长繁殖，靠其侵袭力附着肠粘膜或侵入粘膜及粘膜下层，引起肠粘膜的充血、白细胞浸润、水肿、渗出等炎性病理变化。某些病原菌，如沙门菌进入粘膜固有层后可被吞噬细胞吞噬或杀灭，病原菌菌体裂解后释放出内毒素，内毒素可作为致热源刺激体温调节中枢，引起体温升高，亦可协同致病菌作用于肠粘膜而引起腹泻等胃肠道症状。

2. **毒素型**　大多数细菌能产生外毒素，尽管其分子量、结构和生物学性状不尽相同，但致病作用基本相似。由于外毒素刺激肠壁上皮细胞，激活其腺苷酸环化酶（adenylate cyclase），在活性腺苷酸环化酶的催化下，使细胞浆中的三磷酸腺苷脱去二分子磷酸，而成为环磷酸腺苷（cAMP），cAMP 浓度增高可促进胞浆内蛋白质磷酸化过程并激活细胞有关酶系统，改变细胞分泌功能，使 Cl^- 的分泌亢进，并抑制肠壁上皮细胞对 Na^+ 和水的吸收，导致腹泻。耐热肠毒素是通过激活肠粘膜细胞的鸟苷酸环化酶（guanylate cyclase），提高环磷酸鸟苷（cGMP）水平，引起肠隐窝细胞分泌增强和绒毛顶部细胞吸收能力降低，从而引起腹泻。

3. **混合型**　副溶血性弧菌等病原菌进入肠道，除侵入粘膜引起肠粘膜的炎性反应外，还可以产生肠毒素引起急性胃肠道症状。这类病原菌引起的食物中毒是致病菌对肠道的侵入及其产生的肠毒素的协同作用，因此，其发病机制为混合型。

（四）细菌性食物中毒的临床表现

潜伏期的长短与食物中毒的类型有关。金黄色葡萄球菌食物中毒由积蓄在食物中的肠毒素引起，潜伏期 1～6 小时。产气荚膜杆菌进入人体后产生不耐热肠毒素，潜伏期 8～16 小时。侵袭性细菌，如沙门菌、副溶血弧菌、变形杆菌等引起的食物中毒，潜伏期一般为 16～48 小时。

临床表现以急性胃肠炎为主，如恶心、呕吐、腹痛、腹泻等。葡萄球菌食物中毒呕吐较明显，呕吐物含胆汁，有时带血和粘液，腹痛以上腹部及脐周多见，腹泻频繁，多为黄色稀便和水样便。侵袭性细菌引起的食物中毒可有发热、腹部阵发性绞痛和粘液脓血便。副溶血弧菌食物中毒的部分病例粪便呈血水样。产气荚膜杆菌 A 型菌食物中毒病情较轻，少数 C 型和 F 型可引起出血性坏死性肠炎。莫根变形杆菌食物中毒还可发生颜面潮红、头痛、荨麻疹等过敏症状。腹泻严重者可导致脱水、酸中毒，甚至休克。

（五）细菌性食物中毒的诊断

细菌性食物中毒的诊断标准、原则及主要依据包括如下几方面：

1. **流行病学调查资料**　根据中毒者发病急，短时间内同时发病及发病范围局限在食用同一种有毒食物的人等特点，确定引起中毒的食品并查明引起中毒的具体病原体。

2. **病人的潜伏期和特有的中毒表现**　符合食物中毒的临床特征。

3. **实验室诊断资料**　实验室诊断资料是指对中毒食品或与中毒食品有关的物品或病人的样品进行检验的资料。细菌学及血清学检查包括对可疑食物、患者呕吐物及粪便进行细菌学培养、分离鉴定菌型，作血清凝集试验。有条件时，应取患者吐泻物及可疑的残存食物进行细菌培养，对重症患者进行血液培养等。留取中毒病人早期及病后二周的双份血清与培养分离所得可疑细菌进行血清凝集试验，双份血清凝集效价递增者有诊断价值。可疑时，尤其是怀疑细菌毒素中毒者，可做动物试验检测细菌毒素的存在。

（六）细菌性食物中毒的鉴别诊断

1. 非细菌性食物中毒 食用发芽马铃薯、苍耳子、苦杏仁、河豚鱼或毒蕈等中毒者，潜伏期仅数分钟至数小时，一般不发热，以多次呕吐为主，腹痛、腹泻较少，但神经症状较明显，病死率较高。汞、砷中毒者有咽痛、充血、吐泻物中含血，经化学分析可确定病因。

2. 霍乱及副霍乱 为无痛性泻吐，先泻后吐为多，且不发热，粪便呈米泔水样，因潜伏期可长达6天，故罕见短期内大批患者。粪便涂片荧光素标记抗体染色镜检及培养找到霍乱弧菌或爱尔托弧菌可确定诊断。

3. 急性菌痢 偶见食物中毒型暴发。一般呕吐较少，常有发热、里急后重，粪便多混有脓血，下腹部及左下腹明显压痛，粪便镜检有红细胞、脓细胞及巨噬细胞，粪便培养约半数有痢疾杆菌生长。

4. 病毒性胃肠炎 是由多种病毒引起，以急性小肠炎为特征，潜伏期24～72小时，主要表现有发热，恶心，呕吐，腹胀，腹痛及腹泻，排水样便或稀便，吐泻严重者可发生水电解质平衡及酸碱平衡紊乱。

（七）细菌性食物中毒的预防和处理原则

1. 预防原则

（1）加强食品卫生质量检查和监督管理，严格遵守牲畜屠宰前、屠宰中和屠宰后的卫生要求，防止污染。

（2）食品加工、储存和销售过程要严格遵守卫生制度，做好食具、容器和工具的消毒，避免生熟交叉污染；食品食用前充分加热以杀灭病原体和破坏毒素；在低温或通风阴凉处存放食品以控制细菌繁殖和毒素的形成。

（3）食品加工人员、医院、托幼机构人员和炊事员应认真执行就业前体检和录用后定期体检制度，应经常接受食品卫生教育，养成良好的个人卫生习惯。

2. 处理原则 迅速排出毒物，常用催吐、洗胃法。对肉毒毒素中毒，早期可用1:4000高锰酸钾溶液洗胃。

（1）暴发流行时的处理：应做好思想工作和组织工作，将患者进行分类，轻者在原单位集中治疗，重症患者送往医院或卫生队治疗，即时收集资料，进行流行病学调查及细菌学的检验工作以明确病因。

（2）对症治疗：治疗腹痛、腹泻；纠正酸中毒和电解质紊乱；抢救呼吸衰竭。

（3）特殊治疗：对细菌性食物中毒通常毋须应用抗菌药物，可以经对症疗法治愈。症状较重考虑为感染性食物中毒或侵袭性腹泻者，应及时选用抗菌药物，但对金黄色葡萄球菌肠毒素引起的中毒一般不用抗生素，以补液、调节饮食为主。对肉毒毒素中毒应及早使用多价抗毒素血清。

二、沙门菌食物中毒

（一）病原学特点

沙门菌属（salmonella）是肠杆菌科中的一个重要菌属。1880年Eberth首先发现伤寒沙门菌，1885年Salmon与Smith又分离出猪霍乱沙门菌，以后取Salmon氏之名为本菌属属名。沙门菌为革兰氏阴性杆菌，需氧或兼性厌氧，绝大部分具有周生鞭毛，能运动。目前国际上有2300种以上的血清型，我国已发现200多种。沙门菌的宿主特异性极弱，既可感染动物也可感染人类，极易引起人类的食物中毒。致病性最强的是猪霍乱沙门菌（salmonella cholerae suis），其次是鼠伤寒沙门菌（salmonella typhimurium）和肠炎沙门菌（salmonella enteritidis）。

沙门菌属在外界的生活力较强，其生长繁殖的最适温度为20～30℃，在普通水中虽不易繁殖，但可生存2～3周，在粪便中可生存1～2个月，在土壤中可过冬，在咸肉、鸡和鸭中也可存活很长时间。水经氯化物处理5分钟可杀灭其中的沙门菌。相对而言，沙门菌属不耐热，55℃ 1小时、60℃ 15～30分钟或100℃数分钟即被杀死。此外，由于沙门菌属不分解蛋白质、不产生靛基质，污染食物后无感官性状的变化，易引起食物中毒。

（二）流行病学特点

1. 季节 全年皆可发生，多见于夏、秋两季。5～10月发病起数和发病人数可达全年发病总起数和总人数的80%。

2. 食品种类 引起沙门菌食物中毒的食品主要为动物性食品，特别是畜肉类及其制品，其次为禽肉、蛋类、乳类及其制品，由植物性食品引起者很少。

3. 食品中沙门菌的来源 由于沙门菌属广泛分布于自然界，在人和动物中有广泛的宿主，因此，沙门菌污染肉类食物的几率很高,如家畜中猪、牛、马、羊、猫、犬,家禽中鸡、鸭、鹅等。健康家畜、家禽肠道沙门菌检出率为2% ~15%,病猪肠道沙门菌检出率可高达70%。正常人粪便中沙门菌检出率为0.02% ~0.2%,腹泻患者粪便沙门菌检出率为8.6% ~18.8%。

(1)家畜、家禽的生前感染和宰后污染:生前感染系指家禽、家畜在宰杀前已感染沙门菌,是肉类食品中沙门菌的主要来源。它包括原发性沙门菌病和继发性沙门菌病两种。原发沙门菌病系指家畜、家禽在宰杀前已患有沙门菌病,如猪霍乱、牛肠炎、鸡白痢等;继发性沙门菌病系由于健康家禽、家畜肠道沙门菌带菌率较高,当其患病、饥饿、疲劳或其它原因导致机体抵抗力下降时,寄生于肠道内的沙门菌即可经淋巴系统进入血流而引起继发性沙门菌感染;由于这些细菌进入动物的血液、内脏和肌肉,其危害较大且发生食物中毒时症状亦较严重。宰后污染系指在屠宰过程中或屠宰后被带沙门菌的粪便、容器、污水等污染。

(2)乳中沙门菌的来源:患沙门菌病的奶牛其乳中可能带菌,即使是健康奶牛的乳在挤出后亦可能受到污染。

(3)蛋类沙门菌的来源:蛋类及其制品感染或污染沙门菌的机会较多,尤其是鸭、鹅等水禽及其蛋类,其带菌率一般在30% ~40%之间。家禽及蛋类沙门菌除原发和继发性感染使卵巢、卵黄或全身带菌外,禽蛋在经泄殖腔排出时,蛋壳表面可在肛门腔里被粪便沙门菌污染,沙门菌可通过蛋壳气孔侵入蛋内。

(4)熟制食品中沙门菌的来源:烹调后的熟制食品可再次受到带菌容器、烹调工具和食品从业人员带菌者的污染。

(5)发病率及影响因素:沙门菌食物中毒发病率较高,占总食物中毒的40% ~60%,最高达90%。其发病率受活菌数量、菌型和个体易感性等因素的影响。通常情况下食品污染沙门菌 2×10^5cfu/g 即可发生食物中毒;沙门菌致病力强弱与菌型有关,致病力越强的菌型越易致病,猪霍乱沙门菌致病力最强,其次为鼠伤寒沙门菌,鸭沙门菌致病力较弱;对于幼儿(体弱老人及其他疾病患者等易感性较高的人群,即使是较少菌量或较弱致病力的菌型仍可引起食物中毒,甚至出现较重的临床症状。

(三)中毒机制

大多数沙门菌食物中毒是沙门菌活菌对肠粘膜的侵袭而导致的感染型中毒,大量沙门菌进入人体后在肠道内繁殖,经淋巴系统进入血液引起全身感染。同时,部分沙门菌在小肠淋巴结和单核细胞吞噬系统中裂解而释放出内毒素,活菌和内毒素共同作用于胃肠道,使粘膜发炎、水肿、充血或出血,使消化道蠕动增强而腹泻。内毒素不仅毒力较强,还是一种致热源,使体温升高。此外,肠炎沙门菌、鼠伤寒沙门菌可产生肠毒素,该肠毒素可通过对小肠粘膜细胞膜上腺苷酸环化酶的激活,使小肠粘膜细胞对 Na^+ 吸收抑制而对 Cl^- 分泌亢进,使 Na^+、Cl^-、水在肠腔潴留而致腹泻。

(四)临床表现

沙门菌食物中毒潜伏期短,一般4 ~48 小时,长者可达72 小时,潜伏期越短,病情越重。中毒开始时表现为头痛、恶心、食欲不振,然后出现呕吐、腹泻、腹痛。腹泻一日可数次至十余次,主要为水样便,少数带有粘液或血。发烧,一般38 ~40℃,轻者3 ~4 天症状消失,重者可出现神经系统症状,还可出现尿少、无尿、呼吸困难等症状,如不及时抢救可导致死亡。按其临床特点分五种类型,其中胃肠炎型最为常见,其余为类霍乱型、类伤寒型、类感冒型和败血症型。

(五)诊断和治疗

一般根据流行病学特点、临床表现和实验室化验结果进行诊断。

1. 流行病学调查资料 在同一人群内短期发病,且进食同一可疑食物;发病呈暴发性,中毒表现相似。

2. 临床表现如上所述,除消化道症状外,常伴有高热等全身症状。

3. 实验室检验

(1)细菌学检验:按《食品卫生微生物检验 - 沙门菌检验》(GB 4789.4 - 1994)进行细菌培养与分离。取可疑中毒食品、病人呕吐物或粪便直接接种或增菌后进行细菌的分离培养、鉴定。

(2) 血清学鉴定:用分离出的沙门菌与已知 A - F 多价 O 血清及 H 因子进行玻片凝集试验,对沙门菌进行分型鉴定。

(3) 测定由可疑食物或患者呕吐物、粪便中分离出的沙门菌与病人早期及恢复期血清的凝集效价,恢复后20天左右明显增高(一般约4 倍)。

(4) 沙门菌属基因探针:Fitts 等以限制性核酸内切酶 BamHI 消化鼠伤寒沙门菌 e23566 的染色体 DNA,构建基因文库并从中筛选出两株含4.1kb 和4.9kb 片段的克隆菌株。它们可与试验用的300 多株沙门菌全部杂交。

Flowers 等应用"GENE－TRAK 系统产品"沙门菌基因探针对 20 种人为污染的食品进行了鉴定，并与 AOAC 方法作了比较，从比较结果看杂交方法检出阳性率高于常规方法。对自然污染的食品进行鉴定后比较也是如此。

4. 判定原则　对于因各种原因无法进行细菌学检验的食物中毒，则按《食物中毒诊断标准及技术处理总则》(GB 14938－1994)执行，由 3 名副主任医师以上的食品卫生专家进行评定，得出结论。

5. 治疗　沙门菌食物中毒的治疗以对症处理为主。

(六)预防措施

针对细菌性食物中毒发生的三个环节，采取下列针对性预防措施。

1. 防止沙门菌污染肉类食品

(1)加强对肉类食品生产企业的卫生监督及家畜、家禽屠宰前的兽医卫生检验，并按有关规定处理。

(2)加强对家畜、家禽屠宰后的肉尸和内脏进行检验，防止被沙门菌感染或污染的畜、禽肉进入市场。

(3)加强肉类食品在储藏、运输、加工、烹调或销售等各个环节的卫生管理，特别是要防止熟肉类制品被食品从业人员带菌者、带菌容器污染及与带菌的生食物发生交叉污染。

2. 控制食品中沙门菌的繁殖　影响沙门菌繁殖的主要因素是温度和储存时间，食品低温储存是控制沙门菌繁殖的重要措施。食品工业、副食品商店、集体食堂、食品销售网点均应配置冷藏设备，低温贮藏肉类食品。此外加工后的熟肉制品应尽快食用，或低温储存并尽可能缩短储存时间。

3. 加热以彻底杀灭病原菌　加热杀死病原菌是防止食物中毒的关键措施。为此，经高温处理后可供食用的肉块，其重量应不超过 1kg，持续煮沸 2.5～3 小时，或应使肉块的深部温度至少达到 80℃，并持续 12 分钟，即肉中心部位变为灰色而无血水，以便彻底杀灭肉类中可能存在的各种沙门菌并灭活其毒素。

三、副溶血性弧菌食物中毒

(一)病原学特点

副溶血性弧菌(Vibrio parahemolyticus)为革兰氏阴性杆菌，呈弧状、杆状、丝状等多种形态，无芽孢，主要存在于近岸海水、海底沉积物和鱼、贝类等海产品中。副溶血性弧菌能否被检出与海水的温度有关，只有温度上升到 19～20℃时，这种菌的数量才能达到可被检出的水平。副溶血性弧菌引起的食物中毒是我国沿海地区最常见的一种食物中毒。副溶血性弧菌在 30～37℃、PH 7.4～8.2、含盐 3%～4% 培养基上和食物中生长良好。无盐条件下不生长，故也称为嗜盐菌。该菌不耐热，56℃加热 5 分钟，或 90℃加热 1 分钟，或以 1% 食醋处理 5 分钟，均可将其杀灭。在淡水中生存期较短，海水中可生存 47 天以上。

副溶血性弧菌有 13 种耐热的菌体抗原即 O 抗原，其可用于血清学鉴定；有 7 种不耐热的包膜抗原即 K 抗原，可用于辅助血清学鉴定；副溶血性弧菌可分成 845 个血清型，该菌的致病力可用神奈川(Kanagawa)试验来区分。

引起食物中毒的副溶血性弧菌 90% 神奈川试验阳性。神奈川试验阳性菌感染能力强，通常在感染人体后 12 小时内出现食物中毒症状。

(二)流行病学特点

1. 地区分布　日本及我国沿海地区为副溶血性弧菌食物中毒的高发区。据调查，我国沿海水域、海产品中副溶血性弧菌检出率较高，尤其是气温较高的夏秋季节。但近年来，随着海产食品的市场流通，内地也有副溶血性弧菌食物中毒的散在发生。

2. 季节及易感性　7～9 月常是副溶血性弧菌食物中毒的高发季节。男女老幼均可患病，但以青壮年为多，病后免疫力不强，可重复感染。

3. 食物的种类　主要是海产食品，其中以墨鱼、带鱼、虾、蟹最为多见，如墨鱼的带菌率可达 93%，其次为盐渍食品。

4. 食品中副溶血性弧菌的来源

(1)人群带菌者对各种食品的直接污染：沿海地区饮食从业人员、健康人群及渔民副溶血性弧菌带菌率为 0～11.7%，有肠道病史者带菌率可达 31.6%～34.8%，带菌人群可污染各类食物。

(2)间接污染：沿海地区炊具的副溶血性弧菌带菌率可达 61.9%，被副溶血性弧菌污染的食物，在较高温度下存放，食用前加热不彻底或生吃，或熟制品受到带菌者、带菌的生食品、带菌容器及工具等的污染。

(三)中毒机制

1. 细菌感染型中毒　主要为大量副溶血性弧菌的活菌侵入肠道。摄入一定数量的致病性副溶血性弧菌，数小时后即可出现急性胃肠道症状。

2. 细菌毒素型中毒 副溶血性弧菌产生的溶血毒素也能引起食物中毒,但不是主要类型。

(四)临床表现

副溶血性弧菌食物中毒潜伏期为2~40小时,多为14~20小时。发病初期为腹部不适,尤其是上腹部疼痛或胃痉挛。恶心呕吐、腹泻,体温一般为37.7~39.5℃。发病5~6小时后腹痛加剧,以脐部阵发性绞痛为本病特点。粪便多为水样、血水样、粘液或脓血便,里急后重不明显。重症病人可出现脱水及意识障碍、血压下降等,病程3~4天,恢复期较短,预后良好。近年来国内报道的副溶血性弧菌食物中毒临床表现不一,可呈典型、胃肠炎型、菌痢型、中毒性休克型或少见的慢性肠炎型症状。

(五)诊断和治疗

按《副溶血性弧菌食物中毒诊断标准及处理原则》(WS/T 81-1996)进行。根据本菌的流行病学特点与临床表现,结合细菌学检验可做出诊断。

1. 流行病学特点 在夏秋季有食用海产品或间接被副溶血性弧菌污染的其他食品的消费者为易感人群。

2. 临床表现 发病急,潜伏期短,上腹部阵发性绞痛,腹泻后出现恶心、呕吐。

3. 实验室诊断

(1)细菌学检验:按《食品卫生微生物学检验—副溶血性弧菌检验》(GB 4789.7-1994)操作。从可疑中毒食品中采样,经增菌、培养、分离以及形态、生化反应、嗜盐试验等检验确认为生物学特性或血清型别一致的副溶血性弧菌。

(2)血清学检验:发病早期病人血清与细菌学检验分离的菌株或已知菌株的凝集价通常增高至1:40~1:20,健康人的血清凝集价通常在1:20以下。

(3)动物试验:将细菌学检验分离的副溶血性弧菌给小鼠腹腔注射,观察毒性反应。

(4)快速检测:采用PCR等快速诊断技术,24小时内即可直接从可疑食物、呕吐物或腹泻物标本中确定副溶血性弧菌耐热毒素的存在。

治疗以对症治疗为主,除重症患者外一般不需抗生素。

(六)预防措施

副溶血性弧菌食物中毒的预防亦要抓住防止污染、控制繁殖和杀灭病原菌三个主要环节,其中控制繁殖和杀灭病原菌尤为重要。应采用低温贮藏各种食品,尤其是海产食品及各种熟制品。鱼、虾、蟹、贝类等海产品应煮透,蒸煮时需加热至100℃并持续30分钟。对凉拌食物要清洗干净后置于食醋中浸泡10分钟或在100℃沸水中漂烫数分钟,以杀灭副溶血性弧菌。

四、李斯特菌食物中毒

(一)病原学特点

李斯特菌属(Listeria)有格氏李斯特菌、单核细胞增生李斯特菌、默氏李斯特菌等8个种。引起食物中毒的主要是单核细胞增生李斯特菌,它能致病和产生毒素,并可在血液琼脂上产生β-溶血素,这种溶血物质称李斯特菌溶血素O。

李斯特菌是革兰氏阳性、不产芽孢和不耐酸的杆菌。李斯特菌在5~45℃均可生长,而在5℃低温条件下仍能生长则是李斯特菌的特征,李斯特菌的最高生长温度为45℃,该菌经58~59℃、10分钟可被杀灭,在-20℃可存活一年,耐碱不耐酸,在PH 9.6中仍能生长,在10% NaCl溶液中可生长,在4℃的20% NaCl中可存活8周。

李斯特菌分布广泛,在土壤、健康带菌者和动物的粪便、江河水、污水、蔬菜(叶菜)、青贮饲料及多种食品中可分离出该菌,并且它在土壤、污水、粪便、牛乳中存活的时间比沙门菌长。来源于稻田、牧场、淤泥、动物粪便、野生动物饲养场和有关地带的样品中,有8.4%~44%分离出了单核细胞李斯特菌。据证实,这种菌可以在潮湿的土壤中存活295天或更长时间。

(二)流行病学特点

1. 季节性 春季可发生,而发病率在夏、秋季呈季节性增长。

2. 食品种类 任何来源于动物和植物的新鲜食品都可能含有不同的单核细胞李斯特菌。一般来说,这种菌可在原乳、软干酪,新鲜和冷冻的肉类、家禽和海产品以及水果和蔬菜产品中存在。由于它们在乳品和乳制品中的大量存在导致了食物中毒，从而引起了人们的注意。引起李斯特菌食物中毒的主要食品有乳及乳制品、肉类制品、水产品、蔬菜及水果，尤以在冰箱中保存时间过长的乳制品、肉制品最为多见。

3. 食品中李斯特菌的污染来源及中毒发生的原因 牛乳中李斯特菌的污染主要来自粪便，人类、哺乳动物和鸟类的粪便均可携带李斯特菌，如人粪便带菌率为0.6%～6%，人群中短期带菌者占70%，即使是消毒牛乳，其污染率也在21%左右。此外，由于肉尸在屠宰过程中易被污染，在销售过程中食品从业人员的手也可造成污染，以致在生的和直接入口的肉制品中该菌污染率高达30%。经热处理的香肠亦可再污染该菌。国内有人从冰糕、雪糕中检出了李斯特菌，检出率为17.39%，其中单核细胞增生李斯特菌为4.35%。1988年WHO调查结果表明，肉及其制品李斯特菌的检出率为30%，家禽为15%，乳制品为5%～15%，水产品为4%～8%。由于该菌能在冷藏条件下生长繁殖，故用冰箱冷藏食品不能抑制它的繁殖。如饮用未彻底杀死李斯特的消毒牛乳以及直接食用冰箱内受到交叉污染的冷藏熟食品、乳制品等均可引起食物中毒。

（三）中毒机制

李斯特菌引起食物中毒的机制主要为大量李斯特菌的活菌侵入肠道所致，此外也与李斯特菌溶血素O有关。

（四）临床表现

由李斯特菌引起的食物中毒的临床表现一般有两种类型：侵袭型和腹泻型。侵袭型的潜伏期为2～6周。病人开始常有胃肠炎的症状，最明显的表现是败血症、脑膜炎、脑脊膜炎、发热、有时可引起心内膜炎。孕妇、新生儿、免疫缺陷的人为易感人群。对于孕妇可导致流产、死胎等后果，对于幸存的婴儿则易患脑膜炎，导致智力缺陷或死亡；对于免疫系统有缺陷的人易出现败血症、脑膜炎。少数轻症病人仅有流感样表现。由李斯特菌引起的食物中毒的病死率高达20%～50%。

腹泻型病人的潜伏期一般为8～24小时，主要症状为腹泻、腹痛、发热。

（五）诊断及治疗

1. 流行病学特点 符合李斯特食物中毒的流行病学特点，在同一人群内短期发病，且进食同一可疑食物。

2. 特有的中毒表现 李斯特菌食物中毒侵袭型的中毒表现与常见的其它细菌性食物中毒的中毒表现有着明显的差别，突出表现有脑膜炎、败血症，孕妇流产或死胎等。

3. 细菌学检验 按《食品卫生微生物学检验－李斯特菌检验》（GB/T 4789.30－1994）操作。在病人血液，或脑脊液、粪便中与食品中分离出同一血清型单细胞增生李斯特菌，也可以通过检测患者血清中抗体效价来确定诊断。

（六）预防和治疗措施

一般进行对症和支持治疗，进行抗生素治疗时一般首选药物为氨苄西林。对冰箱冷藏的熟肉制品及直接入口的方便食品、牛乳等，食用前要彻底加热。

五、大肠埃希菌食物中毒

（一）病原学特点

埃希菌属（Escherichia）俗称大肠杆菌属，为革兰氏阴性杆菌，多数菌株有周身鞭毛，能发酵乳糖及多种糖类，产酸产气，在自然界生活力强，土壤、水中可存活数月，其繁殖的最低水分活性为0.935～0.96。埃希菌属中大肠埃希菌（E. coli）最为重要，如大肠杆菌O_{157}:H_7、O_{111}:B_4等。其中大肠杆菌O_{157}:H_7已被证实可通过其释放的定居因子粘附在人类肠壁细胞并释放志贺样毒素、不耐热或耐热肠毒素以及肠溶血素，引起人类肠出血性腹泻及肠外感染、溶血性尿毒综合征等。

大肠埃希菌为人类和动物肠道的正常菌群，多不致病。当宿主免疫力下降或细菌侵入肠外组织和器官时，可引起肠外感染。大肠埃希菌中只有少数菌株能直接引起肠道感染，称致病性大肠埃希菌，所引起的肠道感染包括旅行者腹泻、婴儿腹泻、出血性结肠炎等，其发病原因与产生的肠毒素有关。大肠埃希菌产生的肠毒素有两种：不耐热肠毒素和耐热肠毒素。

目前已知的致病性大肠埃希菌包括如下四个型：

1. 肠产毒性大肠埃希菌 （Enterotoxigenic E. coli，ETEC）是散发性或暴发性腹泻、婴幼儿和旅游者腹泻的病原菌，能从水中和食物中分离到。人类中ETEC主要的血清群为O_6、O_8、B_{15}、O_{25}、O_{27}等。致病物质是不耐热肠毒素和耐热肠毒素。ETEC的毒力因子包括菌毛和毒素。细菌进入肠道后，首先依靠菌毛在肠上皮细胞定居，然后分泌毒素，造成液体蓄积，引起病变。只产毒素而无菌毛的细菌，由于不能在肠道定居，一般不引起腹泻。只有菌毛而不产毒素的细菌，可以在肠道定居引起轻度腹泻。与ETEC致病性有关的菌毛有多种，在猪源性菌株中主要是K88、K99、987P；在人源性菌株中主要是CFAⅠ、CFAⅡ、E8775，还有一些新发现的菌毛，但所占比重较小。

2. 肠侵袭性大肠埃希菌 较少见，主要侵袭少儿和成人，所致疾病很像细菌性痢疾，因此它又称志贺样大肠杆菌。EIEC的致病机制、毒力因子、临床症状等与志贺菌引起的细菌性痢疾相似。不同的是，EIEC不具有痢疾志贺菌Ⅰ型所具有的志贺毒素。EIEC与其它致泻性大肠埃希菌的主要区别是，它不产生不耐热肠毒素和耐热肠毒素，不具有CFAⅠ等与致病性相关的菌毛，其主要特征是能侵入小肠粘膜上皮细胞，并在其中生长繁殖。

3. 肠致病性大肠埃希菌 是引起流行性婴儿腹泻的病原菌，主要是依靠流行病学资料确认的，最初在暴发性流行病的病儿中分离到。EPEC不产生肠毒素，不具有K88、CFAⅠ样与致病性有关的菌毛，但能产生一种与痢疾志贺样大肠杆菌类似的毒素，侵袭点是十二指肠、空肠和回肠上段，所致疾病很像细菌性痢疾，因此容易误诊。

4. 肠出血性大肠埃希菌 是1982年首次在美国发现的引起出血性肠炎的病原菌，主要血清型是$O_{157}:H_7$，$O_{26}:H_{11}$。EHEC的毒力因子与ETEC不同，不产生不耐热肠毒素和耐热肠毒素，不具有K88、K99、987P、CFAⅠ、CFAⅡ等粘附因子，不具有侵入细胞的能力，但可产生志贺样毒素，有极强的致病性，主要感染5岁以下儿童。临床特征是出血性结肠炎，剧烈的腹痛和便血，严重者出现溶血性尿毒症。

（二）流行病学特点

1996年日本大阪Sakai市的62所小学内有6259名学生感染$O_{159}:H_7$大肠埃希菌，其中有92例并发出血性结肠炎及出血性尿毒症，有数名学生死亡。随后波及日本36个府县，患者总数上万人。2001年在江苏、安徽等地暴发的肠出血性大肠杆菌$O_{157}:H_7$食物中毒，造成177人死亡，中毒人数超过2万人。

1. 发病季节 多发生在夏秋季。

2. 引起中毒的食品 引起食物中毒的食品种类与沙门菌食物中毒相同。

3. 食品中大肠埃希菌的来源 由于大肠埃希菌存在于人和动物的肠道中，健康人肠道致病性大肠埃希菌带菌率为2%~8%，高者可达44%；而成人患肠炎、婴儿患腹泻时，致病性大肠埃希菌带菌率较健康人高，可达29%~52%。饮食行业的餐具易被大肠埃希菌污染，其检出率高达50%。大肠埃希菌随粪便排出而污染水源和土壤，进而直接或间接污染食物。

（三）中毒机制

大肠埃希菌食物中毒的发病机制与致病性埃希菌的类型有关。肠产毒性大肠埃希菌、肠出血性大肠埃希菌引起毒素型中毒；肠致病性大肠埃希菌和肠侵袭性大肠埃希菌引起感染型中毒。

（四）临床表现

不同中毒机制也导致不同的临床表现，主要有三种表现：

1. 急性胃肠炎型 主要由肠产毒性大肠埃希菌引起，易感人群主要是婴幼儿和旅游者。潜伏期一般10~15小时，短者6小时，长者72小时。临床症状为水样腹泻、腹痛、恶心、发热38~40℃。

2. 急性菌痢型 主要由肠侵袭性大肠埃希菌引起。潜伏期一般为48~72小时，主要表现为血便、脓性粘液血便，里急后重、腹痛、发热，病程1~2周。

3. 出血性肠炎 主要由肠出血性大肠埃希菌引起。潜伏期一般3~4天，主要表现为突发性剧烈腹痛、腹泻，先水便后血便。病程10天左右，病死率为3%~5%，老人、儿童多见。

（五）诊断及治疗

按《病源性大肠埃希菌食物中毒诊断标准及处理原则》（WS/TS-1996）执行。

1. 符合大肠埃希菌食物中毒的流行病学特点 引起中毒的常见食品为各类熟肉制品，其次为蛋及蛋制品，中毒多发生在3~9月，潜伏期4~48小时。

2. 符合大肠埃希菌食物中毒的临床表现 中毒的临床表现因引起的病原菌不同而不同，主要为急性胃肠炎型、急性菌痢型及出血性肠炎。

3. 实验室诊断

（1）细菌学检验：按《食品卫生微生物学检验-致泻大肠埃希菌检验》（GB 4789.6-1994）操作。由可疑食品和患者呕吐物中检出生化及血清学型别相同的大肠埃希菌。

（2）对肠产毒素大肠埃希菌应进行肠毒素测定才能做出诊断；对侵袭性大肠埃希菌应进行豚鼠角膜试验。

(3)血清学鉴定：取经生化试验证实为大肠埃希菌的琼脂培养物，与致病性大肠埃希菌、侵袭性大肠埃希菌、肠产毒性大肠埃希菌多价O血清和出血性大肠埃希菌O_{157}血清进行凝集试验，凝集价有明显升高者，再进行血清分型鉴定。

(4)产毒大肠埃希菌（ETEC）基因探针：Hill等报道，从大肠菌C600的质粒pEWD 299上分离的一个850 bP片段，可用于鉴别不耐热肠毒素存在。用该探针对污染食品进行检测时发现，样品如不经浓缩，探针的敏感程度可达100个菌／g样品。编码耐热肠毒素的基因也已经克隆，但尚未见到用于食品检测的报道。

大肠埃希菌引起的食物中毒一般采取对症治疗和支持治疗，部分重症患者应尽早使用抗生素，首选药物为氯霉素、多粘霉素和庆大霉素。

（六）预防措施

对大肠埃希菌食物中毒采取的预防措施与沙门菌食物中毒的预防措施类似。

六、空肠弯曲菌食物中毒

（一）病原学待点

空肠弯曲菌（campylobacter）属螺旋菌科，为革兰氏阴性，在细胞的一端或两端着生有单极鞭毛。弯曲菌属包括约14个菌种，与人类感染有关的弯曲菌菌种有：胎儿弯曲菌胎儿亚种（C. fetus，subsp fetuas）、空肠弯曲菌（C. jejuni）、大肠弯曲菌（C. coli），其中与食物中毒最密切相关的是空肠弯曲菌空肠亚种。空肠弯曲菌是氧化酶和触酶阳性菌，在25℃、3.5% NaCl的培养基中不能生长。它是微好氧菌，生长需要少量的O_2（3% ~6%），在含氧量达21%的情况下生长实际被抑制，它需要约10%的CO_2才能良好地生长。当空肠弯曲菌接种到真空包装的加工火鸡肉中时，在4℃储存28天后细胞数有所减少，但仍有相当多的细胞存活。空肠弯曲菌在水中可存活5周，在人或动物排出的粪便中可存活4周。它在所有的肉用动物粪便中的出现比例都很高，其中以家禽粪便中含量最高。如鸡粪检出阳性率为39% ~83%、猪粪为66% ~87%、羊粪为73%、猪肠道内容物61%、宰后羊体24%、宰后猪体22%、去内脏雏鸡体72% ~80%、去内脏火鸡体94%、鸡肝比其它肉类（包括牛肉、猪肉、羊肝，以及这些动物的肌肉）的阳性比例都高，新鲜肝脏有30%呈阳性，冷冻肝脏有15%呈阳性。

在20世纪70年代之前，兽医微生物学家研究弯曲菌较多，因为弯曲菌导致牲畜自发流产和其它动物疾病。这些菌曾经被归类于弧菌属。在日本、美国、英国有关空肠弯曲菌食物中毒的报道较多。空肠弯曲菌有48个以上的血清型，我国常见的血清型有36型、4型、9型、2型、l型等。

空肠弯曲菌中至少有一些菌株可以产生热敏型肠毒素，这些毒素与霍乱弧菌毒素和大肠埃希菌肠毒素有一些相同的性质。弯曲菌毒素能升高中国仓鼠卵巢细胞中cAMP水平，并能导致鼠回肠弯曲部位的液体储积。在42℃培养24小时条件下，在一特定的培养基中可生成最高量的弯曲菌毒素。不同菌株的产毒量差别很大，从不产毒至每毫升培养液中产生50ng毒素蛋白。

（二）流行病学特点

在美国发生的第一起空肠弯曲菌中毒事件中约有2000人被感染，感染后出现的主要症状为腹痛或腹绞痛、腹泻、不适感、头痛和发热。症状可延续1 ~4天。在更为严重的中毒情况下，可能出现类似于溃疡性大肠炎的血便、腹泻等，而腹痛可能类似于急性阑尾炎的症状。这种肠炎的潜伏期差别很大，一般在48 ~82小时，但也可能长达7 ~10天，甚至更长。腹泻可能延续2 ~7天，在症状消失之后，这种菌可能会在体内存留2个月以上。

1. **季节**　多发生在5 ~10月，尤以夏季为多。

2. **食品的种类**　主要有牛乳及肉制品等。

3. **食品被污染和中毒发生的原因**　食品被空肠弯曲菌污染的重要来源是动物粪便，其次是健康带菌者。此外，处理受空肠弯曲菌污染肉类的工具、容器等未经彻底洗刷消毒，亦可交叉污染熟食品。空肠弯曲菌在猪、牛、羊、狗、猫、鸡、鸭、火鸡和野禽的肠道中广泛存在，健康人带菌率为0 ~1.3%，腹泻患者的检出率为5% ~10.4%。因此，当食用被空肠弯曲菌污染的食品，且食用前又未经彻底加热时易发生空肠弯曲菌食物中毒。

（三）中毒机制

空肠弯曲菌食物中毒的发生，部分是由大量活菌侵入肠道引起的感染型食物中毒，部分与其产生的热敏型肠毒素有关。

（四）临床表现

潜伏期一般为3 ~5天，短者1小时，长者10天。临床表现以胃肠道症状为主，具体表现为突然发生腹痛和腹泻。腹痛可呈绞痛，腹泻一般为水样便或粘液便，重病人有血便，腹泻数次至10余次，腹泻带有腐臭味。发热38～40℃，特别是当有菌血症时出现发热，也有仅腹泻而无发热者。此外，还有头痛、倦怠、呕吐等，重者可致死亡。集体暴发时各年龄组均可发生，而在散发病例中小儿较成人为多。

（五）诊断及治疗

1. **根据流行病学调查，确定发病与食物的关系，再依据中毒表现进行初步诊断。**

2. **细菌学检验** 按《食品卫生微生物学检验－空肠弯曲菌检验》（GB 4789.9－1994）操作。

3. **血清学试验** 采取病人急性期和恢复期血清，同时采健康人血清作对照进行血清学试验。空肠弯曲菌食物中毒病人恢复期血清凝集效价明显升高，其凝集效价较健康者高达4倍以上。

空肠弯曲菌对红霉素、庆大霉素、氯霉素敏感，临床上一般可进行抗生素治疗，此外，亦需对症和支持治疗。

（六）预防措施

空肠弯曲菌是不耐热的细菌，可以在乳品巴氏灭菌的条件下被杀灭。预防空肠弯曲菌食物中毒要避免食用未煮透或灭菌不充分的食物，尤其是乳品。

七、变形杆菌食物中毒

（一）病原学特点

变形杆菌（proteus）属肠杆菌科，为革兰氏阴性杆菌。变形杆菌食物中毒是我国常见的食物中毒之一，引起食物中毒的变形杆菌主要是普通变形杆菌（P. vulgaris）、奇异变形杆菌（P. mirabikis）。过去，变形杆菌食物中毒还包括普罗威登斯菌属（Providencid）中的雷氏普罗威登斯菌（P. rettgeri）、摩根菌属（Morganella）中的摩氏摩根菌（M. morganii）食物中毒。

普通变形杆菌、奇异变形杆菌分别有100多个血清型，雷氏普罗威登斯菌有93个血清型，摩氏摩根菌有75个血清型。变形杆菌属腐败菌，一般不致病，需氧或兼性厌氧，其生长繁殖对营养要求不高，在4～7℃即可繁殖，属低温菌。因此，此菌可以在低温储存的食品中繁殖。变形杆菌在自然界分布广泛，在土壤、污水和垃圾中可检测出该菌。健康人肠道带菌率为1.3%～10.4%，腹泻病人肠道带菌率更高，可达13.3%～52.0%。人和食品中变形杆菌带菌率因季节而异，夏秋季较高，冬春季下降。变形杆菌对热抵抗力不强，加热55℃持续1小时即可将其杀灭。

（二）流行病学特点

1. **季节** 变形杆菌食物中毒全年均可发生，大多数发生在5～10月，7～9月最多见。

2. **食品的种类** 引起变形杆菌食物中毒的食品主要是动物性食品，特别是熟肉以及内脏的熟制品。此外，凉拌菜、剩饭、水产品等也有变形杆菌食物中毒的报道。变形杆菌常与其他腐败菌共同污染生食品，使生食品发生感官上的改变，但被变形杆菌污染的熟制品通常无感官性状变化，易被忽视而引起中毒。

3. **食物中变形杆菌的来源** 变形杆菌广泛分布于自然界，亦可寄生于人和动物的肠道，食品受其污染的机会很多。生的肉类食品，尤其动物内脏变形杆菌带菌率较高。在食品烹调加工过程中，处理生和熟食品的工具、容器未严格分开，被污染的食品工具、容器可污染熟制品。受变形杆菌污染的食品在较高温度下存放较长的时间，细菌大量生长繁殖，食用前未加热或加热不彻底，食后即可引起食物中毒。

（三）中毒机制

变形杆菌食物中毒的发生主要是大量活菌侵入肠道引起的感染型食物中毒。

（四）临床表现

变形杆菌食物中毒潜伏期一般12～16小时，短者1～3小时，长者60小时。主要表现为恶心、呕吐、发冷、发热，头晕、头痛、乏力，脐周阵发性剧烈绞痛。腹泻为水样便，常伴有粘液、恶臭，一日数次。体温一般在37.8～40℃左右，多在39℃以下。发病率较高，一般为50%～80%。病程较短，多为1～3天。多数在24小时内恢复，预后一般良好。

（五）诊断和治疗

诊断按《变形杆菌食物中毒诊断标准及处理原则》（WS/T 9－1996）执行。内容包括中毒的流行病学特点、临床表现以及细菌学检验。

据进食可疑食物、共食者集体发病和临床表现等可做出初步诊断。粪便培养可检出变形杆菌，血清凝集抗体有助于诊断。

1. 除具有一般食物中毒流行病学特点外，变形杆菌食物中毒来势比沙门菌食物中毒更迅猛，病人更集中。但病程短、恢复快。

2. 符合变形杆菌食物中毒的临床表现，以上腹部绞痛和急性腹泻为主。

3. 实验室诊断

(1) 血清学凝集分型试验：鉴于变形杆菌在自然界分布广泛，在可疑食物、中毒病人呕吐物或粪便样品检出时尚不能肯定是变形杆菌食物中毒，需根据血清学试验来进一步确定诊断。

(2) 患者血清凝集效价测定：取患者早期（2～3天）及恢复期（12～15天）血清与从可疑食物中分离的变形杆菌进行抗原抗体反应，观察血清凝集效价的变化。恢复期凝集效价升高4倍，有诊断意义。

变形杆菌食物中毒的治疗一般不必用抗生素，仅需补液等对症处理。对重症患者可给予氯霉素、诺氟沙星等抗菌药物。

（六）预防措施

预防工作的重点在于加强食品卫生管理，注意饮食卫生。

八、志贺菌食物中毒

（一）病原学特点

志贺菌属（Shigella）即通称痢疾杆菌，本属依据它们的O抗原性质分为4个血清群：A群，即痢疾志贺菌；B群，也称福氏志贺菌群；C群，亦称鲍氏志贺菌群；D群，又称宋内志贺菌群。痢疾志贺菌是导致典型细菌性痢疾的病原菌，在敏感人群中很少数量就可以致病，虽然这种病菌可以由食物传播，但它们并不像其他3种志贺菌一样被认为是导致食物中毒的病原微生物。

志贺菌在自然界生活力弱，在10～37℃水中可生存20天，于牛乳、水果、蔬菜中也可生存1～2周，粪便中（15～25℃）可生存10天。光照下30分钟可被杀死，加热58～60℃经10～30分钟即死亡。但耐寒，在冰块中能生存3个月。在志贺菌中，宋内志贺菌和福氏志贺菌在体外的生存力相对较强，志贺菌食物中毒主要由宋内志贺菌和福氏志贺菌引起。

（二）流行病学特点

1. **季节**　多发生于7～10月。

2. **食品的种类**　引起志贺菌中毒的食品主要是凉拌菜。

3. **食品被污染和中毒发生的原因**　在食品加工、集体食堂、饮食行业的从业人员患有痢疾或其带菌者，其手是污染食品的主要因素。熟食品被志贺菌污染后存放在较高的温度下，经过较长时间志贺菌可大量繁殖，食后会引起中毒。

（三）中毒机制

一般对痢疾志贺菌的毒性性质了解比较多，但对其他三种志贺菌引起的食物中毒机制了解甚少，一般认为是大量活菌侵入肠道引起的感染型食物中毒。

（四）临床表现

潜伏期一般为10～20小时，短者6小时，长者24小时。病人会突然出现剧烈的腹痛、呕吐及频繁的腹泻并伴有水样便，便中混有血液和粘液，有里急后重、恶寒、发热，体温高者可达40℃以上，有的病人可出现痉挛。

（五）诊断及治疗

1. **流行病学特点**　符合志贺菌食物中毒流行病学特点，病人有类似菌痢样症状，粪便中有血液和粘液等临床特点。

2. **细菌学检验**　按《食品卫生微生物学检验－志贺菌检验》（GB 4789.5－1944）操作。从剩余食物、病人吐泻物分离志贺菌，进行菌群和血清型的检验。

3. **血清凝集试验**　宋内志贺菌凝集效价在1:50以上有诊断意义。

治疗：一般采取对症和支持治疗。

（六）预防措施

同沙门菌食物中毒。

九、金黄色葡萄球菌食物中毒

（一）病原学特点

葡萄球菌系微球菌科，为革兰氏阳性兼性厌氧菌。生长繁殖的最适PH为7.4，最适生长温度为30～37℃，可以耐受较低的水份活性，因此能在10%～15%氯化钠培养基或高糖浓度的食品中繁殖。葡萄球菌的抵抗能力较强，在干燥的环境中可生存数月，其中金黄色葡萄球菌（staphylococcus aureus）是引起食物中毒的常见菌种之一，对热具有较强的抵抗力，70℃需1小时方被灭活。

50%以上的金黄色葡萄球菌可产生肠毒素，并且一个菌株能产生两种以上的肠毒素，能产生肠毒素的菌株凝固酶试验常呈阳性。多数金黄色葡萄球菌肠毒素在100℃条件下30分钟不破坏，并能抵抗胃肠道中蛋白酶的水解作用。因此，若破坏食物中存在的金黄色葡萄球菌肠毒素需在100℃加热食物2小时。

（二）流行病学特点

金黄色葡萄球菌广泛分布于空气、水、土壤和物品上，是最常见的化脓性球菌之一，食品受其污染的机会很多。

1.季节　全年皆可发生，但多见于夏秋季。

2.食品的种类　引起中毒的食物种类很多，主要是乳类及乳制品、肉类、剩饭等食品。

3.食品被污染的原因

（1）食物中金黄色葡萄球菌来源：金黄色葡萄球菌广泛分布于自然界，人和动物的鼻腔、咽、消化道。据报道，上呼吸道被金黄色葡萄球菌感染的患者，其鼻腔带菌率为83.3%，而健康人带菌率也达到20%～30%。金黄色葡萄球菌是常见的化脓性球菌之一，人和动物的化脓性感染部位常成为污染源，如奶牛患化脓性乳腺炎时，乳汁中可能带有金黄色葡萄球菌；带菌人员对各种食物的污染；畜、禽肉体局部患化脓性感染时，感染部位的金黄色葡萄球菌对体内其它部位的污染。

（2）肠毒素的形成：肠毒素的形成与温度、食品受污染的程度和食品的种类及性状有密切关系。一般说来，食物存放的温度越高，产生肠毒素需要的时间越短，在20～37℃下经4～8小时即可产生毒素，而在5～6℃的温度下需经18天方能产生毒素。食物受金黄色葡萄球菌污染的程度越严重，繁殖越快亦越易形成毒素；此外，含蛋白质丰富、含水分较多、同时含一定量淀粉的食物，如奶油糕点、冰淇淋、冰棒等或含油脂较多的食物，如油煎荷包蛋等受金黄色葡萄球菌污染后易形成毒素。

（三）中毒机制

摄入金黄色葡萄球菌活菌而无葡萄球菌肠毒素的食物不会引起食物中毒，只有摄入达到中毒剂量的该菌肠毒素才会中毒。肠毒素作用于胃肠粘膜引起充血、水肿、甚至糜烂等炎症变化及水与电解质代谢紊乱，出现腹泻；同时刺激迷走神经的内脏分支而引起反射性呕吐。

（四）临床表现

金黄色葡萄球菌肠毒素食物中毒潜伏期短，一般为2～5小时，极少超过6小时。起病急骤，有恶心、呕吐、中上腹痛和腹泻，以呕吐最为显著。呕吐物可呈胆汁性或含血及粘液。剧烈吐泻可导致虚脱、肌痉挛及严重失水等现象。体温大多正常或略高。一般在数小时至1～2日内迅速恢复。儿童对肠毒素比成人更为敏感，故其发病率较成人高，病情也较成人严重。

（五）诊断与治疗

按《金黄色葡萄球菌食物中毒诊断标准及处理原则》（WS/T 80－1996）进行。

1.符合金黄色葡萄球菌食物中毒的流行病学特点及临床表现。

2.实验室诊断以毒素鉴定为主。

（1）从中毒食品中直接提取肠毒素，用双向琼脂扩散（微玻片）法、动物（幼猫）试验法检测肠毒素，并确定其类型。

（2）按《食品卫生微生物学检验　金黄色葡萄球菌检验》（GB 4789.10－1994）操作，从可疑食品、患者呕吐物或粪便中经培养、分离出同一型别金黄色葡萄球菌，用双向琼脂扩散法（微玻片法）、动物（幼猫）试验从菌株检测肠毒素，并证实为同一型别。

(3)从不同患者呕吐物中检测出金黄色葡萄球菌，其肠毒素为同一型别。

凡符合三项中一项者即可诊断为金黄色葡萄球菌食物中毒。

治疗可根据一般急救处理的原则，以补充水分和维持电解质平衡等对症治疗为主，一般不需用抗生素。

(六)预防措施

金黄色葡萄球菌肠毒素食物中毒的预防包括防止金黄色葡萄球菌污染和防止其肠毒素形成两方面。

1. 防止金黄色葡萄球菌污染食物

(1)避免带菌人群对各种食物的污染：要定期对食品加工人员、饮食从业人员、保育员进行健康检查，患手指化脓、化脓性咽炎、口腔疾病的工作人员应暂时调换其工作。

(2)避免葡萄球菌对乳类食品的污染：奶牛患化脓性乳腺炎时其奶不能食用。在挤奶过程中要严格遵守卫生要求，避免污染。健康奶牛的奶在挤出后，除应防止金黄色葡萄球菌污染外，还应迅速冷却至10℃以下，防止在较高温度下该菌的繁殖和毒素的形成。此外乳制品应以消毒奶为原料。

2. 防止肠毒素的形成 食物应冷藏或置阴凉通风的地方，放置时间亦不应超过6小时，尤其是气温较高的夏、秋季节。食用前还应彻底加热。

十、肉毒梭菌食物中毒

(一)病原学特点

肉毒梭菌(clostridium botulinum)为革兰氏阳性、厌氧、产孢子的杆菌，所产孢子为卵形或圆筒形，着生于菌体端部或亚端部，在20~25℃可形成椭圆形的芽孢。当PH低于4.5或大于9.0时，或当环境温度低于15℃或高于55℃时，肉毒梭菌芽孢不能繁殖，也不能产生毒素。食盐能抑制肉毒梭菌芽孢的形成和毒素的产生，但不能破坏已形成的毒素。提高食品中的酸度也能抑制肉毒梭菌的生长和毒素的形成。肉毒梭菌的芽孢抵抗力强，需经干热180℃、5~15分钟，或高压蒸气121℃、30分钟，或温热100℃、5小时方可致死。

肉毒梭菌食物中毒是由肉毒梭菌产生的毒素，即肉毒毒素所引起。肉毒毒素是一种强烈的神经毒素，是目前已知的化学毒物和生物毒物中毒性最强的一种，对人的致死量为10^{-9}mg/(kg·bw)。根据它们所产毒素的血清反应特异性，肉毒毒素分为A、B、C_α、C_β、D、E、F、G共8型，其中A、B、E、F四型可引起人类的中毒，C型菌株能导致家禽、家畜和其它动物发病，而D型菌株与食草动物的饲料有关。A型毒素比B型或E型毒素致死能力更强。与B型相关的死亡率比A型的死亡率低得多，即使血液中B型毒素相当高，患者仍然有可能康复。这些菌株在分解蛋白质的能力上也有差别。A型和G型菌株，部分B型和F型菌株能分解蛋白质。E型菌株及某些B型和F型菌株不能分解蛋白质。G型菌株的蛋白质分解活力低于A型菌株，且胰蛋白酶增强其毒性作用。我国报道的肉毒梭菌食物中毒多为A型，B、E型次之，F型较为少见。

(二)流行病学特点

自从1896年Van E Mengein首次报道荷兰因食用火腿引起肉毒中毒暴发并分离出肉毒梭菌，世界各地陆续报道本病。我国1958年首次报告新疆察布查尔县由于食用面酱半成品引起肉毒中毒之后，相继报告该地区由其它谷、豆类发酵食品等引起的肉毒中毒。

1. 季节性 肉毒梭菌食物中毒主要发生在4~5月。

2. 地区分布 肉毒梭菌广泛分布于土壤、水及海洋中，且不同的菌型其分布也有差异。A型肉毒梭菌主要分布于山区和未开垦的荒地，如新疆察布查尔地区是我国肉毒梭菌中毒多发地区，未开垦荒地该菌检出率为28.25%，土壤中为22.2%；B型多分布于草原区耕地；E型多分布于土壤、湖海淤泥和鱼类肠道中，我国青海省发生肉毒梭菌中毒主要为E型；F型分布于欧、亚、美洲海洋沿岸及鱼体中。

3. 食品的种类 引起中毒的食品种类因地区和饮食习惯不同而异。国内以家庭自制植物性发酵品为多见，如臭豆腐、豆酱、面酱等，其他罐头瓶装食品、腊肉、酱菜和凉拌菜等引起中毒也有报道。在新疆察布查尔地区引起中毒的食品多为家庭自制谷类或豆类发酵食品，在青海主要为越冬密封保存的肉制品。在国外，日本90%以上的肉毒梭菌食物中毒是由家庭自制鱼和鱼类制品引起；欧洲各国肉毒梭菌中毒的食物多为火腿、腊肠及其它肉类制品；美国主要为家庭自制的蔬菜、水果罐头、水产品及肉、乳制品。

4. 食物中肉毒梭菌的来源及食物中毒的原因 食物中肉毒梭菌主要来源于带菌土壤、尘埃及粪便，尤其是带菌土壤可污染各类食品原料。这些被污染的食品原料在家庭自制发酵和罐头食品的生产过程中，加热的温度或压力不足以杀死肉毒梭菌的芽孢，且为肉毒梭菌芽孢的萌发与形成并产生毒素提供了条件，尤其是食品制成后有不经加热食用的习惯，更容易引起中毒的发生。

(三)中毒机制

肉毒梭菌食物中毒由其产生的肉毒毒素所引起，肉毒毒素为嗜神经毒素，经消化道吸收进入血液后主要作用于中枢神经系统的脑神经核、神经肌肉连接部位和自主神经末梢，抑制神经末梢乙酰胆碱的释放，导致肌肉麻痹和神经功能的障碍。

(四)临床表现

肉毒梭菌中毒的临床表现以运动神经麻痹的症状为主，而胃肠道症状少见。潜伏期数小时至数天，一般为12~48小时，短者6小时，长者8~10天，潜伏期越短，病死率越高。临床表现特征为对称性脑神经受损的症状。早期表现为头痛、头晕、乏力、走路不稳、以后逐渐出现视力模糊、眼睑下垂、瞳孔散大等神经麻痹症状；重症患者则首先出现对光反射迟钝，逐渐发展为语言不清、吞咽困难、声音嘶哑等，严重时出现呼吸困难，呼吸衰竭而死亡。病死率为30%~70%，多发生在中毒后的4~8天。国内由于广泛采用多价抗肉毒毒素血清治疗本病，病死率已降至10%以下。病人经治疗可于4~10天后恢复，一般无后遗症。

婴儿肉毒梭菌食物中毒最早是1976年在美国加利福尼亚被报道的，在此之后美国的多数州和许多其它国家都证实了有婴儿肉毒梭菌食物中毒事件发生。在成人的中毒事件中摄入的是有活性的毒素，因成人肠道的环境不利于芽孢的发芽。而婴儿中毒往往是摄入了肉毒梭菌的芽孢，当芽孢到达肠道中发芽时即有毒素产生。1岁以上的儿童一般未有这种症状发生，因为他们的肠道内已经建立起了正常的肠道菌群。某些婴儿的发病症状比较温和，而另一些可能症状较重。在中毒的急性发病阶段，婴儿的粪便中可以检出大量的病原芽孢，随着病人的康复，芽孢的检出数量会逐渐减少。含有芽孢的食品可能是那些未经严格加热杀死芽孢的食品，两种最常见的食品是糖浆和蜂蜜。婴儿肉毒中毒主要症状为便秘，头颈部肌肉软弱，吮吸无力，吞咽困难，眼睑下垂，全身肌张力减退，可持续8周以上。大多数1~3个月自然恢复，重症者可因呼吸麻痹致婴儿猝死。

(五)诊断和治疗

1.诊断 按《肉毒梭菌食物中毒诊断标准及处理原则》(WS/T 83－1996)进行。

(1)符合肉毒梭菌食物中毒流行病学特点：中毒多发生在冬春季；中毒食品多为家庭自制发酵豆谷类制品，其次为肉类和罐头食品。

(2)临床表现：有特有的对称性脑神经受损的症状。

(3)实验室诊断：按《食品卫生微生物学检验—肉毒梭菌及肉毒毒素检验方法》(GB 4789.12－1994)操作，从可疑食品中检出肉毒毒素并确定其类别。

2.治疗 早期使用多价抗肉毒毒素血清，并及时应用支持疗法和有效的护理，以预防呼吸肌麻痹和窒息。

(六)预防措施

1.加强卫生宣教，建议牧民改变肉类的贮藏方式或生吃牛肉的饮食习惯。

2.对食品原料进行彻底清洁处理，以除去泥土和粪便。家庭制作发酵食品时还应彻底蒸煮原料，一般加热温度为100℃、10~20分钟，以破坏各型肉毒梭菌毒素。

3.加工后的食品应迅速冷却并在低温环境贮存，避免再污染和在较高温度或缺氧条件下存放，以防止毒素产生。

4.食用前对可疑食物进行彻底加热是破坏毒素、预防中毒发生的有效措施。

5.生产罐头食品时，要严格执行罐头生产卫生规范，彻底灭菌。

十一、其他细菌性食物中毒

(一)产气荚膜梭菌食物中毒

产气荚膜梭菌(clostridium perfringens)为厌氧革兰氏阳性粗大芽孢杆菌，在烹调的食品中很少产生芽孢，而在肠道中却容易形成芽孢。产气荚膜梭菌食物中毒为产气荚膜梭菌产生的肠毒素所引起，该毒素抵抗力弱，加热至60℃、45分钟后丧失生物活性，而100℃瞬时可被破坏，但对胰蛋白酶和木瓜蛋白酶有抗性。

产气荚膜梭菌在自然界分布较广，污水、垃圾、土壤、人和动物的粪便、昆虫以及食品等均可检出。受人或动物无症状带菌者的粪便直接或间接污染的食品中亦可检测出。产气荚膜梭菌食物中毒有明显的季节性，以夏、秋气温较高季节为多见。引起中毒的食品主要是鱼、肉、禽等动物性食品。

产气荚膜梭菌肠毒素食物中毒潜伏期多为10～20小时，短者3～5小时，长可达24小时，发病急，多呈急性胃肠炎症状，以腹泻、腹痛为多见，每日腹泻次数达10余次，一般为稀便和水样便，很少有恶心、呕吐。

诊断按《产气荚膜梭菌食物中毒诊断标准及处理原则》(WS/T 7－1996)执行。

一般采用对症治疗和支持治疗。

(二)蜡样芽孢杆菌食物中毒

蜡样芽孢杆菌(bacillus cereus)为革兰氏阳性、需氧或兼性厌氧芽孢杆菌。蜡样芽孢杆菌在发芽末期可产生引起人类食物中毒的肠毒素，包括腹泻毒素和呕吐毒素。腹泻毒素系不耐热肠毒素，呕吐毒素系低分子耐热肠毒素，呕吐毒素常在米饭类食品中形成。

蜡样芽孢杆菌食物中毒的发生季节性明显，以夏、秋季，尤其是6～10月为多见。引起中毒的食品种类繁多，在我国引起中毒的食品以米饭、米粉最为常见。蜡样芽孢杆菌食物中毒的发生为大量活菌侵入肠道所产生的肠毒素所致，蜡样芽孢杆菌食物中毒的临床表现因其产生的毒素不同而分为腹泻型和呕吐型两种。诊断按《蜡样芽孢杆菌食物中毒诊断标准及处理原则》(WS/T 82－1996)进行。

蜡样芽孢杆菌食物中毒的治疗以对症治疗为主，重症者可采用抗生素治疗。

(三)椰毒假单孢菌酵米面亚种食物中毒

椰毒假单胞菌酵米面亚种(Pseudomonas cocovenenans subsp. farino fermentans)食物中毒传统上称为臭米面食物中毒(或酵米面食物中毒)，是由椰毒假单胞菌酵米面亚种所产生的外毒素引起的。椰毒假单胞菌为革兰氏阴性，在自然界分布广泛，产毒的椰毒假单胞菌检出率为1.1%，在玉米、臭米面、银耳中都能检出。椰毒假单胞菌酵米面亚种食物中毒主要在东北三省地区流行，中毒的食物与居民的特殊饮食习惯有关，引起中毒的食品种类主要是谷类发酵制品，中毒的发生以7、8月份最多。椰毒假单胞菌酵米面亚种食物中毒为米酵菌酸和毒黄素所致的毒素型食物中毒。临床上胃肠道症状和神经症候群的出现较早，继消化道症状后也可能出现肝肿大、肝功能异常等中毒型肝炎为主的临床表现，重症者出现肝昏迷，甚至死亡。对肾脏的损害一般出现较晚，轻者出现血尿、蛋白尿等，重者出现血中尿素氮含量增加、少尿、无尿等尿毒症的症状，严重时可因肾功能衰竭而死亡。因椰毒假单胞菌毒素毒性较强，目前尚缺乏特效的解毒药，致使椰毒假单胞菌毒素食物中毒的病死率高达30%～50%。

(四)小肠结肠炎耶尔森菌食物中毒

耶尔森菌属属于肠杆菌科，引起人类食物中毒和小肠结肠炎的主要病原菌是小肠结肠炎耶尔森菌(Yersinia enterocolitica)。这种单兰氏阴性杆菌的特点是能在30℃以下运动，而在37℃条件下不运动。该菌耐低温，0～5℃也可生长繁殖，是一种独特的嗜冷病原菌，故应特别注意冷藏食品被该菌污染。

小肠结肠炎耶尔森菌广泛分布在陆地、湖水、井水和溪流水源中，这些环境也是温血动物体内这种菌的来源。小肠结肠炎耶尔森菌具有侵袭性并能产生耐热肠毒素，引起的食物中毒发生多在秋冬、冬春季节。引起中毒的食物主要是动物性食品，如猪肉、牛肉、羊肉等，其次为生牛乳，尤其是0～5℃低温运输或贮存的乳类或乳制品。

该菌所引起的食物中毒潜伏期较长，为3～7天。多见于1～5岁幼儿，以腹痛、腹泻和发热为主要表现，体温38～39.5℃，病程1～2天。此外，该菌也可引起结肠炎、阑尾炎、肠系膜淋巴结炎、关节炎及败血症。检验按照《食品卫生微生物学检验—小肠结肠炎耶尔森菌检验》(GB 4789.8－1994)方法进行，采可疑中毒食品和中毒患者呕吐物样品进行鉴定。本病多采用对症治疗，重症病例可用抗生素。

第三节　真菌毒素和霉变食品中毒

一、赤霉病麦中毒

麦类、玉米等谷物被镰刀菌菌种侵染引起的赤霉病是一种世界性病害，谷物赤霉病的流行除造成严重减产外，谷物中含有的镰刀菌有毒代谢产物，可引起人畜中毒。急性中毒时呕吐为其主要症状。其有毒成分为赤霉病麦毒素，已经鉴定的至少有42种，其中主要有雪腐镰刀菌烯醇、镰刀菌烯酮－X、T－2毒素等。这一类毒素都属于单端孢霉烯族化合物，是镰刀菌产生的霉菌代谢产物。赤霉病麦毒素对热稳定，一般烹调方法并不能去毒。摄入数量越多，发病率越高，发病程度越严重。

(一)流行病学特点

麦类赤霉病每年都会发生,一般情况下,我国每3~4年有一次麦类赤霉病大流行。每流行一次,就发生一次人畜食物中毒,一般多发生于麦收以后食用受病害的新麦,也有因误食库存的赤霉病麦或霉玉米而引起中毒。

(二)中毒症状及处理

赤霉病麦中毒潜伏期一般为十数分钟至半小时,亦可延长至2~4小时,主要症状有恶心、呕吐、腹痛、腹泻、头昏、头痛、嗜睡、流涎、乏力,少数病人有发烧、畏寒等。症状一般一天左右可自行消失。个别重病例有呼吸、脉搏、体温及血压波动、四肢酸软、步态不稳、形似醉酒,故有的地方称为“醉谷病”。一般患者不经治疗可自愈,呕吐严重者应进行补液。

(三)预防

预防赤霉病粮中毒的关键在于防止麦类、玉米等谷物受到霉菌的侵染和产毒。主要措施有:

1. 制定粮食中赤霉病麦毒素的限量标准,加强粮食卫生管理。

2. 去除或减少粮食中病粒或毒素 可用比重分离法分离病粒或用稀释法使病粒的比例降低;由于毒素主要存在于表皮内,可用精碾法去除毒素。毒素对热稳定,一般烹调方法难以将其破坏,可用病麦发酵制成酱油或醋,达到去毒效果。

3. 加强田间和贮藏期间的防霉措施 包括选用抗霉品种、降低田间水位、改善田间小气候;使用高效、低毒、低残留的杀菌剂;还应及时脱粒、晾晒,降低谷物水分含量至安全水分含量;贮存的粮食要勤加翻晒,注意通风。

二、霉变甘蔗中毒

霉变甘蔗中毒是指食用了保存不当而霉变的甘蔗引起的急性食物中毒。发生于我国北方地区的初春季节,多见于儿童,病情常较严重甚至危及生命。霉变甘蔗质地较软,瓤部外观色泽比正常甘蔗深,一般呈浅棕色,闻之有霉味,切成薄片在显微镜下可见有真菌菌丝侵染,从霉变甘蔗中分离出的产毒真菌为甘蔗节菱孢霉。新鲜甘蔗中甘蔗节菱孢霉的侵染率极低,仅为0.7%~1.5%,但经过3个月储藏后,其污染率可达34%~56%。长期贮藏的甘蔗是节菱孢霉发育、繁殖的良好培养基。

(一)中毒机制

甘蔗节菱孢霉产生的毒素为3-硝基丙酸,是一种神经毒,主要损害中枢神经系统。

(二)中毒表现

潜伏期短,最短仅十几分钟,中毒症状最初表现为一时性消化道功能紊乱,恶心、呕吐、腹疼、腹泻、黑便,随后出现神经系统症状,如头昏、头痛和复视。重者可出现阵发性抽搐;抽搐时四肢强直,屈曲内旋,手呈鸡爪状,眼球向上偏向凝视,瞳孔散大,继而进入昏迷。患者可死于呼吸衰竭,幸存者则留下严重的神经系统后遗症,导致终生残废。

(三)治疗与预防

目前尚无特殊治疗,中毒后尽快洗胃、灌肠以排除毒物,并对症治疗。主要在于预防,不吃霉变甘蔗。甘蔗必须于成熟后收割,收割后注意防冻,防霉菌污染繁殖。贮存期不可过长,并定期对甘蔗进行感官检查,严禁变质的霉变甘蔗出售。

第四节　有毒动植物中毒

有毒动植物中毒是指一些动植物本身含有某种天然有毒成分或由于贮存条件不当形成某种有毒物质,被人食用后所引起的中毒。

动物性中毒食品可分为二类,即将天然含有有毒成分的动物或动物的某一部分当作食品(如河豚鱼);在一定条件下产生了大量的有毒成分的动物性食品(如鲐鱼等)。植物性中毒食品可分为三类,即将天然含有有毒成分的植物或其加工制品当作食品(如大麻油、桐油等);将加工过程中未能破坏或除去有毒成分的植物当作食品(如木薯、苦杏仁等);在一定条件下产生了大量的有毒成分的植物性食品(如发芽马铃薯等)。

自然界有毒的动植物种类很多,所含的有毒成分也较复杂,现就一些常见的动植物食物中毒分别加以介绍,而一些较少见的有毒动植物中毒,见表21-1。

表 21-1　其他有毒动植物中毒

名称	有毒成分	临床特点	急救处理	预防措施
甲状腺中毒	甲状腺素	潜伏期 10 ~ 24 小时，头痛、乏力、烦躁、抽搐、震颤、脱发、脱皮、多汗、心悸等	抗甲状腺素药，促进肾上腺皮质激素，对症处理	加强兽医检验，屠宰牲畜时除净甲状腺
动物肝中毒（狗、鲨鱼、海豹、北极熊等）	大量维生素 A	潜伏期 0.5 ~ 12 小时，头痛、恶心、呕吐、腹部不适、皮肤潮红、脱皮等	对症处理	含大量维生素 A 的动物肝脏不宜过量食用
发芽马铃薯中毒	龙葵素	潜伏期数分钟至数小时，咽部瘙痒、发干、胃部烧灼、恶心、呕吐、腹痛、腹泻、伴头晕、耳鸣、瞳孔散大	催吐、洗胃、对症处理	马铃薯贮存干燥阴凉处。使用前挖去芽眼、削皮，烹调时加醋

一、河豚鱼中毒

河豚（globefish）又名河鲀，或称鲢鲃鱼，我国沿海各地及长江下游均有出产，属无鳞鱼的一种，在淡水、海水中均能生活。河豚是一种味道鲜美，但含有剧毒物质的鱼类。江浙一带民间流传一句俗语“拼死吃河豚”，可见该鱼味美诱人，食之却要冒生命危险。

（一）有毒成份

引起中毒的河豚毒素（spheroidine）可分为河豚素、河豚酸、河豚卵巢毒素及河豚肝脏毒素。其中河豚卵巢毒素是毒性最强的非蛋白质神经毒素。河豚毒素为无色针状结晶、微溶于水，易溶于稀醋酸，对热稳定，煮沸、盐腌、日晒均不能将其破坏。河豚毒素主要存在于河豚的肝、脾、肾、卵巢、卵子、睾丸、皮肤、血液及眼球中，其中以卵巢毒性最大，肝脏次之。新鲜洗净的鱼肉一般不含毒素，但鱼死后较久，其内脏毒素可渗透到肌肉中，仍不可忽视；另外有的河豚品种鱼肉本身亦含有毒素。每年春季 2 ~ 5 月为河豚鱼的生殖产卵期，此时毒素含量最多，因此春季最易发生中毒。

（二）中毒机制

河豚毒素主要作用于神经系统，阻碍神经传导，可使神经末梢和中枢神经发生麻痹。最初为知觉神经麻痹，继而运动神经麻痹，从而引起外周血管扩张，血压下降，最后出现呼吸中枢和血管运动中枢麻痹。

（三）中毒症状

河豚鱼中毒的特点是发病急速而剧烈，潜伏期一般在 10 分钟至 3 小时。起初感觉手指、口唇和舌有刺痛，然后出现恶心、呕吐、腹泻等胃肠症状。同时伴有四肢无力。发冷、口唇、指尖和肢端知觉先出现麻痹并有眩晕。重者瞳孔及角膜反射消失，四肢肌肉麻痹，以致身体摇摆、共济失调，甚至全身麻痹、瘫痪，最后出现语言不清、血压和体温下降。一般预后不良。常因呼吸麻痹、循环衰竭而死亡，致死时间最快在食后 1 个半小时。

（四）抢救与治疗

河豚毒素中毒尚无特效解毒药，一般以排出毒物和对症处理为主。排出毒物的方法主要是催吐、洗胃和泻下。催吐可用 1% 硫酸铜口服或灌下；洗胃用 1:2000 ~ 1:4000 高锰酸钾溶液反复洗胃；导泻用硫酸钠。对症处理时，如出现呼吸困难则可用山梗菜碱、尼可刹米等药物注射；肌肉麻痹可用番木鳖碱；另外可用高渗葡萄糖液保护肝脏，并促进排毒。

（五）预防措施

1. 大力开展宣传教育　首先让广大居民认识到河豚有毒勿食；其次让广大居民能识别河豚以防误食。河豚鱼的外形较特殊，头部呈菱形，眼睛内陷半露眼球，上下唇各有两个牙齿形状似人牙。鳃小不明显，肚腹为黄白色，背部有小白刺，皮肤表面光滑无鳞，呈黑黄色。

2. 加强对河豚鱼的监督管理　首先，禁止河豚鱼流入市场，应集中加工处理。在加工处理时，应先断头（弃掉）、充分放血、去除内脏、皮，最后用清水反复冲洗鱼肉，然而将其制成干制品。其次，市场出售海杂鱼前，应先经过仔细严格地挑选，将挑出的河豚鱼进行掩埋等适当处理，不可随便扔弃，以防拣食后中毒。

二、鱼类引起的组胺中毒

鱼类引起组胺(histamine)中毒的发生主要是因食用了某些不新鲜的鱼类(含有较多的组胺),同时也与个人体质的过敏性有关,所以组胺中毒是一种过敏性食物中毒。

（一）组胺形成及中毒机制

组胺是组胺酸的分解产物,海产鱼类中的青皮红肉鱼,如鲐巴鱼、鱼师鱼、竹夹鱼、金枪鱼等鱼体中含有较多的组氨酸。当鱼体不新鲜或腐败时,污染于鱼体的细菌,如组胺无色杆菌或摩氏摩根菌产生脱羧酶,使组氨酸脱羧基形成大量的组胺。一般认为当鱼体中组胺含量超过200mg/100g即可引起中毒。

（二）中毒症状

组胺中毒临床表现的特点是发病快、症状轻、恢复快。潜伏期一般仅数分钟至数小时。临床表现为面部、胸部及全身皮肤潮红,眼结膜充血并伴有头痛、头晕、脉快、胸闷、心跳加快、血压下降。有时可出现荨麻疹,咽喉烧灼感,个别患者可出现哮喘。一般体温正常,大多在1~2日内恢复健康。

（三）治疗

一般可采用抗组胺药物和对症治疗的方法。常用药物为口服盐酸苯海拉明,或静脉注射10%葡萄酸钙盐,同时口服维生素C。

（四）预防措施

1. 防止鱼类腐败变质,禁止出售腐败变质的鱼类。

2. 对于易产生组胺的青皮红肉鱼类,家庭在烹调前可采取一些去毒措施。首先应彻底刷洗鱼体,去除鱼头、内脏和血块,然后将鱼切成两半后以冷水浸泡。在烹调时加入少许醋或雪里红或红果,可使鱼中组胺含量下降65%以上。

三、麻痹性贝类中毒

太平洋沿岸地区有些贝类在3~9月可使人中毒,中毒的特点为神经麻痹,所以称为麻痹性贝类(paralysis shell)中毒。我国虽未见到报道,但浙江沿海地区曾发生织纹螺引起的食物中毒,其症状类似麻痹性贝类中毒,应引起高度重视。

（一）有毒成分的来源

贝类在某些地区、某个时期有毒与海水中的藻类有关。当贝类食入有毒的藻类(如膝沟藻科的藻类)后,其所含的有毒物质即进入贝体内并在贝体内呈结合状态,但对贝类本身没有毒性。当人食用这种贝类后,毒素可迅速从贝肉中释放出来并对人呈现毒性作用。目前已从贝类中分离、提取和纯化了几种毒素,其中石房蛤毒素发现的最早,是一种白色、溶于水、耐热、分子量较小的非蛋白质毒素,很容易被胃肠道吸收。该毒素耐热,一般烹调温度很难将其破坏。

贝类含石房蛤毒素的多少取决于海水中膝沟藻类的数量,贝类中毒的发生往往与水域中藻类大量繁殖、集结形成所谓“赤潮”有关。海水受污染时可形成赤潮。

（二）中毒机制

石房蛤毒素为神经毒,主要的毒作用为阻断神经传导,作用机制与河豚毒素相似。该毒素的毒性很强,对人的经口致死量为0.84~0.9mg。

（三）中毒症状及治疗

潜伏期短,仅数分钟至20分钟。开始为唇、舌、指尖麻木,随后腿、颈部麻痹,然后运动失调。病人可伴有头痛、头晕、恶心和呕吐,最后出现呼吸困难。膈肌对此毒素特别敏感,重症者常在2~24小时因呼吸麻痹而死亡,病死率为5%~18%。病程超过24小时者,则预后良好。

目前对贝类中毒尚无有效解毒剂,有效的抢救措施是尽早采取催吐、洗胃、导泻,设法去除毒素,同时对症治疗。

（四）预防措施

主要应进行预防性监测,当发现贝类生长的海水中有大量海藻存在时,应测定当时捕捞的贝类所含的毒素量。美国规定,新鲜、冷冻和生产罐头食品的贝类中,石房蛤毒素最高允许含量不应超过80μg/100g。

四、毒蕈中毒

蕈(音"讯")类(mushroom)通常称蘑菇,属于真菌植物。在我国目前已鉴定的蕈类中,可食用蕈300多种,有毒类约80多种,其中含剧毒能对人致死的有10多种。毒蕈(toxic mushroom)虽然所占比例较少,但因蕈类品种繁多,形态特征复杂以致毒蕈与可食用蕈不易区别,常因误食而中毒。

(一)有毒成份和中毒临床表现

一般按临床表现将毒蕈分为四型:

1. 胃肠型 主要症状为剧烈恶心、呕吐、阵发性腹痛,以上腹部疼痛为主,体温不高。经过适当处理可迅速恢复,一般病程2~3天,很少死亡。

引起此型中毒的毒蕈主要为黑伞蕈属和乳菇属的某些蕈种,毒性成分可能为类树脂物质、苯酚、类甲酚、胍啶或蘑菇酸等。

2. 神经精神型 此型的临床症状除有轻度的胃肠反应外,主要为精神神经症状,如精神兴奋或抑制、精神错乱,部分患者尚有迫害妄想、类似精神分裂症。另外尚有明显的副交感神经兴奋症状,如流涎、流泪、大量出汗、瞳孔缩小、脉缓等。

导致此型中毒毒素主要有四大类:(1)毒蝇碱(生物碱的一种),存在于毒蝇伞蕈、丝盖伞属及杯伞属蕈、豹斑毒伞蕈等毒蕈中;(2)蜡子树酸及其衍生物,存在于毒伞属的一些毒蕈中;(3)光盖伞素及脱磷酸光盖伞素,存在于裸盖菇属及花褶伞属蕈类;(4)幻觉原,主要存在于橘黄裸伞蕈中。

此型中毒用阿托品类药物及时治疗,可迅速缓解症状。病程一般1~2天,死亡率低。

3. 溶血型中毒 潜伏期多为6~12小时,主要表现为恶心、呕吐、腹泻、腹痛。发病3~4天后出现溶血性黄疸、肝脾肿大,少数病人出现血红蛋白尿。给予肾上腺皮质激素治疗可很快控制病情。病程一般2~6天,死亡率不高。

引起此型中毒的毒蕈为鹿花蕈,有毒成分为鹿花蕈素,属甲基联胺化合物,有强烈的溶血作用。此毒素具有挥发性,对碱不稳定,可溶于热水,烹调时如弃去汤汁可去除大部分毒素。

4. 肝肾损害型 此型中毒最严重,因其由不同的毒素所引起,所以临床表现十分复杂。按其病情发展一般可分为六期:(1)潜伏期,大多数在食毒蕈后10~24小时发病,短者为6~7小时;(2)胃肠炎期,患者出现恶心、呕吐、脐周围腹痛、水样便腹泻,多在1~2天后缓解;(3)假愈期,胃肠炎症缓解后病人暂时无症状或仅有轻微乏力、不思饮食,而实际上毒素已逐渐进入内脏,肝脏损害已开始,轻度中毒病人肝损害不严重可由此进入恢复期;(4)内脏损害期,严重中毒病人在发病2~3天后出现肝、肾、脑、心等内脏损害的症状,如可出现肝肿大、黄疸、转氨酶升高,甚至出现肝坏死、肝昏迷,肾损害症状可出现少尿、无尿或血尿、严重时可出现肾功能衰竭、尿毒症;(5)精神症状期,此期的症状主要是由于肝脏的严重损害出现肝昏迷所引起,病人主要表现烦躁不安、表情淡漠、思睡,继而出现惊厥、昏迷,甚至死亡,某些病人在胃肠炎期后很快出现精神症状,但见不到肝损害明显症状,此种情况属于中毒性脑病;(6)恢复期,经过积极治疗的病人,一般在2~3周进入恢复期,各项症状体征逐渐消失而痊愈。

引起此型中毒的毒素有毒肽类、毒伞肽类、鳞柄白毒肽类、非环状肽的肝肾毒。这些毒素主要存在于毒伞属蕈、褐鳞小伞蕈及秋生盔孢伞蕈中。此类毒素为剧毒,如毒肽类对人类的致死量为0.1mg/(kg·bw),因此肝肾损害型中毒危险性大,死亡率高(国外报告为60%~80%,国内重庆报告为37%),一旦发生中毒,应及时抢救。

(二)毒蕈中毒的急救与治疗原则

1. 及时催吐、洗胃、导泻、灌肠,迅速排出毒物 凡食毒蕈后10小时内均应彻底洗胃,洗胃液可用1:4000高锰酸钾溶液。洗胃后给予活性炭可吸附残留的毒素。

2. 对各型毒蕈中毒根据不同症状和毒素情况采取不同治疗方案 (1)胃肠炎型可按一般食物中毒处理;(2)神经精神型可采用阿托品治疗;(3)溶血型可用肾上腺皮质激素治疗,一般状态差或出现黄疸者,应尽早应用较大量的氢化可的松并同时给予保肝治疗;(4)肝肾型中毒可用二巯基丙磺酸钠治疗,该药品可破坏毒素、保护体内含巯基酶的活性。

(三)预防措施

毒蕈与可食用蕈很难鉴别,民间百姓虽然有一定的实际经验,但不够完善,不够可靠。因此为预防毒蕈中毒的发生,最可靠的方法是切勿采摘自己不认识的蘑菇食用;毫无识别毒蕈经验者千万不要自己采摘蘑菇食用。

五、含氰甙类食物中毒

指因食用苦杏仁、桃仁、李子仁、枇杷仁、樱桃仁、木薯等含氰甙类食物引起的食物中毒。

(一)有毒成分及中毒机制

有毒成分为氰甙,其中苦杏仁含量最高,平均为3%,而甜杏仁则平均为0.11%,其它果仁平均为0.4%~0.9%。木薯中亦含有氰甙。

当果仁在口腔中咀嚼和在胃肠内进行消化时,氰甙被果仁所含的水解酶水解释放出氢氰酸,并迅速被粘膜吸收入血引起中毒。氢氰酸的氰离子可与细胞色素氧化酶中的铁离子结合,使呼吸酶失去活性,氧不能被组织细胞利用导致组织缺氧而陷于窒息状态。另外氢氰酸可直接损害延髓的呼吸中枢和血管运动中枢。苦杏仁氰甙为剧毒,对人的最小致死量0.4~1mg/(kg·bw),约相当于1~3粒苦杏仁。苦杏仁因品种和产地不同,其毒性亦不同。

(二)临床表现

苦杏仁中毒的潜伏期短者0.5小时,长者12小时,一般1~2小时。木薯中毒的潜伏期短者2小时,长者12小时,一般为6~9小时。

苦杏仁中毒时,出现口中苦涩、流涎、头晕、头痛、恶心、呕吐、心悸、四肢无力等。较重者胸闷、呼吸困难、呼吸时可嗅到苦杏仁味。严重者意识不清、呼吸微弱、昏迷、四肢冰冷、常发生尖叫,继之意识丧失、瞳孔散大、对光反射消失、牙关紧闭、全身阵发性痉挛,最后因呼吸麻痹或心跳停止而死亡,此外,亦有引起多发性神经炎的情况。

木薯中毒的临床表现与苦杏仁相似。

(三)急救与治疗

1. **催吐** 用5%硫代硫酸钠溶液洗胃。

2. **解毒治疗** 首先吸入亚硝胺异戊酯,接着缓慢静脉注射3%亚硝酸钠溶液,而后静脉注射新配制的50%硫代硫酸钠溶液。

3. **对症治疗**。

(四)预防措施

1. **加强宣传教育** 向广大居民,尤其是儿童进行宣传教育,勿食苦杏仁等果仁,包括干炒果仁。

2. **采取去毒措施** 经加水煮沸可使氢氰酸挥发除去,从而不会引起中毒,故可将苦杏仁等制成杏仁茶、杏仁豆腐。木薯所含氰甙90%存在于皮内,因此食用时通过去皮、蒸煮等可使氢氰酸挥发掉,亦不会引起中毒。

六、粗制棉籽油棉酚中毒

棉籽如未经蒸炒加热直接榨油,所得粗制生棉籽油即含有毒物质,食用后可引起中毒。

(一)有毒成分

粗制生棉籽油中有毒物质主要有棉酚、棉酚紫和棉酚绿三种,其中以游离棉酚含量最高,可高达24%~40%。游离棉酚是一种毒甙,为细胞原浆毒,可损害人体肝、肾、心等实质器官及神经系统,并损害生殖系统。

(二)中毒表现

棉酚中毒的临床表现主要有三个方面。

1. **引起"烧热病"** 长期食用粗制棉籽油,可出现皮肤潮红、烧灼难忍、口干、无汗或少汗、四肢麻木、心慌无力等症状。

2. **生殖功能障碍** 男性病人睾丸损害,多数病人精液中无精子或少精;女性病人出现闭经,子宫萎缩,导致不育症。

3. **引起低血钾,出现肢体瘫痪。**

(三)预防措施

1. 加强宣传教育,勿食粗制生棉籽油。

2. 采取去毒棉籽榨油方法,榨油前必须将棉籽粉碎,经蒸炒加热后再榨油,榨出的油再经过加碱精炼,则可使棉酚逐渐分解破坏。

3. 卫生监督人员应加强对棉籽油中棉酚含量的监测、监督与管理,我国规定棉籽油中棉酚含量不得超过0.02%,超过此标准的棉籽油不得出售。

第五节　化学性食物中毒

化学性食物中毒是指由于食用了被有毒有害化学物质污染的食品、被误认为是食品及食品添加剂或营养强化剂的有毒有害化学物质、添加了非食品级的或伪造的或禁止使用的食品添加剂和营养强化剂的食品、超量使用了食品添加剂的食品或营养素发生了化学变化的食品（如油脂酸败）等所引起的食物中毒。

一、亚硝酸盐中毒

（一）引起中毒的原因

1. **意外事故性中毒**　是指误将亚硝酸盐（nitrite）当作食盐食用而引起中毒，或由于在食品加工过程中作为发色剂的硝酸盐或亚硝酸盐加入过量所引起的中毒。这种意外事故性中毒虽不多见，但偶尔也有中毒发生的报告。

2. **由于食入含有大量硝酸盐、亚硝酸盐的蔬菜或食物所致。**

（二）亚硝酸盐的来源

归纳起来主要有以下几个来源：

1. 蔬菜在生长过程中可从土壤中吸收大量的硝酸盐，新鲜蔬菜贮存过久、尤其腐烂时及煮熟蔬菜放置过久，菜内原有的硝酸盐在其还原菌的作用下转化为亚硝酸盐；

2. 腌制不久的蔬菜往往含有大量亚硝酸盐，尤其是在加盐量少于12%、气温高于20℃的情况下可使菜中亚硝酸盐含量显著增高（但一般情况下于腌制20天后消失）；

3. 个别地区的井水含硝酸盐较多（一般称为“苦井”水），如用这种水煮饭并在不卫生的条件下存放过久，在细菌的作用下硝酸盐还原成亚硝酸盐；

4. 亚硝酸盐亦可在体内形成。当胃肠道功能紊乱、贫血、患肠道寄生虫病及胃酸浓度降低时，可使胃肠道硝酸盐还原菌大量繁殖，如再大量食用硝酸盐含量较高的蔬菜，即可使肠道内亚硝酸盐形成速度过快或数量过多以致机体不能及时将亚硝酸盐分解为氨类物质，从而使亚硝酸盐大量吸收入血导致中毒。病人出现青紫的症状，通常称为“肠原性青紫症”。儿童最易出现，多为散在性发生。

（三）中毒机制及临床表现

亚硝酸盐为强氧化剂，进入血液后可使血中低铁血红蛋白氧化成高铁血红蛋白，从而失去输送氧的功能，致使组织缺氧，出现青紫症状而中毒。亚硝酸盐的中毒剂量为0.3～0.5g，致死剂量为1.0～3.0g。

误食亚硝酸盐纯品引起的中毒潜伏期很短，一般仅为10多分钟；大量食用蔬菜等引起的中毒潜伏期一般为1～3小时，甚至可长达20小时。中毒的主要症状为口唇、指甲以及全身皮肤出现青紫等组织缺氧表现。自觉症状有头晕、头痛、无力、心律快、嗜睡或烦躁不安、呼吸急促，并有恶心、呕吐、腹痛、腹泻，严重者昏迷、惊厥、大小便失禁，可因呼吸衰竭导致死亡。

（四）急救及治疗

轻症中毒一般不需治疗，重症中毒要及时抢救和治疗。具体措施是首先要催吐、洗胃和导泻；然后要及时口服或注射特效解毒剂美兰（又称亚甲兰），用量为每次1～2mg/（kg·bw）。通常将1%的美兰溶液以25%～50%葡萄糖20ml稀释后，缓慢静脉注射。1～2小时后如青紫症状不退或再现，可重复注射以上剂量或半量。美兰也可口服，剂量为每次3～5mg/（kg·bw），每6小时一次或一日三次。使用美兰抢救亚硝酸盐中毒时，应特别注意美兰用量一定要准确，不得过量，否则不但起不到解毒作用，反而会加重中毒。另外用美兰抢救的同时应补充大剂量维生素C，这样会起到辅助治疗作用。

（五）预防措施

1. 保持蔬菜的新鲜，勿食存放过久或变质的蔬菜，剩余的熟蔬菜不可在高温下存放过久；腌菜时所加盐的含量应达到12%以上，不吃腌制不透的腌菜，至少需腌制15天以上再食用。

2. 肉制品中硝酸盐、亚硝酸盐的添加量应严格遵照国家卫生标准的规定，不可多加。

3. 尽量不用苦井水煮粥，不得不用时，应避免水长时间保温后又用来煮饭菜。

4. 将亚硝酸盐和食盐分开贮存，避免误食。

二、砷中毒

砷和无机砷的化合物一般都有剧毒，常见的有二氧化二砷（通常称为砒霜、白砒或信石）、砷酸钙、亚砷酸钠、砷酸铅等。由于这些含砷化合物在工业、农业和医药上用途广泛、人类接触机会较多，故极易引起中毒。

（一）引起中毒的原因

1. 误将砒霜当成面碱、食盐食用，或误食含砷农药拌过的种粮。

2. 不按规定滥用含砷农药喷洒果树和蔬菜，造成水果、蔬菜中砷的残留量过高。喷洒含砷农药后不洗手即直接进食。

3. 盛装过含砷化合物的容器、用具，不经清洗直接盛装或运送食物，致使食品受砷污染。

4. 食品工业用原料或添加剂质量不合格，砷含量超过食品卫生标准。

（二）砷的毒性及中毒机制

砷的成人经口中毒剂量以三氧化二砷计约为 5～50mg，致死量为 60～300mg。三价砷的毒性大于五价砷。三价砷为原浆毒，其毒性主要为表现在如下几方面。

1. 砷在机体内可与细胞内酶的巯基结合而使其失去活性，从而影响组织细胞的新陈代谢，引起细胞死亡。这种毒性作用如发生在神经细胞，则可引起神经系统病变。

2. 砷对消化道有直接腐蚀作用，接触部位可产生急性炎症、溃疡、糜烂、出血，甚至坏死。

3. 砷可麻痹血管运动中枢和直接作用于毛细血管，使血管扩张、充血、血压下降。

4. 砷中毒严重者可出现肝脏、心脏及脑等器官的缺氧性损害。

（三）临床表现

潜伏期短，仅为十几分钟至数小时。患者口腔和咽喉有烧灼感，口渴及吞咽困难，口中有金属味。随后出现恶心，反复呕吐，甚至吐出黄绿色胆汁，重者呕血、腹泻，初为稀便，后呈米泔样便并混有血液。症状加重时全身衰竭，脱水，体温下降，虚脱，意识消失。肝肾损害可出现黄疸、蛋白尿、尿少等症状。重症患者出现神经系统症状，如头痛、狂躁、抽搐、昏迷等。抢救不及时可因呼吸中枢麻痹于发病 1～2 天内死亡。

（四）急救与治疗

砷中毒抢救原则为快速地、尽可能地将有毒物排出，及时应用特效解毒剂和对症处理。

排出毒物采用催吐、洗胃。然后立即口服氢氧化铁，它可与三氧化二砷结合形成不溶性的砷酸盐，从而保护胃肠粘膜并防止砷化合物的吸收。方法是将硫酸亚铁水溶液（1∶3）和 20% 氧化镁水溶液分别配制保存，临用时将两种溶液等量混合，每 5～10 分钟喂服一汤匙，直至呕吐停止。

特效解毒剂有二巯基丙磺酸钠，二巯丙醇等。此类药物的巯基与砷有很强的结合力，能夺取与组织中酶系统结合的砷，形成无毒物质并随同尿液排出。一般首选二巯基丙磺酸钠，因其吸收快、解毒作用强，毒性小。采用肌肉注射，每次用量为 5mg/（kg · bw）。第 1 天每 6 小时注射 1 次，第 2 天每 8 小时注射 1 次，以后每日 1～2 次，共计 5～7 天。

对症处理应注意纠正脱水、维持电解质平衡。

（五）预防措施

1. 对含砷化合物及农药要健全管理制度，实行专人专库、领用登记。盛装砷制剂农药的容器必须有鲜明、易识别的标志并标明“有毒”字样，以防误食。农药不准与食品混放、混装。

2. 盛装合砷农药的容器、用具应有明显的标记并不得再用于盛装食品。拌过农药的粮种亦应专库保管，防止误食。

3. 砷中毒死亡的家禽，应深埋销毁，严禁食用。

4. 砷酸钙、砷酸铅等农药用于防治蔬菜、果树害虫时，于收获前半个月内停止使用，以防蔬菜水果农药残留量过高；喷洒农药后必须洗净手和脸才能吸烟、进食。

5. 食品加工过程中所使用的原料、添加剂等其砷含量不得超过国家允许标准。

三、有机磷农药中毒

有机磷农药是目前市场上销售量和使用量最大的一种农药，它具有高效、易分解、低残留的优点，对于防治病虫害、保证农业增产增收发挥了重要作用。但有机磷农药有一定毒性，在生产和使用过程中如不注意防护，往往可发生食物中毒。由于误食引起的急性中毒，每年都有发生。

（一）引起中毒的原因

1. 误食农药拌过的种子或误把有机磷农药当作酱油或食用油而食用，或把盛装过农药的容器再盛装油、酒、及其它食物等引起中毒。

2. 喷洒农药不久的瓜果、蔬菜，未经安全间隔期即采摘食用，可造成中毒。

3. 误食农药毒杀的家禽。

（二）毒性及中毒机制

有机磷农药有100多种，其毒性大小相差很大，一般可分三类：（1）剧毒类，如甲拌磷（3911）、对硫磷（1605）、内吸磷（1059）；（2）高毒类，如敌敌畏、甲基1059、异丙磷；（3）低毒类，如敌百虫、乐果、杀螟松、马拉硫磷。

有机磷农药在酸性溶液中较稳定，在碱性溶液中易分解失去毒性，故绝大多数有机磷农药与碱性物质，如肥皂、碱水、苏打水接触时可被分解破坏，但敌百虫例外，其遇碱可生成毒性更大的敌敌畏。

有机磷农药进入人体后与体内胆碱酯酶迅速结合，形成磷酰化胆碱酯酶，使胆碱酯酶活性受到抑制，失去催化水解乙酰胆碱的能力，结果使大量乙酰胆碱在体内蓄积，导致以乙酰胆碱为传导介质的胆碱能神经处于过度兴奋状态，从而出现中毒症状。

（三）临床表现

中毒的潜伏期一般在2小时以内，误服农药纯品者可立即发病。根据中毒症状的轻重可将急性中毒分为三度。

1. **轻度中毒**　表现为头疼、头晕、恶心、呕吐、多汗、流涎、胸闷无力、视力模糊等，瞳孔可能缩小。血中胆碱酯酶活力减少30%～50%。

2. **中度中毒**　除上述症状外，出现肌束震颤、轻度呼吸困难、瞳孔明显缩小、血压升高、意识轻度障碍、血中胆碱酯酶活力减少50%～70%。

3. **重度中毒**　出现瞳孔缩小如针尖大，呼吸极度困难、出现青紫、肺水肿、抽搐、昏迷、呼吸衰竭、大小便失禁等，少数病人出现脑水肿。血中胆碱酯酶活力减少70%以上。

上述症状中以瞳孔缩小、肌束震颤、血压升高、肺水肿、多汗为主要特点。

需要特别注意的是某些有机磷农药，如马拉硫磷、敌百虫、对硫磷、伊皮恩、乐果、甲基对硫磷等有迟发性神经毒性，即在急性中毒后的第二周产生神经症状，主要表现为下肢软弱无力、运动失调及神经麻痹等。

（四）急救与治疗

急救与处理原则为快速排出毒物，及时应用特效解毒药，同时注意对症治疗。

排除毒物：迅速给予中毒者催吐、洗胃。为彻底排出毒物，必须反复、多次洗胃，直至洗出液中无有机磷农药臭味为止。洗胃液一般可用2%苏打水或清水，但误服敌百虫者不能用苏打水等碱性溶液，可用1∶5000高锰酸钾溶液或1%氯化钠溶液。但对硫磷、内吸磷、甲拌磷及乐果等中毒时不能用高锰酸钾溶液，以免这类农药被氧化而增强毒性。

应用特效解毒药：轻度中毒者可单独给予阿托品，以拮抗乙酰胆碱对副交感神经的作用。解除支气管痉挛，防止肺水肿和呼吸衰竭。中度或重度中毒者需要阿托品和胆碱酯酶复能剂（如解磷定、氯磷定）两者并用。胆碱酯酶复能剂可迅速恢复胆碱酯酶活力，对于解除肌束震颤、恢复病人神态有明显的疗效。敌敌畏、敌百虫、乐果、马拉硫磷中毒时，由于胆碱酯酶复能剂的疗效差，治疗应以阿托品为主。

（五）预防措施

在遵守《农药安全使用标准》的基础上应特别注意以下几点：

1. 有机磷农药必须由专人保管，必须有固定的专用贮存场所，其周围不能存放食品。

2. 喷药及拌种用的容器应专用，配药及拌种的操作地点应远离畜圈、饮水源和瓜菜地，以防污染。

3. 喷洒农药必须穿工作服，戴手套、口罩，并在上风向喷洒，喷药后须用肥皂洗净手、脸方可吸烟、饮水和进食。

4. 喷洒农药及收获瓜果、蔬菜，必须遵守安全间隔期。

5. 禁止食用因剧毒农药致死的各种畜禽。

6. 禁止孕妇、乳母参加喷药工作。

四、锌中毒

锌是人体所必须的微量元素，保证锌的营养素供给量对于促进人类生长发育和维持健康具有重要意义。然而锌的供给量与中毒剂量相距很近，即安全带很窄。如人的锌供给量为10～20mg/天，而中毒量为80～400mg。目前市场上补锌制剂和保健食品琳琅满目，滥补现象严重，虽然尚未见到因补锌而引起的中毒报告，但应引起高度警惕。

到目前为止，锌中毒的发生主要还是由于使用镀锌容器存放酸性食品和饮料所致。锌不溶于水，能在弱酸或果酸中溶解，致使被溶解下来的锌以有机盐的形式大量混入食品，即可引起食物中毒。

锌中毒潜伏期很短，仅数分钟至1小时。临床上主要表现为胃肠道刺激症状，如恶心、持续性呕吐、上腹部绞痛、口中烧灼感及麻辣感，伴有眩晕及全身不适。体温不升高，甚至降低。严重中毒者可因剧烈呕吐，腹泻而虚脱。病程短，几小时至1天可痊愈。

预防措施主要是禁止使用锌铁桶盛放酸性食物、醋及清凉饮料；食品加工、运输和贮存过程均不可使用镀锌容器和工具接触酸性食品。国内曾报告几起由于使用锌桶盛醋；大白铁壶盛放酸梅汤和清凉饮料而引起的锌中毒。另外，应加强对补锌制剂和保健食品审批，并加强对市场的监督管理；是否需要补锌及补锌剂量应在临床医生指导下进行，不可自己乱补乱用。

第二十二章　保健食品——概论

☞ 保健食品是全新的，又是混乱的。保健食品是功能性食品，普通膳食不是保健食品。

☞ 一般来说，要想在饮食上获得健康，吃好一日三餐是根本，但您需要了解保健品。也许您现在不一定需要保健品，但将来您一定需要保健品，您确实有了解的必要。如果您现在从事的是健康产业，您一定要了解保健品。

☞ 保健食品是介于食品和药品之间的、具有特殊作用的食品，有以下特点：

1. 保健食品是食品。首先，食用后对人体有营养作用，其次为安全。保健食品所选用的原辅料、食品添加剂必须符合相应的国家标准或行业标准规定。必须经过卫生部指定机构进行毒理学检验，对人体不能产生急性、亚急性或慢性危害。

2. 保健食品必须具有功能性，这是它与一般食品不同之处。它至少应具有调节人体机能作用的某一功能，如"调节血糖"、"调节血脂"等。保健食品的功能必须经卫生部指定机构进行动物功能试验、人体功能试验和稳定性试验，证明其功能明确、可靠。功能不明确、不稳定者不能作为保健食品。

3. 保健食品适合特定人群食用。如适合高血脂人群。

4. 保健食品的配方组成和用量必须具有科学依据，具有明确的功效成分。功效成分是保健食品的功能基础。

5. 保健食品不仅需由卫生部指定的单位进行功能评价和其他检验，而且必须经地方卫生行政部门初审同意后，报卫生部审批。卫生部审查合格后才发给保健食品批准证书及批号（卫［国］食健字××第××号），才能使用保健食品标志。

☞ 保健食品是一种特殊的食品。它有一定的适应范围及食用时间的限制。而普通食品没有适应范围及食用量的限制。

本章介绍的目的是：1. 指导广大的营养保健食品消费者，根据他们的具体情况，科学和正确地选择营养保健食品。2. 指导企业研制和开发营养保健食品，选择正确的品种及途径，了解有关的技术规范。

第一节　概　述

一、保健食品的概念

保健食品（Henalth food or Functional Food）于二十世纪70年代初期首先在日本等国家兴起。初始阶段，保健食品的定义并不明确，到90年代以后，各个国家才开始制定相关的政策法规。其中，日本、美国已经分别于1991

年和1994年将其纳入了政府化和规范化管理的轨道。我国卫生部1996年6月1日颁布的《保健食品管理办法》,对我国保健食品实行了监督管理和严格的审批制度,要求保健食品的配方组成及用量,必须具有科学依据,具有明确的功效成分以及有一定的保健功能。

在我国《保健食品管理办法》中,将保健食品定义为:“保健食品系指表明具有特定保健功能的食品。即适宜于特定人群食用,具有调节机体功能,不以治疗疾病为目的的食品。”另外在我国国家标准GB 16740－1997《保健(功能)食品通用标准》中,将其定义为:“保健(功能)食品是食品的一个种类,具有一般食品的共性,能调节人体的机能,适于特定人群食用,但不以治疗疾病为目的。”这两个定义很接近,都表明了保健食品除了具备食品的第一功能(满足人体对热能和各种营养素的生理需要)和第二功能(满足人们口味嗜好的要求,体现在色、香、味、形等方面)外,还有其突出的特性,即第三功能(含有一定的功效成分,能起到调节人体机能的作用)。需要指出的是:“保健食品”一词是中国的名称,其它国家多称之为健康食品(health food)或功能性食品(functional food)。

保健(功能)食品的定义具有以下四个方面的内涵:

1. 保健(功能)食品属于食品的范畴,是食品的一个种类,它的主体性质不能脱离食品。

2. 必须有功效作用,这是保健(功能)食品的核心。

3. 食用范围不同于一般食品,只适于指定的人群食用。

4. 与药品有严格的区别,不是为治疗疾病而设计的产品。

目前,我国的保健食品,除具有食品的外形以外,还有丸、丹、膏、散、片剂、口服液等类似于药物的剂型。另外,我国的保健食品原料除以传统的食物为原料外,还包含部分中药,其中有药食同源的中药和一些具有保健作用的草药。所以我国的保健食品在原料方面不同于国外的功能性食品或健康食品,具有中国的特色。中国数千年的中医中药中的药膳、药食同源的中药又能治病又可养生,调节人体的生理功能,增强人的体质从而起到强身、防病的作用。传统的中医理论和康复理念现已得到国内外的共识。这就是中国特色的保健食品。

保健食品的出现,给人们强身健体、延缓衰老带来了极大的希望,从贫困走向富裕的人们已不满足于吃饱的现状,“花钱买健康,花钱买长寿”已成为人们追求的一种生活新时尚,由此产生对保健食品的巨大需求和巨大的经济效益。

从全球市场来看,2001年全球保健食品市场销售额达476亿美元,预计到2008年,全球保健食品的销量将超过800亿美元,2010年时,该值会接近1000亿美元。美国是目前世界上最大保健食品的消费国,2001年其市场总量达到182.5亿美元,其保健品的销售量占全球保健品市场销售量的38%。所以保健食品的市场前景乐观。

二、保健食品的理论基础

保健食品的蓬勃发展反映了人们对健康的强烈追求,但保健食品并不单单是一个新兴事物,它所蕴藏的是坚实的科学理论基础。随着保健食品在全世界范围内的不断涌现,功能性食品的科学已经作为一门学科在西方国家逐渐形成,并以此为基础提出了对保健食品的原料成分或产品的功能进行科学验证的方法和要求。我国的保健食品研究和发展,主要有以下三个方面的科学理论基础:

(一)现代营养科学理论

营养学是研究人体需要和食物营养的科学,保健食品很好的应用和发展了营养学的真谛。“中国居民膳食指南”和“中国居民平衡膳食宝塔”的制定和推荐,为广大居民正确选择饮食提供了极好的依据。正常情况下,人们按照热能和营养素摄入量(DRIs)来规划自己的饮食,以维持人体良好的营养水平和健康状况。当受到机体的状况(虚弱、疾病、恢复)、环境条件(经济、膳食、行为)等的影响,可造成营养不良或营养过剩,甚至营养代谢性疾病等,如缺钙和维生素D可以引起佝偻病和骨质软化症;缺锌、缺硒、缺碘、缺铁等原因引起的贫血、生长发育迟缓等症状;还有与饮食营养密切相关的肥胖、高脂血症、心脑血管疾病、糖尿病等。这些亚健康状况并不都需要通过药品来解决,而是可通过有特殊功能的保健食品调整。针对相应症状,以营养科学为理论基础,保健食品的配方和功能将得到良好结合。

另外,植物化学物(Phytochemicals)的提出和发展,也为人们正确理解营养和慢性病的发生和发展注入了新的思路。植物化学物是植物中有生物活性的物质,如呈现绿色的叶绿素,呈现黄色、红色与橙色的类胡萝卜素,呈现蓝色、紫色和艳绿色的生物黄酮等。目前随着科学的进展,发现的植物化学物质越来越多,仅西红柿中发现的植物化学物质就有10000种。这些物质能给予植物颜色、香味,并能对人体产生良好作用。目前已经从植物中分离出不少能防治肿瘤和心脑血管疾病的植物化学物,有的已经应用于保健食品的生产加工。

（二）中医药学理论

东方饮食文化是中国保健食品迅猛发展的肥沃土壤。东方饮食文化对中国保健食品的影响集中体现在关于药食同源、药补不如食补等一系列中国传统医药学中关于养生保健的理论体系。特别是秦汉以后两千余年来的养生保健理论，如阴阳调和、正虚邪实、重视预防等主张，已经成为至理名言而广为流传、深入人心。这一理论体系源远流长，不仅是中国传统医学所遵循的原则，也成为广大公众摄食养生普遍认同的社会观念。

此外中药学收载的食物、本草中的上品、补品、验方与药膳以及历史各家的养生保健典籍，都是中国保健食品发展的重要理论宝库。中医药学理论及其应用，显示出保健食品鲜明的东方食品特色。现代保健食品的出现正是顺应了这一潮流，形成保健食品在中国发展优势的主要支柱。

（三）生命科学理论基础

生命科学（life science）是包括生物学、医学、分子生物学、医学生物工程、营养学、毒理学、病理学、食物与环境安全等多学科在内的一门综合科学。近年来，这些学科在保护生命健康等许多领域都有了长足的进展，为中国营养保健食品的研制和应用，提供了坚实的理论基础。如自由基学说的提出和发展，对人们认识衰老、疾病发展等提供了新的思路。1998 年诺贝尔医学奖就是与自由基有关的研究：该研究认为一氧化氮是一个与心血管疾病有关的气体信号分子。最近研究还发现另外许多慢性病包括肿瘤、衰老等的发生发展都与自由基和脂质过氧化有关。而随后提出超氧化物歧化酶（SOD）可抑制自由基的产生、防止生物膜损害、延缓衰老等方面有重要作用。这些学科和理论的发生和发展都为营养保健食品的发展提供了重要的理论依据，扩展了开发思路。

生命科学其它方面的研究包括条件氨基酸与儿童生长发育、活性肽与机体免疫力、多不饱和脂肪酸与婴幼儿智力发育、低聚糖改善肠道菌群与肠道功能等。这些研究成果也已经成为现代保健食品所遵循的重要理论依据。

三、保健食品的研究和开发

1. 开发具有某些特殊功能的新的食物资源，如花粉、绞股蓝、螺旋藻、魔芋、珍珠粉、牡蛎、黑蚂蚁（玄驹）等。

2. 在食物中添加营养素来防治营养缺乏病和改善营养状况，如补锌、补铁、补钙、补碘和补充氨基酸。

3. 最近发现很多慢性疾病都与自由基和脂质过氧化损伤有关，因而研究和开发天然抗氧化剂，如维生素 E、维生素 A、维生素 C、胡萝卜素、过氧化物歧化酶（SOD）和茶叶中的茶多酚，来防治冠心病、脑血管疾病和肿瘤。这是目前国内外最为风行和品种最多的保健食品。

4. 用低热量、低脂肪并富含纤维素的食物来防治糖尿病和脂肪肝。

5. 用添加中草药的方法来抗衰老和延长寿命。

6. 用添加食欲抑制剂的方法来减肥。

7. 用增强体力的物质来提高运动员的体力，如麦芽油、人参、天门冬氨酸等。但要注意这些物质中不能有兴奋剂和激素，否则是违禁食品。

这是国内对营养保健食品的研究和开发途径。在国外已开始应用分子生物学和生物基因工程等高科技来研究和开发营养保健食品。如肉碱过去是从羊肉中提取的，成本很高，现在瑞士已应用基因工程生物合成肉碱并获得世界性专利。日本利用基因工程研究和开发了抗病毒大米和脱敏大米，吃了这种大米可以防治某些病毒性感染和小儿过敏性腹泻。美国研制了一种人造脂肪，在感官上和天然油脂一样，但胃肠道不吸收，在体内不产生热能。日本等国也是保健食品的研发大国。营养保健食品的研究和开发具有广阔的发展前景。

四、保健食品的国内外发展现状

（一）我国保健食品的发展现状与存在问题

☞ “一个大罐两个缸，三个家伙搞罐装”。

保健食品在我国市场上出现已经有了十几年时间。我国保健食品的兴起是在 80 年代末、90 年代初。1993 ~ 1994 年可以说是保健食品发展的高峰年代。上世纪末，业内人士提起保健食品都会提到三个“3”，即有 3 千多家生产企业、3 千个不同品种、3 百亿元的年产值。保健食品的经济效益如此之大，品种如此之多，这在世界上都是很少见的。

近几年来，保健食品的发展势头仍然未衰，每月仍平均有 100 个以上的产品报批，无论是企业数量还是各项主要经济指标基本呈逐年增长趋势。与我国国民经济大环境增长势态相一致。从积极意义上讲，说明我国的保健食品市场潜力很大，有很好的需求，而生产企业也能够抓住时机，为提高人类的健康水平做出了很大贡献。但从另一方面讲，保健食品蜂拥而上的同时，出现食品与药品不分、滥加药物、没有什么功效作用、夸大虚假的广告宣传等问题也是在所难免。

总的来说，我国的保健食品尚处于起步阶段，大多数企业属于中、小企业，起点低、产品技术含量低。与一些发达国家的保健食品业相比，目前我国保健食品产业的数量不少，但质量偏低，高、新技术含量的产品数量偏少。

目前我国的保健食品产品有以下一些主要特点：

1. **天然原料的使用较为广泛** 我国目前市场上大多数保健食品是以传统养生理论为产品设计的基本依据，使用传统食物、动植物等天然物质为原料，其中以中草药为主要原料的约占44.5%。这是我国保健食品的鲜明特点。但中草药的有效成分复杂，有相当一部分保健食品未能检出功效成分。考虑到我国保健食品发展的历史和现状，现行有关保健食品的法规、标准未对功效成分的标注做出统一规定。但从保健食品发展趋势看，明确与保健食品功能相应的功效成分是保健食品的发展方向。我国保健食品要进入国际市场，首先应准确知道保健食品产品中起生理调节作用的功能因子的成分和化学结构。保健食品企业应多应用膜分离、热压反应、临界萃取、生物工程如微生物浓集等先进工艺技术，提高功效成分含量，分析研究功能因子，生产出有明确功能因子的“第三代”保健食品，这必将有利于加快对功能成分检验方法的深入探索，进一步促进保健食品产品质量的提高。

2. **保健功能比较集中** 目前开发研制的保健食品中，大约有2/3的产品功能主要集中在增强免疫力功能、缓解体力疲劳功能、辅助降血脂功能，分别占到总产品的30%、15%和14%（如图22－1所示）。营养素补充剂中补钙产品占多数。这造成了产品市场竞争的异常残酷和许多生产企业“短命”的现象。

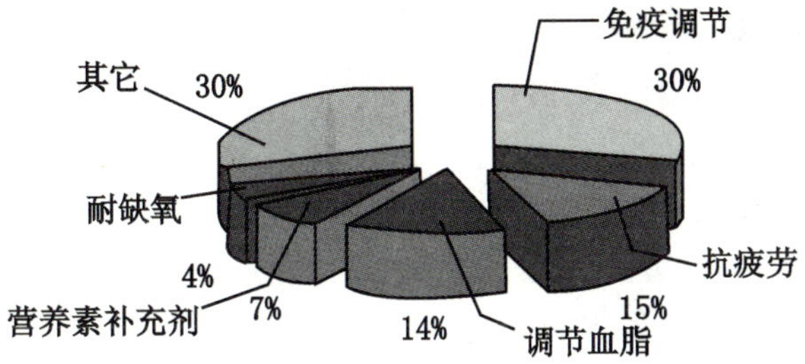

图22－1 保健食品的功能分布

3. **与传统意义上的食品形态差异较大** 目前大多数产品以非传统食品的形态出现，而口服液、胶囊、片剂和冲剂等是保健食品的主要剂型，作为传统形态的奶粉、液态饮料、食用油和酒类较少。但是由于人们很难将胶囊、片剂和冲剂的保健食品与药品区分开，有人认为其脱离了“食品”的本意，所以消费者在使用中还有很多的疑惑。究竟类似的保健食品是应该大力提倡还是加以限制，这需要我国有关部门明确规定和加强宣传。

4. **产品的技术含量不高，企业在生产及质控方面尚存在不足** 一些保健食品生产企业单纯追求暴利，有的企业自身不具备生产条件，委托制药厂与药品共用生产设备加工保健食品。《保健食品良好生产规范》（以下简称《规范》）中规定，生产片剂、胶囊、丸剂及不能在最后容器中灭菌的口服液等产品应采用10万级洁净厂房；除胶囊外，产品的灌装、装填不得使用手工操作。而据调查，在10万级车间生产保健食品的企业不足1/3。半数以上的企业在压片、造粒、灌装过程中存在手工操作环节，与《规范》的要求差距较大。调查发现针对成品的灭菌工艺以高温和辐照为主，尽管辐照灭菌效果可靠，但可能带来的问题是企业对产品卫生质量的控制完全依赖于辐照灭菌，忽视对生产环境、工艺改造和生产人员的管理，掩盖不良生产工艺对产品卫生质量的影响。根据调查，目前市场上不合格产品达40%。很多企业看到保健食品能卖大价钱，纷纷上马。甚至有“一个大罐两个缸，三个家伙搞罐装”就是一个保健食品企业。这些情况经过新闻媒体曝光以后，引起了消费者对保健食品功能的怀疑。因此，在1996年6月1日卫生部颁布了《中国保健食品管理办法》，对保健食品加以管理和整顿。

5. **申报产品多，而真正的大品牌少** 这是我国保健食品企业的一个“怪圈”。我国虽然有4000多家保健食品生产企业，但2/3以上属于中小企业。其原因与我国保健品行业存在管理不规范、标准不健全、消费者对保健品行业信任度不足等缺陷有关。从监管环节看，主要集中在审批，对研发、生产和流通都缺乏有效监管。缺乏统一的产品技术标准（生产标准、检测标准），造成了审批后无人管，生产过程无人管，流通过程缺乏管理，整体信誉不高。生产企业重营销轻实力，广告宣传往往言过其实，“概念炒作”现象比比皆是，例如深海鱼油中的DHA和EPA，本来是防心、脑血管疾病很好的保健食品，但国内有些企业认为只提防治心、脑血管疾病不吸引人，因而另辟蹊径，提出“聪明营养液”，“要使十亿人先聪明起来”。实际上DHA在儿童4岁以前能促进大脑的发育，4岁以后就无效了。消费者服用以后，并没有更加聪明的感觉，这就倒了产品的牌子，使保健品在消费者心中出现信誉危机,以至可能给保健品产业带来毁灭性打击。

1992 年国内经营保健食品的企业有 2000 多家,品种 2000 多种,产值 25 亿元。1995 年企业 3000 多家,品种 3000 多种,产值 200 ~ 300 亿元。而 1997 年下降到企业 1000 多家,产值 100 亿元。目前,保健食品的销售与 1995 年相比,仍属于低迷徘徊阶段。

6. 中国保健食品的科技力量薄弱、科技开发能力差、科技含量比较低,在激烈的市场竞争中难以经受市场和消费者的检验 同时很多企业的目光比较短浅,舍不得投入大量的资金和科技设备来研究开发真正有效和科技含量高的保健食品。产品的升级换代和新产品的研制开发更无从谈起。

有的企业看到某一产品在市场上畅销后,甚至大搞伪劣产品,使真正有效的产品也被累及,品牌蒙污,厂家倒闭。由于仿效产品过多,因此同一种保健食品价格多样。例如深海鱼油,有 50 元一瓶的,也有 150 元一瓶的;补脑液有 30 元一瓶的,也有 8 元一瓶的。褪黑素和卵磷脂也是如此。令消费者真假难辨,莫衷一是,根本就不想购买了。

同时,中国的保健食品还存在地区分布失衡的问题。比如某年在经卫生部保健食品检测机构批准的 1267 种保健食品中,广东最多有 203 种,北京 150 种,山东 91 种,上海 73 种,江苏 64 种,天津 63 种,占全国的 50.5%。偏重于东部,而西北、西南省区的产品为数很少。

综上所述,我国保健食品作为人们对食物的一种高层次特殊需要,有着很好的发展前景,将随着社会发展、科技进步、以及其所显示的社会效益和经济效益而进一步发展,但由于存在很多方面的不足,值得引起有关管理部门和保健食品生产企业的足够重视。

(二)美国的保健(功能)食品的发展现状

上世纪 70 年代美国保健(功能)食品的年产值约为 5 亿美元,80 年代约 24 亿美元,90 年代增至 35 亿美元。美国将此类食品一般称为健康食品(health food),也称设计食品、功能食品、营养药物食品、医用食品等,至今尚未见到统一的权威定义。美国 1983 年出版的《食物与营养百科全书》称健康食品是"指那些被人们认为有增进健康、预防疾病、甚至有治疗疾病功效的食品"。

美国的这一类健康食品通常是以传统的食品为载体,通过加减营养素达到预防疾病、增进健康的目的。由于这类食品具有传统食品的特点、以增减营养成分为主,并且与传统食品的市场价格没有明显的差别等优势,受到消费者的青睐,有逐渐取代传统食品的趋势。

美国联邦法规(§101.70)规定,健康食品标签的健康作用声称,要向食品药品管理局(FDA)提出申请。FDA 接到申请书后,按照规定的期限和程序进行审批。目前美国联邦法规允许在食品标签上做健康声称的有八种:

1. 含钙食品能预防骨质疏松症,但必须声明钙摄入足够量是重要的,而日摄入量超过 2000mg 并非对健康有利;
2. 低脂肪食品能预防癌症;
3. 低纳食品能预防高血压;
4. 低饱和脂肪酸和低胆固醇食品能预防冠心病;
5. 含纤维素的谷物制品和水果、蔬菜制品能预防肿瘤;
6. 含食用纤维,特别是可溶性纤维的水果、蔬菜和谷物能预防冠心病;
7. 水果、蔬菜能预防癌症;
8. 含叶酸的食品能预防神经管缺陷等等。

(三)日本保健(功能)食品的发展现状

上世纪 70 年代日本保健(功能)食品的年产值约 1 亿美元,80 年代约 10 亿美元,90 年代增至约 36 亿美元。

1991 年日本的"营养改善法"指明,功能性食品是:"为了能对机体充分发挥食品成分所具有的保护机体、调节生理功能、防治疾病等调节功能作用而设计加工的食品"。后来又将功能性食品改为特定保健用食品,定义修订为:"凡附有特殊标志说明,属于特殊用途的,适用于在饮食生活中为达到某种特定保健目的而摄取本品的人,可望达到该保健目的的食品"。

日本特定保健用食品按照保健功能分为六类:

1. 具有调节肠胃功能的食品;
2. 适于胆固醇高的人群食用的食品;
3. 适于血压高的人群食用的食品;
4. 有助于矿物质吸收的食品;
5. 除去引起过敏成分的食品;
6. 防龋齿的食品等。

（四）英国功能食品的市场动态

英国的保健食品业增长迅速，仅在1994年一年的市场销售额就达16亿多英镑，近年来每年仍以平均7%的速度增长。在英国消费者的头脑里，饮食与健康已经紧密地联系在一起了，这为保健食品业的发展提供了极好的契机。保健食品现已成为食品业的主要产品之一。

从英国保健食品的分类上看，销售额最高的是低热能食品，其次是维生素和矿物质类，然后是减重食品和人工甜味剂。

（五）加拿大的功能性食品

加拿大与其相邻的美国相互之间文化和生活习惯相互渗透，美国的保健食品不断涌入加拿大市场，而同时，由于大量亚洲人往加拿大的移民，保健食品热也同时席卷而至。

自1996年起，加拿大政府就采取积极行动，制定起草相关的法律法规。加拿大将功能食品定义为："功能食品与传统食品相似，作为膳食的一部分具有一般基础营养素以外的改善生理功能，减少慢性疾病危险的作用。"

第二节　保健食品的分类

☞ 药食同源一般仅限于中医中药领域。

我国的保健食品一般都是复合配方，这符合我国中医学的用药原则。通过组方的配伍与组合，既能相辅相成，增强单味药原有的作用，又能消除或缓和其对人体不利的影响，从而收到预期的效果。所以中国的保健食品按其原料来分，大致可分为以下四类：

一、中国传统食物及药食同源类保健食品

中国传统饮食习惯中的一些食物也是中草药的药材。这类食物称之为药食同源的食物。近十余年来其中的大部分品种已被应用为保健食品的原料，并已研究出其所含的具有生理活性的功效成分及相应的生理功能。近年来在卫生部批准的保健食品中常用的药食同源类保健食品原料有五大类共27个品种，如苦荞麦、魔芋、山药、大蒜、南瓜、红花苜蓿、鱼腥草、螺旋藻、山楂、酸枣仁、陈皮、红曲、黑木耳等。

二、中草药类保健食品

卫生部公布了一批中草药和少数动物来源的中药名单，如根类（包括人参、西洋参等）、果或籽类（包括枸杞子、决明子、火麻仁等）、全草类（如银杏叶、淫羊藿、芦荟、苦丁茶等）、花类（如蜂花粉、红花等）、菌类（灵芝、冬虫夏草等）。

三、提取物、化合物及其它类的保健食品

这一类的保健食品配方中的原料的生物活性成分和相应的生理作用已知，大部分产品的功效成分较明确，并具有相对应的保健作用，如提取物类（葡萄籽提取物、苦瓜提取物、桑叶提取物、小麦胚芽油、月苋草油、沙棘油等）、化合物类（如谷氨酰胺、牛磺酸、精氨酸、L－肉碱、硒化合物等）、动物原料类（如牡蛎、牛初乳、蜂王浆、蜂胶、角鲨烯等）。

四、营养素类保健食品

以传统微量营养素、氨基酸、脂肪酸为主要原料，经适当配伍制备而成。

另外，我国卫生部自1996年颁布"保健食品管理办法"以后，规定保健食品可以申报的"保健功能"共计22项。2003年2月14日，卫生部下发了《保健食品检验与评价技术规范(2003)》，规定自2003年5月1日起，保健食品检验功能受理范围由22种调节为27种。其中有5项功能名称不变，14项功能名称调整但基本含义不变，有2项功能分解为8项功能，并且取消了"抗突变"功能。所以，单纯按照功能来分类，保健食品又可以分为以下27类。当然，随着科学的发展和进步，保健食品的功能覆盖将仍有发展扩大的可能。

1. 增强免疫力功能类保健食品；　　2. 辅助降血脂功能类保健食品；
3. 辅助降血糖功能类保健食品；　　4. 抗氧化功能类保健食品；

5. 辅助改善记忆力功能类保健食品；6. 缓解视疲劳功能类保健食品；
7. 促进排铅功能类保健食品；8. 清咽功能类保健食品；
9. 辅助降血压功能类保健食品；10. 改善睡眠功能类保健食品；
11. 促进泌乳功能类保健食品；12. 缓解体力疲劳功能类保健食品；
13. 提高缺氧耐受力功能类保健食品；14. 对辐射危害有辅助保护功能类保健食品；
15. 减肥功能类保健食品；16. 改善生长发育功能类保健食品；
17. 增加骨密度功能类保健食品；18. 改善营养性贫血功能类保健食品；
19. 对化学性肝损伤有辅助保护功能类保健食品；20. 祛痤疮功能类保健食品；
21. 祛黄褐斑功能类保健食品；22. 改善皮肤水分功能类保健食品；
23. 改善皮肤油分功能类保健食品；24. 调节肠道菌群功能类保健食品；
25. 促进消化功能类保健食品；26. 通便功能类保健食品；
27. 对胃粘膜损伤有辅助保护功能类保健食品。

第三节 保健食品的评价

我国卫生部自 1996 年颁布“保健食品管理办法”以来，对保健食品实行了审批制度，所有的保健食品在上报之前都必须经过一系列的评价程序，包括毒理学、卫生学、功能学方面的评价。

当然，这些评价方法不是完美的，随着技术水平的发展会不断改进和更新，不同种类、剂型和功能的保健食品，评价的重点和方法也各不相同。

但无论如何，保健食品，首先要有一定的功效成分和 1 ~ 2 种保健功能，而最重要的是安全性，因为保健食品不必在医生指导下食用。每一种保健食品必需有明确的配方和原料的质量要求，要保证产品卫生，无残留毒害物质；除了要有明确的保健功能，还要有功效成分的含量以及功效成分的稳定性实验数据等。

保健食品评价的一般原则是：

1. 毒理学实验，证明产品无毒害。
2. 卫生学检验，证明有害的微生物在限量指标以内，有害的成分如重金属、有害化学物质的限量等。
3. 稳定性试验，功效成分有定量，在市售的保持期内产品应有足量的功效成分含量。
4. 功能试验证明有产品所声称的保健功能。
5. 产品配方必须明确，所用原料必需保证质量，且不能用有毒有害的原料。

卫生部对保健食品生产所用的原料做出了限制，列出了可以使用的传统的中国食物资源、食品的新资源、药食同源的品种，而在此规定以外的资源如需要使用则应先做一系列试验，并出具证明其无毒无害且可长期食用的科学资料。以下分别对保健食品的功能学、毒理学、卫生学等方面的评价进行概括。

一、保健食品的功能学评价

保健食品的保健功能是保健食品存在的基础。在卫生部《保健食品检验与评价技术规范(2003)》中，对上述 27 项功能的试验项目、试验原则及结果判定进行了详细规定。

(一)进行食品保健作用评价的基本要求

1. 对受试样品的要求 要求提供受试样品的原料组成或/和尽可能提供受试样品的物理、化学性质(包括化学结构、纯度、稳定性等)有关资料；且受试样品必须是规格化的定型产品，即符合既定的配方、生产工艺及质量标准；提供受试样品安全性毒理学评价的资料，受试样品必须是已经过食品安全性毒理学评价确认为安全的食品；功能学评价的样品与毒理学评价的样品必须为同一批次(安全性毒理学评价和功能学评价实验周期超过受试样品保质期的除外)；应提供功效成分或特征成分、营养成分的名称及含量；如需提供受试样品违禁药物检测报告时，应提交与功能学实验同一批次样品的违禁药物检测报告。

2. 对实验动物的要求 应根据各种实验的具体要求，合理选择实验动物。常用大鼠和小鼠，品系不限，推荐使用近交系动物；动物的性别、年龄依实验需要进行选择。动物的数量要求为小鼠每组 10 ~ 15 只(单一性别)，大鼠每组 8 ~ 12 只(单一性别)；动物应达到清洁级实验动物的要求。

3. 对给受试样品剂量及时间的要求 各种动物实验至少应设3个剂量组，另设空白对照组，必要时可设阳性对照组；剂量选择应合理，尽可能找出最低有效剂量；在3个剂量组中，其中一个剂量应相当于人体推荐摄入量（折算为每公斤体重的剂量）的5倍（大鼠）或10倍（小鼠），且最高剂量原则上不得超过人体推荐摄入量的30倍（特殊情况除外）；受试样品的功能实验剂量必须在毒理学评价确定的安全剂量范围之内；给受试样品的时间应根据具体实验而定，一般为10～30天。当给予受试样品的时间不足30天而实验结果阴性时，就延长至30天重新进行实验；当给予受试样品的时间超过30天而实验结果仍阴性时，则可终止实验（特殊情况除外）。

4. 对受试样品处理的要求 受试样品推荐量较大，超过实验动物最大灌胃、加入饮水或饲料中的承受量时，可考虑适当减少受试样品中的非功效成分的含量；对于含乙醇的受试样品，原则上应使用其定型的产品进行功能实验，其三个剂量组的乙醇含量与定型产品相同；如受试样品的推荐量较大，超过动物最大灌胃量时，允许将其含量进行浓缩，但最终的浓缩液体应恢复原乙醇含量；如乙醇含量超过20%，允许将其含量降至20%；调整受试样品乙醇含量应使用原产品的酒基；液体受试样品需要浓缩时，应尽可能选择不破坏其功效成分的方法，一般可选择60～70℃减压进行浓缩，浓缩的倍数依具体实验要求而定；对于以冲泡形式饮用的受试样品（如袋泡剂），可使用该受试样品的水提取物进行功能实验，提取的方式应与产品推荐饮用的方式相同，如产品无特殊推荐饮用方式，则采用下述提取的条件：常压，温度80～90℃，时间30～60分钟，水量为受试样品体积的10倍以上，提取2次，将其合并浓缩至所需浓度。

5. 对给受试样品方式的要求 必须经口给予受试样品，首选灌胃。如无法灌胃则加入饮水或饲料中，就尽可能的准确计算各途径受试样品的给予量。

6. 对合理设置对照组的要求 以载体和功效成分（或原料）组成的受试样品，当载体本身可能具有相同功能时，应将该载体作为对照；对于通过补充营养素或促进营养素的消化、吸收、利用来达到促进生长发育或增加骨密度等功效的保健食品进行功能实验时，可以以我国人群营养素摄入水平及消化吸收资料为参考，将动物饲料中的营养素做相应调整来设定对照组。

在卫生部《保健食品检验与评价技术规范（2003）》中，对27项保健功能的评价方法进行了详细的规定和描述，在此不一一列举。

（二）人体试食试验规程

卫生部《保健食品检验与评价技术规范（2003）》与原先的评价程序相比，对绝大多数的功能评价规定了具体的人体试验方法。由于不同的功能评价，人体试验的方法也有很大不同，下面主要介绍基本的规程。

1. 对受试样品的要求 受试样品必须符合动物实验中对受试样品的要求，并就其来源、组成、加工工艺和卫生条件等提供详细说明；提供与试食试验同批次受试样品的卫生学检测报告，其检测结果应符合有关卫生标准的要求；受试样品必须已经过动物或体外实验证实，确定其具有需验证的某种特定的保健功能；原则上人体试食试验应在动物功能学实验有效的前提下进行。

2. 试验前的准备 首先需要拟定计划方案及进度，组织有关专家进行论证，并经伦理委员会批准；根据受试样品的性质、试验期限和人群要求，选择一定数量的受试者，试食试验结束时每组受试者人数不少于50人，且试验的脱离率不得超过15%；开始食用前要根据受试样品性质，估计食后可能产生的反应，并提出相应的处理措施。

3. 对受试者的要求 选择受试者必须严格遵照自愿的原则，根据所需判定功能的要求进行选择；确定受试对象后要进行谈话，使受试者充分了解试食试验的目的、内容、安排及有关事项，解答受试者提出的与试验有关的问题，消除可能产生的疑虑；受试者必须有可靠的病史，以排除可能干扰试验目的的各种因素；志愿受试者应填写参加试验的知情同意书，并接受知情同意书上确定的陈述："我已获得有关试食试验食物的功能及安全性等有关资料，并了解了试验目的、要求和安排，自愿参加试验，遵守试验的要求和纪律，积极主动配合，如实反映试验过程中的反应，逐日记录活动和生理的重要事件，接受规定的检查。"志愿受试者和医学监护人在知情同意书上签字。志愿者填写知情同意书后应经试食试验负责单位批准；试食试验期限原则上不得少于30天（个别情况除外），必要时可以适当延长。

4. 对试验实施者的要求 以人道主义态度对待志愿受试者，以保障受试者的健康为前提；进行人体试食试验的单位应是卫生部认定的保健食品功能学检验机构。如需进行与医院共同实施的人体试食试验，功能学检验机构必须选择三级甲等医院共同进行；与医学监护人取得密切联系，指导受试者的日常活动，监督检查受试者遵守试验有关规定；在志愿者身上采集各种生物样品应详细记录采集样品的种类、数量、次数、采集方法和采集日期。

另外，还需要给受试者以适当的物质奖励或经济补偿。试验期间，由于受试者生理或病理的原因，确定不能继续试验时，以医学监护负责人签署意见，试食试验负责人批准，可准予退出试验。由于其他个人原因而要退出试验者，应劝说其坚持参加试验。

5. 试验观察指标的确定 在被确定为志愿受试者之前及试验结束后，应进行系统的常规体检（必要时进行胸透和腹部B超检查）；根据受试样品的性质和作用确定观察的指标，一般应包括：

（1）主观感觉（体力和精神的）。

（2）进食状况。

（3）生理指标（血压、心率等），症状和体征。

（4）常规的血液学指标（血红蛋白、红细胞和白细胞计数，必要时做白细胞分类），生化指标（转氨酶、血清蛋白质、白蛋白/球蛋白比值，尿素、肌酐、血脂、血糖等）。

（5）功效性指标，即与保健作用有关的指标，如抗氧化、减肥等方面的指标。

（三）评价食品保健作用时需要考虑的因素

1. 人的可能摄入量 除一般人群的摄入量外，还应考虑特殊的和敏感的人群（如儿童、孕妇及高摄入量人群）。

2. 人体资料 由于存在着动物与人之间的种属差异，在将动物实验结果外推到人时，应尽可能收集人群服用受试样品后的效应资料，若体外或体内动物实验未观察到或不易观察到食品的保健效应或观察到不同效应，而有大量资料提示对人有保健作用时，在保证安全的前提下，应进行必要的人体试食试验。

3. 在将本程序所列实验的阳性结果用于评价食品的保健作用时，应考虑结果的重复性和剂量反应关系，并由此找出其最小有作用剂量。

4. 食品保健作用的检测及评价应由卫生部认定的保健食品功能学检验机构承担。

目前，卫生部认定的国产保健食品检测机构有30家。包括中国疾病预防控制中心营养与食品安全所，广东省、湖北省、福建省、广西壮族自治区、江苏省、上海市、北京市等地的疾病预防控制中心和包括北京大学、山东大学、复旦大学、同济大学等高等院校。

进口保健食品的检验机构为中国疾病预防控制中心营养与食品安全所，其它检验机构不得接受进口产品的检验。

二、保健食品的毒理学评价

由于保健食品不同于药品，不用在医生的指导下服用，所以其食用安全性对消费者来讲至关重要。在对保健食品毒理学评价时，应综合考虑受试物的原料来源、理化性质、可能的毒性大小、代谢特点、蓄积性、接触的人群范围、食品中的使用量与使用范围、人的可能摄入量及保健功能等因素，选择适当的评价方法，确保其对人体健康无不利影响。不同保健食品原料进行安全性毒理学评价试验的选择原则总结如下表：

表22－2　保健食品原料进行安全性毒理学评价试验的选择原则

毒理学评价	营养补充剂或营养强化剂	可用于保健食品的物品						允许用于保健食品之外的物品				
		普通食品或既是药品又是食品的物品						仅在国外少数国家国内局部地区有食用历史				
		传统保健食品	生产工艺为水提法		水提法以外工艺		生产工艺与传统相同	有国外多个国家广泛食用历史	有较大人群长期食用历史	国际组织已证明食用安全的化学物质	无食用历史
			常规食用量	超常食用量	常规食用量	超常食用量					
第一阶段				O	O	O		O	O	O	O
第二阶段				O	O	O		O	O	O	O
第三阶段				※		※		※	O	O	O
第四阶段								※	※	※	

注：O：必须进行；※：必要时进行

对该表格的使用，进行如下解释：

1. 以普通食品和卫生部规定的药食同源物质以及允许用作保健食品的物质以外的动植物或动植物提取物、微生物、化学合成物等为原料生产的保健食品，应对该原料和用该原料生产的保健食品分别进行安全性评价。

2. 第一阶段：急性毒性试验包括经口急性毒性：LD50，联合急性毒性，一次最大耐受量试验。

3. 第二阶段：包括遗传毒性试验，30 天喂养试验，传统致畸试验。遗传毒性试验的组合应该考虑原核细胞与真核细胞、体内试验与体外试验相结合的原则。从 Ames 试验或 V79/HGPRT 基因突变试验、骨髓细胞微核试验或哺乳动物骨髓细胞染色体畸变试验、TK 基因突变试验或小鼠精子畸形分析或睾丸染色体畸变分析试验中分别各一项。基因突变试验：鼠伤寒沙门菌/哺乳动物微粒体酶试验（Ames 试验）为首选，其次考虑选用 V79/HGPRT 基因突变试验，必要时可另选其它试验。

4. 其它备选遗传毒性试验：显性致死试验、果蝇伴性隐性致死试验、非程序性 DNA 合成试验。

5. 第三阶段：亚慢性毒性试验包括 90 天喂养试验、繁殖试验、代谢试验。

6. 第四阶段：慢性毒性试验（包括致癌试验）。

7. 无食用历史：是指国内外均无食用历史的原料或成分作为保健食品原料。

8. 在少数国家有食用史：是指仅在国外少数国家或国内局部地区有食用历史的原料或成分。

9. 有较大人群食用历史：若根据有关文献资料及成分分析，未发现有毒或毒性甚微不至构成对健康损害的物质，以及较大数量人群有长期食用历史而未发现有害作用的动植物及微生物等，可以先对物质进行第一、二阶段的毒性试验，经初步评价后，决定是否需要进行下一阶段的毒性试验。

10. 国际组织证明食用安全的化学物质：是指国际组织已对其进行过系统的毒理学安全性评价的已知的化学物质为保健食品原料，同时申请单位又有资料证明我国产品的质量规格与国外产品一致，则可对该化学物质先进行第一、二阶段毒性试验。若试验结果与国外产品的结果一致，一般不要求进行进一步的毒性试验，否则应进行第三阶段毒性试验。

11. 有国外多个国家广泛食用历史：在提供安全性评价资料的基础上，进行第一、二阶段毒性试验，根据试验结果决定是否进行下一阶段毒性试验。

12. 可用于保健食品的物品名单：人参、人参叶、人参果、三七、土茯苓、大蓟、女贞子、山茱萸、川牛膝、川贝母、川芎、马鹿胎、马鹿茸、马鹿骨、丹参、五加皮、五味子、升麻、天门冬、天麻、太子参、巴戟天、木香、木贼、牛蒡子、牛蒡根、车前子、车前草、北沙参、平贝母、玄参、生地黄、生何首乌、白芨、白术、白芍、白豆蔻、石决明、石斛（需提供可使用证明）、地骨皮、当归、竹茹、红花、红景天、西洋参、吴茱萸、怀牛膝、杜仲、杜仲叶、沙苑子、牡丹皮、芦荟、苍术、补骨脂、诃子、赤芍、远志、麦门冬、龟甲、佩兰、侧柏叶、制大黄、制何首乌、刺五加、刺玫果、泽兰、泽泻、玫瑰花、玫瑰茄、知母、罗布麻、苦丁茶、金荞麦、金樱子、青皮、厚朴、厚朴花、姜黄、枳壳、枳实、柏子仁、珍珠、绞股蓝、葫芦巴、茜草、荜茇、韭菜子、首乌藤、香附、骨碎补、党参、桑白皮、桑枝、浙贝母、益母草、积雪草、淫羊藿、菟丝子、野菊花、银杏叶、黄芪、湖北贝母、番泻叶、蛤蚧、越橘、槐实、蒲黄、蒺藜、蜂胶、酸角、墨旱莲、熟大黄、熟地黄、鳖甲。

13. 以卫生部规定允许用于保健食品的动植物或动植物提取物或微生物（普通食品和卫生部规定的药食同源物质除外）为原料生产的保健食品，应进行第一阶段、第二阶段，必要时进行传统致畸试验和第三阶段毒性试验。

14. 普通食品或药食同源食品中以传统工艺生产：指食用方式与传统食用方式相同的保健食品，一般不要求进行毒性实验。

15. 普通食品或药食同源食品中用水提取物配制生产的保健食品，如服用量为原料的常规用量，且有关资料未提示具有不安全性的，一般不要求进行毒性试验。如服用量大于常规用量时，需进行急性毒性试验、三项致突变试验和 30 天喂养试验，必要时进行传统致畸试验。

16. 普通食品或药食同源食品中用水提取以外的其它常用工艺生产的保健食品，如服用量为原料的常规用量时，应进行急性毒性试验、三项致突变试验。如服用量大于原料的常规用量时，需增加 30 天喂养试验，必要时进行传统致畸试验和第三阶段毒性试验。

17. 用已列入营养强化剂或营养素补充剂名单的营养素的化合物为原料生产的保健食品，如其原料来源、生产工艺和产品质量均符合国家有关要求，一般不要求进行毒性试验。

18. 针对不同食用人群和/或不同功能的保健食品，必要时应针对性地增加敏感指标及敏感试验。

三、保健食品的卫生学评价

保健食品的卫生学评价包括对保健食品及其原料的卫生要求、功效成分和卫生指标等进行检验和评价的方法。与功能评价、毒理评价类似，保健食品的卫生学评价也需要根据不同的种类选择不同的检验项目。

（一）对检验样品数量和生产日期的规定

1. **保健食品微生物卫生学和稳定性检验样品数量**　卫生学检验是近半年生产的 3 批产品，每批至少 5 个包装，每个包装净含量不少于30g(ml)。同时要提供同一批号的复检和留存样品各一套。

稳定性检验是差半年到保质期的产品3批，每批至少5个包装，每个包装净含量不少于30g(ml)，同时要提供同一批号的复检和留存样品各一套。

加速稳定性试验使用近半年生产的3批产品，每批至少5×4个包装，每个包装净含量不少于30g(ml)，同时要提供同一批号的复检和留存样品各一套。

2. **保健食品物理化学检验样品数量** 卫生学检验是近半年产品，每个检测样品需3批，每批至少5个包装，每个包装至少50g(ml)。供检测、复检、留存样品用。

稳定性检验是差半年到保质期的产品，每个检测样品需3批，每批至少5个包装，每个包装至少50g(ml)。供检测、复检、留存样品用。

加速稳定性试验使用近半年生产的3批产品，每批至少5×4个包装，每个包装至少50g(ml)。供检测、复检、留存样品用。

3. **益生菌计数** 3个批次的产品，每批至少2个包装，每个包装至少30g(ml)。

（二）对检验项目的规定

1. 微生物学检验项目包括：菌落总数、大肠菌群、金黄色葡萄球菌、沙门菌、溶血性链球菌、霉菌和酵母计数。
2. 菌种鉴定检验项目包括：益生菌、酵母、霉菌、真菌的菌种鉴定。
3. 以益生菌为功效成分的保健食品需进行益生菌计数的稳定性计数。
4. 以微生物菌种发酵生产的保健食品，需要对其生产菌种进行菌种毒力安全性检验。
5. 物理化学检验项目。
6. 禁用物质的检测：

(1)进行缓解体力疲劳功能检验的产品中兴奋剂的检测。

(2)进行减肥功能检验的产品禁用物质的检测。

表22-3 不同类型的产品指标检测项目

	产品类型	检测项目
1	固体	水分、灰分
2	口服液	可溶性固形物、PH
3	海产品	镉
4	鱼油类	酸价、过氧化值(降血脂类产品需检测胆固醇)
5	茶叶	有机氯农药残留(六六六、滴滴涕)
6	红曲	黄曲霉毒素 B_1、桔青霉素
7	中药材	汞、六六六、滴滴涕
8	苹果、山楂	展青霉素
9	片剂和胶囊	崩解时限
10	抗疲劳、减肥和改善生长发育的产品	违禁药物

注：①凡保健食品，必须符合《保健食品通用卫生要求》，该《要求》所列的各项目必须按规定执行。

②保健食品中使用的添加剂必须符合《GB 2760 食品添加剂使用卫生标准》规定的品种名单。检测机构根据产品配方检测合成色素、防腐剂、甜味剂及抗氧化剂的含量。

③凡使用有机溶剂提取物为原料的产品，其使用的有机溶剂要符合GB 2760 食品工业加工助剂推荐名单要求。

四、保健食品的质量标准

保健食品有这样那样的功能，这些功能是否能稳定发挥，对人民的健康起到良好作用，必须要有可靠的质量来保证。这就需要保健食品有严格的质量标准。

目前，由于保健食品种类繁多，不一定都有国家标准，所以，保健食品在申报时，需要根据有关的国家或国际标准，提出相应的企业标准，对所生产保健食品的范围、引用标准、技术要求(包括原辅料、外观和感官特性、理化指标、卫生要求等)、试验方法、检验规则、标签与标志、包装、运输、贮存等方面进行全面而详细的规定。

制定保健食品的质量标准，应尽量满足以下要求：

表 22－4 功效成分和特征成分的检测项目表

1	营养素补充剂	产品中标识的营养素(包括维生素和矿物质)
2	五加科参类	皂苷
3	蕈类(灵芝、蘑菇等)	膳食纤维
4	冬虫夏草菌丝体	腺苷
5	红景天类	红景天苷
6	芦荟类	芦荟苷
7	大蒜类	大蒜素
8	螺旋藻类	蛋白质、胡萝卜素、维生素 B_1、维生素 B_2
9	茶叶类	茶多酚
10	魔芋类	膳食纤维
11	纤维素类	膳食纤维
12	磷脂类	丙酮不溶物、乙醚不溶物(原料)等
13	红曲类	洛伐它丁
14	植物油类	脂肪酸、维生素 E
15	动物油类	脂肪酸
16	初乳类	免疫球蛋白
17	鹿血类	蛋白质、氨基酸
18	蚂蚁类	锰、蛋白质
19	蚯蚓类	蚓激酶(溶纤酶)、蛋白质
20	蛇、蝎等	蛋白质、氨基酸
21	角鲨烯	角鲨烯
22	蜂皇浆	10－羟基癸烯酸
23	蜂花粉、蜂胶	总黄酮
24	甲壳质产品	脱乙酰度,产品如为复方应检测原料的脱乙酰度
25	蛋白质、氨基酸制品	蛋白质、氨基酸
26	褪黑素产品	褪黑素,产品原料(褪黑素)需提供原料纯度证明并检测

注:①保健食品应具有与产品配方和申报的保健功能相适应的功效成分或特征成分,申报时须检测配方中主要原料所含的功效成分或特征成分。

②保健食品评审专家委员会可根据产品的具体配方、工艺等相关资料,要求申报单位检测指定的项目。

③功效成分、特征成分、营养成分及卫生学指标的检测方法应根据其产品适用的方法学范围选择国家标准、卫生部颁布标准、行业标准以及国际上权威分析方法进行测定。

④在没有相应的标准方法之前,其产品中所声称(具有)的功效成分或特征成分的检测方法及检测所需的标准对照品及特殊试剂均由申报单位提供,并说明其产品中功效成分或特征成分分析方法的来源。如属自主开发研究的分析方法,申报单位需向检测机构提供方法学研究的相关资料,同时检测机构应将方法学研究的资料报卫生部保健食品功效成分检测协作组(中国疾病预防控制中心营养与食品安全所)备案,必要时卫生部将组织方法学验证,其费用由申报单位承担。

⑤检验机构受理保健食品检测时,申报单位应提供该产品的配方、工艺及企业标准等相关资料。

⑥卫生部对保健食品的功效成分的检测机构进行认定,检测机构的名单由卫生部门公布。保健食品的功效成分检测工作应在卫生部认定的检测机构进行。违禁成分的检测由卫生部指定的检测机构进行检测。

(一)协调性

首先要符合国家的政策和法律法规。如要与《中华人民共和国食品卫生法》、《禁止食品加药卫生管理办法》等法律、法规相协调一致;其次是保健食品质量标准要与强制性国家标准、行业标准相一致。企业标准只能比现行强制性国家标准严格,并且注意与有关国家食品卫生标准、强制性质量标准的协调和服从问题。

(二)准确性、简明性

准确是指编写标准一定要逻辑性强,语言表达准确严谨,防止不同人对标准产生不同的理解。标准中的规定必须是经过严格的科学验证、精确的计算而得出的结论,技术上是可行的,经济上是合理的;简明性是指标准中的语言文字要简单、明了、通俗易懂。必须采用规范、大众化的词句,不能使用深奥、生僻的词句和地方俚语。

(三)统一性

同一企业标准中所采用的概念、术语、符号、代号前后要统一,这是标准化本身的基本原则;同时还要注意与现行强制性国家标准、行业标准的统一问题。

(四)规范性

标准内容的编写顺序和编排格式,标准的构成,章条划分及编号,标准中的图表、公式、标注等编写细则都要符合 GB/T 1.1-1993 和 GB/T 1.3-1997 的规定。

保健食品的质量标准的一般构成和编写顺序如下:

概述部分:包括 封面 目次 前言 首页

正文部分:包括 范围 引用标准 定义 产品分类 技术要求 试验方法 检验规则 标签与标志 包装、运输和贮存 标准的附录

补充部分:包括 提示的附录

当然,并不是所有的保健食品企业标准都需要全部包括以上内容,企业应根据产品的特点和制定标准的目的而自行确定。

第四节 保健食品的生产管理

因为保健食品的功能不同,所用的原料不同,所含的功效成分也不同,不可能用几种限定的加工来生产保健食品。因为保健食品是在无医生指导下,可长期服用的食品,故其产品首先要保证的是卫生、无毒害,有一定的功效成分。我国卫生部《保健食品管理办法》和 GB 17405-1998《保健食品良好生产规范》中,对保健食品的生产经营进行了详细规定,下面列出了卫生部《保健食品管理办法》中对生产管理的一些规定。

在生产保健食品前,食品生产企业必须向所在地的省级卫生行政部门提出申请,经省级卫生行政部门审查同意并在申请者的卫生许可证上加注"××保健食品"的许可项目后方可进行生产。

申请生产保健食品时,必须提交下列资料:

1. 有直接管辖权的卫生行政部门发放的有效食品生产卫生许可证;

2.《保健食品批准证书》正本或副本;

3. 生产企业制订的保健食品企业标准、生产企业卫生规范及制订说明;

4. 技术转让或合作生产的,应提交与《保健食品批准证书》的持有者签订的技术转让或合作生产的有效合同书;

5. 生产条件、生产技术人员、质量保证体系的情况介绍;

6. 三批产品的质量与卫生检验报告。

未经卫生部审查批准的食品,不得以保健食品名义生产经营;未经省级卫生行政部门审查批准的企业,不得生产保健食品。

保健食品生产者必须按照批准的内容组织生产,不得改变产品的配方、生产工艺、企业产品质量标准以及产品名称、标签、说明书等。

保健食品的生产过程、生产条件必须符合相应的食品生产企业卫生规范或其它有关卫生要求。选用的工艺应能保持产品的功效成分的稳定性。加工过程中功效成分不损失、不破坏、不转化和不产生有害的中间体。在此原则下,应达到如下要求:

1. 生产环境和生产车间的卫生条件要达到一定标准,应逐渐达到 GMP 条件,保证产品卫生标准合格。

2. 生产环节中应用食用级的有机溶剂或可用于食品工业用的一切辅料和助剂。对终产品中的残留毒害物质应有限量。

3. 应用合理的生产工艺,使原料中的有效成分达到最大的提取和最少的破坏。过去传统的中药均为水煮或醇提等。有效成分溶于水的或只溶于有机溶剂的,应用相适应的提取剂和提取工艺;易受热破坏的功效成分应用冷提取或萃取工艺。总之,工艺要与功效成分的提取和保留相适应。

4. 灭菌工艺要合理,不应为了保证灭菌效果而一律采取辐照灭菌工艺。因为有些原料或成分不宜辐照,有些不宜高温高压。有些灭菌条件不足以达到灭菌效果的工艺均不可采用。随着生产工艺技术的发展,今后的保健食品生产工艺一定可以达到上述要求。

应采用定型包装。直接与保健食品接触的包装材料或容器必须符合有关卫生标准或卫生要求。包装材料或

容器及其包装方式应有利于保持保健食品功效成分的稳定。

保健食品经营者采购保健食品时，必须索取卫生部发放的《保健食品批准证书》复印件和产品检验合格证。

采购进口保健食品应索取《进口保健食品批准证书》复印件及口岸进口食品卫生监督检验机构的检验合格证。

第五节　保健食品的审批

我国的保健食品目前采取审批制度，由保健食品生产企业根据卫生部的规定，在指定检验机构完成全部所需的检验后，将材料上交，由卫生部（从2003年10月开始转到国家食品药品监督管理局，简称FDA）组织相关专家进行审批，提出审批意见。评审委员会应由食品卫生、营养、毒理、医学及其它相关专业的专家组成。

卫生部《保健食品管理办法》第二章中，对保健食品的审批进行了规定。

保健食品必须符合下列要求：

1. 经必要的动物和/或人群功能试验，证明其具有明确、稳定的保健作用；

2. 各种原料及其产品必须符合食品卫生要求，对人体不产生任何急性、亚急性或慢性危害；

3. 配方的组成及用量必须具有科学依据，具有明确的功效成分。如在现有技术条件下不能明确成分，应确定与保健功能有关的主要原料名称；

4. 标签、说明书及广告不得宣传疗效作用。

图22－5　保健食品标志

（实际标志为天蓝色）

凡声称具有保健功能的食品必须经卫生部（现为FDA）审查确认。对审查的保健食品发给《保健食品批准证书》，批准文号为“卫食健字（　）第　号”［现为“国食健字（　）第　号”］。获得《保健食品批准证书》的食品准许使用规定的保健食品标志（天蓝色），图22－5。

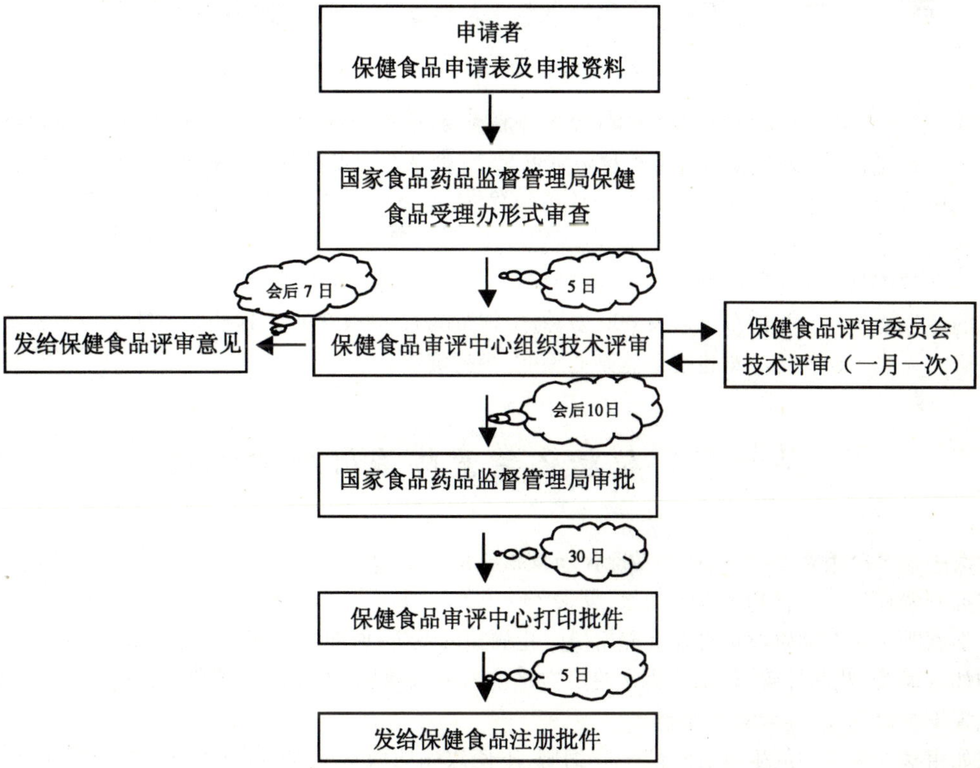

图22－6　保健食品审批流程图

申请《保健食品批准证书》必须提交下列资料：

（一）保健食品申请表；

（二）保健食品的配方、生产工艺及质量标准；

（三）毒理学安全性评价报告；

（四）保健功能评价报告；

（五）保健食品的功效成分名单，以及功效成分的定性和/或定量检验方法、稳定性试验报告。因在现有条件下，不能明确功效成分的，则须提交食品中与保健功能相关的主要原料名单；

（六）产品的样品及其卫生学检验报告；

（七）标签及说明书（送审样）；

（八）国内外有关资料；

（九）根据有关规定或产品特性应提交的其它材料。

现在国家食品药品监督管理局每月举行一次评审会，对所递交的产品材料进行评审。

另外，进口保健食品时，进口商或代理人必须向 FDA 提出申请。申请时，除提供上述材料外，还要提供出产国（地区）或国际组织的有关标准，以及生产、销售国（地区）有关卫生机构出具的允许生产或销售的证明。对审查合格的进口保健食品发放《进口保健食品批准证书》。取得《进口保健食品批准证书》的产品必须在包装上标注批准文号和规定的保健食品标志。口岸进口食品卫生监督检验机构凭《进口保健食品批准证书》进行检验，合格后放行。

第六节 我国保健食品的展望

根据中国保健食品协会的调查与估计，中国2000年保健食品的年销售额达到300亿元，2010年将达到800～1000亿元。因此保健食品行业是朝阳产业，保健食品将成为不可阻挡的食品工业新潮流。

第二十三章 保健食品——植物化学物

☞ 多年以来，科学家们发现谷物、蔬菜、水果、豆类等植物可减少某些慢性常见疾病，如肿瘤、心脏病、中风、糖尿病与高血压发病的危险性，部分原因是由于植物中维生素、微量元素及酶的抗氧化和清除自由基的作用，还有一部分原因是由于植物中所含的尚未完全研究清楚的物质，这些物质也有促进健康的作用，我们称之为植物化学素（Phytochemicals）。

植物化学素是植物中有生物活性的物质，其中绿色的是叶绿素，黄色、红色与橙色的是类胡萝卜素，蓝色、紫色与艳绿色的是生物黄酮。类胡萝卜素有600多种，生物黄酮有4000多种。这些物质能给予植物颜色、香味，并防止植物患病。人吃了植物化学素也能防止某些疾病，维持健康。

第一节 植物化学素防治肿瘤的机制

☞ 发生肿瘤一般可分为两个阶段，即起动阶段和促癌阶段。

致癌与抑制癌症发生的食物及营养因素，见表23－1。

植物化学素既可在起动阶段也可在促癌阶段阻止癌症的发生，例如食物或空气中的致癌因子可侵入细胞，十字花科植物如花椰菜、花茎甘蓝、菜花等所含的植物化学素莱菔硫烷，也能进入细胞，并活化一系列的酶系统，在致癌因子危害细胞以前，将其清除出细胞。

在水果如柑橘与浆果中的生物黄酮能把守细胞，不使致癌的激素进入细胞；大豆中的染料木甙（音“代”）能阻止肿瘤周围毛细血管的形成，使肿瘤得不到营养而萎缩；十字花科植物如孢子甘蓝、菜花、洋白菜中的吲哚，能增加人体的免疫能力，并能使机体排出毒素；四季豆、鹰嘴豆、大豆、扁豆中的皂甙能防止肿瘤细胞的繁殖；西红柿中的肉桂酸和氯原酸能干扰食物中产生致癌物质的物质。目前，发现的植物化学素越来越多，仅西红柿中的植物化学素就有10000种。

表 23-1 食物及营养因素与人体的恶性肿瘤

恶性肿瘤	致癌物	致癌因素	保护或抑制因素
食管癌	烟草(亚硝基胺)、加盐与腌制的食品(亚硝基胺)	酒精	富含维生素 A、维生素 C 的食物
胃癌	干咸鱼	食盐(氯化钠)	新鲜水果与蔬菜
	咸菜与熏鱼(亚硝酸盐 + 致癌物前体)	新鲜水果与蔬菜摄取量低	富含维生素 A、C、E 的食物
			富含维生素 C、E 的食物
	食物与水中的硝酸盐	维生素 C 摄取量低	
结肠癌	在炸、烤肉与鱼时形成的致癌物(杂环胺)	高脂肪膳食	麦麸与谷物纤维
		胆酸	某些蔬菜如洋白菜、菜花、甘蓝
			微量元素硒、钙,橄榄油,鱼油
胰腺癌	烟草?	酒精? 咖啡?	新鲜水果与蔬菜
	油炸的肉和鱼	高脂肪膳食	
		生大豆粉	
乳房癌	油炸的肉和鱼	高脂肪膳食	低脂肪膳食
		内分泌不平衡	橄榄油,鱼油
前列腺癌	??	高脂肪膳食	适量的硒与锌
		低脂肪膳食	

目前,有 500 多项科研成果支持植物化学素能防治癌症。这些植物化学素多存在于谷物、豆类、蔬菜和水果中,而且证明植物化学素有它的特异性。例如在洋白菜和萝卜中的苯乙异硫氰酸酯(PEITC)能抑制肺癌的生长,PEITC 还能保护肺细胞的脱氧核糖核酸免受香烟尼古丁致癌因子的侵袭。

现在已从植物中分离出不少有防治肿瘤和心脑血管疾病的植物化学物,有的已做成了保健食品。但是植物化学素的种类实在太多了,服用植物化学素不如直接吃新鲜的植物性食物经济有效。

☞ 如果每餐中有足够多的新鲜蔬菜、谷物、豆类和水果,那就能获得足够多的植物化学素,来维持健康。

植物化学素不像维生素那样易在烹调过程中被氧化破坏。例如染料木甙,不但大豆中有,经过高温加工做成的豆腐、豆面酱中也有;洋白菜中的 PEITC,加工成酸泡菜或切成细丝以后也依然存在。当然加工的程序越简单,植物化学素越少被破坏。因此,只要卫生条件许可,应多吃新鲜的、生的或者是加工简单的植物性食物。

第二节 类胡萝卜素

☞ 类胡萝卜素中最主要的是 β-胡萝卜素,它在体内能转变成维生素 A,因此又称维生素 A 前体。

体外试验、动物试验、临床验证和大规模的流行病学干预试验都证明,β-胡萝卜素有抗氧化、清除自由基以及防治癌症的作用。

大剂量的 β-胡萝卜素能使心血管疾病的危险因素降低 1/3。

哈佛大学的学者发现,隔日服用 β-胡萝卜素 50mg 能在有心脏病史的病人中减少一半心脏病的发作。过量的胡萝卜素并不像维生素 A 那样会导致中毒,它能贮存于人体脂肪之中,没有太多危害,最多会发生能逆转的皮肤变黄。

但是 1994 年 4 月,世界著名的新英格兰医学杂志发表了在芬兰用维生素 E 和 β-胡萝卜素防治癌症研究小组的文章。用随机、双盲、安慰剂控制的方法进行防治试验,对象为 29133 名男性芬兰人,吸烟者(每天至少 20 支),年龄 50~69 岁,维生素 E 的剂量为每天 50mg,β-胡萝卜素为 20mg,跟踪 5~8 年。结果在近 3 万名试验者中共发生肺癌 879 例,服用维生素 E 的,肺癌发生率与不服用的对照组没有显著差别,服用胡萝卜素的肺癌发生率要高于对照组 18%,有显著差别。研究者认为胡萝卜素对预防癌症没有有效作用,反而有害。胡萝卜素和维生素 E、维生素 C 同属抗氧化维生素,试验结果给抗氧化维生素预防肺癌的希望蒙上了一层阴影。在 1997 年,大规模营养流行病学干预试验又有 3 个结果。美国的医生与护士干预试验都说明 β-胡萝卜素不能预防肺癌而只能促进肺癌。只有哈佛大学医学院的干预试验,说明 β-胡萝卜素既不能促进肺癌也不能预防肺癌。

为什么同样是抗氧化维生素，而胡萝卜素却能促进肺癌呢？美国加州大学伯克利分校（UC Berkely）国际著名自由基生命科学权威 L. Parker 曾作了一个著名的试验。他将富含β-胡萝卜素的人的血浆暴露于香烟的浓雾中，结果血浆中的胡萝卜素被大量的破坏与丧失。他认为也有可能是香烟的烟雾使血中胡萝卜素的某些成分转变成一些促癌的成分。

还有一种理论，在β-胡萝卜素中还有其他的类胡萝卜素。类胡萝卜素在自然界有几千种，其中的绝大多数是防癌的，也有极少数是致癌的。只有将有促癌作用的类胡萝卜素除去，才能解决胡萝卜素是否促癌的问题。胡萝卜素虽然是植物化学素中的重要物质，但上述的促癌问题还没有解决。

第三节　生物黄酮

一、发现生物黄酮的简史

首次发现并提取维生素 C 的诺贝尔医学奖获得者圣·乔治发现，柠檬汁及其他蔬菜或水果维生素 C 的粗提取物，若与同样含量的纯维生素 C 比较，在防治豚鼠维生素 C 缺乏症（坏血病）中，前者比后者更有效。他还发现在治疗毛细血管的脆性或渗透压增加的疾病中，用维生素 C 无效，但用含有维生素 C 的果蔬汁却有效。1936 年圣·乔治进一步将蔬菜及水果中的这些物质提取纯化，得到了类黄酮化合物及其进一步纯化产品——黄酮糖苷。他们命名它为维生素 P。

关于将黄酮类化合物命名为维生素 P，在国际上引起了很大的争议。因为维生素的定义为："对一种或多种动物的健康、生长、繁殖和生活必需的有机物质。在食物中虽然含量很少，但必须有这些物质。因为它们既不能在身体内合成，又不能在身体内充分储存。"但是命名为维生素 P 的黄酮类化合物并不能完全符合上述定义。其原因是：

1. 不能获得一种完全没有黄酮类化合物的膳食或实验饲料。

2. 在用天然的黄酮类化合物时，很难保证其中不含少量的维生素 C。

3. 黄酮类化合物的种类太多，共有几百种。因此很多营养学权威认为，黄酮类化合物、肉碱、辅酶 Q、肌醇、乳液、苦杏仁苷等只能被称为类维生素。

二、生物黄酮的作用

生物黄酮对健康的好处有：

（1）抗炎症。（2）抗过敏。（3）抑制细菌（抗感染）。（4）抑制寄生虫。（5）抑制病毒。（6）防治肝病。

（7）防治血管疾病。（8）防治血管栓塞。（9）防治心与脑血管疾病。

（10）抗肿瘤。（11）抗化学毒物（包括诱导肿瘤的化学毒物）。

目前，很多著名的抗氧化剂和自由基清除剂都是黄酮类化合物。例如，茶叶中的多酚类化合物（茶多酚）和银杏提取物等。现在几乎每周都有新的黄酮类化合物被研究出来。有的营养保健食品公司所指的植物化学素即是黄酮类化合物。

三、生物黄酮的营养作用

1. **儿茶素能促进动物的生长，增加细胞中酶的功能**　人在紧张与应激环境下，服用黄酮能消除紧张。

2. **抗氧化和清除自由基的作用**　黄酮是植物性食物中最具有抗氧化作用的成分之一。例如从茶叶中提取的茶多酚就有很强的抗氧化作用，含有黄酮类化合物的食物有较长的贮存期。

3. **对重金属有螯合作用**　黄酮能螯合重金属形成复合物，使重金属不危害人体。因此在重金属污染环境中生活工作的人服用黄酮类化合物可防止重金属中毒。

4. **抗肿瘤作用**　生物黄酮有对抗肿瘤细胞疯长的作用，而且对致癌因子和促癌因子有生化抑制作用。能防止肿瘤的发生和抑制肿瘤生长。

5. **与维生素 C 的协同作用**　维生素 C 是水溶性维生素，它很不稳定，很容易被氧化与破坏。有时对水果或蔬菜不恰当的洗涤与烹调可以使维生素 C 破坏殆尽。食物中的黄酮是使维生素 C 稳定和不容易被破坏的最重要的物质。黄酮还能加强维生素 C 的抗氧化和清除自由基的作用。黄酮能使维生素 C 在动物体中抗坏血病的作用加强。

6. **生物黄酮是微生物抑制剂** 实验证明,生物黄酮对葡萄球菌、大肠杆菌、痢疾杆菌和伤寒杆菌有抑制作用,对病毒(如流感病毒、肠炎病毒)也有抑制作用。因此它有很强的抗感染和抗炎作用。

第二十四章 保健食品
——清除自由基和抗氧化的保健食品

☞ 自由基很不稳定,形成一系列的连锁反应,这一连锁反应又称氧化作用。自由基能使细胞膜受到损伤而被破坏,并可损伤细胞中的脱氧核糖核酸DNA,从而使一系列致病因子进入细胞。我们要清除自由基和抗氧化。

☞ 事物是一分为二的,如果自由基完全缺乏,生物也难于存活。

目前,在生命科学中发展最快的是自由基生物学和自由基医学。1998 年诺贝尔医学奖得主的研究与自由基有关:一氧化氮—— 一个与心血管疾病有关的气体信号分子。最近还发现一些发病率、死亡率最高的慢性疾病,如心脑血管疾病、肿瘤、衰老都与自由基与脂质过氧化有关。因此,在保健食品中,清除自由基和抗氧化的食品要占重要位置。

第一节 自由基及自由基对人体的危害

一、什么是自由基

☞ 氧原子的外层有四对电子,当机体进行代谢时,能夺去氧的一个电子,这样这个氧原子就变成自由基。

自由基很不稳定,它要在身体组织细胞的分子中再夺取电子来使自己配对,当细胞分子失去一个电子后,它也变成自由基,又要去抢夺细胞膜或细胞核分子中的电子,这样又会产生新的自由基,如此形成一系列的连锁反应,这一连锁反应又称氧化作用。它能使细胞膜受到损伤而被破坏,并可损伤细胞中的脱氧核糖核酸 DNA,从而使一系列致病因子进入细胞。

☞ 例如:自由基破坏了细胞中的DNA,便会导致癌症的发生;自由基破坏了蛋白质,便会使体内的酶被破坏,从而导致炎症和老年化;自由基破坏了脂肪,便会发生脂质过氧化,导致动脉粥样硬化,最后发生中风或心脏病;自由基破坏了碳水化合物,便会使体内的透明质酸降解,发生关节炎。

所有需氧生物的生理过程均有自由基的产生与清除。这种产生和清除应处于平衡状态,若两者失去平衡,便会损伤机体,发生疾病。失去平衡的原因:一是从外界摄取的自由基增多,二是机体对自由基的清除能力减弱,或者两种原因都有。自由基尚有其对机体有利的一面,最主要的是吞噬细胞在杀灭侵入机体的有害微生物时需要自由基的帮助;前列腺素、凝血酶原在生物合成中也需要自由基的参加来促进羟化反应。如果自由基完全缺乏,生物也难于存活。在生物进化过程中,只有那些具有防御自由基损伤系统的生物才得以生存。最近的研究表明,人体内抗自由基损伤系统是一个可与免疫系统相比拟的,具有复杂而完善机能的系统。正如已发现的自身免疫性疾病一样,将会有一类命名为自由基损伤性疾病被揭示,一些临床上常见疾病的发病机理和治疗原则将会被更新。

二、为什么这几年自由基疾病大量发生

这是因为科学、工业和文明的高度发展也带来了很多的不利因素,使自由基疾病大量发生。这些因素中有:

环境因素:例如强烈的阳光照射;环境的污染、杀虫剂的使用和土壤中缺乏必要的营养。

膳食因素:例如膳食中缺乏必要的营养素;缺乏水分;缺乏纤维素;脂肪太多。

生活方式的改变:例如缺乏必要的运动;生活高度紧张;酗酒、吸毒;吸烟太多和老年的离群索居与孤独。

(一)环境因素

1. 空调、冰箱的大量使用,使空气中增加了大量的氟,破坏了臭氧层。臭氧层以每年 2% ~10% 的趋势降低。

使紫外光和射线更容易侵入，产生自由基，破坏皮肤，使皮肤出现皱纹，发生各种皮肤病甚至皮肤癌。

2. 汽车和工厂的急剧增加，排放出大量的二氧化氢和有害气体，污染空气。这种污染能导致自由基的大量产生。

3. 很多杀虫剂的化学结构，导致自由基的产生。

4. 大量的杀虫剂、化学肥料和除草剂的使用，使土壤贫瘠，缺少原有的营养成分。因而所产生的农作物，缺乏清除自由基的维生素和微量元素，如维生素C、维生素E、β-胡萝卜素及硒和锌等。

(二)膳食因素

1. 生活节奏的加快，很多人在中午只是吃快餐或方便面，因而缺乏清除自由基的维生素E、维生素C和β-胡萝卜素以及必要的微量元素。

2. 很多人只吃精制的大米和面粉，因而缺少必要的纤维素和B族维生素。

3. 工作繁忙，日常的饮水量减少。日常大量的饮水，能使侵入机体的污染物和有毒物质被稀释和冲淡。

4. 由于我国人民肉食以猪肉为主，猪肉中脂肪含量太高，容易导致自由基的产生。

(三)生活方式

1. 适量的运动能使人健康，避免自由基的侵袭。但目前人们，尤其是上班的人锻炼太少。

2. 生活高度紧张，应激反应增加。应激反应会使大脑和其他脏器中的脂质过氧化增加，产生自由基。

3. 酗酒、吸毒都会促进体内自由基产生。香烟内含有大量的自由基，每吸一口烟可以吸入几百万个自由基。

4. 孤独和离群索居都会使脑功能退化，因而发生与自由基和脂质过氧化有关的疾病，如老年痴呆和阿兹海默氏病。

三、自由基与疾病的关系

☞ 埃及人把尸体制作成木乃伊，开创了人类使用自由基原理保存生物的先河。

虽然自由基与疾病的关系是近几十年才比较清楚的事情。但早在远古时代，埃及人就用植物提取物作为抗氧化剂包裹尸体，做成木乃伊来保存，这是人类最早使用自由基原理来保存生物。到目前为止，已认为许多疾病的发生与转归都与自由基有关，尤其是非病毒性和非细菌性的疾病，特别是退化性疾病。其中研究得较多的有：动脉粥样硬化、肿瘤、白内障、辐射损伤与烧伤、衰老、关节炎、肺病、肾病与肝病等。

☞ 即使是病毒性和细菌性疾病，虽然病原不是自由基，但自由基也在其中起着推波助澜的作用。

白内障是眼睛失明的重要原因，而白内障的形成可能与自由基介入造成的化学损伤有关，这些损伤是晶体混浊的重要条件，而多种自由基清除剂有抗白内障的作用，科学发现，在癌变的两个阶段——诱癌与促癌阶段，都有自由基的参加。致癌物质必须经过物理与化学因素的作用成为自由基后才会致癌。生成自由基的能力与致癌能力之间成正相关。

目前有关衰老的学说几乎全都与自由基有关。有人发现动物脑、肝和心脏匀浆中超氧化物歧化酶(SOD)的活性和代谢率的比值与期望寿命成正比。这意味着各种动植物抗活性氧自由基的能力愈强，氧耗量愈少，则物种的寿命就愈长。例如，寿命与体内的一些抗氧化剂如生物黄酮、SOD、尿酸、β-胡萝卜素、维生素E呈正相关。即组织总抗氧化能力越强，期望寿命也愈长，反之，组织脂质过氧化物质愈多，则寿命越短。这样就提出一个问题，补充有抗氧化作用的营养素是否能提高寿命。有人发现，服用生物黄酮和维生素E，能延缓衰老与提高寿命。许多衰老学说都提到细胞DNA或基因的损伤是导致衰老的原因，这种损伤也源于自由基与活性氧。

四、清除自由基能防治疾病

既然自由基与疾病有密切关系，那么清除体内的自由基就能防治疾病。要清除自由基有两种办法：一种是服用生物体内本身就存在的能消除自由基的酶系统，如超氧化物歧化酶、过氧化氢酶、谷胱甘肽过氧化物酶等。一种是服用非酶天然抗氧化剂即维生素E、维生素A、维生素C、胡萝卜素、微量元素锌、硒、铜、锰等。它们都有清除自由基的作用，也可作为保健食品。在许多中草药的提纯物中也含有清除氧自由基作用的化合物，如五味子、甘草类黄酮、人参皂苷、山莨宕碱等。这是这些中草药能治疗疾病与维护身体健康的理论基础。

此外，很多食物，如茄子、豆角、韭菜、油菜、土豆、青椒、黄瓜、西红柿、葡萄、大蒜的水提取物或汁液都有抗氧化作用。茶叶尤其是绿茶，含有多酚类化合物——茶多酚，它有较强的抗氧化性，所以它能抗衰老与抗肿瘤。运动员剧烈运动后，肌肉中自由基的含量要比平时增高2~3倍，脂质过氧化物也大量增加，若运动员缺乏维生素E，这一情况会更加严重。肌注 SOD 或五味子后，能立即消除疲劳。硒是谷胱甘肽过氧化物酶中的重要元素，缺硒后会导致这一酶的活力降低，因此缺硒所致的克山病，如大骨节病或心肌坏死都与自由基有关。

既然自由基和慢性退化性疾病有关，那么抗氧化剂就能防治动脉粥样硬化、冠心病、脑血管疾病、白内障和肿瘤，延缓衰老与延长寿命。因此，目前国内外的很多营养保健食品都与天然抗氧化剂有关（如：在国内市场上销售的昂立 1 号就是用抗氧化剂制成的营养保健食品）。

第二节　天然抗氧化剂

一、抗氧化营养素

天然抗氧化剂包括自然界所存在的各种营养素与体内存在的各种清除自由基及抗氧化的酶系统。酶系统主要包括超氧化物歧化酶（Super - Oxide - Dimutase，简称 SOD）、谷胱甘肽酶（还原型 GSH，氧化型 GSSG）、过氧化氢酶（CAT）和含硒的谷胱甘肽过氧化物酶（GSH - Px）。有清除自由基及抗氧化功能的营养素：维生素 A、维生素 C、维生素 E、β - 胡萝卜素（这些称抗氧化维生素 Antioxidant Vitamins，AOV）、半胱氨酸、蛋氨酸及微量元素锌、铜、锰、硒等。

维生素 E 是最主要的天然自由基清除剂或抗氧化剂之一。它能抗氧化，防衰老。此外，维生素 E 还是美容的必需品。它可以进入皮肤细胞，具有抗自由基链式反应的作用。从理论上讲，要优于超氧化物歧化酶。因为超氧化物歧化酶是在自由基链式反应发生后再起作用，而且其保存形式不理想，容易被破坏。而维生素 E 本身就是一种很好的抗氧化剂，能立即起作用。所以可以将维生素 E 涂于面部进行美容。

维生素 C 是水溶性维生素，它能在血液和体液内循环流动。因而处在抗氧化和清除自由基的最前线。维生素 C 可以清除活性氧中的单线氧态、羟基自由基中的氧，过氧化氢中的氧、臭氧中的氧和氢氧化物中的氧等等。可以预防肺癌、胃癌等癌症和白内障。

β - 胡萝卜素是维生素 A 的前体，除了它有相同于维生素 A 的作用能促进细胞分化与刺激免疫系统以外，重要的还在于它是一个抗氧化剂，能抑制细胞膜的脂质过氧化与清除体内过多的自由基。维生素 E、维生素 C 与 β - 胡萝卜素是著名的三种抗氧化维生素。

为什么微量元素锌、铜、锰有清除自由基的作用呢？因为它们是最重要的抗氧化物超氧化物歧化酶、铜 - 锌 - SOD 及锰 - SOD 的组成部分。硒则是谷胱甘肽过氧化物酶的组成成分。目前，国内的研究已经说明，缺硒所导致的克山病也是一种与自由基有关的疾病。补硒则能抗氧化和清除自由基。

二、超氧化物歧化酶

超氧化物歧化酶，英文称 Super - Oxide - Dimut，简称 SOD。有铜 - 锌 - SOD、锰 - SOD 和铁 - SOD 三种。超氧化物歧化酶是清除自由基和抗氧化最重要的酶，也是研究自由基生命科学的奠基石。1968 年超氧化物歧化酶被发现以后，生物体内自由基与酶的关系才逐渐得到阐明。

我国研究 SOD 已有三十多个春秋。已取得令人瞩目的成就，这主要表现在 SOD 新品种的不断涌现，药用 SOD 进入三期临床，理论研究日趋深入，SOD 应用研究逐渐趋于成熟等等。

（一）避免盲目应用

我国对 SOD 虽有不少应用研究，但不少工作科学依据仍不够充分，不少应用相应的理论研究仍是空白。甚至有人提出有两种 SOD，一种是大分子 SOD，另一种是小分子 SOD。这种说法是毫无科学根据的。在 1992 年全国 SOD 学术会议上建议用类 SOD 活性样物质（简称 SOD，The substance with SOD - Like activity），来说明有 SOD 活性的其他物质。

还有一个问题是 SOD 活性的检测问题。现在 SOD 活性的测定方法很多，由于方法不统一，所测定的结果很难比较。即使是用同样的方法，由于条件的改变，结果也不一致。在 SOD 的汕头会议中，专门讨论了这一问题。认为应统一方法，并在测定中采用同一对照品。

总之，在 SOD 实际应用中除了补充有关的实验数据外，更应对相关理论问题进行研究，阐明机理。只有这样才能使我国现有的应用研究持久深入；才有可能把我国 SOD 的应用研究提高到国际水平。

(二)含有 SOD 的营养保健食品

目前国内外的很多营养保健食品都与天然抗氧化剂 SOD 有关,例如北京与上海的几家化妆品与食品厂家都在生产 SOD 化妆品、SOD 牙膏、SOD 保健酒、SOD 牛奶、SOD 糖果、SOD 口服液与其他保健食品。问题是这些化妆品与保健食品是否真正有效?首先 SOD 是一种酶,一般酶是不太稳定的,从生产出成品到消费者手中,有时需要一年多时间,经过这样长的时间其活性是否会减少甚至无效。此外,为保证消费者健康,商品出厂前需要消毒,加热消毒是否会破坏酶的活性。还有口服 SOD 需要经过人体的消化系统,在胃酸与消化酶的作用下,SOD 是否会被破坏。令人惊奇的是 SOD 这种酶非常稳定,放置较长时间活性也没有什么降低;加热对它的破坏性也不大;在类似的胃液环境中,如放置在盐酸溶液中较长时间,其活性也未显著降低;与消化酶类,如溶菌酶或胰酶混合在一起,其酶活性也未被破坏。因此,SOD 可以口服或做成保健食品。如果先做成饮料,再添加 SOD,可减少对 SOD 破坏的机会。其次,SOD 可以先经滤膜超滤,以除去微生物,然后在无菌条件下,添加到饮料或食品之中,这样既消毒又可以不损伤 SOD 的活性。

SOD 的分子质量不大不小,以人血中的铜-锌-SOD 为例,约为 32000u,内含 18 种氨基酸。这样大的分子质量不易透过生物膜而发生作用。但 SOD 中真正有活性的,是在咪唑桥联附近的铜配位化合物,其分子质量只有 100u 左右。做一个通俗的比喻,如果 SOD 是一个西瓜,那么有活性的部分仅仅是一粒西瓜籽。因此如何利用配位化学的知识,合成真正具有 SOD 活性的小分子化合物,这种化合物既稳定,合成的成本又低,又能进入人体的生物膜发挥作用,是利用 SOD 清除自由基,防治疾病的理想方向和途径。我们对 SOD 的研究与开发工作应向这一方面发展。

三、金属硫蛋白

金属硫蛋白(Metallothionein, MT)是一类富含半胱氨酸残基及非金属离子的非酶蛋白。MT 普遍存在于生物界,在哺乳类动物的蛋白质肽链中半胱氨酸残基位置的稳定性与进化的保守性都说明,MT 在生物体中有不可替代的作用。根据报道,诱导性应激因素均可诱发 MT 的合成。表明 MT 参与机体的防御机能。1985 年 Thonally 发现金属硫蛋白有清除羟自由基的作用。

金属硫蛋白(MT)自 1937 年被美国科学家发现后,以其对于生命保健、平衡机体的卓越功效引起各界瞩目,1995 年度被联合国教科文组织列为向世界各国推荐的生物技术产品。在我国被列入"863"高科技攻关计划和国家火炬计划。目前在市场上销售的 MT 保健食品有"MT 活力肽",这已经过国家卫生部审定,并获批准文号:卫食健字[1997]第 363 号。

MT 在人体内参与各种代谢活动。它具有奇妙的生物学性质,对毒性最高的羟自由基有很强的清除作用。因此 MT 可以保护自由基引起的脂质过氧化损伤,使丙二醛的生成明显减少。自由基是一类含有未配对电子的小分子,活性很高,专门攻击脂肪酸的不饱和键,使不饱和脂肪酸饱和,并产生丙二醛与细胞膜的蛋白质交联,从而使细胞膜僵硬,流动性能下降。一定的膜流动性是正常细胞完成其功能所必须的。对膜僵硬细胞来说,清除自由基的能力减弱,自由基堆积过剩。这些过剩的自由基又对脂质的不饱和脂肪酸攻击,使之饱和,膜流动就变得更低。这样形成的恶性循环,导致细胞功能的丧失并衰老。细胞就是这样老化的。

对成年人来讲,外源性补充 MT 非常必要。它能够清除体内的自由基,防止脂质过氧化,使细胞尤其是细胞膜中的不饱和脂肪酸得以保护,从而起到保护细胞膜流动性,防止细胞衰老的作用,也能使丙二醛的产生减少,色素沉着减少。迄今为止,MT 是清除自由基最强的蛋白质之一,它清除自由基的能力为 SOD(超氧化物歧化酶)的一万倍以上。它同时可以和人体内的重金属亲和,排出体外,达到解毒作用。因此 MT 是当今世界上较热门的研究课题,也是较重要的抗氧化剂和清除自由基的保健食品。

第三节　碧萝芷与葡乐安

1535 年法国探险家卡特(J. Cartier)船长带领船员们发现了加拿大的圣·劳伦斯湾后,因为冰封,1535 年的整个冬季他们都被困在海上。在船上只能靠咸肉和饼干维持生命,缺乏新鲜蔬菜和水果,许多船员都患上了坏血病而死亡。幸运的是卡特船长遇到了加拿大魁北克的印第安人,他们用 Ameda 松树的树皮和松针泡制的茶水来医治已陷入绝望的卡特船长和他的船员,结果奇迹发生了,在一周内,剩下的船员全部痊愈(现在我们知道这种茶中含有维生素 C 和使维生素 C 增效的生物黄酮类)。所有这些使卡特船长感到惊讶,他把这一切记录到他的游记《航海加拿大》中。400 多年后(1966 年),法国的马斯克里尔(Masquelier)教授读到了这本游记。他认为印第安人的药茶中一定富含黄酮类物质,经过大量研究,发现有少数几种松树树皮中含有这种生物活性物质,即前花青素。前花青素含量最高的树是法国南部从波尔多到西班牙边界的松树。他把从这种松树中提取的复合物称为"碧萝芷"(即 Pycnogenol)——意思是"可释放浓缩物的物质"。

1987 年,马斯克里尔教授因发现碧萝芷"能预防与清除自由基的有害生物作用",而在美国获得专利,专利号为:4,698,360。以后英国贺发(Horphag Research Ltd)研究公司向马斯克里尔教授购买了这种天然提取物的提取技术,并以 PYCNOGENOL(碧萝芷)作为在全球范围内的英文注册商标。

马斯克里尔教授将碧萝芷的专利卖给英国贺发研究公司以后,由于种种原因与该公司不和。因此他又在意大利葡萄籽中提取了前花青素,做成保健食品,称葡乐安,也引用了上述卡特船长的故事,作为他发明葡乐安的启示,并声称葡乐安的清除自由基和抗氧化作用是最好的。

一、碧萝芷

碧萝芷是天然植物提取物,是一种很强的抗氧化保健食品。它源自法国波尔多南部的一种沿海松树的树皮。含有近 40 种成分,包括生物黄酮类、有机酸及其他有生物活性的成分,具有很强的清除自由基、抗氧化等功能,能预防和自由基有关的 70 多种疾病,例如心脏病、癌症、关节炎等。

碧萝芷在欧洲已被广泛用于治疗静脉曲张、下肢水肿和花粉过敏症。现在,具有良好美容护肤作用的碧萝芷又被消费者誉为"皮肤维生素"。随着研究的不断深入,发现了碧萝芷越来越多的其他功效,如营养和保护血管,清除自由基,防治心脏病、高血压、癌症、关节炎、眼底视网膜出血、儿童多动症、老年痴呆,提高免疫功能。目前碧萝芷在美国、法国、意大利、德国、瑞士、芬兰、荷兰、日本和韩国已经成为应用广泛的高级保健食品。

(一)碧萝芷清除自由基和抗氧化作用的特点

碧萝芷清除自由基和抗氧化作用的特点综合起来有下列七方面:

1. 碧萝芷能帮助身体所有的系统正常运转。
2. 碧萝芷能通过血脑屏障。
3. 碧萝芷是已知的较强的抗氧化剂,它比维生素 E 和维生素 C 的抗氧化能力都强。
4. 碧萝芷的生物利用率比较好。
5. 碧萝芷是水溶性的,同时实践证明它没有什么副作用,使用非常安全。
6. 碧萝芷可保护维生素 C,使维生素 C 在服用时不致降解而在体内存留时间较长。
7. 碧萝芷是由黄酮单体、双体和低聚体组成的复合物,因此它在体内的作用能保持较长时间。

在骨骼肌肉系统中,风湿性关节炎、肌肉纤维疼痛、肌腱炎、痛风都是炎症疾病,这些炎症都与自由基损伤有关。自由基损坏了骨骼肌肉系统中的细胞膜,因而使细胞不能正常的摄取营养素,同时也不能使细胞内的废物排出,出现炎症。碧萝芷则能清除骨骼肌肉系统中的自由基,防治炎症。

由于在中枢神经系统中多不饱和脂肪酸比例很高,在脑中氧含量要占全身氧含量的 20%。因此,中枢神经系统是最容易氧化,最容易被自由基侵袭的地方。很多神经性疾病都是由脂质过氧化引起的。在抗氧化剂中,多数不能通过血脑屏障,碧萝芷却能通过血脑屏障,所以它对自由基损伤的一系列中枢神经系统疾病有很大好处。例如阿兹海默氏病是因为自由基损坏了中枢神经系统的细胞膜,使这些细胞既不能正常摄取营养,也不能将代谢产物铝排出,使铝在脑中积累,以致发生阿兹海默氏病。失眠、儿童多动症、癫痫都与中枢神经系统受自由基侵袭,发生脂质过氧化有关。碧萝芷对防治这些疾病确有功效。一些药物也能通过血脑屏障,并作用于中枢神经系统,但总有副作用,例如使服用者昏昏欲睡或嗜眠。碧萝芷的优点是它既能通过血脑屏障也不会产生任何副作用。

碧萝芷为什么具有比维生素 E 和维生素 C 都强的抗氧化和清除自由基的能力?它的生物利用率高是其中的一个主要原因。口服碧萝芷约 20 分钟以后,唾液试验就可以测定出它的存在。根据药物动力学试验,碧萝芷在体内至少能存在 72 小时,而维生素 C 只能在体内存留 4 ~6 小时。由于碧萝芷是水溶性的,所以能较迅速、较容易地进入体内,一旦身体不需要了,就会被排出体外,所以没有任何副作用。而脂溶性的维生素,如维生素 E 和维生素 A,过多服用后会中毒。

碧萝芷为什么有较好的抗氧化作用?因为它能保护维生素 C 并加强维生素 C 的作用。将碧萝芷与维生素 C 同时服用,可以使维生家 C 在体内存留的时间延长。因此更多的维生素 C 可到达体内需要它作用的靶细胞。两次诺贝尔奖获得者波林(Linus Pauling)博士认为,维生素C有很多好的作用,如防治感冒,防治肿瘤。但在实际上,这些效果并不显著,主要是由于维生素C很容易被氧化、破坏的缘故。维生素C服用后,在体内还没有到达靶细胞,就被破坏殆尽。因此,目前维生素C的服用剂量越来越大,有时甚至达到2000mg。这样大的剂量,虽然不会产生什么严重的副作用,但有时会引起腹泻。若维生素C与碧萝芷一起服用,碧萝芷能保护维生素C不受破坏,可以使维生素C充分发挥它对机体应有的作用。

维生素E有很强的抗氧化作用,它对抗自由基脂质过氧化作用的效率高得惊人。有人估计每一个维生素E分子可作用于1000个脂质分子。这样高的效率若没有其他系统的参与是不可能的,因此存在一个维生素E与维生素C相互作用的理论。一般情况下,维生素C没有抗脂质过氧化的作用,但在维生素E的存在下,维生素C可以有较高的抗脂质过氧化作用。维生素E与维生素C共存时,维生素E可以对抗很多脂质分子,这时维生素E并不被消耗,而维生素C被消耗。只有维生素C被消耗殆尽时,才会消耗维生素E。碧萝芷不但本身是一种强抗氧化剂,而且它能与抗氧化剂维生素C起协同作用,维生素C又能与维生素E起协同作用。这一系列的协同作用,使这三者的抗氧化作用更为强大。

(二)碧萝芷保健作用的机制

碧萝芷是由85%的前花青素(一种天然的强抗氧化剂),5%的儿茶酚和表儿茶酚以及2%~4%的有机酸、有机酸酯和葡萄糖酯构成。前花青素是属于生物黄酮类的化合物。黄酮类是酚类或多酚类化合物,又是一强大的抗氧化剂,是体内金属的螯合物及自由基的清除物。黄酮类在植物中有遮光作用,能使植物的DNA不被紫外线或其他射线所损伤。生物黄酮与维生素C在植物中共同存在。生物黄酮既能保护和稳定维生素C,也能对维生素C起节约作用。同时还能帮助人体对维生素C的吸收。生物黄酮能影响体内大多数的酶系统,例如:蛋白激酶、酪氨酸激酶、磷酸激酶、细胞色素p450、谷胱甘肽转移酶等。这些酶对人体的疾病,特别是慢性退化性疾病及肿瘤起关键作用。某些生物黄酮能改变人体内一些功能细胞,如:肥大细胞、嗜碱细胞、中性细胞、嗜酸细胞、巨噬细胞、B淋巴细胞、T淋巴细胞以及血小板的功能。生物黄酮能对分泌作用和神经递质的产生起促进作用,对脂质过氧化、抗原的产生、血小板凝聚与在血管内膜粘附、恶性细胞繁殖起阻止和干扰作用。没有一种有机化合物,能像生物黄酮这样具有如此众多和广泛的作用。

碧萝芷的强大作用主要在于它含有生物黄酮的复合形式。富含维生素C的水果和蔬菜,如柠檬、猕猴桃、酸枣、刺梨、辣椒等,它们对人体有益的作用到底单纯是维生素C还是维生素C和黄酮的复合作用?看来,显然是后者。

碧萝芷是一由黄酮单体、双体和低聚体组成的复合物。它可以由一个、两个黄酮,也可以是四个到八个黄酮组成的低聚体。由于它最多只是一个由低聚体组成的复合物,因此,易溶于水和在体内运转。同时它含有儿茶酚和表儿茶酚,这两种儿茶酚是很好的抗氧化剂,这已经在大规模对茶多酚的研究中得到了证实。此外,它所含的有机酸也是良好的自由基清除剂。

碧萝芷服用后,首先在肠内被消化吸收,然后以黄酮单体、双体和低聚体的形式运转到血液中,经过血液的运输,转送到所有血液经过的器官、组织和细胞。经过一段时间,低聚体缓慢地分解成较小的低聚体,再由低聚体降解成双体和单体。因此,碧萝芷有两种作用,首先是它所有的成分如前花青素、多酚类和有机酸在起作用,以后则是双体和单体在起作用。这就能解释为什么碧萝芷的作用能延长到3~8天。

(三)碧萝芷的保健功能

德国柏林Solgan营养研究中心主任Passwater医学博士,对自由基医学有35年的研究,现在是国际上著名的自由基医学权威之一。他在《碧萝芷——超级"保护性"营养素》一书中,对碧萝芷的营养保健功能做了如下归纳。

1.可以预防和降低下列疾病的危险性

(1)心脏病;(2)癌症;(3)年龄老化;(4)氧化应激反应;(5)70种以上的与自由基有关的疾病。

2.加强血管的结构和强度

(1)维持毛细血管的正常渗透压;(2)降低毛细血管的脆性;(3)减少挫伤;

(4)加强毛细血管、静脉和动脉的强度;(5)减少运动损伤和降低损伤的严重性;(6)降低和减少静脉曲张;

(7)降低和减少下肢的水肿和肿胀;(8)防治慢性静脉机能不全;(9)减少脉管炎的发生。

3.增加红细胞膜的屈曲性和刚性。

4.增进皮肤健康

(1)增加皮肤弹性;(2)增加皮肤光滑程度;(3)能防治牛皮癣;(4)能保护皮肤避免阳光照射的损伤。

5. 有防治过敏反应或称变态反应,对枯草热的变态反应特别有效。

6. 防治炎症

(1)能抑制炎症;(2)增进关节的屈曲性;(3)能减轻关节肿胀的痛苦。

7. 糖尿病,能减轻由糖尿病导致的眼底病变。

8. 增强免疫功能。

(1)加强免疫抵抗能力;(2)减少感冒发生的次数和严重程度。

9. 眼科保健

(1)减少眼底病变;(2)帮助防治眼底毛细血管出血和眼中异物浮沉(飞蚊症)。

10. 防治胃肠道疾病,防治十二指肠溃疡、胃溃疡和胃肠炎。

二、葡乐安

☞ 葡萄籽提取物制成的保健食品,商品名葡乐安。

近年来,清除自由基和抗氧化保健食品如雨后春笋般地迅速发展,长寿的食疗方法也层出不穷。银杏、蓝绿藻、绿茶、人参、枸杞、灵芝等——被东西方世界所接受,并掀起一股热潮。最近,葡萄籽提取物(OPC)制成的保健食品,商品名葡乐安,也挤进这一行列并初露锋芒。

葡萄籽提取物包括几种不同形态的花色素前体,其混合物,称为低聚前花色素(Oligomeric Proanthocyanidins,简称 OPC)。1970 年,法国波尔多大学的马斯克里尔博士(Dr. Masqueiier)发现除松针和松树皮含有花色素前体(OPC)外,在葡萄籽中也含有 OPC,而且效果胜于从松针和松树皮中提取的 OPC。他把从松针和松树皮中提取的花色素前体原命名为“OPC-85”,把从葡萄籽中提取出来的花色素原命名为“OPC-85^{+}”。“OPC-85^{+}”已获法国专利。

马博士通过实验测定出,OPC 在人体内有 85% 的生物可利用率。当人服用 OPC 胶囊 20 分钟后,就可在血液中测出,并能持续 72 小时之久。OPC 是水溶性物质,必须每天不断地补充才能维持血液中有足够的 OPC 来保持健康。葡萄籽中最重要的成分是花色素。花色素是一种生物黄酮,具有抗氧化作用,它能消灭自由基,保护血管,还具消炎退肿作用。花色素能提高脑的记忆能力,减少外界压力对机体的不良影响。它还能减少组织胺的形成,消灭过敏反应。

葡萄籽 OPC 中含有 80% ~85% 的前花色素,5% 的儿茶素和表儿茶素,2% ~4% 的咖啡酸等有机酸(是儿茶素和表儿茶素的前体,随时可以转变为儿茶素和表儿茶素)。儿茶素和表儿茶素也是强有力的抗氧化剂,它们与葡萄籽 OPC 共同发挥非凡的抗氧化作用。根据上述的结构分析,葡萄籽中的抗氧化剂含量,基本与碧萝芷相似。葡萄籽中的有机酸种类繁多,包括咖啡酸、肉桂酸、延胡索酸、没食子酸、香草酸、阿魏酸和原儿茶酸等。这些有机酸在其他植物中也可找到。如欧芹(Parsley)和菠菜里含有咖啡酸;食用大黄和葡萄中含有阿魏酸;细香葱和甜菜根中含有延胡索酸;茄子和小红萝卜中含有没食子酸。这些微量的有机酸聚集在一起,使得葡萄籽 OPC 具有较强的清除自由基与抗氧化能力。

1950 年,欧洲的医生就知道 OPC 有强化毛细血管的功能,并能减轻腿部和踝部的肿胀。从 60 年代起,医生们开始用葡萄籽 OPC 治疗枯草热(Hay Fever)和过敏症,均获得满意的效果。1970 年以来,研究人员发现 OPC 有利于皮肤蛋白质的形成,可保持皮肤的弹性和光滑。从那时起,OPC 便成为皮肤维生素。美其名曰“口服皮肤化妆品”。

最近 40 年来,越来越多的研究证明,自由基是促使人体老化的主要因素。而近 5 年来,有更多的生物化学家和医生相信 OPC 是清除自由基最强的抗氧化剂。它可以防治 80 多种因自由基而引起的疾病,包括心脏病、癌症和关节炎等。

美国是世界上死于心脏病人数最多的国家,每年死于心脏病的人数占总死亡人数的一半,而心脏病中 55% 是起因于动脉硬化。动脉硬化也是造成中风的重要因素。

1990 年国际葡萄籽会议上,英国诺丁汉大学的怀特博士声称,用葡萄籽 OPC 治疗动脉硬化,可谓对症下药,既有效又安全。它还可保护血管内壁不受损伤,阻止血小板凝结形成血块,从而化解了中风的危险。

人的衰老,最明显的就是皮肤皱纹日增。体外由于太阳紫外线的侵害,体内由于自由基和许多不利于健康的酶的摧残,致使皮肤从光润变为粗糙,弹性逐渐降低,皱纹遍布。葡萄籽是天然的阳光遮蔽物,能阻止紫外线损伤皮肤。芬兰的阿斯提拉博士(Arstilla)在皮肤细胞培养试管中证明,太阳光可杀死 50% 的皮肤细胞。在用 OPC 加以保护后，大约有85%的皮肤细胞免于死亡。葡萄籽中的生物黄酮能够修复因自由基攻击而受伤的胶原和弹性蛋白纤维，并保护皮肤免受自由基的侵袭，从而使皮肤长期维持光滑，有弹力，推迟或减少皱纹的出现。

怀特博士的另一个发现，OPC能抑制单氧合酶的作用。这种酶催化香烟中的致癌物质苯并芘变成二环氧化物，从而抑制了癌的发生。这对于吸烟而致肺癌的人来说，无疑是一个福音。

此外，葡萄籽OPC在临床上已证明可以医治静脉曲张、枯草热、哮喘等过敏性疾病和糖尿病常见的并发症，如眼底毛细血管脆弱破裂出血，这是导致老人失明的主要原因。综上所述，经常摄取葡萄籽OPC可以保持健康，使人显得年轻，达到长寿的目的。

目前，由葡萄籽所制成的OPC保健食品，商品名为葡乐安。在美国卖30美元一瓶。因为葡萄籽能防治动脉粥样硬化、心脏病、脑血管疾病和预防衰老，所以在国外也是一种著名的保健食品。

第四节　银杏提取物和红葡萄酒

一、银杏提取物

☞ 银杏是一种古老的植物，有百万年以上的历史，有人称之为活化石。

银杏的树叶呈扇形，叶中含有丰富的黄酮类化合物，称银杏苦内酯或糖甙。能加强血液循环，并能在心脏、大脑与身体的所有部分提供氧气。它具有很强的清除自由基和抗氧化作用。它的提取物能改进大脑功能，增加大脑周围的血液循环和增加氧气。对抑郁症、头痛、眩晕、记忆丧失及耳鸣有防治作用。由于它能改善周身的血液循环，所以能防治四肢血管痉挛。对气管炎、气喘、湿疹以及心脏和肾脏的疾病也有防治作用。银杏提取物能减轻肌肉疼痛，防治高血压。由于它能防治血液凝固，所以也能预防动脉粥样硬化。它还能减缓老年痴呆的进程，加强性功能。

由于它有上述很多的功能，所以被人称为“万能的保健植物”。

二、红葡萄酒

☞ 从今往后您要学会科学吃葡萄。

☞ 过去是吃葡萄不吐葡萄皮，不吃葡萄倒吐葡萄皮。

☞ 现在是吃葡萄不吐葡萄皮，吃葡萄也不吐葡萄籽。

目前有科学研究证明，由于红葡萄酒在压榨和发酵时，葡萄皮和葡萄籽都包括在内，这些葡萄皮和葡萄籽中含有抗氧化剂，能清除自由基，因而红葡萄酒能预防冠心病、脑血管疾病和肿瘤。

☞ 地中海地区的欧洲国家，在膳食中所摄取的脂肪、蛋白质、糖类和美国基本相同，但冠心病的发病率只是美国的1/2。原因是地中海国家居民的饮料是以红葡萄酒为主，而美国居民的饮料却以啤酒和威士忌为主。

在20世纪70年代，医学家发现地中海地区的欧洲国家，在膳食中所摄取的脂肪、蛋白质、糖类和美国基本相同，但冠心病的发病率只是美国的1/2。这是什么原因呢？原来地中海国家居民的饮料是以红葡萄酒为主，而美国居民的饮料却以啤酒和威士忌为主。进一步分析，红葡萄酒中有三百多种成分，其中有水杨酸，每1L红葡萄酒中有100mg，相当于我们为预防冠心病、中风和动脉粥样硬化，每天服用肠溶阿斯匹林的两倍。同时水杨酸易溶于酒精而不溶于水，因此在红葡萄酒中的水杨酸更容易被吸收而发挥作用。

红葡萄酒中还含有丰富的黄酮类化合物，类似葡萄籽中的OPC。黄酮类化合物是很好的抗氧化剂，能清除自由基，所以它也有扩张血管，降低血液粘度，活血化淤和改善微循环的作用。1995年在美国纽约召开的学术会议上有人报告，红葡萄酒含有有机酸，对人体的消化系统有益。此外它能降低低密度脂蛋白胆固醇（坏胆固醇）和升高高密度脂蛋白胆固醇（好胆固醇）。德国营养流行病学的调查表明，红葡萄酒可以使心肌梗阻的发病率降低45%。他们认为患心脏病的病人可以饮用红葡萄酒。法国的试验表明，每天喝两到三杯红葡萄酒，可以降低老年痴呆的发病率。由于红葡萄酒能促进新陈代谢，扩张血管，使肾血流量增加，增强造骨细胞的活力，因此可以减少骨质疏松症及肾结石的发生。

☞ 对于健康人来说，每天坚持喝二两红葡萄酒对保健是很有好处的。

第五节　茶 多 酚

☞ 目前清除自由基和抗氧化的保健食品中，我国研究最多、时间最长也最符合我国的具体条件的是茶多酚。

茶多酚是生物黄酮类化合物，在国内有丰富的原料即茶叶。我国对这一化合物进行了大量的研究，既研究了它抗肿瘤、抗衰老、抗动脉粥样硬化，降低血脂、血糖和血胆固醇的机理，也研究了它的药理、急性和慢性毒性作用，致畸和致癌试验，制定了它的质量标准和卫生标准。

☞ 神农尝百草，日遇七十二毒，得茶而解之。

茶叶从古到今延续数千年，从中到外传遍五大洲，除了它的诱人的清香外，还有就是它神奇的保健功能。茶的药效早为古今医学家所肯定，并为现代医学的研究所证实。根据不完全的统计，我国有 16 种古代医书记载着茶叶的 20 项 219 条药效。4700 年以前就有“神农尝百草，日遇七十二毒，得茶而解之”。《本草拾遗》中有“诸药为各病之药，茶为万病之药”的论著。根据研究，茶叶有抗癌、抗衰老与防治心脑血管疾病的功效，主要功效成分是茶叶中所含的多酚类物质茶多酚，它是黄烷醇类为主和少量黄酮醇及苷组成的复合体。为什么这类复合体有这样神奇的功效呢?

一、茶多酚清除自由基和抗氧化功效

（一）茶多酚能清除活性氧自由基

茶多酚对超氧阴离子与过氧化氢自由基的清除率可达 98% 以上，其效果要优于经典的天然抗氧化剂维生素 E 与维生素 C。

（二）茶多酚对细胞膜与细胞器有保护作用

通过心肌线粒体脂质过氧化模型的研究发现，茶多酚对脂质过氧化自由基的清除作用十分明显。

（三）茶多酚的抗肿瘤作用

茶多酚的抗肿瘤作用可能是通过增强机体的免疫能力和杀伤肿瘤细胞来抑制体内肿瘤细胞的生长。同时茶多酚对各类诱变肿瘤化学物质损伤细胞 DNA 或染色体的作用有对抗作用。

（四）茶多酚延缓衰老的作用

用 0.05% 和 0.1% 浓度茶多酚喂饲家蝇，对雌雄家蝇的半数存活率和平均寿命均能延长 36% ~50%，并使家蝇大脑的 SOD 活性升高，脂质过氧化降低。茶多酚能提高老年大鼠体内谷胱甘肽过氧化物酶（GSH - Px）和超氧化物歧化酶（SOD）的活力，有抗脂质过氧化和延缓脂褐素生成的作用。

二、茶多酚的特性

1. 茶多酚有很强的抗氧化作用。只需以 0.002% 剂量添加到油脂和油脂煎炸食品以及高油脂食品中就能抑制氧化。

2. 茶多酚有抑制细菌生长的作用，因而能防止食物腐败变质。

3. 茶多酚是消除异臭的天然消臭剂。它能消除食品中的恶臭，使高糖食品的“酸尾”消失。使食品口感甘爽，改善食品风味。

4. 茶多酚具有良好的水溶性，对热和酸都比较稳定。因此很适合在食品加工中应用。

由于茶多酚有降血脂、血压和胆固醇，抗动脉粥样硬化，抗癌变，抗衰老，抗细菌和防龋齿等功能。因此，国内外科学家都把茶多酚列为最有前途的保健食品之一。

三、茶多酚的应用

1. 可添加到动物性油脂如猪油、鸡油、鱼油、奶油、黄油、蛋黄酱，植物性油脂如豆油、花生油、菜油、茶油、玉米油、棕榈油中，以防止油脂酸败。添加量为油脂含量的 0.005% ~0.05%，效果十分显著。

2. 可将茶多酚按油脂含量的 0.01% ~0.02% 添加到油炸马铃薯片、油炸方便面、油炸花生米、油炸鱼肉等食品中，有显著的抗氧化效果，并能防止炸鱼过程中的腥臭味。

3. 在水产品的加工过程中，将茶多酚以0.01% ~0.02%的剂量添加，可有显著的抗氧化、防腐败和除臭作用。

4. 将各种肉制品浸泡在用茶多酚等添加剂配制的溶液中，茶多酚的浓度为0.05% ~0.2%，浸泡时间为5 ~10min，溶液温度为60 ~70℃。这时肉制品表面的蛋白质与茶多酚会形成一层不透气的硬膜，可使肉制品有抗氧化作用，能抑制细菌生长和防止腐败变质。在火腿、香肠、腊肉等腌制食品的加工中，添加0.01% ~0.02%的茶多酚，不但能抑制氧化腐败，而且能降低腌制食品中的亚硝酸的含量，使腌制食品出现可口的香味。

5. 将茶多酚添加到乳制品中，既可消除异臭，又可防止乳制品中油脂类物质的氧化腐败，并可明显改善乳制品的风味。其添加剂量一般为0.01% ~0.05%。

6. 茶多酚可添加到各种高油脂、高糖和易氧化腐败的焙烤食品中，如月饼、饼干、面包、方便面等。能抗氧化，抗酸败，保持鲜度，改善质量。茶多酚能有效地去除大豆制品的豆腥味。剂量为0.005% ~0.02%。

7. 茶多酚可添加到口香糖、软糖、酥糖、夹心糖、水果糖等糖果中，能有效地发挥其抗氧化和保鲜作用，并有消除口臭与预防龋齿等功能。剂量为0.05% ~0.02%。

8. 茶多酚可添加到各种饮料中，如汽水、可乐、冰激凌、柠檬茶、雪糕、菊花茶等。也可添加到酒类中，如葡萄酒、黄酒、清酒、白酒等。添加到果汁中可防止维生素C、维生素A、硫胺素和胡萝卜素的分解与破坏。剂量为0.02% ~0.4%。

9. 茶多酚可添加到调味品中，有防腐与清除异臭的功效。剂量为0.002% ~0.02%。

10. 可作为营养保健品的重要成分。

第二十五章 保健食品——蛋白质、氨基酸类保健食品

第一节 大豆蛋白

大豆以其丰富的营养——优质蛋白质占35% ~40%，脂肪占18% ~20%，多不饱和脂肪酸丰富，逐渐成为全世界最重要的农作物之一。一些发达国家，如美国和日本最近数十年，在大豆种植和加工方面发展很快。中国由于大豆的产量不高，每亩产量仅150 ~180kg，低于大米和小麦的亩产量，加上收购价格又低，因此影响农民种植的积极性。目前大豆的品种、产量远低于美国和日本。因此不少农学家和营养学家都建议改变大豆的种植和加工状况，并提出了《大豆行动计划》。大豆蛋白是以补充蛋白质为主的保健食品的主要原料，其代表性的保健食品有蛋白质粉及婴儿豆基配方奶。

一、大豆蛋白的营养与保健作用

☞ 大豆蛋白质中除含硫氨基酸如蛋氨酸稍低外，其他的必需氨基酸都比较丰富，脂肪中的多不饱和脂肪酸也较高，所以营养相当丰富。

目前，全世界的食品工业都从大豆中提取蛋白质。用大豆蛋白所做的食品，风味很好，而且要比由肉类、奶类和蛋类蛋白质所做的食品，脂肪与胆固醇含量低，不含容易导致腹泻的乳糖。更适合做成保健食品添加到各类人群如儿童、老年人与减肥者的膳食中。目前国外用大豆提取蛋白质，含量可达到80% ~92%。

(一)蛋白质营养

1. 评价大豆蛋白营养价值的氨基酸分数很高。与目前认为蛋白质营养价值最好的酪蛋白及卵白蛋白比较，它们的分数都是1。大豆蛋白的分数比肉类蛋白(0.9)、其他豆类蛋白(0.7)与燕麦蛋白(0.57)都高。大豆蛋白中氨基酸的成分与含量比联合国粮农组织及世界卫生组织推荐的儿童及成年人的氨基酸营养素供给量标准(RDA)要高很多。

2. 大豆蛋白的消化吸收率很好，是消化吸收率最高的蛋白质之一。

3. 用蛋白质与氨基酸的评价方法，可以说明大豆蛋白是优质蛋白质，并优于肉类、鱼类、花生及燕麦蛋白。参见表 25－1，图 25－2。

表 25－1　各种食物蛋白质用消化率纠正后的氨基酸分数

大豆蛋白	牛奶	鸡蛋	瘦牛肉	豆类蛋白	燕麦	花生	米粉	玉米粉	麦面筋
1.0	1.0	1.0	0.92	0.73	0.57	0.52	0.47	0.42	0.25

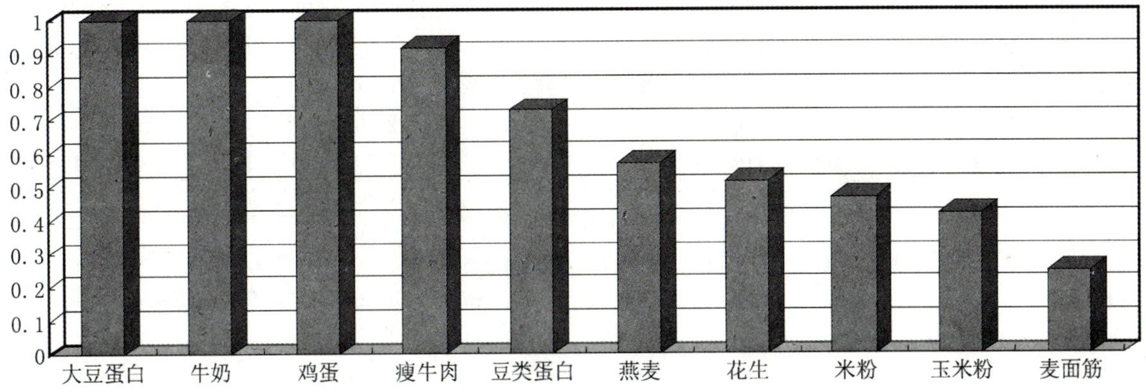

图 25－2　大豆蛋白与其他食品的氨基酸分数

（二）对动脉粥样硬化和心脏病的保健作用

1. 如果人们血清中的胆固醇高于 5.17mmol/L（200mg/100ml），则有患动脉粥样硬化和心脏病的危险性，特别是胆固醇中的低密度脂蛋白胆固醇。吃大豆可降低血清中的总胆固醇和低密度脂蛋白胆固醇。

2. 在临床中，如果将大豆蛋白部分代替膳食中的蛋白质或添加到膳食中都有降低胆固醇的作用。

3. 临床试验证明，在膳食中长期添加大豆蛋白可以替代传统的防治动脉粥样硬化和冠心病的药物。

4. 若要使大豆蛋白确有降低胆固醇的作用，必须在膳食中添加大豆蛋白 25～50g。这一剂量并不影响膳食的口味。

那么，大豆蛋白为什么会降低血中的胆固醇和降低发生心脏病的危险性呢？它的机制是什么？有的研究证明，大豆蛋白能刺激肝脏除去低密度脂蛋白胆固醇。大豆蛋白还能影响内分泌系统，改变与胆固醇代谢有关的激素的浓度。

异黄酮是大豆蛋白中仅有的黄酮类化合物，其他植物蛋白中并没有异黄酮的存在。异黄酮能防止磷酸化的进行，磷酸化能导致动脉血管发炎。异黄酮还能保护胆固醇不被氧化形成自由基。发炎和自由基都是形成动脉粥样硬化的重要原因。

最近的临床研究表明，大豆分离蛋白所含的异黄酮对更年期妇女很有好处，可以减少绝经期经常发生的潮热和夜汗。可以不用传统的激素替代方法，仅服用异黄酮来治疗更年期综合征。异黄酮对更年期妇女的心血管健康也有好处。

（三）减肥

1. 减肥膳食必须是低热量的，但为了维持减肥者的健康，减肥膳食又必须是营养丰富和平衡的膳食。在减肥膳食中蛋白质用部分大豆蛋白替代，不但可补充营养而且可使身体中各种生化指标维持正常。

2. 添加大豆蛋白，可以做成各种美味可口的食物，使减肥者乐于食用。

3. 肥胖同时有高血脂和高胆固醇的人群中，用大豆蛋白不但能供给营养丰富的蛋白质和平衡膳食，也能降低血脂和胆固醇。

（四）防治癌症

1. 癌症化疗时，在膳食中添加大豆蛋白，可以维持病人所需的蛋白质，防止病人消瘦和脱发。

2. 根据一系列的动物和人体体外细胞培养观察，大豆蛋白中所含的异黄酮中的染料木苷（Genistein）有抑制肿瘤细胞生长和抑癌作用。

（五）可作为婴儿豆基配方乳最好的原料

一般婴儿人工喂养时，最常用的是鲜牛奶、奶粉或以奶粉为基础的乳基配方乳。牛奶蛋白会导致婴儿发生变应性湿疹和其他过敏以及腹泻或腹绞痛，这些症状的发生率为4% ~7%。最近的研究证明，以大豆分离蛋白为基础的豆基配方乳，婴儿过敏症状的发生率最低。目前，在市场上豆基配方乳的产品已占全部配方乳的22%。

二、蛋白质粉

比较理想的价廉物美的优质蛋白质原料，只有从大豆中分离的蛋白质粉。它可加于多种食物和饮料中，例如汤、点心、肉丸或馄饨、蒸蛋、饮料（如豆浆或橘子汁）、方便面以及芝麻糊，不但可以补充蛋白质而且不影响口味。

表 25－3　推荐的婴儿配方乳营养素含量（每 100Kcal）

营养素	FAO/WHO 法典 72－1981		美国婴儿配方法案 1985 年		欧盟指导委员会（乳基）[e]1991 年		欧盟指导委员会（豆基）[e]1991 年	
	最低	最高	最低	最高	最低	最高	最低	最高
热量/（Kcal/100ml）	—	—	—	—	60.0	75.0	60.0	75.0
蛋白质含量/g	1.80	4.00	1.80	4.50	1.80	3.00	2.56	3.00
脂肪含量/g	4.40	6.50	3.30	6.00	4.40	6.50	4.40	6.50
热量/%	30.0	—	30.0	54.0	30.0	—	30.0	—
亚麻酸含量/g	0.30	—	0.30	—	0.30	1.20	0.30	1.20
热量/%	2.70	—	—	2.70	—	—	—	—
碳水化合物含量/g	18.78	—	—	—	7.0	14.0	7.0	14.0
维生素含量/IU	—	—	250.0	750.0	—	—	—	—
维生素 A 含量/μg	60.0	100.0	—	—	60.0	180.0	60.0	180.0
维生素 D 含量/IU	40.0	80.0	40.0	100.0	—	—	—	—
维生素 D 含量/μg	1.00	2.50	—	—	1.00	2.50	1.00	2.50
维生素 E 含量/IU	0.50	—	0.70	—	0.50	—	0.50	—
维生素 K 含量/μg	4.00	—	4.00	—	4.00	—	4.00	—
硫胺素含量/μg	40.0	—	40.0	—	40.0	—	40.0	—
核黄素含量/μg	60.0	—	60.0	—	60.0	—	60.0	—
维生素 B_6 含量/μg	35.0	—	35.0	—	35.0	—	35.0	—
维生素 B_{12} 含量/μg	0.10	—	0.15	—	0.10	—	0.10	—
烟酰胺含量/μg	—	—	250.0	—	—	—	—	
烟酸含量/mg－NE mg	0.80	—	—	—	0.80	—	0.80	—
叶酸含量/μg	4.0	—	4.0	—	4.0	—	4.0	—
泛酸含量/μg	300.0	—	300.0	—	300.0	—	300.0	—
生物素含量/μg	1.50	—	1.50	—	1.50	—	1.50	—
维生素 C 含量/mg	8.0	—	8.0	—	8.0	—	8.0	—
胆碱含量/μg	7.0	—	7.0	—	—	—	—	—
肌醇含量/μg	—	—	4.0	—	—	—	—	—
L－肉碱含量/μmol	—	—	—	—	—	—	7.50	—
钙含量/mg	50.0[b]	—	60.0[e]	—	50.0[b]	—	50.0[b]	—
磷含量/mg	25.0	—	30.0	—	25.0	90.0	25.0	90.0
镁含量/mg	5.0	—	6.00	—	5.0	15.0	5.0	15.0
铁[d] 含量/mg	0.5	1.5	0.5	3.0	0.5	1.50	—	—
铁（豆基）含量/mg	1.0	2.0	—	—	—	—	1.0	2.0
铜含量/μg	60.0	—	60.0	—	20.0	80.0	20.0	80.0
锌含量/mg	0.50	—	0.50	—	0.50	1.50	0.75	2.40
碘含量/μg	5.00	—	5.00	75.0	5.00	—	5.00	—
钠含量/mg	20.0	60.0	20.0	60.0	20.0	60.0	20.0	60.0
钾含量/mg	60.0	200.0	80.0	200.0	60.0	145.0	60.0	145.0
氯含量/mg	50.0	150.0	55.0	150.0	50.0	125.0	50.0	125.0
锰含量/μg	5.0	—	5.0	—	—	—	—	—
硒含量/μg	—	3.0	—	—	—	3.0	—	3.0

☞ 人体每天所需的热量有10% ~15%来自蛋白质。一般而言,机体不用蛋白质作为产热的来源,只有当人体摄入的热量不足时,机体才动用蛋白质产热。蛋白质摄入量过多,不但是一种浪费,而且对人体有危害。蛋白质在人体内的分解产物较多,其中氨、酮酸及尿素等对人体会产生副作用,不仅增加肝脏负担,还容易引起消化不良,长期以往,影响肝肾功能,造成消瘦及免疫功能低下。美国科学家发布一项声明指出,食用过量的蛋白质会增加患癌症的风险,如直肠癌、胰腺癌、肾癌及乳腺癌。食用动物性蛋白质如蛋类、奶类及肉类过多,还可以诱发心脏病。所以,正常人如果膳食结构合理,蛋白质、脂肪和碳水化合物的比例适当,膳食蛋白质的质量也较好,就没有必要额外补充蛋白质粉。痛风、肝肾功能衰竭的病人,更要限制蛋白质的摄入。

三、婴儿豆基配方乳

(一)大豆配方乳在中国的历史

早在20世纪30年代就有儿科专家祝慎之、叶恭绍、诸福棠用豆浆或炒豆粉来喂养婴儿,认为效果较好。根据调查,在50年代共有25个工厂生产58种代乳品,称乳儿糕或奶糕。1954年卫生研究院周启源、刘冬生教授用大豆粉、米粉、核黄小米和骨粉加工成以大豆为基质的配方代乳品,称5410代乳糕。动物试验生长曲线不低于乳粉组,骨骼发育也正常,喂养乳糕的婴儿发育正常。1958年由政府出面在全国推广。70与80年代调整了配方,增加了维生素与微量元素,改名为婴儿营养粉及婴宝,年产量达到1200吨。

(二)为什么要改用豆基配方乳

根据儿科临床观察,有不少婴儿尤其是用乳基配方乳喂养后会发生变应性湿疹和其他过敏症状,也有婴儿患腹泻或腹绞痛。儿科医生认为这是因为牛奶蛋白质导致婴儿过敏,所患湿疹也可发展为终生性的过敏性哮喘,而腹泻或腹绞痛则是婴儿对牛奶中的乳糖不耐受的缘故。这些症状的发生率为4% ~7%。因此儿科专家和营养学家开始寻找低过敏性的配方乳来解决这一问题。早在1909年Ruhrah就在美国用大豆磨成豆浆喂养营养不良或腹泻的婴儿获得成功。但是大豆中的碳水化合物很不容易消化而且口味也不受婴儿的欢迎。因此从60年代开始用大豆分离蛋白来替代豆浆做成豆基配方乳。欧洲联盟指导委员会规定豆基配方乳必须用大豆分离蛋白。

经过一系列的研究终于证明豆基配方乳的确能降低婴儿的过敏。美国儿科研究院营养委员会在收集了各方面的证据以后,其结论是:"证据说明大豆蛋白要比热处理牛奶蛋白所导致的婴儿过敏性低,它可能是对过敏婴儿较好的营养来源。"推荐的婴儿配方乳营养素含量,见表25-3。

用婴儿豆基配方乳代替乳基配方乳在治疗婴儿腹泻和腹绞痛中,效果显著。不但能缩短腹泻的时间,而且能减轻症状。目前婴儿豆基配方乳在美国市场上的销售额已上升到22%。例如,完达山公司所生产的豆基配方乳是国内一种质量较好的豆基配方乳,它的原料是美国宝利来公司所生产的大豆分离蛋白——素宝。

第二节 牛磺酸

☞ 免疫的物质基础是蛋白质。

☞ 人体内所有的免疫物质,没有一样不是由蛋白质组成。

目前有很多的功能性食品问世,这些功能性食品中都提出了有抗衰老,提高身体抵抗力,促进免疫机制的功能。这些食品或富含微量元素或多糖类。但我们必须牢牢记住一个经典的概念,即免疫的物质基础是什么?正确的回答是蛋白质。综观人体内所有的免疫物质,没有一样不是由蛋白质组成。如免疫球蛋白A、免疫球蛋白M、免疫球蛋白G与免疫球蛋白I(IGA、IGM、IGG、IGI)、抗体、抗原、补体等,就是白细胞、淋巴细胞、CD细胞与吞噬细胞等,细胞内蛋白质的含量也在90%以上。因此人体若不缺乏蛋白质或氨基酸,上述的微量元素与多糖会起作用,如果缺乏蛋白质,则无论用多少微量元素和多糖都不起作用。但是有时食物中8种必需氨基酸都已供应充分(这8种必需氨基酸是:异、亮、苏、缬、赖、色、苯、蛋,有时婴儿还需要组氨酸),人体还是会发生氨基酸缺乏的现象。随着营养学与生物化学的进展,发现有些氨基酸虽然人体能够合成,但在严重应激的状态或某些疾病的情况下容易发生缺乏。如果缺乏,则对人体产生有害的影响。这些氨基酸包括牛磺酸、精氨酸、谷氨酰胺等。

一、牛磺酸的保健功能

牛磺酸是一种含硫氨基酸,最近的研究证明,含硫的氨基酸——牛磺酸对机体还是非常重要的。通常,它以游离状态存在于组织细胞中。根据动物试验的结果，如果牛磺酸缺乏，小鼠会发生生长不良与存活率降低，猴子会发生眼底视网膜功能紊乱与生长迟缓，猫也会发生眼底视网膜病变，小脑发育不良与心脏病变，补充含硫的氨基酸如蛋氨酸和胱氨酸或半胱氨酸，并不能防止这些病变，但补充大量牛磺酸，则能防止。在脑组织中含有丰富的牛磺酸，它对脊髓神经元有很强的抑制作用。最近的研究，发现婴幼儿如果缺乏牛磺酸，也会发生视网膜功能紊乱与生长、智力发育迟缓。总之，牛磺酸缺乏会影响到生长、视力、心脏与脑。

长期全静脉营养输液的病人，若输液中没有牛磺酸会使病人的视网膜电流图发生变化。只有用大剂量的牛磺酸补充，才能纠正这一变化。细菌感染的病人，由于细菌的大量繁殖，消耗了体内的牛磺酸，也会形成牛磺酸缺乏，发生眼底视网膜电流图的变化，而补充了牛磺酸以后，会使眼底的病变好转。研究证明，适量的牛磺酸能保护肝脏免受自由基的损伤，但过量反而有害。

牛磺酸与胆酸结合形成胆盐，所以它是胆盐的重要组成部分，缺乏后会减少胆盐的含量，使脂肪的吸收发生紊乱。这在未足月的婴儿喂饲缺乏牛磺酸的配方奶时容易发生。只有在配方奶中补充牛磺酸，才能纠正。牛奶中的牛磺酸很少，仅有1μmol/100ml，而人奶中却有25μmol/100ml，同时人体在肝中合成牛磺酸的酶，胱氨酸-亚磺酸脱羧酶的量很低，婴儿若不用母乳喂养，用缺乏牛磺酸的牛奶或用缺乏牛磺酸的人工配方奶喂养，在足月尤其是不足月早产的婴儿中会发生血浆与尿中牛磺酸含量低，甚至发生生长与智力发育迟缓，即使补充人体内合成牛磺酸的前体——蛋氨酸与胱氨酸也没有作用。因此在国外，婴儿的配方奶中已添加了一定量的牛磺酸。

二、牛磺酸的食物来源

由于人类只能有限地合成牛磺酸，因此膳食中的牛磺酸就显得非常重要。美国加州大学洛杉矶分校Laidlaw对各种食物中牛磺酸的含量进行了分析。蔬菜如西红柿、黄瓜、土豆、芹菜、菜花中不含牛磺酸，水果如苹果、梨、橙、橘、柑中不含牛磺酸，谷类加米、面、玉米、燕麦中不含牛磺酸，干果类如葵花子、花生、杏仁、核桃中不含牛磺酸。现将他们分析的结果，禽畜水产类食品以及奶制品中的牛磺酸含量列于表25-4，表25-5。

表25-4　禽畜水产品类食物中牛磺酸含量

禽畜水产类食品	制备方法	牛磺酸含量/(mg/100g)	禽畜水产类食品	制备方法	牛磺酸含量/(mg/100g)
禽类：			加工的肉类：		
鸡，白肉	生	18±3	火腿	烤	50±6
	焙烤	15±4	意大利香肠	腌制	59±8
乌鸡，黑肉	生	169±37	猪肉/牛肉红肠	腌制	31±4
	焙烤	199±27	火鸡红肠	腌制	123±5
火鸡，白肉	生	30±7	水产品：		
	焙烤	11±1	金枪鱼	罐装	42±13
火鸡，黑肉	生	306±69	金枪鱼	生	39±13
	焙烤	299±52	白鱼	生	151±23
畜类：			白鱼	煮熟	172±54
牛肉	生	43±8	虾，小	煮熟	11±1
	焙烤	38±10	虾，中等	生	39±13
小牛肉	生	40±13	牡蛎	生	396±29
	焙烤	47±10	蛤蜊	生	520±97
猪肉，腰	生	61±11	淡菜	生	655±72
	焙烤	57±12	扇贝	生	827±15
			鱿鱼	生	356±95

表25-5　奶制品中牛磺酸含量

牛奶制品	牛磺酸含量/(mg/100g)	牛奶制品	牛磺酸含量/(mg/100g)
全脂奶	2.4±0.3	低脂奶	2.3±0.2
脱脂奶	2.5±0.3	启达乳酪	没有
瑞士乳酪	没有	低脂酸奶	3.3±0.5
低脂桃了酸奶	7.8±0.9	香草冰淇淋	1.9

从表中观察，奶制品中牛磺酸的含量很低。禽类中，黑肉的牛磺酸含量要比白肉高。海产品与禽畜类比较，以海产品中的牛磺酸含量最高，如牡蛎、蛤蜊与淡菜中牛磺酸可高达400mg/100g以上。加热烹调对牛磺酸的含量没有什么影响。这也可以间接说明，为什么牡蛎提取物与乌鸡肉作为功能性食品有强壮、滋补，预防与治疗心脏病、肝病与抗衰老等作用。

三、牛磺酸在保健食品中的应用

牛磺酸可添加到婴儿配方乳中；对肝脏的受损细胞有恢复作用，可促使肝功能的恢复；可加强心肌的收缩能力，有助于心脏血液的输出，减轻心肌缺血的损伤；还有对抗心肌紊乱的作用。

第二十六章　保健食品——脂肪类保健食品

☞ 了解两种重要的脂肪酸——DHA和EPA。

亚油酸是有18个碳原子2个双键的脂肪酸，其中一个双键在甲基末端数起的第六位碳原子上（18:2，ω-6），而亚麻酸是18:3，ω-3脂肪酸。亚油酸可以变成20:3的γ-亚麻酸，变成20:4的花生四烯酸（AA），亚麻酸可以变成20:5的二十碳五烯酸（EPA），或再加长再增加双键变成22:6的二十二碳六烯酸（DHA）。这四种脂肪酸对人的生理生化作用都非常重要，尤其是DHA和EPA。在某些条件下，由于代谢障碍，使亚麻酸和亚油酸不能延长和增加双键，在体内便不能生成这四种脂肪酸，只能靠体外补充，因此这四种脂肪酸又可以称为条件性必需脂肪酸。

第一节　DHA和EPA的保健功能

在北极圈内格陵兰岛上生活的爱斯基摩人多以渔猎为生，他们的食物，蔬菜很少，绝大多数是动物性蛋白质和脂肪。由于他们所吃的海鱼和海豹中含有大量的DHA和EPA，所以冠心病的死亡率仅为5.3%，是移民到丹麦饮食已欧化的爱斯基摩人冠心病死亡率的1/8。DHA和EPA可防治动脉粥样硬化、心脑血管疾病，这已确切无疑。综合医学治疗，ω-3脂肪酸防治上述疾病的机理有下列几个方面：

1. 减少血小板的凝聚作用，增加抗血凝作用。
2. 在早期血管硬化时，能减少动脉内壁损伤面的血小板凝聚与血小板栓塞。
3. 能在血管的损伤面加强白细胞的作用，从而降低炎症反应。
4. 增加血浆的溶解纤维作用。
5. 减少儿茶酚胺对血管的紧张作用。
6. 能降低血液粘度与稍许降低血压。
7. 能使血液中的脂肪酸谱向着对人体健康有利的方向发展。
8. 延缓在血管损伤部位血管硬化的进程。

此外，DHA还有免疫作用和抗癌功能。在20世纪80年代后期，发现了DHA在神经系统与视网膜中的重要功能。DHA在一般组织中含量很低，但在大脑皮层、视网膜、睾丸与精子中的含量却很高。在大脑灰质中的含量要占脂肪总含量的1/3。在脑组织中，神经突触体与线粒体DHA含量最高；在视网膜中，尤其是它的光受体，DHA含量也很高。因此，DHA与大脑的功能，尤其是信息传递、行为、学习与视力有密切关系。

第二节　DHA和EPA的补充

一般成人DHA所需的量很少。但对于孕妇与婴儿，则需要大量的DHA。这是因为大脑和视网膜的发育，80%是在胎儿与4岁前完成的，尤其是在怀孕的最后3个月和婴儿出生后的头6个月，发育最迅速。在这时DHA在大脑与视网膜中的含量可增加3～5倍。人的胎盘对DHA有一生物放大作用，虽然孕妇血中DHA并不高，但她仍能选择性地提供胎儿大脑和视网膜大量的DHA。胎儿出世后,母亲的乳汁中还有DHA可以供给婴儿。

根据上述情况,孕妇、乳母、婴儿适量补充DHA非常重要。牛奶中的DHA含量很少。目前专供婴儿食用的配方奶,即使是国外的名牌产品,有的也没有DHA。联合国粮农组织和世界卫生组织在1995年最新推荐的母婴膳食指南中明确规定,婴儿配方奶中必须含有DHA和花生四烯酸(AA),剂量为婴儿每1kg体重补充DHA 40mg、AA 60mg。

☞ 自然界DHA和EPA的形成过程如下:海洋浮游植物微小藻类→合成亚麻酸→DHA、EPA→被海洋浮游动物吞噬(变形虫、鞭毛虫等)→被海洋鱼类、甲壳类或海豹等动物吞噬。

DHA、EPA可由海鱼,尤其是青暗色的海鱼的鱼油中提取,这样提取的脂肪酸鱼腥味较大。也可由海豹油和海藻中提取,这样提取的鱼腥味较小。鱼腥味可用香草、柠檬等香精、生姜等调味品掩盖,效果较好。DHA和EPA由于其双键较多,因此非常容易氧化,因此需充氮保存,或添加抗氧化剂如维生素E来保存。

DHA既可以做成药物如多烯康,来防治心、脑血管疾病与降血脂,也可以做成添加剂,添加到烹调油、人造黄油、鲜奶、酸奶、软饮料、面包、饼干及方便面中以补充DHA。这对孕妇和乳母都是很好的补充办法。

DHA和EPA一般可装在胶囊中服用,也可加上明胶、淀粉、鹿角菜胶、海藻酸钠等辅料制成微胶囊化的制剂。这些制剂在服用时可起缓释作用,使DHA在人体内的作用比较耐久。一般由于简化加工提取手续,而且DHA和EPA的作用相似,因此DHA胶囊或胶丸中除DHA外也含有EPA。有人认为EPA有增加性功能的作用,对儿童或青少年不利,但若控制用量则问题不大。现在发达国家已将DHA和EPA添加到植物油中(添加量都为1% ~2%),牛奶和酸奶中(添加量都为0.1% ~1.0%),面包和饼干中(0.5% ~1.0%或1% ~2%),人造黄油中(2% ~4%),粉状饮料中(1% ~2%)和方便面中(0.5% ~2%)。这种添加的方法已得到当地卫生部门的同意,作为健康食品或营养保健食品。

有人认为,反正DHA既能防治心、脑血管疾病,又对中枢神经系统与视力有好处,那多吃点DHA营养保健品应该没有什么问题。这是不对的。7 ~8岁的儿童若服用过量的DHA,如每天90mg服用一周后,会处于高度兴奋状态,午夜都难于成眠。也有在高考时家长给应考子女大量服用"聪明营养液",以致他们处于高度亢奋状况、晚上难以入眠,白天昏昏沉沉,致使高考成绩比平时还差。此外,我们知道组织中过多的DHA可以导致细胞受脂质过氧化的损伤。如婴幼儿的倾倒综合征就与大脑中DHA太高,引起脂质过氧化有关。在视网膜中DHA太高,会引起视网膜的退化。因此在服用时也必须注意,不能长时期的无限制地服用。世界卫生组织提出每天DHA的摄取量不要超过所摄取脂肪总量的2%,这一摄取量除鱼油外,还应包括天然食物中的DHA,如海产品、豆类和绿叶蔬菜。

长期服用鱼油有什么副作用吗?一般认为有冠心病的病人,差不多都有高脂血症,服用鱼油以后,会使胆液中的胆固醇增加,长期大量服用鱼油会增加胆固醇胆石症发生的可能。服用鱼油,不但会降低血中的低密度脂蛋白胆固醇(LDL,有损健康的胆固醇),同时也会降低血中的高密度脂蛋白胆固醇(HDL,有益健康的胆固醇),这曾引起了很多心脏病专家和营养学家的疑虑。最近证明,这种疑虑是多余的,低密度脂蛋白胆固醇降低了,就能使心脏病的发病率降低。其他还有,由于鱼油中含有大量的多不饱和脂肪酸,可能引起自由基所导致的损伤。有人认为服用鱼油能使糖尿病加剧,但最近的研究证明,鱼油不但不会导致或加剧糖尿病,反而有防治糖尿病的作用。总之,长期和大量服用鱼油,还应该在医生的监督下进行,应该定期检查血中的胆固醇、甘油三酯、低密度脂蛋白胆固醇、高密度脂蛋白胆固醇和丙二醛的含量,这样才是有效和可靠的使用鱼油防治心、脑血管疾病的方法。

我国生产DHA的厂家在销售和宣传DHA方面受日本影响,广告宣传多放在DHA对神经系统的作用,称DHA为脑黄金、聪明营养液,有的广告甚至称服用某某营养液可以使10亿人先聪明起来。的确在动物试验尤其是迷宫试验中,小鼠服用DHA后能更快地走出迷宫,但是否人类服用后也有如此显著的作用?对孕妇、乳母和婴幼儿,补充DHA能促使婴幼儿大脑的发育,但如果学龄儿童和青少年平时学习成绩很差,考试时想依靠聪明营养液使他聪明起来,获得优秀成绩,这是根本不可能的。对成人来说,吃了DHA是否会变得聪明些呢?目前还没有研究工作可以确切地证明。1995年7月在北京召开的DHA国际学术研讨会上,专门就此事进行了讨论,专家们一致认为还不能这样说。因此很多营养保健品所做的广告,如称之为聪明营养液、脑黄金等,都不够恰当。由于服用DHA对人变得聪明并无显著效果,这是国内生产DHA厂家销售走入低谷的主要原因,甚至有的生产厂家就此倒闭。DHA在防治动脉粥样硬化、心脑血管疾病方面的作用则是确切无疑的,因而国外标明有防治心脑血管疾病的鱼油现在国内成功地大量销售。

第二十七章　保健食品——强化食品

由于地理环境的因素，有些地区会缺乏某种营养素。例如，远离大海的山区，必然会缺乏与海产品有关的微量元素碘，在某些贫硒地区会缺乏硒，以至发生某些营养缺乏病，如缺碘性甲状腺肿、克汀病与克山病。在生理上发生特殊变化的人群，如孕妇，需要补充B族维生素——叶酸，来预防胎儿的神经系统发育不良、无头症或脊柱裂；孕妇与乳母还要防止缺铁性贫血；有些生长不良的儿童则需要特殊氨基酸的补充；幼儿、儿童与老年人需要补充维生素D和钙，以避免发生佝偻病和骨质疏松症。

这些营养素的补充，当然可以用营养素的片剂或胶囊。但是这样补充营养素，在文化素质高的人群中问题不大，在文化程度较低的人群中则存在问题。此外，若是一个大群体，例如几十万、几百万、几千万人群中，靠自己服用营养素便成问题，需要将营养素掺和在人们必需吃的食物中，如谷物、食盐、牛奶中自然食用。强化食品的概念，就是在食品中添加营养素。营养强化剂的定义，根据中华人民共和国食品卫生法第五十四条的规定："为增加营养成分而加入食品中的天然的或人工合成的属于天然营养素范围的食品添加剂"。目前，在全国市场上出售的碘盐和铁强化酱油，就是国家采取的一种营养强化措施。此外，人工喂养的婴儿，单单依靠牛奶供给营养是不够的，需要添加多种氨基酸、多不饱和脂肪酸、维生素、矿物质，制成婴儿乳基或豆基配方乳。这也是一个著名的例子。

在强化食品中所加入的营养素称食品强化剂。现世界各国和组织批准加入食品中的营养素列举如下。

1. 中国　批准单位：卫生部——

营养素　氨基酸：赖氨酸、牛磺酸

维生素：维生素A、维生素D、维生素E、维生素K_1、硫胺素、核黄素、烟酸、维生素B_6、生物素、维生素B_{12}、胆碱、肌醇、叶酸、泛酸、维生素C

矿物质：铁、钙、镁、锌、碘、硒、铜、锰

2. 美国　批准单位：食品与药物管理局（FDA）——

营养素　氨基酸：必需氨基酸

维生素：维生素A、维生素D、维生素E、维生素C、硫胺素、核黄素、烟酸、维生素B_6、生物素、维生素B_{12}、叶酸、泛酸

矿物质：铁、钙、镁、锌、碘、硒、铜、锰

3. 瑞典　批准单位：卫生部——

营养素　维生素：维生素A、维生素D_2、维生素D_3、维生素E、维生素K_1、硫胺素、核黄素、烟酸、维生素B_6、生物素、维生素B_{12}、叶酸、泛酸、维生素C

矿物质：铁、钙、镁、锌、钾、碘、硒、铜、锰

4. 联合国粮农组织和世界卫生组织——

营养素　维生素：维生素A、维生素D_2、维生素D_3、维生素E、维生素K_1、硫胺素、核黄素、烟酸、维生素B_6、生物素、维生素B_{12}、叶酸、泛酸、胆碱、肌醇、维生素C

矿物质：铁、钙、镁、锌、钠、钾、氯、碘、硒、铜、锰

5. 欧盟——

营养素　氨基酸：必需氨基酸

维生素：维生素A、维生素D、维生素C、维生素E、维生素K_1、硫胺素、核黄素、烟酸、维生素B_6、生物素、维生素B_{12}、叶酸、泛酸、胆碱、肌醇

矿物质：铁、钙、镁、锌、钾、碘、硒、铜、锰

载体食品指的是营养素加入的食品。载体食品应选用食用范围广，消费量大，适合工艺处理，便于保藏运输的食品。主要用的食品有：谷物及谷物制品、乳及乳制品、食盐、膨化食品、儿童食品、饮料、调味品等。日本常用的载体食品有：大米、麦片、面粉、面包、面条、挂面、速煮面、日本大酱、人造奶油、火腿与香肠等。美国食品与药物管理局曾经规定：面包、面粉、通心粉、谷物、玉米粉、面条和大米必须用规定的营养素强化以后，才能在市场上销售。

第二十八章　保健食品——长寿的保健食品

☞ 以秦始皇求仙丹为典型代表，人类追求长生不老的脚步一直没有停止过。

美国于1994年10月在国会参众两院通过了"膳食补充品、健康与教育法案"，将保健食品改名为膳食补充品，对其所规定的政策也相对宽松，因此促进了美国保健食品的大发展。1995年美国保健食品的销售比五年前翻了一番，销售额达10亿美元，如果再加上维生素、矿物质等营养素，销售额达46亿美元。其中最风靡的保健食品是褪黑激素，现名褪黑素。

第一节　褪黑素与防衰老

自然界有一普遍现象，生物经过交配、繁殖以后，即迅速衰老或死去。在植物界，例如草本植物，它们开花结子以后便会枯萎。竹子一生都在无性繁殖，所以一根竹子能形成一大片竹林，但是一旦竹林进行有性繁殖，开花结果，形成竹米以后，会立即死去。在动物界，雄蜂在交配后，雌蜂在产卵后都会死亡；鲑鱼在产卵不久后死去；雌章鱼在繁殖后会挨饿死去；雄性袋鼠在交配期后不久即死亡等等。这一现象似乎说明，生物最重要的任务是繁衍后代，使它们的种族不至于绝灭，一旦完成了这一任务，便失去了存在的意义，便要死亡。人类属于多次胎生的高等动物，他们的传宗接代任务不止一次，但几次以后，性激素的分泌便会减少，人体便会老化。男、女在老年有更年期，尤其是女性，由于性腺发生萎缩，便会闭经，月经停止分泌，便是有力的证明。因此，在老年如何补充适当的激素，延缓老化，对延长寿命有一定的好处。褪黑素与1996年风靡一时的DHEA（即脱氢异雄酮，后面章节有详述）所以能延年益寿，恢复青春就是根据这一理论。

第二节　褪黑素

褪黑素据说可延年益寿，提高免疫功能，安眠，纠正时差，防治进入衰老时期所发生的一切疾病，如动脉粥样硬化、冠心病、中风、高血压和提高性功能。

一、什么是褪黑素

☞ 褪黑素（Melatonin），是脑中的松果体所分泌的激素，所以又名褪黑激素。

☞ 褪黑素一开始是从动物脑中的松果体中提取的，目前可用化学合成的方法大量生产。

褪黑素合成时要用大量的氢氰酸，毒性较大，而且合成需在高压下进行，因此合成有一定的难度。目前合成的纯度已达99.5%，要比从动物松果体中提取的好。松果体是位于上丘脑后上方中线的一个锥形物体，约长8mm，由于其体积和形状像松果，故名松果体。它有一柄和第三脑室相连。松果体是分泌激素的腺体，它含有实质细胞和间质细胞。实质细胞中含有分泌颗粒的小泡，能分泌激素，其中分泌量最多和最重要的是褪黑素。褪黑素名称的来源是由于它可使青蛙皮肤中的黑色素细胞内的色素颗粒聚合，使青蛙皮肤的颜色变淡，但对哺乳动物的皮肤颜色起作用的时间较长，如去掉老年黑斑则需6个月以上。此外，还因为它对促黑素细胞激素有拮抗作用，所以称褪黑素。

☞ 有人将褪黑素加入到化妆品中，使皮肤变白，但要较长时间才有效。

二、褪黑素的重要功能

☞ 以前人们认为脑下垂体是所有内分泌系统的总司令。而现在却认为松果体是调节人体机能的最高主宰。

褪黑素能控制内分泌系统、热能系统、免疫系统，又能抗脂质过氧化，减轻人体的应激反应。这些系统和反应受褪黑素的指挥，相互配合，彼此呼应，来维持人体内环境的稳定，以达到人类的健康长寿。

(一)恢复老年人的青春

老年人的松果体逐渐老化,所分泌的褪黑素也愈来愈少,于是等待褪黑素供给的器官和组织也跟着老化而发生疾病。人体中松果体老化的程度代表了人体全身老化的程度。因为老化是随时间而进展的,所以有人称松果体是人体老化的时钟。如果在每晚临睡前服用褪黑素,就能恢复青春,延缓老化,也就是将老化的时钟往后拨一拨,老化就停滞了。这在动物试验中已完全得到了证明。科学家将19个月的高龄大鼠(相当于人类的65岁)分成两组,其生活条件和食物完全一样,但一组在晚间的饮水中加入了褪黑激素,一组不加。结果两组有惊人的差异:不加褪黑素的大鼠,呈现衰老,肌肉松弛,皮肤毛发出现斑秃,食欲和消化不良,眼睛出现白内障;加褪黑素的大鼠则活蹦乱跳,全身长满厚密发亮的毛发,眼睛没有白内障,肌肉发达,食欲和消化良好。不加褪黑素的大鼠,其平均寿命是24个月(相当于人类的75岁),而加褪黑素的,可健康地活到30个月(按上述公式计算相当于人类的100岁)。还有一更著名的试验。皮尔鲍利博士(《褪黑素奇迹》的作者)取10只幼龄大鼠和10只老龄大鼠,用显微外科手术将其松果体进行交换移植,即将幼龄大鼠的松果体移植到老龄大鼠脑中而将老龄大鼠的松果体移植到幼龄大鼠脑中。结果10只幼龄大鼠出现衰老症状,行动迟缓,毛发脱落,眼睛有白内障。解剖发现幼龄大鼠在移植了老龄大鼠的松果体后,其胸腺完全退化,免疫功能低下。而被移植了幼龄大鼠松果体的老年大鼠,则青春焕发,肌肉和体力明显回升,全身长满了浓密光泽的新毛。皮尔鲍利估计这些返老还童大鼠的寿命要高出平均寿命指数的30%。这是松果体能延年益寿最有力的证明。此外,有的医生用褪黑素治疗老年人的帕金森氏症(老年神经性震颤),结果有的病人本来连一只茶杯都不能拿,服用数年后,已动作如常人,看不到帕金森氏症的迹象。褪黑素还能治疗老年痴呆症。

(二)保护细胞,防止病变

人类的生命活动都是依靠食物所供给的热能来维持的,而热能的转换是在细胞的线粒体内。细胞是由细胞膜所包围,它是细胞的门卫,它允许身体所必需的生化和营养物质进入细胞而将其他细胞所不必需的物质排出门外。褪黑素是脂溶性的,有亲脂性,所以很容易进入细胞,何况细胞膜上有接受褪黑素的受体,这好比褪黑素有一特别通行证,可以随时通过门卫进入细胞。它进入细胞后一方面进行热能转换,另一方面担当了保护细胞核内DNA不受有害物质侵袭的任务。DNA上有很多遗传基因,受到侵袭就容易发生癌变。血液中有足够的褪黑素时,就不容易患癌症,科学家经过临床验证,说明每晚服用10mg褪黑素可以显著提高肺癌患者的存活率。其他的研究说明褪黑素对肺、肝脏、肾脏、结肠和胰脏的癌变均有防治和治疗效果。因此可以说褪黑素是保护人类不患癌症的保护神。最近的研究发现自由基是很多疾病的罪魁祸首,例如心血管疾病、脑血管疾病、肿瘤、手术并发症、烧伤、冻伤、衰老、白内障、肝病、肾病等,据估计大约有60多种。上述疾病就是自由基损伤了细胞膜,产生脂质过氧化所致。而褪黑素则有抗自由基,抑制脂质过氧化的作用。所以它有防治上述疾病的功能。

(三)加强免疫功能

免疫物质如淋巴细胞、巨噬细胞、免疫球蛋白、抗体、抗原、补体等,都受激素的控制,而激素则受褪黑素的控制与加强。老年人的褪黑素愈来愈少,因此免疫能力也愈来愈低,致病的细菌、病毒容易在老年人体内繁殖而不容易被杀死,所以老年人很容易患感冒、胃肠炎、肺炎等疾病。褪黑素对艾滋病也有防治作用。

(四)安神、安眠、调整时差的功能

目前,市场竞争激烈,对失业的恐惧、对金钱的患得患失使很多人处于紧张的应激状态。因此,焦虑、失眠、忧郁、神经衰弱等神经官能症便在很多人中流行。褪黑素是目前最好的安神、安眠保健食品,它与很多安神、安眠药比较,效果既迅速又显著,没有什么副作用,不像其他安眠药对肝脏和肾脏有损伤。对经常坐喷气飞机飞来飞去的人,时差反应是很头痛的事,它使人们不能一飞到某地,就可以精神抖擞地立即投入工作,而褪黑素则能很好地解决这一问题。

(五)防治心血管疾病

由正常的冠状动脉到发生动脉粥样硬化,有时需要几十年,很多时候是无症状的。由动脉硬化到冠状动脉栓塞有时只需要几分钟,因此冠心病在世界上的死亡率最高,要占到整个疾病死亡率的20%多,号称"头号杀手"。影响冠心病的危险因子有8个,它们是精神紧张、高血压、高脂血症、糖尿病、肥胖、遗传因素、高胆固醇血和年老。在这8个因子中,除遗传和肥胖与褪黑素无关,其余6个都能用褪黑素进行防治。而在这6个危险因子中,最主要的是高脂血症和高胆固醇血。高脂血症主要是血中的甘油三酯过高,这和人们在膳食中摄取过多的脂肪,尤其是饱和脂肪酸有关。我国的高脂血症和摄取过多的猪肉,尤其是肥肉或肥瘦猪肉有关。

1. 血胆固醇和褪黑素 胆固醇是维持人类生命的重要物质。它是制造细胞膜,产生性激素,制造保护神经的髓鞘质和合成体内维生素D的原料,胆固醇缺乏还会致癌。但过多则会形成动脉粥样硬化,发生冠心病。人体内胆固醇的正常浓度是200mg/100ml(5.2mmol/L),超过230mg/100ml,则是会发生动脉粥样硬化或冠心病危险的信号,医生就要建议服药以降低胆固醇,但胆固醇不能降得过低,否则会对身体发生伤害。因此要经常验血,来观察血中胆固醇的含量。如果用褪黑素来降低胆固醇则不会发生矫枉过正的问题。日本东京大学曾做过动物试验,将大鼠分成四组,两组吃普通膳食,两组吃高胆固醇膳食。同时在这不同的两种膳食中,一组服用褪黑素,一组不用。结果吃普通膳食的两组不论服用褪黑素或不服用,血胆固醇都正常,没有明显的变化。吃高胆固醇膳食的两组,服用褪黑素的,血胆固醇无明显的变化,而不服用的,血胆固醇明显升高。

人体内胆固醇共有三种,两种是低密度脂蛋白胆固醇和极低密度脂蛋白胆固醇,这两种是坏胆固醇,它们是造成动脉粥样硬化和冠心病的罪魁祸首。高密度脂蛋白胆固醇是好胆固醇,它能通过血液循环,到达动脉粥样硬化的部位,将胆固醇吸收到其脂蛋白的颗粒上,再运转到肝脏,使其分解,所以它能降低胆固醇的浓度。1994年德国科学家发现,凡血中低密度脂蛋白胆固醇高的人,其血中褪黑素的含量低。从这个现象他们推测褪黑素和低密度脂蛋白胆固醇有因果关系。此外,褪黑素能升高血中高密度脂蛋白胆固醇,褪黑素若减少,则血中高密度脂蛋白胆固醇也降低。经过多次动物试验,他们认为褪黑素能防止38%总胆固醇的形成及42%低密度脂蛋白胆固醇的积聚。关于褪黑素降低血胆固醇的作用,还有一个有力的证明,科恩博士认为由于褪黑素和雌激素发生作用,阻止了大量雌激素的分泌。他合成了一种褪黑素和雌激素配伍的避孕药称B－卵圆避孕药。这种避孕药和其他避孕药比较,毒副作用更少。在这种避孕药中,含有75mg的褪黑素,有14000名荷兰妇女服用这种避孕药,据科恩的统计,凡服用这种避孕药的妇女,她们的血胆固醇都降低10%~20%。一般认为,血胆固醇每降低10%~15%,患冠心病的机率就减少20%~30%。

2. 控制血压 我国有一亿多人血压偏高。高血压能形成动脉粥样硬化,最后发展成心脏病和中风。一个人年龄愈大,他的血压也会愈高,这可能和年龄愈大,血中的褪黑素愈低有关。1960年试验发现,把大鼠的松果体切除后,大鼠的血压一定会升高,这是因为制造褪黑素的工厂被去除了。1975年的研究发现,动物在切除松果体后,再喂以褪黑素,动物的血压会降低,甚至会低于正常血压,一旦停止喂饲,血压又会升高。这样反复试验,证明褪黑素确有控制血压的作用。

1980年贝劳医学博士做过一次临床试验。他把高血压患者(180/100mmHg或24/13.3kPa)分成两组,一组每晚鼻孔点滴褪黑素,另一组每晚点滴安慰剂。一周后,点滴褪黑素的患者,血压降至120/80mmHg,点滴安慰剂的,血压仍保持在180/100mmHg。

3. 防止血栓的形成 褪黑素是松果体在夜间分泌的激素,在白天分泌很少。白天分泌的褪黑素只有夜间的1/10。褪黑素每天夜间8~9时开始生产,深夜3时左右达最高峰,在清早人们睡醒后,褪黑素的分泌会突然下降,这时心跳速度加快,血小板粘度增加,肾上腺素和去甲肾上腺素的分泌增加,血压升高。发生心脏病和中风多在这一时刻。有经验的医务人员,尤其是急救人员都知道每天清早将是他们最忙碌的时刻。清晨太阳升起时是高血压患者的死亡时刻。

血栓是造成心脏病和中风的刽子手。所谓血栓就是血小板凝结成的血块。血小板的粘度会根据人们的需要而增加或减少。例如在白天,容易发生工伤事故或车祸等意外伤害,因此在白天血小板的粘度就增加,万一血管破裂,粘度高的血小板能相互凝结,堵塞破裂的血管,发挥止血作用。在晚上,人们一般躺在床上,没有血管破裂的危险,因之血小板的粘度就降低,以防止产生血栓,引起心脏病或中风。血小板在白天增加晚间降低,完全靠褪黑素的调节。褪黑素有稀释血小板浓度的作用。白天人体血液中褪黑素的浓度降低,所以血小板的粘度才会增加,而晚上褪黑素的浓度升高,所以血小板的粘度降低。为什么老年人易患心脏病和中风,因为老年人的褪黑素愈来愈少,故血小板的粘度居高不下,容易形成血栓,发生心脏病或中风。

4. 调整心律 由于生活水平的提高和科学技术的发展,在我们的家庭中充满了大量的家用电器,例如彩电、微机、微波炉、洗衣机、吸尘器、冰箱、电风扇等,这些家用电器在使用时,会辐射大量的微波和电磁场,当使用时间较久或身体较靠近时,这些微波和磁场便会影响心脏的正常跳动的律,而发生心律失常。我们的身体有抗电磁场和微波的能力,但如电磁场较强或在辐射磁场或微波区时间较长,身体抗磁场的能力不足以抗衡时,便会发生心律不齐。褪黑素有抗磁场和微波的能力。哈佛大学的心血管研究中心做过这样的试验,将狗分为两组,一组服用褪黑素,一组不服用,然后向狗的心脏送入微弱的电流,观察两组各需多少电流强度才会发生心律失常。结果服用褪黑素的比不服用的多需要28%的电流。这也证明在使用大量家用电器的家庭,服用褪黑素能预防因过强和过长的电流干扰所致的心律失常。

（六）加强性功能

性功能是延续动物和人类种族的必要功能。老年后若夫妇都健在，也需要进行性活动。褪黑素不但能延长老年人的寿命，也能使他们保持有适当的性能力。褪黑素有增强性功能的作用是在一次动物试验中偶然发现的。科学家将一群雌雄老龄大鼠混关在两个笼子中，一组服用褪黑素，另一组不服用。结果过一段日子，服褪黑素的老龄大鼠性活动增强，在笼子旁经常能看到雌雄大鼠在交配，其性能力甚至超过年轻大鼠，而另一组则不然。将大鼠杀死，服用褪黑素的老龄大鼠，其睾丸或卵巢的体积和质量都比未服用的超过一倍以上。

1. 维持内啡肽和甲状腺素的正常功能 人们性活动的快感和体内的一种叫内啡肽的多肽物质有关。内啡肽是一种人体内的天然镇静剂。它能解除头痛、紧张而发生快感。老年人性活动后的快感愈来愈低与体内的内啡肽的分泌减少有关。褪黑素能提高内啡肽的分泌，因而能增加性活动后的快感。

甲状腺对性能力有举足轻重的影响，甲状腺素是调节细胞代谢和生殖机能的激素。有很多人尤其是妇女患甲状腺机能减退（妇女患甲状腺机能减退者比男性多三倍），且大多数为中老年妇女，而发生抑郁、不孕、性欲减退和易发生感染。年龄老化是主要原因，当老年妇女不能制造足够的甲状腺激素时，就没有能力来制造性激素，当然就会失去性欲。褪黑素是维持甲状腺正常分泌功能的有效保健食品。一切因甲状腺机能减退而失去性欲的人，补充褪黑素可以恢复性欲。

2. 防止前列腺肥大 前列腺是围绕在膀胱与尿道之间的腺体。男性老年时，大多数腺体都萎缩，只有前列腺例外，不但不萎缩，反而肥大。前列腺分泌精液，内含精子。前列腺肥大会带来两种麻烦：(1) 排尿困难；(2) 妨碍性功能。虽然现在有药可以治疗，但至少有 10% 的患者需要手术治疗，手术不好，还有后遗症，并影响性功能。

老年人的前列腺为什么会肥大？默克药厂研究所的研究人员经过 15 年的研究，发现人体有一种 S－α 还原酶，在体内随着年龄的增高，缓慢地增加。这种酶会使睾酮变成二氢睾酮，过多的二氢睾酮会促使前列腺生长，变得肥大以至妨碍排尿和性功能。因此前列腺肥大的原因，就是因为 S－α 还原酶的作用。褪黑素能抑制 S－α 还原酶的产生，因此能防止前列腺的肥大。褪黑素是健康食品，不但没有副作用，而且还能加强性功能。

锌是维持性腺健康的微量元素。儿童缺锌，性器官发育不全，性成熟较正常儿童要晚。妇女缺锌，月经不调，性欲减退，所生胎儿发育不全，可能为畸形。男子缺锌，性功能低下，勃起无力，精子缺乏，前列腺肥大。褪黑素是锌的最好搭档，服用褪黑素以后，人体对锌的吸收和运输能力都能提高，服用褪黑素的老人或接受年轻大鼠松果体移植的老龄大鼠，其原来血液中含锌浓度很低的状况会得到改善。男子前列腺中含有大量的锌，如果锌减少了，其精液中的精子也必定降低。当人逐渐老化时，前列腺中的锌也会逐渐减少，即使人们服用富含锌的食物，老人的机体也未必能够吸收。老人想维持足够的锌，只有依靠补充锌和褪黑素，这样才能维持老年人的性能力。

3. 调整性关系 如果夫妇两人的生活习惯不一样，女的喜欢熬夜，日上三竿才起床，而男的则一碰枕头就呼呼大睡，黎明即起，则性关系不能和谐。服用褪黑素将夫妇双方的生活习惯调整为一致，便会增进夫妇性关系的协调。褪黑素是一种激素，它能提高性功能，促进性欲，调整性关系。但它不像睾酮或其他壮阳药，能使人放纵而不能自拔。这是因为褪黑素不是直接作用于性器官，而是将引起性欲的各种信息传达给性腺，促进性激素的分泌。褪黑素是各种激素的主宰，它能调节各种性激素的分泌，使它们不致发生过量或不足，因此不会发生矫枉过正的问题。

（七）防治癌症

虽然褪黑素并不是治疗癌症的特效药，但由于它能延缓老化，而人体老化后就易发生癌症，所以确有防治癌症的功效。根据前面介绍的用褪黑素延长大鼠寿命的试验，不服用褪黑素的大鼠，死亡后解剖发现其死亡原因多是由于癌症。综合起来，褪黑素防治癌症有下列五种机能：

1. 有的肿瘤是由于激素分泌过多所致，如乳腺癌是因为雌激素分泌过多，前列腺癌是由于睾丸酮分泌过多。而褪黑素则是控制激素的主管，它可以控制上述两种激素使其分泌正常。同时它有控制癌细胞繁殖的作用，在培养癌细胞的试管中，若加入褪黑素，则会抑制癌细胞的生长。

2. 褪黑素能进入细胞，保护细胞中 DNA 的遗传物质，使其不受细菌、病毒或自由基的损伤。若血液中有足够的褪黑素，则正常细胞不会变成癌细胞。

3. 免疫系统是防癌的重要防线，当癌细胞侵入时，T 细胞能识别癌细胞，告知 B 细胞产生杀伤癌细胞的抗体，并召集巨噬细胞吞食癌细胞。而褪黑素则能加强免疫系统的作用。

4. 一般认为，癌细胞的形成有两个阶段，起动阶段和促癌阶段。起动阶段是指有些致癌因素如黄曲霉素或亚硝胺进入体内后，使细胞内的 DNA 活化，变成潜伏的癌细胞。这些潜伏的癌细胞经过促癌因素，如精神紧张、高脂肪膳食、营养不良等的作用,突变成活的癌细胞。而褪黑素则可减轻人的精神紧张作用,因而可防癌。

5. 人体的能量主要是在细胞内由糖和脂肪氧化后,再合成 ATP 供给的。当人体老化后,合成 ATP 的能力降低,便会发生氧的过剩,导致自由基的产生,自由基是致癌的罪魁祸首。褪黑素可以清除自由基,因而能防癌。

虽然褪黑素治疗癌症还没有直接证据,但其预防效果是肯定的。例如:人体进入老年,其松果体便会发生钙化,褪黑素的分泌也相应减少,因此老年妇女容易患乳腺癌而男性容易患前列腺癌。美国国立卫生研究院和著名的《柳叶刀》杂志都声称"松果体愈钙化,患乳腺癌和前列腺癌的机率就愈大"。美国是全世界松果体钙化最严重的国家,患乳腺癌和前列腺癌的比例也最高。而日本是松果体钙化最轻的国家,这两种癌症发生的比例也最小。若失明,由于人们总是处在黑暗中,因此其血中的褪黑素较高。美国疾病控制中心对十万名患者的调查统计,发现盲妇患乳腺癌的机率要比不盲者低一倍。这两种癌症的发病率在冬季较低而在春夏季较高,本来这是一个谜,自从对褪黑素进行深入研究以后,这一现象就很容易解释,因为冬季日短夜长,褪黑素分泌较多,所以可以控制雌激素和睾丸酮不使其分泌过多,因此不会发生乳腺癌和前列腺癌,而春夏季节,日长夜短,褪黑素分泌较少,因此乳腺癌和前列腺癌便会乘机发生。

用手术治疗癌症,有时无法将所有癌细胞全部切除,有时正常的组织也被去掉。用放疗或化疗在杀死癌细胞的同时,也会杀死正常细胞,对人体的摧残很大。目前发现白介素-2 对癌细胞有选择性杀伤力,被认为是 80 年代治疗癌症的一大突破。但人工合成的白介素-2 服用后副作用很大。意大利的雷索尼博士用少量的白介素-2 加上褪黑素治疗胃癌、肝癌和黑色素瘤,有令人满意的效果,在癌症已经扩散转移的 84 例晚期患者中,4 人得到完全缓解,21 人肿瘤萎缩,所有治疗者的药物副作用都非常温和。雷索尼博士在 1991 年治疗了 54 例晚期的结肠癌和肺癌患者,这些患者都是其他医院束手无策的病人,在每晚临睡前服用褪黑素 20mg,经过一段时间的治疗,30 名患者病情迅速改善,21 名病情稳定,3 名没有什么效果。雷索尼博士在用放疗治疗脑癌时,5 名服用褪黑素,10 名不服用。治疗一年后,同时服用褪黑素的,3 名存活,2 名死亡,而不服用的,9 名死亡,1 名存活。雷索尼博士认为褪黑素有控制肿瘤生长的作用。

人类在受到伤害或患病时,会很痛苦,这时人体会分泌内啡肽来减轻痛苦。内啡肽是人体内制造的吗啡类物质,有镇痛作用。褪黑素与内啡肽有良好的协同作用,而且可使免疫系统帮助内啡肽的释放。对晚期癌症病人,往往要用麻醉剂来减轻病人的痛苦,若同时使用褪黑素,不但可以减少麻醉剂的用量,而且可以减少麻醉剂的副作用和人体对它的依赖性。抗癌药加环磷酰胺,除可杀伤癌细胞外,还会杀伤造血细胞,引起患者的严重贫血。前苏联的专家在用环磷酰胺时,同时使用褪黑素,结果可减轻贫血。威尔逊在 1992 年用三苯氧胺治疗乳腺癌时,同时使用褪黑素,结果治疗效果提高 100 倍。

(八)防治郁悒症、老年痴呆症和帕金森氏症

大脑是控制全身的主宰。大脑既是一台无比精密的电脑,又是一座复杂的化工厂,它所消耗的氧要占全部氧耗量的 20%。脑中的细胞是神经细胞,神经细胞和普通细胞不一样,它死亡后一般不能再生,而普通细胞则每天都在新陈代谢,有细胞死亡也有细胞新生。因此人到老年,脑细胞要比年轻时减少很多,所以说青年时代是人生学习最佳的时期。脑细胞中的神经细胞称神经元,它是神经系统的基本功能单位。它将神经电冲动从身体的一个部位传达到另一个部位。重要的神经元有两种,即运动神经细胞和感觉神经细胞。神经元有很长的神经纤维,其终端称树突。两个神经元树突相互结合的小间隙称突触。当一个神经元的电冲动到达突触时会引起神经递质的释放,神经递质通过间隙触发另一神经元产生电冲动。这样的串联就使人有动作的协调,对外界环境的适应和新思维的产生。人脑里共有一千亿个神经元和十万亿个突触。

神经递质是由神经末梢所释放的生化物质所组成。由交感神经末梢释放的神经递质有乙酰胆碱及去甲肾上腺素。在中枢神经系统中还有多巴胺、5-羟色胺、γ-氨基丁酸等。神经递质的释放受松果体分泌的褪黑素的控制,要使神经系统释放出足够的神经递质必须有足够的褪黑素。如果褪黑素的分泌量不够,则各种神经递质的释放数量会不够均匀,便会发生各种神经性疾病。

1. 防治郁悒症 郁悒症的症状为悲观失望,焦虑不安,对工作和性失去兴趣,偶遇意外打击如亲人亡故、离婚、失业或失恋便会采取极端行动。其疾病的物质基础是神经递质释放不均匀。治疗此症的药物是矫正神经递质释放不均衡,如三环系抗郁悒药(Tricycle)就能抑制去甲肾上腺素,轻微抑制 5-羟色胺。普罗剎(Prozac)则能限制 5-羟色胺在脑神经末梢的反应,使其在突触上集中,有治疗郁悒症的功效。但长期使用普罗剎能降低褪黑素的分泌。美国精神病专家建议用褪黑素治疗郁悒症,确实有较好的效果。

2. 防治老年痴呆症 老年痴呆症中最严重的为阿滋海默氏病。这种病的发病率很高,据统计 65~74 岁有

4%的人患此病,75~84岁有10%,85岁以上有17%。这种病的病因不清楚,有人说和疯牛病有关,有人说就是老年退化性疾病。其病理变化是脑组织海绵状病变,医学界对此束手无策。最近发现此病患者体内褪黑素含量特别低。褪黑素能使患者进入安眠状态。阿滋海默氏症患者夜间多不能安眠而进入梦游,这是看护人员最伤脑筋的事,因为往往会在此时发生意外事故,而褪黑素能使患者安睡。老年痴呆患者血中皮质类固醇较高,过多的皮质类固醇能损伤大脑底部的海马区。海马区是人类维持记忆的重要区域。褪黑素能降低皮质类固醇,保护海马区,保护人的记忆。阿滋海默痴呆症和郁悒症都有甲状腺机能减退,这一减退是造成精神错乱的主要原因。褪黑素能改善甲状腺的机能,因此能防治精神错乱。

3. 防治帕金森氏病 患帕金森氏病的原因是自由基损伤了称为黑质的脑细胞。这种脑细胞受损伤后使它所生产的多巴胺降低。多巴胺缺乏后,患者的手会颤抖得连一只杯子都拿不住。褪黑素是抗氧化剂,它能清除自由基,保护黑质细胞,促进多巴胺的产生从而防治帕金森氏病。

☞ 使脑部发生疾病的主要罪魁祸首是自由基。

☞ 人类吸入的氧20%集中在脑部,所以脑是产生自由基最多的场所。

因为人的脑部是多不饱和脂肪酸最集中的地方,而多不饱和脂肪酸的结构复杂,且不稳定容易氧化。此外脑细胞中含铁量较高,铁会把氧化过程中所产生的过氧化氢变成羟自由基。因为人类吸入的氧20%集中在脑部,所以脑是产生自由基最多的场所。自由基损伤脑细胞后,由于脑细胞不会再生,便会发生上述的疾病。通常能清除自由基的天然抗氧化剂有维生素E、维生素C、β-胡萝卜素、硒和谷胱甘肽等。褪黑素的抗氧化能力很强,它比通常认为最好的天然抗氧化剂维生素E强2倍,比谷胱甘肽强5倍,又是最强的自由基(羟自由基)的中和剂。它能通过血脑屏障进入脑部,又因为它是亲脂性的,所以很容易通过细胞膜进入脑细胞,保护细胞核内的DNA,使其不受自由基的侵袭。因此褪黑素是防治上述脑部疾病较理想的物质。人一到老年,褪黑素减少,对脑有害的单胺氧化酶增加。只有服用褪黑素才能防治脑部疾病。

(九)防治眼部疾病——白内障、青光眼和黄斑退化

褪黑素和视力有密切的关系。一般褪黑素在人体的分泌场所有3处,它们是松果体、视网膜和胃肠道。视网膜是眼球后面的一层膜,它是由感光的杆细胞和负责中心视野的椎细胞所组成。眼球将外界的形象通过水晶体变成映象折射到视网膜上,而后通过视神经送入大脑。为什么视网膜上有褪黑素,褪黑素在眼球中的功能是什么?这一机制目前还不清楚。但褪黑素防治白内障、青光眼和黄斑退化是比较肯定的。

1. 防治白内障 一到老年,眼角膜和水晶体容易吸收对眼睛有害的红外线,造成白内障。这与为什么在炉旁工作容易受到红外线照射的玻璃工、钢铁工人易患白内障的原因相同。此外,老年人容易受到自由基的损伤,这也是老年人易患白内障的原因。通常老龄大鼠也容易患白内障,但若用褪黑素喂饲老龄大鼠,则白内障不容易发生,甚至已患白内障的大鼠,白内障也会消失。美国科学家曾做了这样一个试验,他们喂饲大鼠抑制抗氧化剂谷胱甘肽的药物,而后将大鼠分成两组,一组喂饲褪黑素,另一组喂安慰剂,结果16天后,喂安慰剂的大鼠,100%发生白内障,而喂褪黑素的,只有6.2%患白内障。喂安慰剂的大鼠因为吃了抗氧化抑制剂,体内没有抗氧化剂的保护,水晶体很容易受自由基的侵袭,因此全部患白内障。喂饲褪黑素的大鼠,虽然体内已没有抗氧化剂,但又有了强有力的抗氧化剂褪黑素的补充,所以患白内障的很少。

2. 防治青光眼 青光眼是眼内压力异常升高的病变。正常眼压是10~20mmHg,超过这一压力即为青光眼。青光眼的眼压所以升高,是因为眼睛毛细血管不断产生的房水不能排出眼外,严重时可以导致失明。青光眼有原发性和继发性两种。原发性是随年龄的增加而发生的,一般老年人的青光眼多为原发性。继发性是由于其他眼科疾病所引起的。发展到严重的青光眼可以导致失明。常规的治疗是用眼药水或用利尿剂来增加房水引流或者用手术治疗。美国奥立岗健康科学大学的眼科和精神科医生用褪黑素治疗青光眼,效果很好,没有副作用,微小的剂量即可奏效。

3. 防治视网膜黄斑退化 黄斑是位于视网膜中心的黄点,是锥细胞最集中的地方。黄斑退化是一种退化性疾病,多发生于老年。如果黄斑失去功能,便会失去中央视力。中央视力是视力中最重要的部分,失去后,便不能看书,不能写字和不能开车。恶化的黄斑退化可能引起视网膜的剥离,而致失明。一般可用激光治疗,但治愈率只有25%,而且有一部分视力会永久丧失。黄斑退化是一老年人的退化性疾病,其所以退化可能是受到自由基的损伤。褪黑素是强有力的抗氧化剂,能清除自由基;褪黑素又有活化锌的功能,锌是防止黄斑退化和视网膜剥离的主要微量元素;褪黑素能改善睡眠,一切眼科疾病的恢复都是以充分的睡眠为前提,这三种作用使眼睛的黄斑退化得以恢复。

三、如何正确认识与服用褪黑素

☞ "脑白金"其实就是褪黑素。

1995年是美国褪黑素最畅销的一年,所以有人称1995年是褪黑素年。可是到了后来,人们发现褪黑素并不像文章上所宣称的那样有神奇的效果。因为生化、生理作用及受体不一样,动物试验的结果不一定与人体完全相符。但是褪黑素的安眠作用还是肯定的。因此我国卫生部主管保健食品的部门只批准褪黑素有安眠的作用。目前,国内自行生产和从国外引进的褪黑素,经卫生部门批准,已有二十多种。在宣传上,甚至有人称它为"脑白金"。

(一)褪黑素有没有毒性和严重的副作用

褪黑素是一种激素。人们对激素总存在疑虑,认为服用后会有副作用。那么褪黑素存在这些问题吗?回答是不会的。它的作用不是直接作用于人体,而是通过调节内分泌,自主神经系统起作用的,因此副作用很小。由于它是人体的天然成分,所以毒性很低。小鼠口服的半数致死量是1250mg/kg体重,大鼠的半数致死量为3200mg/kg体重。科学家观察到有人每日服用褪黑素300mg,连服5年,并未发现严重的不良反应。

(二)国内合成褪黑素的原料和国外进口的有没有区别,片剂和胶囊有没有区别

国内的产品称美拉通宁、美乐托宁、美泰宁或美通宁,实际上都是褪黑素(Melatonin)的谐音,是一种保健食品。只要这一化合物的纯度在95%以上,熔点在116~118℃,最高紫外吸收峰在233和278nm,不论是国外进口的还是国内自己合成的原料,质量标准都合格,都可做出合格的产品。目前有的国内合成的原料其质量并不比国外进口的原料差。有的国外产品在中国销售,宣称它的质量是最好的,但拿不出具体数据,这样做是毫无道理的。至于它是片剂还是胶囊,只要它的内在质量相同,保质期一样,其服用效果也应该是相同的。实际上还是片剂较好,因为如果每片1mg或3mg,而您只需服0.5mg或1.5mg的话,只需切半片就可以了,这比将整个胶囊分成两半要容易的多。

(三)褪黑素的效果有没有科学根据

目前有三本褪黑素的科普通俗读物在国外畅销,皮尔鲍利和李杰尔森博士所著的(The Melatonin Miracle)(褪黑素的奇迹),鲍克博士所著的(Stay Young the Melatonin Way)(褪黑素驻颜有术)和萨郝里安博士所著的(Melatonin:NatureSleeping Pill)(褪黑素——天然的安眠药)。褪黑素的功能据说可延年益寿,提高免疫功能,安眠,纠正时差,防治进入衰老时期所发生的一切疾病,防治动脉粥样硬化、冠心病、中风,防治高血压和提高性功能。根据不完全的统计,每年大约有三百多篇论文登载在著名的科学杂志上,如《自然》、《科学》和《柳叶刀》。皮尔鲍利所做的著名的老年大鼠和幼年大鼠的松果体移植试验,还登载在美国国家科学院的院报上。但正像其他的生理和生化现象一样,有时实验动物所表现的试验反应,并不一定在人体上表现出来。这有基因不同和动物受体不同的问题。

(四)褪黑素的特点是什么

褪黑素虽然是激素,但它与其他激素有所不同。分泌褪黑素的松果体是调节人体机能的最高主宰。松果体能维持体内某他激素的正常水平和调节它们的正常循环。松果体又是一神经内分泌换能器,受到神经刺激后,能分泌激素,调节机体的生理活动。而人体的新陈代谢、肝脏、肾脏、心脏、血压和植物神经系统都受激素的控制和调节。褪黑素能控制内分泌系统、热能系统、免疫系统,又能抗脂质过氧化,减轻人体的应激反应。这些系统和反应受褪黑素的指挥,相互配合,彼此呼应,来维持人体内环境的稳定,以达到人类的健康长寿。松果体最主要的功能是调节生物时钟,它能感觉到昼夜的变化,季节的变化,从而调节机体的生理和生化变化来适应它。因此有人称它为人体内的第三个眼睛。褪黑素不是一个作用非常激烈的激素,所起的作用是比较缓慢的。例如,它最主要的安眠作用,一般也需要服用一周后,才有显著效果,褪去皮肤上的黑斑需要两个月左右,恢复青春则作用更慢。

(五)褪黑素的服用

☞ 由于褪黑素在儿童和青少年体内比较充分,到45岁才开始下降。因此45岁以上是服用褪黑素的最佳时机。

☞ 因为褪黑素的分泌是在晚上,因此以夜间服用最好。一般的服用时间是临睡前半小时。

因为褪黑素随着年龄的增长而减少,所以剂量随年龄而不同。如40~44岁,临睡前服用0.5~1mg,45~54岁服1~2mg,55~64岁服2~2.5mg,65~74岁服2.5~5mg,75岁以上服3.5~5mg。女性在怀孕和授乳期间,不宜服褪黑素,因为这时容易将褪黑素通过胎盘或乳汁传给褪黑素已很丰富的胎儿或婴儿。

服用的注意事项有以下五点:

1. 如果作为解决失眠而服用,则在临睡前半小时,服用1~2mg。如果服后仍不解决问题,则可将剂量增加至

3～5mg，如果服后第二天感到头昏脑胀，则可能是剂量太大，建议减少。

2. 长途飞行时，穿过时差区到达另一地后，建议在睡前服用褪黑素3～5mg，连续服用4天，直至你的生物钟调整过来为止。回家后调整时差也用同样方法。

3. 服用褪黑素时，不能同时服用阿司匹林。最好不抽烟，因为吸烟能破坏褪黑素。同时也不能大量饮酒。

4. 患自体免疫症者，如类风湿性关节炎、风湿热、肾小球性肾炎、甲状腺功能障碍、获得性溶血性贫血和患抑郁症者，褪黑素要慎用或在医生指导下应用。

5. 患高血压者，如果用β－阻断剂来降压，建议不用或用其他药物来降压。因β－阻断剂能妨碍褪黑素的分泌，甚至使其分解。

第三节　其他长寿的保健食品和理论

一、脱氢异雄酮

由于褪黑素的返老还童作用，并不如文献上所说的那么显著，因此在1996年人们又将注意力集中在DHEA。DHEA是脱氢异雄酮（Dehydroepiandrosterone）的简称。DHEA是睾丸酮的前体。大鼠服用DHEA以后能变得年轻，更为活泼好动。服用DHEA的消费者，主观感觉能恢复和增加记忆力，振奋精神和提高性能力，并能使肌肉发育，有些效果比褪黑素还显著。美国将1996年称为DHEA年。但由于它是男性性激素的前体，因而不能排除它会诱导前列腺癌和乳房癌的危险性。虽然我国有的经营保健食品的公司准备引进，但并不为卫生部主管保健食品的部门所批准。

二、关于细胞衰老死亡的理论

关于细胞衰老死亡的理论，分子生物学家们提出下面两种概念。

（一）自由基的损伤

像所有的器官一样，细胞在代谢产生能量的同时也会产生副产品。其中对人体有损伤的副产品主要是自由基。自由基甚至能损伤细胞中的DNA。这些损伤是人体发生皱纹和关节炎的主要原因，是诱导人体发生癌症的原因，也就是说它是人体发生老化的主要原因。因此抗氧化剂如SOD、维生素E、维生素C和胡萝卜素能够清除人体自由基，从而抗衰老与防癌。

（二）焦糖化作用

当食物如肉、鱼和面包加热后，蛋白质会与糖结合，使食物变焦，并且变得软和有粘性。1970年分子生物学家们指出，糖尿病病人也发生类似的现象，病人体内过多的葡萄糖在代谢时和蛋白质结合，并吸收其他的蛋白质形成粘性的网状结构。这种结构发生在关节中会使关节僵硬，在血管中会形成栓塞，从而形成动脉粥样硬化、心脏病及中风，在眼睛的水晶体中会形成混浊，造成白内障。糖尿病的这些病理生理变化和老年时的变化非常相似。因此有人提出老年化是否也是一种焦糖化作用，但过程要比糖尿病的变化慢一些。进一步的研究证实了这一假定。在老年人和糖尿病病人的大脑和头颅之间的胶原结构都会发生棕色色素褐变，这是焦糖化作用进一步深化的结果。纽约西奈山医院国际长寿中心Butler主任说："焦糖化作用和自由基作用一样都是自然现象，它们都能导致衰老。"科学家称焦糖化作用所产生的粘性物质为"老年化物"。

（三）基因的作用

生物学家设法在染色体中寻找与细胞死亡有关的基因，但没有找到。但他们的确发现一个有趣的现象。在染色体的前端有一端粒，其作用并不清楚，它的核酸的序列并不和细胞中的其他细胞器有关。但细胞每次分裂以后，分裂的子细胞的端粒要比原来母细胞的端粒小。当细胞分裂到老化时，端粒变成一个很小的微粒，这时细胞便停止分裂。生物学家们认为，这时被端粒所遮盖的基因开始暴露、活化，基因所产生的蛋白质触发细胞中的物质发生老化。进一步的研究说明，并不是人体内所有的细胞会发生端粒丢失。有两种细胞例外，它们是精子细胞和肿瘤细胞。因为这两种细胞不止分裂上百次，而是上千次。

因此，科学家们研究了能分裂上千次细胞中端粒的机制。伯克利加州大学和耶鲁大学的分子生物学家们发现在端粒中有一种酶称端粒酶。这种酶能促使细胞进行上千次的分裂。Hayflick认为这种酶是细胞长寿的秘密。

现在发现，人的卵细胞的前期细胞、造血细胞的干细胞以及95%的肿瘤细胞中有端粒酶。因为端粒酶能使细胞进行上千次的分裂，因此破译长寿的秘密，下一步是这种酶是否可使人的自然寿命延长。旧金山 Geron 基因公司的 Harley 正进一步寻找能控制端粒酶的基因，研究是否可以用基因疗法来延长寿命。

但是用这一方法进行基因治疗有它的危险性。如果基因不是作用于人体需要长寿的细胞而是作用于癌细胞使它无限制的分裂，则后果不堪设想。因此，在没有解决安全性以前，是不可能用控制端粒酶的基因进行治疗的。

以上是认为用基因工程可以延长寿命的乐观的看法。也有科学家对此持悲观的态度，华盛顿大学的马丁教授认为，虽然人体老化的关键基因只有几个，但与老化有关的外围基因却有7000多个，要将7000多个基因都研究清楚，明确其机制，目前还不可能。因此也有人提出，是否可用基因枪或导弹的方式，将有关的基因或化学物质直接注入染色体，触发端粒酶，使细胞向更年轻的方向发展。有的基因公司则用端粒酶核酸来强化端粒酶。有的单位则用抗焦糖化药物如 Pimagedine 来治疗老年性心脏病和动脉粥样硬化。最近发现有一基因能治疗阿滋海默氏老年痴呆症，这对全世界几千万名患此病的患者是很大的福音。

第二十九章 保健食品——蜂原保健食品

第一节 花 粉

☞ 花粉是蜜蜂在开花植物的花蕊部分所采集的粉状物质。

花粉所含的营养成分非常丰富，有10% ~15%的蛋白质、B族维生素、维生素C、各种氨基酸、酶、胡萝卜素、钙、铁、铜、镁、钾、锰、钠、植物激素与脂肪、糖类。十年前它是很著名的保健食品，风行一时。

一、我国历史上对花粉的利用

秦汉时期的《神农本草经》称其“气味甘平无毒，主治心腹寒热邪气，利小便，消淤血，久服轻身益气力，延年”。《新修本草》称“松花即松黄，拂取正似蒲黄，久服令轻身，疗病胜似皮、叶及脂也”。明朝《本草纲目》中介绍：“松花，甘、温、无毒。润心肺，益气，除风止血，也可酿酒。”清代《本草从新》称其“善糁诸痘疮伤损湿闷不痂”。由于松花粉的神奇作用，历代都将花粉作为贡品，上贡给当时的皇帝。同时发明了多种加工方法，例如“松花酒”、“松花露”、“松花蜜”，来解决花粉不易贮存的问题。目前，花粉在我国的保健食品中也占有一定地位。

二、花粉的营养成分

花粉含有生命体长寿所需要的全部营养成分，而且这些营养成分的配比也是合理的。它的营养成分包括蛋白质、氨基酸、矿物质、酶与辅酶、核酸、黄酮、单糖、多糖等，种类达200余种，参考表29-1至表29-5。根据上列诸表，花粉不愧是一个丰富的营养宝库，含有多种类的营养素。它的特点还有它是纯天然、无污染、无农药残毒的物质。因为它是采用最新的气流低温破壁技术处理的，所有各种有效成分极易为人体所吸收。其中所含的核酸还能提供基因信息。

表29-1 花粉中氨基酸含量(松花粉为例)

名称	含量/(mg/100g)	名称	含量/(mg/100g)
天门冬氨酸	1098	异亮氨酸	539
苏氨酸	492	亮氨酸	846
丝氨酸	522	酪氨酸	365
谷氨酸	1579	苯丙氨酸	572
甘氨酸	698	赖氨酸	802
丙氨酸	564	组氨酸	189
胱氨酸	112	精氨酸	998
缬氨酸	646	脯氨酸	880
蛋氨酸	166	色氨酸	149

表 29-2　花粉中维生素含量(以松花粉为例)

名称	含量/(mg/100g)	名称	含量/(mg/100g)
硫胺素	6070	维生素 E	3240
核黄素	486	维生素 C	56200
泛酸	24000	维生素 D_3	22.8
吡哆醇(维生素 B_6)	1300	维生素 A	43.2
叶酸	930	β-胡萝卜素	26.0

表 29-3　花粉中脂肪酸含量(以松花粉为例)

名称	棕榈酸 16:0	硬脂酸 18:0	油酸 18:1	亚油酸 18:2	亚麻酸 18:3
含量/(mg/100g)	1.95	少量	3.65	0.19	0.11

表 29-4　花粉中矿物质含量(以松花粉为例)

名称	含量/(mg/100g)	名称	含量/(mg/100g)
钾	3118.8	铁	129.9
钠	516.8	锰	280.7
钙	481	铜	4.3
镁	1427.5	锌	98
磷	3609.1	硒	0.1

表 29-5　花粉中的其它营养成分(以松花粉为例)

名称	含量/(mg/100g)	名称	含量/(mg/100g)
粗蛋白	>15%	总黄酮	29.26mg/100g
核　酸	48.65mg/100g	水　分	≤8%
还原糖	33.62%		

三、花粉的各种保健功能

1.花粉对皮肤的保健功能　花粉——尤其是松花粉已收入《中国药典》。在中医治疗中就有松花粉可燥湿收敛止血的报道,因此它可以治疗湿疹、黄水疮、皮肤糜烂、外伤出血。此外,还可以治疗尿布性皮炎,保护婴儿稚嫩的皮肤。同时花粉中的维生素和微量元素能增强老年人本来已减弱的皮肤代谢,所以能治疗老年人的皮肤瘙痒症。

对青年人在青春期容易发生的青春痘即痤疮,花粉也有特殊功效。花粉中的活性物质如维生素 A 可滋养毛孔;维生素 B_6 可改善毛细血管功能,促进血液将营养送达皮肤层,改善皮肤品质;核黄素可促进饱和脂肪酸的代谢,使皮肤不再油腻,减少青春痘的发病机会。若服用花粉,短期不能见效者,可用花粉做成面膜外用。

花粉有美发作用。花粉富含泛酸 24000μg/100g,因为泛酸是抗灰白因子,国际著名的洗发香波——潘婷即以富含泛酸而著名(潘婷是英文泛酸 Panto-的谐音)。花粉还含有其他 B 族维生素、维生素 C 和微量元素硒,因此可使秀发亮丽。

花粉中还富含清除自由基和抗氧化的物质,因此能阻断黄褐斑和蝴蝶斑的生成,可使妇女脸上的黄褐斑、蝴蝶斑褪除。花粉中还含有大量的卵磷脂,可燃烧过量的脂肪,因而也可使肥胖的妇女变得苗条。

2.花粉对胃肠功能的保健　花粉对胃肠功能下降,尤其是对中老年人有调节作用。花粉中所含的近百种酶类,可以促进胃肠蠕动,增进食欲,帮助消化,因而对胃肠功能紊乱有明显的调节作用。

溃疡和十二指肠溃疡是胃粘膜和十二指肠粘膜发生溃疡的疾病。一般需吃富含蛋白质的食物来修复溃疡面。但补充蛋白质会给因溃疡而本来已虚弱的胃肠道加重负担。花粉中含有多种活性氨基酸,服用后不必经过消化和分解即可直接被人体所吸收,转送到溃疡面,去进行组织修复。花粉中所含的多种酶和辅酶,也会有益于这种修复工作。

3. 花粉对肝脏的保健作用 动物试验证明,切除2/3肝脏的小鼠,喂食花粉以后,与不喂食花粉的小鼠比较,体重恢复明显。喂食花粉能明显减少酒精中毒小鼠的死亡数和减轻肝脏肿大。不论是甲型、乙型、丙型肝炎或肝硬化,服用花粉都能保护肝脏和减轻肝病的症状。

花粉能预防由于过量饮酒所导致的酒精性肝硬化,能帮助受损伤的肝脏功能康复。

4. 花粉的抗疲劳作用 服用花粉一周的小鼠,其负重游泳的时间显著长于不吃花粉的小鼠。说明花粉有明显的抗疲劳作用,能增强动物的耐力。

连续服用花粉10天的小鼠在完全禁食、禁水后,可以成活80小时,而不服用花粉的小鼠禁食、禁水后,只能成活60小时。由于花粉曾经中国奥林匹克兴奋剂检测中心检测,不含任何违禁成分,因此也可作为运动员的保健食品。

5. 花粉的抗衰老作用 科学试验显示,小鼠在连续服用花粉一个月以后,肝脏中的超氧化物歧化酶活性明显高于对照组,小鼠的大脑、心脏和肝脏中的脂褐素含量又明显低于对照组。

我们知道,人体在呼吸代谢,消耗氧过程中产生的自由基,可加速脂肪和蛋白质的氧化,这样会产生一种名为脂褐素的物质。这一物质如在皮肤表面则形成老年斑。同时脂褐素也会沉积于大脑、心脏和肝脏等器官组织中,加速组织细胞老化,降低人体免疫能力,从而使人体衰老。若超氧化物歧化酶的活性增强,也就增强了机体清除自由基的能力,能防止细胞衰老,也防止了脂褐素的产生。花粉中的其他成分,如维生素E、胡萝卜素及微量元素硒等,也有清除自由基和抗氧化的能力。它们能抑制体内脂肪和蛋白质过氧化反应的速度,所以也有抗衰老的作用。

因此,常服花粉能消除老年斑,恢复青春活力。也是古代医书上"久服轻身,延年益寿"的道理。

6. 花粉对心、脑血管疾病的保健作用 花粉中丰富的维生素C、维生素E、胡萝卜素、微量元素硒、锌和矿物质镁以及大量黄酮都能维护心、脑血管系统,降低血脂和血胆固醇,其中镁尤其重要。我国北方居民心脏病的发病率远低于南方,就是因为北方居民的饮用水水质比南方较硬,富含镁离子的缘故。镁元素可以激活三百多个酶系统,镁还可作为各种营养素的载体。黄酮类物质可明显降低血脂和血胆固醇,可有效调节人体的内分泌系统,维持正常血压。各种维生素又可增加血管壁的弹性,改善心脏和大脑的微循环。综上所述,花粉可以预防心、脑血管疾病的发生。

7. 花粉对前列腺的保健作用 花粉能防治前列腺疾病,有效率达80%。国内治疗前列腺疾病的药物"前列康",其中就含有花粉。

8. 花粉对便秘的防治 花粉由于它所含的丰富的营养素,服后可以改善便秘。它可以防治消化不良的便秘,花粉中的镁及维生素B_6又可以防治因神经紧张与肌肉紧张所致的便秘。

第二节 蜂 胶

☞ 蜂胶是蜜蜂从各种植物中所采集到的胶状物,蜂胶与蜂蜡一起,是蜜蜂筑巢的主要原料。

蜂胶有很好的抗微生物感染作用。蜂胶能刺激吞噬细胞起吞噬微生物的作用。

蜂胶可用在挫伤或擦伤的伤口上来消毒或防止微生物感染。对口腔粘膜的炎症、喉咙肿痛、扁桃体炎、口臭、口腔溃疡,蜂胶都有治疗作用。蜂胶还能提高人体的免疫系统功能。

蜂胶比较容易腐败变质,因此必须密封贮存。用时必须品尝蜂胶的气味和口味是否正常。要防止蜂胶的过敏作用,因此开始服用时,先用少量,等到没有问题时,再按剂量服用。

第三节 蜂王浆

☞ 蜂王浆是一种乳状、粘稠的物质,由工峰中仅有6~12天龄护理蜂的腺体所分泌。当护理蜂将花粉与蜂蜜一起吃时,便能分泌王浆。蜂王浆是护理蜂喂给蜂王,作为高度营养物质供蜂王产卵时应用。因此大家认为它是非常有营养,非常难能可贵的滋补物质。

蜂王浆中含有所有的B族维生素,特别是泛酸(维生素B_3)和吡哆醇(维生素B_6)的含量特别丰富。它是天然的纯乙酰胆碱的唯一来源。

蜂王浆还含有矿物质、酶、激素、18种氨基酸和维生素A、维生素C、维生素D、维生素E。此外还含有抗生素和抗微生物的成分。它对支气管炎、肝病、肾病、胰腺炎、胃溃疡、骨折、皮肤病和失眠的防治特别有效。蜂王浆能加强免疫系统。蜂王浆在服用时,必须与蜂蜜一起服用。同样蜂王浆也容易腐败变质,因此必须密封并放在冰箱中保存。

第三十章 保健食品——螺旋藻

☞ 如果您因为种种原因只能选用一种保健食品,它就是螺旋藻。

☞ 螺旋藻被世界卫生组织称为"人类21世纪最佳保健品"。

☞ 螺旋藻是一种深青色的丝状微藻,它只有在高倍显微镜下可以看到,由单细胞排列构成的纤细螺旋状藻体。藻类专家将螺旋藻归属于蓝藻门,颤藻科。这是一种奇妙的生物,介于动物与植物之间,能以其独立的个体缓缓扭转和做伸屈运动。

☞ 螺旋藻是一种单细胞藻类原始生物,细胞的分子结构非常简单,细胞壁无细胞膜质,而且形成细胞壁的纤维素极少,完全是由柔软的粘多糖组成,这样的构造使螺旋藻的营养物质极易为人体吸收。更可贵的是,它与人体直接需要的营养物质几乎一致。可以称得上是一个超级营养包。

☞ 法国科学家克里门特曾说过——人类在本世纪,有两项伟大的科学贡献,一个就是核能,另一个是螺旋藻,而对于人类的益处与发展而言,后者是远远超过前者的。

在我国困难时期,小球藻的研究开发曾风行一时。目前在我国生产和销售的螺旋藻是钝顶螺旋藻(Spirulina platensis),它属于蓝藻门、蓝藻纲、段殖藻目、颤藻科的螺旋藻属。而小球藻则属于绿藻门。钝顶螺旋藻是世界上广泛推行的优良品种,这种藻类已被人类广泛采集食用了几百年。1960年法国科学家对钝顶螺旋藻进行了大量研究,发现它有巨大的经济和社会效益。以后各国学者也作了广泛的研究。

第一节 螺旋藻的营养价值

一、螺旋藻的蛋白质含量

螺旋藻的蛋白质含量可以说是目前各种食物中最高的,含量为56%～77%,而小球藻的蛋白质含量为40%～56%,大豆的蛋白质为34%～40%,奶粉为12%～22%。它的必需氨基酸的模式与联合国粮农组织和世界卫生组织提出的学龄前儿童的必需氨基酸模式相似。它的蛋白质的功效比值(PER)、净蛋白质利用率(NPU)、消化率、生物价(BV)相当于最好的食物蛋白质,如牛奶的酪蛋白或鸡蛋的卵白蛋白。

二、螺旋藻的维生素含量

螺旋藻的维生素含量也很丰富,每1kg螺旋藻含维生素$B_1$55mg、维生素$B_2$40mg、维生素$B_6$3mg、维生素B_{12}2mg、泛酸11mg、叶酸0.5mg、烟酸113mg、肌醇350mg、生物素0.4mg、维生素E190mg、胡萝卜素4000mg(其中β-胡萝卜素1700mg)。

三、螺旋藻的矿物质含量

这些含量因所用水质和培养基构成而异。一般铁含量为580～646mg/kg,锰23～25mg/kg,镁2915～3811mg/kg,硒0.4mg/kg,钙、钾和磷都在1000～3000mg/kg或更高。

四、螺旋藻的脂肪含量

螺旋藻中总脂肪含量约7%,脂肪酸为5.7%,并且其中大多为多不饱和脂肪酸。其中亚油酸高达13784mg/kg,γ-亚麻酸为11980mg/kg。这在其他天然植物性食物中是很罕见的。

五、螺旋藻的碳水化合物含量

螺旋藻中碳水化合物的含量为16.5%，并含有丰富的多糖。目前已有报导用螺旋藻提取的葡聚糖来进行抗癌研究。

第二节 螺旋藻的经济价值

螺旋藻生长的要素是氮、二氧化碳和阳光，配制培养基的原料很普通，同时生产周期短而产量特高。它的产量、蛋白质含量和价格比，与小麦、玉米、水稻、大豆比较是最高的。

☞ 我国海南岛由于常年高温、光照充足、水质洁净无污染，为螺旋藻提供了得天独厚的生长条件。

钝顶螺旋藻还可进一步深加工，做成维生素、生化制品和药物。例如藻粉可提取粗蛋白，可进一步纯化成藻蓝蛋白、蛋白酶、NADP还原酶、细胞色素酶和RUDP酸化酶，以及叶绿素、叶黄素和β-胡萝卜素。

第三节 螺旋藻的营养保健功能

一、一般营养保健功能

☞ 螺旋藻是优质高蛋白全营养天然食品，它对人体的调节功能是全方位的。

一般有双向调节功能，例如儿童由于贪食或偏食、厌食造成过于肥胖或瘦弱，而服用螺旋藻可使瘦弱的儿童健壮而胖孩减肥。日本东京国立医科大学发现它对成人的血胆固醇也有双向调节作用，可使原来偏高者降低，偏低者升高，全部恢复到180~200mg/dl。评价食物中蛋白质的优劣，要看这些蛋白质是否同时被同化和同时到位。人体内需要同时合成许多种长链活性分子。有的食物蛋白质只能供应其中的部分氨基酸，而螺旋藻的蛋白质却能同时供应人体需要的全部氨基酸。蛋氨酸脑肽是对中枢神经系统活动非常重要的长链脑肽，它是由酪氨酸、天门冬氨酸、丙氨酸和两个甘氨酸组成，服用螺旋藻后，这五个氨基酸能同时到位，满足其合成长链脑肽的要求。

螺旋藻还有清除体内自由基和过氧化物的功能。动物喂食螺旋藻后，血中丙二醛（脂质过氧化物）明显降低，超氧化物歧化酶的活力明显升高。同时体外培养人体二倍体细胞，经过60代以后，加入螺旋藻的脱氧核糖核酸合成无衰减现象，而不加的已明显衰退。

螺旋藻中含有丰富的亚油酸和亚麻酸，这是人体的必需脂肪酸，能预防胆固醇和甘油三酯在肝脏和血管中的堆积，发展成脂肪肝和动脉粥样硬化。此外大量的实验研究证明螺旋藻能增强体能而不增加体重。螺旋藻使长期剧烈运动时不易疲劳，运动后血红蛋白不易下降。70年代墨西哥和古巴运动员都服用螺旋藻，证明对增强体质和恢复体力有良好的效果。法国则将螺旋藻作为减肥剂。螺旋藻脂肪酸的硫脂部分（Sulfolipid fraction）可以抑制艾滋病。螺旋藻中硫脂含量丰富而易于分离。美国已开始研究螺旋藻防治艾滋病的可能。

二、防治缺铁性贫血

螺旋藻含铁量高达580~646mg/kg，因此是补铁的最好天然食物。日本曾用螺旋藻片每天10g在门诊治疗儿童缺铁性贫血，结果血红蛋白和红细胞压积明显回升，45天后都恢复正常。国内用螺旋藻治疗181例儿童缺铁性贫血，每天剂量为5g，一个月后血红蛋白均值由（106.90±0.63）g/L上升到（123.12±0.64）g/L，血清铁蛋白由（20.2±0.58）μg/L上升到（54.14±2.14）μg/L。统计的显著性检验都是$P<0.001$，疗效十分显著，没有发现有任何副作用。

三、防治糖尿病

国内糖尿病的发病率越来越高。根据对上海十万人抽样调查，60~80岁老人糖尿病的发病率高达35.9%~63.8%，日本学者认为螺旋藻对糖尿病的防治既有营养作用也有药理作用。由于螺旋藻含优质高蛋白和丰富的维生素及低碳水化合物，所以是糖尿病患者的理想营养食品。它所含的丰富的γ-亚麻酸和锌、镁等元素可以促进体内胰岛素的合成。所含的大量钾元素可以预防糖尿病和酸中毒。日本曾对老年糖尿病的门诊病人用螺旋藻治疗,每天服用螺旋藻片15g,两个月后所有病人都恢复正常。一般来说,预防量和治疗量是有很大差别的(10倍左右),如果用螺旋藻预防糖尿病,每天服用螺旋藻片1.5g即可。

四、防治高脂血症

螺旋藻中含有亚麻酸和亚油酸,这些必需脂肪酸有降血脂、降胆固醇、减少血液粘稠度、改善血液循环、保持血管弹性的作用,因此能防治动脉粥样硬化和冠心病。国外在80年代已提倡老人每天服用螺旋藻片3g作为老人保健。国内曾用螺旋藻胶囊每天3.5g治疗21例高脂血症患者,治疗四周后,老人的胆固醇、甘油三酯和高密度脂蛋白胆固醇的水平均有显著改善。

五、防治老年视力障碍

日本东京国立医科大学应用螺旋藻治疗老年性白内障、糖尿病视网膜炎和高血压血管硬化共480例,每天服用螺旋藻10g,经半年观察,90%症状减轻,视力有不同程度恢复,再继续服用两年,未发现任何副作用,而且健康状况日益改善。

六、防治慢性胃炎和消化性溃疡

螺旋藻中含有丰富的叶绿素、β-胡萝卜素和γ-亚麻酸,这些营养物质具有抗粘膜组织炎症、修补细胞损伤和恢复正常分泌功能的功效。日本已用螺旋藻来防治胃炎、胃溃疡以及胃下垂。中国医学科学院药物研究所曾报告螺旋藻对大鼠的实验性胃溃疡有明显的保护作用。

七、防治肝脏疾病

我国的肝炎发病率很高,乙型肝炎病毒携带者为一亿三千万,占我国总人口的10%。日本的肝炎发病率也很严重,死亡率为第九位且有上升的趋势。日本学者曾用螺旋藻防治甲型和乙型肝炎。每天服用10g,两周后转氨酶明显恢复,六周后各项肝功能指标全部恢复正常。螺旋藻对肝脏的合成分解、储存和解毒都有作用,同时含有肝脏所需要的各种维生素和微量元素,因此是保护肝功能和修补肝组织的最佳补品。最近我国学者研究表明,螺旋藻含有丰富的多糖,不但能提高机体非特异性的细胞免疫功能,而且能促进机体特异性的体液免疫功能,促进T细胞和B细胞的增殖。目前,国内已开展用螺旋藻和螺旋藻加中药防治肝炎的广泛研究。

八、防治癌症

1986~1987年美国哈佛大学教授Schwartz对仓鼠的实验性口腔鳞状上皮癌用螺旋藻进行治疗,结果在实验模型中有30%的癌组织完全退化,70%部分退化,并且发现在原癌病灶周围有大量的肿瘤坏死因子(TNF)。目前,国内用螺旋藻多糖和螺旋藻多糖加中药对腹水型肝癌的小鼠进行防治,结果表明螺旋藻多糖能显著抑制肝癌细胞。1995年报告螺旋藻对大肠癌的前期病变有明显的抑制作用。螺旋藻中含有丰富的多糖、胡萝卜素、维生素E和葡聚糖,以及多种抗自由基的微量元素,像这种具有多种抗癌作用营养素的天然食物尚不多见,因此它是很好的防治癌症的保健食品。

☞ 中健会健康产业部——欣蓉健康产业公司特约之:鉴别与选择优质螺旋藻产品的ABCD法

为了方便消费者辨别螺旋藻产品的真假、优劣,根据国家标准的具体规定,结合我们对国内外已有的螺旋藻产品深入研究,特提出如下选购优质螺旋藻产品的简易方法,供大家参考:

A、闻气味:在打开螺旋藻产品时,首先是闻气味。优质螺旋藻产品应是海鲜味,这种气味很多人都喜欢。而如果带有烂鱼臭味、臭鸡蛋气味,或其他怪气味,则表示这种螺旋藻产品已变质,其中许多营养成份已被破坏。也不应该是腥味,腥味是死物的味道,当鱼虾死后才会是腥味。

B、看:①看包装瓶:如有是与某某药业联合生产,或由某某药业加工,都不能选择。因为这样的螺旋藻是由药品流水线加工而成的,这样的螺旋藻是会被污染的。如果螺旋藻产品采用的是透明包装,也不能选择。因为螺旋藻内有些营养成份在光照下极易分解变质,故应采用非透明包装避光保存。②看颜色:螺旋藻正常的颜色应是墨绿色。如果采收、干燥和存放螺旋藻产品时,不考虑螺旋藻的特点(比如避光)就会影响产品的颜色和质量。若读者有兴趣,可取墨绿色的螺旋藻产品,放在光照下,几天后产品就会由墨绿色逐渐变成鲜绿、浅绿到灰绿,并随光照时间的延长颜色逐渐变浅。这时,螺旋藻的营养成份就被破坏了,不可能再恢复原来的颜色,所以选购时一定要注意观察。

C、品味道:优质的螺旋藻口感细腻,有氨基酸的鲜味和清香味。而有的产品带有咸味,是因为其中含重金属成分。有的产品带有臭味、怪味,是因为该产品已经变质了。若口感有泥沙,则是因为采收时未能严格将泥沙洗尽,或其中参含了杂质。

D、注意效果:优质的螺旋藻产品在抗疲劳、抗失眠,调节糖尿病,改善胃肠疾病,调节营养均衡等方面都非常有效。食用后可特别注意这些方面的效果。

第四节 螺旋藻的质量标准

关于螺旋藻干粉的质量标准在我国尚无统一规定,在国际上也无统一规定。现将美国螺旋藻研究所、日本螺旋藻研究所和我国研究单位自定的质量标准列于表30-1,供公众参考。

表30-1 美国、日本和我国螺旋藻的质量标准

项目	美国螺旋藻研究所	日本螺旋藻研究所	中国研究单位
色泽、外观	蓝绿、精细	-	深绿带蓝
气味	淡如海菜	-	淡如海菜
颗粒直径 μm	9~25	-	10~25
水分/%	6.0	<7	3.1~3.5
蛋白质含量/%	60.0	>50	63.5
碳水化合物含量/%	18.7	-	-
脂肪含量/%	7.0	-	-
矿物质含量/%	9.7	-	-
藻类蛋白含量/%	9.0	>2	-
类胡萝卜素含量/(mg/kg)	3450.0	>1000	1316~1600
总脱镁叶绿素含量/(mg/100g)	-	>120	-
叶绿素α含量/(mg/100g)	-	>500	-
细菌总数/(个/g)	$<10^6$	$<5\times10^4$	850~2200
大肠杆菌数/(个/100g)	-	-	<30
铅含量/(mg/kg)	<1	<20	<0.5
砷含量/(mg/kg)	<1	<20	<0.5
汞含量/(mg/kg)	<0.05	-	-
镉含量/(mg/kg)	<0.05	-	-
昆虫碎片含量/(个/10mg)	<30	-	-

第三十一章 保健食品——其他保健食品

第一节 从中药中提取的营养保健食品
——多糖类、皂甙类、黄酮类和地龙蛋白

中草药是我国医药宝库中的珍贵文化遗产。“药食同源”早在我国古代医书中就有记载。目前国内用药膳防治疾病和促进健康已广为流传。也有将中药加入到食物中制成营养保健食品或从中药中提取其有效成分如多糖类、皂甙类和黄酮类,制成营养保健食品。有的中药有一定的毒性,有的中药甚至有激素,因此不是任何中药都可

制成营养保健食品。卫生部在2002年颁发文件——卫法监发[2002]51号,公布了下列药食同源物质:丁香、八角茴香、刀豆、小茴香、小蓟、山药、山楂、马齿苋、乌梢蛇、乌梅、木瓜、火麻仁、代代花、玉竹、甘草、白芷、白果、白扁豆、白扁豆花、龙眼肉(桂圆)、决明子、百合、肉豆蔻、肉桂、余甘子、佛手、杏仁(甜、苦)、沙棘、牡蛎、芡实、花椒、赤小豆、阿胶、鸡内金、麦芽、昆布、枣(大枣、酸枣、黑枣)、罗汉果、郁李仁、金银花、青果、鱼腥草、姜(生姜、干姜)、枳椇子、枸杞子、栀子、砂仁、胖大海、茯苓、香橼、香薷、桃仁、桑叶、桑椹、橘红、桔梗、益智仁、荷叶、莱菔子、莲子、高良姜、淡竹叶、淡豆豉、菊花、黄芥子、黄精、紫苏、紫苏籽、葛根、黑芝麻、黑胡椒、槐米、槐花、蒲公英、蜂蜜、榧子、酸枣仁、鲜白茅根、鲜芦根、蝮蛇、橘皮、薄荷、薏苡仁、薤白、覆盆子、藿香。

一、多糖类

多糖类的结构复杂,大多数为无定型化合物,而且相对分子质量较大。多糖类广泛存在于自然界的高等植物、细菌、真菌和动物体内,尤其是在中草药中多糖的含量高、种类多。组成多糖的单糖主要有葡萄糖、甘露糖、半乳糖、木糖和阿拉伯糖。多糖一般都是非特异性免疫增强剂,用以提高机体的免疫抵抗力。多糖类营养保健食品还有一定的抗肿瘤作用,例如多聚葡萄糖组成的多糖及香菇多糖和灵芝多糖都有一定的抗癌活性。由于这些多糖都是从天然中草药中提取的,所以比较安全。

二、皂甙类

皂甙(音"代")是一类比较复杂的甙类化合物,广泛存在于植物界,是不少中草药的主要有效成分。人参,含总皂甙约4%,它是12种以上皂甙的混合物。从其已知的结构,可分为A型(人参萜[音"贴"]二醇)、B型(人参萜三醇)和C型(齐墩果酸)。西洋参,含总皂甙6.4%~7.3%,经水解后也可分离出A、B、C三型的人参皂甙。绞股蓝,含总皂甙2%~4%,有十几种异构体,其中也有几种异构体结构和人参皂甙相同。红景天则含总皂甙1%~2%。根据研究和中医理论,含有这些人参皂甙或类似人参皂甙的中草药是一类强壮滋补、延年益寿的保健品。尤其对机体的中枢神经系统、免疫系统和激素系统有广泛的药理作用。它对机体还有双向调节作用,是一种适应原(Adaptogen)药物,可调节神经兴奋和抑制过程的平衡,此外还可调节机体对不利环境的适应等等,被称为生活能活化剂。关于它的抗癌、抗衰老、抗疲劳、促进学习记忆、保护心血管系统等曾进行了广泛的研究。但必须注意的是人参皂甙用作保健时的剂量,不能像治疗作用一样,必须适当控制。一般宜控制在20mg/d,是药用剂量的1/10。

二、黄酮类

在中草药中提取的黄酮类,也是一种很重要的活性成分。目前在国外,利用银杏树叶提取黄酮甙来开发营养保健食品十分活跃。根据分析,银杏叶中含有总黄酮甙达24%以上,并已分离出单黄酮、银杏双黄酮、异银杏双黄酮等20多种成分。这些黄酮类根据动物试验和临床应用证明它们是天然抗氧化剂,具有较强的抗自由基和抑制脂质过氧化的作用。此外它们还有抗缺氧,改善机体微循环和脑循环的作用,并且能降低血压、降低血脂和血胆固醇。在银杏叶总黄酮提取物中,有效成分不仅是黄酮类,还有银杏内酯(萜类内酯),它的含量约占总黄酮的1/4。在银杏黄酮中若含有一定量的银杏内酯,其保健作用则更显著。银杏黄酮提取物实际上是一种很好的营养保健食品。

四、地龙蛋白

蚯蚓可以入药。近年来国外从人工饲养的爱胜赤子蚯蚓(Eisemia Foetita Sarigay)中提取地龙蛋白,制成防治心、脑血管疾病的保健食品,十分风行。根据研究可在该蚯蚓中分离出地龙蛋白,这是一种纤维蛋白溶解酶(地龙酵素),它既能激活纤维蛋白溶解酶原,又能溶解纤维蛋白,因此有溶解血栓的作用。它既能溶解新血栓,又能溶解陈旧性血栓。此外,在该蚯蚓中,还含有较高的可溶性甲壳素多糖,这也有药理作用,它们对动脉粥样硬化、高血压和心脏病有较显著的防治效果。根据临床试验,对高血粘度综合征和急性缺血性中风有较明显的防治效果。对大脑和心脏的循环障碍也有显著疗效。此外,根据分析,爱胜赤子蚯蚓中的蛋白质含量可高达46%~64%(干重),因此也是一种很好的营养补充剂。

第二节　初乳素

初乳是孕妇在产后3～6天所分泌的乳汁。其乳液黄色透明，与成熟乳比较，含有较多的蛋白质、较多的短链脂肪酸以及丰富的抗体和酶。在初乳中维生素A、维生素E和胡萝卜素都较高，并且含有特殊的氨基酸，如牛磺酸和ω－3脂肪酸DHA、EPA及亚麻酸。此外还有生长因子、可分泌的免疫球蛋白A(s－IGA)等。初乳是哺乳动物经过数百万年的进化所形成的保护其幼仔的特殊营养品，是婴儿最宝贵的食品。由于刚生下的幼仔其身体组织器官尚未生长发育完全，许多调节代谢的高分子生理活性物质不能制造或制造能力低下。这时惟一的办法就是通过母体分泌的乳汁来供给这些高分子生理活性物质，这些乳汁就是初乳。**孕妇产后6～10天，所分泌的乳汁称过渡乳，**是初乳和成熟乳的混合品，质量较初乳稍差但优于成熟乳。**成熟乳是乳母的正常乳汁。一般情况下，人的初乳不可能获得，只能从刚产仔的母牛获得牛的初乳。**获得后经过多次分离、提取和浓缩而成活性初乳素。这是比较理想的营养保健食品。

初乳素中有很多结合蛋白，如维生素D结合蛋白，维生素B_{12}结合蛋白，结合钙、锌的乳清蛋白，结合铁的乳铁蛋白和转铁蛋白。乳铁蛋白和转铁蛋白除有运输铁的功能外，也是生长因子，并具有抑菌和杀菌的功能。初乳素中有很多免疫球蛋白，如免疫球蛋白D、免疫球蛋白E、免疫球蛋白M和免疫球蛋白G。其中最重要的是可分泌的免疫球蛋白A(s－IGA)，在免疫球蛋白中含量最高。s－IGA能使微生物黏附在一起而阻止微生物附着于肠粘膜细胞，防止微生物入侵肠屏障，同时它能吸引中性粒细胞和巨噬细胞来杀灭微生物。虽然其他的免疫球蛋白也有阻止细菌粘附肠粘膜细胞的能力，但s－IGA的阻止能力是其他免疫球蛋白的7～10倍，同时它更能耐受肠中温度和PH的变化。初乳素中还有纤维结合蛋白，能调节网状内皮系统的吞噬微生物的作用。

初乳素富集了所有初乳中的活性高分子，如抗体、结合蛋白、溶菌酶、蛋白酶等。它还含有双歧因子，能促使双歧杆菌和乳酸杆菌在肠道内的繁殖，从而调整肠道内的微生态，来维持肠道正常功能，预防肠道疾病。国外报道了用牛初乳素中的免疫球蛋白来治疗婴儿轮状病毒肠炎，效果很好。初乳素中的类生长素还能促进白介素－2的作用。根据动物试验，类生长素能提高食欲，促进动物的生长发育和提高动物的学习和记忆能力。初乳素中的类胰岛素生长因子还能促进骨折愈合、创伤修复(包括神经的修复)，并能治疗实验性骨质疏松症。类胰岛素生长因子还是一种脑肽，对脑脊髓的生理功能有调节作用。根据初步研究，初乳素能平稳地降低糖尿病Ⅰ型(胰岛素依赖型)的血糖水平至正常。

根据动物试验，服用初乳素的动物，它们的抗疲劳、抗缺氧能力要高于对照组。对服用致衰剂又服用初乳素的小鼠，能延缓胸腺的退化，说明初乳素可能有防止衰老、延长寿命的功效。初乳素还能防治体内自由基和脂质过氧化的损伤。

活性初乳素是一种营养保健食品。它对病后正常代谢和体质的恢复、提高免疫能力、增强对疾病的抵抗力有一定的功效。

第三节　燕麦的保健功能

一、燕麦能降低心脏病的发病率

为什么燕麦能降低心脏病的危险性，它的机制是什么？一种说法是由于吃燕麦是用低脂肪、低胆固醇的碳水化合物代替了饱和脂肪酸和胆固醇。但严格的控制试验和综合分析表明，即使吃低脂肪膳食，服用燕麦还是能使血中的总胆固醇继续降低。若将各项燕麦干预试验的膳食中饱和脂肪酸和多不饱和脂肪酸估算，也不能说明血总胆固醇的降低是由于膳食中饱和脂肪酸降低的缘故。

燕麦降低血总胆固醇主要是由于它含有丰富的可溶性纤维素。燕麦所含有的纤维素，其中52%不可溶，48%是可溶的，可溶的纤维素主要是β－葡聚糖。一系列的人体试验证明，燕麦所以能降低血总胆固醇，主要作用是燕麦中的可溶性纤维素即β－葡聚糖。我们知道，在肝脏胆固醇能转变成胆酸，这些胆酸到达小肠能帮助脂肪消化。当服用燕麦时，燕麦的葡聚糖在肠中能形成胶状物质将胆酸包围。由于胆酸被包围，很多胆酸便不能通过小肠肠壁被吸收再回到肝脏，而是通过消化道被排出体外。因此当肠内食物消化需要胆酸时，肝脏只能吸收血中的胆固醇来补充被丢失的胆酸,于是降低了血中的胆固醇。这是服用燕麦能降低血总胆固醇的主要机制。此外,燕麦的可溶性纤维素在大肠内,可被肠内寄生的细菌发酵成短链脂肪酸。这些脂肪酸被大肠吸收,可以降低肝脏合成低密度脂蛋白胆固醇。以上是燕麦降低胆固醇和低密度脂蛋白胆固醇的独特的机制。

要降低血总胆固醇和低密度脂蛋白胆固醇,必须有3g的纤维素,即0.75g的β-葡聚糖,需要吃一杯半或一大碗燕麦片才能达到这一剂量。此外,并不是所有的燕麦品种都有如此丰富的可溶性纤维素,例如新西兰生产的燕麦,由于它所含β-葡聚糖不高,因此降胆固醇的效果不好。我国也有不少燕麦片在市场销售,经过临床试验证明能降低血脂,并经卫生部批准作为保健食品。但血中的甘油三酯受膳食中脂肪含量影响很大,如一个时期多吃脂肪便会升高,而少吃便会降低。

二、燕麦对糖尿病有防治作用

20世纪80年代后半期到90年代,医学与营养工作者发现食用燕麦能减少动脉粥样硬化、高血压、糖尿病与肥胖的危险性。这些疾病都与体内胰岛素水平的升高有关,也是心血管疾病和脑血管疾病的危险因子。血脂的升高、对胰岛素的拮抗、葡萄糖耐量的异常和高血压被称为X综合征或导致死亡的四项症状。目前X综合征不但在西方发达国家而且在我国也广为流行。与X综合征有关的糖尿病,在我国,尤其在大城市发病者已越来越多,死亡率也越来越高。根据上海的十万人抽样调查,60~80岁老人糖尿病的发病率就高达35.9%~63.8%。一些糖尿病危险因子较高的人,若吃高糖和生糖指数较高的食物,很容易患糖尿病。而食用燕麦或纤维素较多的食物,由于不易使血糖升高,因此不容易患糖尿病。

将燕麦或含有丰富纤维素食物中的可溶性纤维素β-葡聚糖或果胶纯化服用,在临床试验中能显著降低餐后的血糖。健康人或瘦弱的糖尿病患者吃高碳水化合物或高纤维素食物要比高脂食物更能降低空腹血葡萄糖和血胰岛素的水平。燕麦的麸皮是所有高纤维素食物中改善血葡萄糖和胰岛素水平较好的食物。在老年患者中,身体外周组织例如肌肉对胰岛素灵敏度的降低,是葡萄糖耐量降低、血脂升高、血压增加的主要原因,也是老年糖尿病患者不易治愈的原因之一。但服用燕麦却能增加身体外周组织对胰岛素的灵敏度,因而增加了胰岛素对糖尿病的治疗效果,并且也使体内血糖更易受到控制。

1995年进行了燕麦中的β-葡聚糖制成药物Oatrim对中度高胆固醇血病人的临床试验。用部分Oatrim替代了若干食物,如面包、甜食、肉卷和汤类中的碳水化合物和脂肪。在食用试验食物5天后,进行了葡萄糖耐量试验。结果不论是糖耐量试验和胰岛素反应都有显著改善。在长期观察中,由低生糖指数食物组成的膳食,不论对胰岛素依赖型(Ⅰ型)或非胰岛素依赖型(Ⅱ型)糖尿病都能有效地控制血糖。健康人与糖尿病病人食用从燕麦麸皮中提取的可溶性纤维素β-葡聚糖或燕麦麸皮本身都能降低餐后的血糖和血胰岛素水平。燕麦降低血葡萄糖水平的有效作用主要是燕麦β-葡聚糖的粘稠度。

最近有人认为对糖尿病病人也不能一味吃高碳水化合物的食物。有时高碳水化合物食物也会升高餐后血糖和胰岛素的水平,降低血中的高密度脂蛋白胆固醇和升高血甘油三酯。因此美国糖尿病学会在1994年提出"关于膳食中碳水化合物的热量百分比必须根据每个糖尿病患者的不同危险因素分别计算"。进一步研究发现,高碳水化合物膳食所以能使血糖升高,主要是这些碳水化合物中纤维素太少的缘故。当将纤维素高的碳水化合物加入到膳食中以后便不会发生血糖升高的现象。常用的纤维素高的碳水化合物有燕麦和燕麦麸皮,它们能抑制餐后的血糖和胰岛素的升高,不使高密度脂蛋白胆固醇降低和甘油三酯增加。

食用不同食物以后血糖反应的高低用生糖指数表示,其中燕麦和燕麦做成的食品是属于低或中度生糖指数的食物。一般谷物加工过程(如小麦、玉米)去除了外壳以后,它们的生糖指数会增加,但全燕麦和燕麦粉的生糖指数则不受加工或磨粉去除外壳的影响,这是燕麦和燕麦食品的特点。

燕麦的可溶性纤维β-葡聚糖所以能改善血糖反应,主要是由于下面的机制:可溶性纤维在胃肠道中形成一粘性膜,使食物营养素的消化吸收过程变慢,并在整个消化道中进行消化吸收。胃的排空、肠的蠕动以及营养素消化吸收的变慢减轻了血糖和胰岛素的反应。其他的假说包括:在大肠中短链脂肪酸的产生与吸收,这也对血葡萄糖的消耗与代谢产生系统影响;胃肠道激素的分泌也间接影响了胰岛素的分泌,同时加强了与胰岛素受体的结合。

第三十二章 食品加工与烹饪——营养餐的准备

第一节 市场调查

平衡膳食、合理营养是健康饮食的核心。完善而合理的营养可以保证人体正常的生理功能,促进健康和生长发育,提高机体的抵抗力和免疫力,有利于某些疾病的预防和治疗。合理营养要求膳食能供给机体所需要的全部营养素,并不发生缺乏或过量的情况。平衡膳食则主要从膳食的方面保证营养素的需要,以达到合理营养,它不仅需要考虑食物中含有营养素的种类和数量,而且还必须考虑食物合理的加工方法、烹饪过程中如何提高消化率和减少营养素的损失等问题。

营养配餐,就是按人们身体的需要,根据食物中各种营养物质的含量,设计一天、一周或一个月的食谱,使人体摄入的蛋白质、脂肪、碳水化合物、维生素和矿物质等几大营养素比例合理,即达到平衡膳食。营养配餐是实现平衡膳食的一种措施。平衡膳食的原则通过食谱才得以表达出来,充分体现其实际上意义。

市场调查就是了解市场,搞清楚市场需求和市场供应两方的情况。公众营养师等营养人员进行市场调查的目的和内容,就是要了解就餐人员的年龄、性别、职业、餐饮习俗等,根据情况估算需要的能量和营养素;同时,还要了解当前市场食物原材料供应的品种与价格等有关情况。综合以上内容,才能做出正确的分析判断,从而设计出合理的营养餐方案,使营养服务收到令人满意的效果。因此,做好市场调查是高质量完成营养配餐准备工作的关键步骤。

一、营养平衡理论

(一)膳食中三种宏量营养素需要保持一定的比例平衡

膳食中蛋白质、脂肪和碳水化合物除了各具特殊的生理功能外,其共同特点是提供人体所必需的能量。所以在讨论能量时也把它们称为“产能营养素”。在膳食中,这三种产能营养素必须保持一定的比例,才能保证膳食平衡。若按其各自提供的能量占总能量的百分比计,则蛋白质占10% ~15%,脂肪占20% ~30%,碳水化合物占55% ~65%。打破这种适宜的比例,将不利于健康。

(二)膳食中优质蛋白质与一般蛋白质保持一定的比例

食物蛋白质中所含的氨基酸有20多种,其中有8种是人体需要,但是不能在体内合成,必须由食物供给的必需氨基酸,人体对这8种必需氨基酸的需要量要保持一定的比例。动物性蛋白质和大豆蛋白质所含的必需氨基酸种类齐全、比例恰当,人体利用率高,称为优质蛋白质。常见食物蛋白质的氨基酸组成,都不可能完全符合人体需要的比例,多种食物混合食用,才易使膳食氨基酸组成符合人体需要的模式。故在膳食构成中要注意将动物性蛋白质、一般植物性蛋白质和大豆蛋白质进行适当的搭配,并保证优质蛋白质占蛋白质总供给量的1/3以上。

(三)饱和脂肪酸、单不饱和脂肪酸和多不饱和脂肪酸之间的平衡

不同食物来源的脂肪,脂肪酸组成不同。饱和脂肪酸可使血胆固醇升高,不饱和脂肪酸特别是必需脂肪酸以及鱼贝类中的二十碳五烯酸(EPA)和二十二碳六烯酸(DHA)则具有多种有益的生理功能。因此必须保证食物中多不饱和脂肪酸的比例。一般认为,在脂肪提供的能量占总能量的30%范围内,饱和脂肪酸提供的能量占总能量的7 %左右,单不饱和脂肪酸提供的能量占总能量的比例在10%以内,剩余的能量均由多不饱和脂肪酸提供为宜。动物脂肪相对含饱和脂肪酸和单不饱和脂肪酸多,多不饱和脂肪酸含量较少。植物油主要含不饱和脂肪酸。两种必需脂肪酸亚油酸和亚麻酸主要存在于植物油中,鱼贝类食物含二十碳五烯酸和二十二碳六烯酸相对较多。为了保证每日膳食能摄入足够的不饱和脂肪酸,必须保证油脂中植物油的摄入。

最近有人强调食物的酸碱平衡问题,认为凡含硫、磷、氯等元素较高的食物,为成酸性食物,凡含钙、钾、钠、镁等元素较高食物,为成碱性食物,如果酸、碱食物搭配不当,容易引起人体酸碱平衡失调。这种说法从食物的化学

性上看似乎有一定道理，但在营养学上没有实际意义。因为正常人体内有强大的调节功能，维持机体酸碱度处于稳定状态。人体的酸碱平衡状态不会因为摄入食物不同而被打破。只有在患代谢性疾病或患有严重疾病造成代谢紊乱时，才会在人体内出现酸碱不平衡的问题。这种情况不是调整膳食能解决的，需要药物治疗。

二、了解就餐对象基本情况

（一）就餐者的人数、性别、年龄

就餐者的人数、性别、年龄是准备原材料的主要依据，必须准确、详实。如果估计不足，会造成准备的饭菜过少，餐食断档；估计过高，导致剩菜剩饭过多，造成浪费。

（二）就餐者的工作性质、劳动强度及所处的外界环境条件

处于不同条件下就餐者的饮食需求不同。如：脑力劳动者体力活动少，应注意补充足量的糖和蛋白质，控制能量供给，调整钙磷平衡，供给足量的膳食纤维，同时保证充足的维生素 A，以防眼睛疲劳；汽车驾驶员长时间处于环境噪声与振动干扰下，受不洁空气的污染，应提高蛋白质的摄入量，增加钙的供给，以调节神经系统的应激能力；补充足量的碳水化合物，抵御长时间驾驶引起的低血糖。

（三）机体条件

机体条件不同，膳食需求也不相同。如：青少年处于生长发育的高峰时期，能量供给应随年龄、体重增加而调整，既要防止营养不良，也要防止营养过剩。应多选择鱼、肉、蛋、奶、豆类作为优质蛋白质的来源，并搭配足量的蔬菜。饮食要适应生理状态和学习情况的变化，如学生考试期间，春、秋游，女学生经期等，对膳食的需求不尽相同；老年人消化功能弱，活动量少，能量不可过高，应控制脂肪和盐的摄入，适量增加植物性蛋白质和粗粮。

三、了解不同地域和不同民族的饮食习俗

（一）就餐对象的调查方法

1. 访谈调查　这是主要的调查方法，即通过谈话，了解所需资料。由于其灵活性强，收集的资料准确可靠，可直接听到被调查者的观点和意见，有利于交流。访谈调查包括个别访谈、电话访谈、召开座谈会等。个别访谈是指逐一对就餐者进行询问了解，因可与订餐者直接接触，信息真实可靠；电话访谈可以及时、迅速地获得信息，保密程度较高，但因不能出示表格，因此要事先设计好调查表格，发问要言简意赅；召开座谈会，即组织就餐者代表就营养配餐问题进行座谈，因参加人员较多，可以比较全面地反映就餐对象的意见和要求。

2. 问卷调查　即将事先设计好的表格，请被访者填写。问卷调查反映的信息客观、真实，便于统计分析。

3. 应用的主要手段

（1）看：通过观察，确定就餐人数、年龄、性别、职业等基本情况。

（2）问：通过询问，了解就餐者的饮食习惯和要求。

（3）听：注意倾听被访者的谈话，以便全面地了解饮食需求。

（4）记：准确记录调查情况，为配餐提供详尽的基本资料。

（二）不同地域的饮食习俗

我国幅员辽阔，人口众多，饮食文化源远流长。不同地域人群的饮食习俗不同，构成了底蕴深厚的食文化。了解不同地域人群的饮食习俗，用以指导科学配餐，是公众营养师必须具备的基本知识。

1. 华北地区　以面食为主，喜吃馒头、面条、烙饼、饺子、馅饼等，北京人早点喜食油饼、油条、豆汁、焦圈、烧饼、豆浆、豆腐脑等，炸酱面和打卤面等是著名的面食。北京小吃“驴打滚”、“艾窝窝”、马蹄烧饼等花样多，口感好，百食不厌。天津人爱吃煎饼果子、贴饽饽熬小鱼，喜食海味，鱼虾。山西面食花样全国著名，"猫耳朵"被营养学家喜爱倍至，还有其他各色莜面制品及双色面条、“靠姥姥”、刀削面等美食，山西人还善于制作各色花样蒸馍。

华北地区的人口味较重，食盐摄入量较高，应予纠正。炒菜喜放葱、姜、蒜是有益健康的好习惯。天津人喜欢咸中微甜，山西人喜欢咸中微酸，并吃辣。内蒙古人口味与山西相近，喜酸辣味。内蒙古地区饮食结构中蔬菜摄入量相对较低，牧区肉食量过大，是造成脑血管意外和男性前列腺疾患发病率较高的重要原因。此外，饮酒过量也是营养配餐中值得注意的问题。

2. 东北地区　饮食习惯与华北地区相仿，喜欢吃面食。副食品以白菜、土豆、豆腐等为主，爱吃“白肉血肠”、“酸菜白肉”、“地三鲜”。喜欢吃炖菜，如“猪肉炖粉条”、“小鸡炖蘑菇”。东北地区有个好习惯，即早饭需要有饭

有菜有汤，如同一顿正餐。东北人口味偏咸、酸，吃面喜欢加醋，食用油多用豆油。

东北地区饮食习惯比较粗犷，加之地域寒冷，高度白酒的消费量很高，是导致酒精性肝硬化和脑血管意外发生的重要因素之一。此外，相当一部分东北人来自山东，延续了“口重”的习惯，因此高血压发病率较高，在营养配餐中应予以高度重视。由于东北地区冬季气候寒冷，大部分蔬菜品种相对缺乏，故配餐时要加大蔬菜的摄入量。

3. 华东地区 包括上海、江苏、浙江、安徽、山东等地。上海、江苏、浙江、安徽人爱吃大米，面食只作为点心和调剂早餐食用。一般早餐习惯吃粥，午餐、晚餐吃米饭。副食多有汤、有菜，多数人喜欢吃鱼虾类食物和新鲜蔬菜，口味清淡、略甜，炒菜一般多放糖，多数地区不爱吃辣椒、生蒜、生葱。山东人的饮食习惯与华北地区类似，食盐平均摄入量在国内名列前茅，因此高血压发病率较高。配餐时应掌握地域特点，予以适当调整。

4. 华中地区 湖北、湖南、江西盛产稻米，以大米为主食，早餐有时用面点做调剂。爱吃辣椒和生姜，但不吃生卤、生蒜。口味注重酸辣，喜吃泡菜、豆豉等发酵食品，以及腌、腊的各种动物性食物。河南省大部分地区饮食习惯与华北地区类似。

华中地区蔬菜摄入量较高，基本符合平衡膳食的要求。

5. 两广地区 广东、广西两省及邻近地区居民，有许多生活习惯与华东地区相仿。但广东人饮食讲究清鲜，喜食各种禽、肉、鱼、虾、生猛海鲜，喜欢煲汤，盐的食用量低是一大优点和特色。爱吃猫、田鼠，尤其讲究吃蛇。口味喜欢微辣，喜食甜品，重视早茶和宵夜。

两广地区食盐摄入量相对在全国最低，同时习惯食用大量的新鲜蔬菜，因此该地区高血压和心血管疾病发病率比较低。

6. 西南地区 一般指四川、云南、贵州省及重庆市。以大米为主食，面食和小吃丰富多彩。喜欢麻辣味，爱用花椒，喜食新鲜蔬菜和泡菜。川菜注重调味，有百菜百味之美誉。贵州人口味也喜辣，爱吃腌菜。云南人口味喜酸辣微带甜味，爱吃米制品（如米线）和猪肉拌米饭。西南地区某些经营性餐饮场所供应的菜肴普遍存在油脂偏重的弊端。西南地区傣族和彝族人民日常生活中蔬菜食用量远高于国内其他地区，所以高血压和脑血管意外发病率在全国最低。

7. 西北地区 主要指陕西、甘肃、宁夏等省区。这些地区的居民习惯一日两餐，以面食为主，不太讲究副食品，口味喜欢酸辣，每餐必有油泼辣子（红辣椒面用滚油烧成）。陕甘一带居民喜欢吃“锅魁”，即锅盖大小、4～5cm厚的烙饼，陕西人喜欢吃羊肉泡馍、宽面条，西安、兰州人多爱吃哨子肉面、拉面，饺子为节日待客佳品。西北地区居民饮食中蔬菜摄入量相对较低，加上有饮用高度白酒的习惯，因此高血压和脑卒中的发病率比较高。

（三）部分少数民族的饮食习俗

我国是多民族国家，有56个民族。汉族人口占全国总人口的多数，还有满族、回族、苗族、维吾尔族、彝族、土家族、蒙古族、藏族等少数民族。少数民族人口较多、居住密集的有内蒙古自治区、广西壮族自治区、宁夏回族自治区、新疆维吾尔自治区、西藏自治区。

1. 回族 我国回族人口约900多万，主要居住在宁夏回族自治区、新疆维吾尔自治区、北京市、河北省等省市区。饮食习惯具有典型的伊斯兰清真风格，食用牛、羊、骆驼、鸡、鸭、鹅、鲤鱼、草鱼等，忌食猪、骡、驴、狗、蛇、元鱼等，不饮酒，不食死畜、禽畜类的血液等。回族人有饮茶的习惯，宁夏的回族人喜欢用盖碗饮茶。传统的民族节日为开斋节（肉孜节）、古尔邦节（宰牲节）和圣纪节（圣会）。

在我国，信奉伊斯兰教的民族除回族外，还有东乡族、维吾尔族、塔吉克族、哈萨克族、塔塔尔族、乌兹别克族、撒拉族、保安族、柯尔克孜族等。

2. 蒙古族 饮食方面，主要以奶、肉为主，少食米面及蔬菜，羊肉的吃法多达几十种。奶及奶制品是蒙古族饮食的又一特色，主要有白油、黄油、奶皮子及奶豆腐、奶酪等。喜欢饮用奶茶、酸奶、马奶。蒙古族人一般不食马肉。面食喜吃包子、饺子、馅饼。不爱吃米饭及青菜，也不喜欢吃糖、醋味和过辣的、带汤汁的及油炸的菜肴，不吃鱼虾等海味、鸡鸭的内脏和肥猪肉。喜欢喝砖茶，喜欢饮酒。

3. 藏族 主要分布在西藏，其余分布在青海、甘肃、四川、云南等地。藏族的主食是糌粑，也喜食烧饼、“锅魁”、面条。爱吃牛、羊肉，也吃猪肉。爱喝青稞酒、啤酒、甜酒。食用偶蹄目动物，不食鸡、鸭、鹅。

4. 维吾尔族 喜食牛、羊肉，忌食猪、驴、狗和骆驼肉，禁食鸽子。一般爱喝葡萄酒，且酒量较大。

5. 朝鲜族 以大米为主食，爱吃辣椒、咸菜、泡菜、大酱。吃狗肉，喝狗肉汤，也吃猪肉，牛肉，口味酸辣。不吃羊、鸭、鹅和油腻的食物。喜吃冷面，饭前饭后喜喝凉开水。

6. 傣族 主食以大米为主，肉类以猪肉为主，也爱吃牛肉、鸡、鸭、鱼虾等水产品，不吃羊肉。食肉类时喜油煎或油炸，很少炒食。口味喜酸辣味。喜喝普洱茶。

第二节　烹饪原料的感官质量检验

一、烹饪原料的感官质量检验

食品的感官检验，就是通过人的视觉、嗅觉、触觉和味觉检验食品形态、色泽、气味、滋味等感观性状的方法。这种方法简单易行，通过看、嗅、触、尝，可对食品质量做出初步判断。烹饪原料的感官质量检验要点如下：

（一）蔬菜与水果

大小均匀，形状完整；色泽鲜亮，结构紧密，无异色；无损伤，无病虫害，无干疤、水锈，无枯萎现象。

（二）畜肉及家禽

畜肉及家禽应有卫生检疫合格印讫；鲜肉表面有微干外膜，剖面为红色并带有各类家畜肉特有的色泽；鲜肉剖面致密有弹性，用手按压时弹性良好（不新鲜肉弹性差），鲜肉无异味。

（三）鱼和水产品

活鱼体表无损伤，呼吸均匀，游动自如；鲜鱼体硬，挺直不弯，腮盖紧合，腮鲜红，鳞片紧附鱼体，肉不离刺，肚不破，无腐败气味；冻鱼体硬，眼明亮，体表带原有色泽者为优。

（四）禽蛋类

鲜蛋蛋壳无损，有光泽，全蛋透光，不见或略见蛋黄暗影，气室小，内无斑点或斑块；松花蛋（又叫皮蛋、变蛋）蛋清弹性大，茶褐色并有松枝花纹。将蛋上抛，落入手掌有振动感为佳；咸鸭蛋蛋白纯正无斑点，软嫩，生蛋透光性好，蛋黄呈橙色，松沙出油，无异味。

二、烹饪原料感官质量检验的常用方法

（一）视觉检验

首先观察烹饪原料是否保持固有的形态和色泽，有无异物和污染物。定型包装的食品或原料应检查外包装是否清洁，有无破损；包装材料是否符合卫生要求；包装说明与内容物是否相符。选有代表性的样品，在自然光条件下，观察食品的颜色和外观。

（二）嗅觉检查

通过嗅觉判别食品的气味有无异常。从深部开始变质的食品，无法从表面嗅出气味，可用工具插入内部或用刀切开再嗅。瓶装食品应在开盖瞬间嗅闻判别。要注意区分食品本身的特殊气味和异常气味的差别。

（三）触觉检查

用手触及食品，检查其硬度、弹性等。畜禽肉可用手指将肌肉组织向下压一凹陷，如凹陷很快消失，则为鲜肉，腐败变质的肉，凹陷不能复原；鱼可用手指拨动鱼体，鱼鳞易脱落的已变质，也可用手将鱼中间部位托起，如头、尾部下垂，也是变质的表现；面粉，可抓在手中捏紧，手指松开后，恢复粉状原样的质地好，凝结成块且搓不开的则已变质。

（四）味觉检查

检查前应先漱口，清理口腔，保持味觉器官的敏感度。检查时先用舌尖沾少许食品，在口腔内细细品尝，并结合色泽、气味等综合判定。

第三十三章 食品加工与烹饪——营养食谱的制定

第一节 全日、每餐能量摄取量和营养素供给量的计算

一、计算方法

(一)能量需要量的计算方法

1. 使用食物成分表,确定就餐者能量需要量 从食物成分表可以直接查出各个年龄段不同人群的能量需要量。如脑力劳动者每日需要2400Kcal(10.04MJ)的能量(见表33-1)。集体供餐对象的能量需要量,也应根据查表得来的数据进行计算。

例33-1:根据能量供应量快速查看表计算6~8岁(1~3年级)小学生的日能量供给量。

解:查表33-1得:6~8岁小学生的平均日能量供给量7.5MJ(1800Kcal)。

根据此表可计算出该人群的全日营养餐供给量。

表33-1 能量供给量快速查看表

就餐对象(范围)	全日能量(Kcal)	早餐能量(Kcal)	午餐能量(Kcal)	晚餐能量(Kcal)
学龄前儿童	1 300	390	520	390
1~3年级	1 800	540	720	540
4~6年级	2 100	630	840	630
初中学生	2 400	720	960	720
高中学生	2 800	840	1 120	840
脑力劳动者	2 400	720	960	720
中等体力活动者	2 600	780	1 040	780
重体力活动者	>3 000	>900	>1 200	>900

2. 不同人群营养配餐能量需要量的计算

计算步骤:

(1)根据成人的身高,计算其标准体重。公式为:

标准体重(kg)=身高(cm)-105

(2)根据成人的体质指数(BMI),判断其属于正常、肥胖还是消瘦。公式为:

体质指数(kg/m²)=实际体重(kg)/身高的平方(m²)

中国人的体质指数在18.5~23之间为正常,>23属超重,25~30属肥胖,>30属极度肥胖。

(3)了解就餐对象体力活动及其胖瘦情况,根据成人日能量供给量表(表33-2)确定能量供给量。公式为:

全日能量供给量(Kcal)=标准体重(kg)×单位标准体重能量需要量(Kcal/kg)

表33-2 成年人每日能量供给量(Kcal/kg标准体重)

体型	体力活动量			
	极轻体力活动	轻体力活动	中体力活动	重体力活动
消瘦	30	35	40	40~45
正常	20~25	30	35	40
肥胖	15~20	20~25	30	35

注:①年龄超过50岁者,每增加10岁,比规定的酌减10%左右。②1Kcal=4.18KJ

例 33－2：某就餐者 40 岁，身高 172 cm，体重 68 kg，从事中等体力活动，求其每日所需能量。

解：(1)标准体重 = 172 － 105 = 67(kg)

(2)体质指数 = 68/(1.72 × 1.72) = 23.0(kg/m^2)属正常体重

(3)查表 33－2 知正常体重、中体力活动者单位标准体重能量供给量为 35 Kcal/kg，

因此：总能量 = 67 × 35 = 2345(Kcal)

(二)主要营养素的计算方法和步骤

1. 计量单位及换算 从事营养配餐的人员，经常会用到质量和能量的计算。国家对量和单位的使用有明确规定。

(1)质量单位及换算：质量可用克(g)、千克(kg)、毫克(mg)、微克(μg)表示。它们之间的换算关系是：1kg = 1000g；1g = 1000mg；1mg = 1000μg。

(2)能量单位及换算：能量(热量)的单位及换算可用兆焦(MJ)、千焦(KJ)、焦(J)表示。其换算关系是 1MJ = 1000KJ；1KJ = 1000J。

☞ 千卡(大卡)、卡作为热量(能量)单位虽沿袭多年但现已废止。本书鉴于基础资料及使用者的习惯，仍沿用“卡”。

千卡(大卡)与千焦(KJ)间的关系是：1Kcal = 4.184KJ。

2. 计算方法和步骤

(1)计算每餐能量需要量：三餐能量分配比例为：早餐占 30%，午餐占 40%，晚餐占 30%，可将全日能量需要量按此比例进行分配。

例 33－3：已知某脑力劳动者每日需要 2400 Kcal(10.04MJ)的能量，求其早、午、晚三餐各需要摄入多少能量？

早餐：2400 Kcal(10.04 MJ) × 30% = 720Kcal(3.012 MJ)

午餐：2400 Kcal(10.04 MJ) × 40% = 960Kcal(4.016 MJ)

晚餐：2400 Kcal(10.04 MJ) × 30% = 720Kcal(3.012 MJ)

(2)分别计算三类产能营养素每餐应提供的能量：

①三类产能营养素占总能量的比例为：蛋白质占 12% ～15%，脂肪占 20% ～30%，碳水化合物占 55% ～65%(若取中等值计算则蛋白质占 15%、脂肪占 25%、碳水化合物占 60%)，据此可求得三类产能营养素在各餐中的能量供给量。

②根据本地生活水平，调整确定上述三类产能营养素占总能量的比例。

例 33－4：已知某人早餐摄能量 720 Kcal(3.012 MJ)，午餐 960Kcal(4.016 MJ)，晚餐 720Kcal(3.012MJ)，求三类产能营养素每餐各应提供多少能量？

解：早餐：	蛋白质	720Kcal(3.012 MJ) × 15% = 108Kcal(0.4518 MJ)
	脂肪	720Kcal(3.012 MJ) × 25% = 180Kcal(0.753 MJ)
	碳水化合物	720Kcal(3.012 MJ) × 60% = 432Kca(1.8072 MJ)
午餐：	蛋白质	960Kcal(4.016 MJ) × 15% = 144Kcal(0.6024 MJ)
	脂肪	960Kcal(4.016 MJ) × 25% = 240Kcal(1.004MJ)
	碳水化合物	960Kcal(4.016 MJ) × 60% = 576Kcal(2.4096 MJ)
晚餐：	蛋白质	720Kcal(3.012 MJ) × 15% = 108Kcal(0. 4518MJ)
	脂肪	720Kcal(3.012 MJ) × 25% = 180Kcal(0.753 MJ)
	碳水化合物	720Kcal(3.012 MJ) × 60% = 432Kcal(1.8072 MJ)

(3)分别计算三类产能营养素每餐需要量：根据三类产能营养素的能量供给量及其能量系数，可求出三餐中蛋白质、脂肪、碳水化合物的需要量。

例 33－5：已知蛋白质的产能系数为约 4 Kcal/g(16.7KJ/g)，脂肪的产能系数为约 9Kcal/g(37.6 KJ/g)，碳水化合物的产能系数为约约 4 Kcal/g(16.7 KJ/g)，根据例 33－4 计算结果，求三类产能营养素每餐需要量。

解：早餐：	蛋白质	0.4518 MJ ÷ 16.7 kJ/g = 27.0 g	(108 Kcal ÷ 4 Kcal/g = 27.0 g)
	脂 肪	0.753 MJ ÷ 37.6 kJ/g = 20.0 g	(180 Kcal ÷ 9 Kcal/g = 20.0 g)
	碳水化合物	1.8072 MJ ÷ 16.7 KJ/g = 108.2 g	(432 Kcal ÷ 4 Kcal/g = 108.0 g)
午餐：	蛋白质	0.6024 MJ ÷ 16.7 KJ/g = 36.0 g	(144 Kcal ÷ 4 Kcal/g = 36.0 g)

脂　肪	1.004 MJ ÷ 37.6 KJ/g = 26.70 g	(240 Kcal ÷ 9 Kcal/g = 26.67 g)
碳水化合物	2.4096 MJ ÷ 16.7 KJ/g = 144.28 g	(576 Kcal ÷ 4 Kcal/g = 144.0 g)
晚餐：蛋白质	0.4518 MJ ÷ 16.7 KJ/g = 27.0 g	(108 Kcal ÷ 4 Kcal/g = 27.0g)
脂　肪	0.753 MJ ÷ 37.6 KJ/g = 20.0 g	(180 Kcal ÷ 9 Kcal/g = 20.0 g)
碳水化合物	1.8072MJ ÷ 16.7 KJ/g = 108.2 g	(432 Kcal ÷ 4 Kcal/g = 108.0 g)

二、相关知识

(一)能量和主要营养素的确定原则

人体对营养素的需要量随年龄、性别和生理状况而异。正常人体需要的各种营养要从饮食中获得，因此，必须科学地安排每日膳食以提供数量及质量适宜的各种营养素。营养素长期供给不平衡就可危害健康。

表 33－3　中国居民膳食营养素参考摄入量(DRLs)——能量及宏量营养素

年龄(岁)	能量 RNI(Kcal/d)		蛋白质 RNI(g/d)		脂肪(脂肪能量占总量的百分比，%)	碳水化合物(碳水化合物占总能量的百分比，%)
	男	女	男	女	RNI	RNI
0 ~	95Kcal/(kg·d)		1.5 ~ 3g/(kg·d)		45 ~ 50	建议除 2 岁以下的婴儿外(<2 岁)，碳水化合物应提供膳食总能量的 55% ~ 65%
0.5 ~	95Kcal/(kg·d)				35 ~ 40	
1 ~	1 100	1 050	35	35	35 ~ 40	
2 ~	1 200	1 150	40	40	30 ~ 35	
3 ~	1 350	1 300	45	45	30 ~ 35	
4 ~	1 450	1 400	50	50	30 ~ 35	
5 ~	1 600	1 500	55	55	30 ~ 35	
6 ~	1 700	1 600	55	55	30 ~ 35	
7 ~	1 800	1 700	60	60	25 ~ 30	
8 ~	1 900	1 800	65	65	25 ~ 30	
9 ~	2 000	1 900	65	65	25 ~ 30	
10 ~	2 100	2 000	70	65	25 ~ 30	
11 ~	2 400	2 200	75	75	25 ~ 30	
14 ~	2 900	2 400	85	80	25 ~ 30	
18 ~					20 ~ 30	
轻体力活动	2 400	2 100	75	65		
中体力活动	2 700	2 300	80	70		
重体力活动	3 200	2 700	90	80		
孕妇：					20 ~ 30	
早期				+5		
中期		+200		+15		
晚期				+20		
乳母		+500		+20		
50 ~					20 ~ 30	
轻体力活动	2 300	19 00	75	65		
中体力活动	2 600	2000	80	70		
重体力活动	3 100	2200	90	80		
60 ~			75	65	20 ~ 30	
轻体力活动	1 900	1 800				
中体力活动	2 200	2 000				
70 ~			75	65	20 ~ 30	
轻体力活动	1 900	1 700				
中体力活动	2 100	1 900				
80 ~	1 900	1 700	75	65	20 ~ 30	

注：①RNI：推荐摄入量。②成年人按 1.16g/(kg·d)计。③老年人按 1.27g/(kg·d)或蛋白质占总能量 15% 计。

表 33-4 中国居民膳食营养素参考摄入量(DRIs)——常量元素 单位:mg/d

年龄(岁)	钙		磷		钾	钠	氯	镁	
	AI	UL	AI	UL	AI	AI	AI	AI	UL
0~	300	—	150	—	500	200	400	30	—
0.5~	400	—	300	—	700	500	800	70	—
1~	600	2 000	450	3 000	1 000	650	1000	100	200
4~	800	2 000	500	3 000	1 500	900	1 600	150	300
7~	800	2 000	700	3 000	1 500	1 000	2 200	250	500
11~	1 000	2 000	1 000	3 500	1 500	1 200	2 400	350	700
14~	1 000	2 000	1 000	3 500	2 000	1 800	2 800	350	700
18~	800	2 000	700	3 500	2 000	2 200	3 400	350	700
50~	1 000	2 000	700	3 500					
60~				3 000					
孕妇:			700	3 000	2 500			+100	700
(中期)	1 000	2 000							
(晚期)	1 200	2 200							
乳母	1 200	2 000	700	3 500	2 500	2 200	+100	700	

注:AI:适宜摄入量。UL:可耐受最高摄入量

表 33-5 中国居民膳食营养素参考摄入量(DRIs)——微量元素 单位: mg/d

年龄(岁)	铁		碘(μg/d)		锌		硒(μg/d)			铜		氟		铬(μg/d)		钼(μg/d)	
	AI	UL	RNI	UL	RNI	UL	AI	RNI	UL	AI	UL	AI	UL	AI	UL	AI	UL
0~	0.3	10	50	—	1.45	—	15		55	0.4	—	0.1	0.4	10	—	—	—
0.5~	10	30	50	—	8.0	13	20		80	0.6	—	0.4	0.8	15	—	—	—
1~	12	30	50	—	9.0	23		20	120	0.8	1.5	0.6	1.2	20	200	15	80
4~	12	30	90	—	12.0	23		25	180	1.0	2.0	0.8	1.6	30	300	20	110
7~	12	30	90	800	13.5	28		35	240	1.2	3.5	1.0	2.0	30	300	30	160
11~12		50	120	800				45	300	1.8	5.0	1.2	2.4	40	400	50	280
男	16				18	37											
女	18				15	34											
14~			150	800				50	360	2.0	7.0	1.4	2.8	40	400		
男	20	50			19	42											
女	25	50			19.5	35											
18~		50	150	1000				50	400	2.0	8.0	1.5	3.0	50	500	60	350
男	15				15.5	45											
女	20				11.5	37											
50~	15	50												50	500		
孕妇:			200	1000		35		50	400								
早期					11.5												
中期	25	60			+5												
晚期	35	60			+5												
乳母	25	50	1000	1000	+10	35		65	400								

注:①AI:适宜摄入量。②RNI:推荐摄入量。③UL:可耐受最高摄入量。④μg/d:微克/天

中国居民膳食营养素参考摄入量,其英文表达为 Chinese Dietary Reference Intakes,简称 Chinese DRIs。DRIs 是为各种营养素提供一个安全的摄入范围,包括摄入过低和过高的限量。

☞ 可耐受最高摄入量(UL)是营养素每日摄入量的安全上限,是健康人群中几乎所有个体都不会产生毒副作用的最高摄入水平。大多数情况下,UL包括膳食、强化食物和添加剂等各种来源的营养素之和;而平均需要量(EAR)则是一个最低值,如果个体在膳食中获得的营养素仅达到这个值,很可能大约有50%的人产生营养缺乏。

表33-6 中国居民膳食营养素参考摄入量(DRIs)——维生素1 单位:mg/d

年龄(岁)	维生素A (μgRE)		维生素D (μg/d)		维生素E		维生素K	维生素B_1		维生素B_2	维生素B_6
	RNI	UL	RNI	UL	AI	UL	AI	RNI	UL	RNI	UL
0~	400	2 000	10	20	3	200	2 μg/(kg体重·d)	0.2(AI)		0.4(AI)	0.1
0.5~	400		10		3	200		0.3(AI)		0.5(AI)	0.3
1~	500		10		4	200		0.6	50	0.6	0.5
4~	600		10		5	300		0.7	50	0.7	0.6
7~	700		10		7	300		0.9	50	1.0	0.7
11~12	700		5		10	600		1.2	50	1.2	0.9
14~			5	20		800			50		1.1
男	800				13.3			1.5		1.5	
女	700				11.8			1.2		1.2	
18~		3 000	5	20	14	800			50		1.2
男	800							1.4		1.4	
女	700							1.3		1.2	
50~			10		14						1.5
男	800										
女	700										
60~											
男	800		10								
女	700		10								
孕妇		2 400	10		14			1.5		1.7	1.9
早期	800										
中期	900										
晚期	900										
乳母	1 200		10			14				1.7	1.9

注:①AI:适宜摄入量。②RNI:推荐摄入量。③UL:可耐受最高摄入量(微克视黄醇当量)。④μg/d:微克/天。⑤μ gRE:微克视黄醇当量。⑥维生素E的UL资料源自美国标准。

表33-7 中国居民膳食营养素参考摄入量(DRIs)——维生素2 单位:mg/d

年龄(岁)	维生素B_{12}(μg/d)	维生素C		泛酸	叶酸(μg/d)		烟酸(mgNE/d)		胆碱		生物素(μg/d)
	AI	RNI	UL	AI	RNI	UL	RNI	UL	AI	UL	AI
0~	0.4	40	400	1.7	65(AI)	—	2(AI)		100	600	5
0.5~	0.5	50	500	1.8	80(AI)	—	3(AI)		150	800	6
1~	0.9	60	600	2.0	150	300	6	10	200	1 000	8
4~	1.2	70	700	3.0	200	400	7	15	250	1 500	12
7~	1.2	80	800	4.0	200	400	9	20	300	2 000	16
11~	1.8	90	900	5.0	300	600	12	30	350	2 500	20
14~	2.4	100	1 000	5.0	400	800		30	450	3 000	25
男							15				
女							12				
18~	2.4	≤100	1 000	5.0	400	1 000		35	450	3 500	30
男							14				
女							13				
孕妇:	2.6		1 000	不分期 6.0	600	1 000	15		500	3 500	不分期 30
早期											
中期		130									
晚期		130									
乳母	2.8	130	1 000	7.0	500	1 000	18		500	3500	35

注:①AI:适宜摄入量。②RNI:推荐摄入量。③UL:可耐受最高摄入量。④μg/d:微克/天。⑤mg NE:毫克烟酸当量。

DRIs是在RDAs值的基础上发展起来的一组每日平均膳食营养素摄入量的参考值。它包括四项内容:平均需要量(EAR)、推荐摄入量(RNI)、适宜摄入量(AI)和可耐受最高摄入量(UL)。

平均需要量(EAR)是指一个特定人群的平均需要量,主要用于计划和评价群体的膳食。可以根据某一年龄、性别组中摄入量低于EAR个体的百分比来评估群体中摄入不足的发生率,评价其营养素摄入情况是否适宜。

国内外的作者对营养素使用的分类方法和名词不尽相同,DRIs委员会决定采用以下分类和词汇(下述知识点已在前面的有关章节中出现,在此只为加深您的记忆):

(1)能量:碳水化合物。

(2)宏量营养素:蛋白质,脂类,糖类。

(3)微量营养素:矿物质(包括常量元素和微量元素),维生素(包括脂溶性维生素和水溶性维生素)。

(4)其他膳食成分:膳食纤维、水、其他生物活性物质。

在提供膳食营养素参考摄入量的同时,营养学家还提供了主要富含这些营养素的各种食物来源。因此,《中国居民膳食营养素参考摄入量》和食品卫生法是有所区别的,不能作为执法的依据。但是政府制定法规时需参考这些标准,所以,作为食品企业、食品生产厂家、营养配餐的工作者,更应该关心此摄入量。

就餐人员的膳食营养供给量标准只能以就餐人群的基本情况或平均数值为依据,包括人员的平均年龄、平均体重,以及80%以上就餐人员的活动强度。首先确定就餐人员平均每日需要的能量供给量。如就餐人员的80%以上为中等体力活动的男性,则每日所需能量供给量标准应为3000Kcal(12.55MJ)。在确定能量供给量的基础上。则可以继续查找、选定相应的各种营养素的供给量标准。

参照2000年《中国居民膳食营养素参考摄入量》标准,确定能量与营养素供给量。参见表33-3至表33-7。

(二)食物成分表

各种食物的营养素含量常因品种、土壤、气候、成熟度和加工处理等因素的影响而有较大的差异。许多国家都针对本国食物生产的特点,研制各自的食物成分表,作为评定食物营养价值的依据。《食物成分表》示例见表33-8,表中的"地区"栏内的名称,主要是指采集食物样品的地区,即食物的产地。"食部"是指按照当地的烹调和饮食习惯,把从市场上购买的样品(简称市品)去掉不可食的部分之后,所剩余的可食部分所占的比例,简称"食部"。"食部"栏内所列数字是可食部分的比例。列出食部的比例是为了便于计算市品每千克(或其他零售单位)的营养素含量。

市品的食部不是固定不变的,它会因食物的运输、储藏和加工处理不同而有改变。因此每当认为食部的实际情况和表中食部栏内所列数字有较大出入时,可自己实际测量食部的量。食物成分表举例,见表33-8。

表33-8 食物成分表

食物名称	地区	食部(%)	能量(Kcal)	蛋白质(g)	脂肪(g)	碳水化合物(g)	膳食纤维(g)
谷类及其制品:							
稻米	北京	100	348	8.0	0.6	77.7	—
干豆类及其制品:							
扁豆	甘肃	100	326	25.3	0.4	55.4	6.5
禽肉类及其制品:							
鹌鹑		58	110	20.2	3.1	0.2	—

注:1Kcal=4.184KJ

第二节　主食、副食品种和数量的确定

一、品种、数量的确定方法和步骤

(一)主食品种、数量的确定

主食的品种、数量主要根据各类主食选料中碳水化合物的含量确定。

例33-6:已知某中等体力活动者的早餐中应含有碳水化合物108.2 g,如果本餐只吃面包一种主食,试确定所需面包的质量。

解:查表得知,面包中碳水化合物含量为53.2%。则:所需面包质量=108.2g÷53.2%=203.4g

例 33－7：午餐应含碳水化合物 144.31g，要求以米饭、馒头（富强粉）为主食，并分别提供 50% 的碳水化合物，试确定米饭、富强粉的质量。

解：查表得知，大米含碳水化合物 77.6%，富强粉含碳水化合物 75.8%，则

所需大米质量＝144.31g×50%÷77.6%＝93.0g

所需富强粉质量＝144.31g×50%÷75.8%＝95.2g

例 33－8：晚餐应含碳水化合物 108.2g，要求以烙饼、小米粥、馒头为主食，并分别提供 40%、10%、50% 的碳水化合物，试确定各自的质量。

解：查表得知，烙饼含碳水化合物 51%，小米粥含碳水化合物 8.4%，馒头含碳水化合物 43.2%，则

所需烙饼质量＝108.2g×40%÷51%＝84.9g

所需小米粥质量＝108.2g×10%÷8.4%＝128.8g

所需馒头质量＝108.2g×50%÷43.2%＝125.2g

（二）副食品种、数量的确定

计算步骤如下：

1. 计算主食中含有的蛋白质质量。
2. 用应摄入的蛋白质质量减去主食中蛋白质质量，即为副食应提供的蛋白质质量。
3. 副食中蛋白质的 2/3 由动物性食物供给，1/3 由豆制品供给，据此可求出各自的蛋白质供给量。
4. 查表并计算各类动物性食物及豆制品的供给量。
5. 设计蔬菜的品种与数量。

例 33－9：已知午餐应含蛋白质 36.05g，猪肉（脊背）中蛋白质的含量为 21.3%、牛肉（前腱）为 18.4%、鸡腿肉为 17.2%、鸡胸脯肉为 19.1%；豆腐（南）为 6.8%、豆腐（北）为 11.1%、豆腐干（熏）为 15.8%、素虾（炸）为 27.6%。假设以馒头（富强粉）、米饭（大米）为主食，所需质量分别为 90g、100g。若只选择一种动物性食物和一种豆制品，请分别计算各自的质量。

解：（1）查表得知，富强粉含蛋白质 9.5%，大米含蛋白质 8.0%，则

主食中蛋白质含量＝90g×9.5%＋100g×8.0%＝16.55g

（2）副食中蛋白质含量＝36.05g－16.55 g＝19.5g

（3）副食中蛋白质的 2/3 应由动物性食物供给，1/3 应由豆制品供给，因此

动物性食物应含蛋白质质量＝19.5g×66.7%＝13.0g

豆制品应含蛋白质质量＝19.5g×33.3%＝6.5g

（4）猪肉（脊背）、牛肉（前腱）、鸡腿肉、鸡胸脯分别为：

猪肉（脊背）质量＝ 13.0g÷21.3%＝61.0g　　牛肉（前腱）质量＝13.0g÷18.4%＝70.7g

鸡腿肉质量＝13.0g÷17.2%＝75.6g　　鸡胸脯肉质量＝13.0÷19.1%＝68.1g

（5）豆腐（南）、豆腐（北）、豆腐干（熏）、素虾（炸）分别为：

豆腐（南）质量＝6.5g÷6.8%＝95g　　豆腐（北）质量＝6.5g÷11.1%＝58g

豆腐干（熏）质量＝6.5g÷15.8%＝41g　　虾（炸）质量＝6.5g÷27.6%＝23g

据此再配以适量的蔬菜，即可设计营养食谱。

二、相关知识

（一）主食品种和数量的确定原则

粮食用量必须参照就餐人员的进食量确定。如就餐人员需要的平均能量供给量为 2400Kcal（10.04MJ），按粮食供能量占总供能量的 55%～65% 计算，则粮食提供的能量为 1320～1560Kcal（5.52～6.53MJ），即需粮食 377～445g，就餐人员的习惯粮食用量应在此范围之内。

确定每日每人平均粮食用量后，应在三餐中进行合理分配，并与三餐的能量分配基本保持一致，早餐占 30%，午餐占 40%，晚餐占 30%。例如，全日每人粮食的食用量为 420g，则三餐分别为 105～126g、168g、126～147g。粮食进食量受副食菜肴的影响较大，副食菜肴调配合理，则粮食的进食量也会比较稳定。

就餐者对主食品种的用量差别较大，如面条、包子，饺子、馒头、米饭等，应分别统计计算。按照营养和能量合理分配的原则，依据对日常积累的数据的分析，就可以得出接近实际需要量的数据。

（二）副食品种和数量的确定原则

副食的食用量应在已确定主食用量的基础上决定。例如，某人日能量需要量为2400Kcal（10.04MJ），按照蛋白质供能量占总能量的12%～14%计算，日蛋白质需要量应为72～84g。若此人粮食用量为420g，则粮食中含蛋白质42g（每100g粮食约含蛋白质10g），占蛋白质总量的50%～58%。如按动物性食物提供的蛋白质占蛋白质总量的22%～30%，豆制品和蔬菜提供的蛋白质占20%计算，则动物性食物所供蛋白质不应低于19～22g，即需动物性食物127～147g（动物性食物含蛋白质约为10%～20%，这里按15%计算）。再分配大豆及其制品25～50g（大豆含蛋白质约为35%～40%），以及蔬菜400g（蔬菜含蛋白质约为1%～3%）和食用植物油25g左右，则不仅可以完全满足蛋白质、脂肪和能量的需要，也能基本满足矿物质和维生素的需要。

核定各类食物用量后，就可以确定每日每餐的饭菜用量。菜肴的定量，主要参照各类副食品的定量进行核定。由于常用菜单中各种菜肴的食物餐份（单位量）组成配比是固定的，所以菜肴的定量只能做到基本一致。为了缩小食物定量与饭菜定量间的差距，应适当降低饭菜分配定量的起点额。如馒头不能都以100g面粉原料为起点单位量，应有以50g、25g面粉为定量的馒头；菜肴不能都以一餐份（一单位量）为起点，应有1/2餐份、1/3或1/4餐份。这样虽然给制作分发增加麻烦，但可使定量分配更接近实际需要，减少浪费。利用不同种类的菜肴和不同餐份定量作适当的配比，才能做到食物定量分配合理。

根据核定的每日每餐饭菜用量以及就餐总人数，可以计算出每日每餐食物用料的品种和数量，从而设计出一周（随营养食谱的周期而定）每日的食物用料计划。

（三）膳食平衡理论

1. 营养配餐的十大平衡理论 营养问题的核心是膳食平衡，即在膳食性、味平衡的基础上确定合理的能量和各类营养素需要量。

☞ 膳食平衡包括十大平衡，即主食与副食的平衡、酸碱平衡、荤与素的平衡、杂与精的平衡、饥与饱的平衡、食物冷与热的平衡、干与稀的平衡、食物寒热温凉四性的平衡、动与静的平衡、情绪与食欲的平衡。

2. 酸性食物与碱性食物 十大平衡理论的核心是酸碱平衡，是营养配餐的关键。食物的化学组成主要分为无机成分和有机成分，这些成分在人体的消化过程中，会发生一系列的复杂变化，从而影响人体体液酸碱平衡。使体液呈碱性的无机阳离子只能从食物中摄取，使体液呈酸性的无机阴离子或有机阴离子，不仅可从食物中摄取，还能通过食物的消化作用，从代谢的中间产物和最终产物得来。如果摄入不当，会使体内的阴离子过剩，导致体液呈酸性，出现各种酸中毒症状。凡含硫、磷、氯等元素高，在体内经过氧化代谢后，生成SO_4^{2-}、$HPO_4{}^{2-}$、Cl^-等酸根阴离子，使人体PH值下降的食物均称酸性食物，含蛋白质、脂肪、碳水化合物高的食物是酸性食物（如肉、蛋、奶、豆类和谷物等）；凡含钙、镁、钾、钠、铁等元素高，在体内经过氧化代谢后，生成Ca^{2+}、Mg^{2+}、Fe^{3+}、Na^+等阳离子，使人体PH值升高的食物均称碱性食物，蔬菜、水果是碱性食物。

配餐中应根据食物的酸碱性，合理调配酸碱平衡。可利用表33-9至表33-11进行快速计算。

表33-9 部分酸性食物的酸度

食物名称	酸度值	食物名称	酸度值	食物名称	酸度值
猪肉	5.6	花生	-3.0	紫菜	-0.6
干鱿鱼	-4.8	蛋类	-18.8	鲤鱼	-6.4
鳗鱼	-6.6	牛肉	-5.2	大麦	-2.5
虾	-1.8	啤酒	-4.3	白米	-11.7
芦笋	-0.2	牡蛎	-10.4	面包	-0.8
鸡肉	-7.6	糙米	-10.6	面粉	-6.5

表33-10 部分碱性食物的碱度

食物名称	碱度值	食物名称	碱度值	食物名称	碱度值
大豆	+2.2	苹果	+8.2	洋葱	+2.4
南瓜	+3.8	菠菜	+12.0	西瓜	+9.0
香蕉	+8.4	豆腐	+0.2	萝卜	+9.3
海带	+14.6	柿子	+6.2	莴苣	+6.23
黄瓜	+4.6	胡萝卜	+8.3	梨	+8.4
草莓	+7.8	藕	+3.4	土豆	+5.2
扁豆	+5.2	牛奶	+0.3	5%茶	+8.9

表 33－11 酸碱性食物中和表(g)

酸性 / 碱性	大米(100g)	白面虾(100g)	面包(100g)	猪肉(100g)	牛肉(100g)	鸡肉(100g)	蛋黄(100g)	干鱿鱼(100g)	砂糖(100g)	啤酒(100g)	清酒(100g)
裙带菜	2	1	0.2	5	2	5	10	15	20	0.5	0.2
海带	10	10	2	20	20	30	50	80	100	3	1
菠菜	30	30	5	50	50	70	150	200	250	10	5
香蕈	30	30	5	50	50	70	150	200	250	10	5
栗子	50	50	10	100	100	150	250	400	500	30	10
香蕉	50	50	10	100	100	150	250	400	500	30	10
大豆	50	50	10	100	100	150	250	400	500	30	10
胡萝卜	100	100	10	100	100	200	300	500	600	20	10
芹菜	100	100	10	100	100	200	300	500	600	20	10
油菜	100	100	10	100	100	200	300	500	600	20	10
松蘑	100	100	10	100	100	150	300	500	600	20	10
马铃薯	100	100	15	150	100	200	400	600	700	20	10
卷心菜	100	100	15	130	100	200	400	600	800	25	10
萝卜	100	100	15	150	100	250	400	700	800	30	10
南瓜	100	100	15	150	100	250	400	700	800	30	10
甘薯	100	100	20	150	100	250	500	700	900	30	15
笋	100	100	20	150	100	250	500	700	900	30	15
橘汁	100	100	20	200	150	300	500	800	1 000	30	15
苹果	100	100	20	200	150	300	600	900	1 100	30	15
梨	200	150	30	250	200	400	600	1 200	1 500	50	20
黄瓜	200	200	30	300	300	500	700	1 400	1 700	50	30
葡萄酒	200	200	30	300	300	500	700	1 400	1 700	50	30
茄子	200	200	30	300	300	550	800	1 600	2 000	60	30
咖啡	200	200	30	300	300	550	800	1 600	2 000	60	30
洋葱	200	200	50	400	300	700	1 200	2 000	2 300	70	40
茶	200	200	50	400	300	700	1 200	2 000	2 300	70	40
牛奶	400	300	50	600	500	1 000	1 500	2 700	3 400	10	50
小豆	100	100	10	100	100	150	300	400	500	20	10

注:表中所有酸性食物均为 100g,碱性食物量为中和 100g 酸性食物所需用量。如 100g 大米的酸性可用 2g 裙带菜中和;中和 100g 猪肉需要菠菜 50g。

3. 钙、磷平衡 营养配餐过程中,要考虑钙、磷两种元素的比例,如果配比不适当,磷多钙少,混合食物中的钙与磷就会形成磷酸钙盐沉淀排出体外,从而影响食物中钙的吸收。许多膳食因素也会影响钙的吸收,膳食中的钙磷比,一般成年人应为 1:1 ~1:1.5;婴儿膳食的钙磷比与母乳相近,约为 1.5:1 ~2:1,因婴儿的钙磷净吸收率为 60% ~80%,所以钙磷比以 2: 1 为宜;青少年膳食的钙磷比应达到 1:1;儿童和高龄老人膳食的钙磷比应达到 1.5:1。

4. 钾、钠平衡 健康人体液的钾、钠比为 3:1。钠是细胞外液的主要阳离子,钾离子是细胞内液的主要阳离子,它们对维持细胞内外液的酸碱平衡及保持细胞渗透压起着重要作用。在动物细胞内,钠离子浓度约为 15mmol/L,钾离子浓度约为 150mmol/L。而动物细胞外液的浓度恰恰相反,钠离子浓度约为 142mmol/L,钾离子浓度约为 5mmol/L。钾广泛存在于天然食物中,如韭菜、芹菜、油菜、菜花、菠菜、土豆、蘑菇、榨菜、新鲜水果(特别是香蕉)中都含有丰富的钾。钠主要来源于食盐的摄入。我国多数地区食盐摄入量较多,食盐摄人量与高血压的发病率呈正相关,因此膳食中要控制食盐的摄入量,考虑膳食中的钾、钠平衡。为肾病病人配餐时,更要准确计算膳食中的钾、钠比。

5. 铁、锌平衡 健康人体中含铁 3 ~4g、锌 1.5 ~3.0g,锌的含量少于铁。由于混合膳食中铁与锌的吸收率不同,故一般膳食要求铁锌比为 1:1 ~1.2:1 为宜。

第三节　食谱的调整与确定

一、一餐、一日和一周食谱的调整与确定方法

（一）一餐食谱的确定

一般选择一至两种动物性原料，一种豆制品，三至四种蔬菜，一至两种粮谷类食物，根据选择的食物即可计算并写出带量食谱。

例如：主食：米饭（大米 95g），馒头（面粉 100g）。

副食：鱼香鸡片（鸡胸肉 70g、木耳 15g、冬笋 30g、胡萝卜 15g），银耳扒豆腐（南豆腐 60g、水发银耳 15g、黄瓜 15g），香菇油菜（水发香菇 15g、油菜 150g）。

（二）一日食谱的确定

一般选择两种以上的动物性原料，一至两种豆制品及多种蔬菜，两种以上的粮谷类食物原料。

例如：早餐：蛋糕、金银卷、花生米、腐乳、拌三丝。

午餐：米饭、小枣发糕、发烧翅根、木犀肉、熏干芹菜。

晚餐：烙饼、二米粥、清蒸鲤鱼、豆芽菠菜、榨菜丝。

（三）一周食谱的确定

应选择营养素含量丰富的食物，精心搭配，以达到膳食平衡（食谱示例见后文）。

表 33－12 至表 33－23 列出了部分营养素含量丰富的食物，是设计食谱的重要参考。

表 33－12　含蛋白质丰富的食物（g/100g）

食物名称	蛋白质	食物名称	蛋白质	食物名称	蛋白质
牛奶	3.0	猪肝	22.7	酸奶	3.1
猪腰	15.2	鸡蛋	13.3	牛肚	12.1
猪瘦肉	21.3	小麦粉	10.9	牛瘦肉	19.8
大米	8.0	羊瘦肉	17.1	玉米面	9.2
鸡肉	19.1	黄豆	35.6	鸡腿	17.2
豆腐	11.0	鸭肉	17.3	红小豆	20.1
黄鱼	20.2	绿豆	20.6	带鱼	21.2
花生	26.6	鲤鱼	18.2	香菇	20.1
鲢鱼	17.4	木耳	12.4	对虾	16.5
海带（鲜）	4.0	海蟹	12.2	紫菜	28.2

表 33－13　含糖类（碳水化合物）丰富的食物（g/100g）

食物名称	名称	糖类	名称	糖类
粮食类	稻米	78.6	小米	71.9
	富强粉	75.8	黑米	70.4
	荞麦面	74.8	玉米	67.5
豆类	绿豆	60.2	蚕豆	57.1
	红小豆	59.6	黄豆	19.5
块根类	甘薯	28.2	芋头	15.3
	马铃薯	19.4	山药	13.9
干果类	莲子（干）	58.9	炒花生仁	21.2
	鲜板栗	44.4	炒葵花子	12.5
纯糖类	绵白糖	98.6	蜂蜜	80.2

表 33－14 含脂肪丰富的食物(g/100g)

食物名称	脂肪	食物名称	脂肪	食物名称	脂肪
植物油	100	黄油	89.9	核桃	65.6
猪油	87.6	松仁	58.5	北京填鸭	41.3
葵花籽	52.8	猪肉(五花)	30.9	花生	51.9
猪(里脊)	10.5	芝麻	48.0	猪肝	5.7
腐竹	26.2	牛肉(五花)	6.3	黄豆	19.0
羊肉(后腿)	4.0	豆腐(北)	4.6	鸡(华都肉鸡)	9.6
白豆腐干	7.1	鸡蛋	9.1		
牛奶	2.9	豆浆	1.0		

表 33－15 含钙丰富的食物(mg/100g)

食物名称	钙	食物名称	钙	食物名称	钙
虾皮	1 037	木耳	295	牛乳	161
炒花生仁	284	海蟹	207	豆腐干	179
水发海参	236	香菇	172	麻酱	1 394
芹菜(茎)	152	黑芝麻	814	芹菜(叶)	366
海带(鲜)	445	炒葵花籽	332		
油菜	148	紫菜	422		

表 33－16 含铁丰富的食物(mg/100g)

食物名称	铁	食物名称	铁	食物名称	铁
海蜇皮	17.6	黄豆	8.3	虾米皮	16.5
木耳	6.3	鸡肝	8.5	炒西瓜子	5.9
猪肝	7.9	小米	5.6	猪腰	3.9
小红枣	2.7	牛肉	2.3	小白菜	2.1
鸡蛋	1.2	小麦粉	1.5	芝麻酱	10.1

表 33－17 含锌丰富的食物(mg/100g)

食物名称	锌	食物名称	锌	食物名称	锌
牡蛎	13.25	牛奶	3.36	蚌肉	8.50
螃蟹	2.98	炒西瓜子	6.47	鲫鱼	2.75
芝麻酱	6.24	鸡肝	2.64	松仁	5.49
对虾	2.62	黑芝麻	5.00	鸡胗	2.55
海蜇头	4.73	牛肉	2.36	海米	4.65
鹌鹑蛋	2.32	猪肝	3.86		
黑米	3.79	虾皮	2.28		

表 33－18 含维生素 A 丰富的食物(μg/100g)

食物名称	维生素 A	食物名称	维生素 A	食物名称	维生素 A
牛肝	5 490	鸡蛋	310	羊肝	8 970
鸡翅	68	猪肝	2 610	牛奶(强化)	66
鸡肝	15 270	河蟹	1 788	鸭肝	2 670
猪腰	41	鸡心	910		
奶油	1 042	酸奶	26		

☞ 健康是吃出来的。但是要注意这并不是指吃的时候就可以不加选择。要使得身体健康，你就要注意饮食多样化。肉制品、鱼和鸡蛋应该每天至少吃一次，因为身体需要蛋白质、铁、锌等营养。每天至少要吃五个水果和蔬菜。蔬菜水果富含纤维、维他命、矿物盐，这些都对某些疾病有预防的疗效。每一餐都要吃主食，粮食可以补充身体和大脑必需的镁、维生素B。食用油建议吃一点向日葵油。每天建议吃几种奶制品，如酸奶、牛奶、奶酪。奶制品有丰富的钙，对骨头生长十分有益。每天要饮充分的水，至少1.5升。

活着就意味着希望。每个人都希望活得更好，给您五个建议，让您生活得更好更健康。第一点，吃得好；第二点，让身体动起来；第三点，提高睡眠质量；第四点，自我减压；第五点，经常笑笑。

表 33－19　含胡萝卜素丰富的食物（mg/100g）

食物名称	胡萝卜素	食物名称	胡萝卜素	食物名称	胡萝卜素
菠菜	13.32	柑橘	0.82	小白菜	5.33
青豆	0.75	胡萝卜	4.81	莴笋叶	0.72
金针菜	2.63	海棠	0.71	紫菜	2.42
柿子椒	0.62	南瓜	2.40	豆油	0.52
哈密瓜	0.92	花生	0.45	红心甘薯	0.21
番茄	0.38	西瓜	12.00	芝麻酱	0.19

表 33－20　含维生素 B_1 丰富的食物（mg/100g）

食物名称	维生素 B_1	食物名称	维生素 B_1	食物名称	维生素 B_1
稻米	0.22	鲜蘑	0.11	标准粉	0.40
猪里脊	0.54	富强粉	0.18	猪肝	0.20
小米	0.67	猪肾（腰子）	0.32	玉米面（黄）	0.30
鸡心	0.46	黄豆	0.83	鸡蛋	0.15
红小豆	0.25	牛奶	0.02	绿豆	0.78
菜花	0.13	花生仁（炒）	0.12	蒜苗	0.17
葵花籽（炒）	0.43	青蒜	0.10		
芹菜	0.05	黑芝麻	0.74		

表 33－21　含维生素 B_2 丰富的食物（mg/100g）

食物名称	维生素 B_2	食物名称	维生素 B_2	食物名称	维生素 B_2
猪肝	2.41	紫菜	1.10	猪肾（腰子）	1.39
冬菇	0.92	鸭肉	0.34	黑芝麻	0.30
鸡心	0.26	芹菜叶	0.20	鸡蛋	0.26
芝麻酱	0.16	羊肉	0.26	鲜玉米	0.12
牛肉	0.24	鲜豌豆	0.29	黄鳝	0.20
炒花生仁	0.10	猪肉	0.14	炒葵花籽	0.26

表 33－22　含维生素 C 丰富的食物（mg/100g）

食物名称	维生素 C	食物名称	维生素 C	食物名称	维生素 C
枣	297	小红罗卜	33	草莓	35
鲜毛豆	29	橙	22	白萝卜	27
红果	19	白菜	21	苦瓜	125
菜花	17	甘蓝	73	菠菜	15
土豆	40	韭菜	15		

表 33－23　含膳食纤维丰富的食物（g/100g）

种类	食物名称	膳食纤维	食物名称	膳食纤维
谷类及其制品	大麦米	6.5	大豆粉（全脂）	11.9
	麦麸	44.0	大豆粉（低脂）	14.3
	全麦面粉	9.6	面包（全麦粉）	8.5
	“八五”面	7.5	面包（标准粉）	5.1
	富强粉	3.0	面包（富强粉）	2.7
	燕麦片	7.0	玉米片（干）	11.0
	白米	2.4		

种类	食物名称	膳食纤维	食物名称	膳食纤维
果类	苹果肉	2.0	橙子(汁)	0
	鲜杏	2.1	鲜桃	1.4
	杏干	24.0	桃干	14.3
	罐头杏	1.3	梨(肉)	2.3
	香蕉	3.4	梨(皮)	8.5
	樱桃	1.7	梨(罐头)	1.7
	干枣	8.7	菠萝(鲜)	1.2
	葡萄(紫)	0.4	菠萝(罐头)	0.9
	葡萄(白)	0.9	李子	2.1
	葡萄(干)	6.8	梅子干	16.1
	柠檬(整)	5.2	草莓(鲜)	2.3
	柠檬(汁)	0	草莓(干)	1.0
	橙子(鲜)	2.0	蜜橘	1.9
硬果	杏仁	6.8	花生仁	7.6
	栗子	13.6	核桃	5.2
	椰子	8.1	榛子	6.1
蔬菜	芦笋(煮)	1.5	青椒	0.9
	蚕豆(煮)	4.2	土豆	2.1
	豌豆(鲜)	5.2	南瓜	0.5
	豌豆(干)	16.7	小水萝卜	1.0
	架扁豆	2.9	老玉米(生)	3.7
	豆芽菜	3.0	黄瓜	0.4
	圆白菜	3.7	菠菜(煮)	6.3
	胡萝卜	2.9	红薯	2.5
	菜花	2.1	番茄(生)	1.5
	芹菜	1.8	番茄(罐头)	0.9
	韭菜	3.1	萝卜	2.8
	生菜	1.5	山药	4.1
	鲜蘑	2.5	芥菜	3.7
	洋葱	1.3		

二、机关团体食堂营养食谱的确定

(一)脑力劳动者的配餐

脑力劳动者的典型特点是运动不足、久坐、用眼和用脑过度。不科学的配餐会阻碍大脑营养的来源,大脑虽然只占体重2%,但要消耗20%的营养和能量。人脑60%是脂肪,DHA是其中最多的脂肪酸。忘食或素食首先伤害的就是大脑。对知识分子而言,最佳营养益智的原则是:少刺激、少污染、少糖碳、多营养,即“三少一多”原则。脑力劳动者的配餐原则:

1. 控制能量的供给量。

2. 多选富含不饱和脂肪酸,具有健脑功能的食物,如坚果类(松子、葵花籽、芝麻、花生仁等)、种子类、豆制品、新鲜的水果蔬菜、鱼类、虾类以及牡蛎等水产品;远离损脑食物,如油炸、烧烤食品、精米、精面等。

3. 提高优质蛋白质的供给量,可多选择鸭、兔、鹌鹑、鱼、牛肉、大豆及其制品。

4. 提供以单糖类为主的碳水化合物,多选择玉米、小米、干枣、桂圆、蜂蜜等。

5. 注意补充B族维生素,多选择香菇、鲜鱼、核桃、芝麻等。配餐示例,见表33-24。

(二)不同劳动环境下工作人员的配餐

1. 高温环境下作业人员的配餐 高温作业可分为三种类型:高温、强热辐射作业(如炼钢、炼铁等);高温、高湿作业(如纺织、印染、造纸等);夏季露天作业(如建筑、部队等)。

表 33-24 脑力劳动者一周食谱

星期/餐次	一	二	三	四	五	六	日
早餐	牛奶 茶蛋 面包 芝麻豆芽 拌海带	牛奶 咸鸭蛋 金银卷 柿椒拌豆腐丝	豆浆 煮鸡蛋 油饼 蒜蓉豇豆	牛奶 卤鸡蛋 麻酱花卷 蒜蓉茄泥	牛奶 五香蛋 芝麻烧饼 蒜蓉黄瓜 豆腐丝	牛奶 茶蛋 豆沙包 炝青笋条	牛奶 咸鸡蛋 馒头 香干炒芹菜
午餐	米饭 肉片烩鲜蘑 松仁玉米 海米冬瓜汤	米饭 清蒸武昌鱼 素三丁 虾皮紫菜 青菜汤	米饭 清炖牛肉番茄 土豆 蒜蓉苦瓜 虾皮小白菜汤	米饭 扒翅根 酸辣白菜 鸡蛋玉米羹	米饭 肉片炒香干 柿椒 醋熘土豆丝 菠菜汤	米饭 红烧带鱼 扒香菇油菜 虾皮萝卜丝汤	米饭 氽鸡丸冬瓜 粉丝 香菜 蒜蓉盖菜 番茄蛋汤
晚餐	米饭 煮玉米 二米粥 清炖排骨白萝卜 炒小白菜粉丝	米饭 烙酸奶饼 玉米面粥 肉片扁豆香菇 芝麻菠菜	馒头 紫米粥 肉片炒柿 椒木耳 桃仁芹菜	烙饼 绿豆粥 麻婆豆腐 烧栗子冬瓜	米饭 蒸红薯 红豆粥 清炒虾仁黄瓜 素焖扁豆	馒头 八宝粥 肉丝冬笋木耳 蒜蓉西兰花	米饭 芝麻火烧 绿豆粥 鱼香肉丝 烩玉米笋黄瓜

（1）配餐原则：

a. 为补充随汗液丢失的大量矿物质，应提高钠、钾、镁、钙、磷等矿物质的供给量。在正常人膳食基础上，每日须增加钾、钠、钙和磷以及微量元素铁和锌的供给。

b. 增加维生素的供给量，包括维生素 C、B 族维生素以及维生素 A 等。

c. 合理增加能量和蛋白质的供给量。

d. 合理安排进餐时间。三餐分别安排在起床后、下班后的 1~2 小时，以及上班前的 1 个多小时。

高温往往影响食欲，因此在菜肴方面要经常变换花样，并适量选用有辛辣味的调味品。要有选择地增加动物性食品（肉、鱼、动物内脏、奶及奶制品）、豆及豆制品、深色蔬菜（菠菜、油菜、芹菜等）、海产品（海带、海蜇、虾皮、紫菜等）的量。又因大量出汗，矿物质丢失较多，故应提供盐分略高的汤类。

（2）配餐示例，见表 33-25。

表 33-25 高温环境下作业一周食谱

星期/餐次	一	二	三	四	五	六	日
早餐	豆沙包 二米粥 咸鸭蛋 花仁炝西芹 咸菜	金银卷 牛奶 卤蛋 麻酱黄瓜条 咸菜	馒头 豆浆 煮鸡蛋 花生米 酱豆腐	油饼 豆腐脑 五香蛋 蒜蓉豇豆 咸菜	花卷 牛奶 咸鸭蛋 炝青笋 咸菜	芝麻烧饼 二米粥 卤蛋 椒油土豆丝 小酱菜	面包 牛奶 茶蛋 炝三丝 咸菜
午餐	米饭、馒头 红烧排骨 海带 小白菜粉丝 双耳南瓜汤	米饭、馒头 红烧肉炖腐竹 素炒三丁 紫菜蛋花汤	米饭、馒头 红烩牛肉土豆 胡萝卜 素什锦 番茄蛋汤	米饭、馒头 扒鸡腿 番茄炒圆白菜 肉丝榨菜汤	米饭、馒头 红烧带鱼 香菇油菜 虾籽冬瓜汤	米饭、馒头 红烧丸子 蒜蓉盖菜 酸辣汤	米饭、馒头 元宝肉 青炒油麦菜 虾皮紫菜汤
晚餐	米饭、窝头 二米粥 苜蓿肉 烧土豆 咸菜	馒头、烙饼 玉米面粥 肉片扁豆 醋烹豆芽 咸菜	米饭、烧饼 紫米粥 麻婆豆腐 肉丝芹菜 咸菜	米饭、葱花卷 绿豆粥 鱼香肉丝 素炒西葫芦 咸菜	米饭、发糕 玉米碴粥 酱爆鸡丁 醋熘白菜 咸菜	米饭、葱油饼 八宝粥 家常豆腐 素炒茄片 柿椒 咸菜	米饭 紫米芸豆粥 肉片鲜蘑 地三鲜 咸菜

2. 低温环境下作业人员的配餐 低温作业人员包括长期于常年气温在 10℃以下的环境中生活、工作（如极地、高寒地区），或长期在局部低温环境中工作（如制冷业、冷库等）的人员。

（1）配餐原则：

a. 保证充足的能量,日能量供给量应在 4000 Kcal(16.74 MJ)以上。产能营养素的合理来源为碳水化合物 48% ~50%,脂肪 35% ~37%,蛋白质 14% ~15%。

b. 合理地增加脂肪的供给量对机体防寒具有积极意义,但应注意动物性脂肪不宜过多。

c. 蛋白质的供给量要充足,一般应为常温下相同劳动强度等级人员的 130% ~150%。

d. 低温环境下机体抵抗力低,应激能力差,需增加维生素 A 的供给量(为常温下的 150%)。

(2)配餐示例,见表 33-26。

表 33-26 低温环境下作业一周食谱

星期 餐次	一	二	三	四	五	六	日
早餐	大米红小豆 粥煎鸡蛋 烧饼 花仁炝西芹 小酱菜	牛奶 茶鸡蛋 姜黄花卷 麻酱黄瓜 咸菜	豆腐脑 煮鸡蛋 油饼 豆芽、香 菜拌海带 咸菜	牛奶 香肠 莲蓉包 炸花生米 圣女果	豆浆 卤鸡蛋 油条 椒油土豆丝 五香花生米	牛奶 五香蛋 果酱包 黄瓜豆腐丝	牛奶 咸鸭蛋 馒头 五香卤杏仁 粉丝海白菜
午餐	米饭、馒头 香菇炖鸡块 清炒蒿子秆 虾籽豆腐羹	米饭、馒头 咖喱牛肉 土豆胡萝卜 韭菜豆芽 紫菜蛋花汤	米饭、馒头 太阳肉 小白菜粉丝 酸辣汤	米饭、馒头 红烧带鱼 清炒佛手瓜 肉丝榨菜汤	米饭、馒头 红烧栗子肉 蒜蓉木耳菜 虾皮紫菜汤	米饭、馒头 黄豆烧猪蹄 素什锦 粉丝菠菜汤	米饭、馒头 红烧排骨 海带 香菇油菜 蛋花玉米羹
晚餐	猪肉扁豆馅包子 大米粥 拌金针菇 黄瓜	米饭、大饼 玉米面粥 猪肉焖海带 素炒圆白菜	米饭、发糕 绿豆粥 糖醋里脊 尖椒土豆丝	米饭、葱油饼 二米粥 苜蓿肉 酸辣白菜	羊肉饺子 糖醋心里美 萝卜	米饭、炸麻团 紫米粥 肉片焖豆角 蒜蓉苋菜	米饭、豆沙 炸糕 八宝粥 番茄炒鸡蛋 炒三片

3. 高、低压环境下作业人员的配餐

(1)配餐原则:

a. 为提高机体对低压和高原环境的耐受力,每日应供给充足的能量。

b. 适当增加富含铁的食物,使机体动脉血氧含量增加,提高机体在低氧分压条件下呼吸的能力。

c. 增加优质蛋白质的摄入量,加强机体恢复平衡的能力。

d. 增加维生素的供给量。维生素 B_1 和维生素 C 可参与能量转化,维生素 A 和维生素 D 可提高机体对气压变化的适应能力,维生素 E 可促进脂肪吸收和防止体重减轻。

e. 适当减少食盐的摄入量,有助于预防急性高山反应。

f. 提倡多餐制(每日 4 ~5 餐)。

(2)配餐示例,见表 33-27。

4. 噪声与振动环境下作业人员的配餐

(1)配餐原则:

a. 适当增加能量和蛋白质的供给量,有助于加强神经系统对外界刺激的抵御能力和适应能力。

b. 适当增加脂肪的供给量,日脂肪摄入量以每千克体重高于 1g 为宜。

c. 增加维生素 A 的供给量,可减轻噪声、振动对内耳的损伤。日摄入量最好能达到 3000 国际单位。

d. 提高维生素 E 的供给量,以预防因振动而引起的肌肉萎缩和肌肉营养不良。可选用动物内脏、花生油和葵花籽油,亦可口服维生素 E 丸。

e. 提高矿物质镁的供给量。

(2)配餐示例,见表 33-28。

5. 接触有害物质作业人员的配餐 接触铅作业的工种有:冶金工业、印刷业、制造蓄电池及颜料工业等。接触汞作业的工种有:冶金、仪表、化工、电工器材、轻工业、军火工业以及原子能工业。接触含镉化合物作业的工种有:电镀、电池、冶炼、颜料、农药、电器元件、太阳能以及核工业等。较常见的接触无机磷及磷化合物的工种有:磷矿开采与冶炼、军工生产、火柴及电石生产、农药的生产与使用等。

表 33－27　高、低压环境下作业一周食谱

餐次＼星期	一	二	三	四	五	六	日
早餐	牛奶 小面包 蒜蓉豇豆 酱豆腐	牛奶 油饼 麻酱拌茄泥	牛奶 红糖包 黄瓜豆腐丝 泥肠	牛奶 油饼 芝麻、豆芽 拌海带	牛奶 面包 白干芹菜 香肠	牛奶 烧饼 椒油土豆丝 泥肠	牛奶 火烧 圣女果 方火腿
午餐	米饭、馒头 清蒸黄鱼 肉片木耳柿子椒 虾皮香菜冬瓜汤	米饭、馒头 淮山药烧鸡块 海米芹菜 木耳南瓜汤	米饭、花卷 红烧带鱼 蒜炒扁豆 小白菜粉丝汤	米饭、馒头 海带炖肉 香菇油菜 红白豆腐汤	米饭、馒头 羊肉炖白萝卜 素炒豆芽 豆花汤	米饭、馒头 心里美萝卜 氽丸子 素什锦 鸡蛋香菜汤	米饭、馒头 牛肉烧胡萝卜 土豆、番 茄炒圆白菜 雪花豆腐羹
晚餐	花卷 玉米糁粥 肉末豆腐 蒸茄泥	水饺(猪肉韭 菜馅) 糖拌番茄	发糕 八宝粥 豆角炒肉丝 番茄炒菜花	馒头 绿豆粥 苜蓿肉 凉拌芹菜	姜黄花卷 红豆粥 溜鸡片 黄瓜木耳 尖椒土豆丝	烙饼 小米粥 猪肝炒柿子椒 海米白菜	馒头 二米粥 肉片鲜蘑 蒜蓉油麦菜 糖拌番茄
加餐	肉丝青菜面	牛奶 果酱面包	番茄鸡蛋 面片汤	小馄饨 酸奶	烤面包片	青菜肉末 疙瘩汤	酸奶 蛋糕

表 33－28　噪声、振动环境下作业一周食谱

餐次＼星期	一	二	三	四	五	六	日
早餐	玉米面粥 馒头鸭蛋 拌苤蓝 胡萝卜丝	馄饨 油条 黄瓜条	番茄 鸡蛋面条汤 酱豆腐 炸馒头片	蛋炒米饭 牛奶 酸辣莴笋、 胡萝卜条	二米粥 麻酱蒸饼 咸鸭蛋 老虎菜	大米粥 包子 (猪肉白菜馅) 酱菜丝	豆浆 烧饼夹肉 香菜辣 椒胡萝卜
午餐	米饭馒头 鸡蛋炒番茄 肉片柿子椒 番茄香菜豆腐汤	红豆米饭 花卷 猪肉炖海带 素炒扁豆 虾米小白菜汤	米饭 肉龙(猪肉 大葱) 鸡汤鱼丸豆腐 白菜 咸菜	面条(蘑菇, 黄花、木耳、猪 肉,鸡蛋卤)	黄瓜条卤鸡蛋 米饭发糕 红烧鸡块 番茄炒圆白菜 蟹柳虾皮 黄瓜汤	米饭、双色卷 八珍豆腐 鱼香三丝 玉米面粥 酱黄瓜	米饭 素焖扁豆 素炒茄子 鸡蛋粉丝 菠菜汤
晚餐	饺子(猪肉茴香 馅) 鲜玉米	麻酱花卷 猪肉炒豇豆 拌黄瓜 海米、冬瓜汤 白薯	米饭 鸡蛋炒黄瓜 青椒土豆丝 南瓜丸子汤	千层饼 炸藕合 素炒圆白菜 胡萝卜香菜 肉末粥	葱花饼 (猪肉、大葱) 咸菜 小米粥	烙饼 大葱青椒末摊 鸡蛋 粉丝菠菜 虾皮、紫菜黄 瓜汤	小米粥 包子(猪肉小 白菜馅) 花生米 咸菜

(1)配餐原则:

a. 食物中的蛋白质可与铅、汞等结合,形成不溶解性的化合物排出体外,从而降低机体对铅、汞的吸收。因此,应供给充足的蛋白质,以食用乳及乳制品,鱼、蛋类等动物性食物为宜。

b. 必须严格控制脂肪的摄入量(每日在 50g 以下)。

c. 碳水化合物可抑制铅在肠道内的吸收,保护肝脏并维持肝脏的解毒功能。因此,应提高碳水化合物的摄入量(以谷类为主)。

d. 增加含锌食品。动物性食品是锌的丰富来源,如牛肉、猪肉和羊肉等,豆类及小麦均含锌。

e. 提高水溶性维生素的供给量,可选用面粉、瘦肉、豆荚类、动物内脏(牛肝、猪肝)、蔬菜(绿色菜,特别是深绿色蔬菜)、水果等。

f. 维生素 A 可改善镉造成的对肺组织上皮细胞损害,因此应增加供给量。由于镉对磷有较强的亲和力,可使骨中的钙游离而造成骨质疏松,引起骨病,因此也需增加维生素 D 和钙的摄入量。

(2)配餐示例,见表 33－29。

表 33-29 接触有害物质人员一周食谱

星期 餐次	一	二	三	四	五	六	日
早餐	牛奶 蛋糕 苹果	牛奶 油饼 圣女果	牛奶 汉堡包 香蕉	牛奶 豆包 果味黄瓜	牛奶 馒头 咸蛋 拌萝卜丝	牛奶 糖火烧 番茄	牛奶 什锦炒饭 泡菜
午餐	米饭 鱼香两样 清炒圆白菜 五彩蛋花汤	烙饼 摊鸡蛋 炒合菜 青菜豆腐汤	饺子(猪肉、韭菜鸡蛋馅) 醋蒜汁 炝芹菜	馒头 红烧兔肉 香菇油菜 鸡蛋番茄汤	米饭 炒鸡杂 素烧茄子 冬瓜香菜汤	包子(茴香馅) 炒胡萝卜丝 小米粥 咸菜	蒸饼 酱羊肝 鸡汤鲜粉白菜 大米粥 咸菜丝
晚餐	米饭 冬瓜氽丸子 熏干小白菜 鲜玉米	炸酱面 猪肉炸酱 扁豆、黄瓜、萝卜丝 白薯	米饭 鸡蛋炒番茄 肉片扁豆 银耳百合羹	馅饼(鸡蛋、虾皮、韭菜馅) 小米粥 拌白菜丝 咸菜	馒头 肉粒素虾仁 酸辣圆白菜 鸡蛋黄瓜汤	米饭 苜蓿肉 萝卜氽鱼丸 拌油麦菜	烙饼 宫保鸡丁 肉炒茭白 虾皮青菜紫菜汤

6. 粉尘环境下作业人员的配餐

(1)配餐原则:

a. 增加优质蛋白质,每日在 90~110g 左右。

b. 维生素 B_6 在蛋白质代谢中起重要作用,应增加摄入量,食物中摄入量不足时,可服维生素 B_6 片剂。

c. 为提高机体免疫力,应增加维生素 C 的供给量(每日 150mg)。

d. 增加维生素 D 的摄入量,多晒太阳,增加维生素 D 的体内合成。口服维生素 D 和钙片,可促进肺组织病灶部位的钙化愈合。

(2)配餐示例,见表 33-30。

表 33-30 粉尘环境下作业人员一周食谱

星期 餐次	一	二	三	四	五	六	日
早餐	青菜木耳鸡蛋汤面 火腿面包	豆浆 鸡蛋灌饼 拌三丝	牛奶 面包酱肉 菜丝沙拉	南瓜面片汤 鸡蛋	豆腐脑 油饼	馄饨 炸馒头 芥末菠菜	番茄面条 汤卧鸡蛋 老虎菜
午餐	米饭馒头 红烧带鱼 木耳炒圆白菜 虾皮香菜冬瓜汤	米饭花卷 鸡蛋炒番茄 熘肉片 扁豆 小白菜豆腐汤	米饭 鱼香肉丝 腐竹芹菜 木耳鸡蛋 黄瓜汤	馅饼(猪肉、韭菜馅) 豆腐乳 拌海带胡萝卜 黄瓜丝 小米粥	米饭 千层饼 萝卜炖牛肉 炒西葫芦 海米粉丝 白菜汤	米饭蒸饼 酱鸡肝 肉末豆芽 小白菜豆腐汤	麻酱花卷 红烧狮子头 白菜底 炒莴笋 胡萝卜丝 虾皮紫菜汤
晚餐	麻酱花卷 肉丝豇豆 鲜粉白菜 绿豆粥 咸菜	米饭 白薯 木犀肉 醋熘白菜 翡翠豆腐羹	饺子(羊肉、西葫芦、韭菜馅) 花生米 饺子汤	米饭 红烧鸡块 粉丝小白菜 虾皮紫菜汤	包子(猪肉、南瓜馅) 小米粥 尖椒土豆丝	米饭 香菜冬瓜 氽丸子 番茄炒菜花	发面饼 酱鸡翅 清炒油麦菜 香菜萝卜丝 疙瘩汤

7. 有害生物因素及放射性物质环境下作业人员的配餐

(1)配餐的原则:

a. 供给充足的优质蛋白质,可在同等劳动强度供给量标准的基础上,增加 10g 左右,可多选用乳及乳制品(脱脂乳)、瘦肉、家禽、动物内脏等。

b. 控制膳食中的脂肪供给量,并以不饱和脂肪酸比例高的脂类为主(花生油、菜籽油、葵花籽油等)。

c. 补充含微量元素丰富的食物,如牛肉、羊肉及水产品。

d. 增加维生素 A 和维生素 C 的供给量。每日维生素 A 的摄入量最好达到 5000 国际单位(可多吃动物肝脏,亦可口服维生素 A 丸),维生素 C 的摄入量每日达到 150g(可多吃蔬菜和水果)。

（2）配餐示例，一周食谱可参考接触有害物质作业人员的食谱。

三、幼儿园食谱的确定

（一）膳食选配原则

1. 选择营养丰富的食品，多吃时令蔬菜、水果。

2. 配餐要注意粗细粮搭配、主副食搭配、荤素搭配、干稀搭配、咸甜搭配等，充分发挥各种食物营养价值上的特点及食物中营养素的互补作用，提高其营养价值。

3. 少吃油炸、油煎或多油的食品、肥肉及刺激性强的酸辣食品等。

4. 经常变换食物的种类，烹调方法多样化、艺术化。饭菜色彩协调，香气扑鼻，味道鲜美，可增进食欲，有利于消化吸收。

（二）食谱的编制

平衡膳食是编制食谱的原则，应保证所需要的能量和营养素。食谱示例，见表 33－31。

表 33－31　幼儿园一周食谱

年龄	餐次	星期						
		一	二	三	四	五	六	日
1～3岁	早餐	牛奶 二米粥 什锦菜碎 炒豆腐干末	牛奶 蛋花菜粥 蜂糕	牛奶 肉末胡萝卜 香菜粥 豆腐乳	牛奶 小米面粥 蛋黄什锦菜碎	牛奶 糖粥 花卷 肝末菜碎	牛奶 碎菜粥 蛋黄末	牛奶 玉米面粥 炒三泥
	午餐	肉末碎青菜 面片	芥菜肉末 豆腐羹烂饭	肉末菜碎 馄饨	鸡肝烂饭 鸡汁土豆 胡萝卜泥	肉末菜饭 烂饭	肉末菜花 豌豆花	馒头 肉末碎鸡毛 菜汤
	午后加餐	牛奶 蒸苹果块	酸奶 草莓	牛奶 香蕉	酸奶 无籽西瓜	牛奶 去皮番茄	牛奶 水果沙拉	牛奶 番茄拌香蕉
	晚餐	熘鱼肉碎 碎青菜面片	烂饭 肉末蔬菜浓汤	烂饭 番茄炒蛋 炒碎菠菜	烂饭 肉末碎 青菜	烂饭 鱼松 葱末豆腐	菜包子 葱油蛋花汤	烂饭 肉末蒸蛋 番茄豆腐汤
	睡前加餐	牛奶 小饼干	牛奶 枣泥酥	牛奶 蛋糕	牛奶 水果羹	酸奶 小布丁	牛奶 苏打饼干	牛奶 绿豆糕
4～6岁	早餐	牛奶 白粥 炒豆腐干 青菜丝	牛奶 蛋花粥 松糕	银耳百合糖粥 奶酪夹 面包片	菜粥 葱油饼 豆腐乳	牛奶糖粥 花卷 炒三泥	牛奶 白粥 蒸饼夹 酱鸡肝 清炒菜碎	白粥 麻酱夹馒头 百叶丝 炒青菜末
	午餐	烂饭 炒鱼片配菜花 胡萝卜（小片） 玉米面粥	烂饭 芥菜肉末 豆腐羹	烂饭 番茄炒蛋 粉丝菠菜汤	烂饭 清炖狮子头 青菜汤	肉丝菜饭 冬瓜余小鱼 丸汤	烂饭 肉片菜花 小豌豆小米粥	馒头 小肉圆 鸡毛菜 细粉汤
	午后加餐	牛奶 苹果	酸奶 草莓	牛奶 香蕉	酸奶 西瓜	牛奶 番茄	牛奶 水果沙拉	牛奶 番茄拌香蕉
	晚餐	浓汤肉丝 青菜面	烂饭 肉片炒莴笋 番茄鸡蛋 碎面片汤	枣泥包 菜肉馄饨	烂饭 洋葱炒胡 萝卜细丝 小鸡肉丸 余白菜叶	烂饭 熘鱼片 葱油豆腐	菜肉包子 紫菜虾皮 蛋花汤	烂饭 肉末蒸蛋 番茄豆腐 香菜汤
	睡前加餐	牛奶 小饼干	牛奶 枣泥酥	牛奶 蛋糕	牛奶 水果羹	酸奶 小布丁	牛奶 苏打饼干	牛奶 绿豆糕

四、中小学生食堂营养食谱的确定

(一)寄宿制学校学生营养食谱的确定

1. **合理分配能量** 三餐能量的分配,早餐应占30%,午餐占35%~40%,晚餐占30%~35%。早餐必须摄入足够的能量,才能适应上午课程集中的特点。许多学生晨起食欲不佳,早餐常常未进食足量的食物,所以应增加1次课间餐,以补充摄入能量的不足。10~12岁的女生日需能量为2400Kcal(10.04MJ),男生达2800Kcal(11.72MJ),因青少年食欲旺盛,配餐应保证提供足够的能量。

2. **合理的膳食组成** 在能量供给充分的前提下,除保证蛋白质的摄入量外,还要注意提高蛋白质的利用率,主、副食要搭配适宜,以充分发挥蛋白质的互补作用。就一种或几种营养素而言,动物性食物营养价值较高,但没有任何一种食物完全含有人体需要的全部营养素,因此某一餐仅食稀饭、泡饭、馒头、咸菜等以淀粉为主的食物,或单吃鱼、肉、蛋等高蛋白为主的食品,都是不合理的,必须调整为每餐均有荤、有素,或豆、菜搭配的合理膳食结构。以早餐为例,既应摄入足量的主食(粗、细粮均可,100~150g),又需要一定量的动物性食品(鸡蛋1个或瘦肉50g)及蔬菜。如条件不允许,则应在主食之外搭配豆类食物(如大豆、豌豆或蚕豆25g,或豆腐干50g)和一定量的蔬菜。

3. **保证含钙、铁及维A、B_2和C的食物** 我国不同地区的膳食调查显示,学龄儿童及青少年的膳食中,钙、铁及维生素A、B_2和C的摄入不足。条件许可时,均应保证各种维生素和矿物质的供给。

4. **膳食多样化** 应做到粗细搭配,干稀适度。要适当增加花色品种,使膳食丰富多彩,既美味可口,又营养丰富。表33-32是一周食谱示例。

(二)中小学生营养午餐食谱的确定

1. 应遵循"营养、卫生、科学、合理"的原则,体现平衡膳食,做到一周各类营养素配比合理,以满足学生生长发育的需要。

2. 主食做到粗细粮搭配。应尽量搭配五谷杂粮、豆类、薯类,提倡粗粮细作。米、面食适量搭配。

3. 副食应做到动物性食品与豆制品、根茎菜、绿叶菜、瓜类、豆类、薯类及菌藻类合理搭配。蔬菜中绿色蔬菜占2/3,红黄色蔬菜占1/3。

4. 制定学生营养餐食谱应掌握以下几点:

(1)每周食谱不重样。

(2)目前中小学生普遍缺乏维生素A、维生素B_2、铁和钙,食谱应尽量选用这些营养素含量高的食物,如豆腐、鸭肝、鸡肝、海带、胡萝卜等。每周吃一次含铁丰富的动物内脏,如鸭肝、鸡肝等;为补充钙、碘,除经常提供含钙丰富的食物外,每周至少吃一次海带或其他菌藻类食物。

(3)食谱制定要注意结合季节特点。

(4)合理搭配菜肴,以利进餐,如米饭和带汁的菜搭配,肉馅食物应配青菜。

(5)中小学生活泼好动,食谱要考虑其每天的活动量大小。

(6)考虑操作间的加工能力,保证食谱切实可行。

(7)合理烹调,减少食物中营养成分的损失。

五、老年人营养食谱的确定

(一)配餐原则

1. 能量供给合理,体重控制在标准体重范围内。
2. 适当增加优质蛋白质的供应量。
3. 控制脂肪摄入,全日不超过40g,动物油要适量。
4. 不单一食用精米、面,每天应食用适量粗粮。
5. 控制食盐摄入量,全日应控制在4~6g。
6. 补充钙、磷和维生素。
7. 增加膳食纤维的摄入。
8. 注意一日三餐(或四餐)的能量分配。

(二)全日食物量

牛奶250g,鸡蛋40g,鱼肉类50~100g,谷类350~400g,豆制品50~100g,蔬菜500g,水果100g,糖10g,烹调油10g。总计:蛋白质70~80g,脂肪39g,碳水化合物362g,总能量2119 Kcal(8.87 MJ)。

(二)营养食谱示例,表33 33。

表 33 - 32　寄宿制学生一周食谱

星期 餐次	一	二	三	四	五	六	日
早餐	豆浆 花卷 蛋糕 腌黄瓜	牛奶 面包 火腿肉 什锦菜	白菜粥 馒头 卤鸡蛋 豆腐乳	胡萝卜粥 花卷 咸鸭蛋 小黄瓜	豆腐脑 油条 小桃酥 什锦菜	牛奶 麻团 煮鸡蛋 圣女果	二米粥 肉包子 茶鸡蛋 炝三丝
加餐	牛奶 饼干	酸奶 小桃酥	牛奶 蛋糕	酸奶 豆沙面包	豆浆 果酱面包	牛奶 小比萨饼	豆浆 蔬菜包子
午餐	米饭 小馒头 酱翅中 蛋炒番茄 虾皮小白菜 海带豆腐汤	米饭 千层饼 红烧排骨 咖喱土豆 香干油菜 酸辣汤	米饭 红糖小窝头 卤鸡心肝 三鲜豆腐 醋熘白菜 番茄蛋花汤	米饭 发糕 红烧鱼块 酱爆三丁 粉丝菠菜 虾皮紫菜汤	米饭 金银卷 香辣鸡腿 洋葱炒蛋 海米冬瓜 青菜豆腐羹	扬州炒饭 麻酱花卷 炸鱼排 粉丝白菜 氽丸子 苹果	饺子 卤鸡肝 素什锦 麻酱沾瓜条 饺子汤 香蕉
晚餐	炸酱面条 鸡泥肠 生蔬菜丝	二米饭 肉末豆腐 拌三丝 番茄蛋汤	米饭 番茄菜花 粉丝菠菜 氽丸子	豆沙包 拌海带丝 菜肉馄饨	米饭 葱油豆腐 清炖狮子头 白菜汤	烙饼 酱炒鸡蛋 清炒豆芽 绿豆粥 咸菜	米饭 煮玉米 炒三片 排骨青菜汤

表 33 - 33　老年人一周食谱

星期 餐次	一	二	三	四	五	六	日
早餐	山药粥 发糕 卤蛋	二米粥 芝麻烧饼 葱末、香菜末 拌豆腐	红枣粥 椒盐卷 咸鸡蛋 咸菜	红薯、玉米 面粥 馒头 香肠 酱豆腐	大米粥 馒头 蒸蛋羹 咸菜	豆腐脑 豆沙包 茶蛋 咸菜	胡萝卜米粥 面包 蜂蜜 卤鸡蛋
午餐	米饭 砂锅豆腐 素炒圆白菜 桃子	米饭 滑溜里脊 扒白菜 苹果	米饭 香菇炖鸡 炒胡萝卜丝	蒸春饼 木耳烧菜心 淡菜炖豆 腐汤	水饺 拌菜心	米饭 熘肝尖 炒小白菜	二米饭 香菇、鸡汤 炖豆腐 豆丝炒胡 萝卜丝
加餐	牛奶 面包	牛奶 烤馒头干	牛奶 面包	牛奶 饼干	牛奶 面包	牛奶 烤面包干	牛奶 面包
晚餐	鸡蛋挂面汤 葱油花卷 胡萝卜炒肉丝 烧油菜	肉蓉米粥 馒头 芙蓉鸡丝 拌菠菜	玉米糁粥 馒头 海米、木耳 烧菜心	米饭 番茄炒鸡蛋 素炒三丝	肉丝面条汤 葱油花卷 菠菜炒鸡蛋	什锦面片汤 肉龙(发面卷 肉) 素烧油菜	苜蓿、刀削面汤 馒头 烧三样(油 菜、丸子、笋)

第三十四章　食品加工与烹饪
——原料与制作方法

第一节　烹饪原料的核查与切配

一、烹饪原料的核实与检查

(一)核实烹饪原料

1. 应备有一日或一周的食谱原料。

2. 了解制作菜点所需要的各种原料及其数量,并认真核对。

3. 通过感官核实原料卫生情况。如用肉眼观察原料的外表特征是否合格;用鼻子嗅闻原料是否有异味;用手触摸原料,判断是否变质;用舌头品尝原料,辨别其是否变味。

(二)检查刀工的运用及配菜

1. 根据菜肴的烹制要求,检查原料加工的刀工、刀法运用得是否正确。

2. 依据配菜的基本方法,检查配菜是否科学、合理。

二、切配技术

(一)切配技术在烹饪中的重要性

1. **烹饪的三个阶段**　选料和初加工阶段;切配阶段;烹调阶段。

(1)选料和初加工阶段:选料和初加工阶段是烹调的准备阶段。应遵循以下原则:

①注意食品卫生。

②注意保存食物的营养成分。

③保证菜肴的色、香、味不受影响,既要注意原料形状的完整、美观,也要符合节约的原则。

(2)切配阶段:切配阶段是使原料的品种、数量及经过刀工处理后的大小、薄厚、长短、形状符合所烹饪菜肴的要求,保证定形、定质、定量进行烹饪的阶段。

(3)烹调阶段:烹是原料加热,调是调和滋味,烹调是烹饪的最后阶段。

2. **切配在烹饪中的重要性**　在整个烹饪过程中,切配阶段的工作占有极其重要的位置。切配阶段不仅决定了原料最后的形状,对菜肴制成后的色、香、味、形等有重要作用,而且通过合理配菜,可以保证各类营养素的供给合理,达到膳食平衡。原料选定后,要根据菜肴的要求采用不同的刀工进行处理。刀工正确与否,直接影响到菜肴的成熟。因此,掌握切配技术,是做好烹饪的重要保证。

(二)刀工

刀工就是运用各种刀法,把原料切成各种形状的操作过程。

1. 刀工在烹饪中的作用

(1)利于烹调:我国的菜肴品种丰富,有各式各样的烹调方法和不同的火候要求。经过刀工处理的烹饪原料(片、丝、丁、条、块、花刀、末、蓉等),其形状、大小、薄厚、长短规格完全一致,烹调时,可在短时间内迅速而均匀受热,达到所要烹调的标准。

(2)利于入味:加工后的原料,因其形态一致,薄厚均匀,调味品能很快渗入其内部,对菜肴的烹制成功起到关键作用。

(3)利于食用:整块食物原料不利于食用,将形体大的原料改刀制成各种形状,不但便于烹调,而且便于食用。

(4)利于造型:对菜肴的评价标准是色、香、味、形、质、营养俱全。好的菜肴,不仅味道鲜美,营养丰富,而且外形美观，使人赏心悦目。要做到这一点，就必须具有高超的刀工技术。

2. 刀工的基本要求

（1）刀、墩达标：刀和墩是运用刀工技术的重要工具。刀必须刀口锋利，刀刃平直，不弯曲，无缺口，刀面光滑明亮，无锈迹。菜墩应表面平整，干净整洁，不可凹凸不平。

（2）运力要准：握刀和运力是运用刀工的两项基本技术。握刀要牢而不死，腕、肘、臂三个部位配合协调、运用自如，无论使用哪种刀法，运力一定要准、狠、均匀。正确的姿势是：一手握刀，另一手食指顶住刀壁，手掌要始终固定在原料或墩子上，以保证上下左右有规律地运刀。

（3）整齐划一：每道菜所用的主料、辅料，在形状、大小、薄厚、粗细、长短上都必须整齐划一，均匀一致，否则入味不匀，生熟不一，影响菜肴的卫生质量。

（4）清爽利落：加工的原料必须清爽利落，条与条、丝与丝、片与片之间截然分开，不可藕断丝连，似断未断。不仅要使菜肴有完整的造型，而且要确保菜肴的口味。

（5）看料下刀：要根据不同原料，采用不同刀法。以切肉丝为例，牛肉较老，筋多，应使刀与牛肉的肌肉纤维方向成直角横切，将其筋位切断，熟后肉丝较嫩，便于咀嚼；猪肉本身质地较嫩，筋又少，刀与猪肉的肌肉纤维方向成斜角斜切；鸡肉则必须顺着肌肉纤维的方向切。

（6）协调一致：同一菜肴中，应注意原料形状的统一、色彩的协调。一般的原则是辅料服从主料，即片配片，丁配丁，丝配丝。另外，对于宴席菜肴，在形状和色彩方面，更应注意整体上的协调。

（7）合理用料：烹调方法不同，所需原料形状也不一样，因此，在刀工处理时，必须按照烹调的技术要求，使原料能得到合理、充分的利用，避免造成浪费。

3. 刀法的种类　刀法就是将原料切成各种不同形状的方法。常用刀法有切、劈、斩、批四大类。

（1）切：切就是在操作时刀与所切的原料保持垂直状态，自上而下地用力，一般适用于较脆的或无骨原料。切的方法有：直切、推切、拉切、铡切、锯切、滚切等。

（2）劈：劈也称砍，用于带骨或坚硬的原料，劈时用力较大，手指要紧握刀箍以上。劈的技法有直劈、跟刀劈、拍刀劈。

（3）斩：斩也称剁，适用于带骨的原料，如鱼、排骨。分为排斩、直斩两种。

（4）批：批也称片，用于无骨的脆性、韧性和软性原料。批可分为推刀批、拉刀批、斜刀批、反刀批、抖刀批。

4. 刀工的美化——花刀　花刀是使用混合刀法，利用原料的收缩等特性进行切制，原料经加热后可卷曲成特殊的形状。花刀的形式有：麦穗花刀、荔枝花刀、蓑衣花刀、菊花花刀、麻花花刀、玉翅花刀、凤尾花刀、钉子花刀、斜一字形、柳叶形、交叉十字形、牡丹形。

（三）配菜

配菜是根据菜肴的质量要求，把经过刀工处理的、两种或两种以上的主料和辅料进行合理搭配，使之成为完整的菜肴的方法。配菜直接关系到每一个菜的色、香、味、形、营养。

1. 配菜的重要性

（1）合理地选择和配制原材料，使营养素尽可能达到均衡。

（2）确定菜肴的质和量：菜肴的“质”是指其构成原料的配合比例，即主料和辅料，粗料和细料等。“量”是指菜肴中包含的各种原料的总数量。菜肴的质量，不仅与原料的粗细、烹调技术的高低分不开，而且与配菜的比例和数量，即菜肴的构成有关，所以配菜是确保菜肴质量的基础程序。

（3）确定菜肴的色、香、味、形：菜肴的色、香、味、形虽然不能在配菜中直接体现，但各种原料本身都各有特色，通过恰当的搭配，使之相互融合、补充、衬托，再经过烹调处理，菜肴的色、香、味、形就能完全体现出来，形成美味佳肴。菜肴整体上的完美和协调，需要通过配菜来完成。

（4）提高菜肴的营养价值：原料不同，所含的营养素也不相同。通过科学配菜，可以发挥各种原料的互补作用，使菜肴的营养素更加全面，营养价值更高。

2. 配菜应具备的基本条件

（1）准确掌握营养配餐的基本知识：有迅速调整菜肴的主、辅原料配比的能力。

（2）熟悉和了解就餐对象的基本情况和饮食需求：如就餐人数、就餐形式、标准、口味以及禁忌等。

（3）熟悉和了解原料情况：如原料的性质、质地、营养成分、用途、产地、上市季节　市场供应和库存情况。原料搭配应科学合理，使菜肴既有可食性，又有营养价值，符合营养配餐的原则。

(4)熟悉菜肴的名称和制作特点:对每道菜肴的名称、制作特点、用料标准、刀工形态及烹调方法都应了如指掌。

(5)熟悉刀工技术和烹调方法。

(6)具有一定的审美观和创新精神:应具有一定的美学知识,懂得构图、色彩搭配的基本理论,使菜肴的形态、色泽美观协调。在继承传统配菜经验的基础上,推陈出新,创造出更多更好的新技术、新方法。

(7)具有成本核算能力:应了解原料的成本和菜肴的价格,掌握基本的成本核算知识,使配出的菜肴营养和经济兼备。

3. 配菜方法

(1)一般菜配菜方法:

①量的搭配:量的搭配是指菜肴中主料、辅料搭配的数量。为使菜肴达到酸碱平衡,应尽可能多地提高菜肴中蔬菜的比例,减少单一配料的菜肴。按所用原料的数量来分,有以下三种情况:

a. 配单一料:这种菜由一种原料构成,无任何辅料。

b. 配主、辅料:主料应选择突出原料本身的优点、特色的材料。如肉类要选精华部位;蔬菜要新鲜、细嫩。辅料是对主料的色、香、味、形及营养起调剂、陪衬和补充的作用。

c. 配多种料:这种菜不分主、辅料,各种原料的数量应大致相同,形状和颜色应协调。如“糟熘三白”。

②质的搭配:菜肴主、辅料的质地有软、嫩、脆、韧之分,所含营养素也各不相同。配菜的一般原则是:软配软,如“鲫鱼豆腐”;嫩配嫩,如“银芽里脊丝”;脆配脆,如“油爆双脆”;韧配韧,如“韭菜墨鱼丝”。由于原料所含营养素不同,因此搭配要合理,使菜肴的营养更加丰富、全面。

③色的搭配:色的搭配是把主料和辅料的颜色搭配得协调、美观,突出整体视觉效果。主要有顺色搭配和异色搭配。顺色搭配是使主料和辅料的颜色基本一致,如“冬笋肉丝”。异色搭配的主料和辅料的颜色差异较大,以辅料突出主料,使用较普遍,如“木耳莴笋”。

④味的搭配:味的搭配有浓淡相配,如“菜心烧肘子”。淡淡相配,如“烧二冬”。异香味搭配,如“芫爆里脊”。

⑤形的搭配:形的搭配有同形和异形搭配两种。同形搭配的主、辅料的形状、大小、规格必须一致,丁配丁,丝配丝,片配片,如“滑溜肉片”。异形搭配的主、辅料的形状不同。大小不一,如“荔枝鱿鱼卷”。

(2)花色菜配菜方法:花色菜是在外形和色泽上具有艺术美感的菜肴。不仅口感鲜美,营养全面,还要色彩协调,造型优美。花色菜的配制方法很多,常见的方法有叠、卷、码、捆、瓤、包、嵌等。

①叠:叠是将几种不同色彩的原料,分别加工成片状或泥蓉状,间隔叠放在一起,中间涂一些糊状物,使其相互粘在一起,如“锅贴鸡”。

②卷:卷是将有韧性的原料加工成长方片,再将几种不同色彩、不同滋味的原料切成丝或末、蓉等,分别铺在片上,涂一些糊状物,卷成圆柱形,如“网油鸡卷”。

③码:码是把原料码排成美术或几何图案,然后进行烹制,如“冬菜扣肉”。

④捆:捆是把切成条状的原料用黄花菜、海带、干菜等捆成把,然后加以烹制,如“柴把鸭掌”。

⑤瓤:瓤是把原料的中间掏空,填入已入味的原料,然后加以烹制,如“瓤冬瓜”。

⑥包:包是把原料加工成片、粒、丝等形状,用荷叶江米纸、竹叶、锡纸等作皮,将已入味的原料包成各种形状的包,加以烹制,如“荷叶蒸鸡”。

⑦嵌:嵌是在主料上嵌入辅料,如“麒麟鳜鱼”。

第二节　烹饪的主要方法及其合理运用

一、烹饪前的准备

(一)选择合理的烹饪方法

烹饪方法是指将经过初加工和切配成形的原料,通过加热和调味,制成不同风味菜肴的操作方法。应根据就餐者的基本情况和饮食要求,选择合理的烹饪方法。如,老年人膳食宜清淡、易消化,故应多选择蒸、煮、氽、炖、炒等烹饪方法,少用煎、炸、烤烹饪方法等。

（二）烹饪前的准备

1. 调味品的准备 备全所需各种调味品，并盛在容器中，容器及摆放位置应便于安全取用。

(1)先用的调料近放，后用的远放。

(2)常用的调料近放，不常用的远放。

(3)液体的调料近放，固体的远放。

(4)有色的调料近放，无色的远放，颜色相同或相近的间隔放。

(5)易潮的调料近放，干燥的远放。

2. 高汤的制备

(1)选用鲜味足、无异味的原料：吊汤的原料应新鲜、鲜味足，以动物性原料为主。一般选用鸡、鸭、蹄膀、猪肉、肉骨、肉脚等。

(2)吊汤的原料应冷水下锅，中途不要加水：吊汤的原料均含丰富的蛋白质，原料冷水下锅后慢慢加热，才不致因急剧遇热食物表面蛋白质变性收缩，影响内部呈味物质的溶出，同时使蛋白质慢慢降解，呈味物质溶出的时间充分。中途加水会影响汤的质量。

(3)掌握加热的火候和时间：吊白汤一般采用中火或旺火，使汤保持沸腾状态，促进乳化，使汤的色泽呈乳白色。但火力要适宜，煮汤一般先用旺火煮沸后，马上改微火，使水保持微沸状态，煮至汤达到要求的浓稠度。

(4)注意调料的投放顺序：吊汤常用的调料有葱、姜、料酒等。吊汤过程中不能加盐，否则会使汤的渗透压增大，加快蛋白质变性的速度，不利于呈味物质的溶出。

二、主要烹饪技法介绍和科学运用

（一）烹饪方法的种类

中国菜的烹饪技法很多，根据操作过程和菜肴的制熟方式，分为油熟法、水熟法、汽熟法、火熟法、混合熟法、汁熟法、甜制法。

1. 油熟法 油熟法是用油作为传热媒介使原料成熟。大多数油烹制法，都使用旺火热油，操作迅速，制出的菜肴外脆里嫩，润滑爽口。油熟法是烹饪技术较高的一种技法。

(1)炸：炸是一种旺火、油多、无汁的烹调方法。可分为清炸、干炸、软炸、酥炸、脆炸、松炸、纸包炸、油浸炸、油淋炸等。

①清炸：原料要求大小合适，炸前用调料腌渍，不挂糊，不拍粉，正确掌握油温，有的原料要反复炸两次。炸成后的菜肴外脆里嫩。如“清炸子鸡”。

②干炸：干炸与清炸的方法基本相同，炸前原料要用调料腌渍，再拍上适量的生粉，有的原料则需要反复炸。干炸的菜肴内外干香而酥脆。如“干炸鱼”。

③软炸：原料应在炸前尽量将水分吸干，小块为宜，挂薄糊，分散下锅，一般要炸两次，第一次用温油，第二次用热油。食用时感觉软嫩适口。如“软炸虾仁”。

④酥炸：一般先将原料蒸、煮熟烂后，再挂上专用的酥糊或高丽糊，糊的薄厚要适当，原料下锅，糊定型后反复推动、翻转，直至炸匀。酥炸法成菜特点是酥烂，如“香酥鸭子”。

⑤脆炸：脆炸是将带皮原料如整鸡、整鸭等，在沸水中浸煮后，表皮上涂一层糖浆，表皮风干后，放入旺油锅中不断翻动，使热油渗入原料内外，同时炸透。香脆肉鲜是此种菜肴的特点，如“脆皮鸡”。

⑥纸包炸：原料多是鲜嫩无骨的净料，加工成片、丁状，经各种调味腌渍，用糯米纸或玻璃纸包成包，投入温油中，待油沸后纸包浮起即已成熟。这种做法保持了食品原料的原汁原味，特别鲜嫩，如“纸包鸡”。

⑦油浸炸：油浸炸是先将原料煮或蒸至成熟，撒调料，再用热油浇之而成，如软嫩鲜美的“油浸鱼”。

⑧油淋炸：油淋炸是将极小的鲜嫩原料在调味液中腌渍以后，盛在漏勺中，将热油不断泼在原料上，直到泼熟为止，如“油泼豆芽”。

(2)熘：一般要求旺火速成，保持菜肴的香脆、滑软、鲜嫩等特点。熘菜所用的芡汁一般都比炒菜、爆炒菜多，使主料与辅料能在明亮的芡汁中交融在一起。熘菜的制法，根据其用料与操作上的不同，可分为焦熘、滑熘、软熘、醋熘、糟熘等。

①焦熘：焦熘是将经调料腌渍的主料挂上淀粉糊之后炸至酥脆，再用较多的芡汁熘制的一种烹调方法。其口味是外酥脆，里香嫩，如“焦熘丸子”。

②滑熘：滑熘是将主料上浆和滑油后，再用较多的芡汁熘制的一种烹调方法。其口味特点是滑嫩，如“滑熘里脊”。

③软熘：软熘是主料经过滑油（有的需要先蒸、煮、氽等）之后再加汁熘制的一种烹调方法。其口味特点是清淡、柔软、细嫩，如“软熘鸡片”。

④醋熘：醋熘的制作方法与滑熘基本相同，只是调料中醋所占比例较大。其味微酸、芡汁红亮，如“醋熘白菜”。

⑤糟熘：糟熘的制作方法与滑熘基本相同，只是调料中加入了香糟汁。其口味特点是质地软嫩、香糟酒味醇厚，如“糟熘鱼片”。

（3）爆：爆一般是用旺火热油，原料下锅后，快速翻颠，烹入芡汁，进行爆炒。所用主料应为细小无骨的块、丁，其大小、粗细、薄厚、长短应一致。爆分为油爆、芫爆、酱爆、葱爆、干爆等几种。

①油爆：油爆有两种制法：一种是将主料用沸水稍烫，再用热油速炸，炸后与辅料一起翻炒，烹入芡汁，爆炒即成；另一种是主料上浆，用高温底油快速翻炒，控去部分油，下辅料，倒入芡汁，爆炒即成。油爆菜色泽油润发亮，食之脆嫩，并伴有葱、姜、蒜的香味，如“油爆鱿鱼卷”。

②芫爆：主料形状多为片、条、卷等，辅料以香菜为主，制法基本同于油爆。芫爆菜颜色清淡，清爽不腻，有浓郁的香菜味，如“芫爆里脊”。

③酱爆：酱爆是用熟的甜面酱、黄酱爆炒主、辅料的一种烹调方法。菜红亮、咸香、酱味浓，如“酱爆鸡丁”。

④葱爆：主料经调料腌渍后，不上浆，与葱段或丝爆炒即成，如“葱爆羊肉”。

（4）炒：炒是最基本、也是应用最广的烹调方法。原料一般是片、丁、条、块，炒时用旺火，热油热锅，底油多少、投料顺序，要根据原料数量和熟嫩程度而定。炒可分为生炒、熟炒、滑炒、清炒、干炒、抓炒、软炒、爆炒等若干种。

①生炒：生炒又称煸炒，以不上浆挂糊的生料为主，旺火速炒。这种制法汤汁少，口味嫩，如“生炒肉丝”。

②熟炒：主料为经过开水焯过的熟料，改刀成片、丝、块后，旺火速炒。其特点是略带卤汁，嫩烂入味，如“回锅肉”。

③滑炒：主料经上浆和滑油处理后，与辅料同炒。菜肴以咸鲜为主，芡汁薄且多，质地松软鲜嫩、清爽利口，如“滑炒鸡丝”。

④清炒：方法与滑炒基本相同，只是不勾芡，如“清炒虾仁”。

⑤干炒：干炒又称干煸，主料不上浆，炒干水分，使菜肴干香、酥脆，如“干煸牛肉丝”。

⑥抓炒：主料经过挂糊、过油、炸焦后，再勾汁翻炒即成，如“抓炒里脊”。

⑦软炒：软炒是将主料加工成泥蓉状（有的主料本身就是液态），再用适当的热油拌炒，如“炒鲜奶”，此菜颜色洁白如雪，质地细腻而软嫩，口味咸鲜、清淡。

⑧爆炒：爆炒是用最短的时间进行烹制，适用于鲜嫩的原料，有的需上浆，有的不需上浆，炒时用旺火，油热后，投料下锅，加入调味汁翻炒。特点是脆嫩，如“爆炒腰花”。

（5）煎：煎是用温火将锅烧热，用少量油布满锅底，再放入加工成扁形的原料。先煎一面，再煎另一面，煎时要不断地晃动炒锅，使原料受热均匀，色泽一致，最后放入调味品翻锅即成。原料煎制前应腌渍入味，或挂糊，也可煎后出锅，再蘸调味品。

（6）塌：主料先腌渍入味、挂糊，然后放入煎锅中，油煎至金黄色时，放入辅料、调料和汤汁，用温火把汤汁收干，如“锅塌豆腐”。塌菜颜色金黄，质地鲜嫩，味醇厚。

（7）贴：贴一般是将两种以上的原料粘合在一起，挂糊后，下锅煎制。与“煎”不同，贴只煎一面。菜点一面金黄香脆，另一面松软鲜嫩，如“锅贴鱼”。

（8）烹：烹是将原料用热油炸熟，稍调清汁的制法，适用于鲜嫩的动物性原料。色泽金黄，酥脆甜酸，清香爽口，如“炸烹大虾”。

2. 水熟法 指用水作为传热媒介使原料成熟。本法一般要经过宽汤烧煮。具体方法有氽、烫、涮、熬、煮、烩、炖、煨、㸆等。

（1）氽：汤大、旺火、加热时间短，汤汁约占菜肴的70%左右。分清氽和混氽两种，清氽原料多细小、鲜嫩，如肉片、腰片、肚片、鱼片、鸡丝、羊肉丸子等，混氽则用体积较大的鲜料。清水汤要小开，混氽汤大开。氽菜嫩、爽、滑，如“清氽丸子”、“氽鲫鱼”。

（2）烫：烫近似氽，分为浸烫（也称水爆）、浇烫（也称汤爆），特点是异常鲜嫩，如“水爆肚”“汤爆双脆”。

（3）涮：涮是用锅把水烧沸，然后把切成薄片的主料放入滚开的锅中涮熟，放在调料中蘸食，如“涮羊肉”。

(4)熬:熬一般用于片、丁、块、丝等原料。先炝锅,放入主料煸炒片刻,再加汤或水,文火煮熟,如“熬白菜”。

(5)煮:煮和余法相似,但煮的时间较长。要大火烧开,小火煮熟,如“煮干丝”。

(6)烩:烩是将数种原料掺在一起,用温火制成的汤汁菜。分为清烩、白烩和红烩等。特点是汤宽汁厚,口味鲜浓,如“烩三丝”。

(7)炖:炖分为混炖、清炖和侉炖。原料有整只的,也有块状的,一般要先出水或炸,且不挂糊(只有侉炖需要挂糊)。炖菜要求原汁原味,加汤加料要一次完成,如“炖鸡块”、“侉炖鱼”。

(8)煨:煨是用微火慢慢把原料煮熟的烹制方法。先经出水处理,再放汤、加盖煨制,如“红煨牛肉”。

(9)㸆:㸆是将主料初步热加工处理后,加入适量的汤和料,加盖将汤汁靠浓,使之裹附在主料上,如“干㸆大虾”。

3. 汽熟法 汽熟法是利用蒸汽的对流作用,把热量传递给菜肴原料,使其成熟。汽熟法无需翻动原料,适于制作需保持原有形态的菜。用汽熟法制做的菜肴,能保持原料中的营养素,口味鲜嫩、熟烂,形态完美。在制作上可分为蒸、瓤。

(1)蒸:方法是将原料装于器皿中,加好调料和汤,上笼蒸制。蒸制时间和火力根据原料性质、要求而定,如“粉蒸肉”。

(2)瓤:方法与蒸相同。适用于瓜果类,即在瓜果中加馅,上笼蒸制。特点是熟烂清香,形态完美,如“瓤冬瓜”。

4. 火熟法 火熟法是将生料或半熟的原料,经火或烟的热辐射,或某些结晶粒状物体(盐、砂等)的传热作用,使菜肴成熟的烹制方法。此种菜肴皮脆肉嫩,色泽鲜亮,香味浓郁。分为烤、泥烤、熏、盐焗等。

(1)烤:烤是直接利用热辐射烤制食品的烹调方法。一般应先将主料用调料腌渍入味。烤的方法有挂炉烤、烤箱烤等。

(2)泥烤:泥烤是将原料腌渍后,用网油、荷叶等包扎,再用黄黏土密封裹紧,放入火中烤制。成品原汁原味鲜美异常,具有独特风味,如“叫花子鸡”。

(3)熏:熏是把茶叶、白糖加热发烟后,将卤熟的食品加以熏制。菜肴带有烟熏的香味且色泽美观,如“樟茶鸭”。

(4)盐焗:盐焗是将腌渍后的原料用纸包裹起来,放入爆热的盐粒中,用盐焗熟的烹调方法。成菜特点是肉香骨酥,原味鲜美,如“盐焗鸡”。

5. 混合熟法 混合熟法是利用水、汽、油等多种加热方法使菜肴成熟的烹调方法。主要有烧、焖、扒等。

(1)烧:烧是将原料先经煎、爆、煮等方法制成半成品后,加入汤和调料,用大火烧开,再改用小火慢烧至熟。烧有红烧、白烧、干烧、酱烧、葱烧、辣烧等。

①红烧:使用酱油等深色调料调味,使汤汁呈酱红色,如“红烧鱼”。

②白烧:因使用盐、味精等无色调料调味,菜肴汤汁呈奶白色,如“白烧鱼肚”。

③干烧:干烧是用小火将原料较长时间加热,使汤汁收干并完全进入菜肴内部,如“干烧鱼”。

④酱烧:酱烧和红烧基本相同,调料以酱为主。用热锅热油把酱炒出香味,冲入汤,再放入调料和主料的烹调方法,如“酱汁鱼”。

⑤葱烧:葱烧和红烧基本相同,调料中葱占主料的1/4或1/3。用热油将葱炒至黄色,冲入汤,再放入调料和主料的烹调方法,如“葱烧海参”。

⑥辣烧:辣烧和红烧基本相同,辣椒酱占的比重较大。用热油将辣椒酱炒出香味和红油后,冲入汤,再放入调料和主料的烹调方法,如“家常豆腐”。

(2)焖:主料经油炸后,加入适量的汤及调料。盖紧锅盖,用微火慢慢焖烂。焖分为红焖和黄焖,红焖所用汤色或酱油比黄焖的多,故红焖菜为深红色,黄焖菜为浅黄色,如“黄焖鸡块”。

(3)扒:原料(一般为整只的鸡、鸭等)先后经几种加热方法,最后勾芡、淋油而成。特点是酥烂、色艳、味浓、汁厚。分为红扒和白扒,如“红扒肘子”。

6. 甜制法 甜制法适用于各种甜菜,多数原料是瓜果,少数适用于动物性原料。分为拔丝、蜜汁、糖水等。

(1)拔丝:拔丝是将白糖加油或水炒到一定火候,然后放入炸过的主料翻炒。食用时可拨出细糖丝,如“拔丝山药”。

(2)蜜汁:蜜汁是将糖和蜂蜜加适量水后熬制而成的浓汁,浇在蒸熟或煮熟的主料上,如“蜜汁糖藕”。

(3)糖水:糖水是用冰糖或白糖熬制而成,浇在蒸或煮过的主料上,如“冰糖莲子”。

7. 冷菜制法 冷菜种类很多，制法也不同，特点是干、香、嫩、脆、无汤、不腻。热菜一般是先切配，后烹调，冷菜多是先烹调，后切配。具体做法有卤、酱、白煮、冻、卷、拌、腌、炝等。

(1)卤：原料多选用内脏、鸡、鸭、鹅、野味等。将原料放入事先调好的卤汁中，用微火慢煮直至酥烂，如“卤水大肠”。

(2)酱：酱与卤大致相同，不同之处是先将原料用盐和酱油腌渍，再进行酱制。特点是色艳、味浓、酥烂，如“酱牛肉”。

(3)白煮：白煮就是将原料不加任何调料放入白汤中煮制，制熟后，用调味品拌渍食用，如“白煮肉”。

(4)冻：冻是将制成的食物与卤汁冻结在一起，原料多是含动物胶质较多的物料，如“肉皮冻”。

(5)卷：卷是将原料用蛋皮等卷好后扎紧蒸熟，再切片装盘，如“如意鸡蛋卷”。

(6)拌：拌一般是把生料或熟料改刀加工成丝、条、片、块等，再调味拌制而成，如“拌海蜇皮”。

(7)腌：腌有盐腌、酱腌、醉眼、糟腌等，均先经过盐腌的工序，如“腌菜”“腌鱼”。

(8)炝：用含较强挥发性物质的调料调拌菜肴，使其渗入到食物中，如花椒油、辣椒油等。炝菜一般辛香爽口、质地脆嫩，如“炝芹菜”。

（二）烹饪方法的应用

1. 不同的烹饪方法对营养素的影响

(1)煮：对碳水化合物及蛋白质起部分水解作用，对脂肪影响不大，但会使水溶性维生素(如B族维生素、维生素C)及矿物质(钙、磷等)溶于水。

(2)烧：如烧的时间太长，则维生素损失较多。

(3)炖：可使水溶性维生素和矿物质溶于汤中，部分维生素受到破坏。肌肉中的蛋白质部分水解，其中的肌凝蛋白、部分被水解的氨基酸等溶于汤中，使汤呈鲜味。胶原蛋白中的一部分水解成白明胶，溶于汤中，使汤汁有黏性。

(4)焖：焖的时间长短与营养素损失多少成正比。时间越长，维生素B和C损失越大，反之则小。焖熟菜肴的消化率有所提高。

(5)炸：要求油温较高，而高温油对各种营养素均有不同程度的破坏。蛋白质因高温而变性，营养价值降低。脂肪也会因产生过氧化物，而失去一部分功用。2002年发现了温油炸食物会产生致癌物质——丙烯酰胺。因此应提倡少吃油炸食物。

(6)熘：熘菜时原料外面裹上了一层糊状物，糊状物受热而变成焦脆的外壳，减少了营养素的损失。

(7)爆(或炒)：因烹调时间短，原料外面又裹有蛋清或湿淀粉，形成保护膜，故营养素损失不大。

(8)烤：烤不但使B族维生素，维生素A、C受到相当大的破坏，也损失了部分脂肪。明火直接烧烤食物，还会产生致癌物质(3,4-苯并芘)，其含量与烤的时间成正比。

(9)熏：熏会使维生素(特别是维生素C)受到破坏，并损失部分脂肪，也存在产生致癌物质(3,4-苯并芘)的问题。

(10)煎：煎对维生素有一定影响，其他营养素损失不大。

(11)蒸：由于蒸的温度比烧、烤低，所以菜肴比较清鲜，可较完整地保持原料的原汁原味和大部分营养素。应用微火、沸水上笼蒸的方法维生素损失最少。

2. 合理的烹饪方法

(1)适当洗涤：洗涤原料可减少微生物污染，除去寄生虫卵和泥沙杂物，保证食品卫生，但洗涤次数和方法要得当。如大米的淘洗，应先挑去沙粒和杂物，再用冷水淘洗2~3次，不应流水冲洗或用热水，更不能用力搓洗。副食原料如蔬菜应先洗后切，不要在水中浸泡，洗涤次数也不宜过多，洗净即可，避免维生素和矿物质的损失。

(2)科学切配：副食原料应先洗涤后切配，以减少水溶性维生素的流失。蔬菜和水果不要切得过碎，以免易氧化的营养素与空气接触机会增多而加大损失。加工原料时尽量做到现切现烹，现烹现吃。

(3)计划备料：要根据就餐对象的具体情况，准确计算切配数量。如果切配过多，又不能及时烹调食用，会使营养素损失加大。

(4)沸水焯料：为了满足菜肴的烹调要求(去异味、缩短烹调时间等)，有些原料要进行水焯处理。要大火沸水，加热时间短，操作迅速。原料较多时，要分次下锅，沸进沸出。动物性原料骤受高温，表面组织的蛋白质可迅速凝固，从而保护了原料内部的营养素。植物性原料尤其是蔬菜用沸水焯，不仅能减少色泽的改变，也可减少维生素的损失。因蔬菜中含有氧化酶(在50～60℃时活性最强),易使维生素C氧化,当温度超过80℃时,氧化酶的活性即丧失,从而减少了维生素C的损失。如,土豆在冷水中煮熟,维生素C的保存率较低,在沸水中煮熟,保存率较高。蔬菜经过水体后,虽然损失一部分维生素,却可除去较多的草酸,有利于钙、铁在体内的吸收。

原料出水后,不要挤去汁水,以免水溶性维生素的大量流失。白菜焯水后挤去汁,水溶性维生素损失达77%。

(5)上浆挂糊:上浆挂糊即将淀粉或蛋液调制的糊均匀地裹在原料上。烹调时浆糊遇热形成保护壳,避免原料与高温油脂直接接触,可减少水分、营养素的溢出及与空气接触而氧化,并降低高温引起的蛋白质变性、维生素分解。上浆挂糊的菜肴不仅色泽明快,味道鲜美,营养素保存得多,也易于消化吸收。

(6)旺火急炒:加热时间缩短,可减少营养素的损失。例如,猪肉切丝,旺火急炒,维生素 B_1 的损失率为13%,而切成块后用文火炖,维生素 B_1 的损失率为65%。

(7)加醋忌碱:酸能保护食物原料中的维生素少受氧化,故凉拌蔬菜时可提前放醋,这样还有杀菌作用。烹调动物原料亦可先放醋,如“红烧鱼”“糖醋排骨”等。反之,碱会造成食物中维生素和矿物质的大量损失,因此烹调时,尽量不加碱。

(8)勾芡收汁:勾芡收汁可使汤汁浓稠,与菜肴充分融合。既减少了营养素的流失,又使菜肴味道可口。淀粉中谷胱甘肽所含的巯基,具有保护维生素C的作用。有些动物性原料如肉类等也含有谷胱甘肽,与蔬菜一起烹调也有同样的作用。

(9)现做现吃:现做现吃可减少原料特别是蔬菜在放置过程中营养素的氧化损失。蔬菜炒熟后,放置1小时维生素C损失10%,放置2小时损失14%。加入蔬菜中的盐分,可随时间的加长、渗透压的增大而使水溶性维生素丢失。

(10)酵母发酵制作面食时,尽量使用鲜酵母或干酵母,这样不仅可保护面食中的维生素,还会因酵母菌的大量繁殖而增加了面粉中B族维生素的含量,同时破坏面粉中的植酸盐,改善某些营养素消化吸收不良的状况。

3. 科学运用烹饪方法

(1)主食

①米在烹饪前需要淘洗,营养素的损失与淘洗时间和用力大小有关。搓洗愈重,淘洗次数愈多,浸泡时间愈长,营养素特别是水溶性维生素和矿物质的损失愈大。如淘洗2～3次,维生素 B_1 可损失26%～29%,维生素 B_2 和维生素PP损失23%～25%。洗的次数越多,洗的水温越高、水中浸泡的时间越长,营养素的损失就越严重。故应根据米的清洁程度适当清洗。

②米的烹调以煮、蒸为主,捞饭会丢弃米汤中的大量维生素、矿物质、碳水化合物及部分蛋白质,造成了67%的维生素 B_1,50%的维生素 B_2,76%的尼克酸以及蛋白质、矿物质等营养素的损失。

③面的烹调方法为煮、烙、蒸、炸等。烙、蒸时,面中营养素损失较少,煮面条或水饺时,部分水溶性维生素溶于汤中。炸油条、油饼因油温高、加碱,维生素 B_1 几乎全部损失,维生素 B_2 和维生素PP也损失一半。

(2)肉类

①炒、爆、熘、蒸等方法优于炖、煮,因为上浆挂糊,大火快炒,肉类外部的蛋白质迅速凝固,保护了内部营养素不会外溢损失。

②以维生素 B_1 为例,红烧、清炖的损失为60%～65%,蒸、炸为45%、炒为13%。而维生素 B_2 的损失,蒸为87%,红烧、清炖为40%,炒为21%。

③既要喝汤,又要吃肉。因为肉中的蛋白质含量约占20%,而汤中的蛋白质仅占7%。

(3)蔬菜

①应先洗后切,尽量不要用开水焯后再炒,避免严重丢失维生素和矿物质。水焯后不要挤去菜汁。

②缩短洗、切、烹、食的时间间隔,应随洗、随切、随炒、随吃,尽量降低营养素的损失。

③加热时间不可太长,加水不能太多,煮时锅盖不宜盖紧,以保持蔬菜的绿色,减少营养成分的损失。

④炒菜时适量放醋或用淀粉勾芡,既保色增味,又可避免水溶性维生素的损失。

⑤渗透压的作用会使蔬菜中的维生素和矿物质过多丢失,因此炒菜时不要过早放盐。

⑥凉拌是菜肴制作中能较好保存营养素的方法之一,新鲜蔬菜最好采用此法。凉拌时,放醋有利于维生素C的保存,放植物油有利于胡萝卜素的吸收,放葱、姜、蒜能提高维生素 B_1、B_2 的利用率,并有杀菌作用。

(三)调味

调味就是加热原料时,投入不同口味、不同气味的调味品,使调味品和菜肴原料产生复杂的化学和物理变化,起到除腥膻、解油腻、松软原料组织、增加美味、美化色彩等作用。

1. 调味的作用

(1)去腥解腻:有些原料如牛、羊肉,鱼类和猪肉等,都比较油腻,并有腥膻味,虽可通过加热去除,但不彻底,需借助于调味品来消除。如葱、姜、蒜、酒、醋、糖、香料等。

(2)减轻烈味:有些原料如辣椒、萝卜、芹菜、茴香、韭菜等都有特殊的辛辣气味,烹调时加入适当的调味品,可减轻或消除这些气味。

(3)增加美味:有些原料淡而无味,如豆腐、粉皮、鱼翅、海参等,必须依靠葱、姜、蒜、酒、味精等调味品的调剂,才能成为口味鲜美的佳肴。

(4)确定口味:菜肴的风味,主要依赖于调味,这是菜肴风格多样化的重要因素。如排骨,使用糖醋汁烹调的为"糖醋排骨",使用椒盐调味的是"椒盐排骨"。

(5)增加色彩:通过调味可起美化作用。如白色的鱼片、玫瑰色的叉烧肉、金黄色的咖喱牛肉等。

2. 味的种类 味包括基本味和复合味两种:

(1)基本味:基本味就是原味,任何复杂的味道均由基本味变化而来。基本味包括咸、甜、酸、辣、鲜、苦味。

①咸味:咸味是调味中的主味。一般的菜肴要先有咸味,再配合其他味道。咸味调味品有盐、酱油、黄酱等。

②甜味:甜味也是调味中的主味之一,有去腥解腻的作用,还可增加菜肴的鲜味。甜味的主要调味品有糖(绵白糖、砂糖、红糖、冰糖)、蜂蜜、果酱等。

③酸味:酸味在除腥方面作用最强,故在烹调鱼类等水产品原料时必不可少。酸味的主要调味品有醋类(红醋、白醋、熏醋等)、番茄酱、番茄汁等。

④辣味:辣味是基本味中刺激性最强的一种,能强烈刺激食欲和帮助消化。辣味调味品有鲜辣椒、干辣椒、辣椒粉、辣椒酱、辣椒糊、生姜、姜粉等。

⑤香味:香味除能冲淡腥膻味外,还能增加食物的芳香气味,刺激食欲。香味的种类很多,除原料本身的醇、酯、酚等有机物质受热可散发各种芳香气味外,一些调味品如酒、葱、蒜、香菜、芝麻、桂皮、大料、茴香、花椒、酒糟、五香粉等也有其特殊香味。

⑥鲜味:鲜味是有些原料自身所含氨基酸等量时物质受热散发出来的,有些则来自有鲜味的调味品,如虾子、虾油、蟹子、蚝油、味精等。

⑦苦味:烹调某些菜肴时稍加一些有苦味的调味品,会产生特殊的香鲜滋味。苦味调味品主要有杏仁、柚皮、陈皮、槟榔等。

(2)复合味:复合味由两种或两种以上的基本味混合而成。种类较多,常用的有以下几种:

①鲜咸味:鲜咸味是菜肴中最基本的复合味,由咸味和鲜味组成。鲜咸味应用范围最广,几乎各式地方菜的各种菜肴中都含有这一味型。

②酸甜味:酸甜味由咸、酸、甜和香味混合而成。菜肴有"糖醋鱼""番茄鱼片""咕咾肉"等。

③甜咸味:甜咸味由咸、鲜、甜和香味混合而成。菜肴有"叉烧肉""酱爆肉丁"等。

④辣咸味:辣咸味由咸味、辣味、鲜味和香味混合而成。菜肴有"辣子羊肉""红油仔鸡"等。

⑤香辣味:香辣味由咸味、辣味、甜味、酸味和香味混合而成。菜肴有"鱼香肉丝""醋椒鱼"等。此外咖喱汁、蒜泥汁、姜汁等都属于这种复合味。

⑥香咸味:香咸味由咸、鲜和香味混合而成。菜肴有"酱牛肉""烧羊肉"等。

⑦麻味:麻味可分为椒麻和麻辣两种不同的味型。椒麻味以花椒的麻为主味,还有酱油的咸味、葱和香油的香味及味精的鲜味。麻辣味因含有花椒的麻味、辣椒的辣味而具有咸、鲜、香之味,是一种极富刺激性的复合味。

⑧怪味:怪味由咸味、甜味、辣味、麻味、酸味、鲜味和香味配合而成,是川菜独有的味型。

3. 调味方法

(1)加热前调味:加热前调味是基本调味。目的是使原料在加热前就具有一定的基本味,并初步解除一些原料的腥膻气味。如在烹制某些动物原料前,即将原料用盐、酱油、料酒、糖等调味品调拌或腌渍;一些炸、熘、爆、炒的菜肴在加热前,也结合挂糊上浆加入调味品。

(2)加热中调味:加热中调味是指在加热过程中,适时、适量地加入调味品,是决定菜肴味的正式调味。这一阶段的调味,决定了菜肴的口味。

(3)加热后调味:加热后调味也称为辅助性调味。"有些菜肴主要靠加热后调味,如炸、炝、拌等,都需要在加热后佐以椒盐、番茄酱、辣酱油等调味品。

4. 调味的注意事项 由于菜肴原料的性质、形态、原味不同,各地方菜口味要求不同,因此调味的种类、数量、时间和方法都需恰当把握,以保证菜肴的色、香、味俱佳。

(1)调料必须恰当:菜肴的风味特点,调料的种类、用量、比例、投放时间,都应准确掌握。

(2)根据原料性质调味:本身就有鲜美滋味的原料(如鸡、鸭、鱼、虾等),调味不宜过重,以免压住原有的鲜味。有腥膻气味的原料(如牛肉、羊肉、淡水鱼、畜肉内脏等),应适当加入能解除腥膻气味的糖、醋、酒、胡椒面、葱、姜等。对于本身无味的原料,如海参、鱼翅等,必须加入鲜汤以弥补滋味的不足。

(3)适应进餐者的口味:人们受地区、物产、气候及风俗习惯的影响,口味不尽相同,调味必须适应不同的口味要求。

(4)根据季节变化进行调整:人们的口味随季节而发生变化。天气炎热时口味偏于清淡,气候寒冷时,口味喜重、喜辣,故应根据这些变化,适当调整调味品的数量和比例。

5. 调味品的保管

(1)容器的选择:有腐蚀性的调料,应选择玻璃、陶瓷等耐腐蚀容器;含挥发性物质的调料,如花椒、大料等应密闭保存;易发生光化学反应的调料,如调料油等油脂性调料,由于在阳光作用下会加速脂肪的氧化,故存放时应避光、密封;易潮解的调料,如盐、糖、味精等应选择密闭的容器。

(2)环境的选择:环境温度要适宜,如葱、姜、蒜等,温度高易生芽,温度太低易冻伤;环境湿度要适宜,湿度大大,会加速微生物繁殖,也会加速糖、盐等调味品的潮解;湿度过低,会使葱、姜等调味品大量失水。

(3)方法的选择:不同性质的调料应分别保管,如新油与使用过的旧油不宜相互混合。调料应及时使用,现用现加工的调料,应根据烹调用量确定加工数量。

(四)菜肴的色、香、味

人们对菜肴优劣的评价往往以"色、香、味"作为标准。好的色、香、味不仅使人的感官得到享受,还能引发食欲,促进食物的消化。

1. 菜肴的感觉因素 菜肴的风味是一种感观的反映,包括菜肴入口后给予口腔的触感、温感、味感及嗅感等感觉的综合。从广义上讲,"风味"是菜肴摄入前、后刺激人的感官而产生的各种感觉的综合,它包括了味、嗅、触、视、听等感官反应而引起的化学、物理和心理感觉,即是所有这些感觉的综合效应。

菜肴的特性,是通过眼、鼻、口、舌、咽喉、皮肤等器官组织来感觉的。俗话说"葱辣鼻子、蒜辣心、辣椒辣到脚后跟",即是对食物辣味特征的形象说法。对食物的感觉包括心理的、物理的、化学的感觉。味感与嗅感是化学感觉,触感是物理感觉,视觉和听觉属于心理感觉。通过各种感觉评定的食品特性可归纳如下,见表 34-1。

表 34-1 食品的特性和感觉

感 觉	食品的特性
视觉	形态、色泽
触觉	硬软度、弹性、脆性、爽滑性(老嫩、松实、软硬等)
皮肤感觉	热、冷、刺激性、收敛性
嗅觉	几种基本嗅感
味觉	几种基本味感(酸、甜、咸、苦、鲜)

(1)心理的感觉:菜肴的色泽、形状、用餐环境等因素对人的味觉心理具有很大的影响。菜肴的鲜艳色泽,有增进食欲的作用,但菜肴的色泽过于鲜艳,有时会适得其反。季节不同,其色泽深浅要适度调整,冬季色宜暖、夏季色宜浅。烤鸭烤制后成鲜亮的枣红色,炸虾排呈现的金黄色,烹炒后的凉瓜呈现的翠绿色以及素什锦的五彩缤纷,都可促进食欲。

(2)物理性的感觉:触感属物理性感觉,触感包括质感与温感,其感受很复杂。质感是人们口腔神经、口腔粘膜对于食物的物理状态的一种感觉。这种食物的物理状态,包括与食物的触感相关联的菜肴软硬度、弹性、脆性,组织结构的韧性、凝结性、附着性、平滑性等。此外,菜肴的几何形状、也对触感产生影响。

(3)化学性的感觉:味感与嗅感属化学性的感觉。既包括人们喜爱的味,也包括人们难以接受的味。菜肴讲究色、香、味,其中的香味与嗅感和味感相连。

2. 菜肴的色泽 人们在就餐时,首先看到的是菜肴的外观,菜肴的颜色五彩纷呈,对促进食欲有很大的影响。菜肴呈现的颜色主要来源有天然色素和菜肴加工过程中通过化学变化而产生的颜色以及人工着色使用的合成色素或天然呈色物质等。

(1)本色:本色是指菜肴原料的天然色。许多蔬菜、水果及肉类,具有使人愉悦的色泽。

(2)加工上色:有些菜肴原料色泽不够美观,需要通过加工处理。如烤鸭要将稀释的饴糖涂抹于鸭体表面,经高温处理发生焦糖化,使成品表面呈现红褐明亮的色泽。

(3)调色法:调色法是利用某些食品的特有色泽调配出菜肴的色泽。如:腐乳肉,加红糟使菜肴具有鲜红的色泽。

(4)护色法:常用护色法有加醋、焯水、冷激等方法。

(5)原料的漂白与脱色:常用原料漂白是采用加醋等无害原料的安全方法,经过漂白使其增高商品价值。如淀粉采用亚硫酸溶液浸泡漂白,饴糖可用活性炭吸附脱色。白酱油的生产使用膜分离技术与吸附剂脱色。面粉增白广泛使用的是含27%过氧化苯甲酰的白色粉末状增白剂。在增白过程中,小麦粉中的维生素E遭到破坏。由于增白剂有损健康,所以法国、日本对内销小麦粉禁止使用过氧化苯甲酰增白。

3. 菜肴的香气 菜肴有香气才能引起人们的喜爱,饭菜的香气会增加人们的食欲。菜肴的香气应与其口味相协调,但人们对菜肴香气的感觉有差别,如芫荽有人说它香,却也有人说难闻。因此,菜肴的香气有时是因人而异的。所以,菜肴的香气应符合以下要求:符合多数人的习惯;以其特有的风味质量标准为准。

菜肴香气的来源主要有下述几种途径:

(1)生物合成与酶促生香:不少水果、蔬菜在成熟过程中会逐渐产生特有的香味。水果香气多以脂肪酸酯与芳香醇构成,在成熟过程中酶会促进酯化反应的进行。

(2)微生物作用生香:微生物在发酵过程中会代谢生成多种香气成分。如泡菜通过乳酸菌发酵,产生乳酸及发酵香味;酱油发酵后接入增香酵母可以明显提高酯香味和酱香味。

(3)非酶生香:常用的是通过加热使菜肴中的各种成分相互反应生成香味物质。热分解可生成多种好闻的香味。

(4)菜肴加香:菜肴在烹调中利用香辛料与调味料进行加香处理,以抑制不良气味,达到入味、增香的作用。在制作肉类制品中,多采用这种方法增加香气。

(5)人工加香:近年来随着技术进步,有时使用从天然物中抽提所得的精油,可制得更接近实际香气的高品质香料。制作菜点时,对香气不足的给予适当补充,配比恰当,可获得很好的效果。

4. 菜肴的味感 中餐对菜肴的评价是以味为主。所以菜肴的味,在色、香、味三者中占据了最重要的位置。东北的冻梨,色黑,但非常好吃,只要尝过,终生难忘。王致和臭豆腐,海南岛的榴莲,都是臭不可闻,吃起来又感到好吃,正所谓"闻着臭,吃着香"。原因是它的味道好,味道与营养价值无直接关系,但食物味美,不仅可增进食欲,且对消化吸收有良好的影响。所以味道好坏是菜肴是否受欢迎的一个决定性因素。

(1)味感:味感是由唾液及菜肴中的汁液使可溶性物质与味蕾接触而产生的。食物对味觉器官的刺激,有时是单一性的,而多数情况下是复合性的。唾液或菜点的汁液将呈味物质溶解之后,进入味蕾,刺激味觉细胞,进而传至大脑的味觉中枢,便感觉到食物的味道。

食物的味感有甜、酸、咸、苦、鲜、辣、麻、涩、碱、凉、金属味等,其中甜、酸、咸、苦、鲜五种是基本味感。舌头各部位对不同味感的感受能力不同。一般认为舌尖对甜味敏感,而舌根对苦味、舌边缘对酸味、舌尖与舌缘对咸味感受性最强。舌对辣味的感觉亦最强。呈味物质的呈味阈值,随舌头的部位不同而不同。味觉的感受性,需待气味物质在舌面溶解之后才能产生,故其所需时间亦有差异。

对呈味物质产生的味感,还受温度、食物软硬度、黏度及咀嚼感等物理因素的影响。味觉感受性与温度之间有一定的关系:最能刺激味觉的温度为10~30℃,一般咸味与苦味的感受性,随温度的升高而减弱,酸味与甜味则增强。

(2)味觉的各种现象:

①对比现象:味觉感受是很复杂的过程,少量食盐有增加砂糖甜味的作用,即俗话说的"要想甜加点儿盐"。在日常生活中,吃过甜的糖果后再吃苹果,则感到苹果非常酸,但吃过酸的柑橘之后,则有甜的感觉,此种现象称之为继续对比现象。

菜肴同时具有甜味及酸味者较多,但当任何一种味欠缺时,则该菜肴的整体风味会下降,这种现象称之为补偿作用。制作果汁饮料时糖酸比的调整正是基于这一原理。

②相消作用:两种呈味物质以适当的量相互混合后,则两种味都比单独存在时有所减弱,这称之为相消作用。在烹调菜肴时若不慎将菜肴调得过酸或过咸,有经验的厨师常用添加适量糖的方法来进行减味调整。

③相乘作用:当两种同类味道的呈味物质混合在一起,可极大的提高其味感的现象,称为味的相乘作用。甘

草酸铵的甜度为蔗糖的50倍,当与蔗糖混用时,其甜度增加至蔗糖甜度的100倍。味精、肌苷酸、鸟苷酸、琥珀酸之间也有类似的作用。把95g味精与5g肌苷酸相混合,所呈现的鲜味相当于600g味精所呈现的鲜味强度。这种鲜味的极大增强,不是简单的相加,而是相乘作用,见表34-2。

表34-2 味精与肌苷酸之间的相乘作用

味精(g)	肌苷酸(g)	混合物(g)	混合物呈味力相当于味精的量(g)	相乘作用(倍)
99	1	100	290	2.9
98	2	100	360	3.6
97	3	100	430	4.3
96	4	100	520	5.2
95	5	100	600	6.0

④变味与疲劳作用:呈味物质在舌头上久置,其味道将有所变化,该现象称之为变味。我们尝过浓盐水后,立即饮用冷开水,会出现甜味的感觉。在较长时间受到某味感物质的刺激后,再吃相同的味感物质时,往往会感到味感强度下降,这种现象称为味觉的疲劳作用,如吃第二块糖感觉不如吃第一块糖甜。这些现象涉及心理因素。因此,在进行味觉评审时,连续品评会导致味觉判定精度逐渐下降,所以,在两次品尝之间应有意识地用无味的白开水漱口,间歇数秒钟后再品尝下一个样品,以消除味觉疲劳。

⑤味觉异常:当人患中枢麻痹时,可导致味觉丧失,患颜面神经麻痹、中耳炎时,可引起舌的半部丧失味觉,当患流感发烧时,味觉发生异常,吃东西也不香。

5. 中国人的口味 中餐菜点的调味是其他国家所不能比拟的。中餐以味型丰富著称,常见的有咸鲜、香咸、咸甜、咸辣、酸甜、酸辣、麻辣、五香、椒盐、酱香、香糟、怪味、椒麻、荔枝、甜香、鱼香、蒜泥、姜汁、芥末、烟香、红油、陈皮、家常等20多种味型。表现味美的手段方面,中餐主张"调和",在加热的作用下,使菜肴产生丰富和微妙的变化,由此造就了色、香、味俱佳的中国菜点。

"口味"的形成应具有可接受性和可重复性,使人"上瘾"。口味也受到多因素的影响,也能反映一个时期、一个地域、一个消费群体的嗜好趋向。如中国人的口味歌:安徽甜、河北咸,福建、浙江咸又甜;宁夏、河南、陕、甘、青,又辣又甜外加咸;山西醋、山东盐,东北三省咸带酸;黔赣两湖辣子蒜,又麻又辣数四川;广东鲜、江苏淡;少数民族不一般。

(五)制汤

1. 吊汤意义 吊汤又称"汤锅",就是把蛋白质、脂肪等营养素丰富的动物性原料,放在水中加热,使原料中所含有的营养物质、呈味物质通过分解、乳化等作用溶解于水中,成为富营养、味道鲜、可用于调味的鲜汤。

鲜汤的作用很广泛,如汤菜的制作及鱼翅、海参、燕窝等珍贵而本身无味或味淡原料的烹制,都要用鲜汤调味提鲜。

2. 吊汤原理

(1)蛋白质的分解:在长时间的加热及水的不断浸泡下,原料中所含有的可溶性营养物质会逐渐溶解在水中,成为汤的一部分。原料中所含的胶原蛋白通过加热即分解成明胶,使汤的浓度增大。

(2)脂肪的乳化作用:动物性原料无论怎样选择都难免会带有一些脂肪。脂肪的存在,不但会使汤的口感油腻,也会影响汤的形态。但少量的脂肪会与原料中所含脂类物质发生乳化,使汤成为良好的乳状液。

(3)浓缩作用:原料中的营养物质、呈味物质溶于汤中的量是有限的,如果汤的浓度不够,就达不到应有的调味效果。因此必须浓缩,通过加热使汤中的水分蒸发,达到所需的浓调度。

3. 制汤种类 鲜汤的种类很多,一般可分为白汤和清汤两种:

(1)白汤:白汤味道鲜美,色泽乳白,在一般烹调方法中用于调味、提鲜。

白汤以新鲜肉(鸡、鸭、蹄膀、猪肉、肉骨、肉脚等)为原料,加些葱、姜、酒等调料,大火加热直到汤稠色呈乳白为止。白汤又可分为一般白汤和浓白汤。

(2)清汤:清汤具有味道鲜醇、汤汁澄清的特点,用于调制较高档的菜肴。

清汤是以上好的老母鸡,有的还用精肉、火腿等为原料制成。制作的关键是用旺火煮沸,后改用小火长时间加热,使原料中的蛋白质和脂肪充分溶于汤中。再用鸡蓉、肉蓉经水调和后,放入汤中,利用蛋白质遇热悬浮、粘连的特性,使汤中的杂质便于清除,经过滤后成为清汤。

第三十五章 食品加工与烹饪
——简述各国饮食习俗

第一节 不同国家的饮食习俗

☞ 俗话说:"萝卜咸菜,各有所爱"。古人云:"食无定味,适口者珍"。

要想使饮食适口,首先应该了解不同就餐者的饮食习惯。公众营养师应掌握不同国家人民的饮食习俗知识,了解他们惯用的菜点饮料、口味特点、名肴、饮食禁忌和饮食礼仪。只有掌握这些基本常识,并使之与营养学知识融合运用,根据外国宾朋的饮食习惯和特点合理配餐,才能提供高质量的服务,充分展示我国饮食文化的魅力。

一、日本人的饮食习俗

日本人的膳食以米饭为主,喜欢清淡、不油腻、味鲜呈咸味的菜肴。偏爱中国的广东菜、北京菜、上海菜,对不很辣的川菜也喜欢吃。爱吃牛肉、鸡蛋、鸡肉、海鲜和鱼。尤其喜欢吃生鱼片,吃时配绿芥末。喜欢吃豆腐、青菜和咸鱼。日本人还爱吃酱汤、酱菜、紫菜和酸梅等。爱吃纳豆(纳豆是我国传统发酵豆制品豆豉的前发酵阶段产品),近年来,日本人将我国的豆豉装入胶囊,称为"食前粒"作为对膳食的营养补充。日本人爱喝清酒和我国的黄酒,不喜欢吃肥肉和动物内脏。吃凉菜时喜欢在菜装盘后再撒一些芝麻或紫菜末、生姜丝等,用以点缀和调味。

二、新加坡人的饮食习惯

新加坡人深受中华饮食文化尤其是华南饮食文化的影响,在饮食中又有明显的西方饮食文明的印痕,偏爱广东菜和西餐。爱吃的菜肴有:炒鱼片、炒虾仁、油炸鱼、咖喱牛肉等,主食为米饭、包子等。爱吃桃子、荔枝、梨等鲜果,喜食点心。

三、印度人的饮食习俗

印度人的口味特点是淡而清滑,主食是印度烙饼和咖喱饭。喜欢吃的肉类是鸡、鸭、鱼、虾,蔬菜是番茄、洋葱、白菜、菠菜、茄子、菜花,尤其爱吃土豆。印度人喜食咖喱,常用的咖喱粉有二十多种。印度人在烹调时所用的调料繁多,如咖喱鸡要用二十七种调料,炖菜用的调料也很多。

印度人不吃牛肉,不喝酒,但有饮茶的习惯。在日常生活中,印度有少数人吃猪肉,忌食蘑菇、木耳等菌类。

四、泰国人的饮食习俗

泰国人的主食是大米,副食主要是鱼和各种新鲜蔬菜。早上喜欢吃西餐,烤面包、黄油、果酱、咖啡、牛奶、煎鸡蛋等。爱吃粤菜和川菜。爱吃辣椒,鱼露和辣椒为常用的调味品。喜食民族风味的咖喱饭,有饭后吃水果的习惯。

五、英国人的饮食习俗

英国人口味清淡,喜食鲜嫩、焦香的食物,吃的东西少而精,不爱吃带黏汁和辣味的菜。爱吃烤面包,喜食浓汤、新鲜蔬菜、水果等。爱吃牛羊肉、鸡、鸭、野味。爱喝葡萄酒、啤酒和烈性酒。爱喝牛奶、红茶。现在英国人的饮食习惯正朝着有益于健康的方向改变,主要表现为:减少糖和奶油的摄入,增加粮食和蔬菜,适量吃牛肉、鱼、禽肉,减少咖啡饮用,多喝果汁及低脂肪牛奶。

由于宗教原因,大多数欧洲人星期五正餐经常吃鱼。欧洲人由于肉类摄入量高,对胆固醇怀有恐惧的心理,所以基本不食用动物内脏。一般来说,带皮、带刺、带骨、脂肪裸露的菜肴也不喜欢吃。

六、法国人的饮食习俗

法国烹饪用料讲究,花色品种繁多,特点是香浓味厚、鲜嫩味美,注重色、形和营养。烹饪原料非常广泛,如猪、牛、羊肉,家禽、鹅肝,蛋类、香肠,蜗牛、鱼虾、牡蛎等海产和多种新鲜蔬菜。法国是著名的"奶酪之国",干、鲜奶酪世界闻名,是法国人不可缺少的食品。主食以法式面包为主。

法国人酒的消费量惊人,居世界首位。法国的葡萄酒和矿泉水产量很高,质量上乘,香槟酒享誉世界。

七、意大利人的饮食习俗

意大利人喜欢吃通心粉、馄饨、葱卷等面食,菜肴特点是味浓、香、烂,以原味原汁闻名,烹调以炒、煎、炸、红烩、红焖等著称,爱吃牛、羊、猪肉和鸡、鸭、鱼、虾等,习惯吃六、七成熟的菜。饭后吃水果,如葡萄、苹果、橄榄等。意大利人每餐通常有两道菜,饮酒略多。

八、德国人的饮食习惯

德国人的早餐比较简单,以面包,奶酪、牛奶为主;午饭是主餐,喜欢吃肉,如牛肉、猪肉、火鸡、鸡、鹅、鸭及野味,并搭配蔬菜,蔬菜以生食、煮食为主;重视晚餐。德国的肉肠种类非常多,是日常消费最多的肉制品。德国肉类食品的消费量相当大。德国菜肴口味清淡,果醋被广泛食用,凉拌蔬菜口味偏酸,喜欢吃蛋糕等甜食,喜欢吃微辣的菜。因存在过敏现象,有些人怕吃味精。喜欢吃中国菜。德国人以嗜饮啤酒而著称于世,年人均啤酒消费量为世界之冠,每年 10 月举行闻名世界的慕尼黑啤酒节。

九、俄罗斯人的饮食习俗

俄罗斯人和东欧各国的饮食习惯接近,以面食为主,爱吃酸味的食品,酸黄瓜是大众化的菜肴。甜菜汤、黑面包、牛奶都要吃酸的。口味较重,喜欢焖、煮、烩,也吃烤、烧、炸菜,土豆烧牛肉、罗宋汤是著名的"俄式菜"。爱吃青菜、黄瓜、番茄、土豆、萝卜、洋葱、酸白菜、鱼、奶酪、水果,喜食冷火腿、灌肠、黄油、黑面包、黑红鱼子酱。"俄式大菜"享誉世界。俄罗斯人喜欢吃中餐的糖醋鱼、辣子鸡、香酥鸡、烤羊肉等菜肴。俄罗斯人爱喝酒,伏特加是闻名世界的高度白酒。

十、美国人的饮食习俗

美国人的饮食比较随便,边吃边谈。喜欢吃西餐,对粤菜也很偏爱。爱吃猪排、烤牛排,糖醋鱼、咕咾肉、烤鸡、炸仔鸡等。爱吃牛肉、羊肉及青豆、菜心、豆苗、刀豆、蘑菇等蔬菜。习惯把酱油、醋、盐、味精、胡椒粉、辣椒糊等放在餐桌上自行调味。美式快餐是美国饮食的一大特色,如肯德基、麦当劳(汉堡包、炸鸡、热狗、炸薯条等),长期食用,影响健康,被国际营养界称为垃圾食品(junk food)。为此,美国政府在 1996 年公布了"食物指南金字塔",向东方膳食结构靠拢。

第二节 成本核算

宴会的成本核算工作是在定餐之前就已完成。一般宴会指费用标准不高,以鸡、鸭、鱼、肉、蛋和一般海产为原料的宴会。一般宴会通常冷菜的比例较低,不超过总费用标准的 15%,热菜是重点,占费用标准的 70% 以上,主食、小吃、水果的比例在 15% 左右。

第三十六章 食品加工与烹饪
——一般宴会和食补养生

第一节 宴会食谱的设计

宴会是宾馆、饭店、饭庄、酒楼经常性的业务工作。通常宴会的就餐标准(餐标)较高,菜点品种偏多,多数宴会的能量超标,酸性食品偏多,酸碱不平衡。公众营养师等营养配餐人员应运用宴会食谱有关知识,设计既符合客人需要,又能保持膳食平衡、能量供给恰当的宴会食谱。

一、宴会营养食谱的设计

宴会营养食谱的设计要以客人的就餐标准为依据,以科学合理的营养搭配为主要目标,要通过丰富的菜点品种、适宜的口味、合理的营养供给和多样的烹饪技法,使客人满意。

(一)宴会营养食谱的制定方法

首先要了解宴会人数及其性别、年龄和工作性质,根据参加人的基本情况计算能量供给量,再依据就餐标准制定出主副食谱。

(二)宴会能量和营养素的核定

宴会能量和营养素的核定,是设计宴会菜单的工作重点,要依据宴会的时间、参加宴会人员构成等因素进行准确的计算。

(三)宴会食谱的营养分析与调整

首先要对食谱进行分析,可凭经验直观分析,也可利用计算机软件进行比较准确的定量分析。根据分析结果,调整食谱,直至符合膳食平衡要求。

虽然因多年的习惯,有些菜单已经形成定式,但菜肴搭配、能量及各类营养素的供给仍不尽合理。营养配餐人员应与厨师等有关人员共同研究,调整主配料比例,努力使膳食趋于平衡。

(四)实例

下面分别列举10人量的便宴菜单和高档宴会菜单,并进行分析。

例36-1:便宴菜单

冷菜——灯影牛肉 红油鸡片 葱油鱼条 麻辣肚丝 糖醋菜卷 鱼香腰片

热菜——干烧鲤鱼 香菇鸡丝 虫草鸭子 烧元宝肉 清炒虾仁 烧二冬 盐煎肉 番茄菜花

汤菜——三鲜汤

主食——担担面 扬州炒饭 豆沙包

分析:菜肴品种比较丰富,注重主食和小吃的安排,但脂肪偏高,蛋白质偏高,膳食纤维偏少。通过分析,应对菜单做如下修改和调整:

①灯影牛肉改为五香牛肉,红油鸡片改为姜汁扁豆,干烧鲤鱼改为清蒸鱼,烧元宝肉改为麻婆豆腐。其重要的作用是减少脂肪。

②鱼香腰片改为蒜蓉蕃杏,香菇鸡丝改为银芽鸡丝,清炒虾仁改为瓜仁炒虾仁,番茄菜花改为清炒西兰花。其重要的作用是增加膳食纤维。

③烧元宝肉改为麻婆豆腐,还从整体上改善了蛋白质的结构,补充了植物蛋白。

调整后的便宴菜单:

冷菜 五香牛肉 姜汁扁豆 葱油鱼条 麻辣肚丝 糖醋菜卷 蒜蓉蕃杏

热菜——清蒸鱼 银芽鸡丝 虫草鸭子 麻婆豆腐 瓜仁炒虾仁 烧二冬 盐煎肉 清炒西兰花

汤菜——三鲜汤

主食——担担面　扬州炒饭　豆沙包

例 36－2:高档宴会菜单

冷菜——四双拼　火腿拼芦笋　白鸡拼烤鸭　美鲍拼胗肝　卤肚拼扎蹄

热菜——四热荤　油爆响螺片　干煎明虾碌　大地鹌鹑脯　蒜子扣瑶柱

——六大菜　蟹黄烧鱼翅　蚝油网鲍片　明炉烤乳猪　鳖肚炖元鱼　江南百花鸡　云腿科甲鳜

汤菜——甜汤　冰糖炖燕窝

面点——咸食　鸿图伊府面

——四美点　莲蓉甘露酥　海南椰丝盏　鸡蓉鲜虾角　鱼蓉蒸烧卖

水果——四时果　香蕉　木瓜　荔枝　杨桃

分析:此菜单连同水果有二十四个品种之多,动物性原料过多,蔬菜类太少。通过分析,对 9 款冷热菜肴进行了调整:白鸡拼烤鸭改为白鸡拼龙豆;美鲍拼胗肝改为美鲍拼鲜蘑;卤肚拼扎蹄改为凉瓜拼扎蹄;干煎明虾碌改为菜远明虾碌;蚝油网鲍片改为竹荪扒鲍片;鳖肚炖元鱼改为淮山炖元鱼;江南白花鸡改为江南玉树鸡;云腿科甲级改为西芹桂鱼球;大地鹌鹑脯改为水蛋滑豆腐。

通过调整,增加了大量的膳食纤维和植物蛋白,减少了过多的动物蛋白,使膳食的营养趋于平衡。

调整后的高档宴菜单:

冷菜——四双拼　火腿拼芦笋　白鸡拼龙豆　美鲍拼鲜蘑　凉瓜拼扎蹄

热菜——四热荤　油爆响螺片　菜远明虾碌　水蛋滑豆腐　蒜子扣瑶柱

——六大菜　蟹黄烧鱼翅　竹荪扒鲍片　明炉烤乳猪　淮山炖元鱼　江南玉树鸡　西芹桂鱼球

汤菜——甜汤　冰糖炖燕窝

面点——咸食　鸿图伊府面

——四美点　莲蓉甘露酥　海南椰丝盏　鸡蓉鲜虾角　鱼蓉蒸烧卖

水果——四时果　香蕉　木瓜　荔枝　杨桃

(五)注意事项

1. 设计和调整菜单要征得宴会主人的同意。

2. 设计和调整后的菜单如影响到就餐标准,不管是超过还是低于就餐标准,均应告知宴会主人。

3. 修改和调整的菜单要及时通知餐厅、厨房等相关部门。

二、宴会的种类和食物交换份法

(一)宴会的种类、特点

☞ 宴会的种类有:便宴、家庭宴会、婚宴、生日宴会、酒会、冷餐会、高档宴会等多种。

1. **便宴**　便宴是朋友小聚、社交和商务活动中的一种,通常比较随意,不过分强调礼节,标准略高于便餐和工作餐。因餐后要继续工作或有其他活动,通常不用酒,尤其不用烈性酒,只饮用一些饮料,多选择可口的饭菜和主食。

(1)宴会特点:就餐标准不高,没有高档海鲜和工艺造型菜;不用酒类;体现随意放松的气氛。

(2)营养特征:菜肴品种比较丰富;注重主食和小吃的安排;可能脂肪、蛋白质偏高,膳食纤维偏少。

2. **家庭宴会**　家庭宴会是以家庭成员为主的宴会。分为:假日家宴、团圆家宴、老人寿宴、新生儿满月宴席等。由于宴会的主题不同,菜点的安排上要突出特色菜点,反映家宴的主题特色。

(1)宴会特点:成本高、低比较随意;菜点安排针对性强;气氛随意放松。

(2)营养特征:注重安排主食;膳食纤维比较丰富;三大产能营养素比较均衡;可能存在总能量仍然偏高、主食品种偏少的问题。

3. **婚宴**　婚宴是庆祝恋人成婚的宴会。参加婚宴人员是新郎、新娘及其父母双亲、亲朋好友等。婚宴大多就餐标准较高,要求菜点色彩绚丽,菜点名称喜庆吉利,冷菜、热菜、面点、汤羹、果盘、蛋糕一应俱全。通常由于品种多、数量大,会造成一些浪费。

(1)宴会特点:品种多、标准高;色彩丰富,气氛热烈;主题菜肴成为定式。

(2)营养特征:海产较多;动物性原料多;可能存在酸碱不够平衡,蛋白质偏多,能量偏高,碳水化合物和膳食纤维不足的问题。

4. 酒会 酒会主要是以社交为目的，参加的人员通常已用过餐。

酒会一般安排各种冷菜、小点和葡萄酒以及少量威士忌。酒会通常更加重视色彩的和谐及气氛的渲染。

(1)宴会特点：以社交活动为主题；以冷菜、小点为主；突出视觉艺术，渲染酒会气氛。

(2)营养特征：营养素比较全面；沙拉生食维生素损失小；可能存在煎炸食品略多，甜品略多的问题。

5. 冷餐会 冷餐会一般参加人员较多，适宜露天场所，场面比较宏大，冷菜、冷点、甜品、水果品种较多；一般只备软饮料，不需要许多下酒的菜。

(1)宴会特点：冷菜冷点、品种多样；各取所需；注重点缀渲染气氛；气氛优雅、平和、随意，但易污染环境，有些人不适应。

(2)营养特征：能量不高。

6. 高档宴会 高档宴会一般都安排较多的高档海味原料和高档工艺菜肴，对餐厅设备、设施以及服务都有较高的要求，通常采用分餐制服务。

(1)宴会特点：就餐标准高、品种丰富；讲究礼仪、服务规范；豪华、隆重；采取分餐制。

(2)营养特征：高档原料和海味菜肴较多；冷菜、热菜、面点、小吃兼顾；可能存在总能量偏高、蛋白质偏高、脂肪高、膳食纤维略少的问题。

(二)宴会食谱的设计要求

(1)用料要广泛，色彩多样。(2)烹调方法多样，口味丰富。(3)酸碱平衡，营养均衡。

(4)主食、菜品兼顾，力争做到三大产能营养素平衡。

(三)食物交换份法配餐知识

在营养配餐过程中，食物交换份法是将已计算好的、所含营养素类似的常用食品进行互换，灵活地组织营养平衡的餐食的配餐方法。其特点是简单、实用，易于操作。

首先，将常用食物归为四类(见下文)，列出各类食物每个交换份的质量及能量(该能量由每个交换份特定食物所含三大产能营养素的数量查知)，以及所含的主要营养素的量(见表36－1)；然后按类列出各种食物每个交换份的质量(见表36－2至表36－8)；最后列出供交换各类食物使用的交换份数和实际食品的质量，供编制食谱、配餐选用(见表36－9)。

1. 根据所含类似营养素的量，把常用食物归为四类：

(1)含碳水化合物较丰富的谷薯类食物。(2)含维生素、矿物质和膳食纤维丰富的蔬菜、水果类。(3)含优质蛋白质丰富的肉、鱼、乳、蛋、豆及豆制品类。(4)含能量丰富的油脂、纯糖和坚果类食物。

2. 各类食品、每一个食物交换份中所含三大产能营养素的量，详见下表：

表36－1 每一交换份食品的产能营养素含量表

组 别	食品类别	每份质量(g)	能量(Kcal)	蛋白质(g)	脂肪(g)	碳水化合物(g)	主要营养素
一、谷薯组	1、谷薯类	25	90	2.0	—	20.0	碳水化合物 膳食纤维
二、水果组	2、蔬菜类	500	90	5.0	—	17.0	矿物质、维生素、 膳食纤维
	3、水果类	200	90	1.0		21.0	
三、肉蛋组	4、大豆类	25	90	9.0	4.0	4.0	蛋白质
	5、奶类	160	90	5.0	5.0	6.0	蛋白质
	6、肉蛋类	50	90	9.0	6.0		蛋白质
四、油脂组	7、坚果类	15	90	4.0	7.0	2.0	脂肪
	8、油脂类	10	90	—	10.0	—	脂肪

注：①食品交换成分分为四大类(八小类)，表中列出了有关名称和三大产能营养素。②90Kcal约合376KJ。

表 36-2　谷薯类食品的能量等值交换份表

食品名称	质量(g)	食品名称	质量(g)
大米、小米、糯米、薏米	25	干粉条、干莲子	25
高粱米、玉米糙	25	油条、油饼、苏打饼干	25
面粉、米粉、玉米面	25	烧饼、烙饼、馒头	35
混合面	25	咸面包、窝窝头	35
燕麦片、莜麦面	25	生面条、魔芋生面条	35
荞麦面、苦荞面	25	马铃薯	100
各种挂面、龙须面	25	湿粉皮	150
通心粉	25	鲜玉米(1 个,带棒心)	200
绿豆、红豆、芸豆、干豌豆	25		

注:每份谷薯类食品提供蛋白质 2g,碳水化合物 20g,能量 90Kcal(376KJ)。根茎类一律以净食部分计算。

表 36-3　蔬菜类食品的能量等值交换份表

食品名称	质量(g)	食品名称	质量(g)
大白菜、圆白菜、菠菜、油菜	500	白萝卜、青椒、茭白、冬笋	400
韭菜、茴香、茼蒿	500	倭瓜、南瓜、菜花	350
芹菜、苤蓝、莴苣笋、油菜薹	500	鲜豇豆、扁豆、洋葱、蒜苗	250
西葫芦、番茄、冬瓜、苦瓜	500	胡萝卜	200
黄瓜、茄子、丝瓜	500	山药、荸荠、藕、凉薯	150
芥蓝菜、瓢菜	500	茨菰(慈菇),百合、芋头	100
蕹菜、苋菜、龙须菜	500	毛豆、鲜豌豆	70
豆芽菜、鲜蘑、水浸海带	500		

注:每份蔬菜类食品提供蛋白质 5g,碳水化合物 17g,能量 90Kcal(376KJ)。每份蔬菜一律以净食部分计算。

表 36-4　肉、蛋类能量等值交换份表

食品名称	质量(g)	食品名称	质量(g)
热火腿、香肠	20	鸡蛋(1 大个,带壳)	60
肥瘦猪肉	25	鸭蛋、松花蛋(1 大个,带壳)	60
熟叉烧肉(无糖)、午餐肉	35	鹌鹑蛋(6 个带壳)	60
熟酱牛肉、熟酱鸭、大肉肠	35	鸡蛋清	150
瘦猪、牛、羊肉	50	带鱼	80
带骨排骨	50	草鱼、鲤鱼、甲鱼、比目鱼	80
鸭肉	50	大黄鱼、黑鲢、鲫鱼	80
鹅肉	50	对虾、青虾、鲜贝	80
兔肉	100	蟹肉、水发鱿鱼	100
鸡蛋粉	15	水发海参	350

注:每份肉蛋类食品提供蛋白质 9g,脂肪 6g,能量 90Kcal(376KJ)。除蛋类为市品重量,其余一律以净食部分计算。

表 36-5　大豆类能量等值交换份表

食品名称	质量(g)	食品名称	质量(g)
腐竹	20	北豆腐	100
大豆	25	南豆腐(嫩豆腐)	150
大豆粉	25	豆浆	400
豆腐丝、豆腐干、油豆腐	50		

注:每份大豆及其制品提供蛋白质 9g,脂肪 4g,碳水化合物 4g,能量 90Kcal(376KJ)。

表 36－6 奶类能量等值交换份表

食品名称	质量(g)	食品名称	质量(g)
奶粉	20	牛奶	160
脱脂奶粉	25	羊奶	160
乳酪	25	无糖酸奶	130

注:每份奶类食品提供蛋白质 5g,脂肪 5g,碳水化合物 6g,能量 90Kcal(376KJ)。

表 36－7 水果类食品能量等值交换份表

食品名称	质量(g)	食品名称	质量(g)
柿子、香蕉、鲜荔枝	150	李子、杏	200
梨、桃、苹果	200	葡萄	200
橘子、橙子、柚子	200	草莓	300
猕猴桃	200	西瓜	500

注:每份水果提供蛋白质 1g,碳水化合物 21g,能量 90Kcal(376KJ),每份水果一律以市品质量计算。

表 36－8 油脂类食品能量等值交换份表

食品名称	质量(g)	食品名称	质量(g)
花生油、香油(1 汤匙)	10	猪油	10
玉米油、菜籽油(1 汤匙)	10	牛油	10
豆油(1 汤匙)	10	羊油	10
红花油(1 汤匙)	10	黄油	10

注:每份油脂类食品提供脂肪 10g,能量 90Kcal(376KJ)。

表 36－9 不同能量所需的各类食品交换份数

能量(Kcal)	交换单位(份)	谷薯类		蔬果类		肉蛋类		豆乳类			油脂类	
		质量(g)	单位(份)	质量(g)	单位(份)	质量(g)	单位(份)	豆浆量(g)	牛奶量(g)	单位(份)	质量(g)	单位(份)
1200(1287)	14	150	6	500	1	150	3	200	250	2	2 汤匙	2
1400(1463)	16	200	8	500	1	150	3	200	250	2	2 汤匙	2
1600(1639)	18	250	10	500	1	150	3	200	250	2	2 汤匙	2
1800(1815)	20	300	12	500	1	150	3	200	250	2	2 汤匙	2
2000(1991)	22	350	14	500	1	150	3	200	250	2	2 汤匙	2

注:①表中括号内的数字为计算所得值,所列的数据取整数,以便预计算。②本表所列饮食并非固定模式,可根据就餐的饮食习惯,并参照有关内容加以调整。③配餐饮食可参看各类食物能量等值交换表,做出具体安排。瘦肉 50g＝鸡蛋 1 个＝豆腐干 50g＝北豆腐 100g;牛奶 250g＝瘦肉 50g＋谷类(10～12g)或豆浆 400g;水果 1 交换单位换成谷类 1 交换单位。

表 36－10 列为体重 60kg 的个体,在各种活动状态下,消耗约 90Kcal(376kJ)能量所需要的时间,供参考。

表 36－10 消耗约 90Kcal(376KJ)能量的体力活动所需的时间

活动内容	时间(分)	活动内容	时间(分)
睡眠	80	步行,跳舞,游泳	18～30
静坐,写字,读书	50	体操,购物,上下楼,熨衣	25
手工缝纫,手拉风琴	50	打高尔夫球,钓鱼	25
打字,组装收音机	45	骑自行车	15～25
弹钢琴,剪裁衣服,打台球	40	打乒乓球,打排球	20
办公室工作	35	打羽毛球,打网球	15
穿衣,铺床,扫地	30	长跑,爬山	10
烹饪,机器缝纫,木工	30	耕地,打篮球,踢足球	10

3. 利用食物交换份法编制食谱举例

某成人全天需能量1400Kcal(5.86MJ),利用食物交换份法为其配餐。

查表36－9,1400Kcal(5.86MJ)共需16个食物能量等值交换份,其中谷薯类食物8个交换份,蔬菜类食物1个交换份,肉蛋类食物3个交换份,豆类食物0.5个交换份,乳类1.5个交换份,油脂类2个交换份。

具体到每类食物的选择上,则应吃谷类食物200g,蔬菜类安排500g,肉蛋类食品可选用大鸡蛋1个、瘦猪肉50g,豆类选豆腐100g,乳类选牛奶1袋(250g),油脂选用植物油20g。把这些食物安排到一日三餐中,即完成了配餐。食谱如下:

早餐:牛奶(1瓶250g);葱花卷(含面粉50g,青菜50g)

午餐:大米饭(生米量75 g);鸡蛋炒菠菜(含鸡蛋1个,菠菜100g);肉丝炒豆芽(含瘦肉丝25g,豆芽150g)

晚餐:肉丝青菜面条(禽肉丝25g,青菜50g,挂面75g);番茄烩豆腐(番茄150g,豆腐100g)

全天烹调油控制在20g即可。

第二节　食补养生食谱的应用

一、食补养生食谱的设计

根据中医学的观点,食物的客观效果与中药有相似之处。我国历代医药经典《本草》都贯穿着“药食同源”的原则,将所有食品与药品合为一谈,如水果、蔬菜、粮食等,都一一列举其药性、气味、归经、主治等,成了治病良药。中国自古以来的“滋补养生膳”,就是根据人体健康状况,用包括蔬菜、谷物、肉类在内的各种食物补充营养,利用食物的药效调整人体平衡和健康。如汉代名医张仲景所著的《金匮要略》一书中收载有迄今仍在应用的“当归羊肉汤”。中医认为羊肉效同人参,原因是羊肉中含有大量左旋肉碱,其他肉类中则含量很少。左旋肉碱是新发现的人体不能缺少的营养物质,目前有19个国家已将其作为婴幼儿营养品的添加剂。

日本江户时代早期,《本草纲目》传入日本,受其影响出版的《本朝食鉴》,成为日本普及“药食同源”思想的基础,是东方国家接受“食疗”理论的范例。西方公认的“现代医学之父”希波克拉底在公元前400年就曾说过:“我们应该以食物为药,饮食就是你首选的医疗方式。”这一论断同我国传统营养学“寓医于食”的理论不谋而合。

从神农尝百草开始,传统营养学作为中医药学的重要组成部分,在漫长的历史进程中为我国各族人民的健康发挥了巨大的作用,是中华文化宝库中一颗璀璨的明珠,是祖先留给我们的一笔极其宝贵的文化财富。以食代药的“营养药理学”已成为新的学科,利用丰富的食品资源,借助传统的中医药学,发挥“食疗”的保健作用已成为人们的共识。

国际医学界的有识之士认识到,人类的许多疾病是由于营养不平衡造成的。中医食疗可以以极低的代价有效地预防和治疗疾病,大大降低医疗费用。美、欧等西方发达国家已采取奖励非药物对应疾病,充分利用健康辅助食品的政策。2001年8月在维也纳召开的、世界上规模最大的营养学学术会议——第17届国际营养学大会,同样得出了“食物是最好的药物”的科学结论。

(一)不同年龄人群的饮食食补

1. 老年人　生理特点:肾气渐衰,气血不足,随着年龄的增长及生理结构的变化,机体的各部分呈现出生理或病理的退化。如:头发花白,皮肤皱纹,骨质疏松,冠状动脉硬化,前列腺增生肥大等。脏腑功能的衰退,导致抗病能力下降。日常膳食应选用平和、补而不滞、滋而不腻的食品。平缓调整,健脾疏气,使气血通畅,阴阳平衡。配膳中可选用的食品:

(1)益智健脑食品:蛋黄、芝麻、大豆、核桃、松子、栗子。

(2)健脾开胃食品:山楂、胡椒、芥末、猕猴桃。

(3)减肥轻身食品:薏米、茯苓、香菇、冬瓜、芹菜。

(4)养阴润肤食品:莲子、百合、龙眼、胡桃、芡实、芝麻。

(5)补骨补钙食品:乳类、豆类、水果、海带、紫菜、虾皮、芝麻酱。

2. 儿童　生理特点:脏腑嫩娇,气血功能处于幼弱状态,易虚易实,发育尚未成熟完善。膳食中营养需求较多,配餐时应均衡全面,多选蔬菜、水果等清热生津的食品和膳食纤维较多的粗、杂粮,以防大便干燥。配膳应特别注意各种维生素及微量元素食品的搭配，促进儿童生长发育。常见儿童食补食品有：

(1)调养脾胃，益气生津：粳米、茯苓、山药、芡实、豌豆、黄豆、鲫鱼、猪肚、黄花鱼、山楂、荔枝、葡萄、黑枣、大枣。

(2)解毒杀虫，补肾益精：南瓜子、榧子、槟榔、乌梅、大蒜、葵花子、牛乳、鸡蛋、淡菜、海参、胡桃仁、黑芝麻、黑木耳、牡蛎肉。

3.妇女 生理特点：妇女具有月经、胎孕、生育、哺乳等一系列生理过程，脏腑组织的生理功能随不同时期而发生变化。除应遵循一般的食补要求外，还应结合其生理特点科学食补。

(1)月经期的食补：月经期前后应注意加强肾、肝、脾(胃)的保养，补益肝肾，益气补脾。青春期宜补肾益精，可选用海参、乌骨鸡、羊肉、大枣、黑芝麻、胡萝卜、枸杞子等；中年妇女应以养益肝血，疏肝解郁为主，可选用阿胶、猪肝、黑木耳、陈皮、麦菜、薄荷、乌贼、玫瑰花等；老年妇女应以补养脾气血为主，可选用党参、茯苓、牛肉、鸡肉、山药、香菇、鳜鱼、莲子等。

(2)妊娠期的食补：应以补肾安胎，补脾益胃，滋养阴血为主，可选用胡桃仁、栗子、鹌鹑、白术、菟丝子、鸡肉、海参、粳米等来补肾安胎，选猪肚、鳝鱼、鲫鱼、糯米、茯苓等补脾益肾，选猪肝、鸡蛋、阿胶、乌贼、牛乳等滋养阴血。

(3)哺乳期的食补：妇女在妊娠后期易出现气血虚弱、淤血的生理反应，应以调气、养血、活血化瘀为主，可选用人参、羊肉、鸡肉、大枣、龙眼肉以补益气血，选山楂、黑木耳、藕、甘薯等活血化瘀。

(4)一般情况下妇女的食补：中青年妇女应以调和气血，祛郁散结为主，可选用猪蹄、鲫鱼、黄豆、花生米；老年妇女应以补肝肾，益气血为主，可选用当归、大枣、灵芝、蜂蜜等。

(二)不同季节的食补

人的生理变化与自然界密切相关，人体的新陈代谢是通过饮食进行的，所以人体的健康与所处的环境、气候、季节、地域都有密切的联系。中国古代哲学、医学即把人的生存与健康放在生态环境中去认识，提出了“天人相应”的生态观念。因此，了解、掌握、顺应四季的变化，“因时养生”，是保持人体各脏腑组织功能正常的重要方法。

1.春季 春季是万物复苏之季，阳气渐渐升腾，人体的阳气也随之升发，导致肝气旺盛。由于气温渐渐回升，细菌病毒大量繁殖，所以易患感冒、肺炎等症。此时，五脏属肝，应省酸增甘以养脾气，食补配膳应以平补为主。可选清淡可口、辛温、甘甜的食物。忌酸、涩、油、生冷和刺激性食物。适当搭配清肝原料，以防肝阳生发太过。多选用绿色蔬菜、水果来提高人体的免疫功能，如：春笋、菠菜、芹菜、小白菜、油菜、荠菜。少食肥肉等高脂肪食物，饮酒也不宜过多。

2.夏季 夏季气候炎热，是万物生长最茂盛的季节，暑湿之气容易乘虚而入，使人体消耗较大。由于出汗较多，蛋白质分解增加，易导致人体的耐力和抵抗力降低，食欲减退。此时五脏属心，应省苦增辛以养肺气，食补配膳应以甘寒、清凉为宜，适量加入清心火、补气生津的原料，并调剂食物的色、香、味以增加食欲，及时补充水分。可选用：绿豆、西瓜、乌梅、梨、小米、薏米、瘦肉、鸭肉、蛋黄、大枣、香菇、黄瓜、绿豆芽、茄子、丝瓜等。

3.秋季 秋季气候凉爽干燥，炎暑渐消，气温易变，是旧病易复发的季节。随着天气的转凉，人们的食欲逐渐提高。此时五脏属肺，应少辛增酸以养肝气。由于天气干燥，食补最好选用平补的食物，即不燥不腻的食品。由于“秋燥”易出现口干、唇焦、鼻燥等症，宜选用滋养、润燥的补品。配膳可选用养阴润燥、生津养肺的食物，如：党参、麦冬、燕窝、百合、银耳、白扁豆、南瓜、黑芝麻、核桃、蜂蜜、香蕉、梨、柿子、菠萝等。脾胃虚弱，消化不良可选用莲子、红枣、山药。立秋后，西瓜、菜瓜均应少食用，以防损伤脾胃的阳气，辣椒、生葱也要减量。

4.冬季 冬季气候寒冷，万物封甚，人体阳气潜藏，脏腑功能减退。此时，五脏属肾，应省咸增苦以养心气。中医认为，冬季是储藏的季节，有利于人体营养物质的吸收与储藏。因此，是进补的最好时机，它可以改善人体的健康状况，促进新陈代谢，强壮身体。冬季人们食欲增强，食物容易吸收，是食补的最好时机。食补配膳可选用脂膏、滋腻的食物和动物性补品。食物应热食，但燥热的食物不可过多，以防阳气郁而化热。黏硬、生冷食物属阴，也不可多食，以防伤及脾胃之阳。食疗配膳应多选用温辛、补肾阳的食物，如：羊肉、狗肉、牛肉、桂圆、胡萝卜、油菜、菠菜、绿豆芽、辣椒、胡椒、葱、姜、蒜等。清炖及红烧肉类、火锅类亦可多食一些。

(三)常见的食补方法

1.平补法 用于一般体虚年老体弱者，所选的原料应是不热不寒的平和食物，如粳米、玉米、扁豆、白菜、猪肉、牛奶等。

2.清补法 用于阴虚者和普通人的夏季滋补，所选的原料应是平和或偏于寒凉的食物，如萝卜、冬瓜、西瓜、小米、苹果、梨、鸭肉等。

3. **温补法** 用于阳虚者和普通人冬季滋补，所选的原料应是偏温偏热性的食物，如核桃仁、大枣、龙眼肉、猪肝、牛肉、鸡肉、鳝鱼、海虾等。

4. **峻补法** 用于急需补益显效的人群，但要特别注意不同体质、季节病因，可选狗肉、鹿肉、甲鱼、黄花鱼等。

二、食补养生与食药兼用的动植物

食药兼用品种名单：我国卫生部先后颁布了三批食药兼用动植物名单，共87种。此外还公布了油菜花粉等6类13个品种食品新资源作为普通食品。

既是食品又是药品的食药兼用动植物品种名单如下：第一批共61种，第二批8种，第三批8种。

第一批：八角茴香，刀豆、姜（生姜、干姜）、枣（大枣、酸枣、黑枣）、山药、山楂、小茴香、木瓜、龙眼肉（桂圆）、白扁豆、百合、花椒、芡实、赤小豆、佛手、杏仁（甜、苦）、昆布、桃仁、莲子、桑椹、菊苣、淡豆豉、黑芝麻、黑胡椒、蜂蜜、榧子、薏苡仁、枸杞子。

乌梢蛇、蝮蛇、酸杏仁、牡蛎、栀子、甘草、玳玳花（代代花）、罗汉果、肉桂、决明子、莱菔子、陈皮、砂仁、乌梅、肉豆蔻、白芷、菊花、藿香、沙棘、郁李仁、青果、薤白、薄荷、丁香、高良姜、白果、香橼、火麻仁、橘红、茯苓、香薷、红花、紫苏。

第二批：麦芽、黄芥子、鲜白茅根、荷叶、桑叶、鸡内金、马齿苋、鲜芦根。

第三批：蒲公英、益智、淡竹叶、胖大海、金银花、余甘子、葛根、鱼腥草。

此外还公布了油菜花粉等6类13个品种食品新资源作为普通食品，名单如下：

油菜花粉、玉米花粉、松花粉、向日葵花粉、紫云英花粉、荞麦花粉、高粱花粉、魔芋、钝顶螺旋藻、极大螺旋藻、刺梨、玫瑰茄、蚕蛹。

☞ 药食同源

中国的远古时期，人们的食物来源主要是捕猎，以野菜和禽兽为食。由于人口的不断增加，单纯靠捕猎已满足不了人们的饥饱问题，那时，出现了神农氏。传说神农氏尝百草，用植物的果、籽、根、茎扩大食物来源。生活实践证明，不是所有的植物都可以食用的。于是，神农氏冒着生命危险，亲自品尝哪些植物是可以食用的，哪些是有毒性不可食用的。神农氏并从中发现某些植物可以治疗疾病。从而分出可食植物和可治病的植物，且两者都是对人类有益的。这就是“药食同源”的来由。

夏朝发明了发酵酿酒。到了殷商时代，我国酿酒和酒的应用已经普遍。酒，除了供饮用外，还广泛用于医药。西周时期，宫廷里就有了专管饮食调补官职的“食医”，专做帝王的饮食调补保健工作，膳食的制作已向多样化发展，饮食调补的理论随着饮食调补经验和知识的积累，也逐渐产生。到了战国时期，中国的传统医学已经有了很大的发展，在我国历史上第一部医学专著《黄帝内经》中，对饮食调补提出了很多正确的论述。如《素问·五常政大论》曰：“谷肉果菜，食养尽之。”它既说明了用药的同时，辅以食疗的重要性，又说明了各类食物都需要摄取。东汉末年产生了现存最早的药学专著《神农本草经》。明代李时珍的《本草纲目》所载谷、菜、果、鳞、介、禽、兽等食物就有500种左右，各种食物的应用，多附有验方。除了中草药外，逐渐发明出针灸、刮痧等自然疗法。从漫长的中国历史过程中，中医、中草药对中华民族的繁衍与发展做出了重要贡献。

1949年，全国解放，从而结束了长期困扰我国人民的战乱、饥饿、疾病的三大危害。解放后不久，许多传染病灭迹。人们的平均寿命由35岁增加到70多岁，中国人民不再是“东亚病夫”，真正站起来了。

改革开放以来，人民的衣、食、住、行等生活水平都有了巨大的变化。随着粮、油、肉、蛋的增加，肥胖症、高血压、高血脂、糖尿病患者也增加了。人们误以为这是“富贵病”，其实，我国人民还没有完全摆脱贫困。所以出现的所谓“富贵病”是由于人们对“饮食”的无知和不科学“膳食”所造成的。

“民以食为天”。建国后，国家对公众膳食给予充分重视，先后建立了中国医用作物学会，食品、蔬菜、水产、畜产品、盐业、植物油、茶、淀粉、酵、蜂产品、罐头、果品、粮油、奶业、酒业、肉类、乳品业、食用菌、调味品、微量元素等科研和学术团体。为了科学的膳食和营养，还组织了营养学会、药膳学会、饮料协会、烹饪协会、焙烤学会，以及保健食品、食品等近几十家学术团体和科研单位，占全国社团总数的10%。近年来公众营养知识的普及和公众营养师的培训也呈现星火燎原之势，这些都在很好的促进公众在富裕的条件下，吃得好、吃得科学、吃出健康。

第三十七章 食品加工与烹饪——特殊膳食

一、概念和种类

特殊膳食是在常规膳食的基础上，根据就餐对象的特殊饮食需要，对烹饪原料、切配技术、烹调方法以及调味等方面进行调整而设计的膳食。

☞ 常用的特殊膳食主要有10种：低脂肪膳食、低胆固醇膳食、低盐膳食、高钾膳食、低钾膳食、低纤维膳食、高纤维膳食、低糖膳食、低嘌呤膳食、高能量高蛋白膳食、低蛋白膳食。

二. 特殊膳食的特点及要求

1. 低脂肪膳食

(1)适应证：肥胖病、高血脂症、胆囊炎、急慢性胰腺炎等。

(2)膳食特点及要求：

①限制脂肪的摄入，选择脂肪含量少的食物，并减少烹调用油。②忌用肥肉、油炸食品。③烹调方法多选用蒸、炖、煮、熬、烩、卤、拌等。④食物应清淡，少刺激，易于消化。⑤要控制总能量，维持标准体重，避免肥胖。

(3)食谱举例：

早餐：千层饼，牛奶，煮鸡蛋，炝黄瓜条。

午餐：米饭，烩腐竹白鸡，炝芹菜。

加餐：水果。

晚餐：咸花卷，清蒸鱼，木耳莴笋。

能量及营养素：能量2160Kcal(9.04MJ)，蛋白质83g，脂肪40g，碳水化合物367g。

2. 低胆固醇膳食

(1)适应证：冠心病、肥胖症、高胆固醇血症等。

(2)膳食特点及要求：

①要在低脂肪膳食的前提下，将膳食中胆固醇含量限制在每日300mg以下。

②忌用胆固醇含量高的各种内脏，如心、肝、肾、脑、鱼子等。蛋黄的摄入量每天不超过一个。

③保证摄入充足的蛋白质，可用植物蛋白质(豆腐及其制品)代替部分动物蛋白质。

(3)食谱举例：

早餐：面包，甜牛奶，蒸蛋羹，炝芹菜。

午餐：米饭，烩鸡丝，炝黄瓜。

加餐：水果。

晚餐：发面饼，肉片豆腐，蒜蓉茼蒿。

能量及营养素：能量1830Kcal(7.66MJ)，蛋白质76g，脂肪38g，碳水化合物296g。

3. 低盐膳食

(1)适应证：冠心病、高血压、肾病、肝病等。

(2)膳食特点及要求：

①饮食应忌用一切腌制品，如咸菜、腐乳、咸肉、香肠、火腿、腊肉、咸蛋、皮蛋等。②根据个人情况，少量选用加碱食物，如油饼、火烧、花卷等。③每日可食用盐2～3g或酱油10～15g。④低盐饮食味觉较差，长期食用会引起食欲减退，为刺激食欲，可用糖醋汁、番茄汁、芝麻酱等改善菜肴的口味，并注意色、香、形的合理搭配。⑤可多选用新鲜的蔬菜、水果和果汁，既可达到摄入足量维生素、矿物质的目的，又可增进食欲。

(3)食谱举例：

早餐：豆沙包，牛奶，煮鸡蛋，炝青笋条。

午餐：米饭，肉丝炒芹菜，糖拌番茄。

加餐：水果。

晚餐:包子(用酵母),小豆粥,麻酱拌菠菜粉。

能量及营养素:能量1589Kcal(6.65MJ),蛋白质69g,脂肪53g,碳水化合物209g。

全日用盐:3g。

4.高钾、低钾膳食

(1)适应证:

①高钾膳食可预防由于服用利尿剂而引起的低钾血症。

②低钾膳食多用于因肾脏排钾功能障碍而引起的高钾血症。

(2)膳食特点及要求:

①高钾膳食多选用富含蛋白质的瘦肉、鱼、虾、豆类、粗粮、新鲜的蔬菜、水果(带皮吃),浓肉汤、菜汤、鲜果汁等。②低钾膳食应当少选用富含蛋白质的瘦肉、鱼、虾、豆类、粗粮、浓肉汤、菜汤、鲜果汁等。尽量选用食物成分表中含钾250mg以下(A、B类)的蔬菜、水果。③将含钾高的食物用浸泡或水煮弃汤的方法减少钾的含量。

(3)食谱举例:

①高钾食谱:

早餐:豆沙包,牛奶,蒸蛋羹,小白菜拌粉丝。

午餐:米饭,肉片莴笋,素烧蒿子秆。

加餐:水果(香蕉)。

晚餐:金银卷(玉米、标准粉),红烧牛肉土豆,鲜蘑油菜。

能量及营养素:能量2020Kcal(8.45MJ),蛋白质105g,脂肪53g,碳水化合物281g。

钾含量:4061mg。

②低钾食谱:

早餐:果酱包,牛奶,煮鸡蛋。

午餐:米饭,肉片豆腐,素炒茄子。

晚餐:花卷,番茄炒蛋,素炒蒿子秆。

能量及营养素:能量1566Kcal(6.55MJ),蛋白质63g,脂肪50g,碳水化合物216g。

钾含量:1510mg。

5.低膳食纤维膳食

(1)适应证:①各种急、慢性肠炎、伤寒、痢疾、肠道肿瘤等。②消化道少量出血。③肠道手术前后。④肠道、食道管腔狭窄及有静脉曲张等情况。

(2)膳食特点及要求:

①低膳食纤维膳食也可称为少渣膳食,是一种含极少量膳食纤维的易于消化的膳食。目的是尽量减少膳食纤维对消化道的刺激和梗阻,减少肠蠕动,减少粪便数量。②膳食中尽量少选含膳食纤维多的食物,如粗粮、整豆、硬果、蔬菜、水果等。③注意选择适宜的烹调方法,如蒸、煮、烩、炖等,同时,尽量减少烹调用油。④每次进食量不宜过多,以少量多餐为宜,进餐时间相对固定。

(3)食谱举例:

早餐:花卷,牛奶,蒸蛋羹,酱豆腐。

午餐:软米饭,口蘑马蹄蒸肉饼,茄汁菜花。

加餐:牛奶,饼干。

晚餐:软米饭,瓤冬瓜,鸡蛋汤。

能量及营养素:能量2233Kcal(9.34MJ),蛋白质89g,脂肪45g,碳水化合物368g。

6.高膳食纤维膳食

(1)适应证:①无张力便秘。②无并发症的憩室病。

(2)膳食特点及要求:

①高膳食纤维膳食也称多渣膳食,是一种增加膳食纤维的膳食。高膳食纤维可以增加肠道蠕动,并对降低血清胆固醇、防治糖尿病有一定作用。②在正常膳食的基础上,注意多选富含膳食纤维的食品。

(3)食谱举例:

早餐:馒头(加麦麸),小米粥,煮鸡蛋,菠菜拌粉丝。

午餐:米饭,肉丝炒芹菜,虾皮萝卜汤。

晚餐:烙饼,牛肉炒豆角,海带骨头汤,拌白菜心。

能量及营养素:能量2538Kcal(10.62MJ),蛋白质86g,脂肪90g,碳水化合物346g。

7.低糖膳食

(1)适应证:糖尿病。

(2)膳食特点及要求:

①合理控制全日总能量,达到和维持标准体重。

a.每日能量摄入一般以维持标准体重为宜。

b.体型判断:[(实际体重—标准体重)÷标准体重]×100%

正常:100±10%之间

超重:>10%(>110%)

肥胖:>20%(>120%)

消瘦:<20%(<80%)

c.体质指数(body mass index,BMI)目前认为是反映肥胖症与蛋白质—能量营养不良的可靠指标。

中国肥胖问题工作组建议:中国人的BMI在18.5~23.9之间为正常,>24为超重,≥25为肥胖。

d.能量的计算需根据患者体力活动强度和体型,确定每日能量需要量。成年糖尿病患者每日能量供给量,见表37-1。

表37-1 成年糖尿病患者每日能量供给量(Kcal/kg标准体重)

劳动(活动强度)	消瘦	正常	肥胖
重体力活动(如搬运工)	40~45	40	35
中等体力活动(如电工安装)	40	35	30
轻体力活动(如坐着的工作)	35	30	20~25
休息状态(如卧床)	20~25	15~20	15

注:年龄超过50岁者,每增加10岁可酌情减少能量摄入10%左右。

②适量的蛋白质:蛋白质的供给应占总能量的15%~20%,成年糖尿病患者可按1.0~1.2g/kg供给。蛋白质的食物来源有动物性食物,如畜肉、禽肉、鱼、虾、奶、蛋等,它们的蛋白质生理价值高,利用率高,一般称为优质蛋白质,优质蛋白质应占蛋白质总量的1/3;植物性食物如干豆类、谷类,其中大豆的蛋白质含量高,质量好。

③控制脂肪和胆固醇的摄入:脂肪提供的能量占全日总能量应低于30%。饱和脂肪酸(S)、单不饱和脂肪酸(M)、多不饱和脂肪酸(P)的比值应为1:1:1。胆固醇的摄入量每天小于300mg。以植物油为主,而且要限量,尽量少吃油煎、油炸食品。

④保证碳水化合物供给量:碳水化合物提供的能量应占总能量的60%左右(50%~65%);根据个人的情况一天可供给碳水化合物200~350g,折合主食约25~40g。

⑤补充膳食纤维:供给充足的膳食纤维(特别是可溶性膳食纤维),有利于延缓碳水化合物的吸收、降低餐后血糖水平、改善葡萄糖耐量,和高碳水化合物膳食一起吃效果更好。可溶性膳食纤维有利于血脂改善。

⑥维生素及矿物质供给量应满足机体需要:蔬菜是维生素和矿物质的良好的食物来源,乳类是钙的最好的食物来源。

⑦饮酒要慎重:1g酒精可提供能量7Kcal(29.29KJ),不含或含少量营养素。长期过量饮用对肝脏不利。如欲食用,可少量饮用低度酒,如啤酒、干红葡萄酒,忌用高度酒和露酒。

[注:饮酒时应计算酒所提供的能量,并从主食中减去。如饮啤酒400ml,约供能112Kcal(468.16KJ),相当于30g粮食。故主食的摄入应相应减少30g。]

⑧合理安排餐次:糖尿病患者一日至少三餐,主食量按1/3、1/3、1/3或1/5、2/5、2/5分配。三餐都要主、副食搭配,餐餐都有含碳水化合物、蛋白质和脂肪的食品。在活动量稳定的情况下,要求饮食定时定量。

(3)食谱举例:

早餐:面包,豆浆,蛋羹,炝黄瓜条。

午餐:蒸饼,肉丝炒苦瓜,西芹百合。

晚餐:米饭,素烩豆腐,番茄鸡蛋汤。

能量及营养素:能量1592Kcal(6.66MJ),蛋白质60g,脂肪44g,碳水化合物239g。

8. 低嘌呤膳食

(1)适应证:高尿酸血症,痛风症。

(2)膳食特点及要求:

①限制嘌呤摄入,适当地选择食物(可参考本章"低嘌呤膳食"中的各种食物嘌呤含量)。无论急性期或缓解期,均应禁忌含高量嘌呤的食品(每100g含嘌呤150~1000mg者),如凤尾鱼、沙丁鱼、动物内脏、浓肉汤等。

②蛋白质摄入量不宜过高,可选用牛奶、干酪、鸡蛋、谷类、蔬菜作为蛋白质的来源。

③限制脂肪的摄入量,烹调方法可多采用蒸、煮、炖、汆等用油少的方法。

④以碳水化合物作为能量的主要来源。

⑤增加蔬菜、水果等碱性食物的供给,促进体内尿酸排泄。

⑥注意维生素和水的补充。

⑦关于酒、咖啡、茶、可可的饮用。大量饮酒有可能引起痛风急性发作,故痛风病人最好不饮酒;咖啡、茶、可可适当饮用。

〔注:每日膳食中摄取嘌呤的量不超过150mg为宜〕。

(3)食谱举例:

早餐:面包,牛奶,苹果酱。

午餐:米饭,番茄炒蛋,素烧冬瓜。

晚餐:猪肉白菜包子,黄瓜片汤。

加餐:牛奶。

能量及营养素:能量1602Kcal(6.7MJ),蛋白质55g,脂肪51g,碳水化合物232g。

9. 高能量高蛋白膳食

(1)适应证:营养严重缺乏,手术前、后和"甲亢"等病人。

(2)膳食特点及要求:

①此种膳食的能量及蛋白质均高于正常人的膳食标准。成年人每日能量摄入量应大于8.37MJ(2000Kcal),蛋白质每日应不少于1.5g/kg体重,约计每日100~120g,其中优质蛋白占50%以上。

②增加能量的供给方法是在一般膳食的基础上增加富含能量的食物,如谷类、食糖和植物油等。为了提高蛋白质的摄入量,可适当增加富含蛋白质的食品,如鱼类、牛奶、蛋类、豆腐和瘦肉类等。

③提高摄入量还可采用增加餐次的方法。

④增加膳食中新鲜蔬菜、水果的摄入。

⑤增加摄入量应循序渐进,避免造成胃肠功能紊乱。

(3)食谱举例:

早餐:糖花卷,甜牛奶,煎鸡蛋,糖醋心里美。

午餐:米饭,红烧排骨,香干芹菜。

加餐:水果。

晚餐:烙饼,绿豆小米粥,红烧鱼,香菇油菜。

加餐:酸奶。

能量及营养素:能量2385Kcal(9.98MJ),蛋白质120g,脂肪85g,碳水化合物285g。

10. 低蛋白膳食

(1)适应证:适用于急性肾炎、急慢性肾功能不全、肝昏迷或昏迷前期的病人。

(2)膳食特点及要求:

①此种膳食比一般膳食中蛋白质含量低,蛋白质含量要根据具体情况确定。膳食的目的是尽量减少体内氮的代谢产物,减轻肝、肾的负担。以低水平蛋白质维持机体接近正常生理功能的运行。

②在蛋白质限量范围内尽量选择优质蛋白质食品,如蛋、乳、瘦肉等。对于含植物蛋白质较多的谷类、豆腐及其制品等应根据蛋白质的供给标准加以限量。

③为保证蛋白质能充分利用,能量的供应必须充足。

④烹调食品时要注意食物的色、香、味、形,注意饮食多样化。

(3)食谱举例:

早餐:花卷,甜牛奶,椒油土豆丝。

午餐：米饭，番茄炒蛋，蚝油生菜。

加餐：水果。

晚餐：蒸饼，肉片西葫芦，蒜蓉西兰花。

能量及营养素：能量1300Kcal(5.44MJ)，蛋白质50g，脂肪41g，碳水化合物185g。

三、可用和限用的食物

1. 低脂肪膳食

可用食物：每100g食部含脂肪在5～20g以下的食物，见表37－2至表37－5。

限用食物：每100g食部含脂肪在20g以上的食物，见表37－6。

表37－2 每100g食部含脂肪在5g以下的食物

米	红豆	粉皮	鲜牛、羊奶	虾
米粉	绿豆	粉条	酸奶	海参
面粉	芸豆	藕粉	脱脂乳粉	兔肉
挂面	豆浆	各种蔬菜	鸡蛋白	猪肝
小米	豆腐脑	水果	鸡脯肉	猪肾
玉米面	豆腐		鸡胗、肝	猪血
薏米	荞麦		鱼	去油清汤

表37－3 每100g食部含脂肪在5～10g的食物

燕麦片	豆腐干	猪心	鸡	带鱼
莜麦面	豆腐丝	猪肚	鹅	鲳鱼

表37－4 每100g食部含脂肪在10～15g的食物

鸡蛋	猪舌	鸽	鹌鹑蛋
烤鸡	松花蛋	肥瘦羊肉	

表37－5 每100g食部含脂肪在15～20g的食物

黄豆	油豆腐	鸭蛋	黄豆粉
鸭	千张	油饼	油条

表37－6 每100g食部含脂肪在20g以上的食物

炸面筋	全脂奶粉	肥瘦猪肉	花生	芝麻酱
干腐竹	鸡蛋黄	咸肉	瓜子	巧克力
油皮	北京烤鸭	猪蹄	核桃	

2. 低胆固醇膳食(见表37－7，37－8)

3. 低盐膳食(见表37－9)

4. 高钾、低钾膳食(见表37－10)

5. 低膳食纤维膳食

(1)可用食物：

①谷类：精细米面制成的粥类、烂饭、发面的蒸食、面包、面条(片)等。

②蛋类：除煎、炸以外的烹调方法均可。③豆类：豆浆、豆腐等。

④肉类：由瘦肉、鸡、鱼、虾等制成的丝、末、蓉等。⑤乳类：鲜奶、酸奶及奶制品。

⑥蔬菜类：选择含膳食纤维较低的蔬菜，如去皮的胡萝卜、土豆、南瓜、冬瓜、番茄(去籽)等。

⑦水果类：去皮的苹果、桃、果汁等。

(2)忌用食物：

①各种粗粮。②整粒豆子、硬果类。

③含膳食纤维较多的蔬菜，如芹菜、韭菜、豆芽、笋类、洋葱、生萝卜等。④油炸食品。

⑤味道浓重、刺激性强的调味品，如咖喱、辣椒、胡椒等。

表 37-7　可用和限用的食物

食物品种	可用食物	限用食物
谷类	各种主食	加入脂肪制作的主食
乳类	去脂乳	全脂乳
禽肉类、鱼类	鸡，鱼，瘦猪肉、牛、羊肉，兔肉	填鸭，鱼子，肥肉、牛肉、羊肉，脑，肝、腰子等内脏
蛋类	蛋清	蛋黄
蔬菜类	各种蔬菜	
水果类	各种水果	
豆类	黄豆及其制品	
油脂类	植物油(在限量之内) 硬果类(在限量之内) 鱼油	

表 37-8　部分食物中胆固醇含量(mg/100g 可食部分)

食　物	胆固醇	食　物	胆固醇	食　物	胆固醇
猪肉(瘦)	81	羊肉(瘦)	60	胖头鱼	112
猪肉(肥)	109	羊肉(肥)	148	黄鳝	126
猪脑	2 571	兔肉	59	鲫鱼	130
猪舌	158	牛乳(鲜)	15	鲫鱼子	460
猪心	151	牛乳(酸)	12	墨鱼	226
猪肝	288	鸡	106	对虾	193
猪肺	290	鸡肝	176	虾子	896
猪肾	354	鸡胗	174	蟹(河蟹)	267
猪肚	165	鸡蛋	585	蟹子	985
猪大肠	137	鸡蛋黄	1 510	海参	62
猪肉松	111	大黄鱼	86	海蜇	8
牛肉(瘦)	58	带鱼	76	猪油(炼)	93
牛肉(肥)	133	青鱼	108	牛油(炼)	135
牛脑	2 447	草鱼	86	冰激凌	51
牛舌	92	鲤鱼	84		

表 37-9　限用食物

食物品种	限用食物
谷类	油饼、火烧、咸花卷等
蛋类	咸蛋、松花蛋
豆制品	咸豆腐丝、豆腐干等
瘦肉类(包括家禽、水产类)	盐或酱油腌制品，熟食、罐头等
蔬菜类	盐或酱油腌制品
调味品	盐制品

表 37－10　常用食物(每 100g)含钾分类表

A(＜150 mg)	B(151～250 mg)	C(251～350 mg)	D(351～550 mg)	E(＞550 mg)
粳米	标准粉	玉米	鲜豌豆	海带
稻米	玉米碜	小米	芋头	紫菜
富强粉	南豆腐	土豆	毛豆	花生
豆浆	油豆腐	苋菜	乌枣	榛子
北豆腐	猪(牛羊)肝	紫萝卜	鲤鱼	黄豆
豆腐干	猪肚	鲜蘑	蛤蜊	红小豆
猪心	河(海)蟹	豌豆		绿豆
羊后腿	牛后腿	红果		葵花籽
海参	猪腰子	枣		西瓜子
鸡蛋	鸭	瘦猪肉		
鸭蛋	甘薯	瘦羊肉		
牛奶	山药	鸡肉		
冬瓜	豇豆	兔肉		
黄瓜	韭菜	鲫鱼		
丝瓜	芹菜	青鱼		
南瓜	黄豆芽	黄鳝		
茄子	胡萝卜	鲳鱼		
柿椒	变萝卜	带鱼		
大白菜	白萝卜	香蕉		
圆白菜	油菜			
绿豆芽	蒿子杆			
柚	莴笋			
橘	番茄			
菠萝	蒜苗			
葡萄	柿子			
鸭梨	柑			
苹果	荔枝			
草莓	鲜桂圆			

6. 高膳食纤维膳食　可用食物：

(1)各种粗粮：玉米、玉米面、小米、黑米、各种杂豆、白薯等。

(2)含纤维较多的蔬菜：如芹菜、韭菜、豆芽、油菜、菠菜、小白菜、苤蓝、笋类、洋葱、生萝卜等。

(3)水果：除含有纤维素和半纤维素外，还富含果胶及有机酸，均有利于通便。

(4)菌藻类：蘑菇、香菇、海带、海菜、其他海藻等。

(5)其他：琼脂、魔芋粉。

7. 低糖膳食

(1)可用食物：

①豆腐及豆制品，可代替部分肉类、动物性食品(合并肾病者除外)。

②各种粗杂粮均含有较多的矿物质、维生素、膳食纤维，其血糖指数也低于细粮，故可代替部分精细粮作为主食。如莜麦面、荞麦面、燕麦面、玉米面以及杂豆等。

③蔬菜可作为充饥食品，应选用每 100g 含糖量 4% 以内的蔬菜，如黄瓜、冬瓜、番茄、小白菜等，也可选用含水分多的叶茎类、瓜果类等。

④宜吃干不宜吃稀，病轻者除外。

(2)限用的食物：

①各种纯糖类及精制甜食，如白糖、红糖、葡萄糖、糖果、糕点、果酱、蜜饯、冰激凌、甜饮料等尽量不用。

②少用富含饱和脂肪酸的猪油、牛油、羊油、奶油、黄油等，可用植物油代替部分动物油。花生、核桃、瓜子、油条、油煎蛋等含脂肪多，肥胖者不宜多用，体重不超重者食之也应限量。

③富含胆固醇的蛋黄、心、肝、腰子、脑、鱼子等动物内脏尽量不用。

④含糖量较高的蔬菜，如土豆、山药、芋头、藕、蒜苗、胡萝卜等可少用或减少部分主食量而食用(减少量参考食品交换份等值交换表)。

⑤水果所含的碳水化合物有葡萄糖、果糖、蔗糖、果胶等，可根据个人情况慎重选用并需限量或代替部分主食，并选用含水量较多的品种，如西瓜、梨、橙等，建议在两餐之间或睡前食用。

⑥甜味剂。木糖醇、果糖在体内某一代谢过程中不需胰岛素，但仍有产热供能作用，食用时应计算能量。对病情控制较好的病人在用这类甜味剂时，全日用量不宜超过35g。其他甜味剂有糖精、蛋白糖等，不含营养素，甜味约为蔗糖的300~500倍，可少用。

⑦不宜吃勾芡的汤类。

⑧不宜吃太烂的食物，吃饭速度不宜太快。

8. 低嘌呤膳食

可用食物：含微量嘌呤的食物。

限用食物：含少至中量嘌呤、含较高量嘌呤的食物。

忌用食物：含高量嘌呤的食物。

(1)含微量嘌呤：乳类、蛋类、水果及干果类、蔬菜类(下列含量多者除外)、精制谷类、各种饮料(如可可、咖啡、茶、果汁等)。

(2)含少量至中等量嘌呤(<75mg/100g食部)：芦笋、青豆、四季豆、菜花、蘑菇、菠菜、鲜豌豆、麦片、鲑鱼、牛肚、白鱼、金枪鱼、鲱鱼、螃蟹、龙虾等。

(3)含较大量嘌呤(75~150mg/100g食部)：牛肉、牛舌、猪肉、羊肉、火鸡、鸭、鹅、鸽、野鸭、鹌鹑、鲤鱼、比目鱼、豆制品、干豌豆、鸡汤、肉汤、河鳗、黄鳝、贝壳类水产等。

(4)含大量嘌呤(150~1000mg/100g食部)：牛腰子、牛胰、牛肝、羊胰、羊肝、沙丁鱼、凤尾鱼、脑、鱼籽、浓肉汤。

9. 高能量高蛋白膳食

可用食物：富含能量的食物，如谷类、食糖和植物油；优质蛋白质食物，如畜肉、禽肉、鱼、虾、奶、蛋等。

10. 低蛋白膳食

可用食物：谷类(适量)、水果类、蔬菜类、食糖、油类(少用动物油)，藕粉、杏仁粉等淀粉类食物。

限用食物：富含蛋白质食物，如畜肉、禽肉、鱼、虾、奶、蛋、豆及干果等。

第三十八章　食品加工与烹饪——食疗与创新

第一节　食养与食疗

食养、食疗与养生膳等均为中医术语，三者既有联系又有区别，都与正常饮食密切相关。食养即饮食营养，是通过调节正常的膳食达到养生保健的目的。食疗即饮食疗法，或称食治，是在中医理论指导下，利用食物的特性或调节膳食中的营养成分，达到治疗疾病，恢复健康的目的。食疗与食养的不同点在于，食疗是在人体处于非健康亚健康状态时进行的，以提供一定程度的治疗为目的。

一、食谱的食疗功能分析

(一)按不同的季节、人群和菜式分类整理食谱

1. 不同季节的食物选择(见表38-1)

表 38－1　不同季节食物选择表

季节	配餐原则	菜式选择	食物选择	宜忌
春季	补肝、养脾、减酸增甘，养脾气	五脏属肝，可选择性凉、味甘、色青的食物，选用升补的方法，菜品宜清淡	大麦、高粱、黄豆、胡萝卜、芥菜、菠菜、茄子、菜花、柿子椒、白菜、黑木耳、鸡肝、猪肝、鸭蛋	忌辛辣、油腻、厚味及油煎食物，少寒凉、油腻食物；宜B族维生素
夏季	清心祛暑，健脾养胃	五脏属心，可选择性寒、凉、味酸、甘的食物，选用清补的方法，菜品宜用酸甜类调味品	小米、绿豆、豆制品、香菇、鲜藕、茄子、黄瓜、绿豆芽、瘦肉、动物内脏、西瓜、梨、乌梅	忌暴食冷饮、凉菜、生冷瓜果，少油腻；饮食宜清淡、爽口
秋季	养肺补气，清肺润燥，少辛增酸，养肝气	五脏属肺，养肺补气人群可选择性平、味甘的食物，选用平补的方法	薏米仁、百合、山药、芡实、核桃肉、蜂蜜、蛋类、乳类、瘦肉类	忌辛辣及腻滞、厚味、煎烤的食物，少食寒凉、生冷食物；宜酸味果蔬。
		清肺润燥人群可选择性凉、味甘的食物	萝卜、丝瓜、荸荠、竹笋、白菜、蘑菇、紫菜、菠菜、罗汉果、柿子、枇杷、梨、柠檬、柚子、鸭蛋	
冬季	补肾温阳，培本固元，减咸增苦，养心气	五脏属肾，可选择性温、味甘、咸的食物进行温补	韭菜、淡菜、胡桃、黑枣、黑芝麻、黑木耳、黑豆、栗子、羊肉、猪肾、羊肾、海参、虾	少食生冷、寒凉的食物；宜味重浓厚的食物

2. 不同就餐人群的食物选择（见表 38－2）

表 38－2　不同就餐人群食物选择表

就餐人群	配餐原则	菜式选择	食物选择	宜忌
极轻、轻体力活动人群	健脾益气，补血养肝，补肾壮腰，控制脂肪摄入	可选择性平、味甘的食物，补肾壮腰可选择性温的食物	健脾益气：糯米、赤豆、蚕豆、香菇、山药、苹果、樱桃、青鱼、黑鱼、鲢鱼、黄鱼、牛肉 补血养肝：淡菜、芝麻、桑椹、莲子、麻油、猪肝、猪肉 补肾壮腰：丝瓜、油菜、虾、牛肉、里脊肉、板栗、核桃、枸杞子、菌类	阳虚体质人群不宜生凉食物，不宜多食油腻、厚味、辛辣的食物及发物
中等体力活动人群	参照上表			
重及极重体力活动人群	补益五脏，补肾壮腰	增加完全蛋白质的摄入量，增加抗疲劳和耐受缺氧能力的食物	小麦、大米、玉米、红薯、牛奶、牛肉、鸡蛋、鱼、鹌鹑、蜂乳、牛筋、鸽肉、羊肾，抗疲劳和耐受缺氧可选择灵芝、刺五加、党参、红景天等	

（二）食疗功能的分析

饮食的食疗作用可以归纳为三个方面：

1. 补　即补益脏腑气血。人体各种组织、器官有损，使机体功能低下是导致疾病的重要原因，中医称这种病理状态为“正气虚”，所引起的各种病症称为“虚证”。“虚则补之”，特别对于一些虚证或体质虚弱的人，应调整饮食，进行滋补。如用羊肉补精血，治疗虚劳；用猪骨髓填精生髓，补脑益智；用人乳汁、藕汁、荸荠汁生津止渴；用黑芝麻补血、生津、润肠、乌发；用百合补益心肺、养心安神等。

2. 泻　即泻实祛邪。外邪致病因素侵袭人体或脏腑功能紊乱都会使人生病。如果病邪较盛，表现出“实证”征候，可用一些食物来泻实祛邪，如用苡仁祛湿除痹；用赤小豆、冬瓜利尿消肿；用山楂消食化积；用榧子、南瓜子驱虫等。

因为动、植物所含成分复杂，许多食物具有多方面的治疗作用，如生姜既有健胃作用，又有祛风寒作用；黑豆既有补肾作用，又有利尿作用；鸡子黄既有养胃阴作用，又有清热解毒作用。这些可以虚实并治。

3. 调　即调整阴阳。人体的生理机能只有在阴阳调和的情况下，才能保持健康，免受病邪的侵袭。饮食得当可以起到维持阴阳调和的作用，而对于阴阳失调所导致的健康欠佳或疾病，也可通过调整饮食来调整阴阳，使阴阳恢复平衡。如虚寒体质的病人可用温补的羊肉、狗肉、干姜、肉桂等温热食品来补助阳气，温里祛寒；阴虚内热体质的病人，可选用甲鱼、银耳、甘蔗、荸荠、梨等来滋阴清热。

在日常生活中，对偏热体质或热性疾病，可选用性质属寒的食品。对偏寒体质或寒性疾病，可选用性质属热的食品。

二、食物的四性与五味

（一）食物的寒、热、温、凉四气或四性

所谓四气就是四性，即寒、凉、温和热性（连同不寒不热的平性，亦有人称五性）。中医认为，能治热证的药物大多性寒或凉；能治疗寒证的药物，大多性温或热。因此，热性、温性食物，适宜寒证或阳气不足的人；寒性、凉性食物，适宜热证或阳气旺盛的人。即前者忌吃寒凉性食品，后者忌吃温热性食物。

凡寒凉性的食品，如绿豆、芹菜、马兰头、枸杞头、柿子、梨、香蕉、冬瓜、丝瓜、西瓜、鸭肉、螺蛳等，都具有清热、泻火、滋阴、生津、解暑、止渴的作用，阳气旺盛、内火偏重的人比较适宜；羊肉、狗肉、辣椒、生姜、茴香、砂仁、肉桂、红参、白酒等热性或温性食物，都具有温中、补阳、散寒、暖胃等功效，阳虚怕冷、虚寒的人比较适用，而热病及阴虚火旺的人忌食。

食性要与四时气候相适应，"用凉远凉，用寒远寒，用温远温，用热远热，食宜同法，此其道也。"即寒凉季节要少吃寒凉性食品，炎热季节要少吃温热性食物，饮食宜忌要随四季气温而变化。食性犹如药性，饮食要根据食性，结合身体状况、疾病性质、四时气温变化而灵活掌握，合理选择，科学搭配。

（二）食物的辛、甘、酸、苦、咸五味

五味，就是食物的辛、甘、酸、苦、咸五种味道，另外还有淡味、涩味，习惯上把淡归于甘味，把涩归于咸味。

辛味宣散，能行气，通血脉。研究发现辛味可促进胃肠蠕动，增强消化液分泌，提高淀粉酶的活性，促进血液循环和新陈代谢，有祛散风寒、疏通经络的作用。外感风寒的人，应吃具有辛辣味的生姜、葱白、紫苏等食品，以宣散外寒；因寒凝气滞引起的胃痛、腹痛、痛经，可吃茴香、荜拨、砂仁、桂皮等食品，以行气散寒止痛；风寒湿痹患者应饮用白酒或药酒，以辛散风寒、温通血脉。

甘味有补益强壮作用，气虚、血虚、阴虚、阳虚以及五脏虚羸的人比较适用。甘味能消除肌肉紧张，有解毒作用。但吃甜食过多容易发胖，也是心血管疾病和动脉硬化症的诱因。

酸味收敛、固涩，能增进食欲，健脾开胃，增强肝脏功能，提高钙、磷吸收率。适于久泄、久痢、久咳、久喘、多汗、虚汗、尿频、遗精、滑精等遗泄患者食用。但过多食用酸性食物，会导致消化功能紊乱。

苦味清泄，燥湿，适宜热证、湿证病人食用。苦瓜味苦性寒，用苦瓜炒菜，佐餐，利用它的清泄作用，达到清热、明目、解毒、泻火的效果，适宜热病烦渴、中暑、目赤、疮疡疖肿的人食用；茶叶苦甘而凉，有清泄作用，有清利头目、除烦止渴、消食化痰的效果。

咸味能软坚散结，也能润下，结核、痞块、便秘的人比较适用。具有咸味的食物，多为海产品及某些肉类。如海蜇，有清热、化痰、消积、润肠的作用，痰热咳嗽、痰核、痞积胀满、小儿积滞、大便燥结的人最适宜食用；海带味咸，有软坚化痰作用；猪肉味咸，除能滋阴、也能润燥，同样适宜热病津伤、燥咳、便秘之人食用。

中医学理论认为，五行中的五色、五味与人体五脏六腑相对应，"五味所入，酸入肝，辛入肺，苦入心，咸入骨，甘入脾。"，"五味入于口也，各有所走，各有所病。肝病禁辛，心病禁咸，脾病禁酸，肾病禁甘，肺病禁苦。"肺主气，心主血脉，肝主筋，脾主肉，肾主骨。饮食应重视这些宜忌原则，合理利用五味，促进人体健康，避免因过分偏嗜而产生疾病。

☞ 有关中医中药的知识请见本书第七篇。

第二节 改进与创新

我国地大物博，食物品种丰富，烹饪技艺源远流长。由于不同的地理条件，人文环境和生活习俗，逐渐形成了各具特色的八大菜系，并互相影响，互相渗透，不断发展。随着科技的进步，人们逐渐认识到食物的营养在饮食生活中的重要作用。生活水平的提高，也为科学饮食、合理配餐提供了条件。人们在重视菜品的色、香、味、形、器的同时，对其营养价值的要求也越来越高。因此，继承传统的烹调技艺，并在烹饪过程中不断改进和创新，保证食物中各类营养素的完整，减少有害物质的产生，是发扬传统饮食文化的重要内容。

☞ 菜系因地理、气候、习俗、特产的不同形成了不同的地方风味，菜系的划分单就汉族的饮食特点而言，目前有

四大菜系、八大菜系、十大菜系之说，而且划分系类仍有继续增加的趋势。如果按四大菜系分：有川菜、粤菜、苏菜、鲁菜。也有分八大菜系的：有川菜、粤菜、苏菜、鲁菜、浙菜、闽菜、徽菜、湘菜。也有加上京菜和鄂菜称为十大菜系的。其中各大菜系交相辉映，各有千秋，成为了中华民族珍贵的文化瑰宝！

一、四川菜系，简称川菜。特色：它以麻辣、鱼香、家常、怪味、酸辣、椒麻、醋椒为主要特点。代表菜品：鱼香肉丝，麻婆豆腐，宫保鸡丁，樟茶鸭子等。

二、广东菜系，简称粤菜。特色：它以选料广泛，讲究鲜、嫩、爽、滑、浓为主要特点。它主要由广东菜、潮州菜和东江菜组成。代表菜品：龙虎斗、脆皮乳猪、咕噜肉、大良炒鲜奶、潮州火筒炖鲍翅、蚝油牛柳、冬瓜盅、文昌鸡等。

三、山东菜系，简称鲁菜。特色：选料精细、刀法细腻，注重实惠，花色多样，善用葱姜。代表菜品：糖醋鱼、锅烧肘子、葱爆羊肉、葱扒海参、锅塌豆腐、红烧海螺、炸蛎黄等。

四、江苏菜系，简称苏菜。由淮阳菜、苏州菜、南京菜等组成。特色：制作精细，因材施艺、四季有别，浓而不腻，味感清鲜，讲究造型。代表菜品：烤方、淮扬狮子头、叫花鸡、火烧马鞍桥、松鼠桂鱼、盐水鸭等。

五、浙江菜系，简称浙菜。由杭州、宁波、绍兴三种地方风味发展而成。特色：讲究刀工、制作精细、变化较多、富有乡土气息。代表菜品：西湖醋鱼、龙井虾仁、干炸响铃、油焖春笋、西湖莼菜汤等。

六、福建菜系，简称闽菜。以福州和厦门菜为主要代表。特色：制作细巧、色调美观、调味清鲜。代表菜品：佛跳墙、太极明虾、闽生果、烧生糟鸭、梅开二度、雪花鸡等。

七、安徽菜系，简称徽菜。特色：它以烹制山珍野味著称，擅长烧、炖、蒸，而少爆炒。其烹饪芡大、油重、色浓、朴素实惠。代表菜品：红烧果子狸、火腿炖甲鱼、雪冬烧山鸡、符离集烧鸡、蜂窝豆腐、无为熏鸭等。

八、湖南菜系，简称湘菜。特色：以熏、蒸、干炒为主，口味重于酸、辣，辣味菜和烟熏腊肉是湘菜的独特风味。代表菜品：麻辣子鸡、辣味合蒸、东安子鸡、洞庭野鸭、霸王别姬、冰糖湘莲、金钱鱼等。

☞ 一个菜系的形成和它的悠久历史与独到的烹饪特色分不开的。同时也受到这个地区的自然地理、气候条件、资源特产、饮食习惯等影响。有人把“八大菜系”用拟人化的手法描绘为：苏、浙菜好比清秀素丽的江南美女；鲁、皖菜犹如古拙朴实的北方健汉；粤、闽菜宛如风流典雅的公子；川、湘菜就象内涵丰富充实、才艺满身的名士。中国“八大菜系”的烹调技艺各具风韵，其菜肴之特色也各有千秋。

一、革新菜单品种，改进烹调技术

（一）菜单的革新

对菜单进行革新，是营养配餐实际工作的需要。菜单有中餐菜单，西餐菜单，零点菜单，套餐菜单等，一般都未标明营养素含量。营养配餐人员应对其加以改进，在菜单上标明菜品的营养素含量，作为选菜参考，以保证平衡膳食的要求。在菜单中列出某些菜肴的搭配方案，对客人选择菜肴，了解营养学知识也有帮助。

（二）改进烹调技术

烹调技术的改进是营养配餐的基本内容之一。只调整食谱配方，而不相应地改进烹调技术，就不能充分发挥营养配餐的作用。中餐烹饪有几个问题亟待改进：

1. **火力过大** 火焰过高形成熟火炒菜，菜经火燎，油脂及肉类中会产生有害物质。
2. **明油过多** 为了达到明油亮芡，过多地使用油脂，有害健康。
3. **开水焯肉** 蛋白质等溶于水中，造成肉中营养素损失。
4. **肉中加碱** 用苏打和碱性物质，是为了使肉变嫩，但是却使食物中大量的营养素被破坏。

二、烹饪技术的研讨与创新菜的开发

烹饪技术的研讨有多种形式，一般情况下公众营养师与厨师一起进行技术研讨。这样有利于及时发现和解决问题。例如：营养餐厨艺研讨会上，就某学校学生喜欢吃鱼香口味的菜，但怕辣的问题，经讨论，决定根据学生的口味，改进鱼香肉丝、宫保鸡丁等菜的调味方法，减少辣椒等调味料的使用。

菜肴创新既可在研讨时产生，也可以在日常工作中形成。要注意在工作中不断学习、丰富饮食烹饪和营养学知识，了解各地民间小吃及地方风味菜点的特点和做法，收集综合各方面的资料，调整、改进工作思路，在开发创新菜方面下功夫。

☞ 能吃能喝不健康，会吃会喝才健康，胡吃胡喝就遭殃。

☞ 中国传统的饮食文化非常重视食物的色、香、味、形，可往往对营养研究和重视不够。

第三十九章　食品加工与烹饪
——高档宴会和特殊人群

第一节　高档宴会营养食谱的设计

☞ 所谓高档宴会，即有重要的人员参加，或宴会的餐费标准较高。其不同特点是：前者更重视宴会的环境气氛，注意和重视主人及主宾的饮食需要；后者重视的是豪华高档，多选用数目众多的高档菜。

☞ 高档宴会营养食谱的设计要求是：理智消费，不能不切实际追求多品种、多数量，追高档、求奢华，应该按照美食、营养、隆重、节俭并重的原则进行设计，这是时代进步的重要体现。

1. 首先要根据参加宴会的人员情况，依据营养摄入标准计算出平均能量需要量。再据此计算出三大产能营养素的分配比例。最后根据宴会的餐费标准，确定菜点的品种。

2. 高档宴会能量和营养素的核定，是营养配餐人员需掌握的一项关键技术。不掌握能量和营养素的计算方法，就无法进行高档宴会营养食谱的设计工作。能量和营养素的核定，主要是应用营养配餐的专用软件，对每一种菜点的主料、副料、调料进行计算和累加，得出整个宴会菜点的营养数据。

3. 高档宴会营养食谱要进行三大产能营养素平衡分析，酸碱平衡分析，钠钾平衡分析，钙磷平衡分析，精与粗平衡分析。如果不能基本做到这几项平衡，就是不合格的食谱，应进行适当调整。调整后必须向宴会主人和宾客提供有营养成分和营养标识的菜单。

4. 高档宴会营养食谱实例，见表 39－1。

表 39－1　高档宴会菜单(分餐制)

六冷菜	松花鸭卷	芽姜鱼片	赛香瓜	
	核桃青笋	炝凉瓜	香辣蜇头	
热　菜	干贝裙边	发丝百叶	红花茅台酒酿鱼丸	
	浓汤芦笋	素膳丝	清炖狮子头	
汤	三丝豆腐羹			
小吃	盘丝饼	驴打滚	萝卜丝饼	翡翠汤面
果盘	芒果	西瓜	提子	猕猴桃
饮品	凉瓜汁		草莓汁	

5. 餐饮企业要通过经营活动实现利润，在设计高档宴会时，为达到宴会预定餐费标准，容易出现凑菜品、凑餐标的现象，结果是菜点吃不完，能量超标，对人体机能也造成不良影响。因此设计高档宴会，必须力求达到营养和美味的协调统一。

第二节　特殊人群营养食谱的设计

一、设计步骤

1. 糖尿病人群

(1)根据病人的身高，计算其标准体重。公式为：

标准体重(kg)＝身高(cm)－105

(2)根据病人体质指数，判断其属于正常、肥胖还是消瘦。公式为：

体质指数(kg/m^2) = 实际体重(kg)/身高的平方(m^2)

中国人的体质指数(BMI)在18.5~23.9之间为正常,低于18.5为消瘦,>24为超重,≥25为肥胖。

(3)了解患者体力活动情况,结合其胖瘦确定能量供给量。公式为:

全日能量供给量(Kcal) = 标准体重(kg) × 单位标准体重能量需要量(Kcal/kg)

(4)按碳水化合物、蛋白质、脂肪各占总能量的60%、15%、25%的比例,分别计算其供给量。每克碳水化合物产能4Kcal(16.74KJ),每克蛋白质产能4Kcal(16.74KJ),脂肪产能9Kcal(37.66KJ)。

每日碳水化合物需要量 = 总能量 × 碳水化合物所占比例 ÷ 每克碳水化合物供给能量

每日蛋白质需要量 = 总能量 × 蛋白质所占比例 ÷ 每克蛋白质供给能量

每日脂肪需要量 = 总能量 × 脂肪所占比例 ÷ 每克脂肪供给能量

(5)餐次分配:根据患者的饮食习惯,可将能量按1/5、2/5、2/5或1/3、1/3、1/3三餐分配。

表39-2　成年糖尿病人每日能量供给量

体型	体力活动量			
	卧床	轻体力	中体力	重体力
消瘦	20~25	35	40	40~45
正常	15~20	30	35	40
肥胖	15	20~25	30	35

注:年龄超过50岁者,每增加10岁,比规定酌减10%左右。

2. 高血压人群

(1)根据患者的性别、年龄、劳动强度、确定能量和营养素供给量(具体方法参看能量计算方法章节)。

(2)根据所需能量,按碳水化合物占总能量的60%、脂肪占总能量的25%、蛋白质占总能量的15%的比例计算其所需克数,以确定各类食物所需量。

(3)注意全日用盐约5g。

(4)餐次分配:可供3次正餐,2次加餐,早餐应占总能量的25%~30%,午餐占总能量的35%~40%,晚餐占总能量的25%~30%。

(5)考虑日常食量、饮食习惯、经济条件、市场供应情况等。

全日食品参考量:

谷类(大米、面粉、小米、玉米、红小豆、绿豆):200~250g

肉类(瘦猪肉、牛肉、鸡、鱼、虾、蛋、豆制品):150~200g

蔬菜:500g

水果:250~500g

牛奶:200g

烹调油(植物油):2汤匙。

二、实例

1. 糖尿病病人

一糖尿病病人,42岁,身高158cm,体重56kg,从事办公室工作,求其每日所需能量(单纯饮食治疗)。

(1)患者标准体重应为158-105=53kg;　(2)体质指数=56/(1.58×1.58)=22.4(kg/m^2)属正常体重;(3)查成年糖尿病人每日能量供给量表,知正常体重、轻体力劳动者单位标准体重能量供给量为125.4KJ(30Kcal/kg),因此:总能量=30×53=1590(Kcal)

$$每日碳水化合物需要量=\frac{总能量1590Kcal\times碳水化合物所占比例60\%}{碳水化合物供能量4Kcal/g}=238.5g$$

$$每日蛋白质需要量=\frac{总能量1590Kcal\times蛋白质所占比例15\%}{蛋白质供能量4Kcal/g}=59.6g$$

$$每日脂肪需要量=\frac{总能量1590Kcal\times脂肪所占比例25\%}{脂肪供能量9Kcal/g}=44.2g$$

每日应供给患者碳水化合物 238.5g,蛋白质 59.6g,脂肪 44.2g。三餐能量按 1/5、2/5、2/5 计算。

具体食物用量可参照表 39－3。

表 39－3 一日食谱安排

早 餐	午 餐	晚 餐
牛奶 250ml	肉丝(50g)炒芹菜(100)	蒜蓉黄瓜(100g)
咸面包 50g	韭菜(25g)炒豆芽(100g)	肉末(25g)番茄豆腐(50 g)
茶蛋 1 个	米饭 100g	虾皮(5g)紫菜(5g)汤
小菜少许	油 1 汤勺	蒸玉米面发糕 100g(玉米粉 50g,白面粉 50g)
		油 1 汤勺

注:瘦肉 50g＝鱼 80g＝鸡蛋 70g＝豆腐 100g＝豆制品 60g＝豆浆 200g＝酸奶 1 瓶;油 20g＝花生米 60 粒＝核桃 4 个＝瓜子 50g。

该患者每日所需能量为 6.65MJ(1590Kcal)。查表 39－4 得知:每日需主食 250g、蔬菜 500g、肉蛋类 150g、豆乳类 250g,烹调油 2 汤勺。

表 39－4 不同能量糖尿病人饮食内容

能量(Kcal)	谷薯类(g)	蔬菜类(g)	肉蛋类(g)	豆乳类(g)	油脂类(汤勺)
1 200	150	500	150	250	2
1 400	200	500	150	250	2
1 600	250	500	150	250	2
1 800	300	500	150	250	2
2 000	350	500	150	250	2

可采用以下几种方法,计算食谱的营养:

①计算机处理;②查食物成分表和计算;③按食品交换份计算。其他章节有详述。

2. 高血压病人

一男性高血压病人血压为 21.332KPa/12.666KPa(160mmHg/95mmHg),48 岁,身高 165cm,体重 58kg,邮递员,计算全日所需能量并安排一日食谱。

(1)标准体重应为 165－105＝60kg; (2)体质指数＝58/(1.65×1.65)＝21.3(kg/m^2),属正常体重。

(3)全日所需能量＝标准体重×单位体重能量需要量(查表 39－5)＝60×35＝2100(Kcal)

表 39－5 不同劳动强度下能量需要量

不同劳动强度	每千克体重所需要的能量(Kcal)	不同劳动强度	每千克体重所需要的能量(Kcal)
极轻体力劳动	30～35	轻体力劳动	35～40
中等体力劳动	40～45	重体力劳动	45～50

(4)计算三大营养素的需要量

$$每日碳水化合物需要量=\frac{总能量2100Kcal\times碳水化合物所占比例60\%}{碳水化合物供能量4Kcal/g}=315g$$

$$每日蛋白质需要量=\frac{总能量2100Kcal\times蛋白质所占比例15\%}{蛋白质供能量4Kcal/g}=78.8g$$

$$每日脂肪需要量=\frac{总能量2100Kcal\times脂肪所占比例25\%}{脂肪供能量9Kcal/g}=58.3g$$

全日应供给碳水化合物 315g,蛋白质 78.8g,脂肪 58.3g。

(5)制定食谱,见表 39－6。

(6)食谱营养计算,见表 39－7。

表 39－6　一日食谱安排

早　餐	午　餐	晚　餐
大米粥	大米饭	米粥
发糕	瘦肉片芹菜豆腐干	花卷
热拌黄豆菠菜	肉丝海带汤	清蒸鱼
上午加餐	下午加餐	素炒小白菜
牛奶、面包	水果	

表 39－7　一日食谱营养

餐次	内容	食物	用量(g)	蛋白质(g)	脂肪(g)	碳水化合物(g)	能量	
							(Kcal)	(KJ)
早餐	牛奶	牛奶	250	5	10	13	174	727.3
	大米粥	大米	50	4		39	172	719
	发糕	面粉	50	4	–	38	168	702.2
		白糖	5	–	–	5	20	83.6
	黄豆拌菠菜	黄豆	20	8	5	5	96	401.3
		菠菜	100	2.4		3.1	27	112.9
午餐	大米饭	大米	125	10	–	96	424	1772.3
	瘦肉片芹菜豆腐干	瘦肉	50	8	14	–	165	689.7
		芹菜	100	1	–	2	12	50.2
		豆腐干	50	10	3	3	79	330.2
	肉丝海带汤	瘦肉	25	4	7	–	82	342.8
		海带	10	0.8		5.6	25.8	107.8
加餐	水果		250			33	132	551.8
晚餐	二米粥	大米	25	2	–	18	80	334.4
		小米	25	1	–	19	80	334.4
	花卷	面粉	25	2	–	19	88	367.8
	清蒸鱼	平鱼	100	16	7	–	127	530.9
	素炒小白菜	小白菜	150	2	–	3	20	83.6
	全日用烹调油	油	18	–	–	18	162	677.2
	全日用食盐	盐	5					
	合计			82.2	64	320	2188	9145.8

第四十章　食品加工与烹饪
——现代营养饮食误区

☞ 合理营养是保证人体健康的必要前提。要使人们得到合理的营养，要从以下三方面着手：合理的膳食调配；合理的膳食制度；合理的烹调方法。近二十年来，由于人们饮食结构和生活习惯中一些不合理的改变，导致的现代饮食营养误区危害着人们的健康。

一、食盐摄入过多的危害

在德国法兰克福市举行的医学讨论会上，食盐被指控为“秘密杀手”。日本北海道的农民，一天摄入 27g 食盐，高血压发病率接近 40%。我国居民每人每天的食盐平均摄入量为 13.5g，与世界卫生组织建议 6g 以下的标准相比，显然太高。我国高血压患者每天以 1 万人的数值增加，与“南甜、北咸”的饮食习惯相对应的高血压患病率，由南至北呈明显上升趋势。北京市高血压患病率是广州市的4.4倍。高血压以及心肌梗死、动脉粥样硬化、中风等疾病是由于食盐的摄入量不断增加而引起的。2002年完成的调查发现,全国35～74岁人口中有1/4以上的人口患高血压病。因此,减少食盐的摄入是控制高血压患病率的重要方法。

二、肉并非吃得越多越好

我国古代文化巨人孔子对传统膳食结构理论有着重要的贡献,在《论语·乡党》篇中提出:“肉虽多,不使胜食气”,即日常膳食应以植物性食物为主,即使肉多时,亦不可食肉超过食谷、食菜。过多进食鸡、鸭、鱼、肉,会感到发腻,这是“轻度酸中毒”的表现。酸碱失衡严重影响健康。吃肉多的人老年性痴呆的发病率比例较高,说明长期过量食肉对大脑健康不利。

三、蔗糖与肥胖

高碳水化合物膳食特别是高蔗糖膳食具有可口味美的特点,这个特点容易使人进食过多而导致肥胖。高蔗糖膳食可引起高胰岛素血症。胰岛素的作用之一是促进脂肪的合成,胰岛素水平升高可导致体内脂肪积累,包括皮下脂肪和腹腔内脂肪。

肥胖意味着甘油三酯在脂肪细胞内的不断积累。甘油三酯在脂肪细胞内积累取决于脂蛋白脂酶的活性,这是肥胖发生的重要条件之一。高蔗糖膳食引起的高胰岛素血症导致脂蛋白脂酶活性的增高,它对脂肪在体内积累具有重要的作用。甘油三酯作为脂蛋白脂酶的底物,主要来源于肝脏内源性的合成和外源性的膳食脂肪,它是肥胖发生的物质基础。越来越多的研究均表明,高蔗糖膳食可引起血浆甘油三酯水平增高。另一个有趣的结果是高蔗糖膳食可在不增加体重的情况下,引起体内脂肪的积累。简而言之,高蔗糖膳食具有诱发异常脂质代谢和肥胖的作用。

四、偏食“洋快餐”的饮食误区

20世纪80年代以来,欧、美等发达国家意识到营养过剩和不良生活方式已成为威胁人类健康的头号杀手。根据世界卫生组织提供的数据,2000年营养过剩的死亡人数首次超过因营养不良死亡的人数。

☞ 现代生活方式病(曾一度称为“文明病”,其实恰恰是生活方式不文明的表现)已成为威胁人类健康的主要“杀手”。“垃圾食品”、“红灯食品”充斥人们的餐桌。

以上海为例:1992年粮食摄入量比1982年减少22%,动物性食品增加1.5倍,畜肉上升3.6倍,乳制品增加5倍,油脂增加约70%。吃“洋快餐”、喝含糖饮料日趋普遍。人均脂肪提供的能量由1959年的9%上升到1992年的27%,已接近30%的上限。恶性肿瘤、脑血管病、心脏病已成为头三位死因,其中与饮食营养关系最为密切的心脏病死亡率已超过日本。

汉堡包是在面包中夹牛肉饼、一片番茄及奶酪,其最大缺点就是肉多、菜少,高能量、高脂肪、低膳食纤维、低维生素、低矿物质。用马铃薯炸制的“薯条”能量增加,维生素却被破坏了,是典型的“能量炸弹”。处于生长发育期的儿童,没有形成稳定的饮食习惯,就餐心理的可塑性比较强。在消费“洋快餐”的过程中,即形成不良的饮食习惯。肥胖已成为中国青少年无法回避的健康问题。因此,自觉抑制“洋快餐”,应当列入学生基本素质教育的内容。

五、不吃蔬菜的危害

☞ 中国有140多种蔬菜,是世界上食用蔬菜最多的国家。中国有“食,不可无绿”的饮食习俗。

蔬菜富含叶绿素,有很强的消除感染的能力,有显著的抗感染作用,尤其对抗厌氧菌感染效果更好。可增强心脏功能、促进肠道机能。绿色蔬菜是钙和维生素C、胡萝卜素、叶酸、核黄素、硫胺素和尼克酸的良好来源,李时珍在《本草纲目》中说:“五菜为充,所以辅佐谷气,疏通壅滞也。”适量食用蔬菜、水果可以降低癌症和心脏病的发病率。每日摄取不同种类新鲜蔬菜55g,即能满足人体的需求。

☞ 有人用水果代替蔬菜,其实是不可取的。蔬菜可以代替水果,水果不可以代替蔬菜。

六、酗酒的危害

酒类作为一种纯能量食物,过量饮用必然带来一系列健康问题。流行病学调查表明我国内蒙古、东北、西北等地区心、脑血管病的高发与无节制饮用白酒的关系十分明显。在当今世界上,酒精已是仅次于香烟的第二大

"杀手",它引起的死亡率超过了非法吸毒丧生的人数。酒精能使人成瘾,一旦喝酒成瘾,便难以摆脱。酒精还会诱发癌症和慢性肝硬化。更严重的是,酒醉后极易引起暴力或犯罪等社会问题。脂肪肝、肝硬化偏爱"嗜酒徒",形象地描述了酗酒的危害。

☞ 从生理学上说,喝酒的不是嘴而是肝。

一般食物是在胃里消化,进入小肠才逐渐被吸收。因酒中的乙醇大部分在胃中就被吸收,肝脏分解乙醇的负担很大,分解不及或活动疲劳即引起肝细胞障碍。细胞中形成各种大小的脂肪球后,就膨胀起来,从而妨碍了肝中血液的流通,肝内脂肪堆积,发展下去就成为肝硬变。

七、偏爱油炸食品的危害

许多肥胖人的共同嗜好是吃油炸食品,有的竟然一次可吃掉十几只炸鸡翅。

长期大量食用油炸食物可发生以下危害:

1. 炸油条、油饼需要加入含铝的膨化剂,铝可导致老年性痴呆。
2. 炸制过程产生有致癌作用的多环芳烃等物质。
3. 炸制食品的油反复使用,导致过氧化物的积累,促使脑细胞早衰。
4. 食用油炸食品会摄入过多的能量,使身体发胖。

八、不规律饮食的危害

饮食要有规律,摄食不足,饮食过度,都会伤害脾胃的功能。饥不可太饥,饱不可太饱,这就是饥与饱的平衡原则。我国的传统是一日三餐,饮食不规律是导致消化系统紊乱的主要原因,长期没有规律,会导致疾病的发生。

九、"美食"的误区

"名厨大菜","美食文化"是众多人所追求的,但"美食"不应忽视营养的适量与平衡。"宴会"和"海味珍馐"已成为"美食"和"大吃大喝"的代名词,所以一系列的小宴、大餐为现代文明病推波助澜。观念的扭曲,暴露出筵席方式、习俗、饮食结构方面存在一系列误区。有的人平时清淡,年节假日却鸡鸭鱼肉堆满桌,暴饮暴食。要保持饮食均衡的习惯,防止"一顿吃伤,十顿喝汤",要尽量做到冷热、酸碱平衡。防止营养过剩造成的疾病。

十、偏食有害无益

膳食偏简求精,对健康不利。应提倡食品多样化,提倡不同食物之间的互补,"五谷为养,五畜为益,五果为助,五菜为充"的膳食结构,食物应具有广杂性、主从性和匹配性,以适合人类消化道的组织结构和人体生理全面营养的需要。许多长寿老人食品多而杂,就很有说服力。偏食易造成铁、锌、碘、钙和某些维生素的缺乏。因此,除需注意食品色、香、味、形以外,更应提倡食品来源的多样化。自然界中没有一种食物可以单独满足人体的营养需要,因此每天要摄入30种不同的食物,才能有利健康。

十一、吃豆制品并非越多越好

黄豆中的蛋白质能阻碍人体对铁元素的吸收,过量摄入黄豆蛋白质可抑制正常铁吸收量的90%,从而出现缺铁性贫血,表现出不同程度的疲倦、嗜睡等贫血状态。所以,尽管豆制品富含营养,但也不是多多益善,还是以适量为宜。

十二、调味佐料并非多多益善

医学研究结果表明,胡椒、桂皮、丁香、小茴香、生姜等天然调味品具有一定的诱变性和毒性,如饮食中过量使用调味品,轻者有口干、咽喉痛、精神不振、失眠等感觉,重者会诱发高血压、胃肠炎等多种疾病,甚至有致人体细胞畸形,形成癌症的可能。因此,日常饮食中以尽量少的调味佐料为好。

十三、爆炒禽畜肉不卫生

很多人喜欢快火爆炒食物,认为这样做好的菜肴色泽口味都很好。但事实上爆炒是一种很不卫生的烹制方法。禽畜肉尤其是动物内脏,通常都携带大量禽畜病毒、病菌,有的病毒要烧煮十几分钟后才能被杀死。爆炒时间过短,病毒、病菌不易被杀死,吃了这类食物后,极易发生"人畜共患病"。因此,禽畜肉还是烧熟、烧透了再吃才安全。

十四、饭后不宜马上吃水果

科学家经过研究后指出，水果中含有大量的单糖类物质，很容易被小肠所吸收，但若被饭菜堵在胃中，就会因腐败而成胀气、使胃部不适，所以，吃水果应在饭前一小时或饭后2小时为宜。

第四十一章　食品加工与烹饪
——公众营养新趋势

☞ 国际公众营养新趋势在特殊人群(如学生)营养配餐、HACCP在营养餐生产中的应用、食品加工新技术等方面有突出表现。

一、国内外学生营养配餐的发展

世界上实施学生营养午餐的国家有日本、美国、俄罗斯、泰国、新加坡、欧洲和拉丁美洲部分国家，以及中国的台湾、香港、澳门等地区。

1. 日本是世界公认的成功实施学生营养午餐的国家

于若木同志说："他们从立法、科研到实践已形成一整套制度。战后一代人身体素质的提高，即得益于学校午餐制的推行。"

日本的学生午餐目的非常明确，即有利于学生的身心健康发展，有助于改良日本人民的饮食习惯。营养午餐在学校教育方面的作用：一是教师和学生通过一起就餐加深彼此了解，使学校生活更富有情趣。二是通过准备午餐，学生能培养独立劳动能力，树立服务精神。三是学生通过进食合理的营养午餐，对营养和饮食有很好的认识。四是通过实践，可培养学生良好的饮食习惯。

在日本，每1700名学生就有一名营养师做营养午餐的指导。每名烹调师负责近200名学生的午餐烹饪。即使是规模小于200名学生的学校，也必须有一名营养师和1～2名烹调师，负责学生的营养午餐工作。

2. 美国从20世纪初就开始为学生提供午餐

1946年，美国政府公布《国家学校午餐法》，1969年总统签署了《儿童餐卫生法令》。该法令规定了对违法行为的制裁办法，从而更有利于学生营养午餐的有序发展。1995年，正式公布联邦政府有关儿童营养的法规，对学生午餐、早餐的营养及食物数量都做了明确的规定。

美国农业部为了执行新的学生午餐法，转变传统的食物供应模式，减少动物性食物的数量，增加粮食、蔬菜、水果的供应数量。从1995年6月到1996年6月，举办了学校午餐执行50周年庆祝，在全国范围内开展大规模营养宣传教育，即集体营养行动，总统夫人也参加了这项活动，并指出"每个美国儿童都在参加这项营养行动。没有比儿童的营养更重要的目标了"，"各行各业用技术和智慧携起手来，向我们的目标前进"。

3. 发展中的中国学生营养配餐

我国现有中小学生近3亿人，学生的营养状况、家长的文化程度、家庭的经济条件和生活习惯都不一样，难以采用一种方法解决。国家制定的营养午餐标准是一个框架，它是根据我国中小学生营养状况和家庭经济条件提出的。

☞ 我国地域辽阔，各地经济发展不平衡，食物资源、饮食习惯、学生健康状况均不同，制定全面符合各地情况的学生营养配餐标准，存在许多实际困难，所以国家只能制定一个类似框架式的标准，具体要靠营养师们加以细化和落实。

于若木同志早在1989年就指出："营养是一种提高人口素质的投资，学生身体的发育与一个国家的经济建设和社会发展有着远期的关系。这种投资虽然是缓慢的，但却带有基础的性质，最终将是效益非常高的投资。"她说：抓学生营养午餐是最得人心的好事，发展学生营养午餐势在必行。她还语重心长地对从事营养专业的人员讲："营养配餐是个事业，值得干一辈子，要把营养配餐当作事业来做。"

二、HACCP在营养餐生产中的应用

HACCP是目前世界上最先进的质量管理体系。它通过对生产过程中的危害分析和关键控制点的有效控制，将危害杜绝在发生之前，做到防患于未然。它是从食品原料、餐食生产到销售的各环节保证食品质量，预测出损害餐食质量的不安全因素，并防止其出现的一种管理模式。HACCP包括：危害分析（HA）、关键控制点（CCP）、设定控制危害的标准、设定监控体系、设定纠偏措施、设定验证方法、设定档案制度，称作HACCP的7个原则。

运用HACCP的管理系统，对营养配餐生产的整个过程进行分析，决定哪些工艺过程必须严格控制，万一出现不合格产品能有效回收处理，以减少可能导致的严重后果。

在进行危害分析时，要根据本企业的产品及其生产过程，分析原料成分、生产过程和人为因素。明确失控后的危害对产品的安全性、卫生状况产生的不良影响及影响程度。从物理、化学、生物几个方面进行分析，充分考虑食品的安全性，严格遵守法令法规。同时考虑餐食的产品标准、经济效益等相关因素。

经过这样一系列危害分析，找出关键控制点。这个阶段要做的主要工作内容有：寻找并确定关键控制点，控制的方法，以及控制程度；明确是否做抽样检验，及检验方法，统一检验依据；确定分析数据的方法，明确相应责任人，并制定异常现象的处理方法。

例如：蔬菜初加工的危害分析及关键点控制——

蔬菜初加工的加工工艺：原料验收→摘选整理→浸泡清洗→去皮分割→切制成型→烫漂、油炸、蒸煮。

三、食品加工新技术

1. 微波加热技术 微波是频率范围在0.3～300 GHz（波长1000～1mm）的电磁波，其频率极高，波长很短，只能像光线那样直线传播。目前用于工业加热的微波频率为915 MHz和2450 MHz。

（1）微波加热特点：

①加热速度快：由于不依靠热传导，物体内部温度升高快，所需加热时间短。只需常规方法加热时间的1/10～1/100。

②加热均匀性好：微波加热是内部加热，与外部加热方式比较，容易达到均匀加热的效果，避免了物体表面硬化及不均匀受热等现象的发生。

③易于瞬时控制：这一特点有利于在自动化流水线生产上应用。

④选择性吸收：食品中有些成分容易吸收微波，有些成分则不易吸收微波，这种选择性有利于产品质量的提高。

⑤加热效率高：由于加热作用始于加工物料自身，基本上不辐射散热，所以热效率高。

（2）影响微波加热的因素：

①频率：主要影响微波对物料的穿透深度。频率越高、波长越短，微波被吸收的程度越高，但穿透力也越弱。微波的穿透深度随物质的不同而异，还与物质的温度有关。

②电场强度：功率大、场强大、加热速度快。在食品加工中，加热速度并非越快越好，加热操作应根据加工要求来进行。因此，要通过调节功率，以适应不同的加工要求。

③物料的介电性质：一般情况下，加工物料的含水量越大，其介质损耗也越大。某些物料在温度上升时，其介质损耗系数降低，这使得物料的加热更均匀，同时避免了过热现象的出现。但有些物料则相反，如冰的介电常数为3.2，介质损耗系数为0.001，而水的介电常数为80，介质损耗系数为0.2左右（在2450 MHz下）。所以在冰冻食品解冻时，如果不把融化的水随时排走，由于能量主要被水吸收，就使得冰得不到加热。这是食品解冻时应注意的问题。

④物料的密度：物料的密度大，升温速度慢。物料的密度对其介电常数有很大的影响，因而间接影响微波的热效应。

⑤物料的比热容：物料的比热容小，物料升温速度快。油脂是很好的例子，烹调油的比热容是2.0KJ（kg·K），而水的、比热容是4.2KJ（kg·K）。虽然油的微波吸收特性比水差，但油的升温速度实际上比水快，原因是油的比热容较水小。

用微波加工食品，控制比热容是十分重要的，多成分食物更是如此。例如，用微波炉加热冰冻的涂有果冻的多福饼，会出现果冻已沸开溢出饼外，而饼体仍处于冰冷状态，不能食用的情况。若将高固形物含量的果冻换成低固形物含量的果冻，这一情况就可避免，原因是低固形物含量果冻的比热容较高固形物含量果冻的高，减缓了

其受热速度。

(3)微波加热设备：

①设备类型：微波加热设备主要由电源、微波管、连接波导、加热器和冷却系统等几部分组成。微波加热器根据结构形式，分为箱式、隧道式、平板式、曲波导式和直波导式等几大类。其中箱式、隧道式、平板式常用。

②设备选择：选择加热器要考虑以下因素。

a.加工食品的体积和厚度。加工体积和厚度较大的食品宜选用915 MHz，以获得较大的穿透厚度。

b.加工食品的含水量及介质损耗。通常加工食品的含水量越大，介质损耗越大，而微波的频率越高，介质损耗也越大。因此，一般对含水量高的食品，宜选用915 MHz，对含水量低的食品，宜选用2450 MHz。

c.加热器型式的选定。主要根据加工食品的形状、数量和加工要求来选定。要求连续生产时，选用有输送带的加热器。小批量生产或餐厅、家庭烹调用场合，可选用箱式加热器。

(4)微波加热在食品加工中的应用：

①利用微波烹调食品具有方便、快捷、营养成分损失小、鲜嫩多汁等优点。不仅可以蒸炖、红烧，还可以烘烤膨化面饼、煎炸荷包蛋、炒肉和蔬菜、蒸米饭和包子等。

②微波炉方便食品分为两类，一类在常温下保存，一类在低温下保存。包装方便食品可用微波炉直接加热，开袋即食。

日本的微波炉食品有四类：

a.高温杀菌食品，如红小豆饭和米饭、沙司调料等。b.耐热容器装的冷冻食品，如虾肉米饭、什锦意式比萨饼等。c.加水后用微波烹调的食品，如鸡菜粥、各类蛋糕等。d.冷藏食品，如炖牛肉、咖喱牛肉、玉米奶油汤等。

③微波解冻比自然解冻快，见表41-1。

表41-1　微波解冻与自然解冻的比较

食　品	解冻时间(min)		失水率(%)	
	微波解冻	自然解冻	微波解冻	自然解冻
猪大排	5	155	1.39	1.68
牛腿肉	6	235	0.29	0.20
鸡大腿	6	160	2.16	0.40
冻虾仁	12	305	6.40	3.80
鳝鱼片	7	210	3.59	6.05
猪小排	5	215	0.88	0
猪肉糜	3	150	0	0.39

④食品微波干燥速度快、效率高、质量好，且节能、卫生条件好，但工业化生产投资大、耗电量大。

⑤食品微波杀菌与保鲜：微波杀菌与保鲜就是将食品经微波处理后，使食品中的微生物丧失活力或死亡，保证食品在一定保存期内含菌量不超过食品卫生法所规定的允许范围，从而延长食品的保质期。微波灭菌比常规灭菌方法能保留更多生物活性物质。

☞ 微波加热技术虽得到了广泛的应用，但其负面影响一直备受关注。本书在第五十五章：电器与健康中有相关论述，请参阅。

2.水油混合深层油炸　油炸是最古老的烹调方法之一，是食品熟制和干制的一种加工工艺。油炸的主要目的是改善食品的色、香和风味。传统的油炸工艺，油温在160℃以上，有时甚至高达230℃以上，这对食品的营养成分，尤其是对一些热敏性物质有一定的破坏作用。

(1)油炸对食品的影响：

①在油炸过程中，油处于持续高温的状态：在空气(含水蒸气和氧气)与油接触时便发生氧化，生成挥发性的小分子化合物，这些物质会产生不良风味并使油发黑。在高温无氧情况下，油分子会聚合生成高分子聚合物，这些物质使油的黏度上升，降低传热系数并加剧食品的吸油，使油炸食品含油率上升。而油的一些分解和聚合产物对人体是有害的。

②影响油炸食品质量的因素主要有：油的品质；油的使用时间和热稳定性；油炸温度和油炸时间；食品的大小和表面特性；油炸后的处理。以上几个方面都会影响食品的持油率和油炸食品的质构。

③油炸食品的持油率：不同的食品经油炸后，产品的持油程度也不同(见表41-2)。

表41-2 油炸食品的持油率

油炸食品	持油率(%)	油炸食品	持油率(%)
油炸坚果	6	快餐食品	20~40
油炸土豆片	40	果蔬类	33~38
炸面圈	20~25	方便冷藏食品	10~15

(2)水油混合深层油炸工艺:水在下部,油在上部,加热装置设置在油层中,油炸时食品处于上部油层中,食品的残渣则沉入底部的水中,且下层油温低,缓解了油的氧化。这种油炸工艺具有限位控制、分区控制、自动过滤、自我洁净的优点。若严格控制上下油层的温度,可使油的氧化程度显著降低,用过的油无须过滤。在炸制过程中油始终保持新鲜状态,所炸出的食品不但色、香、味俱佳,而且外观干净漂亮。该工艺的节油效果十分明显。

(3)水油混合深层油炸设备:

①间歇式水油混合油炸设备:间歇式水油混合油炸设备基本组成为上油层、加热装置、下油层、水层、冷却装置、滤网等。炸用油油面高出加热器上方约60mm的位置,滤网置于加热器上规定的位置。由电气控制系统自动控制加热器使其上方油层温度保持在180~230℃之间,并有显示装置准确显示其最高温度。

②连续深层油炸设备:连续深层油炸设备的主要部件有机体、成型料坯输送带和潜油网带。机体内装有油槽和油槽加热装置。由于料坯在炸制过程中,水分大量蒸发,体积膨松,比重减小,因此易飘浮在油面上,造成上下表面色泽差异很大,成熟程度不一。因此油槽设有潜油网带,强制炸坯潜入油内。通过控制制品在油槽里的停留时间保证其一致的成熟程度。油的加热方式有电加热和煤气加热两种。

3.真空低温油炸

(1)基本原理:真空低温油炸是利用在减压条件下,食品中水分汽化温度降低,能在短时间内迅速脱水的原理,实现在低温条件下的油炸。真空低温油炸技术将油炸和脱水作用有机地结合在一起。其影响因素主要有温度、真空度、油炸前原料的预处理等。

(2)特点:温度低、营养成分损失小;水分蒸发快、干燥时间短;对食品有膨化效果,提高产品的复水性;油脂的劣化速度慢、油耗少等。

(3)真空油炸食品:目前世界上商品化的真空油炸食品有:水果类有苹果、猕猴桃、柿子、草莓、葡萄、香蕉等;蔬菜类有胡萝卜、南瓜、番茄、四季豆、甘薯、土豆、大蒜、洋葱等;肉食类有鱼片、虾、牛肉干等,还有各种干果如花生和大枣等。

4.速冻技术

(1)原理:食品速冻技术是以食品中水分快速结晶为基础,迅速降低食品温度的加工技术。速冻食品的要求是在30min内通过-1~-5℃的最大冰结晶生成带,并使其中心温度迅速降低到-18℃以下。在这种冻结条件下,细胞间隙中的游离水和细胞内的游离水及结晶水能同时冻结成无数微小的冰晶体(冰晶粒子在100?m以内),冰晶分布与天然食品中液态水的分布极为相近,这样就不会损伤细胞组织。当食品解冻时,冰晶融化的水分能迅速被细胞吸收而不致产生汁液流失。因此,速冻食品能最大限度地保持天然食品原有的新鲜程度、色泽风味和营养成分,是目前国际公认的最佳食品储藏加工技术。

(2)特点

①可长期储存:按不同食品品质,储存时间可从1年至十几年。

②食品质量好:基本保持了原有食品的色泽风味和营养成分。

③包装运输方便:速冻食品体积小,降低占用空间。

④食用方便卫生:食品速冻前的处理,可使微生物和农药残留减少到尽可能低的程度,且不加任何防腐剂或抗菌素,保证了食品卫生。

(3)速冻食品的种类:速冻食品包含范围广,有蔬菜类(果菜类、叶菜类、块茎类、花菜类)、食用菌类、水果类、肉食类(生、熟肉制品)、水产类、蛋、奶及其制品、粮食制品类(饺子、包子、馒头、元宵、烧卖等)。

5.冷冻干燥 又称真空冷冻干燥、冷冻升华干燥、分子干燥等。它是将湿物料先冻结至冰点以下,使水分变成固态冰,然后在较高的真空度下,将冰直接转化为蒸汽而除去,物料即被干燥。

(1)应用:冷冻干燥早期用于生物的脱水,二战期间由于人体血浆和抗菌素的需求,使冷冻干燥技术得到进一步发展。目前,冷冻干燥技术已推广到化工、制药、食品、冶金、电子、超导技术等领域,主要用于生物制药和食品工业。冷冻干燥食品保持了原有食品的物理、化学、生物学及感官性质,常用于肉类、水产类、蔬菜类、蛋类、速溶茶、速溶咖啡、水果粉、香辛料、酱油等的干燥。

(2)特点:

①冷冻干燥在低温下进行,处于缺氧状态,特别适用于热敏食品以及易氧化食品的干燥。可以保留新鲜食品的色、香、味及维生素 C 等营养。

②干燥后制品不失原有的固体结构,保持原有的形状;避免了一般干燥方法容易出现的表面硬化现象。

③冷冻干燥制品复水后易于恢复原有的性质和形状。

第四十二章 食品包装材料与餐洗剂

第一节 食品包装材料及其安全性

☞ 食品工业的发展与包装密不可分。新的包装工艺可以极大地改变食品工业的产品结构和发展进程。典型的例子是包装饮料与杀菌工艺的结合。保质期的提高,极大地拓展了饮料的销售途径。

一、食品包装材料

1. 玻璃 食品包装的主导产品——玻璃瓶罐,因其透明、化学稳定性好、对食物无污染,不仅可以高温加热,而且可以回收、再生利用,是最好的食品包装材料。尽管 20 世纪 70 年代以来受到了塑料和其他包装材料的挑战,但仍保持了持续的增长。

2. 纸 纸和塑料是食品包装中使用最为广泛的两种材料。一般来说,纸质包装中用量最大的是纸袋,其次是纸杯和纸餐盒,然后是纸质外包装。

糖纸曾经是糖果的唯一包装形式,但现在已经让位给塑料。口香糖是个例外,除去外包装外,基本上是纸包装。复合纸包装使超高温杀菌奶的保质期极大地延长,为奶制品企业的规模化发展奠定了基础。在属于方便快餐食品中,纸包装较多,特别是纸餐盒和纸杯正大量使用。

食品包装是一个非常活跃的领域。新产品层出不穷,塑料包装主要是改进设计,提供更多的方便,改善复合材料的结构,满足更为严格的要求。纸包装的新产品则侧重于功能性的改善。例如美国和日本就开发出了用于果蔬包装的纸垫,能够吸收果蔬释放的乙烯和二氧化碳气体等,并开发出了诸如保温纸、防腐纸一类的产品。

3. 铝箔 铝箔因易加工、易染色成五彩缤纷的靓丽包装而一直受到人民的青睐。大量的罐装啤酒和饮料也几乎都是用薄铝罐作为包装材料的,用于高温杀菌的纸复合容器,也是纸与塑料和铝箔等 7 层复合的产品。铝箔纸也用于黄油、乳酪等产品的包装。

4. 塑料包装制品

(1)常用塑料包装:过去粮食包装主要是布袋。近年,包装形式和规格发生了极大的变化,塑料编织袋已成为大米的最主要包装形式。一些超市中的散装米由于包装小而采用纸袋,但总体以塑料包装为主。在饮料市场上,塑料瓶,特别是 PET 瓶是最主要和最引人注目的包装;食用油的包装则基本采用塑料容器,塑料包装还用于酱油、醋、味精、胡椒粉、白酒、黄油、乳酪、冰淇淋等。发泡塑料箱则大量用于保温外包装。

总之,在食品工业中,塑料的应用比纸更广泛。与纸包装相比,塑料包装材料的资源更丰富,而且对水质的污染也较小。

(2)不允许使用的塑料包装材料:塑料制品的原料主要为聚乙烯、聚氯乙烯、聚丙烯三种。常用的塑料薄膜,主要有聚乙烯、聚氯乙烯、聚丙烯以及聚酯、聚酰胺、聚偏二氯乙烯等六类。

☞ 聚氯乙烯制品是以氯乙烯为单体聚合而成。单体氯乙烯含有毒物质,制作聚氯乙烯所添加的增塑剂、稳定剂、润滑油以及着色剂,大部分都含铅或其他毒性物质。因此以聚氯乙烯为原料的塑料制品不得用于食品包装。

聚乙烯制品由聚乙烯树脂单体聚合而成。从食品卫生学角度看,聚乙烯制品是最安全的。但由于它具有透气性、耐光力差、易老化等,在使用上受到局限。聚乙烯塑料桶不宜盛装酒类和芳香类食品,聚乙烯薄膜则不宜包装过热的食品以及糕点、食糖、奶粉、香料等食物，另外，聚乙烯接触脂肪会分解出有毒物质，因此不可用于油类食品的包装。

聚丙烯是近几年问世的塑料，又称“丙塑”。其原料无毒、无味，化学和热稳定性均较好，因此是较为理想的食品盛器和包装材料。

(3)保鲜膜：用保鲜膜保存食物，为食物料理带来了极大的方便。用保鲜膜保存蔬菜可起到保护维生素C的作用，如100g不使用保鲜膜的西红柿在冰箱中放置6小时后，其维生素C的含量为19mg，而使用保鲜膜的则为22mg，冬瓜分别为25mg和30mg；白萝卜分别为25mg和27mg。保鲜膜对青椒作用更为明显，实验发现100g青椒不使用与使用保鲜膜分别含维生素C 59mg和66mg，由此可见保鲜膜对保存食物的营养价值有一定作用。

然而研究发现，有些塑料保鲜膜中含有干扰内分泌的物质，会扰乱体内的激素平衡，影响人体代谢、生长、发育等功能。过多使用时会破坏内分泌系统，引起妇女乳腺痛、新生儿先天缺陷、男性精子数减低，甚至精神疾病等。美国环保署已开始过滤几千种化学物质，试图把可能会造成内分泌失调的“凶手”找出来。深入研究得到的数据显示，有些聚氯乙烯塑料膜含有一种简称为DEHA的增塑剂，以增加保鲜膜的附着力，但这种增塑剂会渗入食物，尤其是高脂肪的食物。美国消费者联盟曾对用保鲜膜包装的乳酪进行测试，发现19种产品中7种含有高量DEHA，达$(51 \sim 270) \times 10^{-6}$，平均含量$153 \times 10^{-6}$，已超过安全范围。欧共体国家规定的允许范围是$18 \times 10^{-6}$ DEHA。

在塑料保鲜膜还广泛使用的今天，消费者也可以采取一些自我保护措施，尽量避免保鲜膜与食物直接接触，尤其是高脂肪食物。以减小对人体健康的侵害。

☞ 市场上的保鲜膜分为两类，一类是普通保鲜膜，适用于冰箱保鲜；一类是微波炉保鲜膜，既可用前者，又可用于微波炉，消费者在使用上要注意区别使用。

没有注明适用微波炉的保鲜膜，不宜在微波炉内使用。即使有些保鲜膜可用于微波炉，使用时间也不宜过长，以防温度上升导致保鲜膜溶化，粘在食物上。在微波炉内使用保鲜膜时，要用深的容器，食物不宜盛得过满，保鲜膜与食物表面最少应有25mrn空隙。加热食物前用保鲜膜覆盖好器皿，再用牙签在保鲜膜上扎几个小孔，以利水分蒸发，防止气体膨胀而使保鲜膜爆破。不同品牌的保鲜膜所标注的耐热温度不同，需长时间加热时，要选择耐热性较高的保鲜膜。保鲜膜不宜用于高脂肪、高糖分的食物，因脂肪和糖分能产生高温，令保鲜膜溶化。

在微波炉内加热食物时最好选用耐热玻璃、瓷碟等来代替保鲜膜覆盖食物，这样可避免保鲜膜溶化和保鲜膜中的增塑剂污染食物，但应注意留有空隙让水分蒸发。

二、绿色包装和可食性包装

1. 绿色包装 绿色包装采用天然原材料，价格低廉，符合保护生态环境和回归自然的消费心理。

☞ 绿色包装是指用较少的能源、原材料生产的简单而又经济实惠的包装，在其生产过程中不产生废气、废水、废渣等污染物，包装产品可以食用、可自然降解或再生，不产生二次污染，不破坏生态平衡。

2. 可食性包装 现代可食性包装材料选用植物蛋白质类、淀粉类和多糖类材料，经现代科学技术手段制成无毒、无污染、可食用的防腐保鲜包装膜、包装纸和包装容器，大致有以下几类：

(1)大豆可食性包装膜：用大豆制成包装膜包装食品，可保持食品原有风味和水分，可防止氧气进入而达到保鲜目的，此种包装膜可以食用，不污染环境。

(2)以豆腐渣、豆饼制作包装纸膜：豆腐渣、豆饼制作的包装纸膜营养与大豆相似，制成的快餐包装泡入水中即溶化，可与食物一起食用，风味和营养也好。

(3)壳聚糖可食用包装膜：壳聚糖也叫甲壳素、壳多糖、壳蛋白等，广泛存在于植物细胞壁和甲壳类动物及昆虫的蛹壳中，在动植物机体中每年自然合成数十亿吨甲壳质。其结构与细胞壁的纤维素相似，是一种直链状多糖，纯甲壳质具有优良的成膜性、螯合性、吸附性、生物相容性、无毒可生物降解。这种物质广泛应用于食品领域。

我国沿海和江河的虾蟹贝类很多，可利用废弃的虾壳、蟹壳、贝壳中的甲壳素与月桂酸聚合制成可食用包装膜，包装新鲜水果片、脱皮水果或不易保存的水果(如荔枝、龙眼、草莓、水蜜桃等)，效果极好。还可以将甲壳素或玉米淀粉加入海藻酸钠中，制成复合包装容器，包装果脯、糕点、方便食品和高价值的精美食品，保质效果也非常好。

(4)蛋白质可食用包装膜：用纸和玉米蛋白制成的包装膜，防油性能好，适用于包装含油脂食品，如肉制品、禽、鱼、蛋制品和快餐食品，可以同包装一起加工(蒸煮)食用，保持原有风味；用玉米蛋白制成的包装可适用于包装膨化食品；用蛋白质、脂肪酸和淀粉按不同比例制成的复合包装膜，可制作不同物理性能的可食性包装，缓阻水分流失，包装含水分较多的食品效果好；将蛋白质涂在纸上制成的蛋白涂层包装纸膜，可承受一定温度，防止水分侵蚀，无毒且方便食品加工。

(5)生物胶涂层包装纸：生物胶包括虫胶、骨胶、皮胶等，均可食用。用它们当作涂料涂在纸的表面，配以一定量的添加剂，制成耐水耐油的包装纸，适用于热食品包装、水分含量大的食品包装及快餐食品包装。

☞ 现代食品包装材料发展趋势：

1. **新型高阻隔包装材料** 油脂食品要求具有高阻氧性和阻油性；干燥食品要求具有高阻湿性，芳香食品要求具有高保香性；果品蔬菜类生鲜食品要求包装具有高的氧气、二氧化碳和水蒸气的透气性。此外食品包装材料还要有高的抗拉伸强度、耐撕裂、耐冲击强度，优良的化学稳定性，不与内装食品发生任何化学反应，确保食品安全；另外还要有较高的耐温性，满足食品的高温消毒和低温储藏等要求。使用高强度高阻隔性塑料不仅可以提高对食品的保护，而且在包装相同量食品时可以减少塑料的用量。对于要求高阻隔性保护的加工食品以及真空包装、充气包装等，一般都要用优质复合包装材料，而在多层复合材料中必须有一层以上的高阻隔性材料。例如纳米改性的新型高阻隔包装材料纳米复合聚酰胺、乙烯－乙烯醇共聚物、聚乙烯醇等。

2. **活性包装材料** 活性包装材料与活性包装技术的应用已经成为食品安全包装的一种发展趋势。所谓活性包装技术就是使用活性包装材料，使之与包装内部的多余气体相互作用，以防止包装内的氧气加速食品的氧化。近年来活性包装技术发展很快，其中铁系脱氧剂是发展较快的一种，先后出现了亚硝酸盐系、酶催化系、有机脱氧剂、光敏脱氧剂等，使包装食品的安全性日益完善。

3. **食品安全包装新材料** 智能包装材料。用于食品安全包装的智能包装材料主要有显示材料、杀菌材料、测菌材料等。

防紫外线破坏食品的包装材料 美国汽巴精化公司研制成功一种紫外线阻隔剂，能够保护包装内的食品免受紫外线的破坏，提高包装食品的安全性，延长保质期。

4. **食品包装用多功能保鲜剂** 日本开发成功食品包装用长效、多功能保鲜剂。能有效抑制好氧性、嫌氧性、兼氧性(即好氧兼嫌氧)等多种微生物生长，且使用简便安全，不影响食品风味，可大大延长包装食品的货架寿命。新发明的脱氧保鲜剂效果好。由于其中的乙醇有抗微生物作用、防腐作用和消毒作用，在包装密闭封存的食品内充满酒精气，保存食品效果比在食品中直接添加酒精要好，不会使食品有强烈酒味失去原有风味而降低商品价值。

5. **灭菌型活性包装材料** 国外研究成功一种能灭菌的活性包装体系，包括杀菌系统。它是把活性灭菌物质与包装材料相结合的体系，如将山梨醇、山梨酸盐、苯甲酸钠、银沸石等物质加入到制造包装容器的材料中，然后制造成型加工成容器，使其缓慢释放出灭菌活性成分。新发明的灭菌型脱氧保鲜剂，在24小时内能将密封容器内的氧气去掉99.9%以上，在极短时间内产生脱氧效果。

6. **无菌高阻隔食品包装材料** 近年来，研究人员开发成功无菌型镀 SiO_x 包装材料，即在真空环境中在PET、PA、PP等塑料薄膜基材上镀一层极薄的硅氧化物，之后赋予灭菌功能而制成。它不仅有极好的阻隔性，而且有极好的大气环境适应性，它的阻隔性不受环境温度变化影响。

第二节 “绿色餐洗剂”

如今市场上出售的洗涤剂可谓种类繁多、五花八门。面对众多的洗涤剂，消费者们最为关心的是餐洗剂对人们的健康有无不良影响。

据中国洗涤剂协会有关专家介绍，20世纪80年代后期，世界上许多国家都报道了自70年代人类使用化工原料合成洗涤剂以来对健康的影响。发现长期使用这类含化学表面活性剂的洗涤剂对人的皮肤有刺激性，当用其洗涤水果、蔬菜等食品及家用餐具时，残留的烷基苯磺酸盐对人体有害，日本首先报道了长期用肥皂粉洗涤饭盒的女工癌症发病率上升的情况。此外还发现化工企业中，在合成烷基苯车间工作的工人结肠癌发病率较高。在使用洗涤剂清洗餐具后，必须用大量的水进行冲洗才能彻底除去有毒物质，而这样又同时造成了水环境污染和水资源的浪费。当前我国洗涤剂市场上的餐洗用洗涤剂已有多年的应用历史，某些品牌的餐洗剂以其合理的价格和良好的去污能力赢得了广大消费者的认可。但目前所用的餐洗剂的主要去污成分正是化学合成的烷基苯类活性剂。因此有关医学专家向人们提出忠告：对化学原料合成的餐洗剂在餐具洗涤中一定要反复冲洗，彻底去除残留物，以防止其对健康的不良影响。

20世纪90年代以来，德国、美国、日本等国家相继成功地开发了天然植物油脂型餐洗剂，用无毒的葡萄糖苷取代了沿用已久的烷基苯磺酸盐用作表面活性剂，使餐洗剂走向了健康、无污染的崭新轨道。人们以极大的热情欢迎这些完全无毒、无污染的新产品，并称之为“绿色餐洗剂”。

第四十三章　转基因食品及其安全性

☞ 世界上第一种基因移植作物是一种含有抗生素药类抗体的烟草，1983年得以培植出来。又过了十年，第一种市场化的基因食物才在美国出现，它就是可以延迟成熟的番茄作物。一直到1996年，由这种番茄食品制造的番茄饼，才得以允许在超市出售。

近10年来，转基因食品（基因改造食品）显示出强大的市场潜力。但与此同时，转基因食品的安全性成为国际社会关注的焦点。

第一节　转基因食品的概念

☞ 转基因食品通过改换生物的基因，使生物的遗传性状得到改变，产生符合人们需要的新生物。

改换基因的工作称为基因重组，就是对脱氧核糖核酸（DNA）重新进行组合。人们可以像建筑工程那样，使生物的性状按照人们预先设计好的目标发生改变。

所谓转基因食品就是把一种生物的基因转移到另一种生物体内，使接受了新基因的生物的特征和功能按照设计者的目的发生变化。例如，把蚕豆的基因移入向日葵内，葵花籽就会兼有蚕豆的营养和风味。从上述这种遗传改性农作物得到的食品称为转基因食品。

☞ 世界上第一种转基因食品问世至今才短短十几年，动物来源的、植物来源的和微生物来源的转基因食品发展非常迅速，各种类型转基因食品应运而生。尽管至今尚无人给转基因食品进行分类，但按惯例，按转基因的功能是可以对其分类的。到目前为止，大致可以分成以下几种类型：

1. 增产型：作物增产与其生长分化、肥料、抗逆、抗虫害等因素密切相关，可转移或修饰相关的基因达到增产效果。

2. 控熟型：通过转移或修饰与控制成熟期有关的基因可以使转基因生物成熟期延迟或提前，以适应市场需求。最典型的例子是延熟速度慢，不易腐烂，好贮存。

3. 高营养型：许多粮食作物缺少人体必需的氨基酸，为了改变这种状况，可以从改造种子贮藏蛋白质基因入手，使其表达的蛋白质具有合理的氨基酸组成。现已培育成功的有转基因玉米、土豆和菜豆等。

4. 保健型：通过转移病原体抗原基因或毒素基因至粮食作物或果树中，人们吃了这些粮食和水果，相当于在补充营养的同时服用了疫苗，起到预防疾病的作用。有的转基因食物可防止动脉粥样硬化和骨质疏松。一些防病因子也可由转基因牛羊奶得到。

5. 新品种型：通过不同品种间的基因重组可形成新品种，由其获得的转基因食品可能在品质、口味和色香方面等具有新的特点。

6. 加工型：由转基因产物作原料加工制成，花样最为繁多。

第二节　基因食品的鉴定和标识

鉴于基因食品的某些不确定性，现在世界上不少国家都明确表示不欢迎转基因食品进口。为了便于识别，国际上通常采取的办法是要求在转基因食品包装上注明其品质。欧盟、日本、韩国、澳大利亚、意大利等国都已经或将要采取这种做法。

第三节　转基因食品的安全性

世界各国对基因食品的安全性认识不一。遗传改性农作物和转基因食品玉米与大豆新品种已经过美国政府有关部门的检测，被认为是安全食品。但欧洲商业集团仍然同来自10多个国家的消费者组织和卫生机构联合呼吁全世界抵制能够抵抗农药影响的遗传改性农作物新品种。美国生产的转基因大豆和玉米受到抵制，核心问题在于新开发的抗农药的农作物是否会对环境和人体健康造成危害，普遍接受的观点是：应用遗传工程方法生产粮食，超出了人们的控制范围，公众没有选择或干涉的余地。这是被强大的经济利益驱使的结果。

一、有关转基因工程危险性的争论

对有关转基因工程所包含的危险性仍存在激烈的争论。克隆羊"多利"诞生所引起的轩然大波，使人们进一步认识到开展生物伦理学研究的必要性。现在世界上已有转基因的蔬菜，能抗病毒，个头也大，目前还未发现其对人体有害，但过若干年后是否会危害人类健康，人们不得而知。因此反对者认为转基因食品对人类的危害有待于研究，不可盲目投入市场。而持支持观点的人则认为目前急需制定一项全面的、不采用专业用语的普及基因改性知识的计划，以确保这一新技术不会因无知而遭到拒绝。

二、转基因农产品的抗农药性与农药的滥用

当前争论的中心是由于转基因农产品具有抗农药性，生产农药的公司就可以更多地出售农药，从而不可避免地导致全球范围内某些农药的滥用，危害人类健康。

生物技术专家认为使转基因农作物对病虫害具有抵抗力是因为增加了一种从杀虫细菌中提取的基因。目前这种杀虫细菌在农田里被广泛使用，但是若广泛种植基因改性的农作物则可能导致产生对这种杀虫细菌有抵抗力的害虫。这是一个严重的问题，整个农业界可能因失去杀除害虫的有力武器，而不得不重新开始更经常、更频繁、更大量的使用毒性更大的杀虫剂，这必将对人类健康和环境造成十分不利的影响。

三、转基因作物会污染远亲野生植物

美国加州大学的科学家在研究生长在墨西哥瓦卡山麓的野生玉米后发现，这种野生玉米中竟然含有包括苏云金杆菌（一种能产生抗病虫毒素的细菌）基因在内的转基因作物的基因。这表明转基因作物的基因可传播转移到野生植物中，从而对天然植物的遗传多样性构成威胁。

四、转基因食品是否会危害机体免疫功能

转基因食品的诞生引发了1999年的关于其安全性的世界范围的大辩论，引起这场大辩论的是1998年8月10日英国的一个电视节目。英国Rowett研究所的一个名叫Arpad Pusztai的生物学家在节目上宣布：用被基因改造的土豆喂老鼠，结果老鼠食用后引起器官生长异常，体重和器官重量减轻，并且免疫系统遭受破坏。电视播出后，在英国引起轩然大波，人们对基因改造食品产生极度恐慌，虽然这位生物学家供职的Rowett研究所很快发布新闻，声称他的未经出版的研究成果是混淆和错误的，并开除了这位生物学家。然而Arpad Pusztai的研究结果却备受关注，2001年一批科学家联名呼吁国际社会为这位受到不公正对待的科学家恢复名誉。

第四节　食品安全的"实质等同性"原则

许多食品都含有有毒物质或引起过敏的物质。必须科学而认真地研究转基因的产物（即蛋白）的毒性和过敏性问题。

1993年经济合作和发展组织（OECD）提出了食品安全性分析的"实质等同性"原则，即转基因植物及其产品作为食品、食品添加剂或饲料时，应与市场出售的同类常规产品作"实质等同性"比较。比较的重点是：天然有毒物质含量的变化；营养成分及抗营养因子的改变；过敏原及过敏性反应的变化；农艺性状表达及导入基因的稳定性；标记基因的安全性等；用作动物饲料时，必须对所使用的转基因植物的重点部位作有毒物质、营养有效成分检

测,并进行饲喂试验。

目前我国现代生物技术安全需要重点关注的领域主要有:1. 转基因植物:涉及的品种有水稻、土豆、西红柿、玉米、甜椒等。2. 转基因动物:包括以生产药用蛋白为目的的转基因羊、转基因牛、转基因鸡、基因工程家蚕,以提供异种器官移植为目的的转基因猪等。3. 转基因水生生物:包括转基因海洋生物和转基因淡水水生生物,具体包括转基因鱼、转基因对虾、转基因扇贝。4. 基因工程微生物:相对于动植物而言,微生物有着更大的遗传变异性,它们极易进入其他生物体,且对极端环境耐受力也较高。在饲料添加剂、抗生素、氨基酸、食品添加剂、工业酶制剂、食品酿造业等大规模发酵工业生产中使用的微生物,需要进行应用前的安全性评估和释放应用后的持续监测和控制。

专家们认为,由于转基因作物能更好地防治病虫害,抵御干旱,提高产量,营养成分高,因此发展前景十分广阔。到2015年,全球人口将增至90亿,只有提高农业生产率才能满足人类对食品的需求,而现代生物技术无疑是提高农业生产率的重要手段之一。人们还可利用基因技术生产速生鱼类和医药工业所需的疫苗等,以满足人类的生活需要。但专家们也强调,发展转基因食品必须有严格监督、科学检验、国际立法,以避免它对人类健康和环境造成损害。

总之,保证食品安全是一项极其复杂的系统工程。只有依靠完善的食品法规,严格的检测、管理体系,实施政府与广大社会公众的有效监督,对不法食品商进行严厉的制裁才能实现。

第四十四章　食物与营养的政策法规

第一节　引　言

政策是指国家或政党为实现一定历史时期的路线而制定的行动准则。

法是由国家制定或认可,并由国家强制力保证实施,它通过规定人们在社会关系中的权利和义务,确认、保护和发展有利于国家稳定和进步的社会关系和社会秩序。

我国法的形式主要有以下几种:

1. **宪法**　是由国家最高权力机关全国人民代表大会制定的,规定国家的基本制度和根本任务,是国家的根本大法,具有最高的法律效力。

2. **法律**　是由全国人民代表大会及其常务委员会,经一定立法程序制定的规范性文件。其法律效力仅低于宪法,是制定其他规范性文件的依据。如《中华人民共和国食品卫生法》。

3. **行政法规**　是由国家最高行政机关国务院制定、发布的规范性文件。它通常冠以条例、办法、规定等名称。其效力仅次于宪法和法律,是一种重要的法的形式。如《食盐加碘消除碘缺乏危害管理条例》。

4. **地方性法规**　省、自治区、直辖市的人民代表大会及其常务委员会在与宪法、法律和行政法规不相抵触的前提下,可以根据本地区情况制定、发布的规范性文件即地方性法规。如《湖北省街头食品卫生管理办法》、《上海市盒饭卫生管理办法》。

5. **民族自治地方的自治条例和单行条例**　民族自治地方(自治区、自治州、自治县)的人民代表大会有权依照当地民族的政治、经济和文化特点,制定自治条例和单行条例。如《甘肃省肃北蒙古族自治县自治条例》。

6. **特别行政区的法**　国家在必要时得设立特别行政区,全国人民代表大会制定的特别行政区基本法以及特别行政区依法制定并报全国人民代表大会常务委员会备案的。在该特别行政区内有效的规范性法律文件,属于特别行政区的法,如《香港基本法》。

7. **规章**　国务院各部委,省、自治区、直辖市人民政府,省、自治区人民政府所在地的市和国务院批准的较大的市以及某些经济特区市的人民政府在其职权范围内依法制定、发布的规范性文件为规章。规章的效力低于宪法、法律和行政法规,在人民法院审理行政案件时仅起参考作用。如卫生部发布的《保健食品管理办法》和《学生集体用餐卫生监督办法》等。

8. **国际条约**　国际条约不属于国内法的范畴,但我国签订和加入的国际条约对于国内的国家机关、社会团体、企事业单位和公民也有约束力。因此，这些条约就具有与国内法同样的约束力。如食品法典委员会提出的《辐照食品通用标准》。

一、我国历史上的食物营养政策的颁布与实施

（一）1953 年 10 月，中共中央召开全国粮食会议，中央人民政府财政经济委员会主任陈云在会上做了“实行粮食统购统销”的报告，提出在农村实行粮食征购，在城市实行定量配给，严格管制私商，并调整内部关系。这个报告得到毛泽东主席、周恩来总理的赞同和会议代表的一致拥护。

（二）1953 年 10 月 16 日，中共中央作出《关于实行粮食的计划收购与计划供应的决议》，决定在农村向余粮户实行粮食计划收购；对城市居民和农村缺粮户实行粮食计划供应；由国家严格管制，严禁私商自由经营粮食；在中央统一管理下，由中央与地方分工负责管理粮食。

（三）1953 年 11 月 19 日，政务院通过了《关于实行粮食的计划收购和计划供应的命令》及《粮食市场管理办法》，并于 11 月 23 日正式颁布。其主要内容为：①粮农按照国家规定的收购粮种、价格和数量，将余粮交售给国家；②农民在交纳公粮和计划收购以外的余粮，可自由存储和使用，可售给国家粮食部门或合作社，或在国家设立的粮食市场上交易，也可以在农民之间进行少量的、互通有无的交易，但禁止投机倒把扰乱市场；③一切有关粮食经营和加工的国营、公私合营、合作社的粮店和工厂，统一归粮食部门领导。所有私营粮商、私营粮食加工厂一律不许私自经营粮食或自购原料、自销产品，但可在国家严格监管下，由国家粮食部门委托销售粮食或从事粮食加工；④城市居民凭证供应粮食，对集镇、经济作物区、灾区和一般农村的缺粮户，采取上级政府颁布控制数字和群众民主评议相结合的办法，确定需要供应的数量；⑤熟食业、食品工业所需粮食，旅店、火车、轮船等供应旅客膳食用粮和其他工业用粮，一律由国家粮食部门有计划地供应，不准私自采购或转售粮食。

（四）1955 年 5 月，中共中央和国务院发出《关于加紧整顿粮食统销工作的指示》，全国共派出几十万干部到各地城乡开展整顿工作，及时解决了 1954 年国家多购 350 万吨粮食、农民留粮减少的问题。

（五）1955 年 8 月，国务院发布《农村粮食统购统销暂行办法》，实行“三定”政策，即：①定产：按粮田常年产量评定，三年不变；②定购：农业合作社和农户按一定标准留下口粮、种子和饲料后，国家收购的粮食一般不超过余粮的 80% ~90%；③定销：对农村缺粮户按规定的用粮标准，分别核定粮食供应量，凭证、按月、定点、定量供应。

（六）与此同时，国务院发布了《市镇粮食定量供应暂行办法》，规定对非农业人口一律实行居民口粮分等级定量供应，按不同年龄、劳动性质、工种等确定每个市镇居民的每月粮食定量。各市镇粮食管理部门按户发给“购粮本”，其中记载了每个家庭成员的粮食定量，凭证在各地粮店购粮。

（七）为便于居民购买粮食加工制品和旅客在外就餐，粮食管理部门还按省发放了地方粮票和全国通用粮票。每张票面上除印有省份、发放年份外，还标明粮食的重量，按中国市制分为 10 斤、5 斤、1 斤、半斤、2 两、1 两、半两等数量（1 斤 =500 克，1 两 =50 克）。地方粮票（包括面票、米票）仅限本省市、自治区内使用，跨省购粮和就餐必须使用全国通用粮票。居民使用全国通用粮票，必须持“购粮本”从当地粮店领取，其数量从个人粮食定量中扣除。

二、政策实施的效果

（一）粮食统购统销政策的实施和配套管理办法的推广，有效地打击了粮食投机倒把活动，及时地稳定了粮食市场，从而保证了城乡居民的粮食供应和营养改善的基本需要，有力地支援了国家经济建设，保障了社会安定。特别是 1960 ~1962 年经济困难时期，在粮食严重减产的情况下，粮食凭票供应不仅保障了居民的基本需要，而且中央政府还采取了一些有效的应对措施。例如，1962 年陈云副总理提出给城市居民每人每月供应 1.5 公斤大豆，鱼和肉各 250 克，从而有效地缓解了当时蛋白质缺乏和居民浮肿问题。

（二）从 20 世纪 50 年代至 80 年代初，在中国食物短缺的情况下，粮食是保障居民营养需要的主要来源，大约 70% 以上的能量、60% 以上的蛋白质及大量其他营养素均来自粮食。自 1953 年实行粮食统购统销后，全国人均粮食消费量（口粮）由 1952 年的 198 公斤增加至 1957 年的 203 公斤，即使在经济严重困难的 1960 ~1962 年也保持在 160 公斤的水平，1966 ~1978 年基本稳定在 185 ~190 公斤，1979 ~1982 年间由 207 公斤增至 226 公斤。据 1982 年的膳食营养调查，全国人均能量摄入为 2484 千卡，蛋白质 66.8 克，其中来自粮食的比重分别为 79% 和 66.6%。这项调查结果从一个侧面反映了粮食统购统销的重大作用。1984 年居民基本解决温饱后，粮食直接消费量虽由上升转入逐步下降，但这项政策至今仍然在我国营养保障中占有举足轻重的地位，特别是在农村更为重要。

（三）中国是一个国土辽阔、地区发展不平衡的农业大国。粮食安全保障对于应对救灾和扶贫等紧急需要都具有十分重要意义。全国农田因旱涝等灾害每年受灾面积一般占10%～15%左右，受灾人口往往达数千万甚至1亿以上。在实行统购统销期间，每年粮食征购和议购量在4000万吨左右，约占粮食总产量的10%。20世纪80年代初，购粮量虽达5000万吨以上，但随着粮食总产量的增长，其比重基本稳定。国家粮食征购与储备对于救灾、解困和应急需要，都是必不可少的一项战略举措。

（四）改革开放以来，中国农业和国民经济迅速发展，特别是粮食生产达到5亿吨后，曾出现供大于求的结构性过剩。在这种情况下，20世纪90年代末各省逐步放开粮食价格，取消了凭票供应。实施40年来的粮食统购统销制度完成其历史任务。但它对国家经济与社会发展、居民营养改善的重大历史作用永载史册。

第二节　有关食物营养的综合性政策和法规

建国以来，国家为保证全民的食物供给在不同历史时期做了许多具体规定，如按年龄性别的粮票定量规定、食物票证供给制度等，保证了全民的基本能量需求，都属于行政法规的范畴。现将我国今年制订的有关食物与营养的综合性政策和法规介绍如下。

一、中国营养改善行动计划

1992年12月在罗马召开的全球性部长级营养会议通过了《世界营养宣言》和《世界营养行动计划》，包括中国在内的159个国家的代表作出承诺，要尽一切努力在2000年以前消除饥饿和营养不良。为了实现这一目标，尽快改善我国居民的营养状况，1997年12月5日国务院办公厅发布了《中国营养改善行动计划》。

（一）目标

1. 总目标　通过保障食物供给，落实适宜的干预措施，减少饥饿的食物不足，降低能量—蛋白质营养不良的发生率，预防、控制和消除微量营养素缺乏症；通过正确引导食物消费，优化膳食模式，促进健康的生活方式，全面改善居民的营养状况，预防与营养有关的慢性病。

2. 具体目标

（1）全国人均能量日供给量2600 Kcal（10878KJ），蛋白质72g，脂肪72g。贫困地区人均能量日供给量10878KJ（2600Kcal），蛋白质67g，脂肪51g。

（2）孕妇和儿童的缺铁性贫血患病率较1990年降低1/3。

（3）提高4～6个月以内婴儿的纯母乳喂养率，到2000年，使母乳喂养率以省为单位达到80%。

（4）5岁以下儿童中度和重度营养不良患病率较1990年降低50%。

（5）基本消除5岁以下儿童维生素A缺乏病。

（6）到2000年，全国消除碘缺乏病。

（7）减缓与膳食有关的慢性病发病率上升的趋势。

（8）2000年全国主要农产品产量目标，见表44－1。

表44－1　2000年全国主要农产品产量

农产品名称	产量（百万吨）	农产品名称	产量（百万吨）
粮食（含大豆）	490～500	水产品	40
大豆	17.8	油料	25
肉类	68	糖料	90～100
禽蛋类	22	蔬菜	260
奶类	8	水果	62

（9）加工食品在食品中的比重由现在的30%提高到40%。

（10）增加生产符合国家标准的富含微量营养素的粮食加工品和营养强化食品。

（11）全民食盐加碘。

（二）方针与政策

将提高居民的营养水平作为国家长期发展战略的一部分；加强部门间的合作。进一步加强促进农业发展的政策，实行引导消费和鼓励生产相结合的政策；重点解决贫困地区的营养改善问题。在坚持从经济开发入手开展扶贫工作的同时，重视健康及营养问题并将之纳入扶贫计划。在营养改善行动中，应特别注重改善儿童、妇女、残疾人、老年人及低收入人群的营养状况。

（三）策略与措施

将营养目标纳入有关法律、法规、政策和计划；加强有关营养与食品卫生工作的法制建设；增加食物生产及改善家庭食物供应；提高食品和饮用水质量，预防传染性疾病；提倡母乳喂养，改善儿童营养；预防微量营养素缺乏症；保护处于困难条件下的人群；加强营养人才培训及营养教育。

二、九十年代中国食物结构改革与发展纲要

为了实现在《世界营养宣言》中的承诺，规范和指导我国食物生产与食物消费协调发展，提高人民食物消费水平，改善国民膳食营养结构，在国务院有关领导主持下，7个部委参与起草了《九十年代中国食物结构改革与发展纲要》。1993年第220次总理办公会议通过了《九十年代中国食物结构改革与发展纲要》，并由国发[1990]40号文件颁布实施。这是新中国成立以来第一部较为完善的食物与营养发展纲要。

根据这个文件第22条的规定，国家食物与营养咨询委员会于1993年6月成立。这个委员会主要由农业、食物、营养、卫生、加工、经济、贸易等相关领域的著名专家组成。其主要职能是对我国食物与营养工作及相关工作进行调查研究，向主管部门提出建议，提供咨询服务等。

第23条规定：国务院各有关部门要按照纲要提出的各项基本目标和政策措施，积极配合，努力工作。各级人民政府都要高度重视和加强食物发展工作，要结合本地实际，充分考虑不同地区、不同民族、不同人群的差别和习惯，相应制订本地区的食物发展纲要，把食物发展纳入本地区的国民经济和社会发展规划之中。建立必要的食物与营养咨询机构与机制，协助政府主管部门共同落实国家和地方的发展纲要，努力保证我国90年代食物结构改革与发展目标的顺利实现。

《90年代中国食物结构改革与发展纲要》对指导90年代以来我国农业、卫生、食品、加工、科技等与食物生产相关部门和行业的发展，改善食物发展宏观环境，增强食物综合生产能力，提高居民食物消费和营养水平均发挥了积极的指导作用，对促进我国食物发展与世界接轨产生了重大影响。

三、中华人民共和国食品卫生法

经过10年的试行，1995年10月30日，第八届全国人民代表大会常务委员会第十六次会议审议通过了《中华人民共和国食品卫生法》，并公布实施。《中华人民共和国食品卫生法》共设九章五十七条，对食品卫生法律规范的适用条件、行为模式和法律后果都做了明确的规定，是我国食品卫生法律体系效力层级最高的规范性文件，是制定从属的食品卫生法规、规章以及其他规范性文件的依据。

四、中国食物与营养发展纲要(2001～2010年)

为了指导我国食物结构调整，促进食物生产与消费的均衡协调发展以及改善营养结构，农业部、国家计委、卫生部、科技部、国家经贸部、教育部、财政部等有关部委联合起草，2001年11月3日，国务院办公厅由国办发[2001]86号文件颁布了《中国食物与营养发展纲要(2001～2010年)》。《纲要》对我国食物与营养发展中的基本情况进行了分析，提出了今后10年食物与营养发展的指导思想、基本原则和目标，抓住事关全局以及具有主导性、带动性的若干关键内容和薄弱环节，确定今后10年的发展三个重点领域(加快发展奶业，大力发展大豆产业，加速发展食品工业)，两个重点地区(农村地区、西部农村地区)，三个重点人群(儿童青少年群体、妇婴群体、老年人群体)，提出未来10年促进食物与营养发展所必须采取的若干政策措施，同时强调要加强食物与营养发展的组织领导。

《纲要》提出了我国食物与营养发展中目前存在的四个方面问题。一是食物生产消费、营养不协调；二是近年来城乡居民食物发展不平衡；三是食品工业发展滞后；四是部分地区食物生产的生态环境恶化，部分食物质量和卫生安全存在隐患。

《纲要》提出了2010年我国的食物与营养发展目标：选择了营养水平目标、食物消费水平目标、食物供给水平目标和降低营养缺乏性疾病目标。

《纲要》提出了关于促进食物与营养发展的若干政策措施。为加强我国食物与营养发展的改革，需要建立面

向新世纪的现代食物发展管理体系，进一步提出设立国家食物与营养指导委员会，统一协调食物与营养发展所涉及的相关工作，以加强对食物与营养发展工作的领导，保障发展目标顺利实现。

2001年该纲要正式颁布实施。这对于促进我国食物生产、居民营养的改善、居民消费的协调发展，把握21世纪初的食物发展方向，增强国民身体素质与经济繁荣具有十分重大的意义。

第三节　有关学生营养工作的政策法规

一、学生营养餐计划

学生营养餐是以保证学生正常生长发育为目的，根据平衡膳食的要求，由生产单位按照带量食谱生产和供应的安全卫生、营养丰富、色香味俱佳的配餐。学生营养餐计划是在政府倡导和推动下，主要在大中城市实施的以午餐为重点、以中小学生为主要对象的营养改善专项计划。

(一)《学生营养餐计划》的制定

为了贯彻《九十年代中国食物结构改革与发展纲要》和《中国营养改善行动计划》提出的"有计划、有步骤地普及学生营养午餐"，卫生部及相关部门相继制定了学生营养餐有关的行业标准和规范。

1. 1996年8月27日，卫生部发布了《学生集体用餐卫生监督办法》，共13条，对学校集体用餐的定义、适用范围、监督管理、许可证办理、学生营养餐生产、经营、经营人员、管理人员及生产场所的卫生监督管理做出了具体规定，并提出了学生集体用餐营养要求，包括：①学生营养餐营养素摄入；②学生营养餐各类食物的供应量。此后又分别于1998年和1999年发布了《学生营养午餐供给量》和《学生营养餐生产企业卫生规范》，前者明确了学生营养餐的概念，着重提出"要逐步建立中小学生营养餐制度"，规定了对学生营养午餐营养素摄人标准值及各类食物的供给量，内容包括学生营养午餐定义、学生营养午餐标准、营养教育以及食谱编制原则和方法。《学生营养餐生产企业卫生规范》规定了学生营养餐的生产单位生产、运输、销售的卫生要求，内容包括学生营养餐和学生课间餐定义、工厂设计与设施的卫生要求、原料采购、运输、储藏的卫生要求、食品初加工、烹调熟加工、营养餐的包装、运输与分发等。

2. 根据国务院的批示，在对重点地区和城市的学生营养餐现状进行调查的基础上，国家经济贸易委员会同教育部、卫生部于2001年2月联合颁布了《关于推广学生营养餐的指导意见》，要求把学生营养餐的推广列入政府重要议事日程、工作计划和长远规划，并作为教育工作的一部分；因地制宜，探索学生营养餐的发展途径与做法；坚持质量第一，抓好生产企业的认定与管理；严格把好卫生关，保证食物安全；贯彻科技兴国战略，充分发挥专业技术人员在经营管理、人员培训。系统研究、信息服务等方面的作用；大力开展宣传教育，取得全社会支持；与现有大豆行动计划、豆奶计划、学生奶计划等专项计划相配合，并加强行业管理与卫生监督。

3. 2002年9月，教育部和卫生部公布了《学校食堂与学生集体用餐卫生管理规定》，对学生集体用餐、食堂、食堂从业人员的内涵做出了界定；强调餐饮卫生必须坚持预防为主的工作方针，并对食堂建筑、设备与环境，食物采购、储存和加工以及从业人员提出了卫生要求；在管理与监督方面提出了具体措施。

(二)《学生营养餐计划》的实施和效果

据2003年6月不完全统计，采用不同方式在一定规模上曾经进行试点和正在推广学生营养餐的城市约有30多个，其中以北京、上海的规模最大，日供应量约在30万份以上。城市日供应量能力估计共达200多万份，约占全国城市中小学生的6%。从总体上看，中国学生营养餐尚处于边试验示范、边推广的起始阶段。

《学生营养餐计划》的推行使学生获得了营养知识，利于学生养成良好的饮食习惯，促进了学生的体格发育和健康水平，提高了学生的学习能力，值得大力推广。

二、学生饮用奶计划

在政府的政策扶持、行政推动和消费引导下，通过专项计划向学生提供奶制品，即开展"学生饮用奶计划"，是世界上许多国家为改善学生营养和健康状况而采取的一种通用而有效的做法，得到有关国际组织的充分肯定与支持。我国"学生饮用奶计划"的启动表明坚持改革开放的中国已加入世界实施"学生饮用奶计划"国家的行列。

(一)《学生饮用奶计划》的制定

1.农业部、国家发展计划委员会、教育部、财政部、卫生部、国家质量技术监督局、国家轻工业局等七个部委拟订了《学生饮用奶计划》。

2000年8月29日,七部委联合发出了《关于实施国家"学生饮用奶计划"的通知》,提出"安全、营养、方便、价廉"的原则和"统一部署、规范管理、严格把关、确保质量"的工作方针;并制定了《国家"学生饮用奶计划"实施方案》。要求在全国各省(市、自治区)和推广城市设立学生奶计划的三级管理机构,由学校通过招标从统一认定的生产企业中选定供奶单位,在坚持自愿原则下,向中小学生提供学生奶。在实施过程中,要求先试点、后推广,以点带面、分步实施。作为第一步,从1999年起,先在北京、天津、上海、广州、沈阳五大城市进行试点;第二步,从2001年起,向省会城市和部分经济发达城市逐步扩展;第三步,向中小城市和具备一定条件的农村推广。

2.2000年10月13日,农业部、教育部、国家质量技术监督局发布了《国家"学生饮用奶计划"暂行管理办法》,其中包括总则、生产企业、质量监督与价格管理、学校准入与配送、法律责任和附则共6章、26条,重点界定了"学生饮用奶"的内涵,确定了生产企业的基本条件与供奶资格以及学校准入与配送。这一管理办法是上述文件的具体化规定。

3.2000年10月20日,根据上述两项文件,农业部发布了《中国学生饮用奶计划标志暂行管理办法》和《中国学生饮用奶计划标志使用规范》,对中国学生奶的标准图形与使用办法做出了具体规定。

4.2001年1月5日,农业部、教育部、国家质量技术监督局、国家轻工业局发布了《学生饮用奶定点生产企业申报认定暂行办法》,要求定点生产企业必须拥有足够稳定和优质的奶源基地。合同奶牛场应具有机械化挤奶设备,日供鲜奶在50吨以上,并按GB-5408.2-1999《灭菌乳》中全脂灭菌纯牛奶的规定,生产学生饮用奶。而全脂灭菌调味乳用作学生饮用奶时,其纯牛奶的比例不低于80%。同时规定,学生饮用奶禁止用复原奶生产。

(二)《学生饮用奶计划》的实施和效果

推广学生饮用奶计划,是利国利民造福后代的一项民心工程。通过此项计划的实施,将有利于培养少年儿童饮用牛奶的习惯,改善他们的营养健康状况,提高他们的身体健康素质,最终达到强壮一个民族的目的。通过该项计划的推广实施,还可以培育发展我国的奶品市场,可以造就一大批未来的牛奶消费群体,它是扩大内需的有效途径。通过扩大牛奶的消费,从而促进种植业和奶牛业的发展,这有利于促进我国农业产业结构战略性调整,使农业和农村经济得到可持续发展。

2002年12月,实施国家《学生饮用奶计划》的大中城市共28个,由25家定点企业向4468所中小学校每日供奶190万份,饮奶学生占全国城市普通中小学生总数的5.84%。

总的看来,中国的《学生饮用奶计划》目前处于起始阶段,尚未对其产生的效果进行全面总结。但从初步观察看,这项计划改善了中小学校的营养状况,扩大了饮奶与健康的宣传教育,营造了奶业发展的良好氛围,有力地推动了奶业发展和农业产业结构调整,增加了农民收入。2003年,全国奶类总产量1700万吨。比1998年增长1.28倍;人均奶类产量近14kg,比1998年增长1.2倍;乳制品产量达到150多万吨,比1998年翻了一番多。近5年来,中国奶业以前所未有的速度蓬勃发展。

三、国家大豆行动计划

优化居民特别是农村居民的膳食营养结构,增加优质蛋白质摄入量,已成为提高儿童青少年和全体居民营养水平的一项重要问题。而增加豆类和豆制品供给量,正是解决这一问题的有效途径之一。

《国家大豆行动计划》是1995年经国务院批准,于1996年8月正式启动,以供应豆奶等大豆制品为主的中小学生营养改善专项计划。其目的是探索改善全国尤其是农村中小学生营养的有效途径,促进大豆生产与加工的发展,充分发挥大豆及其制品在改善城乡居民营养状况中的作用。

(一)《国家大豆行动计划》的制定

1.1993年3月,专家们向党中央、国务院领导提出了《关于加速优质蛋白质资源开发利用,优化食物结构的建议》,呼吁"制定大豆和食用豆的扶持政策"、"大力发展高蛋白食品工业",并加强综合利用,以适应居民日益增长的需求。

2.1994年4月,专家向国务院送交了《关于贯彻<九十年代中国食物结构改革与发展纲要>,实施"优质蛋白质开发工程"计划的建议》,以大豆、水牛奶、山羊奶为重点,提出了相应对策。国务委员陈俊生作了批示,要求扩大宣传开发优质蛋白质的重要意义。

3. 1995 年 4 月，专家向国务院提出了《关于实施“大豆行动计划”的建议》。国务委员彭珮云作了重要批示，肯定了此建议并要求在 11 个县进行试点工作，进一步推广这项利国利民造福后代的工程。

1995 年 6 月，由农业部、卫生部、国家教委、中国轻工总会与国家食物与营养咨询委员会一起成立大豆行动计划领导小组。试点应带有普遍性。充分考虑农村和贫困地区的现实，调动当地政府及有关部门的积极性，不能长期靠国家扶持来试点。会后，以国阅(1995)95 号文件印发了《关于研究实施“大豆行动计划”的会议纪要》。会议就大豆行动计划试点县(市)的选定原则、组织工作安排和保障条件等问题进行了研究，决定由四部门发出进一步落实的通知。

1996 年 3 月，颁布了《农业部、卫生部、国家教育委员会、中国轻工总会关于研究实施“大豆行动计划”的通知》。该《通知》选定经济欠发达的县(市)10 个、较发达的市 2 个，作为试点县(市)，每个县(市)选定中学和小学各 1 所，由领导小组统一供给试点学校小型豆奶机各 1 台，按照统一的规定和要求制作豆奶。由国家食物与营养咨询委员会组成若干专家组，进行业务指导、督促与检查。

(二)《国家大豆行动计划》的实施与效果

在 1996 ~ 2000 年试点工作中，国家大豆行动计划领导小组及下属办公室，按照国务院有关文件的精神和领导批示，精心组织，精心实施，充分发挥多部门协调、多学科协作的作用，依靠当地政府的领导与试点学校的积极参与，使这项计划取得了明显成效，不仅圆满完成了试点任务，而且在各地逐步推广，扩大了示范效应，产生了深远影响。

《大豆行动计划》的实施，为充分利用我国大豆资源、改善人民群众特别是儿童青少年营养水平与健康素质找到了一条有效途径，也为调整农村产业结构，促进农产品加工，振兴大豆产业开辟了道路。而且，通过大豆行动计划的实施，为学生营养专项计划的运作积累了经验。

四、东北三省中小学生豆奶计划

《东北三省中小学生豆奶计划》是经国务院批准，在吉林、黑龙江、辽宁三省实施，向城市和农村中小学生供应豆奶，并推行大豆玉米轮作的计划。

(一)《东北三省中小学生豆奶计划》的制定

20 世纪 90 年代末，东北三省的传统优势作物大豆发展缓慢。为扭转这一状况，国务院决定在东北实行大豆玉米轮作，促进大豆加工业的发展，并积极引导消费，鼓励全国特别是中小学生饮用豆奶，以提高身体素质。

1. 1999 年 12 月 28 日，农业部在邀请国家计委、外经贸部、财政部、教育部、国家粮食储备局商讨和论证的基础上，制定了《东北大豆玉米轮作计划和中小学生豆奶计划》，向国务院提交了请示报告。

2. 2000 年 2 月 29 日，国务院召开会议决定实施东北大豆玉米轮作和中小学生豆奶计划。为了搞好豆奶计划，由政府积极提倡引导，先在吉林、黑龙江、辽宁三省城乡选择一些中小学校进行试点。。

3. 2000 年 6 月 21 日，农业部、教育部向东北三省发出了《关于开展“学生豆奶”计划试点企业资格评估认定工作的通知》，对于申请参与豆奶计划的企业基本条件以及资格评估认定工作提出了具体要求，并制定了企业申请与评估表。

(二)《东北三省中小学生豆奶计划》的实施和效果

根据国务院的部署和要求，从 2000 年秋季学期起，东北三省先后启动了中小学生豆奶计划，并逐步扩大了实施规模。计划运行良好，受到师生、家长和社会各界的欢迎，参试学生人数迅速增加。2001 年 3 月，东北三省饮用豆奶的中小学生总数达到 382.3 万人，三省城镇与农村参试学生分别达到 58% 和 42% 左右的比例。

教育部、财政部、农业部于 2002 年 11 月 6 日制定了《东北三省中小学生豆奶计划试点工作的实施意见》，提出加强领导，定期检查，严格准入制度，确保豆奶质量，严把卫生关，防止食物中毒，坚持学生自愿原则，使更多农村学生受益，以及加强经费管理等一系列改进措施。

《东北三省中小学生豆奶计划》在较短时间内取得了良好成效，参试学生近 400 万人，受到社会各界的广泛关注，拉动了消费。促进了大豆生产与加工的发展。学校师生反映，上午课间饮用豆奶有助于学生集中精神，上好第三、四节课，从而提高了学习成绩。许多参试学生反映，饮用豆奶后冬季患感冒的人数显著减少，农村学生的缺课率减少了。

第四节 我国临床营养工作的政策与法规

1982年1月12日，卫生部在颁布的《全国医院工作条例》的第十条中指出："营养等医疗技术科室，要加强技术力量，充实必要设备，有计划地培训人员，根据临床需要，积极开展新技术，扩大业务范围，提高工作质量。"1982年4月7日，卫生部颁布了《医院工作制度》和《医院工作人员职责》。《医院工作制度》中的第五十三条规定了营养室（部）工作制度："营养室应从多数病人的经济情况出发，计划与制备合乎治疗原则及卫生要求的膳食；除因特殊代谢需要限制某些营养外，应根据供应情况，调配符合营养的膳食，定期计算营养价值，如有营养成分和热量不足，必须及时解决，以促进病人体力恢复"等内容。《医院工作人员职责》中的第85和86条对医院中营养师、营养技师的职责进行了明确的规定，还规定了病员食堂管理员职责、职工食堂管理员职责、厨师、炊事员职责、配餐员职责等。

为加快临床营养工作建设的步伐，加强领导，改善管理，提高营养膳食质量，保证医疗工作的需要，使临床营养工作与医院业务建设同步发展，与医学技术现代化相适应，1985年10月，卫生部向各省、市、自治区下发了《卫生部关于加强临床营养工作的意见》，以推动和改进全国临床营养工作。其主要内容包括：加强营养科（室）建设、加强营养专业队伍建设、要重视临床营养的科研工作及落实有关政策，巩固营养专业队伍等，建议各级卫生行政部门在抓医院改革的同时把改革临床营养工作作为一个重要内容，深入基层调查研究，具体指导，抓好典型，取得经验，以便进一步推动营养工作的开展。

第五节 食盐加碘消除碘缺乏危害管理条例

我国大多数地区为缺碘地区，为了控制碘缺乏病的流行，我国从20世纪60年代开始实施病区推广碘盐的政策，有效地遏制了碘缺乏病的猖獗流行，但是没有彻底纠正碘缺乏对人群智力发育的损伤。卫生部组织的10大城市的碘营养调查表明，绝大多数的大城市都存在碘缺乏的公共卫生问题。

为了实现在2000年消除碘缺乏病的阶段目标，消除碘缺乏危害，保护公民身体健康，1994年国务院令第163号发布了《食盐加碘消除碘缺乏危害管理条例》，从1995年起推行全民食用加碘盐。《条例》共分4章33条，对食盐加碘消除碘缺乏危害的方法、卫生监督管理、各级部门分工、碘盐的加工、运输和储存、碘盐的供应、监督和管理以及处罚做了具体规定。

《条例》实施中建立了监测系统和信息反馈机制，除了对生产、销售和用户食品的碘盐进行日常监测外，还每两年进行一次全国性的碘营养监测。监测结果经专家分析论证后，把有关问题及时反馈给有关部门，并进行防治策略的适当调整。如1995年监测后，于1996年制定了碘盐中碘浓度的上限值（60mg/kg），使出厂的碘盐浓度明显超标的现象得到了纠正。1997年监测后，发现儿童尿碘水平过高（达330μg/L），同时发现了用不正当手段向重点人群乱用碘油丸和加碘保健品，及时纠正了"碘补多了无害的观点"，及时制止了在重点人群乱补碘的现象，提出了科学补碘的口号和原则，并成为全国碘缺乏病日的宣传口号。1999年监测后，我国专家首先并早于国际组织提出食盐加碘后尿碘在300μg/L以下的原则，国家及时调整碘盐浓度，由50mg/kg下调为35mg/kg。调整后据部分省市于2000～2001年的监测结果表明，儿童尿碘水平已下降至300μg/L以下，处于国际组织和我国专家组推荐的可接受的碘营养水平。

全民食用加碘盐防止了碘缺乏危害而造成的脑发育落后，提高了人民的素质。我国推广全民食用加碘盐后，几乎没有新发克汀病人的出生，人群的智商提高了12%，而推广碘盐前人群因缺碘而造成智商的损失达10%～11%。

第六节 我国食物与营养政策和法规的发展

近十年来的营养监测结果表明，我国食品供应充足，城乡居民的营养状况有明显改善。但是，营养问题仍相当突出，表现为营养缺乏和营养失衡同时存在，与营养相关的慢性非传染性疾病成为社会经济发展的沉重负担，已经成为我国公共卫生领域中急需解决的一个问题。我国营养相关部门存在的诸多问题以及营养工作开展中面临的诸多困难,如营养专业机构不健全、营养工作人员缺乏,营养工作队伍不稳定、营养工作不受重视、开展困难,究其原因就是缺乏法律的保障。改善我国人群营养状况,促进经济发展,提高国民健康水平和综合国力必须依靠营养立法来提供强有力的法制保障。改善国民营养,必须有法可依。用法律来保障营养改善行动的落实是根本解决中国营养问题的基础,可以确立营养工作在国民经济与社会发展中的战略地位与作用,保证营养事业的持续发展。

我国的卫生政策长期以来,"重临床、轻预防"。现在正是采取措施预防和控制营养相关疾病的时期。如果不及时采取措施,再过10年、20年营养相关慢性病的发病及死亡将迅速增加,不仅影响国民的健康,而且会严重影响国家经济的发展。

1991年3月,李鹏总理代表中国政府签署了《儿童生存、保护和发展世界宣言》及《执行九十年代儿童生存、保护和发展世界宣言行动文件》两个文件,并做出庄严承诺。1992年,卫生部陈敏章部长代表我国政府对《世界营养宣言》和《世界营养行动计划》两个文件做出承诺。这些具有国际公法性质文件的签署表明我国政府对全民营养健康水平改善与提高的重视。但相应地也要求我国履行承诺,尽早地进行营养立法工作,以保障营养改善工作的深入进行。

我国近10年颁布了有关营养工作的计划、纲要和行动方案,但由于没有立法保证在实施过程中遇到了很多困难。如1997年由国务院颁布《中国营养改善行动计划》并没有很好地得到落实。制定营养法规可以对全国的营养改善工作起到统管的作用。例如,可保证营养监测制度和工作的开展,定期进行全国营养调查,了解全体国民的营养状况和食物摄入情况;可以促进和监管营养标签、学生营养餐。学生奶及营养人才培养、使用和考核等工作的进行。

《中国食物与营养发展纲要(2001~2010年)》中提出,"继续和规范实施国家营养改善行动计划、国家大豆行动计划、国家学生饮用奶计划等。积极推广学生营养餐,作为国民营养改善的一项重要工作,成立相应协调机构,制定相关法规,依法加强管理。"

20世纪90年代,开始研讨"制定营养师法"草案;为了推动此项工作,2002年举办的"香山科学会议"主题为"营养立法、营养与健康及社会发展。"在2003年的中华人民共和国第十届全国人大代表大会第一次会议和中国人民政治协商会议第十届全国委员会第一次会议上,由多个代表团作为正式提案提出营养立法的建议。

2004年初,46名专家联名写信给温家宝总理,呼吁营养立法,经批示后国务院法制办、卫生部政策法规司和疾控司召集营养与食品科学方面的专家及相关食品企业的代表举行了多次营养立法研讨会,就营养立法的必要性开展了广泛深入的讨论。国务院法制办起草的《首先颁布中国营养条例,待时机成熟后,颁布中国营养法》的研究报告得到温家宝总理批示:"同意法制办意见"。目前,《中国营养条例》的制定工作正在进行中。

第七节 其他国家有关食物与营养的政策与法规

一、美国

美国于1943年通过立法,专门拨款开展学生餐和学生奶计划;1946年颁布《美国学校午餐法》;1966年颁布《美国学校早餐法》和《儿童营养法》;1994年通过一项《膳食补充剂健康教育法》,将膳食补充品、健康与教育法案正式批准为法律;1997年还出台了《特殊牛奶项目规划》。另外,还出台过《学生奶行动计划》、《妇女婴幼儿儿童特殊营养补充规划》和《儿童夏季食物供应规划》等。

美国的食品卫生标准包括三方面的内容:①食品的特征性规定,它规定了食品的定义,主要的食物成分和其他可作为食物成分的原料及用量。美国食品和药品管理局已制定了400种食品的特征性规定。②质量规定,在质量规定中包括一般质量要求与健康相关质量要求,如食品与营养要求等。③装量规定,是对定型包装食品的规定,其目的是为了保护消费者的健康权益,同时,也保护消费者的经济权益。美国食品标准的此类规定有别于我国的食品卫生标准,这是因为美国《食品法》的立法目的不但强调保护消费者的健康权益,同时,也保护消费者的经济权益,而我国的《食品卫生法》只适用于健康保护。

二、日本

在40年代后期，日本经济极其困难的情况下，为了改善国民营养状况，日本政府先后颁布了一系列营养相关的法律。如1947年颁布了《营养师法》，1948年颁布了《食品卫生法》，1949年颁布了《糕点卫生师法》，1952年颁布了《营养改善法》，1954年政府制订了《学生供餐法》和《奶牛业与肉牛业改进法》；1966年颁布了《厨师法》。

在法律保障下，日本在战后经济极端困难的情况下大力发展奶牛业，增加牛奶供应量，推广学校营养午餐，有效地改善了国民的营养状况和身体素质。目前，共有上3.75万所小学的1280多万小学生饮用学生奶，占小学生总数的99%，这些措施对于增强日本国民体质起到了决定性作用。20世纪50年代以后日本人的体质不断改善，1931年日本18岁男青年的平均身高为161.8cm，女青年身高为151.2cm。1960～1975年，日本青少年男性和女性的身高每10年分别增长2.8cm和2.5cm，到1985年日本18岁男女青年的身高分别达到171.8cm和157.8cm，得到明显改善。

日本通过50多年的国民营养改善，使国民的营养状况和体质得到了普遍的提高，日本国民营养状况和体质的改善与较早建立和完善的营养改善法律有非常密切的关系。

三、其他国家

芬兰于1943年通过法律，规定免费为7～18岁学生提供牛奶，所有学校每天向学生提供200ml牛奶与午餐同时饮用。

1979年，肯尼亚总统曾发布关于开展学生饮用奶计划的法令，其目的是，改善学龄前儿童的营养健康，提高他们的入学率、出勤率和学习成绩。目前，该国约有670万城乡小学生和学龄前儿童受益。

泰国人原来没有喝牛奶的习惯。1985年人均牛奶消费量只有2L/年，泰国政府下决心改变这种状态，由于国王的重视与倡导，在总理府办公室下设“全国喝奶运动委员会”，由一位部长担任主席。在全国范围内开展大规模的喝奶运动，建立4万个牛奶配送中心，推动了学生奶的普及。1992年有20万学龄前儿童和小学生参加，1998年猛增到580万人，人均奶消费量从1985年的2L增加到1999年的20L。小学生营养不良率从1990年的19%下降到10%，身高和体重增加，体质加强。

1994年南非总统曼德拉在国情咨文中宣布，“在需要营养餐计划的每一所小学校中都要实施”。南非把学生餐和学生奶纳入政府“一体化营养计划”中实施，1997～1998年度共有14549所小学的500万学生参加。

沙特阿拉伯于1995年成功地召开了“学生营养状况研讨会”，会议就学生营养问题提出一系列建议，发布了新的管理条例，奶和奶制品取代了软饮料，“一杯奶”成为学校营养教育的座右铭。1997年估计有1500万升奶分发到各学校。

世界上各个国家的食物营养政策和法规均在不同的历史时期为提高人类的身体素质起着关键性的作用。

第五篇　心理与健康

第四十五章　健康心理基础

第一节　健康心理的基本概念

☞ 健康心理(healthpsychology)是健康教育与健康促进的一个基础学科,也是重要的组成部分。健康心理主张运用心理学与健康促进的手段,维护和增进人们的心理健康,提高对社会生活的适应及改造能力。

☞ 世界卫生组织有一个黑色预言——二十一世纪是精神病大爆发的世纪。

一、健康心理的标准

关于心理健康的标准具有相对性,诸多的心理学家提出了自己的看法,其中美国心理学家马斯洛(Maslow)的十项标准得到了较大的认可。他指出:

1. 有充分的适应能力;
2. 充分了解自己,并对自己的能力作恰当地估计;
3. 生活目标能切合实际;
4. 与现实环境保持接触;
5. 能保持人格的完整和谐;
6. 具有从经验中学习的能力;
7. 能保持良好的人际关系;
8. 适度的情绪发泄与控制;
9. 不违背集体意志有限度地发挥个性;
10. 不违背社会规范,个人基本需求能恰当满足。

此外,我国的心理学家还从适应能力、耐受力、控制力、意识水平、社会交往能力、康复力、愉快胜于痛苦的道德感等方面阐述了心理健康的标准。归纳起来,以下五个方面最为重要:

☞ 健康心理的五个标准:智力正常、情绪良好、人际和谐、社会适应,人格完整。

二、健康心理的现状

随着科学技术的飞跃发展,社会不断进步,非普通医药所能治疗的心理疾病和行为异常越来越严重地威胁着人类。根据美国医学会公布的统计数字,有1/10的人口在一生中患有严重的心理疾病,全美国有80万张床位经常为心理疾病患者所占用。每20个人中就有1人曾经在精神病院接受治疗。一年中,每5个家庭至少有1个成员或全体成员为心理问题所困扰。

根据WHO估计,全球约有4亿人患有精神疾病,每年有100万人死于自杀,自杀未遂的达1000万人以上,造成功能残缺最大的前10位疾病中有5位属于精神障碍,其中抑郁居致残的首位,精神疾病占全球疾病总负担的11%,足见精神疾病已成为危害人民健康的主要问题。

中国随着经济社会的快速发展和深入变化,社会竞争不断加剧,各种心理应激因素急剧增加,将不可避免地给广大群众带来大量新的心理和社会适应问题,心理卫生问题将日益凸显,中国和世界其他国家一样,面临着心理卫生问题的严峻挑战。据估计,全国有严重精神病患者约1600万人,每年有25万人死于自杀,估计自杀未遂者不少于200万人,生活在农村的妇女自杀危险性最大;调查显示,我国17岁以下的3.4亿儿童和青少年中,约3000万人受到情绪障碍和心理行为问题困扰;老年期心理障碍、酒精与麻醉品滥用等问题增多,妇女、受灾群众等人群中的精神疾病和心理问题也不容忽视。当前精神疾病约占我国疾病总负担的20%，排名首位，其总患病率已由20世纪50年代的2.7‰陡升至90年代的13.47‰。至2020年，精神疾病负担将上升至疾病总负担的1/4。心理健康问题越来越成为社会关注的紧迫问题。

第二节 常见的心理卫生问题

一、情绪与健康

人在生活中，随时随地都会发生喜怒哀乐等情绪的起伏变化，人的一切活动无不打上情绪的印迹。情绪像是染色剂，使人的生活染上各种各样的色彩；情绪又恰似催化剂，使人的活动加速或减速地进行。人需要积极的、快乐的情绪，它是获得健康、幸福与成功的动力，使人充满生机；人也会体验焦虑、痛苦等消极的情绪，它使人心灰意冷，沮丧消沉，若不妥善处理，还可严重危害身心健康。人的一生，就是这样游弋在情绪海洋中，在色彩斑斓的情绪世界里领略人生五味。

（一）情绪的基本概念

情绪（emotion）是人对客观事物的一种态度体验，是个体与环境意义事件之间关系的反映。

情绪产生的源泉是客观现实。它常伴随感觉而发生，如"触景生情"；又常与记忆思维相连，如"谈虎色变"。

情绪具有两极性，人的需要得到满足或基本满足，便产生积极肯定的情绪体验，如愉快、高兴、欢乐等；人的需要得不到满足，或与他本人的需要刚好相反，便会引起消极或否定的情绪体验，如愤怒、哀愁、忧郁等。

情绪的功能主要有：

1. 情绪是适应生存的心理工具 各种情绪的发生，时刻都在提醒着个人和社会，去了解自身或他人的处境和状态，以求得良好适应。社会有责任去洞察人们的情绪状态，从总体上作出规划去适应人类本身和社会的发展。

2. 情绪是激发心理活动和行为的动机 情绪构成一个基本的动机系统。它能够驱策有机体发生反应、从事活动，在最广泛的领域里为人类的各种活动提供动机。

3. 情绪是心理活动的组织者 情绪的组织作用包括对活动的瓦解或促进这两个方面。一般说来，正性情绪起协调、组织的作用；负性情绪起破坏、瓦解或阻断的作用。

4. 情绪是人际交流的重要手段 情绪和语言一样，具有服务于人际交流功能。情绪通过独特的非语言传播手段，即由面部肌肉运动模式、声调和身体姿态变化所构成的表情来实现信息传递和人际间互相了解。其中面部表情是最重要的情绪信息媒介。

（二）不良情绪的危害

人在恐惧时，可使意识变得狭窄，判断力、理解力降低，甚至理智和自制力丧失，造成正常行为瓦解。流行病学的研究指出，紧张的生活事件如战争、空袭、迁居到不同社会文化和地理环境中、生活方式和社会地位的改变等，可以导致高血压、溃疡病等心身疾病的发病率明显增加；有的研究报告丧偶6个月的妇女，其冠心病的发病率为正常妇女的1.6倍；动物实验也十分支持不良情绪的致病作用。把两只同窝生的羊羔放在相同的水分、阳光、食物的条件下生活，但在其中的一只羊羔旁拴着一只狼，让它总见狼，结果这只羊羔在恐惧中，不思饮食，逐渐消瘦而死，而另一只羊羔则健康生长起来。

（三）健康情绪的培养

情绪与人体健康有着极其重要的关系。努力培养乐观情绪是保持健康的重要方面。

1. 培养幽默感 幽默感是有助于一个人适应社会的工具。当一个人发现不协调现象时，既要能客观地面对现实，同时又要不使自己陷于激动的状态，最好的办法是以幽默的态度应付，往往可以使一个本来紧张的情况变得比较轻松，使一个窘迫的场面在笑声中消逝。

2. 增加愉快生活的体验 每一个人的生活中包含有各种喜怒哀乐的生活体验，对于一个心理健康的人，多回忆正面的愉快的生活经验，有助于克服不良情绪状态。

3. 使情绪获得适当表现的机会 人在情绪不安与焦虑时，不妨找好朋友说说，找心理医生去咨询，甚至可以一个人面对墙壁，倾吐胸中的郁闷，把想说的说出来，心情就会平静许多。

4. 善于从光明一面观察事物 任何一个事件，如果能从不同的角度去观察，就会给人以不同的印象，很多表面看上去是引人生气、极其悲伤的事件，如果从另外的角度去看，可以发现一些正面积极的意义，如“塞翁失马，焉知非福”。

（四）自我调节情绪的方法

当一个人处于不良情绪状态时，常常可以用下面的方法来调节自己的情绪：

1. **意识调节法**　人的意识能够调节情绪的发生与强度，有些思想修养水平高的人往往比思想修养水平较低的人能够更有效地调节情绪。一个人要努力以意识来控制情绪的变化，可以用“我应……”“我能……”加上要想办的事情来调控自己的情绪。

2. **语言调节法**　语言是一个人情绪体验强有力的表现工具。通过语言可以引起或抑制情绪反应，即使不出声的内部语言也能起到调节作用。林则徐在墙上挂有“制怒”二字的条幅，这是用语言来控制调节情绪的好办法。

3. **注意转移法**　把注意从自己消极的情绪上转移到有意义的方向上。人们在苦闷、烦恼的时候，看看调节情绪的影视作品，读读回忆录都能收到良好的效果。

4. **行动转移法**　克服某些长期不良情绪的方法，可以用新的工作、新的行动去转移负性情绪的干扰。贝多芬曾以从军来克服失恋的痛苦，不妨是一种好的选择。

最大的心理病患在于患得患失，最大的精神负担莫过于名利枷锁。人不可一味地追逐名利，也不可缺乏上进心和奋斗精神。养生首养心，养心淡名利。知足常乐，身心健康。美术大师刘海粟先生已年逾九十，仍精神焕发，挥毫自如。其长寿秘诀是：“宠辱不惊，看庭前花开花落；去留无意，望天上云卷云舒。”一个人学会乐观，淡泊名利，保持健康情绪，命运永远掌握在自己的手中。

二、人格与健康

人格是心理特征的整合统一体，是一个相对稳定的结构组织，在不同的时空背景下影响人的外显和内隐行为模式的心理特征。人格是人的心理行为的基础，是影响人的心身健康的关键性因素之一。

（一）人格的特征

1. **整体性**　人格标志一个人表现在行为模式中的心理特性的整合体，它是一种心理组织，构建成一个人内在的心理特征结构。

2. **稳定性**　由许多个性特征组成的人格结构是相对稳定的，在行为中经常地、一贯地予以表现。这种稳定性具有跨时空的性质，同时又是发展的，而不是一成不变的。

3. **独特性**　由于人格结构组合的多样性，构成了不同人之间的个体差异性。尽管不同人可以有某些相同的个别特征，但他们的整体人格不会是完全相同的。

4. **适应性**　人格“支撑”行为，它驱使人趋向或回避某种行动，寻找或躲开某些刺激，人格是构成人的内在驱动力的一个方面。这种驱动力反映着人格对人的生活活动具有适应性的品质。

5. **社会性**　人格是在个体生活过程中形成的，它在极大程度上受社会文化、教育教养内容和方式的塑造，然而它以个体的神经生理特点为基础。

（二）人格的结构

一个人的人格表现在知、情、意等心理行为的各个方面，因此，认知能力的特征、行为动机的特征、情绪反应的特征、人际关系的协调程度、态度和信念的体系、道德价值的特征等，构成了一个人的人格。气质、性格是人格的重要部分。

气质（temperament）是人的典型的、稳定的心理特征，它与人的生物学素质有关，并使人格染上个人独特的色彩。任何气质都有其积极面和消极面，无好坏之分；任何一种气质的人都可培养和发展成为社会所需要的有用之才，不决定人的社会价值和成就高低。

性格（character）性格是个体对客观现实所持的稳定态度以及与之相适应的习惯了的行为方式。性格的形成更多地依赖于后天的环境，因此性格与气质相比具有更大的可塑性。性格在某种程度上反映了家庭、学校和社会生活的影响。通过一个人的一贯行为可以了解他的性格，反之，通过一个人的已知性格也可以预测他的行为。

（三）人格特征与疾病

美国的 Friedman 从 1960 年开始，对 3000 多名中年雇员进行了长达 8 年半的研究随访，最后发现冠心病的发病，A 型行为的人是 B 型行为的人的两倍。

英国学者 Creer 以及后来的德国学者 Baltrush 经过长期研究发现癌症患者具有某些人格特征——C 型行为模式。

人格是一个人心身健康或疾病的重要心理基础。人格特征影响了一个人得病的概率、患病的种类、病程的长短、愈后的效果等。可以说,人格是压力与健康两者之间的中介变量。

Kobasa(1979)提出了"个性坚韧性"的概念。他指出,同样处于压力事件下,有的人安然无恙,有的人却积忧成疾,原因在于他们有不同的人格结构。那些对于发生在生活事件中有着控制感的人比无能为力的人,那些能置身于各种活动领域的人比那些隔绝于世的人,那些把变化视为挑战的人比那些视为威胁的人,更能保持心身协调和健康。这三方面构成了"坚韧性"的人格特征。

(四)健全人格的塑造

人格健全是心理健康的集中体现。关于健全人格的基本特征,许多学者有过阐述。阿德勒(A. Adler)认为社会情感是健康人格的一个重要标志,即指一种同一感,一种对自己同胞的兄弟般的感情;卢什(J. Ruesch)认为交往能力是健康人格的核心。我国学者许金声(1988)提出了健康人格的三种力量:智慧力量、道德力量和意志力量。这三种人格力量越强大,越协调发展,人格健康状况也就越好。还有一些学者认为,健全的人格应有以下的特征:1. 人格结构中的各个方面得到平衡、充分的发展;2. 能有效地适应变化着的社会生活环境和个体心身的发展;3. 对心身健康、潜能发挥及社会生活的诸多方面产生积极有效的影响;4. 体现了人性与社会性的协调,并代表着人类社会发展的积极方向。

培养健全人格是促进个体心理健康的有效途径,同时也是个体心理健康的集中体现。主要应从以下几方面着手进行人格的塑造:

1. 重视人格发展中的生物、心理和社会诸因素的作用,努力创造人格健全发展的内外条件。人格的形成和发展受多因素的制约,遗传因素是人格发展的前提;个体的内部矛盾是人格发展的内在动力;社会生活条件对人格发展起决定作用;社会实践是人格发展的主要途径;自我意识是人格发展中的监督矫正。

2. 重视早期生活经验,奠定人格发展的良好基础。人格是一个人过去整个生活经历的积淀和反映,早期生活经历是人格形成中首先而且起主要作用的因素。因此,人格塑造要从小抓起。

3. 重视人格发展的内在协调性、平衡性和可塑性。人格并非一成不变,它不断在变化。某些人格特征发展过分或发展不足都可能扭曲人格结构,甚至导致人格发展畸形。

4. 重视人格与环境的协调性,在与环境相互作用过程中,能动地适应环境。发展人格,而不是压抑或扭曲人格,也不是与环境处于严重冲突状态。

☞ 健康的人格既表现为人格内部的统一和协调,也表现为人格内外的平衡与和谐。

三、人际关系与健康

人是社会的人。人的社会性决定了人必须生活在广泛的人际关系网中,从中获得物质与精神的需要。人际关系的广泛性和复杂性,对人的心理健康产生了深刻而持久的影响。

(一)人际关系概述

人际关系(interpersonal relation)是在社会生活实践活动过程中,个体所形成的对其他个体的一种心理倾向及其相应的行为。简言之,人际关系实际上反映着人与人之间心理上的距离。因为人与人之间的亲近或疏远,合作或竞争,友好或敌对等,都是心理距离远近的表现形式,都具有感情的色彩。

人与人之间的交往是建立人际关系的基础。这种人与人之间的交往具有多种功能:①合力功能。常言道:"一个好汉三个帮","三个臭皮匠,合成一个诸葛亮"。中国这些世代相传的老话早已说明了人际交往会产生合力的功能。②互补功能。"三人行,必有我师"。这句古语一直在告诫我们在人际交往中取他人之长,补自己之短。③激励作用。即在人际交往中,通过相互了解、比较、刺激和影响会产生一种鼓舞激励的作用。④沟通感情。人的感情需要宣泄,也需要交流,这样才能维持心身的健康,感受生活的美好,尤其是感情的联系。

根据心理学的原理,调节人际关系的成分主要有:

1. **行为成分** 包括诸如举止、作风、表情、手势、姿势和言语等活动,即表现人的个性及他人所能观察到的一切。

2. **情绪成分** 包括与态度相联系而且能以生理学方法或主观报告水平上记载下来的一切,如积极或消极的情绪状态,各种状态的冲突,情绪的敏感性,对自己、伙伴及工作的满意程度。

3. **认识成分** 包括对客观世界与自身的认识、理解、意识等。

良好人际关系的目标是达到人际吸引。制约人际吸引力的因素主要包括：

1. **仪表** 它构成人际交往的第一印象。

2. **相似性** 如年龄、生活背景、个性、兴趣、价值观等，较多的相似性，易产生共同语言。

3. **互补性** 当交往双方的需要和期望成互补关系时，会产生强烈的吸引力。

4. **能力** 能力强，有特长，容易产生吸引力，同时也有助于交际。

5. **接近性** 地理位置接近或接触频率适度，由于相互的了解，则较易产生密切关系。

（二）常见的人际交往的障碍

有些人在人际交往中并非不遵守交往规范，也不是不懂得交往技巧，而是不敢交往、不愿交往、不能交往。我们常用这样的测验来观察某人的交往能力。比如当你发现一件刚刚买的心爱的衣服（或其他物品）有残缺或问题的时候，敢不敢或去不去找到售货员退换货物呢？当有一位熟人一直未能还所借的钱（也许他忘了）时，你敢不敢主动提出来让他还钱呢？往往否定回答的人常常可能发生以下的心理交往障碍：

1. **恐惧心理** 表现为与人交往时，会不由自主地感到紧张、害怕，以致手足无措，语无伦次，严重的甚至害怕见人，常称为社交恐惧症、人际恐惧症。

2. **孤僻心理** 有两种情况，一是孤芳自赏，自命清高，不愿与人为伍；另一种是属于有某种特殊的怪癖，使别人无法接纳，从而影响了人际交往。

3. **自傲心理** 表现为不切实际地高估自己，在他人面前盛气凌人，自以为是，常使交往对方感到难堪、紧张、窘迫，影响彼此交往。

4. **嫉妒心理** 表现为对他人的长处、成绩心怀不满，抱以嫉恨，乃至在行为上冷嘲热讽，甚至采取不道德行为。

5. **猜疑心理** 表现为对他人的言行敏感、多疑、不信任，容易引起心理隔阂。

6. **敌意心理** 这是一种比较严重的人际交往障碍。表现为讨厌他人，乃至仇视他人，把人与人之间的关系视为尔虞我诈，从而逃避与人交往，甚至表现为攻击行为。

日常生活中，出现一些人际交往上的困难、不适应，这是难免的、正常的。但是，人际关系严重失调或经常失调的人，往往有可能存在个性缺陷、认知错误或心理障碍。因此，对于人际关系适应不良状况，应作具体分析。

（三）人际交往的原则

改善人际关系，增进人际交往，不仅对心理健康影响重大，而且是一个人生存和发展的必要条件。在人际交往中，应注意以下原则：

1. **平等原则** 每个人都有自尊和被人尊重的需要，在人际交往中要平等待人。

2. **互利原则** 互利包括精神与物质两个方面的互利。

3. **信用原则** 在交往中要说真话、办实事、言而有信、不轻易许诺。

4. **相容原则** 人与人之间总是存在差别，这就需要求同存异，相互容纳，才能正常交往与相处。

5. **赞扬原则** 在人际交往中，要善于发现并且鼓励赞扬对方的优点与长处，礼貌相待，才能相互促进与提高。

上述五项原则可归纳为尊重、宽容、互酬、赞扬八个字。

第三节　心理健康咨询

咨询（counselling）即商量、征求意见的磋商行为。心理咨询是给来询者以心理上的指导和帮助的过程。通过心理咨询，心理学家可以帮助来询者解决心理上的疑难问题，解脱其心理上的苦恼，改善人际关系，提高其应对各种事物的能力，从而促进其主动调节与适应环境的能力，促进其身心健康的发展。

一、心理健康咨询的意义

（一）解除应激压力的手段

人的社会化程度越高，人际交往越频繁，社会生活节奏加快，改革创新给人们在心理上造成的纠葛也越趋复杂，在心身和社会活动方面增添的负荷也越趋严重。从而导致紧张、焦虑、抑郁、压力，进一步发展出现精神障碍、心身障碍和行为偏离。在社会成员中存在着许多亟待解决的心理困扰和冲突。临床心理咨询应运而生而且不断发展。

(二)防治心身疾病,促进健康长寿

心身疾病是指以心理因素为重要原因的躯体疾病,有些已成为影响人类健康的大敌。运用心理咨询的方法,将有助于认识和改善心身疾病中的心理社会因素,促进人们的健康长寿。

(三)心理健康知识传播的途径

心理咨询是人际传播的一种形式,它在传播健康信息、劝服来询者向有利于健康的方向改变态度和行为方面具有独到的作用。许多求询者的问题实际上是一个心理健康知识的问题。通过心理咨询,可以介绍不同年龄阶段的心理健康知识以及缺陷弱智儿童的智力开发和心理 + 卫生等问题。

二、心理咨询的方式

心理咨询有各种不同的形式。从咨询的对象可以分为直接咨询与间接咨询、个别咨询与团体咨询;从咨询的途径可以分为门诊咨询、信函咨询、电话咨询与专题咨询。

1. **直接咨询** 是指由心理咨询人员对具有心理疑难需要帮助、存有心理困扰需要排解或患有轻微心理疾病需要治疗的求询者直接进行的咨询。直接咨询的特点是通过咨询者与求询者的直接交往和相互作用,使求询者的疑难问题得到解决,心理困扰或轻微心理疾患逐渐得到排解或减轻。

2. **间接咨询** 是指由心理咨询人员对来访的求询者亲属及其他人员所反映的当事人的心理问题进行的咨询。间接咨询的特点是在咨询者与当事人之间增加了一道中转媒介,当事人的心理问题靠中转人向咨询者介绍,咨询者对当事人的处理意见也要由中转人付诸实施。因此,在间接咨询中,如何正确处理好咨询者与中转人的关系,使咨询者的意见易为中转人所接受并合理实施,是关系到咨询效果的一个至关重要的问题。

3. **个别咨询** 这是心理咨询最常用的形式。所谓个别咨询是指咨询者与求询者一对一的咨询活动。个别咨询具有保密、易于交流、触及问题深刻、便于个案积累和因人制宜等优点,但这种咨询形式也有费时和社会影响较小等不足。

4. **团体咨询** 当具有同类问题的求询者被咨询人员分成若干小组或较大的团体,进行共同商讨、指导或矫治时,这种咨询形式便称为团体咨询。团体咨询较之个别咨询,在节省咨询人力与时间、扩大社会影响、集中解决一些共同的和较迫切的心理问题方面极具优越性。局限是个人的深层心理问题不易暴露,个体的心理问题差异也难予以照顾。

5. **门诊咨询** 在综合医院、精神卫生中心和卫生保健部门均可设置心理咨询门诊,接待来访者。这种形式所接待的来询者直接见面,能进行面对面的对话,故咨询较深入,效果较好。当然这种形式对咨询人员提出了较高的要求。

6. **信函咨询** 多为外地要求心理咨询者,或本地要求咨询者出于暂时保密或试探心理,故以信函开路。这种方式,只能初步了解情况,进行安抚和稳定情绪工作,无法面对面深入磋商,最终还是导致来门诊亲临咨询。

7. **电话咨询** 多为处于急性情绪危象,濒于精神崩溃或企图自杀的人,拨通电话向咨询员告急、诉苦和求援。在某些发达国家,这种电话心理咨询往往专业化,成为热线中心,24 小时均有人值班。接到电话呼救后,立即派出人员赶至当事人家中,处理急性情绪危象,安定情绪,制止自杀。此外对一些不愿面谈和怕暴露身份的人,通过电话咨询也比较方便。

8. **专题咨询** 针对公众关心的心理问题,在报刊、杂志、电台、电视台进行专题讨论和答疑。国内有些报刊已经开辟了心理咨询专栏,系列讨论和回答群众质疑。这种方式具有心理卫生宣传性质。

三、心理咨询的原则

1. **自主性** 来访者与咨询员之间的关系不是简单的医患关系,更为准确地说是一种合作努力的行为,是一种伙伴或同盟的关系。来访者从一开始就承担主动的作用。通过咨询,来访者变得越来越具有自主性和自我导向能力,对自己的情感和行为更负责任。

2. **学习性** 心理咨询的一个基本假设就是个体的情感、认知以及行为都是个体过去生活经历的产物,它们是学习而来的。因此,由于遗传生物因素所造成的问题,以及求询者非自愿的问题,心理咨询是无能为力的。

3. **信赖性** 这一原则是指在心理咨询过程中,咨询人员应从尊重信任的立场出发,努力和咨询对象建立起朋友式的信赖关系，以确保咨询工作的顺利进行，取得圆满的咨询结果。

4. **整体性** 这一原则是指在咨询过程中，心理咨询人员要有整体观念，对求询者的心理问题作全面考察、系统分析，既要重视心理活动诸要素的内在联系，又要考虑心理、生理及社会因素的相互制约和影响，以使咨询工作准确有效，防止和克服咨询工作中的片面性。

5. **保密性** 保密性原则，是心理咨询中最重要的原则。它是鼓励求询者畅所欲言的心理基础，同时也是对求询者人格及隐私权的最大尊重。心理咨询的保密范围包括为求询者的谈话内容保守秘密，不公开求询者的姓名，拒绝关于求询者情况的调查以及尊重求询者的合理要求等内容。

四、心理咨询的手段

中医学中有“痛则不通，通则不痛”之说。心理咨询中的“痛”可以表现为因种种在生活中遇到的矛盾和压力所造成的精神烦恼与心理紊乱、情绪障碍、人格变态以及神经症等精神疾患。心理咨询中的“通”表现为人精神烦恼的缓解及变态行为的矫正。化“痛”为“通”的心理咨询手段主要有：

1. **宣泄** 指求询者将其郁积已久的情绪烦恼与变态行为倾诉给咨询人员的过程。这是一种发泄痛苦的形式，可给人以极大的精神解脱，使人感到由衷的舒畅。因此，宣泄是人摆脱恶劣心境的必要手段，它可以强化人们战胜困难的信心与勇气。另一方面，宣泄还是咨询人员了解求询者的心理不适和精神障碍的重要条件，它可增进咨询人员对求询者的理解及后者对前者的尊重，使二者建立起有效的感情沟通。

2. **领悟** 指求询者在咨询人员的帮助下，全面深刻地认识其心理不适与情绪障碍的过程。它常伴有深刻的认识飞跃，使人得以积极协调自我与环境的关系，改变其中的某些偏见与消极的行为方式，防止和减弱不良情绪对身心的危害。因此，领悟是人克服心理不适当障碍的关键。

3. **强化自我控制** 在心理咨询中，任何形式的“痛”，都是自我控制不力的表现。强化自我控制可使人破除其某种不良情绪状态与行为方式对自我的禁锢，协调个人与环境的关系，从而获得内心的和谐。这样，就可以消除自我意识中的混乱与偏差，进而有效地控制其心理失常及变态行为的发展。

4. **增强自信心** 增强自信心是心理之“通”的最高表现。它能使人在战胜恶劣心境、摆脱不良情绪的基础上，积极面对生活矛盾，调节自我与环境的不协调，以欢快、乐观的态度对待人生。它还能使人重建合理的情感结构，保持良好的心境，以更有效地应付生活中的忧愁烦恼，最终使人不断地走向心理成熟。

第四节 心理健康促进的原则与途径

一、心理健康促进的基本原则

（一）重视遗传与教育并重的原则

人的生长发育是由遗传（先天）与教育（后天）相互作用所决定的。人的心理健康的形成和发展也同样如此。遗传决定了人的心理健康发展的广度和深度，而在此范围内的发展程度则由后天的教育和环境所决定。心理健康工作者同时重视这两者的意义。在遗传的基础上，努力发挥教育与环境的作用。

（二）保持人与环境和谐一致的原则

心理健康的发展过程实质上就是人与环境能否取得能动地协调平衡的过程。环境包括自然、社会与人际几个方面。当前特别有意义的是人际关系之间的协调。由于日常生活中到处都有打破这种协调平衡的条件和境遇，因而减少不良刺激或学会应付应激和协调人际关系，对心理健康有重要意义。

（三）适应与改造相结合的原则

适应是个体为满足生存的需要而与环境发生调节作用，包括改造环境适应个体的需要或改造自身适应环境的需要。

人对环境的适应、协调，不仅仅是简单的顺应、妥协，而更主要的是积极意义上的能动的对环境的扬弃和改造，使之更有利于发展个体和群体的心理健康。

（四）身心统一的原则

一个完整的个体应包括心身两个部分，两者相互影响。因此，通过积极地体育锻炼、卫生保健和培养良好的行为习惯来增强体质和生理功能将有助于促进心理健康。

(五)自知与自爱相结合的原则

人类有自知之明。能做到自知则需要学会自我观察、自我认定、自我判断和自我评价。自爱有时比自知更难。要做到自爱则应学会接受自己、悦纳自己,爱惜与保持自己。自爱要以自知为基础。增进自知,培养自爱,并非一朝一夕之功。

(六)个体与群体相结合的原则

生活于群体之中的个体无时无刻不受群体的影响,因此,个体心理健康的维护亦依赖于群体的心理健康水平。这就需要创建良好的群体心理卫生氛围,以促进个体的心理健康。同样,个体的心理健康亦对群体产生着影响。

二、心理健康教育的内容

社会变革常引起人们心态的起伏变化。20世纪人类社会的政治、经济、科技、文化和自然环境的巨大变化,给人类带来了狂热、欢悦、振奋和希望,也同时带来了某些人的消沉、痛苦、失意和迷惘。促进与维护现代人的心理健康、预防心理异常,教育人们提高以下几个方面的认知水平,必须注重心理教育。

(一)认识自己　悦纳自己

"人贵有自知之明"。能做到自知是很不容易的。需要观察、自我认定、自我判断和自我评价。不能自知的人,不愿了解自己能力的真实水平,盲目从事非力所能及的工作,不仅影响工作效果,而且可能由于过度疲劳和心理压力而罹患疾病。人们对自我的认识有以下几种类型:

1. **自悲自怜**　自悲自怜者因幼时的过分依赖,竞争中的多次失败,由此得出的结论是:"你行,我不行"。于是束缚自我,贬抑自我,结果是焦虑剧增,延误了自我发展的机会。

2. **自暴自弃**　自暴自弃者不甘心说"我不行",而又无正确的方向,亦缺乏能力来表现自己,因此故作怪状,与人为难,在别人无可奈何的眼光中来肯定自我的价值,于是放纵自我、践踏自我,结果是反抗社会,害人害己。

3. **自傲自负**　自傲自负者自命不凡,自吹自擂,其实是一种极度自卑之人,但他们不像自悲自怜者那样因为自卑而关闭自我、自怨自艾、自叹不如;而是自以为自己无所不能只是不为。他们所持有的自知是"我行,你不行"。于是,呐喊着"我知道一切",却连自己也不认识。结果是欺人一时,欺己一世。

4. **自信自强**　自信自强者对自己的动机、目的有明确的了解,对自己的能力有适当的估价,从不随意说:"我不行",也不无根据地说"不在话下"。他们对自己充满自信,对他人也深怀尊重,他们认为在认识自己的前提下,是没有什么不可战胜的。于是他们走上了"我行,你也行"的道路,其结果是充分认识自我,发挥最大潜力。

德国著名作家约翰·保罗普说:"一个人真正伟大之处,就在于他能够认识自己。"如果一个人能对自己有一个全面、正确的认识和评价,就能扬长避短,取长补短,控制自己,改变自己,完善自己,就能根据自己的实际情况,选择相应的目标为之努力奋斗。

悦纳自己是发展健康的自我体验的关键和核心。悦纳自己是指爱护、保护自己,珍惜自己的品德和荣誉,以取得别人的尊敬和友情。具体说来,就是要:接受自己,喜欢自己,觉得自己独一无二,有价值感、自豪感、愉快感和满足感;性情开朗,对生活乐观,对未来充满信心;平静而又理智地看待自己的长处与短处,冷静地对待自己的得与失;树立远大理想,并以此激励自己,不断克服消极情绪;既不以虚幻的自我补偿内心的空虚,也不以消极回避漠视自己的现实,更不以怨恨、自责以至厌恶来否定自己。

(二)面对现实　适应环境

心理健康者总是能与现实保持良好的接触。他们能发挥自己最大的能力去改造环境,以求外界现实符合自己的主观愿望;而在力不能及的情况下,他们又能另择目标或重选方法以适应现实环境。

心理异常最大的特点就是脱离现实或逃避现实。他们可能有美好的理想,但却不能正确估价自己的能力,又置客观规律而不顾,因而理想成了空中楼阁,于是怨天尤人或自怨自艾,逃避现实。

在现实生活中,我们应有"走自己的路,任他人去说"的精神。若常是人云亦云,随波逐流,便会失去自主性,焦虑也由此产生。人生活在现实之中,没有一个人不被评说。做人必须有自己的原则。若总是考虑:"对不对得起别人?""别人会如何看我?"也就失去了自我。看上司的脸色办事,看朋友的面子说话,四面讨好却可能落得四面楚歌。

另一方面，我们也应注重朋友忠告。自以为是，我行我素，只会落得形影相吊、无人理睬的境地。孔子云："知耻者近乎勇也"，即当听到别人谈论自己、批评自己时，应该及时反省一下自己的行为，做到"有则改之，无则加勉"。心理健康的人应与别人有一定程度的相似。如果一个人的想法、言谈、举止、嗜好、服饰等，总是与人差别太大，与现实格格不入，是难以保持心理平衡，得到心理健康的。

（三）结交知己　与人为善

乐于与人交往，和他人建立良好的关系，是心理健康的必备条件。与他人在一起，不仅是可得到帮助和获得信息，还可使双方的苦、乐和能力得到宣泄、分享和体现，从而促使自己不断进步，保持心理平衡与健康。

与人相处时，正面态度或情绪如尊敬、信任、喜悦等，应多于反面变态或情绪如仇恨、嫉妒、怀疑、畏惧、憎恶等。人生是美好的，与人友好相处是有利于心理健康的。但不要天真地认为我怎样对待你，你就应该怎样对待我。这是儿童的一种思维方式，但成人也常常摆脱不了。与人相处的原则是：对得起他人，对得起自己。人际关系是复杂的，结识交友肯定有深浅厚薄。对于事实证明不可深交的人，我们也不妨浅交，不必嫉恶如仇，注意适当的距离即可。

（四）挫折磨砺　积极进取

在解决矛盾的过程中，困境、挫折、失败往往是不可避免的。从某种意义上看，成功的机会往往存在于挫折之中。强者的奥秘就在于自觉运用这个哲理处理生活道路上的困境。即使是普通人，要想得到身心健康，造就健全的人格，也必须直面挫折，从挫折中学会生活。

1. 把挫折作为生活的组成部分　在人生的道路上，挫折虽然是不可避免的，但对于一个事业心强，并具有坚强毅力的人来说，它不仅仅是磨难，同时也是促使人健康成长的催化剂。它能够给人以心理压力，促进人调动全心身的力量去对付困境，使人经受锻炼，迅速成长，激发创造力。

挫折能使人学会思考。挫折和教训是清醒剂。有些人常常盲目地乐观和自负，不能正确地认识社会。挫折恰好在这个时候使人们清醒过来，认识到环境、条件的困难障碍，看清自己行为的某些失误或不妥，及时修正自己的目标、行为、思想认识和处世方法。

2. 提高对挫折的适应能力　挫折可以给人带来困难、不幸，使人消沉下去，也可以磨炼人的意志、性格，使人振奋起来。"逆境出人才"。当然，挫折并不能直接促人奋起，挫折的激励作用，是在一定的前提条件下表现出来的。

（1）正确的人生观：人生观是对人生的总的看法。人生观决定人生的方向和道路，决定人生的意义和价值。正确的人生观是形成一个人优秀的心理素质的支柱。只有树立了正确的人生观，才会科学地分析问题并冷静、妥善地处理个人与他人、个人与社会的关系；才会把个人的前途和祖国的命运联系起来。坚定信念，热爱生活，使自己的心理素质达到一个较高的水准。

（2）进取性心理品质：挫折调节力在不同个体身上的具体表现也许是千差万别、各不相同。然而，较高的挫折调节力往往要建立在一个共同的基础上，这就是进取性的心理品质。具有较高挫折调节力的人，面临挫折时不是被动承受，而是主动进击，努力改变；在点小细微中严格要求，做到自信乐观、自强不息、开拓创新。

（3）冷静地分析判断：在生活中遇到挫折，首先应该利用理智的力量稳定自己的情绪，抑制激怒或恐惧，冷静对待挫折情境。待心境平静后，再对事态作客观地分析，审定所确定的目标是否符合主客观条件。

事实证明，只有善于总结经验教训，挖掘自身潜力，发现自己的长处，鼓起勇气继续奋斗的人，才会有效地克服和防止消极的心理，促使自己不断地打破旧的心理平衡，建立新的心理平衡。

（五）创造有益于身心健康的外部环境

要想促进人们的身心健康，必须以广泛的联盟和支持系统为基础，与相关部门协作，共同努力逐步创造良好的生活环境、工作环境与舆论环境。

有些人目前仍有一种误解，去看心理医生就是有精神病，是见不得人的。精神病是心理不健康的极端表现，从心理完全健康到精神病，是一个不断变化的连续体，我们每个人都处在这个序列的某一点上，换句话说，我们之中绝大多数人没有精神病，但在某些时间可能处于某种程度的不健康状态之中。

（六）实现医学模式的转变

心理社会医学模式的真正转变，不是件简单的工作。要积极推动医疗部门观念与职能的转变，使医疗部门的作用向着提供心理、社会与躯体三种健康服务的方向发展。使医学心理学工作者、社会工作者积极与医务工作者相结合，实现全方位的医疗保健。

（七）广泛开展心理健康教育

在全民中，要深入地开展心理卫生的健康教育。利用一切可以利用的手段，教育和引导人民群众破除迷信，摒弃陋习，养成良好的卫生习惯，提倡文明、健康、科学的生活方式，培养健康的心理素质。

第四十六章 健康心理学概论

第一节 健康心理学的概念

☞ 健康心理学是研究在维护和促进人类健康问题上的心理因素作用规律的科学。它着重阐述人的心理行为与健康的关系，是心理学与预防医学相结合而形成的一门综合性的前沿学科，属于现代心理学的一个分支学科。它是人类追求完美的生命质量和生活质量的必然产物。凡是能影响个体身心健康的行为，无论是个人或集体行为，均属于健康心理学的研究范围。

健康心理学是在医学心理学和行为医学的基础上发展起来的。其目的是使心理学在临床医学、行为医学、心身医学、康复医学和预防医学中发挥作用。健康心理学在理论研究和实际应用的过程中，运用心理学的原理、原则、知识与技能以及医学、行为科学、环境科学、社会科学等理论和方法，研究人类个体、群体以及社会健康心理形成和发展，探索其动因和影响因素及其内在规律性，为人类维护和促进心理健康提供科学的标准和方法，为健康事业提供科学依据，促进人类生命健康水平的提高。

健康心理学研究的目的在于揭示人类有关健康活动的一般规律，它以现代医学的生物——心理——社会模式为指导思想，认为尽管疾病的发生总是落实到躯体损害，但疾病的诱因、病情、病程、转归等都离不开心理、社会变数的影响。因此，需要通过健康教育、医疗、保健、改善环境等，促使人们按照有益于人的健康方式生活。

健康心理学的基本任务有：

1. 研究心理健康形成、发展和变化的规律。

2. 研究减少或缓解心理应激水平的应对方法，提高心理应对能力。

3. 研究预防、矫正不良行为以及与心理社会因素关系密切疾病的措施与方法，减少或消除致病的危险因素或有损健康的行为，降低发病率与死亡率，减少医疗保健费用。

4. 研究如何处理疾病治疗过程中的心理学问题，如建立良好的医疗关系、培养患者在医疗过程中的依从性和互动性。

5. 研究病后心理功能的康复方法。

6. 研究并为心理卫生工作及个体、群体维护和增进心理健康提供心理卫生理论、原则和方法，从而促进心理健康，培养健全的人格和良好的群体气氛，提高人们对社会生活的适应和改造能力。

7. 研究如何改进社会健康与医疗保健机构的管理，提供良好的保健环境。

健康心理学作为一门新兴学科正不断发展和逐步完善，也日益受到医学界和心理学界的重视，但也面临着许多有待解决和探讨的问题。例如，如何在不同的学科中吸取有益于维护和促进人类健康的方法、手段，并与社会各有关方面进行有成效的合作，以实现为社会培育“健康人”（没有躯体疾患，并有完整生理、心理、道德状态与良好的社会适应能力）为目标，探寻和确定培养健康心理的正确途径与恰当标准，明确健康心理学的研究内容及方向，设置适当的工作机构并建立和健全相应的保健组织体系和制度。

第二节 健康心理学的发展与展望

一、健康心理学产生的历史背景

☞ 健康心理学诞生于1978年，但有关健康心理学的思想和相关研究，可以追溯到更为遥远的年代。

历史上，哲学家对心理(意识)和躯体关系的基本观点是，精神和躯体是统一的、相辅相成的。公元前10000~前1100年，人们把疾病看作是神鬼附体，是上天对人的惩罚，用巫医的语言和方式进行治疗，称为神灵主义医学模式的时期。公元前1100年~公元1879年，人们从物质与精神的哲学关系来探讨心理现象和心身关系。古希腊希波克拉底提出疾病的体液学说，认为人的身体由四种体液组成，当体液混合均匀或平衡时，人就处于健康状态；不均匀或不平衡时，则产生疾病。这个时期称为疾病模式的自然哲学时期。19世纪末叶，医学科学的发展为生物医学模式的产生奠定了基础，人们对健康和疾病的认识深入到分子水平，抗生素的发明使人类有效地控制了感染性疾病。第二次世界大战结束后，科学与经济的快速复苏、生活方式的改变使心身疾病和心理疾病的发病率增加，人们开始重视心理因素在健康维护中的作用。

1879年德国莱比锡大学心理实验室的创立，标志着心理学进入科学的范畴。一个多世纪以来，众多心理学家的努力使心理学的理论体系日趋完善，意识和潜意识学说及人格结构理论，开创了心理动力学理论和精神分析心理治疗法，行为主义学派、生理心理学派、人本主义学派和认知学派的理论相继产生，为生物——心理——社会医学模式乃至整体医学模式的形成提供了理论前提。

健康心理学这门学科真正的兴起，是以1978年美国心理协会正式将健康心理学看成一个分支(第38分支)作为标志。它的兴起与发展有着深刻的社会背景。

1. 20世纪70年代石油危机之后，人们的价值观也得到了极大改变，从单纯的物质追求转向更高层次的精神追求，并对健康越来越关注。

2. 面对经济不景气、通货膨胀、高物价、高税收的社会问题，美国人经常围绕着有关医疗政策，如高昂的医疗费用、多余或过剩的诊疗等问题展开激烈的辩论，从而使得健康问题愈来愈受到人们重视。

3. 生物——心理——社会医学模式的提出，以及疾病谱和死亡谱的变化，使得心理学界更加重视对健康问题的研究。

4. 社会意识中的一些运动，如对生命伦理学的研究、患者自我决定论的提出，促发了医疗与健康领域的意识革命，对健康心理学的产生具有较大影响。

由此可见，健康心理学的兴起与发展具有一定的社会文化基础。社会文化的作用不仅影响着健康心理学的发展，而且也决定着这门学科理论体系的建立。

二、我国健康心理学发展概况

(一)中医学的健康心理学思想

历史悠久、文化灿烂的中华民族是世界心理学思想的最早策源地之一，具有渊源的健康心理学思想。来源于两个方面：一方面是古代哲学家的论述，如老子、庄子、孔子有关健康的论述；另一方面来自历代医学思想家的著作，如《易经》中"八卦"的对立统一观和《黄帝内经》中"天人合一"、"形神合一"的哲学观以及"内伤七情"、"外感六淫"的疾病观等。归结为八个字：形与神俱，形神兼养。即人的形体(身体)与精神(心理)是结合在一起的，因此，既要保养形体，以促进身体健康，也要保养精神，以促进心理健康。我国传统的健康心理学思想中，还有一条很重要的原则是"不治已病治未病"。古人认为病了以后才去用药，犹如"临渴掘井"、"临阵磨枪"、"亡羊补牢"，为时已晚。这些精辟的思想，均体现了古代中医学对人类的心身统一和健康与外界环境统一的基本医学观及心理活动是致病重要因素的认识。人要健康，应该注意防病，这一观点与我们现代医学和健康心理学的观点是一致的。

(二)我国当代健康心理学的发展

我国当代健康心理学的发展可追溯到20世纪30年代。当时，国内大约有十几所大学设立了心理系或心理学组，在中央研究院建立了心理学研究所，出版了大学用心理卫生教材，在医学院开设了相关课程。1936年4月在南京成立了中国心理卫生协会,在一定范围内开展心理卫生工作。1948 年曾在南京召开过一次局部的心理卫生代表会议,为后来我国健康心理学工作的发展奠定了基础。

与此同时,与健康心理学关系密切的医学心理学在新中国成立后有一定的发展,但很快就因为政治原因而停顿,甚至出现了研究空白。1958 年,中国科学院心理研究所的心理学工作者联系医学实际,与北京医学院精神科医生合作,针对当时发病率较高、久治不愈的神经衰弱开展以心理治疗为主的综合快速治疗,短期内获得显著疗效,引起医学界特别是精神病学界的重视。此后,医学心理学工作得到了一定程度的开展,进行了一些相关研究。

"文革"期间,心理学和医学心理学受到严重的摧残,医学心理学工作被迫停顿达 8 年之久。到 1976 年末,医学心理学工作才又陆续开展起来。经过 30 年的努力,医学心理学在学科建设、师资队伍、科研工作、临床服务、健康促进与维护方面取得了巨大的成绩。目前,医学心理学的学科发展已形成一定的规模。

第四十七章 心理健康促进

第一节 健康心理学的理论模式

☞ 健康心理学的健康促进任务,主要是保持健康行为,改变不健康行为。

其理论模式如下:

一、"知信行"(knowledge, attitude, belief, Practice)模式

☞ 知(知识和学习)是基础,信(信念和态度)是动力,行(包括产生、促进健康行为,消除危害健康行为等行为改变过程)是目标。

这是有关行为改变的较成熟模式,以预防艾滋病为例,健康教育者通过多种方法和途径将艾滋病的全球蔓延趋势、严重性、传播途径和预防方法等知识传授给群众。群众接受知识,通过思考,加强了对保护自己和他人健康的责任感,形成信念。在强烈的信念支配下,绝大多数群众能摒弃各种不良性行为,并确信只要杜绝传播艾滋病的途径,人类一定能战胜艾滋病。预防艾滋病的健康行为模式就此逐步建立。

根据凯尔曼(1961)提出的"服从、同化、内化"态度改变三阶段理论,对严重危害社会的行为(如吸毒)可依法采取强制手段(如送戒毒所)促其态度转化。在戒毒所内,吸毒者开始是被迫服从,内心并不心甘情愿("服从");一段时间后他开始自觉自愿地服从帮教人员,对和其他戒毒同伴的共同生活感到愉快("同化");以后,他从内心深处接受"吸毒有害"的信念,彻底改变态度,并把这一新观点纳入自己的价值观体系,成为动机的内在行为标准("内化")。

二、健康信念模式(health belief model, HBM)

用社会心理学方法解释健康相关行为的重要理论模式。它以心理学为基础,由刺激理论和认知理论综合而成,并在预防医学领域中最早得到应用和发展。健康信念模式遵循认知理论原则,首先强调个体的主观心理过程,即期望、思维、推理、信念等对行为的主导作用。因此,健康信念是人们接受劝导、改变不良行为、采纳健康促进行为的关键。健康信念的形成主要涉及以下三个方面因素。

(一)产生"恐惧"

1. 知觉到易感性(perceived susceptibility) 其尺度取决于个人对健康和疾病的主观知觉。如某些疾病发病率高,流行范围广,易感性就大。人们往往对遥远的(如年轻人认为吸烟致肺癌要到六七十岁才发生)、可能性不大的危害不予关注。如何使他们通过事实评价作出主观判断、形成疾病易感性的信念是健康教育成败的关键。

2. 知觉到严重性(perceived severity) 如疾病引起的临床后果(死亡、伤残、疼痛),疾病引起的社会后果(工作烦恼、家庭生活失常、失业、社会关系紊乱等),由此产生害怕情绪。

(二)对行为效果的期望

1. 知觉到益处(perceived benefits) 仅仅认识到危害性、严重性还不够,只有意识到自己在摒弃危害健康行为

上所付出的代价(如时间、负担、毅力)确实能换取到预防效果,即行为的有效性时,人们才会采取行动,并有明确的行为方式和路线。

2. **知觉到障碍(perceived barriers)** 人们对采纳促进健康行为的困难的认知是使行为巩固持久的必要前提。如有些预防行为花费太大、比较痛苦、与日常生活的时间安排有冲突、不方便等,都应实事求是地指出,并帮助人们逐一克服。心理学家罗森斯托克(Rosenstock)认为:"知觉到易感性和严重性,确为行动提供了能量和力量;但只有当让公众知觉到效益,并能先了解所有困难再决心克服之,他才算是(真正)找到了行为的道路。"

(三)效能期望

1. **自我效能(self - efficacy)** 即对自己的能力有正确的评价和判断,相信自己一定能通过努力成功地执行一个导致期望结果(如戒烟)的行为。

2. **善于寻找其他可借助的力量** 如教育、年龄、家庭成员和团体帮助等,以间接帮助实现效果期望和效能期望等,影响行为。

综上所述,健康信念模式在产生促进健康行为、摒弃危害健康行为的实践中,首先充分让人们对他们目前的不良行为方式感到害怕(知觉到威胁和严重性);其次坚信一旦他们改变不良行为会得到非常有价值的后果(知觉到效益),同时清醒地认识到行为改变中可能出现的困难(知觉到障碍);最后,使人们感到有信心。有能力通过长期努力改变不良行为(自我效能)。

第二节　心理健康的评估

一、判断心理健康的标准

所谓心理健康是指:以积极有效的心理活动,平稳正常的心理状态,对当前和发展着的社会环境保持良好的适应功能。综合国内外有关心理健康的论述,归纳起来心理健康应具备以下几个方面:

1. **认知健全适应** 健康的认知首先是能正确地认识自己,对自己的智力、兴趣、爱好、气质性格、自己在集体中的地位等有客观、全面、科学的了解和评价,以便扬长避短;另外是能正确地认识他人和环境,为人际关系的发展和环境适应奠定良好的基础;三是健全的认识过程,如正常的感知觉、良好的记忆、灵活的思维、丰富的想像、流畅的语言等。

2. **情绪饱满适度** 健康的情感应该是热情饱满而非消极迟钝;反应适度而非喜怒无常;应该有纯真而高尚的情操而非低下猥琐;应该有乐观愉快的主导心境而非沮丧悲观。健康的情感应丰富多样,其强度和持续时间应能为社会所接受。

3. **意志坚强可控** 健康的意志应该具有目的性,即能自觉地确定行为的目的。在制定和执行计划时,能集思广益,不轻信盲从;在需要做出决定时,能毫不犹豫、当机立断,深思熟虑,机动灵活;意志应具有坚韧性,既持之以恒,又知通达变;意志应具有自制性,即为了达到目的而能控制一时的感情冲动和约束自己的言行。

4. **人格和谐统一** 健康的个性是指应胸怀理想,对生活充满信心和希望,对自己了解,谦虚谨慎又充满自信;对他人热情、正直、诚恳;对工作认真负责、勤奋创新,而非消极懈怠,不负责任,墨守成规。

5. **人际关系和谐** 人际关系和谐是心理健康的特征,也是保证心理健康的条件。健康的人际关系是乐于交往,接触他人时待人诚信、态度积极,能够接受和理解他人的思想情感,也善于表达自己的思想情感。在交往过程中能够悦纳他人、愉悦自己;在集体中既有广泛的朋友,又有知己。

6. **杜绝心理异常** 即杜绝性格异常、性心理障碍和不良行为或成瘾行为。

人的心理健康状态是动态变化的,而不是静止的。心理学家提出了心理健康的相对性,学者们认为心理健康的标准是由比较而确定的,从健康到不健康只是程度的不同,而无本质的区别。如一个没有明显心理疾病、能够勉强生活、工作的人和一个心理变态的人相比,前者是健康的;但和一个自我实现的人相比其心理健康的水平又是较差的,是需要改进的。因此,心理健康反映的是某一段时间内的特定状态,而不应认为是固定的和永远不变的。心理健康的标准是一个发展的、文化的概念,会随着社会的发展而变化,也因不同的社会背景而各有差异。不同的国家、地区、同一地区的不同民族和阶层可能有不同的要求和标准;同一国家、地区的标准也会因时代的变迁、历史的进步而变更。

二、心理健康水平的评估

个体的心理健康水平存在差异，对心理健康水平的评估主要依据以下指标：

1. 适应能力　人是适应环境的，个体对环境的适应能力是评估心理健康的重要指标之一。它包含：①个体为达到既定的目标或完成某种活动而克服各种困难，达到预期目的所表现的各种行为；②个体为保持同自然环境、社会环境的和谐统一所做出的各种反应；③个体为工作和生存需要，改变态度和观念的一切内在活动过程。上述行为可以是主动的，也可以是被动的。

2. 应激耐受力　应激在程度上可分为轻度、中度、重度和极重度四个等级。

3. 自制力（调控能力）　是指调控自己情绪与行为的能力，因此，自制力是评估心理健康的指标之一。自制力的评估有以下几个方面：①按既定的目的和计划行动的能力；②调节和适度控制自己情绪的能力；③自我发展的能力；④注意力和记忆力的抗干扰能力；⑤动机的趋向与取舍；⑥调节与支配自己的言行的程度；⑦对疲劳、疾病与创伤的忍耐力；⑧自觉遵守公共秩序的能力。

4. 人际交往能力　社会交往和人际关系的产生与发展是维持心理活动、导致情绪体验、引发不同行为的重要环节，标志着个体的心理健康水平。评估交往能力的强弱和人际关系的好坏可从以下几方面入手：①与家庭成员、朋友和同事的交往密度；②在人际交往中的情绪（热情、信任、喜悦或冷漠、嫉妒和憎恶）、交往的程度（是否过度交往）；③在交往过程中所获信息的多少、准确性；④人际交往对自身、他人行为和对工作效率的影响；⑤满足心理需要的程度（愉快或压抑）。

5. 心理康复能力　个体遭受心理创伤后，由于对应激的认知评价能力与评价水平的不同或人格类型的差异，康复所需的时间和复原的程度也不相同。康复能力好的个体能很快康复，不遗留任何症状，对今后的心理和行为不产生明显的影响，而康复能力弱的个体则长期沉溺于应激所导致的不良情绪中不能康复，严重者会导致心理和躯体疾病。

第三节　心理健康的维护与促进

一、心理障碍的预防性干预

1. 对心理素质较弱者的实验性干预　预防性干预项目主要集中在年龄较小、社会功能欠缺且出现早期行为障碍的儿童。对具有早期行为障碍的儿童开展较长期的训练项目，改善心理社会功能缺陷儿童的认知性解决问题的技能，以此来减少儿童的冲动行为或消极回避行为。方法是从入学前8周即开始让儿童集中精神从事游戏活动，遵守规则，逐步从游戏产生的问题进入到思维、情绪和动机的水平。入学后，再进行12周的训练，把游戏活动逐渐与课程结合起来。这时，提高游戏的难度，使之动脑筋，想办法才能获得玩具。研究发现，连续训练2年的儿童在遵守纪律和适应能力方面好于未训练的儿童。

对具有高危险度的低能儿和适应不良者实施不同干预和不干预措施发现，经集体治疗性干预和行为疗法干预的儿童成绩提高最多，经过18个月和3年随访，与对照组相比，都有积极的效果，且随着时间的延续其后效越明显。

2. 对成年人的干预和训练　由于生活节奏的加快，现代人承受的压力较大。某些个体因缺乏自信和应对技巧，在遭遇应激源刺激时易于陷入长久的应激状态，甚至导致心理、生理功能的紊乱。在国外，妇女和老人是需要关注的对象，相关的机构会帮助他们提高自控能力和应对技巧。具体措施是在社区成立互助小组，进行自信能力训练项目。对单身老人和进入老人之家的老人进行情绪控制方面的训练，帮助他们合理疏导情绪，对现状合理认知，提高适应能力和健康水平。

减少疾病复发易感性的措施，研究发现，社会和情感活动是精神分裂症康复期病情复发和波动的主要原因。因此，减少易感因素对降低复发相当重要。通常情况下，患者的家属因照顾患者会产生不愉快的情绪，而具有不良情绪的家庭成员在与患者接触时会对患者产生负性影响，增加病情复发的几率。减少疾病复发易感性的措施是向患者家属讲授疾病的性质、病程和治疗特点，指明正是由于患者的症状造成家属的不愉快感受。同时还要向家属讲明，疾病使患者对新事物具有敏感性，若有些事件的发生不可避免，应提前让患者知道并尽量避免患者陷入不必要的应激事件之中。为达到理想的效果，有时需对家庭进行心理治疗。研究显示，在药物治疗的情况下，不进行干预者复发率高达83%，干预组的复发率则仅为12%。

二、心理障碍的流行病学调查

通过调查了解和研究心理障碍在人群中的分布和决定因素，进行诊断和分类建卡，针对不同患者的情况落实防治措施，是心理障碍预防的基础。其主要内容包括：①心理障碍和精神疾病的普查；②抽样调查；③精神疾病登记；④病因调查。

三、心理障碍预防管理和技术指导网络

心理障碍的预防涉及社会的各个方面，目前，已有由卫生、民政、残联、劳动、教育等部门共同组成的防治管理和技术指导网络。其主要任务是制定疾病防治规划、掌握动态和收集资料、调查研究和制定疾病预防的有关规定。在技术指导方面，主要是进行卫生宣传、早期诊断、早期治疗和制定合理的治疗方案。

四、精神疾病的基层专科门诊和家庭看护

由经过短期培训的基层专职或兼职精神科医师或社区医生开设的基层专科门诊，可为心理障碍的早期发现、早期诊断、治疗和持续的综合服务提供良好的基础。家庭看护是以患者家庭为主，有邻居和社区其他成员共同参加的志愿和自助组织，为患者提供社会支持系统，创造和谐、有利于康复和防止复发的社会环境。目前，我国已有官方和个人承办的儿童孤独症治疗和康复机构，为患儿及其家庭提供咨询和指导。

第四十八章　应激与健康

第一节　应激的概念

☞ 英文"stress"在医学和生理学上译为应激。应激其实是一系列有关因素相互作用的过程或系统。心理应激的社会因素在人类健康和疾病中的作用已变得日益突出，应激既可影响人的生理功能又可影响人的心理活动；同样，一个人的生理和心理健康状况也会影响心理应激的反应强度和对应激的耐受力。当心理应激超过人的适应能力就会损害人的健康。

第二节　应激源与应激中介机制

☞ 应激源(stressor)是指能引发应激反应的刺激或环境需求。只有能引起人们紧张感的客观刺激或外界压力才被视为应激源。

一、应激源

(一)应激源分类

1.按应激属性分类

(1)躯体性应激源：指直接作用于躯体而产生的生物学刺激物。如高低温度、湿度、噪声、振动、毒物、感染、外伤、睡眠障碍、各类寄生虫及感染等。

(2)心理性应激源：指各种心理冲突和挫折所导致的焦虑、恐惧和抑郁等各种消极情绪。如不愉快的紧张状态、太多的工作、太少的收入等。

(3)社会性应激源：这是现代人类所遭遇的应激源，分为两类：①重大的、不可避免的各种自然灾害和社会动荡，如地震、水灾、战争、动乱、政治经济制度变革等；②日常生活困扰。如图48－1所示。

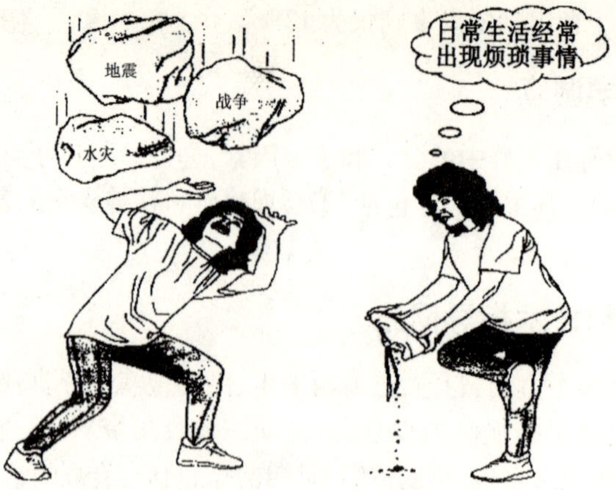

图 48－1　来自社会的主要应激源

（4）文化性应激源：指一个人从熟悉的生活方式、语言环境和风俗习惯由于迁移到陌生环境中所面临的各种文化冲突和挑战。如迁居异国他乡，语言环境改变引起的“文化性迁移”等刺激。

2. 按应激的现象分类

（1）工作问题：很多现代化的工作环境或工作的本身就是应激源，如长期从事高温、低温、噪声、矿井下等工作；高科技、现代化需要高度注意力集中和消耗脑力的工作；从事长期远离人群（远洋、高山、沙漠）的、高度消耗体力的、威胁生命安全的、经常改变生活节律无章可循的以及单调重复的流水线等工作；超出本人实际能力限度的工作；调动转岗或离岗。

（2）恋爱、婚姻和家庭问题：包括觅配偶、失恋、夫妻不和、分居、外遇和离婚；亲人亡故、患病、外伤、手术和分娩；子女管教困难、老人需要照料、住房拥挤以及家庭成员关系紧张等。

（3）人际关系问题：指个人与领导、同事、邻里、朋友之间的意见分歧和矛盾冲突。

（4）经济问题：指个人在经济上的困难或变故，包括负债、失窃、亏损和失业等。

（5）个人健康问题：指疾病或健康变故给个人造成的心理威胁，如健康恶化、心身不适等。

（6）自我实现和自尊方面问题：指个人在事业和学业上的失败或挫折，以及涉及案件、被处罚等。

（7）喜庆事件：指结婚、再婚、立功受奖、晋升晋级等，也需要个体作出相应的心理调整。

3. 按应激对个体的影响分类

（1）正性生活事件：指个人感到有非常高兴的事情发生，具有明显积极意义，从而产生积极的体验，如晋升、提级、立功、受奖等。

（2）负性生活事件：指个人感觉到有非常不愉快的事情发生，具有对自己产生消极作用的事件。这些事件都具有明显的厌恶性质或带给人痛苦、悲哀心境，如亲人死亡、患重病等。

☞　*大量的研究证明，负性生活事件与心身健康相关性明显高于正性生活事件。*

（二）生活事件的量化及与健康和疾病的关系

生活事件是最早被注意到的影响健康的心理应激因素之一。精神病学专家用社会再适应评定量表（表 48－2）分析，并以生活变化单位（life change units，LCU）定量，研究发现，1 年内 LCU 的总和达到 300，预计今后 2 年内将有可能患重大疾病；若 1 年 LCU 不超过 150，则预示来年可能是健康平安；LCU 为 150～299，则来年有 50% 的可能性患病；LCU 超过 300，说明第 2 年患病的概率达 70%，个体的健康受到影响的可能性增大。

二、应激中介机制

应激的中介机制是指机体将传入的信息（应激源、环境的需求）转变为输出信息（应激反应）的内在加工过程，是应激源至应激反应的中间过程。在这个过程中，个人的认知理解、应对方式、社会支持、个性特征和文化背景等因素直接或间接地起作用。这些因素影响心理应激反应强度和对应激的耐受力，调节心理刺激同疾病之间的联系。

表 48 - 2　社会再适应评定量表

等级	生活事件	LCU	等级	生活事件	LCU
1	配偶死亡	100	23	儿女离家	29
2	离婚	73	24	离婚纠纷	29
3	夫妻分居	65	25	杰出的个人成就	28
4	坐牢	63	26	妻子开始或停止工作	26
5	家庭成员死亡	63	27	上学或毕业	26
6	个人受伤或患病	53	28	生活条件的变化	25
7	结婚	50	29	个人习惯的改变	24
8	被解雇	47	30	与领导的矛盾	23
9	复婚	45	31	工作时间或条件变化	20
10	退休	45	32	搬迁	20
11	家庭成员健康变化	44	33	转学	20
12	妊娠	40	34	娱乐改变	19
13	性困难	39	35	宗教活动变化	19
14	家庭增加新成员	39	36	社会活动变化	18
15	业务上的新调整	39	37	抵押或贷款少于万美元	17
16	经济状况的改变	38	38	睡眠习惯上的改变	16
17	好友死亡	37	39	一起生活的家庭成员数目改变	15
18	工作性质变化	36	40	饮食习惯改变	15
19	夫妻不和	35	41	休假	13
20	抵押超万美元	31	42	圣诞节	12
21	抵押品赎回权被取消	30	43	轻微违法行为	11
22	工作职责上的变化	29			

（一）认知评价

认知评价（cognitive appraisal）是指个体从自己的角度对遇到的生活事件的性质、程度和可能的危害情况做出估计。对事件的认知评价直接影响个体的应对活动和心身反应，因而是生活事件能否造成个体应激反应的关键中间因素之一。人生漫长的道路中会遇到无数的社会性事件，只有那些对人有意义的刺激物才能引起心理应激反应。塞里认为："问题不在于发生了什么，而在于你如何对待它。"许多事物本身是中性的，它们能够引起的心理应激反应，是因为人对它做出了错误的估计和判断。即使是消极的生活事件，如果采取正确的认知评价也可能减少自己的心理应激反应。不同的认知评价还可以引起不同的生理反应，可做出消极和积极应对的选择。天下本无事，庸人自扰之。

认知评价过程分为两个方面：初级评价（primary appraisal）和次级评价（secondary appraisal）。初级评价是个体在某一事件发生时立即通过认知活动判断其是否与自己有利害关系。一旦得到有关的判断，个体立即会对事件是否可以改变即对个人的能力做出估计，这就是次级评价。伴随着次级评价，个体会同时进行相应的应对活动：如果次级评价事件是可以改变的，采用的往往是问题关注应对；如果次级评价为不可改变，则往往采用情绪关注应对。如图 48 - 3 所示。

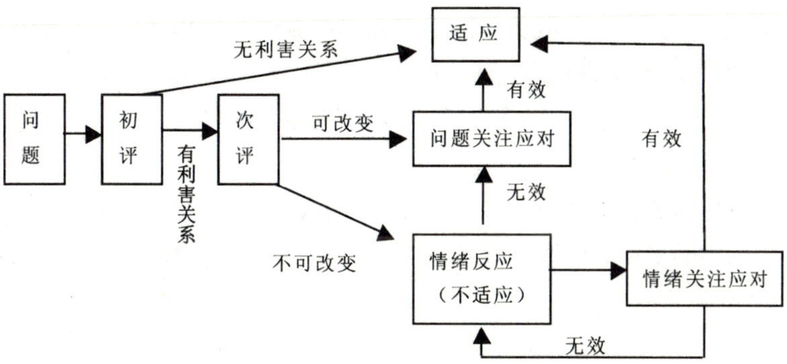

图 48 - 3　认知评价在应激过程的作用

后来，R. Lazarus 将认知评价学说发展为“三步评价学说”：第一评价决定应激源是否有威胁；第二评价确定个体能否应对威胁；第三评价是对第一、第二两种评价的信息进行认知性再评价(cognitive reappraisal)，即上述两个问题得到回答后，则由脑对情境进行再评价，并决定这种潜在的应激源是否成为一种现实的应激源。

由于评价是认知加工过程，个体的认知及应对能力对同一应激源可做出不同的评价，不同的评价结果可以引起不同的反应。认知评价可受多方面因素的影响：如个性倾向性、个性心理特征、生活经历及自我调节机制。另外，还有个体在面临应激源时所处的心身状态。

(二)应对方式

应对(coping)又称应付。由于应对可以被直接理解为个体解决生活事件和减轻事件对自身影响的各种策略，故又称为应对策略(coping strategies)。近十几年来，人们在研究应激与健康间的机制过程中发现，个体的应对方式是介于应激与健康之间的中间因素，尤其是社会生活事件所导致的疾病，与应对的关系极为密切。一般认为，应对是个体对生活事件以及因生活事件而出现的自身不平稳状态所采取的认知和行为措施。可以看出，在应激作用过程中，应对概念的含义是很广的。从应对与应激作用过程的关系看，应对活动涉及应激作用过程的各个因素和环节，包括生活事件(如面对、回避、问题解决)、认知评价(如自责、幻想、淡化)、社会支持(如求助、倾诉、隔离)和心身反应(如放松、烟酒、服药)。从个体应对活动的影响因素看，有个人的社会支持系统、文化背景、生活习惯、情绪、人格、年龄、性别等因素。认知程度不同，个体会采用不同的应对策略(包括行为的和心理的防御机制)；消极的应对方式往往与疾病发生发展相关；在实践中形成的多种应对评定量表也已被证明在心理健康研究中具有良好的应用价值。

(三)社会支持

社会支持(social support)是指在社会生存环境下，个体受到的来自社会各方面的心理上和物质上的支持或援助。当某人遭遇不幸时，家庭、亲友、同事及社会各方面的关心、支持和理解可以有效地降低或缓解应激的强度，平稳地渡过应激，摆脱困境。研究表明，缺少或不能很好地利用社会支持系统的个体，面对同样强度的应激刺激，心理和生理上的反应都较为显著。

研究表明，社会支持与应激源引起的心身反应呈负相关，说明社会支持对健康具有保护性作用，可以降低心身疾病的发生和促进疾病的康复。社会支持本身对健康无直接影响，但它给人们提供一个良好的平台，社会支持系统对健康是个保护因子，当应激事件发生时，它起到一个缓冲或延缓的作用，使个人的应对能力增加，即社会支持可以维持个体良好的情绪体验从而有益于健康。

(四)人格特征

不同人格类型的个体在面临应激时可以表现出不同的应对策略，在应激过程中不同程度地直接或间接地影响认知评价、应对方式、社会支持等系统。

人格特征与应激因素之间存在相关关系。这些因素决定个体对各种内外刺激的认知倾向，如事业心太强或性格太脆弱的人就容易判断自己的失败。人格有缺陷的人往往存在非理性的认知偏差，使个体对各种内外刺激发生评价上的偏差，可以导致较多的心身症状，影响对个人现状的评估和应对方式。人格特质在一定程度决定应对活动的倾向性即应对风格。

人格与社会支持有联系。人格特征除间接影响客观社会支持的形成，还直接影响主观社会支持和社会支持的利用度水平。人与人之间的支持是相互作用的过程，一个人在支持别人的同时，也为获得别人对自己的支持打下了基础，一个人格孤僻、不好交往、万事不求人的人，是很难得到和充分利用社会支持的。

人格与应激反应的形成及其程度也有关。同样的生活事件，在不同人格的人身上可以出现完全不同的心身反应结果。人格通过与各因素间的互相作用，最终影响心身反应的性质和程度，并与个体的健康和疾病相联系。

(五)文化背景

许多研究表明，文化与健康的影响是相互的、多层面的，它影响着人们的价值观和价值的取向、生活的态度、处理人际关系的方式等，也影响个体的应激作用过程，包括认知评价、应对方式的能力，从而对健康发挥着广泛的影响。

第三节　应激反应与疾病

应激反应是随着生物的进化而产生的一种保护性反应。面对所有外来威胁，个体只能通过躯体反应加以克服和防御。短暂且轻度的应激反应是有益机体健康的，它可以引起轻微的心身兴奋效应，有助于机体参与到创造性活动中去。相反，如果绝对没有应激，人们就会产生一种无聊厌倦感，从而也可导致一种不健康的状态。但是，一个人经常性地、长时间地处于一种高水平的应激反应状态时，其心理和身体的健康状况将会遭受损害。

一、应激生理变化

应激的生理反应以及最终影响心身健康的心身中介机制（mediating mechanism）涉及神经系统、内分泌系统和免疫系统等。这些中介途径其实是一个整体，而且其中有关细节问题正是目前深入研究的领域。

应激的生理变化模式为"一般适应综合征"（GAS），即由许多有害因素产生的一种综合征。GAS 分为警觉（alarm）、抵抗（resistance）和衰竭（exhaustion）三个阶段。如图 48－4 所示。

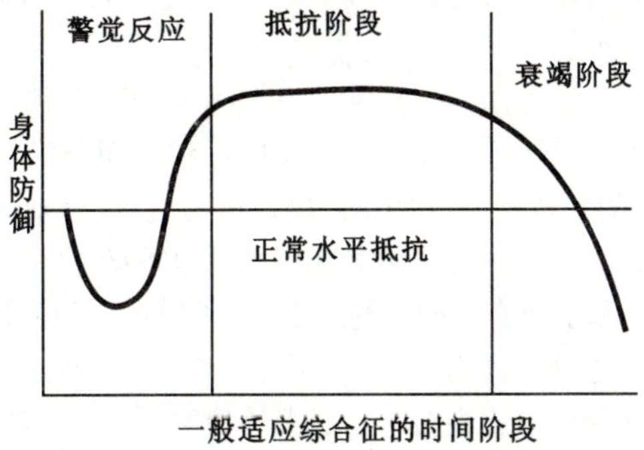

图 48－4　Selye 的对抗应激的身体唤醒与能力变化三阶段的 GAS 模型

警觉阶段：当人遇到应激源，即进入警觉阶段。机体为了应对有害环境刺激而唤起体内的整体防御能力，将会分泌肾上腺素和皮质激素，大量的葡萄糖和氧气进入大脑、骨骼肌和心脏。这些生理变化产生多种生理现象：①心跳加速和心肌收缩的强度加强；②皮肤和内脏器官（如心、肝、肺、胃及肠等）的血管收缩，骨骼肌和脑部血管扩张；③在加快血液循环下出汗减少，协助维持体温；④增加呼吸频率以充分供应身体氧气；⑤降低消化能力。上述生理现象使整个机体（包括大脑）参与到抵御应激源的反应中去，故也称动员阶段，此时常见的症状有发热、头痛、没有食欲和疲劳等。在正常情况下，只要应激源一消失，前述的生理现象随即恢复正常。

抵抗阶段：如果有害刺激持续存在，机体将迅速确认这一外来威胁，并激活相应的排斥反应机制。在这一阶段肾上腺素和皮质激素的分泌减少，警觉反应的生理现象消失，取而代之是各类腺体的分泌增加，机体通过相应的器官和系统来抵御应激源。随着抵抗力的下降，产生"适应性疾病"（diseases of adaptation）。这一阶段也称为排斥期。常见的症状有应激引起的胃溃疡和高血压（但未必都是由应激引起）。有迹象表明，此期个体对原先的应激源抵抗力加强了，然而对其他应激源的抵抗力相对降低了。

衰竭阶段：如果阻抗期的压力持续存在，机体继续处于有害刺激之下或有害刺激过强，具体参与抵御应激因子的器官或系统的功能将耗尽，于是机体就会"派遣"其他器官和系统参加"战斗"，从而引起肾上腺素和皮质激素分泌的又一次高潮。由于没有能量抗拒下去，机体会丧失所获得的抵抗能力而转入衰竭阶段。警觉反应的生理现象再度出现，甚至会生命垂危或死亡。

随着上述变化的发生，特别是应激反应长期存在的情况下，各种疾病将随之而来。对于应激反应有关的心身疾病（psychosomatic diseases），目前已经成为世界性的严重威胁人类健康、造成人们死亡的主要原因之一。另外，研究还发现，慢性应激可以延缓躯体外伤后的康复过程。对于同样严重程度的皮肤伤口，高度应激状态下的患者其完全愈合时间为 49 天，而没有应激影响的患者，仅需要 39 天即可愈合。不仅躯体会遭受应激反应的损害，大脑也同样会受侵害。在应激反应的"衰竭阶段"，大脑的学习能力和注意力集中能力都将急剧下降，这一结果部分归因于皮质激素的破坏作用。

Worchel 和 Shebilske(1995)则指出,应激反应影响身体健康的因素可能有三点:①破坏人的免疫系统,降低机体抗病毒、抗癌细胞能力;②人们面对应激事件时产生激动情绪,造成血压升高,消化功能减退并容易引起疲劳,损害身体器官;③人们过于专注应激,以致忽略了疾病的症状。

二、应激心理行为变化

应激的心理反应可以涉及心理和行为的各个方面,如应激可使人出现认识偏差。情绪激动、行动刻板,甚至可以涉及个性的深层部分,如影响到自信心等。与健康和疾病关系最直接的应激心理反应首先是情绪反应,由于受个体的差异的影响,情绪反应的强度也不同。

(一)常见的情绪反应

1. **焦虑** 焦虑(anxiety)是应激反应中最常出现的情绪反应,是人预期到将要发生危险或不良后果的事物时,所表现出的紧张、恐惧和担心等情绪状态。在心理应激条件下,适度的焦虑可提高人的警觉水平,伴随焦虑产生的交感神经系统被激活,可提高人对环境的适应和应对能力,是一种保护性反应。但如果焦虑过度或不适当,就是有害的心理反应,主要是状态焦虑(state anxiety)和特质焦虑(trait anxiety)。

2. **恐惧** 恐惧(fear)是一种企图摆脱已经明确的、有特定危险的、会受到伤害或生命受威胁时的情绪状态。恐惧伴有交感神经兴奋,肾上腺髓质分泌增加,无信心和能力战胜危险,只有回避或逃跑,过度或持久的恐惧会对人产生严重不利影响。

3. **抑郁** 抑郁(depression)表现为悲哀、寂寞、孤独、丧失感和厌世感等消极情绪状态,伴有失眠、食欲减退、性欲降低等。抑郁常由亲人丧亡、失恋、失学、失业、遭受重大挫折和长期病痛等原因引起。这里指的是外源性抑郁,还有一种内源性抑郁,后者与人的素质有关,如中年以后,压力过大、事业无成者更易发生抑郁。抑郁有时还能导致自杀,故对有这种情绪反应的人应该深入了解有无消极厌世情绪,并采取适当措施加以防范。

4. **愤怒** 愤怒(anger)是与挫折和威胁有关的情绪状态,由于目标受到阻碍,自尊心受到打击,为排除阻碍或恢复自尊,常可激起愤怒。愤怒时交感神经兴奋,肾上腺素分泌增加,因而心率加快,心脏排出量增加,血液重新分配,支气管扩张,肝糖原分解,并多伴有攻击性行为。患者的愤怒情绪往往成为医患关系紧张的原因。

上述应激的负性情绪反应,对个体其他心理功能和行为活动也可产生相互影响,如使认知能力和自我意识变狭窄、注意力不集中,判断能力和社会适应能力下降并影响人的行为。

(二)常见的应激行为反应

应激的行为反应伴随于应激的心理反应,机体在外表行为上也会发生改变,这是机体为缓冲应激对个体自身的影响,摆脱心身紧张状态而采取的应对行为策略,以顺应环境的需要。

1. **逃避与回避** 逃避(escape)是指已经接触到应激源后而采取的远离应激源的行动;回避(avoidance)是指知道应激源将要出现,在未接触应激源之前就采取行动远离应激源。两者的目的都是为了摆脱应激,排除烦恼。

2. **退化与依赖** 退化(regression)是指当人受到挫折或遭遇应激时,放弃成年人应对方式而使用幼儿时期的方式应付环境变化或满足自己的欲望。退化行为主要是为了获得别人的同情、支持和照顾,以减轻心理上的压力和痛苦。退化行为必然会伴随产生依赖(dependence)心理和行为,即事事处处依靠别人关心照顾,而不是自己去努力完成本应自己去做的事情。退化与依赖多见于病情危重经抢救脱险后的患者以及慢性病患者之中。

3. **敌对与攻击** 其共同的心理基础是愤怒。敌对(hostility)是内心有攻击的欲望而表现出来的不友好、谩骂、憎恨或羞辱别人。攻击(attack)是在应激刺激下个体以进攻方式做出反应,攻击对象可以是人或物,可以针对别人也可以针对自己。例如临床上某些患者不肯服药或拒绝接受治疗,甚至表现为自损自伤行为,包括自己拔掉引流管、输液管等。

4. **无助与自怜** 无助(helplessness)是一种无能为力、无所适从、听天由命、被动挨打的行为状态,通常是在经过反复应对不能奏效,对应激情境无法控制时产生,其心理基础包含了一定的抑郁成分。无助使人不能主动摆脱不利的情境,从而对个体造成伤害性影响,故必须加以引导和矫正。自怜(self - pity)即自己可怜自己,对自己怜悯惋惜,其心理基础包含对自身的焦虑和消极评价等成分。自怜多见于独居或对外界环境缺乏兴趣者,当他们遭遇应激时常独自哀叹、缺乏安全感和自尊心。倾听他们的申诉并提供适当的社会支持可改善其自怜行为。

5. **物质滥用** 某些人在心理冲突或应激情况下,会以习惯性的饮酒、吸烟或服用某些药物的行为方式,来转换自己对应激的行为反应方式。尽管这些物质滥用对身体没有益处,但这些不良行为能达到暂时麻痹自己,摆脱自我烦恼和困境之目的。

三、应激致病的心理生物学机制

虽然心身疾病强调心理社会因素对其发展过程的影响，但很难解释为什么在同样的社会环境和心理条件下，有人会患病，有人不会患病；有人患高血压，有人患肠炎。这就涉及心身疾病的发病机制问题。

（一）脆弱器官

Weiner（1957）曾对随机选取的 2073 名陆军新兵进行了前瞻性研究，这些士兵即将接受 3 个月的紧张训练。训练开始前，对他们进行了心理测验、胃肠功能检验和 X 线检查。结果，从中选出胃蛋白酶原最高和最低的 120 人作为观察对象。训练 3 个月后发现，这些人中 70% 患了消化道溃疡；患者全都是胃蛋白酶原的高分泌者；训练前的心理测验结果表明，他们大都不能公开地表达自己的敌意，表现顺从等。根据这个研究，我们就可以从生活应激、身体素质（胃蛋白酶分泌水平）和心理的脆弱性（人格因素）预言一个人是否会患溃疡病。即心理社会因素总是要通过个体生理基础——脆弱器官才能产生对躯体的影响，即导致或加重躯体疾病，如图 48 – 5。

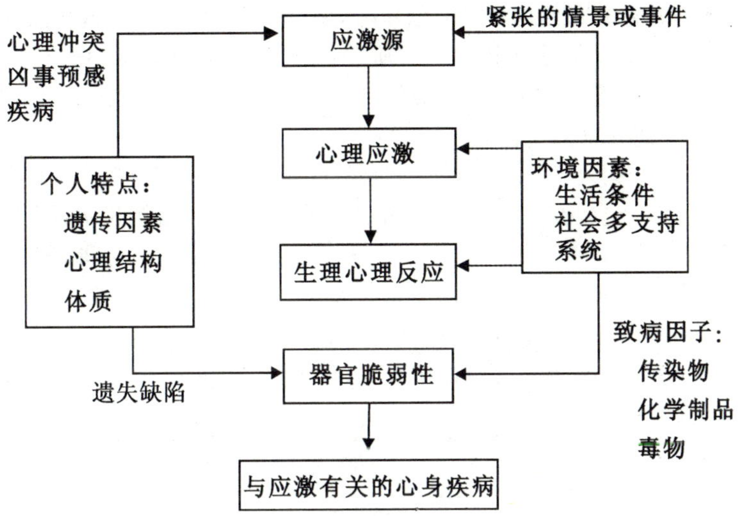

图 48 – 5　与应激有关疾病的病因示意

（二）神经机制

当机体处在急性应激状态时，应激刺激被中枢神经接收、加工和整合，后者将冲动传递到下丘脑，使交感神经—肾上腺髓质轴被激活，释放大量儿茶酚胺，引起肾上腺素和去甲肾上腺素的大量分泌，导致中枢兴奋性增高。结果，网状结构的兴奋增强了心理上的警觉性和敏感性；运动神经的兴奋致骨骼肌系统张力增强；交感神经的激活，则引起一系列内脏生理变化，如心率、心肌收缩力和心脏排出量增加，血压升高，瞳孔扩大，汗腺分泌增多，血液重新分配，脾脏缩小，皮肤和内脏血流量减少，心、脑和肌肉获得充足的血液，分解代谢加速，肝糖原分解、血糖升高、脂类分解加强、血中游离脂肪酸增多等，为机体适应和应对应激源提供充足的功能和能量准备。

必须指出，如果应激源刺激过强或时间太久，也可造成副交感神经活动相对增强或紊乱，从而表现出心率变缓，心排出量和血压下降，血糖降低造成眩晕或休克等症状。

以上神经系统的中介作用，是导致许多病理生理变化直至疾病产生的重要机制。

（三）内分泌机制

腺垂体是人体内最重要的内分泌腺，而肾上腺皮质是腺垂体的重要靶腺之一。当应激源作用强烈或持久时，冲动传递到下丘脑引起促肾上腺皮质激素释放激素（corticotropin – releasing hormone，CRH）分泌，通过脑垂体门脉系统作用于腺垂体，促使腺垂体释放促肾上腺皮质激素（adrenocorticotropic hormone，ACTH），ACTH 的释放激活肾上腺。

肾上腺素对心脏有强烈的影响，它提高心率和心脏收缩强度并升高血压。通过下丘脑的反馈环，肾上腺素可将 ACTH 和其他激素的分泌升高到一个较高的水平，这就放大了其他内脏系统改变的效果并提高了它自己反馈环的活性水平。大脑对肾上腺皮质激素的分泌物也特别敏感。这些激素可改变精神功能，这些改变反过来又可使肾上腺皮质激素水平升得更高。在这些情况下，人们变得更易产生应激反应，因为他们不能有效处理日常问题。研究认为，当人在应激情况下，都有上述两系统即肾上腺皮质和肾上腺髓质被激活。

在应激反应中，胰腺和甲状腺也有重要作用。应激状态下分解代谢类激素如皮质激素、髓质激素、甲状腺素和生长激素分泌增加，而合成代谢类激素如胰岛素、睾酮等分泌减少；在恢复阶段这些变化正好相反。这些生理变化对机体适应环境和应对策略提供了一定的物质基础，例如由于分解代谢类激素水平升高，促进糖原、脂肪和蛋白质分解，使血中糖和游离脂肪酸含量增高，为机体在应激情况下的需要提供必要的能量。但过度的内分泌变化又可能成为应激致病的另一个重要的中介途径。

（四）免疫机制

免疫系统并非一个功能自主的单位，在应激反应过程中，免疫系统与中枢神经系统进行着双向性调节。一般认为，短暂而不太强烈的应激不影响或略增强免疫功能，例如 Weiss 等观察到轻微的应激对免疫应答呈抑制趋向，中度的应激可增强免疫应答，强烈的应激则显著抑制细胞免疫功能。长期较强烈的应激会损害下丘脑，造成皮质激素分泌过多，使内环境严重紊乱，从而导致胸腺和淋巴组织退化或萎缩，抗体反应抑制，巨噬细胞活动能力下降，嗜酸性细胞减少和阻滞中性白细胞向炎症部位移动等一系列变化，从而造成免疫功能抑制，降低机体对抗感染、变态反应和自身免疫的能力。最近研究表明，皮质激素的过度分泌在抑制免疫系统中占重要地位。免疫抑制可降低淋巴细胞的数量和作用，至少对于急性应激物是这样，导致机体缺乏对感染和疾病的抵抗力。另一个主要影响是免疫抑制增加了癌症的患病几率。

当大脑边缘系统中的海马结构处于健康状态，它就会对机体内分泌系统产生一种负反馈机制，指导机体应该在何时停止皮质激素分泌。慢性应激破坏了海马结构的正常功能，这一负反馈机制就会变成正反馈机制，从而使得机体分泌越来越多的皮质激素（即使机体不再需要）。由于受到慢性应激长时间的破坏作用，会导致老年人皮质醇过度分泌，对老年健康产生巨大的危害。皮质激素对大脑的危害主要有三点：①耗尽大脑惟一的能量来源，即葡萄糖；②干扰大脑神经递质的正常功能；③最终导致脑细胞的大量死亡。

总之，通过神经系统、内分泌系统、免疫系统的中介，心理应激因素引起生理反应，并由此诱发身体器官的病理变化而导致心身疾病（图 48－6）。

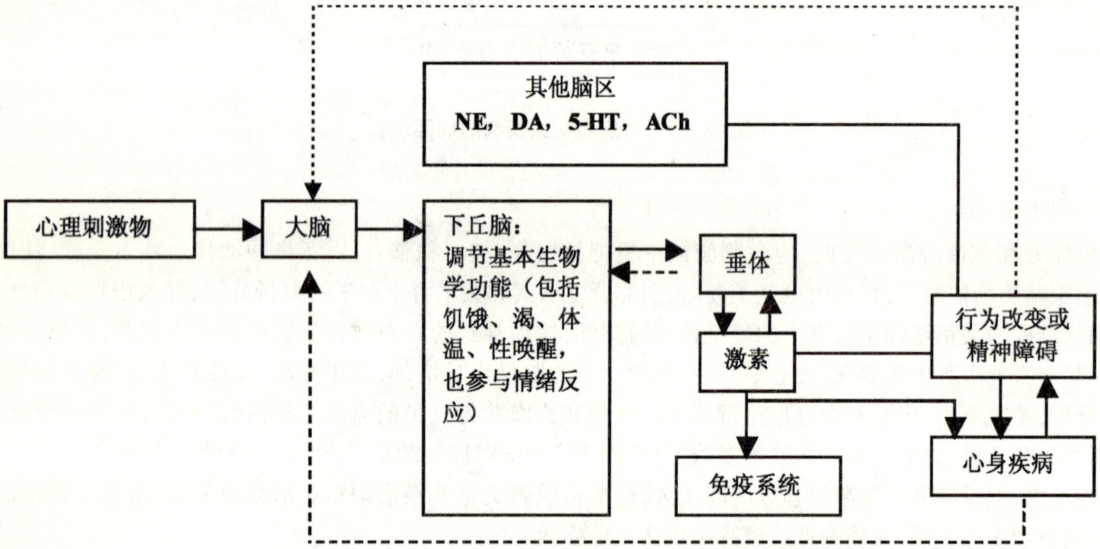

图 48－6　心身疾病发病的生物学中介机制

第四节　应激干预策略

应对策略与应激过程的关系中，强调应对活动涉及应激作用的全过程，即应对实际上发生于生活事件、认知评价、社会支持和心身反应各个环节。另外，应对具有两个方面的功能：其一是改变现存的人与环境的关系，如改变个体的认知观念或改变环境来对抗应激源，针对问题制定出具体的行动与努力计划，尽可能直接解决问题，对认知再评价以改变事件的意义等。其二就是情绪关注应对，个体试图控制和减弱应激源带来的负性情感（如愤怒、受挫感和恐惧)，以降低烦恼并维持一个适当的内部状态以便较好地处理各种信息。可见，所谓应激干预，很大程度上就是如何充分调动和利用上述各种积极的应对途径、措施、手段和方法的问题。

一、提高自我控制能力

在减轻工作应激方面，自我控制能力是特别重要的。决定工作应激最重要的一个因素，在于人们对工作局势的掌握控制程度。如果一个人在工作中可以很容易、很随意地做出决定，那么他的应激水平就会很低。相反，如果一个人在作决定之前必须不时地遵从别人的意见，那么他的应激水平就比较高。因此，具有高度领导性和权威性的工作，实际上是比较轻松的。这也正说明了一个现象：在医院里，护士一般要比医生紧张。

有许多人意识不到自己实际上“处在一种驾驭者的位置”，尽管他们能够控制许多事情，但是他们仍然感觉自己对各种事情失去控制，于是就激活机体的应激反应，如果上述感觉长期存在，最终就可导致严重的全身适应综合征。

二、改善认知水平

☞ 天下本无事，庸人自扰之。

☞ 春有百花秋有月，夏有骄阳冬有雪，若无闲事挂心头，都是人间好时节。

☞ 善似青松恶似花，看看眼前不如它；有朝一日遭霜打，只见青松不见花。

☞ 面上无嗔是供养，口里无嗔出妙香；心中无嗔无价宝，不断不灭是真常。

☞ 手把青秧插满田，低头便见水中天；心地清净方为道，退步原来是向前。

☞ 三十三天天外天，九霄云外有神仙；神仙本是凡人做，只怕凡人心不坚。

通常情况下，心理的紊乱，总是以对现实的歪曲理解为基础。从一个片面的或极端的角度去判断现实与推断未来，就会导致社会适应不良。人们持有这种态度主要与一些不良的思维方式有关，需要改善认知水平。

第一种不良思维方式表现为有些人总是感觉自己的工作、生活中存在着一系列的问题，可事实并非如此。第二种不良思维方式就是过分地以偏概全。第三种不良思维方式表现为有些人为了能与别人友好相处而不致发生冲突，总是认为自己必须掩饰或放弃对局势的控制力。他们总想做“老好人”，只是一味地迁就别人，凡事都随波逐流。事实上，对别人友好并不是一件错误的事情。但是，人们如果总是习惯性地压抑自己的欲望和想法，以适应别人或顺从别人，那就会变成一棵“墙头草”，成为自己的牺牲品。我们不要害怕说出自己的需要和想法，如果自己的想法或要求不合理的话，人们自然会告诉你的。第四种不良思维方式就是有些人既然要拥有控制力就必须全部控制。这种想法实际上是不现实的，我们不可能也没有必要完全控制所有细节。一种绝对控制的生活终将变成一种毫无刺激、毫无挑战的生活。

有一种非常有效的方法可以使人们产生一种应激控制的感觉，那就是要有这样一种想法：我们不可能控制发生在自己身上的所有事情，但能够控制如何对这些事情做出反应。这一道理听起来非常简单，但却是至关重要的，因为这样做的结果就是我们能够防止应激源变为应激。成功的应激控制，其关键在于仅仅控制自己的生活，而不应试图控制别人的生活。实际上，那些试图去控制别人生活的人们，恰恰正是那些没有应激控制感觉的人，他们总感觉自己的生活失去了控制。如果人们能够意识到这一点，那将对大脑、对躯体非常有意义。

☞ 我们可能无法阻止鸟儿从我们头上的天空飞过，但我们完全有能力不让鸟儿在我们的头上筑巢。

三、提供社会支持系统

在心理应激控制方面，社会支持系统是一个重要因素。个体如果拥有一个强大的社会支持系统(来自朋友、家庭和同事等)，那么就可以承受强烈的应激源而不至于变成应激。另外，如果应激源击败了个体而产生了应激反应，强大的社会支持系统仍然可以帮助其使应激反应降至最低限度。

缺少社会支持系统而“孤军奋战”的人易遭到应激破坏。历时5年，共涉及1350名冠心病患者的研究发现，缺少社会支持系统的患者(丧失配偶或没有亲密朋友)的死亡率，是拥有社会支持系统的患者的3倍。

所谓的社会支持系统，并不完全都是绝对信任的关系(如配偶或密友)。只要是朋友关系或者具有良好的沟通关系，都会对应激控制发挥很大的帮助作用。情感性支持不仅可以来自于周围的人，而且还可以来自于宠物。大量研究表明，拥有宠物的人们相对不易出现应激反应，而且也不易罹患一些应激相关性疾病。国外研究表明，在心脏病患者中，养有宠物者的死亡率与不养宠物者相比显著为低。养有宠物的单身心脏病患者，其存活率甚至比配偶健在者还要高。

四、应激释放

☞ 应激释放是应激控制的又一重要因素。当人们不能阻止应激源变为应激时,最好的方法就是释放应激。

主要的应激释放方法有四种:①躯体反应,如体育锻炼或重体力劳动;②语言释放,即通过谈话、哭喊、呻吟或其他方式来表达内心的痛苦、失意和挫折感;③应激转移或替换,通过某种具体的、切合实际的环境来达到应激释放的目的;④松弛训练,通过特定的训练方法达到心身放松的目的。

第四十九章 成瘾与健康

第一节 吸烟与健康

☞ 吸烟有害健康。NO SMOKING

吸烟(smoking)是人类社会普遍存在而且由来已久的行为。由于吸烟可产生尼古丁、一氧化碳、烟焦油等刺激物及致癌物质,因此对人体健康有害。美国健康福利部于1964年发表的报告证实,吸烟是导致人类患肺癌、喉癌和慢性支气管炎的主要原因之一。其他疾病,如呼吸系统的肺气肿、慢性阻塞性肺疾病、胃肠道的溃疡性疾病与胃炎、心血管疾病、脑血管疾病以及胰腺癌、膀胱癌、肾癌等癌症也都与吸烟行为有密不可分的关系。世界卫生组织(WHO)称吸烟是20世纪的瘟疫,是21世纪对人类健康威胁最大的问题之一。

一、吸烟的成因

(一)生物学因素

1. 生理依赖 虽然人们很早就意识到使用各种药物——酒精、海洛因、可卡因及其他药物都有生理依赖的可能,可是吸烟却常被人们或多或少地忽视了。然而近一个世纪以来成瘾方面的研究已经清楚地表明了吸烟的危害。

(1)烟碱的药效原理:烟碱(nicotinamide),又称尼古丁(碱)(nicotine),是烟草(tobacco)中主要的生物碱成分,为一种无色透明的油状挥发性液体,具有刺激的烟臭味。正是尼古丁使烟民得到刺激并最终导致生理依赖。当第1次吸烟时,烟中的尼古丁便随着血液进入大脑,与乙酰胆碱受体进行结合。随着吸烟的持续,人体内会代偿性地产生更多的专门与尼古丁相结合的乙酰胆碱受体,以适应这个变化。吸烟者要达到与以前同样的舒适感,则需要更多的尼古丁与其受体相结合,否则会产生一系列生理和心理反应,如头昏、头痛、饥饿、注意力不集中、焦虑、抑郁、易激怒、坐卧不宁及睡眠障碍等,并产生强烈的吸烟渴求,即烟瘾发作。

(2)多巴胺学说:中脑边缘多巴胺(DA)系统被认为是尼古丁作用的关键部位。该系统的生物学途径自腹侧被盖区(VTA)至伏隔核(NA),由DA系神经元组成。美国学者安娜·福勒和同事们研究证实,尼古丁通过刺激启动DA系神经元来促使DA的释放。DA神经元的末梢在摄入酪氨酸后便使之转变为DA,储于囊泡,可被单胺氧化酶(MAO)分解,代谢产物为高香草酸(HVA)。而吸烟者大脑中MAO的含量比不吸烟者含量低约40%。这就意味着吸烟者大脑中可获得较多的DA。这样,DA与尼古丁一起使吸烟者感到“兴奋”,产生了除基本欲望以外的欲望,这一欲望促使吸烟者对烟的心理渴求,导致成瘾。

2. 遗传因素 家系、遗传印记标志和双生子等的研究显示,吸烟的开始与维持受遗传因素的影响。Carmelli研究小组早先的双生子、家系及寄养子研究显示了吸烟的遗传度为0.53。遗传度表明作为表现型的变量(吸烟行为)多大程度上取决于遗传变量。

最近研究发现,人体中有代谢尼古丁的酶——CYP2A6,其基因如果发生改变,那么尼古丁在体内降解或代谢率就会下降,这种人不易对尼古丁成瘾。这种基因有改变的人即便染上烟瘾,其吸烟量也比没有改变的人少。阐明基因对吸烟行为的影响,弄清有缺陷的基因如何对吸烟者起到保护和治疗的作用,这将为我们提供吸烟行为遗传因素的新线索。

（二）心理社会因素

吸烟的心理社会因素研究主要关注行为学习及人格成长过程。行为学习包括复杂的条件反射以及父母、同伴模范作用的强大影响。条件反射是指吸烟行为之所以增加是因为它所带来强化作用。人们吸烟以后可体验到尼古丁所带来的欣快、缓解焦虑、减轻疲劳等快感，这些快感成为一种阳性的强化因素，通过奖励机制促使人们再次吸烟。而一旦停止吸烟，血液中的尼古丁含量降低而产生烦躁不安、头昏、头痛、注意力不集中等不适症状。这些不适症状又成为一种阴性的强化因素，通过惩罚机制促使人们继续吸烟。

社会学理论认为，不管什么样的生理及条件反射过程维持了吸烟行为，最早开始吸烟总是由于与认知期望及价值相连的模式化和替代强化物。也许最清楚表达这种期望成分的理论是 Ajzen 与 Fishbein 提出的合理化行为理论。这些研究者认为一个人要形成采取某种行为的想法（行为意图）是基于对这种态度及对其他人做如何反应的标准的期望。行为意图是后面吸烟行为的明显预示。对吸烟的态度形成于生活的严峻考验，这时个体看到了后果并产生吸烟的渴望。如父母和同伴使吸烟表现出成熟、有魅力或有男子气概。另外，不能达到同伴的标准（标准期望）时可能会有负性心理社会反应，包括被拒绝感和孤独感。

人格特质与吸烟关系的研究认为，吸烟者多被描述为外向的、有点神经质和紧张。在这方面有性别差异，女性烟民的焦虑比男性高。不过，这些发现只是与吸烟的始动因素有关而非吸烟的维持因素。吸烟较多的人比吸烟少的人有更多的心理苦恼，他们对应激的耐受往往在不被允许吸烟时更低。另外，具有较多心理社会资源的人感到自信、有自控力、有较好的社会关系网，能够抵抗开始吸烟的诱惑力，而且能比缺少这些资源的人更自觉地戒烟。

二、吸烟的危害

吸烟已成为世界各国最严重的公害之一。据称，除了核战争、饥荒和瘟疫之外，烟草是对人类健康的最大威胁。吸烟所引起的死亡数要比艾滋病、肺结核、孕产、车祸、自杀、他杀等死亡总数还要多。2005 年全世界有 530 万人死于吸烟，而且这一数字还在不断攀升。

（一）烟草中的有害成分

烟草烟雾是 A 级致癌物。烟草燃烧时释放的烟雾中含 4000 多种已知的化学物质，绝大部分对人体有害，其中包括尼古丁、一氧化碳、生物碱、烟焦油、苯并芘、放射性物质、刺激性化合物、有害金属、二甲基亚硝胺等物质。

（二）吸烟与疾病

1. **吸烟与癌症**　早在 20 世纪 30 年代，人们就注意到肺癌患者中大多数都有吸烟史；20 世纪 40 年代后期，不少国家发现肺癌死亡率有明显增加；20 世纪 50 年代后，通过大规模调查，初步肯定吸烟与肺癌死亡率的增长有直接关系，从而激起了对吸烟致癌研究的热潮。英、美在 20 世纪 60 年代进行了 3 次大规模的流行病学调查，从多方面证明吸烟与肺癌的发生有密切关系：①吸烟者死于肺癌的危险性比不吸烟者大 2～28 倍；②每日吸烟量与死于肺癌的危险性有明显的剂量 - 效应关系：每日吸烟量越大，危险性也越大；③开始吸烟年龄越小，死于肺癌的危险性越大，如 14～19 岁开始吸烟者，危险性比 25 岁后开始吸烟者大 3 倍多；④吸烟者戒烟后，死于肺癌的危险性比吸烟者明显减少，戒烟时间越长，其危险性减小越明显；⑤吸含烟碱和焦油低的卷烟者危险性较小。

Wynder（1953）等用卷烟生成焦油涂抹小白鼠皮肤诱发肿瘤获得成功，之后得到许多实验室的反复证实。无论是将焦油直接注入肺中或吸入烟气溶胶或直接涂抹于运动支气管壁上，都可诱发癌变；实验表明，烟草焦油还可引起口腔癌、喉癌、食管癌等。

2. **吸烟与心脑血管疾病**　近年通过 70 万自然人群中心肌梗死存活患者与非冠心病的病例对照配对研究，发现吸烟者发生心肌梗死的危险性是不吸烟者的 2.3 倍。每日吸烟量和心肌梗死相对危险度按吸烟量的平方增加。

吸烟也能导致脑血管意外，这是在排除了年龄和高血压的因素后得出的结论。吸烟的男性发生脑血管意外的机会比不吸烟的男性高 42%，吸烟的女性比不吸烟的女性发生脑血管意外的机会高 61%。研究还发现，吸烟者发生脑血管意外后，遗留脑损害的机会比不吸烟者高。另外，患者发生脑血管意外机会的大小与吸烟数量亦有关系，每天吸烟超过 40 支者，发生脑血管意外的机会 2 倍于每天吸烟少于 10 支者。吸烟者一旦戒烟，在不到 5 年后，发生脑血管意外的机会与不吸烟者相差无几，这对老年人尤为重要。

3. **吸烟与脉管炎**　血栓性闭塞性脉管炎是一种顽固的慢性血管阻塞病（包括周围的中小动脉、静脉）。一般认为吸烟所产生的尼古丁中毒以及精神因素往往为发病的诱因之一。据统计，在脉管炎患者中吸烟者占 90% 左右。吸烟多的患者,其症状往往较严重,病程也长。

4. 吸烟与其他疾病 免疫缺陷病毒(HIV)侵袭人体的T细胞后,一般经历较长的潜伏期才表现出疾病的症状。而吸烟者产生症状的时间却较快且人数多(为一般不吸烟者的2倍)。吸烟致使HIV攻击的具有CD_4分子的T细胞迅速衰老,失去功能,因而使处于潜伏期的患者迅速爆发病症。

老年性痴呆是困扰老年人的一种难治之症。一般吸烟者比非吸烟者平均早5年患此病,嗜烟如命者发病更早。原因是尼古丁干扰了脑内神经信息的传递机制,从而造成痴呆。这一研究还进一步证实了从年轻时就吸烟的人衰老发生得早,并且衰老进程非常迅速。

有研究表明,吸烟者的一生中,在以下方面表现出比不吸烟者有更大的倾向:经常的滥用药物,严重的压抑感,精神失常,个性天真,并伴有攻击性和社会不容的行为。吸烟造成的精神失常在男女青年中表现得最为突出。

(三)被动吸烟的危害

☞ *根据WHO的规定,连续或累计吸烟6个月及以上者为吸烟者,不吸烟但每周中有1天以上吸入吸烟者呼出的烟雾大于15分钟者为被动吸烟者。*

被动吸烟是指非吸烟者无可奈何地吸入吸烟者呼出来的烟气和香烟燃烧时散发在环境中的烟雾。被动吸烟最常见的不适症状有眼、鼻刺激,咳嗽,头痛,呼吸频率、心率加快及血压升高等,尤其对患有心、肺疾病的人更明显。据报道,有43%以上的非吸烟者对被动吸烟感到轻到中度的不适,近16%的非吸烟者对被动吸烟感到非常不适。

三、戒烟

戒烟是许多吸烟者的一种愿望,但成功率并不高。马克·吐温曾经幽默地说:"戒烟是我做过的最简单的事情,因为我已戒了一千次。"显然他是在自嘲,但他的弱点无疑也是很多人的弱点。凭意志力戒烟成功者只有3%。我国调查发现,吸烟者中有16.8%的人想戒除;有9.4%的人正在戒烟;有3.6%的人戒烟时间已超过2年,达到了世界卫生组织的戒烟成功的标准;有11.7%的人是复吸者,戒烟人数与复吸人数几乎相等;戒烟最主要的原因是已经患病者为47%,担心患病者为34%,由于家庭反对者为15%,由于经济原因者为11%,受到卫生教育而戒烟者为9%,由于环境限制等原因戒烟者为3%。

(一)影响戒烟的因素

吸烟对健康有百害而无一利,但戒烟却很困难,其原因如下。

1. 吸烟的危害具有隐蔽性 吸烟对人体的危害要很长一段时间才能显现出来。这是许多人下不了戒烟决心的重要原因。

2. 吸烟对人有一定的诱惑性 除了社会、行为方面的因素外,吸烟时烟雾中的尼古丁碱进入血液中,对人有一定的兴奋作用,有人借此解乏、消除疲劳,还有人习惯于用烟消愁、促进思维。

3. 吸烟具有成瘾性 对于吸烟者来说,一旦下决心戒烟必须经历两个阶段,即生理脱瘾和心理脱瘾。戒烟开始的1~2周为生理脱瘾期。在此期会产生严重的戒断症状。生理上需求尼古丁和意志控制不吸烟的矛盾造成了生理上和心理上的强烈对抗,这时意志不坚强的人往往会复吸,戒烟宣告失败。如果能够坚持2周以上,随着人体对尼古丁依赖性的逐渐降低,这些不适也会逐渐减弱,心理上的折磨也随之消失。所以,许多人尝试用毅力来戒烟,都因为不能渡过这个时期而告失败。

4. 戒烟后体重会增加 这是常被引用的一种坚持吸烟的动机。尽管有很大比例的戒烟者(13%~72%)体重不变或减轻,但戒烟后体重增加的观点仍被广泛接受。

5. 社会环境因素的影响 烟是社会交际手段之一;部分影视作品的不良示范作用等。

(二)戒烟的行为治疗

在众多改变吸烟行为的行为治疗方法中,有阳性强化法、自我监控法、刺激控制法及厌恶疗法等。

1. 阳性强化法 为提供金钱或其他奖励来戒烟,而且还为持续的戒烟增加奖励。在约翰·霍普金斯大学,Maxone Stitzer小组使用40美元作为金钱奖励参与者,对于完全依从者,奖励200美元。研究者报告68%的人开始时戒了烟,但3周后只有18%仍坚持戒烟,36%又恢复了吸烟,其余的则很严重地吸烟。

2. 自我监控法 要求吸烟者持续记录吸烟的数量并以每天为单位绘制出频率图。这种方法虽然不需要更多的干预也能减少吸烟数量,但是整体来讲对于停止吸烟往往无效。

3. 刺激控制法 就是要确定并控制或消除吸烟的刺激。一个计时器可以在固定的时间间隔发出一种信号,告诉某人可以吸烟。因为时间设置是随机的，这就可以打破吸烟与固定的环境刺激之间的联系，也可告知来访者可以在某一特定地方吸烟。这些方法据报道成功率可达75%，但是随访发现保持改变的只有30% ~40%。

此外，药物戒烟也是临床常采用的方法。如尼古丁替代疗法，以及不含尼古丁的口服戒烟药，如Zyban，其效果与尼古丁替代疗法效果相似，与尼古丁合用可增加疗效。

（三）吸烟的预防

由于对吸烟临床干预所得到的效果不一致，吸烟的预防成为长期解决问题的最可行的方法。有关吸烟的初始年龄方面的资料显示，如果人们在20或21岁之前不吸烟，以后很可能就不会吸烟。世界各国也都把预防青少年吸烟作为控烟的重点，看作控烟成败的关键。因此，学校和青少年机构自然就成了完成预防措施的地方。不妨借鉴一些其他国家的经验，在青少年中开展切实而有效的活动将此项工作做好。

☞ 中国是烟草生产与消费大国，也是受烟草毒害最为严重的大国。目前全世界共有吸烟者11亿，中国达3.5亿，占总数的三分之一强。尤其值得注意的是青少年和女性吸烟者的上升趋势和吸烟者的低龄化。全世界每年死于“吸烟相关疾病”者有500万，中国已达100万，高于因艾滋病、结核病、交通事故及自杀死亡人数的总和。每100个中国人死亡，就有12个是死于吸烟相关疾病。

☞ 目前影视作品中，有许多吸烟的镜头。特别是警匪片中的公安局长、刑侦队长遇到棘手问题时，基本上都要抽支烟。在很多男孩子心中，吸烟代表着“很男人”，这种理解对他们的成长势必会带来不好影响。国家应制定相关的法律法规严格限制影视作品中的吸烟镜头。

☞ 延伸干预：目前影视作品中，也有许多驾车打手机的镜头。

☞《香港吸烟（公众卫生）（修订）条例》从2007年1月1日起生效，全港所有工作地点、公众地点、饭店、街道以及公众游乐场所内的大部分范围实施禁烟。香港康乐及文化事务署已在全港1447个公众游乐场所内划分255个吸烟区。吸烟区与公众游乐场所内的其他地方清楚区分。

第二节　吸毒与健康

吸毒（drug addiction）系指麻醉品、止痛药、迷幻剂等非法毒品滥用现象，是全球性的现代社会病，其流行之广、危害之大，超过其他任何社会病。

吸毒现象已有数千年历史。联合国估计，全世界有2亿多人吸大麻，5千万人染上毒瘾，毒品年销售额高达5千亿美元，每年因吸毒丧失生活和工作能力者超过1千万人，20世纪90年代因吸毒而丧生者约20万人。吸毒的流行，不仅危及一个民族和国家的安定、存亡，造成巨大的经济损失，而且可能导致艾滋病等性病流行。吸毒者因其严重的戒毒综合征，有极严重的依赖性，而不易戒除毒瘾。

一、毒品的种类

毒品的种类很多，根据毒品的药理特性，可将常见的易于成瘾的精神活性物质分成以下几类。

（一）鸦片类

鸦片是由从罂粟的未成熟果荚划痕处流出的乳白色渗出物干燥制成的，含多种生物碱，包括吗啡、可待因和罂粟碱等。吗啡是鸦片中主要的有效成分，是十分有效的止痛剂。吗啡及其衍生物，包括海洛因（Heroin）、可待因（Codeine）是当今世界成瘾问题最严重的毒品之一。

（二）镇静催眠类

包括巴比妥类和苯二氮卓类。主要药理作用是中枢抑制，临床上可用于镇静催眠和抗焦虑。

（三）兴奋剂

包括可卡因（Cocaine）、咖啡因、苯丙胺及利他林等中枢神经系统兴奋药物。临床主要应用于振奋精神，可致欣快感。

（四）致幻剂

也称拟精神病药（psychotomimetic drugs）。顾名思义，使用此类药物后能产生类似精神病患者的表现，如生动的幻觉、片断的妄想及相应情绪、行为改变。包括大麻（Canabis）、麦角酰二乙胺（LSD）等。

二、吸毒成瘾的危害

(一)吸毒是对自我身体的摧残

吸毒在主观感觉上可引起“自感效应”和成瘾,从精神亢奋状态到极为严重的抑郁沮丧,使人有一种“超脱世俗、隔绝现实”的境界。对机体的危害主要表现如下。

1. 自感效应 吸毒最初产生安适、舒缓与宁静的感觉,特别对那些已有焦虑、抑郁性情绪障碍和极度空虚、愤怒的人感觉更为明显,甚至会出现醉酒、迷糊、昏沉之感,似乎自己在“梦中”。严重的自感效应产生视觉与听觉明显畸变,引起非人格化(感到自己与躯体脱离)、虚幻、惊恐、幻觉、幻象等。

2. 生理反应 吸毒可致心率加速、血液循环加快、眼充血、口干、血压升高等。长期吸毒可致心脏病发病率上升,肺气肿、肺癌等病情也会加重,影响男女生育能力,性功能障碍。

3. 耐受性和依赖性 吸毒有极强的耐受性与依赖性,复吸率一般在95%以上,一旦戒除会产生难以摆脱的痛苦与不适,如哈欠不止、流涕流泪、恶心呕吐、腹绞痛、全身骨节和肌肉酸痛及肌肉抽动、软弱无力、失眠、焦虑、易怒、烦躁不安、心跳加快、血压升高等,以上症状并伴有强烈的心理渴求。

(二)吸毒对自我心理的扭曲

社会学研究表明,吸毒对心理的伤害不亚于对生理的伤害。由于吸毒成瘾后对麻醉品有强烈的依赖性,致使吸毒者人格变异,心理和行为发生改变。它往往首先摧垮人的意志、毅力,然后毒瘾畅通无阻地践踏人的每一个细胞。由于生理的健康水平大幅度下降,影响到精神状态的不稳定,丧失了人生精神支柱,以及对社会的一切责任感。他们感兴趣和关心的只是“毒品—陶醉—毒品—陶醉”这一过程,其他一切事物,无论是工作、学习都是没有意义的。吸毒者一旦上瘾,意味着精神支柱的倒塌,变成了行尸走肉,成为家庭的负担和社会的隐患。

(三)吸毒会引发大量社会犯罪

吸毒不仅仅是对吸毒者个体身体与精神的双重摧残,而且成为社会犯罪的源泉。毒品的消耗大大超出正常的收入,绝大多数人经济上是无法承受的,必然要引起无休止的犯罪。吸毒者一旦毒瘾上来,就完全丧失理智,变得六亲不认,毫无廉耻,为了满足一时无法抑制的毒瘾,筹集毒资,可以用人间一切最卑鄙、最凶残的手段,欺骗、偷窃、抢劫、谋杀、卖淫,无恶不敢为,无毒不敢做。不少吸毒者集嫖、赌、抢、盗于一身,几毒俱全。因此,吸毒是引发一系列新的犯罪的一个重大的犯罪源,也是毒化社会风气的源泉。

三、吸毒的成因

(一)生物学解释

一些学者认为吸毒是一个人的遗传基因所致。其根据是,同样的环境,有的人嗜毒如命,而有的人则不然。1975 年有人研究了越战中的美国士兵,发现在战争期间由于战场的残酷,过度的紧张、焦虑,加之毒品得来容易,许多人染上了毒瘾,回国后由于环境的改变、异常心理压力的解除,大多数人不再吸毒,只有很少一部分士兵继续吸毒。这种现象支持了遗传基因决定人的吸毒行为这一理论。斯基克特在 1980 年总结道:吸毒可解释为先天的遗传基因在特定的环境下发挥作用所致。

(二)社会因素

社会环境决定了毒品的供应情况,毒品的泛滥与吸毒有直接的关系;社会舆论的煽动性,特别是正式出版的作品把吸毒后的欣快感过分的描述,对毒品的泛滥起到推波助澜的作用;社会文化背景决定了人们对毒品的可接受性,即哪些药品是使人们愉快的消遣品,哪些是应该绝对禁止;社会生活的急剧动荡,时常会造成毒品的大流行。

(三)心理因素

1. 吸毒者的心理机制 行为主义认为,毒品本身先于依赖形成而客观存在着。对于吸毒者来说,毒品可被视为一种行为的强化因子。这就是说,吸毒的人通过习得的觅药行为,不断得到吸毒的快感,并在吸毒中暂时解脱了生活境遇中的若干不愉快事件,从而减少了焦虑,由此取得强化作用。与此同时,还有社会性强化作用。社会性强化指的是吸毒伙伴群体的存在,并在其中取得情绪上的交流或心态上的赞许,也使习得的行为在排除可能存在的不愉快的体验之后变得愈益牢固。

偶然或有意中断吸毒产生戒断症状的痛苦体验与强烈渴求感,同样也属于另一种负性的强化作用。为了不再产生类似的生理与心理的“惩处”,终使顽固的依赖行为成为牢不可破的行为模式,不易摆脱。

2. 吸毒者的人格特征 吸毒最初的阶段,一些人出于好奇心或追逐特殊心理快感而尝试吸毒。不过,有些人逢场作戏,时过境迁之后即能摆脱;另一些人则不可避免地坠入苦难的深渊而不能自拔。那么,是否存在易于成瘾的人格这一问题。研究表明,各类人格类型都有可能吸毒或形成依赖。1975 年 Kernberg 就一定的人格寻求不同的药物提出了三种人格类型:一是抑郁受虐型性格,其内部世界的真实感受遭到破坏和丧失,用药是为了向空虚的内心输入爱;二是分裂型性格,患者感到自我支离破碎,用药是为了重新组织自我;三是自恋型性格,总带有失落感,药物可帮他们恢复控制环境或人际关系的感觉。

(四)易感人群

吸毒者中以青少年为主,尤其是城镇青少年、个体户及其亲属;一些特殊的职业,如汽车司机、采购员等;另外,从小有人格行为不良者容易沾染吸毒恶习。

(五)环境因素

不良的生活环境,如处于吸毒流行地区、家庭富有、结交吸毒朋友等都容易导致吸毒,这些因素都可能成为吸毒的易染环境。

从总体上看,吸毒的形成不是某一方面的原因,往往是心理因素与社会因素、生物因素和环境因素相互作用的结果。

四、吸毒的干预

(一)社会干预

1. 净化社会环境 制订有关禁毒和打击走私贩毒的法令,包括取缔罂粟和大麻的地下种植场所,逮捕业主,焚毁果实。杜绝药物注射滥用,惩治不法行为;对医务人员进行安全注射教育,使其严格掌握注射用药的适应证。

2. 加强健康教育 运用多种形式,开展健康教育,促使其认识到吸毒的危害性,自觉抵制毒品,远离毒品。特别是对青少年更应加强相关教育。创造和谐的人际环境,减少和消除痛苦、烦恼和忧虑的情绪。社会学家 Wolff 指出,“治疗吸毒成瘾的最佳方法是使其不成瘾”,“最好的武器是精神健康”。消除成瘾倾向的本质是心理卫生。

(二)直接戒断法

对吸毒成瘾者可使用直接戒断法,或强制或自愿地断绝毒品,经过一段痛苦的折磨后就戒除了毒瘾。一般停用毒品 8 ~ 12 小时出现戒断症状,36 ~ 72 小时达到高潮,其中大部分症状 7 ~ 10 天消失。此法只对中度毒瘾患者可行。对严重毒瘾患者采用此法时,戒断反应过于强烈,有时会危及生命,因此可采用一些变通方法:①逐步减量法。在医疗监护下,逐步减少毒品的用量,直至最后戒除。此法成功的关键是严防患者私下加服毒品。②药物替代法。对先前服用成瘾性强的毒品的患者,可用药理作用相似但成瘾性小、使用方便、价格便宜的药物逐步替代和减量。目前应用较多的是用美沙酮替代吗啡或海洛因,然后再通过逐步减量法戒断美沙酮。

(三)心理治疗

吸毒成瘾后,吸毒者多出现人格的改变、道德的沦丧、无家庭社会责任心、情绪不稳等。对于戒除毒瘾的辅以心理治疗、行为矫正,端正对自己、对社会的认识态度,调整好人际关系,帮助他树立戒毒决心、重新建立生活的信心,鼓起生活的勇气。在生活中遇到心理冲突,感到苦闷、焦虑的时候,戒毒者可通过向人倾诉达到情感上的宣泄,通过积极的、建设性的行为改变自己的困境,这样就能彻底摆脱对毒品的依赖,防止重新吸毒。

需要指出的是,虽然防治吸毒的手段很多,但无论单独使用哪一种方法,其效果都不很理想,复发率比较高,只有综合运用上述方法,并持之以恒,才能收到比较明显的效果。

第三节 酗酒与健康

人类饮酒的历史几乎和人类文明史同样悠远,适量饮酒可以使人感到兴奋、欣快、缓解焦虑、调节精神、流通血脉、驱除疲劳及舒筋活血,我国医学史上也有用酒来治疗某些疾病的记载。但是,反复大量饮酒,则有可能使人形成对酒精的耐受和依赖,以致发生酒精中毒,甚至发展到酒精性精神障碍。过量饮酒是当今世界范围内一个重要的公共卫生问题,全球每年因酗酒导致的人员死亡数高达 4 万多人,且导致了一系列的社会问题,如危害社会治安、导致各种刑事犯罪、交通事故、意外伤害、自杀及家庭破裂等，而且严重影响身体健康。

一、酗酒的概念

（一）酗酒和酒依赖

按饮酒行为对个体影响程度的大小将其分为社交饮酒、酗酒和酒依赖三类。绝大多数人的饮酒行为属于社交饮酒，这种饮酒行为一般不造成什么不良后果，饮酒者一般也能自制，知道适可而止。但若社交应酬性饮酒过于频繁和过量，则可能发展为酗酒。

1. 酗酒被称为问题饮酒或酒滥用，指没有节制地过量饮酒

此时，饮酒给个体带来种种不利影响，如经常因饮酒迟到、早退或旷工，常因酒后开车被罚款或造成交通事故，或因饮酒造成躯体或精神损害等。

最近，美国国家酗酒和药物依赖委员会（National Council on Alcoholisim and Drug Dependence）与美国药物成瘾协会（American Society of Addiction）联合起草了酗酒的最新定义：酗酒是一种原发的慢性疾病，遗传、心理、社会环境因素影响其发展和表现，该病常呈进展性和致命性，其特点是对饮酒不能自控；思想关注于酒，饮酒不顾后果；思维障碍，最显著的是否认；每一症状可以是持续性或周期性。

该定义强调酗酒的症状可以持续存在或周期出现，慢性嗜酒者是每天大量饮酒并持续多年的人，而狂饮者明显呈周期性，他可以戒除数天、数周甚至数月，然后可以数天、数周或更长时间地持续饮酒。

2. 酒依赖也称为饮酒成瘾，它表现为强迫性地连续或定期饮酒的行为

导致饮酒成瘾的原因既有来自酒精所致的生理改变，也有心理和社会诸多因素的参与。酒依赖包括精神依赖和躯体依赖。精神依赖表现为对酒的渴求或称为“心瘾”。躯体依赖则表现为停止饮酒超过8～24小时或减少饮酒剂量，便会出现心慌、出汗、失眠和易激怒等病状，即所谓戒断症状，同时会伴随饮酒量逐渐增加。

（二）酒精中毒

酒精中毒（alcoholism）是一次摄入过量含乙醇（酒精）饮料而引起中枢神经先兴奋后抑制的失常状态，出现共济失调。轻者可自愈，少数严重者可因呼吸循环衰竭而死亡。

长期饮酒还可发生慢性酒精中毒，继而出现精神障碍。表现为精神不正常、易激动、烦躁、精力不集中、健忘、夜间多梦、幻觉、幻视，甚至出现平衡功能及四肢的精细功能下降，即所谓的酒精中毒性精神病。此病在国外屡见不鲜，但国内报道为数不多。

二、酗酒的危害

酒精是中枢神经系统抑制剂，酒精进入人体后会对各器官产生影响，长期酗酒则会产生各种并发症。

（一）神经系统并发症

酗酒引起的神经系统并发症大致可分为三类：急性酒中毒、戒酒综合征（如震颤、谵妄等）和酒依赖（如中枢神经病变、外周神经病变及自主神经病变等）。

由于酒精入血后似麻醉剂样作用于大脑，首先降低高级认知的功能，如判断力和推理，随后很快改变感知运动。因此慢性酗酒者的认知能力呈进行性衰退，且学习、利用新知识及解决问题的能力均明显受损，还可导致健忘障碍，包括远期记忆也受到损害。晚期患者常不注意仪表和社会行为规范，并有易激惹、情绪不稳定等表现。

酗酒还可引起交感神经功能异常，常体现在血压和体温调节上。在戒酒综合征期间，患者常有血压升高、颤抖、多汗、心动过速，这些均与交感神经亢奋有关。

大部分酗酒者既不能很好地照料自己的生活，饮食无规律，也不关心体谅别人甚至亲人。他们为人处世的行为准则逐渐发生退化，虚伪、自私，言而无信，责任感渐渐丧失，极力躲避工作、家庭及人际交往中的责任。

（二）消化系统并发症

口腔和咽部是最先与酒接触的部位。研究发现，酗酒者口腔和咽部癌症发生率明显增高。此外，酗酒者口腔内卫生大都较差，多见龋齿。由于维生素B1缺乏，舌可呈萎缩、平滑、牛肉样红色。

酗酒者中常见反流性食管炎和胃炎。研究发现，酗酒者中消化道溃疡的患病率比不饮酒者要高，这是因为酒精的毒性作用可引起胃肠黏膜充血、水肿和变性，长此以往，会导致食欲骤降，个别人还会拒食酸性或甜食，尤其不能食辛辣性蔬菜。重者可出现晨起干呕，吐出胃液或苦胆水。如此反复刺激，则可造成胃肠功能严重紊乱。

国外的研究还表明，有30%～60%的胰腺炎发病与饮酒有关。酒是诱发慢性胰腺炎和胰腺癌变的主要危险因素之一。由于酒精的刺激，胰腺分泌的消化酶和分泌液成分发生改变，导致胰内蛋白质过分浓缩形成蛋白质核，不断堆积形成"塞子"堵住胰腺导管，进而造成钙质在胰腺导管内淤积，成为胰腺结石的罪魁祸首，可并发严重的疼痛和消化不良等慢性胰腺炎的典型症状，最终导致癌变。

肝也是脂肪代谢的主要场所，但肝内脂肪酸的形成取决于酒精的摄入剂量和时程，如果达到高酒精浓度时，肝内游离脂肪酸则增加，而血中游离脂肪酸则下降。此外另一项研究认为，嗜酒者由于摄入高蛋白、高营养物质水平下降，会造成肝内脂肪组织的堆积而形成脂肪肝。反复大量饮酒可引起肝脏的中毒改变而导致酒精性肝炎。对酗酒者肝穿刺检查显示肝内广泛脂肪浸润，肝细胞坏死，嗜中性多核细胞浸润并伴有小叶内胆汁淤积。病情进展的后期即形成肝硬化，酒精性肝硬化患者中，约有10%进展为原发性肝癌，男性发病是女性的3倍。

（三）营养和代谢并发症

大多酗酒者伴有程度不同的营养不良。究其原因，有以下几方面：①进食量减少；②食物构成不均衡；③食物的消化、吸收及利用率降低；④机体对营养物质的需求增加；⑤组织对营养物质的贮存不足；⑥营养损失增加，也就是说最主要的是进食不足，尤其是进食蛋白质不足所致。此外，由于乙醇对肠道的毒性作用，造成营养吸收、利用减少，损失过多，在酗酒者的营养不良中往往起着推波助澜的作用。

长期大量饮酒的另一种常见后果，是酒精改变了脂肪贮存的方式而导致的"啤酒肚"。

此外，酗酒还会导致心血管系统、生殖系统、呼吸系统、造血系统以及免疫系统等并发症。

三、酗酒与交通事故

据WHO统计，在工业化国家，有35%～50%的致死性车祸是由于司机酒后驾车造成的。美国酒精、药物滥用和精神卫生委员会（Alcohol Drug Abuse and Mental Health Administration，ADAMHA，1989）报道：1988年近2.4万人死于与酒有关的交通事故，并有53.4万人受伤。酒在48%的致命事故和30%的交通伤害中起主要作用。

过量饮酒引起中度酒精中毒（失调期）是导致车祸的主要原因。当驾驶人员血中酒精含量增加时，不仅可以使驾驶人员的色彩感觉和触觉能力下降，而且误操作的可能性增高。

四、酗酒的干预

WHO已将饮酒列入到八类致依赖性物质的范围内。人类对酒类的依赖程度仅次于毒品。现代医学认为酒精中毒是一种慢性脑疾病，如不及时戒断，酒瘾就会越来越大，因此，世界各国对戒酒的治疗和干预都十分重视。

（一）心理治疗

1.行为矫正

（1）厌恶疗法。对那些初次染上酗酒行为的青少年，可提供羞耻性刺激，即当其饮酒敬酒时，周围的人或报以鄙视的目光，或造成一种令人难堪的沉默状态，使其感到极度的羞愧。对成年人酗酒成性者，可采用药物性厌恶疗法，或采用电击的方法。如用阿扑吗啡、依米丁和呋喃唑酮等催吐剂，可引起恶心、呕吐，进行适当训练，就能够建立条件反射（酒）和非条件反射（呕吐）的适当联系，从生理反馈中逐步戒酒。该法能快速产生疗效，但有一定的复发率。使用催吐剂也有方法问题，要根据患者体质和身体状况调整剂量。对有一定文化素养并决心戒酒的人来说，采用厌恶想像法是非常有效的。

（2）行为替代疗法（也称转移注意疗法）。如青少年正处于成瘾诱发阶段的，可用行为替代法，即用一种具有诱惑性的行为（如电子游戏机、打扑克、从事喜好的体育运动等）作为替代物，当出现饮酒念头和行为倾向时，引导其把注意力转移到替代物上去，逐步去除其成瘾前的诱发因素。但是替代疗法的接受者本身，必须有戒除该酒饮行为的坚定决心，方能收到良好效果。

（3）系统脱敏法结合奖励强化法。采取心理学上对行为的良性矫正法——系统脱敏法。该法讲究渐进性，即每天逐渐减少饮酒量，因此它的痛苦性低、成功率高。戒酒者在完成了每天减少的"指标"后，自我或亲友应给予肯定和奖励，以巩固和强化所取得的成果。

2.认知一行为疗法 是通过各种方式改变自我挫败的思维，改变对酒的信念。期待或者增强自控力。该疗法首先要让成瘾者在思想上认识到过量饮酒的危害，同时树立起戒酒是必须的信念，形成强烈和坚决的求治动机，再结合行为疗法，治疗成功的可能性就大。如果求治者不是自愿的，求治动机不强烈，该法治疗成功的可能胜较小。

此外，临床可使用替代药让机体清除酒精而减轻或消除戒断时的不适和疼痛。目前常规使用的替代药物是美沙酮。长期服用美沙酮易使患者成瘾，所以当酒成瘾行为的戒除达到一定阶段，要逐步取消替代物。

（二）酗酒早期干预

对危险饮酒者和有害饮酒者进行早期健康教育和干预，告诉他们有关危险饮酒和有害饮酒的知识，在酒依赖发生之前及早发现问题，鼓励他们及时改变自己的饮酒行为。

1. **加强健康教育和健康信息传播** 充分利用大众媒体，广泛宣传酗酒对自己、对家庭、对他人、对社会造成的危害，使他们树立正确的人生观、行为观和健康观。

2. **加强学校教育** 将有关健康教育内容强制性列为学校健康教育内容。

3. **对高危人群提供关怀** 对行为不良青少年、待业者、无业游民、劳教释放而表现仍差者及低文化层次者，应视为高危人群。除应提供强制性教育和干预措施外，有关方面还应协同解决他们生活中的压力、困难，包括工作、就业和家庭生活诸方面，以提供精神和物质上的关怀与帮助。

4. **提供多种可供选择的业余文化活动和内容** 改善枯燥的生活环境，帮助建立健康的生活方式，减少酒精依赖的产生。

5. **进行安全饮酒的指导** 对于成年人，如果没有喝酒的禁忌，每天或不定期喝少量的酒，特别是红葡萄酒，则有助于保持健康。中医学认为酒能活血，少量饮酒可以舒筋活络，酒还可以用于治疗关节炎、肌肉酸痛等病症。正确认识饮酒，控制安全的饮酒量，就能够转不利为有利。

☞ 良辰需有美酒伴，喝酒要讲一二三。

☞ 喝酒的“一二三原则”：一两白酒（相当于二两葡萄酒或300毫升啤酒）是营养品，二两是药品，三两以上就是毒品。

☞ 喝醉一次酒等于得一次急性肝炎。

☞ 酒是助兴之物，一两足矣。

（三）禁酒驾驶法

加强对汽车驾驶人员的酒精检测，努力采取更有效的措施以避免醉酒司机驾车上路。如在酒店、酒吧设立呼吸分析器、皮肤粘贴测试，以及安装能告知司机是否饮酒过量的汽车装置如车锁、司机饮酒控制器等。

☞ 延伸阅读——世界卫生组织最新报告：喝酒易脸红，患癌机率高。

日本《读卖新闻》2007 年 4 月 2 日引用世界卫生组织的一份最新报告报道说，酒后脸色容易变红的人如果经常喝酒，罹患食道癌的几率可能远远大于那些饮酒后面不改色的人群。

此前人们已经知道，人体内有一种乙醛脱氢酶 2（ALDH2），这种酶在分解酒精的过程中起着重要作用，缺乏这种酶的人即使喝一点儿酒，脸色也容易变红。

据报道，世界卫生组织下属的国际癌症研究机构在这份报告中重新评估了酒精和癌症之间的因果关系。结果发现，对于体内缺乏 ALDH2 或这种酶不能正常发挥功效的人群来说，罹患食道癌的风险随酒精摄入量的增多而倍增。

世界卫生组织 20 年前认定饮酒和癌症之间的关系时，仅明确指出食道癌和肝癌可由酒精引起，而本次经重新评估后发表的报告指出，乳腺癌和大肠癌与酒精之间也“存在因果关系”。

☞ 轻松一刻——网络搞笑版之“喝酒的五语”：

甜言蜜语（自己不喝，想方法劝别人喝）

千言万语（劝别人喝，自己也喝）

豪言壮语（别人小喝，自己大喝）

胡言乱语（别人不喝，自己乱喝）

不言不语（自己喝得烂醉如泥）

☞ 轻松一刻——网络搞笑版之“喝酒的几个阶段”（一笑置之，请别误会）：

俗话说：酒品如人品。纵观酒宴上之各色人等，自其落座至散席，无外乎分为以下几个阶段：

第一阶段：

处女阶段：严防死守

台词:不行不行,坚决不行!我不会喝酒!滴酒不沾!(随即掏出葵花胃康灵,五盒一疗程)

第二阶段:

少妇阶段:半推半就

台词:盛情难却,恭敬不如从命。看你的面子,就喝这一杯。说好了,这是第一杯也是最后一杯!

第三阶段:

壮年阶段:来者不拒

台词:什么?你敬我酒?好!干!你也要敬我?一个羊是赶,两只羊是放。还有谁?一个一个的来……

第四阶段:

寡妇阶段:你不找我我找你

台词:还有谁要敬我酒?欲敬从速!怎么没有了?那我现在从左往右转,每人两杯,我再打一圈……

第五阶段:

老太太阶段:明知不行还瞎比划

台词:……啊……我……我没醉!嗯……来,换大杯(舌头短了,腿也软了,别人请客自己却埋单了)……

第四节　赌博行为与健康

一、赌博的问题

赌博是以财物作注比输赢的活动。分为“狭义的”和“广义的”两种。狭义的是指以营利为目的的赌博,广义的则还要包括不以营利为目的,但以赌注作为刺激手段的“不正当的娱乐活动”。根据赌博行为的严重程度,有人将赌博行为分为普通赌博(社交赌博、正常赌博)和病理性赌博(强迫性赌博)。

在古代和中世纪的东西方各国,因赌博相互间的金钱往来是一种非正常的经济交往,常常扰乱正常的经济秩序,因此,各国的法律、道德、观念对赌博活动都是持反对和禁止态度的。

赌博中,不规则运动的刺激使人失去自制力,这是胜负双方恋战的顽强心理驱动。在金钱输赢的刺激下,赌博的娱乐、消遣的功能,早已经退居到无足轻重的地位,智慧变质成狡诈、算计,愉悦变成损人利己的快感。从此时参赌者的心理状态看,消极的心理要素多,积极健康的心理要素少。赌博对个人而言,是智慧、精力的大浪费,是财富、体力的大透支;赌博对社会而言,可以瓦解人们的精神支柱,激起人的卑劣欲望,促使人们行为堕落,影响社会正常秩序,对社会风尚有直接的腐蚀力。赌博是否构成犯罪,关键是看是否以赌博为业,是否以营利为目的。偶尔参加赌博,输赢数额不大,不以赌博为业的为一般赌博行为,违反治安管理规定。经常赌博或以赌博为业,输赢数额较大,就构成犯罪。

成瘾行为的病理性赌博是一种慢性且渐进性的障碍,它不但关系到经济问题(患者的行为及失业都涉及到经济问题),而且还涉及到其他情感和精神问题。自杀是病理性赌博可能发生的结果,现实的自杀率也是相当高的。

二、影响赌博行为的心理社会因素

(一)心理因素

很多心理因素如认知、注意、意志、情绪、动机等,都在一定程度上影响着赌博行为的发生和持续,对赌博行为预期结果的良好愿望与动机,以及对赌博问题的错误认识起主要作用。

1. 一夜暴富的侥幸心理　参赌者的预期结果都是能够获得巨大财富。侥幸心理的存在,促使参赌者继续赌博、翻本、获胜。赌博的吸引力与其自身的魅力有关,“三分技能,七分运气”满足了参赌者的竞争心理,给参赌者带来前所未有的公平感和快感。有学者认为,赌博是眼、耳、鼻、舌、身的全面投入,几乎包含了心理学的所有范畴,从简单的感觉、知觉,到复杂的记忆、想像、思维、动机、注意、情感、意志、技能、性格,如此丰富的心理学容量,这就是赌博具有如此强大的渗透力、刺激力、麻醉力的原因之一,也是赌博屡禁不止的重要原因。

2. 错误的认识　参赌者认为赌博虽然不好,但对社会危害远远不如杀人、放火、偷盗等行为严重。特别是受近代西方诸多国家赌博出现合法化趋势的影响,有相当多的人对赌博的性质持有错误的认识。代表性的观点有以下几点：

（1）公平竞争论。在赌博中，大家一般能遵守游戏规则，不做手脚，凭运气、技巧、智慧、经验来竞争。现实生活中，影响公平竞争的因素太多，地位、血缘、相貌等都是外加条件，有可能扭曲公平竞争。而赌场提供人们一种机会均等、公平合理的竞争机会，因此成为人们追求公正的一种心理宣泄。

（2）娱乐调节论。认为赌博营利的功能是诸功能中的一种。此外，作为游戏还具有消遣功能，如消除疲劳、磨炼意志等。

（3）正常代价论。人们闲暇时间外出消费一般都是支付成本的，赌注仅仅是一种娱乐性的消费代价，如看电影买票一样，无可非议。

（4）并非犯罪论。认为赌博本身不是直接的犯罪活动，多数参与赌博的人，在赌博后照样正常生活、工作。正如喝酒有害身体健康，但不等于犯罪，少数醉鬼犯罪，应该另当别论。赌博的少数人犯罪应依法惩处，多数人仍然应该以娱乐对待。

3. 赌博的动机 动机是驱使行为发生的最直接因素。赌博行为的发生主要受以下动机的支配。

（1）经济利益。赌博的经济利益是该行为最明显的结果。赢钱时兴高采烈、欣喜若狂，输钱时垂头丧气、懊悔不已，充分证实了赌博者的经济利益目的。对接受治疗的赌徒进行问卷调查发现，有3/4的人认为赢钱是他们参赌的主要原因。

赌博虽然最终是输多赢少，但间歇性的取胜，与操作性条件反射形成的过程有些相似。当一次赢了一大笔钱后，赌徒会暂停投入，这一点与动物操作性条件反射奖赏后停顿相似。因此，赌博行为难以消退。据研究发现，这种方式的报偿可以提高人们对取胜的期望，把损失归咎于偶发事件。

（2）内部需要。成瘾性赌博表现为不可抑制的强迫性冲动。此时，赌博不再以经济利益为主要目的，而是为寻求刺激、逃避现实、调节生理、心理等身体内部状态的变化需要。如果试图戒赌，则会出现戒断症状如焦虑、失眠等。

赌博的成瘾与其自身的魅力有关，强烈的精神刺激、复杂的人生感情体验，满足了参赌者的竞争心理，带来了前所未有的公平感和快感。研究表明，赌博取胜可以产生一种欣快感，疲劳度下降，兴奋性和幽默感增加，其效果和注射吗啡相似。

（3）娱乐的需要。现实生活中常以棋牌、麻将为主的娱乐活动与赌博有天然的联系，玩耍中以小额赌注作助兴的兴奋剂，在于增加游戏的刺激性，不以营利为目的，达到娱乐的需要。

4. 人格因素 赌博及参赌者有明显的人格特征。采用EPQ与SCL－90的方法对32名赌博及参赌者人格特征与心身健康的相关研究发现，参赌者P（精神质倾向）分明显偏高，表明人格基础有所改变，有情绪不稳、孤独、敌意、残忍、攻击性、缺乏同情心等人格特点。

（二）经济因素

首先，经济的富裕是赌博的资金。如果说贫困会导致犯罪活动的话，富裕在一定程度上与越轨行为和犯罪也有某种联系。其次，经济利益的驱动，赌徒希望财富能以更简单的方法和更快的速度增长，滋生暴富念头，赌博形式则提供了这种便捷的途径。

（三）社会环境因素

社区文化枯燥、没有群众性娱乐活动和体育运动、家庭关系恶化、对参赌人员放弃教育和管理等因素在赌博行为发生上起着非常重要的作用。研究表明，多数赌徒刚开始时是由朋友或家人或多人聚赌引入歧途的。赌博的频率情况与个体主要人际圈中嗜赌的人数、频率有关。

另外，与政局动荡、社会腐败、政府无力对赌博等社会公害行为纠弊整治有关。在旧中国，名义上赌博是非法的，实际上政府并不认真禁赌。民国时期仅广州一地就有赌场3000余所，职业赌徒3万余人。新中国成立后，党和政府明令取缔赌局、赌场，禁止一切赌博活动，中国《刑法》规定："以营利为目的，聚众赌博或者以赌博为业的，处3年以下有期徒刑，拘役或者管制，可以并处罚金"。地方政府也实施了禁赌细则。赌博活动大大减少。

三、病理性赌博

病理性赌博又称强迫性赌博，是指赌博者已达到了难以控制非赌不可的程度，严重干扰其职业与家庭生活，并造成对社会功能的损害。在美国病理性赌博被认为是一种需要治疗的精神障碍。我国目前虽未将它列入精神疾病的诊断之中，但赌博行为作为一种社会不良行为被禁止和取缔。

病理性赌博通常赌博者在青春早期开始赌博活动，男性明显多于女性，可见于社会各个阶层，但以受教育程度较低者为多。通常在数年的社交性赌博后，因过多地参与赌博或心理应激而起病，其表现为发作时嗜赌如命，典型的病程为慢性。其家庭成员大多属于特别富于竞争心和迷恋钱财，家庭环境具有不稳定特点。如15岁以前有父母死亡、分居、离婚，或父母中有病理性赌博者或酒瘾者。家庭教育方式不当、态度粗暴，患者从小对学习不感兴趣，与父母关系不融洽等，也是病理性赌博发病的主要原因。

病理性赌博患者心理特征主要包括自认为智力水平较高、傲慢、过于自信、极端乐观、缺乏耐心等。

美国精神疾病诊断与统计手册第4版(DSM－IV)(1994)认为，具备下列十项之五项或五项以上，即可诊断为病理性赌博。

1. 经常一心想着赌博(如回忆过去的赌博经验，计划下一次冒险或想法弄钱去赌博)。

2. 需要增加赌注数目才能获得所追求的兴奋。

3. 多次努力控制、减少或停止赌博，但不能成功。

4. 如果试图减少或停止赌博，则坐立不安或容易激惹。

5. 用赌博行为作为逃避问题或缓解不良心境(如无助、罪恶、焦虑、抑郁)的方法。

6. 赌输后又参赌，想把本赢回。

7. 对家庭、治疗者或其他人说谎话，隐瞒卷入赌博的程度。

8. 出现犯罪行为，如伪造、欺诈、盗窃或挪用以筹集赌资。

9. 因为赌博，妨碍或丧失了重要的人际关系和工作，或失去受教育与就业的机会。

10. 依赖他人资助来缓解因赌博造成的经济困境。

对病理性赌博进行精神病学诊断，常常发现病理性赌博与精神障碍，特别是与情感性疾病、有害物质的依赖及自杀联系在一起。有学者认为，病理性赌博可能作为应付抑郁或焦虑的方法，亦可能是这些精神障碍的结果。

此外，要注意病理性赌博的鉴别诊断。躁狂发作时可能会丧失判断能力和过度参与赌博，只有在其赌博行为不能用躁狂发作解释时才加上病理性赌博的诊断。另一种情况是，病理性赌博者在狂赌时可以出现类似躁狂发作的表现，但这些表现会在离开赌场后消失。反社会人格障碍者可以存在赌博行为，如果符合病理性赌博诊断标准，二者可以作出并列诊断。

四、赌博的控制与干预

(一)普通赌博

普通赌博行为可分两个层次，一是面广量大的娱乐性赌博，二是少数职业性赌博，要分别对待。娱乐性赌博对社会影响不大。危害较小，但有可能成为滋长犯罪的土壤，侵蚀社会精神文明，因此，是不提倡、不允许的。对此问题，用法律不适当，纪律也无法操作，只能依靠健康的风俗习惯、社会舆论进行制约。

对少数职业性赌博者应根据《刑法》的规定进行法律约束，同时发动群众对职业性赌博进行举报、监督，形成强大的反赌社会风气。

(二)病理性赌博

可供病理性赌博治疗选择的方法主要有精神分析疗法、认知疗法、厌恶疗法、药物治疗，但疗效不理想。由于赌博行为带有成瘾性质，所以，只有在法律、社会和家庭等方面共同配合下，心理治疗才能产生更好的效果。

1. 认知疗法 对那些不能控制的事物认为可以控制，以及自以为能预测将来发生事物结果的夸大妄想和错觉，是病理性赌博者的“全知全能”的心理表现。针对他们错误的认识，纠正其错误的观念，阐明他们与控制领域相关的不合理认知。

2. 厌恶疗法 根据条件反射原理，使用“负性强化”来消退赌博行为。如使用“厌恶刺激治疗仪”电击；默想赌博造成的种种被辱场面。戒则予以温情、关心；赌则对之冷漠、疏远。其具体措施因人而异，但须有一位令之信赖的人监督实施。

3. 改变内心状态的调控方法 倘若赌徒的参赌目的是寻求兴奋、快乐或分散注意力，治疗就要以此为针对目标，采用其他有益活动帮助赌徒缓解内心的不良状态。

4. 撤除赌博的条件性刺激 减少或避免与赌博有关的条件刺激在一定程度上可以控制参赌行为，例如驾车时回避赌区，不看报纸上比赛的新闻。

5. 减少经济需要 了解、重视有些赌徒可能存在着某种特殊的经济需要，如吸毒或医疗费用欠资。通过为他们寻求更好的工作，提高经济偿还能力的方式使部分人赌博行为改善。同时，要改变赌徒赢了钱就会给家人带来幸福的不现实观念。

6. 赌博者匿名协会 赌博者匿名协会是一个著名的国际性自助性组织，以帮助病理性赌博者戒除赌博行为为目的。会员们让新入会的赌徒表述自己的问题，交流戒赌经验并分享成果，态度宽容，充分尊重人格，在没有压力与批判的环境下自觉戒赌，领悟赌博的不合理性以及体会其不可避免的后果。但是，其脱会率较高。

7. 药物疗法 血清素回收阻滞剂在治疗强迫谱系疾病中被验证有效，而病理性赌博和这些障碍相关。可用有选择性血清素回收阻滞剂如帕罗西汀治疗病理性赌博。

禁赌要强化国家法律、法规有关惩治赌博的条文的执行，并将对赌博危害性的宣传与严厉打击赌博行为相结合。

总之，只有在心理治疗、法律、社会和家庭等各方面的共同配合、共同参与下，综合治理，戒赌的效果才会令人满意。

第五节 网络成瘾与健康

一、网络成瘾的概述

网络成瘾(internet addiction)是近年来随着电脑的普及，网络技术的高速发展而出现的一种行为成瘾现象。它是指在人机交互的过程中产生的对网络的特殊嗜好。具体表现为成瘾者毫无节制地整日沉溺于网上漫游冲浪、聊天或进行网上游戏，并由此而产生心身依赖现象。

曾经一度作为学术研究工具的互联网，现已成为一种大众信息传播与交流手段，迅速渗透到人类生活的各个领域，影响和改变着人们的生活方式，给我们的生活带来了便利。但是，由于过度地和错误地使用互联网，有关网络性心理障碍已成为一种新的社会症状，就像酗酒、吸毒和赌博等传统的不良嗜好一样，给人们的生活、学习和工作带来各种严重的破坏性影响，导致家庭离异、工作和学习效率下降、失业甚至犯罪等社会问题。

(一)网络成瘾的特点

网络成瘾作为一种成瘾行为，既具有成瘾行为的共同特征，又有其自身特征。概括起来，具有以下几个主要特征：

1. 痴迷状态 成瘾者沉溺于网络活动，其思维、情绪和行为都被上网活动所控制，在无法上网时会体验到强烈的渴望，一旦上网就会出现时间失控，往往欲罢不能，难以自拔。

2. 欣快感与虚空状态 上网成为成瘾者应付环境和追求某种主观体验的一种策略。通过上网成瘾者可暂时摆脱现实的焦虑，体验到一种因自我错位带来的欣快感和解脱感，获得一些安宁、逃避甚至是麻木的效果。

3. 耐受性 成瘾者的上网乐趣必须通过更多的投入程度或是更长久的上网时间才能获得原来程度的满足。

4. 戒断反应 当成瘾者被迫停止上网时，会产生挫败的情绪体验，出现注意力不集中、心神不宁、焦躁不安以及颤抖、乏力等症状，甚至有可能采取自残或自杀手段，危害个人安全和社会安定。

5. 与现实的冲突 由于对网络过多的精力与时间的投入，成瘾者无暇顾及现实生活，由此引发一系列矛盾冲突，如家庭矛盾的增多，社会活动减少，工作学习无法完成，个人的其他兴趣丧失，等等。

(二)网络成瘾的类型

1. 网络色情成瘾 成瘾者主要是通过浏览网上的色情文字、图片、动画、电影或进行色情聊天达到性满足。

2. 网络交友成瘾 成瘾者经常通过 MUD、聊天室等进行网上人际交流，并将精力全部投注于在线关系的建立，而忽视了现实环境中的人际交流。

3. 网络交易成瘾 成瘾者不可抑制地一再上网交易，将大量的时间、精力和金钱用于网上购物、网上拍卖或网上赌博等活动之中。

4. 网络信息收集成瘾 成瘾者强迫性地从网上查找和收集那些不太需要的信息，甚至是无关的或无用的信息，为此而花费大量的时间，致使工作效率下降。

5. 计算机游戏成瘾

二、网络成瘾对健康的危害

长期过度的留恋于网络生活，致使成瘾者身心发生较大变化，给健康带来隐患。

1. **躯体障碍** 由于网络成瘾者上网持续时间过长，睡眠节律紊乱，致使大脑神经中枢持续处于高度兴奋状态，引起体内一系列复杂的生物化学变化，导致自主神经功能紊乱，内分泌失调，免疫功能降低，诱发种种疾患，如胃肠神经症、紧张性头痛等。此外，长时间敲击键盘可引起腕关节综合征；长时间注视电脑显示屏，可导致视力下降、眼痛、怕光、暗适应能力降低等；长时间僵坐在电脑前，可出现腰背肌肉劳损，颈椎、胸椎、腰椎疾病，脊柱疼痛、变形等。

2. **心理障碍** 对网络的精神依赖是成瘾者最突出的表现。这种依赖性表现在对网络操作出现时间失控，陷于其中，难以自拔。一旦停止上网，便会产生强烈的渴望与冲动。注意力不能集中和持久，感知与记忆能力减退，逻辑思维活动迟钝；情绪低落、消极悲观；缺乏生活的兴趣和动机，丧失自尊和自信。回到现实中的痛苦情绪和自我否定的体验，促其再次回到网络中以逃避现实。

3. **行为与人格障碍** 成瘾者日常行为表现以沉溺于网上色情、网上游戏、聊天室等网络活动为主。为此而忽视现实生活的存在，不愿担负其应有的社会责任与义务。更有甚者，为达到上网的目的，骗钱索财，违法乱纪，造成个人品行方面的问题，严重者与吸毒者的人格丧失、自尊丧失有类似之处。

三、网络成瘾的形成

（一）网络成瘾的形成因素

任何成瘾，均须具备两个要素，致敏源与易成瘾者。致敏源是指能使成瘾者产生强烈的欣快感和满足感的事物。在网络成瘾中，致敏源即是指网络本身。网络本身一些固有的特性与人的成瘾特质相结合，将会造成某些个体对网络活动的痴迷，使其深陷其中而难以自拔。

1. **网络的致瘾特性** 由于网络本身的特性较为符合人性的某些要求，为人性的发展提供了展现的平台，因此能致人成瘾。其中最能致瘾的特性有四个：①新异性和变化性；②可操作性；③隐匿性；④网络的“去抑制性”。其中，网络的“去抑制性”也是网络致瘾最根本的特性。

2. **易成瘾者的成瘾特质** 并非所有的上网者都会成瘾，网络仅提供了成瘾的可能性。

（1）生物学成瘾特质。网络成瘾可能与遗传、神经递质及大脑愉悦中枢有关。如 DA 是一种与愉悦和兴奋相关联的物质，它能平衡乙酰胆碱，刺激愉悦中枢，调节情绪，影响认知过程，抑制催乳素分泌，在成瘾行为的产生中起主要作用。上网获得的兴奋会使大脑中的 DA 水平升高，所以上网者就会反复上网，以求 DA 带来更多的愉悦和兴奋。

（2）成瘾的心理社会因素。调查发现，很多网瘾患者以前曾是酗酒者和其他物质的上瘾者，其中 52% 的被调查者承认他们正在进行针对酗酒、化学药物依赖、强迫性赌博和长期暴饮暴食的治疗计划。调查还发现，很多网络成瘾者在接触网络前就有严重的情感和精神问题，其中 54% 的被调查者曾患过抑郁症，34% 的人患有焦虑症，还有一些人长期存在自卑心理。正是基于人格、不良情绪和不良的生活方式的影响，网络成瘾者更愿意选择上网来摆脱现实的烦恼和作为人格缺陷的补偿。

（二）网络成瘾的形成机制

操作性条件反射理论认为，如果行为（如上网）出现时总能产生某种刺激结果（网络带来的满足感或减轻痛苦），则个体就会通过增加行为的频率来获取这种结果。在这里，刺激结果成为一种奖励物，对行为本身起强化作用。网络对于瘾行为的形成是通过正负强化机制实现的。

所谓正强化是指个体行为的结果导致积极刺激（正性奖励物）增加，从而使该行为增强。所谓负强化则是指个体行为的结果导致消极刺激（痛苦和不快）减少，从而使该行为增强。

在网络成瘾行为的产生、发展和维持的过程中，从网上不断地获得良好感觉和愉快体验的正强化在其初期阶段起着主要作用；而逃避痛苦、远离烦恼的负强化在成瘾行为的发展和维持中则起着重要作用。这种正性与负性的双重强化作用，形成一个恶性循环，使成瘾者深陷其中，难以自拔。因此，要改变成瘾者上网习惯，就要打破这种恶性循环，并在两方面做工作，才能真正起到戒除网瘾的目的。

四、网络成瘾的干预策略

1. **心理咨询（psychological counseling）** 对网络成瘾者进行心理咨询的主要任务是：针对成瘾者现状指出问题

所在，使成瘾者承认并正视这个问题，意识到其行为的危害从而主动寻求帮助，这是关键性的第一步；帮助成瘾者分析其成瘾的诱因，并从精神上以鼓励和支持，给予理解；鼓励成瘾者学会与家人、朋友沟通，参加相关的团体或协会；使成瘾者了解并学会困境中如何寻求家人和社会的支持与帮助；告诫成瘾者在恢复的过程中要注意防止复发，同时要让成瘾者不断回顾上瘾的原因来更好地提醒自己，不再给自己寻找上网的理由；疏泄和调整成瘾者的焦虑、抑郁等负性情绪。

2. **时间管理技术** 针对成瘾者无节制的上网时间，应通过提高成瘾者的自我效能感和给予适当的限制，帮助其发展一种积极的应对策略来取代消极的成瘾行为。

3. **警示卡** 让成瘾者在一张卡片上分别列出减少上网时间的5个好处和网瘾所引发的5个问题，随身携带。每当面临上网与否的选择时，拿出卡片来提醒自己，以此约束其上网行为。

4. **家庭治疗** 家庭其他成员的理解、支持与帮助是成瘾者摆脱网瘾的最有力的资源。

5. **团体治疗** 将有相同兴趣或类似症状的成瘾者组织在一起，交流各自的经验，寻求慰藉和帮助。

此外，对于出现严重精神症状的患者应结合使用抗精神药物治疗。

第五十章 睡眠与健康

第一节 睡眠的概述

☞ 人的一生中约有1/3的时间是在睡眠中度过的。睡眠是人类生命活动所必须的生理心理过程。

睡眠不是简单觉醒状态的终结，而是不同生理心理现象循环往复的主动过程。人体睡眠和觉醒的交替与昼夜节律相一致，这种昼夜节律的变化是人体生物钟体系的重要功能之一。在睡眠中人的大脑仍在活动，其身心活动仍保持一定水平。正常的睡眠时间和节律与人体生理及心理健康关系密切，是反映身心健康的重要指标。

一、睡眠的概念

(一)睡眠的定义

睡眠一直是众多学科，尤其是生理学、心理学等学科关注的问题。但是，直到今天，有关睡眠的概念仍众说纷纭，莫衷一是。为给睡眠下个确切的定义，人们经历了一个长期的认识过程。最初，人们认为："当人或者动物处于一种静止不动的状态，就叫睡眠。"20世纪30年代初，法国生理学家认为睡眠是："身体内部需要，使感觉性活动和运动性活动暂时停止，给予适当刺激就能使其立刻觉醒。"这些定义显然过于简单、表面化。随着睡眠研究的不断深入，特别是脑电波记录等技术的开发和应用，人们可以利用脑电图（EEG）、肌电图（EMG）、眼动电图（EOG）等研究睡眠深度、以及睡眠状态与觉醒状态等本质，从而对睡眠的概念有了新的认识。目前，人们普遍认为，睡眠是有机体生理活动的必要过程，是受睡眠—觉醒中枢主动调节的一种周期性的可逆的静息现象。这种静息现象可描述为：①不受主观意志控制的运动；②以卧姿为主；③对刺激的反应减弱；④可逆的。

(二)睡眠的构成

根据对睡眠时的脑电、眼球运动及肌电表现观察，人类的生理睡眠是由非快动眼睡眠和快动眼睡眠两种本质不同的睡眠组成。

1. **非快动眼睡眠(nonrapid eye movement sleep，NREM 睡眠)** 又称慢波睡眠（slowwavesleep，SWS），其特点为，全身包括脑代谢减慢，脑血流减少，大部分区域脑神经元活动减少，心率减慢，动脉血压降低，脑及机体温度降低，全身肌肉张力下降，肾上腺皮质激素释放减少。EEG随睡眠深度变化不断变慢，以其特点又可将NREM分为4期（如图50－1）。

S_1：浅睡期。EEG为α波降低，θ出现。此期很短，为0.5～7分钟。对外界刺激仍有反应，躯体麻木、颤动，有漂浮感，此时如醒来，则会否认已入睡。

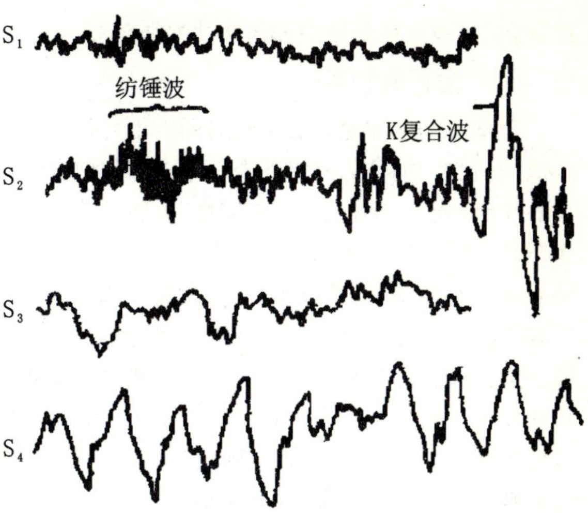

图 50－1　NREM 睡眠的脑电图模式

S_2：中度睡眠期。EEG 为在 θ 波活动的背景上出现睡眠纺锤波与 κ 复合波。睡眠纺锤波是 12～14Hz 活动的短暂发放波，持续 0.5～2 秒。κ 复合波由高电压负相波与随后的一个正相波组成。此时对外界刺激反应消失，眼球活动停止，大脑活动变慢，体温降低，呼吸很有规律。

S_3：深睡过渡期。EEG 为高幅的 δ 波，振幅在 75μV 以上，呈现指数为 20%～50%。此时为 S_2 向 S_4 过渡的阶段，进入较深的睡眠状态。

S_4：深睡期。EEG 显示，δ 波占 50% 以上，表现为皮层活动同步化。此时，人没有动眼和肌肉活动，睡眠很深，觉醒阈值最高，不易被唤醒。

2. 快动眼睡眠（rapid eye movement sleep，REM 睡眠） 又称快速睡眠（fastsleep）、非同步睡眠（paradoxical sleep）、异相睡眠。与 NREM 相比，REM 睡眠有着本质上的差异。在此期，脑血流及代谢增加，大部分区域脑神经元放电活动增加，脑组织温度升高。脑电图显示低波幅快波，去同步化与醒时相似，然而身体其他部分的变化较复杂。肌张力进一步下降，肌肉完全松弛，肌电明显减弱，表现为运动神经元超极化。全身总体代谢减低。此时，交感神经活动增强使心率稍快，血压略上升，呼吸加快而不规则，而且变化较大。末梢细小肌群出现间歇性抽搐，眼外肌阵发性抽搐导致眼球快速运动。REM 睡眠期的觉醒阈值较 S_1 高，介于 S_2～S_3 睡眠之间。若此期被唤醒，80% 的个体有梦境体验。因此，可将 REM 睡眠形象地描述为身体处于睡眠状态而大脑在高度活动。

二、睡眠的功能

（一）恢复和调整体力

睡眠时机体生理功能发生变化。如在 NREM 睡眠期间，以副交感神经活动占优势，血压下降、心率减慢、体温下降、代谢率降低、骨骼肌反射运动和肌紧张减弱等。这些改变多数是有利于机体消除疲劳，重新调整，保存能量。

（二）保护大脑皮质，促进脑发育

入睡后，人的视、听、嗅、触等感觉功能暂时减退，可使皮质细胞不再接收刺激，防止皮质细胞的破坏。尤其在 REM 睡眠期间，脑血管扩张，脑血流量比慢波睡眠时多 30%～50%，脑细胞代谢旺盛，使脑力得到恢复。婴儿脑发育迅速，REM 睡眠期明显较长，表明此期睡眠与脑的发育成长有关，又称之为"脑的睡眠"。

（三）增强机体的新陈代谢

人体中许多生物化学过程都是在人熟睡中进行的。人体皮肤细胞的更新在睡眠时比白天快 1 倍。深度睡眠时各种激素的分泌加快，如生长激素释放激素（GHRH）分泌增加，催乳素分泌也增加，有利于机体的生长发育和新陈代谢。

（四）提高机体免疫力

充足的睡眠能提高机体抗御病原体的能力。实验研究发现，若将大剂量流感病毒注入白鼠体内，并在 7 天内剥夺睡眠，可观察到其抗体反应明显减弱，肺部存活的病毒数量增加了近千倍，而睡眠充分的对照组的动物，则明显表现出对流感病毒有免疫力，可完全自行消除体内的病毒。

（五）保证有效的信息加工

实验证明，睡眠能过滤白天获得的信息，调整和巩固白天的记忆，提高信息加工的能力。学习过后立即睡眠者，醒来之后会有较好的记忆。这种信息加工活动，多半在 REM 睡眠阶段发生。一些专门设计的动物试验，可用来观察 REM 睡眠与学习及记忆巩固的相关性：给予小鸡视觉刺激，其 REM 睡眠比例增加；幼鼠生活在丰富多彩的环境中，REM 睡眠比例高，在单调环境中则比例低；当受训动物学会各种任务后，剥夺它们的 REM 睡眠，再测验其完成任务的能力，结果一致证明，REM 睡眠的剥夺确会损害记忆。

三、睡眠剥夺的研究

对于睡眠功能的研究，睡眠剥夺（sleep deprivation）实验是惯常采用的方法。常用的睡眠剥夺方式有三种：全睡眠剥夺、部分睡眠剥夺和选择性睡眠剥夺。

(一)全睡眠剥夺

全睡眠剥夺即是在较长的时间内不允许被试者睡眠。一般来说,受试者连续48小时不睡,会表现出注意力涣散,警觉性、模仿力有所下降,而脑的高级功能还不致造成明显损害。若60小时以上持续不睡,便出现一系列身心症状:疲乏无力、思睡、头闷胀、头痛耳鸣、复视、皮肤有针刺感;认知能力下降,读、写和思考困难;易激惹;行为杂乱无序。72小时以上持续不睡的受试者还会出现错觉、幻觉、妄想和定向障碍,走路形同醉汉;情感淡漠,对外界环境兴趣丧失;嗜睡越来越重,失神状态越来越多,甚至站立和行走之中也会突然入睡。当持续不睡100小时以上时,已无法完成脑力工作。嗜睡极为严重,所有手段都难以阻止受试者们的突然入睡。有的已出现明显的意识障碍、被害或夸大妄想、人格解体和现实解体等类似精神分裂症的症状。神经系统检查可发现暂时的神经症状和体征。脑电图上α节律减少或消失,出现慢波,有时出现高波幅的电发放。血17-羟类固醇增加,儿茶酚胺也发生相应变化。当然,剥夺睡眠后的反应有很大个体差异,有的人会产生明显的"睡眠剥夺精神病",有的人仅仅表现为无法克制的睡意,其精神活动仍基本正常。

人类具有惊人的恢复能力。即使剥夺睡眠导致明显的精神病,任其睡一大觉,醒来便恢复正常。也就是说,睡眠剥夺反应预后是良好的,通常不会产生不可逆的后果。据Dement报告,17岁青年Randy曾创下268小时不睡的世界纪录,其后仅睡了14小时即恢复正常。在剥夺后的恢复睡眠中,NREM睡眠中的S_3、S_4慢波睡眠和REM睡眠都存在反跳现象,如果被剥夺随即出现补偿,首先补偿的是NREM睡眠的S_3、S_4慢波睡眠,然后补偿有梦的REM睡眠。这一现象说明,慢波睡眠对于维持机体的正常生理活动是极为重要的。

(二)部分睡眠剥夺

每晚只允许受试者上半夜睡眠,在下半夜将其唤醒,这是由于有梦的REM睡眠主要集中在下半夜。因此,使用部分睡眠剥夺法主要是研究REM睡眠剥夺对人身心的影响。

(三)选择性睡眠剥夺

选择性睡眠剥夺是选择性地剥夺受试者睡眠的某一时相而允许其他时相存在的睡眠。由于慢波睡眠的优先补偿现象,使得慢波睡眠的选择性剥夺实验很难进行。因此,这一类实验主要是对受试者REM睡眠进行选择性剥夺。其实验方法通常有以下两种。

1. **仪器监测剥夺REM睡眠法** 利用脑电图、多导生理仪等仪器进行监测。当仪器显示受试者进入REM睡眠,就立即将其唤醒并保持清醒3分钟,再次入睡即进入NREM睡眠。实验发现,剥夺REM睡眠后会出现反跳现象,即随着剥夺次数的增加,REM睡眠发生得更为频繁,潜伏期缩短,需要唤醒的次数越来越多,在剥夺后的第1夜恢复期睡眠中几乎全为有梦的REM睡眠。

2. **生化制品剥夺睡眠法** 使用某些生化制品如安眠药、抗抑郁药、酒精等可有效地抑制REM睡眠,减少做梦。一旦停药也会发生反跳现象。

通过选择性睡眠剥夺实验发现,连续多日的REM睡眠被剥夺可引发一系列心理障碍。选择性剥夺REM睡眠的反应也因人而异,有的受试反应强烈,有的却耐受良好,无心理及行为改变。

目前,临床上已将睡眠剥夺法用于治疗抑郁症,尤其在治疗内源性抑郁症和某些严重的神经症性抑郁症上短期效果较好。欧洲一些医院处理某些严重的有自杀企图的患者时,在抗抑郁剂尚未生效之前2~4周内即采用睡眠剥夺治疗。

第二节　睡眠的发生与调控

一、睡眠觉醒节律的变化

(一)睡眠的循环周期

人在入睡后,一般首先经过的是NREM睡眠,逐渐转入REM睡眠,以后两种睡眠状态交替循环,直至觉醒。

以正常青年夜间睡眠为例,在初入睡的1小时内,EEG经历了NREM睡眠S_1~S_4之期的变化,睡眠按$S_1 \rightarrow S_2 \rightarrow S_3 \rightarrow S_4 \rightarrow S_3 \rightarrow S_2 \rightarrow S_1$的顺序进行,大约在90分钟后出现第1个REM期,然后再进入NREM睡眠S_2~S_4期,一夜

之中如此循环重复4~5个周期。睡眠从NREM睡眠S_1到REM睡眠期为一个完整的睡眠周期，一般持续90~100分钟。在每晚的睡眠周期中，REM睡眠持续时间会逐渐延长，首次有时只有5~10分钟，而最后一次可长达30~50分钟。相反，NREM睡眠的S_3、S_4期大多在夜间的头1/3占优势，后半夜已很少再有这两期睡眠。

通常，青壮年人的正常睡眠，S_1占一夜总睡眠时间的5%~10%，S_2占总睡眠时间50%，S_3占7%，S_4约占15%，REM期则为20%~25%。

（二）睡眠类型

按照所需睡眠时间的长短，可将其分为三种类型：①长睡眠型：睡眠时间每夜超过9小时；②中睡眠型：每夜所需睡眠时间大约7.5小时；③短睡眠型：每夜睡眠时间少于6小时。人群中中睡眠型的人占绝大多数，而长睡眠型和短睡眠型者仅占极少数。

哈特曼（Hartmann，1972）等人在对长睡眠者与短睡眠者的对比研究中发现，每夜两组的REM睡眠量有显著的差异，长睡眠组的平均量几乎是短睡眠组的2倍，其眼快动密度也比短睡眠组高；两组人在人格特点及生活方式上也有不同。如长睡眠者认为睡眠非常重要，应该多睡，即使醒来也要多躺一会儿；而短睡眠者睡醒便起床，觉得躺在床上是浪费时间。短睡眠者平时总显得精力充沛、自信心强，做事有计划、果断；长睡眠者却显得羞怯，略带神经质和轻度抑郁，做起事来自信心不足、优柔寡断、容易烦恼。

（三）睡眠质量（Sleep quality）

睡眠的质量应包括睡眠的深度与睡眠的时间两个方面。相对来说，睡眠质量的好坏更应以睡眠深度来反映。睡眠的深度主观上难以掌握。实验证明，睡眠越深，唤醒阈越高；睡眠越浅，唤醒阈越低。从唤醒阈看，睡眠最深的阶段应是S_3、S_4期睡眠。睡眠良好的人，一般都有充足的深睡眠。而睡眠受到干扰、剥夺或因睡眠呼吸困难或暂停的人，由于夜间睡眠节律的严重紊乱，S_3、S_4期深睡眠的时间很短或缺如。这就解释了为什么有的人每天只有四五个小时的睡眠，却精力充沛、身体也很健康，而睡眠一觉醒节律紊乱的人可以一天十几个小时都在睡觉，却仍然感到疲乏，嗜睡。

在实际生活中，高质量睡眠应是：入睡快，睡眠深；少起夜，无惊梦；精神好，效率高。

（四）影响睡眠一觉醒节律变化的因素

就个体本身而言，虽然各有其比较固定的睡眠模式，但是，由于种种因素的影响，个体的睡眠觉醒节律会发生变化。影响其变化的因素主要有以下几方面：

1.年龄 决定睡眠觉醒节律变化的最重要因素是年龄。人类从新生儿开始到老年为止，由于神经系统的功能状态及发育阶段不同，睡眠需要量是有差异的，其睡眠觉醒模式呈规律性变化。年龄越小，睡眠需要的时间越长。如新生儿每昼夜24小时除哺乳及排泄时有觉醒外，每天有18~22小时处于睡眠中；随着身体不断地发育成长，一天内总睡眠时间逐渐减少，尤以白天睡眠减少为主，婴儿每天要睡16~18小时；1~3岁的幼儿每天需要睡14小时左右；处在青春期的人，其睡眠时间会逐渐缩短，并接近成年人的睡眠模式，开始出现明显的昼夜节律；大多数成年人的夜间睡眠约为7.5小时；到了老年，睡眠特点是总睡眠时间、深睡眠时间及REM睡眠时间均有减少，表现为入睡潜伏时间长，夜间易醒，清晨早醒等。

在睡眠总量中，随儿童年龄增长而减少的最显著的是REM睡眠。新生儿的REM睡眠占睡眠总量的50%，这与此阶段整个机体的发育，尤其是大脑的迅速发育、学习和记忆的迅速发展有关。其后REM睡眠大幅度减少，至五六岁时约占睡眠总量的25%。中老年阶段，S_3、S_4慢波睡眠显著减少，S_1睡眠比率增大，故而夜间睡眠较浅，时断时续（表50-2）。

表50-2 不同年龄各期睡眠的比较

睡眠期	少 年	青 年	中老年	P值
睡眠总时间/min	501.2±21.2	433.1±33	393.3±43.9	<0.001
S_1期	8.2±3.2	5.4±1.4	13.5±5.4	<0.001
S_2期	45.7±3.3	53.7±6.0	59.6±7.7	<0.01
S_3、S_4期	23.9±5.3	17.1±5.1	6.9±7.0	<0.01
REM睡眠	22.2±3.3	23.8±6.4	20.0±3.6	>0.05

2. 职业与生活方式 睡眠时间的变化与人们的职业和生活习惯有着一定的关系。长期的职业特点和生活习惯,可使人神经一体液调节出现差异,形成不同的作息方式。有些人属"早睡早起"型,白天精神百倍,一到夜晚就精力不支;有些人属"迟睡晚起"型,晚上精神抖擞,白天却时常犯困,直到午睡之后才逐渐振作起来。

3. 体质 不同体质的人,对睡眠量的要求也不尽相同。胖人一般入睡快,睡的时间也长;瘦人一般入睡慢,睡的时间也少。

4. 环境与季节的变化 地区海拔越高,睡眠时间越少;冬季一般睡眠时间长一些,夏季则短一些。

5. 个体状态 实验证明,强烈的体力劳动和体育锻炼能使睡眠量增加,以增加 NREM 睡眠的 S_3、S_4 睡眠为主;强烈的脑力劳动、精神紧张、抑郁、烦恼则是以增加 REM 睡眠为主;心情舒畅时睡眠量减少,却精神饱满;饥饿或高热状态可使慢波睡眠量增加等等。

二、睡眠的生理机制

目前,人们普遍认为对睡眠—觉醒节律起调控作用的物质可能是褪黑激素。褪黑激素的催眠作用机制可能与增加脑内 γ-氨基丁酸递质含量而产生中枢性抑制有关。20 世纪 90 年代以来,人们对松果腺及褪黑激素在睡眠方面的研究愈来愈广泛而深入,从生理药理到临床应用多方面展示了褪黑激素的生物活性。

第三节 睡眠与梦

一、梦的心理学解释

有关梦的心理学解释主要源于精神分析学派的有关理论,尤与精神活动因果论、潜意识理论、人格结构理论关系紧密。

1. 梦是一种象征,是潜意识愿望的实现 这是弗洛伊德关于梦的学说的核心。他认为"梦是通往潜意识的阳光大道",通过对梦的解析,从而剖析潜意识的心理过程。

2. 梦是对日间意识活动的调节与补偿 荣格认为,精神活动与躯体活动一样,是一个自我调节系统,可以自身保持平衡状态。潜意识能弥补意识活动之不足,梦是潜意识的流露,它对偏颇的意识可起内稳态反应或平衡作用。

3. 梦是被压抑愿望的变形的满足 由于自我的管制,潜意识中各种本能欲望、情感和意念无法在现实中满足。于是在睡眠时,这些冲动经伪装变形后进入梦中得以宣泄。

4. 梦境的外显意和内隐意 弗洛伊德将伪装变形后进入梦中的、人们所能记忆的梦境内容称为显梦内容(manifest dream - content),将潜藏在深层不为人所知,却真实的部分称为隐梦内容(latent dream - content),这正是所应了解的主要内容。梦的解析就是通过对显性梦境的分析来探索隐性梦境的真实含义。

5. 梦的制作手法 由隐梦内容变形成为显梦内容,其间经过了梦的制作过程,弗洛伊德称之为"梦的工作"。这一过程包括:①象征:梦中所出现的意象都是虚构的,是对受压抑的欲望、情感和意念象征性的表现。②凝缩:是将几个真实情节简化后拼凑在一起形成新形象的过程。③转移:是将对某一对象的情感与意念转移到其他对象上去。④再修整:是将经过象征、凝缩、转移后杂乱无章的材料修饰整理,使其内容和谐完整。梦的制作的目的是制造假象,瞒天过海,使隐梦内容得以进入意识领域。

6. 梦境的素材来源 弗洛伊德认为,组成梦境的材料来源于三个方面:①日间意识活动的残迹,即所谓"日有所思,夜有所梦"。②睡眠时来自躯体内外的各种感知刺激,如个体饥饿时会梦见美味佳肴,膀胱充盈时常常梦见找厕所。③被压抑的本能欲望、情感和意念,尤其是早期童年的经验再现。

7. 梦的因果论和对未来的预示 弗洛伊德从原因论角度研究梦,认为梦与神经症同样植根于童年事件,释梦的目的在于了解过去,唤醒遗忘了的记忆和压抑了的感情。荣格认为梦有预示未来的功能,这种功能有利于个体把在生活经历中受损和分离的心理成分重新加以整合,以面对未来的挑战。

二、做梦与智能活动

梦境是否有益于智能活动和创造性思维,一直是人们非常感兴趣的话题。心理学家通过大量研究,试图揭示这一重要课题。

（一）关于梦与记忆的研究

1. 睡眠与觉醒时遗忘的比较实验 实验证明，新近识记的材料在头2个小时内遗忘的速度最快，无论当时是睡眠状态还是觉醒状态，没有差异。但是2个小时后情况就不同了，如果人是醒着的，遗忘过程便继续下去，如果人在睡觉，遗忘过程便停顿下来。在对REM睡眠后的记忆能力与NREM（不含REM）睡眠后的记忆能力的比较实验中发现，使遗忘过程停顿下来的是睡眠中有梦的REM睡眠，二者的结果悬殊明显。若剥夺了REM睡眠，记忆能力便明显受损，若剥夺的是NREM睡眠，则对记忆能力影响不大。进一步的实验说明，有两个因素明显影响REM睡眠后的记忆：一是新获得的材料是否重要，如果重要，就会在梦境中更多地加以编组；二是睡眠是否被打扰，若有，注意便会转向外界，会妨碍贮存记忆的过程。

2. 巴克的实验 针对学生每遇考试便开夜车的做法，巴克（R. Barker，1972）的实验证明，开夜车肯定是得不偿失的，其效果远不如美美睡一觉，有梦的REM睡眠能帮助巩固新近识记的材料。

巴克的实验是先让受试者在实验室睡眠5小时，于清晨4时30分唤醒起床，然后让他们观看一组画有各种日常能见到的实物的线条画卡片，观看2遍后要求凭记忆写出所见实物的名称。接下来让其中一组受试者上床再入睡2小时。在这最后的2小时睡眠中，REM睡眠占有最大比例，以便考察做梦对于记忆是否能产生有益的影响。观察发现，在这最后的2小时睡眠中，有梦的REM睡眠占有相当比例的受试者记忆能力均有所增强，他们能够回忆出的图片数目甚至多于2小时前的回忆量，另一些完全是NREM睡眠的受试者由于没有做梦，其记忆均有所下降，他们能回忆的图片数目少于2小时前。另一组受试者在最后的2小时不让睡觉，结果也出现了记忆下降，2小时后的回忆数目明显减少。巴克的实验说明有梦的REM睡眠有益于记忆，能阻止新近识记后最初2小时内的遗忘过程。

此外，一些其他研究也表明，大脑发育迅速、学习与记忆活动旺盛的阶段，其有梦的REM睡眠所占的比例也最高；人类智能的高低也与有梦的REM睡眠量成正比。

（二）关于梦与创造性思维的研究

古今中外不少奇闻轶事说明，梦境是创造性思维的源泉。诗人在梦中吟得佳句，艺术家从梦中获得灵感，科学家在梦中得到启迪。意大利作曲家塔鲁台尼梦见自己将灵魂卖给了魔鬼，把小提琴也递给了魔鬼，魔鬼为他演奏了一支极其美妙的乐曲。醒后，塔鲁台尼将梦中的音乐加以回忆，写出了那首著名的小提琴奏鸣曲《魔鬼的颤音》。俄国化学家门捷列夫在研究元素周期表时，苦思冥想很长时间都难以将各元素合理排列，困乏入睡之后，忽然在梦中清楚地看到这张周期表，各种元素已排列在正确的位置上。著名生理学家罗埃维所设计的用于发现迷走物质的双蛙心连续灌流实验，也是在梦中获取的。

通过对卓有成就的学者调查结果发现，70%的学者认为自己的成果曾在梦中受到启发。瑞士日内瓦大学对60名数学家也做过类似调查，有51人承认许多疑难问题曾在梦中得到解答。

梦中为何能出现创造性思维呢？分析认为，人在睡眠时无外界干扰，联想又特别活跃，不受常规思维约束，故而易在梦中豁然开朗。但这往往是建立在日间对此问题长期潜心钻研的基础上，否则也难以触发灵感。

三、梦与健康

梦与健康的关系表现在做梦对心身健康的影响和体现在不同疾病时梦境的特征性。

（一）梦是正常的生理和心理现象

一般人常认为做梦会影响大脑休息，对健康极为不利。其实，近年来所有的睡眠实验研究都证实，做梦是人正常的、必不可少的生理和心理现象，每个人每天的睡眠中都要做梦，人一生中约有1/10的时间是在梦中，那些认为从来不做梦的人是没有的。之所以有人认为梦多，有人认为不做梦，是因为梦是极容易淡忘的，对梦境的回忆往往受其他诸因素的影响，如醒时的睡眠时相、个体的警醒程度、人格特征、心理与身体状态、生活节奏与环境以及梦境的性质与长度等。总之，做梦是正常的生理心理现象，就像睡眠、呼吸等其他生理现象一样，对人是有益的。

（二）无梦的睡眠将导致人的心身出现异常

在对有梦的REM睡眠进行选择性剥夺实验研究发现，连续数天的睡梦剥夺，可导致人体一系列生理异常，如血压、脉搏、体温以及皮肤的电反应能力均有增高的趋势，自主神经系统功能有所减弱，同时还会引起人的一系列不良心理反应，如出现注意力不集中、焦虑不安、紧张易怒、幻觉、错觉、记忆与定向障碍等。而且REM睡眠被剥夺以后，做梦的压力增加，做梦的次数增多，梦的时间延长，其梦境多以不愉快内容居多。这种有梦的 REM 睡眠剥夺后要求补偿的反跳现象表明，做梦对于机体不是可有可无的，正常的梦境是保证机体正常活力的重要因素之一。

（三）梦有助于调剂人的心理平衡

弗洛伊德认为，梦起安全阀门的作用。人的许多本能欲望、情感和意念由于与人的理性、良知相违背，于是被压抑在潜意识里无法得到满足。这种本能冲动如果不通过梦的方式得到发泄的话，就可能转换为精神或躯体形式的疾病。因此，从精神分析理论角度讲，梦是心理调节的一种方式。研究发现，如果对一些易于发泄的个体，或是有变态行为以及自主神经功能紊乱、神经症、睡眠障碍等患者采用诱导梦幻的方法后，这些人大多自诉，诱导所产生的任意梦境能使他们清晨起床后，产生一种心情舒适精神振奋的效应。

通过对应激后睡眠模式的改变研究发现，做梦可以减少应激反应。譬如，精神病患者在进行十分紧张的讨论后，其 REM 睡眠增多；而非精神病的受试者在看了悲惨的电影后，对 REM 睡眠的需要也大大增加。有梦的睡眠可以抵消及调整精神创伤所产生的影响。如果一个人想通过睡眠来避免应激的情势时，可能实际上是在帮助自己调节应激反应。如果放任这种应激困扰自己而保持清醒，则可能使自己的问题更趋复杂。

（四）梦有时可成为疾病的“信号”

无梦睡眠不仅影响健康，而且还是大脑受损或有病的一种征兆。这是因为，如果大脑调节中心受损，就无法形成梦，或仅出现一些残缺不全的梦境片断。临床发现，有些患有头痛和头晕的患者，常诉说睡眠中不再有梦或很少做梦，经检查证实这些患者脑内轻微出血或长有肿瘤。

相反，如果恶梦不断，也常是身体虚弱或患病的征兆。中国古代就有身体内部变化引发相应梦境的论述。如在《黄帝内经》中就记载了各种气盛产生的梦：“阴气盛则梦大水恐惧，阳气盛则梦大火燔灼，阴阳俱盛则梦相毁杀伤；上盛则梦飞，下盛则梦堕；甚饱则梦予，甚饥则梦取；肝气盛则梦怒，肺气盛则梦哭，心气盛则梦善笑、恐畏，脾气盛则梦歌乐、身体重不举，肾气盛则梦腰脊两解不属。”现代一些个案研究也有此类记载。如曾任美国得克萨斯州心理研究会主席的库格勒（M. Kugler）夫人在她未诊断出胆囊结石及乳房包块前，已连续数次做梦预示这一疾病。爱泼斯坦（Epstein）的女患者在其癫痫病发作前，梦见的是电视机两个频道搅合在一起发出的嘈杂声。沃尔德霍恩（Waldhorn）的一位患主动脉弓血管瘤的患者在得出诊断之前便已梦见“胸腔里面有什么东西炸开。”梦之所以有这种预示性，是因为在疾病的早期，疾病的疼痛及不适刺激较轻微，日间大脑皮质受外界强刺激干扰，无法感知体内的细微变化。而在夜梦中，大脑皮质细胞抑制性占优势的情况下，疾病微弱的刺激强度相对地变大了，使皮层的某些区域细胞兴奋而构成梦境。对于这类梦境，应予以注意。

第四节　失　眠

失眠（insomnia）是常见的睡眠障碍。它是指个体持续相当长时间对睡眠的质和量不满意的状况。临床表现有入睡困难、睡眠不深、易惊醒、醒后不易入睡、自觉多梦，早醒、醒后感到疲乏或缺乏清醒感，白天思睡等，同时兼有头痛或头晕、心悸、健忘、易激动、烦躁不安等身心症状。患者为此感到紧张、焦虑和恐惧，严重时还可影响其精神活动的效率、健康状况及社会功能。

一、失眠的分型

临床上常见的失眠有三种类型：入睡困难型、维持睡眠困难型和早醒型。

（一）入睡困难型

即表现为上床后久久不能入睡，持续时间超过 1 小时。

（二）维持睡眠困难型

表现为睡不安稳，中途易醒转，或夜间易惊醒，或醒后不能再入睡。这类失眠者一夜中的觉醒时间往往是正常者的 3～4 倍，且 NREM 睡眠的第Ⅱ期较长，Ⅳ期较短，故醒后多感体力恢复不佳。

（三）早醒型

表现为清晨觉醒过早，比正常睡眠时早醒 2～3 个小时，而且醒后不能再入睡。

据调查，在失眠患者中，入睡困难是最常见的主诉（约51%），其次是维持睡眠困难（47%）和清晨早醒（38%）。而58%的失眠症患者则是以上症状并存。

二、失眠的原因

引起失眠的原因是多种多样的，常见的有以下几类：

（一）心理社会因素

各种原因引起的焦虑紧张、忧愁烦闷、激动愤怒、思虑过度等都可引起失眠。有的人由于心理或躯体方面的原因，对睡眠怀有恐惧心理，如怕睡不着，怕做恶梦，怕睡中发病，怕一睡不醒等，这些恐惧心理可引起或加重失眠。特别值得注意的是，个人的不良暗示是导致失眠和使失眠长久不愈的重要心理因素。

（二）睡眠环境因素

睡眠环境嘈杂，光线过强，湿度过大，卧室温度过低、过高，床铺过软、过硬，蚊虫叮咬等均可引起失眠。有的人则是因换了张床，或是换了睡觉的地方，不能适应而失眠。

（三）睡眠—觉醒节律紊乱

如乘飞机作洲际旅行时的时差反应，工作中的倒夜班，流动性质的工作等，这种生活节奏与个体生物钟不合拍也是失眠的原因之一。

（四）生理因素

如过饥、过饱、过度疲劳，性兴奋得不到解决等都可引起失眠。

（五）各种躯体疾病

许多躯体疾病若出现疼痛、瘙痒、咳嗽、腹胀、便秘、多尿、尿潴留、哮喘等都容易引起或加重失眠；甲状腺功能亢进、睡眠呼吸暂停综合征、夜间肌阵挛综合征、不宁腿综合征等也常伴发失眠。

（六）各种精神障碍

精神分裂症、抑郁症、躁狂症、神经症以及其他各种精神疾病等，都常有失眠症状。

（七）药物和酒精

如饮茶、喝咖啡、喝可口可乐饮料；服用中枢神经兴奋剂以及长期依赖酒精、镇静安眠药，一旦停药后便可能发生失眠。某些用于治疗其他疾病的药物，也可以影响睡眠，如抗癌药、抗癫痫病药、口服避孕药、甲状腺制剂、糖皮质激素等。

三、失眠的心理干预

（一）心理治疗

1. **支持性心理治疗**　医生应热情接待患者，善于倾听和诱导，对患者的痛苦和躯体不适表示同情和关注，取得患者信任；同时使用解释、疏导、保证等方法，使患者理解失眠的原因和性质，树立起战胜疾病的信心，减轻紧张、焦虑和不安情绪，并学会自我调整及应对生活的技巧，增强社会适应能力，重建顺应社会和自身特点的行为模式。

2. **认知治疗**　对失眠的恐惧往往要比失眠本身会给失眠者带来更大的痛苦，而失眠者的不良自我暗示、非理性的睡眠认知则是产生睡眠恐惧，导致失眠加重且长久不愈的关键心理因素。因此，可采用认知治疗来矫正。认知治疗是通过认知重构技术，如再归因训练、假设检验、再评价、注意转移等技术，对特定的非理性睡眠认知的矫正，重新形成患者更具适应性的认知与行为。患者通过情绪与行为的成功转变，从根本上树立起合理的思维模式，从此不再受异常的紧张情绪的困扰，失眠状况亦会随之而改善。

3. **放松治疗**　常用的方法有渐进性肌肉放松训练、生物反馈训练、想象训练、冥想训练、自主放松训练等。这类方法主要通过训练，使患者能够掌握，并有意识、有步骤地对体内生理活动、心理行为反应进行调控，以减轻心身紊乱症状，降低心理或生理上的唤醒水平，提高睡眠质量。

对以心理因素为主的失眠的心理行为治疗，除使用以上常规方法外，还有睡眠限制治疗、刺激限制治疗、反常意向治疗和暗示治疗等。睡眠限制治疗是对患者实行轻度的“睡眠剥夺”，使其在床上的时间尽量接近所需睡眠时间，以提高睡眠效率，并使睡眠效率经常保持在80%以上。刺激限制治疗则是通过减少床上与睡眠无关的活动

(包括外显的和内隐的),强制执行一个睡眠—觉醒规则,如规定只要有睡意时才可上床,若在15分钟内不能入睡者应起床离开卧室,从而训练患者将睡意与床(卧室)建立联系,形成新的适应性条件反射。反常意向法不同于一般的做法,即要求患者自己尽可能长的保持觉醒,其用意是制止执意想要入睡而通常可能产生的逆反意图。对于暗示性较强的患者,通常可选用某些营养药物,配合暗示性语言,进行暗示治疗,疗效较好。

(二)睡眠卫生教育

睡眠卫生是对众多失眠者都有帮助的一些原则。失眠者若能照此身体力行,对改善睡眠是大有裨益的。即使是程度较重的失眠者,掌握了睡眠之道,也可以减少安眠药的使用。睡眠卫生主要包括:①营造舒适的睡眠环境;②培养良好的睡眠习惯;③保持平和愉快的心境;④不必介意偶尔的失眠。

第五节　嗜睡与觉醒障碍

一、嗜睡症

嗜睡症(hypersomnia)是指白天睡眠过多或睡眠发作,或醒来时达到完全清醒状态的过渡时间延长的一种睡眠障碍。这种睡眠障碍并非由于睡眠量的不足所引起,也非发作性睡病及其他神经精神疾病所致,常与心理因素有关,并严重影响患者的工作、学习、生活及社会功能。

(一)临床表现

嗜睡症的主要表现是白天或夜间过度的睡眠,无法用睡眠不足来解释;或者表现为睡眠酩酊状态,即觉醒后仍出现短暂意识模糊现象。此种睡眠紊乱每日均会出现,持续时间1个月以上。脑电图检查为正常睡眠脑电波,心率及呼吸节律增快,且伴有抑郁痛苦的情绪。

同为睡眠过度的病症,嗜睡症要与发作性睡病相鉴别。发作性睡病伴有REM睡眠障碍,且有明确的遗传因素。在发作性睡病中,通常伴有一种或多种附加症状,如猝倒、睡眠麻痹、入睡前幻觉等;睡眠发作是无法抗拒的;夜间睡眠是片段的、缩短的。而嗜睡症白天发作次数较少,但持续时间较长;患者常能阻止其发生;夜间睡眠通常是延长的,醒转时,想要达到完全的觉醒状态相当困难。

(二)嗜睡症的心理干预

由于过度嗜睡给患者日常工作、学习、生活以及社会交往带来严重影响,造成患者精神上极大的痛苦,因此需要给予心理上的支持。同时要详细了解并分析嗜睡症发生的原因,激励患者同疾病作斗争的勇气和信心,充分调动患者的主观能动性,挖掘其自我认识和自我矫正嗜睡症状的能力,逐步改造个性缺陷,培养良好的睡眠规律,以达到治疗疾病的目的。有些患者是由于心理应激带来精神过度紧张,造成生活及睡眠节律紊乱,从而引起嗜睡症状,因此,应让患者学会应对生活压力的技巧,同时辅以疏导疗法、松弛疗法,方可取得较好的效果。

二、睡行症

睡行症(somnabulism)又称梦游症,是睡眠和觉醒现象同时存在的一种意识改变状态。这种睡眠障碍并不少见,发生率为1%~6%,多见于儿童,又以男孩更常见。儿童的睡行症始于五六岁,多数患儿每周发作1次,少年期后常自行消失。起始若迟于8~15岁,频度高于每周3次者多不易自愈,其发作常迁延至成年期。

(一)临床表现

睡行症发作的人突然从深睡中睁开眼睛,表情茫然,目光凝滞,起身离床,在室内外走动,并可从事较为复杂的活动,行动显得迟缓和呆笨,行为缺乏目的性,口中可念念有词,但口齿不清,答非所问,无法交谈,难以唤醒。持续几分钟至半小时后,又倒回床上继续睡觉。次晨醒来,不能回忆夜间发作经过。有的儿童并不下床活动,只是做一些简单、重复、刻板、无目的的动作,往往1~2分钟后又入睡。

(二)发生原因

睡行症的患者其家族中有阳性家族史的较多,且单卵双生子的同病率较异卵双生子的同病率高6倍之多,说明该症与遗传因素有一定关系。

睡行症的发作也与心理社会因素有关。有的儿童或成人是在生活中发生了重大事件(如亲人死亡、意外变故）之后才开始出现睡行症的。睡行症在精神紧张如日常生活规律紊乱、环境压力、焦虑恐惧、家庭冲突、亲子关系欠佳、学习紧张或睡眠环境改变时往往发作加频。

（三）睡行症的心理干预

向家属及患者解释该病的特点及原因，解除其心理负担，避免因偶然出现的睡行行为而引起焦虑紧张的情绪，致使睡行症状加重。只要发作次数不多，一般无需治疗，但发作时应注意看护，防止意外发生。

三、睡惊症

睡惊症（sleep terrors）也称夜惊症，是出现于夜间的极度恐惧和惊恐的发作，伴有强烈的语言、运动形式及自主神经系统的高度兴奋。多发生在4～12岁的儿童期，发病的高峰年龄为4～7岁；据调查，睡惊症在儿童中发生率约为3%，男多于女，有遗传倾向；发作频度一般为数日或数周1次，进入青春期后逐渐消失。

（一）临床表现

在夜间入睡后的前1/3段突然惊叫、哭喊，表情惊恐，双目凝视，意识模糊，并出现心率加快、呼吸急促、全身出汗、面色苍白、瞳孔散大等自主神经兴奋症状。发作时，对旁人的问话、劝慰无反应，醒后也不能回忆夜间发作过程。每次发作持续1～10分钟。

（二）发生原因

夜惊发作时，脑电图上由NREM睡眠的第III和IV期深睡波形转变为类似醒觉波形，可考虑是因大脑发育造成的觉醒机制缺陷。家系调查显示约50%的患儿有家族史，说明该症与家族遗传有关系。作为诱因，心理社会因素在睡惊症的发生上有着直接关系。考试成绩欠佳、学习压力较大、亲子关系紧张、父母吵架时受到惊吓、在学校受到别人欺负、睡前看了恐怖电视等，均可成为精神刺激，导致夜惊发生。成年期起病的夜惊常发生在重大生活事件之后，心理刺激因素可使发作加频。

（三）睡惊症的心理干预

1. **心理咨询** 详细了解患者发生夜惊的具体原因，分析其是否存在深层次的心理问题及家庭问题，解释该症发生的机制，对于平素内向、胆小、孤僻的儿童，应鼓励其多交友，培养自己勇敢、独立的性格；同时指出睡惊症的发作与生长发育有关，会随着年龄的增大逐渐消失，以解除患儿及家长的心理负担；并使其了解该症发作时，父母的惊慌失措将会使发作加重和延长，因此应保持冷静，做好安全防范措施。

2. **放松治疗** 睡惊症往往与精神过度紧张有关，精神的过度紧张导致大脑中枢睡眠觉醒机制紊乱而发生此症。因此，运用渐进性放松训练，配合音乐治疗，可取得较好疗效。

四、梦魇

梦魇（音"眼"nightmares）又称梦境焦虑障碍（dream anxiety disorlder），是在夜间睡眠的后半段时间内出现的，为焦虑和恐惧所占据的梦境体验，事后个体能够详细回忆梦境内容，且梦魇体验十分生动，其内容通常涉及对生存、安全或自尊的威胁。该症儿童、成人都可发生，以儿童较为常见，约半数发生于10岁之前。

（一）临床表现

梦魇是一种极度恐怖性的梦境体验，发生时常有以下特点：①发生于醒与睡之间的状态，即似睡非睡、欲醒未全醒的朦胧状态；②相同或相似的令人恐惧的梦魇内容反复重现；③梦境逼真，异常恐怖，其程度超过恶梦，其体验介于梦与真实之间；④发作时的感觉就像全身被铁丝捆上了一样，想动动不得，想说说不出，几经挣扎，才完全清醒过来；⑤醒转后迅速恢复定向，能清楚回忆梦境体验，心有余悸，伴有心跳加速、面色苍白或出冷汗。

梦魇常发生于REM睡眠期，多集中在夜间的后半段。发作后可依然入睡，一般不会带来严重后果。

（二）发生原因

日常生活中出现的恶性刺激，可造成患者心理紧张、焦虑、恐惧，引发梦魇；过度劳累、身体不适也可导致梦魇；某些药物可抑制REM睡眠，如三环类药物，若突然停药可引起反跳，也易出现梦魇。

（三）梦魇的心理干预

1. **支持性心理治疗** 梦魇本身不会给人体带来伤害，但是反复发作且内容固定重复，则会使人精神十分痛苦。因此，可运用支持性心理治疗，详细了解该症发生的原因，向患者及其家属解释该症与心理社会应激及躯体因素有关;在排除躯体诱因的基础上,针对患者存在的心理问题,给予心理行为指导,疏泄其因梦魇造成的内心紧张与苦恼,解除患者的心理负担,以缓解梦魇症状。

2. 行为治疗 近年来,人们研究使用行为疗法来控制并消除梦魇,收到一定的效果。针对梦魇的行为疗法有:①主题梦境控制法。著名心理学家帕特里夏·加菲尔德(P. Garfield 1974)博士经过长年研究,发明了梦的控制技巧,并在其著作《创造性的梦》中进行了系统的论述,主要方法是:在入睡前将自己所有的注意力集中于希望梦见的主题,直到入睡时都要想着这个主题;将做梦的意图编成一个简单的句子,反复进行自我暗示;学会指导和把握自己所做的梦。通过系统反复的训练,就可有效地控制自己的梦。②梦魇脱敏法。由于梦魇的内容多是相同或相似的,因此在每次发作之后尽可能地重温梦魇的内容,并讲出来、写下来。反复多次之后就可以达到脱敏的目的,梦魇的情节不再引起焦虑和恐怖,梦魇也就自然消退。

第五十一章 不同年龄阶段的心理健康

第一节 生命的开始与健康

一、妊娠与健康

(一)妊娠期心理特点

妊娠期是女性生命活动中的一个特殊时期。妊娠行为改变了妇女的社会地位和社会角色,使其在生理和心理上都出现了很大的变化。这种复杂的身心环境,通过相关的神经、内分泌、免疫系统直接影响到孕妇的身心健康。

1. 妊娠前期 已婚妇女对妊娠的态度及由此产生的情绪,常因所处环境和个性而有所差异。大部分妇女怀孕后会感到高兴,会有一种自豪感和幸福感。但有一部分妇女因缺乏这方面的知识,整日担心胎儿发育是否正常、胎儿对母体的影响、家庭的看法、经济状况的影响以及人际关系问题等,应对能力较差,故情绪不稳定,易受暗示性及依赖性增高。部分妊娠反应较严重的妇女,由于频繁的恶心、呕吐、畏食、乏力等身体不适而产生焦虑、烦恼、担心和不愉快的情绪。部分事业型女性,担忧妊娠、哺乳影响自己的事业,迫于家庭和社会的压力不能做出自己的抉择而产生苦恼。

2. 妊娠后期 心理测试表明,在妊娠第30~36周间,孕妇的情绪变化幅度最大,极易出现强迫、敏感、焦虑、恐怖等情绪症状,表明孕妇呈现较低的心理应对水平。

(二)妊娠期心理健康

一个新生命是从受精卵和胚胎发育开始的,因而个体的心身健康实际上应从妊娠期开始。要使孩子健康聪明,除了必须注意遗传学所要求的条件,如配偶的选择、婚前检查、最佳育龄选择、避免各类环境污染之外,妊娠期心理健康更应强调的是以下几方面内容:

1. 注意营养,增强体质,减少疾病 母体营养不足和营养过度均可影响胎儿正常发育,尤其影响智力发展。因此,孕期要保证提供胚胎发育所需的一切高蛋白低脂肪与多种维生素,以满足快速生长的胎儿的需要。妊娠头3个月孕妇如患风疹,患儿先天畸形的发生率很高,病毒感染也可致畸,因此,孕妇要注意保健防病。

2. 克服不良行为习惯 孕妇要避免烟、酒和药物的不良影响。研究表明,烟草可使胎儿缺氧,酒精可使胎儿中毒,两者都会对胎儿的正常发育造成危害。激素和抗肿瘤药、某些抗癫痫病药和抗精神病药、链霉素、卡那霉素均可影响胎儿发育而致畸,故在妊娠期间对这些药物要特别小心使用。孕妇要克服一切不良的生活习惯,如吸烟、酗酒、偏食、饮食起居不规律、经常出入迪斯科舞厅及卡拉OK厅、电影院等空气和噪声污染的环境,避免各种不利因素对胎儿的影响。

3. 保持良好的情绪状态 孕妇应心情舒畅,情绪稳定,生活有规律,避免生气、过度狂欢等不良刺激,这些是保证胎儿心身健康发育的重要条件。Berly(1945)等发现,自发性流产常与孕妇情绪紊乱有关,心理治疗可以使多次流产的孕妇解除焦虑而成功生产。国内外大量临床观察也表明,孕期经历夫妻关系或人际关系紧张、生活动荡、经济或住房问题、亲人亡故等事件的孕妇,易引起情绪波动,影响内分泌和血液成分,从而影响胎儿的发育。这些负性事件如发生在胎儿发育的不同阶段,会引起胎儿相应的心身发育问题及缺陷,如腭裂、脊髓管畸形、体重轻、发育迟缓、智力低下、情绪不稳定、反应迟钝等。情绪不稳定的孕妇,发生难产的几率比较高,或产程延长。长期处于焦虑的孕妇,常会引起早产。所以维护孕妇的情绪稳定,保持心情愉快是非常重要的。它在很大程度上取决于家庭的支持,特别是丈夫的关怀体贴,做好胎教保持孕期的心理健康,应是夫妻共同的义务和责任。

4. **胎教训练** 胎教是指有目的、有步骤地对胎儿进行的影响活动。胎儿虽然身居母体子宫之中,但对外界环境也会有所反应。如第6周的胎儿,已会活动,用光照射母腹,胎儿有眼球活动,会转头相向(B型超声波检查);第8周时,胎儿对母亲传来的信息较敏感;第10周胎儿压觉、触觉感受器已形成,会躲避医生检查母腹时的按压;第20周开始对音响有所反应;第28周胎儿听到声音时心跳会变快。这些研究证明,外界环境刺激可对胎儿形成影响,为胎教提供了理论基础和可能性。较常用的胎教方法,一是对胎儿进行抚摸训练,可提高胎儿的活动积极性,有助于胎儿触动觉、平衡觉、肢体运动的发展。做法是孕妇平卧,腹壁放松,双手手指轻压腹部,胎儿受压后出现蠕动。经过此种训练的婴儿站立行走较早。但有早期宫缩者禁用。二是对胎儿进行音乐训练。胎儿愿意接受低沉婉转的音乐,出生后听到同类音乐就会兴高采烈,手舞足蹈。同时,优美的音乐能调节孕妇情绪,还能促进孕妇分泌适量有益健康的激素和酶,可改善胎盘供血状况,增加血液中的有益成分。三是与胎儿进行言语交流。每天可随时告诉胎儿生活中所发生的事情,正在做什么,有什么感想等等。通过和胎儿一起感受、思考和行动,有助于培养胎儿对母亲的信赖感以及对外部世界的感受力。也可以给胎儿讲画册、讲故事。讲故事时,语气要亲切,声调要柔和有变化,并将感情倾注于故事的情节中去。父母若能够经常带着感情与胎儿聊天,孩子出生后其言语能力与智力发育往往好于一般孩子。

近年来,我国关于胎教方法的研究发展十分迅速。其中通过音乐、语言、爱抚、漂浮、光照等方法实施胎教取得了成功,为早期开发孩子的潜能做了有益的尝试。应该注意,在胎教过程中应科学地把握度和量的问题。已有报道,由于胎教时使用了带有噪声的录音带或节奏过快的音乐,而造成了新生儿的听力丧失。胎教器的不当使用还会扰乱胎儿的生活节奏,导致出生后的行为障碍(如过度兴奋)等。所以,胎教训练应该在公众健康师、心理学家、胎教专家及妇产科医生等的指导下进行,切不可盲目操作。

二、围生期与健康

(一)围生期心理特点

围生期是生育过程中的一个重要阶段。特别是分娩这个生理过程对母子都会产生重大的心身应激。母体对应激的情绪反应主要是紧张、恐惧和焦虑。子宫收缩、宫颈扩张、胎儿经产道娩出,对母亲的心理是极大的刺激,会出现过多的担忧,如怕出血、怕痛、怕难产、怕胎儿畸形、怕胎儿性别不理想等。各种心理刺激都会降低人体的疼痛阈值,使人体对疼痛敏感度增强。消极的心理状态刺激通过神经中枢,影响子宫的收缩,可导致滞产或大出血等。

(二)围生期心理健康

产妇在生产前应了解整个产程的基本知识和可能出现的问题,认识到分娩是一个正常的生理现象,做好充分的思想准备,消除不必要的心理担忧、紧张恐惧和心理压力,增强自信心。

生产过程中,努力放松自己的精神情绪,尽力与医护人员配合好,注意保持体力,按需进食。

分娩后的产褥期,是包括生殖器官在内的整个身体恢复的过程。在这个时期应避免分娩是否顺利、婴儿是否健康、性别是否符合产妇的心愿、家庭成员对产妇的态度等对产妇心理产生的负面影响,必要时应寻求心理支持和疏导。

第二节 儿童期心理健康

一、儿童不同时期生理心理特点

儿童时期是人一生中生理心理变化最大的时期,也是生长发育最旺盛的时期,是人类个体心理从无到有、由简单到复杂变化的基础时段，也是个人认识世界、发展智力、形成情感与人格的重要阶段。只有了解儿童心理发展的不同侧面，掌握各阶段的心理特点，才能促进儿童心理的健康发展。

（一）新生儿期

从出生到满28天这一时期叫新生儿期。这是新生儿脱离母体，来到人世的第一阶段。主要特点表现在心身的重新适应方面。由于需要通过自己呼吸、自己吸吮才能获得生存，因此，此时新生儿体内发生的变化最大。

新生儿的基本行为是吃和睡，其心理功能却在迅速发展。新生儿的心理现象是伴随着他们与现实的接触而出现，并逐渐具备了触、嗅、视、听、味及本体感觉。在这一阶段，新生儿能够表达一些简单的情绪，有了与人交往的需要，并且会通过哭闹的方式寻求成人的帮助与交流。

（二）乳儿期

乳儿是指从满月至1岁的小儿。这一时期，乳儿的心身发育几乎是一生中变化最快的时期。中枢神经系统迅速发育，条件反射不断形成，其感知能力、运动协调能力大大提高，他们已经学会了翻、坐、爬、站、行，双手及手脚变得协调起来，运动已能够受意识控制。此时，乳儿在情感方面的需求更加强烈，表现为要家人陪伴、玩耍、爱抚，对家人的引逗能报以微笑。对母亲或最亲近者的依恋也越来越明显，并从母亲或抚养者那里寻求保护，以获得安全感。

（三）婴儿期

3岁以前的儿童称为婴儿。此期，神经系统迅速发育，脑细胞增加，神经纤维髓鞘化。随着身体的迅速发育，婴儿的运动功能进一步发展，他们学会了随意的独立行走，手也能够准确地玩弄和操纵他所熟悉的物体。其言语水平迅速提高，能用语言与成人进行交流，能进行简单的游戏和摹拟活动。在游戏中婴儿能更好地知觉事物和理解事物，在言语的帮助下能对事物的性质进行最初步的结合和概括。这一时期，婴儿的记忆活动以无意识记、机械识记、形象识记为主，思维活动简单，情绪活动日渐复杂。自我意识已经萌芽，表现为独立倾向逐渐增加，要求自己动手吃饭，自己摆弄东西，并开始能把自己与外界环境区分开来。

（四）幼儿期

幼儿期也称学龄前期，是指3～6岁期间。3岁幼儿的脑重是成人的3/4，神经纤维的髓鞘化已基本完成，神经的兴奋性逐渐增高，每日的睡眠时间相对减少。到了六七岁，幼儿脑重接近成人，条件反射的建立已稳定、巩固下来。这一时期幼儿的心理发展也很迅速，词汇量和语法结构发生了质变，思维出现了简单的逻辑思维和判断推理，喜欢提问题，模仿力极强，易兴奋，好动，独立愿望增强，开始自行其事，表现得不再听话，心理学称其为“第一反抗期”。

（五）学龄期

这里主要指7～12岁的儿童。这一时期，神经系统的发育已趋成熟，大脑皮质兴奋和抑制过程都在发展，行为自控管理能力不断增强。除生殖系统外，身体迅速发育已接近成人。此期，儿童心理行为变化的最大特点是以游戏为主的幼儿生活过渡到以学习为主的校园学生生活，学习成为他们的主导活动。儿童通过正规、系统的学习，逐步掌握了读、写、算这些最基本的认识技能，同时儿童的书面言语能力、抽象逻辑思维能力以及心理过程的有意性、自觉性和目的性也有了极大的提高。这一时期的儿童好奇心极强，求知欲旺盛，想象力丰富，情绪波动较大，破坏力也强。自我意识进一步发展，社会意识迅速增长，个性品质及道德观念逐步形成，性格的可塑性也很大。

二、儿童期心理卫生

（一）提供适宜的信息刺激

在儿童出生后的最初阶段，其感觉器官、神经系统包括脑组织，都处在迅速发育完善的阶段。这个过程需要有丰富的外界刺激来促进，色彩鲜艳的装饰画、带有声响的玩具，均能起到这一作用。家长还可以经常抱着孩子走出去，看看自然界的风景，看看人，听听声响等，有利于儿童神经系统发育，感觉丰富，智力增进，心理发展。要注意的是，给予的刺激要适度，否则会造成婴儿烦躁不安，干扰睡眠，影响其正常发育。

（二）培养良好的行为习惯

儿童阶段是培养良好行为习惯的关键时期，可对儿童进行饮食、排便、睡眠、卫生等习惯的训练。培养定时定量用餐，独立用餐，不挑食，不吃零食的习惯；训练每天定时大便，及时小便，不憋尿的习惯；养成规律的睡眠习惯，避免哄着入睡或强迫入睡的做法，培养自然入睡的好习惯；养成饭前便后要洗手，讲卫生、爱整洁的好习惯。这些习惯的养成对于个体的生长发育、身心健康、人格发展以及社会适应方面都有很大的影响。

（三）满足依恋需要

依恋是婴儿寻求并企图保持与母亲（或其他主要抚养者）亲密的身体联系的一种倾向，主要表现为啼哭、笑、吮吸、喊叫、咿呀学语、抓握、身体依偎和跟随行为。依恋是婴儿与抚养者之间一种积极的充满感情的情感联结，是一种双向情感交流过程。

动物学家哈洛在研究灵长类动物时，用两组刚出生的恒河猴做实验，一组剥夺母爱，一组在母猴照料下同样喂养。3年后比较发现，剥夺母爱组的小猴瘦小，不安，缺乏爱与被爱意识，性无能。提示其身心两方面发育均有障碍。另一实验，哈洛制造了两个假母猴，一个是金属构成的“金属母猴”，一个则是在金属的外面覆盖上一层柔软的毛巾做成“布母猴”，两个“母猴”都装有可供幼猴吸吮的奶瓶，可让小猴自由选择在有“母猴”的笼子里活动。实验结果发现，不论“布母猴”是否供应食物，幼猴除了吃奶外，其余时间基本上与“布母猴”相依相恋。于是哈洛推断，身体接触的舒适比食物对依恋的形成更为重要。

在6个月到1.5岁这段时间，儿童由于认知能力的发展，对母爱的需要更加迫切，父母给予的拥抱、微笑，温柔的爱抚，可缓解皮肤饥饿感，使大脑的兴奋和抑制过程趋向协调，情绪安定，疲劳解除，促进大脑发育和智力提高。依恋需要的满足程度与性质如何可直接影响儿童对周围世界的信任感、他们的情绪情感、社会性行为和性格特征。

（四）使用正确的教育模式

1. 创造良好的家庭环境 父母是孩子的第一任老师，家庭是孩子生活学习时间最长的地方。婴幼儿时期孩子对书本教育的接受能力很差，判断能力不强。但高度发展的观察和模仿能力，使他们对父母的言行表现出极大的兴趣并极力地加以模仿。因此，父母应特别注意自己的言行，深知言传身教的作用。父母双方教育的方式、方法应尽可能一致，共同创造民主和谐的家庭气氛，使孩子在无忧无虑中生活，形成良好的个性，发展自身的才华。

2. 树立全新的教育观念 应了解尊重孩子天真活泼的天性，不要过早过重地增加他们的学习负担。应采用适合儿童特性的教育方式，如做游戏、讲故事等，正确地诱发他们的思维，启发想象力，培养创造力。不要满足培养标准儿童，这种特别听话的儿童易在心理上产生过早过分的防卫现象，缺少独立适应环境的能力，心理不健全，智力发展受限。孩子有独立的愿望这是心理发展的明显标志，家长应鼓励其自己动手独立思考，并加以正确的引导。不应过多地干涉压制，以免造成儿童的无所适从和心理障碍。

3. 重视教师的心理素质和健康行为 教师是孩子接触社会走入集体的启蒙者，他们的言行对儿童的成长发育，健康心理的培养影响极大。教师应具备健康的心理状态，了解儿童的心理特点，采用平等、积极向上、鼓励为主的教育方式对待每一个孩子，尽量避免用谩骂讽刺的言行对待儿童，禁止体罚儿童，满足他们心理发展中的社会需要，从小重视培养优秀的品质、良好的性格。

三、关键期及其心理教育

（一）关键期

发展心理学研究表明，儿童的行为与能力的发展带有阶段性的特点，每个阶段都有其特定的发展主题，即所谓的“关键期”（表51－1）。在儿童发展的某一阶段如果给予适当的相应的良性刺激，就会使其某种行为与能力得到更好的发展。反之，则会阻碍发展甚至导致行为与能力的缺陷。关键期的开始和终止不是突然间出现的，而是逐渐地发展并达到高峰，然后慢慢地消退。

表51－1　部分心理关键期举例

关键期	心理发展的内容	关键期	心理发展的内容
0～4岁	形象视觉发展的关键期	5岁左右	掌握数学概念的关键期
1～3岁	口语学习的关键期	5岁以后	音乐学习的关键年龄
3～7岁	人格、情感和意志发展的关键期	10岁以前	外语学习的关键年龄
4～5岁	书面语言学习的关键期		

有研究者认为,关键期的缺乏对人类发展所造成的负面影响,通常在极端情况下才能予以弥补。对人类大部分心理功能而言,有人认为用敏感期(sensitive period)这个概念更为合适。敏感期是指一个系统在迅速形成与发展时期对外界的刺激特别敏感。在敏感期内个体比较容易接受某些刺激的影响,比较容易进行某些形式的学习。同时也强调了在这个时期之后,某种心理功能产生和发展的可能性依然存在,只是相对而言可能性比较小,形成和发展比较困难。

(二)关键期的心理健康教育

1. **认知和语言的发展** 婴幼儿阶段是人类认知功能发展,特别是感知、母语等智力因素发展最关键的时期。随着机体神经细胞的迅速发展及髓鞘化的进展,适时地给予他们发展所需的不同颜色、形象、声音及触动觉、温度觉的相应刺激,将会为儿童一生认知功能的发展奠定良好的基础。

同时,该时期身体中同语言有关的5个中枢已发育成熟。父母及亲人应及时多训练儿童听说能力,通过语言表达(如说物体名称、玩具、图片)、讲故事、看电视、阅读儿童读物等,促进语言功能的良好发展。对幼儿所表现出的极高的语言模仿应正确地引导,不要讥笑或无情地制止。

2. **自我意识与人格发展** 自我意识是人类所特有的意识,是作为主体的我对自己的各个方面,如物质自我、社会自我、精神自我的认知,以及自己与周围事物的关系,尤其是人我关系的认识。自我意识主要包括自我认知、自我体验、自我调节。

专家认为,在出生后第1年末,幼儿从动作对象中能够区分出自己的动作,并逐步意识到自己的动作、动作的目的和动机;儿童能把自己和自己的动作分开,理解自己是动作的主体;儿童能使用自己的名字。到3岁左右,他们能够使用第一人称来代表自己,这表明儿童已能将自己抽象化,自我意识出现。

自我意识发展的本质特征在于能够使人更为主动地、积极地调节自己。当儿童开始学会认识事件对于自我的关系和意义时,便具有了一定的主体性,自我意识的本质特征也由此展现出来。因此,自我意识的发展表现为儿童对于事件所具有的自我意义的认识水平的发展。

根据人类自我意识形成和发展的特点,研究者认为,2~3岁儿童是训练其走入社会的关键时期;3~7岁是人格、情感和意志发展的关键期,在这个阶段应注重培养儿童健康的生活习惯、自理能力、克服困难的勇气、坚韧不拔的意志力、人际交往的技巧,并养成诚实守信的优良品质,塑造健康的心理状态和健全的人格。这些对儿童的一生将产生不可估量的影响,使他们受益终生。

家庭环境对于儿童的人格发展具有特别重要的意义。它是儿童出生后首先接触到的、并对其影响时间最长的环境。父母本身的观点、教育观念与方式、亲子间的依恋程度、家庭结构等等都会对儿童产生影响。因此父母应提高自身的素质修养,言传与身教并重。应避免溺爱、过多的关注和期望值过高所产生的负面影响,给孩子一个宽松自由的生存氛围,鼓励他们有自我实现的勇气和信心,帮助他们学会自我调节。

第三节　青少年及青春期心理健康

心理学家将13~15岁这一阶段称作少年期,也叫青春期。16~35岁则属青年期(其中16岁到18岁称作青年前期)。青少年时期是形成思想、完善个性、充满理想、活泼向上的人生黄金时期,同时也是心理状态最不稳定,易出现各种各样问题的时期。因此,应充分掌握青少年时期心身发展的特点和规律,重视其心理教育,了解这个阶段普遍出现的问题和解决的方法,以维护青少年的心理健康。

一、青少年期的生理变化特点

随着青春期的来临,青少年的体格发育突然加速,骨骼加快生长,身高急速增长,出现人生发育的第二高峰。与此同时,身体各器官的生理功能不断成熟,呼吸、循环、消化、心血管、免疫、泌尿系统均在不断发育完善,脑的发育主要是脑神经纤维变粗增长、分支及髓鞘化,脑细胞分化功能达到成人水平,第二信号系统的作用显著提高。

青春期人体结构和功能的巨大变化,是在激素的作用下发生的。此时,生长素、促肾上腺皮质激素、促甲状腺素、促性腺素等的分泌都达到新的水平。尤其是性激素的分泌刺激男女两性性器官和第二性征发育。男性睾丸发育,嗓音变粗,开始遗精,阴毛卷曲,出现胡须,肌肉骨骼粗壮,皮肤变得粗糙。女性乳房发育,声音尖细,月经初潮,阴毛卷曲,形体丰满有曲线。

二、青少年期的心理特点及其保健

(一)认知功能的全面均衡发展

青少年时期是个体认知水平由较低向成熟发展的过渡阶段。这个时期个体的认知水平达到了一个较高的层次。具体表现在,注意力更加稳定持久;观察力更为仔细;记忆力进入最佳时期,尤其是理解记忆的迅速增强;思维形式已由直观形象的思维发展到抽象逻辑思维,概括能力、解决问题的能力全面提高;智力发展到了一个新的水平。因此在基础教育中,不仅要重视个体在幼儿时期所表现出的某些特长,更应该注重其各学科的全面发展,拓宽获取各类知识技能的领域,帮助青少年较为系统、完整地认识客观世界,全面地掌握理解、分析、解决各类问题的方法,丰富联想,培养创造性思维。同时通过正确的启发引导,新事物新观点的良性刺激,多角度全方位多学科的教育,还能使人类大脑的左右半球得到合理的开发和利用,活跃思维,智力因素与非智力因素同期得到培养和训练,最大限度地发掘青少年内在的潜力,提高他们的整体素质。

(二)自我意识的高度发展

1. 自我意识发展的特征 青春期由于个体生理、认知、情绪等方面的急剧变化,促使青少年的认识观发生了转移。他们开始把关注的重点从认识外部世界转向自我,开始关心自己的形象,去发现、体验自己的内心世界。个体将自身的智力、态度、信念、理想、人格和行为等进行整合,逐步形成自己独特的心理特质。这是自我意识发展的一个重要时期,是实现由"客观化期"到"主观化期"的过渡。表现为自我评价的需要越来越强烈,带有强烈的社会比较倾向,通过自我与他人状态的对比,获得比较明确的自我评价。

有研究者提出,青少年时期自我意识发展带有明显的阶段性特点:少年时期个体自我意向出现新的强烈的独立性,自我认识也有重大发展,已能对内部心理活动和个性品质进行自我评价,但往往带有较大的主观片面性,自我意向与自我认识处于显著的不平衡状态,发展迅速而不稳定;青年时期自我认识不断提高,与独立性意向渐渐适应,但又出现了理想的"我"(意向)与现实的"我"(认识)的矛盾,而后又逐步走向统一,达到新的相对平衡,进入较稳定的发展时期。

霍妮(K. Homey)提出青少年在成长过程中有三种自我:

A 理想自我——个体所希望达到的自我状态;

B 现实自我——现实情况下的自我;

C 真实自我——个体通过努力,渴望达到的自我状态,又称为可能自我。

理想自我与真实自我之间通常会有较大的距离,而二者之间的冲突可导致神经症的发生。因此,如何缓解二者之间的矛盾和冲突,帮助青少年从现实自我迈向真实自我,进而接近于理想自我,是青春期心理健康教育的重要课题。

2. 发展过程中应关注的问题 美国心理学家的研究表明,由于青少年自我意识发展过程的特殊性,青春期是一个比其他时期更容易产生各种问题的时期。其典型地表现为三个方面:与父母冲突、情绪激荡和危险行为。因此,应特别注意以下几个问题:

(1)尊重个性发展。正确对待青少年对客观世界新的独立的认识,尊重他们自我意识的形成和发展。父母、老师、亲人都应努力做他们的知心朋友,真诚地倾听他们对各种事物与事件的认识和想法,避免闭锁、逆反等不健康心理的产生。更应避免不分青红皂白,使用训斥、打骂等手段横加干涉,造成青少年心理障碍。允许孩子在成长的过程中出现某些缺点和错误,给他们创造一个适合自我发展的空间。

(2)培养独立性。注意培养青少年独立思考和选择的能力,满足他们在该时期心理发展的需求,不要事必躬亲。对生活和学习中遇到的困难、矛盾和困惑应加以正确的引导,及时帮助他们寻找解决问题的方法和途径,不断摆脱心理上的困境和烦恼。同时又要严禁放纵不管,过多地溺爱。应在尊重他们自主选择的基础上,加强正面引导和教育。

(3)营造良好环境。青年是国家的未来,全社会都应共同关注青少年的成长,为他们营造一个健康向上的良好氛围,铲除不良的社会因素,净化社会环境,帮助青少年建立蓬勃自信、富有理想、勇于创新的健康心理,树立正确的世界观、人生观、价值观。这些将使他们受益终生。

(4)及时发现问题。应注意及时发现青少年出现的心理问题,通过适当的形式和科学的方法加以解决。避免积少成多,酿成严重后果。引导他们学会适应各个时期不同社会角色的转换和心理调节,使他们既可最大限度地发挥自身的主观能动性,又能自觉地接受社会、道德、法律的约束与监督。

（三）异性交往与性心理发展

1. **青春期性心理特征** 青春期，青少年由于性功能的成熟而对性知识、生育现象等有探求的欲望和浓厚的兴趣，并表现出青春期男女间相互吸引，彼此向往。由于性成熟和性心理的发展，青年在迅速变化的性激素作用下，有时会在性吸引和某些刺激下出现不同程度的性欲望、性冲动或伴有相应的性行为。

2. **青春期性心理调适**

(1)树立健康的性观念。青春期性心理的急剧变化，极易影响青少年的思维、情绪和行为。因此，需要进行有关友谊、爱情及性的心理学、生理学、伦理学方面的教育，使青年们了解青春期性意识的发展规律，树立健康的性观念，培养良好的性道德，帮助他们消除对性意识产生的罪恶感、自卑感和自我否定倾向。正确地对待和处理性的生物性与社会性的矛盾，学会大方、稳健地与异性交往。

(2)追求高素质、高品味。青少年时期是人的认知水平、自我意识不断提高的最佳时期，也是人生情感丰富、精力充沛的最好时光。青年人应把旺盛的精力放在学习和工作上，开阔视野，增强自身的才干，造就高素质、高品位的个体形象。同时注意培养个体的广泛兴趣，增强理智感，避免各种不健康因素的干扰和刺激，防止性错误的发生。

(3)培养良好的生活习惯。应注意生殖系统的卫生保健，洁身自好，保持个人卫生，养成健康有规律的生活习惯。积极参加各种体育锻炼和有益于身心的社会活动，以健康的身心、健美的体态面对自己的未来。

(4)正确对待该时期出现的性幻想、手淫等各种困惑。

第四节　中年期心理健康

中年，一般指36~60岁。在人的一生中，这个阶段个体的知识积累最丰富，经验最成熟，工作能力最强，精力最充沛。它是人生的成熟期、收获期，也是从青年迈向老年的过渡期。在这个时期个体表现出特定的、矛盾而又复杂的心理和生理特点。

一、中年期生理心理特点

（一）生理上逐渐衰退

在经历了生长、发育、成熟几个阶段，当人进入中年以后，人体的各个系统、器官和组织的生理结构开始出现老化，生理功能逐渐走向衰退。由于组织器官功能开始衰退，罹患各种疾病的可能性也日益增长。如在心脑血管方面，从30岁开始每10年心输出量下降6%~8%，血压则上升5%~6%。血管壁弹性开始降低，血管直径逐渐减小。血液胆固醇浓度逐年上升，并因此而发生心脏冠状动脉和脑动脉硬化。病变的进一步发展将会导致心绞痛、心肌梗死、脑溢血等心脑血管病，直接威胁到中年人的健康与生命。另外，呼吸系统、消化系统、内分泌系统、免疫系统、泌尿系统功能及性功能均有不同程度的下降。诸如慢性支气管炎、肥胖症、糖尿病、癌症等疾病已经成为中年人的常见病。

（二）心理能力不断增长

所谓心理能力，是指人的全部心理活动能力的综合。具体来说，是指一个人表现在智力、情绪、意志力以及个性等方面的心理品质。

1. **智力发展到最佳状态** 中年期虽然反应速度、机械记忆能力有所下降，但总的来说各种认知功能在不断提高，知识经验的积累、对事物的分析判断以及独立解决问题的能力均达到了较高的水平，智力处于最佳状态。

2. **情绪趋于平稳** 能在多数情况下较为理智地调控情绪，不易冲动，有能力延迟对刺激的反应。

3. **意志坚定** 表现在做事时明确的目的性，目标完成中的坚韧性以及对待挫折的耐受性。还表现在当目标无法实现时，能理智地调整目标及行为以实现新目标。

4. **个性稳定鲜明** 人到中年，自我意识的发展趋于成熟。人的理想、人生观、生活目标、情感的需求也已逐步明确，情绪趋于稳定，社会行为不断完善，社会角色基本稳定，并以自己独特的方式建立起稳定的社会关系。这一切构成了中年鲜明的个性特色，体现出个人的风格。

二、中年期心理问题

（一）超负荷的心理压力

大多数中年人社会责任和工作任务较重，加之对事业成就的追求，其心理压力较大。同时，家庭中他们还须赡养父母、抚育子女，承受家庭的重担。社会的责任、事业的成败、社会地位的演变、角色的转换、家庭的稳定、子女的教育、个体的提高、人际关系的协调等问题，均会直接影响到个体心理健康的状态，使中年人长期持续承受高强度的心理紧张和压力。如不能理智地减缓压力，调整心态，最终将会导致各种身心疾病的发生。

（二）强烈的心理冲突

这种心理冲突主要表现在以下两个方面：

1. **健康与成就的冲突**　中年人渴望自己有个好身体，也期望事业上有所成就。高度的社会责任感和繁忙的工作压力使得他们无暇放松休息，无暇参加体检，无暇关注自身健康；另一方面，随着年龄的增大，生理功能逐渐衰退，使得他们在追求事业与成就的过程中，往往体力不支，精力不够，倍感心有余而力不足。

2. **家庭与事业的冲突**　事业的成功有助于家庭的稳定，家庭的稳定又是事业成功的基础。然而，繁杂的家庭事务，繁忙的工作内容，如何处理好这对矛盾体，对中年人提出了更高的要求。

（三）错综复杂的人际关系

中年期的人际关系复杂，表现在工作中有上下级关系、同事之间的关系；表现在社会环境中有朋友关系、熟人关系与长幼间的关系；表现在家庭中有父（母）子（女）关系、婆（翁）媳（婿）关系、兄（姊）弟（妹）关系、亲属关系。除此之外，工作中的业务关系，生活中的某些利益关系，等等，构成一张硕大的关系网，将中年人牢牢地网在其中。哪一种关系没处理妥善，都会给工作、生活带来极大不便。中年人为此绞尽脑汁，疲于应酬，搞得心力交瘁，甚至“英年早逝”。

三、中年期心理卫生

中年期是人一生中负担最重的时期。作为社会的栋梁，中年人首先要学会自我调整，使身心健康保持一定水平。其次，社会也应该给中年人以更多的关注和爱护，为他们提供便利的条件来维护健康。

（一）加强自我心理保健

1. **实事求是量力而行**　正确地估计和把握自身的体力和精力，对自己的能力有一个客观的全面的认知。凡事要量力而行，降低过高的成就目标，避免超负荷工作。主动及时地调整心理状态，保持心理平衡。

2. **注重人际关系的融洽**　中年期是人际交往频繁、复杂、多变的时期。要想妥善处理各种不同的人际关系，首先要培养自己良好的个性，保持谦卑平和的心态，克服虚荣、嫉妒、怨恨、固执、冲动、软弱和孤僻的个性，培养踏实、稳健、宽容、豁达、勇敢、坚强、合群的良好品行。在这个基础上，注意上下级关系的协调、同事关系的融洽，尽量避免各类矛盾的冲突和激化，学会摆脱各种尴尬和困境的方法；正确地认识和对待在竞争机制中所出现的经济地位的改变、工作环境的变迁、社会角色的转换等，及时地调整自己的心态，争取在最短的时间内适应环境，达到心理上新的平衡。

3. **保持家庭的稳定与和谐**　家庭成员之间应互相关爱，彼此沟通，对出现的各种矛盾和问题，应正确地对待，及时地解决，共同营造平等、民主、和谐的家庭环境，使其成为缓解各方面的心理压力、调整身心的最佳场所。

4. **淡泊名利修身养性**　社会的各种竞争是造成人们心态浮躁的直接诱因。人的成就欲以及对名利的追求常常引导人不由自主地与别人处处比较，无形中增加了内心的紧张与压力。因此，中年人应加强品行、道德的修养，淡化名利物欲，注重人格的完善，磊落坦荡，心态平和，宽容别人，宽待自己，广结友谊，建立社会支持体系。

5. **掌握身心放松技巧**　长期的精神紧张与心理压力是导致心理障碍、心身疾病的主要原因。因此要学会自我减压，掌握自我放松技巧。松弛训练、冥想训练、自我催眠，甚至瑜伽功、气功练习，均可达到身心放松的目的，但须在专业健康管理人员（如公众健康师）的指导下进行。

此外，还应做到合理膳食，适当运动，注意休息，劳逸结合，培养兴趣爱好，戒除不良嗜好，养成有益于健康的生活方式。

（二）建立可行的社会保健体系

中年正是各种心理障碍和心身疾病的高发时期。由于事业繁忙、家庭负担重，中年人常常忽略了自身健康。

一经发现问题，往往错过最佳治疗期。因此，政府部门应制订切实可行的制度与措施，并组织、引导和鼓励社会医疗保健部门、保险机构、社区医疗机构、心理咨询机构、健康管理机构等有关部门和公众健康专业人员共同开展工作，建立新型的有效的监控管理体系，真正做好中年人的健康保障工作。

四、更年期心理健康

更年期是人一生中必须经过的时期，对女性而言是从生育期向非生育期过渡的时期。一般女性45～50岁，男性50～60岁被称为更年期。

（一）更年期生理心理特点

1. 更年期的生理改变 更年期是机体各系统、器官逐步向衰老过渡、内分泌功能尤其是性腺功能逐步走向衰退的过渡时期。这一时期机体会出现一系列重大变化，表现在：①卵巢停止排卵，性激素分泌水平下降；②月经从不规则到自然停止；③生殖器萎缩，性功能下降；④自主神经功能紊乱，导致血管舒缩不稳定，出现心悸、头痛以及阵发性潮红、出汗、眩晕等症状。

2. 更年期的心理变化 由于机体内分泌的改变对生理稳态的扰乱，会引起心理状态的变化，典型的是心情烦躁，表现出焦虑、抑郁等。一项调查表明（1991），更年期综合征的心理问题突出地表现在躯体化（somatization）、强迫、焦虑、抑郁、人际关系敏感等方面。但此种心理上的改变有显著的个体差异，一般女性强于男性，脑力劳动者强于体力劳动者。

更年期是生理的必然过程，是人一生中必经的阶段，但更年期症状有很大个体差异。更年期是否一定会出现更年期综合征，研究报道不一。有学者研究认为，几乎所有妇女都会出现上述生理、心理症状，但只有10%左右的人感到明显困扰（Kazadulin，1976）。有学者报道，实际上出现症状的只有50%～85%，有些人可平稳地渡过更年期（Bardwick，1971）。一项国内调查资料表明，更年期妇女70%有心绪不宁症状，约4.4%发展为更年期综合征。近年来的心身研究表明，更年期出现的不适症状一方面是由于生理变化的心理后果，但更多的则是与社会、文化因素与动机因素相关。因此，有人对更年期症状与绝经的生理相关提出质疑，认为症状的产生在更大程度上是传统文化和医学观点导致绝经个体对症状的期待，也就是说这些症状是心因（认知）性，即绝经引起的机体变化对于家庭和睦、人际关系良好、工作稳定、心身健康的个体来说，并无明显不适；反之，同样的变化对于已经存在心身障碍的个体就会发展为更年期综合征。

（二）更年期的心理问题

1. 生活事件发生频繁 这个年龄段在中年后期，正是人生的“金秋时节”，是出成果的时期，不论收获的丰与歉，都将成为重大生活事件而扰乱其心理稳态。

2. 家庭角色变换过度 这个年龄段在家庭中处于“上有老、下有小”的时期，同时要赡养年届“古稀”的父母和抚育刚过“青春期”的子女，家庭角色变换过度。

3. 空巢效应 这一时期，子女已长大成人，出外求学、工作或生活，而出现“空巢效应”。

4. 社会角色转换适应 这一时期，会出现因职务变更导致人际关系变化、角色行为的转换适应问题。故有人称这一年龄段是“多事之秋”。出现在这样一个心理社会背景上的生理性身心变化，就会有个体反应的差异。心身健康、认知理性、应对适当、生活美满者，常能平稳地跨越更年期。反之，就会引起各种更年期障碍，严重的可表现为更年期综合征。

（三）更年期心理卫生

更年期是个体由成熟走向衰老的过渡时期，是人生重要的转折点。由于生理心理的急剧变化，使人体精神情绪发生了很大的改变，这种反应直接影响到人的健康和寿命。因此，更年期的心理健康就显得尤为重要。

1. 正确对待，学会调节 更年期易出现情绪不稳、烦躁不安等一系列症状，这些症状又负面地加重了个体的心理张力，降低人体免疫系统功能，加速衰老，产生疾病。因此在这个时期，个体应学习了解更年期生理心理变化的规律，正确认识和对待这个特殊的时期，避免思想负担过重，学会自我调节，提高自我控制的能力，注意适当地宣泄疏导郁闷之气，学会情感转移的方法，保持平静乐观的良好心态。

2. 生活要有规律，保持良好的人际关系 要注意劳逸结合，节制有度，按时作息，合理膳食，坚持体育锻炼或适当的运动。保持良好的人际关系，家庭成员应给予适当的关心、爱护和充分的理解。若出现严重的自主神经功能紊乱者，应及时请医生进行诊治。

第五节 老年期心理健康

一般来说,年龄超过60岁即为老年期。据调查统计,目前我国60岁以上的老年人已占总人口的40%,人口老龄化已成为全社会关注的问题。如何满足老年人的社会需求,关爱他们的身心健康,是一个重要和全新的研究课题。

一、老年期生理特点

人生步入老年期,生理系统的改变主要表现在生理结构和生理功能上,生理结构的变化导致了生理功能的改变。

(一)细胞结构的改变

生理结构的改变主要是人体细胞组织的变化造成的。第一,人体正常细胞不断分裂复制的能力受到一定的限制;第二,出生后不能分裂的某些细胞(在胚胎阶段分裂的有丝分裂细胞)受到了损伤或丧失,而这些细胞又不可能再生,如神经、肌肉细胞;第三,机体中分布在细胞之间的非细胞组织、细胞间质的主要成分——胶原,发生了交联,进而影响到由胶原支持的皮肤、骨骼、肌腱和软骨的组织结构。

从生物医学的角度认为,影响细胞改变的主要因素是:个体的遗传基因、自由基的产生、维生素(即自由基的清除剂)的含量、特殊性疾病(早衰病)等。

(二)生理结构和功能的变化

细胞数量和质量上的变化,导致人体组织结构的改变,包括皮肤、身高、体重、肌肉和各个内脏器官等,进而导致机体功能的改变。

1. **皮肤** 由于皮肤胶原组织变薄,使其弹性降低,同时皮肤痛觉的敏感性也下降约12%。

2. **骨骼** 由于钙的流失,使骨密度下降,脆性增加,引起骨质疏松。骨质疏松最容易造成骨折。由于女性从30岁左右开始出现钙的流失,绝经后钙的流失比男性更甚,所以女性骨折发病率高于男性。

3. **肌肉** 随着年龄的增长,身体的组成由于脂肪沉积和体内总水分的减少而发生改变。肌肉紧张性和强度逐渐衰退。肌肉萎缩引起身体肌肉减少,30~80岁之间人体总的肌纤维减少30%,到70岁强度下降不超过10%~20%。肌肉萎缩直接影响到人体的工作、劳动能力和强度。调查研究表明,职业和生活方式影响肌强度,从事体力劳动或规律性地参加体育锻炼的人直到老年还可保持肌肉的紧张性和强度。而习惯于久坐不动的老人,若开始规律的锻炼也能增加肌肉的强度。

4. **肺活量** 肺部纤维化,弹性丧失,导致肺部最大通气量(指在一定的时间内进出肺部的空气量)降低,肺活量(指用力深吸气后,用力呼出的气体量)减少。在40~70岁之间,肺活量比最初容量可下降60%。这些变化使进入肺部的氧气减少,呼吸困难。细胞带氧量减少,使老年人的工作能力下降,生活质量降低。

5. **脑** 大脑萎缩,到90岁其总重量可减少10%,相应的空腔增加,神经元数目减少。大脑的萎缩并不均匀,其中小脑可减少5%的细胞,这可能是造成老年人精细动作、运动和协调功能障碍的主要原因。也是形成与年龄有密切关系的中枢神经系统疾病——帕金森病的主要病因。

另外,由于大脑组织内胆碱能神经元功能的变性,胶原交联出现神经缠结,使神经纤维出现混乱状态。专家研究发现,神经束的分布不均,在海马处尤为突出。而海马处是记忆整合的重要区域,所以,大多数老年人都会出现记忆力逐渐下降,严重的可出现记忆力丧失,如老年痴呆和阿尔采未病。

6. **眼睛** 不断产生的纤维组织使晶状体混浊不透明,从而影响光线进入视网膜,形成白内障。随着年龄的增长,白内障的发病率显著增加。机体生理状态的改变,可使眼压增高,眼内血管受压,引起视网膜变化,造成青光眼。其发病率在40岁以下的人群中较低,随着年龄的增长呈现上升趋势。

7. **耳** 由于耳蜗营养供应下降和内耳细胞变性,导致内耳功能改变。主要表现在听觉系统功能衰退,听力减退或丧失,亦称为老年性耳聋。

8. **睡眠障碍** 由于中枢神经功能紊乱,老年人多出现不同程度的睡眠障碍。失眠发生率较为普遍。有些人还会出现睡眠呼吸暂停。这种病症在男性肥胖者中多见,并随年龄的增长而增多。

9. **大小便失禁** 由于大脑功能的减退、肌张力的降低、膀胱等脏器功能的减弱,有些老年人会出现大小便失禁的症状。

二、老年人心理特点

(一)生理功能改变引发的心理变化

步入老年,由于组织器官退行性变化,引起了生理功能、尤其是大脑功能的衰退,导致整个机体调节功能减退,由此引发老年人心理状态的特殊性改变。

生理上的自然衰老,使老年人在认知水平、思维能力、信息处理上均表现出不同程度的退化或障碍,如记忆力的下降,视觉、听觉的减退,皮肤感觉迟钝,行动迟缓等。骨骼、肌肉的变化,给老年人的生活、社会活动带来一定的限制。大小便失禁给老年人的自尊、独立性和社会活动产生严重的负面影响。这些改变导致了老年人心理状态不稳定、极易情绪化等心理问题,多表现为性情孤僻、固执、任性、自尊心过强、不易合作、多疑等症状。

(二)社会角色的改变对心理状态的影响

衰老是一个心理社会过程。老年人在衰老的过程中承受着巨大的压力,这些压力来自角色的改变和重要的"丧失"。所谓重要"丧失",是指他们可能会失去工作、收入、荣耀、健康和伴侣。

角色的改变对老年人的心理状态会产生巨大的影响。特别是对于离退休老人的影响更为明显。退休后,长期形成的生活规律发生了改变,他们多感到生活单调、乏味,常有焦虑、不安等情绪表现;社会地位、经济收入的转变,给某些老年人形成较大的心理落差,短时间难以接受这个现实,故产生极强的失落感,表现为苦闷、抑郁、情绪低落;子女长大成人,离家独立,"空巢"现象的存在,也会给老年人带来一定的心理问题,使他们感到在家庭中的地位减弱,由此产生寂寞、孤独等心理。

三、老年期心理卫生

(一)减缓心理压力

1. **正确的认识衰老与老年期** 机体衰老是自然规律,老年人应正视这个事实,注意调整自己的心态,适应个体的生理和心理变化,从事力所能及的工作和活动。有病要及时诊治,定期查体。同时我们还应正确地认识到,老年期是人生进程中一个自然的生理阶段,老年人和不同年龄组的人一样,存在着完全健康的、部分健康的、不健康的生理过程,老年期不等于病理过程。应不服老,培养新的志趣追求,克服心理上的"衰老"、无所事事、担心疾病和死亡的消极心态。

2. **修身养性保持愉快的心境** 应心胸豁达,宽容大度,性情温和,善于控制自己的情绪,尽量减少消极情绪的产生和蔓延,及时地进行心理调适,注意保持乐观的心情。

3. **重建新的人际关系** 老年人退休后,人际交流的对象发生了新的变化,应注意尽可能地扩大自身的社会活动范围,在新的生活圈中结交新的朋友。切不可身居斗室,闭门不出。妥善地处理好家庭成员之间的关系,保持独立的经济收入支配权,维持正常、良好的生活状态。

4. **发挥社会支持系统的功能** "关心今天的老人,就是关心明天的自己"。政府、单位、邻里、家庭、亲友都应对老年人多加关爱,把关心下一代和关心上一代看得同等重要,形成敬老尊老的良好社会风尚,提供更多的方便满足老年人的社会需要,使老年人更好地安度晚年。

(二)崇尚健康的生活方式

1. **适当锻炼** 适当的运动可改善一部分生理功能,如可促进心脏功能,降低收缩压,改善呼吸功能,减少骨钙的流失,维持良好的精神状态。适当的脑力劳动和体育活动,可延缓脑功能的衰退,还能帮助老人更长时间地保持认知功能。因此,老年人应选择适合自身的运动方式,坚持适当的锻炼,力求保持身心健康。

2. **合理营养** 营养是老年人健康生活方式的重要组成部分,应注意合理膳食,营养搭配。老年人由于生理和心理因素的变化,共同形成了食欲和味觉的改变。因此,老年人应尽可能地吃一些较软的食物以补充牙齿不好或完全丧失时对饮食兴趣的减退,避免身体必需营养成分的失衡;因为老年人容易脱水,应注意保持充足水分的摄入;保持脂肪的最小摄入量,以防止血液中甘油三酯和胆固醇的升高,但不得完全切断脂肪的摄入,以防各种脂溶性维生素的吸收障碍。

3. **劳逸结合** 量力而行,劳逸有度,建立良好的生活规律,保持足够的睡眠,增强机体自身免疫力,尽量减少疾病的发生。

第五十二章 不同情况患者的心理健康

第一节 严重疾病患者的心理健康

一、严重疾病过程与患者心理特点

严重疾病是指对人的生命构成严重威胁或使人失去某些生理功能、社会功能或不断的严重疼痛的疾病，如身体创伤、心脏病、脑中风等。发生严重疾病会给患者的生活带来极大的冲击，这种冲击不仅表现在身体上，心理上也会对此产生剧烈的反应。

严重疾病的患者在疾病发展的不同时期有不同的心理反应和要求。

1. **严重疾病的危机期** 这一时期患者以及有关人员（家人、朋友、医生等）所关心的首要问题是生存。因此，患者的情绪反应也多与此相关。医院应尽可能提供让患者产生信任感的医疗条件，采取切实有效的医疗措施。当一个人被诊断为患某种严重疾病时，他会产生一系列的心理与情绪反应。

（1）震惊（shock）。一种对紧急情况的反应。表现为三种特征：①吓懵或不知所措；②无意识、不由自主的行为反应；③情感与情景分离，即患者好像是个旁观者，疾病是身外之物。

震惊反应可以是一时的，也可能持续数周，严重程度也不同。这取决于个体的危机处理经验，也与病患的具体情况有关，一般在毫无预兆和警告的情况下，个体被突然告知身患重病，反应往往较严重和明显。

（2）混乱（encounter）。表现为思维混乱、感情麻木、悲痛、无助、绝望和精神被摧垮。

（3）逃避（retreat）。运用回避策略是人们基本的应对方式，比如否认疾病的存在或它对自己健康的威胁意义。当其症状持续存在或者越来越严重时，且后来的进一步诊断证实了初步诊断时，一切越来越清楚时，患者不得不一点点接受现实，并做出某些调整以适应自己的健康状况。

2. **严重疾病的康复期** 当患者的严重疾病经过紧急医疗处理，暂无生命之忧时，患者恐惧、震惊心理减轻，出现兴奋情绪，放松医护人员对自己的要求。由于疾病的影响，患者某些方面的功能可能会受到限制，需要患者积极配合医生的指导，通过饮食疗法、系统康复训练等逐渐恢复。

3. **慢性病状态** 当康复期的训练结束后，有些患者不得不面对一个事实，他们的疾病变成一种慢性病持续存在，往往产生新的焦虑、抑郁情绪等一系列心理问题。

二、严重疾病患者的心理干预

1. **提供有关病情信息** 疾病一旦明确诊断，医护人员适时地用恰当的语言向患者及家属介绍病情，提供诊断和治疗计划的真实信息。这样，既有利于患者了解自己的病情，及时进入患者角色，建立良好的医患关系，树立治愈疾病的信心；又有利于使患者配合治疗，对治疗中的各种不良反应、并发症及预后有心理准备，主动积极参与治疗。特别是当患者将面临不可避免的失明、瘫痪、丧失说话能力和智力衰退等问题时，必须告知患者可能发生的情况，让患者为将要到来的功能丧失做准备。

2. **控制患者的情绪** 由于对死亡、疼痛及残疾等后果的担心，患者难免产生否认、自罪自责、焦虑、恐惧、失落感等情绪。及时采用认知疗法纠正歪曲观念，以减轻不良情绪的反应。再结合支持性心理治疗、疏泄性心理指导或利用转移机制，帮助患者宣泄压抑的情绪，减轻紧张、焦虑、恐惧情绪。抑郁是严重疾病患者常见的消极情绪，在采取认知疗法、支持性心理疗法的同时，多鼓励或强化患者保持人际交流，参加力所能及的活动，增加新的刺激，对患者是十分有益的。

3. **加强社会支持** 一个严重患者很容易与他人隔离和产生疏远感，安排家属及时探视，领导、同事和朋友的安慰和鼓励，能减轻患者的恐惧、焦虑心理，增强战胜疾病的信心。医护人员的精心治疗、护理，家属的无微不至关怀，无不影响患者的情绪转化，促进疾病向康复发展。另外，遇到病情变化，医护人员、家庭成员要保持冷静，切忌惊慌失措，大声喊叫，以免产生消极暗示，造成患者紧张。

第二节 慢性病患者的心理健康

慢性病一般指病因复杂，由生物、心理、社会多种因素综合致病，起病缓慢，病程较长，或由急性病变转为慢性过程的疾病。这类疾病治疗较困难，而且多不能根治，对患者的生活、工作、心理状态均会带来一定影响。

常见的慢性病包括：①心脑血管疾病，如高血压、冠心病、中风；②恶性肿瘤；③代谢性异常，如糖尿病；④精神异常和精神病；⑤遗传性疾病；⑥慢性职业病，如硅沉着病、化学物质中毒等；⑦慢性呼吸系统疾病，如慢性气管炎、肺气肿、哮喘；⑧其他，如背部或脊髓损伤、关节炎、风湿病、多发性硬化、癫痫、肾脏病、老年性痴呆等。由于慢性病多为心身疾病，单用药物或手术等干预并不能奏效，只有通过多种康复措施（包括各种功能锻炼，心理治疗等），使患者能重新认识自己的现状，更好康复，提高他们的生活质量，重返社会并为社会创造财富，更好地体现出他们自身的价值，这对个人、家庭、社会均有不可估量的影响。

一、慢性病患者的心理特点

（一）慢性病的特点

慢性病具有以下特点：1. 会造成某些残疾；2. 大多是由不可逆的病理变化引起（身体的病变通常不能自我修复）；3. 部分患者需要进行训练和鼓励他们自我护理医疗；4. 慢性病几乎包括急性病的所有问题，同时还有自己的特殊问题；5. 慢性病的发作可能是突然的，也可能是逐渐的，但有一个特点是普遍的，即所有的患者都不能完全恢复到他们病前的健康状态。

患者由于慢性病而影响工作，甚至丧失劳动能力，从而使家庭经济受到损失，个人事业受到严重挫折，加上病程的迁延，往往使患者对治疗失去信心，产生自怨自责、悲伤情绪，对生活失去信心，甚至厌世。有些患者则可出现怨天尤人，焦虑不安，如责怪医护人员未尽好责任，埋怨单位或家庭照顾不够等，因而遇事火冒三丈，挑剔任性。此外，慢性病患者因长期休养、服药、打针、依赖别人照顾，久而久之易形成心理上对疾病习惯化，并心安理得地长期休养下去，形成所谓“患者身份习惯化”。

（二）慢性病患者的情绪反应

1. 否认 慢性病的诊断会给患者带来很大的冲击。意味着一切有条不紊的生活将被打破，原有的计划需要改变，甚至变得不可能实现。患者通常的反应是否认。他们认为疾病不严重；或者认为疾病会很快治愈；或者认为疾病只有短期的影响。更有甚者，在面对证据充分的明确的诊断时，有的患者仍然会认为自己根本就没有病。否认实际上是一种心理防御机制，是潜意识拒绝接受现实以及疾病对自己的潜在威胁。否认可能要持续几天或几周。

否认具有积极和消极双重作用。否认可以有效地帮助患者控制他们对疾病的情绪反应，但是也能妨碍他们对自己病情的监控，妨碍他们积极寻求治疗，或在他们必须对他们的疾病做出反应时仍固执己见。

2. 焦虑 焦虑是慢性病后马上出现的普遍的心理反应，在疾病过程中不时出现。焦虑不仅是一种内在的悲痛，它还会影响正常功能。焦虑是患者预期治疗有害的负性情绪，影响治疗效果。如焦虑的糖尿病患者其葡萄糖控制较差且有更多的并发症，焦虑的冠心病患者更难以按时恢复工作。虽然疾病直接导致的焦虑情绪随时间推移而减少，但患者对更复杂情况的焦虑，如疾病对未来的不良后果、死亡预期而忧心忡忡以及对工作、休闲活动的潜在影响等会随时间而增加。

3. 抑郁 抑郁是一种对慢性疾病的普遍的、衰弱的长期情绪反应。尽管抑郁在适应反应中较晚出现，通常在否认或焦虑反应之后，但也可以随时出现。抑郁对疾病的康复预期有较大影响，在医院以及家庭中也需要更多的看护照顾，他们对康复训练也表现出较少的动机，在康复中他们很少坚持而有所收获，他们也很少能将他们的生活质量恢复到患病前的水平。在性格脾气暴躁的患者中抑郁非常普遍，弥漫的情绪使治疗更为复杂。

二、慢性病患者的心理干预

（一）原发病的治疗

针对性地使用临床医学的各种治疗方法（包括药物、手术等），特别是慢性病在一定条件下可能会出现急性发作，这就更需要采用必要的治疗手段加以控制。

（二）功能锻炼

根据患者实际情况进行各种功能的锻炼，以使患者能更好地恢复身体的各种功能。

（三）心理治疗

1. **支持性心理治疗** 帮助患者分析发病及症状迁延的主客观因素，让患者了解疾病症状的发生过程与机制，使患者掌握疾病状况，了解要进行的治疗的概况，并进行解释、安慰、启发、说服，去除患者的顾虑与焦急情绪，从而主动地与医务人员合作，同疾病作斗争。

2. **认知疗法** 医生通过挖掘，发现患者对疾病错误的认知，加以分析、批判，代之以合理的、现实的认知，要让他们接受疾病存在的事实，用“既来之则安之”的态度去对待，既不要自怨自责，更不要怨天尤人。要看到适应能力可通过锻炼而改善，且能使器官功能处于一种新的动态平衡，从而更好地执行各种康复措施，激发其奋发向上的斗志，积极主动地克服困难，争取各项功能的最佳康复。

3. **行为治疗**

（1）操作条件法。慢性病患者安于患者角色，而当其身体状况允许时，应鼓励其逐步摆脱，先从料理个人生活，如收拾床铺等开始，然后逐步增加活动，直到能最大限度地恢复其劳动能力等。治疗过程中不断对其所取得的成绩给予肯定及奖励，使其正常行为不断得到强化，最后便可摆脱“患者身份”的习惯心理。

（2）自我调整疗法。即根据一套特定的顺序，以机体的一种反应去改善机体本身的另一种反应，以改变躯体的生理状态和心理状态。其中包括松弛疗法（使全身肌肉放松）、气功等，此法对具有紧张、焦虑症状的神经症或其他慢性躯体性疾病，以及失眠、高血压、紧张性头痛等效果较好。

（3）生物反馈疗法。本疗法对紧张性疼痛、高血压病、心律失常、失眠、中枢性瘫痪、焦虑症等均有较好的疗效。

（四）药物治疗

对某些症状如失眠、抑郁、严重的精神症状（幻觉、妄想、兴奋躁动等），还是应给予必要的药物控制。如失眠可使用安定类药物，如硝基安定或阿普唑仑等，睡前服用；抑郁者可选用不良反应较小的米安色林、氟西汀等。当然上述药物均应在医生指导下使用。

（五）支持疗法

包括合理的营养、作息安排，适宜的体育、文娱活动等。

第三节 精神衰退患者的心理健康

大脑是心理活动的物质基础。如果大脑受到有害因素的影响，功能上发生了紊乱，则表现为神志错乱和行为失常，这就是所谓的精神病。据调查，我国精神病总患病率已由20世纪80年代的10.54‰上升到对20世纪90年代的14.05‰，目前，精神病患者已达1600万左右。

随着生物—心理—社会医学模式的确立，精神病患者的精神康复问题已越来越引起社会的重视，世界各国都在积极实践和探索着有利于精神病患者精神衰退康复的途径和方法，力争使他们早日回归社会。

一、精神衰退及精神康复的含义

（一）精神衰退

精神衰退（spiritual fail）表现在精神病患者身上，主要是指言语内容贫乏、情感淡漠、孤僻内向、意志缺乏、注意力减退、社会功能严重受损、思维极度破裂等精神活动衰退状态。一般在慢性精神病患者，尤其是重度慢性精神病患者身上有明显的表现。

（二）精神康复

1. **康复（rehabilitation）** 其原义是指“复原”、“恢复原来的良好状态”、“重新获得能力”等。现代医学认为，康复主要是指躯体功能、心理功能和社会生活能力（包括职业能力）的恢复。康复奠基人 F. H. Krusen（1971）认为康复是通过治疗和训练而最大限度地发挥潜力，以便在生理、心理、社会及职业上正常生活。即用最大限度的机遇达到最理想的功能（Maximum Opportunity for Optimal Function）。目前，康复的概念可理解为：康复是指协调地联合运用医学的、教育的、职业的、社会的和其他一切可能的措施，进行训练和再训练，调整周围的环境和社会条件，使伤、病患者和残疾人尽早、最大限度地改善已经丧失或削弱的躯体功能、心理功能及社会功能，使他们重新返回社会生活，完成他们应担负的社会职能。

2. 精神病康复(psychosis recovery)　著名学者 Anthony 曾于 1978 年定义为：精神病康复的总任务是帮助精神残疾者适宜地重返社区或保持精神残疾者原有的能力以便继续在社区中起作用。Bennett 在 1983 年提出，精神病康复是指一个帮助精神残疾者的过程，即促使最大限度地使用其保留的能力，以便尽可能正常地起作用。当前，从临床实用角度出发，把精神病康复的概念和原则归纳为：①认真训练生活、学习、工作方面的行为技能，尽可能恢复参与社会生活的功能及重建独立生活能力；并辅以适当的维持性精神药物使精神活动异常获得控制或缓解，以尽量提高功能训练的康复效果。②大力调整和改善周围环境和社会条件(包括医院、社区及家庭内的环境以及人际关系等)，积极谋求社会各阶层的同情与支持，并在服务设施及生活条件上尽可能适应心理社会性功能障碍者的需求。③始终贯彻心理支持与心理教育，始终结合有效的心理治疗，从情绪上和理智上支持精神病患者和残疾者的心理处境以促进心理康复。④积极采用心理社会干预(psychosocial intervention)尤其是家庭干预(family intervention)，动员家庭成员参与社区家庭教育和干预的措施，促使家庭负担起应尽的责任。⑤力争以不同途径和方式回归社会。⑥努力提高精神病康复过程中的生活质量。

3. 精神康复　精神康复(Spiritual recovery)又称心理康复，可概要地理解为，尽量用各种条件和措施使精神活动及心理行为得到最大限度的调整和恢复。目前，在精神病患者中需要提供精神康复服务对象的工作重点，是那些长期患病后遗留下明显社会功能缺陷的慢性精神分裂症、老年性痴呆及精神发育迟滞、躁郁症等。这些患者无论是在住院期间或出院回归社会后，都存在众多的不同程度的心理问题，影响疾病的康复。

二、精神衰退的医院康复

目前精神病院中大量的是长期、反复住院的慢性病患者，这类患者虽然在医院中接受常规的治疗，但却收效甚微，久而久之，因长期近乎“与世隔绝”的单调刻板的生活，使他们社会功能退化，“衰退”倾向日趋加重，出现了众多专家学者所说的“住院综合征”(institutional syndrome)，这样势必增加了他们重返社会生活的困难。因此，作为精神病院，有责任利用各种有益的康复措施来促进患者的康复，延缓或防止患者精神衰退和躯体衰退。

住院综合征的主要临床表现有：①情感淡漠；②始动性缺乏(lack of initia - tive)；③兴趣丧失(对非直接与个人有关或非目前发生的物或事件)；④顺从；⑤不能表达感受，对工作人员的苛刻或不公平命令不表示愤慨；⑥丧失个人的人格；⑦个人的习惯、修饰及一般生活标准的退化。

Barton 提出了八项产生住院综合征的因素：①丧失与外在世界的接触；②强加的懒散；③暴行、恐吓和戏弄；④工作人员的专横跋扈；⑤丧失个人的朋友、财产和个人的事件(如生日)；⑥药物作用；⑦病室的不良气氛；⑧丧失出院的指望。

由于上述多种因素的影响，致使患者出现“住院综合征”。如果能减少或减轻这些因素，就能缓解患者的精神衰退。如果精神病院及医护人员能重视这些问题，在患者住院后就积极地施于防治措施，如尽量开放患者的生活环境；给患者一定的自主权；提高医护工作人员的自身素质，培养爱心等等，那么，就会最大限度地消除住院综合征或减少其发生。

(一)精神药物的应用

精神药物(psychotropic drug)是指对治疗精神疾病有作用的药物。精神药物的适当运用对患者精神衰退的预防、缓解和康复有一定作用。如抗精神病药中的利斯酮等，有利于慢性精神分裂症患者淡漠退缩的改善，而氨砜噻吨有振奋作用，可缓解木僵症状。在用药的过程中，应注意用量、禁忌证等问题。

(二)康复训练

医院内的康复训练是为患者重返社会、适应社会生活而做准备的一项行为技能培训措施。

1. 生活行为的康复训练　包括：①日常生活活动训练：主要是针对病期较长的慢性衰退者，如培训个人卫生、饮食等，培养其生活兴趣；②文体娱乐活动训练：如唱歌、跳舞、体操等，能激起患者的注意力，活跃情绪，有利于注意力减退、情感淡漠等精神衰退的康复；③社会交往技能训练：能阻止患者尤其是长期住院的慢性患者在住院期间社交能力的下降，促进社会功能的恢复。

2. 学习行为的技能训练　主要针对长期不能回归社会的患者，训练的内容为文化知识教育(如科技知识、历史等)及一般技能学习(如家务料理、物品采购等)，训练患者的思维能力，恢复患者的认知功能。

3. **劳动行为的康复训练** 对于慢性精神衰退患者，安排其简单易行的操作，如打扫卫生、浇水等，以提高患者的劳动能力。

（三）心理治疗

对有精神衰退症状的患者，主要采取行为疗法对其进行某些学习行为的训练。如采用音乐演奏操练法、绘画疗法、书法训练、烹饪疗法、代币制疗法等。

三、回归社会与继续康复

回归社会（return society）是指当精神病患者的精神衰退症状得到缓解，阳性症状已消退或部分消退，不影响社会治安，大多数都要回到社会中来，继续参与正常的生活。但由于其本身的社会功能缺陷和社会人群的偏见，从而影响患者的心理状态，所以需要各方面做好对患者继续康复的工作。

（一）回归社会后患者的心理状态

1. **自卑感** 精神患者康复后，虽然恢复了自知力，但会同时产生自卑感，认为自己不如别人，对前途感到悲观。

2. **孤独感** 由于患者长期住院，社会交往能力减退，出院后感到缺少朋友，感到孤独无助。

3. **废物感** 长时间的住院，使患者的自我社会价值降低，加上单位不能及时恢复其工作或存在其他问题，致使患者感到在社会上无立足之地，无存在价值。

4. **恐惧感** 患者出院后，担心得不到家人、同事、朋友以及其他人的认同，害怕疾病复发，因而感到焦虑、不安、恐惧。

（二）继续康复

针对上述情况，社区、单位、家庭等各方面应协同起来，共同做好已回归社会患者的继续康复工作，以促使患者彻底地恢复正常的生活。

四、老年期的精神衰退及其干预

（一）生理性的精神衰退

进入老年，不仅躯体衰老，而且精神也会随之衰退。主要表现在：①感知觉退化。老人对外界事物的感知能力差，反应迟缓。②记忆力下降。主要表现对新近事物容易遗忘，渐渐会对往事也开始淡忘。③智能老化。主要是想象力、判断力、推理力、创造性思维等能力下降。另外还表现在心理平衡能力减弱，情绪不稳，易伤感易激怒，忧郁悲观等。

要防止精神衰退，可做好以下几个方面的预防保健：

1. **学会适应新环境** 应正确对待离退休人员，顺其自然，调整心态，保持热情和良好的生活态度。

2. **适当的运动锻炼** 缺少运动是衰退的一个重要的因素。因此，适当的运动可增进身心健康。

3. **消除不良生活方式** 烟酒有损记忆，可促使精神衰退。所以，应戒除烟酒等不良嗜好以利于身体健康。

4. **不断学习与思考** 活到老，学到老。经常动脑，可延缓精神衰退。

（二）病理性的精神衰退

病理性的精神衰退主要指老年性痴呆（senile dementia）。症状主要表现为：记忆减退；注意困难；思维能力下降；定向能力减退；理解、判断、计算等智能活动全面下降；人格明显变化；社会和职业功能减退，以致不能胜任工作和担任家务劳动，甚至缺乏生活自理能力；晚期则达到不记姓名年龄，不识亲人故旧，衣着不知冷暖，饮食不知饥饱的严重痴呆状态。在病程中常伴有睡眠倒错、情感不稳、片断幻觉妄想、行为紊乱等精神症状。

对于患有老年性痴呆症的患者，可采取以下康复措施：

1. **家庭护理** 对于不太严重的痴呆患者，适宜采取家庭护理。家庭环境应尽可能保持平静舒适，家人应多给予患者关心，并且安排患者有规律地生活，帮助患者参加一些简单的家务劳动等。这种行为上的训练，可有利于患者及早康复。

2. **医院治疗** 对于严重的老年性痴呆患者，家庭护理已无法解决问题时，可送入相应的医疗机构，如老年病院或精神病医院的老年病区，但避免与社会隔离，应与家庭保持密切的联系。同时运用支持性心理治疗方法，可使患者有一种安全感，一种没有被遗弃的感觉。

3. **适当的药物治疗** 虽然目前还没有发现能真正延缓衰老、改善认知功能的抗痴呆特效药物，但其他药物的适当运用，可改变患者精神行为方面的障碍，如小剂量奋乃静或甲硫达嗪对片断幻觉妄想或行为障碍有一定疗效。

4. **及时治疗躯体疾病** 躯体健康可保证残存脑功能的充分利用，以延缓痴呆的发展。所以，要注意患者的饮食，保持足够的营养，补充维生素。要积极诊治躯体疾病，防止并发症，有效处理高血压。

第四节 癌症患者的心理健康

一、心理社会因素与癌症的发生和发展

癌症(cancer)是当今威胁人类健康和生命的大敌。在美国，据统计大约有1/4的人最终都会患上癌症，每年大约有60万人死于癌症。近几十年的行为医学研究显示，心理社会因素是癌症形成的重要影响因素之一，同样，癌症患者的不良心理行为反应，也会严重影响病情的发展和患者的生存期。

癌症与下列心理社会因素有关：①某些负性生活事件与癌症的发生有一定的关系；②癌症的发展、转归与内分泌和免疫防御功能有关，后者又受患者本人情绪和行为反应的影响；③具有某些情绪和个性行为特征的人其癌症发病率较高；④采用情绪支持和行为干预等心理治疗方法，可使癌症患者的平均生存期延长。可见，癌症的发生、发展、转归与心理社会因素有密切关系，被认为是一种严重危害人类心身健康的心身疾病。

(一)生活事件与癌症

国内外研究发现，癌症患者发病前的负性生活事件发生率较高，其中尤以家庭不幸等方面的事件，例如丧偶、近亲死亡、离婚等为显著。Leshan(1966)指出，肿瘤症状出现前的最明显心理因素是对亲密人员的感情丧失；姜乾金等(1987)调查发现癌症患者发病前的家庭不幸事件发生率比对照组普通患者高。此外，寡妇的肿瘤发病率相对较高；独身妇女乳腺癌发生率较高等。这些都证明，负性生活事件与癌症的发生有联系。

(二)个性特征与癌症

某些个性特征，如过分谨慎、细心、忍让、追求完美、情绪不稳而又不善于疏泄负性情绪，往往使个体在遇到相似的不幸事件中，容易产生更多的失望、悲伤、忧郁等情绪体验。这些个性特征被证明与癌症的发生有联系。近年来，某些肿瘤学家把上述个性特征概括为"C型行为"，其核心特征是不善于表达自己，爱生闷气，好压抑，高度顺从社会等。

近年来，我国在这方面进行了研究，如1987年就开始了对胃癌与心理因素关系的调查，发现爱生闷气在胃癌的发生中起很重要的作用。1990年开始根据国情修订了"C型行为"量表，并开始了对癌症与心理关系的系统研究。在对乳腺癌和胃癌的研究中，发现个性在癌症的发生和发展中起着很重要的作用。

1. 研究表明癌症患者要比一般人更加抑郁，虽然到目前为止，尚没有足够的证据证明抑郁一定导致癌症，但大部分的研究表明抑郁可提高癌症的患病率和死亡率，即抑郁可使人易患癌症或加速癌的发展。抑郁与癌的关系，不仅表现在抑郁可导致或加速癌症，也表现在癌症患者在患癌后易变成抑郁，这种抑郁可反过来加速癌症进程。

2. 研究表明患癌组和健康组在愤怒表达上有极显著的差异，患病组倾向于不表现愤怒，把愤怒藏在心里并加以控制。愤怒的表达方式在癌症发生中的作用越来越受到重视，癌症与愤怒的压抑、不对外表达(外泄)、内泄有关，这种对愤怒的表达方式，其本人是意识不到的，是否定的，即不承认自己存在愤怒情绪，也就不存在对外表达的问题了。但这种否定了的情绪还是存在的，有可能通过躯体化——癌的形式表达出来。

(三)心理社会因素与癌症

关于生活事件、情绪、个性特征等因素与癌症发生的关系，其资料大多来自回顾性研究，能否肯定这些因素与癌症的因果关系，目前尚难定论。相比之下，关于肿瘤的生长和扩散过程及癌症的发展和转归是否受患者的心理行为特征的影响问题，则结论比较肯定。概括起来讲，具有以下一些心理行为特点的癌症患者，平均生存期明显延长：①能始终抱有治愈或康复的希望和信心；②能及时表达或发泄自己的负性情感；③能积极组织和积极参与有意义的和有快乐感的活动；④能与周围人保持密切人际联络。这些都从反面说明患者的消极负性行为反应会加剧癌症的恶化过程，其性质与消极心理社会因素易致癌症是相同的。因此，结合癌症患者具体的心理行为有针

对性及时给予必要的心理干预，提高其生活质量，增强其信心，改善其心身反应过程，具有重要的临床意义。

（四）心理社会因素影响癌症发生发展的机制

目前研究提示，心理社会因素主要导致个体心理应激，通过下丘脑－垂体－肾上腺系统、神经内分泌系统和神经免疫系统等中介机制，影响癌症的发生和发展，特别是从心理神经免疫学这一前沿研究领域所取得的证据。有关心理社会因素在癌症中的确切发生机制尚在研究之中。

二、癌症患者常见的心理反应

虽然某些癌症现在已能够控制，但离攻克癌症尚有很大的距离。对于很多癌症，在目前的医疗水平下，尚没有理想有效的方法，于是不仅癌症患者的心理反应很大，对于他的家庭来说也是一个很大的打击。

（一）癌症患者常见的心理反应

随着当前医学知识的普及和人们对癌症的警觉性提高，患者得知癌症的诊断后，其心理反应大致分为四期：

1. 休克－恐惧期 多见于突然得知患癌的人，此时患者反应剧烈，表现为恐惧、心慌、眩晕、昏厥，甚至出现木僵状态；逐渐意识到自己患癌的患者，最常见的心理反应是恐惧。

2. 否认－怀疑期 当患者从剧烈的情绪震荡中冷静下来，常借助于否认机制来应对由癌症诊断所带来的紧张和痛苦。为此，开始怀疑诊断是否正确，患者到处求医，希望奇迹发生。

3. 愤怒－沮丧期 当患者感到癌症诊断已经无法改变时，情绪会变得激动、心烦，愤怒的情绪有时会引起攻击行为。同时，悲哀和沮丧的情绪油然而生，感到绝望，常想到死亡即将到来，甚至有轻生的念头和自杀行为。

4. 接受－适应期 不管患者是否愿意，接受和适应患癌事实是最终的选择，但大多数患者难以恢复到病前的心境，常进入慢性的抑郁和痛苦之中。

患者进入治疗后，情绪随着患者的变化而波动，手术所带来的痛苦和化疗的不良反应常常使患者陷入“趋—避”冲突之中，加重患者的心理应急，某些患者会感到绝望，少数患者会出现精神病性症状，如幻觉、妄想等，甚至出现人格的变化。

（二）癌症患者心理反应的性别差异

虽然不同性别的癌症患者有很多相同的心理反应，但还是存在着一些差异。尽管总的来说，癌症患者的反应是比较积极稳定的，但女性的反应则要比男性更加积极稳定。这可能与文化的熏陶有关。女性贤惠，心理相对稳定，能够忍耐委屈和打击，正因为女性有这些特点，当她们遇到癌症重大打击时，更能忍耐由此所带来的痛苦和不幸，也就更能表现出稳定和积极。

（三）不同文化程度癌症患者的心理反应

不同文化程度的癌症患者，具有不同的心理反应，一般来说，文化程度高的患者在接受自己患癌的现实后，开始主动寻找关于癌的书籍和杂志，详细询问自己的病情，努力了解自己患病的原因、治疗的方法和效果、治疗过程中所出现的不良反应、预后如何等；而文化程度较低的患者则把这一切都交给医生，认为这都是医生的事，与自己无关，所以当病情恶化时，则埋怨医生，要求换医生或医院，于是开始相信并寻找民间的偏方和验方，结果大多还是医治无效而挣扎着离开这个世界。

三、癌症患者的心理干预

对癌症患者的康复干预基本可归为：药物干预、行为干预、心理干预。

（一）药物干预

对癌症患者的药物干预主要集中在化学治疗引起的恶心、呕吐；畏食及其他饮食困难；沮丧、焦虑、情绪失调及疼痛等四个方面。

（二）行为干预

认知－行为干预方法主要施用在以下几个方面，即疼痛、食欲控制、由化学疗法和放射疗法引起的各种不良反应、以及对癌症本身的治疗。像放松疗法、催眠术、形象想象以及自我催眠等均已被证明在调理癌症的疼痛和化学疗法及放射疗法引起的不适方面具有各自的功效。

（三）心理干预

药物干预和行为干预主要直接地为了减少癌症及其治疗带来的身体不适和其他不良反应，而心理干预，包括个体心理疗法、群体疗法、家庭疗法、癌症患者支持群体等，则旨在满足癌症患者心理的、社会的及信息的需求。一般地，患者如果遇到如下问题，可以求助于个体疗法：①焦虑、沮丧或产生自杀的念头；②由疾病和治疗而导致中枢神经系统功能失调，如注意力涣散；③由疾病、治疗或家庭动力因素造成的一些特殊问题；④以前早就存在而现在由于癌症又使其变得更为严重的某些心理问题。通常，对癌症患者的个体疗法采取的是紧急必须的形式而不是深入细致的心理疗法模式。也就是说，治疗学家常是集中精力于患者当前面临的某些紧迫的问题，而不企图对患者的心灵作广泛、深入、长期的分析探求。因此，个体疗法实际上经常要解决的是这样一些具体的问题：对病情复发、恶化或死亡的恐惧；对外科手术可能导致的某些器官损伤的担心；疾病对某些重要活动的干扰；以及由疾病带来的其他一些实际的困难，如就业歧视、互动障碍、与家人的沟通困难等。

家庭疗法是另一种经常对癌症患者采取的干预手段。前文已经指出，癌症几乎不可避免地会给其他家庭成员带来影响，而家庭疗法则能使所有家庭成员共同分担他们面临的问题和困难。此外，家庭既能帮助又能妨碍患者对疾病的调适，这一事实也说明了家庭疗法的必要性。通过提供社会支持，家庭能帮助患者消除调适过程中的各种障碍；反之，如果家庭对患者表现出恐惧和回避，则可能使患者面临的问题更为严重。一般地，家庭疗法经常要解决的问题有以下几个方面：同孩子，尤其是青春期的孩子有关的问题；角色变化和依赖增重问题；性功能的问题。

目前，一些社会团体还提出了许多癌症服务计划去帮助癌症患者的调适。如由美国癌症协会倡导提出的针对乳腺癌患者的"走向康复"方案和针对 Osfomy 的群体治疗方案就是其中之二。前者是一种同伴咨询方法，让某个适应较好的患者充当顾问，回答新近被诊断的患者提出的在调适过程中出现的各种问题。后者则是让患者组成某个自我帮助的团体。在其中，患有同种疾病的患者一起讨论他们共同面临的各种困难和问题。这种方式给患者提供了大量可能的应付技术，他们可以从中选取那些适合于自己的。这一方案目前虽只吸引了为数不多的患者，但既有的材料已足以显示出它对于患者的益处。

第五节　临终患者的心理关怀

一、临终关怀的概述

当临终患者知道自己的生命接近死亡时，其心理反应是十分复杂的。临终心理关怀(Psychological aspects of hospice care)是临终关怀全面照护中必不可少的组成部分。

临终心理关怀的对象既包括临终患者，也包括临终患者的家属。无论是临终患者，还是临终患者家属，他们的心理发展都不是完全独立的过程，而表现为他们一生心理发展过程中的一个特殊阶段。

临终关怀(hospice care)是近代医学领域中新兴的一门边缘性交叉学科，是社会的需求和人类文明发展的标志。

临终关怀是指对生存时间有限(6个月或更少)的患者进行适当的医院或家庭的医疗及护理，以使患者在余下的时间里获得尽可能好的生活质量。

临终关怀运动始于英国的圣克里斯多费医院。20世纪50年代，英国护士桑德斯(Cicell Saunders)在她长期从事的晚期肿瘤医院中，目睹垂危患者的痛苦，决心改变这一状况。1976年她创办了世界著名的临终关怀机构(ST. Christophers Hos - Pice)，使垂危患者在人生旅途的最后一段过程得到需要的满足和舒适的照顾，"点燃了临终关怀运动的灯塔"。1969年美国心理学家 E. Kubler Ross 博士发表了关于临终患者心理发展的研究专著——《论死亡与濒死》，系统地阐述了；临终患者心理反应过程，为科学地实施临终关怀服务提供了理论依据。近10年来，我国临终关怀学术界也积极开展临终心理关怀领域的理论研究和临床实践，并取得了令人瞩目的成果，促进了我国临终关怀事业的发展和临终关怀服务质量的提高，探索出了一条适合我国国情的临终关怀服务模式。

二、临终患者的心理特点

临终关怀学的先驱 E. Kubler Ross 通过对400多名临终患者的访谈、观察和研究，将大多数面临死亡的患者心理活动变化分为五个阶段。

1. 否认期　患者最初得知自己患有绝症时，通常是否认，如认为医生诊断错误，或者误写姓名，不承认自己病情的严重，缺乏思想准备，总希望有治疗的奇迹出现以挽救死亡。有的患者不但否认自己病情恶化的事实，而且还谈论病愈后的设想和打算。也有的患者怕别人悲痛，故意保持欢快和不在乎的神态，以掩饰内心的极度痛苦。

在研究中发现，有3个患者始终否认死亡会到来。在心理学家看来，否认是一种心理防御机制，源于极度的焦虑，试图阻止威胁性事实进入意识，保护自己的精神不至于过度痛苦。随着时间的推移，大多数患者会允许这些威胁性信息进入意识，并将其整合进自己的感情生活中。

2. **愤怒期** 当不良信息被证实后，患者知道生命岌岌可危了，埋怨自己的命运。这种致死的病为什么落在自己身上！因而表现得悲愤、烦躁、拒绝治疗，甚至敌视周围的人，或谴责医生无能，借以发泄自己对疾病的反抗情绪，这是患者失助自怜心理的表露。这种愤怒的情绪有正反两种作用。从积极方面看，愤怒的患者可能会积极主动地去寻找最现代、最有效的治疗方法，这些行为有可能给患者提供实际的帮助。研究表明，愤怒的患者比冷漠的患者能生存更长的时间和有更好的生活质量。愤怒可以看作是生存愿望和为生命而斗争的表现。但患者的愤怒也会带来消极的结果，能使患者与周围人疏远，减少社会支持，甚至亲人也会放弃对他的感情投入。

3. **妥协期** 患者经过否认、愤怒后，逐渐意识到对身体不利，于是，由愤怒期转入妥协期，心理状态显得平静、安详友善、沉默不语，设法阻止死亡到来，延长生存时间。患者开始与死神讨价还价，一种形式是对神灵许愿，祈求神灵保佑、宽恕；另一种形式是与医务人员讨价还价，只要能治好疾病，不惜一切代价。有些患者会自告奋勇地参加一些新药的临床试验。这时患者表现为能顺从地接受治疗，要求生理上有舒适、周到的护理，希望能延缓死亡的时间。

4. **抑郁期** 患者经过许多与疾病的抗争，各种努力都归于失败后，认识到自己的死亡不可避免，自然会转入抑郁，这是患者放弃战斗的反应。抑郁从某些方面看是不可避免的，甚至是必需的，是临终患者从生活中脱离的一种过程。抑郁意味着放弃，个人不再为生存而挣扎了，保存仅有的能量，用一种安全、享受方式度过余下的时间。这时患者表现极度沮丧、麻木、消沉，并急于安排后事，留下自己的遗言。大多数患者在这个时候不愿多说话，但又不愿孤独，希望多见些亲戚朋友，愿得到更多人的同情和关心。

5. **接受期** 这是垂危患者的最后阶段。有些患者会以一种平静的方式接受死亡的必然性，并努力理解和实现自己生命的意义。患者心里十分平静，对死亡已有充分准备。逐渐接受死亡的患者会从周围世界撤回自己的感情，并变得越来越少地参与生活活动。这种接受的态度有助于患者安排后事，更从容地应对死亡。但不可否认对死亡的接受也意味着绝望，患者生存期变短。当然有些患者经过相当痛苦的与疾病的斗争，会变得精疲力竭，可能他们会感到死亡是一种解脱。

三、临终心理关怀的策略与方法

（一）临终心理关怀的目标与策略

1. **临终心理关怀的目标** 临终关怀的目标是使临终患者的生命质量得到提高，能够平静无痛苦、舒适、安详和有尊严地走完人生的最后旅程。在临终关怀过程中，临终心埋关怀占有相当大的比重。临终心埋关怀所要达到的目标是同临终关怀这一全面照护过程的目标一致的，也就是使患者达到和实现安宁与平静，能平静地接受死亡这一现实，从容安排生命。要想使临终患者达到安宁与平静这一境界，首先，应有效地帮助患者摆脱由于面对死亡而产生的恐惧、焦虑和抑郁，以促进心理健康发展。有效地控制恐惧、焦虑和抑郁的基础是解除临终患者的各种不适症状，特别是疼痛这一躯体症状，临床研究表明患者焦虑症状的发生与躯体疼痛症状的存在具有显著的相关性。其次，从社会学角度帮助患者重新确认角色，帮助其重新建立家庭和社会关系，使其重新成为一个社会人。

2. **临终心理关怀的策略**

（1）发展缓冲性临终心理关怀模式。临终关怀领域多数强调解除躯体症状和社会方面的关怀，还没有发展总结出一种以临终患者及其家属的心理和精神需要为基础的模式，其原因是死亡对临终患者及其家属的特殊意义没有被充分地考虑。

对于临终患者而言，其身体疾患被治愈或缓解已没有可能性，临终关怀的目标是为临终患者及家属提供高质量的缓冲性照护。为了达到这一目标，发展一种缓冲性临终关怀模式，尽最大努力帮助临终患者从疼痛和不适症状中解脱出来，而且从心理和精神的不安与痛苦中解脱出来，实现生命发展最后阶段的健康生活。

（2）具有探索求实的精神。这是指从事临终关怀的工作人员没有任何偏见，随时接受或怀疑各种可能性。因为每一位临终患者都是一个具有社会性的人，都有着不同背景和生活阅历，每位临终患者的心理都是一个各不相同的独立世界，如果不事先了解倾听，尽可能多地了解掌握患者的情况，而只是依据经验，带着一定的片面性去做临终患者的心理关怀工作，那肯定是要失败的，应结合患者的实际情况探索性地开展工作。

（3）做到无条件积极关怀。无论对于任何临终患者，无论其处于何等精神状态下，我们都应无条件地积极为临终患者提供心理关怀，这是临终心理关怀工作者应具备的一种道德情感。也就是说对临终患者或家属，无论他（她）是谁，或可能成为一个什么样的人，都应被视为值得关心和爱护的人。

（二）临终心理关怀的方法

1. 面对死亡，陪伴旅行 “陪伴人生最后的旅程”，聆听他（她）对人生和生命的认识与经验，是现代临终心理关怀的基本方法之一。这里面蕴涵着一个人在濒临死亡之际，所渴望得到的帮助——一种人与人之间真诚的实实在在的平等坦率信任的关系。一方面以真诚的态度对待患者。针对不同患者的性格、修养，逐步解答患者的疑问，热情、诚恳地为患者解答一些实际问题，不要在患者面前流露出无可奈何的表情，可通过暗示的方法，让患者逐渐领悟。另一方面热情照顾患者，为患者擦一把脸、喂一口水、插一束花、抚手、亲吻，都会极大地安抚濒死者的心灵，不要让患者住在与外界隔绝的地方。孤独会增加死亡时的精神痛苦，加速人的死亡。

2. 促进度过危机 全部有意义的心理咨询都集中在度过“危机”上。心理学关于危机的定义是：个人认为自我的价值和信仰的丧失（或丧失威胁）。危机代表了环境对一个人自身的威胁，迫使他必须做出选择，或是尽力保持自我的原状态，或是把危机当作发展自我的机会。

所有的危机都涉及到痛苦与焦虑。临终患者存在着三种不同水平的痛苦和焦虑：①潜意识水平；②自我水平；③超越水平。

临终心理关怀需要从不同的层次水平提供关怀与帮助，促进临终患者面对危机，发展自我，超越自我。实现自我发展的条件包括：①摆脱心理防卫和需求；②增加意识的程度；③放弃“联结”，自愿超越原有的自我。

3. 创造一种和谐的环境 不到患者死亡的最后关头，不要过早地召集亲朋好友、领导同事到病床边，这些人的过早出场，会被患者领会为“宣判死刑”而加速死亡。应该分别探视，营造一种温暖的气氛来缓解患者临终的恐惧。

四、患者家属的心理反应与干预

对于家庭来讲，无论哪一个成员濒临死亡，其他成员很难面对这一事实，从患者确诊到死亡甚至到患者死亡以后，不仅是临终患者，对其家属而言，也是一连串的哀伤过程，他们可能和患者一样会经历否认、愤怒、讨价还价、抑郁等发展阶段。

1. 临终患者家属的心理压力 临终患者家属所面临的最大难题有两个：一个是在长期的照护过程中，感到心力憔悴。因为金钱、体力和精神上的消耗，几乎可以拖累整个家庭，同时也要承受痛苦。家属此时可能产生极其矛盾的心境，有时欲其生，有时又欲其死，以免连累全家，而这样的心理也会引起家属强烈的内疚及罪恶感；二是患者家属通常是第一个知道患者病情的人，心理压力最大的环节就是不知道是否应告知患者，也就是让濒死者面对即将死亡的事实，此时家属的心理压力会更大。而缓解这种压力的方法是妥善地疏导患者及家属的悲伤，在适当时机鼓励双方谈论死亡的问题，给予临终患者及家属精神上的支持和安慰，让家属在临终患者濒死过程中减少内心和躯体的伤害。

2. 悲伤的阶段及适应过程 ①接受失去亲人的事实；②经历悲伤的痛苦；③适应没有已故亲人的环境；④抑制感情重建新的家庭关系。Bowlby（1986）则提出：①麻木；②想念和寻找；③混乱和失望；④再组合四个阶段。凯文纳夫（Kavanaugh）曾用七个阶段来描述丧失亲人的悲伤过程：①震惊；②失措；③反复无常的情绪；④罪恶感；⑤失落与孤单；⑥解脱；⑦重组。上述各阶段的情绪反应过程并非相同，通常震惊是悲伤过程的第一反应。悲伤的程度、持续时间等也不一样，一般认为丧失配偶悲伤的时间大约有2年，短者也需要1年，才能适应新生活。

临终心理关怀不是把很多的科学文化知识、新技术、新观点应用于临终关怀领域，而是发展一种真正的人与人之间的交往。因此，必须学会坦率地与临终患者及家属发展真正的人与人之间的关系，摆脱那种扮演角色的需求，探索超越自己现在的意识水平，才能促进临终心理关怀的工作更好发展。

☞ 小知识——C型性格与癌症：

☞ 人的性格按其不同的分类标准可划分为多种类型。

如内向型、外向型；A型、B型；理智型、情绪型等。现代医学心理研究证实，人的性格类型对人的心身健康有重要的影响。即具有某种性格特征的人往往容易罹患某种精神疾患或躯体疾病。最典型的是：A型性格特征（时间紧迫感强、有竞争性和敌意感）的人比B型性格（与A型相反）患冠心病的危险性高3倍，因此，提醒具有A性行为的人应有意识的改变、调整或控制自己性格中不利于身心健康的特征，以减少或避免冠心病的发生。同样，也应提醒具有C型性格特征的人。因为，C型性格是一种与癌症发生有关的性格。C就是取Cancer（癌）的第一个字母，预示具有这种性格特征的人易患癌症。癌症是目前危害人类健康和生命的三大疾病之一,其病因尚不明确,治疗也无特效疗法。国内外大量研究认为癌症的发生与人的性格有相关性。即性格积极乐观、豁达,能及时排解不良情绪的人,很少生癌,即使得了癌,其癌瘤生长缓慢,甚至会自然消退;而C型性格的人则会加速癌瘤的发展。

那么,C型性格具有哪些特征呢?①过分压抑自己的负性情绪。即不善于表达或发泄诸如焦虑、抑郁、绝望等情绪,尤其是经常竭力压制原本应该发泄的愤怒情绪;②行为退缩。由于负性情绪不能及时宣泄,而导致一系列退缩表现,如屈从于权势,过分自我克制、回避矛盾、迁就、忍让、宽容、依赖、顺从,为取悦他人或怕得罪人而放弃自己的爱好、需要;③易出现无助、无望的心理状态。经常无力应付生活的压力,而感到绝望和孤立无援,往往表现出过分的克制、谨小慎微、没有信心等。具有上述性格特征的人癌症发病率是正常人的3倍以上。

然而,具有C型性格特征并不可怕。我们知道,人的性格是在生活中形成,也可在生活中改变,因此,从现在做起,只要通过自己的意志努力,是完全可以改造性格的某些不良方面的,具体可以从以下几方面着手:

1. 学会疏泄或排解不良情绪。特别是那些严重的焦虑、抑郁、愤怒、不满等,更要寻找合适的途径发泄,缓解情绪、平衡心理,绝不能一味地压抑、克制,折磨自己、为难自己。

2. 学会转移心境。人是具有主观能动性的,所以,要有意识地培养锻炼自己从恶劣心境和无助无望状态中走出来的能力。

3. 不要过分畏惧权贵和他人的评价。人不能过分以自我为中心,但也不能没有独立人格。为人处事绝不能以扼杀自己的潜能为最终代价。

4. 建立良好的人际关系网络。当今科技迅猛发展,一个人的力量已显得微不足道,培植自己的社会支持系统就显得相当重要。这样,人才会自信,才会成熟。

总之,C型性格虽然可能是癌症的致病因素之一,但它必须通过各种神经内分泌、免疫系统的参与才能最终发挥作用。因此,改善性格,改变你的为人处事方式和态度,就会程度不同的调节你的神经内分泌及免疫功能,提高机体抵制疾病的能力,从而降低或避免疾病的发生,还你一个健康的心态和体魄。

☞ 研究发现经常产生较强烈的不良情绪,如焦虑、愤怒、忧愁、悲伤等,并过度地压抑这些不良情绪,使其不能得到合理疏泄的人,容易患癌症。这类人心理特征常表现为遇事敏感、情绪易于激动,自我克制和自我压抑力强、对不满和愤怒等总是隐藏起来不肯暴露,时常感到自己无所依靠,事事无能为力。判断是否具有C型性格,可通过下列问题来简单测试一下:

1. 很难公开地表达自己的情绪,内心总是伴随着难以解脱的压力,常常心情紧张焦虑。
2. 怕面对人群,尤其是怕自己被伤害,谨言慎行。
3. 当做一件事没有成功时,常常自咎,懊悔不已。
4. 对每一个有创新的计划都持悲观态度,极怕失败。
5. 患病不肯求医,认为病是自生自灭。
6. 当发觉自己有可能患病时,拒绝告诉医生。
7. 当觉得自己不如别人时,极度不安,老怀疑别人捉弄自己。
8. 不愉快的时候常强颜欢笑。
9. 没有很密切的人际关系。
10. 认命,认为无力改善现状。
11. 认为生活无意义,无价值,无乐趣。
12. 由于怕失败,不肯做尝试。
13. 从小就认为和家人有很深的隔膜。
14. 失意时靠镇静药来麻醉自己。
15. 认为不把心事向人倾诉是强人的表现。
16. 情绪不安时,找不到人倾诉自己的心声。

如果在以上所描述的16种性格特征中占有14项的话,那么你便属于C型性格;如果占有7~14项,那么你有转向C型性格的较大可能性;如果你占有7项以下,你是相当安全的。C型性格为什么易患癌症呢?学术界的看法是:C型性格的消极心态会严重妨碍体内的免疫机能,使免疫监视功能低下,不能很好地发现机体内突变的癌细胞,这样就使突变癌细胞倍增繁殖,发生癌肿。此外,C型性格的不良情绪会直接降低机体的细胞免疫和体液免疫功能,致使癌病毒乘虚而入,从而发生癌症。C型性格是癌症的易感人群,因而C型性格的人,要注意纠正自己的不良性格，做好预防工作，防患于未然。另一方面，对于已得癌症的C型性格者更需要做好自我心理的卫生与保健，以增强机体的免疫力，缓解症状，阻止癌细胞的生长，使癌症得以控制甚或得以自愈。

☞ A、B、C、D、E型性格的相关知识：

早在20世纪六十年代，美国医学博士心脏病专家迈耶·弗雷德曼在诊所里发现，来就诊的冠心病患者所坐的椅子后腿下的地面上，有两个凹陷。经过仔细观察，原来是患者来诊所候诊时，心情都很急躁，抱怨候诊的时间太长，往往把椅子两条前腿翘起来，以椅子后腿作为支撑，并把自己的双腿交叉起来，不断地摇动或转动着椅子，直到护士叫到他的名字为止。就这样，年复一年，许多冠心病人都这样摇晃，使地面形成了凹陷。

在观察研究了大量这类行为之后，弗雷德曼在1987年用4个单词来概括其特性：易恼火、激动、发怒和急躁。这4个单词中有两个都以字母A开头，于是“A型性格”这一概念从此出现。具有这种性格的人，雄心很大，有进取心，时间观念特别强，整天闲不住，但易急躁，对人不信任，人际不融洽。

△弗里德曼和罗森曼等人经过长达20年的观察研究，发现A型性格的人患冠心病是B型性格的1.7～4.5倍。后来，许多医学研究有统计表明，85%的心血管疾病与A型性格有关。

△八成长寿老人属于遇事想得开的B型性格：

弗雷德曼和罗森曼发现了易致冠心病的A型性格的同时，又把与A型性格相反的性格归为B型性格。其实，生活中绝大部分人都是处于中间的位置，偏A型或偏B型。现在，医学和心理学界总结出了典型B型性格的特征——容易相处、不易激动，社交适应性较好，遇事想得开，不耿耿于怀。

比如，《红楼梦》第二十九回，贾母一干人去清虚观，一个十二三岁小道士避让时慌忙中撞上了王熙凤。王熙凤“一扬手，照脸一下把那小道士打了一个筋斗”，众婆娘媳妇“都喝声叫打”。贾母听了，忙嘱咐“别吓着他”，并派人带到跟前，叫他别怕，给他钱买果子吃。

这里的描写反映着贾母性格宽厚，遇事随和。小说中，贾母平时少病少灾，享年83岁，在当时可说是“人瑞”。近年来，国内一些研究部门对上海长寿老人（大于或等于90岁）做了一系列性格调查，发现长寿老人B型倾向的性格占83%；A型倾向为主的占14%；而C型、E型性格则与长寿无缘。

△忍气吞声的C型人患癌症的危险性比一般人高3倍：

与贾母性格不同，《红楼梦》另一个人物迎春是大观园众小姐里最懦弱的一个，她平日不善言辞，不喜欢出风头，时时处处与人为善。让人又气又好笑的是，她的乳母偷了她的首饰去赌钱，她都不敢追问，事发了，乳母的子媳玉柱儿媳妇还欺负她。丫鬟为她抱不平，争吵起来，她劝阻不住，便“自拿了一本《太上感应篇》来看”；在抄检大观园时，她的丫头司琪出事，要被赶走，求她说情，她也不敢去；迎春的性格悲剧最终被发挥到极致，便是被父亲随便嫁给了禽兽般的孙绍祖，结果“金闺花柳质，一载赴黄粱”。

如果从现代心理卫生学的角度来看，迎春的性格应该是C型的典型。C型性格在20世纪80年代由德国心理学家首先提出。其认为，C型行为的主要特征为：童年形成压抑，如幼年丧失父母，缺乏双亲的抚爱；行为特征表现为过分合作，过分忍耐，回避矛盾，自生闷气，过分焦虑。

这个类型性格的人忍气吞声、逆来顺受，往往过度克制自己，压抑自己的悲伤、愤怒、苦闷等情绪。在生活中，这类人往往属于“大好人”、“与世无争”的人。这种人在遇到挫折时，其实内心并不是无怨无恨，只不过强行对自己进行压制罢了。

C型人的抑郁心理打乱了体内环境平衡，干扰免疫监控系统的功能，不能及时清除异常突变细胞，这类细胞是极易引发癌症的。C型性格者患癌症的危险性比一般人高3倍。

△孤僻寡言D型人最易患心脏病：

D型性格的人是孤僻型，往往沉默寡言，待人冷淡；缺乏自信心，有不安全感；性格孤僻，爱独处，不合群；情感消极，忧伤，容易烦躁不安。

1998年，比利时心理学家德诺列特首先报道了D型性格的特征，并发现具有D型性格的人易患心脏病和肿瘤。德诺列特在一项心脏病康复计划中，对319例进行5年的跟踪观察发现，具有D型性格的人反复发生心绞痛或心肌梗死的几率为52%，而同年龄组非D型人的发生率仅12%，因此确定D型性格是使心脏病反复发作的一个危险因素；此外，他根据对其他246例观察6～10年的结果，发现D型人发生癌症的几率也有明显的增加。

2005年，荷兰的研究人员，对刚接受过心脏支架手术的近900名冠心病人的调查发现，D型性格的病人，在接受手术后的6至9个月内，心脏病再次发作或因发作导致死亡的人，是其他类型性格者的4倍。

另外，在众多身心疾病的研究中，还提到一种E型性格，这类型人大多感情丰富、善于思索、很少攻击性，他们很少找别人的麻烦，情绪较为消极，自我评价偏于悲观。

此类性格好发神经官能症。生活中点滴小事就可引起这类人的焦虑，一有焦虑就又产生一系列生理功能紊乱，例如心悸、头晕、头痛、失眠等等症状。这种焦虑症带有一种波动性和不稳定性，故名之为神经质型焦虑症。

各类型性格如何调整心态：

A 型性格者往往在事业上多有所成，如能注意调整身心，就能减少患病危险。A 型性格的人首先是调适期望，实事求是估量自己，尊重别人，多听别人意见，并以之修正奋斗目标；其次，注意劳逸结合，防备疲劳过度；再次，善与人处，少挑剔，戒急躁，多关心别人，建立良好人际关系。

B 型性格的人应参加集体活动；培养事业心，积极进取；多参加有竞技内容的活动。

C 型性格的人首先应多交朋友，开阔心境，遇事及时向朋友倾吐，多参加集体文体活动等；其次，关心自己的同时更关心别人，在别人感到你是有用时，你就会体味自身价值，增强信心；再次，要学会认识自己的长处和短处，要克服回避矛盾和过分忍耐的缺点。

D 型性格的人改变离群独处的习惯；多参加社会活动；多交朋友，培养兴趣爱好；学会向他人倾诉。家人的关爱，有助于打开 D 型人的心扉，使他们能够将内心中的恶劣情绪随时排解和释放。

E 型性格的人提高对心理健康的认识，提升自己情商，增加自信心，逐步学会心情开朗和自得其乐。可以每天记录使自己情绪消极和忧伤的事例，逐渐做到自我控制，逐渐减少记录的内容。只要有一次成功，就要自我奖励一次。

☞ 茶余饭后——血型与性格

O 型血人

性格稳重、热情奔放、领袖欲高、擅争斗、办事有分寸、富于正义感。美中不足的是有时性情急躁，处理事务犹豫。

根据统计欧美人的血型为 O 型居多。一般普遍性而言，O 型血人皆具有强烈的自信心。意志坚决，同时兼有罗曼蒂克和重视现实的双重性格，但经常一遇到麻烦，他是可冲动去解决而不会后悔自己的所作所为。

O 型人敢做敢当，也因此不免流于倔犟和因执，容易倾向个人主义。

O 型血人对朋友是喜恶分明，颇富人情味。

B 型血人

平静、认真、耐心、心地善良、多愁善感。有时他们也固执，精神紧张。

东西方人最大的差别在于 B 型血人的多少，亚洲 B 型人数位居全球人之冠。

B 型血人淡泊，乐天，乍看时让人觉得冷漠且不太有礼貌，其实 B 型人向来大而化之，不注重交际手腕，属于个性爽朗、开门见山型。他对人诚恳，有深深的人情味，非常喜欢热闹。

B 型血人自我肯定意识很强，所以常常喜欢推翻别人的意见，虽然他往往是并无恶意。

A 型血人

思维缜密、谦虚谨慎，有能力达到既定的目标，他们坚信自己的力量，在感到强烈嫉妒和过分自负时易冲动而不能自制。

据统计德、日民族的血型以 A 型人居多。A 型者一般都具有双重性格，一方面心思细密，极力压抑自己，不伤害别人，积极服务别人；但另一方面又无法信任别人。

A 型血人非常注意修饰外观，对新事物最感兴趣，敏感，所以说总是站在时代尖端上。

交友方面，一旦 A 型血当你的知心朋友，就会对你特别照顾和讲信用。

AB 型血人

为数极少，他们的性格中有许多捉摸不透的东西。

一般来说 AB 型兼具有 A 和 B 型人的气质特征，往往在气质方面不统一，缺少一贯性，也就是在性格方面充满矛盾。但对事物皆有客观的看法，凡事要求合理化。

AB 型人在性格和才华上往往表现出两极化，要么能力超群，要么平庸至极。AB 型人经常擅于讥讽，多喜欢交际活动，但也厌恶攀附权贵。

AB 型人内心对人的喜恶表现得很强烈，却绝不会形之于色。

第六篇　环境与健康

第五十三章　自然环境与健康

☞ 人法地，地法天，天法道，道法自然。

第一节　气候与健康

☞ 人的体温比较恒定，保持在37℃左右，皮肤的温度在32～33℃之间，人体感觉最舒适的环境温度为20～28℃，而对人体健康最理想的环境温度为18℃左右。

一、气温

人体对冷热有一定的调节适应能力，当气温接近30℃时，人就有热的感觉，当气温达到35℃以上时感到奇热，当气温达到39～40℃时，就会感到酷热难当。北京地区也曾出现过39～40℃的高温天气，热浪滚滚，人们都不敢外出。另外，当气温降到10℃以下时，人就有冷的感觉，0℃以下时，就容易发生冻疮，长时间暴露于0℃以下时还会发生冻伤。

人体对气温的耐受性有多大？有人做过实验，在相当干燥的空气中，健康人体在50℃高温中待上2小时，在70℃高温中待上15分钟，在100℃高温中待上3分钟，而身体不受任何损害，但在饱和湿度空气中气温45℃待上1小时就会发生中暑昏迷，可见人对温度的耐受还与湿度有关。对寒冷的耐受性，有人试验在零下18℃冷库中，着内衣内裤，盘坐2小时，监测身体各项指标均正常，所以耐寒可以通过冬泳等锻炼来提高。

人体体温的调节靠周围的温度感受器和中枢神经中的体温调节中枢完成，当气温高时，会减少甲状腺素和肾上腺素的分泌，减慢代谢减少产热，同时通过皮肤的出汗等散热增加来恒定体温；很寒冷时，身体通过增加产热，减少散热来保持体温。

气温过高过低，对人体健康会产生不良影响，冬天当气温在4～10℃时容易患感冒、咳喘病，4℃以下时容易诱发心脏病，且死亡率较高，慢性气管炎病、肺心病视过冬如过关。夏天人会感到精神疲惫，思维迟钝，烦躁不安，气温高出汗多，血液浓缩，增加心肺负担，容易发生肌痉挛，脱水中暑，脑血管病等。夏天气温高，食物容易腐败，容易发生食物中毒。

二、湿度

湿度为单位体积空气中水分子的含量，日常所说的湿度为相对湿度，最利于人体健康的相对湿度为45%左右，其范围在40%～70%之间，空气中湿度大小与人体健康有着密切关系。

湿度过低、气候干燥，则流感病毒和致病力强的革兰氏阳性菌繁殖加快，而且易随粉尘扩散，引起疾病流行；湿度过低，影响呼吸道内粘膜上的纤毛运动，灰尘易附着于粘膜上，刺激呼吸道，使呼吸道抵抗力下降，易引起呼吸道疾病的产生，所以，冬季干燥气候中，白喉、流感、百日咳、脑膜炎、哮喘、支气管炎等病症的发病率显著增加。相反，火热的夏季温度过大，使人感到憋闷、压抑、精神倦怠、萎靡不振，高温高湿，汗液蒸发不畅，使人易中暑，出现恶心呕吐、头晕甚至神志障碍；湿度过大，霉菌繁殖，附着于灰尘上形成有毒尘埃，导致人们发生过敏反应、哮喘发作和风湿痛、关节病等。

湿度大小对美容也会产生不利影响,空气干燥,湿度过小,使肌肤变得粗糙、口唇干裂、鼻腔粘膜干燥出血等;湿度过大使人油光满面,头发卷曲软弱无力,形体臃肿。了解了湿度对美容的影响,可以采取些必要措施,如空气干燥时,可以使用加湿器、空气清新器等增加室内温度,也可用地面上洒水、晾湿衣服等方法增加湿度。湿度过大,则可用空调进行除湿。

三、日光

万物生长靠太阳,大自然离不开太阳,人类健康也需要日光,阳光对人类精神状态有很大影响,阳光普照时心情舒畅,阴云笼罩时则烦躁忧愁。生长中的幼儿需经常晒太阳,不然会患软骨病,因阳光照射可使人体组织合成维生素D促进钙质吸收。由于阳光对人体健康的重要性,人类利用日光浴来防治多种疾病,如日光治疗季节性失调症。冬季或长时间在黑暗中生活的人,易患抑郁症,这是由于褪黑激素分泌过多引起,这种激素在夜间不断从松果腺中分泌出来,黎明时分泌停止,阳光具有调节褪黑素正常分泌的作用。这类病人进行适当的阳光照射,具有预防和治疗作用。航空飞行跨越2~5个地区时,易发生时差综合症,出现注意力不集中、失眠、头痛等症状,此时如能连续2~3天进行适当的日光浴,很快就会恢复正常。

日光能治疗结核病、神经炎及某些皮肤病,结核菌在阴暗潮湿地方能存活几个月,而在阳光直射下很快就会死亡,因为阳光中的紫外线具有强大的杀菌作用,发散的紫外线能削弱细菌病毒的活力,抑制其生长繁殖,直射的紫外线则能直接杀灭细菌和病毒。适当的日光照射可使皮肤充血、血液循环加快、神经系统兴奋,促进全身新陈代谢,增强肌肤和全身抵抗力。因此日光浴对体质虚弱、营养不良、贫血、失眠、关节炎、神经炎及某些皮肤病,都具有一定的治疗作用。

日光能预防结肠癌和乳腺癌。美国《预防医学》报道,每天晒10分钟太阳,对人体结肠癌和乳腺癌有很好的预防作用。流行病学研究发现,光照强度大的赤道地区居民患乳腺癌和结肠癌的比例很低,研究还发现维生素D缺乏是形成乳腺癌和结肠癌的主要原因,晒太阳能使人体增加合成维生素D,从而避免机体细胞异常发育而减少患病的机会。

人类的生存离不开阳光,但并不是晒太阳时间越长越好,炎热的夏季午时,日照太强可能引起日照病,出现头痛、头晕、耳鸣眼花、心烦意乱、恶心、呕吐、神志不清,还能引起皮肤癌和诱发白内障等病,因此晒太阳要讲究时间和程度。

四、气象服务指数

气候对健康,气候对人类寿命有很大关系,老年人对气候变化的敏感性大,有人调查了不同年龄组对气候变化的敏感程度,发现老年人对气候变化敏感性达40%,而年轻人只有20%,同时还发现女性比同龄男性要敏感得多,尤其是更年期妇女。患有关节病、腰腿痛的老年人对寒冷、阴雨潮湿特别敏感,因此这些老年人被称之为"晴雨表"。老年人的死亡率也受气候的影响,在1~3月份死亡率达高峰,9月份老年人死亡率处于低谷,一天之中老人常在早晨5~7点死亡较多。

虽然气候本身不是病原体,但它可以促进原有疾病的恶化,导致一些危象的发生,如冠状动脉供血不足的老人,在气候骤变时易诱发心肌梗塞。气候变化还可以使老人出现多病同时发作,两病的同发率为5%,三病的同发率为20%,四病以上的同发率可高达75%。

因此,老人难以耐受寒冷、潮湿、暑热的气候。为了防止气候对老人健康和原有疾病的影响,应随着季节和气候的变化随时增减衣服,注意保暖御寒。

气象部门为了更好地服务于大众,推出了健康新观念:按"指数"生活。这些指数指导着人们的生活、着装、锻炼、外出等,对提高人们的生活质量,促进身体健康,提高工作效率有着十分重要的意义。这些气象服务指数目前有着装指数、晨练指数、紫外线强度(阳光指数)、空气舒适度等,下面一一加以介绍:

1. 着装指数 为了科学而舒适地穿衣戴帽,气象科研人员根据自然环境对人体感觉温度最主要的天空状况、气温、湿度及风等气象条件进行分析研究,总结出着装气象指数,它可以提醒人们根据天气的变化着装,以减少感冒等疾病发生。着装指数共分8级,指数越小穿衣的厚度越薄。具体如下:

1~2级:为夏季着装,指短款衣类,衣服厚度在4毫米以下。

3~5级:为春秋过渡季节着装,从单衣、夹衣、风衣到毛衣类,服装厚度在4~15毫米。

6~8级:为冬季着装,主要指棉服、羽绒服类,其服装厚度在15毫米以上(某些皮衣除外)。

2. **晨练指数**　根据天空状况、风速、温度、湿度及污染状况，提出晨练指数，如空气质量好于3级适合锻炼，空气质量在4～5级，污染严重不宜晨练。早晨有浓雾不宜晨练，因雾气中水汽含量大，悬浮在空气中的各种污染物不易扩散，锻炼时则会超量吸入这些污染物，对身体非但无益反而有害。晨练指数可为人们提供参考依据，指导人们晨练。

1级：非常适应晨练，各种条件都好；

2级：适宜晨练，1种气象条件不太好；

3级：较适宜晨练，2种气象条件不太好；

4级：不太适宜晨练，3种气象条件不太好；

5级：不适宜晨练，所有气象条件都不好。

☞ 所有气象条件指天空状况、风、温度、湿度以及污染状况。

3. **紫外线强度**　近年来由于臭氧层遭到日趋严重的破坏，地面受到紫外线辐射量增多，因此，如何防范紫外线辐射已引起人们的广泛关注。紫外线强度指数，可帮助人们适当预防紫外线辐射。

紫外线0～2级：此时紫外线最弱，对人体无太大影响，外出时戴上太阳帽即可。

紫外线3～4级：外出时除戴太阳帽外还需备太阳镜，并涂防晒霜，以避免皮肤受到太阳辐射的危害。

紫外线5～6级：外出时须在阴凉处行走。

紫外线7～9级：上午10时至下午4时这段时间不要到沙滩等地晒太阳。

紫外线强度10级以上时，应尽量避免外出，此时的紫外线辐射极具伤害性。

4. **空气舒适度**　为了人们在生活或外出时提前有所准备，做到心中有数，防患于未然，空气舒适度的预报分为极冷、寒冷、舒适、偏热、闷热、极热六个等级，分别表示人体对外界自然环境可能产生的各种生理感受。当预报为“极冷”或“极热”时，就是提醒你在未来24小时内，必须在具有保暖或防暑措施的环境中工作或生活，否则，极易冻伤裸露的皮肤或发生严重的中暑现象。当预报为“寒冷”或“闷热”时，则提醒人们要适当采取保暖或降温措施，否则，由于过度寒冷和炎热，会影响身体健康和工作效率。当预报为“舒适”时，说明冷暖适度，人们感到身心爽快，是休闲度假、出行旅游的好时光。

第二节　生活污染与健康

一、空气污染与健康

我们每天要收看、收听空气质量预报，空气质量优劣与健康有着密切关系，空气质量内容包括一氧化碳、二氧化碳、臭氧和可吸入性颗粒物。而影响空气质量的主要物质是可吸入性颗粒物。大气中有害的颗粒物来源于沙尘、汽车尾气、冬季取暖时烟囱排出物、道路施工的灰尘等，室内颗粒物来源于厨房炒菜时油烟及燃料的不完全燃烧的烟雾；室内抽烟者吐出的烟雾，饲养宠物皮毛上的微粒等。

城市中空气污染来源主要是汽车排放的尾气，汽车尾气中有细小颗粒物及碳氢化合物、一氧化碳、氮氧化合物等有害气体，以柴油为原料的重型载重汽车排放尾气中除上述物质外还有硝基苯、二硝基芘（这是一种强效致癌物）等，长期吸入这些物质对人类健康十分有害，日本东京理科大学日本国立环境卫生研究所的研究小组，做过小鼠的动物实验，将小鼠放在交通要道车流量较大的路旁，结果发现，随着空气中柴油废气浓度增高，老鼠生成精子的能力也随之降低，当柴油废气在大气中的浓度增加1倍时，老鼠的精子生长能力可下降两成。当废气浓度增加20倍时，其精子生长可降低五成。据统计，在英国，直径为10微米的小颗粒是造成伦敦每年死亡1万人的主要原因。细小微粒不仅能引起肺癌，而且还可引起心血管疾病。

细小颗粒物，很微小，直径在10微米以下（10μm），悬浮在空气中，人的肉眼看不见，随呼吸吸入人体肺部。据测试，人体每次吸气可吸入大约50万个微粒。环境污染重的地区，人们可吸入的微粒要比一般环境多100倍以上。细小微粒按直径大小沉积在呼吸道各个部位中，粒径大于10μm颗粒物大部分被阻挡在上呼吸道（鼻腔和咽喉部），直径小于10μm的颗粒物能穿透咽喉部进入下呼吸道，直径小于5μm颗粒物其危害性最大，它能沉积于呼吸道深处肺泡内。

颗粒物从两个方面作用于人体：一是物理方面的作用，细小颗粒物通过呼吸道进入人体肺部，对支气管壁和肺泡壁产生刺激作用，出现粘液，引起肺部病变，出现咳嗽、呼吸困难，心脏病患者可引起心脏方面症状。二是化学方面的作用，微粒上附有大量有害物质及致癌物质，引起肺部病变。

室内空气污染的另一个重要来源是吸烟，家庭、饭店、影剧院、车站、办公室，均成了吸烟嗜好者“吞云吐雾”的天地，殊不知，当他在吸烟时，不但危及自己的身体，还累及他人的健康。据研究，烟草中含有3000多种化合物质，如烟焦油、尼古丁、一氧化碳等，其中烟焦油是致癌物质，可增加全身癌症的发病率，其中肺癌的发病率最高，可达6～9倍。吸入尼古丁和一氧化碳后会促进交感神经兴奋，引起心跳加快、血压升高、血粘度增高、周围血管收缩、血管内膜细胞受损，导致高血压、冠心病、心肌梗死、动脉硬化、猝死等，卫生部门公布目前人们引起死亡的重要疾病是癌症和心脑血管疾病。北京市统计每100个死者中，心脑血管病死亡者占52人，癌症死亡者占42人。这些也都是与吸烟有关的疾病，而且目前心脑血管疾病的发病率增高，有向年轻化趋势发展，与吸烟者年轻化有关系。有研究，一支香烟中的尼古丁可以毒死一只小白鼠，25支香烟中的尼古丁可以毒死一头牛，40～60毫克纯尼古丁可以毒死一个人。所以有一种说法：悄悄的凶手是高血压，无声的凶手是高血脂，微笑的凶手是香烟。

吸烟又分吸烟者及被动吸烟，被动吸烟又称“二手烟”，即周围不吸烟者将吸烟人弥散在空气中的烟雾吸入自己的呼吸道。中外科学工作者20多年研究结果表明，吸入任何剂量的二手烟均不安全，尤其危害孕妇、婴幼儿、青少年。孕妇吸烟或常遭遇“二手烟”侵害，可使胎儿发育成长受阻，并致胎儿呼吸道狭窄30%；肺脏的通气和换气功能比正常胎儿低50%，出生后发生各种“感染性疾病”或支气管哮喘的概率高于一般幼儿，先天性心脏病的发病率显著增加，并可增加流产、早产、死胎的机会，可降低胎儿出生时的体重。

各年龄段人群吸烟或“二手烟”可诱发肺癌、鼻咽癌、唇癌、口腔癌及呼吸道感染或哮喘，加剧心脏病，危及眼、耳、鼻、皮肤，使之面色发暗，使原本升高的血压治疗效果差，难以降到正常。

国外研究机构还对停止吸烟及戒烟者作了追踪观察。停止吸烟后20分钟血压恢复到正常，手足的温度也恢复到正常，8小时血中的一氧化碳水平降到正常，血氧含量回升到正常以上；24小时后形成心绞痛的危险开始下降，48小时后神经末梢开始再生，嗅觉及味觉能力增强，2周至3个月后，肺脏的通气与换气功能可增加30%，1至9个月后咳嗽、鼻窦充血、疲惫、气短等情况减轻，呼吸道上皮细胞纤毛再生，清除粘液污物能力上升，呼吸道感染机会减少，1年后冠心病发病风险仅占吸烟者的50%，戒烟5年后肺癌患病率下降50%，戒烟5～15年后脑中风半身不遂的发病风险降至非吸烟者水平，口腔、咽喉、食道等部位癌症发生率与不吸烟者相等，癌前细胞可被正常细胞取代；戒烟15年后冠心病发病率与不吸烟者相似。

☞ 世界卫生组织将每年的5月31日定为世界无烟日，将“清洁空气，拒吸二手烟”等作为主题。要求人人不吸烟，不敬烟。爱护环境，清洁空气，珍惜健康，珍重生命。

室内空气污染的另一个重要场所——厨房。厨房是家庭住房内一个重要组成部分，一日三餐均要在厨房内完成，与家庭生活密不可分，厨房内空气污染来自二个方面，一是各种燃料燃烧时产生的空气污染物，另一个是炒菜时产生的油烟。燃料燃烧时会产生一氧化碳、二氧化碳、氮氧化物及含有多种有害成分和致癌成分的颗粒及灰尘。炒菜时同样也会产生各种气体，尤其在油锅冒烟时放入菜，产生油烟更多，油烟中含有氮氧化物、一氧化碳、二氧化碳、丙烯醛，及强烈的致癌物苯并芘等混合物。测试证明，人们在厨房内做饭1小时所吸入的污染物量相当于一个人在室外一般环境中5～10小时的吸入量。调查资料说明，经常主厨的主妇，其呼吸系统患病率和肺癌发病率高于一般人，体弱多病者及心脏病患者在厨房内停留时间过久，而出现头晕、头痛、恶心等不适症状。孕妇经常掌勺，也会影响腹腔中的胎儿。燃气燃烧不充分，会产生大量一氧化碳，当空气中一氧化碳（CO）含量超过千分之一时，人们就感到头痛、恶心、呕吐、四肢无力，冠心病患者就会发病，同时还会损害人的视觉，使人的行动和反应变得迟钝。当CO在空气中含量达到百分之一时，人体吸入2～3分钟即可失去知觉，并可能中毒死亡。《健康报》刊登了姚碧云大夫的文章：《厨房空气污染，厨师心脏受损》。他们选择了包头市3所院校和两家大型宾馆，对厨房中的CO浓度进行监测，结果5家厨房CO超标，超标率达71.5%，最严重的超标达19.5倍。他们对138名厨师呼出气体的CO浓度测定，其结果明显高于对照组。为了证实CO对人体的危害，他们又对138名厨师进行心电监测，发现41名厨师心电图表现异常，明显高于对照组。人对二氧化碳（CO_2）反应更为敏感，空气中含有少量的CO_2，就会使人感到呼吸困难和提高儿童对呼吸道发病率。

为了减少厨房内空气污染和对人体的危害应采取多种防护措施，烹调时注意室内通风，安装抽油烟机，正确使用燃气和燃气灶等。

二、蔬菜水果污染与健康

蔬菜和水果是人类生活的必需品，是人体营养素的重要来源，随着生活水平的不断提高，人们对蔬菜水果的需求是越来越大。蔬菜水果的质量好坏直接关系到人体的健康。

蔬菜水果的污染主要是农药的超标。北京市卫生局对北京市场的蔬菜水果进行了抽检，绝大部分产品符合标准，但也发现有的蔬菜水果农药残留量超标。检测的蔬菜有5个品种329件，其中韭菜69件，菠菜65件，芹菜67件，圆白菜63件，油菜65件，样品进行六六六、DDT、有机磷等检测，其结果为，蔬菜中甲拌磷检出率为5.3%，氧化乐果为4.3%，敌敌畏为3.8%，甲氨磷为0.5%，1605为1.9%。

蔬菜中农药残留物，主要是有机磷和氨基甲酸类农药，如氧化乐果、乐果、马拉硫磷、甲氨磷、久效磷、硫磷、百克威、抗蚜威、西维因等。这两类农药是杀虫剂，主要作用是抑制昆虫中枢神经系统，使昆虫中毒致死。同样这类农药也能抑制人体内乙酰胆碱酯酶的生理活性，阻断神经传导，引起神经麻痹乃至死亡。

农药中毒后可出现头晕、头痛、腹痛、食欲减退、视觉模糊、恶心、呕吐、多汗等症状，重度中毒者还会出现胸部挤压感，肌肉颤抖等，严重的出现脉搏呼吸加快、昏迷等症状。同时残留农药可在体内积蓄中毒，导致一些慢性疾病，如肌肉麻木、咳嗽等，甚至会诱发癌症、心血管疾病、糖尿病等，孕妇则会影响胎儿发育，甚至导致胎儿的畸形。

蔬菜水果中残留农药的存在主要有两种形式：一种是附着在蔬菜水果的表面。另一种是植物在生长过程中农药直接进入蔬果的根茎中。

关于“虫打菜”、“虫打果”的问题，许多人认为蔬菜瓜果被虫子叮咬过，说明农民在种植这些蔬菜水果中没有或很少施用农药，因而食之较为放心，这种蔬果受到欢迎。其实这是一种误解。“虫打菜”、“虫打果”的出现，说明前一段时间，菜农未施农药或农药施放得少，但当菜农发现蔬菜上有虫眼后，一般都会再次喷药，有时会加倍喷药，以求将虫子赶尽杀绝，避免变得千疮百孔，同时由于蔬菜的表面腊质层被虫咬后细胞外露，更容易进药，残留农药会更多。

为了让人们吃上放心菜，政府部门采取了许多措施，加大了管理检查力度，对菜农进行科普教育，使他们能科学地使用农药。同时消费者也应采取自我保护措施，不买来路不明或不在指定地点的蔬菜。一般而言，夏季蔬菜中叶菜、豆角是污染较多的品种，瓜果类略强，反季节蔬菜危险性也较大，要学会正确选菜。从菜的外观来说，如果菜叶呈不正常的浓绿色或油光光的，叶子往内凹进，最好不要买，同时还可闻闻是否有刺鼻气味，有刺鼻味说明残留农药超标。蔬果可去皮食用，以去除一些农药危害；很多蔬果的皮是可食用的，且皮中含有很多营养物质和天然抗氧化剂，因国家允许使用的农药绝大多数是水溶性的，故用清水（可加优质餐洗剂）浸泡并多冲洗几遍，蔬果上80～90%的残留农药就可以去掉。做菜时先洗后切避免交叉污染，同时烹调加热也会破坏一些，这样处理后剩余的农药对人体危害就不大了。

三、电磁波与健康

家用电器、电脑、移动电话等已成为人们日常生活的必需品，人的工作、学习、生活越来越离不开电子设备。据专家说，各种电器装置只要处于操作使用状态，周围就会存在强弱不等的电磁辐射。但是电磁辐射到底对人体是否有害，媒体报道众说纷纭。有媒体报道孕妇每周使用计算机20小时以上，其流产率将增加80%，畸形儿出生率也有所上升，一定强度的电磁辐射对人体健康有不良影响，人体如果长期暴露在超过安全剂量辐射的环境中，人体细胞就会被大面积杀伤或杀死。因此，电磁波也对环境造成污染，并危及人体健康，从而成为继废气、废水、废渣和噪音之后的人类环境的第五大公害。

电磁波看不见，摸不着，闻不到，却无处不在。电磁波可分：①高频：即中波或短波，波长10～3000米，频率$10^5 \sim 3\times10^7$赫；②超高频：即超短波，波长1～10米，频率$3\times10^7 \sim 3\times10^8$赫；③特高频：即微波，波长1米至小于0.01米，频率$3\times10^8 \sim 3\times10^{10}$赫以上。日常家用电器如空调器、电脑、彩电、电热毯、微波炉、电视发射台、医疗电器等均可产生电磁辐射，这些电磁波其效率超过10^5赫以上时可对人体有害，它能穿透人体，对人体健康产生如下影响：

1. 对心血管系统影响：其症为心悸、头痛、失眠、心动过缓、窦性心率不齐、烦躁易怒、血压升高或降低、心电图异常、起搏器功能失常。

2. 对视觉影响：视力下降，形成白内障。

3. 对生殖系统影响：性功能降低，男子精子质量降低，孕妇发生流产、胎儿畸形等。

4. 对人体免疫功能影响：白细胞减少，免疫功能下降，可诱发白血病、淋巴瘤、脑瘤等。

总之，电磁波功率越高，辐射强度越大，波长越短，频率越高，距离越近，接触的时间越长，环境温度越高，湿度越大，空气越不流通，则污染也越大。老人、儿童、孕妇属对电磁波敏感人群。

为了减少电磁波的环境污染，降低电磁辐射对人体健康的影响，中消协向消费者发布了消费警示，告诫人们在日常生活中须防电磁辐射。其预防施如下：

1. 提高自我保护意识，重视电磁辐射对人体的危害，多了解有关电磁辐射的常识，学习防范措施。

2. 不要把家用电器摆放得过于集中，或经常一起使用，以免使自己暴露在超剂量辐射的危险之中，特别是电视、电脑、冰箱等更不宜集中放在卧室内。最好少用电热毯，若用也应入睡前切断电源。

3. 各种家用电器、办公设备、移动电话等都应尽量避免长时间操作，如电视、电脑等电器需要较长时间使用时，应注意至少每一小时离开一次，采用眺望远方或闭上眼睛的方式，以减少眼睛的疲劳程度和所受辐射影响。

4. 当电器暂停使用时，最好不要让它们处于待机状态，因为此时可以产生微弱的电磁场，长时间也会产生辐射积累。

5. 对各种电器的使用应保持一定的安全距离。如眼睛离荧光屏的距离，一般为荧光屏宽度的5倍左右，微波炉在开启后要离开至少一米远，孕妇和小孩应尽量远离微波炉。

6. 消费者如果长期涉身于超剂量电磁辐射环境中，应注意采取如下自我保护措施：

(1)居住、工作在高压线、供电站、电台、电视台、雷达站、电磁波发射塔附近的人员，佩带心脏起搏器的患者，经常使用电子仪器医疗设备、办公自动化的人员，以及生活在现代电器自动化环境中的人群，特别是抵抗力较弱的孕妇、儿童、老人及病患者，有条件的应配备针对电磁辐射的屏蔽防护服，将电磁辐射最大限度地阻挡在身体之外。

(2)电视、电脑等有显示屏的电器设备可安装电磁辐射防护屏，使用时还可戴防辐射眼镜，以防止屏幕辐射上的电磁波直接作用于人体。

(3)手机接通瞬间释放的电磁辐射最大，为此最好在手机响过一、两秒后或电话两次铃声间歇中接听电话，手机的天线顶端应偏离自己的头部。

(4)电视、电脑等电器的屏幕产生的辐射会导致人体皮肤干燥缺水，加速皮肤老化，严重的甚至会导致皮肤癌，所以，在使用完上述电器后应及时洗脸。

(5)多食用一些胡萝卜、豆芽、西红柿、油菜、海带、卷心菜、瘦肉、动物肝脏等富含维生素A、C和蛋白质的食物，以利于调节人体电磁场紊乱状态，加强机体抵抗电磁辐射的能力。

四、噪音与健康

环境污染除了空气污染、污水、废渣、电磁波污染等之外，还有一种污染往往被人们容易忽视，那就是噪音污染。噪音对健康产生一定影响，噪音污染也日渐引起人们的注意。噪音污染已被列为社会第三大公害。

人耳最适宜的音域在40~60分贝，而且对中、高频音较敏感，一般只需5~10分贝即能感受。有人作过统计，当噪音达到80分贝时，人耳连续接触8小时以上，就会造成听力损伤的危险。当达到120分贝时可立时损伤听力，强大的噪音可损伤耳蜗，损伤人耳内听觉末梢感受器——毛细胞，强大的低频振动还可损伤内耳。同时强噪音产生的声压影响三叉神经，使人产生明显的疼痛。强噪音常见于摇滚乐演奏会扬音器前面，经常听这种音乐，将会产生头胀、头痛、耳鸣、易激动、听力下降、记忆力减退等症状，时间长了听力将会明显下降。

噪音无处不在，外界有大型汽车行进中轰鸣声、汽车喇叭声、机械施工隆隆声、音响商店歌曲、迪厅的迪斯科舞曲等，家庭中也有噪音的污染，家用电器、收录机、儿童玩具、乐器及家庭成员欢歌笑语、激烈争吵嘈杂声均构成家庭中的噪音。

噪音对健康的影响，不仅损害听力，还对其他健康状况造成损害。内蒙古包头医学院岳淑芬等人通过健康调查证明，环境噪音能导致接触者患高血压病。岳淑芬调查了长期接触噪音的100名建筑工人，接触噪音大于80分贝，接触年限1~30年，平均工龄15年，这100名工人中高血压发病率为23%，比对照组高出将近一倍。还发现，随着对噪音接触时间的延长和接触噪音强度的提高，高血压患病率也有明显升高趋势。接触噪音5年者高血压患病率为5.88%，而接触30年者，高血压患病率达50%，接触噪音强度80~90分贝者高血压患病率为13.63%；当强度增为101~108分贝时高血压患病率提高到55.56%。噪音引起高血压原因为噪音通过听觉器官传入大脑皮质植物神经中枢，久而久之，就会引起人体植物神经调节功能紊乱，导致接触者血压增高。

家庭中的噪音则可影响少儿的发育和健康，据国内外研究资料介绍：家庭噪音，尤其是家庭中音响、缝纫机、吸尘器等机械声可影响婴儿和母腹中的胎儿，因新生儿和妊娠期胎儿已具备一定的听力，但其听觉器官还很娇嫩和脆弱，当噪音超过50分贝后，不但会影响睡眠和休息，还会改变其呼吸频率和惊慌。对少年儿童也可产生严重影响，表现为导致儿童智商低下，学习成绩差和缺乏语言能力。因噪音可使儿童注意力受到干扰和分散，学习走神，精力不集中，做作业效率低，差错多，还可挫伤儿童学习语言的兴趣，影响语言表达能力的发展。

现在人们还常看到年轻人耳内塞着耳机，一面走路一面听音乐，一面骑车一面听歌曲，街上声音嘈杂，势必将随身听音量放大。殊不知,耳机也会损害人的听力,时间长了会患上一种叫做“感音性耳聋”的疾患。因此,最好不要使用耳机,如要使用应尽量降低耳机的音量,以不刺耳为宜,使用耳机要有间歇,不要长时间连续收听,每天收听不宜超过 1 小时,特别在酒店,睡眠不足或疲劳时更要节制,如果发现自己听力下降、耳鸣、眩晕,应当及时应诊。

交通主干道上车流量大,噪音严重,影响周围居民的生活、学习,已引起了有关部门重视,邻近居民区的公路旁装上了隔音墙。但家庭中的噪音还未引起人们足够的重视,尤其希望有婴幼儿家庭,在说话、动作、使用音响等尽量减少噪音,家人也不要带幼儿去迪厅等场所,以避免噪音污染对幼儿的影响。

五、光污染与健康

在人们生产、生活环境中普遍存在着光污染,也称视觉环境污染。光污染主要来源于人类生存环境中日光、灯光以及折射光源造成的各种逾量和不协调的光辐射。光在带给我们明亮、美观的同时,也潜伏了污染的阴影。研究发现,光污染不仅危害视觉系统,还损伤人体生理和皮肤等系统,而出现头晕、目眩、失眠、心悸和情绪低落等神经衰弱症状。

常见的光污染有以下几种:

1. 耀目光源:舞台的灯光,舞厅中刺眼耀目的多变光源,城市中的霓虹灯等,这种光源与自然光源不同,是非全光谱的照射,会扰乱人们正常的生物钟规律,干扰大脑中枢的高级神经,使人在短时间内出现头晕、目眩、站立不稳、头痛、失眠、注意力不集中现象及血压升高、心急躁热等各种症状。

2. 强光线:冶炼工业、焊接工业可产生极强光线,这种极强光线可以刺伤眼球内的晶状体、视网膜等,长期接触而无保护措施,则可导致容易出现白内障及眼球内发现盲斑,影响视力。

3. 反射光:城市中建筑物采用镜面玻璃、铝合金、不锈钢等外表装修者,在日光照耀下出现反射光(称白色污染),这种反射光会把人的眼睛刺得火辣辣的,并有精疲力竭、头晕眼花、坐立不安的感觉。

4. 紫外线、红外线:过强的紫外线、红外线照射也是一种光污染,它能灼伤人的皮肤,使皮肤出现红斑,甚至导致中暑和皮肤癌等。

第三节　绿化与健康

大自然中树木是一种人类生存和健康的重要因素。唐代著名中医孙思邈是百岁寿星,曾经记述“道林养性”,其他许多学者也都提到树林对健康起到的作用及树木与健康长寿的关系。道家用“仙”来比喻长寿,“仙”即山人,深山老林中人。古代练气功导引者均选择深山老林,吸清吐浊,绿色树林对促进健康长寿古人早就认识并有理论总结。绿色不但能美化我们的环境,而且能减少城市污染,对保障人类健康起到重要作用,地球上没有了绿色,没有了绿色植物也就没有了生命。

一、绿化可以调节气温、湿度

树林可以遮阳,炎热的夏季人们都愿意走在林荫大道上,因为茂密的树叶不但可遮日还可以吸热,同时蒸发出大量的水分,使气温降低,湿度增高。据测定,夏天在城市中,绿化好的地区比绿化差的地区温度低 4℃以上。遮阳好的马路比无树木的马路温度低 3 ~ 5℃,相对湿度增加 10% ~20%。北风凛冽严寒的冬天,树木不但抵挡风还能将白天阳光中的热量保存下来,夜晚又释放出来,可使局部气温提高 2 ~ 3℃。

二、绿化可以降低尘埃污染

大气监测数据表明,地球上每年降尘量达 1000 万吨至 3700 万吨之多,人吸入被尘埃污染的空气,感到咽部刺激不适,容易患咽炎、气管炎、尘肺等疾病,城市中降低尘埃的最好办法是绿化、植树、铺草,城市周围密植树木,形成防护林,这样既可降低风速又可防止沙尘对城市的威胁,城市内也需密植树木,广铺草坪,树、灌木、草立体分布,消灭露土,就可防止尘土飞扬。而且有的树叶有绒毛,有的树叶能分泌粘液或油脂,起到滞留或吸附尘埃的作用。据测定,有绿化的街道比无绿化的街道空气中尘埃含量要降低 56.7%。

三、绿化可以减少空气中的有毒气体

城市中由于取暖，汽车尾气等排放出有害气体造成大气污染，所以大气中硫化物、氟化物、二氧化硫、氨气、有机苯、醛等有毒气体含量较高，严重影响人们的健康。植树造林是治理环境污染的重要措施，许多树木有吸收有毒气体的能力，如洋槐能吸收氟化氢，加拿大杨、槭树能吸收空气中的醛、醇、铜等有害气体。因此，植树造林要根据树种有计划地合理安排。

四、绿化可以减少空气中的细菌

许多植物在生长过程中能够分泌出一种挥发性物质叫植物杀菌素，可以抵抗各种有害细菌的侵蚀，绿化种植这些植物可以使空气中流动和渗透着植物杀菌素，就能直接减少空气中有害细菌的数量。据南京市监测数据分析，公共场所每立方米空气中含菌50000个，绿化好的街道含菌5000个，公园中含菌低于4000个，植物园中含菌仅1000个，可见植树种草绿化具有空气净化作用。

五、绿色植物可以吸收二氧化碳，制造氧气

绿色植物通过光合作用，吸收水分和二氧化碳，合成有机物，并释放出氧气，这个过程对维持环境氧平衡和碳的循环有着重要意义。城市中工业废气排放，取暖锅炉排放，汽车尾气排放都产生大量二氧化碳，空气质量下降，因此增加城市林木覆盖率和绿地就能减少空气中二氧化碳含量，增加氧的浓度，改善大气质量，增进健康。

六、绿化可以防护噪音的危害

城市居民区植树造林，公路两旁营造防护林均可起到减少噪音的作用。据日本研究，40米宽的防护林带可减少噪音10~15分贝，有林木绿化的街道比没有绿化的街道减少噪音8~10分贝。树木的枝叶粗糙不平，能起到阻挡和吸收噪音的作用，据测定阔叶乔木的树冠能吸收26%的声波。因此广植树木，可使人们免受噪音的危害。

七、绿色有利于安定神经和维持血压稳定

绿色可以安定人的神经活动，使人情绪平稳，消除疲劳，绿色环境使人的皮肤温度降低，脉搏减少，呼吸均匀，血流减慢，血压稳定从而使人的紧张心情得到缓和，心理上获得平衡。据测定，绿色环境中空气中负氧离子较多，城市中负氧离子每立方厘米有100~200个，森林空气中负氧离子可达10万~100万个，负氧离子被称作空气维生素，对人体健康有非常重要的意义，负氧离子可以改善心肌营养，扩张血管，促进血液循环，降低血压；负氧离子又能清除疲劳，振奋精神，提高工作效率，改善睡眠质量；它还能对各种细菌病毒及致病过敏原有抑制作用，起到防病、治病、健身益寿作用。

绿色对人类的生命至关重要，对人体的健康也越来越被人们认识，营造绿色环境也越来越引起人们的重视，同日光浴一样，眼下又流行起森林浴，森林浴即到森林中去沐浴树林中那种特有的气息氛围。日本森林综合研究所专家对18名受试者进行研究，他们让18名受试者闻杉树木屑的香气，在前后90秒的时间里测试他们的血压、脑血流等，发现其结果都发生了不同程度的变化，血压降低3%~4%，脑血流量趋于减少，情绪逐渐稳定。当人们在情绪抑郁时唾液中的荷尔蒙会增加，可是处于模拟森林温度、湿度的人工气象室中就减少，每毫升唾液中可测出0.4微克的荷尔蒙，与森林中测得的0.3微克相近，研究认为构成木屑香气主要成分有萜萜、柠檬萜等天然物质，该类物质具有松弛精神、稳定情绪作用，森林中散步时不仅闻到木质的香气，林中小溪的流水声、鸟鸣声、风吹树叶的沙沙声，触摸树皮的感觉，均可使人心旷神怡。

有些医院为那些不便行走的人，在医院内引进森林浴疗法，如日本国土癌症研究所专门开辟了一种模拟森林浴环境的治疗室，治疗室内放有散发萜萜（音“贴”）、柠檬萜成分的木屑，还有森林景象的环幕电视，鸟儿鸣唱的声音等，通过视、听、嗅感官，帮助癌症患者消除抑郁情绪。研究了30名病人，这些病人不仅精神状态有所改善，个别的病人还消除了化疗引起的恶心呕吐等副作用。森林浴不一定非要在森林中进行，城市中花园、花房、良好环境的林荫道均可进行。

绿色与健康，除了树木对健康的作用外，花卉对人类健康起到很好的作用，花在我国很早即被列入可以使人们健康长寿的物质，民间也流传着许多种赏花益康的谚语：“花中自有健身药”、“养花种草，不急不恼，有动有静，不生杂病”、“种花长福，赏花长寿，爱花养性”。花是自然界的保健养生医生之一。

当代劳动人民在长期实践中运用花香来治病，古代有许多关于用花治病的著作，如秦汉时期的《神农本草经》

就有对用花卉治病的记载；东汉神医华佗曾用花草治疗肺痨、吐污等疾病；明朝李时珍在《本草纲目》中也记载了数百种花卉的功能。现代花香疗法已经被各国广泛应用。

现代科学证明，花香具有镇静安神，调和血脉的作用。常见花卉对健康的好处有：茉莉花可以理气解郁，使人心情舒畅；荷花一身都是宝，荷叶、荷花、莲藕、莲子均能应用，荷花的香气可以使人感情温顺缠绵，荷叶具有清热解暑作用，莲子具有养心健脾作用，近代有人用荷叶防治冠心病；紫罗兰和玫瑰的香味使人身心舒爽愉快；天竺葵的香味能镇静神经和消除疲劳；柠檬香味可驱赶睡意，使人思路清晰；栀子花香味可以清肝利胆；桂花香味使人疲劳顿消；金银花香味有明显的降压作用；丁香花实验证明可以杀菌，对呼吸道消化道疾病都有一定治疗作用；因此，人们把花香作为健身祛病的“保健医生”。

人们在紧张的工作之余常常徘徊于花木之间，尽情观赏花卉之色、香、韵、姿，不但可以悦目怡神，陶冶情操，增添生活情趣，而且大大有益于身心健康。当您满怀忧愁之时，一旦步入花的世界，花香沁人心脾，您的忧愁会烟消云散；当您怒火中烧之时，来到鲜花丛中，香气袭来，你会马上心平气和，大有“观赏百花，饱餐秀色，随境怡情，健身养性”之感。

从流行病学中也看到，经常从事园艺劳动的人较少得癌症，而且寿命比一般人长，这是由于花草树木生长的地方空气清新，负离子积聚也多，氧气充足，同时忙于种植、培土灌水、收获，容易忘却其他不愉快的事情，从而调节了机体的神经系统，调节了机体的免疫系统，起到了防癌、抗癌作用，即人们所说的“种花增寿，赏花益康”。

近年来，室内装饰引起的疾病也日渐增多，装饰材料及家电使用、室内污染也日渐引起人们的重视，人们在采取防治措施外，不妨栽植些能净化环境的花草树木。

下面介绍一些净化环境的植物：

木槿（音“紧”）：又名朱槿，槿树条，被称为“天然解毒机”。木槿能将空气中的有害物质如二氧化硫（SO_2），在体内分解，转化为无毒物质。二氧化硫（SO_2）毒性很大，当浓度达到十万分之一时，人就不能长时间工作，当它的浓度达到万分之 四时，人就会中毒死亡。木槿有自行解毒的本领，将有毒物质在体内分解，转化为无毒物质，因此被称为“天然解毒机”。生态学家研究发现木槿叶片中含氯量及粘附在叶片上的氯量最多，氯对二氧化硫有很强的抗性，二氧化硫对木槿的叶肉细胞危害极小，木槿叶片的滞尘量在 18 种植物中名列第二。因此人们常常把木槿当作环境保护者来种植。木槿花和根还有药物作用，性平昧甘，具有清热利湿，解毒之功效。

水葫芦：又名凤眼莲。它的茎中海绵组织含有大量气体所以直立于水中，江南水乡多有养殖，繁殖能力极强。水葫芦能净化水，分解有毒物质。实验证明，1 公顷水葫芦 24 小时内可以从污水中吸附 34 公斤钠，22 公斤钙，17 公斤磷，4 公斤锰，2.1 公斤酚，89 克汞，104 克铝，297 克镍，321 克锶及较强的吸收及积累锌能力。水葫芦还能将酚、氰等有毒物质分解为无毒物质，因此水葫芦被称为“污水净化器”。

榆树：又称白榆、家榆，分布广，适应性强，喜光耐寒，易于种植。榆树对空气中的尘埃有过滤作用。据测定，它的叶片滞尘量为每平方米 12.27 克，名列九种抗污能力较强植物之首，有“粉尘过滤器”之称。同时，对大气中的二氧化硫等有毒气体也有一定的抗性。

泡桐：常见的有白花桐，楸叶泡桐，毛泡桐，兰考泡桐，川桐等，其生长迅速，树干挺直，树冠庞大，叶大多毛，分泌粘液，能吸附粉尘，净化空气，并且对二氧化硫、氯气、氟化氢、硝酸雾等有毒气体有较强的抗性，被称为“天然吸尘器”。

珊瑚树：又名法国冬青，是常绿灌木或小乔木，高达 3 米以上，它是建造园林、绿篱和栽植防火树的优良树种。环境的噪音，已构成一种严重的社会公害，尤其城市中噪音的危害更大。降低噪音除了城市布局建隔音墙外，绿化街道是有效的方法，因为树冠有很强的吸音作用。据生态学家测试，在 20 米宽的马路上栽植珊瑚树、杨树、桂花树等各一行，可降低噪音 5～7 分贝。在树木选择中，树冠矮小的乔木或灌木远比树冠高大的降低噪音功能大，珊瑚树就是理想的树种之一，因此被称为“绿色消声器”。

女贞：是一种常绿灌木或乔木，其果实女贞子，是传统中药材，具有补肝益肾之功效。女贞常用作对环境污染的监测，它是一种对环境敏感的植物，能帮助测定和掌握环境污染的程度、范围以及污染物的类别和毒性强度。女贞是一种称职的汞污染监测兵，它对剧毒的汞蒸气反应相当敏感，一旦受熏，叶、茎、花冠花梗和幼蕾便会变成棕色或黑色，严重时会落叶、掉蕾。女贞还能吸收毒性很大的氟化氢、二氧化硫和氯气等。女贞还是降低噪音的较好树种，日本大阪机场，为了减低噪音，在跑道两旁种植了近 4000 株女贞和雪松，减低噪音达 10 分贝。

黄杨：又名“瓜子黄杨”，是常绿灌木或小乔木，黄杨生长缓慢，木质坚硬，是常见的庭院观赏树木。黄杨的叶片有革质，表皮细胞有较厚的角质层，所以对二氧化硫、氯气、硫化氢、氟化氢等有毒气体有很强的抗性，还有吸除毒气、净化空气的本领。黄杨的吸氯量在九种抗污能力较强的植物中列第二位，人们称其为“常绿净化器”。

山茶花:它有抗拒二氧化硫、氯化氢、铬酸和硝酸烟雾等有害物质的侵害,对生活环境有净化作用。

月季:它能吸收氟化氢、苯、硫化氢、乙苯酚、乙醚等气体,对二氧化硫及二氧化碳也有相当的抵抗能力。

杜鹃:它是抗二氧化硫等污染的理想的花木。

紫薇:它对二氧化硫、氯化氢、氯气、氟化氢等有害气体有防止污染的作用。

桂花:它对化学烟雾有特殊的抵抗能力,对氯化氢、硫化氢、苯酚等污染物有不同程度的抵抗性。

吊兰、芦荟:可防止甲醛的污染。

菊花、铁树:可减少苯的污染。

石榴树:抗污染面较广,能吸收二氧化硫,对氯气、氯化氢臭氧、水杨酸、二氧化氮、硫化氢等都有吸收和防御的作用。

这些花木,既能观赏,陶情养性,增添生活乐趣,又能净化环境,有益于健康,何乐而不种植呢?

人们在关心大环境的同时,也越来越关注居室小环境的美化,许多老年朋友爱好花草,在家庭养植各种花木,这样既劳作了四肢,又欢愉了耳目,对健康、健美、长寿十分有益。适合家庭养植的花卉品种很多,有绚丽多彩的月季花、茶花、君子兰、仙客来等;有清新幽雅的文竹、黄杨、万年青、松柏等;有硕果累累的石榴、金橘、佛手等;更有花香四溢的茉莉、兰花、桅子等。养花的搭配也很重要,这样可以突出重点,有主有从,根据季节不同,将花、叶、果巧妙组合,如早春以花为主,配以青叶;盛夏以芳香为主配以绿色盆景;金秋以果为主,配以叶花;寒冬以看青为主,配以花果。这样使您的家庭四季如春,生机盎然。

在这里要提醒老年朋友,室内养花要注意的地方:

1. 花的数量不宜过多,因为花草在白天阳光下进行光合作用,吸收二氧化碳放出氧气,但到夜间则相反,吸收氧气,放出二氧化碳。室内花卉放置过多,夜间放出二氧化碳过多,氧气相对减少,室内造成一个供氧不足的环境,对老年人不利,尤其患冠心病、高血压的老年人会感到胸闷、憋气等不适。因此在居住的房间内,夜间摆放盆花不宜过多。

2. 不要养植对人体有害的花卉,如夜来香,长时间闻之会引起气喘烦闷,甚至影响记忆力;郁金香花中含有毒碱,人们密切接触2小时以上会发生头晕;含羞草含有一种含羞草碱,经常接触会引起人畜毛发脱落。这些花草对人体有害,不宜在居室内养植。

3. 过敏体质的人养花应慎重,不要养植那些会引起过敏的花卉。

花卉自古以来就与人类文明生活结下了不解之缘,也是人类文化艺术遗产的一部分,人们养花、种花、赏花,花在人类生活中成为不可少的部分,尤其老年人成为生活的重要组成部分。人们在工作学习之余,漫步在鲜花丛中,给人以纯洁、高雅、愉悦的感觉,使人镇静神经,消除疲劳,身心舒畅,故有“常在花间走,活到九十九”之说。

第四节　居室与健康

居室是人们生活、休息的重要场所,人的一生中有一半以上的时间是在家庭中度过,因此,居室内环境对机体的健康有着非常重要的关系。我们不但要有一个优美舒适的居住环境,还要有一个健康卫生的居室,只有两者相结合才是一个完美的家庭环境,才能促进健康和精神愉快。下面简要介绍居室与健康的有关知识。

一、居室小气候

冬季室内温度最好为18~25℃,昼夜温差不超过4~6℃,相对湿度30%~80%,最好不少于30%。

夏季室内温度最好为23~28℃,相对湿度30%~60%,不要大于70%,安装有空调的室内,室温为19~24℃,相对湿度40%~50%时,人感到舒适。夏季尤其要注意室内外温差不宜太大。

人的最佳室温为18℃,相对湿度40%~70%。此时人的精神状态最好,工作效率也高。

室内外温差对人体也有影响,室内温度比室外温度低10℃时,人体感到不舒适,易患感冒。室内外温差不应大于7℃。

二、居室的通风与采光

人是离不开氧气的,新鲜空气中氧气的含量约占21%,二氧化碳含量约达0.03%~0.04%。室内通风不良时,新鲜空气不能进入室内,氧的含量就会下降,尤其是在冬季,经过一夜关闭门窗,室内的氧气消耗很多,而从人体呼出的二氧化碳却大量增加，空气很不新鲜。据研究，空气中二氧化碳含量达到0.07%时，人就会产生恶心、头晕、头痛、疲劳、脉搏缓慢、血压升高等症状。人在安静时每分钟吸入约300毫升氧气，呼出约250毫升二氧化碳，室内门窗关闭时经过一夜呼吸，氧气会越来越少，二氧化碳浓度越来越高，就会影响人体的健康。因此，室内必须开窗通风，让富含氧气的新鲜空气进来，二氧化碳浓度高的污浊空气排出，有人试验70~80平方米的居室，在冬季无风天气开窗10分钟左右，室内外空气就可交换一遍，因此，每次开窗通风有20~30分钟就可以了。开窗通风还有一个好处即有利于净化空气。正常人体上呼吸道，均寄居着细菌和病毒，在人们说话、咳嗽、打喷嚏时细菌、病毒随着飞沫散布到室内空气中，使空气变得污浊。冬季门窗关闭，空气中细菌会越积越多，开窗通风可以稀释空气中的细菌。同样夏季空调房间，也要定期定时开窗通风，使人经常呼吸到新鲜空气，保持精力充沛，提高工作效率，有利于健康。

居室以向阳为好，这样能保证居室有充足的采光。阳光如同空气和水一样，是人类生命不可缺少的条件，太阳光中的紫外线具有杀灭细菌的作用。阳光照射还能改变机体的新陈代谢，增强脏器的生理功能，提高机体的免疫力。阳光中的紫外线还能促进人体合成维生素D，从而有利于肠道对钙的吸收，保证人体对钙的需要，促进婴幼儿及青少年的生长发育，对住在不向阳房舍的人需经常到户外活动，晒太阳，以补充采光不足之弊。

三、室内的空气污染问题

居室的空气质量好坏直接关系着人们的健康，因此要尽量减少室内空气的污染。室内空气污染的来源有以下几个方面。

1. 室外的空气污染，影响室内空气质量　居住在工厂周围或交通主干道附近的居室，由于工厂排放的废气，汽车的尾气，车辆行驰扬起的尘埃等扩散到室内，引起空气污染。防治方法除了政府采取环保措施外，居家要注意开窗通风的时机，用湿抹布湿拖把勤打扫，室内养些花草等措施以减少室内空气污染。

2. 烹饪对厨房和居室的污染　做饭、炒菜时燃料燃烧时产生的一氧化碳、二氧化碳、氮氧化合物、有机化合物多环芳烃类(如苯并芘、油烟等可吸入颗粒物)。这可用安装抽油烟机、排风扇，炒菜时注意火候，注意厨房开窗通风等方法防治。

3. 吸烟对室内造成的污染　香烟中含有尼古丁、煤焦油，香烟燃烧时烟雾中含有一氧化碳、二氧化碳、可吸入颗粒等。吸烟的危害已有不少宣传，吸烟不但造成本人的伤害，其烟雾还严重影响周围人及青少年的健康。为了防止吸烟对室内空气的污染，最好不要在居室内吸烟。

4. 饲养宠物造成的居室空气污染　许多家庭喜欢饲养猫、狗、鸽子、各种鸟类等小动物，殊不知这些小动物的皮毛、粪便都带有细菌、病毒、寄生虫等，动物跑动、翅膀拍打等均可使这些细菌病毒散布到空气中，人们吸入带有细菌病毒的尘埃，可能会造成感染，患上人畜共有疾病。因此，饲养者要加强动物管理，定期检疫，注意清洁。

5. 室内臭氧的污染　有的家庭喜欢运用负氧离子发生器，产生负氧离子，负氧离子具有空气维生素的美誉，对人体健康非常有益。负氧离子可以改善血液循环，降低血压，还能消除疲劳，振奋精神，改善睡眠，因此负氧离子发生器备受人们喜爱。但负氧离子发生器采用高频放电的原理，产生负离子同时也伴随着臭氧的产生。人对臭氧比较敏感，浓度较高就会出现头晕、恶心等症状。因此购买负离子发生器时要注意质量，选购质量好的正规厂家生产有质量许可证的产品，防止劣质产品造成室内空气污染。

6. 空气清洁剂对室内空气的污染　进入大宾馆常闻到一股幽雅的香味，进入宾馆的卫生间又能闻到一股刺鼻的香味，这都是清洁剂清新剂在起作用，目的是清除异味，让人们有一种愉快的心情。空气清新剂不但用于大的公共场所，也进入了千家万户。空气清新剂、除臭剂属于芳香类，大部分为化学合成，其成分复杂，大多含有挥发性物质，对呼吸道粘膜具有刺激作用，特别是有哮喘、呼吸道疾病及过敏性疾病者，可引起哮喘、咳嗽、头晕等症状，有的还引起皮疹等疾病。因此空气清新剂也是一种污染，应尽量少用或正确使用。使用喷雾型清洁剂，室内无人时使用，并且于30分钟或1小时后开窗通风，有新生儿及小孩的家庭，还应注意，以免对儿童身体造成伤害。

四、居室装修与健康

近来媒体报道对装修的投诉日渐增多，由于装修材料引发的案例也屡见不鲜。2001年6月15日，《北京青年报》报道“九万元装修换来喉癌先期征兆”。一位陈先生购买新房后请装修公司装修，工程竣工后，陈先生一家搬入新居，发觉室内气味刺鼻，辣眼流泪，便向装饰公司提出质疑，答复为正常现象，只要经常开窗通风很快就会变好，但几个月过去了，陈先生的喉咙反而非常难受，咳嗽不止。去医院检查发现咽喉部长了“喉乳头状瘤”，医生介绍此病是喉癌的先兆症状之一。同期还报道了一文，为同年5月，一位四川来京打工的妇女，在朝阳区妇幼保健院引产生出一个畸形女婴，此女婴的嘴呈管状向外突出，没有下颌骨。眼睛的位置也比普通婴儿低。据了解，这位妇女的丈夫是常年从事装修工作的油漆工，而这位妇女也同丈夫一起搞装修。据院方介绍，这位妇女平常身体健康，此前也生过孩子，没有异常，因此有关专家认为造成婴儿畸形的原因很可能是她在怀孕期间接触了一些有毒的装修物质。

还有报道，北京市儿童医院小儿内科大夫经一年多的调查发现，该院接诊的白血病患儿中有九成患儿家庭在半年之内曾经装修，且多为豪华装修。文章一经刊登，引起了很多人的恐慌，特别是那些刚刚搬入新居，又有孩子的家庭更是紧张得不得了。装修到底与上述疾病有什么关系？下面介绍一下装修建筑材料中到底有哪些对人体有害的物质：

1. **氡** 氡存在于建筑水泥、矿渣砖和装饰石材及土壤中，氡对人体的主要危害是导致肺癌，它是除吸烟外的第二个致肺癌病因，国家对氡的室内含量有一定的标准，新房的标准小于100BQ/立方米，旧房的标准小于200BQ/立方米。

2. **甲醛** 甲醛主要来源于板材，如大芯板这些人造板里，甲醛主要对呼吸系统造成损害，引起咳嗽、喘息、咽炎等症状，它也被世界卫生组织确认为可疑致癌物质，有致癌作用，也可能导致胎儿畸形。国家标准规定室内甲醛浓度每立方米不能超过0.08毫克，买回的新家具打开柜门有一股刺鼻气味，辣嗓子，流泪，那就是甲醛，因此甲醛不仅在装修中，也在家具中，选购家具时也应注意，不要把污染选回家。

3. **苯系物** 如苯乙烯，它是四大毒气中危害最大的，存在于油漆、胶、涂料中，由于苯属芳香型，使人一时不易警觉其毒性。如果在散发着苯的房间内呆着，人可在短时间内出现头晕、胸闷、恶心呕吐等症，若不及时脱离房间，便会导致死亡。苯也可致癌、引发白血病、再生障碍性贫血等。苯的国家标准为室内空气内浓度小于每立方米2.4毫克。

4. **氨** 主要来源于建筑材料，尤其是冬季施工时，氨类制剂作为防冻剂渗入混凝土中，房屋建成后建筑物就会释放出氨气。氨是无色气体，当环境中达到一定浓度时才有强烈的刺激气味，轻度中毒可有咳嗽、胸闷、鼻炎、咽炎、气管炎或支气管炎等症。

目前，我国市场上出售的装饰材料中，化学建筑材料占比重相当大，如涂料、油漆、喷塑、墙纸、屋顶装饰板、胶合板、塑料地板革等，一般都含有苯、二甲苯、甲醛或对人体有害的放射性物质。这些装修用的材料中的有机化合物，在不同室温下挥发出气体，这些挥发性气体包括卤化烃化合物、芳香烃化合物、醛类化合物、铜类及脂类化合物等，对室内空气造成污染，引起人的慢性中毒。如醛类化合物中的甲醛，它是具有特殊刺激性的无色气体，低浓度甲醛可使人致粘膜炎、鼻炎、咽炎等，流行病学研究发现，长期接触甲醛的人可引起鼻腔、皮肤、消化系统癌，因此人们把由于装修而出现的流鼻涕、流眼泪、鼻塞、头晕、头疼，甚至出现鼻粘膜过敏水肿，呼吸困难等症状，称之为“装修病”。

由于装修对人体健康的危害屡见报道，引起了有关部门的高度重视，近几年来北京、上海、山东、广东等地卫生研究机构，先后对室内空气污染，尤其是装饰材料对室内空气污染进行多方面的监测，同时对装饰材料对人体健康的影响进行了研究，取得了可喜成果。杭州市卫生防疫站进行了《居室内装修材料的安全评估研究》，该研究应用化学方法检测室内易挥发化学物质的浓度及消除情况，同时用植物检测系统（蚕豆叶尖细胞微核试验）及哺乳动物检测系统（小鼠骨髓细胞微核试验），检测室内易挥发的有机物的潜在致突变性，从而获得居住者最安全接触时间。研究结果表明，室内装修材料对居室的污染是严重的，空气中主要污染物，如苯最大检测值为19.6 mg/m^3，甲苯27.76mg/m^3，二甲苯高达168.8mg/m^3，甲醛最大检测值2.67mg/m^3，有机物耗氧量为40.03mg/m^3，明显超过装饰前的水平。上述五项指标中，苯、甲苯、二甲苯在装饰后15～30天分别达到装饰前水平，而另二项指标在装饰后3个月才达到本底值，研究中二项生物检测方法，结果均表明这些有机物具有致突变性。综合化学检测和生物检测结果，初步获得“接触安全期”，即居住者最宜在新居装饰30天后搬入，此时对人体较安全，但还要加强通风，使残留的化学污染物尽快散发。这就是所谓房屋装饰后需要“晾晒”30天的原因。

另外选购装饰材料也很重要，无这方面专业知识者一定要到信誉好的大的装饰市场去购买，买市场上比较流行的名牌，不可贪图便宜。装修时，在与装修公司签合同时一定要加上保证室内空气质量的条款，这样才能引起装修公司的重视，也为将来解决有害气体的污染问题有充分的证据。入住前可请中国室内装饰协会室内环境检测中心进行检测，如此可对您住的房子有否污染、污染程度做到心中有数。室内装修后，要尽可能地通风，以减少装修造成的空气污染。

第五节　四季养生

一、春季养生

春季"乍暖还寒——春捂"。春归大地，冰雪消融，阳气升发，万物复苏，此时人体的阳气也顺应自然向上向外疏发，因此春季养生必须掌握春令之气升发舒畅的特点，注意保持体内阳气，使之不断旺盛起来，才能防病保健康。春季养生应注意以下几点：

1. **精神调摄**　中医养生家认为，肝在五行中属木，与春相应，主升发，喜条达，恶抑郁。要让肝气顺应春天自然之气，首要一条是调摄情态。人有喜、怒、忧、思、悲、恐、惊七情。正常情况下，七情不会致病，七情太过则会影响人体健康，如思虑过度、忧愁不解则会影响到肝的疏泄和阳气升发顺达，导致脏腑机能紊乱，则疾病丛生。据统计，春季精神病发病率高于其他季节，有肝病或高血压病史的人往往加重。因此，春季应重视精神调摄，要心胸开阔，情绪乐观，以使肝气顺达，气血调畅，达到防病保健康的目的。

2. **运动锻炼**　《黄帝内经》中指出春季养生方法："春三月，此为发陈，天地俱生，万物为荣。夜卧早起，广步于庭，披发缓行，以使志生。"古代养生已注意到春天要进行体育锻炼，以增强人体抵抗力，防止疾病；锻炼要根据自身体质，选择适当锻炼项目，如太极拳、散步、慢跑等适合老年人锻炼项目进行。早春也是老年人预防衰老的最好时机，春暖花开，老年人走出户外，活动筋骨，防止衰老。多走路是锻炼腿脚的最好方法，每天散步最好在30分钟以上，速度可快慢交替，坚持下去定有好处。春天锻炼要掌握好量，因春季周身血气和活，经脉舒畅，肌肤松弛，人体的阳气较易发泄，这时需保护体内的阳气，避免过度损耗。《黄帝内经》中提到"广步于庭"，就是说春季适宜小运动量的活动。运动量过大就会多出汗。中医认为"汗为心之液"、"汗血同源"。春天出汗过多，会耗心血、损阳气，对身体不利。

3. **饮食调养**　春季要吃些能温补阳气的食物。葱、蒜、韭菜是养阳的佳蔬良药，尤其是韭菜以春天食最好，春天气候冷暖不一，需要保养阳气，而韭菜性温，最宜人体阳气。此外，春季宜少食酸多食甜，唐代著名医学家孙思邈说："春日宜省酸增甘，以养脾气"。这样做的好处是能补益人体的脾胃之气。大枣性味甘平，宜于春季食用，它是滋养血脉，强健脾胃的佳品。春天饮食宜温暖，禁忌生冷，有利于扶助阳气，使之兴旺。如果春天贪食生冷易伤胃，会导致夏季发生胃肠道疾病。

4. **防病保健**　春季应顺应自然，多多活动，锻炼身体，但要注意运动后及时穿衣，若衣服湿了，应及时更换。《寿亲养志新书》中说："春季天气渐暖，衣服宜渐减，不可顿减，使人受寒。"这就是"春捂秋冻"的养生格言。"春捂"是保养人体阳气的科学方法，只要捂得适当，才能不会让春日寒邪侵犯人体。阳气旺盛，抵抗力强，可有效地预防感冒、肺病、流脑等疾病，高血压病人，防寒保暖，可预防中风的发生。

二、夏季养生

夏季是一年中气温最高的季节，此时自然界的阳气最为旺盛。古代养生观点为"春夏养阳"，即是说春夏气候阳气旺盛，人们应该不失时机地借助外界阳旺之气，来调动和培补人体的阳气，以顺应自然，防病治病。夏季养生要点如下：

1. **重视养神**　天一热容易使人烦躁不安，所以首先要让自己平静下来，神清气爽，不可急躁激动，以免以热助热，火上浇油，"心静自然凉"。生活中不要吵架，避免做激烈的体力活动和过于紧张的脑力思考，以免劳神伤气。

2. **注意起居**　夏季昼长夜短，清晨空气新鲜，所以应早起到室外适度活动。暑热天气夜间睡眠较差，为弥补睡眠不足，宜睡午觉，时间1~2小时为好。夏天暑热外蒸，毛孔开张，机体容易感受风寒侵袭，所以不可夜宿露天，乘凉也不宜太晚，以防暑湿感冒。

3. **调理饮食**　夏季阳气盛而阴气衰，宜吃清淡易消化的食物，慎食大鱼大肉等油腻或辛辣食品，尤其是小孩子和老年人肠胃功能较弱，夏天消化功能更差，更应节制饮食。夏季食物容易腐败，须特别注意饮食卫生，防止食物中毒。夏天宜多选择稀饭、馒头、面条、瘦肉、豆腐、冬瓜、鸡蛋等清淡而平和的主副食品。

4. **怡养津液**　夏天出汗较多，耗伤津液，故应特别注意补充水分，可适当多吃些西瓜，消暑利尿，生津止渴；适量饮些啤酒，有利于消暑利湿，切忌饮烈性白酒；多饮用茶水，可清暑利湿提神，且助消化；多喝些绿豆汤，具有清热解暑，祛烦健脾。汗多时，适量饮些淡盐水，以补充水分和氯化钠。夏季冷饮较多，不宜多食，以免损伤脾胃之阳气。脾胃虚弱的老人、小孩尽量避免进食冷饮。

5. 防暑降温 夏季应避免在烈日下长时间劳作或奔走。居室内要通风,保持空气清新。室内经常洒些清水或用湿拖把拖地,既能降温又能调剂湿度。使用空调降温,勿使室内外温差太大,否则易患感冒。老年人不宜长时间吹电风扇,更不宜开着电风扇睡觉,以防风寒。夏季宜勤洗澡,保持皮肤清洁,有利于防暑、防疤疖。穿衣宜选择轻、软、透气性好的棉织品。

三、秋季养生

秋天"乍寒还暖——秋冻"。是热与冷交替的季节,天地间阳气渐退,阴寒渐生,秋季总的气候特点是干燥。由于肺司呼吸,合皮毛,与大肠相表里,故当空气中湿度下降时,肺、大肠与皮毛首当其冲,此时如遇风寒,易引起咽干、鼻燥、皮肤干涩等"秋燥"症,医学上称为"秋燥综合症"。秋燥又分为温燥与凉燥,温燥伤肺的主要症状为咳嗽少痰、咽干鼻燥、口渴、头痛、无汗发热等;凉燥的症状就是咳嗽痰稀、咽干唇燥、鼻塞不通、无汗、恶寒、头痛及轻微发热等。因此人们要减少或避免天气对人体健康的影响,必须科学地安排好衣食住行。

1. 衣 初秋季节虽然还有一段较热的日子,但清晨已较凉爽,早晚温差较大,因此立秋之后不宜赤膊露体,民间有"白露下不露"之说,要根据气候变化适当增添衣服,但亦不宜穿得过多,捂得太过,可适当"秋冻"锻炼,以增强机体的抗寒能力。但对抵抗力较弱,有慢性支气管炎、肺气肿、哮喘等呼吸道病患的老年人,要注意防寒保暖,以防旧病复发和加重。

2. 食 秋季饮食应以"滋阴润肺"为主,多食芝麻、核桃、糯米、银耳、梨、香蕉、乳品、蜂蜜等具有润肺生津、养阴润燥功效的食品,还应适量多喝水、淡茶、豆浆等饮料。深秋季节,人体精气开始封藏,进食滋补食品较易被吸收藏纳,有助于改善脏腑功能,增强身体素质,故中老年人,体弱有慢性病者,此时可多吃红枣、莲子、山药、鸡鸭鱼肉等食品,以健身祛病。此外秋季的膳食还应"少辛增酸",即少吃些辛辣食品,如葱、姜、蒜、辣椒等,多吃些酸味的食品如广柑、山楂、新鲜蔬菜等。因为肺主辛味,肝主酸味,辛能胜酸,肺气通于秋,故秋要减辛味,增酸味,以防肺气太过,损伤了肝的机能。

3. 住 《黄帝内经》指出:"早卧早起,与鸡俱兴"。意思为秋天气候较凉,要早些睡觉,以顺应阴精的收藏;又宜早些起床,以顺应阳气舒长。深秋气候较寒冷,不宜终日闭户或夜间蒙头睡觉,要养成开窗而居,露头而睡的习惯,保持室内空气流通,以减少呼吸道病患,性生活也要有所节制,因为房劳伤肾,肾藏阳精。

4. 行 秋季是户外活动和旅游的黄金季节,九九重阳,更是登高赏景、体育锻炼时光,加强锻炼能运动筋骨,活动气血,增强机体抗病能力。体质较好者适当注意耐寒锻炼,以增强机体适应气候多变的能力,但锻炼时,注意运动量要适度,避免运动过于剧烈而出汗过多,而导致津液耗散反而降低机体的抵抗力。

四、冬季养生

1. 冬季调养 冬季气候严寒,宇宙万物都处于收藏状态,人们健身应注意防寒保暖,使阴精潜藏于体内,阳气不致妄泄,与冬季的自然气候相适应,才能"阴平阳秘",祛病延年。冬日虽寒,但仍要持之以恒地进行自然锻炼。锻炼时要避免在大风、大寒、大雪、雾露中锻炼。冬季晨练并不是越早越好,因在冬天冷高压影响下,上层气温高,下层地表气温低,大气停止上下对流运动,这时烟尘等有害化学物质沉积于大气下层呼吸带,这时户外晨练者反而有害,因此对老年人来说早晨锻炼最好太阳升起,地表温度稍为升高为好。

2. 饮食调养 中医认为冬季是肾经旺盛之时,肾味属咸,心主苦,咸胜苦,因此,冬季应少吃咸性食物,以保护肾脏,减咸味增苦味,食辛热食物以辛生苦,肺气宣达,肾气就固实。冬季还是进补的最好季节,可适当服些人参、黄芪、枸杞子或吃些当归炖牛肉,饮狗肉汤等药膳,以补人体阳气,增强御寒抗病能力。

3. 起居 《黄帝内经》说:"早卧晚起,必待日光"。意思为冬季宜早睡迟起,早睡以养人体的阳气,多保持阳热,迟起以养阳气。日常活动中避免腠理皮肤过多地暴露在寒冷之中,以免损伤阳气,保持一定的体温,以维持阳气的正常运行。中医养生学还特别强调冬季节制房事的保健方法,故宜"清心寡欲"以保护肾精。肺肾相生,肾精充盛,咳喘之病可免,所以保护阴精,对养生而言具有重要意义。

4. 精神调养 《黄帝内经》提出:"使志劳伏若匿,若有私意,若已有得。"此即要求人们在冬季要保持精神安静自如,含而不露。即"神藏"勿使情志过敏。但仍要愉快、乐观,不能因严冬枯木衰草,万物凋零而抑郁不欢.要参加些有意义的社交和文娱活动使自己欢愉起来。

5. 高龄老人冬季要注意"四暖"

(1)室暖:室温应在16℃以上,湿度40% ~50%为宜。室温过低容易诱发呼吸道疾病和高血压。

(2)身暖：冬季室外寒冷，但也应经常到户外活动，呼吸新鲜空气，增强机体抗病能力。户外活动时注意保暖，随时增减衣服不要着凉，不做过于剧烈的活动。

(3)脚暖：俗话说："寒从脚上起"。脚保温能力差，老人要穿布底棉鞋和棉袜，晚上用热水洗脚，按摩脚心转动脚趾和踝部，改善足部血液循环。

(4)背暖：背为阳中之阳，若背部保暖不好，风寒之邪容易通过背部侵入，损伤阳气而致病．或旧病复发，加重病情。所以冬季老人要穿棉背心、毛背心之类衣服。

6．呼吸道疾患者如何过冬 老年人常见的呼吸道疾患有慢性气管炎，俗称"老慢支"，肺源性心脏病，俗称"肺心病"，这种病冬季容易复发和病情加重，因此许多病人是度冬如过关。要做到安全过冬，必须重视保健。

(1)培养乐观情绪。情绪稳定对有慢性病的老年人很重要，避免终日忧愁，害怕疾病复发，养成藐视疾病，树立信心，重视防治，乐观向上的情绪，这样才能调动机体的免疫力，稳定病情。

(2)注意居住环境。居室要整洁，空气要新鲜，温度保持在18℃～22℃，相对湿度控制在45%左右，定时开窗通风，阳光充足。

(3)做到戒烟禁酒。吸烟使呼吸道上皮细胞受损，纤毛脱落，降低了呼吸道的防御能力，易引起呼吸道感染。酒精能生湿积痰，刺激呼吸道加重病情。

(4)重视预防措施。注意天气变化，随时增减衣服，防寒保暖，重视预防感冒，因为感冒易引发老慢支的急性发作。入秋后加强耐寒锻炼，如冷水洗脸、户外活动等。

(5)适当体育锻炼。不要害怕户外活动，在太阳升起、气温上升后到户外锻炼，呼吸新鲜空气不但能增加血内含氧量，还可增强呼吸道粘膜的抵抗力。呼吸操、扩胸运动、慢步走等均可锻炼心肺功能，加速血液循环，有利于防病抗病。

(6)科学安排饮食。饮食宜软、清淡、易消化、富含维生素、优质蛋白、热量高的食物，如瘦肉、鲜鱼、禽蛋、豆制品、新鲜蔬菜、水果等，禁食咸腻、辛辣之品。

(7)合理药物防治。感冒流行期，可适当喝些板蓝根、野菊花等预防。发病时及早就医控制，缓解后注意养生、健身。

7．心血管病人如何过冬 冬季是心绞痛、心肌梗死的好发季节，因为寒冷可使全身外周血管收缩，血流阻力加大，血压升高，心肌耗氧量增加，加上冠状动脉粥样硬化血管狭窄，血流量减少，出现供血不足；另外寒冷又可使冠状动脉发生痉挛，造成血液循环障碍，容易诱发心绞痛和心肌梗死。寒冷季节又是呼吸道疾病的好发季节，老年人更容易发生感冒、气管炎、肺炎等。这些感染性疾患又是诱发心绞痛、心肌梗死的常见原因。所以如何安度冬季，对于身患冠心病者是非常重要的。

(1)学会控制情绪，防止过分激动。情绪过分激动，如大喜、大悲、大怒、焦虑、悲观等情绪失控可以引起交感神经兴奋，体内儿茶酚胺等血管活性物质增加，心跳加快，血管收缩，造成冠状动脉供血不足，甚至闭塞不通，出现心绞痛和心肌梗死、冠心病的急性发作，精神神经因素的诱因占很大比重，因此要学会控制情绪，使情绪稳定，淡泊宁静，豁达大度，心境平和。

(2)冬季注意保暖，避免寒冷刺激。居室温度保持在20～22℃为宜，空气湿度45%左右，居室要安静整洁，定时开窗通风，使室内空气清新，阳光充足，根据天气变化随时增减衣服，外出时注意保暖，不要逆风行走，遇到寒潮袭来和刮风下雪天气尽量避免外出，因为寒冷刺激可引起血管收缩，使心脏阻力增加，从而诱发心绞痛。

(3)适当体育锻炼，不可剧烈运动。冠心病人不应惧怕运动，适当健身锻炼可增强体质，防止感冒，提高抗病能力，还可改善血液循环，改善心肺功能，提高血中高密度脂蛋白含量，起到抗动脉粥样硬化功能。运动根据身体情况量力而行，可以散步，打太极拳，做健身操等。运动量逐渐增加，避免进行剧烈运动，剧烈运动使心脏负荷太大，进一步增加心肌耗氧量，容易诱发心绞痛、心肌梗死等。

有人早晨起床后即到户外晨练，其实这种做法并不好，因这时心脏功能尚未适应活动需要，加上寒冷刺激，易引起冠脉痉挛。还有人研究，早晨6～9点是冠心病发作高峰期，因此可选择太阳升起、大地气温回升时再到户外活动。

(4)注意膳食调理，切忌饮食过量。冠心病人饮食宜清淡、温软、易消化、富含维生素和优质蛋白质。有专家将合理膳食总结为二句话：**一二三四五，红黄绿白黑**。"一"指一袋牛奶，"二"指每日250克主食，"三"指每日进食三份高蛋白食品，"四"为四句话(有粗有细，不甜不咸，三四五顿，七八分饱)；"五"指500克蔬菜和水果。"红"指每日一个西红柿和饮少量红葡萄酒；"黄"指黄色蔬菜(胡萝卜、红薯、南瓜等)，"绿"为绿茶和绿色蔬菜；"白"为燕麦片；"黑"指黑木耳。合理膳食包含了人体所需的营养素，而且可以使人不胖不瘦，胆固醇不高不低，使人不得或少得动脉硬化,不得或少得冠心病,已有动脉硬化者也可以减轻。合理的饮食还要求七八分饱,不可饮食过量,民间有"吃不饱的老鼠活得长"说法,就是这个道理,过饱饮食,尤其是高脂肪食物,难以消化产生腹胀等不适,而且过量饮食胃肠供血也相应增加,心脏供血相对就减少,增加心脏负担,高脂饮食使血脂增高,血粘度增加,血流淤滞,阻碍氧的输送,且容易发生血栓,使心肌供氧减少,诱发心绞痛等。

(5)重视保健养生,减少疾病发作。冬季是自然界万物生机闭藏季节,此季节也是人体养藏的最好时期。古人特别重视冬季养生,这样才能使来年少生疾病。冬季养生注重藏精、藏阳、藏神,即保护肾精,使阴精潜藏于体内;保持阳气,致阳气不可妄泄;使志劳伏,勿使情志过敏。因此冬季要求早睡迟起,自然锻炼,注意保暖,减咸增苦,适当进补,清心寡欲,情志乐观。其养生观念与现代健康生活观点相同。冠心病人更应重视冬季的保健养生,增进保健知识,学会自我保健。懂得保健知识很重要,许多人吃亏就吃在不懂得保健知识,如科学家们在遥测心电图时发现许多冠心病人白天心电图正常,晚上出现心肌缺血、期前收缩,原因是病人突然起床,引起血压下降心脑缺血。因此专家们提出老年人要注意三个半分钟,醒来后在床上躺半分钟,坐起来后再坐半分钟,再双脚下垂床沿坐半分钟,然后下地,这样就可减少心肌梗死、脑中风,对老年人很安全。也可晨起醒来后,在床上做健美寿操第一套部分动作,锻炼3~5分钟,活动四肢肌肉,躯体关节,使血脉和顺,四肢循环改善后再起来,这样可防止老年人起床后摔倒和减少心脑疾病。

第六节　磁与健康

☞ 太阳有日磁,吸引着包括地球等八大行星在内的天体围着太阳公转,于是地球上产生了春夏秋冬。

☞ 地球有地磁,吸引着月球围着地球公转,地磁使地球上的万物有了重量,也使地球表面覆盖着大气层,使生长在地球上的万物得以自由呼吸……

☞ 月亮有月磁,海洋的潮汐、人类的情绪变化,甚至女人的月经都与月磁有关。

☞ 住平房还是住楼房,住低层还是住高层,朝北睡,朝西睡……

☞ 了解磁与健康的关系,是您人生的必修课。

一、磁的重要性和人类产生疾病的重要原因

磁同阳光、空气和水一样重要,是人类生命源之一。缺少空气,人能窒息。缺水,不但人无法生存,连花草也要枯萎。万物生长靠太阳,缺少阳光,一切生命将失去本色。人体缺磁,会"病魔"横行。磁失衡(主要表现为磁缺乏),心脏动力不足,功能下降,血液微循环不畅,供血不足,乃是人类产生多种慢性疾病的重要原因。

人体需要"补磁",同药补、食补、钙补一样重要。缺了磁,供血不足,新陈代谢受阻,药物、营养等都得不到很好的输送和吸收,从而减少了药力和营养的作用。而磁平衡了,则血流顺畅,促进新陈代谢,能充分发挥食品营养和药物的功效。

缺磁对肌体健康的损害是潜移默化和隐蔽的,不易被人察觉。作为自我保健意识日益增强的现代人,应当学习磁疗知识,提高人们对磁补重要性的认识,采用多种途径科学"补磁"。如:睡眠时尽量使身体顺南北方向,头北脚南,即使东西方向睡眠,也要头东脚西,以使自身细胞在天然磁场的作用下更多地得以有序化;适当饮用磁化水,以直接向自身充磁,促进新陈代谢;多食用含矿物质丰富的蔬菜和水果,以增强肌体接受磁辐射的能力;科学使用磁疗器械,如经过国家注册的磁疗寝具:褥子、被子、枕头、衣物等,这些都是达到增强人体磁力和改善生理机能的省时、省钱又便利的理想方法。

二、现代人为什么容易缺乏磁

一切生物和人,在进化过程中始终生活在地磁环境里,正常的地磁使人体内保持着良好的电磁平衡。在人类千百万年来的繁衍和进化中,人类并没有因为磁紊乱而受到重大影响。只是高度发展的现代社会的种种因素,已越来越严重地导致人体磁的失衡。长期生活在高电压、强电流附近的居民,由于受到外界强磁影响,血液循环和神经系统容易发生病变。特别在磁暴发生的日子里,全球地磁一片混乱,人的发病率和死亡率都跟着增加。但是人体周围的磁弱了也不行,在现代高楼里工作的人容易患病,原因之一就是缺乏地磁。因为高楼的墙壁里钢筋林立,它们像屏障一样使地磁不能进入大楼。举例说,放在火车车厢里的半导体收音机几乎收不到电台的广播,就是因为铁皮车厢阻挡了电磁波,这种现象叫磁屏蔽。磁屏蔽使大楼里的人失去了电磁平衡。所以老人们常说,要

常下楼走走去“接地气”,就是要改变这种机体失衡状态。具体讲:现代城市鳞次栉比以钢筋、水泥筑成的高楼大厦;交通车辆往来如梭;现代电信发展带来的电线、电缆、电磁波信号密如蛛网,BP 机、手机电信号充斥空间;各种金属管道纵横交错等,都成了天然磁场的屏障。另一方面,人们的饮食环境也发生重大变化,所饮用的水不再是直接来自江湖,而都是由导磁体——铁管输送而来,或是经提纯(缺乏矿物质)的纯净水;食物,则大都是经过深加工的精制食品,缺少更多的矿物质;现代社会的快节奏,令高层领导人、企业家、白领阶层、专家、运动员、艺人等等日夜操劳,精神疲惫不堪,易造成自身磁场紊乱,等等。这些诸多因素,直接导致人体接受天然磁场辐射量的大大减少,造成人体接受磁场正常辐射能力的严重削弱。结果就影响肌体生理机能的正常发挥,对儿童发育,青、壮年人精力,老年人健康等,都产生不利影响,由此带来许多缺磁慢性病症的高发生率。得了慢性病的人,除了在病毒、细菌、营养、运动、心理等方面积极寻找原因外,还应该去咨询磁健康专家,看看是否缺磁。

三、磁疗基本知识

(一)什么是磁场

永磁的周围空间存在着磁场,磁场具有动力和能量,并对磁场中运动的电荷有作用力。地球内外存在磁场,人体内同样存在磁场,用仪器能检测,人能感知。

(二)什么是磁疗法和磁保健法

应用磁场作用于人体穴位或病变部位,或全方位大面积补磁,磁力深入人体皮下 10 厘米以上,活跃人体有益的 T 细胞,战胜感染病毒的细胞,达到治疗疾病的效果,提高自愈能力,称为磁疗法或称为磁场疗法,简称磁疗。它是一门简便而高效的新兴科学。

应用磁场作用于人体穴位或病变部位,达到消除疲劳、改善生活质量、健康身体的方法,称为磁保健法,或称为磁保健。

(三)磁疗和磁保健的基本原理

磁疗为何能治病呢?根据安培的分子电流假说,我们不难发现人体是导体,人体内有各种途径的微弱电流并分布着微弱的人体磁。人体某个部位发生病变的时候,体内的电流和磁就会发生变化。事实上,人体正常组织和癌组织的磁反应不同,正常的心磁图、脑磁图、肌磁图等也跟患病时的磁图不同。磁疗就是运用外来磁改善不良的人体电流分布和磁分布。磁疗对现代的人体活细胞进行适度的磁场刺激,也就是使人体接收到的磁力刺激同 1000 年前地球给人的磁力相似,帮助肌体恢复原样,增强体质。作用于肌体的磁场力增强后,会使细胞核同细胞壁的带电差别加大,促进细胞内的废物和有毒物质加速排除细胞外,进入血液,然后排除体外。

人们很早就认识到磁对健康的影响。我国早在春秋战国时期,名医扁鹊就开始用天然磁石治病了。明代李时珍也把磁石列入《本草纲目》作为药物。现代医疗器材中,磁的应用也很广泛,有磁疗床垫、磁疗内衣、磁疗被褥、磁疗眼镜、磁疗手表,还有治关节炎的磁疗仪等等。现代社会,磁与健康的关系越来越受到公众的广泛关注。

(一)磁场有改善微循环的作用

1. 通过经络穴位作用,调整血管神经机能,而改善血液循环。

2. 强化神经反射作用。磁场也是一种物理因素,人体皮肤组织有众多的感受器,磁场刺激神经末梢感受器后,通过反射作用而反射性地引起血管扩张,血液流动加快。

3. 磁场改变血液流变学状态。血液中有大量的荷电离子,如钾、钠、钙、氯、铁等在磁场作用下,其荷电能力可能发生改变,加快离子的移动速度。红细胞也有荷电,通过电磁流体力学作用,使荷电离子及血细胞的移动速度加快,降低血液粘度,减少红细胞的聚集性,改善血液循环。

4. 磁场的微热效应。磁场作用于人体后,可以促进新陈代谢。随着物质的新陈代谢产生热,虽然这种热是微小的,但可以刺激微血管,而使血管扩张,血流加快。

磁场改善微循环,有多方面的生理作用。如通过微循环的改善,产生消炎、消肿作用,通过微循环的改善,促进组织的物质交换,改善组织的营养状态等。通过具体临床试验,磁疗对以下症状治疗较明显:

(1)止痛作用。磁场有明显的止痛作用。但镇痛机理十分复杂。实验表明,动磁场止痛较快,但不巩固。静磁场止痛较慢,但止痛时间较长。

(2)镇静作用。磁疗可改善睡眠状态,缓解肌肉痉挛,减轻面肌抽搐,减轻喘息性支气管炎和瘙痒症等。

(3)消肿作用。磁场有明显抗渗出作用,通过实验表明,磁场有降低致炎物质,又能加速蛋白质从组织间隙转移,有很好的消肿作用。

(4)消炎作用。磁场有一定消炎作用,这与磁场改善微循环、消肿、止痛和促进免疫反应性增强有关。

(5)对冠心病和高血压的作用。实践表明,低强度恒定磁场(150~500GS)治疗冠心病或早期高血压,有明显效果。虽然病机病理尚不完全清楚,但磁场能够降压,特别是对原发性一、二期高血压有较好疗效。

(6)对肿瘤的作用。它对良性或恶性肿瘤有一定影响,具有使良性肿瘤有缩小肿块及改善症状的作用。

(7)止泻作用。用磁疗法止泻有一定效果。肠炎、腹泻虽说有急性与慢性、功能性与细菌性的不同,但其基本病理过程大都由于肠蠕动亢进导致脱水,电解质紊乱,继而出现无机盐和营养物质丢失的病理状态。磁场一方面促进小肠对水分、葡萄糖、钠离子、氯离子吸收,另一方面具有解痉和缓解蠕动的作用;同时还可以使微血管直径扩大,血流加快,营养物质载体活动增强,从而加快了营养物质和废料的交换;此外,磁场对小肠运动的节律,有明显抑制作用,对止泻有显著效果。

(二)磁场有降低血脂、降胆固醇的作用

磁对人体血脂的影响。血脂是指血液中的脂肪物质,血脂高低是指血液中脂肪的多少,血脂包括血胆固醇、甘油三脂、高密度脂蛋白、低密度脂蛋白等。通过临床观察表明,磁场有降低血脂作用。磁场降低血脂的机理,认为在磁场作用下,胆固醇的长链与支链变成短链,成为多结晶体中心,有利于分解与代谢或通过磁场对酶的影响,影响脂肪的合成。磁疗有降血脂的作用,已被许多实验和临床观察证实。血脂中的胆固醇对人体健康有密切关系,高胆固醇血症常引起动脉硬化,危害人体健康。有人应用磁场作用于高胆固醇食物喂养引起高血脂症的家兔,发现有降低高血脂的作用。通过形态学观察,也发现经过磁场作用的家兔,主动脉的脂质沉积减少。

(三)磁场对免疫功能的影响

免疫功能是否正常,与人的健康有密切关系。免疫功能低下的人,由于抵抗力低,容易患病。磁场对免疫功能的影响,国内外专家从不同角度与方法进行了研究与观察,结果是大多数的实验研究与临床观察表明,磁场可以提高机体免疫力。

(四)磁疗有抗衰老作用

影响人类衰老的因素很多,除社会、经济、环境等之外,人体新陈代谢过程中体内产生的自由基过多是导致衰老的重要原因。如能减少自由基的生成,人类的衰老就能延缓。现已发现一些药物和保健品具有上述作用。磁疗也同样具有上述作用。

磁疗通过下列方式来延缓人的衰老:

1. 使血液中自由基含量减少。
2. 使细胞抗氧化能力增强。
3. 保护细胞膜的完整性。
4. 增强细胞膜的流动性。

☞ 延伸资料——我国每年因环境污染造成的损失约占 GDP 的 10%。

全国有 70% 的江河水系受到污染;40% 基本丧失了使用功能;流经城市的河流 95% 以上受到严重污染;3 亿农民喝不到干净水;4 亿城市人呼吸不到新鲜空气;1/3 的国土被酸雨覆盖;世界上污染最严重的 20 个城市我国占了 16 个……这是来自多个渠道勾勒出的的环境现状。综合世界银行、中国科学院和国家环保总局的测算,我国每年因环境污染造成的损失约占 GDP 的 10%。

全国 3 亿多农村人口存在饮水不安全的问题。不少地区符合标准的饮用水水源地呈缩减趋势。据最近调查,113 个环保重点城市的 222 个地表饮用水源地平均水质达标率只有 72%。农村中饮用高氟水的 6300 多万人中有近 3000 万人出现病症,因饮用高砷水致地方性砷中毒的病区人口有 200 多万,有 3800 多万人饮用苦咸水,1100 多万人的饮用水受到血吸虫威胁。经过十余年的努力,农村饮用自来水人口比例已由 1987 年的 20.6%,上升为 2003 年的 58.2%,年均增幅约 2.4 个百分点,但 2000 年后年均增幅减缓为 1 个百分点。中国农村人口基数庞大,要解决剩余的超过 40% 农村人口的安全饮水问题,难度更大,困难更多。

我国耕地总量占世界的 9%,灌溉用水、化肥和农药的消费总量却分别占世界的 14%、35% 和 20%。平均每公顷施肥量由上世纪 50 年代的 4 公斤增加到现在的 400 多公斤,一些省甚至超过 600 公斤,远远高于发达国家认定的225公斤的安全上限。目前,我国使用的农药中70%是杀虫剂,杀虫剂中70%是有机磷农药,有机磷农药中70%是高毒高残留品种。土壤和农产品中重金属含量屡有检出。国务院发展研究中心的相关调查也显示,我国农药年使用量约130万吨,只有约1/3能被作物吸收利用,大部分进入了水体、土壤及农产品中,使全国9.3万平方公里耕地遭受了不同程度的污染,并直接威胁到人群健康。

乡镇企业布局不当、治理不力产生的工业污染迅速蔓延。有关资料显示,我国污灌面积由1978年的约4000平方公里增加到2003年的30000平方公里,约占全国总灌溉面积的10%,受重金属污染的土地面积已占污灌区面积的64.8%。全国因固体废弃物堆存被占用或毁损的农田为1300平方公里。

此外,农村地区基础生活设施建设和环境管理的滞后造成生活污染加剧。每年产生的约1.2亿吨的农村生活垃圾几乎全部露天堆放;每年产生的超过2500万吨的农村生活污水几乎全部直排,使农村聚居点周围的环境质量严重恶化。

调查表明,中国农村人口中与环境污染密切相关的恶性肿瘤死亡率,已从1988年的0.95‰上升到2000年的1.126‰。

与此同时,国家海洋局发布的《2006年中国海洋环境质量公报》对我国海域总体污染作出了“形势依然严峻”的判断,其中近岸约25%的海域水质处于中度污染和严重污染状态。公报数据显示,2002年至2006年,全国海域未达到清洁海域水质标准的面积维持在13.9万至17.4万平方公里,年平均约为15.5万平方公里。其中,近岸未达到清洁海域水质标准的面积平均为11万平方公里,约占我国近岸海域总面积的55%,占近岸功能区总面积的60%。

从现实看,治理的速度还赶不上污染的速度。2006年,主要污染物排放削减2%的指标并没有完成。和2005年相比,2006年环境质量状况没有明显改善,近50%的城市出现了中度以上的污染,其中18%的城市出现重度污染。

第五十四章 社会环境与健康

☞ 人不是生活在真空中,人是社会的人,社会环境与人的健康息息相关。

☞ 社会环境包括社会制度、政治、经济、文化、人口、心理、性格、情绪、人际关系、工作关系、道德、宗教、法律、家庭等诸多方面。

☞ 社会环境对健康的影响是长期的、全方位的、多角度的、潜移默化的和极其复杂的。

☞ 社会环境与自然环境具有互根性。

第一节 心理与健康

世界卫生组织曾提出这样的口号:“**健康的一半是心理健康**”。在整个疾病谱中,有一组疾病,在其发病的原因中,心理因素起了重要的作用,人们称这样的疾病为心身疾病。(本书第五篇:心理与健康)

现实生活中,心身疾病逐渐增多,有人统计在现代疾病中,心身疾病大约是整个疾病的1/3,像我们熟知的原发性高血压、冠心病、糖尿病、消化性溃疡、甲亢、痛经、支气管哮喘、类风湿性关节炎、神经性厌食、恶性肿瘤等。这些疾病的发病率,城市高于农村,脑力劳动者高于体力劳动者,工业发达地区高于工业不发达地区。

我国古代人们就意识到心理因素在疾病中的意义,有许多著作论及这方面的内容,如《左传》就有心理病因(六情),涉及心身疾病病机的内容。《内经》论述更为全面。这些著作都认为人身由神与形两部分组成,形指人体的各种物质结构,如脏腑、经络、四肢百骸等;“神”又称神明或神态,指人的精神意识、思维、性格、情感等。古代医学家强调形生神,神御形,形神又互相依存,而神又依附于形。因此,中医认为善医者,必先医其心,而后医其身,心身应该同治。

心身疾病涉及社会、心理和生理三大方面。心身医学认为,环境、社会因素以及生活事件中个体不能耐受的严重事件是患病的外部条件，性格缺陷是易患素质的核心因素，是引发心身疾病的内因与基础，心身疾病对内因、外因的认识，不同于单纯的生物医学模式，它促使人们用整体的医学观点去认识生命、健康和疾病的本质。

因此，健康不仅是身体健康，即身体强壮，没有疾病，还包括心理健康，即人的精神、情绪、性格、气质等都能保持稳定、乐观、积极。同时还要做到对社会环境和社会工作的良好适应。现代心理学认为：精神心理活动是人脑对外界客观事物的反映，心理和身体是人体组成的两个不同方面。身体由各个器官组成，是有形的实体，而心理是大脑对外界事物的主观反映，是看不见摸不着的。心理因素对人体健康有很大的影响，而健康的躯体又是良好的心理健康的基础。只有健康的身体才能保证正确处理各种复杂事物，减少烦恼和忧愁，才能培养活泼、乐观、开朗的性格。有了开朗的性格，才能在任何情况下都保持稳定的情绪，有了稳定的情绪，才能遇事做到不躁、不怒、不悲、不痛，无论处于顺境或逆境都能保持良好的心情。所以，身体健康与心理健康两者相辅相成，任何一方都不能偏废。

近代医学研究认为，精神心理因素是通过中枢神经系统、内分泌系统和机体免疫系统来影响人体健康的。

中枢神经系统的作用：中枢神经系统是心理活动产生及变化的基础。当外界事物通过感觉系统（眼、耳、鼻、舌、皮肤等）作用于人体时，人们就会感知一种信息传入大脑，大脑接受这些刺激时，就立即表现出情绪变化，如接受良性刺激时，就喜笑颜开，心情愉快，而受到恶性刺激时，就会愁容满面，愤怒生气。当大脑受到恶性刺激出现强烈的情绪变化时，会伴有心慌、血压升高、呼吸加快，影响到胃肠道时就表现出不思饮食、胸腹胀满、恶心、腹泻等，导致一些疾病的发生。如果恶性刺激较轻且时间短暂，可出现功能性疾病；如刺激强烈，时间长久或个人心理素质差，则可发生器质性病变。

内分泌系统作用：内分泌活动的高级中枢在下丘脑，其分泌活动又受高级中枢神经系统的调节和控制，心理活动影响高级神经中枢进而影响下丘脑的生理功能，导致内分泌激素的改变，影响身体其他系统功能，出现一些有关的疾病，如情绪波动精神紧张可引起体内儿茶酚胺改变，引起血压波动，导致高血压病，也可引起胃肠道消化液分泌及胃肠蠕动减慢，引起消化不良、腹胀等。不良的心理刺激还会导致性功能障碍。

对免疫系统的影响：紧张的心理情绪和不良的心理刺激，可以通过下丘脑和由下丘脑分泌的激素直接影响机体的免疫功能，产生胸腺退化，T淋巴细胞的生长成熟受抑制，巨噬细胞的活动能力降低，白细胞的活动受干扰，抗体活动能力降低等改变，这样变化可直接或间接降低机体的免疫力，引起疾病的发生，病人精神受到创伤引起疾病加重，就是这个原因。

所以，精神心理状态对身体的健康有重要影响，良好的心理状态有利于保护和稳定中枢神经系统、内分泌系统和免疫系统的功能，从而有利于保持身体健康，促进疾病康复，阻止患病时病情的恶化和进展，减少疾病的发生；不良的心理状态则会引起中枢神经系统对体内各器官的功能调节失常，内分泌系统的功能紊乱，使各器官的正常生理功能发生障碍，机体的免疫力下降，减弱机体抵抗疾病的能力，还会削减监视和清除自身细胞突变的能力，由此导致多种疾病的发生。

情绪是精神心理状态的表现，是心理健康的重要内容，能够保持经常乐观的情绪是心理健康的基本保证，情绪与健康的关系，可以归纳为一句话："乐观者健康长寿。"长寿学者胡夫兰德曾提出："在对人的一切不利影响中，最使人短命死亡的，就算是不好的情绪和恶劣的心境了。"实践也证明，世界上的长寿者，都是在乐观的情绪中度过自己的一生的。不好的情绪可致病，而乐观的情绪可以治病。

第二节　情绪与健康

☞ 七情：喜、怒、忧、思、悲、恐、惊。

☞ 六欲：东汉哲人高诱对此作了注释："六欲，生、死、耳、目、口、鼻也。"可见六欲是泛指人的生理需求或欲望。人要生存，生怕死亡，要活得有滋有味，有声有色，于是嘴要吃，舌要尝，眼要观，耳要听，鼻要闻，这些欲望与生俱来，不用人教就会。后来有人把这概括为"见欲、听欲、香欲、味欲、触欲、意欲"六欲。但佛家的《大智度论》的说法与此相去甚远，认为六欲是指色欲、形貌欲、威仪姿态欲、言语音声欲、细滑欲、人想欲，基本上把"六欲"定位于俗人对异性天生的六种欲望，也就是现代人常说的"情欲"。

心情即人的心理情绪，人有七情皆可致病，故情绪与健康息息相关。喜怒哀乐虽说是人之常情，但它都是一个人对周围环境刺激的主观反映，它既可招来祸患，也能祛病驱邪，因此有的心理学家把情绪称为"生命的指挥棒"、"健康的寒暑表"。历史上有周瑜受气而死，范进中举而疯，笑死老牛皋，气死金兀术之故事，说明狂喜盛怒等恶劣情绪，不仅对健康有害，而且可导致死亡。临床医学证明，情绪不稳定者，心绞痛发生率比正常人高两倍，在心肌梗死发作之前约1/5以上的人有严重的心理创伤病史，35%的人连续几天内处于紧张焦虑状态。有人对227例心肌梗死研究发现，65%的人在发病前有过负性情绪，研究者还发现，负性情绪波动大的老年人比遇事冷静的老年人心脏病的发生率高出6倍多，国外学者对35名已转移的乳腺癌患者进行观察发现，情绪愉快者平均生存期为22.2个月，而心情不畅、愁闷悲伤状态者，平均生存期仅为8.6个月，前者的生存期为后者的2.3倍。

为什么不良情绪会对健康造成危害？祖国医学认为，喜、怒、忧、思、悲、恐、惊七种情感活动，是人体对外界环境的生理反应，若在正常情况下，不会致病，但如人的情感活动过度，就能引起体内阴阳失调，气血不和，经络闭塞，脏腑功能紊乱而致病，甚至危及生命。日常生活工作中，人们常因恋爱、婚变、丧亲、患病、晋升、犯错误、受处分、工作分配、买卖亏损、人际关系矛盾等问题而造成情绪沮丧、彷徨、愤怒、灰心、抑郁、忧愁、绝望等，这种恶劣的情绪如不能及时排除，就会影响身体各系统功能，使之发生紊乱，平衡调节障碍，免疫力下降而招致各种疾病发生。有人称“恶劣的情绪是孕育癌细胞的添加剂”，因为致癌因素在周围环境中随时随地存在着，在正常情况下体内的免疫系统可把体内产生的突变细胞——癌细胞清除掉，使之不发生癌症。如果一个人长期被恶性情绪困扰而不能解脱，就会使人免疫力下降，从而减弱对癌细胞的监视与清除功能，使癌细胞有机会在体内生存和繁殖而发生癌。不良情绪还可引起神经内分泌活动紊乱，器官功能失调，导致多种心身疾病的发生，如冠心病、高血压、胃十二指肠溃疡、支气管哮喘、精神病等。

七情致病不同于一般病患，药物治疗往往难以见效。长期医疗实践证实，心理因素引起的疾病，必须把心理治疗放在首位，其次才是药物治疗，即人们常说的“心病还需心药治”。现实生活中遇到不良情绪时须做到：过喜要收敛与抑制，激怒要疏导与平静，忧愁宜释放与自解，思虑应分散与清遣，悲伤需转移与娱乐，恐惧需支持与帮助，惊慌需镇定与沉着，在处理各种人事关系、生活琐事上要豁达大度，不要在非原则问题上斤斤计较，特别是老年高血压、冠心病病人，应尽量避免与人争吵、生气或悲伤，以免过于激动，引发突然事件。

现代医学及心理学研究表明，情绪不仅影响人的健康，而且影响人的社会活动。积极稳定的心境、乐观向上的情绪与人的正确的世界观、人生观和价值观有关，与人的个性特征有关，有了正确的人生观，就能凡事从大处着眼，就能站得高看得远，不因一时一事的挫折而烦恼不休；就会有广阔的胸怀，胸中能容纳各种事，不管是顺心的还是不如意的，为人处世，不管是占了便宜的还是吃亏的，都不会闷闷不乐、耿耿于怀。有了正确的人生观，才能正确处理个人与集体、自己与他人、个人与社会的关系，就会乐意为他人、为集体作贡献做好事，就会大公无私，有助人为乐的高尚品质，不去计较个人的得失。树立正确的理想和信念，培养坚强的意志，注意锻炼身体，保持旺盛的精力，都有助于克服消极情绪。人们都愿意在愉快融洽的环境中学习、生活和工作，而愉快融洽的环境需要大家共同创造，下面介绍几种克服不良情绪，调整精神状态的方法：

1. **热爱生活**　生活是多姿多彩的，一个热爱生活的人总是朝气蓬勃，奋发向上，因此也给他人带来生活的快乐和希望。对各种事物要倾注热情，积极参与，热情能驱散懈怠和忧愁，热情能鼓起勇气。当遇到不快时，将全部精力投入到丰富多彩的生活中去就感到其乐无穷。一个热爱生活的人，就是强者，就能战胜病魔。

2. **助人为乐，关心他人**　助人为乐，既可给他人带来快乐，又可使自己心安理得，心境坦然。反之，如果私心严重，常做坏事，斤斤计较，就会提心吊胆，不得安宁。要多交朋友，少树对立面。

3. **宽容大度，理解他人**　豁达大度，就能够保持心理平衡，与人相处时尽量做到待人宽，待己严，克己容人，遇事不计较，不埋怨，不妒忌，不记恨他人，与别人有矛盾时，大事讲原则，小事讲风格，多一分宽容和理解，这样心情自然胸怀宽阔，心胸开朗，就能心理健康。

4. **学会制怒**　古代养生家指出，怒伤肝，怒气填胸还会伤心、伤胃、伤肺，可出现吐血、呕吐、昏厥、猝倒、死亡等情况，因此告诫人们要“制怒”，要做情绪的主人，过喜要收敛，盛怒要疏导。有人提出在遇到发怒情境时，先将舌头在口腔内绕10圈；同时进行“三思”：一思发怒有无道理；二思发怒后有何后果；三思除了发怒还有没有其他方式代替。电影《林则徐》中可以看到这样一个镜头，堂上挂一横幅，上书“制怒”二字，每当林则徐发怒时，抬头看到这二字就冷静下来，稳定情绪，达到制怒的目的。

5. **倾吐、宣泄**　当遇到不愉快的事情或烦恼时，可以对你的朋友、亲友倾吐你的不快，将内心深处的所有烦恼倾诉出来，来宣泄自己不愉快的情绪，也可以找适当的场合大声喊叫，或痛哭一场，这样就可使从低落的情绪中解放出来。

6. **利导思维**　日本学者春山茂雄著《脑内革命》中提到利导思维和弊导思维，凡事均从积极意义上进行理解的思维方法，称利导思维，反之则为弊导思维。也就是当遇到不愉快的事情，采取积极向前看，向好的方面思考就是利导思维，在利导思维时脑内分泌出来一种激素，该激素具有血管扩张，血流畅通，使人心情愉快精神舒畅，提高机体免疫力，抑制癌细胞的作用；而当情绪低落，精神紧张，发怒气愤时，脑内就分泌出甲肾上腺素，该物质使血管收缩，血流淤滞，同时还促使产生大量活性氧，损伤遗传因子，生成过氧化脂质，使人体患病和加速机体衰老。所以在日常生活中遇到不顺心的事情时，要从好的方面去思考，也就是进行利导思维。书中举一例：一职员既往在工作中挨过总经理批评，这次听到总经理叫他时，不应想以前批评之事，以免造成精神紧张，而要想这次总经理一定会表扬我，即使还是批评，也应进行利导思维，认为总经理的批评是为自己好，对那些无可救药的人，总经理瞧都不瞧一眼，懒得说他们，总经理这是看得起自己，这样思维脑内就能分泌出有益的脑内吗啡。

7. **创造欢愉** 生活中不全是尽如人意，令人烦恼的事情不少，遇到不顺心的事情，终日愁眉不展不仅无济于事，反而对健康不利，倒不如学会欢愉，笑一笑，保持心情舒畅。诺曼·卡曾斯说过："谁会笑，谁长寿。"英国著名的化学家法拉第年轻时，由于工作过于紧张，以至情绪焦虑烦躁，工作效率低且身体虚弱，长期药物治疗不见效果，后来一位名医对其症状开了一方："一个小丑进城，胜过一打医生"。法拉第看后，明白了其中奥秘，此后他经常去看滑稽戏或喜剧，常常高兴得发笑，愉快心境使他恢复了健康。现在不少发达国家开设有"大笑俱乐部"，就是一种很好的健康场所。

笑是一种精神保健操，笑是一种运动，欢笑时呼吸运动加深，心跳加快、血流加速，胃壁张力增加，消化液分泌增多，消化功能增强，更重要的是欢言笑语能使全身肌肉放松，松弛紧张的神经，驱除烦恼，消除疲劳。

8. **不抱幻想** 对一切事情不抱过高的期望，想问题既要从好的方面去想，又要从不好的方面去考虑，做最大的努力，作最坏的打算，期望过高往往会脱离现实，常有落空的可能，要留一点心理空间，作一糟糕的设想，这样对事后的结局容易接受，如果结局不像预计的那样糟，反而会使人产生意外惊喜的良好的情绪。

知足常乐，贫也安然，富也安然，名也不贪，利也不贪，恬淡寡欲，知足赛过长生药，不要在生活上、待遇上处处与人比高低。

9. **学会幽默** 列宁说："幽默是一种优美的、健康的品质。"一个富有幽默感的人是一个幸福的人，也是智商颇高的人。幽默是一种健康的生活方式，幽默的特点是温和、含蓄和机智。在心理学上幽默是指人的气质、性格和情绪等精神境界范畴，医学家认为幽默是人的一种健康机智。人在事业、生活、处事等方面，难免会遇到某些挫折与困难，这些不利因素往往会激发负性情绪，造成心理压力，影响身心健康，甚至发生疾病，重大的精神创伤是明显的心理致病因素，然而日常生活中的小事困扰同样也可导致身心疾病，具有幽默品质的人常常能善待困扰，缓解矛盾，恢复平衡，保护健康或防止疾病的恶化。幽默是一种心理自卫行为，也是一种心理自我保健的良方，科学家们把幽默生动地比喻为心理保健的"心理按摩"。

10. **文娱锻炼** 主动参加文娱活动，适当的文娱活动可以陶冶情操，使你感受到生活的乐趣，排遣许多消极情绪。

锻炼分为体育锻炼和心理锻炼。体育锻炼通过跑步、骑自行车、游泳、打球、健身操等使心跳加快，促进血液循环，增加机体对氧的利用，用体育运动消除不良情绪的影响。

心理锻炼值得重视。尤其在快节奏工作和生活的今天，容易使一些人心理上出现这样或那样的问题，特别是有心理障碍或心理抑郁的人，心理锻炼更为重要。通过读书、绘画、书法、养花、钓鱼等方式来丰富生活，开阔视线，增加知识，培养高尚的情操，提高人的精神境界。

第三节　性格与健康

性格就是人们常说的个性，是个体心理学特征的表现，除了遗传因素外，它更多的受环境因素、特别是社会因素的影响。

性格具有独特性和相对稳定性，所以性格往往会决定一个人对应激事件的反映及应付方法，从而对一个人的躯体和心理健康产生重要的影响。现实生活常常会遇到这样的劝告——改改你的坏脾气，不然总有一天你会生病或出事的。说明一个人的个性与疾病的发生发展密切相关。在同样刺激条件下，有的人马上得病，有的人过一段时间才得病，有的人根本不得病。比如同事之间因误解产生矛盾，发生争吵时，可能其中有人就会当场气得晕了过去或歇斯底里发作，而有的人根本不当回事，吵归吵，事后仍然能吃得香，睡得好。其中原因不能不涉及到性格问题，以及性格在心身疾病形成过程中的作用。

我国古代医学家早已认识到性格与疾病的关系，并有不少这方面的论述。《黄帝内经》中有这样记载："百病生于气也，怒则气上，喜则气馁，悲者气消，忍则气下。"《愿体集》中也指出："慎风寒，节嗜欲，是从吾身上却病法，省忧愁，戒烦恼，是从吾心却病法。”均是告诫人们要养成良好性格，以维护身心健康。

☞ 怒伤肝，喜伤心，思伤脾，恐伤肾，忧伤肺。

行为学家和心理学家将人们的性格分为A型和B型。A型性格和B型性格与我们通常知道的血型不是一码事，一般来说，血型是不变的，而性格的类型通过训练可以转化。

A型性格特征：固执、个性强、好争斗、急躁、紧张、易冲动、大声讲话、整天匆匆忙忙、与人难以相处。

B型性格特征：安宁、松弛、顺从、沉默、深思、声音低、节奏慢、容易相处，即使在刺激的环境中，亦可随遇而安。

性格与疾病的发生有着密切的关系，同样的致病因素，作用于不同个性的人，往往会产生不同的结果。如有的人因此患了高血压或冠心病，有的人出现了支气管哮喘，有的人则患了癌症，而有的人却什么事也没有。当然，物理、化学、生物等因素在其中起重要作用，但心理社会因素尤其是性格因素在疾病的发生发展中所起的作用也不可忽视。

冠心病是对人体健康构成严重威胁的主要疾病之一。美国心脏病专家弗里德曼等人经过长期观察研究，证明大多数病人往往个性好强，固执急躁，好冲动，竞争性过强，富含敌意，具有攻击性，人际关系紧张，常有时间紧迫感和过强的抱负，对这种特征称之为“A型行为类型”。

消化性溃疡也是一种很常见的心身疾病，患者性格大多数是内向，被动，拘谨，好依赖顺从，不善于与人交际，孤独，易焦虑，抑郁，情绪不稳定，常有难以解脱的心理冲突和较多的生活压力等。

人类最凶恶的敌人——癌症，也与性格有一定关系，全世界每年有1000万人患癌症，近年来对癌症病人个性特征行为类型也作了大量研究，许多研究认为癌症患者过分耐心顺从，过分合作调和，回避矛盾冲突，过度自我克制，对愤怒不满情绪惯于自我压抑而不宣泄，遇事敏感焦虑，内向悲观抑郁，有的成为“B型人格类型”。

其他一些常见的心身疾病，如甲亢、糖尿病、紧张性头痛、溃疡性结肠炎、原发性高血压、支气管哮喘、神经性皮炎、慢性咽炎、青光眼、复发性口腔溃疡等，也都与人的个性有密切关系。

1991年在我国首届心身疾病研讨会上，专家们都赞同，性格缺陷可以影响心身疾病发生、发展和转变。有关专家特别指出，具有偏常性格的人易患心理疾病，这种偏常性格的主要表现是急躁。情绪激动的易患躁狂症；固执好胜妒嫉性强的易患偏执症；烦恼多的易患焦虑症。总之，敏感、多疑、固执、多虑、暴躁等性格者心身疾病患病率高，且易患高血压、冠心病、溃疡病和精神心理障碍的疾病。要减少这些疾病的发生，除饮食与运动等方面调整外，很大程度还取决于性格的调理与矫正，即使已患上此类疾病，也要加强性格的转换和调理。否则，偏常性格的持续发展，易致心身疾病的发生，而在得病后，又不能很好的应付疾病所带来的变化，进一步削弱机体的抗病能力，使疾病久治不愈。

了解了性格与疾病的关系，对加强自我保健、防治疾病、维护健康有重要意义。那么如何调理与矫正偏常性格？我们知道性格的形成，虽然有先天的因素，所谓“江山易改秉性难移”，但更重要的是后天因素的影响，比如个人修养的高低直接影响着性格的表现，因此由于后天因素形成的不良性格，是可以通过后天的努力加以克服和矫正的。首先对自己的性格有个正确的认识，树立信心，有针对性地加以调整，脾气急躁者，可以在自己的办公室贴张“制怒”的字画，时刻提醒自己改改坏脾气，也可以参加些适宜的体力活动，如钓鱼等来磨练自己的脾气。

具有“A型个性特征”的人，要注意劳逸结合，建立有节奏有规律的生活制度，可进行适当的放松训练，调整与周围人的人际关系，消除或降低过度紧张和焦虑水平，预防心血管疾病的发生。

日常生活中要注意改变不利于健康的个性特点和行为，改善人际关系，提高心理承受能力和适应生活的能力，有不良情绪时不要过度克制压抑，可以通过亲戚、朋友等交谈或写信等倾吐宣泄，也可将不良情绪转移到良好的事物上去以求化解，如通过读书、艺术活动、体育锻炼、旅游等培养对美好事物的欣赏能力和广泛的兴趣爱好，使生活丰富多彩。

重视心理咨询治疗，即当出现自身难以克服的心理障碍时，应主动请教心理医师，在医师指导下，来调整消除心理障碍，及时恢复心理平衡，维护身心健康。

第四节 社会压力与健康

现实生活中，几乎人人都可能处在压力的情况下，心理门诊中，大约有60%～80%的病人，是由于和压力有关的问题而来求医的。因此每个人都应该认识压力的来源和性质，了解自己对压力如何反应，学习如何适应及处理心理压力，只有这样才能提高生活质量，为自己创造身心健康的生活。

什么叫压力？在某些生活事件中，引起个人身体及情绪反应所产生的精神紧张，谓之压力。因此，压力是精神与身体对内在与外在的事件的生理与心理反应。压力具有下列特征：

1. **主观性** 同样的事件有人觉得有压力，有人却不觉得怎么样。

2. **双重性** 同样的压力有人认为对自己有帮助，然而有人却认为对自己有副作用。

3. **活动性** 压力会因为对每个人造成的严重性不同，而产生不同程度的压力。

如何知道自己有压力呢？

压力的身体反应：口干、胸闷、呼吸不顺或急促、心悸、喉咙有阻塞感、全身无力、酸痛、头晕、头痛、腹部不适或功能性腹痛或腹泻、尿急，甚至有时会出现血压升高、心跳加快、胸痛、有窒息感及氧气不够、手脚发麻、全身忽冷忽热、出冷汗、紧张性痉挛、全身发抖等急性发作症状。

压力的情绪反应：焦虑不安、忧郁、愤怒、缺乏安全感、害怕、急躁，有时会出现极端恐惧，觉得自己快要发疯或快要死亡等症状。

压力引起的不良情绪，可以影响身体各系统的功能，使之发生紊乱，平衡调节障碍、免疫力下降而导致各种疾病的发生，"恶劣的情绪是孕育癌细胞的添加剂"，致癌因素在环境中到处存在，在正常情况下，体内免疫系统可把体内产生的突变细胞（癌细胞）清除掉，使之不发生癌；如果一个人长期受到负性压力，情绪恶劣不能解脱，就会使免疫力下降，从而减弱对癌细胞的监视和清除功能，使癌细胞有机会在体内生存和繁殖而发生癌症。压力产生的不良情绪也可以引起神经内分泌紊乱，器官功能失调，导致多种身心疾病的发生，如冠心病、高血压、胃十二指肠溃疡、支气管哮喘、精神病等。

人生在世，难免面临天灾人祸、生离死别、考核调动、工作负荷、人际关系冲突等等，这些都可以是压力的来源。压力不全是负面的，也可有正面的压力，如结婚、晋升、中彩等这些可以使人喜悦心头、精神振奋，但大多数压力是负面的。压力的严重程度因人而异，不同年龄组压力来源也不同，一般来说，儿童、青少年时期的压力大多来自学校和家庭，如升学、学习成绩、家长期待、同学之间关系等，他们对压力的反应，大多以行为问题为主，例如逃学、打架、破坏、偷窃、赌博、玩游戏机等。

成年期压力与人生不同阶段的发展目标有关，20～30岁之间通常已经完成学业，正在进入社会的过渡期，也是异性交往结婚成家的阶段，此时压力多与职业、生活、配偶追求有关。30岁以后，生活目标偏重负担家庭及社会责任，压力不外来自事业是否顺遂、婚姻是否协调及孩子关系等，成年人身心适应均较儿童、老年人坚强，对压力反应的能力较好。

老年期面临的压力来自生理机能的衰退、社会功能的改变、生离死别频率的增加等。老年人心理、生理机能衰退是由于老年人记忆力、对外反应速度、精神体力的逐步下降，以往能轻易处理的事务，已有力不从心之感受，因此在心理上会造成老年人的自我贬抑、自尊心丧失。此外，老年人还需面临退休、亲朋去世、儿女独立离家等一连串失落，自己也要面对生病和死亡的威胁等。老年期对压力挫折的容忍及适应力较年轻人为差，故其反应较年轻人强烈。但老年人反应慢及较谨慎，对压力反应慢且多表现为身体症状。如以焦虑为主的情绪多半出现心脏和呼吸系统方面的症状，心悸、呼吸急促、胸闷、手脚冰冷等。如以忧郁症状为主的情绪，则以胃肠道症状和骨骼肌肉系统来表现——食欲差、胃部不适、腹胀、便秘或大便次数增多、腰酸背痛、全身酸痛、手脚无力等。这些身体症状常常被误以为有严重的身体疾病，而忽视压力引起的情绪障碍，失去心理调适的机会。

减轻心理压力的方法：现代社会工作生活节奏紧张，人们心理压力普遍增加，从而令身心健康造成不良影响。为此，采取措施缓解紧张，减轻压力至关重要。曾有人提出减轻压力的十种方法很有益处，现摘录如下：

1. **闭目养神** 寻找机会闭目养神，放松神经和肌肉，幻想美丽的湖光山色，可有效地缓解紧张和压力。

2. **陶冶性情** 琴棋书画，养鱼种花，唱歌跳舞等文艺活动，是陶冶性情有助于心理健康的有效措施。

3. **着眼当前** 集中精力做好当前的一切工作，不要被支离破碎的琐事所困扰，更不要花时间去追忆过去。

4. **坚持运动** 生命在于运动，运动可使人精力充沛，体质强健，从而为战胜困难奠定良好的基础。

5. 尽情发泄 烦恼、忧虑不要积在心中，应及时找亲朋好友倾吐畅谈，当哭则哭，当笑则笑，这样才能保持心情舒畅。

6. 勇担责任 遇到困难不要退缩，不要逃避，应面对现实，知难而进，尽早克服难题，早日成为胜利者。

7. 知足常乐 期望值不要过高，要求越高，越易失望，失落感越强，应量力而行，知足常乐。

8. 改变环境 因生活环境、人际关系不良而造成的心理压力，采取措施很难克服后，应及时转换到新环境中去。

9. 休假旅游 可使人放松精神，忘却烦恼，有助于减轻心理压力，而且美丽的风光可以使人心情愉悦，精神焕发。

10. 学会幽默 幽默是精神健康的调节剂，无论是工作还是生活，都要学会幽默，以良好的心境应付周围的一切。

第五节 社交与健康

一、社会机能健康的标准

按照世界卫生组织对健康要领的阐述，健康的人除了要具有强健的体魄和良好的心理功能外，还应具有健康的社会机能，而且人的社会机能发挥得越好，人的生命价值就越高，健康状态也就越好。

社会机能也就是社会角色，即人在社会上所扮演的角色，发挥的功能，其表现在以下几个方面：

1. 社会参与 一个人应当积极参加各种社会活动，要有强烈的社会责任感，在社会活动中充分发挥自己的作用。

2. 做好本职工作 积极为社会提供自己的体力和脑力劳动，要热爱自己的工作，积极发挥自己的聪明才智，为社会做出更大的贡献。

3. 协调好人际关系 所谓人际关系，泛指个人同社会上其他人的关系。如同事关系、邻里关系、上下级关系等。社会学的健康观要求人际关系应该是和谐的，否则不能成为人际关系健康。

4. 教育 人的教育是双向的，一方面要接受新知识、新方法、新技能，另一方面也要为别人提供知识、方法和技能。

5. 社会道德 人的行为要符合约定俗成的标准，在社会学上健康人的行为应为社会所接受。

6. 要遵纪守法 违反法律者便构成犯罪，虽然犯罪有时可找到躯体和心理的医学根源，但犯罪本身是一种社会学上的不健康的偏离行为。

只有做到以上六点，才能称得上是一个社会上健康的人，而有了良好的社会适应性，才能进一步促进人体的身心健康，达到完善的健康状态。

二、良好的人际关系有益健康

人们为了保持身体健康，即需要营养，体育锻炼，休息及生理等方面的满足，也需要安全、友谊、爱情、成就、信任、尊重等精神方面的满足，以保持良好的心理平衡。实践证明，生活中离不开真诚和友谊，离不开朋友之间的交往，因此，许多医学家告诫那些性格孤僻，缺乏与社群建立良好关系的人，为了健康，为了长寿，要不甘寂寞，不要将自己关闭在屋中寂寞的生活，要善于交际，增加与周围人交往，使自己的性格活跃起来。

科学家早就注意到一个现象，社会活动不多的人，生理和心理的健康状况往往比较差。研究人体健康和长寿的专家们认为，社交之所以有益于健康，还因为它能满足人们的精神方面的某种需要，所以美国密执安大学考斯教授说过，社会关系差对人健康的影响比吸烟、高血压和肥胖更严重。美国、芬兰和瑞典三国研究人员曾分别对4000多名男女进行长达12年的调查研究。研究对象当时的健康状况良好，研究人员依据他们的生活情况，包括家庭生活、婚姻生活、交友情况和社交活动等，把他们划分为“社会活动活跃”和“与社群疏理”两大类，12年的观察发现，“与社会疏离”的男性患严重疾病或在这段时间内死亡的人数，较“社会活动活跃”的男性高2～3倍。女性方面，缺乏社群活动的患严重疾病和死亡人数，较活跃组多1.5～2倍，与社会疏离程度越大，患病和死亡率越高。

社交有益于健康的原因，为人与人的社会接触交往，可抑制大脑后下丘脑区的活动，降低乙酰胆碱、氢氧基皮质酮(一种肾上腺皮质内分泌素)和儿茶酚胺的分泌率。这些化学物质能使人呼吸加快,心跳加速,以及出现其他应急的生理症状,而孤寡独居与社会隔离者大脑后下丘脑区的活动增强,加速这类物质的分泌,从而影响人的血压、心搏及降低机体的免疫力。

良好的人际关系,充满善良、友爱,使人心情舒畅。不良的人际关系则可能引起情绪变化,由于担心、憎恨、焦虑等而导致痛苦、忧愁、哀伤。尤其是强烈刺激,使人增加沉重的心理压力,持续处于"紧张状态",极易引起神经、消化道、心血管等系统功能与代谢的改变,导致"应激疾病",如精神错乱、行为失常、心律不齐、高血压、冠心病、胃肠功能紊乱等心身疾病。女性还易引起卵巢功能障碍,出现排卵异常,月经失调及性功能障碍现象。

三、正确认识自己,正确认识他人,正确认识社会

要建立良好的人际关系,首先要有正确的认识,它包括对自己的认识,所谓"自我知觉",和对他人、社会的认识,即"社会知觉"。

1. 正确认识自己 正确认识自己在社会上的地位、作用,认识自己的性格、特点,积极地与他人交往,并且克服四种错误心理:

(1)孤僻和封闭心理。孤僻心理是指孤芳自赏,自命清高,不愿与人为伍,认为别人的言谈举止、行为习惯都极为庸俗和浅薄、低级无聊,不值得接近,因而常独来独往。

(2)过分自卑,不敢与人来往,人为地把自己孤立起来。

(3)有某种特殊的怪癖,例如动作粗鲁,语言不文明,喧闹不安,使别人无法接近,从而影响人际交往。

(4)怀疑一切,对别人戒备心太强,认为一般的人都不可靠,对任何人都不信任,在人际交往中顾虑重重,这样不仅不能建立良好的人际关系,还会挫伤别人的感情。

2. 正确认识他人和认识社会 社会是有各种人群组成的,随着社会的不断进步和发展,社会分工越来越细,无论做什么工作,大家都采取分工协作的形式进行,这就需要许多人围着一个共同的目标,齐心协力搞好本职工作,在工作时必然会发生或多或少的相互关系,如同事间、上下级间、同行间、供需间、与服务对象之间等等,只有各成员之间的互相尊重、互相理解、互相支持、和睦相处、团结协作,才能做好工作,也才能充分体现个人的存在价值,从而做出个人的贡献。这就要求每个社会成员都要心理相容,对别人要理解、同情、宽容、友好相处,而避免相互倾轧纷争、拆台、勾心斗角、争权夺利,使人际关系紧张、冷漠、凝聚力松散,影响工作的正常进行,使工作效率降低,质量下降,效益减退,也会对人们的心理产生不良影响,有损身心健康。

一个人首先能把握自己,认识自己的地位,经常自觉调整自身意识行为要求。另外要心胸豁达,尊重他人,乐于助人,还要学会与不同性格的人相处,谦虚谨慎,取长补短。当然,更重要的一条是不要嫉妒人,"嫉妒,会使人得癌",此言有理,因为猜疑、怀恨、攀比、竞争等,都会使人疲乏、伤感、衰弱、心情忧郁,使人体免疫功能降低,这样的人患癌症的不在少数,所以应乐观对待人生,方能活得年轻。

四、人际关系中要学会社交技巧

每个人都处于社会中,与社会上的各种人经常发生你来我往,彼此接触相互沟通,而发生各种关系,这种社会人际关系错综复杂,对各人的心理和身体都会产生或多或少,或有利或有害的影响。为了创造良好的人际关系,我们必须学会一些社交技巧,下面几点可供参考:

1. 要与人为善 说话、办事首先应有良好的愿望,说话要和气,态度要诚恳,语言要文明,要学会微笑,笑是善意的象征,它可以融洽自己与对方的关系,对对方产生很大的吸引力,乐于与你相处。

2. 要尊重别人 自尊之心,人皆有之,要尊重别人的人格,尊重别人的工作与劳动,尊重别人的要求愿望,尊重别人的利益,尊重别人的谈话。要学会赞美他人,任何人都希望得到他人的认同和赞赏,从而证明自己存在的价值,因而与人交往中,对他人的优点和长处,对他人的成果和成绩,对他人的帮助要由衷地赞美,从而激发对方与你交往的热忱。

3. 学会交谈与倾听 通过与人交谈,可以沟通双方的感情,缩短双方的距离,互通信息,了解彼此情况,增进相互间的友情。交谈要选择别人感兴趣的话题,要注意方式方法,当别人说话时,要积极地倾听,不要随意打断别人的话,也不要过早地发表评论,与他人交谈最佳的方式不是评论,而是作简短的语言复述,这样对方会感到你对他的尊重和理解,你在接纳他,他也会接纳你,这有助于你与对方建立信任,融洽情感。

4. 善于宽容他人 与人交往时,不能以自己的兴趣爱好去要求对方,当别人的观点或做法让你不满时,先不要去责备别人,而应该先了解对方为什么这样想,这样做,并设身处地地为他人着想,用别人的眼光看事情,你就

会获得许多理解，由此你就会谅解他人，宽容他人，你会变得善解人意，并会受到他人的欢迎。

5. **善于批评与自我批评** 在交往中难免会发生小矛盾，小摩擦，当问题发生时，应主动承担错误，不要急于找托词推诿责任，主动承担错误不会降低你的自尊，反而增加你宽容大度的形象，由此赢得别人的尊敬，提高你的自尊。当发现别人做一种事有缺点时，先不忙于批评，应对其做得好的一面加以赞赏，同时指出其不足之处，批评时态度要诚恳，这样被批评者容易接受，心情也较愉快。如果，批评别人首先提到自己的错误也不失为明智之举，这就是批评与自我批评，这样可以明显地弱化他人的抵触情绪，使人们更容易接受批评。这样既批评了别人，让他认识到错误，又让他保住面子，可维护彼此的友好关系，对各自的心理不会产生消极影响。

第六节 宗教与健康

☞ 儒家——以德治为主旨。

☞ 道家——以自然为主旨。

☞ 佛家——以修炼为主旨。

☞ 基督教、天主教、伊斯兰教等等。

本节的详细内容见现场授课。

第五十五章 电器与健康

在科技突飞猛进发展的今天，电子产品不仅应用在办公室，而且悄悄走进了家庭。像电视机、电冰箱、洗衣机、空调器、微波炉、普通电话、无绳电话、手机、复印机、电脑、家庭电疗保健器具等，名目繁多，举不胜举，为忙碌的人们在工作和生活中带来了极大的便利和愉快。有的为人们收集、存储、传播信息，用以扩展人们的视野和听域；有的是人们的得力助手，大大地减轻了繁重的体力、脑力的劳动强度；有的在炎热的夏天送来凉爽，在寒冷中送来温暖；还有的直接为人们的健康服务。可是，大多数人没想到在舒适的里面蕴藏着危害人体健康的因素。因电器设备工作时均会发出电磁波，也称为电磁辐射。电磁辐射作用于人体会产生一系列的生物效应。120～150兆赫的频段，可诱入人体2厘米以上，激发机体深部细胞，使之相互摩擦生热，干扰机体自身的生物电流。电磁能量在体内转化为热能，引起人体热平衡的失调；作用于眼睛，造成“微波性白内障”；作用于睾丸则破坏睾丸的生精能力，引起不育症；作用于头脑——肾上腺皮质系统，则引起心血管功能改变。儿童的神经系统娇嫩，若遭受到强度大的电磁辐射，可使大脑发育迟缓，生物钟调节紊乱。对孕妇则易造成流产、早产甚至导致胎儿畸形。

意大利医学专家报道，该国每年有400名儿童患白血病，其中2～7岁的儿童发病原因，主要是距电线太近，而受到过强的电磁辐射。波兰的资料指出，经常接触微波辐射的人，各种癌症的发病率是普通人的2倍。英国皇家微波研究机构发现，经常在微波辐射下工作的人，脑瘤的发病率是一般人的6.4倍。芬兰的医学专家检查证明女空中服务人员患乳癌的机率比一般同龄女性高出一倍。英国、美国、加拿大的医学报告亦指出，飞机上的工作人员患皮肤癌和脑癌的比例偏高。还有像空调器、电冰箱、电视机等均可引起不同的或相同的病症。电磁辐射范围之广，影响之大，的确不可忽视。专家认为微波辐射可促使细胞染色体发生突变，使有丝分裂发生异常，于是正常细胞变成癌细胞，导致癌症的发生。

随着生活水平的不断提高，健康已成为人们最关心的问题之一。健康是人生的根本，失去健康将失去一切。电器对人体健康虽然有负面影响，但也不要过于紧张，国家有标准，产品质量不合格不能出厂。使用者要增强防护意识，学习有关知识，提高防御技能，以科学的态度对待，认真仔细阅读说明书，严格按说明进行操作，就会减少或避免电磁辐射所带来的副作用的发生。

第一节　手机、电话与健康

一、手机与健康

手机，实际上是一台并入市内电话网的小型收发电台，它不受电话线的约束，备受人们青睐，给人们带来了很多的便利。

1998年初，瑞典劳工生活研究所在挪威电信局的配合下，对在工作中每天使用手机的8000名瑞典人和3000名挪威人进行了跟踪调查，结果表明，每天使用手机1小时以上的人常会出现头痛，头痛常在通话后半小时内发生，有时发生在通话当中，一般疼痛持续2小时。表现为面部和头部刺痛、耳部发热、头晕、疲倦乏力等症状。手机致病的主要原因是手机发出的高频电磁辐射，它的频率在400~1000兆赫之间，所发出的电磁辐射强度每平方厘米可在1800~2000微瓦。持机者收话时，手机接收来自基地台的无线电波信号，此时对人影响不大；但持机者发话时，声波经过机器内的发射机转换成高频电磁波将电信号发射出去，此时手机的发射天线附近会产生较为强烈的高频电磁辐射。由于手机离使用者的头部较近，还有人无意中紧贴头部，因而导致人的头部受到此辐射的影响。

人体若长期遭受高强度的电磁辐射的影响，会导致头昏、失眠、乏力、烦躁和记忆力减退等中枢神经系统症状，还会引起植物神经功能紊乱，产生心动过缓、血压下降或心动过速、血压升高等心血管系统症状。

手机是利用微波传递信息，微波辐射对人体健康有一定的影响。手机的微波辐射对生物体可产生热作用，并可用"比吸收率"来衡量。使用手机时，影响比吸收率大小的因素，有天线对头部的位置和距离、天线类型以及馈送点位置。国际放射防护局的调查结果表明，功率为7瓦的手机发射900兆赫微波辐射，可使人眼晶状体的比吸收率达14~17瓦/千克，脑组织为19~21瓦/千克，可见其对人头部产生的热效应之大。目前我国的手机发射功率为0.6瓦，用手机时，人头部的比吸收率大约在0.1~0.5瓦/千克。此水平可引起脑能量代谢和神经功能及血液和免疫系统功能的改变。

英国科学家最近经研究认为，长期使用手机会伤害脑部，记忆力衰退，有可能导致脑癌。澳洲各大城市近10年来脑癌的个案增长了五成，专家也认为跟使用手机有关。

专家建议，客户在使用手机时，应尽量将电话上的拉杆天线拉到最长，同时，要让电话天线顶端尽可能远离人的头部(3~5厘米)，不要完全直接暴露在电话天线发射出的高频无线电微波中，以免被发话时产生的微波辐射所影响。头部过多地摄入微波会影响健康。再是手机充电时别靠近，如靠近充电手机30厘米内，体内的免疫细胞有可能会因此而数量减少。切忌手机充电插座放在床边。把充电器放在床边充电，l毫高斯的电磁波强度将使体内对抗血癌细胞的抗体无法进行抗癌作用；12毫高斯则会让控制生产T细胞的胸腺细胞残废，同时让抗乳癌药物无法发挥药效，且使得体内褪黑激素荷尔蒙无法抑制乳癌细胞的生长。

18岁以下的孩子，他们的免疫系统还不是特别健全。辐射更会影响他们大脑的活动规律，更易受到伤害。

英国的研究结果显示孩子在使用手机时大脑中吸收的辐射比成人多出50%，对一个5岁的小孩来说，辐射渗入其大脑50%的区域；对一个10岁的孩子来说，辐射渗入其大脑30%的区域；成人辐射渗入其耳周围的区域。孩子的辐射吸收率所以更高，是因为他们的耳朵和颅骨更小、更薄。虽然证明辐射危害健康的证据不是最后结论，但科学家同意电磁辐射会使脑组织发热的说法。研究人员对手机辐射与脑癌、记忆丧失、异常大脑活动及头痛之间的关系表示担心。不少地方发出警告，18岁以下的儿童打手机，应只限于最基本需要，急需联络时，并且时间越短越好。

手机干扰了电器设备给人们造成了危害。因为手机接收(发射)信号过程中的电磁波对其他电器设备会产生干扰。美国人调查，驾车时使用手机的司机，出事率比不用手机的司机高5倍；英国专家警告人们不要在汽车内使用手机，在车内使用手机，除了容易分散注意力外，还干扰汽车的刹车、启动装置和座椅、车窗开启等电子控制系统的正常工作。

☞ 加油站禁止使用手机。手机是上下行双频率工作，无论手机是否打出电话，手机与基站都在不断地联系保持注册，以确认手机是否在网络中运行。一旦有来电，基站会发出一个指令通知机主接听电话，在手机接受信号产生振铃的一瞬间，手机产生一些频率很宽的不规则谐波，就是这些谐波对一些地区和场所的很多电子设备产生极大的干扰，其中就包括加油站内的加油机。现在的加油机普遍采用电脑控制，手机一响，其信号会干扰加油机的工作，从而导致计量不准，更严重的是可能同加油站的输油设备发生自然共振现象，手机部件(电池)一旦产生的火花就可能引爆加油站内的挥发气体，并因此产生热力而爆炸。

☞ 世界上不少国家均有禁止在加油站打手机的规定，如以色列规定在加油站抽烟和打手机者，将处以2790美元的罚款。

在飞机上使用手机会危及飞行安全。因手机会干扰飞机上各种设备和仪器的正常工作。1996年2月在追查华航飞机失事原因时，怀疑该次空难事件是由于有人在飞机降落时使用手机而干扰了飞机通信所致。据国际飞行员联合会的一项调查报告说，近年来每年都发生20起由电磁波干扰造成的飞机险情，世界上许多民航都宣布乘飞机禁止使用手机。

在日本和瑞典等国都曾发生过手机干扰医院心电监护仪、血透析机、自动注射仪等仪器运转而造成的病人生命垂危的险情。瑞典的一家医院，一部正为患者注射抗癌剂的自动装置突然发生故障，患者情况危急，又找不到原因，直到一位使用手机的探视者离开后，设备自行恢复正常，事后维修人员专门作了试验，证明手机的频率和输出功率干扰了设备内部的一只液面传感器的电路。

手机对人工心肺机也有干扰，倘若开机，不通话也足以使60厘米以内的设备运转失灵。手机对心脏起搏器有影响，专家也做过这样的实验，结果表明，手机对起搏器的确有影响，可使起搏器的节奏立刻出现失调，因此起搏器植入者不能将手机置于上衣口袋。

☞ 为了使手机更好地为人们服务，人们应保护好手机。手机怕水、怕潮湿，切忌在泡水或潮湿的地方开机，硫磺重的地方避免使用，以免加重金属氧化。手机怕灰尘、油脂，如贴面使用，脸部的油脂有可能渗入机身，污染内部造成线路损坏。手机怕热和高温，要避免受热曝晒，夏天汽车内高温易使电路板及电池发生变化，温差过大易使冷空气凝成水气腐蚀电路板。手机怕挤压，因液晶荧幕所承受的压力有限。电池最好使用原厂的，不然电池与手机间的接点密合度差，长期晃动易造成瞬间断电的现象。充电时不要开机，以免手机充电时的高温影响电路板。

二、普通电话与健康

普通电话为人们的联络带来极大的方便，但是在方便的同时也带来了危害，它是传染疾病的一个重要途径。

打电话的人，有健康人，也有病人，还有健康人带病毒者。打电话的时候，除喷到话筒里的唾沫星子外，还往往将口腔中潜藏的病菌病毒喷到话筒里边。话筒好像一个庇护所，里边阴暗、潮湿，适合各种致病菌的生长繁殖，打电话时嘴离话筒太近，就能将这些病源菌吸入口鼻内，引起疾病。人们的双手接触东西最多，这些东西有干净的，也有污染的，所以手被污染的机会也最多。在打电话的时候，被污染的手上的病源菌自然的粘附到下面打电话人的手上，如此反复交叉传播，使电话机成为疾病传染的“媒介”。研究表明：未经消毒的电话机，有98%的带菌数超过2万个，30%的电话机带有致病菌超过国家有关卫生标准的10倍，污染最严重的电话机是公用电话和旅馆电话，每部电话机带菌数可高达10万个。

英国苏格兰电话公司服务部发表一份调查指出，公司电话可以构成多种疾病的传染源，像感冒、咽炎、流脑、皮肤病、结膜炎、肺结核等10多种病菌最容易在公用电话使用时传播。德国科学家发现，附在电话听筒上的细菌和病毒多达480多种，送话筒则更多，竟高达2400多种。美国最近发现一种新的皮肤病——电话痤疮，这种痤疮与一般的不同，只是在脸的一侧长有小丘疹，脓疮长在电话听筒紧贴脸的部位。

鉴于以上情况，打电话时要注意卫生。为了减少避免电话传播疾病的机会，打电话时要注意口对话筒的距离，不要用手捂着送话筒，不要面颊紧贴着话筒，不要对着送话筒高声呼喊，以免大量的唾液飞溅在送话筒上，患肺结核、病毒性肝炎等传染病的人最好不要直接打电话。每次打完电话先洗手，尤其是不要急于吃东西，以防病从口入。还要注意电话机要远离易燃的气体，因电话机的话叉在拿起或放下送话器的一瞬间，电话机内的线圈就会产生高电压，电话机双簧随之冒出火花，但从外面可能观察不见火花现象，可危险却存在。如电火花遇到易燃易爆气体，像煤气、汽油挥发气、乙炔气、氢气等都极易引爆。因气体扩散非常迅速，而且无孔不入，如进入电话机，当气体浓度达到点燃条件时，遇到打电话时的电火花，就会立即发生爆炸和燃烧。

预防措施：1. 如遇有易燃易爆气体泄露，应先断绝气源，然后打开门窗，尽快驱散泄露的气体，然后再用电话等方式与有关部门报告。2. 有煤气、石油液化气设施的用户，该房间不可安装电话机，以防止气体泄露时，使用电话机而引爆。3. 对有易燃易爆气体设施的工厂、车间、仓库等场所，安装电话时，禁止用普通电话机，应选择密封防爆型自动电话机，并且要定期检查密封情况，以防万一。4. 大量使用易燃、易爆气体的现场（如加油站、加气站），不可使用无线移动电话、对讲机等通信设备，防止引爆事故发生。

第二节　电脑与健康

一、电脑能够造成视力综合症

当今世界数以百万计的人每天同电脑打交道，而电脑对人体的危害却往往被人们所忽视。据国外调查表明，长期使用电脑的操作人员，有75%的人视力下降。美国视力研究会为此著有《电脑视力综合症》一书。所述病症有：

1. 临时性近视：使用电脑后长达几分钟，甚至几小时视远物体模糊不清。

2. 眼睛疲劳：操作电脑后，很快感到眼睛疲劳，额头部疼痛、劳累。

3. 操作电脑后，视物轮廓不清，有时出现复视，有时在转移视线后物体的图像似乎还保留在眼前。

4. 眼睛发干或是流泪。

☞ 人们在谈话时，平均每分钟眨眼22次；读书平均每分钟眨眼10次；而操作电脑时每分钟眨眼的次数只有7次。

造成以上不适的主要因素有：电脑工作是一种精神高度集中的脑力劳动。紧张地盯着荧光屏不眨眼的工作，眼睛就很容易疲劳、受刺激，严重者还会使眼球视网膜的光功能失调造成视力减退。眨眼可以帮助保持眼球表面的润滑，防止出现刺痒等不适感觉。一位日本学者对眼睛研究的结果表明，人们在谈话时，平均每分钟眨眼22次；读书平均每分钟眨眼10次；而操作电脑时每分钟眨眼的次数只有7次。还有人们在阅读时，通常是向下看，而操作电脑时则是直视屏幕，因此眼睛睁得格外大，结果水分就会很快蒸发，眼睛就会发干。还有些坐姿不当，高低和角度不适当造成眼睛疲劳。再是光线不足，有反光，眨眼次数少，工作时间过长等。针对以上原因，应采取有效措施。首先要有自我保护意识，要作好自我心理调整，处理好人际关系，保持乐观的心态，努力创造出一个和谐宽松的工作环境；定期清除办公桌的粉尘及微生物，清理卫生时用布擦，对室内空气过滤器定期进行消毒处理；要有一把能调整高低左右的椅子；注意劳逸结合，工作时多眨眼睛；平时加强锻炼；多食含有维生素和蛋白质的食物。

现代医学研究表明，维生素与眼疾的发生、视力的好坏关系密切。维生素 B_2 摄入不足易引起睑缘炎、角膜血管增生、视力疲劳、夜间视力降低等症状。B族维生素富含在肉类、酵母、豆类、麦类、蛋类及奶类中。若缺乏维生素D，会使眼球凸出，也可引发低钙性白内障。维生素D富含于蛋黄、奶油、海鱼及肝脏等食物中。缺乏维生素A会引起夜盲、干眼病和皮肤角化，严重缺乏者可致失明。富含维生素A的食物主要有胡萝卜、白菜、豆芽、豆腐、红枣、橘子、牛奶、鸡蛋、动物肝脏、瘦肉等。所以电脑操作者应多吃些富含维生素和蛋白质的食物。在荧光屏前工作时间过久，视网膜上的视紫红质会被消耗，而视紫红质主要是由维生素A合成，因此维生素A的摄入应引起注意。

电脑操作者平时应多饮茶，因为茶含有茶多酚等活性物质，有吸收及对抗放射性物质的作用，对人体造血功能及遗传基因有一定的保护作用。

电脑屏幕的位置应同窗户成直角，窗户应挂上窗帘或装百叶窗，避免光线直射到荧光屏上，也可采用灯光降低光线刺激。工作一段时间休息一会，活动活动，做一做眼保健活动等，以减少或避免眼疾的发生。

全身通于眼部的经络有17条，联络周身的血管有13条，可通过眼部活动造成血液循环改善，增加眼部的氧及营养的供给，促进眼组织的新陈代谢，提高视力。其方法有：

1. 干洗脸：两手从下巴处开始经鼻梁按摩至前额，再向两侧顺太阳穴往下，反复做9次。

2. 摩熨眼皮：双眼轻闭，两手小鱼际（手掌的后外侧）置于眼球上，从眼内侧向外侧按18次。

3. 梳眉：双手食指、中指、无名指自攒竹穴（眉内端）向丝竹空穴（眉外端）捋18次。

4. 捋按天目穴（印堂）：双手中指自睛明穴（眼内角）向天目捋按18次。

5. 揉按太阳穴：双手拇指置于耳垂后，中指置于太阳穴，向上向后揉按9次再向上向前揉按9次。

6. 运目：运动眼球，眼球顺时针、逆时针各转9圈，再向上、向下、向左、向右各看9次。

7. 极目：极目远眺，两目光平视远处同一个目标1~2分钟，逐渐将视线移至4尺左右的目标1~2分钟，再由近而远重复3~6次。

8. 干梳头：双手五指分开，指肚紧贴头皮自前向后各梳理9次。

二、电脑对手、腕、颈、背的影响

电脑工作者在工作中往往忽视了电脑职业病，这种“反复紧张性操作症”，以眼、手、腕、颈、背功能性操作为主要表现。手、腕、背的功能性操作，是由于操作人员长时间从事数据输入、键盘打印等反复单一的动作。由于幅度变化小，需要相当大的静态支持力，因而会引起手、腕、背甚至颈肩部肌腱紧张、疼痛，有时可累及腱鞘和肌肉组织。

造成颈部和背部疼痛的主要原因是坐姿不正确。如果屏幕的位置过低，与人脸的位置不合适，就会迫使使用者不舒服地将头抬到不自然的角度，时间久了就会引起头痛、颈痛、肩痛、背痛。解决办法，首先调整好坐姿，需要一把可调的椅子，人们看屏幕的最佳视觉角度是10～20度，屏幕下缘的高度应比眼睛的平行视线低20厘米，眼睛与屏幕之间的距离应为50～70厘米，屏幕上缘应与前额的高度基本持平，键盘的高度可调整，以操作者的手能伸直为宜，椅背应当便于操作者背部平靠，大腿与脊柱应成90度角，座椅与键盘位置应以身体不过分前探为好。用键盘打字时，键盘的中行应与肘部平行。

如室内有几台电脑，电脑桌之间的距离不应少于1.5米，屏幕之间的距离不应少于2米；如果操作时需要看文件，文件支架应安置在与屏幕同一平面和同一高度的位置上。要经常保持室内的湿度，室内可放些花，角落可放一小水缸，内盛清水。室内最佳温度为21℃，湿度为60度。如天气好，对电脑无损害的情况下，可定时打开门窗通风，增加室内新鲜空气。孕妇从怀孕起，就必须停止在电脑显示屏前操作。要注意保持皮肤清洁，因电脑荧光屏表面存在着大量的静电，其集聚的灰尘可转射到操作者的脸部和手的皮肤裸露处，如不注意清洁，时间久了，容易发生难看的斑疹，色素沉着，严重者甚至会引起皮肤病变，影响美容和健康。

电磁辐射的危害，已经家喻户晓。为了保护劳动者的安全和健康，国家已有文件明确将电磁辐射防护用品列入电脑操作者应配的劳保用品，一些单位也已把电脑使用者的防护列入日程。

此外，还要注意加强锻炼，操作时每隔30分钟左右活动一下身体各部位，其方法是：

1. 活动手腕 以下四节每只手分别做10～15次。(1)屈前臂，伸前臂；(2)顺时针、逆时针旋转手腕；(3)伸缩5个指头；(4)打开手掌，一次用力合上一根手指。

2. 活动颈部 每项练习可重复10～15次。身体正直紧靠背椅，双臂紧贴身体，双手平放在膝盖上。(1)向前耸肩，然后回复；(2)向上耸肩，然后口复；(3)顺时针、逆时针旋转颈部；(4)向右、向左歪头；(5)向前伸下巴，下划收回；(6)还可以做一些强化练习，如平举双臂至胸前、两侧，旋转胳膊等(这需要站着练习)。

3. 下腰训练 通过简单的伸展运动解除下腰的僵硬者。(1)身体坐直紧靠坐椅后背；(2)伸直腿，然后弯曲。用双手将膝盖拉至胸前，持续30秒，然后回复(每条腿分别练习)；(3)平举双臂与肩齐，身体尽量向下弯曲，然后回复(站着练)；(4)向前举起双臂，身体向下弯曲，逐渐恢复各部位疲劳。

三、电脑可能引发精神病

长时间操作电脑，可能会使操作者出现神经方面的障碍，有关专家报告了一典型病例：一位18岁的丹麦青年每天长达12～16小时与电脑做伴，无心顾及朋友与社会交往活动。虽然开始时他用计算机语言思维，能忍受着失眠焦虑痛苦，但最后竟不能自拔，无法从计算机程序回到现实生活，而被作为精神病患者送进医院。据专家分析，这种精神病的发生，可能是由于电脑与操作人员之间的正负离子失去平衡，致使人体内的一些生理活性物质受到影响，从而造成了精神生理障碍。加上电脑中的微波对中枢神经系统的影响，还会出现一些神经衰弱症候群，表现为头痛脑胀、易激怒、易疲劳、失眠多梦、心悸多汗、厌食恶心、情绪低落、思维缓慢、记忆力减退、注意力不集中等。防治措施是：加强心理调节，调整好对自己的期望值，保持乐观向上的情绪，加强体育锻炼。良好体质可增强抗辐射能力，可有效地调整神经系统的功能紊乱。注意劳逸结合，在电脑前工作2小时就应休息15分钟，以调节体力与精力。加强保护措施，使用电脑保护屏，以减少电脑中微波的辐射。多食蛋白质和维生素、磷脂类等，定期检查身体，以便及时发现问题、及时治疗。

四、电脑可阻碍儿童发育，促使成人脑退化

美国家庭教育专家、教育心理学博士海莉女士在伦敦召开的2000年儿童教育研讨会上说，电脑不但不能帮助孩子增长知识，反而阻碍孩子大脑的健康发育。孩子在成长过程中应该更多地和周围的人打交道，家长应该培养他们为人处世及处理各种具体事情的能力，而不是让孩子仅仅接触电脑。她指出，那些认为孩子不学电脑将来就找不到工作的说法是极其荒谬的。

☞ 电脑愈先进，人脑愈退化。日本、英国和美国的科学家近来发现，这一现象已经呈现越来越严重的趋势，他们提出严正的警告。

日本北海道大学医学院的研究人员日前对经常使用电脑的150名年龄在20～35岁的青年进行了一次智力测验，结果发现有超过10%的人记忆力严重衰退，有的甚至已经无法用自己的大脑记住熟人名字和约会的安排。

该学院的最新研究报告说，如今越来越多的年轻人因过分依赖电脑而患上记忆力严重衰退的病症，有的病情严重者甚至因此丢了“饭碗”。

该大学的神经生物学教授指出，接受测试的不少青年人表现为丧失记忆新事物和回忆旧信息的基本能力。在东京一位私人诊所的医生说近两年接诊过许多因记忆力受损来求诊的年轻人。他经分析研究后，把年轻人记忆力衰退的原因归咎于电脑技术的发展。他说现在的年轻人过分依赖各种电子产品帮助记忆，而很少用自己的大脑去解决生活和工作中遇到的问题。英国的一位科学家说，当人们越来越把电脑当作一种主要记忆工具的时候，他们自己人脑的日常记忆功能自然会越来越退化。

五、电脑对儿童的危害

电脑发展飞快，很多家庭也购置了电脑。据调查，日本大阪府枚方市小学二年级一个班的32名学生中，27名拥有家庭电脑，占全班人数的84%。一所地处偏僻山区的小学，一个班20多名学生，19名有家庭电脑。上述调查表明家庭电脑如今是日本儿童课余最亲密的伙伴。电脑对启发儿童智力固然有其积极意义，但也产生一些弊端，玩电脑的孩子一半以上情绪变得急躁，多数孩子与老师和家庭的感情疏远，一些孩子的性格变得孤僻、自私。同时，电脑还损害了儿童身体健康，如阻碍儿童大脑发育，许多孩子由于长时间注视荧光屏上的闪烁图像，以致视线一旦离开荧光屏，竟会把白色的墙看成是黄色的，看人的形象也觉得模糊。视觉系统受微波的作用，可使眼内保护晶状体透明的维生素C和谷胱甘肽减少，轻则晶状体受损，重则可致微波白内障。由于电脑中的微波对中枢神经系统的作用，还可能出现一些神经衰弱症候群，表现为头痛、全身无力、易疲劳、嗜睡或失眠、记忆力减退、注意力不集中。还因手、腕、背功能性操作，使肌腱疼痛，有时累及腱鞘和肌肉组织。

六、因特网的危害

由于因特网的不断发展，患因特网综合症的人也越来越多。在一些年轻人的头脑中，只有神奇美妙的网络世界。他们的双眼紧紧盯着屏幕，十指不停的在键盘上移动、敲打，除了吃饭睡觉，可以说不离开计算机。在他们的心目中，因特网是至高无上的，这些人认为可以辞去满意的工作，可以抛弃自己的亲人，整天把自己关在屋子里与世隔绝，在任何情况下都不能没有因特网。这些人就是因特网综合症的受害者。

在美国因特网综合症已众所周知，在意大利等西欧一些国家相继发现，并且呈流行趋势。

有人认为网上娱乐一旦成瘾，则与沉溺于赌博、吸毒等瘾无异，其临床表现与海洛因或酒精中毒相似。在国外由于电脑瘾症日益增多，已有不少地方开办了电脑瘾门诊。在美国的一家戒毒所一名13岁的少年，在瘾发之际全身打颤、痉挛、摔椅子，外人见状猜想可能是海洛因或酒精中毒作祟，其实是因为互联网络病发作。（详见第四十九章：成瘾与健康）

上网成瘾问题浮现之初，没有人注意到其严重性，电脑瘾无声无息不知不觉地进入机体，使用者一般不易觉察，认为一部电脑不会造成这种疾症，殊不知一旦发展到重瘾就会很难退离网络，不能自拔，关掉电脑同戒毒一样难以办到，断根就更难了。成瘾的机理主要是由此而引发的生理变化，有人进行了实验，请6名玩“扒金库”游戏的成年男子，在游戏机前一字排开。6名受检者，分别在安静时、进游戏室时、可能中大奖时、中了大奖时、中了大奖后30分钟，5个不同时段抽血测试，其结果中大奖时血液中β内啡肽分泌增多，稍后多巴胺的分泌也有所增加。β内啡肽在大脑中起类似激素的作用。结果表明越是经常玩刺激性游戏者其β内啡肽的分泌要比正常人更多。还有人对脑电波与“专心致志”之间的关系进行了实验，作为测量“专心致志”程度的宏观尺度是被称为FmQ的脑电波，在以“电子游戏”、“心理测试”、“动画片”为内容的脑电波测试中，其结果10名8～12岁的儿童均对电子游戏最感兴趣，对其他两项表示乏味。通过测试发现，越是对电子游戏感兴趣的人，其眨眼次数明显减少，FmQ波的出现频率增加。所以眨眼次数和FmQ脑电波，成为测试“专心致志”程度的尺度。

专家认为，禁止某些人上网虽然不是减少或避免此病的唯一途径，但至少可以劝告那些身体虚弱和情绪不稳定的年轻人尽量不上网或少上网。还有网上娱乐时间不宜过长，一般1～2小时为宜。少年儿童正处在成长发育时期，一旦成瘾，后患无穷。一定要加强宣传教育，引导年轻人正确使用因特网。

☞ 鉴于未成年人身心尚未发育成熟，自持能力、辨别能力相对较差，许多地方相继出台了禁止未成年人进网吧的规定。

第三节　电子游戏机与健康

一、电子游戏机易造成腱鞘炎

电子游戏机是从电视派生出来的一种新的娱乐方式，是一种锻炼人的思维、开拓智能的游戏，它以生动的画面、悦耳的声响吸引着人们，深受青少年的喜爱。操作时，不仅要思想高度集中，反应敏捷，而且需要手腕快速、灵活运动，如果玩的时间过长就会导致拇长展肌、拇短伸肌肌腱与腱鞘的损伤，形成狭窄性腱鞘炎。

人的拇指与手在完成多种复杂的动作中，拇长展肌、拇短伸肌起着十分重要的作用，两条肌腱共同通过手腕桡骨基突区的纤维骨管，分别到达各自的肌止点。纤维骨管的内层由密闭的结缔组织囊围着肌腱，外层有筋膜、内有少量骨液。当拇指屈、伸、收、展或手腕向桡、尺侧运动时，肌腱对纤维骨突产生摩擦挤压效应，一般情况下不易造成肌腱、腱鞘的损伤；如果手腕持久反复地活动，拇长展肌、拇短伸肌在桡骨茎突绷紧，可致腱鞘受压。腱鞘长期过度地牵拉，则会出现肌腱和腱鞘水肿、增生、肉芽组织逐渐形成，最后发生粘连、滑动功能障碍，这时腕部桡骨茎突区可出现疼痛、肿胀、握力减弱、活动时疼痛加剧。

玩电子游戏时拇指操作杆每2秒扳运一次，每场至少5~10分钟，拇指需要150~300次快速的重复运动。这些重复频繁、固定的动作，可对手的拇指、腕各关节造成过重的负担，尤其是拇长展肌、拇短伸肌肌腱和腱鞘的负担更重，长期下去可导致劳损，形成狭窄性腱鞘炎。

预防措施主要是减轻指、腕活动的紧张强度和次数。初学的人应选择频率较慢的电子游戏，玩的时间不宜过长，在玩1~2盘之后，就应休息一会，活动活动身体，尤其是拇指和手腕的活动更为重要。

二、电子漩戏机对视力的影响

玩电了游戏机时间过长，对视力有 定的负面影响。不少人一玩就是半天，有的甚至一天。据《羊城晚报》报道，西安的一名高一学生，从晚上一直到第二天下午连续打了十几个小时的电子游戏后，突然感到眼睛疼痛，看东西模糊，随即什么也看不见了，发生了暴盲。

正常的眼球既能看近又能眺远，全靠眼睛肌肉调节，血管也要参与，这是一个复杂的过程。眼睛看东西时间长了，眼部肌肉就会疲劳，需要休息。像学生上课45分钟，就要休息10分钟。眼睛突然失明发生暴盲，可能与眼睛的器质性病变或非器质性病变有关。这个孩子发生暴盲的原因，可能是游戏中高度刺激引起血管痉挛；另一方面可能是大脑中枢神经紊乱。由于长时间高度兴奋、紧张，长时间眼睛盯住一个目标，注意力高度集中，再加上游戏屏幕的画面是上下左右跳跃，变幻迅速，孩子目不转睛地盯着，所以极度疲劳。这样可诱发近视，造成视力严重障碍而暂时性失明，即发生暴盲。

如果连续玩十几个小时，可能导致全身神经系统紊乱，也会影响视力。人不管做什么事，首先要借助视觉系统，所以视觉负担最重。暂时性失明不一定是真失明，大部分表现为疲劳、眼睛痛、流泪、看东西模糊，会引起视力极度下降，导致近视度数快速加大。如果出现暴盲，就应该立即去医院检查，检查是否因为高度紧张，眼睛极度疲劳引起了眼睛器质性病变，如眼睛出血，还应检查神经系统等。

玩电子游戏的人与游戏机屏幕的距离太近，通过眼球的调节等作用，眼外肌对眼球施加一定的压力，眼内压便相应的升高，这时眼睛很容易产生疲劳，如果玩的时间过长，使眼睛的睫状肌和眼外肌经常处于紧张状态，巩膜组织在眼外肌的长期机械性压迫下，球壁便会逐渐延伸，目轴慢慢地拉长，并且导致近视的形成。南京市曾在游戏机营业市场做过调查，被调查的400名青少年中，因玩电子游戏造成视力下降的儿童占23%。

预防措施，最主要的是不要长时间玩电子游戏，玩一场休息一下，多看绿色景物，多眨眨眼睛，远眺5~10分钟，做眼保护操等。

三、电子游戏机可导致儿童高血压

电子游戏是一种低体耗的静止性活动，儿童长时间站在那里不活动，不利于健康成长，易造成肩膀僵直，腰椎、颈椎受损。儿童在玩电子游戏时，眼睛长时间盯在闪烁不定的荧光屏上，致使视力受到严重损害。据日本儿童精神保健的专家调查，经常玩电子游戏机的儿童，通常较为任性，易动肝火，爱和别人顶牛，精神萎靡不振，少气无力，易疲劳，常伤风咳嗽，夜间尿床等。美国科学家对巴尔的摩的两所学校的1400多名学生进行了广泛的跟踪调查，测量了他们在玩电子游戏机前、中、后的血压变化，调查了高血压家庭史，还比较了电子游戏机出现前后的有关血压资料。结果发现，经常玩游戏机的儿童的紧张性高血压的比例远高于其他儿童，儿童玩游戏机时血压升高的幅度远远超过成年人玩同类游戏机时的血压升高幅度，而父母患有高血压或心脏病的儿童玩游戏机时，比那些父母血压正常的儿童的血压升高的更快、更高。看来电子游戏机与诱发性儿童高血压有密切的关系。

主要的预防措施是控制玩的时间，允许儿童每天最多玩两次游戏机，每次各30分钟，或玩一次一个小时。决不允许晚上玩，以免过度兴奋影响睡眠。最好玩游戏机成为一项家庭娱乐活动，这也是使孩子与家人之间建立交流渠道的有效方法。适当的玩电子游戏机能够增强思维反应能力，增强手、眼和脑之间的配合，还能激发儿童对电子世界的兴趣。

四、电子游戏机易造成青少年的孤僻性格

香港曾就电子游戏机对少年儿童的影响在中小学生中作了一次调查，结果显示，约有10%的学生每天光顾电子游戏机中心，“打机”已成为嗜好。学生“打机”的时间多为课余及周末下午，最受欢迎的电子游戏多具有暴力倾向，如“东方不败”、“街头霸王”、“吞食天地”及“上海麻雀”等，他们认为此类电子游戏富于挑战和充满乐趣。

调查中有40%的学生喜欢单独活动，他们去电子游戏室纯粹是为了“打机”。吸引他们“打机”的最初原因为好奇、动感及别人的影响，以后“打机”则是为了争取控制力、挑战性、求胜、成功、兴奋、欣悦等刺激。有关人员分析调查结果后认为，学生沉迷于电子游戏机使得他们在活动参与上有自我孤立的倾向，而且学生喜爱的游戏多带有暴力倾向，将会对青少年的成长造成不良影响。再是他们在噪声喧哗、烟雾弥漫的环境中玩耍，不但不能训练思维，反而会对身体健康造成危害，而且场所内鱼龙混杂，也对少年儿童构成威胁，并且加深了他们的个人主义倾向，老想玩电子游戏机，分散学习精力，占用学习时间，不能认真完成作业，使学习成绩下降，对学生造成负面影响。有的孩子为了玩电子游戏机，长了坏毛病，有的甚至走上了犯罪的道路。

目前，市面上的游戏机场所往往利用一些手段，非法经营，毒害青少年。学校、家庭、司法机关应密切配合，加强对游戏机的管制，加强校内及校际间沟通，家长多关心孩子的课余时间，共同参与活动，以免孩子们沉迷于电子游戏之中，造成难以挽救的伤害。

☞ 近年来利用电子游戏机进行赌博活动，尤其是对青少年的危害，已成为国家监管的重点。

第四节 信息与健康

随着社会和科技的发展，信息给人们带来了极大的生活、工作上的便利和各种发展机遇。但它也和许多事物一样，具有双刃剑效应，“信息污染综合症”就是在这种新事物中产生的料想不到的反方向作用。这告诉人们在现代高科技发展的时代，当我们运用现代文明工具并为之欢呼时千万要保持清醒的头脑，多想想人体自身对它的适应能力，保持自己的身体健康。

我们这个时代可谓信息时代，电视、电话、通信卫星、网络等新的信息传递工具接连投入使用，现代通讯网络遍及全球各地，信息量激增，地球好像变得越来越小，人们离得越来越近，每天通过广播、电视、电话、电传、刊物等渠道获得了大量的纷纭繁乱的信息，从而有借鉴地加以利用，成了社会经济发展的主要动力。信息的输入需要大脑高级中枢去综合、分析和判断，即所谓信息消化。倘若大量的信息输入使大脑来不及分解消化，久而久之，就会变成信息垃圾，就会造成“信息消化不良”，使信息利用者发生头昏脑胀、烦躁不安、性情孤僻、精神不振、喜怒无常、思维及判断能力下降等现象，并可殃及心血管系统，出现血压增高、心跳增快、心律不齐，更为严重的可导致紧张性休克等疾病的发生。

信息消化不良，如胃肠接受不了暴饮暴食一样，影响健康。人的大脑也不是一个什么都装得下的仓库，人的大脑负担和心理负担能力都是有限的。外国专家做了一个有趣的试验：让受试者每天每人收到很多不同的传真照片，没过几天，受试者就患上了偏头痛、胃痛、心脏病，女性引起月经失调，这些被信息污染引起的症状，被现代医学称为“信息污染综合症”。

科学研究证明，人的大脑接受信息的能力是异常惊人的，在1/10秒时间里大脑可接受1000个信息单元，由于有些人不善于分析、处理信息，在短时间内接受大量的信息后，大脑受繁杂的信息干扰，来不及吸收，使大脑皮质信息输入输出失衡，就会发生以上现象。

如日本的筑波是闻名世界的科学城，然而在筑波工作的科技人员，常出现寂寞、心情压抑、沮丧、疲倦、精神紧

张等症状，有人称之为筑波病。其病因，就是因为科技信息日新月异，目不暇接，使一些人难以进行综合分析，对超负荷的信息缺乏适应和承受能力，从而出现了一系列的精神症状和心理不适。

日本的一位心理学家认为，在人类的心理状态里存在着“不知者强”、“老成者弱”的现象，即当人们知道的东西太多时，使目的以外的多余的因素，闯进了自己的内心，反而会使自己的优势发挥受到限制。

☞ 初生牛犊不怕虎。

☞ 初学三日，包打天下；再学三日，寸步难行。

医学家认为“信息污染综合症”，实质上是一种精神上的不适应性。值得引起注意的是“信息污染综合症”尽管高发于信息发达的地区，但信息相对不发达的地区同样也会存在甚至发病率更高，因为这些地区的人们对信息的处理能力往往不及发达地区的人们，故更易造成信息污染。

☞ 挖到筐里的不都是菜。记事者必择其要。

随着信息化的发展，信息污染问题将会成为今后重大的社会问题。中国有句古话叫“记事者必择其要”，即信息使用者应该学会训练自己的大脑，采取措施，提高自己的识辨信息、处理信息的能力。“挖到筐里的不都是菜”，接触到的所有信息，如果不加以选择地全部接收，就会使心理增加负荷，使注意力受到影响。当信息过多时就会使感官增加负担，造成大脑混乱、记忆力下降、心理疲劳等现象。对自己的能力要实事求是的去分析，目标不要定得太高，要保持平和心态，要千方百计的使信息有序化，也就是利用新兴的信息技术，使纷纭繁杂的信息条理化、有序化、趣味化，以利于信息的消化、吸收，预防和避免“信息污染综合症”的发生。

第五节　电视与健康

一、电视病的病因机理

电视病顾名思义是因为看电视而导致的病症。如头昏、眼花、眼睛干燥、失眠、鼻咽管阻塞、结膜炎，严重的可酿成癫痫、血脂增高、儿童白内障等。

电视病主要是看电视的方式不科学。例如看电视的时间过长，离电视机的距离太近或太远，与电视机荧屏的角度不符合要求。电视机的类型、屏幕的大小、室内的光线、节目的内容、室内的清洁程度等不规范、不标准就有引起电视病的可能。

（一）看电视的时间与危害

看电视时间的长短与对身体的危害成正比，即看电视的时间越长，对身体的危害越大。视力为 1.5 的观众，连续看电视两小时，视力就会暂时降到 1.0；因看电视时间过长，可引起视神经疲劳。对眼睛起调节作用的睫状肌和眼内直肌长时间受电视强烈刺激，处于收缩状态，容易造成近视。有的人坐着看电视感到疲劳，就躺在床上或沙发上继续看电视，这样使眼肌更处于紧张状态，更易引起视神经和眼肌的疲劳，危害加重，可造成永久性的视力减退。长时间看电视可造成体内维生素 A 耗损过多。因人的眼睛有两种细胞，一种叫锥状细胞，它专管白天或明亮光线下看东西，另一种叫柱状细胞，它的职能是在夜间或光线弱的情况下视物。它在传递过程中需消耗大量的感光物质——视紫红质，这种物质主要是由维生素 A 和蛋白质组成，经常的、长时间的看电视造成人体维生素 A 的缺乏，使视网膜的感光功能失调，于是在黄昏和较暗的环境中视物不清，眼睛干燥不适，严重者即发生“夜盲症”，本来维生素不足的人，常看、久看电视就更容易发生上述诸症。

国外的医学家曾作过试验，调查对象是 1000 名肥胖者，年龄 40 ~ 55 岁，男女各半，调查内容是他们每天看电视的时间与体重和几种疾病患病率的关系。每日看电视超过 4 小时组与每日看电视不超过 2 小时组相比，持续了三个月后，前者体重平均增加 1.3 公斤，后者增加不明显，基本保持原重；同时高血压、冠心病、糖尿病的患病率，前组比后组亦有增高的趋势。

产生这种结果的原因，专家们认为，肥胖者每日看电视 4 小时就等于几乎全部晚饭后到睡觉前的时间都用来看电视，这些人绝大多数是吃完饭就坐在或躺在电视机前盯着荧光屏，活动量减少到最低程度，能量消耗极少。肥胖本身就是多种病症的温床，专家建议，肥胖者每天看电视不应超过 3 小时，最好在两小时以内。

（二）看电视的距离与危害

与电视屏幕的距离、角度、高度不当，有害于健康。

☞ 人与电视屏幕的距离，通常为荧光屏对角线的5～7倍。

如果以6倍计算，即30厘米的屏幕，距离应为1.8米，36厘米的应为2.2米，41厘米应为2.5米，依次推算。有人认为看电视距离越近越清楚。其实从生理学的观点来看，离得太近也不清楚。按照人的眼球的构造，“黄斑”是视网膜上感光细胞最密集，视物最敏感的区域，图像恰好落在视网膜的“黄斑”上最清楚，否则就看不太真切，如果离电视机太近，大部分景象落在“黄斑”以外，再加上电视图像的成像粒子粗糙，就会使眼球疲劳、酸痛。如果离屏幕太远，屏幕上的图像只能部分落在“黄斑”上，图像也看不清楚，因此，距离要适宜。

☞ 荧光屏高度的标准是：荧光屏的中心应在观众视线水平线下3～5厘米，避免因仰视或俯视而引起的颈部肌肉和颈椎疲劳酸痛；同时人与荧光屏的角度，不得超过45度。

(三)电视屏幕的大小与危害

电视屏幕的大小与对人体的伤害成正比，即荧光屏越大，对身体的危害越严重，大屏幕彩电不仅不经济，而且产生X射线也多。电视机的荧光屏是靠高能的轰击而发光的。荧光屏幕越大，第二阳极电压越高，激发出X射线电子束越多。一般来说，彩电比黑白电视机X射线要强，为黑白电视机的20倍，虽然在生产过程中考虑到这类问题，采取了措施，如显像管采用含铅、含钡玻璃，增加了厚度，但仍会有少量X射线漏出。

(四)看电视的环境与危害

看电视的环境应清洁，因电子束对荧光屏的轰击，还可使荧光屏表面及其附近产生大量的静电荷，静电荷对空气中的灰尘具有明显的粘附作用，由于灰尘中常有大量的微生物和变态粒子，如果粘附在人的面部皮肤上，不及时清除，可使面部出现黑色斑疹、痤疮、色素沉着等皮肤病，收看电视时最好不要扫地，不要做使灰尘飞扬的事情，看完电视后，要用温水洗脸，并涂上护肤品。

看电视时在较暗的环境中，图像会更清楚，晚上可开一盏红色3～5瓦的小灯，白天放下深色的窗帘使光线柔和。

(五)看电视易造成中毒

有人发现，电视机的荧光屏中，不仅能发出多种射线，而且还会发出许多有毒的气体，一方面可沾染人的皮肤，另一方面可随呼吸和吞咽侵入人体，有的可粘附在食物上进入人体，达到一定数量就可能造成中毒。

有人作过试验，将一台名牌彩电，置于9平方米的房间里，连续开4天，使电视机后壁始终保持在30～40℃，测试结果表明：排出最多的气体是聚溴二苯呋喃，还有毒性更强的溴化呋喃衍生物，这种有毒气体，对人有致癌作用。专家建议电视机经过几小时开播后，对房间要进行一次通风，尤其是新电视机，更需要通风。

二、与看电视有关的疾病

(一)看电视可造成多种眼疾

1.看电视可造成过敏性眼炎 有些人看完电视后，眼睛红肿、怕光、流泪、刺痒疼痛、眼角糜烂、视物不清楚、有异物感、摩擦感，隔几天不看电视，眼睛会好转，如果再看，又会出现上述现象。这是由于显像管里向外放射出一种紫外线，这种紫外线照射到眼睛后能和眼睛里的结膜、角膜发生化学反应，引起过敏性眼炎。

光线的产生是由物质的振动引起的，不过发生振动的不是一大块物质，而是物质内部的每个分子、原子和电子。太阳里的物质，在高得可怕的温度下，它们内部的分子、原子甚至于电子都发生很大的骚动，结果发出各种光线。一般说来如果物质内部，仅仅有分子在振动，骚动不太厉害，只发出红外线，使我们的皮肤感到热，而眼睛看不见；如果分子内部的原子也动了，那就会发生红、橙、黄、绿、青、蓝、紫7种看得见的光线；如果原子内的电子也被振动起来，那就发出紫外线，虽然肉眼看不见它，但它可“烧”坏我们的眼睛。对电视机射出来的紫外线过敏的人，或看电视的时间过长，容易导致该病。因看电视引起的眼炎，是可以防治的，如果发生了过敏性眼炎，首先停止看电视，早睡，并且睡前用热毛巾在眼上热敷后，滴煮沸过的牛奶或人奶，也可滴些醋酸可的松眼药水，每20分钟滴一次，口服抗过敏药，如扑尔敏、强的松、苯海拉明等。为了预防，刚买电视机的家庭，每次看电视，时间不要过长，使眼睛逐渐适应，对电视机光线过敏的人，可戴上黑色或绿色眼镜，待眼睛对这种光线适应了，再摘掉眼镜。

2.看电视可造成近视 收看电视宛如看书写字一样，如果不加注意，如与屏幕的距离不当，图像不清楚，眼睛疲劳，眼睛内的自动调节组织过于放松或拉紧，对眼睛不利。电视机的亮度和对比度调节欠佳、过亮、过暗都会影响视力。收看时开光线柔和的5瓦左右台灯为宜。收看的时间过长，易引起视神经疲劳，使睫状肌和直肌长时间受电视强烈刺激处于收缩状态，就可能出现视力衰减或形成近视。如不注意饮食保健也有造成近视的可能。美国报导，近视眼的发生与体内缺铬和食物中蛋白含量过高有密切关系。研究表明，新生儿到未满10岁儿童体内的含铬过高，而10岁到30岁之间体内的铬突然下降，此期间正是近视的高发年龄，如果这期间不注意看电视的卫生和饮食保健，很容易造成近视。所以除了注意看电视的眼睛卫生，还应防止铬在体内含量的减少，少吃或尽可能不吃经过提炼的糖和所有含精糖的食品（包括果酱、糖果等），多吃一些没有经过加工的红糖、蜂蜜、果汁等。尽可能食用全麦粉或其他谷类，如高粱米、黑麦、玉米粉，尽量不吃猪油、肥肉及其他动物脂肪等，多吃植物油、瘦肉类食物。

3. 看电视可造成儿童白内障　国际辐射防护委员会规定，电视机发射的X射线辐射量，在荧屏前5厘米处测出值每小时不得超过0.5毫伦琴。现在电视机前5厘米外的X射线辐射量，每小时只有0.13毫伦琴，在电视机前1米以外就测不到X射线了，在电视机前1.5米以外看电视是安全的。

有的孩子由于屈光不正，或因身体高度等原因，喜欢近距离看电视，有的在1米以内，显然眼睛接受X射线就会多一些，给眼睛造成的危害就大，有的孩子看电视只有5个月或不到12个月就出现晶体混浊、视力下降，或眼睛易疲劳，有的已经形成白内障。

预防X射线对眼睛的影响，应定期给他们测视力，发现有问题及时到医院检查治疗。注意看电视的时间和距离，限制看电视的次数，保证眼睛的正常代谢和休息。

（二）看电视可诱发癫痫病

癫痫是反复短暂发作的疾病，发作时有突然抽搐、突然失神等表现，事先多数无什么诱发的因素，但也有一部分是被某种刺激诱发出来的，叫做反射性癫痫。近年来，科学家发现看电视也可诱发癫痫病。有一位女工，退休后迷上看电视并且喜欢近距离看，有一天正当她聚精会神地看《还珠格格》时，突然倒在电视机旁，口吐白沫，抽搐不止，不省人事，家人紧张了，急送医院诊治，才算转危为安。医生诊断为：电视性癫痫病，此后每年都要发作2～3次。

电视癫痫病是众多癫痫类型中的一种，它的发作与看电视息息相关。平时不发作，只有在全神贯注地看电视2～3小时后，荧光屏出现惊险、迷茫、动人的场面，患者为之全身心投入时，癫痫随之发作。

还有电视图像闪烁或滚动、几何图形失真、图像背景扭动、距电视机太近、频繁换频道、身体疲乏、健康欠佳仍坚持看电视或经期情绪不佳也可能诱发癫痫。

电视性癫痫属光敏性癫痫的一种，它的发病机理是电视光线的反射、折射和偏振，当病人用心看电视时，强烈的荧光视觉信号，被视网膜神经节细胞接受后，产生电位变化，而后经视神经再向大脑及枕叶的视觉中枢传递，并在此产生异常放电。这种异常放电迅速在大脑中心结构扩散时，便可干扰大脑的正常功能，因而癫痫发作。

此类癫痫重在预防。对有光敏的病人，最好不看电视。实在难割情愫，也要狠心疏远，采取远距离、短时间观看；对电视内容不必太认真，更要避免“入戏”；每次只看1小时左右，即离开电视机去小憩或闭目养神一会儿；室内光线要柔和，不能太暗；频道调换不可太频繁；看电视距离电视机远一些，有人主张距离电视机1.8米以外。在饮食上不要过饱、暴食，少吃刺激性的食物，多饮橄榄汁，多吃鸡蛋、猪心、龙眼肉、羊脑、鳖鱼汤等。

如果采取以上措施仍然发生癫痫，应去医院检查治疗，以免造成不良后果。

（三）看电视能使体内胆固醇增高

类酯化合物不溶于水，人体类脂化合物的堆积会导致疾病，而衡量类脂化合物多少，往往以胆固醇作为依据，因此胆固醇成了今天造成大部分心血管疾病的主要原因。

看电视为什么能够使胆固醇增高呢？好像是风马牛不相及的事。但是加利福尼亚大学的研究表明，看电视与胆固醇之间有着令人瞩目的关系。科学家调查31066名男女后发现，血液中胆固醇超过正常标准的人，其中半数以上每天看电视超过2小时。科学家指出，看电视本身虽然不会引起高胆固醇，但是长时间坐着的生活方式，以及边看电视边吃零食的习惯，却导致了体内胆固醇的增加，因此如果看电视时间较长应起来走走，活动活动，并且看电视时少吃或不吃零食。

（四）看电视易患胆结石症

胆结石是中国人的常见病，胆石症急性发作时，痛如刀绞，难以忍受，有时诱发心绞痛、中风，甚至发生急性心肌梗塞。

看电视与胆石症似乎毫无关系，但是研究表明，不少胆结石患者有个坏习惯，喜欢饭后坐在沙发上看电视，并且边看边吃零食，尤其是甜食，这样看电视与胆结石便结了缘。

人坐在沙发上，身体蜷曲，腹腔内压增高，胃肠蠕动受限，不利于食物的消化和吸收，尤其是对胆汁的排泄不利。通常胆汁分泌后其胆酸经过多次"肠肝循环"重吸收和再排泄,饭后屈坐不利于消化和吸收,也就妨碍了胆汁酸的重吸收,使胆汁中胆固醇与胆汁酸之间的适当比例失调,胆固醇就容易积下来。此外坐在沙发上吃瓜子和甜食也有害处,过多的糖会增加肝内胆固醇的合成和胆汁中的胆固醇的含量。瓜子中含有大量粗纤维和不饱和脂肪酸,前者可减少"肠肝循环",后者可增加胆囊合成前列腺素,使胆汁粘液含量增加而变稠,容易形成胆结石。

据调查90%以上胆结石患者有吃甜食嗜好,80%的人在看电视时有吃各种零食的习惯。这已成为近年来胆结石发病率升高的原因之一。

(五)儿童看电视容易患胃病

有报导近年来儿童胃病发病率有逐年增高的趋势。有关调查表明,看电视时间过长、看电视吃东西是引起儿童胃病的原因之一。

少年儿童的胃粘膜细嫩,粘膜下血管丰富,看电视时,他们常坐着看,时间一长可导致胃部血液流动不畅,造成"滞血",不仅影响消化功能,而且可使胃粘膜的完整性遭到破坏,胃液中的氢离子渗透到胃粘膜内,伤害了胃粘膜,逐渐形成胃病。

(六)儿童看电视容易导致肥胖

造成肥胖的原因与饮食过度和运动不足有密切关系。人们在做各种事情时所消耗的能量是不同的,活动量大,消耗多;活动量小,消耗少。坐着看电视,每小时大约只消耗80卡能量,骑自行车之类的活动每小时可消耗250~350卡能量,倘若在进行"低卡"活动的时候,同时吃高卡食品,如一边坐着看电视,一边吃糖果等就容易发胖。

有人调查了13636名6~17岁的孩子,结果表明,每天看电视5小时以上的儿童,发胖的可能性为只看1小时以下儿童的2倍。据调查,看电视对体重影响最大的年龄在12~17岁之间,这年龄段的孩子一定要控制他们看电视。"过胖"是指孩子的体重超过正常标准体重的20%。

(七)儿童易患电视噪声病

看电视可造成儿童电视噪声病。噪声对视觉可造成危害,长期受到中等噪声刺激也能引起视觉功能的异常变化。

在90分贝噪声的作用下,视杆细胞区别光亮度的敏感性降低,识别弱光反应的时间延长。95分贝的噪声可使40%的儿童瞳孔增大,而且瞳孔的直径随着声音的增高而增大。85~110分贝的噪声可使眼睛对光亮的适应性降低20%,噪声可使眼睛的色觉和色视野发生异常变化。实验证明,在85分贝噪声的影响下,绿色闪光融合临界频率降低,橘红色闪光融合临界频率升高。噪声还能使视力清晰度的稳定性降低,在85分贝噪声的情况下,视力清晰度恢复到稳定状态至少需要1个小时,而在70分贝时只需要20分钟,一般来说,噪声的强度越大,视力清晰度的稳定性愈差,所以在噪声中做作业、看书,常常会造成眼疾。

噪声对视力造成危害,是由于神经传入系统的相互作用。当噪声作用于听觉器官时,同时也作用于视觉器官,使其功能发生异常变化。长时间听电视噪声对身体也有害。所以儿童应该少看电视,看电视应尽量降低音量,少听噪声。

(八)感冒与看电视的关系

看电视与感冒可以说无直接关系,但是,它的确影响了机体健康,造成了感冒的发生。

1994年法国的布列塔尼半岛,莫尔莱市附近的218米高的电视塔轰然倒塌,使30万台电视机顿时成为一堆废物。当电视巨塔再次矗立起来,足足花了一年的时间。在这一年中,居民的生活发生了一系列微妙的变化。

小学生感冒人数大减,书店收入猛增。

这个半岛雾多、雨多,气候条件相当恶劣,以往为了躲避这种恶劣气候,孩子们一放学便接受大人规劝,扑在电视机前闭门不出。可是舒服的室内气候,并没有减少居高不下的儿童多发病——感冒和肺炎。电视塔倒了,没电视看,好动的孩子按捺不住被关在屋内没有电视看的寂寞,他们不顾恶劣的气候,经常在外玩耍。孰料,坏气候并没损伤他们的健康,体质反倒明显增强,感冒大减。

电视的发明,使现代文化生活有了一个新的飞跃。然而,这种封闭、静止式的文化活动对于公众心理和身体健康所引起的负效应很快表现出来。具体到儿童,被称之为"蛋壳文化"的危害。剑桥医学营养中心的科学家盖尔·戈得指出,看电视4小时消耗热量310卡,而户外玩耍相同的时间所消耗的热量是900卡。若每天看电视2小时,一周要少消耗约2000卡热量,一年将是10万卡。仅此一项,将会给人们造成多少过剩热量的聚积,使身体少进行多少有益健康的活动，这是造成现代病病因之一，主要是免疫力减弱和对外界气候变化适应能力下降而导致的上呼吸道感染的发病率增高。看电视间接的与感冒发生了重要关系。

三、不宜久看电视的观众

（一）高血压患者不宜久看电视

高血压既是常见病，又是多发病，更是老年病。脑出血是威胁人类生命的三大疾病之一。引起脑出血的主要原因是患有长期高血压脑动脉硬化，再加上血压骤然升高，促使血管破裂。在情绪波动、精神紧张、狂喜、悲痛等诱因或过度疲劳、过冷、过热、排便用力等情况下都容易发病，但也有时发生在睡眠中。脑出血死亡率很高，严重者多在 24～72 小时内死亡，称猝死。

柏林心血管病中心研究所多次研究的结论：所有高血压患者看完电视后，血压都上升，其中 1/3 患者的血压到第三天仍不能恢复到常态。因此高血压患者看电视应有节制，不宜长时间看电视，避免收看情节比较紧张的节目，防止血压骤然升高。如感到头昏乏力等不适应，应停止看电视，如有激烈的头痛或颈部痛、心悸、眩晕或失神、肢体感觉麻木及活动不灵活应引起警觉，应及时就医。

为了预防和治疗电视性高血压，可以补充营养钾。食物补钾主要有蔬菜、水果、黄豆、紫菜、瘦肉、鱼及其他海产品。

（二）心脏病患者不宜久看电视

心脏病病人，特别是严重的心脏病患者在收看紧张激烈的节目时，有一定的危险性。但是，心脏病病人不可能避免一切外界刺激，对外界刺激应有一个锻炼和适应的过程。医生认为一般的心脏病病人是可以看电视的。不过，看电视时最好有家人陪伴和照顾。必要时可服一些镇静药物，努力稳定自己的情绪，避免过度的激动与紧张。在情节出现高潮难以控制感情的关键时刻，应暂时离开，分散一下注意力。如看电视过程中感到胸前疼痛或出现频繁的“早跳”、心律不齐，应马上停止收看，并酌情用药安静休息，病情严重应及时就医。冠心病病人在有感染、发烧等情况下，容易引起心脏的急性发作，最好不要看电视，尤其是情节极为紧张的节目，应切实注意。

（三）肝炎患者不宜久看电视

肝炎病人，无论是恢复期或急性期，都不宜多看电视，否则可导致干眼病与夜盲症。诚然，肝炎病人不看电视也会产生视觉模糊、视力减退的现象，如看电视则更加明显。因肝开窍于目，两者关系十分密切。眼睛之所以产生视觉功能，是来源于肝经气血的濡养，若肝的气血不足，就会使两眼干涩，若肝火上炎，可使目赤肿痛，眼睛不适也影响肝脏功能，肝炎病人注意多进食一些含维生素 A 较高的食物。

（四）老年人不宜久看电视

因老年人的生理功能明显下降，所以看电视应注意以下几点：

一是看电视的时间不能过长。调查表明，连续看 4 个小时以上电视，失眠、睡眠不佳的发生率增加 1～2 倍。高血压患者连续看 5 个小时的电视所引起的血压升高，是跳跃式的上升（男性比女性所受的影响更为严重）。再是长时间凝视闪烁的屏幕和活动的图像，可引起刺眼、头昏、疲劳等症状。应该看半小时就闭目养神或活动身体，做做眼部按摩等。

二是吃饭后不要立即看电视。因这时血液集中在消化器官，如果马上看电视势必被大脑分去血量，这样就影响消化吸收，对大脑也不利，会出现供血不足、氧气缺乏。

三是注意坐姿。因老年人的血管已经发生退化性病变，坐姿不当，会使腿部血管、神经、肌肉受到挤压，致使腿部麻木、疼痛等。

四是对电视片内容加以选择。不要看激烈竞赛和惊险情节的片子。情绪波动对心脑血管患者是一个诱发因素。过度的紧张，可刺激交感神经，并使体内去甲基肾上腺素和肾上腺素的分泌增加，心跳过快，血压升高，高血压患者可引起中风，冠心病患者缺血，导致心绞痛。

（五）孕妇应少看电视

看电视久坐本身对孕妇不利，会影响下肢血液循环，加重下肢水肿，更容易导致静脉曲张，电视中的紧张情节和惊险场面对孕妇来说，可以成为劣性刺激，有碍优生，如长时间看电视，身体接受过多的电磁辐射和有毒气体，可能对胎儿产生不利影响，同时还妨碍孕妇的睡眠和合理的休息，易引起视力疲劳和其他方面不适，如恶心、头晕等症。

孕妇看电视要多改变体位和姿势,否则易引起下腹部血液循环障碍,影响胎儿的营养吸收,有碍胎儿的发育。

四、看电视应注意事项

(一)吃东西,尤其吃饭时不要看电视

有的人迷恋电视节目打乱饮食起居常规,这样有损身体健康。边吃边看电视,有时看到精彩节目,会哈哈大笑,或争论不休,有可能引起不愉快,拖长了吃饭时间,饭菜变凉,还容易出现咬舌头、咀嚼不细,影响食物的消化和吸收,时间长了会引起消化器官功能减退,引起慢性胃肠炎。人在吃饭时,血液集中到消化器官,消化系统的各个器官都"飞速"地活动起来,分泌出大量的消化液,以帮助食物的消化,如果边吃边看电视,势必被大脑分去大量的血液,这不仅影响血液向消化器官集中,同时还会抑制消化腺的分泌,妨碍胃肠的正常工作,延长消化过程,边吃边看电视就会出现大脑供血不足、缺氧的现象,长此下去,还会酿成神经衰弱、头痛等。一般应饭后20~30分钟再看电视,才不会影响胃肠的消化。边看电视边吃饭,还容易影响食欲,因食物的色、香、味、形也可通过条件反射增强食欲,如两项同时进行往往是以看电视为主,会把吃饭当成负担,敷衍了事,减少饭量,特别是身处发育阶段的儿童,半饥半饱就不吃了,久而久之会出现营养不良。

(二)不宜躺着看电视

有些人喜欢躺着看电视,觉得这样舒服。其实这样对身体是十分有害的,因躺着看电视时姿势大多数既要仰着头,又要侧着身,甚至需要长时间歪着脖子和偏转眼睛,时间一长,就会引起眼球外的上、下直肌和眼球内的睫状肌痉挛收缩,造成眼球、眼眶胀痛,结膜充血、双目流泪、眼压增高、视觉模糊、视力下降,长时间这样会使眼球的内、外直肌和上、下斜肌重度疲劳,收缩失调可造成斜视。

躺着看电视,大部分肌肉已放松,呼吸和循环减慢,大脑中枢神经系统逐渐转入抑制状态,大脑思维和记忆力均减退,也达不到学习和娱乐的目的,会引起神经衰弱、失眠等症。

五、看电视对少年儿童的影响

看电视本是一件好事,人们可从中接受各方面的信息,丰富文化生活,尤其是对儿童,通过看电视扩大知识面,学到一些书本上学不到的东西。一些有思想性、知识性、趣味性的电视节目,不仅可以丰富少年儿童的头脑,而且还可以陶冶性情,启迪智慧,对提高他们的文化素养,甚至对培养有理想、有能力的现代人才都有着重要意义。但是,如果不以科学的态度看电视,就会造成危害,正在长身体、长智力、神经系统发育尚未完善的儿童,缺乏社会阅历和经验,对什么都感到新奇,盲目地接受,所以他们的身心最容易受到伤害,像前面提到的,因看电视造成眼疾、视力下降、近视、儿童白内障、胃病、儿童电视噪声病、儿童肥胖症等。

其实在精神上对儿童的危害更大,不少孩子成了电视迷,进门就想打开电视机,边做作业,边看表,就怕误了看电视;因看电视影响了睡眠,上课无精打采,不能认真听课,学习成绩下降;有些电视片色情低级、离奇惊险、妖魔鬼神、暴力斗杀等等不健康的内容直接毒害了他们。

人们绝大多数的行为是通过模仿或根据观察获得的,一般来说,少年儿童看电视会进入三个程序:看到新的行动和角色,去模仿学着做;学会这些行为;把这些东西接受过来作为己有。有的孩子把恶棍当做英雄进行模仿,模仿侮辱人的语言和挑衅行为,在他们的内心产生了理解方面的暴力、感情方面的暴力。

在美国,电视对少年儿童造成的毒害,已成为当今美国社会中的一种可怕的精神瘟疫,触目惊心。向里根总统开过6枪后被抓获的刺客供认,他的行刺之举是受了影片《出租车司机》中特立维斯·比克利这个角色的启发。他向调查局供认,"为了学会行刺的全部细节",他在电视上多次看这部影片。1981年4月马萨诸塞州一个14岁少年,模仿电视里里根被刺的镜头,用来福枪将自己的一位好友打死。模仿电视杀人者有之,学着电视里的方式自杀者亦有之,骇人听闻。我们应该引以为戒,切实处理好孩子们与看电视的关系。

(一)看电视会影响儿童的阅读能力

看电视占去了读书时间,影响读书导致阅读能力下降。阅读能力是一种极为重要的文化技巧。为了学习、工作和生活,一个人必须经常阅读各种书籍报刊。青少年的自尊和对自己的估价与他们的阅读能力有很重要的关系。所以在现代文化中人们对印刷品仍然寄予厚望,然而却存在着儿童阅读能力衰退的现象。

阅读能力衰退的一个重要原因是眼球运动能力的丧失。在阅读时,眼睛从一个段落的开头出发,略停留一会另起一行而略微移动,再停一会,直到最后一行,可见阅读中眼球不断地运动。科学家指出:视力是五种感觉之一,也是一种心理技巧。管视力感觉行为的头部神经只有一个,但是能使眼睛同步地左右、上下、里外地运动的神

经却有3个。为了能够阅读必须使这些运动正确地进行。看电视迫使眼球运动极度减少,甚至没有什么运动,因为通常观看的距离使眼睛到荧光屏间的角度很小。更为重要的是,电视荧光屏的吸引使眼睛一直向一个方向观看,造成进一步的眼球缺乏运动、造成视力迟缓,影响阅读。

(二)看电视影响手、眼睛、大脑的相互作用,有害于智力发展

在人类发展的历史长河中,手、眼、大脑的功能一直是相互联系在一起的,大脑运动神经的增长与视觉运动神经的增长几乎同等重要的,相互起促进作用。

人类学家认为,人类开始用手制造工具的时候,手的活动就促使大脑进化到人类前所未有的水平。人类进化中的直立行走解放了手,使之能制造工具。由于有了这种能力,使大脑进一步发达。眼、手、大脑作为一个总体进行工作,如果不加强手的工作就意味着最终手工的消失可能造成大脑的衰退。也就是说,更长时间地看电视,不仅会影响儿童的手的使用,进而还会影响到智力的发展。

六、预防电视病

为了预防电视病的发生,除以科学态度看电视外,还应多饮茶,做电视保健操等活动。

(一)看电视应多饮茶

近代医学发现,茶叶有丰富的营养物质和广泛的医疗价值,所以看电视时应饮茶。人们长期看电视,会受到或多或少的荧光屏的辐射。如果看电视时饮茶,就能有效地对付这种辐射,因为茶叶中含有脂多糖物质和多种维生素。同时,茶叶对造血功能有保护作用,它不仅能抗X射线,而且还能增加人体的白细胞,增强抵抗力。茶叶中的咖啡因,对大脑皮层有兴奋作用。刚看电视时,精神高度集中,时间长了,容易产生疲劳。喝茶能提神、解乏,增强思维能力和记忆力。茶叶中所含的维生素C和A,以及微量元素钙、镁等,对眼睛有营养作用,看电视时眼睛消耗这些物质较多,可通过饮茶加以补充。

看电视长时间坐着,血液循环缓慢,新陈代谢降低。饮茶有强心作用,使血液循环加快,新陈代谢增强,利于身体健康。

(二)看电视多作保健活动

看电视应做电视保健操。长时间看电视,往往会出现头脑发胀,眼睛疼痛,颈部和腰部、腿部等多部位不适。看电视和看电影不一样,电影显映的是胶片上的影子,对眼睛没刺激,而电视显映的是一种强光,看电视好像看灯,时间长了对眼睛有一定刺激作用,会感到眼睛干涩不适、刺痒疼痛、两眼疲劳、眼皮跳动、看不清东西等,在看电视过程中或看后做做电视保健操,减少或避免以上现象的发生。具体作法如下:

梳头:两手十指略弯,用手指代替梳子,从前额向脑后梳6~10次。

点头:先由左到右,然后由右到左,转动颈部,动作不宜太快。

伸臂、拍手:将双臂向前伸出,然后向左右分开,再向中间合拢;合拢时两手拍掌,然后将双手臂收回放下,重复6~10次。

摆手:将双臂自然向前下垂,并向前后左右轻轻摆动,做6~10次。

捶腿:两手握成拳头,自大腿根部起向膝盖处外侧轻轻捶击5~10次。

踢脚:左右脚分别向前踢10次。

搓腰:两手握拳头,反手在背脊两旁上下、来回搓擦6~10次。

看完电视,做做眼部按摩,能够增强眼部的血液循环,防止或减轻眼部不适。具体作法如下:

一是食指、中指、无名指合拢起来,从两眼间顺着眼眉向外按摩,一直按摩到太阳穴,横向按摩,反复20次。

二是从鼻梁顺着下眼皮向外按摩,一直按摩到耳前,横向按摩,反复20次。

三是闭上眼睛,在眼圈周围按摩20次。

四是从额角向下按摩,直接按摩到颧骨下,竖向按摩,反复20次。

五是闭上眼睛,用两手中指和无名指上下轻轻按摩眼球,连续20次。

第六节 电冰箱与健康

一、电冰箱与细菌的关系

细菌种类繁多，对寒冷的抵抗力差异很大，有的特别怕冷，如脑膜炎双球菌，在0℃时容易死亡。大多数细菌喜欢温暖的环境，在20～40℃环境中生长繁殖最快。还有的细菌对低温有一定的抵抗力，嗜冷、耐冷，能置身于冰窖而安然无恙，如酵母菌，在－130℃可存活一天，有些细菌的芽孢和霉菌的孢子在－190℃半年不死，白喉杆菌在－250℃也安之若素。因此电冰箱里零下几度的低温，对大多数细菌来说只能起到抑制作用，不能杀死它们。

从某种意义上说，冰箱起着保护细菌的作用，可以使它们延年益寿。因在低温环境下，细菌的新陈代谢减弱，能量和各种营养物质消耗减少，寿命反而延长。医学上利用这个原理长期保存需要的菌种和毒种，如在－50℃把细菌或病毒冷冻干燥放置5～15年后，它们仍然存活。需要提醒大家，电冰箱不是消毒箱，不是保险箱，对食物仅起到防腐作用，而不能起到消灭细菌的作用，从冰箱取出后一旦条件适合，它们就会活跃起来，就会对人体健康造成危害。

二、电冰箱与胃炎

人们的体温37℃，而冰箱的温度，冷藏室0～10℃，冷冻室－12～－18℃。冰箱的温度与人的体温相差悬殊。尤其是夏天，机体为了散热，全身的血管处于扩张状态。由于气温高，人们喜欢食些凉的食物，不少人从冰箱取出就吃，当时确实感到舒服，可是半小时后就可能出现恶心、呕吐、头晕、腹痛、腹泻、全身打颤等症状；小孩吃的过多过急，则会造成咽喉平滑肌痉挛，发生喉梗阻，出现呼吸障碍；老人们则引起胃肠功能下降，严重者会出现应激性冠状动脉痉挛、心绞痛、心肌梗塞。

致病的原因：胃肠受到了强烈的冷刺激，血管骤然收缩，血流量减少，导致一系列的生理功能失调，以致发生了上述症状。预防措施：无论在什么情况下都不要食用刚从冰箱取出的食物，一定要在室温下放置一定时间后食用，患有慢性胃炎、心脏病的人最好少吃或不吃太凉的食品。

三、电冰箱与肠炎

电冰箱能起到抑制多数细菌生长繁殖的作用，但对个别细菌来说电冰箱是理想的生长繁殖环境，如小肠细菌喜欢在低温环境生存，最适宜温度是0～40℃。小肠菌在蔬菜中含量很高，特别是芹菜、小红萝卜、鲜菇等。此外，像萝卜、西红柿加工成块或切成丝，还会增加小肠菌的含量。所以电冰箱不是消毒箱，它只能是推迟食品腐败变质的工具。

卫生防疫部门调查发现，家用电冰箱细菌污染严重。这些细菌附着在冰箱内壁及隔架上生长繁殖。盛夏箱门开关频繁，箱内很少进行认真的清洗、消毒，这非常有利于细菌的生存。当人们食进了未煮熟、煮透被细菌污染的食物就会染上肠炎。其症状为恶心、呕吐、腹泻、右下腹疼痛、压痛、反跳痛、肌肉紧张，并有发热，容易误诊为阑尾炎。该肠炎与一般肠炎相似，只是泻、痛程度更为严重。

预防本肠炎的措施：一是定期对冰箱进行清洗、消毒。夏季每月一次，可用0.5%漂白粉或0.1%的灰锰氧水溶液擦洗，然后擦干。二是实行生、熟分开放置，并用塑料袋封装。三是存放食物时间不宜过长，存放的熟食一定要再加热后食用，生冷瓜果洗后再食用，要生吃的蔬菜最好不放冰箱，以免造成食物中毒。

四、电冰箱与心、脑血管疾病

老年人心、脑血管硬化的现象比较多见，近期常有老年人因为电冰箱或电冰柜除霜而酿成死亡事故的报告。有人为此做过“寒冷加压”实验，结果证明，酿成死亡原因是由寒冷造成血压骤升所致。

血压骤升的结果是产生高血压危象，高血压危象是高血压病程中发生的一种危及生命的现象，由于小动脉发生一时性强烈收缩，血压猛升，有时舒张压竟达130～140毫米汞柱以上，此时脑部血液循环急剧障碍，结果导致脑水肿和颅内血压升高，进而出现剧烈头痛、恶心、呕吐、肢体麻木、抽搐甚至惊厥、昏迷等脑部症状。这就会使已发生粥样硬化的脑动脉破裂，或使心脏冠状动脉受阻而导致脑出血或心肌梗塞。

电冰箱的冷冻室温度在0℃以下，老人为之除霜，就相当于进行寒冷加压，有一定的危险性。除霜时应特别注意头一定不要过于靠近冰箱，更不要将头伸进冰箱内，应按使用说明的方法进行除霜。

五、电冰箱与过敏性肺炎

日常生活中在人的呼吸道居住着肺炎球菌等许多细菌。当人体抵抗力下降，它们就乘机作祟，在肺里大肆繁殖，不断释放毒素，结果使人得了肺炎。老人、儿童及久病衰弱的人，因为他们的呼吸道防御能力低，呼吸道患轻微的疾病，如感冒、急性支气管炎时，痰不易排出，就会发生支气管性肺炎，病情加重，甚至造成死亡。

电冰箱与过敏性肺炎看似风马牛不相及，其实不然，家用冰箱如不注意及时清洗，里面冷冻机的排气口和蒸发器中很容易繁殖真菌，真菌会随尘埃散布到空气中，一旦被吸入肺部往往会引起过敏性肺炎。

真菌是一种能产生孢子并含叶绿素的低等植物，在已经发现的真菌中，有几十种对人有致病作用。真菌耐寒，可在电冰箱里生长繁殖，成为污染室内环境的因素。为了防止在家庭中引起这种肺炎，应经常保持电冰箱清洁，可在电冰箱排气口和电冰箱下方的蒸发器内放些大蒜，以抑制真菌的生长。

六、电冰箱与基因

电冰箱通电后能够产生电子污染。科学研究表明，电器产品通电工作时，电子发放的电磁波，可以通过人的大脑中的松果体影响神经系统。松果体在电磁辐射的影响下，产生褪黑激素的速度滞缓，从而会损伤神经—内分泌系统的自身调节功能，降低了机体免疫系统的机能；同时电磁辐射能直接损伤人体细胞内的基因主体 DNA（脱氧核糖核酸），促使基因突变，可导致癌症。

电冰箱可产生 40 ~ 50 分贝的噪音，噪音可分散精力，影响情绪，可产生低度精神迟钝和听力减退，噪声对视力也有一定的影响，所以冰箱应放在远离卧室并适合它的地方。

七、电冰箱能够引起中毒

电冰箱采用的制冷剂主要是氨和氟，这两种物质都有毒性。科学家证实，生产用泡沫剂的氟里昂 11 和氟里昂 12 释放到大气中，其浓度达到 0.5% ~ 0.8% 时，吸入者便会发生急性氨气中毒，临床表现最初为头晕、脑胀、咳嗽、咯血，若不及时清除氨气或离开现场，可能发生昏迷和急性肺水肿；氟的毒性虽然不像氨气那样强烈，但人吸入后，也容易引起窒息，而且氟的毒性与火燃烧能产生光气，光气对人体健康的危害又远大于氨气。氟还是一种无色无味的气体，发现泄漏远比氨气困难，因此其实质的危害不小于氨气。

冰箱中的氨和氟的保存相当稳妥，但有时也会发生泄漏，泄漏率大于 0.5% ~ 1.0%，所以应当关注。发现泄漏要及时修补，杜绝电冰箱污染事故的发生，一旦发生，应及时离开现场，及时处理。

八、不宜久放电冰箱的食品

下列食品一般不宜在冰箱储存：

鲜荔枝：荔枝果肉中含有丰富的糖类以及维生素 B、维生素 C、钙、磷、铁以及有机酸、果胶等成分。中医认为它具有滋养益心、填精髓、养肝血、止烦渴、益颜色等功用，尤宜身体虚弱、病后津液不足的人作为补品食用。但若在 6℃ 以下的冰箱中存放 1 天，其表皮就会变黑，果肉也失去鲜甜多汁的美味而变味。

香蕉：香蕉性喜温暖，只宜南方栽植。香蕉果实柔腻香甜，含多种营养成分。它还是治疗疾病的一味良药，性味甘寒，有润肺滑肠、降低血压等作用，若在 12℃ 以下的冰箱中储存，其含氧的酚衍生物——二羟基苯乙胺会加速自身氧化，使香蕉发黑变质腐烂。

黄瓜：黄瓜含有人体不可缺少的蛋白质、脂肪、碳水化合物、钙、磷、铁和多种维生素。黄瓜能增强大脑和神经系统的功能，能辅助治疗失眠症。中医学认为黄瓜性甘凉、止渴解暑、利尿、提神。黄瓜在 0℃ 的冰箱内放 3 天，表皮会呈水浸状，切开时，断面会有胶状的透明液体流出，从而失去黄瓜特有的脆、嫩、香风味。

西红柿：西红柿含有丰富的维生素和人体所需的主要矿物质，放在冰箱的西红柿，局部或全部果实呈水浸状软烂或蒂部开裂，表面有褪色圆斑，极易腐烂。

火腿：火腿若在冰箱存放，其中的水分极易结冰，从而促进了火腿内脂肪的氧化作用。这种氧化作用又具有催化性质，能大大加快氧化反应的速度，放置时间越久"哈"味越重，火腿的质量和特有的风味均会明显下降。

巧克力：巧克力从冰箱中取出置较高的温度 30℃ 左右时，表面就会立即结霜，时间一长就会发潮而霉变或生虫。

九、电冰箱的妙用

电冰箱除了冷藏保存食物以外，还有不少妙用，它能够帮助人们做出更好的菜肴。

把酱好的虾仁放在冰箱内半小时炒出味道更加爽脆滑嫩；将新鲜的鱼肉放在冰箱里冰冷25小时后取出，切丝切片都比较容易；猪肝切成薄片拌一点植物油，在冰箱中放几天，仍可保鲜；板栗煮熟后不易剥壳，只要冷却后放冰箱冷冻室几小时，便可果肉分离，好剥，肉完整；豆类，像绿豆、黄豆一般都不易煮烂，但只要煮一下，待冷后放冰箱冷冻室，半天后取出再煮，可煮得烂如稀泥；切洋葱刺眼，只要将洋葱剥皮后，在冰箱内放几小时后取出再切，就不会刺眼；活鱼在冰箱中即使不换水，也可保持数天不死，随时可吃方便新鲜；活甲鱼捆绑好放冰箱（温度控制到0℃）的菜盒内，过3～4小时将菜盒向上挪一层，直到将菜盒挪到最上一层，若发现甲鱼的四只脚全部缩回，摸它也不动弹，可松开捆绑的绳子，然后在盒上盖一张深色的最好黑色的纸板，甲鱼便会处“冬眠”状态，需要食用时，取出待其完全苏醒，色味与未放过冰箱一样；将米、豆、面粉类放冷冻室，几天后取出后放室温，不易生虫。

冰箱中的冰块可用来冷敷跌打损伤，或降体温，还可以帮助治疗牙痛，将冰块置于合谷穴位（即人们俗称的虎口处，拇指与食指之间背面），左侧牙痛，冰放右手合谷穴，右侧牙痛则放在左手合谷穴，一般5～8分钟，可止住牙痛。止痛时间能维持2时左右，若疼痛复发，再用冰治，依然有效。

富有蛋白质的食品，如鸡蛋、牛奶、肉等，具有许多酶可以使食品发生自我分解而变质，并产生一些有毒物质，若有致病菌污染，就容易引起食物中毒。变质的食物失去了大量的维生素，使营养价值明显下降。温度越高，自身分解作用越快。如将食物放冰箱内（5℃以下），不仅营养损失小，而且可以使食品不变质，有利于健康。当然放在冰箱不是无休止的冷藏，一般说来，猪牛肉冷藏1～2天，冷冻时间3个月；香肠冷藏2～3天，冷冻2个月；鲜鸡蛋冷藏4～5周；熟鸡蛋冷藏1周；牛奶冷藏5天；酸奶冷藏7～10天；苹果冷藏1～3周；柑橘冷藏1周。

多数细菌的繁殖需要一定的温度，如在5℃的牛奶中，有1000个细菌经1～2小时培养后，细菌数仅增加1倍；如在20℃时，就可增加到700倍，这可说明冰箱有高度抑制细菌繁殖的功能。

食道癌和胃癌是常见的恶性肿瘤，这两种癌的发生和食物中亚硝酸胺的含量有关，实验证明亚硝酸胺的形成与温度有关。把食物放冰箱内（2℃）存放92小时，没有亚硝酸胺的形成；若放在25℃处，则72小时后亚硝酸胺的含量增加700倍。日本是世界上胃癌高发地区，但近些年来，胃癌发病率却明显下降，不能否认，普遍使用电冰箱是一个重要因素。

要想把冷冻食品做得鲜美可口和新鲜食品一样，首先要把握好冷冻食品的解冻，是保证质量的重要环节。解冻的方法是，在15℃左右的自然空气中解冻，或是用同样温度的自来水喷淋解冻，还可以在10℃左右的流水中解冻，不要放在静止水中浸泡，更不要把食品放在温水中解冻，如果把冻肉放进35～40℃的水中5小时后，肉的外表温度达到25℃，而中心温度只有－2～－10℃，这样就会引起肉汁大量流失和细菌迅速繁殖，营养也遭到破坏。其次解冻后，应立即加工、烹调。

第七节　微波炉与健康

一、微波致热原理

微波是一种高频电磁波，其频率高达$3\times10^{8}\sim3\times10^{11}$赫，波长为1毫米到1米。由于微波具有频率高、波长短的特点，可以用来加热。从20世纪40年代起，各种微波炉便相继问世，并逐渐成为家庭中比较理想的炊具。

家用微波炉通常采用的工作频率为2450兆赫。食物中一般含水量约60%～99%，水分子的氧原子和氢原子之间，由于电荷的偏倚，分子中即产生电偶极子，这种电偶极子，若受到外（100～3000兆赫）照射，其能量立即被吸收，由于产生激烈的偏转运动而产生热能。微波炉利用介质这种高速振动来达到加热的目的。

微波炉是靠磁控管来产生微波。电源部分将220伏的电流电压经整流、滤波成为直流高压，直流高压加在磁控管的阴极和阳极上。阴极发射出来的电子，在强磁场的作用下作圆周运动，到达阳极引起振荡，而形成微波，微波再从磁控管上的天线发射，通过波道进入炉膛，完成对食物的加热。

实践表明，微波炉对我国大多数传统烹饪方法均适用，诸如炒、炖、烧、烤、煮、熬、煎、爆等均可，其味道与传统煤炉铁（铝）锅所烹调的相比无明显差异。

使用微波炉，比普通电炉省时50%左右，省电30%以上；炒菜不必专备炒锅，更不用铲，每个盛菜的盘，即为炒菜用“锅”;微波炉可免用铝制炊具,这大大减少了人类摄取有害的铝元素的机会,也不担心煤气中毒;微波烹饪高温作用时间短,符合科学烹调要求,不损失营养成分,也无有害残留物。实验证明,微波炉对维生素 B_1 的保存率高于普通烹调法,如炖牛肉,维生素 B_1 的保存率普通法为70%~80%,微波炉法为81%~86%;烹调猪肉普通法为80%,微波炉法为91%;蔬菜普通法为83%,微波炉为91%,另有报道用微波炉烹饪的食物中,人体必需的8种氨基酸损失是微乎其微的。所以,使用微波炉烹饪食物,不会损失过多的营养素。

一般加热食物都是从外向里加热,而微波加热则是从里向外加热,蒸煮均在炉里完成,因此不产生油烟,不污染环境,并能使食物保持原来的色香味,所以深受用户的青睐。

二、微波对人体的伤害

微波是一种高频电磁,对生物体可产生致热和非致热两种效应。微波照到生物体上,一部分被折回去,一部分被吸收。由于微波的穿透力强,可透入人体2厘米以上,激发机体深部细胞,使之相互摩擦生热,干扰机体自身的生物电流,电磁能量在体内转化为热能,引起机体热平衡失调;作用于眼睛,造成“微波性白内障”;作用于睾丸破坏睾丸的生精能力,造成不育症;作用于丘脑-肾上腺皮质系统,则引起心血管功能改变。儿童的神经系统娇嫩,若遭受大强度的电磁辐射,可使大脑发育迟缓,生物钟调节紊乱,对孕妇则造成流产早产甚至导致胎儿畸形。

意大利医学家报导,本国每年有400名儿童患白血病,其中2~7岁的儿童发病原因,主要是距电线太近,受到了过强的电磁辐射。波兰的资料指出,经常接触微波辐射的人,各种癌症的发病率是普通人的2倍。英国皇家微波研究机构发现,经常在微波辐射下工作的人,脑瘤的发病率是一般人的6.4倍。芬兰医学专家检查证明女空中服务人员,患乳癌的机率比一般同龄女性高出1倍。英国、美国、加拿大的医学报告,指出飞机上的工作人员患皮肤癌和脑癌的比例偏高。

超剂量的照射还会出现失眠、乏力、易怒、抑郁等症状,甚至出现精神错乱或失常,还可引起血小板、白细胞降低等。专家们认为,微波辐射可促进细胞染色体发生突变,使有丝分裂发生异常,于是正常细胞变为癌细胞。

如果发现机体被微波造成损害,应及时离开微波环境,并尽早医治。

三、安全使用微波炉

国际电工委员会(IEC)家庭电器安全条例规定:距离微波炉5厘米不得超过5毫瓦(1瓦=1000毫瓦)。而频率为2450兆赫属于连续波,能量很低,对人体的伤害少些,但也要注意安全,一般要严格按照说明书使用。微波炉不能空烧,若暂时不用可在炉内放一杯水,以防止损坏磁控管。微波炉内不能放金属器皿,因为金属物质会使微波炉腔里的微波反射不规则,会使微波断路,损坏磁控管,最好要定期用微波漏能仪测定启动炉门泄漏情况。

☞ 小窍门:可用一张传真纸放在启动的微波炉门外,测定微波泄漏情况。如纸有变黑部分说明有微波泄漏,要及时处理。

☞ 微波炉在开启后要离开至少一米远,孕妇和小孩应尽量远离微波炉。

微波炉烹饪要点,在于掌握加热时间和加热的均匀性。微波烹饪的快慢和均匀程度,除了决定于微波炉本身质量性能外,还由被烹饪食物的本身特点所决定,人的控制不过是根据食物本身特点来定量控制罢了。例如,微波炉可穿透食物顶端,四周表面的深度约为1~2.5厘米,对于直径大于5厘米的食物,微波并不能穿透其中心,其中心部的加热方式与一般加热烹饪相同,也是由表到里传导热量,微波对含水分、糖分或脂肪高的食物加热效率较快,所以说影响微波烹饪的主要因素,还在于被烹饪食物的本身特点。微波烹饪一般与以下因素有关:

含水量 水是由强极性的分子组成,食品分子与水结合后的复合介电特性,受水的影响很大,含水量越大的食物,越适宜微波加热,所需加热时间越短。所以在决定食物加热时间时,应首先考虑食物的含水量。在加热面包、馒头、包子、糕点等含水量少的食物时,应适量滴上一些水。一般说来,含水量高的食物其烹饪时间较含水量低的要短,但是在含水量较高的食物中再加入水分,过量的水分反而会减慢烹饪时间。在带皮的食物(土豆、南瓜等)的表面,刺若干小孔,可让食物内部产生的蒸气溢出加快烹饪时间。

初始温度 冰冻或冰箱保存过的食物,比室温保存的食物需要更长的烹饪时间,冬天室温中保存的食物,比夏天室温中保存的食物需要更长时间。一般烹饪说明书中提到的初始烹饪时间,是以春、秋季的室温为标准的。在设定时间时,要考虑食物的初始温度,初始温度低,如冬天的或刚解冻的食物,则要略微延长烹饪时间,初始温度高,则可稍微缩短烹饪时间。

大小 小块食物比大块食物热得快,要缩短烹饪时间,最好将食物均匀切成小于5厘米的小块,以使微波能从各个方面直接穿透其中心。因为在微波烹饪时,食物1厘米厚的表层,可以吸收微波量的一半,以下每1厘米厚再吸收余下的一半，当食物直径超过5厘米后，它的中心就要靠热传递来完成。体积大的食物，要充分利用停机搁置的方法对其中心加热，这样既可减少微波工作时间，又可防止食物外表烹饪过度。

数量　所需时间的长短，直接与被烹饪食物的数量有关，食物越多，其吸收的微波能量也越多，所需时间也越长。烹饪时间要根据食物量多少而定，但食物量不能太多，也不宜太少，因为每个微波炉都有一个最佳工作量，过多过少都会浪费能量，甚至会影响到磁控管的工作寿命。如用一个最佳加工量为1000克的微波炉，烧两块500克的肉块，只需3.6分钟，而单独烧一块500克的肉却需要2.2分钟。

形状　形状规则的食物在微波炉里可以均匀的受热，形状不规则的食物，如鸡腿等其较厚部分所需加热时间较长，较薄较窄部分需要加热时间短。烹饪时较厚部分应偏离容器盘中心，较薄部分应靠近容器盘中心，以减少加热不均匀性。

脂肪量　上等脂肪或薄层肥肉，可加快烹饪速度，微波烹饪大块肥肉或盛盘内积有过量油汁的食物时，其肥肉部分先加热，而其他部分加热较慢，结果比烹饪瘦肉的时间要长。因此用于微波炉烹饪的肉类，应尽量采用瘦肉。

含盐量　高含盐量食物，在受微波电场作用时，将产生一定量的离子、电流，它像导体表面电流一样，足以影响微波能量在食品中的渗透深度，其结果容器和食物的表面大量吸收微波能量，造成过热，而食品内部得不到足够的微波能量加热。为了防止出现外热里生的不均匀加热现象，宜采用降低微波加热功率的办法来延长加热时间，使热量有时间在食物中充分传导，使能量透到食物内部；烹饪含盐量大的食物时，体积不要太大，尽量加工得薄些，以利微波能量和表面热量的渗透。所以烹饪食品先不要加盐，加盐应在烹饪后期或烹饪结束后进行，以避免食物内部生熟不均匀。

☞ 微波炉用的器皿尽量使用浅而圆的，并将薄的食物放在中间，厚的放在边缘。加热时最好分次不时搅拌或翻动。

注意事项：

1. 食品放入微波炉解冻或加热，若不小心忘记取出，如时间超过2小时，则要丢掉，食物在这样的环境中时间过长会变质，易引起食物中毒。

2. 不要用普通塑料容器，一是通热变形，二是会放出有毒物质污染食物。

3. 不要将肉类加热至半熟后再用微波炉加热，因半熟的食品中细菌没被完全杀死，再用微波炉加热，由于时间短很可能有的细菌仍没被杀死，这样的食物有损于健康。

4. 不能用金属器皿，因为放入炉内的铁、铝、不锈钢、搪瓷等金属器皿，微波炉加热时会与之产生电火花，并反射微波，既损坏炉体又浪费食物。

5. 经微波炉解冻的肉类，不要再冷冻。因经微波炉解冻后，实际上已将外面一层低温加热了，在此温度下，细菌不但没被杀死而且可以繁殖，虽然再冷冻可以抑制繁殖，却不能杀死，如需再放冰箱，必须加热至全熟。

6. 液体加热时，应使用阔口容器，因封闭容器加热时热量不易散发，使容器内压力过高而引起喷爆事故。在煎煮、加热带壳食物时，也要事先将壳刺破，以免引起爆裂，迸溅弄脏炉壁。千万不要将完整的鸡蛋放在微波炉里煮，以免导致爆炸造成严重后果。

7. 加热时保鲜膜不要直接接触食物，可盖在容器上封住水汽，加热快而匀，取出时将保鲜膜刺破，以避免粘到食物上。

第八节　空调与健康

一、概况

由于生活质量的提高，空调器进入了百姓家。办公室、人们活动的场所、轿车等几乎全装上空调器。人们在有空调设备的环境中感到舒适，可是不清楚这舒适的里边蕴藏着对健康不利的因素。如果空调器的类型不合适，安装不合理，温度调节不适当，机体适应性较差，就可导致空调病。

空调病是由于人们在空调室内生活或工作时间过长，室温过低，室内外温差过大，所引起的一类无特征性疾病。严格地说它不是一种疾病，而是许多不同生理和病理反应的总合。

国内外对空调器与人体健康，进行了大量的调查研究工作。德国的气候学家调查发现，长期在装有空调设备的室内工作的人，70%以上工作3小时后，便会出现疲劳感觉，60%以上的人易患感冒，50%以上的人出现头痛和血液循环障碍等症状。

国内对北京、上海等五大城市1043人进行调查,结果使用空调后容易患感冒的占23.2%,头昏者占21.2%,呼吸道不畅者占14.3%,头痛者占11.4%,全身不适者占10%,胸闷者占8.9%,流涕者占4.3%,干燥者占3.6%,关节痛苦者占3.4%等等。总之,对空调器使用不当,会使人感到头痛、胸闷、失眠、疲劳,使健康状况下降,所以应引起人们的关注。

空调病的主要临床表现:1. 粘膜刺激症状,如眼睛、鼻、咽、喉刺激,流鼻涕等。2. 神经系统症状,如头痛、头昏、无力、疲怠、烦躁等。3. 呼吸系统症状,如气促、咳嗽、呼吸困难、憋气等。4. 皮肤症状,如皮疹、皮肤干燥、搔痒等。5. 感觉改变,如嗅觉异常、视力障碍。6. 关节症状,如关节炎、关节痛,有的还有消化道症状,如恶心、呕吐,症状因人而异,多种多样。空调病有它的特征,一般不是个别人有表现,而是一群人,少则20%,多则80%以上,很难说出是哪一种原因引起的疾病,当环境得到改善或离开该环境时,临床表现明显改善或消失。

一旦发生空调病或怀疑患有空调病,除改善空气质量外,应离开此环境,以观察疑似病人的变化。治疗以对症治疗为主,对出现的各种症状,按内科治疗原则处理;对精神紧张,有焦虑的人要进行心理治疗。

预防应采取综合措施:空调器的类型(冷暖、功率、型号、安装位置等)合适,安装技术水平高,温度适宜。尽可能选用绿色安全建材和装饰材料,加强空气流通,及时补充新鲜空气,控制人数并且减少活动,营造一种温馨环境。

二、病因和机理

目前,国内外学者对引起空调病的病因已有共识,即致病原因很难归于某一特定的因素,它往往是综合因素作用的结果,所以只能以各种症状群来描述。由于致病原因的不同,在不同空调室内所产生的症状和严重程度有很大差别。即使在同一空调室内的人,由于个体差异,出现的病症和严重程度也不一样。空调病有一个重要共同点是:每当罹患空调病的人,离开空调室或空调室内的空气质量得到改善时,症状可自行消失或很快好转。

下面分别介绍各因素的致病原因及机理:

(一)气温不适可引起空调病

人类在长期进化过程中,已经适应了变化着的自然环境,人体每天、每月、每年都因环境的变化,自身会在心理和生理上作出相应的周期性的节律性调节。通常情况下,人们是生活在有温度差别的空气层的。自然状态中,每天早、晚凉,中午热;冬天冷,夏天热的环境,人们从小就适应了。空调室相应处于恒定状态,人们无论冬夏,短期进入空调室时会感到"舒适",因空调室的温度一般控制在25℃左右,波动3~4℃(我国夏天要求24~28℃,冬天19~22℃为适宜)。由于冬夏季节室内外的温差较大,进入空调室时人体不易迅速适应气温的骤变。夏季室外气温常高出室内气温10~20℃,从外界炎热环境中进入空调室内感到凉爽,而忽视适当的保温,机体因受寒而引起不适,如遇上吸呼道有病原菌潜伏者,即可使病原菌活动引起炎症。从高温到低温,血管收缩,血流不畅,关节受冷易诱发关节酸痛。冬季进入空调室可通过脱掉一些衣服以适应室内较高的气温,但离开空调室后到室外低温环境时,由于着衣不及时,人体骤然遇冷,机体适应调节反应较慢,容易受寒而引起一系列疾病,尤其是体质较弱的老年人和患有慢性病的人,最容易因频繁进出空调室而致病。

(二)通气不良可引起空调病

空调采用机械通风,有的单位供给新鲜空气和数量虽然不太少,即使室内的二氧化碳和含氧量达到卫生要求,但人们在空调室内仍然感受不到室外新鲜空气所特有的气息和感觉。这是因为在空调系统中新鲜空气被抽入后,经过过滤、热湿处理,然后由风道系统进入室内,这一系列过程早已使新鲜空气的自然气息消耗殆尽。如过滤器积尘,加温水有气味,能源供给不足,空调系统中新鲜空气成分交换不足等,那么人们的不适感更为明显。空调室内如散发挥发性的有毒溶剂或人工建筑材料中释放出甲醛等刺激性物质,人们更感到难受,甚至有发生慢性中毒的潜在危险。

出于节约能源的考虑,要求空调室相对密闭,空调室门窗紧闭,少开空调通风,甚至不开空调通风,这就造成空调室内空气污染。室外大气污染物通过流通进入室内,不易排出,特别是机动车排出的一氧化碳,建筑物内排出的危险性烟雾,装潢材料、填充剂、涂料、油漆等产生各种有害的有机物、无机物,还有名目繁多的化妆品、清洁剂、杀虫剂等散发出各种化学物质,人体呼出的二氧化碳,各种病菌,这些污染物会加剧使用空调器所引起的空调病。

（三）空气负离子浓度低可引起空调病

空调环境中，空气负离子的浓度明显低于自然环境中的负离子浓度，空气污染程度和负离子浓度呈反比，即污染程度越重，负离子浓度越低。

空气离子是指空气中带有阳性电荷和阴性电荷的离子，空气中的各种气体分子，不断受到电离辐射等作用，使空气分子的电子脱离，脱离了分子的电子，迅速与另一个中性分子结合，使它带负电荷，成为阴离子。而失去电子的空气分子则带正电荷，成为阳离子，这些离子被灰尘、烟雾吸附形成质量大的阴阳离子，阴阳离子不断相遇，互相中和，所以空气中的离子不断产生、不断消失。空气离子来源于天然和人工，由于太阳紫外线、宇宙线、地壳表面和大气层中放射性元素等的作用，雷电的自激放电、瀑布、海滨、拍岸浪花的勒纳德效应等使空气电离，形成空气离子。人工紫外线、人工闪电、电离辐射、紫外辐射、自激放电均可使空气电离，生成空气离子。

通常情况下，空气中的离子浓度为每立方厘米100～2000个离子对，正离子较负离子稍多。负离子减少的原因是通风、过滤、人员活动、建筑材料不当等造成的。

外界新鲜空气通过风道时，消耗一部分负离子，流过风道时“布朗”运动使一些离子与管壁碰撞，由于金属的良好导电性，在碰撞时离子被吸附或复合的几率大大增加，造成离子浓度明显下降。

空气过滤器对离子浓度有不同程度的影响，空调系统一般采用干式纤维过滤器，滤料有玻璃纤维、合成纤维、石棉纤维以及由这些纤维制成的滤纸或滤布。空气经过滤器时，尘粒在重力扩散，惯性接触阻挡和静电效应下，附着在纤维上，高效过滤器滤掉了空气中的大部分飘尘和细菌，几乎也除去了全部的空气离子。在层流的高速通风的房间，负离子浓度接近于零，一旦停止通风，中小离子浓度在几分钟内就会恢复到原来的浓度。

静电对离子浓度也有影响，室内墙壁材料，一般使用塑料纸和塑料贴面的木板，这些材料具有很高的电绝缘性，使房间成为一个良好的绝缘的封闭房间，在物体摩擦和电器设备作用下，这些材料表面逐渐积累了很高的静电荷，可以高达几千伏，这样的高电荷具有消除空气离子的作用。

密集的人员也会使空气离子下降，人需要吸入一部分离子，人们的衣服上也会附着一些离子，再是人员的活动，影响空气的不规则运动，空气分子碰撞吸附离子，而使大离子浓度上升。

换气次数多少对空气离子浓度有影响，全面通风时，送风口不断送入被滤掉离子的空气，而从回风口又排出室内自行产生的离子化空气，这种空气运动过程起到消除空气离子化的作用。如换气次数每小时为300次，空气分子平均在室内停留12秒，空气中尚未积累很多的离子就排出室外。如果每小时换气45次，空气分子室内停留80秒，负离子就有一定的积累时间，因而换气次数少的房间，负离子浓度较高。所以空调间的换气（不同于开窗通风）次数过多和过少都不好。

空气污染是造成负离子浓度降低的主要因素。吸烟者在吸烟时，将吸入烟雾的四分之三喷吐到室内空气中。实验表明，在通气和不通气的约二三十平方米的小房间内，吸一支烟产生的烟雾，可使室内原有的低浓度的负离子每立方厘米200～400个在3～5分钟内所剩无几。在不通风的环境中，吸完一支烟后，烟雾弥漫于室内，可持续2～8小时之久，这期间负离子浓度回升极其缓慢。但在通风环境中，20分钟负离子浓度可回升到原来水平，因此防止空调室内负离子浓度降低，要绝对禁止吸烟，并适当加强新鲜空气流通。

负离子对机体有多方面的有益生理作用。负离子被吸入后进入血液，它能穿透血脑屏障进入脑脊液直接作用于中枢神经系统，调节大脑皮质功能，使兴奋和抑制过程趋于正常，从而改善人的睡眠状态，起到镇静、镇痛、振奋神经等作用。研究表明，空气负离子可使脑电波的频率加快，使运动时位和感觉时位缩短，提高工作效率。

负离子被吸入肺泡后，能刺激神经末梢感受器，随血液循环把负离子送到全身的组织细胞，使细胞代谢活跃，使呼吸道不易受感染。

负离子能促进鼻粘膜柱状上皮细胞增生，使支气管内纤毛活动增加，有利于氧的吸入和二氧化碳的排出，增加肺活量。

负离子进入血液直接影响血液中带电粒子的组成和分布，能使红细胞、网织红细胞、血红蛋白、血铁、血钙增加，血糖、胆固醇降低，血沉减慢。

负离子能改善心功能和心肌营养不良，增加冠状动脉血流量、缓解心绞痛，降低血中的五羟色胺浓度，扩张周围血管，降低血压，尤其是对Ⅰ～Ⅱ级的高血压效果更好。

负离子能促进机体氧化还原过程，特别是使肝、肾、脑、胃等组织氧化过程加强，激活体内多种酶系统，促进体内合成和贮存维生素，调节体内新陈代谢，促进少儿生长发育，减少成人疲劳时血中乳酸含量，消除疲劳等。

负离子能提高网状内皮系统的功能，刺激机体防御能力，调节自身的免疫水平。

增加空调环境的负离子浓度最好的办法是装置空气负离子发生器。空气负离子发生器主要有三种形式:(1)α射线负离子发生器;(2)水激式负离子发生器;(3)电晕放电式负离子发生器。

α射线负离子发生器利用对人体无害的微量α射线来激发空气,产生大量的正、负离子,然后将正离子消除,留下负离子放出。这种负离子发生器,因利用放射线,对人体可能会产生副作用,现在很少用。水激式离子发生器是在高速运动下把水打成微米以下的细雾,从而产生负离子,它的优点不会产生臭氧和氮氧化物;它的缺点会使空气温度升高,改变空调器的工作,操作麻烦,造价高。电晕放电式负离子发生器目前应用较多,它是针头和细导线上加几千伏到几万伏高电压,在针头周围形成一个离子电晕,当沿针头流动的电子离开针头时,因具有相对高的能量,与气体分子碰撞时能使其外层电子脱离分子成为自由电子,这些自由电子再被分子捕获时成为负离子。这种仪器由于具有高电压,会伴发臭氧和氮氧化物。一台好的负离子发生器,两者的浓度很低,不至于对人体产生不利影响,适量的臭氧还会促进负离子的作用。

有人发现某些建筑材料和装饰材料具有增加负离子浓度的作用。如建筑材料中鼓风炉、高炉的炉渣和石灰混凝土,可增加负离子浓度,其空气离子浓度为每立方厘米9600~10300个,石膏砖材料为每立方厘米5600~5900个。

近来市场上推出"千思空气宝"装饰材料。千思空气宝是被国外科技界称为天然负离子发生器的纯天然新材料,以各种乳胶漆和水性涂料为载体,涂刷在内墙和屋顶,既可发挥长期释放负离子,起到新鲜室内空气的作用,又可有效地祛除室内异味,使人享受新鲜空气的感觉。

☞ 世界卫生组织建议,清新空气负离子标准浓度为每立方厘米空气中不低于1000~1500个。

☞ 在室外空气质量较好时适当利用开窗通风换气可改善空调房间的空气质量。

负离子不是对所有的人都有益。一般认为,负离子对亚健康人群和病人效果显著,对健康人无明显效果。有人统计,只有30%的人需要负离子,30%的人对负离子感到舒适,而其余40%的人对负离子无什么反应。有人认为65%~75%的人对负离子浓度有感觉,25%的人对负离子的变化无反应,所以只能说负离子对多数人来说是有益的。

(四)空气缺乏臭氧分子可引起空调病

臭氧在空气层中的浓度在没有污染的情况下基本上是稳定的。一旦开启空调器,房间内空气臭氧浓度即可降低至无的状态,这是因为空调器的空气经过滤和热湿处理能衰减新鲜空气中的臭氧含量,换气不足则臭氧更少。各种仪器设备及人员均能消耗臭氧。臭氧自身为强氧化刘,自然消失也很快。

空气臭氧浓度每立方米0.02~0.04毫克是适合的,浓度过高对人体有害,对眼睛粘膜和肺组织具有刺激作用,破坏肺组织的表面活性物质,并能引起肺水肿、哮喘等。低浓度对人体健康并没有直接作用,但适量浓度的臭氧,虽然不能杀菌,却能抑制细菌的产生和繁殖,并使人有一种新鲜的气息感。如空气中的臭氧浓度很低,有利于细菌的生长和繁殖,对人们的健康构成一个潜在的威胁,这是容易发生上呼吸道感染的原因之一。

解决的办法,只能对症下药,加大新鲜空气换气量,限制人员数量及活动,注意仪器设备的安置及使用,保持空气清洁。使用臭氧发生器、负离子发生器或空气净化器对清洁空气有一定的作用。

(五)空调器可引起心理和情绪上的抑制

为了避免室外环境、气象条件对室内的影响,或者工作上要求与外环境相对隔绝,这种类型的空调室建筑多采用封闭状态,这就使人们感到温度没有多大的变化,湿度也无多大差异,吹来的风始终如一。光线无暗淡和明亮之分,与多变的自然环境截然不同,人们反应除了温度、湿度感觉舒适以外,就毫无新鲜气息的特种感觉,人们就有一种平淡、乏味的感受,在心理和情绪上有一种说不出的"压迫"感。人类在长期的进化过程中,形成一种对自然的向往性,空调室有窗不开启,感到自己不能和外界联系在一起,使人感到自己处于一种被动的强迫状态,在心理上的压抑感油然而生。有少数人对室内的某一种状态会感到不满或厌恶,甚至发展到不能忍受的程度。

对有生理和心理障碍的人要进行心理疏导,展开健康教育,使他心理上放松,告诉他习惯成自然,人是万物之灵,适者有寿,适者生存,人类能够战胜恶劣的环境而繁衍至今就是不断适应环境,疏导其减轻压抑的心理状态,慢慢就会适应。

(六)空调器可加剧空气污染

根据各种污染物形成的原因和进入室内的不同渠道,空调室内空气污染的主要来源有以下几方面:(1)人的活动;(2)建筑材料和装饰材料;(3)室内微生物;(4)室外污染传入;(5)现代办公设备;(6)空调器本身。

人们的活动,人呼气向空气中排出二氧化碳、水蒸气及一些氨类化合物等内源性气态物质。呼出的气中还可能含有一氧化碳、甲醇、苯、甲苯、苯胺、二硫化碳、二甲胺、乙醚、氯、硫化氢、砷化氢、酚、四氯乙烯等数十种有害气态物质。其中有些是外来化合物在体内代谢后产生的气体产物，如甲醇的氧化物甲酸。据目前的检测水平，呼气中至少有25种有毒有害物质。

患呼吸道传染病的人和带菌者，在谈话、咳嗽、喷嚏的过程中，可将其病原体随飞沫排出体外污染空气。人的排泄物和新陈代谢产物，是另一污染源。人的皮肤残留的大小便、汗腺分泌残液，可散发出各种不良气体。人体产生和排出的综合性产物，称为毒素。目前已测出的化学物可达200余种。皮肤的代谢，每小时约有60万皮屑脱落。人的活动可使地面、墙壁上的灰尘等扩散到空气中污染空气。

空调设备内的过滤器，虽然可使室外空气中的细菌和能引起过敏的物质（如花粉）消除，但这只是一小部分，实际上空调设备本身有时也可成为一个病原和过敏病原体。空调器因换气，可使已经沉淀的悬浮物重新飘浮，而且使已经悬浮的物质不易降落。这就使空调室内空气中的病原菌和过敏因子，明显的大于传统的建筑物，这可能是空调环境中的人员有不适感的原因之一。

建筑材料所使用的原料中，有的是传统的天然材料，如粘土；有的是废渣或再生材料；有的则是现代化工产品。近些年来，后两者的比例迅速增长。很多原材料在加工、生产过程中，还要加入各种助剂，方能制成各种产品，其中很多助剂是具有挥发性的化学物质，产品进入室内后，挥发性物质就会慢慢释放出来，有些原材料本身就很容易进入空气中。

建筑材料中有的能释放有害的放射性元素，如氡及其子体和其他放射性衰变产物，一般地下室氡的浓度高于地面上房屋的浓度，氡是镭或钍等放射性元素衰变产物，有些建筑材料由于含有镭，使得房屋内的氡浓度超过卫生标准。我国有些地方用石煤渣制成的碳化砖，用于建筑材料，以致室内的氡及其子代产物的浓度远远高出其他普通材料建造的房屋。

装潢材料主要的污染物为各种有机化合物，室内有机化合物已鉴定出500多种，其中20多种为致癌物或致突变物，有机化合物中重要的室内污染物为挥发性有机化合物，已鉴定出307种，除甲醛外，常见的有苯、甲苯、二甲苯、芳香族化合物、三氯乙烯、二氯甲烷、萘、二异氰酸酯类等。总量每平方米大约300～600微克，通常低于400微克，有时峰值浓度较高。有报导，室内用特种胶水铺设地板后1星期内，苯浓度每立方米最高达0.059微克以上，甲苯0.02微克以上，二甲苯在铺后半个月内高达0.09微克以上。众所周知，苯是明确的人类致癌物，这是非常不安全的。

甲醛是挥发性有机物，污染源多，浓度高，是室内的重要污染物之一。甲醛是粘合剂的重要原料。装潢多处需用粘合剂，木材的防腐、防蛀也用甲醛，办公用品纸张、清洁剂、消毒剂、新衣服或布料也含甲醛。甲醛还是人体内正常代谢产物之一，既是内生性物质，又是许多外源性化合物进入人体后的代谢分解产物。国外发现使用由脲醛树脂制成的泡沫树醛隔热材料，室内甲醛的浓度每立方米可达3.35微克，甚至有的高达42.5微克。我国大宾馆装修后，甲醛峰值浓度每立方米0.85微克左右；一般住宅装修后，每立方米约为0.2微克左右，个别可达0.87微克。

甲醛作为潜在性的致癌物，其浓度越低越好，目前新装修完的房间内的甲醛浓度，几乎都在凶险水平以上。急于住进新装修的房间，如果又是使用空调器，有一定的不安全性。

国外研究表明，室内使用的人工合成纤维材料制成的地毯，可散发出500多种化合物，其中有毒有害的百种以上。

由于空调建筑物的密闭，室内微小气候稳定，温度适宜，空气湿润，通风极差，这种环境很容易产生尘螨、真菌等生物性变态反应原，还能促使生物性有机物，如污水、有机垃圾等，在微生物的作用下产生很多有害气体，常见的有二氧化碳、氨气、硫化氢等。尘螨能在室温20～30℃生存，最适温度为25±2℃，最佳湿度为80%。

室内污染有些是因室外因素传入造成的：

1. 房基地的污染来源主要有三类：一是地层中固有的，例如氡及其子体；二是地基在建筑前已遭到工农业生产废弃物的污染而没有得到彻底清理；三是该房屋地基原来已受污染，使用者迁出后未给予彻底清理，使后迁入的人遭受危害。

2. 质量不合格的用水，包括室外喷淋、冷却空调、加湿空气等。

3. 室外空气污染主要来源于工业企业、交通运输工具、花木树丛、小锅炉、小煤炉、垃圾堆、臭水坑等。

现代办公设备造成的污染，主要有电脑、复印机、打印机、工程晒图机等，工作时高压静电激发空气的氯转化臭氧，墨粉溶解和纸张烘干时产生部分有机废气，以及复印机内散落的小颗粒，在使用过程中可超过标准1.8倍，有的复印机室苯浓度每立方米可高达1858毫克，超标准40倍。

空调室中的空气污染物种类繁多,污染源广泛,影响因素复杂,对健康的危害多种多样。单一来源的污染物其危害决定于它自身的浓度和毒理学性质;多种污染物则取决于它们之间的相互作用结果。空调室内对健康具有危害性的空气污染有二氧化碳、氡、甲醛、挥发性有机物、臭氧等。

氡为一种惰性放射性气体,它的主要来源有两方面:一是由于房屋的地基、土壤内含有镭的衰变;另一来源是从含镭的建筑材料如花岗岩石、水泥及混凝土等中衰变而来。镭衰变到氡,成为气体。其衰变过程可放射出 α、β、γ 射线,达到一定的浓度就有可能构成对人体的危害。

氡及其短寿命子体对人体健康的危害主要是引起肺癌,其潜伏期约为 15 ~ 40 年,仅次于吸烟,美国每年约有 2 万例肺癌病人与室内氡的接触有关。

三、与空调器相关性疾病

与空调器相关的疾病的发生,使用空调器不是这类疾病的直接或惟一病因,它与空调病相比具有明显的不同之处:(1)病人诉说的症状呈现出某一疾病的特征,经过临床检查可以明确地判断出是什么病,在临床上根据接触史、临床表现和必要的化验可以诊断,而空调病没有特征性的临床表现,有时很难作出诊断,只能作症状描述。(2)病因可以鉴别确认,可以直接找到致病的因素,而空调病的病因难以确定。(3)病人离开发病的现场,症状也不会很快消失,必须进行治疗方能恢复健康,而空调病离开空调环境或空调室内空气质量获得改善其症状则可自行消失或好转。

(一)使用空调器易患感冒

众所周知,感冒一般多见于春秋两季,主要原因是气温变化较大未能及时增减衣服所诱发。

感冒主要是由鼻病毒、冠状病毒、呼吸道融合病毒等引起。身体受凉、过度疲劳、潮湿、体弱等,抵抗力下降或鼻粘膜的正常防御功能遭到破坏,病毒就会侵入鼻粘膜,在局部不断的生长繁殖,到了一定程度就可能诱发感冒,空调室的温度一般应控制在 22℃左右,波动 3 ~ 4℃。

冬、夏季室内外温差较大,人们出入空调室,人体不易迅速适应温度变化。夏季室温常低于室外的温度 10 ~ 15℃,从外界炎热环境进入空调室后,感到凉爽,而忽视适当保暖,机体常因受凉诱发感冒;冬天进入空调室,脱掉一些衣服,以适应室内较高的温度,但在离开空调室,到室外低温环境,由于着衣不及时,人体骤然遇冷,机体适应调节反应较慢,同样机体受凉引发感冒。对于初次进入或间断进入空调室的人,或患有其他疾病的弱者适应性更差,更易患感冒。病人和带病毒者是惟一的传染源,主要是由飞沫传播,这样在相对较为密闭,而且不常通风或空气不新鲜的空调室内,一人患感冒同一室的人就可能很快被传染。由于引起感冒的病毒种类多,感染后产生的免疫力较弱又短暂,并缺乏交叉免疫,病毒携带者常传给他人或自己反复感染,导致一年内一个人可多次患感冒。

患感冒的症状大多数人都有所了解,使用空调所发生的感冒与普通感冒的临床症状相似,以上呼吸道感染为主,鼻咽部发炎多见,感冒发病急、潜伏期短,1 天左右,鼻子感到发干、发痒,咽喉感到干燥,随后发生打喷嚏、流鼻水、鼻子不通气,有人全身酸痛乏力、头痛,有人常伴有发烧。预防因使用空调器所引起的感冒,要采取综合措施。

第一,空调室要保持清洁,经常通风换气,保持有足够的新鲜空气。条件许可时,可间隔开启空调器,隔 1 ~ 2 小时或 3 ~ 4 小时关闭空调,打开窗户通气,排出不洁空气,进来新鲜空气,人们从自然空气中获得含有天然负离子、臭氧和新鲜空气的气息。夏季也可在清晨四、五点钟,冬季中午 1 ~ 2 点钟关闭空调,开窗通气,如果中央空调很难做到,可在休息时间到室外呼吸新鲜空气。禁止已患感冒或其他上呼吸道感染的人进入空调室十分重要。空调过滤器要定期清洗,防止一些致病微生物在空调内繁殖生长。空调室空气清洁度的卫生标准是,空气中二氧化碳浓度每立方米应低于 1260 ~ 1800 毫克,细菌总数每立方米低于 500 ~ 1000 个,可要求卫生监督部门定期检查,杜绝室内吸烟,在室内配装负离子发生器等。

第二,空调室的温度调节要适宜。无论夏天还是冬天,室内温度一般应控制在“至适温度”范围内。我国至适温度标准为:夏天 14 ~ 28℃,冬天 19 ~ 22℃。因个体差异,对冷热的敏感度不一样,对某一温度有人觉得刚好,有人会感到冷或热,感到冷或热的人应及时增减衣服,有条件者可设过渡通道或通过间。尤其女性更应注意,因女性的新陈代谢较男性差,自律神经比较敏感,还有女性着装,夏天着裙服易受冷空气侵袭,所以更要注意。身体弱的人,由于体内水分少,血循环差,也需特别注意。

室内外温差不要大于 10℃,最好控制在 5℃以内,不要冷气直吹身体,每天最好出一次汗,淋浴一次。少吃冷食,多食含植物油的食品,多喝水和新鲜果汁,晚上睡觉时最好关掉空调。

医学检测证明,当环境温度为 25℃,相对湿度为 50%,气流速度为 0.15 米/秒,这时人体处于正常的热平衡状态，感觉最舒服，反应最为良好。注意无论天气多热，空调室内的温度也不宜调到24℃以下。

☞ 夏季有时感到热得难受，不一定是过高的温度所致，很可能是湿度过大，所以有时利用空调器抽湿比降温还重要。

第三，要增强体质，多参加体育锻炼，增强抗病能力，多做户外活动，适应环境变化。

对家有老、幼、病、残者使用空调时，更要注意温度、湿度的调节，不宜快速频繁进出空调环境，作好防热、保暖措施。

离开低温环境时最好活动一下身体，喝点水，再往外走。空调器引发的感冒与一般感冒治疗方法相类似，病情轻者服用解表散风寒药物，一般无细菌感染时，不必使用抗菌素；病情较重者或年老体弱者应卧床休息，多喝水，在医护人员指导下用药；病情重者应去医院检查治疗，避免并发症的发生。

(二)使用空调器易患心肌炎

使用空调器易患感冒。前面已介绍感冒有普通感冒和病毒性感冒之分。病毒性感冒中有流行性感冒，简称流感。新中国成立以来上海于1957年首次流感暴发，死亡率高，主要是受病毒侵害得了心肌炎；第二次流行是1981年，亦有一些病人染上并死于心肌炎。

流感不仅可以像1981年“西班牙”流感或1957年亚洲流感那样暴发，而且可以每年“一般水平”流行，全世界10～15年一个周期较大型流行。流感在所有年龄组人群都可以发病。空调室是较为密闭的空间，如果通风不善，如有一人发生流感，其他人也就避免不了被感染，也就有可能患上心肌炎。

流感起病急，全身症状较重，鼻咽部症状较轻，潜伏期为数小时至数天不等。症状分为畏寒发热，高烧一般在39℃以上，全身酸痛，疲乏无力，头痛、鼻塞、流涕、流泪、咳嗽，严重者可出现腹泻症状，白细胞数正常或偏低，淋巴细胞比例偏高。

病毒性心肌炎常先有发热，全身倦怠感即所谓“感冒”样症状或恶心、呕吐等消化系统症状，然后出现心悸、胸痛、呼吸困难、浮肿，体检可见与发热程度不平行的心动过速，各种心率失常，可听到第三心音或杂音，或有颈静脉怒张，肺部罗音，肝肿大等心力衰竭体征，重症时可出现心源性休克，特别是房室传导阻滞、室性过早搏动等。X胸片可见心影扩大或正常，血清学检查，CPK、GOT、LDH增高，血沉加快，白细胞增多。

预防心肌炎的发生首先要预防流感，因流感可导致心肌炎。心肌炎是流感的并发症，除防流感措施外，要禁止流感患者进入空调室，流感患者应注意呼吸道隔离，防止交叉感染，流感病人少去或不去人多拥挤的公共场所，也不要探亲访友，以免传染。对心肌炎的治疗，至今无特效的方法，治疗关键在于对症处理，一般无需应用抗菌素，可用百服宁、泰诺等退烧，也可用冰毛巾冷敷头部降温，多喝开水，补充水分，有利于发汗。

急性心肌炎病人，首要任务是安静卧床休息，补充营养，最好送医院治疗，中医中药对心肌炎的治疗有独到之处。

(三)使用空调器易发生脑血管意外

☞ 中风是脑卒中的俗称，是脑血管疾病的严重结局。中风在临床上分为两类：其一为脑血管破裂出血，出血性中风，简称脑出血；其二，为脑血栓或栓子引起者称便死性中风，亦称缺血性中风，简称脑梗死。

空调室的温度基本上是恒定状态，特别在冬天和夏天，空调室内外温差较大，有时可达10～20℃，有脑血管异常的人进出空调室，一冷一热或一热一冷，极易引起脑血管收缩和扩张的不协调，导致血管破裂形成脑出血。血管一张一缩或相反，血管中栓子容易脱落发生脑梗死。长期处于空调室恒温环境如果突然移至高温环境，大量出汗，体液减少，机体抵抗力下降，血液粘滞度升高，极易引起脑血栓。

脑出血指脑血管破裂后，血液进入脑实质引起的临床症状，病情危急。病因最常见的是高血压、脑动脉硬化等；其次是脑血管畸形、先天性动脉瘤等。空调使用不当，常可诱发这类疾病，病程及临床表现常有不同程度的意识障碍，有人可有面肌瘫痪、嘴歪及流口水，甚至呕吐。根据出血部位不同表现各异，较为典型的脑出血表现为一侧肢体突然麻木、无力或瘫痪，这时病人常会在毫无防备的情况下突然跌倒，或手中的物品自动落地，同时病人还可以伴有口角歪斜、流口水、语言含糊、意识障碍、大小便失禁等现象。

脑栓塞有脑血栓和脑梗死之分，脑血栓形成是由于动脉粥样硬化，动脉内膜炎，及血液粘稠度高，而导致脑血管局部形成血栓，堵塞血管而造成的。脑血栓起病较缓慢，往往在睡眠或休息时发生，部分病人症状起病较轻，以后逐渐加重，有的在发病后2～4日达高峰，昏迷者少见，一般症状较轻，或有偏瘫或单侧肢体瘫痪，也可有失语症，轻的病人仅有头部或肢体麻木等症状。

脑梗死则是脑血管以外的其他血管部位栓子，如心脏发病时的附壁血栓，主动脉、颈动脉等的血栓或动脉硬化斑块脱落，骨折时的脂肪栓子等，随血液循环到达脑部引起栓塞症状。起病非常急剧，常在数秒钟内显现症状。由于栓塞的部位不同，各人所表现的症状也不尽相同。如栓塞发生在颈内动脉系统，症状为对侧肢体感觉障碍，短时间内即语言困难，失去认知能力并伴有意识障碍，两眼凝视或单眼失明，睑下垂；若栓塞发生在椎－基底动脉系统，则表现为头痛、眩晕、眼球震颤、吞咽困难、言语障碍、同向偏盲、交叉性麻痹、四肢瘫、程度不等的意识障碍，以至发生高热、昏迷等。多数病人的柱塞在大脑动脉浅支，常有失语症和以右上肢为主的偏瘫和半身感觉障碍，很少有昏迷出现。遇到这些病人必须及时送往医院。

为了预防因使用空调引起中风，必须做到下几方面：

1. 对有中风危险的人进行健康教育。据目前所知，中风的高危人群是患高血压和动脉硬化的人。临床统计80%以上中风的病人患有高血压，发生中风的危险性比一般人高4～5倍，且以出血性中风为多见；70%的中风病人有动脉硬化，约有半数左右的脑梗死起源于心脏病，如人工心脏瓣膜装置术后，出现心梗死，并急性心内膜炎等，尤其是风湿性心脏病，二尖瓣狭窄合并心房颤动（也包括其他疾病引起的房颤），使血液淤积在过大的心房里不均匀地颤动，形成大小不等的栓子，一旦随血液流动进入大循环，就可能造成脑栓塞，因此要及时治疗疾病，定期复查。

2. 维持合理的空调室温度，无论室内外温差多大，空调室控制在夏天24～28℃，冬天19～22℃。进出空调室时，要有一个缓慢过程，尽量减少快速进出空调室的次数。

具有中风危险的人，还应该避免过度劳累，情绪激动，饮食不节，冷、热不适应等。情绪处于紧张甚至大怒，可引起血管痉挛，血压升高，血液变稠，从而影响正常血液循环，诱发血栓的形成，血管破裂。在高温季节要尽量避免烈日下活动，因大量出汗使血液浓缩，粘稠度增加，血流缓慢而导致中风的发生。适度的体育锻炼可以增加血液中的高密度脂蛋白，对动脉硬化有极为重要的作用；同时还可以提高血液中的纤维蛋白溶解酶的活性，以防止血凝过高。饮食应清淡，少食动物脂肪和含胆固醇高的食物，少食甜食，多食新鲜蔬菜和水果，适当选用可预防血栓形成的食物，如大蒜、洋葱、蕃茄、菠菜、桃仁、山楂、水产类的桂鱼、青鱼、沙丁鱼等，这些食物对降低血液粘稠度、减少血液中的不正常凝块都有较好的作用。平时应保证足量的饮水，饮水不足会增加血液粘稠度，囤积的废物也难以排出，如晨起饮1～2杯白开水，可降低血液的粘稠度，使血管扩张，减少血栓的形成。

中风的先兆症状：①面部或舌头，肢体一侧或全部出现麻木感。②突然一侧肢体无力，活动无力，走路跌倒。③说话突然舌头不灵或吐字不清，流口水，口角歪斜。④头晕，特别是突然头晕和眩晕。⑤头痛突然加重，并由间断性转为持续性，伴恶心、呕吐。一般以头痛、头晕多为缺血性中风的先兆。⑥突然意识障碍，短暂丧失，神情、智力突然变化，如沉默寡言或急躁多语，或判断力障碍。⑦整天昏昏沉沉，疲乏无力，呈嗜睡状态。⑧突然视物不清，或眼前黑蠓，短期内又恢复、又发生。⑨肢体不自主抖动，或耳鸣。⑩鼻出血，特别是频繁出血，常常为高血压脑出血先兆。

因使用空调器患了中风的治疗原则，与一般中风病的治疗相同，病人家属应有危、急、重的患难意识，救人如救火。

1. 一旦出现先兆症状，应争分夺秒地送急诊，“时间就是大脑”，其意义在于一方面立即抢救，逆转处于濒死状态的脑细胞，另一方面可以阻止病情恶化，将一次中风扼杀在“摇篮”中。

2. 针对病因有效治疗，对已经有出血征象的病人，应尽可能地避免搬动，防止再出血。当出现脑出血，应立即将病人平卧，暂不将病人送往医院，以免加重出血。将病人的头偏向一侧，以便使病人气道通畅，以免呕吐物吸入气管造成窒息。迅速松解病人衣领和腰带，应通风，冬天保暖，夏天注意降温。如病人昏迷并发出强烈鼾声，表示其舌根下坠，可用干净的布包住病人的舌头，轻轻向外拉出。用冷毛巾覆盖病人头部，使血管收缩。病人大小便失禁时，就地处理，不能搬动病人身体。病情稍有平稳之后迅速送往附近医院。头部抬高，随时注意病情变化。家中有中风危险的病人，家属应当看些与此有关的书籍，了解中风先兆的表现和出血的临床表现，以便发生意外时，忙中不乱，懂得如何采取应急措施。对症治疗则由医护人员决定。

对脑血栓和脑栓塞的病人，应用溶栓和扩血管的药物，用药全凭医生的经验，没有统一的方案。对栓子迅速溶解不当，有时难免有出血倾向，如用中药，以益气化瘀、通络为主，安全中药作为辅助措施的效果，还是很好的。

（四）使用空调器易发生呼吸系统疾病

与空调器有关的呼吸系统疾病有：急性上呼吸道感染，如普通感冒、咽炎、喉炎、急性气管炎—支气管哮喘、慢性气管炎—支气管哮喘、肺炎等。

使用空调器患急性、慢性气管炎—支气管炎的病因是：（1）感染因素。一旦患上呼吸道感染，可引起急性气管—支气管炎，或转为慢性气管—支气管炎。(2)物理因素、化学因素。通风气体的化学污染和空调室内建筑装潢产生的污染物，对气管—支气管粘膜具有一定的刺激作用。(3)致敏因素。致敏源有尘埃、尘螨、细菌、真菌、化学气体，这当中的任何一种均可对呼吸道粘膜产生直接或间接的损害，经过一定的时间，当再次接触时就可能诱发哮喘性支气管炎。

急性气管炎、支气管炎的临床症状，起病较急，先有上呼吸道感染症状，如咽、喉干燥，痒、灼热感，喷嚏、鼻塞、流清涕、咽痛，还会有低烧，喉部粘膜充血、水肿，有分泌物，当炎症累及气管—支气管粘膜，则出现咳嗽，先为干咳，少量粘液性痰，可出现不同程度的气促，临床体征表现为两肺呼吸音增粗，散在干、湿啰音，白细胞和分类多数无明显的变化，继发感染较重时，白细胞升高，X 光胸片大多数正常或纹理增粗，体温 38℃，3～5 天降至正常，咳嗽和痰量可延 2～3 周，如迁延不愈，日久可转为慢性气管—支气管炎。

慢性气管—支气管炎，临床分为两型、三期，多为发病缓慢，病程较长，反复发作，病情加重。

两型为单纯型和喘息型。单纯型主要表现咳嗽、咯痰；喘息型除前两种症状外还有喘息，并伴有哮鸣音。三期为急性发作期，慢性迁延期，临床缓解期。急性发作期在一周内出现脓性或粘液性痰，并伴有发烧等炎症表现；慢性迁延期，有不同程度的咳、痰、喘等症状，可达一个月以上；临床缓解期症状，基本上消失或有轻度表现，可持续两个月以上。

慢性气管炎—支气管炎的主要症状为咳嗽、咳痰、喘息、气短。由支气管痉挛引起的喘息常伴有哮鸣音，如反复发作可导致阻塞性肺气肿，可出现气短现象。

对慢性气管—支气管炎患者的检查包括：体检、听诊、X 光检查、呼吸功能检查，早期无明显异常；反复发作或急性期的血液检查，白细胞总数和中性粒细胞增高，喘息型嗜酸性粒细胞增高。

预防措施。主要预防感冒，减少空调室空气污染，避免接触过敏原，适当锻炼，增强体质，找到过敏原可采用脱敏疗法。

治疗主要靠医护人员指导。包括：控制感染、镇咳祛痰、平喘。

哮喘是因气管—支气管对外来刺激反应性过强，引起支气管痉挛。哮喘分为外源性和内源性两类，外源性具有明显的对多种致敏源的变态反应史，有特异性体质的人吸入致敏源如空气中的粉尘、螨、真菌孢子等，或进食鱼虾类等，接触某些药物等；内源性哮喘多为呼吸道感染，有人认为空调设备本身有时可成为致敏病原体的发生源。空调湿化器多有微生物污染，因室内空气流动相对稳定，温、湿度适宜微生物繁殖，在这种封闭环境中很容易滋生尘螨、真菌等生物变态反应原。甲醛是室内主要化学污染物之一，它不仅大量存在于多种装饰品中，而且来源于建筑材料和涂料中，如有脲醛树脂制成的脲甲醛泡沫树脂隔热材料。甲醛可以见于化妆品、清洗剂、杀虫剂、消毒剂、防腐剂、印刷油墨、纸张、纺织纤维等多种化工轻工产品。甲醛是一种直接刺激物，也是致敏化学物，反复接触，可致变态反应病。挥发性有机化合物是一类重要的室内污染物，有 300 多种，其中有致敏源。有人接触聚酯泡沫隔热材料，立即发生哮喘，经试验证明，此物是产生特异变态反应源。

哮喘是可以预防的，关键在于消除过敏源，或非特异性诱发因素，安装空调的外环境应避开污染源，使用时不要加大通风量，室内的装潢应采用绿色环保的材料，要注意室内清洁卫生，特别注意预防感冒，以免引起或加重哮喘。

(五)使用空调器易发生一氧化碳中毒

在通常情况下，使用空调器不太可能发生一氧化碳中毒，它是在特殊情况、特定条件下，才有可能发生。首先室内要有一氧化碳发生源；第二有一氧化碳逸出的可能；第三通风不畅，相对密闭的空间。在这样的环境的人毫无警觉，不知道有一氧化碳中毒的可能。尤其小轿车车厢小，密闭性强，车内存留空气少，发动机转动需要氧气，虽然大气中有 20.95% 的氧气，但如车门密闭，车内的氧气就会下降，余下的废气就有大量的一氧化碳，如得不到充分的氧气补充，就有导致一氧化碳中毒的可能，严重的可引起死亡。现场模拟的汽车尾气分析得到了证实，尾气的浓度一般为 5000 毫克/立方米左右。国家规定一氧化碳 30 毫克/立方米，氮氧化物 5 毫克/立方米，最高允许浓度为超过规定 2 倍，而车厢内一氧化碳 1250 毫克/立方米，超标 42 倍，氮氧化物 10 毫克/立方米，刚好符合国家最高允许浓度。

一氧化碳中毒的临床表现：最初有头痛、头晕、颈部波动感，继之出现心悸、恶心、呕吐、全身无力或有短暂昏厥，及时脱离中毒现场，吸入新鲜空气，数小时后症状可消失。中度中毒者，面色潮红、口唇樱红色、脉快、烦躁、意识模糊，甚至昏迷，应急速脱离有毒环境，进行抢救，一般 1～2 日恢复。重度中毒者迅速进入昏迷，常见瞳孔缩小，对光反应迟钝，四肢肌张力增高，牙关紧闭，频繁抽搐，大小便失禁，常伴发中毒性脑病、心肌炎、吸入性肺炎、肺水肿等。

急性一氧化碳中毒的病人，抢救清醒后，意识正常，但经过一段时间后（约2～30天）又可出现神经、精神症状，表现呆、滞、无故笑、语无伦次、生活秩序颠倒、定向障碍、记忆力衰减或丧失，或胡言乱语、乱跑、乱跳，还可有失明、失语、偏瘫、麻痹综合症。重度中毒病人一定要及时抢救，不然有生命危险。

一氧化碳中毒的原因，主要是机体组织缺氧。由于一氧化碳经过呼吸道吸入人体后，与血红蛋白结合，形成碳氧血红蛋白，血中有碳氧血红蛋白，使血红蛋白不能与氧结合，形成氧合血红蛋白，有碳氧血红蛋白存在时，使得氧合血红蛋白解离释放氧也发生困难，组织细胞得不到氧的供应造成缺氧，一氧化碳中毒时血液中有氧，而组织缺氧，故皮肤粘膜呈现樱桃红色，脑和心脏是缺氧最敏感的器官，缺氧时脑内小血管迅速麻痹扩张，脑内细胞钠泵运转不灵，钠离子蓄积于细胞内，而诱发脑细胞水肿、缺氧，使血管内皮细胞发生肿胀，而造成脑血管循环障碍，缺氧时脑内酸性代谢产生物蓄积，使血液通透性增加，而产生脑细胞间质水肿，进而出现一系列的神经精神症状。

☞ 因空调器发生的一氧化碳中毒是可以预防的，首先要宣传使乘车或开车的人员，有这方面的知识，万一出现这类症状赶快采取措施，无论冬天、夏天不要独自一人在空调车内睡觉，要禁止长时间关闭车窗门。相对狭小的空间又使用煤气的室内不宜安装空调。

一氧化碳中毒的治疗：首先纠正缺氧，迅速将患者移到空气新鲜通风好的地方，严重病人在送往医院的途中也不能中断吸氧，这样可以加速碳氧血红蛋白的解离，增加一氧化碳的排出。一氧化碳由碳氧血红蛋白释放出半量约需4小时，吸入纯氧时可缩到40分钟，吸入3个大气压的纯氧可缩短到25分钟，具有高压氧舱条件的，尽快送高压氧治疗，它能使血液中溶解氧增加，提高动脉血氧分压，使毛细血管内的氧容易向细胞内弥散，可迅速纠正组织缺氧状态。

轻度、中度一氧化碳中毒病人，一般只要脱离中毒现场，并给以吸氧，都能较快恢复，惟有重病人须在医院进行治疗。

（六）使用空调器易发生高温中暑

中暑是高温环境下发生的急性疾病，夏天使用空调器，空调室恒温在22℃，波动3～4℃，不会引起中暑。中暑是由于长期在空调室内的人，一旦停止使用空调或离开空调室到高温环境，一时难以适应，就有人出现中暑症状。经调查研究发现，多数人习惯于恒温下生活，有的是自出生后一直使用空调器，他们的热适应能力下降。人类在高温因素的作用下，人体会选择性的合成一种热应激蛋白，它可以保护组织细胞不受高温的侵害，但如果人们经常处于空调环境中，热应激蛋白合成能力减弱，一旦遇到高温，就不适应而很快出现中暑症状。

中暑的表现：中暑前有先兆症状，表现为头昏、头痛、口渴、多汗、全身乏力、心悸、注意力不集中、动作不协调、体温正常或略高。轻度中暑出现面色潮红、大量出汗、脉搏快、体温升高至38℃以上；重度中暑呈现中暑性高烧或热痉挛或热衰竭。由于机体产生热和受热超过散热，引起体内蓄热，体温不断增高导致体温调节功能发生障碍，出现中暑性高热，体温高达40℃以上。早期大量出汗，继之无汗，伴有皮肤干热，并有不同程度的意识障碍，表现谵妄、昏迷。热痉挛一般是由于大量出汗导致氯化钠的过量丢失而引起的，表现为明显的肌肉痉挛，伴有收缩痛，常发生于活动较多的四肢肌肉及腹肌，尤其是腓肠肌更为显著，常是对称性的，时而发作，时而缓解，病人意识清楚，体温一般正常。在高温环境，由于热引起外周血管扩张和失水，引起血循环血量减少，以致脑部出现暂时性的供血不足而引起昏厥。也可由于水盐平衡紊乱而引起热衰竭，表现为头昏、头痛、心悸、多汗、口渴、恶心、呕吐、皮肤湿冷、血压下降、心律紊乱、轻度脱水、体温正常或稍高，一般以轻症中暑为多见，老年体弱者应多注意避免发生重症中暑。

因使用空调引起的中暑是可以预防的，首先强调耐热锻炼，对长期在空调室内生活或工作的人，每天要抽出适当时间到室外去主动地适应热环境，通过发汗来维持、维护和强化机体的散热功能。以下几类人易中暑，应在医生的指导下适时适宜地使用空调器。

1. 婴幼儿 身体各系统发育不完善，体温调节功能差，而且皮下脂肪较多，尤其是在新生儿体内，具有保温作用的脂肪含量较高，对散热不利。

2. 老年人 由于皮肤汗腺的萎缩和循环系统的功能衰竭，散热不畅。

3. 孕妇、产妇 由于怀孕和产后体力消耗大，身体弱。

4. 营养不良者 营养素的缺乏可使肾脏浓缩功能下降，血压下降反射性地引起血管的收缩，营养不良还容易反复腹泻，以致脱水和电解质紊乱。

5. 心血管病人 炎热会使人体交感神经兴奋，加重心血管系统的负荷，尤其是心脏功能不全的病人体内的热量不能及时散发而在体内积蓄。

6. **硬皮病和重度烧伤病人** 这些病人的汗腺阻塞或破坏，由于汗腺蒸发散热的途径被阻断，热量极易在体内积蓄。

7. **感染性疾病的人** 细菌或病毒性感染可使人产生内源性致热源，而作用于下丘脑产热中枢，令机体产热加速，也可使机体释放较大量的儿茶酚胺类物质进入血液，血管痉挛收缩对散热不利。

8. **糖尿病病人** 这些人由于糖从尿中大量丢失，而引起水和电解质的代谢紊乱，这些病人常伴有心血管系统的病变和周围神经的变化，使人体对外环境变化的反应迟钝，虽然热已积蓄在体内，但病人的自觉症状较晚或不自知。

9. **服用抗组胺药、抗胆碱药、安眠药的人** 这类药物会使血管收缩或使体温中枢调节发生障碍。

对各类中暑病人应采取不同的治疗措施：

1. **先兆中暑和轻度中暑者** 应将病人迅速转移到通风良好的阴凉处安静休息，解开衣服，给予含盐清凉饮料。如呼吸急促、脉搏加快、冷汗淋漓的现象出现，应送医院。

2. **重症中暑者** 具有神志不清，全身极度衰弱的状态，应立即送医院。

对体温升高的中暑病人，常采用物理降温方法，将冷湿毛巾敷在前额部，每5~10分钟一次，也可用冰降温，将小冰块枕在后脑，作为冷枕降温，有的中暑病人体温虽高，又有怕寒的现象，则采用温水擦浴降温法，用32~36℃的温水，将毛巾浸湿后，擦拭皮肤，通过皮肤毛细血管的扩张，使血流加快，增加散热，擦拭全身一遍后，稍停一会儿，待皮肤上水分蒸发后，再擦拭，直至体温下降。擦后应盖好被单，以免受凉。有条件时，可采用乙醇擦拭降温，乙醇在皮肤上蒸发迅速，可带走机体较多的热量。同时乙醇具有使皮肤血管扩张的作用，也有利于散热。常用的乙醇浓度是：30%~50%，或用500克60度的白酒掺水250毫升，用布浸湿后，擦颈部两侧、四肢及背部。一般用在体温40℃以上的中暑病人，体质较好的无汗病人、新生儿、老年人、体质弱者不能使用酒精擦身。药物降温只能在医护人员的指导下进行。

（七）使用空调器易发生女性月经紊乱

空调室内温度过高、过低与自然环境不同，又有空气污染的问题。流行病调查表明，长期在空调室内工作或生活的女性可发生月经紊乱，主要原因是环境空气温度一冷一热，可能使人的自主神经功能紊乱，而导致月经失调。

空调室内的一些化合物污染空气，可引起妇女月经紊乱，常见的有甲醛、苯、甲苯、二甲苯。有资料报道，当空气中甲醛浓度每立方米在0.24~0.55毫克，平均每立方米0.43毫克时，40%的适龄女性主诉有月经不规则；空气中甲醛浓度每立方米为1.5~4.5毫克时，47.5%的女性月经失常，表现为痛经或月经减少。室内空气每立方米苯浓度为5毫克、甲苯为50毫克、二甲苯为50毫克时，月经失调率增高，以月经过多和月经期延长多见。

为了预防因使用空调器引起的女性月经紊乱，主要不能长期处于相对低温的空调环境和有污染的空调室；室内外的温差过大，温度过低，要及时增加衣服；经常去室外活动，想办法解决空气污染问题；建筑设计应符合卫生要求，材料采用绿色安全材料，空调室要通风，室内不要堆放大量不必要的物品，减少空调室进出人员的活动等，有可能避免或减少女性月经紊乱的发生。

使用空调器虽然有引起空调病和有关疾病的可能，但是只要严格按说明书操作，再了解一些与空调器有关的医学知识，切实引起注意，采取有力措施，就有可能减少或避免空调病及有关疾病的发生。

☞ 电器是社会进步的产物，了解电器与健康的知识，可以让电器更好地服务我们的生活。

第七篇　中医与中药

第五十六章　中医概论

中国医药学有数千年的历史，是中国人民长期同疾病作斗争的极为丰富的经验总结，是我国优秀文化的一个重要组成部分。在古代的唯物论和辩证法思想的影响和指导下，通过长期的医疗实践，它逐步形成并发展成为独特的医学理论体系，为中国人民的保健事业和中华民族的繁衍昌盛做出了巨大的贡献。

第一节　中医学理论体系的形成和发展

中医学是研究人体生理、病理，以及疾病的诊断和防治等的一门学科，它有独特的理论体系和丰富的临床经验。中医学的理论体系受到古代的唯物论和辩证法思想——阴阳五行学说的深刻影响，以整体观念为主导思想，以脏腑经络的生理和病理为基础，以辨证论治为诊疗特点的医学理论体系。

春秋战国时期，社会急剧变化，政治、经济、文化都有显著发展，学术思想也日趋活跃。在这种形势下，出现了我国现存的医学文献中最早的一部典籍——《黄帝内经》。《黄帝内经》总结了春秋战国以前的医疗成就和治疗经验，确立了中医学的独特的理论体系，成为中国医药学发展的基础。

《黄帝内经》系统地阐述了人体生理、病理，以及疾病的诊断、治疗和预防等问题，奠定了中医学的理论基础。其内容包括藏象、经络、病机、诊法、辨证、治则及针灸和汤液治疗等。它在阐述医学理论的同时，还对当时哲学领域的一系列重大问题，诸如阴阳、五行、气、天人关系、形神关系等进行了深入的探讨。它一方面用当代的先进哲学思想为指导，从而推动了医学科学的发展，另一方面又在医学科学发展的基础上，丰富和提高了哲学理论，把先秦以来的唯物主义哲学思想向前推进了一步。《黄帝内经》中许多内容已大大超越了当时的世界水平。在形态学方面，关于人体骨骼、血脉的长度、内脏器官的大小和容量等的记载，基本上是符合实际情况的，如食管与肠的比是1∶35，现代解剖是1∶37，两者非常接近。在血液循环方面，提出"心主身之血脉"（《素问·痿论》）的观点，认识到血液在脉管内是"流行不止，环周不休"（《素问·举痛论》）的。对动静脉也有一定的认识。以上这些认识比英国哈维氏在公元1628年（明崇祯元年）发现血液循环早一千多年。

《难经》是一部可与《黄帝内经》相媲美的古典医籍，系秦越人所著，成书于汉之前。其内容十分丰富，包括生理、病理、诊断、治疗等各个方面，补充了《黄帝内经》的不足。与《黄帝内经》一样，成为后世指导临床实践的理论基础。

两汉时期，中国医药学有了显著的进步和发展。东汉末年，著名医学家张仲景（公元150～219年）在《内经》、《难经》等理论基础上，进一步总结了前人的医学成就，结合自己的临床经验，写成了《伤寒杂病论》，即后世的《伤寒论》和《金匮要略》。《伤寒论》是中医学中成功地运用辨证论治的第一部专书，为辨证论治奠定了基础。《伤寒论》在《素问·热论》的基础上，确立了六经辨证论治的纲领，提出了六经（太阳、阳明、少阳、太阴、少阴、厥阴）的形证和分经辨证治疗的原则。

《金匮要略》以脏腑的病机理论进行证候分型，记载了40多种疾病，262首方剂。它发展了《黄帝内经》的病因学说，提出："千般疢难，不越三条，一者经络受邪，入脏腑，为内所因也；二者四肢九窍，血脉相传，壅塞不通，为外皮肤所中也；三者房室金刃虫兽所伤"，给后世三因学说以深刻的影响。

总之,《伤寒论》、《金匮要略》以六经辨证、脏腑辨证的方法对外感疾病和内伤杂病进行论治,确立了辨证论治的理论体系,为临床医学的发展奠定了基础。

在《内经》、《伤寒杂病论》的基础上,历代医家都从不同角度发展了祖国医学理论。如隋代巢元方等编著的《诸病源候论》,是中医学第一部病因病机证候学专书;宋代陈无择的《三因极一病证方论》,在病因学方面提出了著名的"三因学说";宋代钱乙的《小儿药证直诀》又开创了脏腑证治的先河。金元时期,更出现了各具特色的医学流派,其中有代表性的是刘完素、张从正、李杲、朱丹溪,后人称为"金元四大家"。刘完素以火热立论,倡"六气皆从火化"、"五志过极皆能生火"之说,用药以寒凉为主,后世称他为寒凉派,他的学术观点给温病学说的形成以很大的启示。张从正认为病由邪生,"邪去则正安",攻邪祛病,以汗、吐、下为攻去病邪的三个主要方法,后世称他为攻下派。李杲提出了"内伤脾胃,百病由生"的论点,治疗以补益脾胃为主,后世称他为补土派。朱丹溪倡"相火论",谓"阳常有余,阴常不足",治病以滋阴降火为主,后世称他为养阴派。总之,刘、张、李、朱四家,其火热论、攻邪论、补土论、养阴论,立说不同,各有发明,各有创见,但都从不同角度丰富了中医药学的内容,促进了医学理论的发展。明代赵献可、张景岳等提出命门学说,为中医学的藏象学说增加了新的内容。

温病学是研究四时温病的发生、发展规律及其诊治方法的一门临床学科,是我国人民长期与外感热病作斗争的经验总结。温病学理论源于《内经》、《难经》、《伤寒杂病论》等书,经过汉以后历代医家的不断研究、补充和发展,逐步形成了一门独立的学科。明代吴又可在《温疫论》中提出,"温疫"的病原"非风非寒非暑非湿,乃天地间别有一种异气所成",其传染途径是从口鼻而入,不是从肌表而入,这对温病(特别是温疫)的病因学是个很大的发展。至清代,温病学的理论日趋完善,叶天士、吴鞠通等温病学家,创立了以卫气营血、三焦为核心的温病辨证论治理论和方法,从而使温病学在因、证、脉、治方面形成了完整的理论体系。

此外,如清代医学家王清任重视解剖,著《医林改错》,改正古医书在人体解剖方面的错误,发展了瘀血致病的理论,对中医基础理论的发展也有一定的贡献。

新中国成立以后,中西医学工作者在整理研究历代医学文献的同时,运用现代科学方法研究中医基础理论,在经络与脏腑的实质的研究等方面,都有一定的进展。

第二节　中医学理论体系中的唯物辩证观

恩格斯在《自然辩证法》中指出:"不管自然科学家们采取什么样的态度,他们总还是在哲学的支配之下。"医药学和其他自然科学一样,总要受一定的世界观的支配和影响。由于中医学是在长期的医疗实践的基础上形成和发展的,在其形成过程中,又受着古代唯物论和辩证法思想的深刻影响,因而在它的理论体系中,始终贯穿着唯物辩证的观点。

一、唯物观

(一)人禀天地之气而生

中医学认为世界是物质的,是阴阳二气相互作用的结果,故曰:"清阳为天,浊阴为地"。(《素问·阴阳应象大论》)气是运动着的物质实体,其细无内,其大无外。一切事物都是气运动的结果,故曰:"本乎天者,天之气也;本乎地者,地之气也。天地合气,六节分而万物化生矣"。(《素问·至真要大论》)"万物"当然包括人在内,"人生于地,悬命于天,天地合气,命之曰人"。(《素问·宝命全形论》)中医学把人看成是物质世界的一部分,肯定了生命的物质性。

"生命是整个自然的结果"(《自然辩证法》),是自然界发展到一定阶段的必然产物。天地是生命起源的基地;有了天地,然后"天复地载,万物方生"(《素问·阴阳离合论》)。所以说:"天复地载,万物悉备,莫贵于人。人以天地之气生,四时之法成。"(《素问·宝命全形论》)这种对生命的朴素的唯物主义认识,虽然不能也不可能象现代科学那样地解决生命起源问题,但在数千年前就有这样的认识,确是难能可贵的。

中医学认为精(气)是生命的本原物质。这种精气先身而生,具有遗传特性,故曰:"夫精者,身之本也"(《素问·金匮真言论》)。"故生之来谓之精,两精相搏谓之神"(《灵枢·本神》)。这里的"精气"是指禀受于父母的精气,故称之为"先天之精"。父母之精气相合,形成胚胎发育的原始物质。没有精气就没有生命。"人始生,先成精,精成而脑髓生,骨为干,脉为营,筋为刚,肉为墙,皮肤坚而毛发长"(《灵枢·经脉》)。"血气已和,营卫已通,五脏已成，神气舍心，魂魄毕具，乃成为人”(《灵枢·天年》)。人生下来之后，先天之精又要靠后天之精的培养和补充，才能使生命活动生生不息。由此可见，精气是构成和维持人体生命活动的基本物质。

气是维持生命活动的物质基础。气的运动变化及其伴随发生的能量转化过程称之为“气化”。气化运动是生命的基本特征，没有气化就没有生命。气化运动的本质就是有机体内部阴阳消长转化的矛盾运动。“升降出入，无器不有”，没有升降出入就没有生命活动，故曰：“非出入，则无以生长壮老已；非升降，则无以生长化收藏”，“出入废则神机化灭，升降息则气立孤危。”(《素问·六微旨大论》)升降出入就是气的运动的基本形式。生与死也就寓于升降出入的矛盾运动之中。

综上所述，祖国医学承认生命是物质的这一基本前提，用朴素的唯物观点，把生命看作是一个阴阳对立统一，运动不息的发展变化过程。

(二)形与神俱，不可分离

形神学说是中医学基础理论之一，它是在唯物主义自然观的基础上形成的。形即形体。神，广义是指人体生命活动外在表现的总称，包括生理性或病理性外露的征象；狭义是指精神意识思维活动。但在中医学理论中，“神”的概念很广泛，其含义有三：一是指自然界物质变化功能：如荀子说“万物各得其和以生，各得其养以成，不见其事，而见其功，夫是谓之神”(《荀子·天论》)。天地的变化而生成万物，这种现象是神的表现，先有天地之形，然后有神的变化。二是指人体生命的一切活动：中医学认为人体本身就是一个阴阳对立统一体，阴阳之气的运动变化，推动了生命的运动和变化，而生命活动的本身也称之为“神”。神去则气化停止，生命也就完结。可见，神是人体生命的根本，因此，只有“积精全神”，才能“精神内守，病安从来”。三是指人的精神意识：精神活动的高级形式是思维，故说“心者，君主之官，神明出焉”(《素问·灵兰秘典论》)。“积神于心，以知往今”(《灵枢·五色》)。心是主思维的器官。“所以任物者谓之心，心有所忆谓之意，意之所存谓之志，因志而存变谓之思，因思而远慕谓之虑，因虑而处物谓之智”(《灵枢·本神》)。任，担任、接受的意思。任物是心通过感官接触外界事物而产生感觉的作用，并由此产生意、志、思、虑、智等认识和思维活动，其过程一级高于一级。但从“任物”到“处物”，一刻也不能离开物。人禀天地之气生，物质世界(天地之气)先于人，不依赖于人而存在，因而所谓“任物”，只能是反映外界事物的意思。“物”不依赖于“心”而独立存在，心只是起到反映外界事物的作用，这是属于唯物论的反映论。

中医学中的形神关系，实际上就是物质与精神的关系。形体是第一性的，精神是第二性的。形是体，是本；神是生命的活动及功用。有形体才有生命，有生命才产生精神活动和具有生理功能。而人的形体又须依靠摄取自然界一定的物质才能生存。所以说：“血气者，人之神”(《素问·八正神明论》)，“神者，水谷之精气也”(《灵枢·平人绝谷》)。神的物质基础是气血，气血又是构成形体的基本物质，而人体脏腑组织的功能活动，以及气血的运行，又必须受神的主宰。这种“形与神”二者相互依附而不可分割的关系，称之谓“形与神俱”。形乃神之宅，神乃形之主。无神则形不可活，无形则神无以附，二者相辅相成，不可分离。形神统一是生命存在的主要保证。

中医学理论中的形神统一观，是养生防病，延年益寿，以及诊断治疗的重要理论根据。故曰：“精气不散，神守不分”(《素问·遗篇·刺法论》)，“故能形与神俱，而尽终其天年”，“独立守神，肌肉若一，故能寿蔽天地，无有终时”(《素问·上古天真论》)。

(三)疾病可知，又可防治

中医学对疾病的发生，不但从自然界去寻找致病根源，更重要的是从机体内部去寻找致病根源，以说明病理变化，从而对生命、疾病和健康的内在联系作出了唯物主义的说明。它认为病邪侵犯人体，首先破坏阴阳的协调平衡，使阴阳失调而发病。“夫邪之生也，或生于阴，或生于阳。其生于阳者，得之风雨寒暑；其生于阴者，得之饮食居处，阴阳喜怒”(《素问·调经论》)。邪气虽有发于阳和发于阴的不同，但发病的关键还在于人体正气的强弱。即所谓“正气存内，邪不可干”(《素问·遗篇·刺法论》)。“邪之所凑，其气必虚”(《素问·评热病论》)。并指出疾病是可以认识的，也是可以防治的，“言不可治者，未得其术也”(《灵枢·九针十二原》)。提出了“治未病”的预防为主的思想。未病之前，重视形体和精神的调养，主张顺四时而适寒暑，和喜怒而安居处，节阴阳而调刚柔，强调了以提高正气抗病能力为主的摄生观点。既病之后，则强调及时发现，早期治疗，防止传变。故曰：“邪风之至，疾如风雨，故善治者治皮毛，其次治肌肤，其次治筋脉，其次治六腑，其次治五脏。治五脏者，半死半生也”(《素问·阴阳应象大论》)。

二、辩证观

中医学不仅认为一切事物都有着共同的物质根源，而且还认为一切事物都不是一成不变的，各个事物不是孤立的，它们之间是相互联系、相互制约的。所以说中医学不仅包含着唯物观点，而且还包含着辩证观点。

人体是一个不断运动着的有机整体。中医学认为自然界一切事物的运动都是阴阳的矛盾统一。阴阳是“变化之父母，生杀之本始”，整个物质世界运动变化的根源在于世界的内部，而不是世界的外部。故曰：“成败倚伏生乎动，动而不已则变作矣。……不生不化，静之期也。”（《素问·六微旨大论》）人体亦然，生命始终处于气化运动过程之中，没有气化运动就没有生命。人的生命活动过程，就是人体的阴阳对立双方，在不断地矛盾运动中取得统一的过程。中医学强调人是自然界一个组成部分，并与自然界有密切的联系，人体各个组织器官共处于一个统一体中，不论是在生理上还是在病理上都是互相联系、互相影响的，从而确立了整体观念的辩证观点。

精神意识对机体健康的反作用。中医学在长期医疗实践的基础上，认识到精神活动和生理活动的内在联系，如《素问·天元纪大论》说：“人有五脏化五气，以生喜怒思忧恐。”《素问·阴阳应象大论》说：“怒伤肝”、“喜伤心”、“思伤脾”、“忧伤肺”、“恐伤肾”。当然，人体的精神活动和生理活动之间的关系，并不一定象上述那样机械，但就精神意识对形体健康的反作用这一辩证观点，无疑是正确的。

中医治疗学也包含有辩证观点。主要表现在如下几方面：

1. 标本缓急 所谓疾病的标本反映了疾病的本质与现象、原因与结果、原生与派生等几方面的矛盾关系。中医学在“标本缓急”理论中，已经触及到根本矛盾、主要矛盾和次要矛盾的关系问题。“本”，类似疾病的根本矛盾；“标”，类似被根本矛盾所规定和影响着的其他矛盾。在疾病存在的整个过程中，其根本矛盾，即“本”的性质没有发生变化，但被根本矛盾所规定或由根本矛盾所派生的其他矛盾，即“标”，却有的产生了，有的激化了，有的发展了。但是，治病必须抓住疾病的根本矛盾，即所谓“治病必求其本”。

2. 正治反治 在区分了病的标本，确定了治疗的主次先后之后，就要采取措施进行治疗，使阴阳的相对平衡得以恢复。总的治疗原则就是一个，即针锋相对。证候所反映的阴阳失调状况，我们就采用纠正这种阴阳失调状况的治疗方法。如寒者热之，热者寒之，虚者补之，实者泻之，借以帮助机体恢复平衡状态。中医学关于应用与证候性质相反的药物进行治疗的原则，正是自发地利用了矛盾的对立之间既斗争，又统一的辩证法原理。正治反治不仅运用了矛盾的斗争性，也运用了矛盾的同一性。

3. 异法方宜 中医学认为疾病的种类和病人的条件是复杂多样的。同一种疾病，由于地域、气候、季节、生活、环境、职业、体质等不同，治法就应有所区别。治疗疾病既要考虑矛盾的普遍性，又要善于认识矛盾的特殊性，要具体问题具体分析。如《医门法律·申明内经法律》指出“凡治病不察五方风气，衣食居处各不相同，一概施治，药不中窍，医之过也。”中医“异法方宜”的治疗原则，确实蕴含着把事物的一般性和特殊性结合起来的辩证法思想。

4. 病治异同 所谓病治异同，包括“同病异治”与“异病同治”两个方面，这是中医治疗上的灵活性。同一疾病，可因人、因时、因地的不同，或由于病情的发展，病机的变化，以及邪正消长的差异，治疗上应根据不同的情况，采取不同的治法，谓之同病异治。不同的病证，在其发展过程中，出现了相同的病机变化时，也可采取相同的方法进行治疗，谓之异病同治。但是，不论是同病异治，还是异病同治，都必须遵照“必伏其所主，而先其所因”的原则。这说明中医学是从运动的观点而不是从静止的观点，从相互联系的观点而不是从孤立的观点，来看待疾病的发生和发展。注意疾病的阶段性，是辩证观的体现。

第三节　中医学的基本特点

中医学的理论体系是经过长期的临床实践，在唯物论和辩证法思想指导下，逐步形成的，它来源于实践，反过来又指导实践。这一独特的理论体系有两个基本特点：一是整体观念，二是辨证论治。

一、整体观念

整体就是统一性和完整性。中医学非常重视人体本身的统一性、完整性及其与自然界的相互关系，它认为人体是一个有机整体，构成人体的各个组成部分之间，在结构上是不可分割的，在功能上是相互协调、相互为用的，在病理上是相互影响着的。同时也认识到人体与自然环境有密切关系，人类在能动地适应自然和改造自然的斗争中，维持着机体的正常生命活动。这种内外环境的统一性，机体自身整体性的思想，称之为整体观念。整体观念是古代唯物论和辩证法思想在中医学中的体现，它贯穿到中医生理、病理、诊法、辨证、治疗等各个方面。

（一）人体是有机的整体

人体是由若干脏器和组织、器官所组成的。各个脏器、组织或器官，都有着各自不同的功能，这些不同的功能又都是整体活动的一个组成部分，决定了机体的整体统一性。因而在生理上相互联系，以维持其生理活动上的协调平衡，在病理上则相互影响。机体整体统一性的形成，是以五脏为中心，配以六腑，通过经络系统“内属于腑脏，外络于肢节”的作用而实现的。五脏是代表着整个人体的五个系统，人体所有器官都可以包括在这五个系统之中。人体以五脏为中心，通过经络系统，把六腑、五体、五官、九窍、四肢百骸等全身组织器官联系成有机的整体，并通过精、气、血、津液的作用，来完成机体统一的机能活动。这种五脏一体观反映出人体内部器官是相互关联而不是孤立的一个统一的整体。

中医学在整体观念指导下，认为人体正常生理活动一方面要靠各脏腑组织发挥自己的功能，另一方面又要靠脏腑间相辅相成的协同作用和相反相成的制约作用，才能维持生理平衡。每个脏腑各自有不同的功能，又有整体活动下的分工合作，这是人体局部与整体的统一。这种整体作用只有在心的统一指挥下才能生机不息，“主明则下安……主不明则十二官危”，“凡此十二官者，不得相失也。”（《素问・灵兰秘典论》）经络系统联结全身，它把脏腑、经络、肢体、五官、九窍等联结成为一个有机整体。而气、血、津液理论和形神统一学说，则反映了机能与形体的整体性。整体观还体现于“阴平阳秘”和“亢则害，承乃制，制则生化”等理论，说明人体阴阳的制约、消长和转化，以维持相对的动态平衡，以及五行的相生相克，都是正常生理活动的基本条件。特别是“制则生化”的理论，更进一步揭示脏腑间的相反相成、克中有生，在维持机体生化不息、动态平衡中的重要意义。这种动态平衡观、制约观，对中医生理学的发展有重要的意义。

中医学不仅从整体来探索生命活动的规律，而且在分析病证的病理机制时，也首先着眼于整体，着眼于局部病变所引起的整体病理反映，把局部病理变化与整体病理反映统一起来，既重视局部病变和与之直接相关的脏腑、经络，又不忽视病变之脏腑、经络对其他脏腑、经络产生的影响。

人体的局部与整体是辩证的统一。人体某一局部区域内的病理变化，往往与全身脏腑、气血、阴阳的盛衰有关。由于各脏腑、组织、器官在生理、病理上的相互联系和影响，就决定了在诊治疾病时，可以通过五官、形体、色脉等外在变化，了解和判断内脏病变，从而做出正确的诊断和治疗。如舌通过经络直接或间接地与五脏相通。故曰：“查诸脏腑图，脾、肝、肺、肾无不系根于心。核诸经络，考手足阴阳，无脉不通于舌。则知经络脏腑之病，不独伤寒发热有苔可验，即凡内外杂证，也无一不呈其形、著其色于舌”，“据舌以分虚实，而虚实不爽焉；据舌以分阴阳，而阴阳不谬焉；据舌以分脏腑，配主方，而脏腑不差，主方不误焉”（《临证验舌法》）。由于人体内部脏腑的虚实，气血的盛衰，津液的盈亏，以及疾病的轻重顺逆，都可呈现于舌，所以察舌可以测知内脏的功能状态。

人体是一个有机的整体，治疗局部的病变，也必须从整体出发，才能采取适当的措施。如心开窍于舌，心与小肠相表里，所以可用清心泻小肠火的方法治疗口舌糜烂。它如“从阴引阳，从阳引阴，以右治左，以左治右”（《素问・阴阳应象大论》），“病在上者下取之，病在下者高取之”（《灵枢・终始》）等等，都是在整体观指导下确定的治疗原则。

综上所述，中医学在阐述人体的生理功能、病理变化，以及对疾病的诊断、治疗时，都贯穿着“人体是有机的整体”这个基本观点。

（二）人与自然界的统一性

人类生活在自然界中，自然界存在着人类赖以生存的必要条件。同时，自然界的变化又可以直接或间接地影响人体，而机体则相应地产生反应。属于生理范围内的，即是生理的适应性；超越了这个范围，即是病理性反应。故曰：“人与天地相应也”（《灵枢・邪客》），“人与天地相参与，与日月相应也”（《灵枢・岁露》）。

1.季节气候对人体的影响 在四时气候变化中，春属木，其气温；夏属火，其气热；长夏属土，其气湿；秋属金，其气燥；冬属水，其气寒。因此，春温、夏热、长夏湿、秋燥、冬寒，就表示一年中气候变化的一般规律。生物在这种气候变化的影响下，就会有春生、夏长、长夏化、秋收、冬藏等相应的适应性变化。人体也毫不例外，必须与之相适应。如：“天暑则腠理开，故汗出……天寒则腠理闭，气湿不行，水下留于膀胱，则为溺与气”（《灵枢・五癃津液别》）。这说明春夏阳气发泄，气血容易趋向于体表，表现为皮肤松弛，疏泄多汗等；秋冬阳气收藏，气血容易趋向于里，表现为皮肤致密，少汗多尿等。同样的情况，四时的脉象也有相应的变化。如“春日浮，如鱼之游在波；夏日在肤，泛泛乎万物有余；秋日下肤，蛰虫将去；冬日在骨，蛰虫周密”（《素问・脉要精微论》）。春夏脉多浮大，秋冬脉多沉小。这种脉象的浮沉变化，也是机体受四时更递的影响后，在气血方面所引起的适应性调节反映。又如人体气血的运行也与气候变化的风雨晦明有关，“天温日明，则人血淖液而卫气浮，故血易泻，气易行；天寒日阴，则人血凝泣而卫气沉”(《素问·八正神明论》)。

2. 昼夜晨昏对人体的影响 在昼夜晨昏的阴阳变化过程中,人体也必须与之相适应。如:“以一日分为四时,朝则为春,日中为夏,日入为秋,夜半为冬”(《灵枢·顺气一日分为四时》),虽然一昼夜的寒温变化,在幅度上并没有象四时季节那样明显,但对人体也有一定的影响,“故阳气者,一日而主外,平旦人气生,日中而阳气隆,日西而阳气已虚,气门乃闭”(《素问·生气通天论》)。这种人体阳气白天多趋于表,夜晚多趋于里的现象,也反映了人体在昼夜阴阳的自然变化过程中生理活动的适应性变化。

3. 地区方域对人体的影响 因地区气候的差异,地理环境和生活习惯的不同,在一定程度上,也影响着人体的生理活动。如江南多湿热,人体腠理多疏松;北方多燥寒,人体腠理多致密。生活在这样的环境中,一旦易地而处,环境突然改变,初期多感不太适应,但经过一定时间,也就逐渐地能够适应。

中医学认为,人与天地相应,不是消极的、被动的,而是积极的、主动的。人类不仅能主动地适应自然,更能主动地改造自然,和自然作斗争,从而提高健康水平,减少疾病。如“动作以避寒,阴居以避暑”(《素问·移精变气论》)。“凡人居住之室,必须固密,勿令有细隙,有风雨得人”(《备急千金要方》),“栖息之室,必常洁雅,夏则虚敞,冬则温密”(《寿亲养老新书》),“积水沉之可生病,沟渠通浚,屋宇清洁无秽气,不生瘟疫病”(《养生类纂》)等等,都是改造和适应自然环境的具体措施,说明了中医学已经注意到人对自然的能动作用。

四时气候的变化,是生物生长化收藏的重要条件之一,但是有时也会成为生物生存的不利因素。人类适应自然环境的能力是有限度的,如果气候剧变,超过了人体调节机能的一定限度,或者机体的调节机能失常,不能对自然变化作出适应性调节时,就会发生疾病。

在四时的气候变化中,每一季节都有它不同的特点,因此,除了一般的疾病外,常常可以发生一些季节性的多发病,或时令性的流行病。如“春善病鼽衄,仲夏善病胸胁,长夏善病洞泄寒中,秋善病风疟,冬善病痹厥”(《素问·金匮真言论》),正指出了季节不同,发病也常不同这一特点。此外,某些慢性宿疾,往往在气候剧变或季节交换的时候发作或增剧,如痹证、哮喘等。

昼夜的变化,对疾病也有一定的影响。一般疾病,大多是白天病情较轻,夜晚较重,故曰:“夫百病者,多以旦慧昼安,夕加夜甚。朝则人气始生,病气衰,故旦慧;日中人气长,长则胜邪,故安;夕则人气始衰,邪气始生,故加;夜半人气入脏,邪气独居于身,故甚也”(《灵枢·顺气一日分为四时》)。因为早晨、中午、黄昏、夜半,人体的阳气存在着生、长、收、藏的规律,因而病情亦随之有慧、安、加、甚的变化。

此外,某些地方性疾病,更是和地理环境有密切关系。如“南方者,天地所长养,阳之所盛处也,其地下,水土弱,雾露之所聚也,其民嗜酸而食胕,故其民皆致理而赤色,其病挛痹”(《素问·异法方宜论》)。

由于人与自然界存在着既对立又统一的关系,所以因时、因地、因人制宜,也就成为中医治疗学上的重要原则。因此,在辨证论治过程中,就必须注意和分析外在环境与内在整体的有机联系,从而进行有效的治疗。

如上所述,一般说来,人体的生理活动和病理变化,是随着四时气候的变化而有相应改变的。所以在治疗的时候,就应该:“必先岁气,无伐天和”(《素问·五常政大论》)而因时制宜。

我国的地理特点,是西北方地势高,温度和湿度均较低,东南方地势低,温度和湿度都偏高。由于地有高下,气有温凉之别,因此,治疗上就应因地制宜,“小者小异”,“大者大异”,地域特点不同,治法各有所宜。“医之治病也,一病而治各不同,皆愈何也? ……地势使然也”(《素问·异法方宜论》)。

二、辨证论治

辨证论治是中医认识疾病和治疗疾病的基本原则,是中医学对疾病的一种特殊的研究和处理方法,也是中医学的基本特点之一。

证,是机体在疾病发展过程中的某一阶段的病理概括。由于它包括了病变的部位、原因、性质,以及邪正关系,反映出疾病发展过程中某一阶段的病理变化的本质,因而它比症状更全面、更深刻、更正确地揭示了疾病的本质。

所谓辨证,就是将四诊(望、闻、问、切)所收集的资料、症状和体征,通过分析、综合,辨清疾病的原因、性质、部位,以及邪正之间的关系,概括、判断为某种性质的证。论治,又称施治,则是根据辨证的结果,确定相应的治疗方法。辨证是决定治疗的前提和依据,论治是治疗疾病的手段和方法。通过辨证论治的效果可以检验辨证论治的正确与否。辨证论治的过程,就是认识疾病和解决疾病的过程。辨证和论治,是诊治疾病过程中相互联系不可分割的两个方面,是理论和实践相结合的体现,是理法方药在临床上的具体运用,是指导中医临床工作的基本原则。

中医认识并治疗疾病,是既辨病又辨证。辨证首先着眼于证的分辨,然后才能正确的施治。例如感冒,见发热、恶寒、头身疼痛等症状，病属在表，但由于致病因素和机体反应性的不同，又常表现为风寒感冒和风热感冒两种不同的证。只有把感冒所表现的“证”是属于风寒还是属于风热辨别清楚，才能确定用辛温解表或辛凉解表方法，给以适当的治疗。由此可见，辨证论治既区别于见痰治痰，见血治血，见热退热，头痛医头，脚痛医脚的局部对症疗法，又区别于那种不分主次，不分阶段，一方一药对一病的治病方法。

辨证论治作为指导临床诊治疾病的基本法则，由于它能辩证地看待病和证的关系，既可看到一种病可以包括几种不同的证，又看到不同的病在其发展过程中可以出现同一种证，因此在临床治疗时，还可以在辨证论治的原则指导下，采取“同病异治”或“异病同治”的方法来处理。所谓“同病异治”，是指同一种疾病，由于发病的时间、地区以及患者机体的反应性不同，或处于不同的发展阶段，所以表现的证不同，因而治法也不一样。还以感冒为例，由于发病的季节不同，治法也不同。暑季感冒，由于感受暑湿邪气，故在治疗时常须用一些芳香化浊药物，以祛暑湿。这与其他季节的感冒治法就不一样。再如麻疹因病变发展的阶段不同，因而治疗方法也各有不同，初起麻疹未透，宜发表透疹；中期肺热明显，常须清肺；而后期则为余热未尽，肺胃阴伤，则又须以养阴清热为主。不同的病机，在其发展过程中，由于出现了相同的病机，因而也可采用同一方法治疗，这就是“异病同治”。比如，久痢脱肛、子宫下垂等，是不同的病，但如果均表现为中气下陷证，就都可以用升提中气的方法治疗。由此可见，中医治病主要的不是着眼于“病”的异同，而是着眼于病机的区别。相同的病机，可用基本相同的治法；不同的病机，就必须用不同的治法。所谓“证同治亦同，证异治亦异”，实质上是由于“证”的概念中包涵着病机在内的缘故。这种针对疾病发展过程中不同质的矛盾用不同的方法去解决的法则，就是辨证论治的精神实质。

第五十七章　阴阳五行

阴阳五行，是阴阳学说和五行学说的合称，是古人用以认识自然和解释自然的世界观和方法论，是我国古代的唯物论和辩证法。阴阳学说认为世界是物质的，物质世界是在阴阳二气的相互作用下滋生着、发展着和变化着的。五行学说认为木、火、土、金、水是构成物质世界所不可缺少的最基本物质，是由于这五种最基本物质之间的相互滋生、相互制约的运动变化而构成了物质世界。这种观念对我国古代唯物主义哲学有着很深远的影响，并成为我国古代自然科学的唯物主义世界观和方法论的基础。

我国古代医学家，在长期医疗实践的基础上，将阴阳五行学说运用于医学领域，借以阐明人体的生理功能和病理变化，并用以指导临床的诊断和治疗，成为中医学理论体系的一个重要组成部分，对中医学理论体系的形成和发展，起着极为深刻的影响。但是，由于社会历史条件的限制，阴阳五行学说的唯物论和辩证法思想，毕竟属于古代哲学的范畴，尚不能与现代的科学的唯物辩证法等量齐观，为此，我们必须以辩证唯物主义和历史唯物主义的观点来取其精华，弃其糟粕，使它更好地为医疗实践服务。

第一节　阴阳学说

阴阳，是中国古代哲学的一对范畴。阴阳的最初涵义是很朴素的，是指日光的向背，向日为阳，背日为阴，后来引申为气候的寒暖，方位的上下、左右、内外，运动状态的躁动和宁静等等。古代思想家看到一切现象都有正反两方面，就用阴阳这个概念来解释自然界两种对立和相互消长的物质势力，并认为阴阳的对立和消长是事物本身所固有的，如《老子》说：“万物负阴而抱阳”；进而认为阴阳的对立和消长是宇宙的基本规律，如《易传》说：“一阴一阳之谓道”。

阴阳，是对自然界相互关联的某些事物和现象对立双方的概括，即含有对立统一的概念。阴和阳，既可代表相互对立的事物，又可用以分析一个事物内部所存在着的相互对立的两个方面。所以说“阴阳者，有名而无形”（《灵枢·阴阳系日月》）。“阴阳者，一分为二也”（《类经·阴阳类》）。

阴阳学说认为，世界是物质性的整体，世界本身是阴阳二气对立统一的结果。如《素问·阴阳应象大论》说：“清阳为天，浊阴为地；地气上为云，天气下为雨”。宇宙间的任何事物，都包含着阴和阳相互对立的两个方面，如白昼和黑夜、气候晴朗和阴雨、炎热和寒冷、运动状态的躁动和静止等等。由于阴和阳的对立统一矛盾运动，是宇宙间一切事物内部所固有的；宇宙间一切事物的发生、发展和变化，都是阴和阳的对立统一矛盾运动的结果。所以《素问·阴阳应象大论》说："阴阳者，天地之道也，万物之纲纪，变化之父母，生杀之本始，神明之府也"。神明，也就是指物质世界无穷变化的意思。

阴和阳代表着相互对立又相互关联的事物属性，如《素问·阴阳应象大论》说："天地者，万物之上下也；阴阳者，血气之男女也；左右者，阴阳之道路也；水火者，阴阳之征兆也；阴阳者，万物之能始也"。一般地说，凡是剧烈运动着的、外向的、上升的、温热的、明亮的，都属于阳；相对静止着的、内守的、下降的、寒冷的、晦暗的，都属于阴。如以天地而言，则"天为阳，地为阴"，由于天气轻清故属阳，地气重浊故属阴；以水火而言，则"水为阴，火为阳"，由于水性寒而润下故属阴，火性热而炎上故属阳；以动静而言，则"静者为阴，动者为阳"，由于阴主静故相对静止的事物属阴，阳主动故剧烈运动着的事物属阳；以物质的运动变化而言，则"阳化气，阴成形"，即是指当某一物质出现蒸腾气化的运动状态时属于阳的功能，出现凝聚成形的运动状态时属于阴的功能。阴和阳的相对属性引入于医学领域，即是将对于人体具有推动、温煦、兴奋等作用的物质和功能，统属于阳；对于人体具有凝聚、滋润、抑制等作用的物质和功能，统属于阴。

任何事物，虽然均可以阴阳的属性来区别，但必须指出：用阴阳来概括或区分事物的属性，必须是相互关联的一对事物，或是一个事物的两个方面，才具有实际的意义。如果两者不是相互关联的，不是统一体的对立双方，也就不能用阴阳来区分其相对属性及其相互关系，因而也就没有实际的意义。

事物的阴阳属性，并不是绝对的，而是相对的。这种相对性，一方面表现为在一定的条件下，阴和阳之间可以发生相互转化，即阴可以转化为阳，阳也可以转化为阴。另一方面，体现于事物的无限可分性，即《类经·阴阳类》所说："阴阳者，一分为二也"。例如，昼为阳，夜为阴，而上午与下午相对而言，则上午为阳中之阳，下午为阳中之阴；前半夜与后半夜相对而言，则前半夜为阴中之阴，后半夜为阴中之阳。所以说，阴阳之中仍有阴阳可分。

由此可见，宇宙间的任何事物都可以概括为阴和阳两类，任何一种事物内部又可分为阴和阳两个方面，而每一事物中的阴或阳的任何一方，还可以再分为阴阳，这种事物既相互对立而又相互联系的现象，在自然界是无穷无尽的。所以《素问·阴阳离合论》说："阴阳者，数之可十，推之可百，数之可千，推之可万，万之大不可胜数，然其要一也"。

一、阴阳学说的基本内容

（一）阴阳的对立制约

阴阳学说认为自然界一切事物或现象都存在着相互对立的阴阳两个方面，如上与下，左与右，天与地，动与静，出与入，升与降，乃至昼与夜，明与暗，寒与热，水与火等等。阴阳既是对立的，又是统一的，统一是对立的结果。换言之，对立是二者之间相反的一面，统一是二者之间相成的一面。没有对立也就没有统一，没有相反，也就没有相成。阴阳两个方面的相互对立，主要表现于它们之间的相互制约、相互消长。阴与阳相互制约和相互消长的结果，取得了统一，即取得了动态平衡，称之为"阴平阳秘"。如春、夏、秋、冬四季有温、热、凉、寒的气候变化，春夏之所以温热，是因为春夏阳气上升抑制了秋冬的寒凉之气；秋冬之所以寒冷，是因为秋冬阴气上升抑制了春夏的温热之气的缘故。这是自然界阴阳相互制约、相互消长的结果。所以说："是故冬至四十五日，阳气微上，阴气微下；夏至四十五日，阴气微上，阳气微下"（《素问·脉要精微论》）。"四十五日"是指从冬至到立春，从夏至到立秋，均为四十五日而言。冬至一阳生，所以从冬至到立春，阳气逐渐上升，阴气逐渐下降，至夏季则阳气盛极，阴气伏藏。夏至一阴生，所以从夏至到立秋，阴气逐渐上升，阳气逐渐下降，至冬季则阴气盛极，阳气伏藏。如此循环，年复一年。

阴阳的相互制约的过程，也就是相互消长的过程，没有消长，也就没有制约。"动极者镇之以静，阴亢者胜之以阳"（《类经附翼·医易》），说明了动与静，阴与阳的相互制约、相互消长的关系。人的机体之所以能进行正常的生命活动，就是阴与阳相互制约、相互消长取得统一（动态平衡）的结果。只有阴与阳之间相互制约、相互消长，事物才能发展变化，自然界才能生生不息。故云："积阳为天，积阴为地。阴静阳躁，阳生阴长，阳杀阴藏。阳化气，阴成形"（《素问·阴阳应象大论》）。阳主刚躁，阴主柔静。动与静的相互制约、相互消长，产生了事物的正常运动。阳主萌动，阴主成长；阳主生发，阴主收藏；阳能化气，阴能成形，阴阳的相互制约和相互消长，使事物不断地处于协调平衡状态，即阴阳调和。只有如此，生物才有生长化收藏和生长壮老已。如果阴阳的统一没有阴阳的对立和消长，就不可能得到制约和统一。没有制约和统一，阴阳的对立运动也就终止了，事物便因之而消失。任何事物互相对立着的一方面，总是通过消长对另一方面起着制约的作用。人体处于正常生理状态下，阴阳两个对立着的方面，也不是平平静静各不相关地共处于一个统一体中，而是处在互相制约、互相消长的动态之中的。所谓“阴平阳秘”（《素问·生气通天论》）也是阴阳在对立制约和消长中所取得的动态平衡。如果这种动态平衡遭到破坏，即是疾病的形成。《素问·阴阳应象大论》所说“阴盛则阳病，阳盛则阴病”，说明了阴阳的制约、消长失调，就要导致疾病的发生。

（二）阴阳的互根互用

阴和阳是对立统一的，二者既相互对立，又相互依存，任何一方都不能脱离另一方而单独存在。如上为阳，下为阴；没有上也就无所谓下；没有下，也就无所谓上。左为阳，右为阴；没有左，就无所谓右；没有右，也就无所谓左。热为阳，寒为阴；没有热，就无所谓寒；没有寒，也就无所谓热等等。所以说，阳依存于阴，阴依存于阳，每一方都以其相对的另一方的存在为自己存在的条件，如《医贯砭·阴阳论》说：“阴阳又各互为其根，阳根于阴，阴根于阳；无阳则阴无以生，无阴则阳无以化”。阴阳之间的这种互相依存关系，称之为阴阳的互根互用。

阴和阳之间的互根互用，不仅仅体现于相对物质之间的相互依存关系，如组成人体和维持人体生命活动的最基本物质，气和血的关系而言，气属于阳，血属于阴；气为血之帅，血为气之舍，二者是互根互用的。而且还体现于机体的相对功能之间的相互依存关系，如人体的最本质的生理功能是兴奋和抑制，兴奋属阳，抑制属阴，没有兴奋，也就无所谓抑制；没有抑制，也就无所谓兴奋，二者之间也是互根互用的。而且还体现于物质与功能之间的相互依存关系，物质属阴，功能属阳，功能是物质运动的结果，世界上没有不运动的物质，因而也就不存在没有功能的物质和没有物质运动的功能，二者之间同样存在着互根互用的关系。《素问·阴阳应象大论》：“阴在内，阳之守也；阳在外，阴之使也”即是从阴阳的互根互用理论，高度地概括了机体的物质与物质之间、功能与功能之间、功能与物质之间的相互依存关系。

阳依赖于阴而存在，阴也依赖于阳而存在；没有阴也就无以言阳，没有阳亦无以言阴。如果由于某些原因，阴和阳之间这种互根互用关系遭到了破坏，就会导致“孤阴不生，独阳不长”，也就是说，机体的物质与物质之间、功能与功能之间、功能与物质之间的互根互用关系失常，机体的生生不息之机也就遭到破坏，甚则“阴阳离决，精气乃绝”而死亡。

此外，阴阳的互根互用，又是阴阳转化的内在根据。这是由于阴和阳，是指相关事物的对立双方，或本是一个事物内部的对立双方，因而阴和阳可以在一定的条件下，各自向着自己相反的方面转化。如果阴和阳之间不存在互根互用的关系，即是说阴和阳之间不是处在一个统一体中，那就不可能发生相互转化的关系。

（三）阴阳的消长平衡

阴和阳之间的对立制约、互根互用，并不是处于静止的和不变的状态，而是始终处于不断的运动变化之中，故说“消长平衡”。所谓“消长平衡”，即是指阴和阳之间的平衡，不是静止的和绝对的平衡，而是在一定限度、一定时间内的“阴消阳长”、“阳消阴长”之中维持着相对的平衡。

阴阳的消长平衡，符合于事物的运动是绝对的，静止是相对的；消长是绝对的，平衡是相对的规律。也就是说，在绝对运动之中包含着相对的静止，在相对的静止之中又蕴伏着绝对的运动；在绝对的消长之中维持着相对的平衡，在相对的平衡之中又存在着绝对的消长。事物就是在绝对的运动和相对的静止、绝对的消长和相对的平衡之中生化不息，而得到发生和发展的。

如以四时气候变化而言，从冬至春及夏，气候从寒冷逐渐转暖变热，即是“阴消阳长”的过程。由夏至秋及冬，气候由炎热逐渐转凉变寒，即是“阳消阴长”的过程。四时气候的变迁，寒暑的更易，实际上即是反映了阴阳消长的过程，其中虽有“阴消阳长”、“阴长阳消”的不同，但从一年的总体来说，还是处于相对而言的动态平衡的。

如以人体的生理功能而言，白天阳盛，故机体的生理功能也以兴奋为主；黑夜阴盛，故机体的生理功能也以抑制为主。子夜一阳生，日中阳气隆，机体的生理功能由抑制逐渐转向兴奋，即是“阴消阳长”的过程；日中至黄昏，阳气渐衰，阴气渐盛，机体的生理功能也从兴奋逐渐转向抑制，即是“阳消阴长”的过程。所以说，阴阳的消长平衡，不是绝对的、静止的平衡状态，而是相对的、动态的平衡。

阴阳的消长虽然是绝对的，平衡虽然是相对的，但决不能忽视相对平衡的重要性和必要性。因为只有不断地消长和不断地平衡，才能推动着事物的正常发展，对人体来说也就能维持正常的生命活动。如果只有“阴消阳长”而无“阳消阴长”，或只有“阳消阴长”而无“阴消阳长”，即是破坏了阴阳的相对平衡，形成阴或阳的偏盛或偏衰，导致阴阳的消长失调。对人体来说，也即是病理状态。所以《素问·阴阳应象大论》说：“阴盛则阳病，阳盛则阴病；阳盛则热，阴盛则寒”。

（四）阴阳的相互转化

阴阳转化是指阴阳对立的双方，在一定的条件下，可以各自向其相反的方向转化，即阴可以转化为阳，阳也可以转化为阴。阴阳相互转化，一般都表现在事物变化的“物极”阶段，即“物极必反”。如果说“阴阳消长”是一个量变过程的话，则阴阳转化便是在量变基础上的质变。阴阳的转化，虽然也可发生突变，但大多数是有一个由量变到质变的发展过程。

阴阳对立双方之所以能够相互转化，是因为对立的双方已相互倚伏着向其对立面转化的因素。“夫物之生从于化，物之极由乎变，变化之相薄，成败之所由也，……成败倚伏生乎动，动而不已则变作矣”（《素问·六微旨大论》）。成败倚伏，说明新事物生成之时，已倚伏着败亡之因素；当旧事物败亡之时，也孕育着新事物产生的因素。旧事物的发展，就是“变”的过程。新事物的产生，也就是“化”的过程，故曰：“物生谓之化，物极谓之变”（《素问·天元纪大论》）。

阴阳的转化，必须具备一定的条件。“四时之变，寒暑之盛，重阴必阳，重阳必阴。故阴主寒，阳主热。故寒甚则热，热甚则寒。故曰：寒生热，热生寒，此阴阳之变也”（《灵枢·论疾诊尺》）。“重阴必阳，重阳必阴”，“寒极生热，热极生寒”（《素问·阴阳应象大论》），这里的“重”和“极”就是促进转化的条件，阴有了“重”这个条件，就会转化为阳；阳有了“重”这个条件，就会转化为阴。寒在“极”的条件下，便可向热的方向转化；热在“极”的条件下，便可向寒的方向转化。在这里，条件是主要的，没有一定的条件，便不能转化。

从四季气候变迁来看，由春温发展到夏热之极点，就是向寒凉转化的起点；秋凉发展到冬寒之极点，就是逐渐向温热转化的起点。它如昼夜的更迭和自然界云雨的变化也是如此。《素问·六微旨大论》说：“升已而降，降者谓天；降已而升，升者谓地。天气下降，气流于地；地气上升，气腾于天。”即是从天地之气的升降来说明阴阳的转化。

就生理而言，抑制和兴奋的互相转化，也是如此。在疾病的发展过程中，由阳转阴，由阴转阳的变化，是常常可以见到的。如某些急性温热病，由于热毒极重，大量耗伤机体元气，在持续高热的情况下，可突然出现体温下降、面色苍白、四肢厥冷、脉微欲绝等阳气暴脱的危象，这种病证变化，即属于由阳证转化为阴证。此时，若抢救及时，处理得当，四肢转温，色脉转和，阳气得以恢复，病情又可出现好的转机。再如寒饮中阻之患者，本为阴证，但由于某种原因，寒饮可以化热，也就是阴证可以转化为阳证。从辩证唯物论的观点看，阴阳的互相转化是有条件的，上述两个病例中，前者的热毒极重，阳气随津液外泄而亡脱，后者的寒饮郁而化热，是促成阴阳互相转化的条件。

综上所述，阴和阳是事物的相对属性，因而存在着无限可分性；阴阳的对立制约，互根互用，消长平衡和相互转化等，是说明阴和阳之间的相互关系，不是孤立的、静止不变的，它们之间是互相联系、互相影响、相反相成的。理解了这些最基本的观点，进而理解中医学对阴阳学说的运用，是比较容易的。

二、阴阳学说在中医学中的应用

阴阳学说，贯穿在中医学理论体系的各个方面，用来说明人体的组织结构、生理功能、疾病的发生发展规律，并指导着临床诊断和治疗。

（一）说明人体的组织结构

根据阴阳对立统一的观点，认为人体是一个有机整体，人体内部充满着阴阳对立统一的关系。所以说：“人生有形，不离阴阳”（《素问·宝命全形论》）。人体一切组织结构，既是有机联系的，又可以划分为相互对立的阴阳两部分。“夫言人之阴阳，则外为阳，内为阴，言人身之阴阳，则背为阳，腹为阴。言人身之脏腑中阴阳，则脏者为阴，腑者为阳。肝、心、脾、肺、肾五脏皆为阴，胆、胃、大肠、小肠、膀胱、三焦六腑皆为阳”（《素问·金匮真言论》）。

人体脏腑的阴阳属性，就大体部位来说，上部为阳，下部为阴；体表属阳，体内属阴。就其背腹四肢内外侧来说，则背属阳，腹属阴；四肢外侧为阳，四肢内侧为阴。以脏腑来分，五脏属里，藏精气而不泻，故为阴；六腑属表，传化物而不藏，故为阳。五脏之中，又各有阴阳所属，即心、肺居于上部（胸腔）属阳，肝、脾、肾位于下部（腹腔）属阴。如具体到每一脏腑，则又有阴阳之分。即心有心阴、心阳；肾有肾阴、肾阳等等。“是故内有阴阳，外亦有阴阳。在内者，五脏为阴，六腑为阳；在外者，筋骨为阴，皮肤为阳”（《灵枢·寿夭刚柔》）。

总之，人体组织结构的上下、内外、表里、前后各部分之间，以及内脏之间，无不包含着阴阳的对立统一。

（二）说明人体的生理功能

对于人体的生理功能，中医学也是用阴阳学说来加以概括说明的。认为人体的正常生命活动，是阴阳两个方面保持着对立统一的协调关系的结果。如以功能与物质相对而言，则功能属于阳，物质属于阴，物质与功能之间的关系，就是这种对立统一关系的体现。人体的生理活动是以物质为基础的，没有物质的运动就无以产生生理功能。而生理活动的结果，又不断促进着物质的新陈代谢。人体功能与物质的关系，也就是阴阳相互依存，相互消长的关系。如果阴阳不能相互为用而分离，人的生命也就终止了，所以说："阴平阳秘，精神乃治；阴阳离决，精气乃绝"（《素问·生气通天论》）。

（三）说明人体的病理变化

人体内外、表里、上下各部分之间，以及机体的物质与物质、功能与功能、功能与物质之间，必须经常保持其相对的阴阳协调关系，才能维持正常的生理活动。因此阴阳的相对协调是健康的表现；疾病的发生及其病理过程，则是因某种原因而使阴阳失却协调所致。

阴阳是互根互用的，又是互为制约消长的，所以阴阳失调就会导致阴阳的偏盛偏衰而发生疾病。但疾病的发生发展关系到正气和邪气两个方面。正气，实质上即是指整个机体的结构与功能包括人体对疾病的抵抗力等；邪气，泛指各种致病因素。正气和邪气，均可以阴阳来区分其属性；它们之间的相互作用、相互斗争的情况，皆可用阴阳的消长失调，即偏盛偏衰来概括说明。正气分阴阳，包括阴液和阳气两部分；邪气亦有阴邪和阳邪之分，如六淫致病因素中的寒、湿为阴邪，风、暑、热（火）、燥为阳邪。疾病的过程，多为邪正斗争的过程，其结果则引起机体的阴阳偏盛偏衰，所以无论疾病的病理变化如何复杂，都不外乎阴阳的偏盛偏衰。

1. **阴阳偏盛** 即阴盛、阳盛，是属于阴或阳任何一方高于正常水平的病变。《素问·阴阳应象大论》指出："阴盛则阳病，阳盛则阴病。阳盛则热，阴盛则寒。"

阳盛则热，阳盛则阴病：阳盛一般是指阳邪致病，是阳的绝对亢盛；但阳长则阴消，阳偏盛必然要导致伤阴，故说阳盛则阴病。

"阳盛则热"，是指因阳邪所致疾病的性质而言；"阳盛则阴病"，是指阳盛的病变必然损伤人体的阴液。

阴盛则寒，阴盛则阳病：阴盛一般是指阴邪致病，是阴的绝对偏盛，但阴长则阳消，阴偏盛必然要导致阳衰，故说阴盛则阳病。

"阴盛则寒"，是指因阴邪所致疾病性质而言；"阴盛则阳病"，则是指阴盛的病变必然损伤人体的阳气。

2. **阴阳偏衰** 即阴虚、阳虚，是属于阴或阳任何一方低于正常水平的病变。《素问·调经论》指出："阳虚则外寒，阴虚则内热。"根据阴阳动态平衡的原理，阴或阳任何一方的不足，必然导致另一方相对的亢盛。

阳虚则寒：阳虚是人体的阳气虚损，阳虚不能制约阴，则阴相对的偏盛而出现寒象，所以称"阳虚则寒"。

阴虚则热：阴虚是人体的阴液不足，阴虚不能制约阳，则阳相对的偏亢而出现热象，所以称"阴虚则热"。

综上所述，尽管疾病的病理变化复杂多端，但均可用阴阳失调（偏盛偏衰）来概括说明。"阳盛则热，阴盛则寒；阳虚则寒，阴虚则热"，是中医学的病机总纲。

阳损及阴，阴损及阳，阴阳俱损：根据阴阳互根的原理，机体的阴或阳任何一方虚损到一定程度，必然导致另一方的不足。阳虚至一定程度时，因阳虚不能化生阴液，而同时出现阴虚的现象，称"阳损及阴"。同样，阴虚至一定程度时，因阴虚不能化生阳气，而同时出现阳虚的现象，称"阴损及阳"。"阳损及阴"或"阴损及阳"，最终导致"阴阳两虚"。阴阳两虚并不是阴阳的对立处于低水平的平衡状态，同样存在着偏于阳虚或偏于阴虚的不同。

3. **阴阳的转化** 人体阴阳失调而出现的病理现象，还可以在一定的条件下，各自向相反的方向转化，即阳证可以转化为阴证，阴证可以转化为阳证。所谓"重寒则热，重热则寒"、"重阴必阳，重阳必阴"（《素问·阴阳应象大论》）。

（四）用于疾病的诊断

由于疾病的发生发展变化的内在原因在于阴阳失调，所以任何疾病，尽管它的临床表现错综复杂，千变万化，但都可用阴或阳来加以概括说明。故曰："善诊者，察色按脉，先别阴阳"（《素问·阴阳应象大论》）。

在辨证方面，虽有阴、阳、表、里、寒、热、虚、实八纲，但八纲中又以阴阳作为总纲，表、实、热属阳；里、虚、寒属阴。八纲就是以阴阳作为总纲的。在临床辨证中，首先要分清阴阳，才能抓住疾病的本质，做到执简驭繁。阴阳，大则可以概括整个病证是属阴证、属阳证，小则可分析四诊中一个具体脉症。如：

色泽的阴阳：从色泽的明暗，可以辨别病情的阴阳属性。色泽鲜明为病属于阳，色泽晦暗为病属于阴。

声息的阴阳：观察呼吸气息的动态，听其发出的声音，可以区别病情的阴阳属性。语声高亢洪亮，多言而躁动者，多属实、属热，为阳；语声低微无力，少言而沉静者，多属虚、属寒，为阴。呼吸微弱，多属于阴证；呼吸有力，声高气粗，多属于阳证。

脉象分阴阳：以部位分，则寸为阳，尺为阴；以脉动过程分，则至（起）者为阳，去（伏）者为阴；以迟数分，则数者为阳，迟者为阴；以形态分，则浮大洪滑为阳，沉小细涩为阴。故《素问·脉要精微论》说："微妙在脉，不可不察，察之有纪，从阴阳始。"

总之，无论望、闻、问、切四诊，都应以分别阴阳为首务，只有掌握住阴阳的属性，才能在辨证中正确地区别阴阳。所以说："凡诊病施治，必须先审阴阳，乃为医道之纲领，阴阳无谬，治焉有差？医道虽繁，而可以一言蔽之者，曰阴阳而已。故证有阴阳，脉有阴阳，药有阴阳……设能明彻阴阳，则医理虽玄，思过半矣"（《景岳全书·传忠录》）。

（五）用于疾病的治疗

由于疾病发生发展的根本原因是阴阳失调，因此，调整阴阳，补其不足，泻其有余，恢复阴阳的相对平衡，就是治疗的基本原则。故曰："谨察阴阳所在而调之，以平为期"（《素问·至真要大论》）。阴阳学说用以指导疾病的治疗，一是确定治疗原则，二是归纳药物的性能。

1. 确定治疗原则 （1）阴阳偏盛的治疗原则：阴阳偏盛，即阴或阳的一方偏盛，为有余之证。由于阳盛则阴病，阳盛则热，阳热盛易于损伤阴液。阴盛则阳病，阴盛则寒，阴寒盛易于损伤阳气。故在调整阴阳的偏盛时，应注意有无相应的阴或阳偏衰的情况存在。若阴或阳偏盛而其相对的一方并没有构成虚损时，即可采用"损其有余"的方法。若其相对一方有偏衰时，则当兼顾其不足，配合以扶阳或益阴之法。阳盛则热，属实热证，宜用寒凉药以制其阳，治热以寒，即"热者寒之"。阴盛则寒，属寒实证，宜用温热药以制其阴，治寒以热，即"寒者热之"。因二者均为实证，所以称这种治疗原则为"损其有余"，即"实者泻之"。

（2）阴阳偏衰的治疗原则：阴阳偏衰，即阴或阳的一方不足，或为阴虚，或为阳虚。阴虚不能制阳而致阳亢者，属虚热证，一般不能用寒凉药直折其热，须用"壮水之主，以制阳光"（《素问·至真要大论》王冰注）的方法，即用滋阴壮水之法，以抑制阳亢火盛。《内经》称这种治疗原则为"阳病治阴"（《素问·阴阳应象大论》）。若阳虚不能制阴而造成阴盛者，属虚寒证，不宜用辛温发散药以散阴寒，须用"益火之源，以消阴翳"（《素问·至真要大论》王冰注）的方法，即用扶阳益火之法，以消退阴盛。《内经》称这种治疗原则为"阴病治阳"（《素问·阴阳应象大论》）。

对阴阳偏衰的治疗，张景岳根据阴阳互根的原理，提出了阴中求阳，阳中求阴的治法，他说："善补阳者，必于阴中求阳，则阳得阴助而生化无穷；善补阴者，必于阳中求阴，则阴得阳升而泉源不竭"（《景岳全书·新方八阵·补略》）。

总之，治疗的基本原则，是泻其有余，补其不足。阳盛者泻热，阴盛者祛寒；阳虚者扶阳，阴虚者补阴，以使阴阳偏盛偏衰的异常现象，复归于平衡协调的正常状态。

2. 归纳药物的性能 阴阳用于疾病的治疗，不仅用以确立治疗原则，而且也用来概括药物的性味功能，作为指导临床用药的依据。治疗疾病，不但要有正确的诊断和确切的治疗方法，同时还必须熟练地掌握药物的性能。根据治疗方法，选用适宜药物，才能收到良好的疗效。

药物的性能，一般地说，主要靠它的气（性）、味和升降浮沉来决定，而药物的气、味和升降浮沉，又皆可用阴阳来归纳说明。

（1）药性：主要是寒、热、温、凉四种药性，又称"四气"。其中寒凉属阴（凉次于寒），温热属阳（温次于热）。能减轻或消除热证的药物，一般属于寒性或凉性，如黄芩、栀子等。反之，能减轻或消除寒证的药物，一般属于温性或热性，如附子、干姜之类。

（2）五味：就是辛、甘、酸、苦、咸五种味。有些药物具有淡味或涩味，所以实际上不止五种。但是习惯上仍然称为五种。其中辛、甘、淡属阳，酸、苦、咸属阴。《素问·至真要大论》说："辛甘发散为阳，酸苦涌泄为阴，咸味涌泄为阴，淡味渗泄为阳。"

（3）升降浮沉：升是上升，降是下降，浮为浮散，沉为重镇等作用。大抵具有升阳发表、祛风散寒、涌吐、开窍等功效的药物，多上行向外，其性升浮，升浮者为阳；而具有泻下、清热、利尿、重镇安神、潜阳息风、消导积滞、降逆、收敛等功效的药物，多下行向内，其性皆沉降，沉降者为阴。

总之，治疗疾病，就是根据病证的阴阳偏盛偏衰情况，确定治疗原则。再结合药物性能的阴阳属性，选择相应的药物，以纠正由疾病引起的阴阳失调状态，从而达到治愈疾病之目的。

第二节　五行学说

五行，即是木、火、土、金、水五种物质的运动。我国古代人民在长期的生活和生产实践中，认识到木、火、土、金、水是不可缺少的最基本物质，故五行最初称作“五材”。如《左传》说：“天生五材，民并用之，废一不可”；《尚书》中说得更清楚：“水火者，百姓之所饮食也；金木者，百姓之所兴作也；土者，万物之所滋生，是为人用”。

五行学说，是在“五材”说的基础上，进一步引申为世界上的一切事物都是由木、火、土、金、水五种基本物质之间的运动变化而生成的。如《国语·郑语》说：“故先王以土与金、木、水、火杂，以成百物”。同时，还以五行之间的生、克关系来阐释事物之间的相互联系，认为任何事物都不是孤立的、静止的，而是在不断的相生、相克的运动之中维持着协调平衡的。这即是五行学说的基本涵义，也是属于我国古代唯物辩证观的主要依据。

中医学理论体系在其形成过程中，受到五行学说的极其深刻影响，它同阴阳学说一样，也已成为中医学独特理论体系的组成部分，在历史上对中医学术的发展起了深远的影响。

一、五行学说的基本内容

（一）五行的特性

五行的特性，是古人在长期的生活和生产实践中，对木、火、土、金、水五种物质的朴素认识基础上，进行抽象而逐渐形成的理论概念，用以分析各种事物的五行属性和研究事物之间相互联系的基本法则。因此，五行的特性，虽然来自木、火、土、金、水，但实际上已超越了木、火、土、金、水具体物质的本身，而具有更广泛的涵义。

1. **木的特性**　古人称“木曰曲直”。“曲直”，实际上是指树木的生长形态，都是枝干曲直，向上、向外周舒展。因而引申为具有生长、升发、条达舒畅等作用或性质的事物，均归属于木。

2. **火的特性**　古人称“火曰炎上”。“炎上”，是指火具有温热、上升的特性。因而引申为具有温热、升腾作用的事物，均归属于火。

3. **土的特性**　古人称“土爰稼穑”。“稼穑”，是指土有播种和收获农作物的作用。因而引申为具有生化、承载、受纳作用的事物，均归属于土。故有“土载四行”、“万物土中生，万物土中灭”和“土为万物之母”之说。

4. **金的特性**　古人称“金曰从革”。“从革”，是指“变革”的意思。引申为具有清洁、肃降、收敛等性能的事物，均归属于金。

5. **水的特性**　古人称“水曰润下”。是指水具有滋润和向下的特性。引申为具有寒凉、滋润、向下运行的事物，均归属于水。

（二）事物的五行属性推演和归类

五行学说是以五行的特性来推演和归类事物的五行属性的。所以事物的五行属性，并不等同于木、火、土、金、水本身，而是将事物的性质和作用与五行的特性相类比，而得出事物的五行属性。如事物与木的特性相类似，则归属于木；与火的特性相类似，则归属于火，等等。例如：

以方位配属五行，则由于日出东方，与木的升发特性相类，故归属于木；南方炎热，与火的炎上特性相类，故归属于火；日落于西，与金的肃降特性相类，故归属于金；北方寒冷，与水的特性相类，故归属于水。

以五脏配属五行，则由于肝主升而归属于木，心阳主温煦而归属于火，脾主运化而归属于土，肺主降而归属于金，肾主水而归属于水。

事物的五行属性，除了可用上述方法进行取象类比之外，还有间接的推演络绎的方法。如：肝属于木以后，则肝主筋和肝开窍于目的“筋”和“目”亦属于木；心属于火，则“脉”和“舌”亦属于火；脾属于土，则“肉”和“口”亦属于土；肺属于金，则“皮毛”和“鼻”亦属于金；肾属于水，则“骨”和“耳”、“二阴”亦属于水。

此外，五行学说还认为属于同一五行属性的事物，都存在着相关的联系。如《素问·阴阳应象大论》所说的“东方生风，风生木，木生酸，酸生肝，肝生筋……”，即是说方位的东和自然界的风、木以及酸味的物质都与肝相关。因而也有人认为五行学说是说明人与自然环境统一的基础。现将自然界和人体的五行属性，列简表如下：

自然界							五行	人体						
五音	五味	五色	五化	五气	五方	五季		五脏	六腑	五官	形体	情志	五声	变动
角	酸	青	生	风	东	春	木	肝	胆	目	筋	怒	呼	握
徵	苦	赤	长	暑	南	夏	火	心	小肠	舌	脉	喜	笑	忧
宫	甘	黄	化	湿	中	长夏	土	脾	胃	口	肉	思	歌	哕
商	辛	白	收	燥	西	秋	金	肺	大肠	鼻	皮毛	悲	哭	咳
羽	咸	黑	藏	寒	北	冬	水	肾	膀胱	耳	骨	恐	呻	栗

事物以五行的特性来分析、归类和推演络绎，把自然界的千变万化事物，归结为木、火、土、金、水的五行系统。对人体来说，也即是将人体的各种组织和功能，归结为以五脏为中心的五个生理、病理系统。

（三）五行的生克乘侮

五行学说并不是静止地、孤立地将事物归属于五行，而是以五行之间的相生和相克联系来探索和阐释事物之间相互联系、相互协调平衡的整体性和统一性。同时，还以五行之间的相乘和相侮，来探索和阐释事物之间的协调平衡被破坏后的相互影响，这即是五行生克乘侮的主要意义。

1. 生克和制化 相生，是指这一事物对另一事物具有促进、助长和滋生的作用；相克，是指这一事物对另一事物的生长和功能具有抑制和制约的作用。相生和相克，在五行学说中认为是自然界的正常现象；对人体生理来说，也是属于正常生理现象。正因为事物之间存在着相生和相克的联系，才能在自然界维持生态平衡，在人体维持生理平衡，故说"制则生化"。

五行相生的次序是：木生火，火生土，土生金，金生水，水生木。

五行相克的次序是：木克土，土克水，水克火，火克金，金克木。

这样依次相生，依次相克，如环无端，生化不息，维持着事物之间的动态平衡。故《类经图翼》说："造化之机，不可无生，亦不可无制。无生则发育无由，无制则亢而为害。"

由于五行之间存在着相生和相克的联系，所以从五行中的任何"一行"来说，都存在着"生我"、"我生"和"克我"、"我克"四个方面的联系。

"生我"和"我生"，在《难经》中比喻为"母"和"子"的关系。"生我"者为"母"，"我生"者为"子"，所以五行中的相生关系又可称作"母子"关系。如以火为例，由于木生火，故"生我"者为木；由于火生土，故"我生"者为土。这样木为火之"母"，土为火之"子"；也就是木和火是"母子"，而火和土又是"母子"。

"克我"和"我克"，在《内经》中称作"所不胜"和"所胜"。即是"克我"者是"所不胜"，"我克"者是"所胜"。再以火为例，由于火克金，故"我克"者为金；由于水克火，故"克我"者为水。

"生我"、"我生"虽是五行中的相生，但生中有制。如木的"生我"为水，木的"我生"为火；而水又能制火。"克我"和"我克"虽是五行中的相克，但克中有生。如木的"克我"为金，木的"我克"为土；而土又生金。五行学说就是以五行之间这种错综复杂的联系，来说明任何一个事物是受到整体的调节，防止其太过或不及，维持着相对的平衡。以此来阐释自然，即能说明自然气候的正常变迁和自然界的生态平衡；以此来阐释人体，即是机体的生理平衡。

2. 乘侮 五行之间的相乘、相侮，其基本概念首见于《内经》，是指五行之间的生克制化遭到破坏后出现的不正常相克现象。

（1）相乘：乘，即是以强凌弱的意思。五行中的相乘，是指五行中某"一行"对被克的"一行"克制太过，从而引起一系列的异常相克反应。引起相乘的原因，不外乎两个方面：

一是五行中的某"一行"本身过于强盛，因而造成对被克制的"一行"克制太过，促使被克的"一行"虚弱，从而引起五行之间的生克制化异常。例如：木过于强盛，则克土太过，造成土的不足，即称为"木乘土"。

一是五行中的某"一行"本身的虚弱，因而对它"克我""一行"的相克就显得相对的增强，而其本身就更衰弱。例如：木本不过于强盛，其克制土的力量也仍在正常范围。但由于土本身的不足，因而形成了木克土的力量相对增强，使土更加不足，即称为"土虚木乘"。

（2）相侮：侮，在这里是指"反侮"。五行中的相侮，是指由于五行中的某"一行"过于强盛，对原来"克我"的"一行"进行反侮，所以反侮亦称反克。例如：木本受金克，但在木特别强盛时，不仅不受金的克制，反而对金进行反侮(即反克),称作“木侮金”,这是发生反侮的一个方面。另一方面,也可由金本身的十分虚弱,不仅不能对木进行克制,反而受到木的反侮,称作“金虚木侮”。

相乘和相侮,都是不正常的相克现象,两者之间是既有区别又有联系的。相乘与相侮的主要区别是:前者是按五行的相克次序发生过强的克制,而形成五行间的生克制化异常;后者是与五行相克次序发生相反方向的克制现象,而形成五行间的生克制化异常。两者之间联系是:在发生相乘时,也可同时发生相侮;发生相侮时,也可同时发生相乘。如:木过强时,既可以乘土,又可以侮金;金虚时,即可受到木的反侮,又可受到火乘,因而相乘与相侮之间存在着密切的联系。《素问·五运行大论》说:“气有余,则制己所胜而侮所不胜;其不及,则己所不胜,侮而乘之,己所胜,轻而侮之。”就是对五行之间相乘和相侮及其相互关系作了很好的说明。

二、五行学说在中医学中的应用

五行学说在中医学中的应用,主要是以五行的特性来分析研究机体的脏腑、经络等组织器官的五行属性;以五行之间的生克制化来分析研究机体的脏腑、经络之间和各个生理功能之间的相互关系;以五行之间乘侮来阐释病理情况下的相互影响。因此,五行学说在中医学中不仅被用作理论上的阐释,而且亦具有指导临床的实际意义。

(一)说明五脏的生理功能及其相互关系

1. 说明五脏的生理功能 五行学说,将人体的内脏分别归属于五行,以五行的特性来说明五脏的生理功能。

木性可曲可直,枝叶条达,有生发的特性。肝喜条达而恶抑郁,有疏泄的功能,故以肝属木。火性温热,其性炎上。心阳有温煦之功,故以心属火。土性敦厚,有生化万物的特性。脾有运化水谷,输送精微,营养五脏六腑、四肢百骸之功,为气血生化之源,故以脾属土。金性清肃、收敛。肺具清肃之性,肺气以肃降为顺,故以肺属金。水性润下,有寒润、下行、闭藏的特性。肾有藏精、主水等功能,故以肾属水。

五行学说,将人体的脏腑组织结构,分别配属五行,同时又将自然界的五方、五时、五气、五味、五色等与人体的五脏、六腑、五体、五官等联系起来。这样就把人与自然环境统一起来了。如以肝为例:“东方生风,风生木,木生酸,酸生肝,肝生筋……肝主目”(《素问·阴阳应象大论》),这样把自然界的东方、春季、风、酸等,通过五行的木与人体的肝、筋、目联系起来,表达了天人相应的整体观念。

2. 说明五脏之间的相互关系 五脏的功能活动不是孤立的,而是互相联系着的。五脏的五行归属,不仅阐明了五脏的功能特性,而且还运用五行生克制化的理论,来说明脏腑生理功能的内在联系,即五脏之间既有相互滋生的关系,又有相互制约的关系。

(1)五脏相互滋生的关系:肝生心就是木生火。如肝藏血以济心;心生脾就是火生土,如心阳以温脾;脾生肺就是土生金,如“脾气散精,上归于肺”;肺生肾就是金生水,如肺金清肃下行以助肾水;肾生肝就是水生木,如肾藏精以滋养肝的阴血等等。这就是用五行相生的理论来阐释五脏相互滋生的关系。

(2)五脏相互制约的关系:《素问·五脏生成论》说:“心……其主肾也”;“肺……其主心也”;“脾……其主肝也”;“肾……其主脾也”。这里所说的“主”,实际上即是指制约,也即是相克。由于“克中有生”、“制则生化”,所以称它为“主”。如《素问集注》说:“心主火,而制于肾水,是肾为心脏生化之主”。以此类推,肺属金,而制于心火,故心为肺之主;脾属土,而制于肝木,故肝为脾之主;肾属水,而制于脾土,故脾为肾之主。这就是用五行相克的理论来阐释五脏相互制约的关系。

综上所述,五行学说在生理方面的应用,可以概括为如下三点:

第一、五脏配五行,五脏又联系着自己所属的五体、五官、五志等,从而把机体各部分联结在一起,形成了中医学的以五脏为中心的生理病理体系,体现了人体的整体观。

第二、根据五行生克制化规律,阐释机体肝、心、脾、肺、肾五个系统之间相互联系、相互制约的关系,进一步确立了人体是一个完整的有机整体的基本观念。

第三、以五脏为中心的五行归属,说明人体与外在环境之间相互联系的统一性。

总之,五行学说应用于生理,就在于说明人体脏腑组织之间,以及人体与外在环境之间相互联系的统一性。

(二)说明五脏病变的相互影响

五行学说不仅可用以说明在生理情况下脏腑间的互相联系,而且也可用以说明在病理情况下脏腑间的互相影响。

五脏在生理上相互联系,在病理上也必然相互影响,本脏之病可以传至他脏,他脏之病也可以传至本脏,这种病理上的相互影响称之为传变。以五行学说来说明五脏疾病的传变，可以分为相生关系的传变和相克关系的传变。

1. 相生关系的传变 包括“母病及子”和“子病犯母”两个方面。

母病及子，是指疾病的传变，从母脏传及子脏。如肾属水，肝属木，水能生木，故肾为母脏，肝为子脏，肾病及肝，即是母病及子。临床上常见的“肝肾精血不足”和“水不涵木”，都属于母病及子的范围。这是由于先有肾精不足，然后累及肝脏，而致肝血不足，从而形成肝肾精血不足；由于先有肾水不足，不能滋养肝木，从而形成肝肾阴虚，肝阳上亢，故称“水不涵木”。

子病犯母，又可称“子盗母气”，是指疾病的传变，从子脏传及母脏。如肝属木，心属火，木能生火，故肝为母脏，心为子脏；心病及肝，即是子病犯母，或称“子盗母气”。临床上常见的心肝血虚和心肝火旺，都属于子病犯母的范围。这是由于先有心血不足，然后累及肝脏，而致肝血不足，从而形成心肝血虚；由于先有心火旺盛，然后累及肝脏，引动肝火，从而形成心肝火旺。

2. 相克关系的传变 包括“相乘”和“相侮”（即“反侮”）两个方面。

相乘是相克太过为病。相克太过有两种情况：一种是由于一方的力量过强，而致被克的一方受到过分的克伐；另一种是由于被克的一方本身虚弱，不能任受对方的克伐，从而也可出现克伐太过的病理现象。如以木和土的相克关系而言，前者称为“木乘土”；后者称作“土虚木乘”。这两类相克太过的原因虽然不同，但其结果均可导致一方太过和一方不及。如临床上常见的肝气横逆犯胃、犯脾，均属于“相乘”致病的范围。

相侮，又称反侮，即是相克的反向而致病。形成相侮亦有两种情况：一种是由于一方太盛，不仅不受克己的一方所克制，而且对克己的一方进行反克；另一种是由于一方的虚弱，丧失克制对方的能力，反而受到被克一方的克制，从而也导致反克的病理现象。这两种相侮的原因虽然有所不同，但其结果也均是一方的不足和一方的太过。如以金克木的关系而言，肺属金，肝属木，在正常生理情况下，肺金的肃降，有制约肝气、肝火上升的作用，故称金克木。如在肺金不足或肝的气火上逆情况下，即可出现“左升太过，右降不及”的肝气、肝火犯肺的反克病理变化。

相乘与相侮，都是相克的异常而致病。《素问・五运行大论》说：“气有余，则制己所胜而侮所不胜，其不足，则己所不胜，侮而乘之；己所胜，轻而侮之”，即是对相乘和相侮的概括说明。

总之，五行学说认为五脏病变时的相互传变，均可以五行间的生克乘侮规律来阐明。并认为按相生规律传变时，母病及子的病情较轻浅，如《难经经释》说：“邪扶生气而来，虽进而易退。”子病犯母时的病情较深重，如《难经经释》说：“受我之气者，其力方旺，还而相克，来势必甚。”按相克规律传变时，相乘时的病情较深重，如《难经经释》说：“所不胜，克我也。脏气本已相制，而邪气扶其力而来，残削必甚，故为贼邪。”相侮时的病情较轻浅，如《难经经释》说：“所胜，我克也。脏气受制于我，则邪气不能深入，故为微邪。”

但是，必须指出：五脏之间的相互联系，是以它们之间的生理功能上的相互影响、相互作用、相互配合，以达到协调平衡。因此，事实上并不能完全用五行之间的生克规律来阐释。在疾病的情况下，又由于受邪的性质不同、患者禀赋的强弱，以及各个疾病本身的发生发展规律的差异，所以疾病时的五脏传变，也并不完全按照五行的生克乘侮的规律依次相传。正如《素问・玉机真脏论》有“然其卒发者，不必治于传，或其传化有不以次”的论述。可见在《内经》的时代，已认识到对于疾病的传变，不能受五行的生克乘侮规律所束缚，从实际情况出发，才能真正把握住疾病的传变规律，有效地为防病治病服务。汉・张仲景在《伤寒论》中所阐释的六经传变，清・叶天士在《温热论》中所阐释的卫气营血传变，都是从临床实际出发，在广泛的临床实践中总结出来的传变规律。

（三）用于诊断和治疗

1. 用于诊断 人体是一个有机整体，内脏有病可以反映到体表，“有诸内者，必形诸外”，故曰：“视其外应，以知其内脏，则知所病矣”（《灵枢・本脏》）。

当内脏有病时，人体内脏功能活动及其相互关系的异常变化，可以反映到体表相应的组织器官，出现色泽、声音、形态、脉象等诸方面的异常变化，由于五脏与五色、五音、五味等都归属于五行，这即是五行学说在诊断中的应用。所以说：“上古使僦贷季，理色脉而通神明，合之金、木、水、火、土、四时、八风、六合，不离其常，变化相移，以观其妙。欲知其要，则色脉是矣”（《素问・移精变气论》）。因此，在临床诊断疾病时，就可以综合望、闻、问、切四诊所得的材料，根据五行的归属及其生克乘侮的变化规律，来推断病情。正如《难经・六十一难》所说：“望而知之者，望见其五色，以知其病。闻而知之者，闻其五音，以别其病。问而知之者，问其所欲五味，以知其病所起所在也。切脉而知之者，诊其寸口，视其虚实，以知其病，病在何脏腑也。”如面见青色，喜食酸味，脉见弦象，可以诊断为肝病；面见赤色，口味苦，脉象洪，可以诊断为心火亢盛。脾虚的病人，面见青色，为木来乘土；心脏病人，面见黑色，为水来克火，等等。

由于内脏精气的华彩外现于颜面，所以古人很重视面部的色诊。“天有五气，食人入鼻，藏于五脏，上华面颐。肝青心赤，脾脏色黄，肺白肾黑，五脏之常，脏色为主，时色为客，春青夏赤，秋白冬黑，长夏四季，色黄常则，客胜主善，主胜客恶”（《医宗金鉴·四诊心法》）。如果色诊与脉诊结合起来应用，从客观上能够大致反映出疾病的状况，故曰：“能合脉色，可以万全”（《素问·五脏生成篇》）。但从色脉来判断病情又与五行生克有关，“见其色而不得其脉，反得其相胜之脉，则死矣。得其相生之脉，则病已矣”（《灵枢·邪气脏腑病形》）。“色脉相合，青弦赤洪，黄缓白浮，黑沉乃平。已见其色，不得其脉，得克则死，得生则生”（《医宗金鉴·四诊心法》）。如肝病色青见弦脉，为色脉相符，如果不得弦脉反见浮脉则属相胜之脉，即克色之脉（金克木），为逆；若得沉脉则属相生之脉，即生色之脉（水生木），为顺。

2. 用于治疗　控制疾病的传变：疾病的传变，多见一脏受病，波及他脏而致疾病发生传变。因此，在治疗时，除对所病本脏进行处理外，还应根据五行的生克乘侮规律，来调整各脏之间的相互关系，如有太过者，泻之；不及者，补之，以控制其传变，有利于恢复正常的功能活动。如肝脏有病，可通过生克乘侮规律影响到心、脾、肺、肾，又可由心、脾、肺、肾的疾病影响至肝而得病。若肝气太过，木旺必克土，此时应先健脾胃以防其传变，脾胃不伤，则病不传，易于痊愈。所以说：“见肝之病，则知肝当传之与脾，故先实其脾气”（《难经·七十七难》）。“实其脾气”，就是健脾，调补脾脏之意。木旺克土，肝病传脾，必须补脾以防传变。这是用五行生克乘侮理论阐述疾病传变规律和确定预防性治疗措施。至于能否传变，则取决于脏腑的机能状态，即五脏虚则传，实则不传。所以说：“见肝之病，知肝传脾，当先实脾，四季脾旺不受邪，即勿补之”（《金匮要略》）。

在临床工作中，我们既要掌握疾病在发展传变过程中的生克乘侮关系，借以根据这种规律及早控制传变和指导治疗，防患于未然，又要根据具体病情而辨证施治，切勿把它当作刻板的公式，而机械地套用。

确定治疗原则和方法：五行学说也可用以确定治疗原则和制定治疗方法。

根据相生规律确定治疗原则：临床上运用相生规律来治疗疾病，其基本治疗原则是补母和泻子，即所谓“虚则补其母，实则泻其子”（《难经·六十九难》）。

所谓补母，主要用于母子关系的虚证，如肾阴不足，不能滋养肝木，而致肝阴不足者，称为水不生木或水不涵木。其治疗，不直接治肝，而补肾之虚。因为肾为肝母，肾水生肝木，所以补肾水以生肝木。又如肺气虚弱发展到一定程度，可影响脾之健运而导致脾虚。脾土为母，肺金为子，脾土生肺金，所以可用补脾气以益肺气的方法治疗。针灸疗法，凡是虚证，可补其所属的母经或母穴，如肝虚证取用肾经合穴（水穴）阴谷，或本经合穴（水穴）曲泉来治疗。这些虚证，利用母子关系治疗，即所谓“虚则补其母”，补母能令子实。

所谓泻子，主要用于母子关系的实证。如肝火炽盛，有升无降，出现肝实证时，肝木是母，心火是子，这种肝之实火的治疗，可采用泻心法，泻心火有助于泻肝火。针灸疗法，凡是实证，可泻其所属的子经或子穴。如肝实证可取心经荥穴（火穴）少府，或本经荥穴（火穴）行间治疗。这就是“实则泻其子”的意思。

临床上运用相生规律来治疗，除母病及子、子盗母气外，还有单纯子病，均可用母子关系加强相生力量。所以相生的治法，主要是掌握母子关系，它的原则是“虚则补其母”，“实则泻其子”。凡母病及子，先有母的症状；子病犯母、子盗母气，先有子的症状；或单纯一脏的疾病，均可按照“补母泻子”的原则来论治。

根据相生规律确定的治疗方法，常用的有以下几种：

（1）滋水涵木法：是滋养肾阴以养肝阴的方法，又称滋肾养肝法，滋补肝肾法。适用于肾阴亏损而肝阴不足，以及肝阳偏亢之证。

（2）益火补土法：是温肾阳而补脾阳的一种方法，又称温肾健脾法，温补脾肾法。适用于肾阳衰微而致脾阳不振之证。

这里必须说明，就五行生克关系而言，心属火、脾属土。火不生土应当是心火不生脾土。但是，从命门学说兴起以来，一般所说的“火不生土”多是指命门之火（肾阳）不能温煦脾土的脾肾阳虚之证，很少指心火与脾阳的关系。

（3）培土生金法：是用补脾益气而补益肺气的方法，又称补养脾肺法。适用于脾胃虚弱，不能滋养肺脏而肺虚脾弱之候。

（4）金水相生法：是滋养肺肾阴虚的一种治疗方法，又称补肺滋肾法，滋养肺肾法。金水相生是肺肾同治的方法，有“金能生水，水能润金之妙”（《时病论》）。适用于肺虚不能输布津液以滋肾，或肾阴不足，精气不能上滋于肺，而致肺肾阴虚者。

又如根据相克规律确定治疗原则：临床上由于相克规律的异常而出现的病理变化，虽有相克太过，相克不及和反克之不同，但总的来说，可分强弱两个方面，即克者属强，表现为机能亢进；被克者属弱，表现为机能衰退。因而治疗上同时采取抑强扶弱的手段，并侧重在制其强盛，使弱者易于恢复。若一方虽强盛而尚未发生克伐太过现象时，必要时也可利用这一规律，预先加强被克者的力量，以防止病情的发展。

抑强可用于相克太过。如肝气横逆，犯胃克脾，出现肝脾不调、肝胃不和之证，称为木旺克土，用疏肝平肝为主。或者木本克土，反为土克，称为反克，亦叫反侮，如脾胃湿热或寒湿壅滞，影响肝的条达，当以运脾和胃为主。抑制其强者，则被克者的机能自然易于恢复。

扶弱可用于相克不及。如肝之虚，影响脾胃健运，称为木不疏土，治宜和肝为主，兼顾健脾，以加强双方的机能。

运用五行生克规律来治疗，必须分清主次，或者治母为主，兼顾其子；治子为主，兼顾其母。或是抑强为主，扶弱为辅；扶弱为主，抑强为辅。但是又要从矛盾双方的力量对比来考虑，以免顾此失彼。

根据相克规律确定的治疗方法，常用的有以下几种：

(1)抑木扶土法：是以疏肝健脾药治疗肝旺脾虚的一种方法。又称疏肝健脾法，平肝和胃法，调理肝脾法。适用于木旺乘土，木不疏土之证。

(2)培土制水法：是用温运脾阳或温肾健脾药以治疗水湿停聚为病的一种方法，又称敦土利水法，温肾健脾法。适用于脾虚不运，水湿泛滥而致水肿胀满之证。若肾阳虚衰，不能温煦脾阳，则肾不主水，脾不制水，水湿不化，这是水反克土，治当温肾为主，兼顾健脾。

(3)佐金平木法：是清肃肺气以抑制肝木的一种治疗方法，又称泻肝清肺法。临床上多用于肝火偏盛，影响肺气清肃之证。

(4)泻南补北法：即泻心火滋肾水，又称泻火补水法，滋阴降火法。适用于肾阴不足，心火偏旺，水火不济，心肾不交之证。因心主火，火属南方；肾主水，水属北方，故称泻南补北，这是水不制火。但必须指出，肾为水火之脏，肾阳虚亦能使相火偏旺，也称水不制火，这种属于一脏本身水火阴阳的偏盛偏衰，不能与五行生克的水不克火相提并论。

五行学说在治疗上的应用是比较广泛的，它不但适用于药物治疗方面，也同样指导着针灸疗法或精神疗法等。

在针灸疗法上，针灸医家将手足十二经四肢末端的穴位分属于五行，即井、荥、腧、经、合五种穴位分属于木、火、土、金、水，临床根据不同的病情以五行生克乘侮规律进行选穴治疗。

精神疗法主要用于情志疾病。情志生于五脏，五脏之间有着生克关系，所以情志之间也存在这种关系。由于在生理上人的情态变化有着相互抑制的作用，在病理上和内脏有密切关系，故在临床上可以用情志的相互制约关系来达到治疗的目的。如"怒伤肝，悲胜怒……喜伤心，恐胜喜……思伤脾，怒胜思……忧伤肺，喜胜忧……恐伤肾，思胜恐"(《素问・阴阳应象大论》)。

悲为肺志，属金；怒为肝志，属木。金能克木，所以悲胜怒。

恐为肾志，属水；喜为心志，属火。水能克火，所以恐胜喜。

怒为肝志，属木；思为脾志，属土。木能克土，所以怒胜思。

喜为心志，属火；忧为肺志，属金。火能克金，所以喜胜忧。

思为脾志，属土；恐为肾志，属水。土能克水，所以思胜恐。

可以看出，临床上依据五行生克规律确定治疗方法，确有其一定的实用价值。但是，应当指出，并非所有的疾病都可从五行生克这一规律来治疗，有些疾病需要用的就用，不需要用的就不用，绝不要机械地生搬硬套。换言之，在临床上既要正确地掌握五行生克的规律，又要根据具体病情进行辨证论治。

综上所述，阴阳学说和五行学说均属于唯物辩证观的哲学，渗透到医学领域后，促进了中医药学理论体系的形成和发展，并且还贯穿于整个中医药学理论体系的各个方面，成为中医药学理论体系的一个重要组成部分。

阴阳学说和五行学说，虽然各有特点，是两种学说，但两者之间是有关联的，在医学领域中是综合运用的。阴阳学说和五行学说，均是以阴阳、五行的各自属性及其各自相互联系的法则为理论指导，以临床可见的各种生理、病理现象为客观指标，去分析、研究、探讨和阐释人体内在脏腑、经络等的生理功能和病理变化的。所以说，阴阳学说和五行学说在医学领域中是综合运用的。

阴阳学说着重以"一分为二"的观点来说明相对事物或一个事物的两个方面存在着相互对立制约、互根互用、消长平衡和转化的关系。阴阳学说用以解释宇宙，则认为整个宇宙即是一个对立的统一体；用以解释人体，就把人体看作是由各种对立的组织结构、功能活动所组成的统一体；用以解释人和自然的关系，则就认为人和自然又是一个对立着的统一体。

五行学说着重以“五”为基数来阐释事物之间生克制化的相互关系。五行学说用以解释宇宙，则认为整个宇宙是由木、火、土、金、水五种基本物质的生克制化所组成的整体；用以解释人体，就以五行配属五脏、五官、五体、五志等来阐释其间相互生克制化的整体；用以解释人和自然的关系，则认为自然界的五运、六气、五方、五季、五化等都内应脏腑，人体脏腑的生理活动与自然环境之间同样存在着生克制化的相互关系，而是一个整体。

由于人的生命活动、人和自然的关系是非常复杂的，其间还有许多东西未被人们所发现和认识，而且阴阳学说、五行学说又受到历史社会条件的限制，还不能完全解释人体的生理活动，所以在医学领域中，非常强调二者综合运用，试图对人的生命活动得到较好的阐释。如《类经图翼》说：“五行即阴阳之质，阴阳即五行之气。气非质不立，质非气不行。行也者，所以行阴阳之气也”，这就充分说明了在实际运用中，论阴阳则往往联系到五行，言五行则必及阴阳。如在探讨脏腑功能时，不仅脏腑可以分阴阳，各脏都有阴阳，而且各脏生理功能之间，确也存在着相互生克制化的关系。反之，以五行的生克制化来探讨五脏之间相互关系时，又离不开五脏阴阳之间的相互联结和制约。因此，在分析研究和探讨脏腑生理活动和病理变化时，必须把阴阳和五行结合起来，才有利于正确认识脏腑之间的相互关系。

此外，又须指出，阴阳五行学说，是属我国古代的辩证唯物观，但不能否认还受到社会历史的限制，而存在着相当的局限性。因此，我们在研究人体生命活动、生理功能和病理变化时，不能停留于阴阳或五行的抽象概念，必需从实际出发，认真研究各种生理功能和病理变化，才能更实际、更具体地继承和发展中医药学，为保卫人类健康做出贡献。

第五十八章　藏　象

“藏象”二字，首见于《素问·六节藏象论》。藏，是指藏于体内的内脏；象，是指表现于外的生理、病理现象。如张景岳在《类经》中说：“象，形象也。藏居于内，形见于外，故曰藏象。”

藏象学说，即是通过对人体生理、病理现象的观察，研究人体各个脏腑的生理功能、病理变化及其相互关系的学说。藏象学说，在中医学理论体系中占有极其重要的地位，对于阐明人体的生理和病理，指导临床实践具有普遍的指导意义。

藏象学说，是以脏腑为基础。脏腑，是内脏的总称。按照脏腑的生理功能特点，可分为脏、腑、奇恒之腑三类：脏，即心、肺、脾、肝、肾，合称为“五脏”；腑，即胆、胃、小肠、大肠、膀胱、三焦，合称为“六腑”；奇恒之腑，即脑、髓、骨、脉、胆、女子胞（子宫）。

五脏的共同生理特点，是化生和贮藏精气；六腑的共同生理特点，是受盛和传化水谷；奇恒之腑，即是指这一类腑的形态及其生理功能均有异于“六腑”，不与水谷直接接触，而是一个相对密闭的组织器官，而且还具有类似于脏的贮藏精气的作用，因而称为奇恒之腑。所以，《素问·五藏别论》说：“所谓五藏者，藏精气而不泻也，故满而不能实。六腑者，传化物而不藏，故实而不能满也。所以然者，水谷入口，则胃实而肠虚；食下，则肠实而胃虚。故曰，实而不满，满而不实也。”这里指出的“满”和“实”，主要是针对精气和水谷的各自特点而言，如王冰说：“精气为满，水谷为实。五脏但藏精气，故满而不实；六腑则不藏精气，但受水谷，故实而不能满也”。脏与腑的这些区别，并不仅仅是说明其生理上的功能特点，而且也具有指导临床实践的意义。如脏病多虚，腑病多实；脏实者可泻其腑，腑虚者可补其脏等，至今仍不失为指导临床的准则。

藏象学说的形成，主要有三个方面：一是古代的解剖知识。如《灵枢·经水》说：“夫八尺之士，皮肉在此，外可度量切循而得之，其死，可解剖而视之。其脏之坚脆，腑之小大，谷之多少，脉之长短，血之清浊……皆有大数”。为脏腑学说的形成，在形态学方面奠定基础。二是长期来对人体生理、病理现象的观察。例如，皮肤受凉而感冒，会出现鼻塞、流涕、咳嗽等症状，因而认识了皮毛、鼻和肺之间存在着密切的联系。三是反复的医疗实践，从病理现象和治疗效应来分析和反证机体的某些生理功能。例如，许多眼疾，从肝着手治疗而获愈，久之，便得出了“肝开窍于目”的理论；再如在使用某些补肾药物后，可以加速骨折的愈合，因而认识到肾的精气有促进骨骼生长的作用，从而产生“肾主骨”之说。

藏象学说的主要特点，是以五脏为中心的整体观。这一个整体观，主要体现在：

以脏腑分阴阳，一阴一阳相为表里，脏与腑是一个整体。如心与小肠、肺与大肠、脾与胃、肝与胆、肾与膀胱以及心包与三焦相为表里。一脏一腑相为表里的主要依据是:经络循行路线的阴阳相对和相互络属;某一脏与某一腑之间在生理功能上的紧密联系。

五脏与形体诸窍联结成一个整体。五脏各有外候,与形体诸窍各有特定的联系,这是藏象学说整体观的又一具体体现。按照藏象学说的理论,心,其华在面,其充在血脉,开窍于舌;肺,其华在毛,其充在皮,开窍于鼻;脾,其华在唇四白,其充在肌,开窍于口;肝,其华在爪,其充在筋,开窍于目;肾,其华在发,其充在骨,开窍于耳和二阴。

五脏的生理活动与精神情志密切相关。人的精神情志与意识思维活动,是大脑的功能,这在《内经》等文献中已有所记载。但是,在藏象学说中,则认为人的精神情志和意识思维活动,与五脏的生理活动具有密切的关系。由于五脏的生理活动能够统率全身整体的生理功能,所以认为大脑的生理功能正常,有赖于五脏生理功能的平衡协调。五脏的功能活动异常,则大脑的精神情志和意识思维活动也必受其影响;反之,精神情志和意识思维活动的失常,也势必反作用于五脏,从而影响五脏的生理功能,因此,《素问·宣明正气篇》中所说的:"心藏神、肺藏魄、肝藏魂、脾藏意、肾藏志",并不是不认识大脑的生理功能,而是进一步把人的精神意识和思维活动加以科学的分类,探讨其与各脏生理活动的关系。

五脏生理功能之间的平衡协调,是维持机体内在环境相对恒定的重要环节;同时,通过五脏与形体诸窍的联系、五脏与精神情志活动的关系,来沟通体内外环境之间的联系,维系着体内外环境之间的相对平衡协调。

综上所述,藏象学说的形成,虽有一定的古代解剖知识为基础,但其发展,主要是基于"有诸内,必形诸外"的观察研究方法,因而其观察分析的结果,必然大大地超越了人体解剖学的脏腑范围,形成了独特的生理和病理的理论体系。因此,藏象学说中的心、肺、脾、肝、肾等脏腑的名称,虽与现代人体解剖学的脏器名称相同,但在生理、病理的含义中,却不完全相同。中医藏象学说中一个脏腑的生理功能,可能包含着现代解剖生理学中几个脏器的生理功能;而现代解剖生理学中的一个脏器的生理功能,亦可能分散在藏象学说的某几个脏腑的生理功能之中。这是因为藏象学说中的脏腑,不单纯是一个解剖学的概念,更重要的则是概括了人体某一系统的生理和病理学概念。

第一节 五 脏

五脏,是心、肺、脾、肝、肾的合称。五脏的生理功能,虽然各有专司,但心脏的生理功能是起着主宰的作用。五脏之间各种生理功能活动的相互依存、相互制约和相互协调平衡,主要是以阴阳五行学说的理论为基础来进行阐释的。

一、心

心居于胸腔,膈膜之上,圆面尖长,形似倒垂的未开莲蕊,有心包卫护于外。心为神之居、血之主、脉之宗,在五行属火,起着主宰生命活动的作用,故《素问·灵兰秘典论》称之为"君主之官"。心的生理功能主要有两方面,一是主血脉,二是主神志。心开窍于舌,其华在面,在志为喜,在液为汗。手少阴心经与手太阳小肠经在心与小肠之间相互络属,故心与小肠相为表里。

(一)心的主要生理功能

1.主血脉 心主血脉,包括主血和主脉两个方面:全身的血,都在脉中运行,依赖于心脏的搏动而输送到全身,发挥其濡养的作用,故《素问·五脏生成篇》说:"诸血者,皆属于心。"脉,即血脉,又可称经脉,为血之府。脉是血液运行的通道,脉道的通利与否,营气和血液的功能健全与否,直接影响着血液的正常运行,故《灵枢·决气》说:"壅遏营气,令无所避,是谓脉。"由此可见,《素问·痿论》所说的"心主身之血脉"和《素问·六节藏象论》所说的"心者,其充在血脉",是针对心脏、脉和血液所构成的一个相对独立系统而言。这个系统的生理功能,都属于心所主,都有赖于心脏的正常搏动。因此,心脏的搏动是否正常,是起着十分关键的作用。

心脏的正常搏动,在中医学理论上认为主要依赖于心气。心气充沛,才能维持正常的心力、心率和心律,血液才能在脉内正常地运行,周流不息,营养全身,而见面色红润光泽,脉象和缓有力等外在的表现。血液的正常运行,也有赖于血液本身的充盈。如果血衰少,血脉空虚,同样也能直接影响心脏的正常搏动和血液的正常运行。所以,血液的正常运行,必须以心气充沛,血液充盈和脉道通利为其最基本的前提条件。如果心气不足、血液亏虚、脉道不利,势必形成血流不畅,或血脉空虚,而见面色无华,脉象细弱无力等外在表现,甚则发生气血瘀滞,血脉受阻，而见面色灰暗，唇舌青紫，心前区憋闷和刺痛，以及脉象结、代、促、涩等外在表现。

2. **主神志** 心主神志，即是心主神明，或称心藏神。神有广义和狭义之分。广义的神，是指整个人体生命活动的外在表现，如整个人体的形象以及面色、眼神、言语、应答、肢体活动姿态等，无不包含于神的范围。换句话说，凡是机体表现于外的“形征”，都是机体生命活动的外在反映，也就是通常所说的“神气”。《素问·移精变气论》的“得神者昌，失神者亡”就是指这种广义的神。狭义的神，即是心所主之神志，是指人的精神、意识、思维活动。由于人的精神、意识和思维活动不仅仅是人体生理功能的重要组成部分，而且在一定条件下，又能影响整个人体各方面生理功能的协调平衡，所以《素问·灵兰秘典论》说：“心者，君主之官也，神明出焉。”《灵枢·邪客》说：“心者，五脏六腑之大主也，精神之所舍也。”

人的精神、意识和思维活动，是大脑的生理功能，即大脑对外界事物的反映。这早在《内经》已有明确的论述。但在中医学脏象中则将人的精神、意识、思维活动不仅归属于五脏，而且主要归属于心的生理功能。《灵枢·本神》说：“所以任物者谓之心。”任，是接受、担任之义，即是具有接受外来信息的作用。古人之所以把心称作“五脏六腑之大主”，是与心主神明的功能分不开的。所以张介宾在《类经》中指出：“心为脏腑之主，而总统魂魄，并该意志，故忧动于心则肺应，思动于心则脾应，怒动于心则肝应，恐动于心则肾应，此所以五志唯心所使也。”又说：“情志之伤，虽五脏各有所属，然求其所由，则无不从心而发。”人的精神意识思维活动，虽可分属于五脏，但主要归属于心主神明的生理功能。因此，心主神明的生理功能正常，则精神振奋，神志清晰，思考敏捷，对外界信息的反应灵敏和正常。如果心主神志的生理功能异常，即可出现精神意识思维的异常，而出现失眠、多梦、神志不宁，甚至谵狂；或可出现反应迟钝、健忘、精神萎顿，甚则昏迷，不省人事等临床表现。

心主神志的生理功能与心主血脉的生理功能密切相关。血液是神志活动的物质基础。正因为心具有主血脉的生理功能，所以才具有主神志的功能。如《灵枢·本神》说：“心藏脉，脉舍神。”《灵枢·营卫生会》又说：“血者，神气也。”因此，心主血脉的功能异常，亦必然出现神志的改变。

（二）心的在志、在液、在体和在窍

1. **在志为喜** 心在志为喜，是指心的生理功能和精神情志的“喜”有关。藏象学说认为，人对外界信息引起情志变化，是由五脏的生理功能所化生，故把喜、怒、忧、思、恐称作五志，分属于五脏。《素问·天元纪大论》说：“人有五脏化五气，以生喜、怒、思、忧、恐。”《素问·阴阳应象大论》说：“在脏为心……在志为喜。”这是说五志之中，喜为心之志。喜，一般说来，对外界信息的反应，是属于良性的刺激，有益于心主血脉等生理功能，所以《素问·举痛论》说：“喜则气和志达，营卫通利。”但是，喜乐过度，则又可使心神受伤。《灵枢·本神》说：“喜乐者，神惮散而不藏”。从心主神志的生理功能状况来分析，又有太过与不及的变化，一般说来，心主神志的功能过亢，则使人喜笑不止；心主神志的功能不及，则使人易悲。如《素问·调经论》所说：“神有余则笑不休，神不足则悲。”但由于心为神明之主，不仅喜能伤心，而且五志过极，均能损伤心神。所以《灵枢·邪气脏腑病形》又说：“愁忧恐惧则伤心。”《素问·本病论》亦说：“忧愁思虑则伤心。”

2. **在液为汗** 汗液，是津液通过阳气的蒸腾气化后，从玄府（汗孔）排出之液体。所以《素问·阴阳别论》说：“阳加于阴谓之汗”。吴瑭《温病条辨》也说：“汗也者，合阳气阴精蒸化而出者也。”汗液的排泄，还有赖于卫气对腠理的开阖作用：腠理开，则汗液排泄；腠理闭，则无汗。由于汗为津液所化生，血与津液又同出一源，因此有“汗血同源”之说。而血又为心所主，故有“汗为心之液”之称。

3. **在体合脉、其华在面** 脉是指血脉。心合脉，即是指全身的血脉都属于心。华，是光彩之义。其华在面，即是心的生理功能是否正常，可以显露于面部的色泽变化。由于头面部的血脉极为丰富，如《灵枢·邪气脏腑病形》说：“十二经脉，三百六十五络，其血气皆上于面而走空窍”，所以心气旺盛，血脉充盈，面部红润有泽；心气不足，则可见面色㿠白、晦滞；血虚则面色无华；血瘀则面色青紫等。故《素问·五脏生成篇》也说：“心之合脉也，其荣色也。”

4. **在窍为舌** 在窍，即是开窍（下同）。心开窍于舌，是指舌为心之外候，又称舌为“心之苗”。舌的功能是主司味觉和表达语言，所以《灵枢·忧恚无言》说：“舌者，音声之机也。”舌的味觉功能，和正确地表达语言，有赖于心主血脉和心主神志的生理功能，如果心的生理功能异常，可导致味觉的改变和舌强语謇等病理现象。所以《灵枢·脉度》说“心气通于舌，心和则舌能知五味矣。”由于舌面无表皮覆盖，血管又极其丰富，因此，从舌质的色泽可以直接察知气血的运行和判断心主血脉的生理功能。心开窍于舌，是古代医家通过长期对生理、病理现象的观察而得出的理论，而且《灵枢·经脉》说：“手少阴之别……循经入心中，系舌本。”故《素问·阴阳应象大论》说“心主舌”，心“在窍为舌”。心的功能正常，则舌体红活荣润，柔软灵活，味觉灵敏，语言流利。若心有病变，可以从舌上反映出来。如心的阳气不足,则舌质淡白胖嫩;心的阴血不足,则舌质红绛瘦瘪;心火上炎则舌红,甚至生疮;若心血瘀阻,则舌质暗紫或有瘀斑;心主神志的功能异常,则舌卷、舌强、语謇或失语等。

总之,在藏象学说中,心的生理功能,不仅包括心、血、脉在内的完整的循环系统,而且还包括主宰精神、意识和思维活动。《素问·六节脏象论》说:"心者,生之本,神之变也,其华在面,其充在血脉。"即是对心的主要生理功能的简明概括。

【附】心包络:

心包络,简称心包,又可称"膻中",是包在心脏外面的包膜,具有保护心脏的作用。心包的形态和部位,古人也有描述。《医学正传》说:"心包络,实乃裹心之包膜也,包于心外,故曰心包络也。"《医贯》亦说:"心之下有心包络,即膻中也,象如仰盂,心即居其中。"心居包络之中,膻中在心之外,所以《内经》比之为心之宫城,如《灵枢·胀论》说:"膻中者,心主之宫城也。"在经络学说中,手厥阴经属于心包络,与手少阳三焦经相为表里,故心包络亦称为脏。但在藏象学说中,认为心包络是心之外围,有保护心脏的作用,所以外邪侵袭于心,首先包络受病。《灵枢·邪客》说:"心者,五脏六腑之大主,精神之所舍也,其脏坚固,邪弗能容也。容之则心伤,心伤则神去,神去则死矣。故诸邪之在于心者,皆在于心之包络。"所以,在温病学说中,将外感热病中出现的神昏、谵语等症,称之为"热入心包"或"蒙蔽心包"。

二、肺

肺位于胸腔,左右各一。由于肺位最高,故称"华盖"。因肺叶娇嫩,不耐寒热,易被邪侵,故又称"娇藏"。为魄之处、气之主,在五行属金。肺的主要生理功能是:主气、司呼吸,主宣发肃降,通调水道,朝百脉而主治节,以辅佐心脏调节气血的运行。肺上通喉咙,外合皮毛,开窍于鼻,在志为忧,在液为涕。手太阴肺经与手阳明大肠经相互络属于肺与大肠,故肺与大肠为表里。

(一)肺的主要生理功能

1. 主气、司呼吸　肺的主气功能包括:主一身之气和呼吸之气。

肺主一身之气,是指一身之气都归属于肺,由肺所主。《素问·五脏生成篇》说:"诸气者,皆属于肺。"陈修园《医学实在易》说:"气通于肺脏,凡脏腑经络之气,皆肺气之所宣。"肺主一身之气,首先体现于气的生成方面,特别是宗气的生成,主要依靠肺吸入的清气与脾胃运化的水谷精气相结合。因此,肺的呼吸功能健全与否,直接影响着宗气的生成,也影响着全身之气的生成。其次,肺主一身之气,还体现于对全身的气机具有调节作用。肺的呼吸运动,即是气的升降出入运动。肺有节律的一呼一吸,对全身之气的升降出入运动起着重要的调节作用。

肺主呼吸之气肺主呼吸之气,即是指肺是体内外气体交换的场所,通过肺的呼吸,吸入自然界的清气,呼出体内的浊气,实现了体内外气体的交换。通过不断的呼浊吸清,吐故纳新,促进着气的生成,调节着气的升降出入运动,从而保证了人体新陈代谢的正常进行。《素问·阴阳应象大论》说:"天气通于肺。"肺主一身之气和呼吸之气,实际上都隶属于肺的呼吸功能。肺的呼吸均匀和调,是气的生成和气机调畅的根本条件。反之,呼吸功能失常,必然影响宗气的生成和气的运动,肺主持一身之气和呼吸之气的作用也就减弱;如果肺丧失了呼吸的功能,清气不能吸入,浊气不能排出,人的生命活动也就终结。所以说,肺主一身之气的作用,主要取决于肺的呼吸功能。但是,气的不足和升降出入运动的异常,以及血的运行和津液的输布排泄异常,均可影响及肺的呼吸运动,而出现呼吸的异常。

2. 主宣发和肃降　所谓"宣发",即是宣发和布散,也就是肺气向上的升宣和向外周的布散。所谓"肃降",即是清肃、洁净和下降,也就是肺气向下的通降和使呼吸道保持洁净的作用。

肺主宣发的生理作用,主要体现于三个方面:一是通过肺的气化,排出体内的浊气。二是将脾所转输的津液和水谷精微,布散到全身,外达于皮毛,即是《灵枢·决气》所说的"上焦开发,宣五谷味,熏肤、充身、泽毛,若雾露之溉,是谓气"。三是宣发卫气,调节腠理之开合,将代谢后的津液化为汗液,排出体外。因此,肺失于宣散,即可出现呼气不利,胸闷,咳喘,以及鼻塞、喷嚏和无汗等病理现象。

肺主肃降的生理作用,主要体现于三个方面:一是吸入自然界的清气。二是由于肺位最高,为华盖之脏,故将肺吸入的清气和由脾转输至肺的津液和水谷精微向下布散。三是肃清肺和呼吸道内的异物,以保持呼吸道的洁净。因此,肺失于肃降,即可出现呼吸短促或表浅,咳痰、咯血等病理现象。

肺的宣发和肃降,是相反相成的矛盾运动。在生理情况下相互依存和相互制约;在病理情况下,则又常常相互影响。所以说，没有正常的宣发，就没有很好的肃降；没有很好的肃降，也必然会影响正常的宣发。宣发与肃降正常，则气道通畅，呼吸调匀，体内外气体得以正常交换。如果二者的功能失去协调，就会发生“肺气失宣”或“肺失肃降”的病变，而出现喘、咳、肺气上逆之证。所以《素问·脏气法时论》说：“肺苦气上逆。”《素问·至真要大论》亦说：“诸气膹郁，皆属于肺。”

3. **通调水道** 通，即疏通；调，即调节；水道，是水液运行和排泄的道路。肺的通调水道功能，是指肺的宣发和肃降对体内水液的输布、运行和排泄起着疏通和调节的作用。肺主宣发，不但将津液和水谷精微宣发至全身，而且主司腠理的开合，调节汗液的排泄；肺气肃降，不但将吸入之清气下纳于肾，而且也将体内的水液不断地向下输送，而成为尿液生成之源，经肾和膀胱的气化作用，生成尿液而排出体外。这就是肺在调节水液代谢中的作用，也就是肺的通调水道的生理功能。所以说“肺主行水”，和“肺为水之上源”。如果肺的通调水道功能减退，就可发生水液停聚而生痰、成饮，甚则水泛为肿等病变。

4. **朝百脉、主治节** 朝，即聚会的意思；肺朝百脉，即是指全身的血液，都通过经脉而聚会于肺，通过肺的呼吸，进行气体的交换，然后再输布到全身。《素问·经脉别论》说：“食气入胃，浊气归心，淫精于脉，脉气流经，经气归于肺，肺朝百脉，输精于皮毛。”

全身的血和脉，均统属于心，心脏的搏动，是血液运行的基本动力。而血的运行，又依赖于气的推动，随着气的升降而运行至全身。肺主一身之气，由于肺主呼吸，调节着全身的气机，所以血液的运行，亦有赖于肺气的敷布和调节。《医学真传·气血》说：“人之一身，皆气血之所循行。气非血不和，血非气不运。”

“治节”，即治理和调节。肺主治节，出自《素问·灵兰秘典论》的“肺者，相傅之官，治节出焉”。肺的治节作用，主要体现于四个方面：一是肺主呼吸，人体的呼吸运动是有节奏地一呼一吸；二是随着肺的呼吸运动，治理和调节着全身的气机，即是调节着气的升降出入的运动；三是由于调节着气的升降出入运动，因而辅助心脏，推动和调节血液的运行；四是肺的宣发和肃降，治理和调节津液的输布、运行和排泄。因此，肺主治节，实际上是对肺的主要生理功能的高度概括。

（二）肺的在志、在液、在体和在窍

1. **在志为忧** 以五志分属五脏来说，则肺在志为忧。《素问·阴阳应象大论》说：“在脏为肺……在志为优。”忧和悲的情志变化，虽略有不同，但其对人体生理活动的影响是大体相同的，因而忧和悲同属肺志。忧愁和悲伤，均属于非良性刺激的情绪反映，它对于人体的主要影响，是使气不断地消耗，如《素问·举痛论》说：“悲则气消……悲则心系急，肺布叶举，而上焦不通，营卫不散，热气在中，故气消矣。”由于肺主气，所以悲忧易于伤肺。反之，在肺虚时，机体对外来非良性刺激的耐受性就会下降，而易于产生悲忧的情绪变化。

2. **在液为涕** 涕是由鼻黏膜分泌的黏液，并有润泽鼻窍的功能。鼻为肺窍，《素问·宣明五气篇》说：“五脏化液……肺为涕。”在正常情况下，鼻涕润泽鼻窍而不外流。若肺寒，则鼻流清涕；肺热，则涕黄浊；肺燥，则鼻干。

3. **在体合皮、其华在毛** 皮毛，包括皮肤、汗腺、毫毛等组织，是一身之表。依赖于卫气和津液的温养和润泽，成为抵御外邪侵袭的屏障。由于肺主气属卫，具有宣发卫气，输精于皮毛等生理功能，故《素问·五脏生成篇》说：“肺之合皮也，其荣毛也。”肺的生理功能正常，则皮肤致密，毫毛光泽，抵御外邪侵袭的能力亦较强；反之，肺气虚，宣发卫气和输精于皮毛的生理功能减弱，则卫表不固，抵御外邪侵袭的能力就低下，可出现多汗和易于感冒，或皮毛憔悴枯槁等现象。由于肺和皮毛相合，所以在外邪侵犯皮毛，腠理闭塞，卫气郁滞的同时，也常常影响及肺，而致肺气不宣；外邪侵肺，肺气不宣时，也同样能引起腠理闭塞，卫气郁滞等病理变化。在中医学中把汗孔称作“气门”，即是，汗孔不仅是排泄由津液所化之汗液，实际上也是随着肺的宣散和肃降进行着体内外的气体交换，所以唐容川在《医经精义》中指出，皮毛亦有“宣肺气”的作用。

4. **在窍为鼻** 肺开窍于鼻，鼻与喉相通而联于肺，鼻和喉是呼吸的门户，故有“鼻为肺之窍”，“喉为肺之门户”的说法。鼻的嗅觉与喉部的发音，都是肺气的作用。所以肺气和、呼吸利，则嗅觉灵敏，声音能彰。《灵枢·脉度》说：“肺气通于鼻，肺和则鼻能知臭香矣。”正由于肺开窍于鼻而与喉直接相通，所以外邪袭肺，多从鼻喉而入；肺的病变，也多见鼻、喉的证候，如鼻塞、流涕、喷嚏、喉痒、音哑和失音等。

三、脾

脾位于中焦，在膈之下。它的主要生理功能是主运化、升清和统摄血液。足太阴脾经与足阳明胃经，相互络属于脾胃，脾和胃相为表里。脾和胃同属于消化系统的主要脏器，机体的消化运动，主要依赖于脾和胃的生理功能。机体生命活动的持续和气血津液的生化，都有赖于脾胃运化的水谷精微，而称脾胃为气血生化之源，“后天之本”。故《素问·灵兰秘典论》说：“脾胃者，仓廪之官，五味出焉。”脾开窍于口，其华在唇，在五行属土，在志为思，在液为涎，主肌肉与四肢。

（一）脾的主要生理功能

1. 主运化 运，即转运输送；化，即消化吸收。脾主运化，是指脾具有把水谷（饮食物）化为精微，并将精微物质转输至全身的生理功能。脾的运化功能，可分为运化水谷和运化水液两个方面。

运化水谷：运化水谷，即是对饮食物的消化和吸收。饮食入胃后，对饮食物的消化和吸收，实际上是在胃和小肠内进行的。但是，必须依赖于脾的运化功能，才能将水谷化为精微。同样，也有赖于脾的转输和散精功能，才能把水谷精微“灌溉四旁”和布散至全身。如《素问·经脉别论》说的“食气入胃，散精于肝……浊气归心，淫精于脉”和“饮入于胃，游溢精气，上输于脾，脾气散精，上归于肺”等等，都是说明饮食物中营养物质的吸收，全赖于脾的转输和散精功能。脾的这种生理功能，也即是《素问·厥论》所说的“脾主为胃行其津液者也”。因此，脾的运化水谷精微功能旺盛，则机体的消化吸收功能才能健全，才能为化生精、气、血、津液提供足够的养料，才能使脏腑、经络、四肢百骸，以及筋肉皮毛等组织得到充分的营养，而进行正常的生理活动。反之，若脾的运化水谷精微的功能减退，即称作脾失健运，则机体的消化吸收机能即因之而失常，而出现腹胀、便溏、食欲不振，以至倦怠、消瘦和气血生化不足等病变。所以说：脾胃为后天之本，气血生化之源。

运化水液：运化水液，也有人称作“运化水湿”，是指对水液的吸收、转输和布散作用，是脾主运化的一个组成部分。饮食物中营养物质的吸收，多属于液态状物质，所谓运化水液的功能，即是对被吸收的水谷精微中多余水分，能及时地转输至肺和肾，通过肺、肾的气化功能，化为汗和尿排出体外。因此，脾的运化水液功能健旺，就能防止水液在体内发生不正常停滞，也就能防止湿、痰、饮等病理产物的生成。反之，脾的运化水液功能减退，必然导致水液在体内的停滞，而产生湿、痰、饮等病理产物，甚则导致水肿。所以，《素问·至真要大论》说：“诸湿肿满，皆属于脾。”这也就是脾虚生湿，脾为生痰之源和脾虚水肿的发生机理。

运化水谷和水液，是脾主运化功能的两个方面，二者可分而不可离。脾的运化功能，不仅是脾的主要生理功能，而且对于整个人体的生命活动，至关重要，故称脾胃为“后天之本”，气血生化之源。这实际上是对饮食营养和消化吸收功能的重要生理意义，在理论上的高度概括。所以，李中梓在《医宗必读》中说：“一有此身，必资谷气，谷入于胃，洒陈于六腑而气至，和调于五脏而血生，而人资之以为生者也，故曰后天之本在脾。”

脾胃为“后天之本”，在防病和养生方面也有着重要意义。如李东垣在《脾胃论·脾胃盛衰论》中说：“百病皆由脾胃衰而生也。”故在日常生活中不仅要注意饮食营养，而且要善于保护脾胃；如在患病时，针对病情进行忌口，用药时也要顾及脾胃等等，都是脾胃为“后天之本”在防病和养生中的具体体现。

2. 主升清 脾的运化功能，是以升清为主。所谓“升清”的升，是指脾气的运动特点，以上升为主，故又说“脾气主升”。“清”，是指水谷精微等营养物质。“升清”，即是指水谷精微等营养物质的吸收和上输于心、肺、头目，通过心肺的作用化生气血，以营养全身。故说“脾以升为健”。升和降是脏腑气机的一对矛盾运动。脾的升清，是和胃的降浊相对而言，也就是升清和降浊相对而言，这是一个方面。另一方面，脏腑之间的升降相因，协调平衡是维持人体内脏相对恒定于一定位置的重要因素。因此，脾的升清功能正常，水谷精微等营养物质才能吸收和正常输布，正如李东垣所强调的脾气升发，则元气充沛，人体始有生生之机；同时，也由于脾气的升发，才能使机体内脏不致下垂。若脾气不能升清，则水谷不能运化，气血生化无源，可出现神疲乏力、头目眩晕、腹胀、泄泻等症；故《素问·阴阳应象大论》说：“清气在下，则生飧泄。”脾气（中气）下陷，则可见久泄脱肛，甚或内脏下垂等病症。

3. 主统血 脾主统血，统，是统摄、控制的意思，即是脾有统摄血液在经脉之中流行，防止逸出脉外的功能。《难经·四十二难》说：“脾裹血，温五脏。”这里的裹，即是指脾具有包裹血液，勿使外逸的意思，实际上也就是指脾有统血的功能。脾统血的主要机理，实际上是气的固摄作用。如沈目南《金匮要略注》说：“五脏六腑之血，全赖脾气统摄。”脾之所以能统血，与脾为气血生化之源密切相关。脾的运化功能健旺，则气血充盈，而气的固摄作用也较健全，而血液也不会逸出脉外而致出血；反之，脾的运化功能减退，则气血生化无源，气血虚亏，气的固摄功能减退，而导致出血。但是，由于脾主升清，脾气主升，所以在习惯上，多以便血、尿血、崩漏等称作脾不统血。

（二）脾的在志、在液、在体和在窍

1. 在志为思 脾在志为思，思，即思考、思虑，是人体精神意识思维活动的一种状态。如《灵枢·本神》说：“因志而存变谓之思。”思，虽为脾之志，但亦与心主神明有关，故有“思出于心，而脾应之”之说。正常的思考问题，对机体的生理活动并无不良的影响，但在思虑过度、所思不遂等情况下，就能影响机体的正常生理活动。其中最主要的是影响气的正常运动，导致气滞和气结，所以《素问·举痛论》说：“思则心有所存，神有所归，正气留而不行，故气结矣。"从影响脏腑生理功能来说，最明显的是脾的运化功能，由于气结于中，影响了脾的升清，所以思虑过度，常能导致不思饮食，脘腹胀闷，头目眩晕等症。

2. 在液为涎 涎为口津，唾液中较清稀的称作涎。它具有保护口腔黏膜，润泽口腔的作用，在进食时分泌较多，有助于食品的吞咽和消化。《素问·宣明五气篇》说："脾为涎。"故有涎出于脾而溢于胃之说。在正常情况下，涎液上行于口，但不溢于口外。若脾胃不和，则往往导致涎液分泌急剧增加，而发生口涎自出等现象，故说脾在液为涎。

3. 在体合肌肉、主四肢 《素问·痿论》说："脾主身之肌肉"，这是由于脾胃为气血生化之源，全身的肌肉，都需要依靠脾胃所运化的水谷精微来营养，才能使肌肉发达丰满，臻于健壮，正如《素问集注·五脏生成篇》所说："脾主运化水谷之精，以生养肌肉，故主肉。"因此，人体肌肉的壮实与否，与脾胃的运化功能相关，脾胃的运化功能障碍，必致肌肉瘦削，软弱无力，甚至萎弱不用。这也是《素问·痿论》所说的"治痿独取阳明"的主要理论依据。

四肢与躯干相对而言，是人体之末，故又称"四末"。人体的四肢，同样需要脾胃运化的水谷精微等营养，以维持其正常的生理活动。四肢的营养输送，全赖于清阳的升腾宣发，故《素问·阴阳应象大论》说："清阳实四肢。"脾主运化和升清，因此，脾气健运，则四肢的营养充足，而活动也轻劲有力；若脾失健运，清阳不升，布散无力，则四肢的营养不足，可见倦怠无力，甚或萎弱不用。所以《素问·太阴阳明论》说："四肢皆禀气于胃而不得至经，必因于脾乃得禀也。今脾病不能为胃行其津液，四肢不得禀水谷气，气日以衰，脉道不利，筋骨肌肉皆无气以生，故不用焉。"即是说明四肢的功能正常与否，与脾的运化水谷精微和升清功能是否健旺密切相关。

4. 在窍为口，其华在唇 脾开窍于口，口腔是消化道的最上端。开窍于口，系指饮食口味等与脾运化功能有密切关系。口味的正常与否，全赖于脾胃的运化功能，也即是脾的升清与胃的降浊是否正常。脾胃健运，则口味正常，而增进食欲。所以《灵枢·脉度》说："脾气通于口，脾和则口能知五谷矣。"若脾失健运，则可出现口淡无味、口甜、口腻、口苦等口味异常的感觉，从而影响食欲。

口唇的色泽，与全身的气血是否充盈有关。由于脾为气血生化之源，所以口唇的色泽是否红润，不但是全身气血状况的反映，而且实际上也是脾胃运化水谷精微的功能状态的反映。所以《素问·五脏生成篇》说："脾之合肉也，其荣唇也。"

四、肝

肝位于腹部，横膈之下，右胁之内。肝为魂之处，血之藏，筋之宗。肝在五行属木，主动，主升。所以《素问·灵兰秘典论》说："肝者，将军之官，谋虑出焉。"《素问·六节脏象论》说："肝者，罢极之本，魂之居也。"肝的主要生理功能是主疏泄和主藏血。肝开窍于目，主筋，其华在爪，在志为怒，在液为泪。肝与胆，不仅是足厥阴肝经与足少阳胆经相互络属于肝胆之间，而且肝与胆本身也直接相连，而为表里。

(一)肝的主要生理功能

1. 主疏泄 肝主疏泄，疏，即疏通；泄，即发泄、升发。肝的疏泄功能反映了肝为刚脏，主升、主动的生理特点，是调畅全身气机，推动血和津液运行的一个重要环节。肝的疏泄功能，主要表现在以下三个方面：

(1)调畅气机：气机，即气的升降出入运动。机体的脏腑、经络、器官等的活动，全赖于气的升降出入运动。由于肝的生理特点是主升、主动，这对于气机的疏通、畅达、升发，是一个重要的因素。因此，肝的疏泄功能是否正常，对于气的升降出入之间的平衡协调，起着调节作用。肝的疏泄功能正常，则气机调畅，气血和调，经络通利，脏腑、器官等的活动也就正常和调。如果肝的疏泄功能异常，则可出现两个方面的病理现象：一是肝的疏泄功能减退，即是肝失疏泄，则气的升发就显现不足，气机的疏通和畅达就会受到阻碍，从而形成气机不畅、气机郁结的病理变化，出现胸胁、两乳或少腹等某些局部的胀痛不适等病理现象；二是肝的升发太过，则气的升发就显现过亢，气的下降就不及，从而形成肝气上逆的病理变化，出现头目胀痛、面红目赤、易怒等病理表现。气升太过，则血随气逆，而导致吐血、咯血等血从上溢的病理变化。甚则可以导致卒然昏不知人，称为气厥，亦即《素问·生气通天论》所说的"阳气者，大怒则形气绝，而血菀于上，使人薄厥"。

血的运行和津液的输布代谢，亦有赖于气的升降出入运动。因此，气机的郁结，会导致血行的障碍，形成血瘀，或为癥积、肿块，在妇女则可导致经行不畅、痛经、闭经等。气机的郁结，也会导致津液的输布代谢障碍，产生痰、水等病理产物，或为痰阻经络而成痰核，或为水停而成臌胀。

(2)促进脾胃的运化功能：脾胃的运化功能正常与否的一个极重要环节，是脾的升清与胃的降浊之间是否协调平衡，而肝的疏泄功能，又和脾胃的升降密切相关。肝的疏泄功能正常，是脾胃正常升降的一个重要条件。如肝的疏泄功能异常，则不仅能影响脾的升清功能，在上则为眩晕，在下则为飧泄；而且还能影响及胃的降浊功能，在上则为呕逆嗳气，在中则为脘腹胀满疼痛，在下则为便秘。前者称作肝气犯脾，后者称作肝气犯胃，二者可统称为"木旺乘土"。肝的疏泄，有助于脾胃的运化功能，还体现于胆汁的分泌与排泄。胆与肝相连，胆汁是肝之余气，积聚而成。胆汁的分泌与排泄，实际上也是肝主疏泄功能的一个方面，肝的疏泄正常，则胆汁能正常地分泌和排泄，有助于脾胃的运化功能。肝气郁结，则可影响胆汁的分泌与排泄，而出现胁下胀满、疼痛、口苦、纳食不化，甚则黄疸等症。所以，《素问·宝命全形论》说："土得木而达。"《血证论》也说："木之性主于疏泄，食气入胃，全赖肝木之气以疏泄之，而水谷乃化；设肝之清阳不升，则不能疏泄水谷，渗泄中满之症，在所不免。"

(3)调畅情志：情志活动，是属于心主神明的生理功能，但亦与肝的疏泄功能密切相关。这是因为，正常的情志活动，主要依赖于气血的正常运行，情志异常对机体生理活动的重要影响，也在于干扰正常的气血运行。《素问·举痛论》所说的"百病生于气也"，就是针对情志所伤，影响气机的调畅而言。所以，肝的疏泄功能具有调畅情志的作用，实际上是调畅气机功能所派生的。肝的疏泄功能正常，则气机调畅，气血和调，心情就易于开朗；肝的疏泄功能减退，则肝气郁结，心情易于抑郁，稍受刺激，即抑郁难解；肝的升泄太过，阳气升腾而上，则心情易于急躁，稍有刺激，即易于发怒，这是肝的疏泄功能对情志的影响。反之，在反复的持久的情志异常情况下，亦会影响肝的疏泄功能，而导致肝气郁结，或升泄太过的病理变化。

此外，妇女的排卵和月经来潮、男子的排精，与肝的疏泄功能也有密切的关系。

2. 主藏血 肝藏血是指肝有贮藏血液和调节血量的生理功能。肝的藏血功能，主要体现于肝内必须贮存一定的血量，以制约肝的阳气升腾，勿使过亢，以维护肝的疏泄功能，使之冲和条达。其次，肝的藏血，亦有防止出血的重要作用。因此，肝不藏血，则不仅可出现肝血不足，阳气升泄太过等病变，而且还可导致出血。但是，肝的藏血功能，还包含着调节人体各部分血量的分配，特别是对外周血量的调节起着主要的作用。在正常生理情况下，人体各部分的血量，是相对恒定的。但是随着机体活动量的增减、情绪的变化，以及外界气候的变化等因素，人体各部分的血量也随之而有所改变。当机体活动剧烈或情绪激动时，肝脏就把所贮存的血液向机体的外周输布，以供机体的需要。当人体在安静休息及情绪稳定时，由于全身活动量少，机体外周的血液需要量相对减少，部分血液便藏之于肝。所以《素问·五脏生成篇》说："故人卧血归于肝。"王冰注释说："肝藏血，心行之，人动则血运于诸经，人静则血归于肝脏。"由于肝脏对血液有贮藏和调节作用，所以人体各部分的生理活动，皆与肝有密切关系。如果肝脏有病，藏血功能失常，不仅会引起血虚或出血，而且也能引起机体许多部分的血液濡养不足的病变。如肝血不足，不能濡养于目，则两目干涩昏花，或为夜盲；若不能濡养于筋，则筋脉拘急，肢体麻木，屈伸不利等。所以《素问·五脏生成篇》说："肝受血而能视，足受血而能步，掌受血而能握，指受血而能摄。"肝的贮藏血液与调节血量的功能，还体现于女子的月经来潮。所以肝血不足或肝不藏血时，即可引起月经量少，甚则闭经，或月经量多，甚则崩漏等症。

肝的调节血量功能，是以贮藏血液为前提的，只有充足的血量贮备，才能有效地进行调节。但是将贮藏于肝内之血输布于外周的作用，实际上是肝的疏泄功能在血液运行方面的一种表现。所以《血证论》说："以肝属木，木气冲和调达，不致遏郁，则血脉通畅。"贮存于肝内的血液才能向外周布散。因此，肝的调节血量功能，必须是藏血与疏泄功能之间的协调平衡，才能完成。如果升泄太过或藏血功能减退，则可导致各种出血；疏泄不及，肝气郁结，则又可导致血瘀。

此外，藏象学说中还有"肝藏魂"之说。魂乃神之变，是神所派生的，如《灵枢·本神》说："随神往来者，谓之魂。"《类经》注云："魂之为言，如梦寐恍惚，变幻游行之境，皆是也。"魂和神一样，都是以血为其主要物质基础的，心由于主血，故藏神；肝藏血，故藏魂。所以《本神》又说："肝藏血，血舍魂。"肝的藏血功能正常，则魂有所舍。若肝血不足，心血亏损，则魂不守舍，可见惊骇多梦、卧寐不安、梦游、梦呓以及出现幻觉等症。

(二)肝的在志、在液、在体和在窍

1. 在志为怒 肝在志为怒，怒是人们在情绪激动时的一种情志变化。怒对于机体的生理活动来说，一般是属于一种不良的刺激，可使气血上逆，阳气升泄，故《素问·举痛论》说："怒则气逆，甚则呕血、飧泄，故气上矣。"由于肝主疏泄，阳气升发，为肝之用，故说肝在志为怒。如因大怒，则势必造成肝的阳气升发太过，故又说"怒伤肝"。反之，肝的阴血不足，肝的阳气升泄太过，则稍有刺激，即易发怒。如《素问·脏气法时论》说："肝病者，两胁下痛引小腹，令人善怒。"《杂病源流犀烛》更进一步指出："治怒为难，惟平肝可以治怒，此医家治怒之法也。"

2. 在液为泪 肝开窍于目，泪从目出，故《素问·宣明五气篇》说："肝为泪。"泪有濡润眼睛，保护眼睛的功能。在正常情况下，泪液的分泌，是濡润而不外溢，但在异物侵入目中时，泪液即可大量分泌，起到清洁眼目和排除异物的作用。在病理情况下，则可见泪液的分泌异常。如肝的阴血不足时两目干涩，实质上即是泪液的分泌不足；如在风火赤眼，肝经湿热等情况下，可见目眵增多，迎风流泪等症。此外在极度悲哀的情况下，泪液的分泌也可大量增多。如《灵枢·口问》说："悲哀愁忧则心动，心动则五脏六腑皆摇，摇则宗脉感，宗脉感则泪道开，泪道开故泣涕出焉。"

3. **在体合筋，其华在爪** 筋即筋膜，附着于骨而聚于关节，是联结关节、肌肉的一种组织。故《素问·五脏生成篇》说："诸筋者，皆属于节。"筋和肌肉的收缩和弛张，即是肢体、关节运动的屈伸或转侧。《灵枢·九针论》的"肝主筋"和《素问·痿论》的"肝主身之筋膜"，主要是由于筋膜有赖于肝血的滋养。故《素问·经脉别论》说："食气入胃，散精于肝，淫气于筋。"肝的血液充盈，才能养筋；筋得其所养，才能运动有力而灵活。《素问·六节脏象论》称肝为"罢极之本"，也就是说，肢体运动的能量来源，全赖于肝的藏血充足和调节血量的作用。如果肝的气血衰少，筋膜失养，则表现为筋力不健，运动不利，故《素问·上古天真论》说："丈夫……七八，肝气衰，筋不能动。"此外，肝的阴血不足，筋失所养，还可出现手足振颤、肢体麻木、屈伸不利、甚则瘈疭等症。故《素问·至真要大论》说："诸风掉眩，皆属于肝。"

爪，即爪甲，包括指甲和趾甲，乃筋之延续，故称"爪为筋之余"。肝血的盛衰，可影响爪甲的荣枯。《素问·五脏生成篇》说："肝之合筋也，其荣爪也。"肝血充足，则爪甲坚韧明亮，红润光泽。若肝血不足，则爪甲软薄，枯而色夭，甚则变形脆裂。

4. **在窍为目** 目又称"精明"，是视觉器官。如《素问·脉要精微论》说："夫精明者，所以视万物、别白黑、审短长。"肝的经脉上联于目系，目的视力，有赖于肝气之疏泄和肝血之营养，故说："肝开窍于目。"如《素问·五脏生成篇》说："肝受血而能视。"《灵枢·脉度》亦说："肝气通于目，肝和则目能辨五色矣。"但还须指出，五脏六腑之精气皆上注于目，因此，目与五脏六腑都有内在联系，如《灵枢·大惑论》说："五脏六腑之精气，皆上注于目而为之精。精之窠为眼，骨之精为瞳子，筋之精为黑眼，血之精为络，其窠气之精为白眼，肌肉之精为约束，裹撷筋骨血气之精而与脉并为系，上属于脑，后出于项中。"后世医家在此基础上发展为"五轮"学说，给眼科的辨证论治打下一定的基础。

由于肝与目的关系非常密切，因而肝的功能是否正常，往往可以从目上反映出来。如肝之阴血不足，则两目干涩，视物不清或夜盲；肝经风热，则可见目赤痒痛；肝火上炎，则可见目赤生翳；肝阳上亢，则头目眩晕；肝风内动，则可见目斜上视等。

五、肾

肾位于腰部，脊柱两旁，左右各一，故《素问·脉要精微论》说："腰者，肾之府。"由于肾藏有"先天之精"，为脏腑阴阳之本，生命之源，故称肾为"先天之本"。肾在五行属水。它的主要生理功能为藏精，主生长、发育、生殖和水液代谢；肾主骨生髓，外荣于发，开窍于耳和二阴，在志为恐与惊，在液为唾。由于足少阴肾经与足太阳膀胱经相互络属于肾与膀胱，肾与膀胱在水液代谢方面亦直接相关，故肾与膀胱相为表里。

（一）肾的主要生理功能

1. **藏精，主生长、发育与生殖** 藏精，是肾的主要生理功能。即是说，肾对于精气具有闭藏的作用。肾对于精气的闭藏，主要是为精气在体内能充分发挥其应有的生理效应，创造良好的条件，不使精气无故流失，影响机体的生长、发育和生殖能力。故《素问·六节脏象论》说："肾者主蛰，封藏之本，精之处也。"

精气是构成人体的基本物质，也是人体生长发育及各种功能活动的物质基础，故《素问·金匮真言论》说："夫精者，生之本也。"肾所藏的精气包括"先天之精"和"后天之精"。"先天之精"是禀受于父母的生殖之精。它与生俱来，是构成胚胎发育的原始物质，即是《灵枢·本神》所说的"生之来，谓之精"。所以称"肾为先天之本"。"后天之精"是指出生以后，来源于摄入的饮食物，通过脾胃运化功能而生成的水谷之精气，以及脏腑生理活动中化生的精气通过代谢平衡后的剩余部分，藏之于肾，故《素问·上古天真论》说："肾者主水，受五脏六腑之精而藏之。"

"先天之精"与"后天之精"的来源虽然有异，但均同归于肾，二者是相互依存，相互为用的。"先天之精"有赖于"后天之精"的不断培育和充养，才能充分发挥其生理效应；"后天之精"的化生，又依赖于"先天之精"的活力资助。二者相辅相成，在肾中密切结合而组成肾中精气。肾中精气的主要生理效应是促进机体的生长、发育和逐步具备生殖能力。《素问·上古天真论》说："女子七岁，肾气盛，齿更，发长；二七而天癸至，任脉通，太冲脉盛，月事以时下，故有子；三七，肾气平均，故真牙生而长极；四七，筋骨坚，发长极，身体盛壮；五七，阳明脉衰，面始焦，发始堕；六七，三阳脉衰于上，面皆焦，发始白；七七，任脉虚，太冲脉衰少，天癸竭，地道不通，故形坏而无子也。丈夫八岁，肾气实，发长，齿更；二八，肾气盛，天癸至，精气溢泻，阴阳和，故能有子；三八，肾气平均，筋骨劲强，故真牙生而长极；四八，筋骨隆盛，肌肉满壮；五八，肾气衰，发堕齿槁；六八，阳气衰竭于上，面焦，发鬓颁白；七八，肝气衰，筋不能动，天癸竭，精少，肾脏衰，形体皆极；八八，则齿发去。”

《素问·上古天真论》的这一段论述，明确地指出了机体生、长、壮、老、已的自然规律，与肾中精气的盛衰密切相关。人在出生以后，由于“先天之精”不断地得到“后天之精”的培育，肾中精气逐渐亦有所充盛，出现了幼年时期的齿更发长等生理现象，随着肾中精气的不断充盛，发展到一定阶段，产生了一种促进性腺发育成熟的物质，称作“天癸”，于是男子就产生精子，女子就按期排卵，月经来潮，性腺的发育渐趋成熟，具备了生殖能力，人也进入了青春期。以后，随着肾中精气由充盛而逐渐趋向衰退，天癸的生成亦随之而减少，甚至逐渐耗竭，性腺亦逐渐衰退，生殖能力亦随之而下降，以至消失，人也就从中年而转入老年。其次，明确地指出了以齿、骨、发的生长状况，作为观察肾中精气盛衰的标志，亦即作为判断机体生长发育和衰老的标志，至今仍有极高的科学价值。此外，由于较全面地阐明了肾中精气的盛衰决定着机体的生、长、壮、老、已，因此，对于防治某些先天性疾病、生长发育不良、生殖机能低下和防止衰老等，均有较普遍的指导意义。

肾中精气，是机体生命活动之本，对机体各方面的生理活动均起着极其重要的作用。为了在理论和实践上全面阐明肾中精气的生理效应，概括为肾阴和肾阳两个方面：对机体各个脏腑组织器官起着滋养、濡润作用的称为肾阴；对机体各个脏腑组织器官起着推动、温煦作用的称为肾阳。肾阴和肾阳，又称元阴和元阳、真阴和真阳，是机体各脏阴阳的根本，二者之间，相互制约、相互依存、相互为用，维护着各脏阴阳的相对平衡。如果由于某些原因，这种相对平衡遭到破坏而又不能自行恢复时，即能形成肾阴虚或肾阳虚，出现内热、眩晕、耳鸣、腰膝酸软、遗精、舌质红而少津等肾阴虚证候，或是出现疲惫乏力、形寒肢冷、腰膝冷痛和萎弱、小便清长或不利或遗尿失禁、舌质淡，以及性机能减退和水肿等肾阳虚的证候。

由于肾阴和肾阳是各脏阴阳之本，故在肾的阴阳失调时，会因此而导致其它各脏的阴阳失调。如肝失去肾阴的滋养，即称作“水不涵木”，可出现肝阳上亢，甚则肝风内动；心失肾阴的上承，则可引起心火上炎，或导致心肾阴虚；肺失去肾阴的滋养，则可出现咽燥、干咳、潮热、升火等肺肾阴虚之证；脾失去肾阳的温煦，则可出现五更泄泻、下利清谷等脾肾阳虚之证；心失去肾阳的温煦，则可出现心悸、脉迟、汗出、肢冷、气短等心肾阳虚之证。反之，其它各脏的阴阳失调，日久也必累及于肾，损耗肾中精气，导致肾的阴阳失调，这即是“久病及肾”的理论依据。

由于肾阴和肾阳，均是以肾中精气为其物质基础的，肾的阴虚或阳虚，实质上均是肾中精气不足的表现形式。所以肾阴虚到一定程度的时候，可以累及肾阳，发展为阴阳两虚，称做“阴损及阳”；肾阳虚到一定程度的时候，也可累及肾阴，发展为阴阳两虚，称作“阳损及阴”。

此外，还需加以说明的是，肾中精气亏损的表现形式是多种多样的，在一定条件下，肾中精气虽已亏损，但其阴阳失调的状况，却又不很明显，因而称作肾中精气亏损，或可分别称为肾精不足和肾气虚。

2. 主水 肾主水液，主要是指肾中精气的气化功能，对于体内津液的输布和排泄，维持体内津液代谢的平衡，起着极为重要的调节作用，所以《素问·逆调论》称“肾者水脏，主津液”。

在正常生理情况下，津液的代谢，是通过胃的摄入、脾的运化和转输、肺的宣散和肃降、肾的蒸腾气化，以三焦为通道，输送到全身；经过代谢后的津液，则化为汗液、尿液和气排出体外。肾中精气的蒸腾气化，实际上是主宰着整个津液代谢，肺、脾等内脏对津液的气化，均依赖于肾中精气的蒸腾气化；特别是尿液的生成和排泄，更是与肾中精气的蒸腾气化直接相关，而尿液的生成和排泄，在维持体内津液代谢平衡中又起着极其关键的作用，故说肾主水液。如果肾中精气的蒸腾气化失常，则既可引起关门不利，小便代谢障碍而发生尿少、水肿等病理现象，如《素问·水热穴论》所说：“肾者，胃之关也，关门不利，故聚水而从其类也。上下溢于皮肤，故为胕肿。胕肿者，聚水而生病也。”又可引起气不化水，而发生小便清长、尿量大量增多等病理现象。

3. 主纳气 纳，即固摄、受纳的意思。肾主纳气，是指肾有摄纳肺所吸入的清气，防止呼吸表浅的作用，才能保证体内外气体的正常交换。人体的呼吸功能，虽为肺所主，但必须依赖于肾的纳气作用，《类证治裁·喘症》说：“肺为气之主，肾为气之根，肺主出气，肾主纳气，阴阳相交，呼吸乃和。”肾的纳气功能，实际上就是肾的闭藏作用在呼吸运动中的具体体现。从理论上来说，肺吸入之清气，必须下达于肾。如《难经·四难》说：“呼出心与肺，吸入肾与肝。”但实际上是说明了肺的呼吸要保持一定的深度，有赖于肾的纳气作用。因此，肾的纳气功能正常，则呼吸均匀和调。若肾的纳气功能减退，摄纳无权，呼吸就表浅，可出现动辄气喘，呼多吸少等病理现象。这即称为“肾不纳气”。

（二）肾的在志、在液、在体和在窍

1. **在志为恐** 肾在志为恐。恐是人们对事物惧怕的一种精神状态。恐与惊相似，但惊为不自知，事出突然而受惊；恐为自知，俗称胆怯。惊或恐，对机体的生理活动来说，是一种不良的刺激。惊恐属肾，恐为肾之志，但总与心主神明相关。心藏神，神伤则心怯而恐。《素问·举痛论》说的“恐则气下，惊则气乱”，即是说明恐和惊的刺激，对机体的气机运行产生不良的影响。“恐则气下”，是指人在恐惧的状态中，上焦的气机闭塞不畅，气迫于下焦，则下焦胀满，甚至遗尿。“惊则气乱”，是指机体的正常生理活动，遭到一时性的扰乱，出现心神不定，手足无措的现象。如《素问·举痛论》说：“惊则心无所倚，神无所归，虑无所定，故气乱矣。”

2. **在液为唾** 《难经·三十四难》说肾液为唾。唾为口津，唾液中较稠厚的称作唾。唾为肾精所化，咽而不吐，有滋养肾中精气的作用。若多唾或久唾，则易耗损肾中精气。所以古代导引家以舌抵上腭，待津唾满口后，咽之以养肾精。但唾与脾胃亦有关，所以《杂病源流犀烛·诸汗源流》说：“唾为肾液，而肾为胃关，故肾家之唾为病，必见于胃也。”

3. **在体为骨、主骨生髓，其华在发** 肾主骨、生髓的生理功能，实际上是肾中精气具有促进机体生长发育功能的一个重要组成部分。骨的生长发育，有赖于骨髓的充盈及其所提供的营养。《素问·阴阳应象大论》说“肾生骨髓”；《素问·六节脏象论》说肾“其充在骨”，都是说肾中精气充盈，才能充养骨髓，故《素问·四时刺逆从论》说：“肾主身之骨髓。”小儿囟门迟闭，骨软无力，以及老年人的骨质脆弱，易于骨折等，都与肾中精气不足、骨髓空虚有关。

髓，有骨髓、脊髓和脑髓之分，这三者均属于肾中精气所化生。因此，肾中精气的盛衰，不仅是影响骨的生长和发育，而且也影响及脊髓和脑髓的充盈和发育。脊髓上通于脑，髓聚而成脑，故称脑为“髓海”。肾中精气充盈，则髓海得养，脑的发育就健全，就能充分发挥其“精明之府”的生理功能；反之，肾中精气不足，则髓海失养，而形成髓海不足的病理变化。如《灵枢·海论》说：“髓海有余，则轻劲多力，自过其度；髓海不足，则脑转耳鸣，胫酸眩冒，目无所见，懈怠安卧。”《素问·灵兰秘典论》说的“肾者，作强之官，伎巧出焉”，实际上也是指肾中精气主骨生髓生理功能的具体表现。

“齿为骨之余。”齿与骨同出一源，牙齿也由肾中精气所充养，故《杂病源流犀烛·口齿唇舌病源流》说：“齿者，肾之标，骨之本也。”牙齿的生长与脱落，与肾中精气的盛衰密切相关。肾中精气充沛，则牙齿坚固而不易脱落；肾中精气不足，则牙齿易于松动，甚至早期脱落。此外，由于手足阳明经均进入齿中，因此，牙齿的某些病变，也与手足阳明经、肠与胃的生理功能失调有关。

发的生长，全赖于精和血。肾藏精，故说：“其华在发。”发的生长与脱落、润泽与枯槁，不仅依赖于肾中精气之充养，而且亦有赖于血液的濡养，故称“发为血之余”。青壮年时，由于精血充盈，则发长而光泽；老年人的精血多虚衰，毛发变白而脱落，一般说来，这是正常规律。但临床所见未老先衰，头发枯萎，早脱早白者，与肾中精气不足和血虚有关。

4. **在窍为耳及二阴** 耳是听觉器官。听觉的灵敏与否，与肾中精气的盈亏有密切关系。肾中的精气充盈，髓海得养，则听觉灵敏，分辨力较高，故《灵枢·脉度》说：“肾气通于耳，肾和则耳能闻五音矣。”反之，肾中精气虚衰时，则髓海失养，而可见听力减退，或见耳鸣，甚则耳聋。人到老年，肾中精气多见衰退，听力每多减退。故说肾开窍于耳。

二阴，即前阴（外生殖器）和后阴（肛门）。前阴是排尿和生殖的器官，后阴是排泄粪便的通道。尿液的排泄虽在膀胱，但须依赖肾的气化才能完成。因此，尿频、遗尿、尿失禁、尿少或尿闭，均与肾的气化功能失常有关。至于人的生殖功能，亦为肾所主，已见前述，不再复赘。粪便的排泄，本是大肠的传化糟粕功能，但亦与肾的气化有关，如肾阴不足时，可致肠液枯涸而便秘；肾阳虚损时，则气化无权而致阳虚便秘或阳虚泄泻；肾的封藏失司时，则可见久泄滑脱。故说肾开窍于二阴。

【附】命门：

命门一词，最早见于《灵枢·根结》，明确指出：“命门者，目也。”自《难经·三十六难》提出“肾两者，非皆肾也，其左者为肾，右者为命门。命门者，诸神精之所舍，原气之所系也；故男子以藏精，女子以系胞”之后，遂为后世医家所重视，对命门的部位及其生理功能等有所争论，提出种种不同的见解。归纳起来有下列几种，兹摘录如下，以供参考。

（1）右肾为命门说：肾有二枚，左肾为肾，右肾为命门之说，始自《难经》。如《难经·三十九难》说：“其左为肾,右为命门,命门者,诸精神之所舍也。男子以藏精,女子以系胞;其气与肾通。"这是对命门的意义和生理功能作了简要的论述。从这段论述中我们可以看出它包括着三方面的意义:其一,是说明命门在人体的重要性,"精神之所舍",是人体生命的根本,是维持生命的门户,故称命门;其二,是指出了它的功能,是具有男子藏精,女子系胞的重要作用,说明人体的生殖机能在于命门;其三,是说明肾与命门相通,两者虽有左右之分,但在生理功能上是难以分割的;也就是说命门具有肾的功能,肾也具有命门的作用。自此而后,以右肾为命门之说,尚有晋·王叔和、元·滑寿及明·李梴等人。如《脉诀琮璜·脉赋》中说:"肾有两枚,分居两手尺部,左为肾,右为命门。"这不仅认为有命门存在,而且有了固定的诊脉部位。《医学入门·脏腑赋》则大倡其说,它说:"命门下寄肾右,而丝系曲透膀胱之间,上为心包,而膈膜横连脂漫之外,配左肾以藏真精,男女阴阳攸分,相君火以系元气,疾病生死是赖。"并为之注:"命门即右肾,言寄者,以其非正脏也。……命门为配成之官,左肾收血化精运入,藏诸命门,男以此而藏精,女以此而系胞胎。"本论不但详述了右肾为命门,且将命门与心包联系起来,进一步阐述了命门的功能是男子以藏精,女子以系胞。

(2)两肾俱称命门说:元·滑寿虽承认左肾为肾,右肾为命门,但他又认为"命门,其气与肾通,是肾之两者,其实则一尔"。这也可以说滑氏是倡两肾俱为命门说之先导。至明·虞搏在《医学正传》中则明确指出:"两肾总号为命门。"他在《医学或问》中说:"夫两肾固为真元之根本,性命之所关,虽为水脏,而实有相火寓乎其中,象水中之龙火,因其动而发也。愚意当以两肾总号为命门……"他这一论点,否定了左为肾、右为命门之说,且指出了命门的重要作用为"元气之根本,性命之所关"。明·张景岳虽将命门释为在女子则为产门,在男子则为精关,但他认为"两肾皆属命门"。他在《类经附翼·求正录·三焦包络命门辨》中说:"肾两者,坎外之偶也;命门一者,坎中之奇也。以一统两,两而包一。是命门总乎两肾,而两肾皆属命门。故命门者,为水火之府,为阴阳之宅,为精气之海,为死生之窦。"张氏强调了命门在人体的重要性,借此以示人们对命门的重视。因此,他在《景岳全书·传忠录》里强调说:"命门为元气之根,为水火之宅。五脏之阴气,非此不能滋;五脏之阳气,非此不能发。"他并强调了命门之中具有阴阳、水火二气,从而发挥阴阳、水火的相互制约,相互为用的作用,所以他在《类经附翼·真阴论》中说:"命门之火,谓之元气,命门之水,谓之元精。"他这一论点,给肾阴、肾阳的理论奠定了基础。

(3)两肾之间为命门说:以命门独立于两肾之外,位于两肾之间者,实以赵献可为首倡。他在《素问·灵兰秘典论》中所指出之"主不明,则十二官危"的启示下,认为十二官之外,还有一个人身之主,这一人身之主,即命门。他在《医贯·内经十二官论》中说:"命门在人身之中,对脐附脊骨,自上数下,则为十四椎;自下而上,则为七椎。"《内经》曰:"七节之旁,中有小心,此处两肾所寄,左边一肾属阴水,右边一肾属阳水,各开一寸五分,中间是命门所居之宫,其右旁即相火也,其左旁即天一之真水也。此一水一火,俱属无形之气,相火禀命于命门,真水又随相火,自寅至申,行阳二十五度;自酉至丑,行阴二十五度。日夜周流于五脏六腑之间,滞则病,息则死矣"。赵氏认为命门部位是在两肾之间,他的根据有二,一即《素问·刺禁论》"七节之傍中有小心"之论;一是督脉的经穴命门穴之所在。他根据《内经》这一论述,确立了命门的部位。至于命门的功能,他认为是"一身之主",所以他在同一篇中又说:"愚谓人身别有一主,非心也。命门为十二经之主。肾无此,则无以作强而技巧不出矣;膀胱无此,则三焦之气不化,水道不行;脾胃无此,则无能蒸腐水谷,而五味不出矣;肝胆无此,则将军无决断,而谋虑不出矣;大小肠无此,则变化不行,而二便秘矣;心无此,则心明昏,而万事不能应矣。正所谓'主不明则十二官危'也。"并把命门喻为"走马灯"中之灯火,他说:"火旺则动速,火微则动缓,火熄则寂然不动……"赵氏认为命门的功能,就是真火,主持人体一身之阳气。赵氏与张景岳同时,命门为真火的论点是同出一辙。这种论点一直影响到清代,如陈修园《医学三字经》,林珮琴《类证治裁》,张路玉《本经逢原》,黄宫绣《本草求真》等不但认为命门为真火,同时也认为命门的部位在两肾之间。

(4)命门为肾间动气说:此说虽然认为两肾中间为命门,但其间非水非火,而只是存在着一种原气发动之机,同时认为命门并不是一个具有形质的脏器。倡此说者首推明·孙一奎,他认为《难经·八难》所说的肾间动气即是命门。所以他在《医旨绪余·命门图说》中指出:"细考《灵》《素》,两肾未尝有分言者,然则分立者,自秦越人始也。秦越人两呼命门为精神之舍,原气之系,男子藏精,女子系胞者,岂漫语哉!是极贵重于肾为言,谓肾间原气,人之生命,故不可不重也。……越人亦曰:'肾间动气,人之生命,五脏六腑之本,十二经脉之根,呼吸之门,三焦之原'。命门之意,该本于此。观铜人图命门穴,不在右肾,而在两肾俞之中可见也。……命门乃两肾中间之动气,非水非火,乃造化之枢纽,阴阳之根蒂,即先天之太极,五行由此而生,脏腑以继而成。若谓属水、属火、属脏、属腑,乃是有形之物,则外当有经络动脉而形于诊,《灵》《素》亦必著之于经也。"孙氏对命门的认识有三方面:一是命门并不是一个具有形质的脏器,所以无经络之循行,又无动脉之可诊;二是命门的部位虽在两肾之间,但它不过为肾间动气之所在,是一种生生不息,造化之机枢而已;三是肾间动气虽为脏腑之本,生命之源,但不能认为是火。

以上各家对命门的认识，各有不同的见解；从形态言，有有形与无形之论；从部位言，有右肾与两肾之间之辨；从功能言，有主火与非火之争。但他们对命门的主要生理功能是没有分歧的；对于命门的生理功能与肾息息相通也是没有分歧的。肾为五脏之本，内寓真阴和真阳，人体五脏六腑之阴都由肾阴来滋助，五脏六腑之阳又都由肾阳来温养。我们认为：肾阳亦即命门之火；肾阴，亦即张景岳所谓的“命门之水”。肾阴、肾阳，亦即是真阴、真阳和元阴、元阳，古代医家所以称之曰命门，无非是强调肾中阴阳的重要性而已。

第二节　六　腑

六腑，即胆、胃、大肠、小肠、膀胱、三焦的总称。它们共同的生理功能是：将饮食物腐熟消化，传化糟粕。所以，《素问·五脏别论》说：“六腑者，传化物而不藏，故实而不能满也。所以然者，水谷入口，则胃实而肠虚，食下，则肠实而胃虚。”由于六腑专司传化饮食物，故说“实而不能满也”。饮食物自进入人体至排出体外，要通过七道关隘，以利于对饮食物的消化吸收。这七道关隘，《难经》称之为“七冲门”。如《难经·四十四难》说：“七冲门何在？唇为飞门，齿为户门，会厌为吸门，胃为贲门，太仓下口为幽门，大肠小肠会为阑门，下极为魄门，故曰七冲门也。”飞门的“飞”字与“扉”相通，即门扇，由于口唇象门扇一样自由开合，故称唇为飞门；户，即门户，引申为把守之意，食物入口，必经齿之咀嚼，才能下咽，故称齿为户门；会厌是食管和气管的相会处，既是食物下达食管的必经之处，又是呼吸气体的门户，故称吸门；贲门是胃之上口；太仓又称大仓，是盛受食物的地方，就是胃；胃的下口，小肠的上口为幽门；小肠的下口和大肠的上口连接处，称为阑门，阑即遮拦，指饮食物中的精微物质于此得到阻拦，因而得名；下极，即消化道的末端，即指排泄粪便的肛门，又称魄门。七冲门中任何一门发生病变，都会影响到饮食物的受纳、消化、吸收和排泄。

由于六腑以传化饮食物为其生理特点，故有实而不能满，六腑以降为顺，以通为用之说。但是，“通”和“降”的不及与太过，都属于病态。

一、胆

胆，居六腑之首，又隶属于奇恒之腑。胆与肝相连，附于肝之短叶间；肝和胆又有经脉相互络属，而为表里。《灵枢·本输》称“胆者，中精之府”，内藏清净之液，即胆汁。胆汁味苦，色黄绿，由肝之精气所化生，汇集于胆，泄于小肠，以助饮食物消化，是脾胃运化功能得以正常进行的重要条件。《东医宝鉴》说：“肝之余气，泄于胆，聚而成精”，是指胆汁的化生来源而言；《素问·宝命全形论》说：“土得木而达。”即是以五行学说的理论来概括肝胆和脾胃之间存在着克中有用，制则生化的关系。

胆汁的化生和排泄，由肝的疏泄功能控制和调节。若肝的疏泄功能正常，则胆汁排泄畅达，脾胃运化功能也健旺。反之，肝失疏泄，导致胆汁排泄不利，影响及脾胃的运化功能，而出现胁下胀满疼痛、食欲减退、腹胀、便溏等症；若胆汁上逆，则可见口苦、呕吐黄绿苦水；胆汁外溢，则可出现黄疸。

总之，胆的主要生理功能是贮存和排泄胆汁。胆汁直接有助于饮食物的消化，故为六腑之一；因胆本身并无传化饮食物的生理功能，且藏精汁，与胃、肠等腑有别，故又属奇恒之腑。

二、胃

胃，又称胃脘，分上、中、下三部。胃的上部称上脘，包括贲门；胃的中部称中脘，即胃体的部位；胃的下部称下脘，包括幽门。胃的主要生理功能是受纳与腐熟水谷，胃以降为和。

（一）主受纳、腐熟水谷

受纳，是接受和容纳的意思。腐熟，是饮食物经过胃的初步消化，形成食糜的意思。饮食入口，经过食管，容纳于胃，故称胃为“太仓”、“水谷之海”。机体的生理活动和气血津液的化生，都需要依靠饮食物的营养，故又称胃为“水谷气血之海”。如《灵枢·玉版》说：“人之所受气者，谷也；谷之所注者，胃也；胃者，水谷气血之海也。”容纳于胃中的水谷，经过胃的腐熟后，下传于小肠，其精微经脾之运化而营养全身。所以，胃虽有受纳与腐熟水谷的功能，但必须和脾的运化功能配合，才能使水谷化为精微，以化生气血津液，供养全身。饮食营养和脾胃对饮食水谷的运化功能，对于维持机体的生命活动，至关重要，所以《素问·平人气象论》说：“人以水谷为本。”《素问·玉机真藏论》说：“五脏者，皆禀气于胃；胃者，五脏之本也。”说明胃气之盛衰有无，关系到人体的生命活动及其存亡。

李东垣在《脾胃论·脾胃虚实传变论》中说:“元气之充足,皆由脾胃之气无所伤,而后能滋养元气。若胃气之本弱,饮食自倍,则脾胃之气既伤,而元气亦不能充,而诸病之所由生也。”临床上诊治疾病,亦十分重视胃气,常把“保胃气”作为重要的治疗原则。故《景岳全书·杂证谟·脾胃》说:“凡欲察病者,必须先察胃气;凡欲治病者,必须常顾胃气。胃气无损,诸可无虑。”

(二)主通降,以降为和

胃为“水谷之海”,饮食物入胃,经胃的腐熟后,必须下行入小肠,进一步消化吸收,所以说胃主通降,以降为和。由于在藏象学说中,以脾升胃降来概括机体整个消化系统的生理功能,因此,胃的通降作用,还包括小肠将食物残渣下输于大肠,及大肠传化糟粕的功能在内。

胃的通降是降浊,降浊是受纳的前提条件。所以,胃失通降,不仅可以影响食欲,而且因浊气在上面发生口臭、脘腹胀闷或疼痛,以及大便秘结等症状,如《素问·阴阳应象大论》说:“浊气在上,则生䐜胀。”若胃气不仅失于通降,进而形成胃气上逆,则可出现嗳气酸腐、恶心、呕吐、呃逆等症。

三、小肠

小肠,是一个相当长的管道器管,位于腹中,其上口在幽门处与胃之下口相接,其下口在阑门处与大肠之上口相连。小肠与心有经脉互相络属,故与心相为表里。小肠的主要生理功能是受盛、化物和泌别清浊。

(一)主受盛和化物

受盛,即是接受、以器盛物的意思。化物,具有变化、消化、化生的意思。小肠的受盛功能主要体现于两个方面:一是说明小肠是接受经胃初步消化之饮食物的盛器;二是指经胃初步消化的饮食物,在小肠内必须有相当时间的停留,以利于进一步消化和吸收。小肠的化物功能,是将经胃初步消化的饮食物,进一步进行消化,将水谷化为精微。所以《素问·灵兰秘典论》说:“小肠者,受盛之官,化物出焉。”

(二)泌别清浊

泌,即分泌;别,即分别。小肠的泌别清浊功能,主要体现于三个方面:①将经过小肠消化后的饮食物,分别为水谷精微和食物残渣两个部分;②将水谷精微吸收,把食物残渣向大肠输送;③小肠在吸收水谷精微的同时,也吸收了大量的水液,故又称“小肠主液”。张介宾在注解《素问·灵兰秘典论》中说:“小肠居胃之下,受盛胃中水谷而分清浊,水液由此而渗入前,糟粕由此而归于后,脾气化而上升,小肠化而下降,故曰化物出焉。”这就进一步指出:小肠的泌别清浊功能,还与尿液的量有关。如小肠的泌别清浊功能正常,则二便正常;如小肠的泌别清浊异常,则大便变稀薄,而小便短少,也就是说,小肠内的水液量多寡与尿量有关。临床上常用的“利小便即所以实大便”的治法,即是这个原理在临床治疗中的应用。

由此可见,小肠受盛、化物和泌别清浊的功能,在水谷化为精微的过程中是十分重要的,实际上这是脾胃升清降浊功能的具体表现。因此,小肠的功能失调,既可引起浊气在上的腹胀、腹痛、呕吐、便秘等症,又可引起清气在下的便溏、泄泻等症。

四、大肠

大肠亦居腹中,其上口在阑门处紧接小肠,其下端紧接肛门。大肠与肺有经脉相互络属,而为表里。大肠的主要生理功能是传化糟粕。

大肠接受经过小肠泌别清浊后所剩下的食物残渣,再吸收其中多余的水液,形成粪便,经肛门而排出体外,所以《素问·灵兰秘典论》说:“大肠者,传导之官,变化出焉。”传导,即接上传下之意。“变化出焉”,即将糟粕化为粪便。大肠的传导变化作用,是胃的降浊功能的延伸,同时亦与肺的肃降有关。如唐宗海在《医经精义·脏腑之官》中论述大肠传导作用时说:“大肠之所以能传导者,以其为肺之腑。肺气下达,故能传导。”此外,大肠的传导作用,亦与肾的气化功能有关,故有“肾主二便”之说。

五、膀胱

膀胱位于小腹中央,为贮尿的器官。膀胱和肾直接相通,二者又有经脉相互络属,故为表里,膀胱的主要生理功能是贮尿和排尿。

尿液为津液所化,在肾的气化作用下生成尿液,下输于膀胱。尿液在膀胱内潴留至一定程度时,即可及时自主地排出体外。所以《素问·灵兰秘典论》说:“膀胱者,州都之官,津液藏焉,气化则能出矣。”

膀胱的贮尿和排尿功能，全赖于肾的气化功能。所谓膀胱气化，实际上隶属于肾的蒸腾气化。膀胱的病变，主要表现为尿频、尿急、尿痛；或是小便不利、尿有余沥，甚至尿闭；或是遗尿，甚则小便失禁。如《素问·宣明五气篇》所说："膀胱不利为癃，不约为遗尿。"膀胱的这些病变，归根结底，也多与肾的气化功能有关。

六、三焦

三焦是上焦、中焦、下焦的合称，为六腑之一。由于三焦的某些具体概念不够明确，《难经》在《二十五难》和《三十八难》中又提出"有名而无形"之说，因而引起了后世的争论，但对三焦的生理功能的认识是一致的，认为三焦的主要生理功能是主持诸气、通行水道。在形态方面，目前部分学者认为三焦是分布于胸腹腔的一个大腑，在人体脏腑中，唯它最大，故有"孤府"之称。正如张介宾《类经·藏象类》中所指出的，三焦是"脏腑之外，躯体之内，包罗诸脏，一腔之大府也"。但更重要的并不在于确定三焦是属于哪个实质性脏器，而是在于研究和掌握三焦在生理、病理学上的实际意义。

三焦的主要生理功能，一是通行元气，二为水液运行之道路。

（一）主持诸气，总司全身的气机和气化

三焦是气的升降出入的通道，又是气化的场所，故有主持诸气，总司全身气机和气化的功能。元气，是人体最根本的气。元气根于肾，通过三焦而充沛于全身，故《难经·三十一难》说："三焦者，气之所终始也。"《难经·三十八难》说三焦"有原气之别焉，主持诸气"；《难经·六十六难》也说："三焦者，原气之别使也，主通行三气，经历五脏六腑"（这里所说的"三气"，是指宗气、营气和卫气）。这些论述，充分说明了三焦是气的升降出入的通道，人体的气，是通过三焦而输布到五脏六腑，充沛于全身的。《中藏经》将三焦通行原气的作用，作了较详尽的描述，它在《论三焦虚实寒热生死顺逆脉证之法》中认为三焦"总领五脏六腑、营卫经络、内外左右上下之气也；三焦通，则内外左右上下皆通也，其于周身灌体，和内调外，荣左养右，导上宣下，莫大于此者也"。

（二）为水液运行之道路

《素问·灵兰秘典论》说："三焦者，决渎之官，水道出焉。"决，疏通之意，渎，沟渠。决渎，即疏通水道。也就是说，三焦有疏通水道，运行水液的作用，是水液升降出入的通路。全身的水液代谢，是由肺、脾胃和肠、肾和膀胱等许多脏腑的协同作用而完成的，但必须以三焦为通道，才能正常地升降出入。如果三焦的水道不够通利，则肺、脾、肾等输布调节水液的功能也难以实现其应有的生理效应。所以，又把水液代谢的协调平衡作用，称作"三焦气化"。

三焦的上述两个方面的功能，是相互关联的。这是由于水液的运行全赖于气的升降出入；人体的气是依附于血、津液而存在的。因此，气的升降出入的通道，必然是血或津液的通道；津液升降出入的通道，必然是气的通道。实际上是一个功能的两个方面作用而已。

（三）上焦、中焦、下焦的部位划分及其各自的生理功能特点

1. 上焦　上焦的部位，一般都根据《灵枢·营卫生会》的论述："上焦出于胃上口，并咽以上，贯膈而布胸中。"将横膈以上的胸部，包括心、肺两脏和头面部，称作上焦；也有人将上肢归属于上焦。上焦的生理功能特点，也根据《灵枢·决气》的论述，以"开发"、"宣化"和"若雾露之溉"为其主要生理功能。也就是说，上焦是主气的升发和宣散，但它不是有升无降，而是"升已而降"，故说"若雾露之溉"，《灵枢·营卫生会》也因此而概括为"上焦如雾"。《温病条辨》中提出"治上焦如羽，非轻不举"的治疗原则，也是以此为其主要的理论依据。

2. 中焦　中焦的部位，是指膈以下，脐以上的上腹部。但在《灵枢·营卫生会》中是指整个胃，即是从胃的上口（贲门）至胃的下口（幽门）。对于中焦的生理功能特点，实际上包括脾和胃的整个运化功能，故说中焦是"泌糟粕，蒸津液"，升降之枢，气血生化之源。《灵枢·营卫生会》概括为"中焦如沤"和《温病条辨》提出的"治中焦如衡，非平不安"的治疗原则，都是以中焦是"升降之枢"为其主要的理论依据。

中焦所属的脏腑，从解剖部位来说，包括脾、胃、肝、胆，在《内经》中虽未具体指明，但在《内经》的脉法和晋·王叔和的《脉经》中，均以肝应左关，而属于中焦。至后世温病学说以"三焦"作为辨证纲领后，将外感热病后期出现的一系列肝的病证，列入"下焦"的范围后，现在临床辨证中，仍多从之。

3. 下焦　下焦的部位，一般也根据《灵枢·营卫生会》之说，将胃以下的部位和脏器，如小肠、大肠、肾和膀胱等，均属于下焦。下焦的生理功能特点，在《内经》中说它是排泄糟粕和尿液，如《灵枢·营卫生会》概括为"下焦如渎"，但后世对藏象学说有了发展，将肝肾精血、命门元气等都归属于下焦，因而扩大了下焦的生理功能特点。《温病条辨》提出"治下焦如权，非重不沉"，实际上也包涵着这一个概念在内。

第三节　奇恒之腑

奇恒之腑，包括脑、髓、骨、脉、胆、女子胞等六个脏器组织。它们在形态上多属中空而与腑相似，在功能上则不是饮食物消化排泄的通道，而且又贮藏精气，与脏的生理功能特点相类似，所以《素问·五脏别论》说："脑、髓、骨、脉、胆、女子胞，此六者，地气之所生也，皆藏于阴而象于地，故藏而不泻，名曰奇恒之腑。"奇恒之腑中除胆为六腑之一外，其余的都没有表里配合，也没有五行的配属，这是不同于五脏六腑的又一特点。

脉、髓、骨、胆的生理，前面已论述，本节仅论述脑与女子胞。

一、脑

脑居颅内，由髓汇集而成。《素问·五脏生成篇》说："诸髓者，皆属于脑。"《灵枢·海论》说："脑为髓之海。"这不但指出了脑是髓汇集而成，同时还说明了髓与脑的关系。脑的功能，如《素问·脉要精微论》说："头者，精明之府。"《灵枢·大惑论》中将眼的结构名称及与脑的关系也作了说明，它说："五脏六腑之精气，皆上注于目而为之精，精之窠为眼，骨之精为瞳子，筋之精为黑眼，血之精为络，其窠气之精为白眼，肌肉之精为约束，裹撷筋、骨、血、气之精而与脉并为系，上属于脑，后出于项中。"《大惑论》还把视觉的病理变化与脑联系起来，它说："故邪中其项，因逢其身之虚，其人深，则随眼系以入于脑，入脑则脑转，脑转则引目系急，目系急则目眩以转矣。"再如《灵枢·海论》说："髓海不足，则脑转耳鸣，胫酸眩冒，目无所见，懈怠安卧。"《灵枢·口问》也说："上气不足，脑为之不满，耳为之若鸣，头为之苦倾，目为之眩。"这是把视觉、听觉以及精神状态的病理变化与脑联系起来了。脑、耳、目都在头部，脑之"不满"则可导致耳鸣、目眩以及精神萎顿。明代李时珍明确提出脑与精神活动有关，谓"脑为元神之府"。清·汪昂在《本草备要》中有"人之记性，皆在脑中"的记载。后来，王清任在前人认识的基础上，对脑的功能作了较为详细的论述，他在《医林改错》中说："灵机记性在脑者，因饮食生气血，长肌肉，精汁之清者，化而为髓，由脊髓上行入脑，名曰脑髓。两耳通脑，所听之声归脑；两目系如线长于脑，所见之物归脑；鼻通于脑，所闻香臭归于脑；小儿周岁脑渐生，舌能言一二字。"他的这一认识，已把忆、视、听、嗅、言等感官功能皆归于脑，这种对脑的认识已比《内经》提高了一大步。

中医学藏象学说，将脑的生理和病理统归于心而分属于五脏，认为心是"君主之官，神明出焉"，为"五脏六腑之大主，精神之所舍也。"把人的精神意识和思维活动统归于心，故曰"心藏神"。同时，又把神分为五种不同表现的神，即魂、魄、意、志、神，这五种神分别归属于五脏，但都是在心的统领下而发挥作用的，如心藏神，主喜；肝藏魂，主怒；脾藏意，主思；肺藏魄，主悲；肾藏志，主恐等。其中特别与心、肝、肾的关系更为密切。因此，对于精神意识思维活动异常的精神情志病，决不能简单地认为是心主神明的病变，而与其它四脏无关；对于脑的病变，也不能简单地责之于肾，而与其它四脏无关。

二、女子胞

女子胞，又称胞宫，即子宫，位于小腹部，在膀胱之后，呈倒梨形。女子胞是发生月经和孕育胎儿的器官。

女子的月经来潮和胎儿的孕育，是一个复杂的生理活动过程。主要有如下三个方面的生理因素：

1.“天癸”的作用　生殖器官的发育，全赖于"天癸"。"天癸"是肾中精气充盈到一定程度时的产物，具有促进性腺发育而至成熟的生理效应。因此，在"天癸"的促发下，女子生殖器官才能发育成熟，月经来潮，为孕育胎儿准备条件。反之，进入老年，由于肾中精气的衰少，而"天癸"亦随之而衰少，甚至衰竭，则进入绝经期，"形坏而无子"。如《素问·上古天真论》说："二七而天癸至，任脉通，太冲脉盛，月事以时下，故有子。……七七，任脉虚，太冲脉衰少，天癸竭，地道不通，故形坏而无子也。"可见"天癸"的至与竭，是月经来潮与否的前提条件；"天癸"的至与竭，能引起冲、任二脉的相应生理效应。

2. 冲、任二脉的作用　冲、任二脉，同起于胞中。冲脉与肾经并行，与阳明脉相通，能调节十二经脉的气血，有"冲为血海"之称；任主胞胎，在小腹部与足三阴经相会，能调节全身的阴经，有"阴脉之海"之称。十二经脉气血充盈，才能溢入冲、任二脉，经过冲、任二脉的调节，注入胞宫，而发生月经。冲、任二脉的盛衰，受着"天癸"的调节。幼年时期，肾中精气未盛，"天癸"未至，故任脉未通，冲脉未盛，没有月经；人至老年，由于"天癸"逐渐衰竭，冲、任二脉的气血也逐渐衰少，而进入绝经期，出现月经紊乱，以至经绝。临床上，由于某些原因引起冲、任二脉失调时，即可出现月经周期紊乱，甚至不孕等症。

3. 心、肝、脾三脏的作用 心主血、肝藏血、脾为气血生化之源而统血，对于全身血液的化生和运行均有调节作用。月经的来潮和周期，以及孕育胎儿，均离不开气血的充盈和血液的正常调节。因此，月经的来潮与心、肝、脾三脏的生理功能状态有关。若肝的藏血、脾的统血功能减退，即可引起月经过多，周期缩短，行经期延长，甚至崩漏等症。若脾的生化气血功能减弱，则月经的化源不足，可导致月经量少，周期延长，甚至经闭。若因情志所伤，损伤心神或影响肝的疏泄功能，也都能导致月经失调等病理现象。

综上所述，月经来潮的生理，是一个复杂的过程，并不是单一的因素，而更多的是与全身的整体情况和精神状态有关。从脏腑、经络等生理功能来说，主要的是与心、肝、肾和冲、任二脉的关系最为密切。

第四节　脏腑之间的关系

人体是一个统一的有机整体，它是由脏腑、经络等许多组织器官所构成的。各脏腑、组织、器官的功能活动不是孤立的，而是整体活动的一个组成部分，它们不仅在生理功能上存在着相互制约、相互依存和相互为用的关系；而且还以经络为联系通道，在各脏腑组织之间，相互传递着各种信息，在气血津液环周于全身情况下，形成了一个非常协调和统一的整体。

一、脏与脏之间的关系

脏与脏之间的关系，古人在理论上多是以五行的生克乘侮来进行阐述的。但是，经过历代医家的观察和研究，脏与脏之间的关系早已超越了五行生克乘侮的范围，目前已从各脏的生理功能来阐释其相互之间的关系。

1. 心与肺 心与肺的关系，主要是心主血和肺主气、心主行血和肺主呼吸之间的关系。“诸血者，皆属于心”、“诸气者，皆属于肺”，心主血与肺主气的关系，实际上是气和血相互依存、相互为用的关系（详见第五十九章：气、血、津液）。

肺主宣发肃降和“朝百脉”，能促进心行血之作用，因此是血液正常运行的必要条件，符合于“气为血帅”的一般规律。反之，只有正常的血液循环，方能维持肺呼吸功能的正常进行，故又有“呼出心与肺”之说，这也符合于气舍于血的一般规律。但是，联结心之搏动和肺之呼吸两者之间的中心环节，主要是积于胸中的“宗气”。由于宗气具有贯心脉而司呼吸的生理功能，从而强化了血液循环与呼吸之间的协调平衡，因此，无论是肺的气虚或肺失宣肃，均可影响心的行血功能，而导致血液的运行失常，涩迟，而出现胸闷，心率改变，甚则唇青、舌紫等血瘀之病理表现。反之，若心气不足、心阳不振、瘀阻心脉等导致血行异常时，也会影响肺的宣发和肃降功能失常，出现咳嗽、气促等肺气上逆的病理现象。这即是心肺之间在病理上的相互影响。

2. 心与脾 心主血，脾统血，脾又为气血生化之源，故心与脾的关系至为密切。脾的运化功能正常，则化生血液的功能旺盛。血液充盈，则心有所主。脾气健旺，脾的统血功能正常，则血行脉中，而不逸出于脉外。因此，心与脾的关系主要表现在血液的生成和运行方面。在病理上，心脾两脏亦常互为影响，如思虑过度，不仅暗耗心血，且可影响脾的运化功能；若脾气虚弱，运化失职，则气血生化无源，则可导致血虚而心无所主。若脾不统血而致血液妄行，则也会造成心血不足。以上种种，均可形成以眩晕、心悸、失眠、多梦、腹胀、食少、体倦、面色无华等为主要见症的“心脾两虚”之病理变化。

3. 心与肝 心主血，肝藏血。人体的血液，生化于脾，贮藏于肝，通过心以运行全身。心之行血功能正常，则血运正常，肝有所藏；若肝不藏血，则心无所主，血液的运行必致失常。正是由于心和肝在血行方面密切相关，故在临床上“心肝血虚”亦常常同时出现。

心主神志，肝主疏泄。人的精神、意识和思维活动，虽由心所主，但与肝的疏泄功能亦密切相关。由于情志所伤，多化火伤阴，因而在临床上心肝阴虚、心肝火旺常相互影响或同时并见。

4. 心与肾 心在五行属火，位居于上而属阳；肾在五行属水，位居于下而属于阴。从阴阳、水火的升降理论来说，位于下者，以上升为顺；位于上者，以下降为和。《素问·六微旨大论》说的“升已而降，降者为天；降已而升，升者为地。天气下降，气流于地；地气上升，气腾于天”，即是从宇宙的范围来说明阴阳、水火的升降。所以，在理论上认为心火必须下降于肾，肾水必须上济于心，这样，心肾之间的生理功能才能协调，而称为“心肾相交”，也即是“水火既济”。反之，若心火不能下降于肾而独亢，肾水不能上济于心而凝聚，那么，心肾之间的生理功能就会失去协调，而出现一系列的病理表现，即称为“心肾不交”，也就是“水火失济”。例如：在临床上出现的以失眠为主症的心悸、怔忡、心烦、腰膝酸软，或见男子梦遗、女子梦交等症，多属“心肾不交”。

此外，由于心肾阴阳之间亦有密切的关系，在心或肾的病变时，亦能相互影响。例如：肾的阳虚水泛，能上凌于心，而见水肿、惊悸等"水气凌心"之证候；心的阴虚，亦能下及肾阴，而致阴虚火旺之证。

5. 肺与脾 肺与脾的密切关系，主要表现于气的生成和津液的输布代谢两个方面。机体气的生成，主要依赖于肺的呼吸功能和脾的运化功能，肺所吸入的清气和脾胃所运化的水谷精气，是组成气的主要物质基础。因此，肺的呼吸功能和脾的运化功能是否健旺，与气的盛衰密切相关。

在津液的输布代谢方面，则主要是由肺的宣发肃降，通调水道和脾的运化水液，输布津液所构成。肺的宣发肃降和通调水道，有助于脾的运化水液功能，从而防止内湿的产生；而脾的转输津液，散精于肺，不仅是肺通调水道的前提，而且，实际上也为肺的生理活动提供了必要的营养。因此，二者之间在津液的输布代谢中存在着相互为用的关系。

肺脾二脏在病理上的相互影响，主要也在于气的生成不足和水液代谢失常两个方面。例如脾气虚损时，常可导致肺气的不足；脾失健运，津液代谢障碍，水液停滞，则聚而生痰、成饮，多影响肺的宣发和肃降，可出现喘咳痰多等临床表现。所以说"脾为生痰之源，肺为贮痰之器"。当然，肺病日久，也可影响到脾，而致脾的运化功能失常或使脾气虚，从而出现纳食不化、腹胀、便溏，甚则水肿等病理表现，称之为"上病及中"，亦是"培土生金"治法的理论依据。

6. 肺与肝 肺与肝的关系，主要表现于气机的调节方面。肺主降而肝主升，二者相互协调，对于全身气机的调畅是一个重要的环节。若肝升太过，或肺降不及，则多致气火上逆，可出现咳逆上气，甚则咯血等病理表现，称之为"肝火犯肺"。相反，肺失清肃，燥热内盛，亦可影响及肝，肝失条达，疏泄不利，则在咳嗽的同时，出现胸胁引痛胀满、头晕头痛、面红目赤等症。

7. 肺与肾 肺与肾的关系，主要表现于水液的代谢和呼吸运动两个方面。肾为主水之脏，肺为"水之上源"，肺的宣发肃降和通调水道，有赖于肾的蒸腾气化。反之，肾的主水功能，亦有赖于肺的宣发肃降和通调水道。因此，肺失宣肃，通调水道失职，必累及于肾，而至尿少，甚则水肿；肾的气化失司，关门不利，则水泛为肿，甚则上为喘呼，咳逆倚息而不得平卧。即如《素问·水热穴论》所说："其本在肾，其末在肺，皆积水也。"

肺主呼气，肾主纳气，肺的呼吸功能需要肾的纳气作用来协助。肾气充盛，吸入之气方能经肺之肃降而下纳于肾，故有"肺为气之主，肾为气之根"之说。若肾的精气不足，摄纳无权，气浮于上；或肺气久虚，久病及肾，均可导致肾不纳气，出现动则气喘等症。

此外，肺与肾之间的阴液也是相互滋生的，肾阴为一身阴液之根本，所以肺阴虚可损及肾阴。反之，肾阴虚亦不能上滋肺阴。故肺肾阴虚常同时并见，而出现两颧嫩红、骨蒸潮热、盗汗、干咳音哑、腰膝酸软等症。

8. 肝与脾 肝藏血而主疏泄，脾统血、主运化而为气血生化之源。肝脾两脏的关系，首先在于肝的疏泄功能和脾的运化功能之间的相互影响。脾的运化，有赖于肝的疏泄，肝的疏泄功能正常，则脾的运化功能健旺。若肝失疏泄，就会影响脾的运化功能，从而引起"肝脾不和"的病理表现，可见精神抑郁，胸胁胀满，腹胀腹痛，泄泻便溏等症。

其次，肝与脾在血的生成、贮藏及运行等方面亦有密切的联系。脾运健旺，生血有源，且血不逸出脉外，则肝有所藏。若脾虚气血生化无源，或脾不统血，失血过多，均可导致肝血不足。

此外，如脾胃湿热郁蒸，胆热液泄，则可形成黄疸。可见，在病理上肝病可以传脾，脾病也可以及肝，肝脾两脏在病变上常常是互为影响的。

9. 肝与肾 肝肾之间关系极为密切，有"肝肾同源"之说。肝藏血，肾藏精。藏血与藏精之间的关系，实际上即是精和血之间存在着相互滋生和相互转化的关系。血的化生，有赖于肾中精气的气化；肾中精气的充盛，亦有赖于血液的滋养。所以说精能生血，血能化精，称之为"精血同源"。在病理上，精与血的病变亦常相互影响。如肾精亏损，可导致肝血不足；反之，肝血不足，也可引起肾精亏损。

另外，肝主疏泄与肾主封藏之间亦存在着相互制约、相反相成的关系，主要表现在女子的月经来潮和男子泄精的生理功能。若二者失调，则可出现女子月经周期的失常，经量过多，或闭经；男子遗精滑泄，或阳强不泄等症。

由于肝肾同源，所以肝肾阴阳之间的关系极密切。肝肾阴阳，息息相通，相互制约，协调平衡，故在病理上也常相互影响。如肾阴不足可引起肝阴不足，阴不制阳而导致肝阳上亢，称之为"水不涵木"；如肝阴不足，可导致肾阴的亏虚，而致相火上亢。反之，肝火太盛也可下劫肾阴，形成肾阴不足的病理变化。

10. 脾与肾 脾为后天之本，肾为先天之本。脾之健运，化生精微，须借助于肾阳的温煦，故有"脾阳根于肾阳"之说。肾中精气亦有赖于水谷精微的培育和充养，才能不断充盈和成熟。因此，脾与肾在生理上是后天与先天的关系，它们是相互资助、相互促进。在病理上亦常相互影响、互为因果。如肾阳不足，不能温煦脾阳，则可见腹部冷痛、下利清谷,或五更泄泻、水肿等症。若脾阳久虚,进而可损及肾阳,而成脾肾阳虚之病证。

二、六腑之间的关系

六腑,是以"传化物"为其生理特点,六腑之间的相互关系,主要体现于饮食物的消化、吸收和排泄过程中的相互联系和密切配合。

饮食入胃,经胃的腐熟和初步消化,下传于小肠,通过小肠的进一步消化,泌别清浊,其清者为精微物质,经脾的转输,以营养全身;其剩余之水液,吸收后,成为渗入膀胱的尿液之化源;其浊者为糟粕(食物之残渣),下达于大肠。渗入膀胱的尿液,经气化作用及时排出体外;进入大肠的糟粕,经传导与燥化,而由肛门排出体外。在饮食物的消化、吸收和排泄过程中,还有赖于胆汁的排泄以助饮食的消化;三焦不仅是水谷传化的道路,更重要的是三焦的气化,推动和支持着传化功能的正常进行。所以《灵枢·本脏》说:"六腑者,所以化水谷而行津液者也。"由于六腑传化水谷,需要不断地受纳、消化、传导和排泄,虚实更替,宜通而不宜滞,故《素问·五脏别论》有"胃实而肠虚"、"肠实而胃虚"的论述,这说明了饮食物在胃肠中必须更替运化而不能久留,所以后世医家有"六腑以通为用"和"腑病以通为补"的说法。

六腑之间在病理上,亦可相互影响。如胃有实热,消灼津液,则可致大肠传导不利,大便秘结不通;而大肠燥结,便闭不行,亦可影响胃的和降,而使胃气上逆,出现恶心、呕吐等症。又如胆火炽盛,常可犯胃,导致胃失和降而见呕吐苦水。脾胃湿热,熏蒸肝胆,而使胆汁外泄,可发生黄疸病证。应当指出,六腑虽然是以通为用,但亦有太过不及之异,故必须认真进行辨证分析。

三、五脏与六腑之间的关系

脏与腑的关系,实际上就是阴阳表里关系。由于脏属阴,腑属阳;脏为里,腑为表,一脏一腑,一阴一阳,一表一里相互配合,并有经脉相互络属,从而构成了脏腑之间的密切联系。

1. **心与小肠**　心的经脉属心而络小肠,小肠的经脉属小肠而络心,二者通过经脉的相互络属构成了表里关系。表现在病理方面,如心有实火,可移热于小肠,引起尿少、尿热赤、尿痛等症。反之,如小肠有热,亦可循经上炎于心,可见心烦,舌赤,口舌生疮等症。

2. **肺与大肠**　肺与大肠亦是通过经脉的络属而构成表里关系。肺气的肃降,有助于大肠传导功能的发挥;大肠传导功能正常,则有助于肺的肃降。若大肠实热,腑气不通,则可影响肺的肃降,而产生胸满,喘咳等症。如肺失清肃,津液不能下达,可见大便困难;肺气虚弱,气虚推动无力,则可见大便艰涩而不行,称之为"气虚便秘"。若气虚不能固摄,清浊混杂而下,可见大便溏泄。

3. **脾与胃**　脾与胃通过经脉相互络属而构成表里关系。胃主受纳,脾主运化,两者之间的关系是"脾为胃行其津液",共同完成饮食物的消化吸收及其精微的输布,从而滋养全身,故称脾胃为"后天之本"。

脾主升,胃主降,相反相成。脾气升,则水谷之精微得以输布;胃气降,则水谷及其糟粕才得以下行。故《临证指南医案》说:"脾宜升则健,胃宜降则和。"胃属燥,脾属湿,胃喜润恶燥,脾喜燥恶湿,两脏燥湿相济,阴阳相合,方能完成饮食物的传化过程。故《临证指南医案》又说:"太阴湿土得阳始运,阳明燥土得阴自安。"

由于脾胃在生理上的相互联系,因而在病理上也是相互影响的。如脾为湿困,运化失职,清气不升,即可影响胃的受纳与和降,可出现食少,呕吐,恶心,脘腹胀满等症。反之,若饮食失节,食滞胃脘,胃失和降,亦可影响及脾的升清与运化,可出现腹胀泄泻等症。《素问·阴阳应象大论》说:"清气在下,则生飧泄;浊气在上,则生䐜胀。"这是对脾胃升降失常所致病证的病理及临床表现的概括。

4. **肝与胆**　胆附于肝,有经脉互为络属,构成表里关系。胆汁来源于肝之余气,胆汁所以能正常排泄和发挥作用,亦依靠肝的疏泄功能。若肝的疏泄功能失常,就会影响胆汁的分泌与排泄;反之,若胆汁排泄不畅,亦会影响肝的疏泄。因此,肝与胆在生理和病理上密切相关,肝病常影响及胆,胆病也常波及于肝,终则肝胆同病,如肝胆火旺、肝胆湿热等。此外,肝主谋虑,胆主决断,从情志意识过程来看,谋虑后则必须决断,而决断又来自谋虑,两者亦是密切联系的。

5. **肾与膀胱**　肾与膀胱通过经脉互为络属,构成表里关系。膀胱的贮尿和排尿功能,依赖于肾的气化。肾气充足,则固摄有权,膀胱开合有度,从而维持水液的正常代谢。若肾气不足,气化失常,固摄无权,则膀胱之开合失度,即可出现小便不利或失禁,或遗尿、尿频等病症。例如,老年人常见的小便失禁、多尿等,即多为肾气衰弱所致。

第五十九章　气、血、津液

气、血、津液，是构成人体的基本物质，是脏腑、经络等组织器官进行生理活动的物质基础。

气，是不断运动着的具有很强活力的精微物质；血，基本上是指血液；津液，是机体一切正常水液的总称。从气、血、津液的相对属性来分阴阳，则气具有推动、温煦等作用，属于阳；血和津液，都为液态物质，具有濡养、滋润等作用，属于阴。

机体的脏腑、经络等组织器官，进行生理活动所需要的能量，来源于气、血、津液；它的生成和代谢，又依赖于脏腑、经络等组织器官的正常生理活动。因此，无论在生理还是病理方面，气、血、津液和脏腑、经络等组织器官之间，始终存在着互为因果的密切关系。

此外，构成人体的基本物质，在中医学中还有“精”。“精”在中医学理论上的基本含义，有狭义与广义之分：狭义之“精”，即是通常所说的生殖之精；广义之“精”，泛指一切精微物质，包括气、血、津液和从饮食物中摄取的营养物质，故称作“精气”。生殖之精，与肾的关系最为密切。

第一节　气

一、气的基本概念

气，在古代是人们对于自然现象的一种朴素认识。早在春秋战国时期的唯物主义哲学家，就认为“气”是构成世界的最基本物质；宇宙间的一切事物，都是由气的运动变化而产生的。如《周易·系辞》说：“天地氤氲，万物化生。”这种朴素的唯物主义观点被引进医学领域，在中医学中逐渐形成了气的基本概念。

气，是构成人体的最基本物质。《素问·宝命全形论》说“人以天地之气生，四时之法成”；“天地合气，命之曰人”。这就是说，人是自然界的产物，也就是“天地之气”的产物。人的形体构成，实际上也是以“气”为其最基本的物质基础，故《医门法律》又说：“气聚则形成，气散则形亡。”

气，又是维持人的生命活动的最基本物质。《素问·六节藏象论》说：“天食（音义同‘饲’）人以五气，地食（音义同‘饲’）人以五味。五气入鼻，藏于心肺，上使五色修明，音声能彰；五味入口，藏于肠胃，味有所生，以养五气。气和而生，津液相成，神乃自生。”人的生命活动，需要从“天地之气”中摄取营养成分，以养五脏之气，从而维持机体的生理活动。所以，气是维持人体生命活动的最基本物质。

气，是构成人体和维持人体生命活动的最基本物质。由于气具有活力很强的不断运动着的特性，对人体生命活动有推动和温煦等作用，因而中医学中以气的运动变化来阐释人体的生命活动。

二、气的生成

人体的气，来源于禀受父母的先天之精气、饮食物中的营养物质体（即水谷之精气，简称“谷气”）和存在于自然界的清气。通过肺、脾胃和肾等脏器生理功能的综合作用，将三者结合起来而生成。

先天之精气，依赖于肾藏精气的生理功能，才能充分发挥先天之精气的生理效应；水谷之精气，依赖于脾胃的运化功能，才能从饮食物中摄取而化生；存在于自然界的清气，则依赖于肺的呼吸功能，才能吸入。因此，从气的来源或气的生成来看，除与先天禀赋、后天饮食营养，以及自然环境等状况有关外，均与肾、脾胃、肺的生理功能密切相关。肾、脾胃、肺等生理功能正常并保持平衡，人体的气才能充沛；反之，肾、脾胃、肺等生理功能的任何环节的异常或失去协调平衡，均能影响气的生成，或影响气的正常生理效应，从而形成气虚等病理变化。

此外，在气的生成过程中，脾胃的运化功能尤其重要。因人在出生以后，必须依赖饮食物的营养以维持生命活动，而机体从饮食物中摄取营养物质，又完全依赖脾胃的受纳和运化功能，才能对饮食物进行消化、吸收，把其中营养物质化为水谷精气。先天之精气，必须依赖于水谷精气的充养，才能发挥其生理效应。所以《灵枢·营卫生会》说“人受气于谷”，《灵枢·五味》说“故谷不入半日则气衰，一日则气少矣”。

三、气的生理功能

气，是维持人体生命活动的最基本物质，它对于人体具有十分重要的多种生理功能。故《难经·八难》说：“气者，人之根本也。”张景岳说：“人之有生，全赖此气”（《类经·摄生类》）。

气的生理功能，主要有五个方面：

1. **推动作用** 气是活力很强的精微物质，它对于人体的生长发育，各脏腑、经络等组织器官的生理活动，血的生成和运行，津液的生成、输布和排泄等，均起着推动作用和激发其运动的作用。如果气的虚衰或气的推动、激活作用减弱，均能影响及机体的生长、发育，或出现早衰，或使脏腑、经络等组织器官的生理活动减弱，或使血和津液的生成不足和运行迟缓，从而引起血虚、血液运行不利和水液停滞等病理变化。

2. **温煦作用** 《难经·二十二难》说：“气主煦之。”即是说气是人体热量的来源。人体的体温，是依靠气的温煦作用来维持恒定；各脏腑、经络等组织器官，也要在气的温煦作用下进行正常的生理活动；血和津液等液态物质，也要依靠气的温煦作用，进行着正常的循环运行，故说“血得温而行，得寒而凝”。如果气的温煦作用失常，不仅出现畏寒喜热、四肢不温、体温低下、血和津液运行迟缓等寒象；还可因某些原因，引起气聚而不散，气郁而化热，出现恶热喜冷、发热等热象。所以《素问·刺志论》说：“气实者，热也；气虚者，寒也”。

3. **防御作用** 机体的防御作用是非常复杂的，虽然包括了气、血、津液和脏腑、经络等组织器官的多方面的综合作用，但毫无异议，气在这里是起着相当重要的作用。气的防御作用，主要体现于护卫全身的肌表，防御外邪的入侵。《素问·评热病论》说：“邪之所凑，其气必虚。”“其气必虚”，是指气的防御作用减弱，外邪得以侵入机体而致病。由此可见，气的防御作用减弱；全身的抗病能力必须随之而下降，机体也易罹疾病。

4. **固摄作用** 气的固摄作用，主要是对血、津液等液态物质具有防止其无故流失的作用。具体表现在：固摄血液，可使血液循脉而行，防止其逸出脉外；固摄汗液、尿液、唾液、胃液、肠液和精液等，控制其分泌排泄量，以防止其无故流失。若气的固摄作用减弱，能导致体内液态物质大量流失的危险。如气不摄血，可导致各种出血；气不摄津，可导致自汗、多尿或小便失禁、流涎、泛吐清水、泄泻滑脱；气不固精，可出现遗精、滑精和早泄等。

气的固摄作用与推动作用是相反相成的两个方面。气一方面能推动血液的运行和津液的输布、排泄；另一方面，气又可固摄体内的液态物质，防止其无故流失。由于这两个方面作用的相互协调，构成了气对体内液态物质的正常运行、分泌、排泄的调节和控制，这是维持人体正常的血液循行和水液代谢的重要环节。

5. **气化作用** 气化，是指通过气的运动而产生的各种变化。具体地说，是指精、气、血、津液各自的新陈代谢及其相互转化。例如：气、血、津液的生成，都需要将饮食物转化成水谷之精气，然后再化生成气、血、津液等；津液经过代谢，转化成汗液和尿液；饮食物经过消化和吸收后，其残渣转化成糟粕等等，都是气化作用的具体表现。如果气化功能失常，即能影响到气、血、津液的新陈代谢；影响到饮食物的消化吸收；影响汗液、尿液和粪便等的排泄，从而形成各种代谢异常的病变。所以说气化作用的过程，实际上就是体内物质代谢的过程，是物质转化和能量转化的过程。

气的五个功能，虽然各不相同，但都是人体生命活动中不可缺一的，它们密切地协调配合，相互为用。

四、气的运动和运动形式

人体的气，是不断运动着的具有很强活力的精微物质。它流行于全身各脏腑、经络等组织器官，无处不有，时刻推动和激发着人体的各种生理活动。

气的运动，称作“气机”。气的运动形式，虽是多种多样，但在理论上可以将它们归纳为升、降、出、入四种基本运动形式。

人体的脏腑、经络等组织器官，都是气的升降出入场所。气的升降出入运动，是人体生命活动的根本；气的升降出入运动一旦止息，也就意味着生命活动的终止而死亡。如《素问·六微旨大论》说：“故非出入，则无以生长壮老已；非升降，则无以生长化收藏。是以升降出入，无器不有。故器者，生化之宇，器散则分之，生化息矣。”

气的升降出入运动，不仅仅是推动和激发了人体的各种生理活动，而且只有在脏腑、经络等组织器官的生理活动中，才能得到具体的体现。例如：肺的呼吸功能，体现着呼气是出，吸气是入；宣发是升，肃降是降；脾胃和肠的消化功能，以脾主升清，胃主降浊来概括整个机体对饮食物的消化、吸收、输布和排泄的全过程；机体的水液代谢，是以肺的宣发肃降，脾胃的运化转输，肾的蒸腾气化和吸清排浊，来概括水液代谢的全过程。所以，机体的各种生理活动，实质上都是气的升降出入的具体体现。

气的升和降、出和入，是对立统一的矛盾运动。从局部来看，并不是每一种生理活动，都必须具备升降出入，而是各有所侧重,如肝、脾主升,肺、胃主降等。从整个机体的生理活动来看,则升和降、出和入之间必须协调平衡,才能维持正常的生理活动。因此,气的升降出入运动,又是协调平衡各种生理功能的一个重要环节。

气的升降出入运动之间的协调平衡,称作“气机调畅”;升降出入的平衡失调,即是“气机失调”的病理状态。“气机失调”有多种表现形式:如由于某些原因,气的升降出入运动受到阻碍,称作“气机不畅”;在某些局部发生阻滞不通时,称作“气滞”;气的上升太过或下降不及时,称作“气逆”;气的上升不及或下降太过时,称作“气陷”;气不能内守而外逸时,称作“气脱”;气不能外达而结聚于内时,称作“气结”或“气郁”,甚则“气闭”等。《素问·六微旨大论》说:“故无不出入,无不升降。化有大小,期有远近。四者之有,而贵常守,反常则灾害至矣。”充分说明了气的升降出入运动,从局部来看有所侧重,但从总体上却是有一定的规律,而且是协调平衡的。

五、气的分布与分类

人体的气,从整体上说,是由肾中精气、脾胃运化而来的水谷精气和肺吸入的清气所组成,在肾、脾胃、肺等生理功能的综合作用下所生成,并充沛于全身而无处不到。但具体地说,人体的气,又是多种多样的,由于其主要组成部分、分布部位和功能特点的不同,而又有各种不同的名称。主要有如下几种:

(一)元气

元气,又名“原气”、“真气”,是人体最基本、最重要的气,是人体生命活动的原动力。

1. 组成与分布 元气的组成,以肾所藏的精气为主,依赖于肾中精气所化生。《难经·三十六难》说:“命门者,……原气之所系也。”明确地指出了元气根于肾。肾中精气以受之于父母的先天之精为基础,又赖后天水谷精气的培育。如《景岳全书》说:“故人之自生至老,凡先天之有不足者,但得后天培养之力,则补天之功,亦可居其强半,此脾胃之气所关于人生者不小。”可见元气的盛衰,并不完全取决于先天禀赋,亦与脾胃运化水谷精气的功能密切相关。

元气是通过三焦而流行于全身的。内至脏腑,外达肌肤腠理,都是以三焦为通道,而作用于机体的各个部分。《难经·六十六难》说:“三焦者,原气之别使也。”

2. 主要功能 元气的主要功能,是推动人体的生长和发育,温煦和激发各个脏腑、经络等组织器官的生理活动,所以说,元气是人体生命活动的原动力,是维持生命活动的最基本物质。机体的元气充沛,则各脏腑、经络等组织器官的活力就旺盛,机体的素质就强健而少病。若因先天禀赋不足,或因后天失调,或因久病损耗,以致元气的生成不足或耗损太过时,就会形成元气虚衰而产生种种病变。

(二)宗气

宗气,是积于胸中之气,宗气在胸中积聚之处,称作“气海”,又称“膻中”。故《灵枢·五味》说:“其大气之搏而不行者,积于胸中,命曰气海。”

1. 组成与分布 宗气,是以肺从自然界吸入的清气和脾胃从饮食物中运化而生成的水谷精气为其主要组成部分,相互结合而成。因此,肺的呼吸功能与脾胃的运化功能正常与否,直接影响着宗气的旺盛与衰少。

宗气聚集于胸中,贯注于心肺之脉,上“出于肺,循喉咽,故呼则出,吸则入”(《灵枢·五味》);下“蓄于丹田,注足阳明之气街(相当于腹股沟部位)而下行于足”(《类经·针刺类·解结推引》)。故《灵枢·邪客》说:“宗气积于胸中,出于喉咙,以贯心脉而行呼吸焉。”《灵枢·刺节真邪》又说:“宗气留于海,其下者,注于气街;其上者,走于息道。”

2. 主要功能 宗气的主要功能有两个方面:一是走息道以行呼吸。凡语言、声音、呼吸的强弱,都与宗气的盛衰有关。二是贯心脉以行气血。凡气血的运行、肢体的寒温和活动能力、视听的感觉能力、心搏的强弱及其节律等,皆与宗气的盛衰有关。故《素问·平人气象论》说:“胃之大络,名曰虚里,贯膈络肺。出于左乳下,其动应衣,脉宗气也。盛喘数绝者,其病在中;……绝不至,曰死;乳之下,其动应衣,宗气泄也。”这就充分说明了宗气具有推动心脏的搏动、调节心率和心律等功能。所以,在临床上常常以“虚里”处(相当于心尖搏动部位)的搏动状况和脉象来测知宗气的盛衰。

(三)营气

营气,是与血共行于脉中之气。营气富于营养,故又称“荣气”。营与血关系极为密切,可分而不可离,故常常“营血”并称。营气与卫气相对而言,属于阴,故又称为“营阴”。

1. 组成与分布 营气,主要来自脾胃运化的水谷精气,由水谷精气中的精华部分所化生。营气分布于血脉之中,成为血液的组成部分而循脉上下,营运于全身。故《素问·痹论》说:“营者,水谷之精气也。和调于五脏,洒陈于六腑，乃能入于脉也。故循脉上下，贯五脏，络六腑也。”

2. **主要功能** 营气的主要生理功能，有营养和化生血液两个方面。水谷精微中的精专部分，是营气的主要成分，是脏腑、经络等生理活动所必需的营养物质，同时又是血液的组成部分。所以《灵枢·邪客》说：“荣气者，泌其津液，注之于脉，化以为血，以荣四末，内注五脏六腑。”

（四）卫气

卫气，是运行于脉外之气。卫气与营气相对而言，属于阳，故又称为“卫阳”。

1. **组成与分布** 卫气，主要由水谷精气所化生，它的特性是“慓疾滑利”。也就是说它的活动力特别强，流动很迅速。所以它不受脉管的约束，运行于皮肤、分肉之间，熏于肓膜，散于胸腹。

2. **主要功能** 卫气的生理功能有三方面，一是护卫肌表，防御外邪入侵。二是温养脏腑、肌肉、皮毛等；三是调节控制腠理的开合、汗液的排泄，以维持体温的相对恒定等。如《灵枢·本藏》说：“卫气者，所以温分肉，充皮肤，肥腠理，司开合者也。”“卫气和，则分肉解利，皮肤润柔，腠理致密矣。”

营气和卫气，都以水谷精气为其主要的生成来源，但是“营在脉中”、“卫在脉外”（《灵枢·营卫生会》）；营主内守而属于阴，卫主外卫而属于阳，二者之间的运行必须协调，不失其常，才能维持正常的腠理开合、正常的体温、“昼精而夜寐”（《灵枢·营卫生会》），以及正常的防御外邪的能力；反之，若营卫不和，即可出现恶寒发热、无汗或汗多，“昼不精而夜不寐”，以及抗御外邪能力低下等。

人体的气，除了上述最重要的四种气之外，还有“脏腑之气”、“经络之气”等。所谓“脏腑之气”和“经络之气”，实际上都是元气所派生的，是元气分布于某一脏腑或某一经络，即成为某一脏腑或某一经络之气，它属于人体元气的一部分，是构成各脏腑、经络的最基本物质，又是推动和维持各脏腑、经络进行生理活动的物质基础。

在中医学里，气的名称还有很多。例如：把机体从饮食物中吸取的营养物质，称作“水谷精气”、“谷气”；把致病的物质，称作“邪气”；把体内不正常的水液，称作“水气”；把整个机体的生理功能和抗病能力，称作“正气”；把中药的寒、热、温、凉四种性质和作用，称作“四气”等。由此可见，“气”在中医学里是一字多义，有作为“性质”，有作为“功能”，也有作为“气候”等。这些，都和本章所论述的构成人体基本物质的“气”，是有区别的。

第二节　血

一、血的基本概念

血，是红色的液态样物质，是构成人体和维持人体生命活动的基本物质之一，具有很高的营养和滋润作用。

血必须在脉中运行，才能发挥它的生理效应。如因某些原因而逸出于脉外，即为出血，又可称为“离经之血”。脉，具有阻遏血液逸出的功能，故有“血府”之称。

二、血的生成

血，主要由营气和津液所组成。营气和津液，都来自所摄入的饮食物经脾和胃的消化吸收而生成的水谷精微，所以说脾和胃是气血生化之源。《灵枢·决气》所说的：“中焦受气取汁，变化而赤，是谓血。”即是充分说明了脾和胃（中焦）的运化功能在生成血液过程中的地位和作用。至于血液的生成过程，则又要通过营气和肺的作用，方能化生为血。如《灵枢·邪客》在论述营气化生血液的功能时说“营气者，泌其津液，注之于脉，化以为血；以荣四末，内注五脏六腑……”；《灵枢·营卫生会》中更强调了肺在化生血液中的作用，说：“中焦亦并胃中，出上焦之后，此所受气者，泌糟粕，蒸津液，化其精微，上注于肺脉，乃化而为血。以奉生身，莫贵于此，故独得行于经隧。”

综上所述，营气和津液，都是生成血的主要物质基础。由于营气和津液都来源于水谷精气，所以饮食营养的优劣和脾胃运化功能的强弱，直接影响着血液的化生。饮食营养的长期摄入不足，或脾胃运化功能的长期失调，均可导致血液的生成不足，而形成血虚的病理变化。

此外，精和血之间还存在着相互滋生和转化的关系。精藏于肾，血藏于肝。肾中精气充盈，则肝有所养，血有所充；肝的藏血量充盛，则肾有所藏，精有所滋，故有“精血同源”之说。

三、血的功能

血，具有营养和滋润全身的生理功能。血在脉中循行，内至脏腑，外达皮肉筋骨，如环无端，运行不息，不断地对全身各脏腑组织器官起着充分的营养和滋润作用，以维持正常的生理活动。《难经·二十二难》说“血主濡之”，这是对血的营养和滋润作用的简要概括。《素问·五脏生成篇》说：“肝受血而能视，足受血而能步，掌受血而能握，指受血而能摄。”这是进一步阐释了机体的感觉和运动，必须依赖于血所提供的营养和滋润作用才能维持正常的机能活动。

血的营养和滋润作用，具体体现在面色的红润、肌肉的丰满和壮实、皮肤和毛发的润泽有华、感觉和运动的灵活自如等方面。如果血的生成不足或持久地过度耗损，或血的营养和滋润作用减弱，均可引起全身或局部血虚的病理变化，出现头昏目花、面色无华或萎黄、毛发干枯、肌肤干燥、肢体或肢端麻木等临床表现。

血，是机体精神活动的主要物质基础。故《素问·八正神明论》说：“血气者，人之神，不可不谨养。”人的精神充沛，神志清晰，感觉灵敏，活动自如，均有赖于血气的充盛，血脉的调和与流利。正如《灵枢·平人绝谷》中说的“血脉和利，精神乃居”。所以，不论何种原因所形成的血虚、血热或运行失常，均可以出现精神衰退、健忘、多梦、失眠、烦躁，甚则可见神志恍惚、惊悸不安，以及谵狂、昏迷等神志失常的多种临床表现。

四、血的运行

血在脉管中运行不息，流布于全身，环周不休。随着血的运行，为全身各脏腑组织器官提供了丰富的营养，以供其需要。

血，属于阴而主静。血的运行，主要依赖于气的推动作用。血在脉管中运行而不至逸出脉外，也是由于气的固摄作用；由于脉管具有“壅遏营气，令无所避”（《灵枢·决气》）的功能，所以在正常情况下，血液不会离于经隧逸出脉外而导致出血。

脉管是一个相对密闭的管道系统，血和营气在脉管中循环运行。早在《内经》中已有明确的记载。如《灵枢·营卫生会》中说：“营在脉中，卫在脉外，营周不休，五十而复大会，阴阳相贯，如环无端。”至于血液循环的具体走向，在《素问·经脉别论》中有这样一段记载：“食气入胃，散精于肝……食气入胃，浊气归心，淫精于脉，脉气流经，经气归于肺，肺朝百脉，输精于皮毛，毛脉合精，行气于府，府精神明，留于四藏，气归于权衡。”这段原文描述了水谷精气的运行走向，但实际上已十分明确地指出了水谷精气是进入血液循环的。故从中得以了解血液循环的具体走向，这个走向虽与现代生理学所已知的有所不同，但已明确指出了心、肺和脉构成了血液的循环系统。

血液的正常运行，决定于气的推动作用和固摄作用之间的协调平衡。由于心脏的搏动，推动着血液的运行。《素问·痿论》说：“心主身之血脉。”《医学入门》说：“人心动，则血行诸经。”血液正常的循行，还与其它某些脏器生理功能的协调平衡密切相关，如：肺的宣发和朝会百脉，肝的疏泄等，是推动和促进血液运行的重要因素；脾的统血和肝的藏血等，是固摄血液的重要因素。此外，脉道是否通利，血的或寒或热等，更是直接地影响着血液运行的或迟或速。《素问·调经论》说：“血气者，喜温而恶寒，寒则涩不能流，温则消而去之。”因此，血液循环的正常运行，不仅依赖于心的生理功能是否正常，而且还在于肺、肝、脾等脏器的生理功能是否协调平衡。如果推动和促进血液运行的因素增加，或固摄血液的作用减弱，则血液的运行可因之而变速，甚则逸出脉外，而导致出血；反之，则血液的运行因之而变慢，运行不利，可导致血瘀等病理变化。

第三节　津　液

一、津液的基本概念

津液，是机体一切正常水液的总称，包括各脏腑组织器官的内在体液及其正常的分泌物，如胃液、肠液和涕、泪等。津液，同气和血一样，是构成人体和维持人体生命活动的基本物质。

津和液，同属于水液，都来源于饮食，有赖于脾和胃的运化功能而生成。由于津和液在其性状、功能及其分布部位等方面均有所不同，因而也有一定的区别。一般地说，性质较清稀，流动性较大，布散于体表皮肤、肌肉和孔窍，并能渗注于血脉，起滋润作用的，称为津；性质较稠厚，流动性较小，灌注于骨节、脏腑、脑、髓等组织，起濡养作用的，称为液。故《灵枢·五癃津液别》说：“津液各走其道，故三焦出气，以温肌肉，充皮肤，为其津；其流而不行者，为液。”津和液之间可以相互转化，故津和液常同时并称，但在发生“伤津”和“脱液”的病理变化时，在辨证论治中，又须加以区分。

二、津液的生成、输布和排泄

津液的生成、输布和排泄，是一个复杂的生理过程，涉及到多个脏腑的一系列生理功能。《素问·经脉别论》说："饮入于胃，游溢精气，上输于脾，脾气散精，上归于肺，通调水道，下输膀胱，水精四布，五经并行。"这是对津液的生成和输布、排泄过程的简明概括。

津液来源于饮食水谷。津液的生成，是通过胃对饮食物的"游溢精气"和小肠的"分清别浊"，"上输于脾"，而生成。津液的输布和排泄，主要是通过脾的转输、肺的宣降和肾的蒸腾气化，以三焦为通道输布于全身。

脾对津液的输布作用，即是《素问·太阴阳明论》所说的"为胃行其津液"。脾胃是通过经脉，一方面将津液"以灌四旁"(《素问·玉机真脏论》)和全身；另一方面，则将津液"上输于肺"。这两个方面统属于脾的"散精"功能。

肺对津液的输布和排泄作用，又称作"通调水道"。通过肺的宣发作用，将津液输布于全身体表，以发挥津液的营养和滋润作用，津液通过代谢化为汗液而排出体外。故说肺"输精于皮毛"(《素问·经脉别论》)。津液通过肺的肃降作用，向下输送到肾和膀胱，最后化为尿液而排出体外。此外，肺在呼气中也排出了大量的水分。可见，肺的宣发肃降，通调水道，对于津液的输布和排泄起着重要的作用。

肾对于津液的输布和排泄，亦起着极其重要的主宰作用。《素问·逆调论》说："肾者水脏，主津液。"肾对津液的主宰作用，主要表现在肾所藏的精气，是机体生命活动的原动力，亦是气化作用的原动力。因而胃的"游溢精气"、脾的"散精"、肺的"通调水道"以及小肠的"分清别浊"，都需要依靠肾的蒸腾气化作用而实现。全身的津液，最后亦都要通过肾的蒸腾气化，升清降浊，使"清者"蒸腾上升，从而向全身布散；"浊者"下降化为尿液，注入膀胱。尿液排泄量的多少，实际上是调节着全身津液的代谢平衡。故《素问·水热穴论》说："肾者，胃之关也。关门不利，故聚水而从其类也。"

综上所述，津液的生成，依赖于脾胃对饮食物的运化功能；津液的输布，依靠脾的"散精"和肺的"通调水道"功能；津液的排泄，主要是依靠汗液、尿液和随着呼吸排出的水气；津液在体内的升降出入，是在肾的气化蒸腾作用下，以三焦为通道，随着气的升降出入，布散于全身而环流不息。故《素问·灵兰秘典论》说："三焦者，决渎之官，水道出焉。"可见津液的生成、输布、排泄及其维持代谢平衡，依赖于气和许多脏腑一系列生理功能的协调平衡；其中尤以肺、脾、肾三脏的生理功能起着主要的调节平衡作用。所以，不论是气的病变或许多脏腑的病变，均可影响及津液的生成、输布、排泄，破坏津液的代谢平衡，从而形成伤津、脱液等津液不足的病理变化，或形成内生水、湿、痰、饮等津液环流障碍，水液停滞积聚的病理变化。

三、津液的功能

津液有滋润和濡养的生理功能。如：布散于肌表的津液，具有滋润皮毛肌肤的作用；流注于孔窍的津液，具有滋润和保护眼、鼻、口等孔窍作用；渗入于血脉的津液，具有充养和滑利血脉的作用，而且也是组成血液的基本物质；注入于内脏组织器官的津液，具有濡养和滋润各脏腑组织器官的作用；渗入于骨的津液，具有充养和濡润骨髓、脊髓和脑髓等作用。故《灵枢·决气》说："腠理发泄，汗出溱溱，是谓津。……谷入气满，淖泽注于骨，骨属屈伸，泄泽，补益脑髓，皮肤润泽，是谓液。"

四、气、血、津液之间的相互关系

气、血、津液的性状及其功能，均有其各自的特点。但是，这三者又均是构成人体和维持人体生命活动的最基本物质。三者的组成，均离不开脾胃运化而生成的水谷精气。三者的生理功能，又存在着相互依存、相互制约和相互为用的关系。因此，无论在生理或病理情况下，气、血、津液之间均存在着极为密切的相互关系。

(一)气和血的关系

气属于阳，血属于阴。《难经·二十二难》说："气主煦之，血主濡之。"简要地概括了气和血在功能上的差别。但是，气和血之间，又存在着"气为血之帅"、"血为气之母"的密切关系。具体地说，即是存在着气能生血、行血、摄血和血为气之母四个方面的关系。

1. 气能生血 气能生血，是指血的组成及其生成过程中，均离不开气和气的运动变化——气化功能。营气和津液，是血的主要组成部分，它们来自脾胃所运化的水谷精气。从摄入的饮食物，转化成水谷精气；从水谷精气转化成营气和津液；从营气和津液转化成赤色的血，均离不开气的运动变化。因此说，气能生血。气旺，则化生血的功能亦强;气虚,则化生血的功能亦弱,甚则可导致血虚。因此,在临床治疗血虚的病证时,常常配合应用补气的药物以提高疗效,这是气能生血理论指导临床的实际应用。

2. **气能行血** 血属阴而主静。血不能自行,有赖于气的推动;气行则血行,气滞则血瘀。血液的循行,有赖于心气的推动,肺气的宣发布散,肝气的疏泄条达。因此,气虚则推动无力;气滞则止行不利、血行迟缓而形成血瘀,甚则阻滞于脉络,结成瘀血。气机逆乱,血行亦随气的升降出入异常而逆乱。如血随气升,可见面红、目赤、头痛,甚则吐血;血随气陷,可见脘腹坠胀,甚则下血、崩漏等。临床治疗血行失常的病证时,常分别配合应用补气、行气、降气等药物,才能获得较好的效果,此是气能行血理论指导临床的实际应用。

3. **气能摄血** 摄血,是气固摄功能的具体体现。血在脉中循行而不免逸出脉外,主要依赖于气对血的固摄作用。如果气虚而固摄血液的作用减弱,可导致各种出血的病证,即是“气不摄血”。治疗时,必须用补气摄血的方法,才能达到止血的目的。

以上三个方面气对血的作用,可概括为“气为血帅”。

4. **血为气之母** 血为气之母,是指血是气的载体,并给气以充分的营养。由于气的活力很强,易于逸脱,所以气必须依附于血和津液,而存在于体内。如果气失去依附,则浮散无根而发生气脱。所以,血虚者,气亦易衰;血脱者,气亦逸脱。在治疗大出血时,往往多用益气固脱之法,其机理亦在于此。

(二)气和津液的关系

气属阳,津液属阴。气和津液的关系,与气和血的关系极其雷同。津液的生成、输布和排泄,全赖于气的升降出入运动和气的气化、温煦、推动和固摄作用;而气在体内的存在,不仅依附于血,且亦依附于津液,故津液亦是气的载体。兹分述如下:

1. **气能生津** 津液的生成,来源于摄入的饮食物,有赖于胃的“游溢精气”和脾的运化水谷精气。所以,脾胃之气健旺,则化生的津液就充盛;脾胃之气虚衰,则影响津液的生成,而致津液不足。因此,在临床上亦常可见气津两伤之证。

2. **气能行(化)津** 津液的输布及其化为汗、尿等排出体外,全赖于气的升降出入运动。由于脾气的“散精”和转输、肺气的宣发和肃降、肾中精气的蒸腾气化,才能促使津液输布于全身而环周不休,使经过代谢的多余津液转化为汗液和尿液排出体外,津液的代谢才能维持生理平衡。在气的升降出入运动不利时,津液的输布和排泄亦随之而受阻;由于某种原因,津液的输布和排泄受阻而发生停聚时,则气的升降出入运动,亦随之而不利。因此,气虚、气滞可致津液停滞,称作气不行(化)水;津液停聚而致气机不利,则称作水停气滞(阻)。二者互为因果,从而形成内生之水湿、痰、饮,甚则形成水泛为肿的病理变化。临床治疗时,行气与利水之法须共用,才能取得较好的效果。

3. **气能摄津、津能载气** 津液的排泄,有赖于气的推动和气化作用。维持津液代谢的正常平衡,也有赖于气的固摄作用。因此,在气虚或气的固摄作用减弱时,势必导致体内津液的无故流失,发生多汗、漏汗、多尿、遗尿等病理现象。反之,由于津液能载气,故在多汗、多尿和吐泻等大量津液流失的情况下,亦可出现“气随津脱”的病证。《金匮要略心典》说:“吐下之余,定无完气”,即是此意。

(三)血和津液的关系

血和津液,都是液态样的物质,也都有滋润和濡养的作用,与气相对而言,二者都属于阴。因此,血和津液之间亦存在着极其密切的关系。

血和津液的生成都来源于水谷精气,由水谷精气所化生,故有“津血同源”之说。津液渗注于脉中,即成为血液的组成部分。《灵枢·痈疽》说:“中焦出气如雾,上注溪谷,而渗孙脉,津液和调,变化而赤为血。”这说明了在生理上,津液是血液的重要组成部分。

在病理情况下,血和津液之间也多相互影响。如:在失血过多时,脉外之津液,可渗注于脉中,以补偿脉内血液容量的不足;与此同时,由于脉外之津液大量渗注于脉内,则又可形成津液的不足,出现口渴、尿少、皮肤干燥等病理现象。反之,在津液大量损耗时,不仅渗入脉内之津液不足,甚至脉内之津液亦可渗出于脉外,形成血脉空虚、津枯血燥等病变。因此,对于失血患者,临床上不宜采用汗法,《伤寒论》有“衄家不可发汗”和“亡血家不可发汗”之诫;对于多汗夺津或津液大亏的患者,亦不可轻用破血、逐血之峻剂,故《灵枢·营卫生会》又有“夺血者无汗,夺汗者无血”之说。这即是“津血同源”理论在临床上的实际应用。

第六十章　经　络

经络学说，是研究人体经络的生理功能、病理变化及其与脏腑相互关系的学说，是中医学理论体系的重要组成部分。

经络学说是古人在长期的医疗实践中，从针灸、推拿、气功等各个方面积累了经验，并结合当时的解剖知识，逐步上升为理论的基础上而产生。它不仅是针灸、推拿、气功等学科的理论基础，而且对指导中医临床各科，均有十分重要的意义。脏象学说、气血津液理论、病因学说等基础理论同经络学说结合起来，才能比较完整地阐释人体的生理功能、病理变化，并指导诊断和确定治法。所以，历代医学家都十分重视经络学说，甚至有“不诵十二经络，开口动手便错”之说（见《医学入门》引张子和语）。

第一节　经络的概念和经络系统的组成

一、经络的概念

经络是运行全身气血，联络脏腑肢节，沟通上下内外的通路。

经络，是经脉和络脉的总称。《医学入门》说：“经者，径也；经之支脉旁出者为络。”说明经脉是主干，络脉是分支。经，有路径的意思；络，有网络的意思。经脉大多循行于深部，络脉循行于较浅的部位，有的络脉还显现于体表。正如《灵枢·经脉》所说：“经脉十二者，伏行分肉之间，深而不见，……诸脉之浮而常见者，皆络脉也。”经脉有一定的循行径路，而络脉则纵横交错，网络全身，把人体所有的脏腑、器官、孔窍以及皮肉筋骨等组织联结成一个统一的有机整体。

二、经络系统的组成

经络系统，是由经脉和络脉组成。在内连属于脏腑，在外连属于筋肉、皮肤，所以《灵枢·海论》说它“内属于腑脏，外络于肢节”。

经脉可分为正经和奇经两类。正经有十二，即手足三阴经和手足三阳经，合称“十二经脉”，是气血运行的主要通道。十二经脉有一定的起止、一定的循行部位和交接顺序，在肢体的分布和走向有一定的规律，同体内脏腑有直接的络属关系。奇经有八条，即督、任、冲、带、阴跷、阳跷、阴维、阳维，合称“奇经八脉”，有统率、联络和调节十二经脉的作用。关于正经和奇经的区别，《圣济总录》认为：“脉有奇常，十二经者，常脉也，奇经八脉则不拘于常，故谓之奇经。盖以人之气血常行于十二经脉，其诸经满溢则流入奇经焉。”十二经别是从十二经脉别出的经脉，它们分别起自四肢，循行于体腔脏腑深部，上出于颈项浅部。阳经的经别从本经别出而循行体内后，仍回到本经；阴经的经别从本经别出而循行体内后，却与相为表里的阳经相合。十二经别的作用，主要是加强十二经脉中相为表里的两经之间的联系，还由于它通达某些正经未循行到的器官与形体部位，因而能补正经之不足。

络脉是经脉的分支，有别络、浮络和孙络之分。别络是较大的和主要的络脉。十二经脉与督脉、任脉各有一支别络，再加上脾之大络，合为“十五别络”。别络的主要功能是加强相为表里的两条经脉之间在体表的联系。浮络是循行于人体浅表部位而常浮现的络脉。孙络是最细小的络脉，《素问·气穴论》称它有“溢奇邪”、“通荣卫”的作用。

经筋和皮部，是十二经脉与筋肉和体表的连属部分。经络学说认为，人体的经筋是十二经脉之气“结、聚、散、络”于筋肉、关节的体系，是十二经脉的附属部分，所以称“十二经筋”。经筋有联缀四肢百骸、主司关节运动的作用。全身的皮肤，是十二经脉的功能活动反映于体表的部位，也是经络之气的散布所在，所以，把全身皮肤分为十二个部分，分属于十二经脉，称“十二皮部”（表60－1）。

表 60－1　经络系统简图

- 经络系统
  - 经脉
    - 正经十二（十二正经）——气血运行的主要通道；同内在脏腑有直接的络属关系。
      - 手三阴经
        - 手太阴肺经
        - 手厥阴心包经
        - 手少阴心经
      - 手三阳经
        - 手阳明大肠经
        - 手少阳三焦经
        - 手太阳小肠经
      - 足三阴经
        - 足太阴脾经
        - 足厥阴肝经
        - 足少阴肾经
      - 足三阳经
        - 足阳明胃经
        - 足少阳胆经
        - 足太阳膀胱经
    - 奇经八脉——十二经脉以外的另一些重要经脉，包括任脉、督脉、冲脉、带脉、阴跷脉、阳跷脉、阴维脉、阳维脉。有统率、联络和调节十二经脉的作用。
    - 十二经别——从十二经脉别出的经脉，有加强十二经脉中相为表里的两经之间联系的作用。
  - 络脉
    - 十五络脉——十二经脉及任脉、督脉各分出一支别络，再加上脾之大络。有加强表里两经在体表的联系和渗灌气血的作用。
    - 孙络——细小的络脉。
    - 浮络——浮现于体表的络脉。
  - 十二经筋——十二经脉之气结、聚、散、络于筋肉、关节的体系，有联缀百骸，维络周身，主司关节运动的作用。
  - 十二皮部——十二经脉的功能活动反映于体表的部位。

表 60－2　十二经脉名称分类及分布规律

	阴　经 （属脏）	阳　经 （属腑）	循　行　部　位 （阴经行于内侧，阳经行于外侧）	
手	太阴肺经 厥阴心包经 少阴心经	阳明大肠经 少阳三焦经 太阳小肠经	上　肢	前　缘 中　线 后　缘
足	太阴脾经 厥阴肝经 少阴肾经	阳明胃经 少阳胆经 太阳膀胱经	下　肢	前　缘 中　线 后　缘

＊在小腿下半部和足背部，肝经在前缘，脾经在中线。至内踝上八寸处交叉之后，脾经在前缘，肝经在中线。

第二节　十二经脉

一、名称

十二经脉对称地分布于人体的两侧，分别循行于上肢或下肢的内侧或外侧，每一经脉分别属于一个脏或一个腑，因此，十二经脉中每一经脉的名称，包括手或足、阴或阳、脏或腑三个部分。手经行于上肢，足经行于下肢；阴经行于四肢内侧，属脏，阳经行于四肢外侧，属腑。

二、走向、交接、分布、表里关系及流注次序

（一）走向和交接规律

十二经脉的走向和交接是有一定规律的。《灵枢·逆顺肥瘦》篇说："手之三阴，从脏走手；手之三阳，从手走

头；足之三阳，从头走足；足之三阴，从足走腹。”即：手三阴经从胸腔走向手指末端，交手三阳经；手三阳经从手指末端走向头面部，交足三阳经；足三阳经从头面部走向足趾末端，交足三阴经。足三阴经从足趾走向腹腔、胸腔，交手三阴经这样就构成一个“阴阳相贯，如环无端”（《灵枢·营卫生会》）的循环经路（图60－3）。

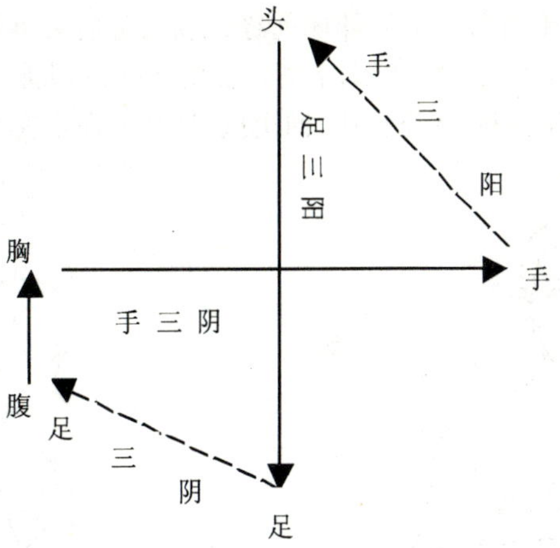

图60－3　手足阴阳经脉走向交接规律示意图

手三阳经止于头部，足三阳经起于头部，手三阳与足三阳在头面部交接，所以说“头为诸阳之会”。

（二）分布规律

十二经脉在体表的分布（循行部位），也有一定的规律，即：在四肢部，阴经分布在内侧面，阳经分布在外侧面。内侧分三阴，外侧分三阳，大体上，太阴、阳明在前缘，少阴、太阳在后缘，厥阴、少阳在中线。在头面部，阳明经行于面部、额部；太阳经行于面颊、头顶及头后部；少阳经行于头侧部。在躯干部，手三阳经行于肩胛部；足三阳经则阳明经行于前（胸、腹面），太阳经行于后（背面），少阳经行于侧面。手三阴经均从腋下走出，足三阴经均行于腹面。循行于腹面的经脉，自内向外的顺序为足少阴、足阳明、足太阴、足厥阴。

（三）表里关系

手足三阴、三阳，通过经别和别络互相沟通，组合成六对“表里相合”关系。《素问·血气形志篇》说：“足太阳与少阴为表里，少阳与厥阴为表里，阳明与太阴为表里，是为足阴阳也。手太阳与少阴为表里，少阳与心主为表里，阳明与太阴为表里，是为手之阴阳也。”相为表里的两条经脉，都要在四肢末端交接，都分别循行于四肢内外两个侧面的相对位置（足厥阴肝经与足太阴脾经在下肢内踝上八寸处交叉后，变换前后位置：足太阴在前缘，足厥阴在中线），分别络属于相为表里的脏腑（足太阳属膀胱络肾，足少阴属肾络膀胱）。

十二经脉的表里关系，不仅由于相为表里的两条经脉的衔接而加强了联系，而且由于相互络属于同一脏腑，因而使相为表里的一脏一腑在生理功能上互相配合，在病理上也可相互影响。如：脾主运化、升清，胃主受纳、降；心火可下移小肠等等。在治疗上，相为表里的两条经脉的俞穴可交叉使用，如肺经的穴位可用以治疗大肠或大肠经的疾病。

（四）流注次序

十二经脉分布在人体内外，经脉中的气血运行是循环贯注的，即从手太阴肺经开始，依次传至足厥阴肝经，再传至手太阴肺经，首尾相贯，如环无端。其流注次序，见图60－4。

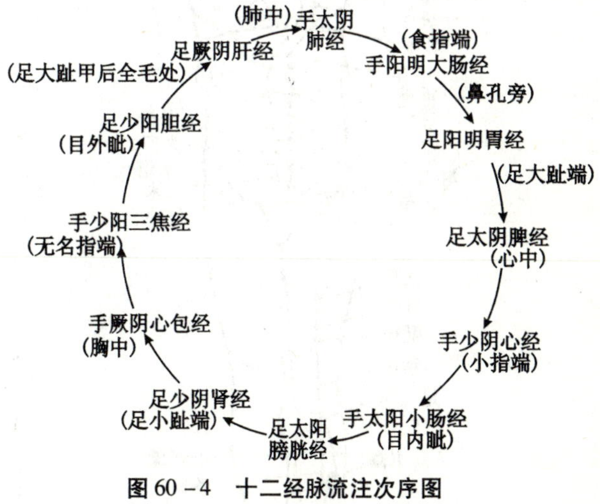

图60－4　十二经脉流注次序图

三、循行部位

（一）手太阴肺经

起于中焦，下络大肠，还循胃口（下口幽门，上口贲门），通过膈肌，属肺，至喉部，横行至胸部外上方（中府穴),出腋下,沿上肢内侧前缘下行,过肘窝入寸口上鱼际,直出拇指之端(少商穴)。

分支:从手腕的后方(列缺穴)分出,沿掌背侧走向食指桡侧端(商阳穴),交于手阳明大肠经(图 60-5)。

(二)手阳明大肠经

起于食指桡侧端(商阳穴)经过手背行于上肢伸侧前缘,上肩,至肩关节前缘,向后到第七颈椎棘突下(大椎穴),再向下行入锁骨上窝(缺盆),进入胸腔络肺,向下通过膈肌下行,属大肠。

分支:从锁骨上窝上行,经颈部至面颊,入下齿中,回出挟口两旁,左右交叉于人中,至对侧鼻翼旁(迎香穴),交于足阳明胃经(图 60-6)。

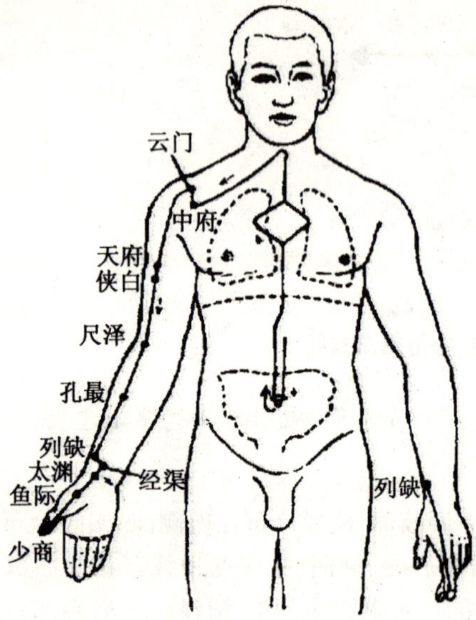

图 60-5 手太阴肺经

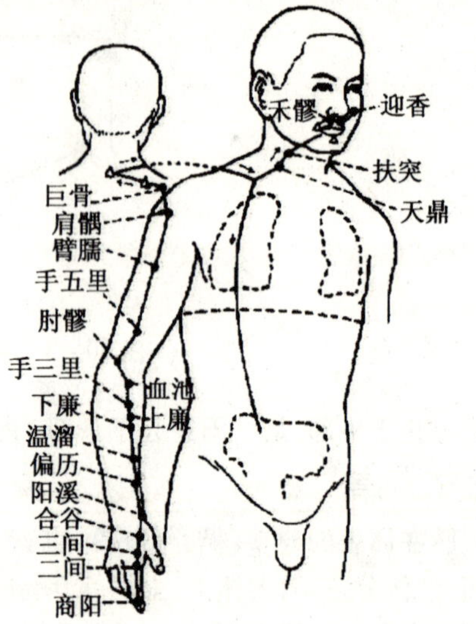

图 60-6 手阳明大肠经

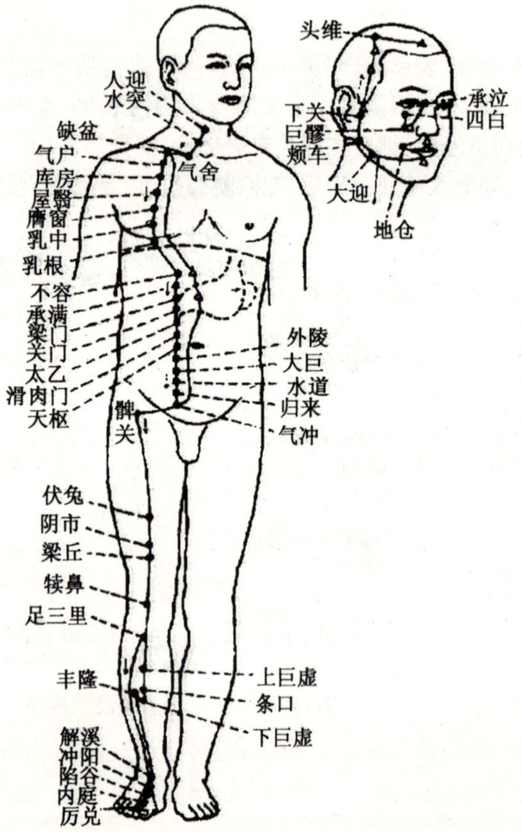

图 60-7 足阳明胃经

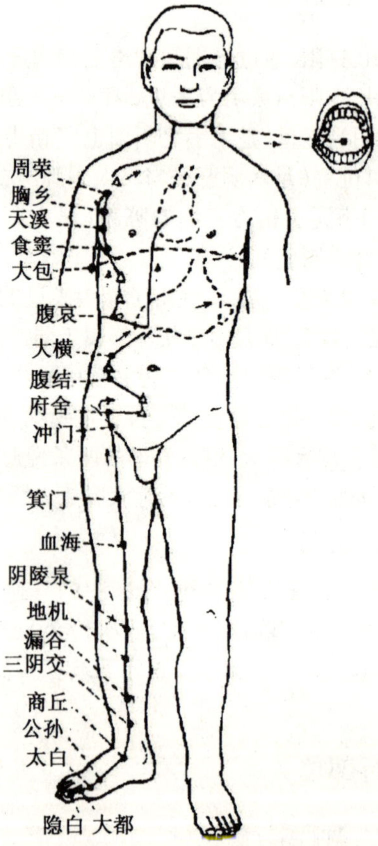

图 60-8 足太阴脾经

（三）足阳明胃经

起于鼻翼旁（迎香穴），挟鼻上行，左右侧交会于鼻根部，旁行入目内眦，与足太阳经相交，向下沿鼻柱外侧，入上齿中，还出，挟口两旁，环绕嘴唇，在颏唇沟承浆穴处左右相交，退回沿下颌骨后下缘到大迎穴处，沿下颌角上行过耳前，经过上关穴（客主人），沿发际，到额前。

分支：从大迎穴前方下行到人迎穴，沿喉咙向下后行至大椎，折向前行，入缺盆，深入体腔，下行穿过膈肌，属胃，络脾。

直行者：从缺盆出体表，沿乳中线下行，挟脐两旁（旁开二寸），下行至腹股沟处的气街穴。

分支：从胃下口幽门处分出，沿腹腔内下行到气街穴，与直行之脉会合，而后下行大腿前侧，至膝膑，沿下肢胫骨前缘下行至足背，入足第二趾外侧端（厉兑穴）。

分支：从膝下三寸处（足三里穴）分出，下行入中趾外侧端。

分支：从足背上冲阳穴分出，前行入足大趾内侧端（隐白穴），交于足太阴脾经（图 60－7）。

（四）足太阴脾经

起于足大趾内侧端（隐白穴），沿内侧赤白肉际，上行过内踝的前缘，沿小腿内侧正中线上行，在内踝上八寸处，交出足厥阴肝经之前，上行沿大腿内侧前缘，进入腹部，属脾，络胃。向上穿过膈肌，沿食道两旁，连舌本，散舌下。

分支：从胃别出，上行通过膈肌，注入心中，交于手少阴心经（图 60－8）。

（五）手少阴心经

起于心中，走出后属心系，向下穿过膈肌，络小肠。

分支：从心系分出，挟食道上行，连于目系。

直行者：从心系出来，退回上行经过肺，向下浅出腋下（极泉穴）沿上肢内侧后缘，过肘中，经掌后锐骨端，进入掌中，沿小指桡侧，出小指桡侧端（少冲穴），交于手太阳小肠经（图 60－9）。

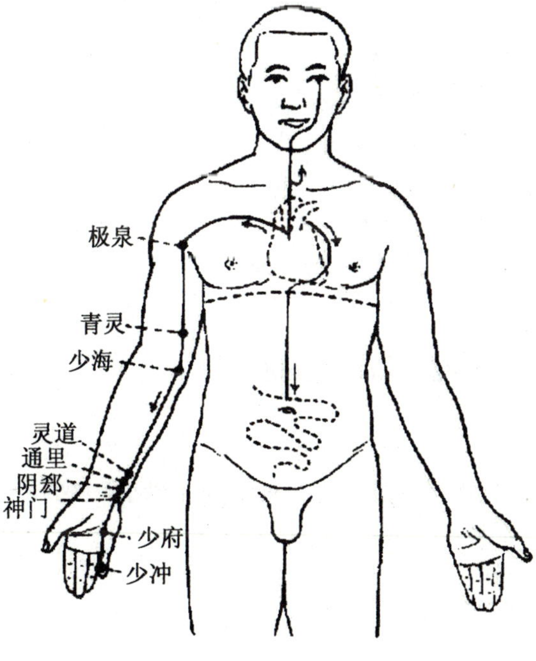

图 60－9　手少阴心经

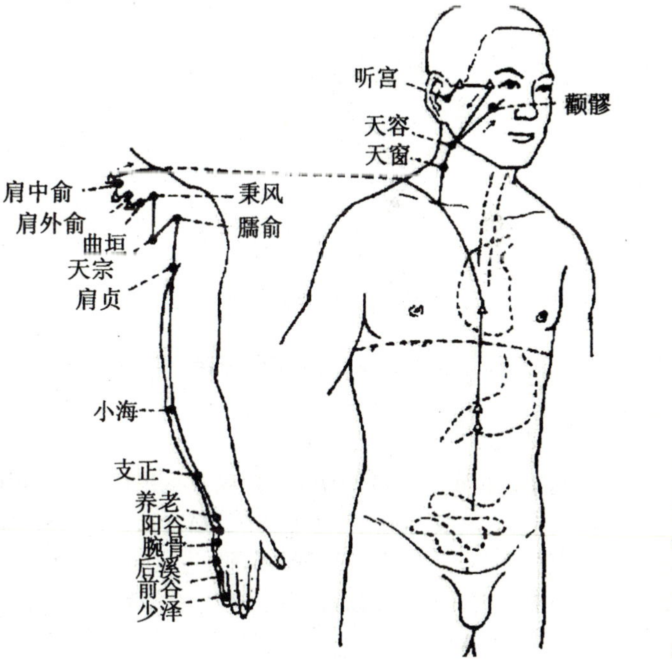

图 60－10　手太阳小肠经

（六）手太阳小肠经

起于小指外侧端（少泽穴），沿手背、上肢外侧后缘，过肘部，到肩关节后面，绕肩胛部，交肩上（大椎穴），前行入缺盆，深入体腔，络心，沿食道，穿过膈肌，到达胃部，下行，属小肠。

分支：从缺盆出来，没颈部上行到面颊，至目外眦后，退行进入耳中（听宫穴）。

分支：从面颊部分出，各上行于眼下，至目内眦（睛明穴），交于足太阳膀胱经（图 60－10）。

(七)足太阳膀胱经

起于目内眦(睛明穴),向上到达额部,左右交会于头顶部(百会穴)。

分支:从头顶部分出,到耳上角部。

直行者:从头顶部分别向后行至枕骨处,进入颅腔,络脑,回出分别下行到项部(天柱穴),下行交会于大椎穴,再分左右沿肩胛内侧,脊柱两旁(一寸五分),到达腰部(肾俞穴),进入脊柱两旁的肌肉(膂),深入体腔,络肾,属膀胱。

分支:从腰部分出,沿脊柱两旁下行,穿过臀部,从大腿后侧外缘下行至腘窝中(委中穴)。

分支:从项分出下行,经肩胛内侧,从附分穴挟脊(三寸)下行至髀枢,经大腿后侧至腘窝中与前一支脉会合,然后下行穿过腓肠肌,出走于足外踝后,沿足背外侧缘至小趾外侧端(至阴穴),交于足少阴肾经(图 60-11)。

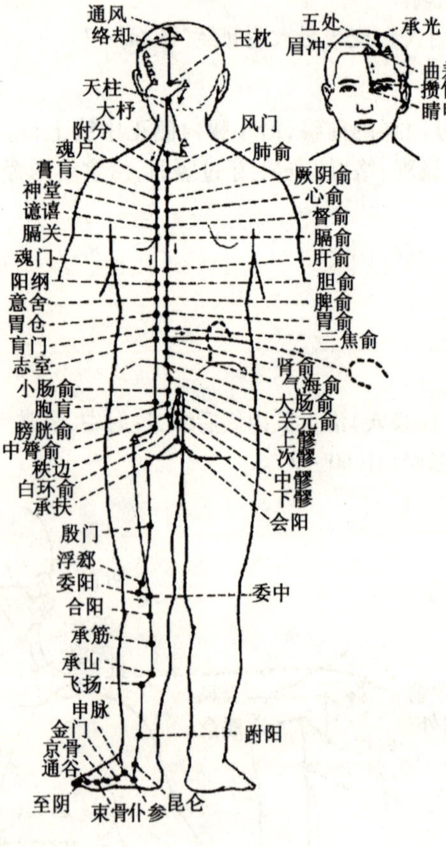

图 60-11 足太阳膀胱经

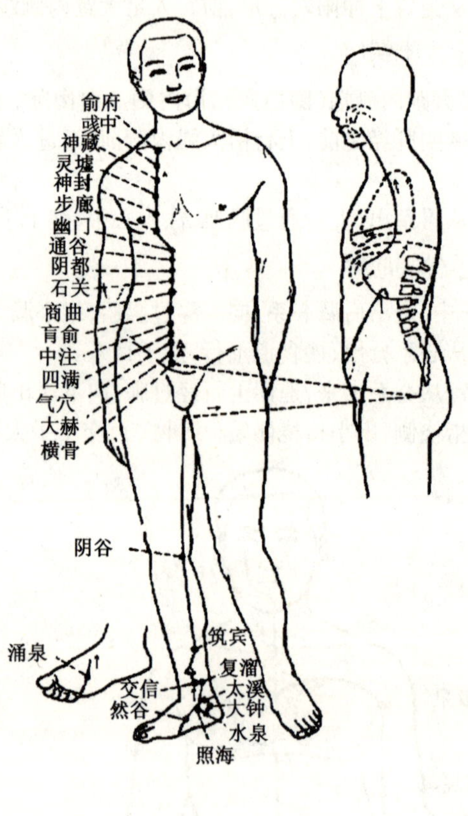

图 60-12 足少阴肾经

(八)足少阴肾经

起于足小趾下,斜行于足心(涌泉穴),出行于舟骨粗隆之下,沿内踝后,分出进入足跟,向上沿小腿内侧后缘,至腘窝内侧,上股内侧后缘入脊内(长强穴),穿过脊柱,属肾,络膀胱。

直行者:从肾上行,穿过肝和膈肌,进入肺,沿喉咙,到舌根两旁。

分支:从肺中分出,络心,注于胸中,交于手厥阴心包经(图 60-12)。

(九)手厥阴心包经

起于胸中,出属心包络,向下穿过膈肌,依次络于上、中、下三焦。

分支:从胸中分出,沿胸浅出胁部当腋下三寸处(天池穴),向上至腋窝下,沿上肢内侧中线入肘,过腕部,入掌中(劳宫穴),沿中指桡侧,出中指桡侧端(中冲穴)。

分支:从掌中分出,沿无名指出其尺侧端(关冲穴)。交于手少阳三焦经(图 60-13)。

(十)手少阳三焦经

起于无名指尺侧端(关冲穴),向上沿无名指尺侧至手腕背面,上行尺骨、桡骨之间,通过肘尖,沿上臂外侧向上至肩部,向前行入缺盆,布于膻中,散络心包,穿过膈肌,依次属上、中、下三焦。

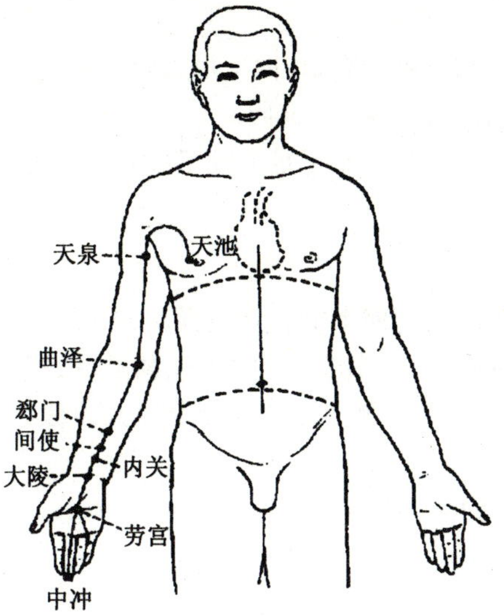

图 60－13 手厥阴心包经

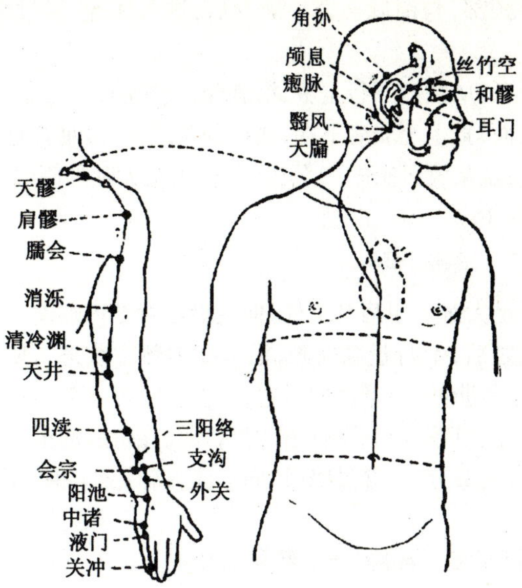

图 60－14 手少阳三焦经

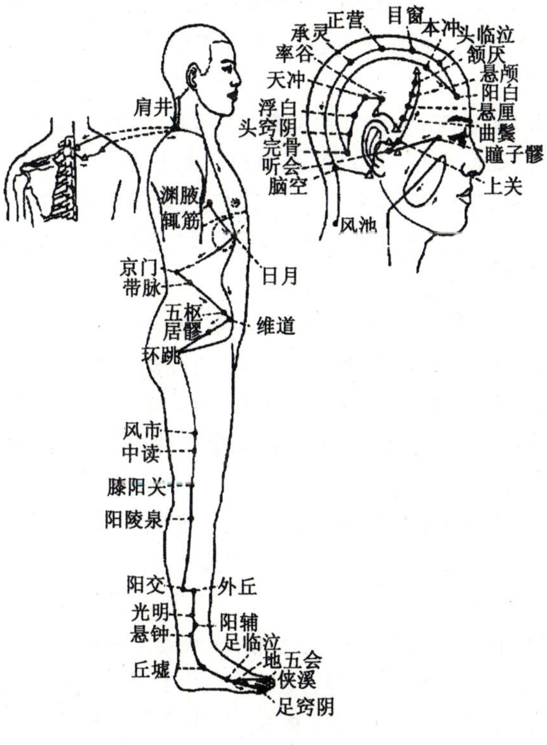

图 60－15 足少阳胆经

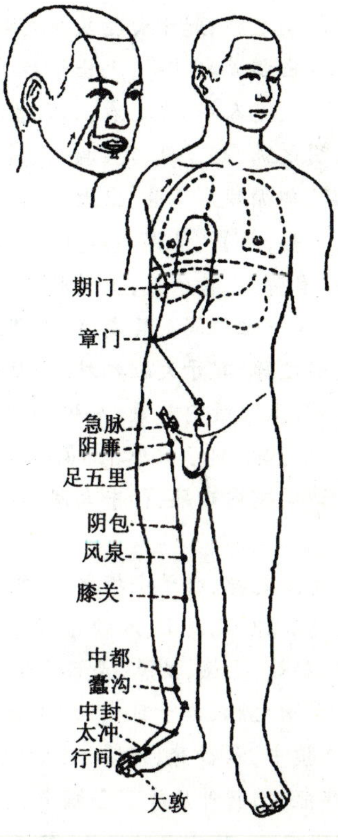

图 60－16 足厥阴肝经

分支:从膻中分出,上行出缺盆,至肩部,左右交会于大椎,上行到项,沿耳后(翳风穴),直上出耳上方,然后屈曲向下经面颊部至目眶下。

分支:从耳后分出,进入耳中,出走耳前,经上关穴前,在面颊部与前一分支相交,至目外眦(瞳子髎),交于足少阳胆经(图 60－14)。

(十一)足少阳胆经

起于目外眦(瞳子髎穴),上至头角(颔厌穴)。再向下到耳后(完骨穴),再折向上行,经额前部至眉上(阳白穴),又向后折至风池穴,沿颈下行至肩上,左右交会于大椎穴,前行入缺盆。

分支:从耳后进入耳中,出走于耳前,至目外眦后方。

分支:从目外眦分出,下行至大迎穴,同手少阳经分布于面颊部的支脉会合,行至目眶下,向下的经过下颌角部下行至颈部，与前脉会合于缺盆后，进入体腔，穿过膈肌，络肝，属胆，沿胁里浅出气街，绕毛际，横向至环跳穴处。

直行者：从缺盆下行至腋，沿胸侧，过季肋，下行至环跳穴处与前脉会合，再向下沿大腿外侧、膝关节外缘，行于腓骨前面，直下至腓骨下端，浅出外踝之前，沿足背行出于足第四趾外侧端（窍阴穴）。

分支：从足背（临泣穴）分出，前行出足大趾外侧端，折回穿过爪甲，分布于足大趾爪甲后丛毛处，交于足厥肝经（图60－15）。

（十二）足厥阴肝经

起于足大趾爪甲后丛毛处，向上沿足背至内踝前一寸处（中封穴），向上沿胫骨内缘，在内踝上八寸处交出足太阴脾经之后，上行过膝内侧，沿大腿内侧中线进入阴毛中，绕阴部，至小腹，挟胃两旁，属肝，络胆，向上穿过膈肌，分布于胁肋部，沿喉咙的后边，向上进入鼻咽部，上行连接目系，出于额，上行与督脉会于头顶部。

分支：从目系分出，下行于颊里，环绕在口唇的里边。

分支：从肝分出，穿过膈肌，向上注入肺，交于手太阴肺经（图60－16）。

【附】《灵枢·经脉》十二经脉原文：

肺手太阴之脉，起于中焦，下络大肠，还循胃口，上膈，属肺，从肺系横出腋下，下循臑内，行少阴、心主之前，下肘中，循臂内上骨下廉，入寸口，上鱼，循鱼际，出大指之端。其支者，从腕后直出次指内廉出其端。

大肠手阳明之脉，起于大指次指之端，循指上廉，出合谷两骨之间，上入两筋之中，循臂上廉，入肘外廉，上臑外前廉，上肩，出髃骨之前廉，上出于柱骨之会上，下入缺盆，络肺，下膈，属大肠。其支者，从缺盆上颈、贯颊，入下齿中，还出挟口，交人中，左之右，右之左，上挟鼻孔。

胃足阳明之脉，起于鼻，之（按：疑是"上"字之误）交頞中，旁纳太阳之脉，下循鼻外，入上齿中，还出挟口，环唇，下交承浆，却循颐后下廉，出大迎，循颊车，上耳前，过客主人，循发际，至额颅。其支者，从大迎前下人迎，循喉咙，入缺盆，下膈，属胃，络脾。其直者，从缺盆下乳内廉，下挟脐，入气街中。其支者，起于胃口，下循腹里，下至气街中而合，以下髀关，抵伏兔，下膝膑中，下循胫外廉，下足跗，入中趾内间（按：应作"次趾外间"）。其支者，下廉三寸而别，下入中趾外间。其支者，别跗上，入大趾间，出其端。

脾足太阴之脉，起于大趾之端，循趾内侧白肉际，过核骨后，上内踝前廉，上踹（按：应作"腨"）内。循胫骨后，交出厥阴之前，上膝股内前廉，入腹，属脾，络胃，上膈，挟咽，连舌本，散舌下。其支者，复从胃别上膈，注心中。

心手少阴之脉，起于心中，出属心系；下膈，络小肠。其支者，从心系上挟咽，系目系。其直者，复从心系却上肺，下出腋下，循臑内后廉，行手太阴、心主之后，下肘内，循臂内后廉，抵掌后锐骨之端，入掌内后廉，循小指之内出其端。

小肠手太阳之脉，起于小指之端，循手外侧，上腕，出踝中，直上循臂骨下廉，出肘内侧两骨之间，上循臑外后廉，出肩解，绕肩胛，交肩上，入缺盆，络心，循咽下膈，抵胃，属小肠。其支者，从缺盆循颈，上颊，至目锐眦，却入耳中。其支者，别颊，上䪼，抵鼻，至目内眦。

膀胱足太阳之脉，起于目内眦，上额，交巅。其支者，从巅至耳上角。其直者，从巅入络脑，还出别下项，循肩髆内，挟脊抵腰中，入循膂，络肾，属膀胱。其支者，从腰中下挟脊，贯臀，入腘中。其支者，从髆内左右别下贯胛，挟脊内，过髀枢，循髀外后廉下合腘中，以下贯腨内，出外踝之后，循京骨，至小趾外侧。

肾足少阴之脉，起于小趾之下，斜走足心，出于然谷之下，循内踝之后，别入跟中，以上腨内，出腘内廉，上股内后廉，贯脊，属肾，络膀胱。其直者，从肾上贯肝膈，入肺中，循喉咙，挟舌本。其支者，从肺出络心，注胸中。

心主手厥阴心包络之脉，起于胸中，出属心包络，下膈，历络三焦，其支者，循胸出胁，下腋三寸，上抵腋下，循臑内，行太阴、少阴之间，入肘中，下臂行两筋之间，入掌中，循中指出其端。其支者，别掌中，循小指次指出其端。

三焦手少阳之脉，起于小指次指之端，上出两指之间，循手表腕，出臂外两骨之间，上贯肘，循臑外，上肩而交出足少阳之后，入缺盆，布膻中，散络心包，下膈，循属三焦。其支者，从膻中上出缺盆，上项，系耳后，直上出耳上角，从屈下颊至䪼。其支者，从耳后入耳中，出走耳前，过客主人前，交颊，至目锐眦。

胆足少阳之脉，起于目锐眦，上抵头角，下耳后，循颈，行手少阳之前，至肩上，却交出手少阳之后，入缺盆。其支者，从耳后入耳中，出走耳前，至目锐眦后；其支者，别锐眦，下大迎，合于手少阳，抵于䪼，下加颊车，下颈，合缺盆，以下胸中，贯膈，络肝，属胆，循胁里，出气街，绕毛际，横入髀厌中。其直者，从缺盆下腋，循胸，过季胁，下合髀厌中，以下循髀阳，出膝外廉，下外辅骨之前，直下抵绝骨之端，下出外踝之前，循足跗上，入小趾次趾之间。其支者，别跗上，入大趾之间，循大趾歧骨内出其端，还贯爪甲，出三毛。

肝足厥阴之脉，起于大趾丛毛之际，上循足跗上廉，去内踝一寸，上踝八雨，交出太阴之后，上腘内廉，循股阴，入毛中，过阴器，抵小腹，挟胃，属肝，络胆，上贯膈，布胁肋，循喉咙之后，上入颃颡，连目系，上出额，与督脉会于巅。其支者，从目系下颊里，环唇内。其支者，复从肝别，贯膈，上注肺。

第三节　奇经八脉

奇经八脉是督脉、任脉、冲脉、带脉、阴跷脉、阳跷脉、阴维脉、阳维脉的总称。由于它们的分布不象十二经脉那样规则，同脏腑没有直接的相互络属，相互之间没有表里关系，与十二正经不同，故称“奇经”。

奇经八脉纵横交叉于十二经脉之间，具有如下三方面的作用：

1. 进一步密切十二经脉之间的联系。如“阳维维于阳”，组合所有的阳经，“阴维维于阴”，组合所有的阴经；带脉“约束诸经”，沟通腰腹部的经脉；冲脉通行上下，渗灌三阴、三阳；督脉“总督诸阳”，任脉为“诸阴之海”等。

2. 调节十二经脉的气血。十二经脉气血有余时，则流注于奇经八脉，蓄以备用；十二经脉气血不足时，可由奇经“溢出”，给予补充。

3. 奇经与肝、肾等脏及女子胞、脑、髓等奇恒之腑的关系较为密切，相互之间在生理、病理上均有一定的联系。

一、督脉

1. 循行部位　起于胞中，下出会阴，沿脊柱里面上行，至项后风府穴处进入颅内，络脑，并由项沿头部正中线，经头顶、额部、鼻部、上唇，到上唇系带处。

分支：从脊柱里面分出，属肾。

分支：从小腹内部直上，贯脐中央，上贯心，到喉部，再向上到下颌部，环绕口唇。向上至两眼下部的中央（图60－17）。

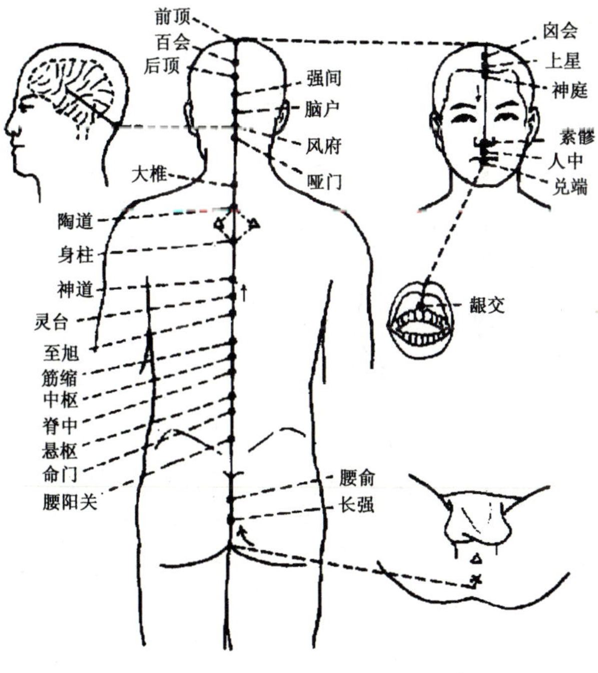

图60－17　督脉

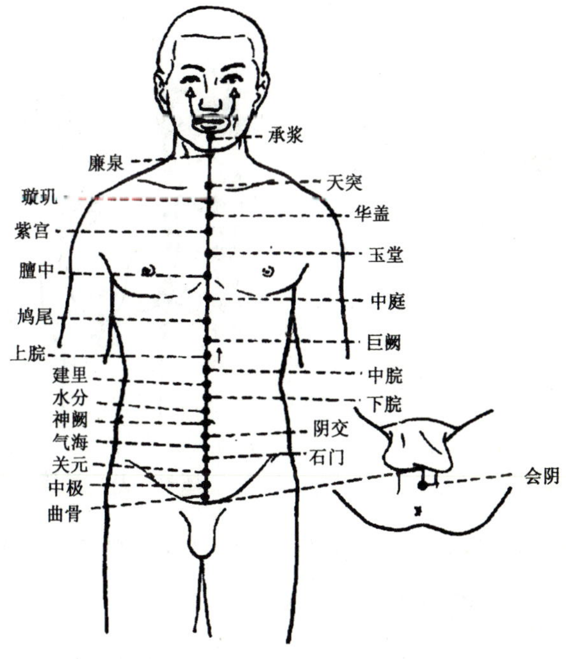

图60－18　任脉

2. 基本功能　督，有总管、统率的意思。督脉行于背部正中，其脉多次与手足三阳经及阳维脉交会，能总督一身阳经，故又称为“阳脉之海”。其次，督脉行于脊里，上行入脑，并从脊里分出属肾，它与脑、脊髓和肾有密切的联系。

二、任脉

1. 循行部位 起于胞中，下出会阴，经阴阜，沿腹部和胸部正中线上行，至咽喉，上行至下颌部，环绕口唇，沿面颊，分行至目眶下（图60-18）。

2. 基本功能 任，有担任、任受的意思。任脉行于腹面正中线，其脉多次与手足三阴及阴维脉交会，能总任一身之阴经，故又称“阴脉之海”。任，又与“妊”意义相通。其脉起于胞中，与女子妊娠有关，称“任主胞胎”。

三、冲脉

1. 循行部位 起于胞中，下出会阴后，从气街部起与足少阴经相并，挟脐上行，散布于胸中，再向上行，经喉，环绕口唇，到目眶下。

分支：与足少阴之大络同起于肾，向下从气街部浅出体表，沿大腿内侧进入腘窝，再沿胫骨内缘，下行到足底；又有支脉从内踝后分出，各前斜入足背，进入大足趾。

分支：从胞中出，向后与督脉相通，上行于脊柱内（图60-19）。

2. 基本功能 冲，有要冲的意思。冲脉上至于头，下至于足，贯穿全身，成为气血的要冲，能调节十二经气血，故有“十二经脉之海”之称。冲脉又称“血海”，同妇女的月经有密切关系。

四、带脉

1. 循行部位 起于季胁，斜向下行到带脉穴，绕身一周。在腹面的带脉下垂到少腹（图60-20）。

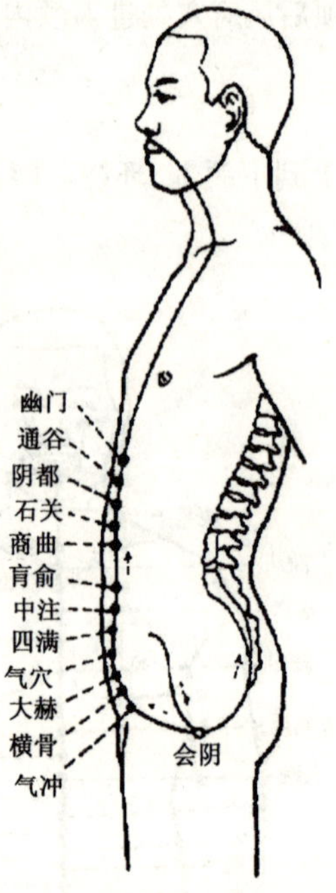

图60-19 冲脉

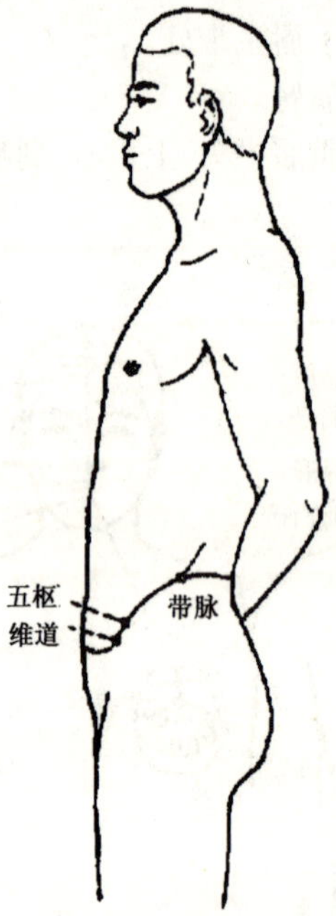

图60-20 带脉

2. 基本功能 带脉围腰一周，犹如束带，能约束纵行诸脉。

五、阴跷脉、阳跷脉

1. 循行部位 跷脉左右成对。阴跷脉、阳跷脉均起于足踝下。

阴跷脉从内踝下照海穴分出，沿内踝后直上下肢内侧，经前阴，沿腹、胸进入缺盆，出行于人迎穴之前，经鼻旁，到目内眦，与手足太阳经、阳跷脉会合（图60-21）。

阳跷脉从外踝下申脉穴分出，沿外踝后上行，经腹部，沿胸部后外侧，经肩部、颈外侧，上挟口角，到达目内眦，与手足太阳经、阴跷脉会合，再上行进入发际，向下到达耳后，与足少阳胆经会于项后（图60-22）。

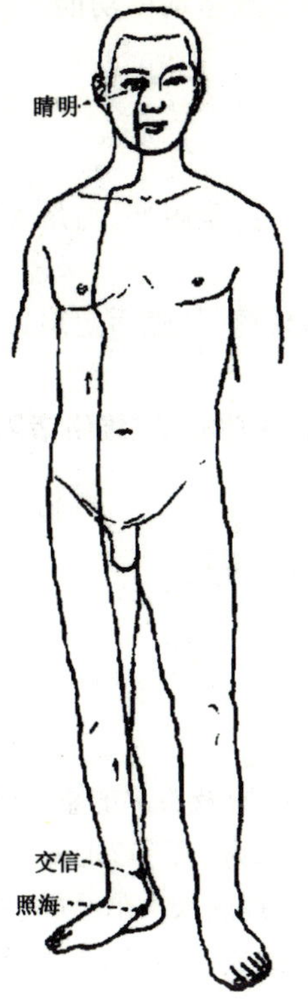

图 60－21　阴跷脉

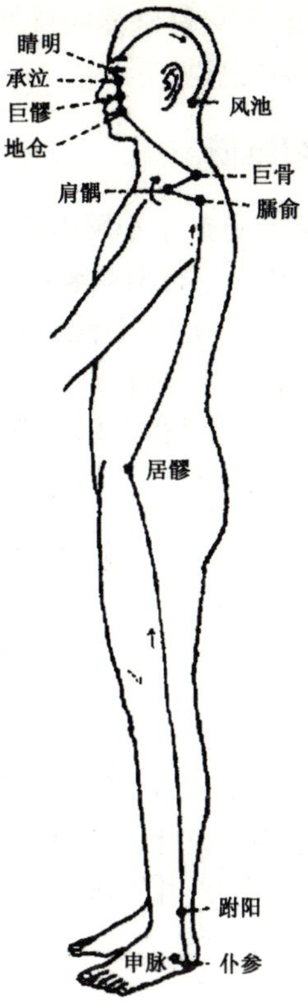

图 60－22　阳跷脉

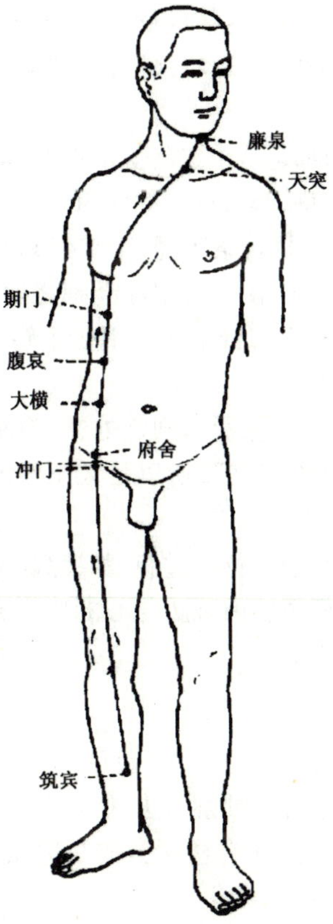

图 60－23　阴维脉

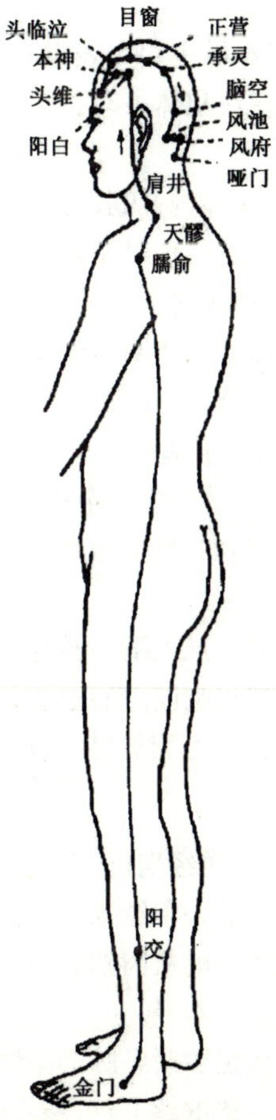

图 60－24　阳维脉

2. 基本功能 跷,有轻健跷捷的意思。有濡养眼目、司眼睑之开合和下肢运动的功能。古人还有阴阳跷脉“分主一身左右之阴阳”之说。

六、阴维脉、阳维脉

1. 循行部位 阴维脉起于小腿内侧足三阴经交会之处,沿下肢内侧上行,至腹部,与足太阴脾经同行,到胁部,与足厥阴经相合,然后上行至咽喉,与任脉相会(图60-23)。

阳维脉起于外踝下,与足少阳胆经并行,沿下肢外侧向上,经躯干部后外侧,从腋后上肩,经颈部、耳后,前行到额部,分布于头侧及项后,与督脉会合(图60-24)。

2. 基本功能 维,有维系的意思。阴维脉的功能是“维络诸阴”;阳维脉的功能是“维络诸阳”。

第四节 经别、别络、经筋、皮部

一、经别

经别,就是别行的正经。十二经别,就是从十二经脉别行分出,循行于胸、腹及头部的重要支脉。

十二经别的循行,都是从十二经脉的四肢部分(多为肘、膝以上)别出(称为“离”),走入体腔脏腑深部(称为“入”),然后浅出体表(称为“出”)而上头面,阴经的经别合入阳经的经别而分别注入六阳经脉(称为“合”)。所以,十二经别的循行特点,可以用“离、合、出、入”来概括。每一对相为表里的经别组成“一合”,十二经别共组成“六合”。

(一)生理功能

由于十二经别的循行部位有些是十二经脉循行所不及之处,因而在生理、病理及治疗等方面都有它一定的重要作用。主要的有:

1. 加强了十二经脉中相为表里的两条经脉在体内的联系。十二经别进入体腔后,表里两经相并而行,经过相为表里的脏腑,并在浅出体表时,阴经经别合入阳经经别,共同注入体表的阳经,这样,就加强了相为表里两个经脉的内在联系。

2. 加强了体表与体内,四肢与躯干的向心性联系。由于十二经别都是从十二经脉的四肢部分别出,进入体内后又都是向心性的循行,这对于扩大经络的联系和由外而内地传递信息,起着重要的作用。

3. 加强了十二经脉对头面的联系。十二经脉循行于头面部的主要是六条阳经,十二经别则不仅六条阳经的经别循行于头部,而且六条阴经的经别亦上达于头部。足三阴经的经别,在合入阳经经别之后上达头部;手三阴经经别,均经喉咙而合于头面部。这就为“十二经脉,三百六十五络,其血气皆上于面而走空窍”(《灵枢·邪气脏腑病形》)的理论奠定了基础。

4. 扩大了十二经脉的主治范围。由于十二经别的分布弥补了十二经脉所不到之处,因而相应地扩大了经络穴位的主治范围。例如,足太阳经脉并不到达肛门,但该经的经别“别入于肛”,所以足太阳经的承山、承筋等穴,可取以治肛门病。

5. 加强了足三阴、足三阳经脉与心脏的联系。足三阴、足三阳的经别上行经过腹、胸,除加强了腹腔内脏腑的表里联系之外,又都与胸腔内的心脏相联系。因此,十二经别对于分析腹腔内脏腑与心的生理、病理联系,有重要的意义。十二经别对“心为五脏六腑之大主”的理论亦提供了一定的基础。

(二)循行路线

1. 足太阳与足少阴经别(一合)

足太阳经别:从足太阳经脉的腘窝部分出,其中一条支脉在骶骨下五寸处别行进入肛门,上行归属膀胱,散布联络肾脏,沿脊柱两旁的肌肉到心脏后散布于心脏内;直行的一条支脉,从脊柱两旁的肌肉处继续上行,浅出项部,脉气仍注入足太阳本经。

足少阴经别:从足少阴经脉的腘窝部分出,与足太阳的经别相合并行,上至肾,在十四椎(第二腰椎)处分出,归属带脉;直行的一条继续上行,系舌根,再浅出项部,脉气注入足太阳经的经别。

2. 足少阳与足厥阴经别(二合)

足少阳经别:从足少阳经脉在大腿外侧循行部位分出,绕过大腿前侧,进入毛际,同足厥阴的经别会合,上行进入季胁之间，沿胸腔里，归属于胆，散布而上达肝脏，通过心脏，挟食道上行，浅出下颌、口旁，散布在面部，系目系，当目外眦部，脉气仍注入足少阳经。

足厥阴经别：从足厥阴经脉的足背上处分出，上行至毛际，与足少阳的经别会合并行。

3. 足阳明与足太阴经别（三合）

足阳明经别：从足阳明经脉的大腿前面处分出，进入腹腔里面，归属于胃，散布到脾脏，向上通过心脏，沿食道浅出口腔，上达鼻根及目眶下，回过来联系目系，脉气仍注入足阳明本经。

足太阴经别：从足太阴经脉的股内侧分出后到大腿前面，同足阳明的经别相合并行，向上结于咽，贯通舌中。

4. 手太阳与手少阴经别（四合）

手太阳经别：从手太阳经脉的肩关节部分出，向下入于腋窝，行向心脏，联系小肠。

手少阴经别：从手少阴经脉的腋窝两筋之间分出后，进入胸腔，归属于心脏，向上走到喉咙，浅出面部，在目内眦与手太阳经相合。

5. 手少阳与手厥阴经别（五合）

手少阳经别：从手少阳经脉的头顶部分出，向下进入锁骨上窝，经过上、中、下三焦，散布于胸中。

手厥阴经别：从手厥阴经脉的腋下三寸处分出，进入胸腔，分别归属于上、中、下三焦，向上沿着喉咙，浅出于耳后，于乳突下同手少阳经会合。

6. 手阳明与手太阴经别（六合）

手阳明经别：从手阳明经脉的肩髃穴处分出，进入项后柱骨，向下者走向大肠，归属于肺；向上者，沿喉咙，浅出于锁骨上窝，脉气仍归属于手阳明本经。

手太阳经别：从手太阴经脉的渊腋处分出，行于手少阴经别之前，进入胸腔，走向肺脏，散布于大肠，向上浅出锁骨上窝，沿喉咙，合于手阳明的经别。

二、别络

别络，也是从经脉分出的支脉，大多分布于体表。别络有十五条，即十二经脉各有一条，加上任脉、督脉的络脉和脾之大络。另外，如再加上胃之大络，也可称为十六别络。

别络是络脉中比较主要的部分，对全身无数细小的络脉起着主导作用。从别络分出的细小络脉称为“孙络”，即《灵枢·脉度》所谓“络之别者为孙”。分布在皮肤表面的络脉称为“浮络”，即《灵枢·经脉》所谓“诸脉之浮而常见者”。

（一）生理功能

1. 加强了十二经脉中相为表里的两条经脉之间的联系，它主要通过阴经别络走向阳经和阳经别络走向阴经的途径，沟通和加强了相为表里的两条经脉之间在肢体的联系。在别络中，虽也有进入胸腹腔和内脏相联络，但无固定的络属关系。

2. 别络对其他络脉有统率作用，加强了人体前、后、侧面的统一联系。任脉的别络散布在腹部，督脉的别络散布在背部，脾之大络散布在胸胁部，因此，加强了人体前、后、侧面的统一联系。

3. 灌渗气血以濡养全身。从别络分出的孙络、浮络，从大到小，遍布全身，呈网状扩散，同周身组织的接触面甚广，这样，就能使循行于经脉中的气血，通过别络、孙络，由线状流注扩展为面状弥散，以充分发挥对整个机体的营养作用。

（二）分布部位

十五别络的分布有一定的部位，其中十二经脉的别络都是从四肢肘膝以下分出，表里两经的别络相互联络；任脉之络分布于腹部，督脉之络分布于背部，脾之大络分布在身之侧部。其具体的分布部位如下：

1. **手太阴之别络**　从列缺穴处分出，起于腕关节上方，在腕后半寸处走向手阳明经；其支脉与手太阴经相并，直入掌中，散布于鱼际部。

2. **手少阴之别络**　从通里穴处分出，在腕后一寸处走向手太阳经；其支脉在腕后一寸半处别而上行，沿着本经进入心中，向上系舌本，连属目系。

3. **手厥阴之别络**　从内关穴处分出，在腕后二寸处浅出于两筋之间，沿着本经上行，维系心包，络心系。

4. **手太阳之别络**　从支正穴处分出，在腕后五寸处向内注入手少阴经；其支脉上行经肘部，网络肩髃部。

5. **手阳明之别络**　从偏历穴处分出，在腕后三寸处走向手太阴经；其支脉向上沿着臂膊，经过肩髃，上行至下颌角，遍布于牙齿，其支脉进入耳中，与宗脉会合。

6. 手少阳之经络 从外关穴处分出，在腕后二寸处，绕行于臂膊外侧，进入胸中，与手厥阴经会合。

7. 足太阳之别络 从飞阳穴处分出，在外踝上七寸处，走向足少阴经。

8. 足少阳之别络 从光明穴处分出，在外踝上五寸处，走向足厥阴经，向下联络足背。

9. 足阳明之别络 从丰隆穴处分出，在外踝上八寸处，走向足太阴经；其支脉沿着胫骨外缘，向上联络头顶，与各经的脉气相合，向下联络咽喉部。

10. 足太阴之别络 从公孙穴处分出，在第一趾跖关节后一寸处，走向足阳明经；其支脉进入腹腔，联络肠胃。

11. 足少阴之别络 从大锺穴处分出，在内踝后绕过足跟，走向足太阳经；其支脉与本经相并上行，走到心包下，外行通贯腰脊。

12. 足厥阴之别络 从蠡沟穴处分出，在内踝上五寸处，走向足少阴经；其支脉经过胫骨，上行到睾丸部，结聚在阴茎处。

13. 任脉之别络 从鸠尾（尾翳）穴处分出，自胸骨剑突下行，散布于腹部。

14. 督脉之别络 从长强穴处分出，挟脊柱两旁上行到项部，散布在头上；下行的络脉从肩胛部开始，向左右别走足太阳经，进入脊柱两旁的肌肉。

15. 脾之大络 从大包穴处分出，浅出于渊腋穴下三寸处，散布于胸胁部。

三、经筋

经筋，是十二经脉连属于筋肉的体系，其功能活动有赖于经络气血的濡养，并受十二经脉的调节，所以也划分为十二个系统，称为“十二经筋”。

（一）生理功能

经筋的主要作用是约束骨骼，有利于关节的屈伸运动，正如《素问·痿论》所说：“宗筋主束骨而利机关也。”

（二）分布部位

经筋的分布，一般都在浅部，从四肢末端走向头身，多结聚于关节和骨骼附近；有的进入胸腹腔，但不属络脏腑。经筋的分布，同十二经脉在体表的循行部位基本上是一致的，但其循行走向不尽相同。手足三阳的经筋分布于肢体的外侧；手足三阴的经筋分布于肢体的内侧，有的还进入胸廓和腹腔。其具体分布如下：

1. 足太阳经筋 起于足小趾，向上结于外踝，斜上结于膝部，在下者沿外踝结于足跟，向上沿跟腱结于腘部，其分支结于小腿肚（腨外），上向腘内侧，与腘部另支合并上行结于臀部，向上挟脊到达项部；分支入结于舌根；直行者结于枕骨，上行至头顶，从额部下，结于鼻；分支形成“目上网”（一作“目上纲”，即上睑），向下结于鼻旁。背部的分支从腋后外侧结于肩髃；一支进入腋下，向上出缺盆，上方结于耳后乳突（完骨）。又有分支从缺盆出，斜上结于鼻旁。

2. 足少阳经筋 起于第四趾，向上结于外踝，上行沿胫外侧缘，结于膝外侧；其分支另起于腓骨部，上走大腿外侧，前边结于“伏兔”，后边结于骶部。直行者，经季胁，上走腋前缘，系于胸侧和乳部，结于缺盆。真行者，上出腋部，通过缺盆，行于太阳经筋的前方，沿耳后，上额角，交会于头顶，向下走向下颌，上结于鼻旁；分支结于目外眦，成“外维”。

3. 足阳明经筋 起于第二、三、四趾，结于足背；斜向外上盖于腓骨，上结于膝外侧，直上结于髀枢（大转子部），向上沿胁肋，连属脊椎。直行者，上沿胫骨，结于膝部。分支结于腓骨部；并合足少阳的经筋。直行者，沿伏兔向上，结于股骨前，聚集体阴部，向上分布于腹部，结于缺盆，上颈部，挟口旁，会合于鼻旁，下方结于鼻部，上方合于足太阳经筋——太阳为“目上网”（上睑），阳明为“目下网”（下睑）。其分支从面颊结于耳前。

4. 足太阴经筋 起于大足趾内侧端，向上结于内踝；直行者，络于膝内辅骨（胫骨内踝部），向上沿大腿内侧，结于股骨前，聚集于阴部，上向腹部，结于脐，沿腹内，结于肋骨，散布于胸中；其在里的，附着于脊椎。

5. 足少阴经筋 起于足小趾的下边，同足太阴经筋并斜行内踝下方，结于足跟，与足太阳经筋会合，向上结于胫骨内踝下，同足太阴经筋一起向上，沿大腿内侧，结于阴部，沿脊里，挟膂，向上至项，结于枕骨，与足太阳经筋会合。

6. 足厥阴经筋 起于足大趾的下边，向上结于内踝之前，沿胫骨向上结于胫骨内踝之下，向上沿大腿内侧，结于阴部，联络各经筋。

7. 手太阳经筋 起于手小指上边，结于腕背，向上沿前臂内侧缘，结于肘内锐骨（肱骨内上髁）的后面，进入并结于腋下，其分支向后走腋后侧缘，向上绕肩胛，沿颈旁出走足太阳经筋的前方，结于耳后乳突；分支进入耳中；直行者，出耳上，向下结于下颌，上方连属目外眦。还有一条支筋从颌部分出，上下颌角部，沿耳前，连属目外眦，上额，结于额角。

8. 手少阳经筋 起于手无名指末端，结于腕背，向上沿前臂结于肘部，上绕上臂外侧缘上肩，走向颈部，合于手太阳经筋。其分支当下颌角处进入，联系舌根；另一支从下颌角上行，沿耳前，连属目外眦，上经额部，结于额角。

9. 手阳明经筋 起于食指末端，结于腕背，向上沿前臂结于肘外侧，上经上臂外侧，结于肩髃；其分支，绕肩胛，挟脊旁；直行者，从肩髃部上颈；分支上面颊，结于鼻旁；直行的上出手太阳经筋的前方，上额角，络头部，下向对侧下颌。

10. 手太阴经筋 起于手大拇指上，沿指上行，结于鱼际后，行于寸口动脉外侧，上沿前臂，结于肘中；再向上沿上臂内侧，进入腋下，出缺盆，结于肩髃前方，上面结于缺盆，下面结于胸里，分散通过膈部，会合于膈下，到达季胁。

11. 手厥阴经筋 起于手中指，与手太阴经筋并行，结于肘内侧，上经上臂内侧，结于腋下，向下散布于胁肋的前后；其分支进入腋内，散布于胸中，结于膈。

12. 手少阴经筋 起于手小指内侧，结于腕后锐骨（豆骨），向上结于肘内侧，再向上进入腋内，交手太阴经筋，行于乳里，结于胸中，沿膈向下，系于脐部。

四、皮部

皮部，是指体表的皮肤按经络的分布部位分区。《素问·皮部论》说："皮有分部。""皮者，脉之部也。"十二经脉及其所属络脉，在体表有一定的分布范围，与之相应，全身的皮肤也就划分为十二个部分，称十二皮部。正如《素问·皮部论》所说："欲知皮部，以经脉为纪。""凡十二经络脉者，皮之部也。"因此，皮部就是十二经脉及其所属络脉在皮表的分区，也是十二经脉之气的散布所在。观察不同部位皮肤的色泽和形态变化，有助于诊断某些脏腑、经络的病变；在皮肤一定部位施行敷帖、熨灸、热熨等疗法，以治内脏的病变等等，这是皮部理论在诊断和治疗方面的运用。

第五节　经络的生理及经络学说的应用

一、经络的生理功能

经络的功能活动，称为"经气"。其生理功能主要表现在沟通表里上下，联系脏腑器官；通行气血，濡养脏腑组织；感应传导及调节人体各部分机能等方面。

（一）沟通表里上下，联系脏腑器官

人体是由五脏六腑、四肢百骸、五官九窍、皮肉脉筋骨等组成的，它们虽各有不同的生理功能，但又共同进行着有机的整体活动，使机体内外、上下保持协调统一，构成一个有机的整体。这种有机配合、相互联系，主要是依靠经络的沟通、联络作用实现的。由于十二经脉及其分支的纵横交错，入里出表，通上达下，相互络属于脏腑；奇经八脉联系沟通于十二正经；十二经筋、十二皮部联络筋脉皮肉，从而使人体的各个脏腑组织器官有机的联系起来，构成了一个表里、上下彼此紧密联系，协调共济的统一体。经络的联络沟通全身脏腑组织器官，有如下四种联系：

1. 脏腑同外周肢节之间的联系 主要是通过十二经脉实现的。十二经脉内与五脏六腑络属，其经脉之气又散络结聚于经筋，并散布于"皮部"，这样，就使皮肤与筋肉组织同内脏之间，通过经脉的沟通而联系起来。所以《灵枢·海论》说："夫十二经脉者，内属于腑脏，外络于肢节。"

2. 脏腑同五官九窍之间的联系 目、耳、鼻、口、舌、前阴、后阴，都是经脉循行所过的部位，而经脉又多内属于脏腑。这样，五官九窍同内脏之间，亦可通过经脉的沟通而联系起来。例如：手少阴心经属心，络小肠，上连"目系"，其别络上行于舌；足厥阴肝经属肝，络胆，上连"目系"；足阳明胃经属胃，络脾，环绕口唇等等。

3. 脏腑之间的联系 十二经脉中每一经都分别络属一脏一腑，从而加强了相为表里的一脏一腑之间的联系。

有的经脉还联系多个脏腑，如胃经的经别上通于心；脾经注心中；胆经的经别贯心；肾经出络心；心经却上肺；肾经入肺；肝经注肺中；小肠经抵胃，肝经挟胃，肺经循胃口；肾经贯肝等等，这样，就构成脏腑之间的多种联系。

4. 经脉与经脉之间的联系 十二正经的阴阳表里联接，有一定的衔接和流注次序。十二正经与奇经八脉之间的纵横交错，奇经八脉之间又彼此相互联系，从而构成了经脉与经脉之间的多种联系。例如：十二正经的手三阳经与足三阳经均会于督脉之大椎穴，阳跷脉与督脉会于风府穴，故称督脉为“阳脉之海”；十二正经的足三阴经以及奇经中的阴维脉、冲脉均会于任脉，足三阴经又上接手三阴经，所以称任脉为“阴脉之海”；冲脉，前与任脉相并于胸中，后则通督脉，而督、任两脉通会于十二经脉，加上冲脉“其上者，出于颃颡，渗诸阳……其下者，并于少阴之经，渗三阴”（《灵枢·逆顺肥瘦》），容纳了来自十二经脉的气血，故称冲脉为“十二经脉之海”；督、任、冲三脉同起于胞中等等。

（二）通行气血，濡养脏腑组织

人体各个组织器官，均需气血以濡养，才能维持其正常的生理活动。而气血之所以能通达全身，发挥其营养脏腑组织器官，抗御外邪，保卫机体的作用，则必须赖于经络的传注。所以《灵枢·本脏》说：“经脉者，所以行血气而营阴阳，濡筋骨，利关节者也。”

（三）感应传导作用

感应传导，是指经络系统对于针刺或其它刺激的感觉传递和通导作用，针刺中的“得气”现象和“行气”现象就是经络传导感应作用的表现。

（四）调节机能平衡

经络能运行气血和协调阴阳，使人体机体活动保持相对的平衡。当人体发生疾病时，出现气血不和及阴阳偏胜偏衰的证候，即可运用针灸等治法以激发经络的调节作用，以“泻其有余，补其不足，阴阳平复”（《灵枢·刺节真邪》）。实验证明，针刺有关经络的穴位，可对各脏腑机能产生调整作用，即原来亢进的可使之抑制，原来抑制的可使之兴奋。

二、经络学说的应用

（一）阐释病理变化

在正常生理情况下，经络有运行气血、感应传导的作用，而在发生病变时，经络就成为传递病邪和反映病变的途径。《素问·皮部论》说：“邪客于皮则腠理开，开则邪入客于络脉，络脉满则注于经脉，经脉满则入舍于腑脏也。”指出经络是外邪从皮毛腠理内传五脏六腑的传变途径。由于脏腑之间通过经脉沟通联系，所以经络还可成为脏腑之间病变相互影响的途径。如足厥阴肝经挟胃、注肺中，所以肝病可犯胃、犯肺；足少阴肾经入肺、络心，所以肾虚水泛可凌心、射肺。至于相为表里的两经，更因或络或属于相同的脏腑，因而使相为表里的脏和腑在病理上常相互影响，如心火可下移小肠；大肠实热，腑气不通，可使肺气不利而喘咳胸满等等。

经络不仅是外邪由表入里和脏腑之间病变相互影响的途径，而且也是脏腑与体表组织之间病变相互影响的途径。通过经络的传导，内脏的病变可以反映于外表，表现于某些特定的部位或与其相应的孔窍。如肝气郁结常见两胁、少腹胀痛，即是因为足厥阴肝经抵小腹、布胁肋；真心痛，不仅表现为心前区疼痛，且常放射至上肢内侧尺侧缘，即是因为手少阴心经行于上肢内侧后缘之故。其他如胃火见牙龈肿痛，肝火上炎见目赤等等，都是经络传导的反映。

（二）指导疾病的诊断和治疗

1. 指导疾病的诊断 由于经络有一定的循行部位和络属脏腑，可以反映所属脏腑的病证，因而在临床上，就可根据疾病症状出现的部位，结合经络循行的部位及所联系的脏腑，作为疾病诊断的依据。例如：两胁疼痛，多为肝胆疾病；缺盆中痛，常是肺脏的病变。又如头痛一症，痛在前额者，多与阳明经有关；痛在两侧者，多与少阳经有关；痛在后头部及项部者，多与太阳经有关；痛在巅顶者，多与厥阴经有关。《伤寒论》的六经分证，即是在经络学说基础上发展起来的辨证体系。另外，在临床实践中，还发现在经络循行的部位，或在经气聚集的某些穴位处，可有明显的压痛或有结节状、条索状的反应物，或局部皮肤出现某些形态变化，也常有助于疾病的诊断。如肺脏有病时可在肺俞穴出现结节或中府穴有压痛；肠痈可在阑尾穴有压痛；长期消化不良的病人可在脾俞穴见到异常变化等等。正如《灵枢·官能》所说：“察其所痛，左右上下，知其寒温，何经所在。”就指出了经络对于临床诊断确有重要的指导作用。

2. 指导临床治疗 经络学说被广泛地用于临床各科的治疗，特别是对针灸、按摩和药物治疗，更具有较大的指导意义。

针灸疗法与按摩疗法，主要是对于某一经或某一脏腑的病变，在其病变的邻近部位或经络循行的远隔部位上取穴，通过针灸或按摩，以调整经络气血的功能活动，从而达到治疗的目的。而穴位的选取，首先必须按经络学说来进行辨证，断定疾病属于何经后，再根据经络的循行分布路线和联系范围来选定，这就是"循经取穴"。

药物治疗也是以经络为渠道，通过经络的传导转输，才能使药到病所，发挥其作用。古代医家在长期临床实践的基础上，根据某些药物对某一脏腑经络所具有的特殊选择性作用，创立并形成了"药物归经"理论。金元医家张洁古、李杲还根据经络学说，更创立"引经报使"理念，如治头痛，属太阳经的可用羌活，属阳明经的可用白芷，属少阳经的可用柴胡。羌活、白芷、柴胡，不仅分别归手足太阳、阳明、少阳经，且能作为他药的向导，引导他药归入上述各经而发挥治疗作用。

此外，当前被广泛用于临床的针刺麻醉，以及耳针、电针、穴位埋线、穴位结扎等治疗方法，亦都是在经络理论的指导下所创立和发展起来的，并已取得可喜的成果，当然其本身也是对经络学说的进一步发展和充实。

第六十一章　病因与发病

中医学认为，人体各脏腑组织之间，以及人体与外界环境之间，既对立又统一，它们在不断地产生矛盾而又解决矛盾的过程中，维持着相对的动态平衡，从而保持着人体正常的生理活动。当这种动态平衡因某种原因而遭到破坏，又不能立即自行调节得以恢复时，人体就会发生疾病。

破坏人体相对平衡状态而引起疾病的原因就是病因。致病因素是多种多样的，诸如气候的异常、疫疠的传染、精神刺激、饮食劳倦、持重努伤、跌仆金刃外伤，以及虫兽所伤等等，均可导致疾病的发生。此外，在疾病过程中，原因和结果是相互作用着的，在某一病理阶段中是结果的东西，在另一阶段中则可能成为原因，如痰饮和瘀血等，既是脏腑气血功能失调所形成的病理产物，反过来又能成为此病变的致病因素。

第一节　病　因

导致疾病发生的原因，是多种多样的，主要有六淫、疠气、七情、饮食、劳倦，以及外伤和虫兽伤等，这些因素在一定的条件下都可能使人发生疾病。为了说明致病因素的性质及其致病特点，古代医家曾对病因作过一定的归类。如《内经》首次将其分为阴阳两类，《素问·调经论》指出："夫邪之生也，或生于阴，或生于阳。其生于阳者，得之风雨寒暑。其生于阴者，得之饮食居处，阴阳喜怒。"汉代张仲景在《金匮要略》中指出，疾病发生有三个途径，他说："千般疢难，不越三条，一者，经络受邪入脏腑，为内所因也；二者，四肢九窍，血脉相传，壅塞不通，为外皮肤所中也；三者，房室、金刃、虫兽所伤。以此详之，病由都尽。"晋代陶弘景《肘后百一方·三因论》则分为"一为内疾，二为外发，三为它犯。"宋代陈无择又引伸《金匮要略》"千般疢难，不越三条"之意，提出了"三因学说"，他说："六淫，天之常气，冒之则先自经络流入，内合于脏腑，为外所因；七情，人之常性，动之则先自脏腑郁发，外形于肢体，为内所因；其如饮食饥饱、叫呼伤气、金疮踒折、疰忤附着、畏压溺等，有背常理，为不内外因。"即六淫邪气侵袭为外因，情志所伤为内因，而饮食劳倦、跌仆金刃，以及虫兽所伤等则为不内外因。可以看出，古人这种把致病因素和发病途经结合起来的分类方法，对临床辨别病证，确有一定的指导意义。

中医学认为，临床上没有无原因的证候，任何证候都是在某种原因的影响和作用下，患病机体所产生的一种病态反映。中医认识病因，除了解可能作为致病因素的客观条件外，主要是以病证的临床表现为依据，通过分析疾病的症状、体征来推求病因，为治疗用药提供依据，这种方法称为"辨证求因"。所以，中医学的病因学，不但研究病因的性质和致病特点，同时也探讨各种致病因素所致病证的临床表现，以便更好地指导临床诊断和治疗。

一、六淫

六淫，即风、寒、暑、湿、燥、火六种外感病邪的统称。风、寒、暑、湿、燥、火，在正常的情况下，称为"六气"，是自然界六种不同的气候变化。"六气"是万物生长的条件，对于人体是无害的，故《素问·宝命全形论》说"人以天地之气生，四时之法成。”即是说人依靠天地之间的大气和水谷之气而生存，亦循四时生长收藏的规律而成长发育。同时，人们在生活实践中逐步认识了它们的变化特点，产生了一定的适应能力，所以正常的六气不易于使人致病。当气候变化异常，六气发生太过或不及，或非其时而有其气（如春天应温而反寒，秋天应凉而反热等），以及气候变化过于急骤（如过剧的暴冷暴热等），在人体的正气不足，抵抗力下降时，六气才能成为致病因素，侵犯人体发生疾病。这种情况下的六气，便称为“六淫”。淫，有太过和浸淫之意。由于六淫是不正之气，所以又称其为“六邪”。是属于外感病的一类致病因素。

六淫致病，一般具有下列几个特点：

1. 六淫致病多与季节气候、居处环境有关。如春季多风病，夏季多暑病，长夏初秋多湿病，深秋多燥病，冬季多寒病等。另外，久居湿地常有湿邪为病，高温环境作业又常有燥热或火邪为病等等。

2. 六淫邪气既可单独侵袭人体而致病，又可两种以上同时侵犯人体而致病。如风寒感冒、湿热泄泻、风寒湿痹等。

3. 六淫在发病过程中，不仅可以互相影响，而且可以在一定的条件下相互转化，如寒邪入里可以化热；暑湿日久可以化燥伤阴等。

4. 六淫为病，其受邪途径多侵犯肌表，或从口鼻而入，或两者同时受邪，故又有“外感六淫”之称。

六淫致病从今天的临床实践看，除了气候因素外，还包括了生物（细菌、病毒等）、物理、化学等多种致病因素作用于机体所引起的病理反映在内。这种用六淫来概括病邪，把致病因素与机体反应结合起来研究疾病发生发展规律的方法，尽管还不十分细致，但却是一个较正确的途径。

此外，临床上还有某些并非因为六淫之邪外感，而是由于脏腑功能失调所产生的化风、化寒、化湿、化燥、化热、化火等病理反映，其临床表现虽与风、寒、湿、燥、火等六淫致病特点和证候相类似，但其致病原因，不是外来之邪，乃是机体内在的某些病理状态，为区别于外感六淫，故又称其为“内生五邪”，即内风、内寒、内湿、内燥、内火（内热）等。有关这些内生的病理过程，将在“内生五邪”病机中予以介绍。

（一）风

风为春季的主气，但四季皆有风，故风邪引起的疾病虽以春季为多，但不限于春季，其它季节亦均可发生，中医学认为风邪为外感发病的一种极为重要的致病因素。

风邪外袭多自皮毛肌腠而入，从而产生外风病证，如《素问·风论》说：“风气藏于皮肤之间，腠理开则洒然寒，闭则热而闷。”

风邪的性质及致病特点如下：

1. 风为阳邪，其性开泄，易袭阳位 风邪善动而不居，具有升发、向上、向外的特性，故属于阳邪。其性开泄，是指易使腠理疏泄而开张。正因其能升发，并善于向上向外，所以风邪侵袭，常伤及人体的上部（头面）、阳经和肌表，使皮毛腠理开泄，常出现头痛、汗出、恶风等症状。故《素问·太阴阳明论》说“故犯贼风虚邪者，阳受之”，“伤于风者，上先受之。”

2. 风性善行而数变 “善行”，是指风邪致病具有病位游移，行无定处的特性。如风、寒、湿三气杂至而引起的“痹证”，若见游走性关节疼痛，痛无定处，便属于风气偏盛的表现，故又称为“行痹”或“风痹”。“数变”，是指风邪致病具有变幻无常和发病迅速的特性而言，如风疹块就有皮肤瘙痒，发无定处，此起彼伏的特点。同时，由风邪为先导的外感疾病，一般发病多急，传变也较快。故《素问·风论》所说“风者，善行而数变”，即概括了风邪为病的这一特性。

3. 风为百病之长 风邪为六淫病邪的主要致病因素，凡寒、湿、燥、热诸邪多依附于风而侵犯人体，如外感风寒、风热、风湿等。所以风邪常为外邪致病的先导。古人甚至把风邪当作外感致病因素的总称。故《素问·骨空论》说：“风者，百病之始也。”《素问·风论》说：“风者，百病之长也。”

（二）寒

寒为冬季主气。在气温较低的冬季，或由于气温骤降，人体注意防寒保暖不够，则常易感受寒邪。此外，淋雨涉水，或汗出当风，亦常为感受寒邪之重要原因。

寒邪为病有外寒、内寒之分，外寒指寒邪外袭，其致病又有伤寒、中寒之别。寒邪伤于肌表，郁遏卫阳，称为“伤寒”；寒邪直中于里，伤及脏腑阳气，则为“中寒”。内寒则是机体阳气不足，失却温煦的病理反映。外寒与内寒虽有区别，但它们又是互相联系，互相影响的。阳虚内寒之体，容易感受外寒；而外来寒邪侵入机体，积久不散，又常能损及人体阳气，导致内寒。

寒邪的性质及致病特点如下：

1. **寒为阴邪，易伤阳气** 寒为阴气盛的表现，故其性属阴，即所谓"阴盛则寒"。阳气本可以制阴，但阴寒偏盛，则阳气不仅不足以驱除阴寒之邪，反为阴寒所侮，故又说"阴胜则阳病"（《素问·阴阳应象大论》）。所以感受寒邪，最易损伤人体阳气。阳气受损，失其正常的温煦气化作用，则可出现阳气衰退的寒证。如外寒侵袭肌表，卫阳被遏，就会见到恶寒；寒邪直中脾胃，脾阳受损，便可见脘腹冷痛、呕吐、腹泻等症；若心肾阳虚，寒邪直中少阴，则可见恶寒踡卧，手足厥冷，下利清谷，小便清长，精神萎靡，脉微细等症。

2. **寒性凝滞** "凝滞"即凝结、阻滞不通之意。人身气、血、津液之所以能运行不息，通畅无阻，全赖一身阳和之气的温煦推动。一旦阴寒之邪偏盛，阳气受损，则正如《素问·举痛论》所说："寒气入经而稽迟、泣而不行、客于脉外则血少，客于脉中则气不通，故卒然而痛。"所谓稽迟、泣而不行、不通，乃是经脉气血为寒邪所凝闭阻滞之故。气血阻滞不通，不通则痛，故寒邪伤人多见疼痛症状。正如《素问·痹论》所说："痛者，寒气多也，有寒故痛也。"因此又说寒性凝滞而主痛。

3. **寒性收引** "收引"，即收缩牵引之意。寒邪侵袭人体，可使气机收敛，腠理、经络、筋脉收缩而挛急。如《素问·举痛论》说"寒则气收"，"寒气客于脉外则脉寒，脉寒则缩踡，缩踡则脉绌急，绌急则外引小络，故卒然而痛"。缩踡、绌急，即经络、血脉收引之意。如寒邪侵袭肌表，毛窍腠理闭塞，卫阳被郁不得宣泄，可见恶寒发热，无汗；寒客血脉，则气血凝滞，血脉挛缩，可见头身疼痛，脉紧；寒客经络关节，经脉拘急收引，则可使肢体屈伸不利，或冷厥不仁。

（三）暑

暑为夏季的主气，乃火热所化。故《素问·五运行大论》说："其在天为热，在地为火……其性为暑。"暑邪致病有明显的季节性，主要发生于夏至以后，立秋以前，所以《素问·热论》又说："先夏至日者为病温，后夏至日者为病暑。"暑邪纯属外邪，无内暑之说。

暑邪的性质及致病特点如下：

1. **暑为阳邪，其性炎热** 暑为夏季火热之气所化，火热属阳，故暑属阳邪，暑邪伤人，多出现一系列阳热症状，如壮热，心烦，面赤，脉象洪大等。

2. **暑性升散，耗气伤津** 暑为阳邪，阳性升发，故暑邪侵犯人体，多直入气分，可致腠理开泄而多汗。汗出过多，则耗伤津液，津液亏损，即可出现口渴喜饮，尿赤短少等症。暑热之邪，扰动心神，则心烦闷乱而不宁。在大量汗出的同时，往往气随津泄，而致气虚。所以伤于暑者，往往可见气短乏力，甚则突然昏倒，不省人事。《素问·举痛论》说："炅则腠理开，荣卫通，汗大泄，故气泄矣。"《素问·六元正纪大论》说："炎火行，大暑至，……故民病少气，……甚则瞀闷懊侬，善暴死。"

3. **暑多挟湿** 暑季除气候炎热外，且常多雨而潮湿，热蒸湿动，使空气中湿度增加，故暑邪为病，常兼挟湿邪以侵犯人体。其临床特征，除发热，烦渴等暑热症状外，常兼见四肢困倦，胸闷呕恶，大便溏泻而不爽等湿阻症状。

（四）湿

湿为长夏主气。夏秋之交，阳热下降，氤氲熏蒸，水气上腾，潮湿充斥，故为一年之中湿气最盛的季节。湿邪为病，亦有外湿、内湿之分。外湿多由气候潮湿，或涉水淋雨，居处潮湿等外在湿邪侵袭人体所致。内湿则是由于脾失健运，水湿停聚所形成的病理状态。外湿和内湿虽有不同，但在发病过程中又常相互影响。伤于外湿，湿邪困脾，健运失职则易形成湿浊内生；而脾阳虚损，水湿不化，亦易招致外湿的侵袭。

湿邪的性质及致病特点如下：

1. **湿性重浊** "重"，即沉重或重着之意。是指感受湿邪，常可见头重如裹，周身困重，四肢酸懒沉重等症状。《素问·生气通天论》说："因于湿，首如裹。"是说湿邪外袭肌表，则清阳不升、营卫不和，故头昏而沉如束布帛；湿邪留滞经络关节，则阳气布达受碍，故可见肌肤不仁，关节疼痛重着等，又称之为"湿痹"或"着痹"。"浊"，即秽浊，多指分泌物秽浊不清而言。湿邪致病可出现各种秽浊症状，如面垢眵多、大便溏泻、下痢黏液脓血、小便浑浊、妇女白带过多、湿疹浸淫流水等，都是湿性秽浊的病理反映。

2. **湿为阴邪，易阻遏气机，损伤阳气** 湿性重浊，其性类水，故为阴邪。湿邪侵及人体，留滞于脏腑经络，最易阻遏气机，从而使气机升降失常，经络阻滞不畅，常出现胸闷脘痞，小便短涩，大便不爽等症。由于湿为阴邪，阴胜则阳病，故其侵犯人体，最易损伤阳气。脾为阴土，乃运化水湿的主要脏器，性喜燥而恶湿，故湿邪外感，留滞体内，常先困脾，而使脾阳不振，运化无权，水湿停聚，发为腹泻、尿少、水肿、腹水等病症。所以，《素问·六元正纪大论》说："湿胜则濡泄，甚则水闭浮肿。"

3. 湿性黏滞 “黏”，即黏腻；“滞”，即停滞。湿邪的性质黏腻停滞，主要表现在两方面：一是指湿病症状多黏滞而不爽，如排出物及分泌物多滞涩而不畅。二是指湿邪为病多缠绵难愈，病程较长或反复发作，如湿痹、湿疹、湿温病等。

4. 湿性趋下，易袭阴位 湿邪为病多见下部的症状，如水肿多以下肢较为明显。此外，淋浊、带下、泄痢等病证，多由湿邪下注所致。故《素问·太阴阳明论》说：“伤于湿者，下先受之。”

（五）燥

燥为秋季主气。以其天气不断敛肃，空气中缺乏水分之濡润，因而出现秋凉而劲急干燥的气候。燥邪感染途径，多从口鼻而入，侵犯肺卫。燥邪为病又有温燥、凉燥之分：初秋有夏热之余气，燥与温热结合而侵犯人体，则多见温燥病证；深秋又有近冬之寒气，燥与寒邪结合侵犯人体，故有时亦见凉燥病证。

燥邪的性质及致病特点如下：

1. 燥性干涩，易伤津液 燥邪为干涩之病邪，故外感燥邪最易耗伤人体的津液，造成阴津亏虚的病变，可见口鼻干燥，咽干口渴，皮肤干涩，甚则皲裂，毛发不荣，小便短少，大便干结等症。故《素问·阴阳应象大论》说：“燥胜则干。”

2. 燥易伤肺 肺为娇脏，喜润而恶燥。肺主气而司呼吸，与外界大气相通，故《素问·阴阳应象大论》说：“天气通于肺。”肺又外合皮毛，开窍于鼻，燥邪伤人，多从口鼻而入，故最易伤损肺津，影响肺的宣发肃降功能，从而出现干咳少痰，或痰液胶黏难咯，或痰中带血，以及喘息胸痛等症。

（六）火（热）

火热为阳盛所生，故火热常可混称。但火与温热，同中有异，热为温之渐、火为热之极，热多属于外淫，如风热、暑热、湿热之类病邪；而火常由内生，如心火上炎、肝火亢盛、胆火横逆之类病变。

火热为病亦有内外之分，属外感者，多是直接感受温热邪气之侵袭；属内生者，则常由脏腑阴阳气血失调，阳气亢盛而成。《素问·调经论》所说：“阴虚生内热，阳盛生外热。”以及朱丹溪所说“气有余便是火”等，便是指的这一类病证。另外，感受风、寒、暑、湿、燥等各种外邪、或精神刺激，即所谓“五志过极”，在一定条件下皆可以化火，故又有“五气化火”、“五志化火”之说。

火热邪气的性质和致病特点如下：

1. 火热为阳邪，其性炎上 《素问·阴阳应象大论》说：“阳胜则热。”阳主躁动而向上，火热之性，燔灼焚焰，亦升腾上炎，故属于阳邪。因此，火热伤人，多见高热、恶热、烦渴、汗出、脉洪数等症。因其炎上，故火热阳邪常可上炎扰乱神明，出现心烦失眠，狂躁妄动，神昏谵语等症。《素问·至真要大论》说：“诸躁狂越，皆属于火。”临床所见火热病症，亦多表现在人体的上部，如头面部位。

2. 火易耗气伤津 火热之邪，最易迫津外泄，消灼阴液，使人体阴津耗伤，故火邪致病，除有热象外，往往伴有口渴喜饮，咽干舌燥，小便短赤，大便秘结等津伤液耗之症。《素问·阴阳应象大论》指出“壮火食气”，壮火，即是指阳热亢盛的实火，最能损伤人体的正气，而使全身性的津、气衰脱。

3. 火易生风动血 火热之邪侵袭人体，往往燔灼肝经，劫耗阴液，使筋脉失其滋养濡润，而致肝风内动，称为“热极生风”，表现为高热、神昏谵语、四肢抽搐、目睛上视、颈项强直、角弓反张等。《素问·至真要大论》说：“诸热瞀瘛，皆属于火。”同时，火热之邪可以加速血行，灼伤脉络，甚则迫血妄行，而致各种出血，如吐血、衄血、便血、尿血、皮肤发斑及妇女月经过多、崩漏等病证。

4. 火易致肿疡 火热之邪入于血分，可聚于局部，腐蚀血肉发为痈肿疮疡。故《灵枢·痈疽》说：“大热不止，热胜则肉腐，肉腐则为脓，故名曰痈。”《素问·至真要大论》又说：“诸痛痒疮，皆属于心。”此心，主要即指心经火热而言。因此《医宗金鉴·痈疽总论歌》说：“痈疽原是火毒生。”临床辨证，即以疮疡局部红肿高突灼热者，为属阳属火。

此外，火热与心相应，心主血脉而藏神，故火盛除可见血热或动血症状外，尚有火邪扰心的神志不安，烦躁，或谵妄发狂，或昏迷等症。

二、疠气

疠气，是一类具有强烈传染性的病邪。在中医文献记载中，又有“瘟疫”、“疫毒”、“戾气”、“异气”、“毒气”、“乖戾之气”等名称。

疠气致病，具有发病急骤、病情较重、症状相似、传染性强、易于流行等特点。正如《素问·遗篇·刺法论》说：

"五疫之至，皆相染易，无问大小，病状相似。"《诸病源候论·卷十》说："人感乖戾之气而生病，则病气转相染易，乃至灭门。"古人在这里不仅指出了疠气之病邪有传染性，同时也指出了疫疠对人类的严重危害。《温疫论·原病》说："疫者，感天地之疠气，……此气之来，无论老少强弱，触之者即病，邪从口鼻而入。"这里又明确指出了疠气病邪可通过空气传染，多从口鼻侵入人体。

疠气致病，可以散在发生，也可以形成瘟疫流行，如大头瘟、虾蟆瘟、疫痢、白喉、烂喉丹痧、天花、霍乱、鼠疫等等。实际包括了现代许多传染病和烈性传染病。

疫疠的发生与流行，多与下列因素有关：

1. **气候因素**　气候的反常变化，如久旱、酷热、湿雾瘴气等。

2. **环境和饮食**　如空气、水源、或食物受到污染。

3. **没有及时做好预防隔离工作。**

4. **社会影响**　如解放前统治者不顾人民群众的死活，传染病不断发生或流行。新中国成立以后，在党的领导下，制定了以"预防为主"的卫生工作方针，消灭了鼠疫、天花等烈性传染病，其他传染病也得到了有效的控制。

三、七情内伤

七情即喜、怒、忧、思、悲、恐、惊七种情志变化，是机体的精神状态。七情是人体对客观事物的不同反映，在正常的情况下，一般不会使人致病。只有突然、强烈或长期持久的情志刺激，超过了人体本身的正常生理活动范围，使人体气机紊乱，脏腑阴阳气血失调，才会导致疾病的发生，由于它是造成内伤病的主要致病因素之一，故又称"内伤七情"。

（一）七情与内脏气血的关系

人体的情志活动与内脏有密切的关系，而脏腑功能活动主要靠气的温煦、推动和血的濡养。《素问·阴阳应象大论》说："人有五脏化五气，以生喜怒悲忧恐。"可见情志活动必须以五脏精气作为物质基础。又说心"在志为喜"，肝"在志为怒"，脾"在志为思"，肺"在志为忧"，肾"在志为恐"。喜怒思忧恐，简称为"五志"。不同的情志变化对各脏腑有不同的影响，而脏腑气血的变化，也会影响情志的变化，如《素问·调经论》说："血有余则怒，不足则恐。"《灵枢·本神》又说："肝气虚则恐，实则怒。心气虚则悲，实则笑不休。"故七情与内脏气血关系密切。

（二）七情致病的特点

七情致病不同于六淫。六淫侵袭人体，从皮肤及口鼻而入，发病之初均见表证，而七情内伤，则直接影响相应的内脏，使脏腑气机逆乱，气血失调，导致种种病变的发生。故《三因极——病证方论·三因篇》说："七情，人之常性，动之则先自脏腑郁发，外形于肢体。"

1. **直接伤及内脏**　《素问·阴阳应象大论》说"怒伤肝"，"喜伤心"，"思伤脾"，"忧伤肺"、"恐伤肾"。临床上不同的情志刺激，可对各脏有不同的影响。但并非绝对如此，因为人体是一个有机的整体，《灵枢·口问》说："心者，五脏六腑之主也，……故悲哀愁忧则心动，心动则五脏六腑皆摇。"这里指出了各种情志刺激都与心脏有关，心是五脏六腑之大主，心神受损可涉及其他脏腑。又如郁怒伤肝，肝气横逆，又常犯脾胃，出现肝脾不调，肝胃不和等证。

心主血藏神；肝藏血主疏泄；脾主运化而位于中焦，是气机升降的枢纽，又为气血生化之源。故情志所伤的病证，以心、肝、脾三脏和气血失调为多见。如思虑劳神过度，常损伤心脾，导致心脾气血两虚，出现神志异常和脾失健运等症。郁怒伤肝，怒则气上，血随气逆，可出现肝经气郁的两胁胀痛，善太息等症；或气滞血瘀，出现胁痛、妇女痛经、闭经，或癥瘕等证。此外，情志内伤还可以化火，即"五志化火"，而致阴虚火旺等症或导致湿、食、痰诸郁为病。

2. **影响脏腑气机**　《素问·举痛论》说："怒则气上，喜则气缓，悲则气消，恐则气下，……惊则气乱……思则气结。"

怒则气上，是指过度愤怒可使肝气横逆上冲，血随气逆，并走于上。临床见气逆，面红目赤，或呕血，甚则昏厥卒倒。《素问·生气通天论》说："大怒则形气绝，而血菀于上，使人薄厥。"《素问·举痛论》说："怒则气逆，甚则呕血及飧泄。"

喜则气缓，包括缓和紧张情绪和心气涣散两个方面。在正常情况下，喜能缓和精神紧张，使营卫通利，心情舒畅。《素问·举痛论》说："喜则气和志达，营卫通利，故气缓矣。"但暴喜过度，又可使心气涣散，神不守舍，出现精神不集中，甚则失神狂乱等症状。故《灵枢·本神》说："喜乐者，神惮散而不藏。"

悲则气消，是指过度悲忧，可使肺气抑郁，意志消沉，肺气耗伤。《素问·举痛论》说："悲则心系急，肺布叶举，而上焦不通，营卫不散，热气在中，故气消矣。"

恐则气下，是指恐惧过度，可使肾气不固，气泄以下，临床可见二便失禁，或恐惧不解则伤精，发生骨痠痿厥、遗精等症。

惊则气乱，是指突然受惊，以致心无所倚，神无所归，虑无所定，惊慌失措。

思则气结，是指思虑劳神过度，伤神损脾导致气机郁结。古人认为"思"发于脾，而成于心，故思虑过度不但耗伤心神，也会影响脾气。《素问·举痛论》说："思则心有所存，神有所归，正气留而不行，故气结矣。"阴血暗耗，心神失养则心悸，健忘，失眠，多梦；气机郁结阻滞，脾的运化无力，胃的受纳腐熟失职，便会出现纳呆、脘腹胀满、便溏等症。

3. 情志异常波动，可使病情加重，或迅速恶化 根据临床观察，在许多疾病的过程中，若患者有较剧烈的情志波动，往往使病情加重，或急剧恶化。如有高血压病史的患者，若遇事恼怒，肝阳暴张，血压可以迅速升高，发生眩晕，甚至突然昏厥，或昏仆不语，半身不遂，口眼歪斜。心脏病患者，也常因情志波动使病情加重或迅速恶化。

四、饮食、劳逸

饮食、劳动和休息，是人类生存和保持健康的必要条件。但饮食要有一定的节制，劳逸需要合理安排，否则会影响人体生理功能，使气机紊乱或正气损伤，产生疾病。

(一)饮食不节

饮食是摄取营养，维持人体生命活动所不可缺少的物资，但是饮食失宜，饮食不洁，或饮食偏嗜，则又常为导致疾病发生的原因。饮食物靠脾胃消化，故饮食不节主要是损伤脾胃，导致脾胃升降失常，又可聚湿、生痰、化热或变生它病。

1. 饥饱失常 饮食应以适量为宜，饥饱失常均可发生疾病。过饥则摄食不足，气血生化之源缺乏，气血得不到足够的补充，久之则气血衰少而为病，气血不足则正气虚弱，抵抗力降低，也易继发其他病证。反之，暴食暴饮，过饱，则饮食摄入过量，超过脾胃的消化、吸收和运化能力，可导致饮食物阻滞，脾胃损伤，出现脘腹胀满、嗳腐泛酸、厌食、吐泻等食伤脾胃病证。《素问·痹论》说："饮食自倍，肠胃乃伤。"这种病证，小儿更为多见，因其脾胃较成人为弱。食滞日久，可郁而化热；伤于生冷寒凉，又可以聚湿生痰；婴幼儿食滞日久还可以酿成疳积，出现手足心热、心烦易哭、脘腹胀满、面黄肌瘦等症。经常饮食过量，不仅可导致消化不良，而且还可影响气血流通，筋脉郁滞，出现痢疾或痔疮。《素问·生气通天论》说："因而饱食，筋脉横解，肠澼为痔。"过食肥甘厚味，易于化生内热，甚至引起痈疽疮毒等病症。《素问·生气通天论》说："膏粱之变，足生大丁。"

2. 饮食不洁 进食不洁，可引起多种肠胃道疾病，出现腹痛、吐泻、痢疾等。或引起寄生虫病，如蛔虫、蛲虫、寸白虫等，临床见腹痛、嗜食异物、面黄肌瘦等症。若蛔虫窜进胆道，还可出现上腹部剧痛，时发时止，吐蛔，四肢厥冷的蛔厥证。若进食腐败变质有毒食物，常出现剧烈腹痛，吐泻等中毒症状，重者可出现昏迷或死亡。《金匮要略·禽兽鱼虫禁忌并治第二十四》指出："秽饭、馁肉、臭鱼、食之皆伤人，……六畜自死，皆疫死，则有毒，不可食之。"误食毒物可导致机体中毒。

3. 饮食偏嗜 饮食要适当调节，不应有所偏嗜才能使人体获得各种需要的营养。若饮食过寒过热，或饮食五味有所偏嗜，则可导致阴阳失调，或某些营养缺乏而发生疾病。

饮食偏寒偏热：如多食生冷寒凉，可伤损脾胃阳气，导致寒湿内生，发生腹痛泄泻等症；若偏食辛温燥热，则可使胃肠积热，出现口渴、腹满胀痛、便秘或酿成痔疮病症。

饮食五味偏嗜：人体的精神气血都由五味所滋生，五味与五脏，各有其亲和性，《素问·至真要大论》说："夫五味入胃，各归所喜攻，酸先入肝，苦先入心，甘先入脾，辛先入肺，咸先入肾。"如果长期嗜好某种食物，就会使该脏机能偏盛，久之可损伤内脏，发生多种病变。故《素问·生气通天论》说："味过于酸，肝气以津，脾气乃绝；味过于咸，大骨气劳，短肌，心气抑；味过于甘，心气喘满，色黑，肾气不衡；味过于苦，脾气不濡，胃气乃厚；味过于辛，筋脉沮弛，精神乃央。"《素问·五藏生成篇》又说："多食咸，则脉凝泣而变色；多食苦，则皮槁而毛拔；多食辛，则脉急而爪枯；多食酸则肉胝䐢而唇揭；多食甘，则骨痛而发落。"所以，饮食五味应当适宜，平时饮食不要偏嗜，病时更应注意饮食宜忌。饮食与病变相宜，能辅助治疗，促进疾病好转，反之，疾病就会加重。

(二)劳逸损伤

劳逸，包括过度劳累和过度安逸两个方面，正常的劳动和体育锻炼，有助于气血流通，增强体质。必要的休息，可以消除疲劳，恢复体力和脑力，不会使人致病。只有比较长时间的过度劳累，包括体力劳动，脑力劳动及房劳的过度，或过度安逸，完全不劳动，不运动，劳逸才能成为致病因素而使人发病。

1. **过劳是指过度劳累** 包括劳力过度，劳神过度和房劳过度三个方面。

劳力过度，是指较长时期的过度用力而积劳成疾。劳力过度则伤气，久之则气少力衰，神疲消瘦。《素问·举痛论》所说"劳则气耗"，"劳则喘息汗出，外内皆越，故气耗矣"；《素问·宣明五气篇》所说"久立伤骨，久行伤筋"，即指此而言。

劳神过度，是指思虑太过，劳伤心脾而言。《素问·阴阳应象大论》说"脾在志为思"，而心主血藏神，所以思虑劳神过度，则耗伤心血，损伤脾气，可出现心神失养的心悸、健忘、失眠、多梦及脾不健运的纳呆、腹胀、便溏等症。

房劳过度，是指性生活不节，房事过度而言。肾藏精，主封藏，肾精不宜过度耗泄，若房事过频则肾精耗伤，临床常出现腰膝酸软、眩晕耳鸣、精神萎靡、性机能减退，或遗精、早泄，甚或阳痿等病症。

2. **过度安逸是指过度安闲，不参加劳动，又不运动** 人体每天需要适当的活动，气血才能流畅，若长期不劳动，又不从事体育锻炼，易使人体气血不畅，脾胃功能减弱，可出现食少乏力，精神不振，肢体软弱，或发胖臃肿，动则心悸，气喘及汗出等，或继发它病。《素问·宣明五气篇》说"久卧伤气"，就是这个道理。

五、外伤

外伤包括枪弹、金刃伤、跌打损伤、持重努伤、烧烫伤、冻伤和虫兽伤等。

枪弹、金刃、跌打损伤、持重努伤等外伤，可引起皮肤肌肉瘀血肿痛、出血，或筋伤骨折、脱臼。重则损伤内脏，或出血过多，可导致昏迷、抽搐、亡阳虚脱等严重病变。

烧烫伤，多由高温物品、沸水，或滚热的油，或火等烧烫后引起。轻者损伤肌肤，在受伤部位红、肿、热、痛、皮肤干燥，或起水泡、剧痛；重度烧烫伤，可损伤肌肉筋骨使痛觉消失，创面如皮革样，或蜡白、焦黄或炭化；严重烧烫伤，创面过大，除有局部症状外，常因剧烈疼痛，火毒内攻，体液蒸发或渗出，出现烦躁不安、发热、口干渴、尿少等，甚至死亡。

冻伤，是指人体遭受低温侵袭所引起的全身性或局部性损伤，是我国北方冬季常见病。温度越低，受冻时间越长，则冻伤程度越重。全身性冻伤，因寒为阴邪，易伤阳气，阴寒过盛，阳气受损，失去温煦和推动血行作用，则寒战，体温逐渐下降，面色苍白，唇、舌、指甲青紫，感觉麻木，神疲乏力，或昏睡，呼吸减弱，脉迟细。如不救治，易致死亡。局部冻伤，多发生在手、足、耳廓、鼻尖和面颊部位。发病初起，受冻部位因寒主收引，经脉挛急，气血凝滞不畅，影响受冻局部的温煦和营养，致局部皮肤苍白、冷麻，继则肿胀青紫，痒痛灼热，或出现大小不等的水疱等，溃破后常易感染，故《诸病源候论·卷二十五》说："严冬之月，触冒风雪寒毒之气，伤于肌肤，血气壅涩，因即瘃冻，焮赤疼肿，便成冻疮。"

虫兽伤，包括毒蛇、猛兽、疯狗咬伤，或蝎、蜂螫伤等等。轻则局部损伤，出现肿痛、出血等；重则损伤内脏，或出血过多而死亡。毒蛇咬伤则出现全身中毒症状，如不及时救治，常导致中毒死亡。疯狗咬伤，初起仅见局部疼痛、出血，伤口愈合后，经一段潜伏期，然后可出现烦躁、惶恐不安、牙关紧闭、抽搐、恐水、恐风等症。

六、痰饮、瘀血

痰饮和瘀血是人体受某种致病因素作用后在疾病过程中所形成的病理产物。这些病理产物形成之后，又能直接或间接作用于人体某一脏腑组织，发生多种病证，故又属致病因素之一。

（一）痰饮

痰和饮都是水液代谢障碍所形成的病理产物。一般以较稠浊的称为痰，清稀的称为饮。痰不仅是指咯吐出来有形可见的痰液，还包括瘰疬、痰核和停滞在脏腑经络等组织中而未被排出的痰液，临床上可通过其所表现的证候来确定，这种痰称为"无形之痰"。

饮即水液停留于人体局部者，因其所停留的部位及症状不同而有不同的名称。如《金匮要略》即有"痰饮"、"悬饮"、"溢饮"、"支饮"等区分。

痰饮的形成：痰饮多由外感六淫或饮食及七情内伤等，使肺、脾、肾及三焦等脏腑气化功能失常，水液代谢障碍，以致水津停滞而成。因肺、脾、肾及三焦对水液代谢关系密切，肺主宣降，通调水道，敷布津液；脾主运化水液；肾阳主水液蒸化；三焦为水液通调之道路。故肺、脾、肾及三焦功能失常，均可聚湿而生痰饮。痰饮形成后，饮多留积于肠胃、胸胁及肌肤，而痰则随气升降流行，内而脏腑，外至筋骨皮肉，形成多种病证，因此有“百病多由痰作祟”之说。

痰饮的病证特点：痰饮形成之后，由于停滞的部位不同，临床表现亦不一样，阻滞于经脉的，可影响气血运行和经络的生理功能。停滞于脏腑的，可影响脏腑的功能和气机的升降。

痰的病证特点是：痰滞在肺，可见喘咳咯痰；痰阻于心，心血不畅，可见胸闷心悸；痰迷心窍，则可见神昏，痴呆；痰火扰心，则发为癫狂；痰停于胃，胃失和降，可见恶心呕吐，胃脘痞满；痰在经络筋骨，则可致瘰疬痰核，肢体麻木，或半身不遂，或成阴疽流注等；痰浊上犯于头，可见眩晕，昏冒；痰气凝结咽喉，则可出现咽中梗阻，吞之不下，吐之不出之症。

饮的病证特点是：饮在肠间，则肠鸣沥沥有声；饮在胸胁，则胸胁胀满，咳唾引痛；饮在胸膈，则胸闷、咳喘，不能平卧，其形如肿；饮溢肌肤，则见肌肤水肿、无汗，身体疼重。

中医认识痰饮病证，除根据临床病证特点外，还常结合舌苔滑腻、脉滑或弦等全面综合分析，以进行判断。

（二）瘀血

瘀血，指体内有血液停滞，包括离经之血积存体内，或血运不畅，阻滞于经脉及脏腑内的血液，均称为瘀血。瘀血是疾病过程中形成的病理产物，又是某些疾病的致病因素。

瘀血的形成，主要有两方面：一是因气虚、气滞、血寒、血热等原因，使血行不畅而凝滞。气为血帅，气虚或气滞，不能推动血液的正常运行；或寒邪客入血脉，使经脉踡缩拘急，血液凝滞不畅，或热入营血，血热搏结等，均可形成瘀血。二是由于内外伤、气虚失摄或血热妄行等原因造成血离经脉，积存于体内而形成瘀血。

瘀血的病证特点：瘀血形成之后，不仅失去正常血液的濡养作用，而且反过来又会影响全身或局部血液的运行，产生疼痛、出血或经脉瘀塞不通，内脏发生癥积，以及产生“瘀血不去，新血不生”等不良后果。瘀血的病证特点因瘀阻的部位和形成瘀血的原因不同而异。如瘀阻于心，可见心悸，胸闷心痛，口、唇、指甲青紫；瘀阻于肺，可见胸痛，咳血；瘀阻胃肠，可见呕血，大便色黑如漆；瘀阻于肝，可见胁痛痞块；瘀血攻心，可致发狂；瘀阻胞宫，可见少腹疼痛、月经不调、痛经、闭经、经色紫黯成块，或见崩漏；瘀阻肢体末端，可成脱骨疽；瘀阻于肢体肌肤局部，则可见局部肿痛青紫。

瘀血的病证虽然繁多，但其临床表现归纳起来则有以下几个共同的特点：疼痛，多为刺痛，痛处固定不移，拒按，夜间痛甚。肿块，外伤肌肤局部，可见青紫肿胀，瘀积于体内，久聚不散，则可形成癥积，按之有痞块，固定不移。出血，其血色多呈紫暗色，并伴有块状。在望诊方面，久瘀可见面色黧黑，肌肤甲错，唇甲青紫，舌质暗紫，或有瘀点、瘀斑，舌下静脉曲张等征象。脉象多见细涩、沉弦或结代等。

第二节　发病原理

疾病与健康是相对而言。人体脏腑、经络的生理活动正常，气血阴阳协调平衡，即所谓“阴平阳秘”。当人体在某种致病因素的作用下，人体脏腑、经络等生理活动异常，气血阴阳平衡协调关系受到破坏，导致“阴阳失调”，出现了各种临床症状，便发生了疾病。

中医学认为，疾病的发生和变化，虽然错综复杂，但总其大要，不外关系到人体本身的正气和邪气两个方面。

一、邪正与发病

正气，是指人体的机能活动（包括脏腑、经络、气血等功能）和抗病、康复能力，简称为“正”。所谓邪气，则泛指各种致病因素，简称为“邪”。疾病的发生和变化，即是在一定条件下邪正斗争的反映。

（一）正气不足是疾病发生的内在根据

中医发病学很重视人体的正气，认为内脏功能正常，正气旺盛，气血充盈，卫外固密，病邪难于侵入，疾病无从发生，《素问·遗篇·刺法论》说：“正气存内，邪不可干。”只有在人体正气相对虚弱，卫外不固，抗邪无力的情况下，邪气方能乘虚而入，使人体阴阳失调，脏腑经络功能紊乱，才能发生疾病。《素问·评热病论》说：“邪之所凑，其气必虚。”《灵枢·百病始生》也说：“风雨寒热，不得虚，邪不能独伤人。卒然逢疾风暴雨而不病者，盖无虚，故邪不能独伤人。此必因虚邪之风，与其身形，两虚相得，乃客其形。”所以说，正气不足是疾病发生的内在根据。

(二)邪气是发病的重要条件

中医学重视正气,强调正气在发病中的主导地位,并不排除邪气对疾病发生的重要作用。邪气是发病的条件,在一定的条件下,甚至可能起主导作用。如高温、高压电流、化学毒剂、枪弹伤、冻伤、毒蛇咬伤等,即使正气强盛,也难免被伤害。又如疫疠之邪,《素问·遗篇·刺法论》指出:"五疫之至,皆相染易,无问大小,病状相似。"这说明了多种传染病的发生,对人体有较大的危害,所以《内经》又提出要"避其毒气",以防止传染病的发生和播散。

(三)正邪斗争的胜负,决定发病与不发病

正邪斗争,是指正气与病邪的斗争。这种斗争不仅关系着疾病的发生,而且影响疾病的发展及转归。

1. 正能胜邪则不发病 邪气侵袭人体时,正气即起来抗邪,若正气强盛,抗邪有力,则病邪难于侵入,或侵入后即被正气及时消除,不产生病理反映,即不发病。如自然界中经常存在着各种各样的致病因素,但并不是所有接触的人都会发病,此即是正能胜邪的结果。

2. 邪胜正负则发病 在正邪斗争过程中,若邪气偏胜,正气相对不足,邪胜正负,从而使脏腑阴阳、气血失调,气机逆乱,便可导致疾病的发生。

发病以后,由于正气强弱的差异、病邪性质的不同和感邪的轻重,以及所在部位的浅深,从而产生不同的病证。如:

(1)疾病与正气强弱的关系:正气强,邪正斗争剧烈,多表现为实证;正气虚弱,抗邪无力,多表现为虚证,或虚实错杂证。

(2)疾病与感邪性质的关系:一般来说,感受阳邪,易导致阳偏盛而伤阴,出现实热证;感受阴邪,易导致阴偏盛而伤阳的寒实证或寒湿证。

(3)疾病与感邪轻重的关系:邪气是导致疾病发生的重要条件,疾病的轻重,除体质因素外,决定于感邪的轻重,一般来说,邪轻则病轻,邪重则病重。

(4)疾病与病邪所中部位的关系:病邪侵犯人体,有在筋骨经脉者,有在脏腑者,病位不同,病证各异。《灵枢·刺节真邪》说:"虚邪之中人也,洒淅动形,起毫毛而发腠理。其入深,内搏于骨,则为骨痹。搏于筋,则为筋挛。搏于脉中,则为血闭不通,则为痈。搏于肉,与卫气相搏,阳胜者则为热;阴胜者则为寒。寒则真气去,去则虚,虚则寒。搏于皮肤之间,其气外发,腠理开,毫毛摇,气往来行,则为痒。留而不去,则痹。卫气不行,则为不仁。"《灵枢·五邪》又说:"邪在肺,则病皮肤痛,寒热,上气喘,汗出,咳动肩背。""邪在肝,则两胁中痛,寒中,恶血在内,行善掣节,时脚肿。""邪在脾胃,则病肌肉痛。阳气有余,阴气不足,则热中善饥;阳气不足,阴气有余,则寒中肠鸣腹痛。""邪在肾,则病骨痛阴痹。阴痹者,按之而不得,腹胀、腰痛、大便难、肩背颈项痛,时眩仆。""邪在心,则病心痛,喜悲,时眩仆。"说明病邪所中部位不同,疾病的证候表现亦不一样。

二、内外环境与发病

疾病的发生与内外环境都有着密切的关系。外环境,主要指生活、工作环境,包括气候变化、地理特点、环境卫生等等。内环境,主要是指人体本身的正气。正气强弱则与体质和精神状态有关。

(一)外环境与发病

中医学认为人与自然息息相关,人们在长期与自然作斗争中逐渐适应了自然。但是自然气候的异常变化,或工作、生活环境受污染,周围环境卫生差,又可使人致病。

1. 气候因素 如六淫和疫疠致病,均与气候因素有关。春天气候多风,常发生风温病证;夏天,特别是暑天,气候炎热,则常发生热病和中暑;秋天天气敛肃,气候干燥,则常发生燥病;冬天气候严寒,则易于外感寒邪为病。同样,传染病的发生与流行也与自然气候有密切的关系。特别是气候反常,或太过或不及,或非其时而有其气,则更容易导致传染病的发生。如麻疹、百日咳、流行性脑脊髓膜炎(简称"流脑"),多流行于冬春季节;痢疾,流行性乙型脑炎(简称"乙脑"),则多流行于夏秋季节等,因为那时的气候条件更适合于这些疾病的致病细菌和病毒的繁殖和传播。

2. 地域因素 不同的地域,由于自然条件不同,常有不同的常见病和多发病。如东南地区,滨海傍水,地势低洼,温热多雨,人们吃鱼而嗜咸,病多痈疡;西北高原地区,气候燥寒,经常处在风寒冰冽之中,吃的是肉食酥酪和牛羊乳汁,体质肥壮,卫外固密,则外邪不易侵犯而多发内伤病(参见《素问·异法方宜论》)。此外有些地区因缺乏某些物质,而有地方病之发生,如地方性甲状腺肿,多见于远离海岸的地区,最常见的原因是缺碘。

3. 生活、工作环境 如工业废气、废物多含有不利于人体健康的毒物，若因工作关系经常接触到有害物质，则可以使人发生急性中毒或慢性中毒。粉尘过多，也能影响人体正常生理，出现各种病理变化。还有，当前农药的广泛使用，亦可使有些食物污染，从而不利于人体的健康。此外，有的疾病通过呼吸道传染，如流行性感冒、麻疹、百日咳、肺结核等。有的疾病通过消化道传染，如痢疾、肝炎等。而蚊、蝇则是疾病传播的媒介，所以周围环境卫生差，蚊蝇滋生，空气、水源或食物等受到污染，均可导致疾病的发生。

外环境还存在着其他某些致病因素，如外伤、虫兽伤、精神刺激等。而劳累过度、久视、久坐、久立、久行也能使人致病，故《素问·宣明五气篇》说："久视伤血，……久坐伤肉，久立伤骨，久行伤筋。"

（二）内环境与发病

中医学认为致病因素（邪）是发病的重要条件，正气不足或相对不足是发病的内在根据。由于人的体质不同，故对于外邪也有不同的易感性。《灵枢·五变》说："肉不坚，腠理疏，则善病风。""五脏皆柔弱者，善病消瘅。""小骨弱肉者，善病寒热。""麤（粗）理而肉不坚者，善病痹。"

一般来说，体质和精神状态决定着正气的强弱。

1. 体质与正气的关系 体质壮实，则脏腑功能活动旺盛，精、气、血、津液充足，其正气充足；体质虚弱，则脏腑功能减退，精、气、血、津液不足，其正气也减弱。

体质与先天禀赋、饮食调养，身体锻炼有关。《灵枢·寿夭刚柔》说："人之生也，有刚有柔，有弱有强，有短有长，有阴有阳。"说明古人已经认识到由于先天禀赋不同，可以形成个体差异。一般来说，禀赋充实的，体质多壮实；禀赋不足的，体质多较虚弱。但还要结合后天饮食营养和体育锻炼。合理的饮食和充足的营养是保证人体生长发育的必要条件。饮食不足，缺少必要的营养，影响气血的化生，则可致体质虚弱。但暴饮暴食，又可损伤脾胃。饮食偏嗜，又会使体内某些物质过多、某些物质不足，从而影响正常生理功能，不利于体质增强。体育锻炼和体力劳动，可使气血畅通，体质增强。而过度安逸，则可使气血不畅，脾胃功能减退，从而使体质虚弱。

2. 精神状态与正气的关系 精神状态受情志因素的直接影响。情志舒畅，精神愉快，则气体畅通，气血调和。脏腑功能协调，正气旺盛；若情志不畅，精神抑郁，则可使气机逆乱、阴阳气血失调、脏腑功能失常、正气减弱。因此，平时要注意精神调摄，保持思想上安定清静，不贪欲妄想，使真气和顺，精神内守。《素问·上古天真论》说："恬淡虚无，真气从之，精神内守，病安从来。"所以，调摄精神，可以增强正气，从而减少和预防疾病的发生。

总的来说，正气是发病的内在根据。体质和精神状态影响着正气的强弱。体质壮实，情志舒畅，则正气充足，抗病力强，邪气难于入侵，即使受邪，病邪易被祛除，也难于发展。若体质虚弱，情志不畅，则正气减弱，抗病力衰退，邪气易于入侵而发病。

第六十二章　病　机

病机，即疾病发生、发展与变化的机理。疾病的发生、发展与变化，与患病机体的体质强弱和致病邪气的性质密切相关。病邪作用于人体，机体的正气必然奋起抗邪，而形成正邪相争，破坏了人体阴阳的相对平衡，或使脏腑、经络的功能失调，或使气血功能紊乱，从而产生全身或局部的多种多样的病理变化。因此，尽管疾病的种类繁多，临床征象错综复杂，千变万化，各个疾病、各个症状都有其各自的病机，但从总体来说，总离不开邪正盛衰、阴阳失调、气血失常、经络和脏腑功能紊乱等病机变化的一般规律。

第一节　邪正盛衰

邪正盛衰，是指在疾病过程中，机体的抗病能力与致病邪气之间相互斗争中所发生的盛衰变化。这种斗争，不仅关系着疾病的发生，而且直接影响着疾病的发展和转归，同时也影响着病证的虚实变化。所以，从一定意义上来说，许多疾病的过程，也就是邪正斗争及其盛衰变化的过程。

一、邪正盛衰与虚实变化

在疾病的发展变化过程中，正气和邪气这两种力量不是固定不变的，而是正邪双方在其斗争的过程中，在力量对比上发生着消长盛衰的变化。一般地说，正气增长而旺盛，则必然促使邪气消退；反之，邪气增长而亢盛，则必然会损耗正气。随着体内邪正的消长盛衰，形成了病证的虚实变化。

《素问·通评虚实论》说："邪气盛则实，精气夺则虚。"实，主要指邪气亢盛，是以邪气盛为矛盾主要方面的一种病理反映。也就是说，致病邪气的毒力和机体的抗病能力都比较强盛，或是邪气虽盛而机体的正气未衰，能积极与邪抗争，故正邪相搏，斗争剧烈，反应明显，在临床上出现一系列病理性反映比较剧烈的有余的证候，即谓之实证。实证常见于外感六淫致病的初期和中期，或由于痰、食、水、血等滞留于体内而引起的病证。如临床上见到的痰涎壅盛、食积不化、水湿泛滥、瘀血内阻等病变，以及壮热、狂躁、声高气粗、腹痛拒按、二便不通、脉实有力等，都属于实证。

虚，主要指正气不足，是以正气虚损为矛盾主要方面的一种病理反映。也就是说，机体的气、血、津液和经络、脏腑等生理功能较弱，抗病能力低下，因而机体的正气对于致病邪气的斗争，难以出现较剧烈的病理反映，所以，临床上可出现一系列虚弱、衰退和不足的证候，即谓之虚证。虚证，多见于身体虚弱或疾病的后期，以及多种慢性病证。如大病、久病，消耗精气；或大汗、吐利、大出血等耗伤人体气血津液、阴阳，均会导致正气虚弱，出现神疲体倦、面容憔悴、心悸气短、自汗、盗汗，或五心烦热，或畏寒肢冷，脉虚无力等正虚的临床表现。

邪正的消长盛衰，不仅可以产生单纯的虚或实的病理变化，而且在某些长期的、复杂的疾病中，往往又多见虚实错杂的病理反映。这是由于疾病失治或治疗不当，以致病邪久留，损伤人体正气；或因正气不足，无力驱邪外出；或正虚，而内生水湿、痰饮、瘀血等病理产物的凝结阻滞。以上种种因素，均足以导致疾病的由实转虚或因虚致实的转化，同时也足以导致疾病的正虚邪实、正衰邪恋等虚实夹杂的错综复杂的病理变化。

总之，在疾病的发生和发展过程中，病机的虚和实，都只是相对的而不是绝对的，因而，由实转虚、因虚致实和虚实夹杂，常常是疾病发展过程中的必然趋势。因此，在临床上不能以静止的、绝对的观点来对待虚和实的病机变化，而应以能动的，相对的观点来分析虚和实的病机。

病机的或实或虚，在临床上均有一定的征象可循。但必须指出，临床上的征象，仅仅是疾病的现象，在一般情况下，即是现象与本质相一致的情况下，可以反映病机的虚或实；在特殊情况下，即疾病的现象与本质不完全一致的情况下，在临床上往往会出现与疾病本质不符的许多假象，这些假象是不能反映病机的虚或实的，因而有"至虚有盛候"的真虚假实和"大实有羸状"的真实假虚。真实假虚中假象的出现，常常是由于实邪结聚，阻滞经络，气血不能外达所致；真虚假实中假象的出现，常常是由于脏腑的气血不足，运化无力所致。因此，分析病机的虚或实，必须透过现象看本质，才能不被假象所迷惑，真正把握住疾病的虚实变化。

二、邪正盛衰与疾病转归

在疾病的发生、发展及其转归的过程中，邪正的消长盛衰，不是固定不变的。在一般情况下，由于正气不虚，具有抗御病邪的能力，能逐渐战胜病邪，而使疾病得到好转或痊愈。但是，在某些情况下，由于正气抗御病邪的能力低下，或正气未能恢复，邪气日益滋长，而使疾病日趋恶化，甚则导致死亡的不良结局。因此，疾病的转归，实质上取决于邪正的消长盛衰：正胜邪退，疾病趋向于好转和痊愈；邪胜正衰，则疾病趋向于恶化，甚则导致死亡。

1. 正胜邪退　正胜邪退，是在邪正消长盛衰发展过程中，疾病向好转和痊愈方面转归的一种结局，也是在许多疾病中最常见的一种转归。这是由于：或因患者的正气比较充盛，抗御病邪的能力较强，或因及时地得到正确的治疗，则邪气难以进一步发展，进而促使病邪对机体的作用消失或终止，机体的脏腑、经络等组织的病理性损害逐渐得到修复，精、气、血、津液等的耗伤也逐渐得到恢复，机体的阴阳两个方面在新的基础上又获得了新的相对平衡，疾病即告全愈。例如，由六淫所致的外感疾病，邪气从皮毛或口鼻侵入人体，若机体正气不虚，抗御病邪的能力较强，则不仅能延缓病情的进一进发展，使病变局限在肌表或经络，而且可在机体正气抗御病邪的作用下，驱邪外出，一经发汗解表，则邪去而营卫和调，疾病全愈。

2. 邪胜正衰　邪胜正衰，是在邪正消长盛衰发展过程中，疾病向恶化甚至死亡方面转归的一种结局。这是由于机体的正气虚弱，或由于邪气的炽盛，机体抗御病邪的能力日趋低下，不能制止邪气的致病作用及其进一步的发展，机体受到的病理性损害日趋严重，则病情因而趋向恶化和加剧。若正气衰竭，邪气独盛，气血、脏腑、经络等生理功能衰惫，阴阳离决，则机体的生命活动亦告终止而死亡。例如，在外感热病过程中，"亡阴"、"亡阳"等证候的出现，即是正不敌邪，邪胜正衰的典型表现。

此外，在邪正消长盛衰的过程中，若邪正双方的力量对比势均力敌，出现邪正相持或正虚邪恋，邪去而正气不复等情况，则常常是许多疾病由急性转为慢性，或留下某些后遗症，或慢性病持久不愈的主要原因之一。

第二节 阴阳失调

阴阳失调，即是阴阳消长失去平衡协调的简称。是指机体在疾病的发生发展过程中，由于各种致病因素的影响，导致机体的阴阳消长失去相对的平衡，从而形成阴阳偏胜、偏衰，或阴不制阳、阳不制阴的病理状态。同时，阴阳失调又是脏腑、经络、气血、营卫等相互关系失调，以及表里出入、上下升降等气机失常的概括。由于六淫、七情、饮食劳倦等各种致病因素作用于人体，必须通过机体内部的阴阳失调才能形成疾病，所以，阴阳失调又是疾病发生、发展的内在根据。

阴与阳两者之间相互制约、相互转化，既对立又统一，维持着动态的平衡，这是进行正常生命活动的基本条件，因而，在中医学的病机理论中，阴阳的消长失去协调平衡，是对人体各种功能性和器质性病变的高度概括。

阴阳失调的病理变化，甚为复杂，但其主要表现，不外阴阳的偏胜、阴阳的偏衰、阴阳的互损、阴阳的格拒，以及阴阳的亡失等几方面。兹分述如下：

一、阴阳偏胜

阴或阳的偏胜，主要是指“邪气盛则实”的实证。病邪侵入人体，必从其类。即阳邪侵入人体，可形成阳偏胜；阴邪侵入人体，形成阴偏胜。《素问·阴阳应象大论》说“阳胜则热，阴胜则寒”，明确地指出了阳偏胜和阴偏胜病机的临床表现特点。

阴和阳是相互制约的，阳长则阴消，阴长则阳消，阳偏胜必然会制阴，而导致阴偏衰；阴偏胜也必然会制阳，而导致阳偏衰。所以，《素问·阴阳应象大论》又说“阳胜则阴病，阴胜则阳病”，这是指出了阳偏胜或阴偏胜的必然发展趋势。

1. 阳偏胜 阳偏胜，即是阳盛，是指机体在疾病过程中，所出现的一种阳气偏盛，机能亢奋，热量过剩的病理状态。一般地说，其病机特点多表现为阳盛而阴未虚的实热证。形成阳偏胜的主要原因，多由于感受温热阳邪，或虽感受阴邪，但从阳化热，也可由于情志内伤，五志过极而化火；或因气滞、血瘀、食积等郁而化热所致。

由于阳是以热、动、燥为其特点，阳偏胜，即出现热象，所以说：“阳胜则热。”如壮热、面红、目赤等等即是阳偏胜的具体表现。《素问·调经论》说的“阳盛则外热”，实际上是指外邪客于体表，则卫外之阳气充盛于肌表与邪气抗争，从而引起“腠理闭塞，玄府不通，卫气不得泄越”的发热症状。

“阳胜则阴病”，即阳盛则阴虚。但从病机上必须区分阴的相对虚和绝对虚两类。邪客于阳而致阳盛，此时由于阴的相对不足，从而出现实热证。如果由于阳盛而耗伤机体的阴液，此时阴由相对的不足转而成为绝对的虚亏，这就从实热证转化为虚热证或实热兼阴亏证。

2. 阴偏胜 阴偏胜，即是阴盛，是指机体在疾病过程中所出现的一种阴气偏盛，机能障碍或减退，产热不足，以及病理性代谢产物积聚的病理状态。一般地说，其病机特点多表现为阴盛而阳未虚的实寒证。阴偏胜多由感受寒湿阴邪，或过食生冷，寒滞中阻，阳不制阴而致阴寒内盛。

阴是以寒、静、湿为其特点，阴偏胜，就出现寒象，所以说“阴胜则寒”。如形寒、肢冷、舌淡等，即是阴偏胜的具体表现。《素问·调经论》在论述“阴盛生内寒”时说：“寒气积于胸中而不泻，不泻则温气去，寒独留，则血凝泣，凝则脉不通，其脉盛大以涩，故中寒。”说明了阴寒内盛的主要病机。

“阴胜则阳病”，即阴盛则阳虚。从病机理论来说，虽然也可区分为阳的相对不足和绝对的虚损，但是，由于阳主动而易耗散，而且阴寒内盛多因素体阳虚，阳不制阴所致。所以，实际上在阴偏胜时，多同时伴有程度不同的阳气不足，难以明确区分阳的相对不足和绝对的损伤。

二、阴阳偏衰

阴或阳的偏衰，是指“精气夺则虚”的虚证。这里所说的“精气夺”，实质上是包括了机体的精、气、血、津液等基本物质的不足及其生理功能的减退，同时也包括了脏腑、经络等生理功能的减退和失调。机体的精、气、血、津液和脏腑、经络等组织器官及其生理功能，均可区分为阴、阳两类属性。在正常的生理情况下，它们之间存在着相互制约、互根互用及相互转化的关系，维持着相对平衡的状态。如果由于某种原因，出现阴或阳的某一方面物质减少或功能减退时，必然不能制约对方而引起对方的相对亢盛，形成“阳虚则阴盛”、“阳虚则寒”（虚寒）、“阴虚则阳亢”、“阴虚则热”（虚热）的病理现象。

1. 阳偏衰 阳偏衰，即是阳虚，是指机体阳气虚损，机能减退或衰弱，热量不足的病理状态。一般地说，其病机特点多表现为机体阳气不足，阳不制阴，阴相对亢盛的虚寒证。形成阳偏衰的主要原因，多由于先天禀赋不足，或后天饮食失养和劳倦内伤，或久病损伤阳气所致。

阳气不足，一般以脾肾之阳虚为主，其中尤以肾阳为诸阳之本，所以，肾阳虚衰（命门之火不足）在阳偏衰的病机中占有极其重要的地位。由于阳气的虚衰，阳虚则不能制阴，阳气的温煦功能减弱，经络、脏腑等组织器官的某些功能活动也因之而减退，血和津液的运行迟缓，水液不化而阴寒内盛，这就是阳虚则寒的主要机理。阳虚则寒，虽也可见到面色㿠白、畏寒肢冷、舌淡、脉迟等寒象，但还有喜静踡卧、小便清长、下利清谷等虚象。所以，阳虚则寒与阴胜则寒，不仅在病机上有区别，而且在临床表现方面也有不同：前者是虚而有寒；后者是以寒为主，虚象不明显。

2. 阴偏衰 阴偏衰，即是阴虚，是指机体精、血、津液等物质亏耗，以及阴不制阳，导致阳相对亢盛，机能虚性亢奋的病理状态。一般地说，其病机特点多表现为阴液不足及滋养、宁静功能减退，以及阳气相对偏盛的虚热证。形成阴偏衰的主要原因，多由于阳邪伤阴，或因五志过极，化火伤阴，或因久病耗伤阴液所致。

阴液不足，一般以肝肾之阴为主，其中尤以肾阴为诸阴之本，所以，肾阴不足在阴偏衰的病机中占有极其重要的地位。由于阴液不足，不能制约阳气，从而形成阴虚内热、阴虚火旺和阴虚阳亢等多种表现。如五心烦热、骨蒸潮热、面红升火、消瘦、盗汗、咽干口燥、舌红少苔、脉细数无力等，即是阴虚则热的表现。阴虚则热与阳胜则热的病机不同，其临床表现也有所区别：前者是虚而有热；后者是以热为主，虚象并不明显。

三、阴阳互损

阴阳互损，是指在阴或阳任何一方虚损的前提下，病变发展影响及相对的一方，形成阴阳两虚的病机。在阴虚的基础上，继而导致阳虚，称为阴损及阳；在阳虚的基础上，继而导致阴虚，称为阳损及阴。由于肾藏精气，内寓真阴真阳，为全身阳气阴液之根本，因此，无论阴虚或阳虚，多在损及肾脏阴阳及肾本身阴阳失调的情况下，才易于发生阳损及阴或阴损及阳的阴阳互损的病理变化。

1. 阴损及阳 阴损及阳，系指由于阴液亏损，累及阳气生化不足或无所依附而耗散，从而在阴虚的基础上又导致了阳虚，形成了以阴虚为主的阴阳两虚病理状态。例如：临床上常见的肝阳上亢一证，其病机主要为水不涵木的阴虚阳亢，但病情发展，亦可进一步损耗肾脏精气，损及肾阳，继而出现畏寒、肢冷、面色㿠白，脉沉弱等阳虚症状，转化为阴损及阳的阴阳两虚证。

2. 阳损及阴 阳损及阴，系指由于阳气虚损，无阳则阴无以生，累及阴液的生化不足，从而在阳虚的基础上又导致了阴虚，形成了以阳虚为主的阴阳两虚病理状态。例如：临床上常见的水肿一证，其病机主要为阳气不足，气化失司，水液代谢障碍，津液停聚而水湿内生，溢于肌肤所致。但其病变发展，则又可因阴无阳生而日益亏耗，而见日益消瘦，烦躁升火，甚则瘈疭等阴虚症状，转化为阳损及阴的阴阳两虚证。

四、阴阳格拒

阴阳格拒，是阴阳失调中比较特殊的一类病机，包括阴盛格阳和阳盛格阴两方面。形成阴阳相互格拒的机理，主要是由于某些原因引起阴或阳的一方偏盛至极，因而壅遏于内，将另一方排斥格拒于外，迫使阴阳之间不相维系，从而出现真寒假热或真热假寒等复杂的病理现象。

1. 阴盛格阳 阴盛格阳，又称格阳，系指阴寒之邪壅盛于内，逼迫阳气浮越于外，使阴阳之气不相顺接，相互格拒的一种病理状态。阴寒内盛是疾病的本质，但由于格阳于外，在临床上出现面红、烦热、口渴、脉大等假热之象，故称其为真寒假热之证。

2. 阳盛格阴 阳盛格阴，又称格阴，系指邪热内盛，深伏于里，阳气被遏，郁闭于内，不能外达于肢体而格阴于外的一种病理状态，阳盛于内是疾病的本质，但由于格阴于外，在临床上出现四肢厥冷、脉象沉伏等假寒之象，故称为真热假寒之证。如《医宗金鉴·伤寒心法要诀》说："阳气太盛，不得相荣也。不相荣者，不相入也，既不相入，则格阴于外，故曰阳盛格阴也。"

五、阴阳亡失

阴阳的亡失，包括亡阴和亡阳两类。是指机体的阴液或阳气突然大量地亡失，导致生命垂危的一种病理状态。

1. 亡阳 亡阳，是指机体的阳气发生突然性脱失，而致全身机能突然严重衰竭的一种病理状态。一般地说，亡阳多由于邪盛,正不敌邪,阳气突然脱失所致。也可由于身体阳虚,正气不足,疲劳过度等多种原因,或过用汗法,汗出过多,阳随阴泄,阳气外脱所致。慢性消耗性疾病的亡阳,多由于阳气的严重耗散,虚阳外越所致。《素问·生气通天论》说:“阳者,卫外而为固也。”故阳气暴脱多见大汗淋漓,肌肤手足逆冷,踡卧,神疲,脉微欲绝等危重证候。

2. 亡阴 亡阴,是指由于机体阴液发生突然性的大量消耗或丢失,而致全身机能严重衰竭的一种病理状态。一般地说,亡阴都由于热邪炽盛,或邪热久留,大量煎灼阴液所致。也可由于其他因素大量耗损阴液而致亡阴。《素问·生气通天论》说:“阴者,藏精而起亟也。”故亡阴时多见喘渴烦躁,手足虽温而汗多欲脱的危重证候。

亡阴和亡阳,在病机和临床征象等方面,虽然有所不同,但由于机体的阴和阳存在着互根互用的关系,阴亡,则阳无所依附而散越;阳亡,则阴无以化生而耗竭。故亡阴可以迅速导致亡阳,亡阳也可继而出现亡阴,最终导致“阴阳离决,精气乃绝”,生命活动终止而死亡。

综上所述,阴阳失调的病机,是以阴阳的属性,阴和阳之间所存在着的相互制约、相互消长、互根互用和相互转化关系的理论,来阐释、分析、综合机体一切病理现象的机理。因此,在阴阳的偏胜和偏衰之间,亡阴和亡阳之间,都存在着内在的密切联系。也就是说,阴阳失调的各种病机,并不是固定不变的,而是随着病情的进退和邪正盛衰等情况的变化而变化的。

第三节 气血失常

气血失常,概括了气和血的不足及其各自生理功能的异常,以及气和血互根互用的功能失常等病理变化。

人体的气和血流行于全身,是脏腑、经络等一切组织器官进行生理活动的物质基础。如果气血失常,必然会影响机体的各种生理功能,而导致疾病的发生,所以《素问·调经论》说:“血气不和,百病乃变化而生。”但是,气和血又是脏腑功能活动的产物,因此,脏腑发生病变,不但可引起本脏腑的气血失常,而且也会影响全身的气血,从而引起气或血的病理变化。所以,气血失常的病机,同邪正盛衰、阴阳失调一样,不仅是脏腑、经络等各种病变机理的基础,而且也是分析研究各种临床疾病病机的基础。

一、气的失常

气的失常包括:由于气的生化不足或耗散太过而致气的不足、气的某些功能减退、气的运动失常等。前两者多表现为气虚,后者则为气滞、气逆、气陷、气闭和气脱等气机失调病理变化。

(一)气虚

气虚,系指元气耗损,功能失调,脏腑功能衰退,抗病能力下降的病理状态。形成的原因主要由于先天禀赋不足,或后天失养,或肺脾肾的功能失调而致气的生成不足。也可因劳倦内伤,久病不复等而致。如:精神萎顿、倦怠、四肢无力、眩晕、自汗、易于感冒等,都是气虚的具体表现。

由于气和血、津液的关系极为密切,因而在气虚的情况下,必然会影响及血和津液,导致血和津液的生成不足,运行迟缓,或无故流失,从而引起血和津液的多种病变。

(二)气机失调

气机失调,是指气的升降出入失常而引起的气滞、气逆、气陷、气闭和气脱等病理变化。

升降出入,是气的基本运动形式,是脏腑经络、阴阳气血矛盾运动的基本过程。

人体脏腑经络的功能活动,脏腑经络以及气血阴阳的相互关系,无不依赖于气的升降出入运动维持着相对的平衡。如:肺的呼吸和宣发肃降,脾的升清和胃的降浊,心肾的阴阳相交、水火既济(心火下降,肾水上升),以及肝主升和肺主降等等生理功能之间的协调平衡,都是气的升降出入运动正常的具体体现。气的升降出入异常,则能影响脏腑、经络、气血、阴阳等各方面功能的协调平衡。若气机失调,可涉及五脏六腑、表里内外、四肢九窍等各方面的多种病变。一般地说,气机失调可概括为:气滞(气的流通障碍)、气逆(气的上升运动过强或下降运动不及)、气陷(气的上升力量不足或下降力量过强)、气闭(气的外出受阻)和气脱(气不内守而外脱)等。兹分述如下:

1. 气滞 气滞,即气机郁滞不畅。主要由于情志内郁,或痰、湿、食积、瘀血等阻滞,影响到气的流通,形成局部或全身的气机不畅或阻滞,从而导致某些脏腑、经络的功能障碍。气滞于某一局部,可以出现胀满、疼痛,甚则引起血瘀、水停，形成瘀血、痰饮等病理产物。由于肝升肺降、脾升胃降，在调整全身气机中起着极其重要的作用，因此，气滞不仅能见肺气壅滞、肝郁气滞，或脾胃气滞，而且，肺、肝、脾、胃等脏腑功能的障碍也能形成气滞。

2. 气逆 气逆，为气机升降失常，脏腑之气逆上的病理状态。多由情志所伤，或因饮食寒温不适，或因痰浊壅阻等所致。气逆最常见于肺、胃和肝等脏腑。在肺，则肺失肃降，肺气上逆，发为咳逆上气。在胃，则胃失和降，胃气上逆，发为恶心、呕吐、嗳气、呃逆。在肝，则肝气上逆，发为头痛头胀，面红目赤而易怒。由于肝为刚脏，主动主升，而又为藏血之脏，因此，在肝气上逆时，甚则可导致血随气逆，或为咯血、吐血，或壅遏清窍而致昏厥。故《素问·生气通天论》说："大怒则形气绝，而血菀于上，使人薄厥。"

一般地说，气逆于上，以实为主。但也有因虚而气上逆者。如肺虚而失肃降或肾不纳气，都可导致肺气上逆；胃虚失降也能导致胃气上逆。这都是因虚而气逆的病机。

3. 气陷 气陷，是气虚病机的一种，以气的无力升举为主要特征的一种病理状态。机体内脏位置的相对恒定，全赖于气的正常升降出入运动。所以，在气虚而升举力量减弱的情况下，就会引起某些内脏的下垂，如胃下垂、肾下垂、子宫脱垂等。由于"人受气于谷"，气生化于脾，脾主升，而脾胃又为气血生化之源，所以在脾胃气虚时，更易导致气陷，故气陷常称为中气（即脾胃之气的合称）下陷，还可伴见腰腹胀满重坠，便意频频，以及短气乏力，语声低微，脉弱无力等症。

4. 气闭和气脱 气闭和气脱，都是以气的出入异常为主的病理状态，其临床表现多为厥、脱等重证。

气闭，多由于浊邪外阻，或因气郁之极，甚至气的外出亦为所阻，从而出现突然闭厥的病理状态。例如，触冒秽浊之气所致的闭厥，外感热病过程中的热盛闭厥，突然精神创伤所致的昏厥等等，其病机都属于气的外出受阻而致气闭。

气脱，多由于正不敌邪，或正气的持续衰弱，以致气不内守而外脱，或因大出血、大汗等气随血脱或气随津脱而致气脱，从而出现功能突然衰竭的病理状态。气脱实际上是各种虚脱病变的主要病机。

二、血的失常

血的失常，包括血液的生成不足或因出血、久病等耗损血液太过，或血的濡养功能减弱而致血虚；由于血热而导致血行加速；血的循行迟缓而导致血瘀等病理变化。兹分述如下：

1. 血虚 血虚，是指血液不足或血的濡养功能减退的病理状态。失血过多，新血不及生成补充；或因脾胃虚弱，饮食营养不足，化生血液的功能减弱或化源不足，而致血液化生障碍；或因久病不愈，慢性消耗等因素而致营血暗耗等，均可导致血虚。

全身各脏腑、经络等组织器官，都依赖于血的濡养，因而，在血虚时，就会出现全身或局部的失荣失养，功能活动逐渐衰退等虚弱的证候。如面色不华，唇、舌、爪甲色淡无华，头目眩晕，心悸怔忡，神疲乏力，形体瘦怯，或手足麻木，关节屈伸不利，或两目干涩，视物昏花等，都是血虚的临床征象。

2. 血瘀 血瘀，是指血液的循行迟缓和不流畅的病理状态。气滞而致血行受阻，或气虚而血运迟缓，或痰浊阻于脉络，或寒邪入血，血寒而凝，或邪热入血，煎熬血液等等，均足以形成血瘀，甚则血液瘀结而成瘀血。所以，瘀血是血瘀的病理产物，而在瘀血形成之后，又可阻于脉络，而成为形成血瘀的一种原因。

血瘀的病机主要是血行不畅，所以血瘀而阻滞在脏腑、经络等某一局部时，则发为疼痛，痛有定处，得寒温而不减，甚则可形成肿块，称之为癥。同时，可伴见面目黧黑，肌肤甲错，唇舌紫暗以及瘀斑、红缕等血行迟缓和血液瘀滞的征象。

血瘀反过来又可加剧气机的阻滞，从而形成气滞导致血瘀、血瘀导致气滞的恶性循环。

3. 血热 血热，是指血分有热，血行加速的病理状态。血热多由于邪热入血所致，也可由于情志郁结，五志过极化火而导致血热。

由于血得温则行，故在血热的情况下，血液运行就加速，甚则灼伤脉络，迫血妄行。邪热又可煎熬血和津液。所以，血热的临床表现，以既有热象，又有耗血、动血及伤阴为其特征。

三、气和血互根互用的功能失调

气属于阳，血属于阴，两者之间的关系，犹如阴阳相随、相互依存、相互为用。气对于血，具有推动、温煦、化生、统摄的作用；血对于气，则具有濡养和运载等作用。故气的虚衰和升降出入异常，必然影响及血。如：气虚则血无以生化，血必因之而虚少；气虚则推动、温煦血液的功能减弱，血必因之而凝滞；气虚而统摄功能减弱，则血必因之外逸而出血；气滞则血必因之而瘀阻；气机逆乱，血必随气上逆或下陷，甚则上为吐衄，下为便血、崩漏。同样，在血的虚衰和血的运行失常时，也必然影响及气。如：血虚，则气亦随之而衰少；血瘀，则气亦随之而郁滞；血脱，则气无所依而随血脱逸，临床上气血相互为用的功能失调，主要有气滞血瘀、气不摄血、气随血脱、气血两虚和气血不荣经脉等几方面：

1. 气滞血瘀 气滞和血瘀，常同时存在。由于气的运行不畅，导致血运的障碍，而形成气滞血瘀，也可由于闪挫外伤等因素，而致气滞和血瘀同时形成，在一般情况下，肝主疏泄而藏血，肝的疏泄在气机调畅中起着关键的作用，因而气滞血瘀多与肝的生理功能异常密切相关。其次，由于心主血脉而行血，故在心的生理功能失调时，则多先发生血瘀而后导致气滞。气滞血瘀，在临床上多见胀满疼痛，瘀斑及积聚癥瘕等病症。

2. 气不摄血 气不摄血，是指因气的不足，固摄血液的生理功能减弱，血不循经，逸出脉外，而导致咯血、吐血、衄血、发斑、便血、尿血、崩漏等各种出血的病理状态。其中，因中气不足，气虚下陷而导致血从下逸，则可见崩漏、便血、尿血等病症。

3. 气随血脱 气随血脱，是指在大量出血的同时，气也随着血液的流失而散脱，从而形成气血两虚或气血并脱的病理状态。常由外伤失血，或妇女崩漏，产后大出血等因素所致。血为气之载体，血脱，则气失去依附，故气亦随之散脱而亡失。

4. 气血两虚 气血两虚，即气虚和血虚同时存在的病理状态。多因久病消耗，气血两伤所致；或先有失血，气随血耗；或先因气虚，血的生化无源而日渐衰少，从而形成气血两虚。在临床上，可同时见到面色淡白或萎黄，少气懒言，疲乏无力，形体瘦怯，心悸失眠，肌肤干燥，肢体麻木等气血不足之症。

5. 气血不荣经脉 气血不荣经脉，是指因气血虚衰或气血失和，以致气血相互为用的功能减退，对经脉、筋肉、皮肤的濡养作用减弱，从而产生肢体筋肉等运动失常或感觉异常的病理状态。如肢体麻木或运动不便，甚则不用；肌肤干燥、瘙痒、欠温，甚则肌肤甲错等，都是气血不荣经脉的具体表现。

第四节 津液代谢失常

津液的代谢，实质上即是津液的不断生成、不断输布和不断排泄的过程。津液的正常代谢，是维持体内津液的正常输布、生成和排泄之间相对恒定的基本条件。津液的代谢失常，也就是津液的输布失常，津液的生成和排泄之间失去平衡，从而出现津液的生成不足、耗散和排泄过多，以致体内的津液不足；或是输布失常、排泄障碍，以致津液在体内的环流缓慢，形成水液滞留、停积、泛滥等病理变化。

津液的代谢，是一个复杂的生理过程。由于多个脏腑的多种生理功能的相互协调，才能维持正常的代谢平衡。简要地说：津液的生成、输布和排泄，离不开气的升降出入运动和气的气化功能。气的升降出入运动正常，津液的升降出入才能维持正常的平衡；气的气化功能健旺，津液才能正常地生成、输布和排泄。所以，气的运动和气化功能，实际上调节着全身的津液代谢。从有关脏腑的生理功能来说：津液的生成，离不开脾胃的运化；津液的输布的排泄，离不开脾的散精、肺的宣发和肃降、肝的疏泄、肾和膀胱的蒸腾气化，以及三焦的通调。这些脏腑生理功能的相互配合，构成了津液代谢的调节机制，维持着津液的生成、输布和排泄之间的协调平衡。因此，如果气的升降出入运动失去平衡，气化功能失常，或是肺、脾、肾等有关脏腑和有关生理功能中，任何一脏或任何一种生理功能的异常，均能导致津液的代谢失常，形成体内的津液不足，或是津液在体内的滞留，从而内生水湿或痰饮。兹分述于后：

一、津液不足

津液不足，是指津液在数量上的亏少，进而导致内则脏腑，外而孔窍、皮毛，失其濡润滋养作用，因之产生一系列干燥失润的病理状态。多由燥热之邪或五志之火，或发热、多汗、吐泻、多尿、失血，或过用误用辛燥之剂等引起津液耗伤所致。

津和液，在性状、分布部位、生理功能等方面均有所不同，因而津液不足的病机及临床表现，也存在着一定的差异。津较清稀，流动性较大，内则充盈血脉，润泽脏腑，外则达于皮毛和孔窍，易于耗散，也易于补充。如炎夏而多汗，或因高热而口渴引饮；气候干燥季节，常见口、鼻、皮肤干燥；大吐、大泻、多尿时所出现的目陷、螺瘪，甚则转筋等，均属于伤津为主的临床表现。液较稠厚，流动性较小，是以濡养脏腑，充养骨髓、脑髓、脊髓、滑利关节为主，一般不易损耗，一旦亏损则亦不易迅速补充。如热病后期或久病伤阴，所见到的舌光红无苔或少苦，唇舌干燥而不引饮，形瘦肉脱，肌肤毛发枯槁，甚则肉瞤，手足震颤蠕动等，均属于阴液枯涸以及动风的临床表现。

但须指出，伤津和脱液，在病机和临床表现方面虽然有所区别，但津和液本为一体，二者之间在生理上互生互用，在病理上也互有影响，一般说来，伤津时并不一定兼有伤阴脱液；而在脱液时，则必兼有伤津。故说津伤乃伤阴脱液之渐；液脱乃津液干涸之甚。

二、津液的输布、排泄障碍

津液的输布和排泄，是津液代谢中的两个重要环节。这两个环节的功能障碍，虽然各有不同，但其结果都能导致津液在体内不正常的停滞，成为内生水湿、痰饮等病理产物的根本原因。

津液的输布障碍，是指津液得不到正常的输布，导致津液在体内环流迟缓，或在体内某一局部发生滞留，因而津液不化，水湿内生、酿痰成饮。导致津液输布障碍的原因很多，涉及到肺的宣发和肃降、脾的运化和散精、肝的疏泄条达和三焦的水道是否通利等各个方面。如：肺失宣散和肃降，则痰壅于肺；脾失健运，运化水湿和散精功能减退，则津液环流迟缓，而生湿酿痰；肝失疏泄，则气机不畅，气滞而致津液停留，为痰为水；三焦的水道不利，不仅直接影响着津液的环流，而且也影响着津液的排泄。津液的输布障碍，虽然有上述多种成因，但其中最主要的还是脾的运化功能障碍。故《素问·至真要大论》说："诸湿肿满，皆属于脾。"

津液的排泄障碍，主要是指津液转化为汗液和尿液的功能减退，而致水液潴留，上下溢于肌肤而为水肿。津液化为汗液，主要是肺的宣发功能；津液化为尿液，主要是肾的蒸腾气化功能。肺和肾的功能减弱，虽然均可引起水液潴留，发为水肿，但是肾的蒸腾气化则起着主宰排泄的作用。这是因为，在肺失宣发，腠理闭塞，汗液排泄障碍的情况下，津液经过代谢后的废液，仍可化为尿液而排出体外，正如《灵枢·五癃津液别》所说："天寒则腠理闭，气湿不行，水下留于膀胱，则为溺与气。"反之，如果肾的蒸腾气化功能减退，尿液的生成和排泄障碍，则必致水湿泛滥而为水肿。故《素问·水热穴论》说："肾者，胃之关也。关门不利，故聚水而从其类也。"

应当指出，津液的输布障碍和排泄障碍，二者虽然有别，但亦常相互影响和互为因果，其结果导致内生水湿，酿痰成饮，引起多种病变。

三、津液与气血的功能失调

如上所述，津液的生成、输布和排泄，依赖于脏腑的气化和气的升降出入，而气之循行亦以津液为载体，通达上下内外遍布于全身。同时津液的充足，亦是保持血脉充盈、运行通畅的条件。因此，津液与气血的功能协调，乃是保证人体生理活动正常的重要方面。一旦津液与气血失其协调的关系，则可出现如下几种病理变化：

1. **津停气阻**　津停气阻，主要指津液代谢障碍，水湿痰饮潴留导致气机阻滞的病理状态。如水饮阻肺，肺气壅滞，宣降失职，可见胸满咳嗽、喘促不能平卧；水饮凌心，阻遏心气，心阳被抑，则可见心悸、心痛；水饮停滞中焦，阻遏脾胃气机，可致清气不升，浊气不降，而见头昏困倦，脘腹胀满，纳化呆滞；水饮停于四肢，则可使经脉阻滞，表现为肢体沉重胀痛等临床表现。

2. **气随液脱**　气随液脱，主要指津液丢失太过，气失其依附而随津液之外泄暴脱亡失的病理状态。多由高热伤津，或大汗伤津脱液，或严重吐泻耗伤津液等所致。《伤寒论·阳明病篇》说"发汗多，若重发汗者，亡其阳"，此即汗出过多津液外泄，阳气随之亡失的病理变化。又如《景岳全书·泄泻》说："若关门不固，则气随泻去，气去则阳衰。"《金匮要略心典·痰饮篇》亦指出："吐下之余，定无完气。"此即说明频繁而大量的呕吐、泄泻，亦可使正气随津液的耗伤而脱失。

3. **津枯血燥**　津枯血燥，主要指津液亏乏枯竭，导致血燥虚热内生或血燥生风的病理状态。津液是血液的重要组成部分，津血又同源于后天的水谷精微，若因高热伤津，或烧伤引起津液损耗，或因失血脱液，或阴虚痨热津液暗耗，会导致津枯血燥，表现为心烦、鼻咽干燥，或五心烦热、肌肉消瘦、皮肤干燥，或肌肤甲错并有皮肤瘙痒或落皮屑等临床表现。

4. **津亏血瘀**　津亏血瘀，主要指津液耗损导致血行郁滞不畅的病理状态。多由高热、烧伤，或吐泻、大汗出等因素所致。津液大量亏耗，则血容量减少，血液循行滞涩不畅，从而可发生血瘀之病变。在原有津液不足的基础上，出现舌质紫绛，或有瘀点、瘀斑，或见斑疹显露等临床表现。故周学海《读医随笔·卷三》说"夫血犹舟也，津液水也"，"津液为火灼竭，则血行愈滞"。此即说明了热灼津亏导致血瘀的病理过程。

第五节　内生“五邪”

内生“五邪”，是指在疾病的发展过程中，由于气血津液和脏腑等生理功能的异常，而产生的类似风、寒、湿、燥、火六淫外邪致病的病理现象。由于病起于内，故分别称为“内风”、“内寒”、“内湿”、“内燥”和“内火”等，统称为内生“五邪”。因此，所谓内生“五邪”并不是致病因素，而是由于气、血、津液、脏腑等生理功能失调所引起的综合性病机变化。

一、风气内动

风气内动，即是“内风”。由于“内风”与肝的关系较为密切，故又称肝风内动或肝风。凡在疾病发展过程中，因为阳盛，或阴虚不能制阳，阳升无制，出现动摇、眩晕、抽搐、震颤等病理反映，即是风气内动的具体表现。《素问·至真要大论》说“诸暴强直，皆属于风”，“诸风掉眩，皆属于肝”。即指明了这些临床表现，不仅与风邪为病同类，而且亦指出了与肝相关。

风气内动，是体内阳气亢逆变动而形成的一种病理状态。《临证指南》指出：“内风乃身中阳气之变动。”体内阳气之变动有多种原因，主要有肝阳化风、热极生风、阴虚风动、血虚生风等。

1. **肝阳化风**　肝阳化风，多由于情志所伤，操劳过度，耗伤肝肾之阴，以致阴虚阳亢，水不涵木，浮阳不潜，久之则阳愈浮而阴愈亏，终至阴不制阳，肝之阳气升而无制，便亢而化风，形成风气内动。轻则可见筋惕肉瞤，肢麻震颤，眩晕欲仆，或为口眼歪斜，或为半身不遂。甚则血随气逆而发卒然仆倒，或为闭厥，或为脱厥。

2. **热极生风**　热极生风，又称热甚动风。多见于热性病的极期，由于邪热炽盛，煎灼津液，伤及营血，燔灼肝经，使其筋脉失其濡养，阳热亢盛则化而为风，出现痉厥、抽搐、鼻翼煽动、目睛上吊等临床表现，并伴有高热、神昏、谵语等症。

3. **阴虚风动**　阴虚风动，多见于热病后期，阴津亏损，或由于久病耗伤，阴液大亏所致。主要病机是阴液枯竭，无以濡养筋脉，筋脉失养，则变生内风。此属虚风内动。临床可见筋挛肉瞤、手足蠕动。阴虚风动在病机和临床表现等方面与肝阳化风、热极生风是有区别的。

4. **血虚生风**　血虚生风，多由于生血不足或失血过多，或久病耗伤营血、肝血不足、筋脉失养，或血不荣络，则虚风内动。临床可见肢体麻木不仁、筋肉跳动，甚则手足拘挛不伸。

此外，尚有血燥生风，此多由久病耗血，或年老精亏血少，或长期营养缺乏生血不足，或瘀血内结，新血生化障碍所致。其病机是津枯血少、失润化燥，肌肤失于濡养，经脉气血失于和调，于是血燥动而生风。临床可见皮肤干燥或肌肤甲错，并有皮肤瘙痒或落屑等。

二、寒从中生

寒从中生，又称“内寒”，是指机体阳气虚衰，温煦气化功能减退，虚寒内生，或阴寒之邪弥漫的病理状态。其病机有如下几方面：

阳虚则阴盛，阴盛则内寒，从而表现为阳热不足、温煦失职、虚寒内生；或血脉收缩、血行减慢等“收引”症状。如面色苍白，形寒肢冷，或筋脉拘挛，肢节痹痛等。《素问·举痛论》说“寒则气收”，这主要与脾肾阳虚不足有关。脾为后天之本，为气血生化之源，脾阳能达于肌肉四肢。肾阳为人身阳气之根，能温煦全身脏腑组织。故脾肾阳气虚衰，则温煦失职，最易表现虚寒之象，而尤以肾阳虚衰为关键。《素问·至真要大论》说：“诸寒收引，皆属于肾。”

阳气虚衰，则气化功能减退或失司，阳不化阴，代谢活动障碍或减退，从而导致阴寒性病理产物的积聚或停滞。如水湿、痰饮之类。故《素问·至真要大论》说：“诸病水液，澄澈清冷，皆属于寒。”临床多见尿频清长、涕唾痰涎稀薄清冷，或大便泄泻，或水肿等，此多由阳气不足，蒸化无权，津液不能化气所致。

阳虚阴盛之寒从中生，与外感寒邪或恣食生冷所引起的寒证，即“内寒”与“外寒”之间，不仅有所区别，而且还有联系。其区别是，“内寒”的临床特点主要是虚而有寒，以虚为主；“外寒”的临床特点则主要是以寒为主，或许亦可因寒邪伤阳而兼虚象，但仍以寒为主。两者之间的主要联系是寒邪侵犯人体，必然会损伤机体阳气，而最终导致阳虚；而阳气素虚之体，则又因抗御外邪能力低下，易感寒邪而致病。

三、湿浊内生

湿浊内生，又称“内湿”，是指由于脾的运化功能（运化水谷和水湿）和输布津液的功能障碍，从而引起水湿痰浊蓄积停滞的病理状态。由于内生之湿多因脾虚，故又称之为脾虚生湿。

内湿的产生，多因身体肥胖，痰湿过盛；或因恣食生冷、过食肥甘，内伤脾胃，致使脾失健运不能为胃行其津液，津液的输布发生障碍所致。于是水液不化，聚而成湿，停而为痰，留而为饮，积而成水。因此，脾的运化失职是湿浊内生的关键。故《素问·至真要大论》说：“诸湿肿满，皆属于脾。”

脾主运化有赖于肾阳的温煦和气化。因此，内湿不仅是脾阳虚津液不化而形成的病理产物，且与肾有密切关系。肾主水液，肾阳为诸阳之本，故在肾阳虚衰时，亦必然影响及脾之运化而导致湿浊内生。反之，由于湿为阴邪，湿胜则可损伤阳气，因之湿浊内困，久之必损及脾阳肾阳，而致阳虚湿盛之证。

湿性重浊黏滞，多阻遏气机，故其临床表现常可随湿邪阻滞部位的不同而各异。如湿邪留滞经脉之间，则症见头闷重如裹，肢体重着或屈伸不利，故《素问·至真要大论》说：“诸痉项强，皆属于湿。”湿犯上焦，则胸闷咳嗽；湿阻中焦，则脘腹胀满、食欲不振、口腻或口甜，舌苔厚腻；湿滞下焦，则腹胀便溏，小便不利；水湿泛溢于皮肤肌腠，则发为水肿。故《素问·六元正纪大论》说：“湿胜则濡泄，甚则水闭胕肿。”湿浊虽可阻滞于机体上、中、下三焦的任何部位，但以湿阻中焦脾胃为主，因此脾虚湿困常是必见之证。

此外，外感湿邪与内生湿浊，在其形成方面虽然有所区别，但二者亦常相互影响。湿邪外袭每易伤脾，脾失健运则滋生内湿。故临床所见，脾失健运，内湿素盛之体，亦每易外感湿邪而发病。

四、津伤化燥

津伤化燥，又称“内燥”。是指机体津液不足，人体各组织器官和孔窍失其濡润，而出现干燥枯涩的病理状态。因久病伤阴耗液，或大汗、大吐、大下，或亡血失精导致阴亏液少，以及某些热性病过程中的热邪伤阴或湿邪化燥等所致。由于津液亏少，不足以内溉脏腑，外润腠理孔窍，从而燥热便由内而生，故临床多见干燥不润等病变。所以《素问·阴阳应象大论》说：“燥胜则干。”

一般来说，阴津亏损，可产生内燥。而实热伤津亦可导致燥热内生。内燥病变可发生于各脏腑组织，以肺、胃及大肠为多见。内燥病变，临床多见津液枯涸的阴虚内热之证，如：肌肤干燥不泽、起皮脱屑，甚则皲裂、口燥咽干唇焦、舌上无津，甚或光红龟裂、鼻干目涩、爪甲脆折、大便燥结、小便短赤等燥热之象。如以肺燥为主，还兼见干咳无痰，甚则咯血；以胃燥为主时，则胃阴虚，可伴见舌光红无苔；若系肠燥，则兼见便秘等症。故刘河间《素问玄机原病式》说：“诸涩枯涸，干劲皴揭，皆属于燥。”

五、火热内生

火热内生，又称“内火”或“内热”。是指由于阳盛有余，或阴虚阳亢，或由于气血的郁滞，或由于病邪的郁结，而产生的火热内扰，机能亢奋的病理状态。

火与热同类，均属于阳，故有“火为热之极，热为火之渐”之说。因此，火与热在病机与临床表现上基本是一致的，唯在程度上有所差别。但是，火热内生却有虚实之分，其病机主要有如下几方面：

阳气过盛化火：人身之阳气在正常的情况下，本有养神柔筋，温煦脏腑组织之作用，中医学称之为“少火”。但是在病理情况下，若阳气过亢，机能亢奋，必然使物质的消耗增加，以致伤阴耗液。此种病理性的阳气过亢则称为“壮火”，中医学又称为“气有余便是火”。

邪郁化火：邪郁化火包括两方面的内容，一是外感六淫风、寒、燥、湿等病邪，在病理过程中，皆能郁滞从阳而化热化火，如寒郁化热、湿郁化火等。二是体内的病理性代谢产物（如痰、瘀血等）和食积、虫积等，均能郁而化火。邪郁化火的主要机理，实质上也是由于这些因素导致机体阳气的郁滞，气郁则生热化火，实热内结所致。

五志过极化火：又称为“五志之火”。多指由于精神情志的刺激，影响了机体阴阳、气血和脏腑生理的平衡，造成气机郁结，气郁久则从阳而化热，因之火热内生。如情志内伤，抑郁不畅，则常能导致肝郁气滞气郁化火，发为“肝火”。

阴虚火旺：此属虚火。多由于精亏血少、阴液大伤、阴虚阳亢，则虚热虚火内生。一般来说，阴虚内热多见全身性的虚热征象。而阴虚火旺，其临床所见火热征象则往往较集中于机体的某一部位。如：阴虚而引起的牙痛、咽痛、口干唇燥、骨蒸、升火颧红等，均为虚火上炎所致。

此外，还有脏腑之火，多由于脏腑阴阳失调所致，详见于脏腑病机，本节从略。

第六节 经络病机

经络，是人体脏腑与体表肌肤、四肢、五官、九窍相互联系的通道，具有运行气血，沟通机体表里上下内外，调节各脏腑组织生理功能等作用。经络病机，即是指致病因素直接或间接作用于经络系统而引起的病理变化，主要有经络的气血偏盛偏衰、经络的气血运行逆乱、经络的气血运行阻滞、经络的气血衰竭等方面。

一、经络的气血偏盛偏衰

经络的气血偏盛，可引起与其络属的脏腑、组织、器官的功能过亢，破坏各经络、脏腑生理功能的协调平衡而发病。经络的气血偏衰，则能引起与其络属的脏腑、组织、器官的生理功能减退而发病。正如《灵枢·经脉》在论述足阳明胃经的经气虚实时所说："气盛则身以前皆热，其有余于胃，则消谷善饥，溺色黄。气不足，则身以前皆寒栗，胃中寒则胀满。"又说："足阳明之别……实则狂巅，虚则足不收，胫枯。"此即足阳明胃经的经气或虚或实所引起的病变。因此，经络的气血盛衰，可直接影响着与其相络属脏腑的气血盛衰。

二、经络的气血逆乱

经络的气血逆乱，主要是由于经气的升降逆乱，从而影响及气血的正常运行，导致气血的上逆或陷下而致病；反之，气血的运行失常，亦必然导致经气的逆乱，二者常互为因果。

经络的气血逆乱，多引起人体阴阳之气不相顺接，而发为厥逆。如《素问·厥论》说"巨阳之厥，则肿首头重，足不能行，发为眴仆。"厥，即经气逆乱，阴阳之气不相顺接而厥逆。由于足太阳膀胱经脉起于目内眦，上额交巅入络脑，故足太阳经的经气逆乱，则气血循经上涌而致头重肿胀。足太阳经其下行之脉合腘中，贯腨内，其经气逆上则下虚，故足不能行走，甚则发为眩晕跌仆，昏不知人。

经络的气血逆乱，又可导致与其络属的脏腑生理功能紊乱。如《灵枢·经脉》在论述足太阴之别的功能逆乱时说"厥气上逆则霍乱"，即是说足太阴经的经气逆乱，可以导致脾胃功能的紊乱，以致清气不升，下为泄泻，浊气不降，上逆为呕，清浊混淆，发为霍乱吐泻。

另外，经气的逆乱，又是导致出血的原因之一。如气火上逆所致的咯血、吐血、衄血，实质上也与经气上逆有关，如肝火犯肺所致的咯血，实际上即是通过肝经的火热引发经气逆乱，上犯于肺所致。阳明热盛时的鼻衄，也是阳明经的经气逆乱所致。

三、经络的气血运行不畅

经络的气血运行不畅，是由于经气不利，影响及气血的运行。常可累及所络属之脏腑以及经络循行部位的生理功能。例如：表证常有遍身肌肉酸痛的症状，就是由于外邪束表。机体浅表经络的经气不畅所致；足厥阴肝经的经气不利，常是形成胁痛、瘿瘤、梅核气、乳房结块等的主要原因。

此外，经气不利，经络的气血运行不畅，又是某一经络气滞、血瘀的主要成因。故《难经·二十二难》说："经言是动者，气也；所生病者，血也。""气留而不行者，为气先病也；血壅而不濡者，为血后病也。故先为是动，后所生病也。"这就是说，在经络病变中，最早出现的是经气不利，气血运行不畅，然后才会导致血瘀等病变。

四、经络的气血衰竭

经络的气血衰竭，是指由于经气的衰败而至终绝，气血也随之衰竭而出现的生命临终现象。由于各经循行部位不同，所属脏腑的功能各异，故各经的气血衰竭时所出现的证候亦各有特点。如《素问·诊要经终论》说："太阳之脉，其终也戴眼反折瘈疭，其色白，绝汗乃出，出则死矣。少阳终者，耳聋百节皆纵，目衰绝系，绝系一日半死，其死也色先青白，乃死矣。阳明终者，口目动作，善惊妄言，色黄，其上下经盛，不仁，则终矣。少阴终者，面黑齿长而垢，腹胀闭，上下不通而终矣。太阳终者，腹胀闭不得息，善噫善呕，呕则逆，逆则面赤，不逆则上下不通，不通则面黑皮毛焦而终矣。厥阴终者，中热嗌干，善溺心烦，甚则舌卷卵上缩而终矣。此十二经之所败也。"由于十二经脉之经气是相互衔接的，所以，一经气绝，十二经之气亦随之而绝。临床上通过观察经络气血衰竭的表现，即可判断病变的发展和预后。

第七节　脏腑病机

脏腑病机，是指疾病在其发生、发展过程中，脏腑的正常生理功能产生失调的内在机理。任何疾病的发生，无论是外感还是内伤，都势必造成脏腑生理功能的紊乱和脏腑阴阳、气血的失调。因此，脏腑失调的病机，在病机理论中占有极其重要的地位，是辨证论治的主要理论依据。

脏腑失调的病机学说，首见于《素问·至真要大论》病机十九条，即“诸风掉眩，皆属于肝；诸寒收引，皆属于肾；诸气膹郁，皆属于肺；诸湿肿满，皆属于脾；诸痛痒疮，皆属于心”。以及按照五行学说的生克乘侮规律来阐释脏腑疾病传变的“顺”或“逆”。张仲景以此理论为依据，具体应用于防治脏腑疾病的传变，在《金匮要略》中提出了“见肝之病，知肝传脾，当先实脾”的论点，为脏腑失调的病机理论奠定了基础。

脏腑失调的病机，主要表现在两个方面：一是各脏腑生理功能的太过或不及，以及各生理功能之间的失调；二是脏腑本身的阴阳、气血失调。前者在第五十八章藏象学说中已有所论及，故不复赘；后者，则是本节论述的主要内容。

一、五脏的阴阳、气血失调

五脏的阴阳、气血，是全身阴阳、气血的重要组成部分。各脏的阴阳和气血之间的关系是，气属于阳，血属于阴。气和阳，均有温煦和推动脏腑生理活动的作用，故阳与气合称为“阳气”；血和阴，均有濡养和宁静脏腑组织及精神情志的作用，故阴与血合称为“阴血”。但是，从阴阳、气血和各脏生理活动的关系来说，则阳和气，阴和血又不能完全等同。一般说来，脏腑的阴阳，代表着各脏生理活动的功能状态，是兴奋还是抑制，是上升或发散还是下降或闭藏。脏腑的气血，是各脏腑生理活动的物质基础。气不仅具有推动和温煦各脏生理活动的作用，同时还具有重要的固摄作用。

各脏之阴阳，皆以肾阴肾阳为根本，因此，各脏的阴阳失调，久必及肾；各脏之气血，又均化生于水谷精微，因此，各脏的气血虚亏，又与脾胃气血生化之源的关系极为密切。所以说，各脏的阴阳失调和气血之失调，并不完全相同，尚存在一定的差异。

还须指出，由于各脏的生理功能各有其特点，故在发生阴阳或气血失调的病变时，各脏亦不尽相同，而各有所侧重。兹将各脏阴阳、气血失调的主要病机，阐述如下：

（一）心的阴阳、气血失调

心在脏腑中是一个重要的内脏，有“君主之官”之称。心的主要生理功能是主血脉和主神志，这是心阴、心阳和心气、心血协同作用的结果。因此，心的任何病变，均可见心脉的运行异常和精神情志改变等病理表现，这些病理表现的出现，均是心之阴或阳、气或血的失调所致，因此，心的阴阳、气血失调，乃是心脏病变的内在基础。

由于阴和阳、气和血对于心主血脉和心主神志等生理功能的作用不同，因而心的阴阳、气血失调等不同病机，即可出现不同的病理表现。

1. 心阳、心气的失调　心阳、心气的失调，主要表现为心脏的阳气偏盛和心脏的阳气偏衰两方面。分述如下：

（1）心的阳气偏盛：心脏的阳气偏盛，即是心火。由于邪热、痰火内郁而致者，多为实；由于劳心过度，耗伤心阴心血，而致心的阳气相对亢盛者，则多为虚；由于情志所伤，五志化火而致者，亦多属实。但心的虚火和实火之间，常可转化，实火可耗伤阴血，而致阴虚火旺；虚火亦挟杂痰热、邪热。虚火和实火的成因虽然有所不同，其病理表现也各异，但对于心主神志和心主血脉生理功能的影响，还是比较近似的。

心脏的阳气亢盛（绝对的或相对的）对其生理功能的主要影响是：

①躁扰心神：阳气主动、主升。心阳亢盛，则神明被扰而躁动不安，从而使情志过于兴奋，而难以抑制，可见心悸、心烦、失眠、多梦、言语过多，甚则狂言昏乱等病理表现。

②血热而脉流薄疾：阳盛则热，气有余便是火。阳气亢盛则血热而脉流薄疾，这是阳盛扰乱心主血脉生理功能的主要病机。可见心悸、脉数，舌质红绛起刺等症；甚则可以导致血热妄行，而见各种出血等病理表现。

③心火上炎与下移：火性炎上，心开窍于舌，心火循经上炎，可出现口舌糜烂，舌尖碎痛，口鼻干燥等病理表现。心与小肠相为表里，心火下移，即是沿经脉而下移至小肠，可见小便黄赤、灼热疼痛等病理表现。

（2）心的阳气偏衰：心脏的阳气偏衰，即是心脏的气虚和阳虚，多由慢性疾病的持续损耗，逐步发展而成。常见者如宗气不足，贯心脉而行气血的功能减退；肾阳虚衰，水气凌心；脾虚气弱，痰浊内生，郁阻心脉，以及血瘀气滞等，均能累及于心，而致心脏的阳气偏衰。心脏的阳气虚损，还可在某些急性病的危重阶段出现，多因邪气炽盛，正不敌邪，阳气暴脱所致。

心脏阳气虚衰，有心气虚和心阳虚之分，但二者有许多共同之处，故常合并阐述。其对心主神志和心主血脉生理功能的影响，主要有：

①心神不足：多由于心主神志的生理功能失去阳气的鼓动和振奋，以致精神、意识和思维活动减弱，易抑制而不易兴奋。临床可见精神疲乏萎顿、神思衰弱、反应迟钝、迷蒙多睡、懒言声低等病理表现。

②血脉寒滞：血得温则行，得寒则凝。心之阳气不足，心主血脉的功能减退，寒从中生，血行不畅而致血瘀，甚则凝聚而阻遏心脉，形成心血瘀阻病证。可见形寒肢冷，面色晄白或晦滞青紫、心悸怔忡、胸口憋闷、刺痛、自汗，甚则大汗淋漓而亡阳虚脱、脉涩无力、或迟、或数、或结代等。

此外，心脏阳气虚衰亦常与肺肾病变相互影响。如心脏阳气虚，可由肺气不足所致；而心脏的阳气虚损，亦能影响肺气而使呼吸失常，故在心脏阳气不足时，则常同时伴有咳逆上气，甚则端坐呼吸而不得平卧等症，这是由于宗气不足，司呼吸功能减退或失调所致。肾阳是心阳之本，心肾阳虚常能互相影响而同时并见，故在肾阳虚水泛凌心时，可导致心阳虚；而心阳虚时亦能损及肾阳，从而出现尿少、水肿等病症。

2. 心阴、心血的失调　心阴、心血的失调，主要表现为心阴不足、心血亏损和心血瘀阻等方面。分述如下：

（1）心阴不足：心阴不足，即心阴虚。多由劳心过度，久病失养，耗伤心阴；或情志内伤，心阴暗耗；或心肝火旺，灼伤心阴等所致。心阴虚则阴不制阳，心阳偏亢，阴虚阳盛，则虚火内生，而见五心烦热；由于阴的宁静作用不能收敛阳气的浮动，影响心主神志，可见神志不宁，或虚烦不得眠。影响于心主血脉的功能，则可见脉细数，舌质红。营阴不能内守，津随阳泄，则见盗汗等病理表现。

（2）心血亏损：心血亏损，多由于失血，或血液生化不足，或情志内伤，耗损心血等所致。心血不足，则血脉空虚而心无所主，可见脉细无力；血虚不能滋养心神，则神识衰弱，可见神思难以集中专一，甚则神思恍惚；血虚不能涵敛心阳，阳不入阴，则神不守舍，而见失眠多梦；血虚，心失所养，则心悸不安，甚则惊恐；血虚不能上荣于面，可见面色苍白无华，舌色不荣等病理表现。

（3）心血瘀阻：心血瘀阻，又称心脉痹阻，是指血液运行不利，痹阻心脉的病变。阳气不足，血脉寒滞，可导致心血瘀阻；痰浊凝聚，血脉郁阻不畅，亦可导致心血瘀阻；劳倦感寒，或情志刺激常可诱发或加重。阳气虚损，则无以温运血脉，故血液运行滞涩而不畅。瘀血痹阻于心脉，心脉气血运行不畅，故心胸憋闷、疼痛等。若心脉为瘀血所阻，气血凝滞而不通，则可见心悸怔忡，惊恐万状，心前区暴痛，甚则肢冷、脉伏不出、汗出而脱厥等。

【附】心病常见症状及其发生机理：

心病常见症状有：心悸怔忡、心烦、失眠多梦、健忘、喜笑不休、谵语发狂或痴呆，表情淡漠、昏迷、心前区憋闷疼痛、面色爪甲紫暗，或面色苍白无华、脉结代、或细数、或散大数疾、或虚大无力、或迟涩等。其发生机理分析如下：

心悸、怔忡：为自觉明显地心跳及恐慌感。多因心阴心血亏损，血不养心，心无所主，心动不安；或因心气心阳虚损，血液运行无力，勉力搏动；或因痰瘀阻滞心脉，气血运行不畅，心动失常所致。

心烦：为患者自觉心中烦躁之感。多由心火炽盛，心神被扰；或心阴不足，虚火扰动，心神不安，躁扰不宁所致。

失眠、多梦：为不能入睡，或入睡后梦幻纷纭。多由心阳偏亢，阳不入阴，心神不能向舍所致。有虚实之不同，实则为邪热、痰火，扰动心神，神不安藏；虚则为心阴心血亏损，阴不敛阳，血不养心，心神浮越而不收。

健忘：为记忆力衰退。多由心的气血虚亏，或脾气不足，肾精不充，心神失养所致。

喜笑不休、谵语、发狂：此皆由心火亢盛，或痰火上扰，或邪热内陷心包，神识昏乱所致。

痴呆：即表情淡漠，对周围事物反应迟钝。多由痰浊蒙蔽心包，心神内伏不得外扬所致。

昏迷：即神识不清，不省人事。由于邪盛正衰，阳气暴脱，心神涣散；或因邪热入心，痰浊蒙蔽心包所致。气机逆乱至极，气火上逆所致的气厥，因心神被暂时阻遏也可出现昏迷。

心前区憋闷疼痛：胸阳不振，气机郁滞，或为血瘀痹阻心之脉络，气血运行不利，甚则不通所致。

面唇爪甲紫暗：心阳虚损，寒滞血脉，血行瘀阻不畅所致。

面色苍白无华：因心的气血不足，不能上荣于面所致。

脉象结代、或细数、或散大数疾、或虚大无力、或迟涩：多属于心主血脉功能障碍在脉象形态上的反映。心的阳气虚损,脉气来去不匀,血液运行节律失调,故脉见结、代;心阴心血不足,阴不敛阳,心阳偏亢,血行加速,则两脉虚细而数;阴寒内聚,心的阳气虚衰,阳不配阴,阴盛拒阳于外,虚阳外浮,心气扰动不安,故脉象散大数疾;心血虚亏,血脉充盈不足而空虚,则可见脉虚大无力;瘀血痹阻,脉道不通,血行滞涩不畅,或心阳虚损,寒滞心脉,则血行受碍,脉见迟或涩。

(二)肺的阴阳、气血失调

肺是体内外气体交换的场所,它的主要生理功能是主气而司呼吸,主宣发肃降,通调水道,朝百脉以助心之行血。因此,肺的阴阳、气血失调,均可出现呼吸的异常、气的生成和水液代谢的障碍等病理表现,同时亦可影响及心主血脉的生理功能,而导致血液的运行失调。

但是,肺在病理上有其一定的特殊性,如肺阳的升散作用,概括于肺气的宣发功能,肺的阳气不足,即指肺气虚,而不再单论肺阳虚。肺具有朝百脉之功能,百脉之血,均朝会于肺,故肺之血虚极为罕见,多论及肺阴不足,而少涉及于血。所以,肺的阴阳、气血失调,主要侧重于肺气和肺阴失调两个方面。兹分述于后:

1. 肺气的失调 由于肺主一身之气而司呼吸,肺气的宣发和肃降又调节着全身的气机和水液代谢,因此,肺气的失调,主要表现在肺气宣发肃降失常及肺气虚损两方面。

(1)肺气宣发肃降失常:肺气的宣发和肃降,是肺气升降出入运动的两个方面,二者虽有区别,但常互为影响。肺气宣发和肃降失常,多由外邪袭表、犯肺,或因痰浊内阻肺络,或因肝升太过,气火上逆犯肺所致;也可由于肺气不足,或肺阴虚等因素所形成。

肺气失于宣发,又称肺气不宣。肺气不宣则肺主呼吸的生理功能受影响,造成气机不利,呼吸不畅,而见鼻塞、多嚏、喉痒而咳等症,也可致卫气郁滞,腠理闭塞而无汗。如肺气不足,宣发无力,则卫表不固,而见自汗,易感冒;肺阴虚亏,则阴不敛阳,津随阳泄,而见盗汗等症。

肺气失于肃降,又称肺失清肃。肺失清肃是指肺气下降和清洁呼吸道的功能减退,可见咳逆上气,痰多喘满等症。

肺气失宣或肺失清肃,均可导致肺气上逆,肺气上逆则咳逆、气喘;肺的通调水道功能失职,出现尿少、水肿等症。其进一步发展,亦均能损耗肺气和肺阴,而导致肺气虚损或肺阴不足。

(2)肺气虚损:肺气虚损,多因肺失宣肃,日久不复,发展而成;因久病气虚,或劳伤过度耗损肺气所致。肺气不足,则呼吸机能减退,体内外气体交换出入不足,可出现呼吸气短等症。影响津液的输布代谢,则聚痰成饮,甚至产生水肿。或肺气虚损可导致卫阳虚弱,腠理疏松而不固,卫外功能减退,而致表虚自汗。

2. 肺阴的失调 肺阴失调,是指肺脏的阴津亏损和阴虚火旺。多由于燥热之邪灼肺,或痰火内郁伤肺,或五志过极化火灼肺,以及久咳耗伤肺阴所致。肺燥失润,气机升降失司,或阴虚而内热自生,虚火灼伤肺络而出血,可出现一系列干燥失润及虚热见症,如干咳无痰或痰少而黏、气短、潮热盗汗、颧红升火、五心烦热,甚则痰中带血等。肺脏阴虚津亏久延不复,常可损及于肾,而致肺肾阴虚。

【附】肺病常见症状及其发生机理:

肺病的常见症状有:咳嗽、气短、哮、喘、胸闷疼痛、咯痰、声哑失音、咳血、痰中带血、自汗等。其病机分析如下:

咳嗽:为肺功能失常最常见的症状之一。多由于肺失宣降、肺气上逆所致。

气短:为自觉呼吸不足,稍事操劳则感困难。多由肺气不足,呼吸功能有所衰减,少气不足以息所致。

哮:为喉中痰鸣加水鸣声。由于痰气交阻,气机升降出纳失常,肺系气道鸣息不畅所致。

喘:即喘促,为呼吸短促而难。主要是肺的气机壅滞,或肾不纳气,以致呼吸短浅所致。

胸闷疼痛:多由肺气郁阻,或肺虚宣发无力所致。气滞或瘀血,常阻滞肺络,而发作胸闷疼痛。

咯痰:肺气宣肃失职,津液输布障碍,聚而成痰;或因脾虚生湿,痰浊内聚上泛所致。

声哑失音:由外邪犯肺,肺气失宣,声道不利而致声哑失音者,称之为“金实不鸣”;由肺虚阴津不足,声道失其滋润而致声哑失音者,则称之为“金破不鸣。”

咳血、痰中带血:多由于肺内蕴热,痰热化火,或肝火犯肺,灼伤肺络所致。

自汗:动则汗出,谓之自汗。由肺气虚损,卫表不固,腠理疏松,津液外泄所致。

（三）脾的阴阳、气血失调

脾的主要生理功能是主运化、升清，主统血。脾的运化功能，是以脾的阳气为主，故脾的运化功能障碍，也主要是由于脾的阳气虚损，失于升清，失于运化所致。而脾的阴血不足，对于运化功能的影响，则远逊于脾的阳气。此即是脾阴阳失调病机的特点。脾的统血功能，实际上是脾的阳气固摄作用的体现。因此本节主要阐述脾之阳气失调。

1.脾阳、脾气的失调 脾的阳气失调，多为脾的阳气虚损、健运无权，气血生化无源，或为水湿内生，损及肾阳，而致脾肾阳虚；脾之阳气不足，升举无力，中气下陷，而致内陷下脱；或气虚统血无权，而致失血。故脾的阳气失调主要表现在脾气虚损、脾阳虚衰及水湿中阻等方面。兹分述如下：

（1）脾气虚损：脾气虚，即中气不足。多由饮食所伤、脾失健运，或因禀赋素虚，或久病耗伤，或劳倦过度损伤所致。脾气虚弱则运化无权，可见纳食不化、口淡无味；脾之升清作用减弱，影响胃的降浊，而致升清降浊失司，上可见头目眩晕，中可见脘腹胀闷，下可见便溏泄泻等病理表现；脾失健运，水谷精微不足，生化气血无源，导致全身性的气血不足；脾气虚则统摄血液无权，脾不统血而失血；脾气虚，升举无力，甚至下陷，则中气下陷，可见久泄脱肛、内脏下垂等病理表现。

（2）脾阳虚衰：脾阳虚衰，多由脾气虚损发展而来，亦可由于命门火衰，脾失温煦所致。脾阳虚则寒从中生，可见脘腹冷痛，下利清谷，五更泄泻等虚寒征象。脾阳虚，则温化水温无权，水湿内聚，或生痰成饮，或水泛肌腠为肿。

（3）水湿中阻：水湿中阻，是由于脾的阳气不足，运化无权，水谷不化精微，或津液代谢障碍，气化失司，水湿停滞于内所致。脾虚湿滞，或成痰饮，或为水肿。

由于脾阳虚，运化水湿能力下降，又易于感受外湿，内外合邪，交阻中焦，形成虚实挟杂之证。水湿中阻，从寒化更伤脾阳，以致湿盛而阳微；从热化而酿成湿热。中焦湿热，熏蒸肝胆，胆热液泄，可见面目俱黄之黄疸。

2.脾阴的失调 脾阴失调，是指脾的气阴两虚，多由于脾气虚，不能运化津液，津液亏乏而形成。脾气虚，脾失健运可见腹胀、便溏、纳食不化等。津液不足可见口舌干燥，舌红少苔等症。脾阴不足，则胃阴亦虚，胃失脾助，和降失职，其气上逆，又可见干呕、呃逆之症。

【附】脾病常见症状及其发生机理：

脾病的常见症状有：腹满作胀或疼痛、食少便溏、黄疸、肢倦乏力，或见脱肛、阴挺（子宫脱垂）等内脏下垂、便血、崩漏、紫癜等。其病机分析如下：

腹满作胀或疼痛：多由于脾气健运失职，清气上升，浊气不降，脘腹气滞所致。如因脾不升清，运化受碍，则湿滞或食积不化；若阳虚温运无力，则寒从中生，可使气机阻滞不通，故发胀满，甚则疼痛。

食少、便溏：多由脾虚运化无力，不能升清所致。脾不升清则运化无权，胃纳受阻而食少；脾虚则运化失调，水谷不化，致使小肠清浊不分，混杂而下，并走大肠则便溏，甚则泄泻而完谷不化。

黄疸：为眼白、皮肤黄染。多由脾运不健，湿浊中阻，熏蒸肝胆，胆热液泄，泛溢于肌肤所致。

肢倦乏力：多由脾的阳气不足，或脾为湿困，不能正常转输水谷精微以营养肌肉四肢所致。湿性重浊，脾为湿困，则可见周身乏力而肢体困重。

脱肛、阴挺等内脏下垂：多因脾虚，中气下陷，脏腑维系无力，不能升举，因而下垂。

便血、崩漏、紫癜：多因脾气虚，不能统血，血不循经而外逸。如血内溢，则为便血或尿血；血溢于肌腠皮下，则发紫癜；气虚下陷，冲任不固，则发为崩漏。

（四）肝的阴阳、气血失调

肝的主要生理功能是主疏泄和藏血。肝的生理特点是主动、主升而为刚脏。肝气、肝阳常为有余；肝阴、肝血常为不足，这是肝的阴阳、气血失调的病机特点。兹分述如下：

1.肝气、肝阳的失调 肝气、肝阳的失调，以肝气、肝阳的亢盛有余为多见，而少见肝的气虚和阳虚。肝阳上亢，多为肝阴不足，阴不制阳，肝阳相对亢盛所致，此内容放在肝阴、肝血失调之中阐述。因此，肝气、肝阳失调的病机，主要表现在肝气郁结和肝火上炎等方面。

（1）肝气郁结：肝气郁结，多因精神刺激，情志抑郁不畅，肝失疏泄，导致气机郁滞，在气机郁滞的部位，可出现胀满疼痛等症；若痰气或气血互结，在其结滞的局部出现肿块；如气滞于肝，则两胁胀满或右胁疼痛；肝气阻滞，或痰气、或气血互结于肝之经络，则上可发为瘿瘤、梅核气；中可发为两乳胀痛或结块；下可发为少腹疼痛，或牵引睾丸坠胀，以及女子痛经，甚则经闭等。另外，肝气郁结，横逆犯胃，则胃气上逆，而发嗳气吞酸，甚则脘痛；横逆犯脾，则痛泻交作。

（2）肝火上炎：肝火上炎，多因肝郁气滞、郁而化火，而致肝火上冲；或因暴怒伤肝，肝气暴张，引发肝火上升；或因情志所伤，五志过极化火，心火亢盛，引动肝火所致。肝火上炎，为肝之阳气升发太过，故可见头胀头痛，面红目赤，急躁易怒，耳暴鸣或暴聋等病理表现。肝的阳气升动太过，郁火内灼，极易耗伤阴血，而致阴虚火旺；肝火灼伤肺胃脉络，则易出现咯血、吐血、衄血；气火上逆之极，则血菀于上，发为薄厥。

2. 肝阴、肝血的失调　在肝的阴血失调病机中，均以不足为其特点。由于阴虚则阳亢，故阳气升动无制所致的肝风内动，亦多与肝之阴血不足有关。因此，本节着重于阐述肝血虚亏、肝阳上亢及肝风内动的病理机制。

（1）肝血虚亏：肝血虚亏，多因失血过多，或久病损耗，或脾胃虚弱，化生气血的功能减退，以致肝血不足。由于肝为藏血之脏，一般说来，血虚则首先及肝，故肝血虚亏不能濡养筋脉，则肢麻不仁，关节屈伸不利；血虚不能上荣头目，则眩晕、目花、两目干涩、视物模糊不清；血虚又易化燥生风，而致虚风内动，可见皮肤瘙痒，或筋挛、肉瞤、瘈疭等病理表现。

（2）肝阳上亢：肝阳上亢，多由肝阴不足，阴不制阳，肝之阳气升浮亢逆所致；因精神情志失调，气火上逆导致阳亢，肝阴耗伤而发展为阴虚阳亢。由于肝肾之阴相通，称为“乙癸同源”，故肾阴不足，水不涵木，亦常导致肝阳上亢。肝的阳气亢逆，多见眩晕，耳鸣，面红升火，目赤目糊，情绪易于激动，脉弦而带数等上盛的病理表现；同时，由于肝肾之阴不足，故还可见腰酸、两足软弱无力等下虚的临床表现。

（3）肝风内动：肝风内动的范围很广，如邪热炽盛，则热盛动风；肝阳升腾无制，则阳化为风；肝的阴血耗损太过，筋脉失养，虚风内动等。以肝肾阴虚，不能制约阳气，肝的阳气升动太过者为多见。可见手足震颤、抽搐，或为筋惕，肉瞤、或为手足蠕动等“风胜则动”的病理表现，甚则可见卒然昏倒、不省人事、抽搐痉厥等。

【附】肝病常见症状及其发生机理：

肝病的常见症状有：眩晕、目花、巅顶痛、乳房痛、两胁痛、少腹痛、囊肿疼痛、关节不利、筋挛拘急、抽搐、四肢麻木、急躁易怒等。其病机分析如下：

眩晕：多由肝阴不足，阴虚阳亢，肝的阳气升动，上扰清窍所致。

目花：即视物昏花或一时性视物黑蒙的现象。多由于肝阴肝血不足，不能上荣于目，肝目失养所致。

四肢麻木、关节不利、筋挛拘急、抽搐：多为肝的阴血不足，筋脉失养，络脉血气不和所致。

巅顶、乳房、两胁、少腹疼痛及囊肿疼痛：上述皆为肝经循行部位。若肝郁气滞，气机阻塞，或痰气交阻，或气血互结，而致经气不利，脉络不通，则可于上述部位出现胀痛或形成肿块。气郁化火，气火上逆，则可致巅顶剧痛。

急躁易怒：由于肝为刚脏，主动主升，肝的阳气升动太过，则性情急躁易怒。

（五）肾的阴阳、气血失调

肾中精气，内寓真阴真阳，称为“先天之本”。肾的主要生理功能，是藏精和主水液。肾的阴阳气血失调，则必然影响及肾的藏精功能，或为失于闭藏，或为精气不充，皆可导致机体的生长、发育和生殖机能不良。若影响肾的主水功能，则可导致全身的水液代谢障碍，出现尿少、或水肿、或多尿、小便清长等。

肾的阴阳、气血失调，亦有其明显的特点。这是由于肾中精气是肾阴肾阳之本，肾阴肾阳又是全身阴阳之根。因此，在肾往往只言精气之不充，而无气血的失调。为了有别于肾的阴阳失调，故分别从肾的精气不足和肾的阴阳失调两个方面阐述。

1. 肾的精气不足，以精气分阴阳，则精属于阴，气属于阳，但决不能与肾阴、肾阳等同　这是因为，肾中精气，是互生互化的，共同组成肾的生理活动的物质基础；肾精和肾气，并不存在相互制约的关系。而肾阴与肾阳，则是肾的生理活动中两类相互制约的功能活动和状态，因而与肾精、肾气有所区别。

肾的精气不足，包括肾精亏虚和肾气不固两个方面。分述如下：

（1）肾精亏虚：肾精亏虚，多见于老年精亏或先天不足，也可因久病耗损，后天失养所致。肾精不足，在婴儿时可影响生长发育；在青年时可影响“天癸”的至，而阻碍性腺的发育成熟；在壮年时期，则可导致早衰，性机能减退，而见滑泄、阳痿等病理表现。肾精不足而致脑髓空虚时，可见智力减退，动作迟钝，两足痿弱等病理表现。

（2）肾气不固：肾气不固，或因幼年精气未充，或因老年肾的精气衰退，或因早婚、性生活不节而耗伤肾气，或因久病肾虚失于固摄而致。肾气不固对肾的生理功能的影响，主要是肾失封藏和对二便失于固摄，则肾中精气易于流失，而见遗精、滑泄等病理表现；影响肾的纳气功能，可见气浮于上，动辄气急等病理表现。对二便失于固摄，则可见大便滑脱，小便清长，或遗尿，尿有余沥，或二便失禁等病理表现。

2. 肾的阴阳失调 肾阴和肾阳，是全身阴阳之根本。肾阴，即是真阴，又称元阴，亦即是命门之水；肾阳，即是真阳，又称元阳，亦即命门之火。肾阴和肾阳，分别代表肾的生理功能活动中的寒和热、静和动、降和升、入和出等对立的状态，二者相互制约、相互协调，才能维持肾的生理功能，进行正常的活动。肾的阴阳失调，主要表现于肾阴亏虚与肾阳不足等两个方面。分述如下：

(1)肾阴亏虚：肾阴亏虚，多由久病伤阴所致。五脏之火、五志过极化火、邪热久留化火，不仅可损耗各脏之阴，日久必耗肾阴而致肾阴亏虚。肾阴亏虚，则肾阳(命门之火)失制，相火亢盛，以至阴虚内热、阴虚火旺。也可由于失血耗液，或过服温燥壮阳之品，或房劳过度而致相火妄动，进而耗损肾阴，而致阴虚火旺。当阴虚内热和阴虚火旺时，可见形体消瘦、五心烦热、骨蒸潮热、颧红、盗汗以及舌红少苔、脉虚细而数等病理表现。

(2)肾阳不足：肾阳不足，实际上即是命门火衰，但在临床辨证中则有程度轻重之别。肾阳不足，多由心、脾阳虚及肾，损耗肾阳所致；亦可由房劳过度，肾阳损耗所致。阳虚则阴寒内生，因而有明显的寒象。

肾阳虚损对肾的生理功能影响，主要表现在生殖机能的减退或水液代谢机能的减退，而见阳痿、精冷不育，或水肿等病理表现。阳虚火衰，无以温煦脾阳，脾肾阳虚，则运化功能失职，可见下利清谷、五更泄泻等病理表现。

【附】肾病常见症状及其发生机理：

肾病临床常见症状有：阳痿、滑精、早泄、腰冷酸痛、下肢痿软、气喘、耳鸣耳聋、遗精、骨蒸潮热、健忘，及水肿、小便不利、尿频、尿闭、遗尿等。其病机分析如下：

阳痿、滑精、早泄、遗精：此皆生殖机能异常的表现。肾阳虚衰，命火不足，不能鼓动而阳痿；肾气虚，失其封藏固摄之权，精关不固，则精液不交自流而滑精或早泄。遗精，多因梦而遗，多由相火妄动所致。

腰冷酸痛、下肢痿软：腰为肾之府，肾主骨。肾阳肾气虚弱，肾精不充，则不能温煦滋养腰膝；或寒湿、湿热阻滞少阴经脉，气血运行不畅，则见腰冷或酸痛，骨软无力。

气喘：肺主呼吸，肾主纳气。肾失摄纳之权，气不归元而浮于上，则见气喘。

耳鸣、耳聋：肾开窍于耳，肾生髓充脑，脑为髓海。肾阴虚，肾精亏损，髓海不充，则脑转耳鸣。虚甚则耳聋失聪。

骨蒸潮热盗汗：是因阴虚内热，迫汗外泄所致。

健忘：多由肾精不足，髓海不充，轻则记忆力减退，重则健忘。

小便不利、尿闭、水肿：多由肾阳虚损、气化失司、关门不利、水液排出不畅，则小便不利，甚则尿闭不通。水湿泛溢于肌腠，则发为水肿。

尿频、遗尿：多由肾气虚衰，封藏固摄失职，膀胱失约所致。

二、六腑的功能失调

(一)胆的功能失调

胆的主要生理功能是贮藏和排泄胆汁，以助脾胃的运化功能。胆汁，生成于肝之余气；胆汁的分泌和排泄，受肝的疏泄功能控制调节，所以胆汁的分泌和排泄障碍与肝的疏泄功能异常密切相关。

胆汁的分泌排泄障碍，可由情志所伤，肝失疏泄直接引起；也多见于中焦湿热熏蒸，阻遏肝胆的气机所致。胆汁的排泄障碍，不但可进一步加剧肝郁气滞，阻碍脾胃运化功能的正常进行，而且还可导致胆汁外溢于肌肤，而发生黄疸。

此外，胆经郁热挟痰，痰热上扰，可影响心神，而出现心烦失眠等病理表现。

(二)胃的功能失调

胃为“水谷之海”，主受纳饮食物和腐熟水谷，而以降为和。因此，胃的功能失调，主要是受纳障碍和腐熟水谷功能的异常，以及胃失和降而致脘腹胀满疼痛，进而可导致胃气上逆，出现嗳气、呕逆等病理表现。

胃的功能失调，主要有胃气虚、胃阴虚、胃寒和胃热(胃火)四个方面。分述如下：

1. 胃气虚 胃气虚，多因持久或反复地饮食失节，损伤胃气所致。因禀赋素虚，或久病元气不复等，也均能导致胃气虚。胃气虚，则受纳饮食物和腐熟水谷的功能减退，可出现胃纳不佳、饮食无味，甚则不思饮食等病理表现；胃失和降，可出现脘腹胀满、隐痛等病理表现，甚至胃气上逆，可出现嗳气、恶心、呕吐、呃逆等病理表现。

2. 胃阴虚 胃阴虚，主要是指胃的阴液枯涸而引起的胃的功能失调。胃阴的枯涸，多因热病后期，邪热久留；

久病不复，消烁阴液所致。胃阴虚时，胃的受纳饮食物和腐熟水谷功能已极度衰退，可见不思饮食，舌质光红而干，甚则舌如镜面等病理表现；胃失和降，可见脘腹胀满之虚痞，频频泛恶、干呕等胃气上逆的病理表现；甚则胃气衰败，可出现口糜等病理表现。

3. **胃寒** 胃寒，多因过食生冷，或过用寒凉克伐药物，损伤胃之阳气；或素体中寒，均可导致胃寒。胃寒，则腐熟水谷的功能可明显减退，多见食入不化的病理表现；胃寒，则气机不利而气滞，血行减缓而瘀滞，收引脉络而致脉络绌急，故多出现较剧烈的脘痛，痛得温而减等病理表现。

4. **胃热（胃火）** 热和火同类。胃热炽盛，郁而化火上炎，即是胃火。胃热、胃火，多由邪热犯胃；或由嗜酒、嗜食辛辣、过食膏粱厚味，助火生热；或由气滞、瘀阻、痰、湿、食积等郁结化热、化火，均能导致胃热、胃火。其他如肝胆之火，横逆犯胃，亦能引起胃热，胃火。胃热，胃火，均能引起胃的腐熟水谷功能过于亢进，而出现胃中嘈杂、消谷善饥等病理表现。热盛火炽，多消烁津液，而致燥热内结、胃失和降，可见口苦、口渴引饮、大便秘结等病理表现；甚则伤阴耗液而致胃阴虚。胃火上炎，可导致胃气上逆，可见恶心、呕吐酸苦黄水等病理表现；胃火循经上炎，或为齿痛龈肿，或为衄血。火热灼伤胃之脉络，则血上溢而呕血。

（三）小肠的功能失调

小肠是人体消化系统中非常重要的器官，主要的生理功能是受盛和化物、泌别清浊。因此，小肠的生理功能失调，则失于受盛，而见食下腹痛、泄泻，或是呕吐等病理表现；不能化物，则可见食入腹胀、完谷不化等病理表现；泌别清浊的功能失司，清浊混淆，可见腹痛肠鸣，上吐下泻等病理表现。由于在藏象学说中，将小肠的生理功能分别隶属于脾之升清和胃的降浊，所以小肠的生理功能失调，也归属于脾胃的病变。

此外，小便淋浊、刺痛等病理表现，多由湿热下注，或心火旺盛，循经下移小肠所致，在藏象学说中称作小肠火。

（四）大肠的功能失调

大肠的主要生理功能是传化糟粕，大肠的功能失调表现为排便的异常。

大肠的传化失司，可因胃失通降、肺失肃降、燥热内结、肠液枯涸、阳虚不运、气虚而无力推动等因素而造成，可见大便干结、便秘等病理表现。亦可因饮食所伤，食滞不化；寒湿或湿热下注等因素，而见泄泻、便溏等病理表现。若积滞和大肠之气血相搏，则可见下痢赤白，里急后重等病理表现。若因中气下陷、肾虚不固，则可见久泄、滑脱、脱肛和大便失禁等病理表现。

（五）膀胱的功能失调

膀胱的主要生理功能是贮尿和排尿，所以膀胱的功能失调，主要是尿频、尿急、尿痛、尿液浑浊、尿有余沥、尿闭或遗尿、小便失禁等排尿的异常。

膀胱的贮尿和排尿功能，全赖于肾和膀胱的气化，膀胱的功能失调，实际上也是由于气化失常所致。如因邪实，或肾的阳气不足，而致气化不利，即可出现排尿障碍、尿闭等病理现象；如因肾失封藏，气失固摄，则气化无权，即可出现遗尿、小便失禁等病理现象。所以《素问·宣明五气篇》说：“膀胱不利为癃，不约为遗尿。”

（六）三焦气化失司

三焦为六腑之一，是上焦、中焦和下焦的合称。三焦是气和津液的升降出入之道，故一般以三焦的气化来概括全身的气化功能。

三焦的气化功能失司，主要有两个方面：一是表现为心和肺、脾和胃肠、肝和胆、肾和膀胱的气机不利，气的升降出入异常，从而导致有关脏腑的生理功能异常。如心的行血；肺的呼吸和宣发肃降；脾和胃、肠的运化、升降；肝和胆的疏泄；肾和膀胱的蒸腾气化和泄浊等等生理功能，无一不有赖于气的升降出入运动的协调平衡，所以也可归结于三焦的气化功能。

另一方面，由于三焦是气和津液的通道，又是气化活动的场所，因而三焦的气化功能，概括了肺、脾、肾等脏器调节津液代谢的生理功能。所以，将肺失通调，归结于上焦气化失司；将脾胃的运化水液、输布精微、升清降浊等功能失常，归结为中焦气化失司；将肾和膀胱的蒸腾气化、升清泄浊，肠的传化糟粕等功能失调，归结为下焦气化失司。所以，三焦气化失司，概括了全身水液代谢障碍的病理机制。

三、奇恒之腑的功能失调

（一）脑的功能失调

脑是人体极为重要的器官。人的精神、意识和思维活动，眼、耳、鼻、舌的视、听、嗅、味，言语应答、肢体活动等，均是脑的生理功能。因此，脑的病变，即可出现上述种种生理功能的障碍或失调。但是，脑是由髓汇集而成，所以，肾中精气亏虚，精不生髓，脑髓空虚，即可导致脑的功能失调，而见智力减退，视、听和言语应答迟钝，肢体活动不便，痿弱不用等病理表现。脑的生理活动，全赖于气、血、津液和水谷精微的充养，因此，心、肺、脾、肝、肾等的生理功能失调，均可引起脑的功能失调，可见精神情志活动异常的病理表现。由于脑位于人之首，全赖于阳气的升腾，所以阳气不升，可见头目眩晕，耳目失聪等病理现象。

（二）髓和骨的功能失调

髓居骨中，包括骨髓、脊髓和脑髓。骨为人体之支架。髓由精生，髓充于骨而养骨。髓和骨的功能失调，主要表现为生长发育迟缓、骨质软弱和松脆易折。髓和骨的功能失调，可因先天禀赋不足、后天饮食失养；或因邪热久留，消烁阴液；或因下焦虚寒、精血不足，均可导致骨髓空虚和骨的软弱、松脆等病变。

（三）脉的功能失调

脉为血之府，是气血运行的通道。脉道以通利为顺，若因津液枯涸，脉失濡养；痰浊内阻，气机不畅和寒凝瘀阻等等，均可引起脉道不利，而致气滞血瘀。反之，气滞或血瘀，又可影响脉道的通利。脉道还能使营气和血，在脉中正常循行而不逸出于外。此功能，实际上即是气的固摄血液的功能，因此在脾虚气弱而不统血时，可见各种出血的病理表现。

（四）女子胞的功能失调

女子胞，又称胞宫，即是子宫。女子胞的主要生理功能是主月经和孕育胎儿。女子胞的生理功能失调，主要表现在经、带、胎、产的异常。

女子胞生理功能失调的原因很多，其主要的有以下三个方面：

1. **气血不和，胞宫功能失调**　女子的月经来潮、胎孕、产育和授乳，均以血为用，故有“女子以血为本”之说。但血之为用，全赖于气。气血和调，血才能充分发挥其生理效应；气血不和，必然影响及胞宫的生理功能，而引起种种病理变化。

如因于血热、肝不藏血或疏泄太过，脾不统血或气不摄血，均能导致胞宫行血过多，而见月经先期、月经的血量过多、行经期延长，甚则崩漏等病理表现。若血随气火上逆，则可见经行吐衄，即是“倒经”。

如因于气滞、血瘀；或因于气血不足；或因于阳气不足，下元虚寒，而胞宫虚冷，均可导致胞宫行血涩滞，而见月经后期，经行血量过少，或为痛经，或为闭经，或为癥瘕等病理表现。

如因寒湿或湿热下注胞宫而引起的胞宫生理功能失调，实质上也是破坏了气血的和调所致。

2. **心、肝、脾、肾的功能障碍及胞宫功能失调**　心、肝、脾、肾的功能失调，不仅可引起气血的失调，还可导致胞宫的功能失调。常因情志失常、劳倦过度、房事不节等因素使胞宫功能失常。如思虑伤心，心血暗耗；思虑伤脾，气血生化无权；郁怒伤肝，肝失疏泄；房劳伤肾，肾精亏损，“天癸”衰少等等，均可导致胞宫功能失常，均可见到月经、胎孕、产育失常等病理表现。

3. **冲任气血不足，胞宫功能失常**　冲脉和任脉，均起于胞中，冲为血海，任主胞胎。冲、任二脉的气血充盈，是胞宫生理功能活动的基本物质基础。影响冲、任二脉气血充盈的因素很多，但因冲、任隶属于肝、肾，所以肝或肾的生理功能失调，均足以导致冲、任二脉的气血不足，而致胞宫的生理功能失常。冲脉又隶属于阳明，阳明为多气多血之经，所以脾胃的运化功能失调，阳明脉衰少，冲、任二脉的气血难以充盈，影响胞宫的生理功能而致失常。

总之，胞宫的生理功能，是全身生理功能的一个组成部分；胞宫的功能失调，亦与全身生理功能的状况密切相关。

综上所述，人体是一个完整的统一体，阴阳、气血、脏腑、经络等各方面的生理功能失调，常是相互影响着的。特别是脏与脏、腑与腑、脏与腑之间，在病理方面的相互影响亦是非常繁复的，由于在藏象学说一章中对此已有所论述，故不再复赘。

第六十三章　四　诊

四诊，亦称诊法，是中医收集临床资料，诊察疾病的基本方法，包括望诊、闻诊、问诊、切诊四个方面。

中医四诊具有直观性和朴素性的特点，不像西医诊断疾病必须依赖现代仪器，而只需通过医生感官，直接获取病情信息，通过辨证分析，便可做出诊断。但这并不意味着中医诊断就完全不利用现代科学技术，恰恰相反，随着中医现代化的发展，为使四诊获取的临床资料更准确、更完备、更直观，中医临床诊断也需要借助现代化的仪器、设备，如红外线成像技术观察面色，声图仪测定声波，脉象仪测定脉象等等。

望、闻、问、切四诊虽各具其独特作用，但它们之间是相互联系、相互补充、相互参合而不可分割的，故在临床运用时，必须“四诊合参”、“四诊并用”。在临床工作中，切不可偏废某一诊法，或过分夸大某一诊法的作用。

熟练而准确地运用四诊以获取全面而真实的病情资料，是辨证的重要前提。

第一节　望　诊

望诊是医师运用视觉，对人体全身、局部和舌象等一切可见征象和病态以及排出物进行有目的地观察，以了解健康或疾病状态的一种诊法。在中医诊断学中占有重要地位，被列为四诊之首。

望诊包括观察病人的神、色、形、态、舌以及其他各部出现的异常变化。其中以望神、望色、望舌三者最为重要。

（一）望神

望神即观察病人表现于外的精神状态及意识思维活动，判断其精气的盛衰，病情的轻重和疾病预后的好坏。

神的表现虽是多方面的，但望神的重点在于观察眼神表情、精神状态、思维能力、认知程度及反应水平等高级神经活动的功能。望神所得，约有以下六种情况。

1. 得神　得神又称有神，是精充气足神旺的表现。示病轻，正气未伤，预后良好。其表现是：神志清楚，语言清晰，面色荣润含蓄，表情丰富自然，目光明亮精彩而内含，反应灵敏，动作灵活。

2. 失神　失神又称无神，是精损气亏神衰的表现，病至此，已属重笃，预后不良。其表现是：精神萎靡，言语不清，目光晦暗，瞳仁呆滞，表情淡漠或呆板，反应迟钝，动作失灵。

3. 神昏　神昏又称神志昏迷。此较失神更为严重，表现为意识完全丧失，对外界刺激不起反应。此即现代医学所称的昏迷（coma）。引起昏迷的常见原发病为：感染（热入心包）、脑血管意外（中风）、颅脑损伤（头部瘀血）及代谢紊乱（浊阴上逆）等。另有一种厥证，现代医学称昏厥或晕厥（syncope）者，虽亦表现为神昏，但其为有明显诱因引发的突然昏倒，又可自行苏醒的短暂意识丧失，预后良好，因而有别于神昏，另以厥证称之。

4. 假神　假神又称“回光返照”，是危重病人暂时出现的精神好转的假象，是临终的预兆。其表现是久病重病之人，原是目无光彩，瞳仁呆滞，突然精神转佳，目光转亮；或语声低微断续，忽而响亮起来；或原来面色晦暗，突然颧红如妆；或原毫无食欲，忽然食欲转佳。假神的出现是因为精气衰竭已极，阴不敛阳，虚阳无所依附而外越，阴阳即将离绝的表现。

5. 神乱　神乱又称精神错乱，表现为或癫或狂等精神失常的病态，即现代医学所称的精神病。

（二）望色

望色，是通过观察面部和全身皮肤色泽的变化来诊察病情的方法，重点在面部。面部色泽，亦称气色。隐然含于皮肤之内者为气，显然彰于皮肤之表者为色。气较之色更为重要。

面色的变化在一定程度上能反映不同脏腑的疾病。光泽属气、属阳，是脏腑精气外荣表现。在病理状态下，可反映脏腑精气的盛衰，对判断病情的轻重和预后有重要的意义。见面色荣润光泽者，为脏腑精气未衰，属无病或病轻；面色晦暗枯槁者，为脏腑精气已衰，表示病情深重，预后较差。现将五色所主的病证分述如下。

1. 白色　白色较正常面色白，主虚、主寒、主失血，为气血不荣之候。

白色
- 淡白无华、唇舌色淡——营血亏损
- 㿠白——阳虚；㿠白虚浮——阳气不足、阳虚水泛
- 苍白——阳气爆脱或阴寒内盛

2. 黄色　黄色较正常面色黄，为脾虚的征象，主虚、主湿。

黄色
- 萎黄——肌肤、面色淡黄，枯槁无泽，多是脾胃气虚
- 黄胖——即黄而虚浮，多是脾胃湿停
- 黄胖
  - 阳黄——身目俱黄，鲜明如橘色，属湿热
  - 阴黄——面目黄而晦暗如烟熏，属寒湿

3. 赤色　赤色较正常面色红，主热证。

赤色
- 满面通红——实热证
- 午后两颧潮红——虚热证
- 久病、重病面色苍白，时而泛红如妆——戴阳证

4. 青色 青色较正常面色缺少红润而发青，主寒、主痛、主瘀血、主惊风。

青色
- 淡青或青黑——盛，痛剧
- 面色与口唇青紫——阳虚血瘀，心肺病变
- 面色青灰，口唇青紫，肢凉脉微——心阳暴脱、心血瘀阻
- 小儿眉间、鼻柱、唇周发青——多属惊风

5. 黑色 黑色较正常面色黑，主寒、主痛、主瘀血、主水饮、主肾虚。

黑色
- 面黑暗淡者——多属肾阳虚
- 面黑焦干者——多属肾阴虚
- 目眶周围晦黑者——肾虚水泛的痰饮病或寒湿带下

（三）望舌

望舌即舌诊，即观察病人舌质及舌苔的变化，以诊察疾病的一种独具特色的诊法。舌质是舌的肌肉脉络组织，又称舌体，舌质有颜色、形态等改变，主要反映人体正气情况、脏腑虚实、气血盈亏；舌苔是舌面上附着的苔状物，由胃气所生，有苔色、苔质的变化，主要反映病位深浅，疾病的性质，津液的存亡，病邪的进退和胃气的有无。因此，舌诊在中医诊断中占有重要地位。

正常舌象是舌体柔软，活动自如，淡红润泽，不胖不瘦，舌面铺有薄薄的一层干湿适中的白苔，一般称为淡红舌、薄白苔。

舌可分为舌尖、舌中、舌根及舌边四部分。舌的各部与脏腑的隶属关系：舌尖属心（肺），舌中属脾（胃），舌根属肾，舌的两边属肝胆。这种从舌的分部来诊断脏腑病变的方法，可供临床参考。

1. 望舌质 望舌质主要观察其颜色及形态。

（1）不同颜色舌质的主证

舌质颜色
- 淡白舌——舌色较正常浅淡，主寒证、虚证，多为阳气衰弱，气血不足之象
- 红舌——舌色比正常较深，或鲜红，主热证，多为里实热证，亦见于阴虚
- 绛舌——舌色深红，主内热深重，如热入营血，阴虚内热
- 紫舌——主血瘀
- 绛紫色深，干枯少津——邪热炽盛，耗伤阴液，血脉瘀滞

（2）望舌形：望舌形主要指观察舌质的老、嫩、胖大、瘦薄、裂纹、齿痕、芒刺等异常变化。

舌形
- 老舌——舌质纹理粗糙，形色坚敛，多属实证、热证
- 嫩舌——舌质纹理细腻，形色浮胖嫩者，多属虚证、寒证
- 胖大舌——舌体较正常舌胖大
  - 胖嫩：舌体胖嫩，齿痕明显，色淡，多属脾肾阳虚，水湿、痰饮阻滞
  - 肿胀：舌体肿胀满口，色深红，多是心脾热盛
- 瘦薄舌——舌体瘦小而薄，是阴血亏虚、舌体不充之象
  - 舌体瘦薄而色淡者，多是气血两虚
  - 瘦薄而色红绛且干者，多是阴虚火旺、津液耗伤
- 裂纹舌——舌面上有明显的裂沟，多由阴液亏损不能荣润舌面
  - 舌质红绛而有裂纹，多是热盛津伤、阴液亏损
  - 舌质淡白而有裂纹，多是血虚不润
- 齿痕舌——舌体边缘可见牙齿的痕迹，常与胖大舌并见
- 芒刺舌——舌乳头增生和肥大，高起如刺，摸之棘手，多为热盛

（3）望舌态：望舌态主要指观察舌体运动的变化，不同舌态及其主证。

舌态
- 舌强——舌体僵硬不灵活或不能转动，言语謇涩，见于热入心包或邪热炽盛，或中风征兆
- 歪斜舌——舌体偏歪于一侧，多是中风和中风的先兆
- 卷舌——舌卷缩不能伸出口外，多见于病情危重之时

2. 望舌苔 望舌苔包括望苔色及苔质。

（1）苔色：苔色即舌苔的颜色，常见的有白、黄、灰、黑四种。

①白苔：主寒证、表证。

②黄苔：主里证、热证。

③灰苔：须联系苔的润、燥来分辨。

- 白苔
  - 薄白苔——表证初起，阳虚内寒
  - 厚白苔——阳虚湿浊、痰饮内停、食积不化
- 灰苔
  - 灰苔润滑——寒重或寒湿
  - 灰苔干燥——热重
- 黄苔
  - 淡黄苔——热轻
  - 深黄苔——热重
  - 焦黄苔——热极
  - 黄腻苔——湿热蕴结、痰饮化热、食积热腐
  - 黄黑苔——热邪伤津、燥结腑实证

④黑苔：多由黄苔、灰苔发展而来，其临床意义与灰苔相同，惟反映的病情更为严重。必须注意，某些食物和药物，可使舌苔染上颜色，此称染苔，无临床意义。

(2)苔质：苔质主要指观察舌苔的薄厚、润燥、腻腐、剥落等变化。

①薄厚：凡透过舌苔能隐隐见到舌体的为薄苔；而不能透过舌苔见到舌体的为厚苔。舌苔的厚薄表示病邪的深浅。

②润燥：舌苔润泽有津，干湿适度，谓之润苔；苔面水分过多，扪之湿而滑利，甚者伸舌涎流欲滴，谓之滑苔；苔面干燥少津，望之干枯，谓之燥苔。舌苔的润燥，主要反应湿与燥，同时也关系到寒与热。

③腻腐：苔质颗粒细腻致密，揩之不去，刮之不脱，上面罩一层油腻状黏液，称为腻苔；苔质颗粒疏松，粗大而厚，形如豆腐渣堆积舌面，揩之可去，称为腐苔。观察舌苔的腻腐可了解阳气与湿浊的消长。

④剥苔：是指舌面本有苔，病程中全部或部分脱落者称剥苔。临床常见有以下三种：一是舌苔全部退去，舌面光洁如镜，称为光剥苔，又叫镜面舌；二是舌苔剥落不全，剥脱处光滑无苔，称为花剥苔；三是不规则的大片脱落，边缘舌苔界限清楚，形似地图，称之地图舌。观察舌苔的剥脱及变化，不仅能测知胃气、胃阴之存亡，亦可了解邪正盛衰，判断疾病的预后。

- 苔的厚薄
  - 苔薄属表证
    - 薄白苔——表寒
    - 薄黄苔——表热
  - 苔厚属里证
    - 白厚苔——里寒
    - 黄厚苔——里热
- 苔的润燥
  - 苔滑润，甚则垢腻——水湿过剩
  - 苔干燥——津液不足
  - 苔白滑——寒证
  - 苔黄燥——热证
- 腻腐苔
  - 腻苔主病——湿浊，痰饮，食积，湿温
  - 腐苔主病——食积肠胃、痰浊内蕴
- 剥苔
  - 光剥苔——胃阴枯竭，胃气大伤，毫无生发之气→病情危笃
  - 花剥苔、地图舌——胃之气阴两伤，病情较轻

若舌苔从有苔到剥苔，是胃的气阴不足，正气渐衰的表现；舌苔剥落之后，复生薄白苔，乃邪去正胜，胃气渐复的佳兆。

3. 舌质和舌苔的关系 通常认为，察舌质重在辨正气的盛衰，同时也包括邪气的性质；察舌苔重在辨邪气的浅深与性质，同时也反映胃气的存亡。

在一般情况下，舌质与舌苔的变化是统一的，其主病也一致，如实热则舌质红苔黄而干；舌淡胖嫩苔白而润则属虚寒。但在疾病过程中，也有舌质与舌苔变化不一致的情况，提示体内存在两种或两种以上的病理变化，病情较复杂，临诊时特别要注意辨别病证的标本缓急。

（四）望小儿指纹

望小儿指纹，即望小儿食指络脉，是通过观察小儿食指掌侧前缘浅表络脉的形色变化来诊察病情的方法。适用于3岁以内的小儿。

1. 望指纹方法 小儿食指按指节分为3关：食指第1节部位为风关，即掌指关节横纹向远端到第2节横纹之间；第2节为气关，即第2节横纹至第3节横纹之间；第3节为命关，即第3横纹至末端。诊察时，医生用左手握患儿食指末端，以右手大拇指在小儿食指掌侧前缘从指尖向指根方向推动数次，用力须适中，使络脉显露，便于观察。

2. 指纹的临床意义 小儿正常指纹：色淡红略紫，隐现于风关之内，不浮露，多是斜形、单枝、粗细适中。

望小儿指纹，应注意观察浮沉、色泽、形状、长短4个方面的变化。望小儿指纹的要点是：浮沉分表里，颜色辨寒热，淡滞定虚实，三关测轻重。

鲜红者多属外感风寒；色紫为热；色青主风，主惊，主痛。青兼紫黑，是血络闭郁，病已危重。纹色浅淡属正常，纹色深浓属邪正盛。

第二节 闻 诊

闻诊包括听声音和嗅气味两方面。

(一)听声音

听声音指辨听病人语声、语言、气息等的高低、强弱、缓急等变化,以及脏腑功能失调所发出的如咳嗽、呕吐等异常声音,以判断疾病病机的诊察方法,病变声音的临床意义。

- 语声
  - 一般规律
    - 沉默寡言——虚证,寒证
    - 烦躁多语——热证,实证
    - 轻迟低微——正气大伤,虚证
  - 特殊语声
    - 谵语:神志恍惚,语无伦次,声音有力——多属热扰心神
    - 郑声:神志不清,语言重复,时断时续,声音低弱——虚证
    - 狂言:言语粗鲁,狂妄叫骂,登高而歌,弃衣而走——热证,实证
    - 语言謇涩:舌强语謇,言语不清——中风

- 呼吸
  - 浅表微弱——虚证
  - 气息粗大——实证

- 咳嗽
  - 咳嗽紧闷——寒湿阻肺,实证
  - 咳声轻清低微——肺气虚,虚证
  - 咳声不扬——肺气郁闭
  - 咳有痰声,痰多易咯——痰湿阻肺

(二)嗅气味

1. 口臭 口臭指口气臭秽,属胃热。

2. 排泄物臭 痰液、脓液具有臭味,呕吐物出现酸腐味,大便臭秽,小便黄赤浊臭,带下臭秽,均属热证。

第三节 问 诊

问诊是了解病情的主要方法之一。病人的自觉症状、起病经过、生活起居、平素体质等情况是辨证的重要依据,因而问诊历来受到中医的重视。

进行问诊,首先抓住主诉,然后围绕主诉的症状,根据中医的基本理论,从整体出发,按辨证要求,有目的地逐步深入询问,以收集辨证资料。问诊既要突出重点,又要了解一般。

古人将问诊的要点概括成十问歌:"一问寒热二问汗,三问头身四问便,五问饮食六问胸,七聋八渴与睡眠,九问旧病十问因,再兼服药参机变,妇女尤必问经带,小儿当问麻疹斑。"此歌诀可供参考。现多归纳为以下八问:

(一)问寒热

病人主观感觉怕冷,虽加衣被或近火取暖仍觉寒冷的称为恶寒。久病体弱之人畏寒怕冷,加衣被或取暖即可缓解,称为畏寒。前者见于外感表证,后者见于内伤虚寒证。发热除指体温高于正常者外,还包括患者自觉全身或局部发热的主观感觉。临床中寒热的四种表现。

- 寒热
  - 恶寒发热:恶寒与发热同时并见
    - 恶寒重、发热轻——风寒表证
    - 发热重、恶寒轻——风热表证
  - 但寒不热:只感怕冷而无发热
    - 外感表证初起
    - 寒邪直中脏腑
  - 但热不寒:只觉发热而无怕冷
    - 壮热——外感里热证
    - 潮热
      - 实证潮热(日晡潮热)——热结阳明证
      - 虚证潮热(阴虚潮热)——虚热证
    - 微热(低热)
      - 内伤发热(肝郁、血瘀、气虚、血虚)
      - 温热病后期
  - 寒热往来:恶寒与发热交替发作——少阳病、温病及疟疾

（二）问汗

汗是由阳气蒸化津液从腠理出于体表者。正常的出汗有调和营卫、滋润皮肤等作用。汗液分泌异常，除与人体正气因素外，还与邪气侵扰有关。因此通过问汗，不仅可分辨机体的正气盛衰，还可诊察病邪的性质。

1. **表证有汗**　外感风邪的表虚证，或外感风热的表热证。

2. **表证无汗**　外感风寒的表实证。

3. **里证汗出**　外邪入里化热证或里热炽盛证。

4. **自汗**　日间汗出，动则甚，主气虚、阳虚证。

5. **盗汗**　入睡汗出，醒则汗止，主阴虚证。

（三）问头身

头身症状最为常见，且繁杂多样。头部的常见症状有：头痛、眩晕、耳鸣、耳聋、鼻塞等；身体的常见症状有：痛、胀、心悸等。四肢的常见症状有：痛、麻、无力等，其中又以痛最为常见。其临床表现及辨析，将在有关章节中讲述。

食欲
- 减退——脾失健运
- 亢进，即消谷善饥——胃火亢盛
- 饥而不食——胃阴不足
- 小儿嗜食异物——多为虫积

（四）问饮食口味

了解患者食欲状况及进食多少，对于判断其脾胃功能及疾病的转归，有较重要的意义。食欲减退，又称纳呆，为脾失健运所致，新病多为伤食停积或外感夹湿，久病多属脾胃虚弱。

病中口不渴，表示津液未伤。病中口渴，提示津液损伤，或因津液内停不能上承。口不渴或渴喜少量热饮属寒证。口渴喜冷饮属热证。渴不多饮，见于阴虚及湿热。口渴多饮，伴能食易饥、小便量多，为消渴。

病人口中的异常感觉称口味。口苦属热证，多见于肝胆实热。口甜而腻多属脾胃湿热。口淡无味多属脾虚。

（五）问二便

询问二便不仅可以直接了解消化功能、水液代谢的情况，而且也是判断疾病寒热虚实的重要依据。一般而论，大便秘结、小便短赤属热；大便稀薄、小便清长属虚寒；但尚需结合新病多实，久病多虚的原则来考虑方为全面。新病便秘，腹满胀痛多属实证、热证；然久病、老人、孕妇、产后便秘则多属津亏血少，或气阴两虚。久病腹泻多为脾肾阳虚；然暴注下泻，泻下腐臭则属湿热积滞。久病、老人尿频、尿急、小便色清多属肾气不固，膀胱失约；然新病尿频、尿急、尿痛、小便混浊则属膀胱湿热。突然尿闭，或仅点滴外流，小腹痛而发热者属实证；而尿量渐少，甚至无尿，腰酸肢冷者则属虚证。

（六）问睡眠

举凡阴阳失调、气血亏虚及病邪侵扰，皆可扰乱“昼则寤，夜则寐”的生理活动规律而表现睡眠失常。失眠又称不寐，有虚实之分。虚证有心脾两虚、心阴亏损、心肾不交等，多由气血不足，神失所养而致；实证有肝郁化火、心火亢盛、痰热扰心、宿食停滞等，总由火、痰之邪扰动心神而致。嗜睡为神气不足的表现，多由痰湿困阻而清阳不升，或中气不足不能上荣所致。

（七）问经带

妇女患病，必须询问月经、带下、妊娠等有关内容，此等情况，不仅为妇科病，亦为一般疾病辨证所必需。根据月经的周期，行经的天数，月经的量、色、质，以及有无闭经或行经腹痛等表现，可以推断疾病的寒热虚实性质。

月经先期，量多色红，多属热；月经先期，量多色淡，多属气虚。月经后期，色暗多块，经前腹痛，多属血寒、血瘀；月经先后不定期，多有痛经，或经前乳房作胀，属肝郁气滞。月经不潮，应分清是否有孕，或是闭经。若是有孕，用药当有所忌。若是闭经，有气滞血瘀、气虚血亏、血寒凝滞、湿盛痰阻等原因，应结合全身表现加以辨别。

白带量多，皆因湿盛，当分寒热，质稀而白为寒湿带下，黄稠臭秽为湿热下注。

（八）问小儿

小儿的生理、病理特点与成人不同，有其特殊性。小儿生理上具有脏腑娇嫩、生机蓬勃、发育迅速等特点；病理上具有发病较快、变化较多、易虚易实的特点。因此，除一般问诊内容外，还应重点询问出生前后情况，喂养情况，生长发育情况，预防接种情况，以及传染病的罹患和接触史。

此外，问一般情况及问旧病、查旧方，亦当是辨证论治所必需，在此不再赘述。

第四节 切 诊

切诊包括脉诊和按诊两部分。

（一）脉诊

脉诊又称切脉，是医生用手指按病人的动脉搏动，以了解病情变化的一种诊断方法。

脉诊的部位，一般通用的是“寸口诊法”。寸口即两手腕的桡动脉所在部位，分为寸、关、尺三部。以腕后高骨（桡骨茎突）为标志，其稍内方的部位为关部，关前（远侧端）为寸部，关后（近侧端）为尺部。两手各有寸、关、尺三部，共称为六部脉。左寸关尺候心、肝、肾，右寸关尺候肺、脾、命（门）。

切脉时，应在安静平息的状况下进行，先用中指定关部脉，然后分别用食指、无名指按寸部、尺部。用轻指力按脉称为浮取，用重指力按脉称为沉取，介于两者之间的指力按脉称为中取。临证切脉，可用浮取、中取、沉取或相反的顺序反复按，必要时也可用一指单按其中一部脉象。寸、关、尺三部，每部有浮、中、沉三候，合称三部九候。

（二）脉象

正常脉象，又称平脉或常脉。其基本形象是三部有脉，不浮不沉，不快不慢（一息四至），从容和缓，柔和有力，节律均匀，尺脉沉取有一定力量。随机体活动状态和气候环境的变迁，平脉也有相应的正常变化。

疾病反映于脉象的变化，叫做病脉。一般来说，在正常生理变化范围及个体生理特异之外的脉象，均属病脉。病脉有 28 种，常见的有 16 种。

脉象可通过部位、至数、形态、气势四个方面来体察，如浮沉是脉位的不同，迟数是至数的不同，虚实是力量强弱（气势）的不同，大小是形态（亦兼有气势）的不同。

基本脉象只有六种，即以浮沉二脉辨表里，迟数二脉辨寒热，虚实二脉辨虚实，此六脉也可称为六纲脉。这种只从一个方面表述脉搏性状的基本脉象，叫单一脉。有些脉象名称包含着两种或三种单一脉的内容，称为复合脉。如洪脉是大脉与实脉的综合表现；濡脉是浮脉、细（小）脉与虚（软）脉的综合表现。几种脉象名称联合在一起出现，则称为相兼脉，如沉、弦、细、滑、数等。

表 63－1 列举十六种常见脉，以供查阅。

表 63－1 十六种常见脉象

脉象	脉 形	主病证
浮脉	浮于表，轻取即得	表证
沉脉	脉沉于里，重按始得	里证
迟脉	一息不足四至，来去极慢	寒证
数脉	一息六至以上，脉流薄疾	热证
虚脉	三部脉举按皆无力	虚证
实脉	三部脉举按皆有力	实证
滑脉	往来流利，如盘滚珠	痰饮、食滞、妊娠
涩脉	艰涩不畅，如刀刮竹	气滞血瘀
洪脉	脉幅宽大，充实有力	热盛
细脉	脉幅窄细，状如丝线	诸虚不足
濡脉	脉细而软	诸虚、湿证
弦脉	直而强劲，如按琴弦	肝病、痰饮、痛证
芤脉	浮大中空，如按葱管	失血
代脉	脉来迟缓，止有定数	脏器衰弱
结脉	脉来急数，止无定数	阴盛气结，寒痰、瘀血
促脉	脉来歇止，止无定数	阳盛实热，气血痰饮停滞

（三）按诊

按诊是对病人的肌肤、手足、腹部及其他病变部位的触摸按压，以观察疾病的变化，如或热或凉，或硬或软，或腹痛拒按或喜按等，从而推断疾病的部位和性质。

1. **按肌表** 按肌表主要是为了探明全身肌表的寒热、润燥以及肿胀等情况。按肌表能从冷暖以知寒热。凡身热初按甚热，久按热反转轻的，是热在表；若久按其热反甚，热自内向外蒸发者，为热在里。轻触肌表可察知皮肤的润燥，从而知道有汗、无汗和津液是否损伤。皮肤干燥者，尚未出汗；湿润者，身已出汗。皮肤滑润者，津液未伤；枯燥或甲错者，津液已伤，或有瘀血。用手按压肿胀可辨水肿或气肿，按之凹陷不能即起者为水肿，按之凹陷举手即起者为气肿。

2. **按手足** 按手足主要在探明寒热。通过诊手足的寒热，可测知躯体的寒热。诊手足寒热，还可辨别外感病或内伤病。手足的背部较热者，为外感发热；手足心较热者，为内伤发热。

3. **按腹部** 按腹部主要检查有无压痛及包块。腹痛喜按者属虚，拒按者属实。腹满，叩之如鼓，小便自利，属气胀；按之如囊裹水，小便不利，是水膨。腹内肿块，按之坚硬，推之不移，痛有定处，为癥为积，属于血瘀；肿块时聚时散，按之无定形者，痛无定处，为瘕为聚，属于气滞。

第六十四章 防治原则

第一节 预 防

预防，是指采取一定的措施，防止疾病的发生与发展。

预防为主，是我国卫生工作四大方针之一，我们要深刻领会预防对保护人民健康的重大意义，把预防工作放在卫生工作的首位。

中医学历来就重视预防，早在《内经》中就提出了“治未病”的预防思想，强调“防患于未然”。《素问·四气调神大论》说：“圣人不治已病治未病，不治已乱治未乱。……夫病已成而后药之，乱已成而后治之，譬犹渴而穿井，斗而铸锥，不亦晚乎。”这里就生动地指出了“治未病”的重要意义。所谓治未病，包括未病先防和既病防变两个方面的内容。

一、未病先防

未病先防，就是在疾病未发生之前，做好各种预防工作，以防止疾病的发生。

疾病的发生，关系到邪正两个方面。邪气是导致疾病发生的重要条件，而正气不足是疾病发生的内在原因和根据。外邪通过内因而起作用。因此，治未病，必须从这两方面着手。

（一）调养身体，提高正气抗邪能力

正气的强弱，由体质所决定。一般来说，体质壮实者，正气充盛；体质虚弱者，正气不足。《素问·遗篇·刺法论》说：“正气存内，邪不可干。”因此，增强体质，是提高正气抗邪能力的关键。增强体质要注意调摄精神、锻炼身体、饮食起居和避免过度劳逸、适当药物预防等方面。

1. **调摄精神** 中医学认为精神情志活动，与人体的生理、病理变化有密切的关系。突然强烈的精神刺激，或反复、持续的精神刺激，可使人体气机逆乱，气血阴阳失调而发病。情志刺激可致正气内虚，招致外邪致病。在疾病过程中，情志波动又能使疾病恶化。而心情舒畅，精神愉快，则气机调畅，气血和平有利于恢复健康。正气存内，对预防疾病的发生和发展有着积极的意义。《素问·上古天真论》说：“恬惔虚无，真气从之，精神内守，病安从来。”这就是说，思想上安定清静，不贪欲妄想，使真气和顺，精神内守，病从哪里来呢？所以，调摄精神，可以增强正气抗邪能力，预防疾病。

2. **加强锻炼** 经常锻炼身体，能增强体质，减少或防止疾病的发生。汉代医家华佗根据“流水不腐，户枢不蠹”的道理，创造了“五禽戏”健身运动，即模仿虎、鹿、熊、猿、鸟五种动物的动作来锻炼身体，促使血脉流通，关节流利，气机调畅，以增强体质，防治疾病。此外，后世不断演变的太极拳、八段锦、易筋经等多种健身方法，不仅能增强体质，提高健康水平，预防疾病的发生，而且还对多种慢性病的治疗有一定的作用。

3. **生活起居应有规律** 《素问·上古天真论》说："其知道者，法于阴阳，和于术数，饮食有节，起居有常，不妄作劳，故能形与神俱，而尽终其天年，度百岁乃去。"意思是说，要保持身体健康，精神充沛，益寿延年，就应该懂得自然变化规律，适应自然环境的变化，对饮食起居，劳逸等有适当的节制和安排。不要"以酒为浆，以妄为常，醉以入房，以欲竭其精，以耗散其真，不知持满，不时御神，务快其心，逆于生乐，起居无节"（《素问·上古天真论》）。

4. **药物预防及人工免疫** 《素问·遗篇·刺法论》有"小金丹……服十粒，无疫干也"的记载，说明我国很早就开始了药物预防的工作。发明于十六世纪的人痘接种法预防天花，是"人工免疫法"的先驱，为后世免疫学的发展做出了极大贡献。此外，还有用苍术、雄黄等烟熏以消毒防病等等。近年来运用中草药预防疾病也收到良好的效果。如用贯众、板蓝根或大青叶预防流感，用茵陈、栀子等预防肝炎，用马齿苋等预防菌痢等等，都有较好的效果。

（二）防止病邪的侵害

病邪是导致疾病发生的重要条件，故未病先防除了增强体质，提高正气抗邪能力外，同时还要注意防止病邪的侵害。如讲究卫生，防止环境、水源和食物的污染；"虚邪贼风，避之有时"，"五疫之至，皆相染易"，应"避其毒气"；"恬惔虚无"，"饮食有节，起居有常，不妄作劳"等等皆是避免六淫、疫疠、七情、饮食与劳逸等致病的有效方法。至于外伤和虫兽伤，是要在日常生活和劳动中，留心防范。

二、即病防变

未病先防，是最理想的积极措施。但如果疾病已经发生，则应争取早期诊断，早期治疗，以防止疾病的发展与传变。

（一）早期诊治

《素问·阴阳应象大论》说："故邪风之至，疾如风雨，故善治者治皮毛，其次治肌肤，其次治筋脉，其次治六腑，其次治五脏。治五脏者，半死半生也。"这说明外邪侵袭人体，如果不及时诊治，病邪就有可能由表传里，步步深入，以致侵犯内脏，使病情愈来愈复杂、深重，治疗也就愈加困难。因此，在防治疾病的过程中，一定要掌握疾病发生发展规律及其传变途径，做到早期诊断，有效地治疗，才能防止其传变。

（二）根据疾病传变规律，先安未受邪之地

《难经·七十七难》说："上工治未病，中工治已病者，何谓也？然：所谓治未病者，见肝之病，则知肝当传之于脾，故先实其脾气，无令得受肝之邪。故曰治未病焉。中工者，见肝之病，不晓相传，但一心治肝，故曰治已病也。"肝属木，脾属土，肝木能乘克脾土，故临床上治疗肝病，常配合健脾和胃的方法，这是既病防变法则的具体应用。又如清代医家叶天士，根据温热病伤及胃阴之后，病势进一步发展耗及肾阴的病变规律，主张在甘寒养胃的方药中加入某些咸寒滋肾之品，并提出了"务必先安未受邪之地"的防治原则，也是既病防变法则具体应用的范例。

第二节 治 则

治则，即治疗疾病的法则。它是在整体观念和辨证论治精神指导下制定的，对临床治疗立法、处方、用药，具有普遍指导意义。治则与治法不同，治则是用以指导治疗方法的总则，治疗方法是治则的具体化。因此，任何具体的治疗方法，总是从属于一定的治疗法则的。比如，各种病证从邪正关系来说，离不开邪正斗争、消长、盛衰的变化，因此，扶正祛邪即为治疗总则。在总则指导下的益气、养血、滋阴、补阳等方法，就是扶正的具体方法；而发汗、涌吐、攻下等方法，则是祛邪的具体方法。

由于疾病的证候表现多种多样，病理变化极为复杂，病变过程有轻重缓急，不同的时间、地点与个体对病情变化也会产生不同的影响。因此，必须善于从复杂多变的疾病现象中，抓住病变的本质，治病求本；根据邪正斗争所产生的虚实变化，扶正祛邪；按阴阳失调的病理变化，调整阴阳；按脏腑、气血失调的病机，调整脏腑功能、调理气血关系；按发病的不同的时间、地点和不同的病人，因时、因地、因人制宜。

一、治病求本

治病求本，就是寻找出疾病的根本原因，并针对根本原因进行治疗。这是辨证论治的一个基本原则，故《素问阴阳应象大论》说："治病必求于本。"

"本"是和"标"相对而言的。标和本是一个相对概念，有多种含义，可用以说明病变过程中各种矛盾的主次关系。如从邪正双方来说，正气是本，邪气是标；从病因与症状来说，病因是本，症状是标；从疾病先后来说，旧病、原发病是本，新病、继发病是标。

疾病的发生、发展，一般总是通过若干症状而显示出来的。但这些症状只是疾病的现象，还不是疾病的本质。只有充分地搜集、了解疾病的各个方面，包括症状在内的全部情况，在中医学基础理论的指导下，进行综合分析，才能透过现象看到本质，找出疾病的根本原因，从而确立恰当的治疗方法。比如头痛，可由外感和内伤所引起。外感头痛，属于风寒的，治宜辛温宣散法；属于风热的，治宜辛凉宣散法。内伤头痛，又有血虚、血瘀、痰湿、肝阳肝火等多种原因所引起，故其治疗又应分别采用养血、活血化瘀、燥湿化痰、平肝潜阳等方法进行治疗。这就是"治病必求于本"的意义所在。

在临床运用治病求本这一治疗法则的时候，必须正确掌握"正治与反治"、"治标与治本"两种情况。

（一）正治与反治

《素问·至真要大论》提出"逆者正治，从者反治"两种方法，就其原则来说，都是治病求本这一治疗原则的具体运用。

1. **正治**　是逆其证候性质而治的一种常用治疗法则，又称逆治。逆，是指采用方药的性质与疾病的性质相反。即通过分析疾病的临床证候，辨明疾病性质的寒热虚实，然后分别采用"寒者热之"、"热者寒之"、"虚则补之"、"实则泻之"等不同方法去治疗。正治法适用于疾病的征象与本质相一致的病证。由于临床上大多数疾病的征象与疾病的性质是相符的，如寒病即见寒象，热病即见热象，虚病即见虚象，实病即见实象等等，所以，正治法是临床上最常用的一种治疗方法。

2. **反治**　是顺从疾病假象而治的一种治疗方法，又称从治。从，是指采用方药的性质顺从疾病的假象，与疾病的假象相一致而言，究其实质，还是在治病求本法则指导下，针对疾病本质而进行治疗的方法，故实质上仍是"治病求本"。主要有"热因热用"、"寒因寒用"、"塞因塞用"、"通因通用"等。

（1）热因热用：是以热治热，即用热性药物治疗具有假热症状的病证。适用于阴寒内盛，格阳于外，反见热象的真寒假热证。例如《伤寒论》"少阴病下利清谷，里寒外热，手足厥逆，脉微欲绝，身反不恶寒，其人面色赤……通脉四逆汤主之"，就是热因热用的范例。由于阳虚寒盛是其本质，故仍用温热药治其真寒，而假热就自然会消失。

（2）寒因寒用：是以寒治寒，即用寒性药物治疗具有假寒症状的病证。适用于里热盛极，阳盛格阴，反见寒象的真热假寒证，例如热厥证，因阳盛于内，格阴于外，出现四肢厥冷、脉沉，很似寒证，但有壮热心烦、口渴而喜冷饮、小便短赤等，因为热盛是其本质，故须用寒凉药治其真热，而假象方能消失。这就叫"寒因寒用。"

（3）塞因塞用：是以补开塞，即用补益药治疗具有闭塞不通症状的病证。适用于因虚而闭阻的真虚假实证。例如脾虚病人，常出现脘腹胀满、时胀时减，不拒按、纳呆、舌质淡、脉虚无力，且并无水湿、食积留滞等征象可循，故以健脾益气治之，脾气健运，则腹胀自消。此外如久病精血不足的便闭；血枯、冲任亏损的闭经等，都应采取补益药治疗。这种以补开塞的治疗方法，叫"塞因塞用"。

（4）通因通用：是以通治通，即用通利的药物治疗具有实性通泄症状的病证。适用于食积腹痛、泻下不畅、热结旁流；瘀血所致的崩漏；膀胱湿热所致的尿频、尿急、尿痛等病证。治疗可分别采用消导泻下、清热泻下、活血祛瘀及清利膀胱湿热等方法，都属通因通用范畴。

另外，还有一种"反佐"法，在前人的著作中亦常把它列为"反治"范围，但究其内容，实为制方、服药的具体方法，应在方剂学里讨论，这里不予详述。

（二）治标与治本

在复杂多变的病证中，常有标本主次的不同，因而在治疗上就应有先后缓急的区别。标本治法的临床应用，一般是"治病必求于本"。但在某些情况下，标病甚急，如不及时解决，可危及患者生命或影响疾病的治疗，则应采取"急则治其标，缓则治其本"的法则，先治其标病，后治本病。若标本并重，则应标本兼顾，标本同治。

1. **急则治其标**　《素问·标本病传论》说："先热而后生中满者，治其标"，"先病而后生中满者，治其标"，"小大不利，治其标"。中满、大小便不利，都是较急重的症状，故当先治疗。如水臌病人，当腹水大量增加，腹部胀满，呼吸喘促,大小便不利的时候,应先治疗标病的腹水。大小便不利,可用利水、逐水法,待腹水减轻,病情稳定后,再调理肝脾,治其本病。又如大出血病人,无论属于何种出血,均应采取应急措施,先止血以治标,待血止后,病情缓和,再治本病。再如某些慢性病患者,原有宿疾又复感外邪,当新病较急之时,亦应先治外感以治其标,待新病愈后,再治宿疾以治其本。

2. 缓则治其本 对慢性病或急性病恢复期有重要指导意义。如肺痨咳嗽,其本多为肺肾阴虚,故治疗不应用一般的止咳法治其标,而应滋养肺肾之阴去治其本。又如在急性热病中、后期伤阴,则应养胃滋肾等。以上所述都是缓则治其本的应用。

3. 标本兼治 是指标病本病并重,则应标本兼治。如临床表现有身热、腹硬满痛、大便燥结、口干渴、舌燥、苔焦黄等,此属邪热里结为本,阴液受伤为标,标本俱急,治当标本兼顾,可用增液承气汤治之。泻下与滋阴同用,泻其实热可以存阴,滋阴润燥则有利于通下,标本同治可收相辅相成之功。又如虚人感冒,素体气虚,反复外感,治宜益气解表,益气为治本,解表是治标。又如表证未解,里证又现,则应表里双解,亦属标本同治。

可以看出,标本的治疗法则,既有原则性,又有灵活性。临床应用或先治本,或先治标,或标本兼治,应视病情变化适当掌握,但最终目的在于抓住疾病的主要矛盾,做到治病求本。

二、扶正与祛邪

疾病过程,从邪正关系来说,是正气与邪气矛盾双方互相斗争的过程。邪正斗争的胜负,决定着疾病的进退。邪胜于正则病进,正胜于邪则病退。因而治疗疾病,就要扶助正气,祛除邪气,改变邪正双方的力量对比,使之有利于疾病向痊愈方向转化。所以扶正祛邪是指导临床治疗的一个重要法则。

(一)扶正与祛邪的概念及关系

《素问·通评虚实论》说:"邪气盛则实,精气夺则虚。"其治疗方法,则应"实则泻之,虚则补之",(《素问·三部九候论》)所以补虚泻实是扶正祛邪法则的具体运用。

所谓扶正,即是扶助正气,增强体质,提高机体抗邪能力。扶正多用补虚方法,包括针灸、气功及体育锻炼等,而精神的调摄和饮食营养的补充对于扶正具有重要的意义。

所谓祛邪,即是祛除病邪,使邪去正安。祛邪多用泻实之法,不同的邪气,不同的部位,其治法亦不一样。

扶正与祛邪,其方法虽然不同,但两者相互为用,相辅相成。扶正使正气加强,有助于机体抗御和祛除病邪;祛邪能够排除病邪的侵害和干扰,使邪去正安,则有利于正气的保存和恢复。

(二)扶正祛邪的运用原则

运用扶正祛邪法则时,要认真细致地观察和分析正邪两方消长盛衰的情况,并根据正邪在矛盾斗争中的地位,决定扶正与祛邪的主次和先后。一般有如下几种情况:

扶正,适用于以正气虚为主要矛盾,而邪气也不盛的虚性病证。如气虚、阳虚的病人,应采取补气、补阳的方法治疗;阴虚、血虚的病人,应采取滋阴、补血的方法治疗。

祛邪,适用于以邪实为主要矛盾,而正气未衰的实性病证,如表邪盛者,宜发汗解表;邪在胸脘上部,如痰涎壅塞、宿食停滞,或食物中毒等,宜用吐法;邪在肠胃下部,如热邪与肠中糟粕互结,应采取下法;实热实火,宜用清热泻火之法;寒证宜用温中祛寒方法;湿证宜化湿、利湿;食积胀满,则宜用消导方法;有痰的应祛痰;有瘀血的,应活血化瘀等等均属祛邪范围。

1. 扶正与祛邪兼用 适用于正虚邪实病证,而且两者同时兼用则扶正不留邪,祛邪又不会伤正。但在具体应用时,还要分清以正虚为主,还是以邪实为主。正虚较急重的,应以扶正为主,兼顾祛邪;而邪实较重的,则以祛邪为主,兼顾扶正。

2. 先祛邪后扶正 适用于虽然邪盛正虚,但正气尚能耐攻,或同时兼顾扶正反会助邪的病证,则应先祛邪而后扶正。如瘀血所致的崩漏证,瘀血不去,则崩漏难止,故应先用活血祛瘀法,然后补血。

3. 先扶正后祛邪 适用于正虚邪实,以正虚为主的病人,因正气过于虚弱,兼以攻邪,则反而更伤正气,故应先扶正而后祛邪。如某些虫积病人,因正气太虚弱,不宜驱虫,应先健脾以扶正,使正气得到一定恢复之时,然后再驱虫消积。

三、调整阴阳

疾病的发生,从根本上说即是阴阳的相对平衡遭到破坏,出现偏盛偏衰的结果。对于阴阳的偏盛偏衰,《素问

·阴阳应象大论》指出应："谨察阴阳所在而调之，以平为期。"因此，调整阴阳，补偏救弊，恢复阴阳的相对平衡，促进阴平阳秘，乃是临床治疗的根本法则之一。

（一）损其偏盛

主要是说对于阴阳偏盛，即阴或阳的一方过盛有余的病证，临床即可采用"损其有余"的方法治之。如阳热亢盛的实热证，应"治热以寒"，即用"热者寒之"的方法，以清泻其阳热；阴寒内盛的寒实证，则应"治寒以热"，即用"寒者热之"的方法以温散其阴寒。

但是，《素问·阴阳应象大论》指出："阴胜则阳病，阳胜则阴病。"阴阳偏盛的病变中，一方的偏盛，可导致另一方的不足，阳热亢盛易于耗伤阴液，阴寒偏盛易于损伤阳气，故在调整阴或阳的偏盛时，应注意有没有相应的阳或阴偏衰情况的存在，若已引起相对一方偏衰时，则当兼顾其不足，配合以扶阳或益阴之法。

（二）补其偏衰

这是对于阴阳偏衰，即阴或阳的一方虚损不足的病证，如阴虚、阳虚或阴阳两虚等，采用"补其不足"的方法治之。如阴虚不能制阳，常表现为阴虚阳亢的虚热证，则应滋阴以制阳，但最终导致肾阴亏，则应"壮水之主，以制阳光"；因阳虚不能制阴而致阴寒偏盛者，应补阳以制阴，最终导致肾阳虚损，则应"益火之源，以消阴翳"。若属阴阳两虚，则应阴阳双补。应当指出，阴阳是互根互用的，故阴阳偏衰亦可互损，因此在治疗阴阳偏衰的病证时，还应注意"阳中求阴"或"阴中求阳"；即在补阴时适当配用补阳药，补阳时适当配用补阴药。故《景岳全书·新方八略》中说："此又阴阳相济之妙用也。故善补阳者必于阴中求阳，则阳得阴助而生化无穷；善补阴者必于阳中求阴，则阴得阳升而泉源不竭。"

此外，由于阴阳是辨证的总纲，疾病的各种病理变化亦均可以阴阳失调加以概括，故凡表里出入，上下升降，寒热进退，邪正虚实，以及营卫不和，气血不和等等，无不属于阴阳失调的具体表现。因此从广泛的意义来讲，诸如解表攻里、越上引下、升清降浊、寒热温清、虚实补泻，以及调和营卫、调理气血等治疗方法，亦都属于调整阴阳的范围。如《素问·阴阳应象大论》所说："其高者，因而越之；其下者，引而竭之；中满者，泻之于内；其有邪者，渍形以为汗；其在皮者，汗而发之；其慓悍者，按而收之；其实者，散而泻之。审其阴阳，以别柔刚，阳病治阴，阴病治阳，定其血气，各守其乡"，正是指出了调整阴阳这一法则的具体应用。

四、调整脏腑功能

人体是一个有机整体，脏与脏，脏与腑，腑与腑之间在生理上是相互协调、相互促进的，在病理上则相互影响。当某一脏腑发生病变时，会影响别的脏腑功能。故在治疗脏腑病变时，不能单纯考虑一个脏腑，而应注意调整各脏腑之间的关系。如肺的病变，既可因本脏受邪而发病，亦可因心、肝、脾、肾及大肠的病变所引起。如因心气不足，心脉瘀阻，而致肺气失降的喘咳，应温心阳为主；因肝火亢盛，气火上逆所致的咳血，则应泻肝火为主；因脾虚湿聚生痰，痰湿壅肺，以致肺失宣肃的咳嗽痰多，应以健脾燥湿为主；因肾阴虚不能滋肺，肺失津润而致干咳、口咽干燥，则应滋肾润肺；因肾虚不能纳气，肺气上逆的气喘，应以温肾纳气为主；若因大肠热结，肺气不降而致的气喘，则宜通腑以泻大肠实热。又如脾脏病变，除本脏病变外，亦可由肝、心、肾及胃等病变引起。肝失疏泄，而致脾失健运者，应疏肝为主；脾土虚，则肝木乘之，治宜扶土抑木；命火不足，火不生土，应补火生土；胃失和降，以致脾失健运，则应着重和胃，以促进脾胃升降功能的协调。同样，其他脏腑的病变，也要根据各脏腑生理上的相互联系、病理上相互影响的道理，注意调整各脏腑之间的关系，使其功能协调，才能收到较好的治疗效果。

五、调整气血关系

气血是各脏腑及其他组织功能活动的主要物质基础，气血各有其功能，又相互为用。在生理上气能生血、行血、摄血，故称"气为血帅"。而血能为气的活动提供物质基础，血能载气，故称"血为气母"。当气血相互为用，相互促进的关系失常时，就会出现各种气血失调病证。调理气血关系的原则为"有余泻之，不足补之"，从而使气血关系恢复协调。

气能生血，气旺则血生，气虚生血不足，可致血虚，或气血两虚，治疗以补气为主，兼顾补血养血，而不能单纯补血。

气能行血，气虚或气滞，可致血行减慢而瘀滞不畅，是为气虚血瘀或气滞血瘀。治宜补气行血或理气活血化瘀。气机逆乱，则血行也随之逆乱，如肝气上逆，血随气逆，则常可导致昏厥或咯血，治疗则宜降气和血。

气能摄血，气虚不能摄血，可导致血离经脉而出血，治宜补气摄血。

血为气母,故血虚气亦虚。血脱者,气常随血脱。治疗应根据血脱先益气的原则,急宜补气固脱。

六、因时、因地、因人制宜

因时、因地、因人制宜,是指治疗疾病要根据季节、地区以及人体的体质、性别、年龄等不同而制定适宜的治疗方法。由于疾病的发生、发展与转归,受多方面因素的影响,如时令气候、地理环境等,尤其是患者个体的体质因素,对疾病的影响更大。因此,在治疗疾病时,必须把这些方面的因素考虑进去,对具体情况作具体分析,区别对待,以制定出适宜的治疗方法。

(一)因时制宜

四时气候的变化,对人体的生理功能、病理变化均产生一定的影响。根据不同季节气候特点,来考虑治疗用药的原则,即为“因时制宜”。一般来说,春夏季节,气候由温渐热,阳气升发,人体腠理疏松开泄,即使患外感风寒,也不宜过用辛温发散药物,以免开泄太过,耗伤气阴;而秋冬季节,气候由凉变寒,阴盛阳衰,人体腠理致密,阳气内敛,此时若非大热之证,当慎用寒凉药物,以防伤阳。《素问·六元正纪大论》说:“用寒远寒,用凉远凉,用温远温,用热远热,食宜同法”,正是这个道理。暑邪致病有明显的季节性,且暑多兼湿,故暑天治病要注意解暑化湿;秋天气候干燥,外感秋燥,则宜辛凉润燥,此与春季风温、冬季风寒外感用药亦不甚相同,风温宜辛凉解表,风寒应辛温解表,所以治疗用药必须因时制宜。

(二)因地制宜

根据不同地区的地理特点,来考虑治疗用药的原则,即为“因地制宜”。不同地区,由于地势高低、气候条件及生活习惯各异,人的生理活动和病变特点也不尽相同,所以治疗用药应根据当地环境及生活习惯而有所变化。如我国西北高原地区,气候寒冷,干燥少雨。其民依山陵而居,经常处在风寒的环境之中,多食鲜美酥酪骨肉和牛羊乳汁,体质较壮,故外邪不易侵犯,其病多为内伤。东南地区,滨海傍水,平原沼泽较多,地势低洼,温热多雨。其民食鱼而嗜咸,大都皮肤色黑,肌理松疏,病多痈疡,或较易外感。《素问·五常政大论》说:“地有高下,气有温凉,高者气寒,下者气热。”西北方天气寒冷,其病多外寒而里热,应散其外寒,而凉其里热;东南方天气温热,因阳气外泄,故生内寒,所以应收敛其外泄的阳气,而温其内寒。”此即《素问·五常政大论》所说:“西北之气,散而寒之,东南之气,收而温之。所谓同病异治也。”医生治病,同一病而治法各不相同,都能治好,就是因为地势不同,而治法各有所宜的缘故。《素问·异法方宜论》说:“一病而治各不同,皆愈何也?岐伯对曰:地势使然也。”如外感风寒证,西北严寒地区,用辛温解表药量较重,常用麻桂;东南温热地区,用辛温解表药量较轻,多用荆防。这也是地理气候不同的缘故,所以治病须因地制宜。

(三)因人制宜

根据病人年龄、性别、体质、生活习惯等不同特点,来考虑治疗用药的原则,叫做“因人制宜”。

1. 年龄 不同年龄则生理状况和气血盈亏不同,治疗用药也应有区别。老年人生机减退,气血亏虚,患病多虚证,或虚实夹杂,治疗虚证宜补,有实邪的攻邪要慎重,用药量应比青壮年较轻。小儿生机旺盛,但气血未充,脏腑娇嫩,易寒易热,易虚易实,病情变化较快,故治小儿病,忌投峻攻,少用补益,用药量宜轻。《温疫论·老少异治论》说:“凡年高之人,最忌剥削。设投承气,以一当十;设用参术,十不抵一。盖老年荣卫枯涩,几微之元气易耗而难复也。不比少年气血生机其捷,其气勃然,但得邪气一除,正气随复。所以老年慎泻,少年慎补,何况误用也。亦有年高禀厚,年少赋薄者,又当从权,勿以常论。”

2. 性别 男女性别不同,各有其生理特点,妇女有经、带、胎、产等情况,治疗用药应加以考虑。如在妊娠期,对峻下、破血、滑利、走窜伤胎或有毒药物,当禁用或慎用。产后应考虑气血亏虚及恶露情况等等。

3. 体质 体质有强弱与寒热之偏,阳盛或阴虚之体,慎用温热之剂;阳虚或阴盛之体,慎用寒凉伤阳之药。《灵枢·论痛》说:“胃厚,色黑,大骨及肥者皆胜毒,故其瘦而薄胃者,皆不胜毒也。”《素问·五常政大论》说:“能毒者以厚药,不胜毒者以薄药。”说明体质不同,治疗用药常不同。此外,有的病者素有某些慢性病或职业病,以及情志因素,生活习惯等,在诊治时,也应注意。

综上分析,因人制宜,是指治病时不能孤立地看病证,必须看到人的整体和不同人的特点;因时、因地制宜,则强调了自然环境对人体的影响。因时、因地、因人制宜的治疗法则,充分体现了中医治病的整体观念和辨证论治在实际应用上的原则性和灵活性。只有全面地看问题,具体情况具体分析,善于因时、因地、因人制宜,才能取得较好的治疗效果。

第六十五章　了解中药

在我国的辽阔大地和海域，分布着种类繁多、产量丰富的天然药材资源，包括植物、动物和矿物。仅典籍所载，已达三千种以上。对于这些宝贵资源的开发与有效利用，已有很悠久的历史，也是我国医药学发展的物质基础。几千年来，以之作为防治疾病的主要武器，对保障人民健康和民族繁衍起着不可忽视的作用。

这些药物中，植物性药材占大多数，使用也最普遍，所以古来相沿把药学叫做"本草学"。本草学典籍和文献资料十分丰富，记录着我国人民发明和发展医药学的智慧创造和卓越贡献；并较完整地保存和流传下来，成为中华民族优秀文化宝库中一个重要内容。由于中药的应用是以中医学理论为基础的，有着独特的理论体系和应用形式，充分反映了我国自然资源及历史、文化等方面的若干特点，所以人们把它称为"中药"。中药学就是专门研究中药基本理论和各种中药的来源、采制、性能功效及应用方法等知识的一门学科，是祖国医学的一个重要组成部分。

第一节　中药的起源和中药学的发展

中药的发现与应用以及中药学的发展，如同中医学的发展一样，经历了长期实践过程。

原始时代，我们的祖先在生活与生产活动中，由于采食植物和狩猎，得以接触并了解某些植物和动物及其对人体可能产生的影响，不可避免地会引起某种药效反应或中毒现象，或造成痛苦甚至死亡，从而使人们懂得在寻觅食物时有所辨别和选择。同时，为了同疾病作斗争，上述经验积累到一定程度，社会启示人们对某些自然产物的治病效果和毒性作用予以注意并进而加以利用。经过无数次显然是零星的、分散的，但却是有意识的试验、观察，口尝身受，实际体验，逐渐创造并积累起一些用药知识。经过反复的实践与认识过程，不断总结和交流，逐步形成了早期的药物疗法。随着历史递嬗，社会和文化的演化，生产力的发展，医学的进步，对于药物的需要与日俱增。药物来源已由野生药材逐渐发展到部分由人工栽培和驯养，并由动物、植物扩展到天然矿物及若干人工制品。用药知识与经验也愈见丰富。记录和传播这些知识的方式也就由最初的口耳相传发展到文字记载了。

我国药学发达很早，正式的文字记载可以追溯到公元前一千多年。西周时（公元前 1066 年～771 年）已有专业的"医师"，"聚毒药以供医事"。先秦（公元前 221 年前）诸子书中有关药物的资料为数不少。《诗经》里有不少为诗人借以比喻吟咏的药物。《山海经》载有 100 余种动物和植物药，其中不少沿用至今；70 年代初出土的帛书《五十二病方》载方约 300 个，涉及药物已达 240 余种。说明至迟在秦汉之际，药学已略具规模。到西汉时（公元前 202 年～公元 8 年）本草学已为医生必修的学科。但专门著述未能遗留下来。现存的最早的药学专著当推《神农本草经》，成书于东汉末期（公元二世纪），原书已佚，现存的各种版本是经明清以来学者考订、辑佚、整理而成。本书共三卷，载药 365 种，是汉以前药学知识和经验的总结。书中还简要和赅备地记述了药学的基本理论。如四气五味、有毒无毒、配伍法度、服药方法及丸、散、膏、丹等多种剂型……为中药学的发展奠定了初步基础。所记药物的疗效，大多朴实有验，今尚习用，如常山抗疟，黄连治痢，苦楝子驱虫，麻黄定喘，当归调经，阿胶止血，乌头止痛等等。是我国最早的珍贵药学文献。

两汉迄于南北朝时期，医家应用的药物种类较《神农本草经》有成倍增长，并对各种生药的形态、生态条件以及与之相关的物候知识等均予以注意。同时开创了新兴的分支学科——炮炙学。随着中外文化交流的增多，西域和南海诸国药物如檀香、沉香、龙脑、苏合香、乳香等"香药"开始输入中土，经发现其药用价值后均按我国医药学的理论和方法予以论证，并纳入自己的药学宝库，沿用至今。南北朝时期保存下来的重要本草学著作虽然不多，但已能反映出汉以来的若干重大发展。如雷敩著《炮炙论》叙述各种药物通过适宜的炮炙，可以提高药效，减轻毒性或烈性，从而发展了药物加工技术。梁代陶弘景（公元 456～536 年）搜集和整理了历代使用药物的经验，写成《神农本草经集注》七卷，对魏晋以来 300 余年间药学的发展作了总结，载药达 730 种。又创按药物自然属性分类的方法。此外，对药物产地、采制加工、真伪鉴别等都有较详的论述。

唐代医药学有较大发展，各地使用的药物种数已达千种。由于政权统一，版图辽阔，经济发达，同海外的经济、文化交流进一步发展，相继自海外输入的药材品种亦有所增加，进一步丰富了我国药学宝库。唐显庆四年（公元659年)颁行了由李勣、苏敬等主持编纂的《新修本草》(又称《唐本草》)。依靠了国家的行政力量和充分的人力物力,从而具有国家规模。全书卷帙浩博,收载药物共844种。书中还增加了药物图谱,并附以文字说明,这种图文对照的方法,开创了世界药学著作的先例,无论形式和内容,都有崭新的特色。不仅反映了唐代药学的高度成就,对后世药学的发展也有深远影响。该书很快传到国外,如公元731年即传入日本,并广为流传。日本古书《延喜式》还有"凡医生皆读苏敬新修本草"的记载。《唐本草》是最早的一部药典学著作,比起公元1542年欧洲纽伦堡药典来,《唐本草》要早出800余年,对世界医学的发展作出了重要贡献。

开元年间(公元713~741年),陈藏器编成了《本草拾遗》。作者深入实践,不仅增补了大量民间药物,而且辨识品类,也极审慎。陈氏又将各种药物功用概括为十类,从而提出了著名的"十剂",为中药临床分类最早的设想。

唐代已开始使用动物组织、器官及激素剂。《唐本草》记载了用羊肝治夜盲症和改善视力的经验;《本草拾遗》记录了人胞作为强壮剂的效力;而用羊靥(羊的甲状腺)和鹿靥治甲状腺病,则见于《千金方》。

酵母制剂在公元前已有记载,到了唐代则普遍地用于医药,如《千金方》和甄权的《药性论》都对神曲的性质功用有明确的叙述。唐至五代时期(公元618~960年)对某些食物药和外来药,都有了专门的研究,如孟诜的《食疗本草》,李珣的《海药本草》等。这种研究是中药学发展的另一个侧面,扩大了药物研究范围和应用形式,进一步丰富了中药学的内容。

宋代用药数目更有较大幅度增加,而生药形性鉴别与药物生长环境生态研究尤有进一步的发展,非常重视道地药材和质量规格。对于制剂,也制定了制剂规范,如有名的《太平惠民和剂局方》,是很重要的文献。宋代已将重要的配伍禁忌药物具体加以总结,列出其名称,即后世所遵循的"十八反"、"十九畏"。至于本草书籍的修订,则沿唐代先例以国家规模进行。如公元975年刊行的《开宝本草》,1060年的《嘉祐补注本草》以及1061年的《本草图经》等,均足以反映当时药学发展情况。而私人撰述的书籍,如唐慎微的《经史证类备急本草》(后世简称证类本草),则在此基础上研究整理了大量经史文献中有关药学的资料,内容丰富,载药总数已达到1500余种,并于各药之后附列方剂以相印证。宋以前许多本草资料后来已经亡佚,亦赖此书的引用得以保存下来。

宋末到金、元时期,著名医家张元素、李东垣等一些学者,注重对常用药物奏效原理的探讨,他们开拓了经典药学和前代主流本草未能较多触及的领域,颇多创见。元代忽思慧所著《饮膳正要》是饮食疗法的专门著作,记录了不少回、蒙民族的食疗方药,并首次记载了用蒸馏法的工艺制酒。由于酒的浓度较高,用来浸制药酒,药物的有效成分溶出较多,且不易变质,易于保存,比旧时低浓度的醇酒效果好。

明代,伟大的医药学家李时珍(1518~1593年)以毕生精力,广搜博采,实地考查,亲历实践,对古代本草学进行了全面的整理总结,历时27年编成了《本草纲目》这一科学巨著。载药数达到1,892种,附方11,000多个。改绘药图,订正错误,新增药374种,并以药物的自然属性和生态条件为分类基础,分为十六纲,六十类。是中古时代最完备的分类系统。是我国科技史上极其辉煌的硕果。由于综合了十六世纪以前动物学、植物学、矿物和冶金学等多学科的知识,因此,其影响远远超出了本草学的范围,十七世纪末即传播海外,先后有多种文字的译本。

明代在我国科学技术传播海外的同时,也陆续引进一些外来药,如《本草纲目》收载的曼陀罗、番红花、番木鳖、阿芙蓉等就是。明代后期,约为十七世纪时的著作《白猿经》记载了用新鲜乌头榨汁、日晒、烟熏,则"药面上结成冰","冰"即结晶,也就是乌头碱的结晶。比起欧洲人在十九世纪初叶从鸦片中提炼出号称世界第一种生物碱——吗啡,还要早一些。

继李时珍之后,清代杰出医学家赵学敏(约1719~1805年),对民间草药作了广泛收集和整理,于1765年刊行《本草纲目拾遗》,大大丰富了我国药学宝库。全书共载药921种,仅新增的就有716种之多。由于该书资料主要来源于群众实践,关于药物形态的描述和功效用法等记载,都较详实可靠。赵氏及其著作继承了历代药学朴实的传统,对补充《本草纲目》有很大贡献。

我国药学自汉代到清朝,各个时代都有它的成就和特色,而且历代相承,日渐繁富。据统计现存的本草书籍就有400种以上。除去有较大代表性的大型著作外,还有许多短小精悍,便于初学者使用的中药书籍。也有专业性较强的著作,如研究生药的《本草原始》(明·李中立著);或研究一个地区药物的《滇南本草》(明·兰藏庵著)。总之,在两千年的发展中,文献资料相当丰富,内容相当广泛,记录了我国人民在医药方面的创造和高度成就,包含着丰富经验和理论知识,确实是一个伟大的宝库。

然而,鸦片战争以后的百年间,中医药学的发展受到阻碍,解放前甚至濒于被人为消灭的境地。

新中国成立以来,由于党和政府十分重视中医药学的继承、整理与发扬工作,将之视为一项历史使命,真正反映了人民的愿望与需要。中医药事业从而得到了前所未有的迅速发展。中药方面,在继承整理丰富浩繁的药学遗产的同时,培养了一批批中药人才,建立了研究机构和基地,做了许多很有价值的工作。全国各地区先后多次进行了相当规模的中药资源普查。整理出版了具有特色的专门著作和地方药志，国家药典首次专门收载各种常用中药和成药，逐步制订了成套的质量控制标准，一定程度上反映了我国当代药学科技水平和民族文化特色。一些流传在民间的行之有效的方药不断发掘出来，许多研究成果得以交流和推广。由于中药生产技术的发展，药材产量和质量都有所提高。对于一些药源较少的和长期依靠进口的药材，引种和动物驯化的研究有了可喜的成效（如沉香、麝香、乳香、血竭、鹿茸等）；对有些天然药材，为了解决药源短缺的问题，进行了人工合成或半合成（如牛黄、延胡索乙素……）。此外，中药加工技术，如炮制工艺的总结和研究、剂型的改进等都有较大进展。凡此种种，标志着中药科学在社会主义中国前所未有的蓬勃发展，并展示了极其光辉而广阔的前景。

我国医药学源远流长，内容浩博，在取得一定成绩的基础上，进一步进行继承与发扬工作，总结经验，发挥多学科的力量来发展中药科学，还有许多工作要做，任重而道远。

第二节　中药的产地与采集

中药的来源，除部分人工制品外，主要是天然的动、植物和矿物。中药的产地、采收与贮存是否合宜，直接影响到药材质量。不合理的采收对于野生动、植物来说，还会严重损害药材资源。如果生长或栽培、驯养的环境适当，土地合宜，采收适时并有计划，贮存恰当，则药材质量高，药性强，疗效好；反之则药性弱，疗效差。早在《神农本草经》里已经指出："阴干，暴干，采造时月生熟，土地所出，真伪存新，并各有法。"此后，历代医家在这方面积累了许多宝贵的知识和经验。药物产地、采收与贮存方法的研究，是保证药材质量和保护药源的重要课题。

一、产地

天然药材的分布和生产，离不开一定的自然条件。在我国纵横万里的大地、江河湖泽、山陵丘壑、平原沃野以及辽阔海域，自然地理状况十分复杂，水土、气候、日照、生物分布等生态环境各地不完全相同，甚至南北迥异，差别很大。因而各种药材的生产，无论产量和质量方面，都各有一定的地域性。自古以来医家非常重视"道地药材"，就是这个缘故。宋代寇宗奭说："凡用药必须择土地所宜者，则药力具，用之有据。"古人经过长期使用，观察和比较，知道即使是分布较广的药材，也由于上述自然条件的不同，各地所产，其质量规格也不一样。如四川的黄连、川芎、附子，广东的陈皮，东北的人参、细辛、五味子，云南的茯苓，河南的地黄，山东的阿胶等等，从古到今都是著名的"道地药材"。这方面的经验积累，对于今后发展药材生产，开拓新的药源，无疑是值得重视的。然而各种"道地"药材的产量毕竟难以完全满足需要，实际上在不影响药效的前提下，也可不必拘泥于道地的地域限制。在现代的技术条件中，我国已能从事某些原来产量不多而需要量日益增加的药材的异地引种和动物驯养，从而在一定程度上满足部分短缺药材的需求。此项工作正在不断取得成效。当然，研究"道地"药材的栽培技术和生态系统，创造特定的生产条件，是扩大优质药材生产，确保药品原有性能功效的关键。总之应以是否确保疗效为标准来认识"道地"药材的真正涵义。

二、采集

中药大都是植物药材，各种植物在其生长发育的各个时期，根、茎、叶、花、果、实各个部分，由于所含有效成分的量各有不同，因而药性的强弱也往往有较大差异。因此，药材的采收，应该在有效成分含量最多的时候进行。通常以入药部分的成熟程度作为依据。每种植物药材都有一定的采收时节和方法。一般来说，可按药用部位归纳为以下几方面：

1. 全草入药的，大多在植株充分成长或开花的时候采集，从根以上割取地上部分，如益母草、豨莶草、荆芥、薄荷、紫苏等；须连根入药的，则可拔起全株，如车前草、柴胡、大蓟、小蓟等；有的须用嫩苗或带叶花梢，如夏枯草、茵陈蒿之类，更要适时采收。

2. 叶类药材通常在花蕾将放或正盛开的时候，此时正当植物生长茂盛的阶段，性味完壮，药力雄厚，最适于采收。如大青叶、枇杷叶、艾叶等。有些特定的品种，如霜桑叶，则须在深秋或初冬经霜后采集。

3. 花的采收，一般在花正开放时，由于花朵次第开放，所以要分次采摘，采摘时间很重要。过迟则易致花瓣脱落和变色，影响质量，如菊花、旋覆花；有些花要求在含苞欲放时采摘花蕾，如金银花、槐花、辛夷；有的在刚开放时采摘最好，如月季花；而红花则宜于花冠由黄色变橙红色时采。都是取其药效最高的阶段适时采收。至于如蒲黄之类以花粉入药的，则须于花朵盛开时采收。

4. 果实和种子，除枳实、青皮、乌梅等少数药材要在果实未成熟时采收果实或果皮外，通常都在成熟时采，如栝楼、马兜铃等。以种子入药的，如果同一果序的果实成熟期相近，可以割取整个果序，悬挂在干燥通风处，以待果实全部成熟，然后进行脱粒。若同一果序的果实次第成熟，则应分次摘取成熟果实。有些干果成熟后很快脱落，或果壳裂开，种子散失，如茴香、豆蔻、牵牛子等，最好在开始成熟时适时采取。容易变质的浆果，如枸杞、女贞子，在略熟时于清晨或傍晚采收为好。

5. 根和根茎的采集，古时以二月、八月为佳，认为春初“津润始萌，未充枝叶，势力淳浓”，“至秋枝叶干枯，津润归流于下”，并指出“春宁宜早，秋宁宜晚”（据《本草纲目》引陶宏景说）是很正确的。因为早春及深秋时植物根或根茎中有效成分含量较高，此时采集则产量和质量也都较高，如天麻、苍术、葛根、桔梗、大黄、玉竹等。此外，也有少数例外的，如半夏、延胡索等则以夏季采收为宜。

6. 树皮或根皮通常在春、夏时节植物生长旺盛，植物体内浆液充沛时采集，则药性较强，疗效较高，并容易剥离，如黄柏、厚朴、杜仲。另有些植物根皮则以秋后采取为宜，如牡丹皮、地骨皮、苦楝根皮等。

有些木本植物的生产周期很长，应尽量避免伐树取皮或环剥树皮等简单方法，以保护药源。

第三节　中药的炮制

炮制是药物在应用前或制成各种剂型以前必要的加工过程，包括对原药材进行一般修治整理和部分药材的特殊处理，后者也称为“炮炙”。由于中药材大都是生药，其中不少药材必须经过特定的炮炙处理，才能更符合治疗需要，充分发挥药效。因此，按照不同的药性和治疗要求而有多种炮制方法。有些药材的炮制还要加用适宜的辅料，并且注意操作技术和讲究火候，正如前人所说：“不及则功效难求，太过则性味反失。”炮制是否得当，直接关系到药效，而少数毒性药和烈性药的合理炮制，更是确保用药安全的重要措施。药物炮制法的应用与发展，已有很悠久的历史，方法多样，内容丰富。

一、炮制的目的

大致可以归纳为以下几点：

1. 消除或降低药物的毒性、烈性或副作用。如川乌、草乌生用内服易于中毒，需炮制后用；巴豆、续随子泻下作用剧烈，宜去油取霜用；常山用酒炒，可减轻其催吐的副作用等。

2. 改变药物的性能，使之更能适合病情需要。如地黄生用凉血，若制成熟地黄则性转微温而以补血见长；生姜煨熟，则能减缓其发散力，而增强温中之效；何首乌生用能泻下通便，制熟后则失去泻下作用而专补肝肾等等。

3. 便于制剂和贮藏。如一般饮片的切片；矿物、动物甲壳、贝壳及某些种子类药物的粉碎处理，能使有效成分易于溶出，并便于制成各种剂型；有些药物在贮藏前要进行烘焙、炒干等干燥处理，使其不易霉变、腐烂等。

4. 除去杂质和非药用部分，使药物纯净，才能用量准确，或利于服用。如一般植物药的根和根茎当洗去泥沙，拣去杂质；枇杷叶要刷去毛；远志去心；蝉蜕去头足；而海藻、肉苁蓉当漂去咸味腥味，以利于服用等。

二、炮制的方法

炮制方法是历代逐渐发展和充实起来的，参酌前人的记载，根据现代实际炮制经验，炮制法大致可分为五类。

（一）修制

1. **纯净处理**　采用挑、拣、簸、筛、刮、刷等方法，去掉灰屑、杂质及非药用部分，使药物清洁纯净。如拣去合欢花中的枝、叶，刷除枇杷叶、石韦叶背面的绒毛，刮去厚朴、肉桂的粗皮等。

2. **粉碎处理**　采用捣、碾、镑、锉等方法，使药物粉碎，以符合制剂和其他炮制法的要求。如牡蛎、龙骨捣碎便于煎煮；川贝母捣粉便于吞服；犀角、羚羊角镑成薄片，或锉成粉末，便于制剂和服用。

3. **切制处理**　采用切、铡的方法，把药物切制成一定的规格，使药物有效成分易于溶出，并便于进行其他炮制，也利于干燥、贮藏和调剂时称量。根据药材的性质和医疗需要，切片有很多规格。如天麻、槟榔宜切薄片，泽泻、白术宜切厚片，黄芪、鸡血藤宜切斜片，白芍、甘草宜切圆片，肉桂、厚朴宜切圆盘片，桑白皮、枇杷叶宜切丝，白茅根、麻黄宜铡成段，茯苓、葛根宜切成块等。

（二）水制

用水或其他液体辅料处理药材的方法称为水制法。水制的目的主要是清洁药物、软化药物、调整药性。常用的有淋、洗、泡、漂、浸、润、水飞等。这里介绍三种常用的方法。

1. 润 又称闷或伏。根据药材质地的软硬，加工时的气温、工具，用淋润、洗润、泡润、浸润、晾润、盖润、伏润、露润、包润、复润、双润等多种方法，使清水或其他液体辅料徐徐入内，在不损失或少损失药效的前提下，使药材软化，便于切制饮片。如淋润荆芥，泡润槟榔，酒洗润当归，姜汁浸润厚朴，伏润天麻，盖润大黄等。

2. 漂 将药物置宽水或长流水中浸渍一段时间，并反复换水，以去掉腥味、盐分及毒性成分的方法称为漂。如将昆布、海藻、盐附子漂去盐分，紫河车漂去腥味等。

3. 水飞 系借药物在水中的沉降性质分取药材极细粉末的方法。将不溶于水的药材粉碎后置乳钵或碾槽内加水共研，大量生产则用球磨机研磨，再加入多量的水，搅拌，较粗的粉粒即下沉，细粉混悬于水中，倾出；粗粒再飞再研。倾出的混悬液沉淀后，分出，干燥即成极细粉末。此法所制粉末既细，又减少了研磨中粉末的飞扬损失。常用于矿物类、贝甲类药物的制粉。如飞朱砂，飞炉甘石，飞雄黄等。

（三）火制

1. 炒 有炒黄、炒焦、炒炭等程度不同的清炒法。炒黄、炒焦使药物易于粉碎加工，并缓和药性；种子类药物炒后则煎煮时有效成分易于溶出。炒炭能缓和药物的烈性、副作用，或增强其收敛止血的功效。还有拌固体辅料如土、麸、米炒等，可减少药物的刺激性，增强疗效，如土炒白术、麸炒枳壳、米炒斑蝥等。与砂或滑石、蛤粉同炒的方法习称烫，药物受热均匀酥脆，易于煎出有效成分或便于服用，如砂炒穿山甲、蛤粉炒阿胶等。

2. 炙 用液体辅料拌炒药物，使辅料渗入药物组织内部，以改变药性，增强疗效或减少副作用的炮制方法称为炙。通常使用的液体辅料有蜜、酒、醋、姜汁、盐水、童便等。如蜜炙黄芪、甘草可增强补中益气作用；蜜炙百部、款冬花可增强润肺止咳作用；酒炙川芎可增强活血之功；醋炙香附可增强疏肝止痛之效；盐炙杜仲可增强补肾功能；酒炙常山可减轻催吐作用等。

3. 煅 将药物用猛火直接或间接煅烧，使质地松脆，易于粉碎，充分发挥疗效。坚硬的矿物药或贝壳类药多直接用火煅烧，以煅至红透为度，如紫石英、海蛤壳等。间接煅是置药物于耐火容器中密闭煅烧，至容器底部红透为度，如制血余炭、陈棕炭等。

4. 煨 利用湿面粉或湿纸包裹药物，置热火灰中加热至面或纸焦黑为度，可减轻药物的烈性和副作用，如煨生姜、煨甘遂、煨肉豆蔻等。

（四）水火共制

1. 煮 是用清水或液体辅料与药物共同加热的方法。如醋煮芫花可减低毒性，酒煮黄芩可增强清肺热的功效。

2. 蒸 是利用水蒸气或隔水加热药物的方法。如酒蒸大黄可缓和泻下作用。有些药物经反复蒸、晒，才能获得适合医疗需要的作用。如何首乌经反复蒸晒后不再有泻下力而能补肝肾、益精血。

3. 淬 是将药物煅烧红后，迅速投入冷水或液体辅料中，使其酥脆的方法。淬后不仅易于粉碎，且辅料被其吸收，可发挥预期疗效。如醋淬自然铜、鳖甲，黄连煮汁淬炉甘石等。

4. 燀 是将药物快速放入沸水中短暂潦过，立即取出的方法。常用于种子类药物的去皮和肉质多汁类药物的干燥处理。如燀杏仁、桃仁以去皮；燀马齿苋、天门冬以便于晒干贮存。

（五）其他制法

常用的有发芽、发酵、制霜及部分法制法等。其目的在于改变药物原有性能，增加新的疗效，减少毒性或副作用，或使药物更趋效高质纯。如稻、麦的发芽；发酵法制取神曲、淡豆豉；巴豆的去油取霜；西瓜的加工制霜；法制半夏等。

第四节　中药的性能

药物治病的基本作用不外是祛除病邪，消除病因，恢复脏腑功能的协调，纠正阴阳偏胜偏衰的病理现象，使之在最大程度上恢复到正常状态。药物之所以能够针对病情，发挥上述基本治疗作用，乃是因为各种药物各自具有若干特性和作用，前人也称为药物的偏性，意思是说以药物的偏性纠正疾病所表现的阴阳偏盛或偏衰。把药物治病的多种多样的性质和作用加以概括，主要有性、味、归经、升降沉浮及有毒、无毒等方面，统称为药物的性能。

药物性能的认识和论定，是前人在长期实践中对为数众多的药物的各种性质及其医疗作用的了解与认识不断深化，进而加以概括和总结出来的，并以阴阳、脏腑、经络、治疗法则等医学理论为其理论基础，创造和逐步发展了中药基本理论。是整个中医学理论体系中一个重要组成部分。

一、四气和五味

药物都具有一定的性和味。性与味是药物性能的一个方面。自古以来，各种中药书籍都在每论述一药物时首先标明其性味，这对于认识各种药物的共性和个性，以及临床用药，都有实际意义。药性是根据实际疗效反复验证然后归纳起来的，是从性质上对药物多种医疗作用的高度概括。至于药味的确定，是由口尝而得，从而发现各种药物所具不同滋味与医疗作用之间的若干规律性的联系。因此，味的概念，不仅表示味觉感知的真实滋味，同时也反映药物的实际性能。

寒、热、温、凉四种药性，古时也称四气。其中温热与寒凉属于两类不同的性质。而温与热，寒与凉则分别具有共同性；温次于热，凉次于寒，即在共同性质中又有程度上的差异。对于有些药物，通常还标以大热、大寒、微温、微寒等词予以区别。药物的寒、热、温、凉，是从药物作用于机体所发生的反应概括出来的。是与所治疾病的寒、热性质相对而言。能够减轻或消除热证的药物，一般属于寒性或凉性，如黄芩、板蓝根对于发热口渴、咽痛等热证有清热解毒作用，表明这两种药物具有寒性。反之能够减轻或消除寒证的药物，一般属于温性或热性，如附子、干姜对于腹中冷痛、脉沉无力等寒证有温中散寒作用，表明这两种药物具有热性。在治则方面《神农本草经》云："疗寒以热药，疗热以寒药。"《素问·至真要大论》云："寒者热之，热者寒之。"这是基本的用药规律。

此外，还有一些平性药，是指药性寒、热之性不甚显著，作用比较和缓的药物。其中也有微寒、微温的，但仍未越出四性的范围，所以平性是指相对的属性，而不是绝对性的概念。

五味，就是辛、甘、酸、苦、咸五种味。有些药物具有淡味或涩味，实际上不止五种。但是，五味是最基本的五种滋味，所以仍然称为五味。不同的味有不同的作用，味相同的药物，其作用也有相近或共同之处。至于其阴阳属性，则辛、甘、淡属阳，酸、苦、咸属阴。综合历代用药经验，其作用有如下述：

辛　有发散、行气、行血作用。一般治疗表证的药物，如麻黄、薄荷，或治疗气血阻滞的药物，如木香、红花等，都有辛味。

甘　有补益、和中、缓急等作用。一般用于治疗虚证的滋补强壮药，如党参、熟地；缓和拘急疼痛、调和药性的药物，如饴糖、甘草等，皆有甘味。甘味药多质润而善于滋燥。

酸　酸有收敛、固涩作用。一般具有酸味的药物多用于治疗虚汗、泄泻等证，如山茱萸、五味子涩精敛汗，五倍子涩肠止泻。

涩　与酸味药的作用相似。多用以治疗虚汗、泄泻、尿频、精滑、出血等证，如龙骨、牡蛎涩精，赤石脂能涩肠止泻。

苦　有泄和燥的作用。泄的含义甚广，有指通泄的，如大黄，适用于热结便秘；有指降泄的，如杏仁，适用于肺气上逆的喘咳；有指清泄的，如栀子，适用于热盛心烦等证。至于燥，则用于湿证。湿证有寒湿、湿热的不同，温性的苦味药如苍术，适用于前者；寒性的苦味药如黄连，适用于后者。此外，前人的经验，认为苦还有坚阴的作用，如黄柏、知母用于肾阴虚亏而相火亢盛的痿证，即具有泻火存阴（坚阴）的意义。

咸　有软坚散结、泻下作用。多用以治疗瘰疬、痰核、痞块及热结便秘等证，如瓦楞子软坚散结，芒硝泻下通便等。

淡　有渗湿、利尿作用。多用以治疗水肿、小便不利等证，如猪苓、茯苓等利尿药。

由于每一种药物都具有性和味，因此，两者必须综合起来看。例如两种药物都是寒性，但是味不相同，一是苦寒，一是辛寒，两者的作用就有差异。反过来说，假如两种药物都是甘味，但性不相同，一是甘寒，一是甘温，其作用也不一样。所以，不能把性与味孤立起来看。性与味显示了药物的部分性能，也显示出有些药物的共性。只有认识和掌握每一药物的全部性能，以及性味相同药物之间同中有异的特性，才能全面而准确地了解和使用药物。

二、升降浮沉

由于各种疾病在病机和证候上，常常表现出向上（如呕吐、喘咳）、向下（如泻利、崩漏、脱肛），或向外（如自汗、盗汗）、向内（如表证不解）等病势趋向，因此，能够针对病情，改善或消除这些病证的药物，相对说来也就分别具有升降浮沉的作用趋向。这种性能，可以纠正机体功能的失调，使之恢复正常，或因势利导，有助于祛邪外出。

升和降，浮和沉都是相对的，升是上升，降是下降，浮表示发散，沉表示泄利等作用。一般具有升阳发表、祛风散寒、涌吐、开窍等功效的药物，都能上行向外，药性都是升浮的；而具有泻下、清热、利尿渗湿、重镇安神、潜阳息风、消导积滞、降逆、收敛及止咳平喘等功效的药物，则能下行向内，药性都是沉降的。但仍有些药物，升降浮沉的性能不明显或存在着二向性，如麻黄既能发汗，又可平喘、利水；川芎既“上行头目”，又“下行血海”。不过，这种情况毕竟是少数。

药物升降浮沉的性能与药物本身的性味有不可分割的关系，能升浮的药物大多具有辛、甘味和温、热性；能沉降的药物大多具有酸、苦、咸、涩味和寒、凉性。所以，李时珍曾经指出：“酸咸无升，辛甘无降，寒无浮，热无沉”。此外，药物升降浮沉的性能，还常受到加工炮制的影响，而在复方中，一种药的作用趋向还可能受到其他药物的制约，这在用药时是应加以注意的。如药物炮制，经酒炒则性升，姜汁炒则能散，醋炒则收敛，盐水炒则下行。而在复方配伍中，性质升浮的药物，在同较多的沉降性药物配伍时，其升浮之性可受到一定的制约，反之，性属沉降的药物同较多的升浮性质药物同用，则其沉降之性亦能受到一定程度的制约。可见各种药物所具的升降浮沉性质，在一定的条件下，是可以人为控制而转化的。

三、归经

归经就是指药物对于机体某部分的选择性作用——主要对某经（脏腑及其经络）或某几经发生明显的作用，而对其他经则作用较小，或没有作用。如同属寒性药物，虽然都具有清热作用，但其作用范围，或偏于清肺热，或偏于清肝热，各有所长。再如同一补药，也有补肺、补脾、补肾等不同。因此，将各种药物对机体各部分的治疗作用作进一步归纳，使之系统化，这种便形成了归经理论。

归经是以脏腑、经络理论为基础，以所治具体病证为依据的。经络能沟通人体内外表里，在病变时，体表的疾病，可以影响到内脏；内脏的病变，也可以反映到体表。因此人体各部分发生病变时所出现的证候，可以通过经络而获得系统的认识。如肺经病变，每见喘、咳等证；肝经病变，每见胁痛、抽搐等证；心经病变，每见神昏、心悸等证。我们根据药物的疗效，与病机和脏腑、经络密切结合起来，可以说明某药对某些脏腑、经络的病变起着主要医疗作用。如桔梗、杏仁能治胸闷、喘咳，归肺经；全蝎能定抽搐，归肝经；朱砂能安神，归心经等。这说明归经的理论，是具体指出药效的所在，是从疗效观察中总结出来的。

但是，在应用药物的时候，如果只掌握药物的归经，而忽略了四性、五味、升降浮沉等性能，是不够全面的。因为某一脏腑、经络发生病变，可能有的属寒，有的属热，有的属虚，有的属实。所以，不可只注意归经，而将能归该经的药物不加区别地应用。同归一经的药物，其作用有温、清、补，泻的不同，如肺病咳嗽，虽然黄芩、干姜、百合、葶苈子都能归肺经，可是在应用时，却不一样，黄芩主要清肺热，干姜则能温肺寒，百合补肺虚，而葶苈子则泻肺实，如此等等。归其他脏腑、经络的药物，也是这样。可见，将中药的多种性能结合起来，以之指导中药的应用，才会收到预期的效果。

此外，我们还必须了解，由于脏腑经络的病变可以相互影响，因此，在临床用药时，并不单纯地使用某一经的药物。如肺病而见脾虚者，每兼用补脾的药物，使肺有所养而逐渐向愈；肝阳上亢由于肾阴不足者，每加用滋补肾阴的药物，使肝有所涵而虚阳自潜。总之既要了解每一药物的归经，又要掌握脏腑、经络之间的相互关系，才能更好地指导临床用药。

四、有毒与无毒

本草书籍中，常在每一味药物的性味之下，标明“有毒”或“无毒”等字样。

“毒药”一词，在古代医药文献中常是药物的总称。如前所述，药性都各有偏性，这种偏性就是“毒”。在《素问》中有这样的记述：“大毒治病，十去其六；常毒治病，十去其七；小毒治病，十去其八；无毒治病，十去其九。”《神农本草经》把药物分为上中下三品，就是根据药性的无毒有毒来分类的，大体上是把攻病愈疾的药物称为有毒，而可以久服补虚的药物看作无毒。有毒的药物用后多有强烈的医疗作用。可见在古代对于“毒”的概念，是广义的。故张子和说：“凡药皆有毒也，非止大毒、小毒谓之毒。”张景岳云：“药以治病，因毒为能，所谓毒药，是以气味之有偏也。益气味之正者，谷食之属是也，所以养人之正气。气味之偏者，药饵之属是也，所以去人之邪气。其为故也，正以人之为病，病在阴阳偏胜耳……是凡可辟邪安正者，均可称为毒药，故曰毒药攻邪也。”张氏的论述，进一步解释了毒药的广义含意，并阐明了毒性作为药物性能之一，是一种偏性，以偏纠偏也就是药物治病的基本原理。但是，为了确保用药安全，后世许多本草书籍在药物性味之下所标注的“大毒”、“小毒”，大多是指一些具有一定毒性或副作用的药物，用得不当就可能导致中毒。所以，“毒”的含义已不是古时那样广义的概念。认识每一药物有无毒性以及毒性之强弱，在医疗上有时可以采用“以毒攻毒”的法则，如应用适宜的毒药来解疮毒、除毒疠、杀虫等就是。同时，认识各种药物的有毒、无毒、大毒、小毒，可以帮助我们理解其作用之峻利或和缓，俾能根据病体虚实、疾病深浅来适当地选用药物和确定用量。并可通过必要的炮制、配伍、制剂等环节来减轻或消除其有害作用，以保证用药安全。

第五节 中药的应用

药物的用法包括配伍禁忌、用药禁忌、剂量和服法等几项主要内容。掌握这些知识与方法，按照病情、药性和治疗要求予以正确应用，对于充分发挥药效和确保用药安全具有十分重要的意义。

一、配伍

前人把单味药的应用同药与药之间的配伍关系总结为七个方面，称为药物的“七情”。其中首先谈到“单行”。单行就是指用单味药治病。病情比较单纯，选用一种针对性强的药物即能获得疗效，如清金散单用一味黄芩治轻度的肺热咳血，现代单用鹤草芽驱除绦虫，以及许多行之有效的“单方”等。它符合简便廉验的要求，便于使用和推广。但若病情较为复杂，单味药难以实现既分清主次，又全面兼顾的治疗要求时，便需同时使用两种以上的药物，药与药之间就会发生某些相互作用，如有的能增进或减低原有药效，有的能抑制或消除毒性和烈性，有的则能产生毒性或副作用。因此，在使用两味以上药物时，就必需有所选择，这就提出了药物配伍关系的问题。所以前人总结的“七情”之中，除单行者外，其余六个方面都是谈配伍关系。现分述如下：

1. 相须 即性能功效相类似的药物配合应用，可以增强其原有疗效。如石膏与知母配合，能明显地增强清热泻火的治疗效果；大黄与芒硝配合，能明显地增强攻下泻热的治疗效果。

2. 相使 即在性能功效方面有某种共性的药物配合应用，而以一种药物为主，另一种药物为辅，能提高主药物的疗效。如补气利水的黄芪与利水健脾的茯苓配合时，茯苓能提高黄芪补气利水的治疗效果；清热泻火的黄芩与攻下泻热的大黄配合时，大黄能提高黄芩清热泻火的治疗效果。

3. 相畏 即一种药物的毒性反应或副作用，能被另一种药物减轻或消除。如生半夏和生南星的毒性能被生姜减轻和消除，所以说生半夏和生南星畏生姜。

4. 相杀 即一种药物能减轻或消除另一种药物的毒性或副作用。如生姜能减轻或消除生半夏和生南星的毒性或副作用，所以说生姜杀生半夏和生南星的毒。由此可知，相畏、相杀实际上是同一配伍关系的两种提法，是药物间相互对待而言的。

5. 相恶 即两种药物合用，一种药物与另一药物相作用而致原有功效降低，甚至丧失药效。如人参恶莱菔子，因莱菔子能削弱人参的补气作用。

6. 相反 即两种药物合用，能产生毒性反应或副作用。如“十八反”、“十九畏”中的若干药物（见“用药禁忌”）。

上述六个方面，其变化关系可以概括为四项，即在配伍应用的情况下：

（1）有些药物因产生协同作用而增进疗效，是临床用药时要充分利用的；

（2）有些药物可能互相拮抗而抵消、削弱原有功效，用药时应加以注意；

（3）有些药物则由于相互作用，而能减轻或消除原有的毒性或副作用，在应用毒性药或剧烈药时必须考虑选用；

（4）另一些本来单用无害的药物，却因相互作用而产生毒性反应或强烈的副作用，则属于配伍禁忌，原则上应避免配用。

基于上述，可知从单味药到配伍应用，是通过很长的实践与认识过程，逐渐积累丰富起来的。药物的配伍应用是中医用药的主要形式。药物按一定法度加以组合，并确定一定的分量比例，制成适当剂型，即为方剂。方剂是药物配伍的发展，也是药物配伍应用的较高形式。

二、用药禁忌

用药禁忌主要有以下几个方面：

（一）配伍禁忌

前面“配伍”一节中曾原则地提到，在复方配伍中，有些药物应避免合用。《神农本草经》称这些药物之间的关系为“相恶”和“相反”。据《蜀本草》统计,《本经》所载药物中,相恶的有六十种,而相反的则有十八种。历代关于配伍禁忌的认识和发展,在古籍中说法并不一致。金元时期概括为“十九畏”和“十八反”,并编成歌诀,现将歌诀内容列举于下:

1. 十九畏 硫黄畏朴硝,水银畏砒霜,狼毒畏密陀僧,巴豆畏牵牛,丁香畏郁金,川乌、草乌畏犀角,牙硝畏三棱,官桂畏石脂,人参畏五灵脂。

2. 十八反 甘草反甘遂、大戟、海藻、芫花;乌头反贝母、栝楼、半夏、白蔹、白及;藜芦反人参、沙参、丹参、玄参、细辛、芍药。

此后的《本草纲目》及《药鉴》等书所记,略有出入,但不如十八反、十九畏歌那样普遍认可和传播习诵。

《神农本草经·序例》指出“勿用相恶,相反者”,“若有毒宜制,可用相畏、相杀者,不尔,勿合用也”。自宋代以后,将“相畏”关系也列为配伍禁忌,与“相恶”混淆不清。因此,“十九畏”的概念,与“配伍”一节中所谈的“七情”之一的“相畏”,涵义并不相同。

“十九畏”和“十八反”诸药,有一部分同实际应用有些出入,历代医家也有所论及,并引古方为据,证明某些药物仍然可以合用。如感应丸中的巴豆与牵牛同用,甘遂半夏汤以甘草同甘遂并列;散肿溃坚汤、海藻玉壶汤等均合用甘草和海藻;十香返魂丹是将丁香、郁金同用;大活络丹乌头与犀角同用等等。现代这方面的研究工作做得不多,有些实验研究初步表明,如甘草、甘遂两种药合用时,毒性的大小主要取决于甘草的用量比例,甘草的剂量若相等或大于甘遂,毒性较大;又如贝母和半夏分别与乌头配伍,未见明显的增强毒性。而细辛配伍藜芦,则可导致实验动物中毒死亡。由于对“十九畏”和“十八反”的研究,还有待进一步作较深入的实验和观察,并研究其机理,因此,目前应采取慎重态度。一般说来,对于其中一些药物,若无充分根据和应用经验,仍须避免盲目配合应用。

(二)妊娠用药禁忌

某些药物具有损害胎儿以致堕胎的副作用,所以应该作为妊娠禁忌的药物。根据药物对于胎儿损害程度的不同,一般可分为禁用与慎用二类。禁用的大多是毒性较强,或药性猛烈的药物,如巴豆、牵牛、大戟、斑蝥、商陆、麝香、三棱、莪术、水蛭、虻虫等;慎用的包括通经去瘀、行气破滞,以及辛热等药物,如桃仁、红花、大黄、枳实、附子、干姜、肉桂等。

凡禁用的药物,绝对不能使用;慎用的药物,则可根据孕妇患病的情况,斟情使用。但没有特殊必要时,应尽量避免,以防发生事故。

(三)服药时的饮食禁忌

饮食禁忌简称食忌,也就是通常所说的忌口。在古代文献上有常山忌葱;地黄、何首乌忌葱、蒜、萝卜;薄荷忌鳖肉;茯苓忌醋;鳖甲忌苋菜;以及蜜反生葱等记载。这说明服用某些药时不可同吃某些食物。另外,由于疾病的关系,在服药期间,凡属生冷、黏腻、腥臭等不易消化及有特殊刺激性的食物,都应根据需要予以避免。高烧患者还应忌油。

三、剂量

中药的计量单位,古代有重量(铢、两、分、钱、斤等)、度量(尺、寸等)及容量(斗、升、合等)等多种计量方法,用来量取不同的药物。此外还有可与上述计量方法换算的“刀圭”、“方寸匕”、“撮”、“枚”等较粗略的计量方法。由于古今度量衡制的变迁,后世多以重量为计量固体药物的方法。明清以来,普遍采用16进位制,即1斤=16两=160钱。现在我国对中药生药计量采用公制,即1kg=1000g。为了处方和配药特别是古方的配用需要进行换算时的方便,按规定以如下的近似值进行换算:

一两(16进位制)=30g

一钱=3g

一分=0.3g

一厘=0.03g

用药量,称为剂量,首先是指每一味药的成人一日量;其次是指在方剂中药与药间的比较分量,即相对剂量。一般非毒性的药物,单用时用量可较大,而在复方中的用量可略小。主要药物用量可较大,辅助性药物一般可用较低于主药的剂量。

在确定剂量的时候,要根据病者的年龄、体质强弱、病程久暂、病势轻重以及所用药物的性质和作用强度等具体情况来进行全面考虑。一般是:老年人气血渐衰,对药物的耐受力较弱,特别是作用峻烈的攻病祛邪药物易损正气,应适当低于成人量;小儿五岁以下通常用成人量的四分之一,五、六岁以上可按成人量减半用;体弱患者也不宜用较大剂量;久病者又应低于新病者的剂量。老人及身体已极度衰弱者用补药时,一般剂量可较重,但开始时的剂量宜轻,逐渐增加,否则药力过猛而病者虚不受补,反致萎顿。若属峻补药物,则用量尤不宜重。就病势而言,凡病势重剧而药力弱、药量轻,则效果不佳;病势轻浅而药力猛、药量过大,极易损耗正气,这些也是必须充分注意的。至于药物方面,质轻的用量宜轻,质重的可稍大;性味浓厚,作用较强的用量可较小,性味淡薄或作用较温和的,可用较大量。而毒性药则须严格控制剂量在安全限度内。除峻烈药、毒性药和某些精制药剂外,一般中药的常用内服剂量(即有效剂量)约为5~10g,部分常用量较大的为15~30g。

四、用法

本节所述中药的用法,主要指常用汤剂的煎煮应当注意的事项以及各种药剂的服用方法。

煎煮汤药是最为常用的一种制剂形式,煎药用水和火候都有一定要求。用水必须洁净,一般可用清澈的泉水、河水及自来水,井水则须选择水质较好的。煎药时先用适量水在容器内浸药令匀,用水量应以淹没药物或稍高为度。至于火候的控制,则主要取决于不同药物的性质和质地,通常发散药及其他芳香性药物都应避免久煎,应当用"武火"迅速煮沸数分钟后改用"文火"略煮即可,以避免久煮而致香气挥散,药性损失。而补益滋腻药物则大多可以较久煎煮,使有效成分充分溶出,药力完全。其他如贝壳、甲壳、化石及多数矿物药入汤更宜久煮。在一个处方中如果各个药物的性质和质地有显著差别,就应当分别先后,次第煎煮,其中的芳香药等则须待矿物、贝壳及某些根类药物先煮沸约10分钟后再放入。有些粉末状药物及细小的植物种子,可用纱布包裹煎煮,使不致浮散,以便饮服。若处方中有不宜煎煮的药物,可另行溶化(如芒硝),然后同煎取的其他药液混合。方剂中的液态药物(如竹沥、姜汁等)亦不入煎,与其他药液混合即得。较贵重的药物(如人参、三七、川贝母)通常多制成散剂与煎得的其他药物药液同服。胶质药物如鹿角胶、龟板胶等则当另行烊化然后混合其他药汁服用。

服药方法,汤剂都宜于温服;发散风寒药最好是热服;呕吐或药物中毒,宜小量频服;用从治法时,也有热药冷服或凉药热服的。丸、散等固体药剂,除特别规定以外,一般都用温开水吞服。

服药时间,也必须根据病情和药性而定。一般说来,滋补药宜在饭前服;驱虫药和泻下药大多在空腹时服;健胃药和对胃肠刺激性较大的药物宜于饭后服;其他药物一般也宜在饭后服;而安眠的药物则应在睡前服。无论食前或饭后服药,都应略有间隔,如饭前后1~2小时左右,以免影响疗效。

一剂中药,一天通常服三次。病缓可服二次;而病重病急的可隔四小时左右服药一次,昼夜不停,使药力持续,利于顿挫病势。在应用发汗、泻下等药时,若药力较强,要注意病者个体差异,一般以得汗、泻下为度,适可而止,不必尽剂,以免汗下太过,损伤正气。

第六节 中药常识

中医处方讲究君、臣、佐、使的配伍,药性有寒热温凉四气、酸苦甘辛咸五味、升降浮沉四性,针对不同的疾病,配伍有宜忌。著名的十八反、十九畏,就是中医处方时必须注意的问题。中医传统用药有先煎、后下、包煎、另煎、冲服、烊化等,一般自己回家煎煮,要注意这些要求。下面我们就着重介绍一下中药的煎制方法和服用方法。

一、煎药时应注意的问题

1. **煎药容器** 煎药用具以砂锅、瓦罐最好。忌用铁器、铜器,以防与含有鞣质、有机酸的药材发生反应,影响质量和疗效。

2. **煎药用水** 以清洁为原则,自来水、矿泉水均可。加水量常与中药的吸水量、煎药时间、火候以及病人所需的药量有关,一般加水量常为药重的5~8倍。

3. **煎前浸泡** 中药在煎煮前应先加水浸泡,使药材湿润,以利于有效成分的浸出。浸泡时间视具体情况而定,粗沫一般浸泡5~10分钟,饮片一般浸泡20~30分钟。

4. **煎药火候** 指煎药温度的高低。在未煮沸之前可用大火、急火快煎,沸腾之后应改为小火、慢火煎煮,这样可以防止药液溢出,盖好盖,尽量减少水分过多蒸发,更主要的是能减少挥发成分的损耗,使有效成分充分溶解出来。

5. **煎药时间** 一般头煎从沸腾开始计算,需用20~25分钟,二煎需15~20分钟;发汗药头煎熬10~15分钟,二煎需10分钟;滋补药头煎30~40分钟,二煎需25~30分钟。汤药煎好以后,应立即滤取药汁。

6. **煎煮次数** 现代研究证明,一剂药以煎煮两次为宜,最好将头煎与二煎合并后分两次内服。滋补药可煎三次。

7. **入药顺序** 中医传统用法有先煎、后下、包煎、另煎、冲服、烊化等,主要是为了增加药前量或减少挥发性物质的散失,以保证汤剂的质量和疗效,减少副作用。有些壳类、矿石类药物如石膏、生牡蛎等,应打碎先煎,武火煮沸,约10~20分钟后再入它药同煎,以便充分煎出有效成分,或先煮水去渣后再煎它药。对某些毒性药物如生南星、生草乌等,也应先煎,或久煎,以降低其毒性。有些药物宜后下,如薄荷、砂仁等,即在煎毕前5~10分钟下药,以免煎煮过久有效成分挥发,减低药效。

有些黏性较强的药物如车前子等,直接入水煎煮会使锅底焦糊;有些带毛的药物如旋覆花等,直入水煎则毛易去,服药时刺激咽喉,这些有碍煎或过滤的药物,宜包入纱布袋中再和其它药物入汤同煎。有些贵重药物如人参、犀角片等,为了更好的煎出其有效成分,避免损耗,宜先另煎取汁,然后将渣再入其它合煎的药中煎煮,最后将两次药汁兑和服用,以充分发挥药效,避免浪费。有些贵重而用量较小或不宜入煎的药物,如朱砂、三七等,应研成细粉,随汤剂或用温开水冲服。此外,还有一些胶类、无机盐类药物,如阿胶,宜直接置于药液或开水中烊化内服,以免水煎易糊,难以过滤,影响药效。

二、中药的服用方法

内服药以口服为主,中药服用的时间、次数、剂量是十分讲究的,主要有以下几种:

1. **根据病位** 病在下部,胸膈以下的宜饭前30~60分钟服用,如泻下剂宜饭前服用;病在上部,胸膈以上的应饭后服用,为的是使药物在体内保留较长时间,病位在上部的用药应多次少量,病位在下部的用药应少次多量。

2. **根据病情** 病情危重的应大剂顿服,以抑制病势;病情复杂危重的,宜多连续服药或缩短给药时间,以加强药力;病情轻缓、病情较长的,可按常规服用。

3. **根据休质** 体质健壮的则次少量多,体质弱的则次多量少。

4. **滋补药、祛湿、水剂、祛虫药等宜空腹服用;养血安神药宜睡前服用。**

关于忌口:自古以来,中医十分讲究忌口,根据中医药的传统理论和长期以来的实践证明,服用中药时忌口是有一定道理的。忌口指在服药期间禁止吃某些食物。因此,在服药期间,应忌食生冷、油腻、不易消化、麻辣以及刺激性食物,以免影响药物的吸收与疗效。

精心护理:服发汗药需要安卧,服辛温发表药宜盖被微发汗,而服辛凉发表药不宜捂盖,观察疗效。凡服发汗药者只宜通体微汗,不宜大汗淋漓以防虚脱;服发汗药后不可马上食用酸辣食物和冷饮。

三、中成药

中药中除了汤剂,剩下的剂型都是中成药,中成药最大的特点就是根据疾病的寒热虚实配伍而成,保存和服用都十分方便,使用时只要辨证、对症应用即可,临床应用十分广泛。

中成药的种类很多,常用的有片剂、冲剂、丸剂、散剂、膏剂、丹、酒、露等。近年来随着中药的不断研发,又出现了口服液、注射剂和喷雾剂等。

☞ 延伸资料——中药中的君臣佐使。

中药方剂中的君臣佐使是中药方剂配伍的一种形式,是根据单味中药在方剂中的作用而确认的,君是主的意思,君在方剂中常常是一味起主导治疗作用的中药。如四君子汤是用以治疗脾胃气虚而引起的饮食减少,大便溏稀,小便清长,腹胀、面色苍白或萎黄,语言低弱细微,四肢软弱无力,脉细或沉细等症的,其方剂是由人参、白术、茯苓、甘草四味中药组成,而人参具有良好的补气、健脾、助阳作用,食欲不佳、大便溏稀、面色苍白、四肢无力、脉细等诸多证候皆是因脾胃气虚所引起,因此补益脾气则是治疗脾胃气虚的重要原则。人参在四君子汤中起君的作用。白术也是健脾良药具有良好的温脾补脾作用但效果不如人参而且补气力弱,是一味臣药,佐药则指茯苓,茯苓具有渗湿利尿作用,同时能健脾安神,中医认为脾喜燥怕湿而茯苓能渗湿利尿,因此,此方中佐以茯苓则健脾作用更强。甘草是四君子汤中的使药,能协君药人参、臣药白术、佐药茯苓的治疗作用,同时还可将诸药引导到所需治疗的脏腑和经络,这样使治疗作用更有针对性,也有些方剂中,如六一散、白虎汤等,不一定按君佐使的原则进行配伍,但其总的原则也是主药和辅药的关系;具体药方如何配伍,应由医生根据病情辨证而定。

☞ 医圣张仲景的药方有一个显著的特点就是用药少，一般多至10味少至4味。这些方剂在用药的配伍上也都讲究君臣佐使，什么是君臣佐使？

君：发挥主要治疗作用；

臣：协助君药发挥作用；

佐：制约药物毒性发挥；

使：引导药物直达病所。

主要治疗作用的药把它叫做是君药。有的是协助这个君药来发挥治疗作用的，在方剂的配伍当中，中医把它叫做臣药。有些是起到一些制约药物的毒性或者说是增强君药和臣药的疗效，这样的药物中医把它叫做佐药。还有一些起到引经的作用，病在肝的，我用引经入肝的药物，或者病在上的，我用轻清上扬，引药往上走的药物，或者是调和诸药作用，把它叫做使药。

在一个方剂中，君药起主要作用，自然它的药量占得最多，臣药、佐药、使药，根据它们的作用不同药量依次递减，这就形成了中药配伍中特有的君臣佐使。这个规则千百年来一直被大多医家所遵奉，而运用最娴熟的就是医圣张仲景。

方剂发挥作用并不是组成这个方子的每一个单味药的功能的相加，而是每一种药组合起来以后取它相辅相成的作用，或者取它相反相成作用，是一个很综合的，多于单味药之和的功效发挥。

君臣佐使只是一条中医医家的用药规则，医家们还要根据药物的其它特点在所选用的药物上进行量的增减。由于药性和比重不同，所以在选取上也要有所侧重。君臣佐使是为了更加突出药性，而祛病强身才是医家最终的追求。按照中医处方配伍的要求，药量大小、多少、如何去组合，这是受我们要达到一个什么样目的，要起到一个什么样的治疗作用和整个方剂的所要发挥的疗效来制约的。因为是药三分毒，把疗效提到最高而同时把对人体可能造成的毒副作用而降到最小，随着病情的需要，随着体质的需要来决定用药。

☞ 君臣佐使原指君主、臣僚、僚佐、使者四种人分别起着不同的作用。

君：是主事的；臣：是执行的；佐：是出谋划策的；使：是做具体事情的。

☞ 成语“君臣佐使”：

解释——原指君主、臣僚、僚佐、使者四种人分别起着不同的作用，后指中药处方中的各味药的不同作用。

出处——《神农本草经》：“上药一百二十种为君，主养命；中药一百二十种为臣，主养性；下药一百二十种为佐使，主治病；用药须合君臣佐使。”

示例——开中药处方时，要安排好各味药的关系。

第八篇 口才与沟通

☞ 我们为公众带去健康不是像医生那样通过药物和手术刀，而是通过语言的咨询和指导，每一次与服务对象的交谈都是一次特殊的演讲，所以我们需要拥有口才。

☞ 公众接受健康知识从接受健康师本人开始。因人而敬神。所以我们需要学会沟通。

第六十六章 口才与成功

一、什么是演讲

☞ 平常大家的讲话不是演讲，领导讲话也不是演讲。

演讲有三个要素：主体（演讲者），客体（听众），主客体共同处在一个时境（时间和环境）中。

演讲有三个特性：综合性（包括演讲者和听众、有声语言和态势语言），现实性（区别于舞台艺术），艺术性（区别于一般的发言、报告、讲座）。

演讲有三种表现手段：有声语言（包括声音、语意，诉诸于听众的听觉器官），态势语言（包括形体、姿势、动作、手势、面部表情等，诉诸于听众的视觉器官），主体形象（身材、容貌、服装、发型、年龄等）。

演讲就是演讲者在特定的时境中，借助于有声语言和态势语言的艺术手段，在大庭广众之中发表自己的意见，抒发自己的感情，从而感召广大听众并促其行动的一种社会实践活动。

二、演讲与口才

演讲是一种交际的工具，正常的人与人打交道主要靠语言。练演讲可以锻炼口才。

人类的口语主要有三种语体类型：演讲体、论辩体、交谈体，其中演讲是最高级、最完善、最富有审美价值的一种语言表达形式。

☞ 人们在生活和工作中，有口才与没口才是大不一样的。

首先，什么是口才？一言以蔽之，就是口语表达能力有了相当高的技巧和艺术水平。口才是有具体标准的：

第一，应该**言之有理**，不是胡说八道，歪理邪说；第二，应该**言之有物**，不是杂乱无章，空洞无物；第三，应该**言之有序**，那就是有条有理，条清理晰；第四，应该**言之有文**，讲得生动、形象、活泼，让听众愿意听。

☞ 大忽悠、白话蛋不是有口才。

那么，有的人一见面没等说话，脖子粗脸红。说了一句没有话了，说四、五句话吭哧了老半天。我们说，这样的人就是没有口才。还有一种人，他很能讲，夸夸其谈，东拉西扯，无边无沿，言之无物，我们说，这样的人不是有口才。所以，有的人没有口才；有的人虽然能说，不是口才。

那么，口才到底有什么意义、价值和作用？在整个人类社会生活当中，一个人的口才有时候起到举足轻重的作用。我们先从大处说，政治家、军事家、外交家没有口才，行吗？不行。古代郑国老将烛之武说退秦师的帮事就是一例：秦晋大军攻打郑国的时候，郑国的文臣武将一筹莫展，武将不敢出征，文将没有办法，最后郑王不得不让烛之武亲自出马，到秦国去一趟。烛之武受命于危难，到了秦军驻地，找到了秦军的统帅。他动之以情，晓之以理，情真意切，痛陈唇亡齿寒的利和弊，终于说服了秦国的统帅，秦国撤军，不再打郑国了，而且留下两员大将，协助保卫郑国。晋国无奈，也只好撤军。这就是口才的力量。因此，刘勰《文心雕龙》说："一人之辩重于九鼎之宝，三寸之舌强于百万之师。"

大家知道，诸葛亮舌战群儒。正因为他有口才，出使东吴的时候，建立了联吴抗曹的统一战线，最后致使号称

“八十万大军”的曹兵，几乎全部葬于滔滔的长江之中。这不是口才的威力吗？设想一下，假如刘备不让诸葛亮去，派张飞去，其后果又会什么样呢？这不是口才的价值和作用吗？

您可能会说，这些都是大人物，军事家、政治家、外交家。但是我们不要气馁，谁知道若干年以后，我们也可能就是政治家、军事家、外交家呢！为什么现在不做准备呢？好，如果这个不想攀登的话，我们再讲讲我们日常生活工作当中的事情。我们当学生的时候，都有个感觉，为什么有的老师讲课，五十分钟从开始到结尾，你不感到累，时间这么快呢？有的老师课讲十来分钟，你就坐不住了，时间咋这么慢呢？就是因为有的老师有口才，他能够深入浅出地把他的文化知识传达给我们，他能够生动形象地使我们愿意听，入耳、入脑，最后全明白，这不是口才的作用吗？

我们再说，法官需不需要有口才？律师需不需要有口才？推销员、营销员需不需要有口才？健康师、营养师、中华养生师、素质教育师、人生经营师等等需不需要有口才？都需要有口才。在整个人类社会的生活当中，一个人有口才和没有口才，是大不一样的，有口才的人就能充分展现自己的才华（知识、见识、思想、水平、能力等），没有口才的人就不能展现自己的才华。最终他们为社会做出的贡献和获得的地位是大不一样的。

三、口才与成功

什么是成功？很简单，就是一个人经过努力，达到了预期的目的和效果的时候，我们说，这成功了。在整个社会生活当中，我们说，成功是有程式的，有大成功、中成功、小成功，还有小小成功。大成功，比如说，达尔文的进化论，爱因斯坦的相对论，袁隆平的杂交水稻技术。美国首富比尔·盖茨，中国香港李嘉诚，这是成功的。老师在教学当中研制新的教学方法，医生治了疑难病症，工人有了发明创造，这也都是成功。一个不懂健康知识的人，通过参加公众健康师培训，不仅自己成为了健康和生命的主人，还到处宣讲健康知识，使更多的人从中受益，也是一种成功。小的成功也有，比如农民通过科学种田增产了。我有一千块钱，但下岗了，我就想开个小杂货铺，还缺一千，我就借了一千，两千块钱把小杂货铺开起来了，每一天都有收益，月月都盈利，到年底挣钱了，我也成功了。因此，不管大成功小成功，只要有益于社会，它都在不同程度上推动了社会的进步，推动了人类的发展。

作为一个成功者，需具有两方面的因素：第一，主观因素；第二，客观因素。所谓主观因素：思想、道德、情操、学识、情感、阅历等等，这些都是你的主观因素。同时创造力、创新能力、组织能力、协调能力，以及口语表达能力（口才），这些都是一个人成功的主观因素。客观因素：社会环境、自然条件、物质设备等等。我们具备了这两方面的因素就比较容易成功，或者说他能够成功。

那么，口才和成功到底是什么关系呢？比如，在一些行业、一些领域里，一些成功的人不见得有口才；但是，有口才的人能助你成功，能加速成功，能极大提高成功的几率，甚至在关键时刻，起着决定性的作用。比如，前面讲到的烛之武和诸葛亮。

口才与成功关系的故事：古代有一个国王，一天晚上做了个梦，梦见自己满嘴的牙都掉了。第二天，他找了两位解梦的人。国王问：“满口牙全掉了，到底是怎么一说？”第一个解梦人说：“皇上，在你所有的亲属都死去以后，你才能死，一个都不剩。”皇上一听，心里非常不高兴，命人杖他一百棍。第二解梦人如何说呢？这样说：“至高无上的皇上，您将是您所有亲属当中最长寿的一位呀！”皇上龙颜大悦，拿出一百个金币，奖给了他。

一个人有了口才，绝非一般。口才甚至能救命。电视剧《铁齿铜牙纪晓岚》中有一段：一天，乾隆皇帝听说纪晓岚学识宏富，能言善辩，机智敏捷，就想试试他。但是，乾隆皇帝这个笑话开得太大了。纪晓岚一看乾隆皇上召见，马上进宫跪下了。乾隆皇上说：“纪晓岚！”“臣在！”“我问你：何为忠孝？”纪晓岚说：“君叫臣死，臣不得不死，为忠；父叫子亡，子不得不亡，为孝。合起来，就叫忠孝。”纪晓岚刚答完，乾隆说：“好！朕赐你一死。”纪晓岚当时就愣了：这从哪里来？怎么突然赐我一死？但是皇帝金口玉言，说啥算啥，纪晓岚只好谢主龙恩，三拜九叩，下殿去了。纪晓岚这可怎么办呢？不死，回来，就是欺君之罪；死了，真可惜，断送一个栋梁之材。乾隆想，都说纪晓岚能耐、能言善辩，我看你纪晓岚今天怎么办？

大概有半柱香的工夫，纪晓岚呵气带喘地跑了进来，扑通就给乾隆跪下。乾隆：“大胆，纪晓岚！朕不是赐你一死吗？你为什么又回来了？”纪晓岚说：“皇上，臣去死去了，我打算跳河自杀，我正要跳河，屈原突然从河里出来了，他怒气冲冲地说：你小子不混蛋吗？想当年我投汨罗江自杀的时候，是因为楚怀王昏庸无道；想当今皇上，贤明豁达，皇恩浩荡，你怎么能死呢！我一听，就回来了。”这时候，乾隆皇帝还说什么？你让他去死？好，你乾隆皇帝就是昏庸无道；可是能让他活着吗？皇帝一言九鼎，又赐他一死，他又回来了。最后，乾隆皇帝自己不得不解嘲说：“好一个纪晓岚，你是真能言善辩啊！”试想，纪晓岚是不是用自己的口才，救了自己一条命？假如换另一个人去将怎样？虽然，也是学识宏富，思维敏捷，但是他不愿意说，或者不会说，他能不能回来？大概他已经跳河自杀了！因此，我们说，口才的价值，口才的意义，确实不可低估。

那么，回到现实当中，口才与成功又有什么关系呢？事例：有两个小车司机，单位精减，竞争上岗。只能留一个。竞聘场上，第一个司机大概讲了十来分钟，说我将来要开车，一定把车收拾得非常干净，遵守交通规则，而且要保证领导的安全，一定要做到省油，诸如此类。第二个司机，三分钟都没说到，发言就结束了。他说，我过去遵守三条原则，现在我遵守三条原则，如果今后用我，我还遵守三条原则：第一，听得，说不得；第二，吃得，喝不得；第三，开得，使不得。我过去这样做，今后我还这样做。领导一听，好！这个司机好！好在什么地方？听得，说不得。意思说，领导坐在车上研究一些工作，往往在没在公开场合讲之前都是保密的，我只能听，不能说，说不得，不能泄密。这个司机不可用吗？第二，吃得，喝不得。经常陪领导到这儿开会，到那儿参加活动，最后总得吃饭吧？好，我也得吃，但是千万不能喝酒，这叫保护领导的生命安全。第三，开得，使不得。你别看我开车，但是只要领导不用的时候，我也决不为了己利私自开车，公私分明。这个司机，谁不用？这不是口才吗？是口才使第二个司机获得了成功。第一个司机可能各方面也做得不差，因为口才不行，落榜了。

再比如推销员。有一个公司，生产一种新空调，让两个推销员推销。一个推销员一天卖了两台，另一个卖了三十多台。应该说卖三十多台的成功了，卖两台的肯定失败了。空调是一样的，失败在什么地方？失败在口才上！——“先生你买空调吗？我们新造的空调可好了，您买吧！”人家说：“我不买。”扭身走了。就这么几句话。可另一个却不这样，一进来：“先生，您忙不忙？如果您不忙，我向您介绍一下我们最新的空调产品。这个空调的功能，和其他的空调都不一样，它不仅制冷制热，还能够杀菌，过滤空气，自动定时关闭，而且自动调温。这个空调在整个现有的空调当中，它的质量最好，功能最全，而且价钱比其它空调都便宜，他们可以保修两年、三年，我们保修五年。先生您试一试，试用期间不满意，我们负责调换。”谁不买？谁都愿买！

在整个人类活动当中，大大小小的事情，有了口才就会助你成功，有了口才就会加速你成功，有了口才就会提高你成功的几率，在关键时刻它会起到决定性的作用。

值得一提的是，某某人没有口才，他也成功了。但是，没有口才，成功了，总是遗憾的事情。而且他获得成功往往要付出更大的努力，成功的几率也比有口才要小许多。一个成功者，要有了口才，能把科学文化知识，高超的技艺，讲给广大听（观）众的时候，其贡献不是更大吗！因此，希望大家有口才，取得更大的成功。

四、如何拥有好口才

口才包括内涵和技艺内外两部分。在练习演讲的过程中，可以锻炼你全方位的素质（思想、学识、应变、表达、表演、仪态、举止等），以取得事半功倍的效果。

如何练就口才？陆游说：“如果欲学诗，功夫在诗外。”要具有良好的口才就要有良好的素质修养。素质主要有三方面：

第一，思想道德素质，包括正确的世界观、人生观、价值观，社会公德、职业道德、家庭美德、个人品德。

第二，科学文化素质，包括丰富的知识、广博的学识、超群的技艺（应变、表达、表演）等。要给别人一杯水，你要有一桶水、十桶水，绝不可千篇一律，还要掌握心理学、语言学、历史学、地理学、哲学、经济学等相关学科。

第三，健康素质，包括健康的身心，过人的胆魄，良好的适应能力等。

☞ 应变举例：周恩来喝酒不抽烟，活了78；毛泽东抽烟不喝酒，活了83；邓小平又抽烟又喝酒，活了93。

口才不仅是嘴皮子利索，更要求有丰富的内涵、渊博的学识、扎实的功底，否则即使口若悬河、滔滔不绝，但内容空泛、苍白无力，顶天儿只能算是“白话蛋”。

口才并非天生的，是后天练成的。通过练习演讲就可以获得好口才。

古代有一位大演说家德摩斯梯尼。当时在古希腊，谁能登台演讲，这个人物就是这个城堡的“领袖”，那是了不得的！德摩斯梯尼第一次登台演讲的时候，他希望的是掌声、笑声。结果，没有笑声，倒有了掌声——背掌！被哄下台去。但是，德摩斯梯尼并不气馁，他回来以后，自己剃个阴阳头，以示再也不出去，然后把很多的书籍都找来，拼命地读书，丰富知识。为了克服自己耸肩，他在屋子的顶棚上吊了两个宝剑，剑尖正好对着自己的肩膀，只要一耸肩就扎着他了。经过一段时间，学问大了，耸肩的毛病也克服掉了。针对说话不清楚的毛病，怎么改？他找一个小鹅卵石含在嘴里。他本来说话就不清，再含着鹅卵石是更不清了。经过艰苦的努力和训练，最后含着鹅卵石说话都非常清楚。那么，吐出鹅卵石以后，简直达到炉火纯青的地步。气不够用，怎么办？他边朗诵诗歌，边往山上跑。最后，终于几个毛病都克服掉了。他的内功有了，有了丰富的学识和思想见地；他的外功有了，口才练成了，肺活量也锻炼大了，当然再登台演讲的时候，人们的掌声潮水一般。最后，他的七篇精彩的演说，永垂青史。

美国第十六任总统林肯，是著名的演讲家、雄辩家、交谈家。但他一开始说话，根本不行。第一次当众演讲，是满脸通红，嗓音都变了，嗓子里面好像有个棉花堵住了，脸色铁青，不知道手往哪儿放。但是后来，每当他走在乡村路上，他见到树桩、高粱地，他也对着它们来演讲，手势怎么做，面部表情应该什么样，不断地练习。参加葛底斯堡的演说，总共才三分钟，十句话，竟使一千五百人落了眼泪。现在已经铸成经文，放在英国的牛津大学里，作为英文的演说典范。

闻一多先生，1919 年在清华读书的时候，他为了学演讲，早晨五点多钟就起来练习。有一次，演讲落后了一点，"近来发现演讲渐落他人之后，乃奇耻大辱也！必须奋起直追。"他开始深更半夜勤练，终于取得了成功，他最后一次演讲为我国演讲史添了光辉的一页。

☞ 俗话说：三年胳膊五年腿，十年练个好嘴皮。好口才，不一般，勤学苦练恒与专。松十年，紧五年，废寝忘食得三年。

那么，做一个演讲者，应该具备哪些素质呢？即内功，就是内在的素质，内在的气质。做一个有口才的人，大体离不了这样几条：第一，有思想。第二，有道德。身教胜于言教。因此，做一个演讲者，做一个有口才的人，需要有高尚的道德品质，这个时候说出的话别人才信任，才愿意听。第三，有学识。我们不需要每个人都成为专家，但是一个有口才的人，除了有专业的知识外，知识面应该宽一些的。另外，还应该有识，也就是远见卓识。讲出来的话，应该是想他人之所未想，讲他人之所未讲，出口不凡。除了这些修养、素质外，做一个能言善辩的人，还要善于观察，有敏锐的观察力，正所谓"世事洞明皆学问，人情练达即文章"。除此之外，还得有丰富的想象力，以及应变能力。所谓"读书破万卷，下笔如有神"就是这个道理。

☞ 如何练口才，总的来说要：第一，虚心学习，博采众长；第二，刻苦训练，持之以恒；第三，知难而进，决不后退。

当然，内功强了，德、才、学、识、胆、情、体都有的时候，该练嘴上的工夫了。要想练口才，有四个基本要求：说普通话，语言准确，语言简洁，语言生动、活泼、形象。练嘴皮子有一个简单的方法：找两、三篇思想性强、艺术性高的短文，两、三千字，然后默读。为什么要你默读呢？当默读的时候，要体会文章主题是什么，中心是什么，用什么材料来说明这个中心，怎么开头的，怎么结尾的，用了哪些语言……默读当中，要思考、琢磨，领会文章的精神实质，结构编排，章法重点，从而提高个人说话有中心、有逻辑、有内容的水平。这是默读的好处。

然后，再说朗读。练声音、练句读、练感情。这句应该高声朗读，那段应该低下来；哪句要欢快，哪段需沉闷……通过朗读，能使讲话抑扬顿挫，让人喜欢听。

第三步，快读。比如有三篇文章，读这三篇文章，默读三篇文章，然后朗读三篇文章，最后快读。这种快不是一般的快，第一，锻炼思维敏捷，反应迅速；第二，使讲话决堤的江河，一泻千里；第三，当感情充沛的时候，它会充分地表达出来。如果练一个月左右的快读，那今后的口才基本上就有了。

嘴上功练好后，还要有态势语言。即姿势、表情、眼神，包括手势。一人说话，不可能一点表情一点手势都没有，这种态势语言是作为有声语言的一个辅助。聋哑人不能说话，但是他们的手一比划，他们连面部表情、眼神都有了，他们都明白了，因为这是手势语言。那么，做一个有口才的人，学演讲的人，如果在演讲的时候，在说话的时候，配上面部表情、眼神，包括手势，最后演讲、交谈、论辩，肯定会取得事半功倍的效果。

嘴上功夫和态势语言练好后，就要反复练习，熟能生巧，直至炉火纯青。但是在实践中，碰到最大的问题，就是心里素质问题。很多人在台下很神，可一上台就变了，不是膝盖碰得咯咯响，就是嗓音颤抖，手足无措，眼神错乱，六神无主，讲什么都忘了，这叫做"价值的贬损"。所以，要大胆地讲，在少数人群当中讲，在班会上讲，在大的人群中讲。不要怕，失败了下次再来，失败是成功之母。只要敢于说，能够说，多说，多次说，终究将变得会说、善说、巧说、妙说。

五、学习演讲

☞ 演讲，从大的方面说就是两个内容：讲什么（指内容），怎么讲（指形式）。

1. 关于演讲的题目 说到演讲的内容，首先要选好演讲的题目。内容是龙身，题目是眼睛。要画龙点睛，不要画蛇添足、狗尾续貂、词不达意。确定演讲题目的三个原则：题目揭示主题（如《为人民服务》）；题目提出问题（如《谁是最可爱的人》）；划定范围（如《青年团的任务》）。确定题目要注意：要有积极性（进取性）；适合性（适合听众的要求，适合演讲的时间，适合演讲者的身份）；新奇性；富于感情；言简意赅（不可太冗长，太长了记不住，太长了不生动；不可太深奥，太深奥看不懂，难理解；不可太宽泛，太宽泛重点不突出）。

2. 关于演讲的主题 演讲要有主题，没有主题的演讲是杂乱无章的。"两个黄鹂鸣翠柳（不知所云），一行白鹭上青天（不知所往）。"主题就是灵魂，是脊梁骨，纲举目张，主题就好比三军的统帅。

确定主题的原则：主题要有针对性（回答听众急需回答的问题，解决听众急需解决的问题）；在此主题领域有自己的真知灼见;主题要正确(不是歪理邪说);主题要鲜明(不要模棱两可,看似左右逢源,实则不着边际);主题要集中,详略得当(主题往往是由若干分主题构成,伤其十指不如断其一指,集中优势兵力打歼灭战,有详有略,既突出了本次演讲的重点,又为下次演讲埋下了伏笔,可谓一举两得);主题要深刻,不要就事论事,要透过现象论本质。

3. **关于演讲材料的收集** 做生活中的有心人,勤于发现,勤于收集,勤于思考,善于整理,善于总结,肯于发掘,敢于突破。名人未必是名言。演讲材料分为直接材料、间接材料和创建材料。

4. **关于演讲材料的使用** 俗话说:“挖到筐里不都是菜”。收集材料时应是“韩信将兵——多多益善”,使用材料时应是“兵不在多而在精”。选取材料的原则:要选取服务于主题的材料;要选取针对特定听众的材料(听众的职业、年龄、文化程度、经历、兴趣等有很大差异);要选取准确的材料(科、普、乐),对材料要求证,不要误导听众,以讹传讹,尤其是间接材料,一定要去粗取精,去伪存真。

5. **关于演讲的开场白** 俗话说:“万事开头难”,“良好的开端,成功的一半”。即时演讲是现场直播,开头要牢牢抓住听众。好的开场白:要迅速和听众沟通情感,引起注意乃至共鸣,情不通理不达;要为整个演讲定下一个准确的基调(如欢快、严肃);打开场面,引人入胜;揭示主题。演讲不可跳跃太大,拉得出去打得回来,文章可以回头来反复读,但演讲听过就过去了。开场白容易出现的问题是,自吹自擂,谦虚过度,投机取巧,虎头蛇尾,猎奇过度。

☞ 精心设计,自然表现。自信肯定,毋庸置疑。

6. **关于演讲的结尾** 俗话说:“编筐编篓,全在收口。”头难起,尾难落。要避免虎头蛇尾。结尾时往往听众已经疲惫,演讲的结尾要注意:提示主题,加深认识;收拢全篇,统一完整;鼓起激情,促其行动(效果欠佳的演讲:听起来激动,想起来感动,做起来不动);让人深思,耐人寻味;余音绕梁,三日不绝;巧留悬念,期待下次。要干净利落,不要冗长,不可画蛇添足,不可狗尾续貂,不要说套话。

☞ 演讲无定式,要随机应变,灵活掌握,因地制宜,因时制宜,因人制宜。

7. **关于演讲的语言** 演讲家都是语言大师。演讲语言要准确,有必要“咬文嚼字”;语言功底要深厚,“肚里有粮心里不慌”;要讲普通话,巧用方言;演讲语言要通俗易懂,深入浅出,雅俗共赏;不要高来高走,也力戒低级庸俗,要少用行业语、专业术语和方言土语;演讲语言要用自己的话表达,这是你风格和特色的体现。组织语言要去掉一个“怕”字和“懒”字。

8. **关于演讲稿的制作** 除即席演讲外,一般需要制作演讲稿,尤其是初学演讲者,可成全稿,也可列提纲。提纲可以是概要的提纲,也可以是详细的提纲,两种提纲各有长短,因人而异。一般文稿与演讲稿是有区别的:一般文稿是给人看的,往往用的是比较规范的书面语言;演讲稿是给人听的,往往用的是口语化的语言,讲起来上口,听起来顺耳。一般文稿是给人看的,读者有充分的思考余地,因此在结构安排上可以大起大落,大跳跃,错综复杂;演讲稿是给别人听的,声音稍纵即逝,听众往往没有思考的余地,所以演讲稿要层次清晰,启承顺畅,跳跃适度,一听就懂。一般文稿印出来后就不能再改了;而演讲稿可分为讲前稿(指演讲前写成的稿子)、演讲稿(指演讲后根据演讲中发现的问题修改后的稿子)、演讲词(指演讲者将成熟的演讲稿在媒体发表的稿子)。演讲稿的修改往往比写作时更困难,主要修改:主题是否正确、观点是否片面,结构是否合理,详略是否得当,层次是否分明,顺序是否流畅,首尾是否呼应,语言是否精炼,包袱是否响亮,悬念是否适度,风格是否统一,雅俗是否共赏。

9. **关于演讲者的礼仪和举止** 演讲者入场要自然庄重,不要东张西望,不要望天望地,入座前要注意让座的礼仪,被介绍时要注意被介绍的礼仪,上台时要注意上台的礼仪,上台后要向全场听众鞠三十度的躬,站定后要环顾全场的听众,同时深吸一口气,开始演讲。下台要善始善终,退场时可鼓掌答谢,演讲者一般站在讲台的中间前部,不要站在角落,站姿为前进式或自由式,不应采取立正姿式和双腿分开过大,演讲不超过十分钟一般不应走动,超过十分钟确需走动时也不应乱走动。

10. **关于手势在演讲中的作用** 在没有共同语言时,手势用来表情达意,当演讲时,手势使有声语言有声有色。手势可分为情意手势、指示手势、象形手势、象征手势。用一只手还是用两只手,要看三点:表情达意的强和弱、内容和情感的需要、会场的大小。手势有三个应用区域:肩膀以上为上区(主要用于表达理想的、希望的、向上的、前进的、祝愿的等),肩膀至腹部为中区(主要用于记叙事理的),腹部以下为下区(主要用于表达卑劣的、不齿的、消极的、憎恶的等)。

11. **关于面部表情在演讲中的应用** 面部表情主要包括颜色、光泽、肌肉的收与展、脸上的纹路等四部分。演讲者的面部表情要体现灵敏感(应与有声语言、态势语言协调配合,同步统一)、鲜明感(明确表达演讲者的喜怒哀乐)、真挚感(发自内心,不要强笑装欢)、分寸感(如大笑、微笑、嘴角挂一点笑意、强笑、皮笑肉不笑)、艺术感

(既源于生活又适当高于生活)。一般人喜怒形于色,不能恰到好处地配合演讲内容。背离式、平淡式、一贯式是常犯的错误。

12. 关于演讲如何打动听众 有声语言——语义和声音,诉诸于听众的听觉器官;态势语言——形体、姿势、动作、手势、面部表情等,诉诸于听众的视觉器官。指挥家的态势语言就很有特点。演讲者要有真情实感(自己有真情实感,对听众有真情实感),有声语言和态势语言要协调配合。晓之以理,动之以情。情感的表达要确定基调,要恰如其分(如笑场,致悼词)。

关于眼睛在演讲中的作用。眼睛是心灵之窗。程砚秋说过:上台全凭眼。演讲者的目光要向前而流转,照顾到每个人,适当运用暂时闭目,要与有声语言和态势语言密切配合。力戒麻木呆滞,仰视于天棚,俯视于地板,左顾右盼。

13. 关于应对主观之变和失误 由于对象、时空的改变,演讲者怯场、背包袱、患得患失、缺乏自信是常有的事。要端正态度,反复练习,准备充分,艺高人胆大,要有舍我其谁之气概;忘词,往往是由于不熟练和缺乏真正属于自己的东西;出现尴尬局面,最好的策略是随方就圆;讲错怎么办?无关紧要的错误,不要纠正,没必要纠正,关键性的错误,重复一遍讲正确就可以。当然应变的强者会处理得更好,例如一位演讲家,他讲着讲着,就讲错了一句话,这时候可怎么办?如果说,重复一遍吗?好,听众知道他讲错了;如果说,诸位,刚才上句话我讲错了,现在我更正过来,这会有损演讲家的风采,他当时就灵机一变,这一句话刚一结束马上说,:"这句话是对的吗?不对!"这就说明要有应变力。

14. 演讲者要会掌控会场 对于听众情绪的波动,演讲者要现场及时调整——调整自己的情绪、调整演讲的内容;对听众的反应,要做到观察敏锐、判断正确、反应迅速、处变不惊,采取果断措施;现场如果有领导、专家在场大可不必太在意,按部就班,方寸不乱;演讲中间有听众递条子,不要中断演讲,主题讲完后留出时间实事求是解答问题;面对听众的中间鼓掌,要恰到好处地予以回应。

有人说"市上生意甚多,唯有说书难习"。可见口才是要后天经过刻苦磨练才能得来的。

有人说"评书和戏曲演员是老百姓的历史教员"。可见口才的作用有多大。

朋友们,培养自己的口才吧,它在你人生成功的征途上,将是你终生的伴侣,它会助你成功,它会加速你的成功,它会提高你成功的几率,在关键时刻,它将起到决定性的作用。培养口才吧!练习口才吧!它将陪伴你的终生。衷心地祝愿朋友们,让我们拥有口才吧!

☞ *口才习篇之——《羊皮卷之三》:*

坚持不懈,直到成功。

在古老的地方,挑选小公牛到竞技场格斗有一定的程序。它们被带进场地,向手持长矛的斗牛士攻击,裁判以它受戳后再向斗牛士进攻的次数多寡来评定这只公牛的勇敢程度。从今往后,我须承认,我的生命每天都在接受类似的考验。如果我坚韧不拔,勇往直前,迎接挑战,那么我一定会成功。

坚持不懈,直到成功。

我不是为了失败才来到这个世界上的,我的血管里也没有失败的血液在流动。我不是任人鞭打的羔羊,我是猛狮,不与羊群为伍。我不想听失意者的哭泣,抱怨者的牢骚,这是羊群中的瘟疫,我不能被它传染。失败者的屠宰场不是我命运的归宿。

坚持不懈,直到成功。

生命的奖赏远在旅途终点,而非起点附近。我不知道要走多少步才能达到目标,踏上第一千步的时候,仍然可能遭到失败。但成功就藏在拐角后面,除非拐了弯,我永远不知道还有多远。

再前进一步,如果没有用,就再向前一步。事实上,每次进步一点点并不太难。

坚持不懈,直到成功。

从今往后,我承认每天的奋斗就像对参天大树的一次砍击,头几刀可能了无痕迹。每一击看似微不足道,然而,累积起来,巨树终会倒下。这恰如我今天的努力。

就像冲洗高山的雨滴,吞噬猛虎的蚂蚁,照亮大地的星辰,建起金字塔的奴隶,我也要一砖一瓦地建造起自己的城堡,因为我深知水滴石穿的道理,只要持之以恒,什么都可以做到。

坚持不懈,直到成功。

我绝不考虑失败,我的字典里不再有放弃、不可能、办不到、没法子、成问题、失败、行不通、没希望、退缩……这类愚蠢的字眼。我要尽量避免绝望,一旦受到它的威胁,立即想方设法向它挑战。我要辛勤耕耘,忍受苦楚。

我放眼未来，勇往直前，不再理会脚下的障碍。我坚信，沙漠尽头必是绿洲。

坚持不懈，直到成功。

我要牢牢记住古老的平衡法则，鼓励自己坚持下去，因为每一次的失败都会增加下一次成功的机会。这一次的拒绝就是下一次的赞同，这一次皱起的眉头就是下一次舒展的笑容。今天的不幸，往往预示着明天的好运。夜幕降临，回想一天的遭遇，我总是心存感激。我深知，只有失败多次，才能成功。

坚持不懈，直到成功。

我要尝试，尝试，再尝试。障碍是我成功路上的弯路，我迎接这项挑战。我要像水手一样，乘风破浪。

坚持不懈，直到成功。

从今往后，我要借鉴别人成功的秘诀。过去的是非成败，我全不计较，只抱定信念，明天会更好。当我精疲力竭时，我要抵制回家的诱惑，再试一次。我一试再试，争取每一天的成功，避免以失败收场。我要为明天的成功播种，超过那些按部就班的人。在别人停滞不前时，我继续拼搏，终有一天我会丰收。

坚持不懈，直到成功。

我不因昨日的成功而满足，因为这是失败的先兆。我要忘却昨日的一切，是好是坏，都让它随风而去。我信心百倍，迎接新的太阳，相信“今天是此生最好的一天”。

只要我一息尚存，就要坚持到底，因为我已深知成功的秘诀：

坚持不懈，终会成功。

☞ 口才习篇之——《劝学》：

【原文】君子曰：学不可以已。青，取之于蓝而青于蓝；冰，水为之而寒于水。木直中绳，輮以为轮，其曲中规；虽有槁暴，不复挺者，輮使之然也。故木受绳则直，金就砺则利，君子博学而日参省乎己，则知明而行无过矣。

吾尝终日而思矣，不如须臾之所学也；吾尝跂而望矣，不如登高之博见也。登高而招，臂非加长也，而见者远；顺见而呼，声非加疾也，而闻者彰。假舆马者，非利足也，而致千里；假舟楫者，非能水也，而绝江河。君子生非异也，善假于物也。

积土成山，风雨兴焉；积水成渊，蛟龙生焉；积善成德，而神明自得，圣心备焉。故不积跬步，无以至千里；不积小流，无以成江海。骐骥一跃，不能十步；驽马十驾，功在不舍。锲而舍之，朽木不折；锲而不舍，金石可镂。蚓无爪牙之利，筋骨之强，上食埃土，下饮黄泉，用心一也。蟹八跪而二螯，非蛇鳝之穴无可寄托者，用心躁也。

【译文】君子说：学习是不可以停止的。靛青，是从蓝草中提取的，却比蓝草的颜色还要青；冰，是水凝固而成的，却比水还要寒冷。木材笔直，合乎墨线，（如果）它把烤弯煨成车轮，（那么）木材的弯度（就）合乎圆的标准了，即使再干枯了，（木材）也不会再挺直，是因为经过加工，使它成为这样的。所以木材经过墨线量过就能取直，刀剑等金属制品在磨刀石上磨过就能变得锋利，君子广泛地学习，而且每天检查反省自己，那么他就会聪明多智，而行为就不会有过错了。

我曾经整天思索，（却）不如片刻学到的知识（多）；我曾经踮起脚远望，（却）不如登到高处看得广阔。登到高处招手，胳臂没有比原来加长，可是别人在远处也看见；顺着风呼叫，声音没有比原来加大，可是听的人听得很清楚。借助车马的人，并不是脚走得快，却可以行千里，借助舟船的人，并不是能游水，却可以横渡江河。君子的本性跟一般人没什么不同，（只是君子）善于借助外物罢了。

堆积土石成了高山，风雨就从这儿兴起了；汇积水流成为深渊，蛟龙就从这儿产生了；积累善行养成高尚的品德，那么就会达高度的智慧，也就具有了圣人的精神境界。所以不积累一步半步的行程，就没有办法达到千里之远；不积累细小的流水，就没有办法汇成江河大海。骏马一跨跃，也不足十步远；劣马拉车走十天，（也能走得很远，）它的成功就在于不停地走。（如果）刻几下就停下来了，（那么）腐烂的木头也刻不断。（如果）不停地刻下去，（那么）金石也能雕刻成功。蚯蚓没有锐利的爪子和牙齿，强键的筋骨，却能向上吃到泥土，向下可以喝到泉水，这是由于它用心专一啊。螃蟹有八只脚，两只大爪子，（但是）如果没有蛇、鳝的洞穴它就无处存身，这是因为它用心浮躁啊。

☞ 口才习篇之——《荷塘月色》：

这几天心里颇不宁静。今晚在院子里坐着乘凉，忽然想起日日走过的荷塘，在这满月的光里，总该另有一番样子吧。月亮渐渐的升高了，墙外马路上孩子们的欢笑，已经听不见了；妻在屋里拍着闰儿，模模糊糊地哼着眠歌。我悄悄地披上大衫，带上门出去。

沿着荷塘，是一条曲折的小煤屑路。这是一条幽僻的路；白天也少人走，夜晚更加寂寞。荷塘四面，长着许多树，蓊蓊郁郁的。路的一旁，是些杨柳，和一些不知道名字的树。没有月光的晚上，这路上阴森森的，有些怕人。今晚却很好，虽然月光也还是淡淡的。路上只我一人，背着手踱着。这一片天地好象是我的；我也象超出了平常的自己，到了另一个世界里。我爱热闹，也爱冷静；爱群居，也爱独处。象今晚上，一个人在这苍茫的月下，什么都可以想，什么都可以不想，便觉是个自由的人。白天里一定要做的事，一定要说的话，现在都可以不理。这是独处的妙处；我且受用这无边的荷香月色好了。曲曲折折的荷塘上面，弥望的是田田的叶子。叶子出水很高，象亭亭的舞女的裙。层层的叶子中间，零星地点缀着些白花，有袅娜地开着的，有羞涩地打着朵的；正如一粒粒的明珠，又如天里的星星。微风过处，送来缕缕清香，仿佛远处高楼上渺茫的歌声似的。这时候叶子与花也有一丝的颤动，象闪电般，霎时传过荷塘的那边去了。叶子本是肩并肩密密地挨着，这便宛然有一了道凝碧的波痕。叶子底下是脉脉的流水，遮住了，不能见一些颜色；而叶子却更见风致了。

月光如流水一般，静静地泻在这一片叶子和花上。薄薄的青雾浮起在荷塘里。叶子和花仿佛在牛乳中洗过一样；又象笼着轻纱的梦。虽然是满月，天上却有一层淡淡的云，所以不能朗照；但我以为这恰是到了好处——酣眠固不可少，小睡也是别有风味的。月光是隔了树照过来的，高处丛生的灌木，落下参差的斑驳的黑影；弯弯的杨柳的稀疏的倩影，象是画在荷叶上。塘中的月色并不均匀；但光与影有着和谐的旋律，如梵婀玲上奏着的名曲。

荷塘的四面，远远近近，高高低低都是树，而杨柳最多。这些树将一片荷塘重重围住；只在小路一旁，漏着几段空隙，象是特为月光留下的。树色一例是阴阴的，乍看象一团烟雾；但杨柳的丰姿，便在烟雾里也辨得出。树梢上隐隐约约的是一带远山，只有些大意罢了。树缝里也漏着一两点路灯光，没精打采的，是渴睡人的眼。这时候最热闹的，要数树上的蝉声和水里的蛙声；但热闹是他们的！我什么也没有。忽然想起采莲的事情来了。采莲是江南的旧俗，似乎很早就有，而六朝时为盛；从诗歌里可以约略知道。

于是又记起《西洲曲》里的句子：

采莲南塘秋，莲花过人头；低头弄莲子，莲子青如水。

今晚若有人采莲，这儿的莲花也算是“过人头”了；只不见一些流水的影子，是不行的。这令我到底惦着江南了。——这样想着，猛一抬头，不觉已是自己的门前；轻轻地推门进去，什么声音也没有，妻已睡熟好久了。

——朱自清（1927 年 7 月，北京清华园）

☞ 口才习篇之——《三国演义》节选第四十三回：

诸葛亮舌战群儒　鲁子敬力排众议：

肃领命而去。次日至馆驿中见孔明，又嘱曰：“今见我主，切不可言曹操兵多。”孔明笑回：“亮自见机而变，决不有误。”肃乃引孔明至幕下。早见张昭、顾雍等一班文武二十馀人，峨冠博带，整衣端坐。孔明逐一相见，各问姓名。施礼已毕，坐于客位。张昭等见孔明丰神飘洒，器宇轩昂，料道此人必来游说。张昭先以言挑之曰：“昭乃江东微末之士，久闻先生高卧隆中，自比管、乐。此语果有之乎？”孔明曰：“此亮平生小可之比也。”昭日：“近闻刘豫州三顾先生于草庐之中，幸得先生，以为‘如鱼得水’，思欲席卷荆襄。今一旦以属曹操，未审是何主见？”孔明自思张昭乃孙权手下第一个谋士，若不先难倒他，如何说得孙权，遂答曰：“吾观取汉上之地，易如反掌。我主刘豫州躬行仁义，不忍夺同宗之基业，故力辞之。刘琮孺子，听信佞言，暗自投降，致使曹操得以猖厥。今我主屯兵江夏，别有良图，非等闲可知也。”昭曰：“若此，是先生言行相违也。先生自比管、乐——管仲相桓公，霸诸侯，一匡天下；乐毅扶持微弱之燕，下齐七十馀城：此二人者，真济世之才也。先生在草庐之中，但笑傲风月，抱膝危坐。今既从事刘豫州，当为生灵兴利除害，剿灭乱贼。且刘豫州未得先生之前，尚且纵横寰宇，割据城池；今得先生，人皆仰望。虽三尺童蒙，亦谓彪虎生翼，将见汉室复兴，曹氏即灭矣。朝廷旧臣，山林隐士，无不拭目而待：以为拂高天之云翳，仰日月之光辉，拯民于水火之中，措天下于衽席之上，在此时也。何先生自归豫州，曹兵一出，弃甲抛戈，望风而窜；上不能报刘表以安庶民，下不能辅孤子而据疆土；乃弃新野，走樊城，败当阳，奔夏口，无容身之地：是豫州既得先生之后，反不如其初也。管仲、乐毅，果如是乎？愚直之言，幸勿见怪！”孔明听罢，哑然而笑曰：“鹏飞万里，其志岂群鸟能识哉？譬如人染沉疴，当先用糜粥以饮之，和药以服之；待其腑脏调和，形体渐安，然后用肉食以补之，猛药以治之：则病根尽去，人得全生也。若不待气脉和缓，便投以猛药厚味，欲求安保，诚为难矣。吾主刘豫州，向日军败于汝南，寄迹刘表，兵不满千，将止关、张、赵云而已：此正如病势尫羸已极之时也。新野山僻小县，人民稀少，粮食鲜薄，豫州不过暂借以容身，岂真将坐守于此耶？夫以甲兵不完，城郭不固，军不经练，粮不继日，然而博望烧屯，白河用水，使夏侯惇、曹仁辈心惊胆裂：窃谓管仲、乐毅之用兵，未必过此。至于刘琮降操，豫州实出不知；

且又不忍乘乱夺同宗之基业，此真大仁大义也。当阳之败，豫州见有数十万赴义之民，扶老携幼相随，不忍弃之，日行十里，不思进取江陵，甘与同败，此亦大仁大义也。寡不敌众，胜负乃其常事。昔高皇数败于项羽，而垓下一战成功，此非韩信之良谋乎？夫信久事高皇，未尝累胜。盖国家大计，社稷安危，是有主谋。非比夸辩之徒，虚誉欺人：坐议立谈，无人可及；临机应变，百无一能。——诚为天下笑耳！"这一篇言语，说得张昭并无一言回答。

座上忽一人抗声问曰："今曹公兵屯百万，将列千员，龙骧虎视，平吞江夏，公以为何如？"孔明视之，乃虞翻也。孔明曰："曹操收袁绍蚁聚之兵，劫刘表乌合之众，虽数百万不足惧也。"虞翻冷笑曰："军败于当阳，计穷于夏口，区区求救于人，而犹言'不惧'，此真大言欺人也！"孔明曰："刘豫州以数千仁义之师，安能敌百万残暴之众？退守夏口，所以待时也。今江东兵精粮足，且有长江之险，犹欲使其主屈膝降贼，不顾天下耻笑。——由此论之，刘豫州真不惧操贼者矣！"虞翻不能对。

座间又一人问曰："孔明欲效仪、秦之舌，游说东吴耶？"孔明视之，乃步骘也。孔明曰："步子山以苏秦、张仪为辩士，不知苏秦、张仪亦豪杰也：苏秦佩六国相印，张仪两次相秦，皆有匡扶人国之谋，非比畏强凌弱，惧刀避剑之人也。君等闻曹操虚发诈伪之词，便畏惧请降，敢笑苏秦、张仪乎？"步骘默然无语。

忽一人问曰："孔明以曹操何如人也？"孔明视其人，乃薛综也。孔明答曰："曹操乃汉贼也，又何必问？"综曰："公言差矣。汉传世至今，天数将终。今曹公已有天下三分之二，人皆归心。刘豫州不识天时，强欲与争，正如以卵击石，安得不败乎？"孔明厉声曰："薛敬文安得出此无父无君之言乎！夫人生天地间，以忠孝为立身之本。公既为汉臣，则见有不臣之人，当誓共戮之：臣之道也。今曹操祖宗叨食汉禄，不思报效，反怀篡逆之心，天下之所共愤；公乃以天数归之，真无父无君之人也！不足与语！请勿复言！"薛综满面羞惭，不能对答。

座上又一人应声问曰："曹操虽挟天子以令诸侯，犹是相国曹参之后。刘豫州虽云中山靖王苗裔，却无可稽考，眼见只是织席贩屦之夫耳，何足与曹操抗衡哉！"孔明视之，乃陆绩也。孔明笑曰："公非袁术座间怀桔之陆郎乎？请安坐，听吾一言：曹操既为曹相国之后，则世为汉臣矣；今乃专权肆横，欺凌君父，是不惟无君，亦且蔑祖，不惟汉室之乱臣，亦曹氏之贼子也。刘豫州堂堂帝胄，当今皇帝，按谱赐爵，何云'无可稽考'？且高祖起身亭长，而终有天下；织席贩屦，又何足为辱乎？公小儿之见，不足与高士共语！"陆绩语塞。

座上一人忽曰："孔明所言，皆强词夺理，均非正论，不必再言。且访问孔明治何经典"孔明视之，乃严畯也。孔明曰："寻章摘句，世之腐儒也，何能兴邦立事？且古耕莘伊尹，钓渭子牙，张良、陈平之流，邓禹、耿弇之辈，皆有匡扶宇宙之才，未审其生平治何经典。——岂亦效书生，区区于笔砚之间，数黑论黄，舞文弄墨而已乎？"严畯低头丧气而不能对。

忽又一人大声曰："公好为大言，未必真有实学，恐适为儒者所笑耳。"孔明视其人，乃汝阳程德枢也。孔明答曰："儒有君子小人之别。君子之儒，忠君爱国，守正恶邪，务使泽及当时，名留后世。——若夫小人之儒，惟务雕虫，专工翰墨；青春作赋，皓首穷经；笔下虽有千言，胸中实无一策。且如杨雄以文章名世，而屈身事莽，不免投阁而死，此所谓小人之儒也；虽日赋万言，亦何取哉！"程德枢不能对。众人见孔明对答如流，尽皆失色。

时座上张温、骆统二人，又欲问难。忽一人自外而入，厉声言曰："孔明乃当世奇才，君等以唇舌相难，非敬客之礼也。曹操大军临境，不思退敌之策；乃徒斗口耶！"众视其人，乃零陵人，姓黄，名盖，字公覆，现为东吴粮官。当时黄盖谓孔明日："愚闻多言获利，不如默而无言。何不将金石之论为我主言之，乃与众人辩论也？"孔明曰："诸君不知世务，互相问难，不容不答耳。"于是黄盖与鲁肃引孔明人。至中门，正遇诸葛瑾，孔明施礼。瑾曰："贤弟既到江东，如何不来见我？"孔明曰："弟既事刘豫州，理宜先公后私。公事未毕，不敢及私。望兄见谅。"谨曰："贤弟见过吴侯，却来叙话。"说罢自去。

☞ 口才习篇之——《三字经》：

人之初，性本善。性相近，习相远。苟不教，性乃迁。教之道，贵以专。昔孟母，择邻处。子不学，断机杼。
窦燕山，有义方。教五子，名俱扬。养不教，父之过。教不严，师之惰。子不学，非所宜。幼不学，老何为。
玉不琢，不成器。人不学，不知义。为人子，方少时。亲师友，习礼仪。香九龄，能温席。孝于亲，所当执。
融四岁，能让梨。弟于长，宜先知。首孝弟，次见闻。知某数，识某文。一而十，十而百。百而千，千而万。
三才者，天地人。三光者，日月星。三纲者，君臣义。父子亲，夫妇顺。曰春夏，曰秋冬。此四时，运不穷。
曰南北，曰西东。此四方，应乎中。曰水火，木金土。此五行，本乎数。曰仁义，礼智信。此五常，不容紊。
稻粱菽，麦黍稷。此六谷，人所食。马牛羊，鸡犬豕。此六畜，人所饲。曰喜怒，曰哀惧。爱恶欲，七情具。
匏土革，木石金。与丝竹，乃八音。高曾祖，父而身。身而子，子而孙。自子孙，至元曾。乃九族，而之伦。
父子恩，夫妇从。兄则友，弟则恭。长幼序，友与朋。君则敬，臣则忠。此十义，人所同。

凡训蒙,须讲究。详训诂,名句读。为学者,必有初。小学终,至四书。论语者,二十篇。群弟子,记善言。孟子者,七篇止。讲道德,说仁义。作中庸,子思笔。中不偏,庸不易。作大学,乃曾子。自修齐,至平治。孝经通,四书熟。如六经,始可读。诗书易,礼春秋。号六经,当讲求。有连山,有归藏。有周易,三易详。有典谟,有训诰。有誓命,书之奥。我周公,作周礼。著六官,存治体。大小戴,注礼记。述圣言,礼乐备。曰国风,曰雅颂。号四诗,当讽咏。诗既亡,春秋作。寓褒贬,别善恶。三传者,有公羊。有左氏,有穀梁。经既明,方读子。撮其要,记其事。五子者,有荀杨。文中子,及老庄。

经子通,读诸史。考世系,知终始。自羲农,至黄帝。号三皇,居上世。唐有虞,号二帝。相揖逊,称盛世。夏有禹,商有汤。周文王,称三王。夏传子,家天下。四百载,迁夏社。汤伐夏,国号商。六百载,至纣亡。周武王,始诛纣。八百载,最长久。周辙东,王纲堕。逞干戈,尚游说。始春秋,终战国。五霸强,七雄出。嬴秦氏,始兼并。传二世,楚汉争。高祖兴,汉业建。至孝平,王莽篡。光武兴,为东汉。四百年,终于献。魏蜀吴,争汉鼎。号三国,迄两晋。宋齐继,梁陈承。为南朝,都金陵。北元魏,分东西。宇文周,兴高齐。迨至隋,一土宇。不再传,失统绪。唐高祖,起义师。除隋乱,创国基。二十传,三百载。梁义之,国乃改。炎宋兴,受周禅。十八传,南北混。辽于金,皆称帝。太祖兴,国大明。号洪武,都金陵。迨成祖,迁燕京。十六世,至崇祯。阉乱后,寇内讧。闯逆变,神器终。清顺治,据神京。至十传,宣统逊。举总统,共和成。复汉土,民国兴。

廿二史,全在兹。载治乱,知兴衰。读史书,考实录。通古今,若亲目。口而诵,心而惟。朝于斯,夕于斯。昔仲尼,师项橐。古圣贤,尚勤学。赵中令,读鲁论。彼既仕,学且勤。披蒲编,削竹简。彼无书,且知勉。头悬梁,锥刺股。彼不教,自勤苦。如囊萤,如映雪。家虽贫,学不缀。如负薪,如挂角。身虽劳,犹苦卓。苏老泉,二十七。始发愤,读书籍。彼既老,犹悔迟。尔小生,宜早思。若梁灏,八十二。对大廷,魁多士。彼既成,众称异。尔小生,宜立志。莹八岁,能咏诗。泌七岁,能赋棋。彼颖悟,人称奇。尔幼学,当效之。蔡文姬,能辨琴。谢道韫,能咏吟。彼女子,且聪敏。尔男子,当自警。唐刘晏,方七岁。举神童,作正字。彼虽幼,身已仕。尔幼学,勉而致。有为者,亦若是。

犬守夜,鸡司晨。苟不学,曷为人。蚕吐丝,蜂酿蜜。人不学,不如物。幼而学,壮而行。上致君,下泽民。扬名声,显父母。光于前,裕于后。人遗子,金满嬴。我教子,惟一经。勤有功,戏无益。戒之哉,宜勉力。

☞ 口才习篇之——《沁园春·雪》:

北国风光,千里冰封,万里雪飘。望长城内外,惟余莽莽;大河上下,顿失滔滔。山舞银蛇,原驰蜡象,欲与天公试比高。须晴日,看红装素裹,分外妖娆。江山如此多娇,引无数英雄竞折腰。惜秦皇汉武,略输文采;唐宗宋祖,稍逊风骚。一代天骄,成吉思汗,只识弯弓射大雕。俱往矣,数风流人物,还看今朝。

☞ 口才习篇之——《回答》:

卑鄙是卑鄙者的通行证,高尚是高尚者的墓志铭,看吧,在那镀金的天空中,飘满了死者弯曲的倒影。冰川纪过去了,为什么到处都是冰凌?好望角发现了,为什么死海里千帆相竞?我来到这个世界上只带着纸、绳索和身影,为了在审判前,宣读那些被判决的声音。告诉你吧,世界!我——不——相——信!纵使你脚下有一千名挑战者,那就把我算作第一千零一名。我不相信天是蓝的,我不相信雷的回声,我不相信梦是假的,我不相信死无报应。如果海洋注定要决堤,就让所有的苦水都注入我的心中,如果陆地注定要上升,就让人类重新选择生存的峰顶。新的转机和闪闪星斗,正在缀满没有遮拦的天空。那是五千年的象形文字,那是未来人们凝视的眼睛。

☞ 轻松一刻——中国史上最"强"的演讲稿:

按:民国年间,军阀韩复榘斗大的字不识一升。但他在任山东省主席时,却爱冒充斯文,到处发表"讲演"。他在齐鲁大学的一次演讲,就是一篇难得的奇文。

诸位、各位、在齐位：

今天是什么天气，今天就是演讲的天气。来宾十分茂盛，敝人也实在感冒。今天来的人不少咧，看样子大体有8/5啦，来到的不说，没来的把手举起来！很好，都来了！

今天兄弟召集大家来训一训，兄弟有说得不对的，大家应该相互原谅。你们是文化人，都是大学生、中学生、留洋生。你们这些乌合之众是科学科的，化学化的，都懂得七八国英文，兄弟我是大老粗，连中国的英文都不懂。你们大家都是笔杆子里爬出来的，我是炮筒子里钻出来的。今天来这里讲话，真使我蓬革生辉，感恩戴德。其实，我没有资格给你们讲话，讲起来嘛，就像对牛弹琴，也可以说是鹤立鸡群了。

今天，不准备多讲，先讲三个纲目。蒋委员长的新生活运动，兄弟我举双手赞成。就一条，行人靠右走，著实不妥。大家想想，行人都靠右走，那左边留给谁呢？还有件事，兄弟我想不通。外国人在北京东交民巷都建立了大使馆，就缺我们中国的。我们中国为什么不在那儿建个大使馆呢？说来说去，中国人真是太软弱了。第三个纲目，学生篮球赛，肯定是总务长贪污了。那学校为什么会那么穷酸？十来个人穿著裤衩抢一个球，像什么样？多不雅观。明天到我公馆领笔钱，多买几个球，一人发一个，省得再你争我抢的。

今天这里没有外人，也没有坏人，所以我想告诉大家三个机密：第一个机密暂时不能告诉大家，第二个机密的内容跟第一个机密一个样，第三个机密前面两点已经讲了，今天的演讲就到这里，谢谢诸位。

第六十七章　沟通的艺术与技巧

☞ 现在有一种说法，叫做沟通时代的来临。沟通从没有像今天这样重要，我们非常需要掌握一些沟通的艺术和技巧。

关于沟通的艺术与技巧，在我们生活的各个方面都有充分地体现。尤其在咨询指导以及企业的经营和管理上表现得更为典型，考虑到大家今后在行销层面的应用较多，我们将从企业和产品（服务）的角度切入进行一些解析。

从2001年开始，美国的企业可以说进入了泡沫化的时代，那么再加上Worldcom（世界通信公司）和Arthur Anderson（安达信公司）等企业诚信危机的发生，造成了美国很多企业竞争越来越激烈，到美国的硅谷可以看到很多企业都面临到不管是业绩下降，或者是人员流动等等的危险。那么一个公司的总经理在面对这样竞争的环境之下，怎样把这些危机转化成为一个成功的商机，特别提到的一句话叫做沟通时代的来临，也特别谈到过去我们企业里面有所谓的总经理，有所谓的总裁，就是Chief Executive Officer，即CEO（首席执行官）。那么过去这些总裁、总经理是高高在上的，属于下命令的形式的，那么今天企业的竞争让他不得不放下身段，变成一个沟通者，变成一个我们叫做CCO，Chief Communication Officer（首席咨询官）。这个名词在最近这段时间可以说越来越流行，很多企业都谈到，要设置所谓的CCO（首席咨询官），把原来的企业的所谓一个对外的发言人，慢慢的提升他的位置，变成公司的总裁，亲自来担任一个公司的沟通者。那么从这一点可以体会得到，沟通在企业的经营和管理里面的重要性。

再看看另外一份报告，这是美国调查成名企业家的一个数据，它谈到成功的因素，访问了三百位企业界比较成功的人士，问他们成功的因素是什么？统计的结果有85%的人认为，他之所以成功是因为沟通跟人际关系的能力超人一等，他善于沟通，善于说服，善于把自己的一些理念，推动外界，让外界愿意来帮助他。得道者多助。那么只有15%的人是归功于他的专业知识跟他的技能。难道我们在大学里面、研究所、博士班里面所学的东西都没有什么重要的用途吗？其实不然，这些是我们所需要的最基本的知识，我们从一个现实社会来看，今天放眼看看你周围，升迁快的是哪一些人？担任重要职务的、被老板提拔的是哪一些人？收入比较高的是那些人？从这些人我们可以看到，尤其是管理者、领导者，成功并不完全取决于你的学问有多少，也并不完全取决于你工作时间，花了多少时间，多努力在工作，而最主要在你的沟通能力，你能不能很有效地沟通，把你的思路、你的工作理念推动出来，调动你的下属、协助你的上级、协调你的左右来共同完成你要达致的目标。

一般老板喜欢什么样的人呢？老板喜欢具备良好沟通能力的员工。假如在我们一个单位里面，有三四位员工，最能够得到老板提升的很可能就是那个沟通能力最强的，也因为他的沟通能力最强，所以他的执行力、他所产生的工作的绩效也会是最好。从部署的角度来看，我们喜欢跟随哪一类的人工作？假如你有选择权，我们通常也会跟一个比较愿意沟通的，甚至老愿意走到你的办公室、走到你的旁边来跟你谈，怎么样把你的工作做得好一点，是这种主管和老板。所以从这里面的调查可以感觉得到，人际沟通对企业界、学界的朋友，对未来工作上的成就来讲，都是一个非常非常重要的问题。

不管你是学校刚毕业，或者是你已经工作五年十年了，我们要换一个工作，都会有这种经验——求职。求职通常它的约谈，大概三十分钟，一个钟头最多了，因为不太可能花个三五天来跟你 Interview(面试)，那么这三十分钟或一个钟头里面他(老板、考官)得到的关键印象是什么？就是你的沟通能力，你怎么样把你所想要的东西能够很充分的表达出来。那么在三十分钟里面，你未来的老板，他觉得你可能是一个很好的沟通者，能够付诸一些重任在你身上，他会愿意来试用你。因为毕竟同样学历，同样工作经历的人很多，他怎么样在这一群人里面，选择一个他能够托负重任的。所以即使求职来讲，都是一个很重要的沟通能力的一个表现。

沟通能力是经理人必备的一个技能，这个技能是一般人、一般公司里面在培训一个中阶、高阶主管时所排列的几个重要的技能之一。当然第一个也很重要叫做 Leadership(领导力)，就是所谓的领导能力。那么在领导能力除了给大家一些 vision(愿景)之外，最重要的就是我们谈到他的沟通能力，就是有效的沟通。怎么样能够让每一个经理人不管你是中阶、高阶都能够达到承上启下，能够把公司的一些思路，一些想法，一些产品的规划，能够让你去执行，所以沟通能力是经理人才一个很重要的技能。

领导人的特质有哪些？怎么样变成一个称职的领导人？包括美国财富五百所做的研究报告都表明，好的领导人，最重要的第一个特质是能够开创愿景，就是一再提到的 vision(愿景)。把你单位未来两三年的发展，可能达到什么样的一个境况，让全体员工能够理解。第二项，就是有效的沟通，有了这个愿景，怎么样能够让全体员工，能够完全理解。如美国施乐公司，总裁每一个礼拜都要有一场所谓的专题演讲，对内的，不是对外的。当时公司为了达到一个美国质量体系最高境界的 Malcolm Award(麦尔肯质量奖)，他花了很多的心力把他的愿景透过他的沟通技巧，让所有的中高阶主管都能理解。

有一篇报告谈到 21 世纪领导人才，一个领导人才他一定要能够善于沟通。善于沟通里面并不只是你单方面地讲，最重要的还要你会用心来听。

聆听是一个很重要的技巧，你怎么用心去聆听，能够体会出对方真正的用意，然后做引导式的，做一些建议性的、善意性的沟通，那么这样的沟通就能够得到一个互动的良性的好的成果。

管理跟领导有一个很大的不同。我们通常讲的管理跟领导，一个是用 Push(驱使)的方式，Push 就是用驱使的、命令的方式。另一个是 Pull(导引)的方式，就是用善意的沟通、良性的沟通来引导他人跟着你的工作去进行。艾森豪将军当时被美国派到欧洲担任欧洲的盟军统率，他有一次在跟所有的高级军事主管开会时，为了说明一个沟通与领导力的重要性，他拿了一根绳子往桌上一丢，然后说，假如我们今天用这根绳子，我要驱使你，要 Push 你去做一件事情，所以你从这头去 Push 他，去推动他，你会发现困难度非常高，可能他并不听你的命令，走到你要走的方向，你要他往东，他可能是往西去的，那么反过来呢，假如今天你用 Pull 的方式，导引的方式，用很有效的沟通方式，让每一个人理解，今天作战的目地是什么的时候，他用 Pull(导引)的方式，所以他把这个绳子往上一拉，往左一拉，可以马上看到这个绳子是完完全全听候你的指示。艾森豪将军用这么一个简单的例子来说明作为一个领导，不管你是民企，或者是国企，甚至连军事化的领导，他的沟通都是非常重要的，能够让每一个人，都知道目前我们处在什么环境，我们怎么样的把下一个任务完成好。

由于东西方因为文化的不同，人与人的沟通方式都有很大的不同。沟通一般来讲，我们分成为内部的沟通跟外部的沟通。内部包括我们对上，每一个人都有他的上司，这个上司，可能是经理，可能是总经理，甚至可能是董事长。你的目的是要说服你的上司，是要取得你上司的信任和支持。比方说今天我们担任一个中间经理人，我们有些方案希望能够取得上层的信任，希望能够说服上层来实施，我们希望能够到广州去开一个 Office(办公室)，我们希望能够在天津建立一个研发基地。类似像这种一些说服的东西，你怎样有效率地去跟你的主管做沟通，取得他的一个信任，是一个重要的问题。对下属来讲也是一样，通常我们整个部门的经理对下属，要让他在一定时间之内完成一定的工作，这里面你要做的就是要去激励他，让他能够执行，在希望能够达成的时间之内，能够把任务量来完成。那么这里面也需要另外一个层次的沟通，比方说平行的单位，我们一个组织里面，有不同的功能的单位，包括研发部门、制造部门、市场部门等等。这些部门基本上都是有一些潜在的冲突存在。比方说制造部门，它希望能够制造的流程越简单越好，那么研发部门设计的东西通常它不会满意，它觉得你设计的太复杂了，很难制造。同样，市场部门呢，它希望你制造出来的东西越便宜越好，这样让我比较好卖一点。但是，制造部门、研发部门以及市场部门这些基本的一些潜在的冲突，你怎么样能够达成一些共识，所以团队精神的建立跟共识的建立，都有需要一个良好的沟通方法。

东西方之间最大一个的差异，就是在西方社会，一个决议的形成，通常会是由下往上产生一些点子。比方说总经理,会把几个部门的经理找来谈,他可能是说我们下个月要在北京的国际科技周里面展出什么样的产品,在什么价位之下,接下来就谈现有什么资源?什么人去?研发部门、制造部门、市场部门很可能就会开始寻求一个最好的一个答案。所以他的Leader(领导)所扮演的角色是一个Communicator(沟通者),是一个等于是Moderator(调节人)一样,把整体的目标定好之后,让每一个人去充分发挥他的智力,去提出他的点子。那么在国内的很多企业,可能是基于过去的一些训练和一些过程,所以大部分都是由上而下。等于是说总经理或者一个经理把这个目标讲明了,然后就开始分配工作,这么一个模式在进行。谈到企业的外部沟通,这里面包括有你的厂商、供应商、还有你的客户、你要卖东西给你的客人、还有媒体,媒体就是说你可能需要一些公关,需要让媒体帮你登一些好的新闻,还有企业界之间的沟通。企业界之间沟通,大概是目前在国内这些企业经理人最弱的一环。什么叫企业界的沟通?比方说你今天做到一个公司的总裁了,那么你会发现,你所碰到的困难,几乎没有人能够跟你分享,所以你要自己一个人去解决这些问题。那么在国外呢,国外它有各种各样的协会,现在我们国内慢慢的也已经开始有人在组织了,包括说把各个学校里面很多EMBA课程毕业的学生组织在一起,变成一些经常性聚会。

企业内部需要做什么沟通?我们谈到企业内部有所谓的内部的顾客和外部的顾客。企业首先要把自己的员工当作内部顾客,把你自己的股东当作内部顾客,如果我们不能让我们的内部员工很热心、很努力地工作,他们并不觉得在你的公司工作是一种荣耀,那么你的公司经营是一种失败。举个例子,像Kingston(金士顿公司),它是美国在洛杉矶附近一家华人所经营的公司,他在几年前的时候提出了一亿美金的年终奖金,分配给全体员工,那么这件事情在美国是完全不可思议的,甚至美国的国会都觉得很奇怪,邀请他们公司的两个创建人去接受国会的听政。为什么你要拿一亿美金这么多钱来给员工,那么事实上这两位Founder(创建者)就提到,他们的整个企业经营的方式,就是希望每一个员工以身为Kingston(金士顿)的员工为荣,当你的家人出去说我的父亲、我的太太、我的先生是在Kingston(金士顿)工作时,他觉得非常的光荣。那么这里面就需要很多内部的沟通工具了,包括说我们内部会发行一些刊物,每月的刊物,甚至于内部的不管是E-mail(电子邮件)、布告,或者是总裁的一个演讲。通常都会有一些这种精神上的讲话,Vision(愿景)上的讲话,或者是一些年会上的讲话,像每月的聚餐,年终的聚餐等等都是很好的场合。

企业外部沟通,包括刚才所谈到的顾客、包括供应商、包括媒体、包括企业界。外部沟通的主要目地是希望能够得到一个双赢的结局。不管你是采购它的一个零件也好,或者你卖产品给对方,我们最主要的目的能够建立长期互信的关系。所以你的沟通的方式,一定要思考到你希望能够双赢,能够让对方愿意长久跟你来往。例如全友公司,在1984年时,当时它的员工还不到一百人,他们为了跟德国的西门子公司做成一笔生意,就运用了很多沟通上的技巧和谈判上的技巧,这里简单地介绍一些:

第一,先要能够了解为什么西门子要买你的产品?你的沟通的方式并不是说我有这个好产品,要卖给你们西门子,我有好价钱卖给西门子,你要理解为什么他买你的产品?他买你的产品有什么好处?所以我们要去做Homework(作业),全友公司通过各种各样的管道去了解到,第一,西门子有时间的压力,它必须在三个月之内取得这个产品,如果它没有办法取得这个产品,它其它周边的相关产品整个都没有办法推出,因为这个产品是其中的一个核心技术部分,所以作为一个谈判时期的沟通方式你要去了解对方的需求,当我们知道对方的需求的时候,我们就必须针对他的需求,定出一个你能够满足他需求的一个产品。

第二,当你在跟他沟通的过程里面,其实他对你是非常不信任的,而且双方是站在一个不平等的立场,因为西门子当时是33万员工,那么全友是一个一百个人不到的公司,西门子是全欧洲最有名的公司,它是两个大公司(飞利浦跟西门子)之一,那么全友只是一个默默无名的小公司,在这种情况之下,你跟它的沟通方式能够让它产生一种心灵上的不安全感。因为它觉得你是小公司,你可能随时会垮掉,你可能随时会消失掉,所以我不太愿意跟你签合约。所以在跟对方做这种企业沟通的过程中,你要能够理解到它担心的是什么东西,所以你提出的一种Commitment(承诺),要让它无后顾之忧,全友当时提的很多都是在企业界来讲都是比较能够让对方觉得它没有太大的损失,但是如果双方真的能够达成合作,它会有很大的一个收益。

其实在谈判过程里,人扮演一个很重要的角色。他怎么会对你信任,也就是说你所代表的这个公司,他看不到你的公司,他看到的只是你这个人,你这个人能够表现出来的实力能够来说服他,所以当我们在跟对方谈判的过程中,你必须在这个产品的技术层面Insideout(从内到外去分析),就是说你完全能够理解,对这个产品的应用上,对这个产品能够替对方节省的成本上,对对方能够赚多少钱上面去做非常深度的分析了解,等等这些,假如你能够在事先做好这些沟通谈判上必要的一些了解,了解对方的需求,了解对方的想法,你所准备的内涵就会更实际,更能够说服对方,以致能够站在对方的角度来看事情。

谈判和沟通的过程里,其实还有很多很小的技巧,是要去注意到的。当你是一个小公司或者一个力度单薄的人，你如何去打开对方的门。我们叫做Open door。这个对小公司是最难的。因为你打电话去，他不理你，你写信去他不回你，因为它不知道你是谁。这里面就需用一些沟通上的小技巧，假如你今天要打电话给对方的重要人物，去Make Appointment（预约见面），最好的时间是在下班时间以后。这点也是提供给各位参考，因为上班时间，通常都会有秘书把关，秘书通常都会做深入调查，他会问你是什么公司？想干什么？为什么想找我们总经理？你都通常过不了这关，因为他了解到你只有一百多人，只是一个新公司、小公司，无名气的产品，他也从来没听过你的名字。所以第一个过关你要想办法，直接跟Decision Maker（决策人）见到。那么等到你跟他见到之后，你的沟通技巧要注意，你要知道对这些人来讲通常都是非常忙碌的，他不太可能有太多时间跟你去谈一些事情，所以当你跟他约见面时间的时候，千万不要把你心里所想的说出来，比如我可能需要一个钟头、两个钟头，才能够把我所想要表达的完全表达出来，因为对方没有那么多时间。所以我们告诉他说，我整个所能够带给你的新的概念，大概只需要二十分钟，只要你给我二十分钟，我会给你一个全新的产品，会让你透过这个产品在市场上取得数千万美金的一个Return（回报）。你要精心策划说怎么样一句话能够打动他的心，让他的眼睛亮起来，让他把他的Door open了。这是沟通技巧上需要注意的。

等到你打开门之后，第二关其实就是你的实力的问题了。你要面对面怎么样在有限的时间之内表达和沟通到位，因为你跟他约只约二十分钟，他的日程表也只放了二十分钟，所以你在这么短的时间之内，要用像剥洋葱的方法一样，一层一层地让他愿意去接受下一层，这些都是在人际沟通技巧上需要去了解的。能够让对方愿意不断地去发问，当他跟你谈到深的时候，他愿意把下面的一两层Appointment（约会）能够延后，把时间尽量给你。这是在整个外部沟通赢取谈判里面要注意到的一些小细节。

接下来讲两个案例做参考，了解一下沟通的重要性。第一个案例，是一个内部沟通。我们在工作上能够经常碰到，这就是主管跟部署之间或者部署跟主管之间的一个沟通的模式。举这个例子是要说明，在沟通的方式上，你是用防卫性的方式在沟通，还是用一个支持性的方式在沟通。是用情绪性的沟通，还是用理性的沟通。比方说有一位员工他可能最近有些事情发生，所以他已经连续三天都迟到，而且迟到时间都超过三十分钟。那么这个主管怎么样来处理这种事情，你的目地是要让这件事情不再发生，让他改善，但是你的处理方式很重要，假如说有一些主管他可能是霸气比较足，可能是平时是下命令式的比较多的，那么他会怎么处理呢？他会把这个员工请进来，然后也不听任何的说明，他开始用一种叫做评价式的、用一种斥责式的方式来开口，哎呀！你看你又迟到了，你怎么天天迟到？你这个迟到大王！你这样迟到对公司的业绩，对公司的进度都产生影响。甚至于到最后要走的时候，还语带威胁。你如果再迟到一次，你看看吧，说不定把你Fire（开除）掉。那么假如说主管用这么一个方式处理，等到这个员工回到他座位上时，你可以想象得到，他会怎么一个反应。他很气乎乎的走出你的门，说不定“啪”一下把你的门关起来，或者他心里真的很不高兴的话，等到坐到位置上，他把抽屉“嘭”一下放起来。然后，所有左邻右舍都可以感受得到这个员工真的很不高兴。那么员工呢，可能会来问他，到底发生什么事？为什么这样？这时候你发现，他会告诉大家，他只不过迟到了两三次，他讲李总、陈总那么凶！说我天天迟到。天天迟到跟迟到两三次就大不一样！这迟到大王开始有一种情绪性的发泄了。这种防卫性的沟通，它产生的一个后果就是会恶性循环，这个员工不见得会改善，他即使改善了也是在心不甘情不愿的情况之下改善的。

那么另外比较成熟的主管呢，他会做的就是支持性的沟通，就是理性的沟通。他会请这个员工进来办公室，然后问他一下你最近家里有些什么事情发生？为什么你昨天也迟到，前天也迟到？已经迟到第三次了，一个礼拜已经迟到三次了。那么有没有什么地方我们可以帮你忙的？或者请同事帮你的？从这种一种善性的、尊重他了解他，而且坦诚跟他沟通，用这种方式来跟你的部属做沟通，相信部属会从内心里发出一个感谢，他会觉得这是一个好主管，那么他愿意很快的改善，他甚至告诉你他小孩生病了，或者是家里出了什么事了，那么很快的他就会恢复到正常，所以这是在内部沟通里面的一个常常发生的一些沟通技巧上的问题。

那么再看外部沟通，外部沟通更重要了！一个外部沟通虽然只是一个简单的一句话，一个无心之失，可能会对我们企业造成很大的一个伤害。举一个非常简单的例子，一个秘书接待一个很重要的访客。公司里面都会设一些秘书，总经理可能跟一些重要的访客约好了，比方说早上九点，是一个甲顾客，早上十点是一个乙顾客，这个顾客基本上都是很重要，所以才能跟总经理见面。很不巧，甲顾客跟总经理谈事可能谈得久了，谈到十点还没结束，超出了二十分钟，那么乙顾客他是一个手上带着一个定单来的，要跟总经理谈，他是很准时的，甚至提早时间到你办公室来，十点准时到了，等了五分钟，等了十分钟，报刊杂志什么都看完了，十五分钟、二十分钟，还没轮到他。这个秘书也没有去Take care（关照）他，这时候也许他就问一下了，我的Appointmnent（约会）十点已经到了，那为什么总经理还在忙呢？秘书就很诚实的告诉他说，因为里面还有一个重要客人。可是如果你是乙客人，你心里会什么感想？我难道就不重要吗？我已经准时十点到了，现在已经快十点半了，我为什么要坐在这边等你呢？

所以很可能秘书这么简单的一句无心之语会造成公司的一个商机的流失。所以在沟通技巧上我们对于秘书、助理、行销人员、咨询人员、对外的公关发言人等等,都要经过一个严密的训练,让他们能够不讲一些得罪客人、得罪顾客的话。所以这可以了解到人际关系里面沟通的重要性。

我们沟通的关键因素之一是你要对他人感兴趣,你要去思考一下对方的需求是什么,要异地而处了解对方的需求,通常我们都只是会对自己感兴趣,对别人没有兴趣,所以在这个情况之下你的沟通叫做单项的沟通。你希望把 Message Passing(信息传递)出去,你不在乎对方想什么。我们举几个例子,第一个是求职,各位去找工作,你是怎么去找工作的?你是不是写一个 Resume(简历),写一个简历就丢进去了,所以你的思路只是想到说,我需要一份工作,所以我就写这个简历,丢给这个公司,假如我们能够换一个角度来思考一下,这个公司为什么要我呢?我能够帮公司做什么事呢?也就说你能够思考一下这家到底是什么公司?它是做什么产品的?它现在为什么需要这个职位?它这个职位可能简单的写了研发工程师、销售工程师,但是你要深入去了解一下,你有些什么样的专长,能够打动它的心,让它愿意跟你谈。所以即使在求职过程里面,你的沟通的技巧,也要从这个角度去思考。另外同样的销售东西,在我们卖东西给别人的时候,我们很少去思考一下别人需求的是什么?我们只想到说我们赶快把这个东西卖出去,取得业绩奖金,取得佣金奖金,我们反过来思考一下,对方买了这个东西,能够产生什么样的绩效?是不是能够连带带动对方产生更大的利润?

我们交朋友的目的是希望别人能够来关心我们,别人能够来帮助我们,但是,如果我们能够反方向来想,我们能不能关心对方,我们能不能帮助对方,也就是说,我们先伸出我们友谊的手,对方的手自然就会伸出来,那么在说服别人的时候也是一样。任何东西你想说服别人照自己的意愿做,这都是单项的沟通,你也要了解一下对方的思路是什么?对方为什么会这样想?对方的角色是什么?当你在沟通的时候,除了对对方这个事情感兴趣之外,除了去了解对方有些什么需求之外,你要非常积极地、正面地去聆听。沟通的一个重要因素,除了讲之外,还要听。怎么听呢,就是要用全心全意来听,我们叫聆听,非常专心地听。有些主管你去他办公室,你想跟他报告一件很重要的事情,他如果一边在那边打电话,一边在那边弄电脑,你可能讲讲就没兴趣了,我们都会有这个感觉。所以当你找一个人,把你心里的不舒服讲出来,你看到对方眼都不看你一下,漠视你,你会作何感想?所以我们眼神要接触,你要看着对方,听着对方,表情要能够反应。什么叫反应?他在讲话过程中你至少有些回应,甚至可以问一些问题。对于你问的问题,他可能讲的不清楚,你要求证、你要澄清、你要导引、你要支持他,所以在这种沟通过程里面,我们学到沟通的简单技巧,对我们未来在人际关系上,在事业的成功上,都有很大的帮助。

那么沟通不良又会产生什么效果呢?我们可以看到很多企业里面,高级主管走掉了,可能老板还不知道他为什么走?通常他告诉你的理由,都不是真正的理由,像经常我们会听到说他出国深造,其实他就在隔壁公司工作,很多老板说因为我们付的薪水太低了,所以他跑掉了。不对,很多人离职不是因为薪水的因素。所以沟通不良的情况之下,你没有办法把公司做得非常好,因为员工对你没有向心力。一个好的主管,如果能够把所有员工的心都买到了,他们愿意为你工作,你的企业就成功了。

组织内部的冲突也是一样,我们也提到制造部门、研发部门、市场部门这些冲突,这些冲突并不是不可解决,只是公司有一些 Resource(资源)的限制,包括时间表,包括经济效益,包括人力物力等等。假如这些能够透过一个良性的沟通,先设定一些基本的假设,然后从各个不同的角度提出一些方案出来,相信整个企业的生产力自然会提升,人员流动力会下降,业绩也会跟着升高。最后我们谈到沟通,它是一个能力,它并不是一个本能。本能的意思就是说天生的,沟通是一个后天需要培养的、需要我们去学习的、需要我们去经营的。那么在沟通方面的投资,今天假如愿意把你的时间投资在 Communication Skill(沟通技巧)上,这个本益比是最高的本益比。我们开宗明义就谈到 CCO(首席咨询官)时代的来临,未来的总裁可能会改变名字,叫做总沟通师。一个好的沟通师,他能够把公司的很多很多的问题都解决掉,那么沟通也能够让我们在座的每一个人都更有影响力,能够把你的理念去实施!

好朋友无话不谈。但在商场中,彼此往往都是遭遇战,如何在陌生的初次交手中占得先机,一些技巧就显得尤为重要,甚至成为胜败的关键。下面再介绍一些技巧供大家参考。

听八讲二。即一场遭遇战的谈话中,大约 80% 的时间是你在聆听对方讲话,大约 20% 的时间是对方在聆听你的讲话。俗话说,言多语失。多让对方发言是为了更好、更多地了解对方的弱点,以便找到进攻的突破口。

先听后讲。营销实战中有“谁先开口谁先输”的经验,让对方先开口,可以有针对性地打好有准备之仗。

多提开放式的话题。如何让对方多讲话?就是要少提封闭式的问题,多提开放式的问题。

突出重点。先讲什么,后讲什么,强化什么,淡化什么,这是要时刻把握的重点。如在产品销售中,先讲功效,后讲价格;强化功效,淡化价格。

抓住战机，趁热打铁，一气呵成。经过了充分的“火力侦察”，在知己知彼方面你已占得先机，此时的战机往往稍纵即逝，正所谓“该出手时就出手”，不给对方以喘息的机会，帮助对方作决定，最后赢得这场沟通战役的胜利。

其实，到最后我们总结，如果我们在单位、在公司、在企业里面工作，我们常常讲我们要终生学习，我们要变成学习型的组织，为什么我们就不能去学习更好的沟通，为什么不能把我们的同事，我们的家人当成我们的内在顾客，内部的顾客，然后超越顾客的期许，让他们快乐，让他们开心。如果我们了解这些观念，知道怎么样沟通，知道在企业上怎么样激励肯定别人，知道怎么样解决问题。知道怎么样把我们家人当成内部的顾客，那我们这个家怎么可能不会经营的很好呢？

一个人、一个单位要过得快乐、幸福，它绝对不是自然发生的，它是我们努力来的，了解这些沟通的原则，了解这些沟通的技巧，它就会帮助我们，让我们的人生能够过得更流畅，让我们的生命更有意义。也因为我们有更好的沟通，我们就会对社会有更好的贡献！

☞ 有人说：“商场如战场”，其实，商场比战场要残酷得多。战场上允许缴枪不杀，而商场上是你死我活，没有优待俘虏。掌握好沟通的艺术与技巧，就会在商场上多几分活下来的希望，并为最终战胜对手赢得机会。

第九篇　人生经营学

经营，按照《新华字典》的解释，就是筹划并管理。在现代人的眼中，经营似乎只是经济学的范畴，只是针对经济领域里的有形资产和无形资产而言。其实老人家早就告诉过我们，身体是革命的本钱。这个身体的涵义当然包括生理的、心理的、生殖的、道德的、社会适应度的等全方位的范围。其实我们真正最应该重视的应该是整个人生。人生需要筹划，人生更需要管理。人生经营学就是研究和解决这方面问题的。

人生经营学是本人从1992年开始立项研究，于2002年公开明确的一门新兴学科。本来开始是出于研究健康学的需要，后来逐步扩展到整个素质教育领域，也就是由健康素质、科学文化素质、思想道德素质组成的国民三素质，十五年来，她就像春笋破土继而长成嫩绿的修竹，也许您想象她可能比较深，比较难，比较抽象，但可以明确宽慰您的是，本书中的人生经营学，就像小憩中的茶点，就像饭后的果盘，不是必修课，只是营养您的身体，只是犒劳您的肠胃，您大可不必惊慌。本书是公众健康专用，不是我施展拳脚的场所，在此只得把部分纲目飨给各位朋友。

第六十八章　经营健康

第一节　正视健康

人生经营学从经营健康开始，经营人生从经营健康开始。

2006年，中国人平均寿命72.5岁，其中男性平均寿命71岁，女性平均寿命74岁。

日本人平均寿命82.5岁，其中性男平均寿命79岁，女性平均寿命86岁。世界上女性平均寿命最长的国家是日本，达到86岁；世界上男性平均寿命最长的国家是冰岛，达到80岁，日本列第二。日本百岁老人每年以2000人的数量递增，至2006年已达到27000人，2007年有望达到30000人。

长寿是人人向往的，不要以为日本人有多么的幸运，日本只有37.8万平方公里的国土，面积相当于我国的甘肃省，可人口有1.3亿，典型的地小物薄，人口众多，其在工业高速发展期也经历了严重的工业污染（见前面章节的论述），今天日本在长寿方面取得的骄人业绩，是近几十年来全民经营健康的结果。

解放后，尤其改革开放以来，我国的公众健康呈现出下列显著变化：

婴幼儿死亡率大幅度下降；

老年人寿命大大延长；

中青年死亡率、残废率居高不下。

国家有关部门专项调查显示：我国知识分子平均寿命为58岁，低于全国平均寿命10岁左右；北京中关村知识分子平均死亡年龄为53.34岁，比10年前提前了5.18岁。另一份提供的资料显示，中年知识分子死亡率超过老年人的两倍，死亡年龄段多为45至55岁；最近5年（2001～2006年）来，中国科学院所属的七个研究所和北京大学的专家、教授共135人谢世，平均年龄53.3岁。

最新出版的2006年人才蓝皮书也指出，七成知识分子处于“过劳死”的边缘！

一个人的健康，遗传因素占15%；社会因素占10%；医疗条件占8%；气候地理占7%。

个人的健康和寿命的60%取决于自己。

新中国成立以来，我们进行了三次卫生革命：

第一次卫生革命的任务——同急性、传染性疾病作斗争；

第二次卫生革命的任务——同慢性、非传染性疾病作斗争；

第三次卫生革命的任务——同精神性疾病和意外伤害作斗争。

最新研究表明：约50%的癌症与饮食因素有关，1/3的癌症都是人们“吃”出来的。

由中国商业联合会、中国烹饪协会和中华全国商业信息中心昨天公布的最新调查数据显示：2003年全国餐饮业营业额突破6000亿元大关，同比增长11.6%。

数据显示，2003年全国餐饮百家大型企业中，营业额超过10亿元的企业有8家。火锅类餐饮企业的营业额已经超过百家大型企业的四分之一，而快餐企业仍然占据着三分之一的市场份额。

调查还显示，大型餐饮企业增长速度西部快于东部和中部。西部地区大型餐饮企业的营业额已经占到全国百家大型餐饮企业营业额的近三成。截至目前，北京和上海仍然是全国餐饮企业数量最多的城市。

据业内乐观估计，餐饮业在2010年预计将达到10000亿元左右。

如今，人们主食吃得精细了，粗粮、杂粮等食入少，缺乏纤维素，导致大肠癌发病率的升高；高脂肪、高蛋白的摄入多已成为乳腺癌、结肠癌发病率上升的重要原因；约有75%的头颈部癌是由饮酒和吸烟造成的；喜食偏硬、过热、过烫、刺激性（烈酒、蒜、醋、辣椒）食物及酸菜，可诱发食管癌；有暴饮暴食习惯、喜好甜食和油腻者是胰腺癌的高发人群。

肿瘤专家指出，建立合理健康的膳食结构、养成良好的饮食习惯、恰当的加工烹调是防癌的重要手段，如果再辅以科学的体育锻炼和培养乐观的心态，效果远胜于化学药物预防疾病。

我职业、我健康、我美丽——职业女性的身心健康问题是当今公众健康的热点问题。

2002年10月份，女演员李媛媛因宫颈癌在北京病逝，令人们惋惜不已，不久噩耗再次传来，香港天后级艺人梅艳芳也因身患宫颈癌导致肺功能衰竭去世。在关注明星生活的同时，这些消息也提醒人们，女性健康不容忽视。妇科恶性肿瘤已成为导致女性死亡的头号杀手，因乳腺癌、卵巢癌、宫颈癌、子宫癌等恶性肿瘤死亡的人数占总数的8.33%。

近年来，专家们发现不良的生活方式和环境因素已成为乳腺癌的高危因素，如高动物脂肪、高动物蛋白和低纤维食物的大量摄入；避孕药的滥用，使用加入雌激素以达到嫩肤效果的美容品等。尤其是长期从事电脑作业的白领女性，平时锻炼少，接触阳光少，出现精神紧张、心理压力大、易疲劳等现象，乳腺癌的发病率也比一般人要高出30%左右；一些更年期妇女服用含雌激素的药物来预防骨质疏松，改善更年期不良反应的同时也增加了患乳腺癌的危险。

心脏猝死已经成为危害中年人生命的“第一杀手”。

临床调查显示，心脏性猝死占猝死原因的一半。在心脏性猝死中冠心病占据首位，**心脏病猝死70%发生在医院外，救活几率近乎零。**

心脏病患者至少“年轻”了15岁。相当数量的患者表现为首发性急性心肌梗塞，即第一次发病就表现为重症状态，猝死率相当高。专家认为，与中青年心脏猝死率增高密切相关的一个重要原因，就是高血压症患者呈低龄化趋势。最小患者竟是年仅14岁的中学生。这类疾病原来多发生于60岁以上的老年人。

2005年7月2日，扮演伟人毛泽东、为观众熟悉的著名特型演员古月在广东三水于所住宾馆洗澡时突发心肌梗死辞世，享年65岁。

2004年3月24日下午3时40分许，中国医学科学院整形外科医院平安门诊部班车的司机突然发病死亡，失控的别克车撞进自己单位的大门。当时车上坐了七八个同事，司机准备开车送职工回家。没想到车刚启动还没开出几米，司机忽然发病，汽车顿时失去控制，别克车径直撞上门诊部大门。大约10分钟后，闻讯赶来的120急救人员检查发现司机已经死亡。司机是心脏病突发致死。据同事们称，猝死的司机蔡世明现年50岁，平时身体状况不错。

2000年7月的最后一天，青岛啤酒集团56岁的老总彭作义照旧开了一整天会，接待了两拨记者，晚上还有安排。傍晚，他照例去海边游泳。夕阳余辉，海鸥点点，青岛这几天刚下过雨，海水有些凉。彭作义向大海走去，当清凉的海水刚刚触摸到他赤热的胸膛时，死神却在瞬间拥抱了他。此时，他的司机尚未把车子停好，海面上离他最近的人也有20多米……无情的海水吞噬了原本健壮的他。彭作义狂吞全国41家同行的“圈地运动”早有耳闻。而他因此被中央电视台评为2000年度全国经济Ⅰ大风云人物，被工商界广泛称为竞争场上的“拚命三郎”。他还和张健、熊倪等并称中国“八大硬汉”。势如破竹，风卷残云，颇有当年彭大将军之遗风。而他说自己就像穿上了红舞鞋，再也停不下来。一条绷得太紧的弦因为缺少弹性而会暗藏断裂的隐患。

心脏是我们最宝贵的器官之一。

位置：位于胸腔纵隔内，2/3 在躯体中线偏左，在左前胸第 5～6 肋间隙可触摸到心尖的搏动；

形态：呈前后略扁的圆锥体，心底有大血管出入；成人心脏如本人拳头大小；男性成人心脏重约 284 克，女性成人心脏重约 258 克。

跳动 20 亿次，血管总长 20 万公里，7 分钟可以加满一油箱

氧运输对人体生命活动和人的健康具有十分重要的作用。氧的运输系统由呼吸系统与血液循环系统组成。呼吸系统把氧气吸入体内，同时呼出二氧化碳，氧气进入血液与血红蛋白结合，由心脏推动血液流遍全身，将氧气运输到机体的各组织器官。血液在体内沿一定路线流动，右心室的血液流向肺部，在此进行气体交换，吸收氧气，呼出二氧化碳，然后流回左心房，血液从左心房流入左心室，并由此流向全身。在营养了全身细胞和装载了代谢废物之后，血液又流回右心房，血液在全身运行一周所需时间不到一分钟。

经营健康 60% 在于心态。

三十年河东，三十年河西；十年河东，十年河西；三年河东，三年河西；当年河东，当年河西。

少年得志；中年得志；老年得志。

习惯决定命运。有时候只需要稍微改变一下习惯，就可获得健康。

晚睡晚起——早睡早起；肉包菜——菜包肉；狼吞虎咽——细嚼慢咽；早上刷牙——晚上刷牙、餐后漱口。

顿平衡（每餐平衡）；日平衡（每天平衡）；周平衡（每周平衡）；旬平衡（每十天平衡）。

有些好习惯稍加用心将终生受益，例如提肛；叩齿；干洗脸；干洗头；烫脚；快走、慢跑；转头；转腰；科学爬楼；勤晒太阳；适当通风；眺望远方；仰卧起坐；自行车；安步当车；练哑铃；早睡早起；地产、量产、季产；喝鲜不喝陈；不等渴了就喝；三四五顿、七八分饱；不吃零食；穿了洗；蹲便等等。

谁误导了我们？我们是否活在指标中？医疗设备在没有到病态时，指标是不反应的（正常）。

半年能形成癌症吗？每年体检能根本解决问题吗？癌细胞从 1～1 亿，大约需要 20 年；从 1 亿～10 亿，可能就是 10 月。

健康不是一切，但没有健康就没有一切！人生永远是单行线！拿命换钱与拿钱买命预防保健是投资，治病保命是消费！留得青山在，不怕没柴烧。没有学识应该有知识，没有知识应该有常识，没有常识应该进教室。

建立健康管理体系，侧重点不是少数已诊断的病人，而是人数众多具有潜在疾病征兆或机体出现异常变化的亚健康人群。健康管理目前在我国刚刚起步，经验证明，通过有效的、主动的预防和干预，医生提出的治疗方法有效性增加 60%，健康管理的对象配合医嘱的情况提高 50%，综合风险降低 50%。

☞ 21 点歌

炒菜碘盐放晚点；口味别咸清淡点；戒烟限酒自觉点；体重腰围控制点；身腰腿脚勤动点；蔬菜水果多吃点；五谷大豆杂食点；肥肉荤油少吃点；开水牛奶多喝点；精神愉快放松点；休息睡眠充足点；每日二便畅通点；血压心律常测点；勤看医生定期点；吃药按时按量点；要想活的滋润点；防治知识多懂点；思想态度重视点；行动改变紧跟点；养成习惯坚持点；身体健康长寿点。

☞ 通过个人健康管理，可以摆脱遗传的困扰，良好的心态成就了松下幸之助。

在日本，松下公司为之创造了 3500 万个就业机会，这和被誉为"经营之神"的松下幸之助的苦心经营是分不开的，他不是一个社会的幸运儿，不幸的生活却促使他成为一个永远的抗争者。家道中落的松下幸之助 9 岁起就去大阪做一个小伙计，父亲的过早去世使得 15 岁的他不得不担负起全家的重担。寄人篱下的生活不但使他体会到了做人的艰辛，也使他懂得了学习和奋斗对人生的重要。当 17 岁的幸之助踏入电气公司时，他敏锐地感觉到：这是人类社会的未来，这将是我要为之而奋斗的事业。

1910 年，他来到大阪电灯公司做一名室内安装电线练习工，一切从头学起，后来，他诚实的品格和上乘的服务赢得了公司的信任，公司所承揽的重要工程，几乎都有他的参与，这为他积累了宝贵的经验。在此期间，他根据实

际情况对当时的插座进行了改良，使它使用起来非常方便，但随着苦心研究的方案一个个被否决，他产生了独立经营的念头。

22 岁那年，他晋升为公司最年轻的检察员。就在这时，他第一次遇到人生最大的挑战，有一天，他发现自己咳的痰中带血，这使他非常害怕，因为这种奇怪的家族病史，已经有 9 位家人在 30 岁前离开了人世，这其中包括他的父亲和哥哥。当时的境况使他不可能按照医生的吩咐去休养，他没了退路，反而对可能发生的事情有了充分的精神准备，只能边工作边治疗，这也使他形成了一套与疾病作斗争的办法：不断调整自己的心态，调动肌体自身的免疫力、抵抗力与病魔斗争，使自己保持旺盛的精力。这样的过程持续一年，他的身体也变得结实起来，内心也越来越坚强，这种心态也影响了他的一生。

1915 年春，松下幸之助与井植梅野小姐结婚。婚后的幸之助独立经营的愿望更加强烈。患病一年来的苦苦思索，改良插座希望得到公司采用的愿望受挫，使他下决心辞去公司的工作，做插座生意，开始独立经营。

松下电器公司不是一个一夜之间成功的公司，创业之初，正逢第一次世界大战，物价飞涨，而幸之助手里的所有资金还不到 100 元，困难可以想象。公司成立后最初的产品是插座和灯头，然而当千辛万苦才生产出的产品遇到棘手的销售问题时，工厂竟到了难以为继的地步，同事们相继离去，幸之助的心情沮丧到了极点。但积极的心态和永不服输的韧劲再次激发出他抗争的潜能。他对自己说：“再下点功夫总会成功的！已有更接近成功地把握了。”他相信：坚持下去取得成功，就是对自己最好的报答。功夫不负有心人，生意逐渐有了转机，直到六年后拿出第一个像样的产品也就是自行车前灯时，公司才慢慢走出了困境

松下幸之助终生享年 96 岁高龄，他在向人们表明，一个人只有从心理上、道德上成长起来时，他才可以长寿。他之所以能够走出遗传病的阴影，安然度过企业经营中的一个个惊涛骇浪，得益于他永葆一颗年轻的心，永远敢于面对任何挑战，永远把面对的困境当作他事业的开始。幸之助说过：“你只要有一颗谦虚和开放的心，你就可以在任何时候从任何人身上学到很多东西。”

第二节　长寿之谜

☞ *人有百岁天命，按照自然规律，哺乳动物的自然寿命是其成熟期的五到七倍。*

☞ *人类属于哺乳动物，人类的成熟期是 20 到 25 年，所以人类的自然寿命是 100 到 175 岁。*

☞ *世界五大长寿之乡探秘*

长寿是人类永恒的话题，那些长寿老人特别多的地方，总是让人们想前去一探究竟。联合国规定，长寿地区的标准是每百万人口中要有 75 位以上的百岁老人。目前，全世界有 5 个地方被国际自然医学会认定为长寿之乡，其中我国就有两个。它们是：中国广西巴马、中国新疆和田、巴基斯坦罕萨、外高加索地区以及厄瓜多尔比尔卡班巴。

1. 中国巴马：长寿人口不断增加

巴马瑶族自治县位于广西盆地和云贵高原的斜坡地带。在这里，90 岁和 100 岁以上的老人分别由第三次人口普查的 242 和 44 人，上升到第四次人口普查的 291 和 66 人，到第五次人口普查时，已经增加到 531 和 74 人，有 3 位老寿星达到了 110 岁以上，是五大长寿乡中唯一长寿老人不断增多的地方。

巴马人长寿，首先得益于大自然良好环境的赐予。巴马属于亚热带气候，空气清新，每立方米负氧离子的含量高达 2000～5000 个，最高可达到两万个，被称为“天然氧吧”。

喜欢劳动、饮食习惯良好、生活有规律，也是巴马寿星多的重要因素。甲篆乡百马村坡纳屯寿星黄布铁已经 104 岁了，但每天不是去摘猪菜，就是下地干活，还做家务。他每天吃两顿，每餐吃两碗饭。老人每天早睡早起，耳不聋、眼不花，一头黑发。他常说：“每天不出去活动一下，吃饭就不香，晚上睡不好觉。”

巴马人长寿还和饮食有关。他们经常吃火麻、玉米、茶油、酸梅、南瓜、竹笋、白薯等天然食品。玉米、白薯等含有丰富的微量元素，火麻制成的油和汤含有大量的不饱和低脂肪酸。国际自然医生学会会长森下敬一对巴马进行调查后认为，不饱和低脂肪酸和微量元素的摄入正是巴马人长寿的关键所在。

除了以上几点，乐观也是巴马长寿老人的另一个突出特点。

2. 中国和田：老人喜欢喝茶吃馕

新疆和田于田县的拉依苏村是另一个在我国境内的世界长寿之乡。

拉依苏村有2400人,仅90岁以上的长寿老人就有16人。

肉孜·买买提老人已有110岁,身体健康,还能干简单的农活。他每天天黑就睡觉,清晨鸡叫就起床。眼睛虽然花了,但他每天上午还要干两个多钟头的活。老人早晨和中午喝茶、吃馕,晚上几乎不吃东西。据肉孜的大儿媳妇讲,老人喜欢吃汤汤水水的东西,爱吃玉米做的馕。

104岁的买提库尔班·肉孜和95岁的肉孜汗·肉孜是亲兄妹,哥哥早晨起来喜欢散步,回家时顺便把一些草放到羊圈里喂羊。妹妹肉孜汗在50岁之前没得过什么大病,只是近几年来偶尔患上感冒。她早晨喝茶、吃馕,中午吃拌面、汤饭和馍馍,晚上吃半个馍。

在拉依苏有一对长寿夫妇,97岁的努热勒阿洪·托乎提和他80岁的老伴。努热勒阿洪早晨7时起床,中午能吃一盘拉条子,不好甜食。他早晚必做的一件事就是喝足白开水。当问起他的长寿秘诀时,努热勒阿洪说,他年轻时身体很好,一个人开垦出了3亩荒地,现在身体还是挺结实。另外,他和老伴从来没吵过架,子女都很孝顺,跟邻居也很和睦。

3. 外高加索:百岁老人还选美

最近,格鲁吉亚举办了90岁以上的老人的“选美大赛”,参赛者中年龄最大的已有106岁,百岁老人选美,这可能只有在外高加索这样的长寿乡才会发生。据统计,格鲁吉亚500多万人口中百岁寿星达2000多人,90岁以上的超过两万。而在阿塞拜疆,上世纪80年代初每10万人中百岁老人曾多达63人。

外高加索人的乐观生活态度是他们长寿的主要原因之一。当地人的婚礼上,八九十岁的长者和年轻人一起又唱又跳。除了乐观的心态,当地人的饮食也很讲究。在格鲁吉亚的长寿乡阿巴哈吉亚,当地居民每天都吃用玉米面做的面包和粥。这里的人每天至少喝两杯牛奶、三四杯酸奶,喝时还要放葱、芹菜等。此外,当地人还常吃菠菜、豆角、韭菜、白菜、洋葱、红辣椒以及当地产的无花果,不吃香肠、熏肉或火腿,很少吃蛋糕、土豆、动物油脂和糖果。他们不喝咖啡,主要喝当地产的“格鲁吉亚茶”。

4. 巴基斯坦罕萨:六七十岁不算老

罕萨山谷距离我国的新疆仅30多公里,4.5万罕萨人世代过着“日出而作,日落而息”的农耕生活。在罕萨,当地人几乎从不患病,六七十岁根本不叫老人,八九十岁仍可在地里劳作,健康地活过100岁在这里并不算什么稀罕事。

为了解开罕萨人的长寿之谜,英国医生罗伯特·麦卡森进行了实地考察,发现了罕萨人长寿的秘诀。一是饮食:罕萨人喜欢吃粗制面粉、奶制品、水果、青菜、薯类、芝麻等。他们还喜欢适量饮用一种由葡萄、桑葚和杏制成的烈酒“罕萨之水”。二是得天独厚的自然条件:罕萨山谷附近有许多冰川、河流,这些水体中含有丰富的矿物质,常年饮用有利于人体健康。罕萨人在种庄稼时也用这种水进行灌溉,从来不施农药,种出来的瓜果蔬菜特别有营养。三是生活习惯:罕萨人多以务农为生,古朴的生活习惯使他们远离了现代社会的恶性竞争,又为自己的长寿增加了一块砝码。

5. 厄瓜多尔比尔卡班巴:没有金钱概念

在厄瓜多尔南部山区有一个叫比尔卡班巴的村庄。1970年,村里一个叫米格尔·卡尔比奥的人得了眼病,有生以来第一次去看病。这次眼病使比尔卡班巴闻名于世,因为米格尔当时据称已活过了120岁。

据当地政府介绍,比尔卡班巴大约有5000人,其中有20多位百岁以上的老人。由于100年前这个地区还比较落后,没有完整的人口档案系统,这个数字很难证实。但不管怎样,这个山村是公认的西半球最长寿之地。村里有位102岁的卢西拉老太太,几年前还能在小镇的狂欢节上跳舞。在被问到为什么长寿时,她说:“我们走路走得多,到老了也要干活。”

比尔卡班巴人喜欢吃豆类、玉米、香蕉、甘薯、大米、芒果等。大多数人每周只吃一两次鸡或鱼等动物食品。当地人还喜欢饮用泉水,科学分析发现,当地泉水中的矿物质含量较高,其中铁、镁等成分的比例很理想。

美国科学家尤金·佩因把这里称为“免疫岛”,因为当地人很少得心脑血管疾病。科学家认为,这主要归功于当地人没有金钱和竞争概念,喜欢劳动,这使得他们对心脑血管疾病“免疫”。而很少吃动物和高热量食品,使得当地人拥有缓慢稳定的新陈代谢。

长寿的确有秘诀:

国际上公认基因遗传、地理与气候环境、社会因素、饮食习惯、运动与劳动、心态是长寿的六大关键因素。世界五大长寿乡的居民,确实有得天独厚的优势。

在基因上,巴马县老龄委对当地144位长寿老人进行调查后发现,祖父母寿命超过70岁的占29%和38%,父母寿命超过70岁的为41%和37%;世界卫生组织也认为,人的长寿有15%要取决于遗传因素。

五大长寿乡基本都位于偏僻地区,民风淳朴,居民热情友好、乐观向上、喜欢清静,这也是长寿的原因。

对于饮食,五大长寿乡的饮食结构体现出了高度的一致性:豆类、薯类、玉米、水果吃得多,动物食品吃得很少,而且饭量小。据国际自然医学会调查,5个地方的人日均摄入热量1640千卡,明显低于一般人日均2400千卡的标准。

值得一提的是,五大长寿乡的居民都身体力行着现代人最难实行的长寿原则:劳动一生。

无论是东半球还是西半球,无论是北半球还是南半球,乐观的心态都是长寿者的共同特点,"没心没肺"成就了他们的长寿人生。

社会因素对长寿的影响也是显著的,现在,除了巴马,其他几个长寿乡都出现了寿星减少的趋势,究其原因,主要就是现代生活的影响。比如在比尔卡班巴,过去20年当地政府一直用"长寿"来进行旅游宣传,结果游客越来越多,人口不断膨胀,当地人逐渐告别了原本淳朴的生活方式,开始对可口可乐这样的东西习以为常了。

第六十九章　全面经营人生

人生需要筹划,人生更需要管理。人生经营学是研究和解决整个人生相关问题的。由于本书旨在推广公众健康知识,提高公众健康素质,而公众健康素质是人生经营的重要组成部分,因此在本书的最后章节将人生经营学作一个简单得不能再简单的介绍——只介绍章目,而且是部分的。

第一章　经营健康
第二章　全面经营人生
第三章　什么是真正的聪明人
第四章　生命是主动的
第五章　生命拐点
第六章　容易观是最重要的世界观
第七章　求之不得与得知不求
第八章　君子讷于言而敏于行
第九章　望着前方的红灯加油
第十章　工作乐趣与人间天堂
第十一章　思路决定出路
第十二章　成功自有理由
第十三章　学校里教不出智慧
第十四章　素质教育ABC
第十五章　夕阳与朝阳
第十六章　儿子好听女儿实惠
第十七章　让你的技能不要受到价值的贬损
第十八章　选择理论比创造理论重要
第十九章　略微超前
第二十章　组织没事干的人去干没人干的事
第二十一章　我眼中的人生三阶段
第二十二章　升官发财与有钱有势
第二十三章　可替代劳动与不可替代位置
第二十四章　精心设计自然表现
第二十五章　未知结构与两难选择
第二十六章　有学历与没文化
第二十七章　抱怨与表现
第二十八章　三驾马车缺一不可

第二十九章　延安也可以放弃
第三十章　永远不会被淘汰的能力
第三十一章　智商、热忱与毅力
第三十二章　小格与大格之辨
第三十三章　诚以修身信以立世
……

看不懂,没关系,等着读《人生经营学》。等不及,没关系,先人告诉我们:师父领进门,修行在个人。道是悟出来的,您每天都在经营人生,只是水平高低而已,自己觉得无悔就好。学不会,也没关系,明白了比什么都重要。人生经营不是学出来的,如果我们有缘,有机会听我讲就好。

写上几句,权作后记。

中共中央、国务院关于卫生改革与发展的决定

（一九九七年一月十五日）　　中发[1997]3号

人人享有卫生保健，全民族健康素质的不断提高，是社会主义现代化建设的重要目标，是人民生活质量改善的重要标志，是社会主义精神文明建设的重要内容，是经济和社会可持续发展的重要保障。全党、全社会都要高度重视卫生事业，保护和增进人民健康。

建国以来，特别是改革开放以来，我国卫生事业有了很大发展，取得了举世瞩目的成就。卫生队伍已具规模，卫生服务体系基本形成，卫生科技水平迅速提高。医药生产供给能力显著改善，中医药事业得到继承发扬。卫生改革取得成效并逐步深化，法制建设不断加强。爱国卫生运动深入开展，部分严重危害人民健康的疾病已得到控制或基本消灭。人民健康水平显著提高，平均期望寿命由建国前的35岁提高到70岁，婴儿死亡率由千分之二百下降为千分之三十一点四。四十多年来，卫生工作对于促进我国社会主义现代化建设事业的发展发挥了重要作用，广大卫生人员为保护和增进人民健康做出了重大的贡献。同时应该看到，当前卫生事业的发展与经济建设和社会进步的要求还不相适应，地区间卫生发展不平衡，农村卫生、预防保健工作薄弱，医疗保障制度不健全，卫生投入不足，资源配置不够合理，存在医药费用过快上涨的现象，卫生服务质量和服务态度同人民群众的要求还有差距，卫生工作尚未得到全社会的充分重视。各级党委和政府对卫生工作的领导需要进一步加强，卫生改革亟待深化。

今后15年，卫生工作任务繁重。随着经济发展、科技进步以及人民生活水平的提高，人民群众对改善卫生服务和提高生活质量将有更多更高的要求。工业化、城市化、人口老龄化进程加快，与生态环境、生活方式相关的卫生问题日益加重，慢性非传染性疾病患病率上升。一些传染病、地方病对人民健康构成重大威胁。这一切要求我国卫生事业有一个大的发展与提高。

从现在到2010年是建设有中国特色社会主义事业承前启后、继往开来的重要时期。为了贯彻党的十四届五中全会、六中全会精神，落实《中华人民共和国国民经济和社会发展‘九五’计划和2010年远景目标纲要》提出的卫生工作任务，保证跨世纪宏伟目标的顺利实现，中共中央、国务院特作如下决定。

一、卫生工作的奋斗目标和指导思想

（1）卫生工作的奋斗目标是：以马克思列宁主义、毛泽东思想和邓小平建设有中国特色社会主义理论为指导，坚持党的基本路线和基本方针，不断深化卫生改革，到2000年，初步建立起具有中国特色的包括卫生服务、医疗保障、卫生执法监督的卫生体系，基本实现人人享有初级卫生保健，国民健康水平进一步提高。到2010年，在全国建立起适应社会主义市场经济体制和人民健康需求的、比较完善的卫生体系，国民健康的主要指标在经济较发达地区达到或接近世界中等发达国家的平均水平，在欠发达地区达到发展中国家先进水平。

（2）新时期卫生工作的方针是：以农村为重点，预防为主，中西医并重，依靠科技与教育，动员全社会参与，为人民健康服务，为社会主义现代化建设服务。

（3）我国卫生事业是政府实行一定福利政策的社会公益事业。卫生事业发展必须与国民经济和社会发展相协调，人民健康保障的福利水平必须与经济水平相适应。政府对发展卫生事业负有重要责任。各级政府要努力增加卫生投入，广泛动员社会各方面筹集发展卫生事业的资金，公民个人也要逐步增加对自身医疗保健的投入。到本世纪末，争取全社会卫生总费用占国内生产总值的百分之五左右。

（4）卫生改革发展应遵循以下基本原则：

坚持为人民服务的宗旨，正确处理社会效益和经济收益的关系，把社会效益放在首位。防止片面追求经济收益而忽视社会效益的倾向。

以提高人民健康水平为中心，优先发展和保证基本卫生服务，体现社会公平，逐步满足人民群众多样化的需求。

发展卫生事业要从国情出发，合理配置资源，注重提高质量和效率。重点加强农村卫生、预防保健和中医药工作。因地制宜，分类指导，逐步缩小地区间差距。

举办医疗机构要以国家、集体为主，其他社会力量和个人为补充。

扩大对外开放，加强国际卫生领域的交流与合作，积极利用和借鉴国外先进科学技术和管理经验。

坚持社会主义物质文明和精神文明两手抓、两手都要硬。加强卫生行业职业道德建设，不断提高卫生队伍的思想道德素质和业务技术水平。

二、积极推进卫生改革

(5)卫生改革的目的在于增强卫生事业的活力，充分调动卫生机构和卫生人员的积极性，不断提高卫生服务的质量和效率，更好地为人民健康服务，为社会主义现代化建设服务。要适应社会主义市场经济的发展，遵循卫生事业发展的内在规律，逐步建立起宏观调控有力、微观运行富有生机的新机制。

(6)改革城镇职工医疗保障制度。建立社会统筹与个人帐户相结合的医疗保险制度，逐步扩大覆盖面，为城镇全体劳动者提供基本医疗保障。保障水平要与社会生产力发展水平以及各方面的承受能力相适应。保险费用由国家、用人单位和职工个人三方合理负担。职工社会医疗保险实行属地管理和监督。建立对医患双方的制约机制，积极探索科学合理的支付方式，有效地控制医药费用不合理增长。

医疗机构和医务人员对于搞好职工医疗保障制度改革起着重要的作用，要积极参与改革，因病施治，合理检查，合理用药，遏制浪费。同时，政府要切实解决好医疗机构的补偿问题。

"九五"期间，要在搞好试点、总结经验的基础上，基本建立起城镇职工社会医疗保险制度，积极发展多种形式的补充医疗保险。

(7)改革卫生管理体制。各级卫生行政部门要转变职能，运用法律法规、方针政策、规划指导、信息服务和经济手段等，加强卫生行业管理。

要合理配置并充分利用现有的卫生资源，提高卫生资源利用效率。区域卫生规划是政府对卫生事业发展实行宏观调控的重要手段，它以满足区域内全体居民的基本卫生服务需求为目标，对机构、床位、人员、设备和经费等卫生资源实行统筹规划、合理配置。

市(地)级政府根据中央和省级人民政府制定的区域卫生规划指导原则和卫生资源配置标准制定当地区域卫生规划，并组织实施。卫生行政部门依据区域卫生规划，对区域内卫生发展实行政策指导、组织协调、监督检查；对现有卫生资源要逐步调整，新增卫生资源要严格审批管理。

企业卫生机构是卫生资源的重要组成部分，在深化企业改革过程中，要根据实际情况积极探索，逐步实现企业卫生机构社会化。

(8)改革城市卫生服务体系，积极发展社区卫生服务网络。基层卫生机构要以社区、家庭为服务对象，开展疾病预防、常见病与多发病的诊治、医疗与伤残康复、健康教育、计划生育技术服务和妇女儿童与老年人、残疾人保健等工作。要把社区医疗服务纳入职工医疗保险，建立双向转诊制度。有计划地分流医务人员和组织社会上的医务人员，在居民区开设卫生服务网点，并纳入社区卫生服务体系。

城市大医院主要从事急危重症和疑难病症的诊疗，结合临床实践开展医学教育和科研工作，不断提高医学科技水平，还要开发适宜技术，指导和培训基层卫生人员。

社会力量和个人办医实行自主经营，自负盈亏。政府对其积极引导，依法审批，严格监督管理。当前，要切实纠正"乱办医"的现象。

(9)改革卫生机构运动机制。卫生机构要通过改革和严格管理，建立起有责任、有激励、有约束、有竞争、有活力的运行机制。

卫生机构实行并完善院(所、站)长负责制。要进一步扩大卫生机构的经营管理自主权。继续深化人事制度与分配制度改革，运用正确的政策导向、思想教育和经济手段，打破平均主义，调动广大卫生人员的积极性。

加快制定卫生机构设置、人员编制的标准，规范财政对卫生机构的投入，改革和完善卫生服务价格体系，调整医疗机构收入结构，降低药品收入在医疗机构收入中的比重，合理控制医药费用的增长幅度，医疗收支和药品收支实行分开核算、分别管理。

在保证完成基本卫生服务任务的前提下，医疗机构可开展与业务相关的服务，预防保健机构可以适当开展有偿服务，以适应不同层次的社会需求，同时要加强监督管理。

三、加强农村卫生工作，实现初级卫生保健规划目标

(10)农村卫生关系到保护农民健康和振兴农村经济的大局，各级党委和政府要高度重视，采取有力措施，切实予以加强。

初级卫生保健规划提出了到2000年不同地区农村卫生工作的主要任务和目标，落实初级卫生保健规划是做好农村卫生工作的关键。各级政府要把这项工作纳入国民经济和社会发展规划，实行目标管理，为小康县、乡、村建设创造必要的条件。

(11)积极稳妥地发展和完善合作医疗制度。合作医疗对于保证农民获得基本医疗服务、落实保健任务、防止因病致贫具有重要作用。举办合作医疗，要在政府的组织和领导下，坚持民办公助和自愿参加的原则。筹资以个人投入为主，集体扶持，政府适当支持。要通过宣传教育，提高农民自我保健和互助共济意识，动员农民积极参加。要因地制宜地确定合作方式、筹资标准、报销比例，逐步提高保障水平。预防保健保偿制度作为一种合作形式应继续实行。要加强合作医疗的科学管理和民主监督，使农民真正受益。力争到2000年在农村多数地区建立起各种形式的合作医疗制度，并逐步提高社会化程度；有条件的地方可以逐步向社会医疗保险过渡。

(12)加强农村卫生建设，完善县、乡、村三级卫生服务网。合理确定卫生机构的规模和布局，调整结构和功能。切实办好县级医院，提高其综合服务能力。继续加强县级防疫、妇幼保健机构和乡镇卫生院三项建设工作，力争“九五”期间基本实现“一无三配套”（无危房，房屋、人员、设备配套）的目标。乡镇卫生院要做好预防保健工作，努力提高医疗质量，重点加强急救和产科建设。村级卫生组织以集体办为主。乡、村卫生组织的经营管理形式可根据各地实际情况确定。健全农村的药品供应渠道，保证用药安全有效。

(13)巩固与提高农村基层卫生队伍。合理解决农村卫生人员待遇，村集体卫生组织的乡村医生收入不低于当地村干部的收入水平。通过多种形式培训，到2000年使全国百分之八十的乡村医生达到中专水平。严禁非卫生技术人员进入卫生技术岗位。

医药卫生院校要做好定向招生和在职培训工作，为农村培养留得住、用得上的卫生技术人员。制定优惠政策，鼓励大专以上毕业生到县、乡卫生机构工作。

(14)建立城市卫生机构对口支援农村的制度，采取人员培训、技术指导、巡回医疗、设备支持等方式，帮助农村卫生机构提高服务能力。城市卫生技术人员在晋升主治医师和副主任医师之前，必须分别到县或乡卫生机构工作半年至1年。

(15)要高度重视并做好贫困地区和少数民族地区的卫生工作。各级政府要把卫生扶贫纳入当地扶贫计划，安排必要的扶贫资金，帮助这些地区重点解决基础卫生设施、改善饮水条件和防治地方病、传染病。要把扶持这些地区卫生事业发展作为财政转移支付的重要内容。鼓励发达地区对口支援贫困地区和少数民族地区的卫生工作。

四、切实做好预防保健工作，深入开展爱国卫生运动

(16)各级政府对公共卫生和预防保健工作要全面负责，加强预防保健机构的建设，给予必要的投入，对重大疾病的预防和控制工作要保证必需的资金。预防保健机构要做好社会群体的预防保健工作。医疗机构也要密切结合自身业务积极开展预防保健工作。要宣传动员群众，采取综合措施，集中力量消火或控制一些严重威胁人民健康的传染病和地方病；加强对经血液途径传播的疾病的预防和控制；积极开展对心脑血管疾病、肿瘤等慢性非传染性疾病的防治工作。增强对突发性事件引发的伤病及疾病暴发流行的应急能力。重视对境内外传染病发生和传播动向的监测。

(17)认真做好食品卫生、环境卫生、职业卫生、放射卫生和学校卫生工作。改善生活、生产、工作、学习、娱乐等场所卫生条件，加强环境卫生监测和职业病防治工作，保护人们的健康权益，不允许以污染环境、危害健康为代价片面追求经济增长。

(18)健康教育是公民素质教育的重要内容，要十分重视健康教育，提高广大人民群众的健康意识和自我保健能力，积极推进“九亿农民健康教育行动”。要普及医药科学知识，教育和引导人民群众破除迷信，摒弃陋习，积极参加全民健康活动，促进合理营养，养成良好的卫生习惯和文明的生活方式，培养健康的心理素质。大力宣传和推广无偿献血。

(19)依法保护重点人群健康。加强妇幼保健工作，提高出生人口素质，降低婴幼儿死亡率、孕产妇死亡率，实现《九十年代中国儿童发展规划纲要》和《中国妇女发展纲要》的目标，积极开展老年人保健、老年病防治和伤残预防、残疾人康复工作。

(20)爱国卫生运动是我国发动群众参与卫生工作的一种好形式。在城市继续开展创建卫生城市活动，提高城市的现代化管理水平，增强市民的卫生文明意识，促进文明城市建设。在农村继续以改水改厕为重点，带动环境卫生的整治，预防和减少疾病发生，促进文明村镇建设。城乡都要支持开展除“四害”（蚊子、苍蝇、老鼠、蟑螂）活动。

五、中西医并重，发展中医药

(21)中医药是中华民族优秀的传统文化，是我国卫生事业的重要组成部分，独具特色和优势。我国传统医药与现代医药互相补充，共同承担保护和增进人民健康的任务。各级党委和政府要认真贯彻中西医并重的方针，加强对中医药工作的领导，逐步增加投入，为中医药发展创造良好的物质条件。中西医要加强团结，互相学习，取长补短，共同提高，促进中西医结合。

各民族医药是中华民族传统医药的组成部分，要努力发掘、整理、总结、提高，充分发挥其保护各族人民健康的作用。

(22)正确处理继承与创新的关系，既要认真继承中医药的特色和优势，又要勇于创新，积极利用现代科学技术，促进中医药理论和实践的发展，实现中医药现代化。坚持“双百”方针，繁荣中医药学术。

中医医疗机构要加强特色专科建设，改善技术装备条件，拓宽服务领域，不断满足人民群众对中医药的需求。注重发挥中医药在农村卫生工作中的优势和作用。

根据中医药发展需要，积极培养中医药各类专业人才，努力造就新一代名中医。认真总结高等中医药院校的办学经验，不断深化改革，办好现有高等中医药院校。继续做好名老中医药专家学术思想和经验的继承工作。加强对重大疾病防治、中药生产关键技术、中医复方以及基础理论的研究，力争有新的突破，整体学术水平有新的提高。积极创造条件，使中医药更广泛地走向世界。

(23)积极发展中药产业，推进中药生产现代化。改革、完善中药材生产组织管理形式，实行优惠政策，保护和开发中药资源。积极进行中药生产企业改革，逐步实现集约化、规模化。中药经营要按照少环节、多形式、渠道清晰、行为规范的原则，逐步形成统一开放、竞争有序的流通体制。加快制定中药的质量标准，促进中药生产和质量的科学管理。

六、推动科技进步，加强队伍建设

(24)贯彻科学技术是第一生产力的思想。针对严重危害我国人民健康的疾病，在关键性应用研究、高科技研究、医学基础性研究等方面，突出重点，集中力量攻关，力求有新的突破，使我国卫生领域的主要学科和关键技术逐步接近或达到国际先进水平。

深化卫生科技体制改革，优化结构，分流人员，增强卫生科研机构的活力。保证重点卫生研究机构和重点学科、实验室的投入和建设。促进卫生科技与防病相结合，加快科技成果的转化和应用，大力推广适宜技术。高度重视科技信息的开发、利用和传播，加强信息管理。

扩大卫生领域的国际交流与合作。通过双边、多边、官方、民间等多种形式，积极引进先进技术、智力和管理经验。做好卫生援外工作。

(25)办好医学教育，培养一支适应社会需求、结构合理、德才兼备的专业卫生队伍。深化高等医学教育改革，提高教育质量和办学效益。完善研究生培养和学位制度以及继续教育制度。临床医生的培养既要注重基础理论，更要注重临床综合技能。加快发展全科医学，培养全科医生。高度重视卫生管理人才的培养，造就一批适应卫生事业发展的职业化管理队伍，重视学术带头人与技术带头人的培养，努力创造条件，使优秀人才尤其是中青年人才能脱颖而出。鼓励留居海外的卫生科技人员回国工作或以各种形式为祖国服务。

中等医学专业教育要根据社会需求调整专业，重点做好农村卫生队伍的正规化培养工作。对社会举办的医药专业学校，教育和卫生部门要严格审批，加强管理。

各级各类卫生专业教育，都要突出职业道德教育，为全面提高卫生队伍素质打好基础。

要建立医师、药师等专业技术人员执业资格制度。不断完善城乡卫生技术职称评定和职务聘任工作。

(26)加强职业道德教育，开展创建文明行业活动。教育广大卫生人员弘扬自求恩精神，树立救死扶伤、忠于职守、爱岗敬业、满腔热忱、开拓进取、精益求精、乐于奉献、文明行医的行业风尚，自觉抵制拜金主义、个人主义及一切有损于群众利益的行为。开展创建文明行业活动，要同解决人民群众普遍关心的实际问题和促进卫生改革与发展相结合，持之以恒，务求实效。对模范卫生工作者和先进集体要大力宣传、表彰奖励。要完善内部监察和社会监督制度，坚决纠正行业不正之风。

七、加强药品管理，促进医、药协调发展

(27)药品是防病治病、保护人民健康的特殊商品。必须依法加强对药品研制、生产、流通、价格、广告及使用等各个环节的管理，严格质量监督，切实保证人民用药安全有效。国家建立并完善基本药物制度、处方药与非处方药分类管理制度和中央与省两级医药储备制度。

积极探索药品管理体制改革，逐步形成统一、权威、高效的管理体制。

(28)制定医药发展规划，使医药产业与卫生事业协调发展。加强宏观管理，调整医药企业结构和产品结构。国有大中型医药生产企业要建立现代企业制度，并形成规模经济。严格按照药品生产经营质量管理规范，加快医药生产经营企业的技术改造，加强科学管理。鼓励和支持新药研究与开发，增强我国医药产品在国内外市场的竞争能力。

(29)改进和加强药品价格管理。国家制定药品价格政策，实行分类管理。要限定最高价格，控制利润率。对纳入国家基本药物目录和质优价廉的药品，制定鼓励生产流通的政策。加强对进口药品的审批与价格管理。

(30)整顿与规范药品流通秩序。加强对药品经营、销售的管理，严厉打击制售假劣药品的违法犯罪行为，坚决取缔非法药品市场和商业营销点，坚决制止药品购销活动中给予和收受回扣等违法行为。药品经销机构要自觉抵制各种不正当竞争行为，提供让人民放心满意的服务。

(31)重视并积极支持医疗仪器、医疗设备、医用材料、医用装置的研制、开发，提高质量，加强生产与使用的监督、管理。

八、完善卫生经济政策，增加卫生投入

(32)中央和地方政府对卫生事业的投入，要随着经济的发展逐年增加，增加幅度不低于财政支出的增长幅度。积极拓宽卫生筹资渠道，广泛动员和筹集社会各方面的资金，发展卫生事业。

公立卫生机构是非营利性公益事业单位，继续享受税、费优惠政策，地方政府要切实解决其社会负担过重的问题。

政府举办各类卫生机构的基本建设及大型设备的购置、维修，由政府按区域卫生规划的要求给予安排；离退休人员费用和卫生人员的医疗保险费按国家规定予以保证。预防保健机构的人员经费和基本预防保健业务经费由财政预算安排，其有偿性服务收入纳入预算管理，不冲抵财政拨款。卫生执法监督工作的费用由财政予以保证，实行“收支两条线”。医疗机构的经常性支出通过提供服务取得部分补偿，政府根据医疗机构的不同情况及其承担的任务，对人员经费给予一定比例的补助，对重点学科发展给予必要的补助。乡镇卫生院及贫困地区卫生机构的补助水平要适当提高。

对农村卫生、预防保健、中医药等重点领域、中央政府继续保留并逐步增加专项资金；地方政府也要相应增加投入。

(33)采取多种形式，多渠道筹集卫生资金。国家制定优惠政策，鼓励企事业单位、社会团体和个人自愿捐资，支持卫生事业。建立基金会，对无支付能力的危急患者实行医疗救助。

农村乡统筹要有一定数额用于农村卫生工作，村提留要有一定数额用于合作医疗，乡镇企业和其他乡村集体经济的收入也要支持农村卫生工作与合作医疗，具体筹资办法和比例由地方政府或集体经济组织确定。农民自愿缴纳的合作医疗费用，属于农民个人消费性支出，不计入乡统筹、村提留。

各地还可因地制宜开拓其他筹资渠道。欢迎境外友好团体和人士支持我国卫生事业。

(34)完善政府对卫生服务价格的管理。要区别卫生服务性质，实行不同的作价原则。基本医疗服务按照扣除财政经常性补助的成本定价，非基本医疗服务按照略高于成本定价，供自愿选择的特需服务价格放宽。不同级别的医疗机构收费标准要适当拉开，引导患者合理分流。当前，要增设并提高技术劳务收费项目和收费标准，降低大型设备检查治疗项目和过高的收费标准。建立能适应物价变动的卫生服务价格调整机制及有效的管理和监督制度。适当下放卫生服务价格管理权限。各级政府要把卫生服务价格改革纳入计划，分步实施，争取在二三年内解决当前存在的服务价格不合理问题。

(35)卫生机构要加强经济管理，勤俭办卫生事业。要健全财务管理规章制度，改进核算办法，完善劳动收入分配制度，规范财务行为，提高财会队伍素质，不断提高卫生经费使用效益。加强审计和财政监督。

九、切实加强党和政府对卫生工作的领导

(36)党和政府的领导是发展卫生事业的根本保证。卫生健康、生老病死涉及到每个家庭和个人的切身利益，各级党委和政府要把卫生工作摆上重要议事日程，作为关心群众疾苦、密切党群关系、促进经济和社会发展的大事来抓，每年至少讨论一两次。要把卫生改革与发展列入国民经济和社会发展总体规划，同步实施，并切实解决卫生工作中的实际困难和问题，努力为卫生改革与发展创造条件。各有关部门要认真履行职责，密切配合，共同做好卫生工作。

加强党的建设。充分发挥基层党组织的政治核心作用和共产党员的先锋模范作用，有针对性地做好卫生队伍的思想政治工作。党员领导干部要密切联系群众，以身作则，廉洁奉公。

(37)卫生工作实行分级负责、分级管理，合理划分中央和地方的事权。中央政府领导全国卫生工作，主要负责制定卫生法规、政策和国家卫生事业规划，指导和协调解决全国性的或跨省区的重大卫生问题，并运用各种方式帮助地方发展卫生事业。各级地方政府对本地区卫生工作全面负责，将其作为领导干部任期目标责任制和政绩考核的重要内容。各级政府要定期向同级人民代表大会报告卫生改革与发展情况，并接受监督与指导。

(38)推进卫生法制建设。要加快卫生立法步伐，完善以公共卫生、与健康相关产品、卫生机构和专业人员的监督管理为主要内容的卫生法律、法规，建立健全相配套的各类卫生标准。加强卫生法制的宣传教育，增加公民卫生法制意识。

各级政府要强化卫生行政执法职能，改革和完善卫生执法监督体制，调整并充实执法监督力量，不断提高卫生执法监督队伍素质，保证公正执法。努力改善执法监督条件和技术手段，提高技术仲裁能力。坚决打击和惩处各种违法行为。

(39)各级党委和政府要关心和爱护广大卫生人员，提高他们的社会地位，改善他们的工作、学习和生活条件，解决好他们的工资待遇、住房等实际问题，充分调动他们的积极性。要从政治上关心中青年卫生人员的成长，把德才兼备、具有管理和领导才能的中青年卫生人员，选拔到各级领导岗位上来，同时，要注意发挥老卫生人员的作用。

要在全社会形成尊重医学科学、尊重卫生人员的社会风气，建立起良好的医患关系，依法保护医患双方的合法权益。

(40)中国人民解放军和中国人民武装警察部队的卫生工作，担负着保护和增进全体官兵身体健康、保障国防建设和军事任务顺利完成的特殊使命，并具有为人民群众服务、支援地方卫生工作的光荣传统。要加强领导，保证各项卫生工作任务的落实和国家卫生法律的实施。

各地区、各部门要根据本决定的精神，结合各自的实际情况，制定深化卫生改革、加快卫生改革、加快卫生发展的计划和措施，并狠抓落实，不断提高我国各族人民的健康水平。

全国健康教育与健康促进工作规划纲要

（2005～2010年）

（二〇〇五年一月十二日）　　卫妇社发[2005]11号

健康教育是公民素质教育的重要内容。为了适应全面建设小康社会，促进经济社会的全面进步和人的全面发展，提高人门健康素质的客观要求，推进我国健康教育与健康促进工作科学和规范地开展，依据卫生改革与发展需要和相关卫生法律法规，特制定本纲要。

一、背景

健康教育与健康促进是动员全社会和多部门的力量，营造有益于健康的环境，传播健康相关信息，提高人们健康意识和自我保健能力，倡导有益健康的行为和生活方式，促进全民健康素质提高的活动。

"九五"以来，我国健康教育与健康促进工作紧密围绕卫生工作中心任务，结合创建国家卫生城市、初级卫生保健、重大疾病的预防控制及重点人群卫生保健等开展工作，取得了可喜成绩。特别是全国亿万农民健康促进行动、相约健康社区打和控烟活动，在推动健康教育与健康促进工作的社会化、大众化和规范化方面进行了积极有益的探索，学科建设也得到进一步发展。健康教育与健康促进工作初步形成了政府负责，部门配合，社会参与的良好局面。

但是，目前我国健康教育与健康促进工作的发展是不平衡的，东西部地区、城乡之间存在着较大差异。人群的健康知识水平和健康行为形成率还较低，特别是在贫困、边远农村地区，农民自我保健意识淡薄，存在许多落后的生活习俗，因病致贫、因病返贫的问题比较突出。2001年全国6省农村健康教育现状调查显示：在农村15岁以上人群中，环境、饮水、营养、传染病、慢性病预防等8项基本卫生知识知晓率仅为36%。普及基本卫生知识，倡导健康生活方式仍是长期而艰巨的任务。而城乡健康教育专业机构和工作网络不健全，业务经费投入不足，专业人员数量不足，素质不高。这些问题和困难严重制约着健康教育与健康促进事业的发展，急需尽快解决。

健康教育与健康促进作为公共卫生体系建设的组成部分，而临着前所未有的机遇与挑战。随着经济发展和社会进步，人们更加关注身心健康、社会适应和生活质量。许多老的传染病如结核病、血吸虫病还没有得到有效的控制，艾滋病、SARS等新发传染病不断出现。心脑血管病、癌症、糖尿病等慢性非传染性疾病导致疾病负担加重；精神疾病患病率和意外伤害增加；烟草危害日趋严重。这些重大社会卫生问题都要求健康教育与健康促进工作在策略、内容、方法上要有长期规划。

二、总目标

建立和完善适应社会发展需要的健康教育与健康促进工作体系，提高专业队伍素质。围绕重大卫生问题针对重点场所、重点人群，倡导健康的公共政策和支持性环境，以社区为基础，开展多种形式的健康教育与健康促进活动，普及健康知识，增强人们的健康意识和自我保健能力，促进全民健康素质提高。

三、主要工作任务和具体目标

（一）建立和完善适应社会发展的健康教育与健康促进工作体系

在各级政府的领导下，建立起以政府负责、部门合作、社会动员、群众参与、法律保障为特点的健康教育与健康促进工作体制和协调、高效的运行机制。

各级卫生行政部门将健康教育与健康促进纳入目标管理和工作计划，组织实施、监督考核。

加强健康教育专业机构和人员能力建设。2010年，县及县以上的健康教育专业机构要配置健康教育专业技术人员，配备适应工作需要的设备。健康教育与健康促进专业技术人员应具备社会动员、倡导、传播与教育、计划设计、实施、监督与评价等基本技能。

建立健全健康教育工作网络。至2010年，社区、医院、学校、企事业单位等有直接面向目标人群开展健康教育与健康促进的服务设施和网络。

完善健康教育与健康促进信息网络。至2010年，建立国家级人群健康素质监测网络和信息库；建立健全健康教育与健康促进中心数据库；建立完善健康教育与健康促进专家库、传播材料库。

保证常规经费。健康教育与健康促进经费不少于当地当年卫生事业经费的5%。各级卫生部门在优化卫生资源配置，调整卫生经费投人结构中，要保证健康教育经费在优先领域的投人，并随公共卫生经费投入比例而增加。

（二）做好重大疾病和突发公共卫生事件的健康教育与健康促进

各级卫生部门要认真贯彻《中华人民共和国传染病防治法》，制定疾病预防控制健康教育与健康促进工作规划、计划，积极开展预防控制传染病、地方病的健康教育与健康促进，重点做好防治性病、艾滋病、结核、乙肝、血吸虫病及重大传染病健康教育与健康促进工作；普及慢性非传染性疾病防治知识，积极倡导健康文明的生活方式。

各级卫生行政部门要按照《突发公共卫生事件应急条例》的要求，结合本地区实际，制定应对突发公共卫生事件健康教育和健康促进工作预案与实施计划，对公众开展预防和应对突发公共卫生事件知识的宣传教育和行为干预，增强公众对突发公共卫生事件的防范意识和应对能力。

（三）广泛开展农村健康教育与健康促进，积极推进"全国亿万农民健康促进行动"

贯彻执行《中国农村初级卫生保健发展纲要（2001—2010年）》，县及县以上政府要将农村健康教育与健康促进纳入当地《初级卫生保健发展规划》和《农村卫生发展规划》。

建立在政府领导下多部门合作的农村健康教育与健康促进工作机制，落实"全国亿万农民健康促进行动"工作规划。加强国家、省级"行动"示范县区建设，总结推广不同经济发展地区的成功经验。

以多种形式和多种渠道为农民送医药、送知识。加强农村流动人口和乡镇企业工人就业前健康教育培训。

结合农村生态文明村镇建设，大力普及农村改水、改厕知识和技术，改善农村饮水和环境卫生状况。

至2010年，东部、中部、西部地区农村居民基本卫生知识知晓率分别达到80%、70%、60%；人群健康相关行为形成率分Ⅰ别达到70%、60%和50%。

（四）深入开展城市社区的健康教育与健康促进

建立健全政府领导，健康教育专业机构指导，社区卫生服务机构为骨干，社区居委会为基础的城市社区健康教育与健康促进工作网络。

积极推进"健康促进社区"建设，促进全国文明城市、国家卫生城市、全国卫生城镇和世界卫生组织健康城市创建工作。大力开展"相约健康社区行"等卫生进社区活动。针对影响健康的主要危险因素，开展社区综合干预。至2010年城市居民健康知识知晓率和健康行为形成率，分别达到80%和60%以上。

（五）开展以场所为基础的健康教育与健康促进

1. 学校健康教育与健康促进

按照《学校卫生工作条例》要求及相关规定，城乡各类学校开设健康教育课，开展多种形式的健康教育活动，加强健康行为养成教育，重点做好心理健康、控制吸烟、环境保护、远离毒品、预防艾滋病、意外伤害等健康教育工作。

在各类学校中开展健康促进学校创建活动。

至2010年，中、小学生健康知识知晓率城市、农村分别达到90%、80%；中、小学生健康行为形成率城市、农村分别达到70%、60%。

2. 医院健康教育与健康促进

依照《中华人民共和国执业医师法》等有关法律法规，结合整体护理等工作，各级各类医疗保健机构及其卫生技术人员向患者及其亲属提供面对面等多种形式的健康教育服务。至2010年，患者及家属相关疾病自我保健知识知晓率达到80%。健康教育与健康促进纳入卫生技术人员医学继续教育内容。积极开展健康促进医院创建活动。

3. 工矿企业健康教育与健康促进

贯彻落实《中华人民共和国职业病防治法》等法律法规，积极推进以"安全－健康－环境"为中心的"工矿企业健康促进工程"，倡导有益健康的生产、生活方式，减少和控制职业伤害、职业病及职业相关疾病的发生。

对工矿企业管理者和各种作业人群进行有针对性的安全与健康培训，新职工、女工、接毒接尘工人的岗前、岗位安全与健康培训率达到100%；2010年，大型企业管理人员和职工的职业安全与健康知识知晓率达到90%以上，相关健康行为形成率达到80%以上。

4. 公共场所健康教育与健康促进

按照《公共场所卫生管理条例》及相关规定，监督和指导公共场所经营单位对从业人员进行健康知识培训、复训，考核合格上岗。

按照《科普法》，各类公共场所经营管理单位有责任在所辖范围内对公众开展卫生科普宣传。禁烟、安全标志明显，消防疏散通道通畅，应急措施健全，积极营造健康环境。

（六）重点人群健康教育与健康促进

依照《中华人民共和国母婴保健法》、《中国妇女发展纲要》和《中国儿童发展纲要》，开展多种形式的妇幼健康教育与健康促进活动，促进生殖健康的全面发展。至2010年，妇幼保健健康教育普及率在城市达到100%，农村地区达到80%以上。

适应老龄化社会的健康需求，加强城乡老年人群的健康教育与健康促进。开展老年健身、老年保健、老年病防治与康复等多种形式的教育活动，提高老年人群的健康水平和生活质量。

（七）控制烟草危害与成瘾行为

履行世界卫生组织《烟草控制框架公约》，加强控烟能力建设。

普及烟草危害相关知识，开展吸烟行为干预，降低吸烟率。

公共场所禁止吸烟，各类公共场所有明显的控烟标志、有管理人员。

积极开展创建无烟单位、无烟家庭活动。到2010年，90%的中小学校、90%的医院成为无烟场所。继续开展创建无烟草广告城市工作，到2010年，无烟草广告城市占地市级以上城市总数的30%。

将预防吸毒、酗酒等成瘾行为纳入公众健康教育、社区健康教育的重要内容，加强公民道德意识教育。

四、策略与措施

（一）加强领导，规范管理。

各级卫生行政部门要加强对健康教育与健康促进工作的领导，明确职责，加强规范管理，组织落实本纲要的各项目标和措施。优化卫生资源配置，切实解决正作中遇到的困难和问题。建立政府投入与多方筹集相结合，适应社会主义市场经济体制和规律的经费保障机制。

（二）以点带面，推动本纲要的落实。

各地按本纲要的任务和目标认真抓好社区综合试点建设，开展健康教育与健康促进应用性研究，吸取和借鉴国内外先进经验与技术，探索和总结试点经验，指导面上的工作。

（三）加强部门协调，动员社会参与。

各级卫生行政部门要积极倡导健康的公共政策，加强多部门协调，发挥各级健康教育协会等非政府组织和大众媒体的作用，引导和培育社区群众广泛参与健康教育活动，构建健康教育与健康促进社会网络，营造健康的支持性环境。

（四）加强能力建设，促进学科发展。

加强各级健康教育专业机构建设，配备相应的专业技术人员及工作需要的设备，发挥其业务技术指导中心的作用。

开展健康教育与健康促进培训，提高各级各类卫生人员的健康教育工作能力与水平。将人员培训纳入单位考核机制，定期进行考评。

加强不同省市、不同区域间的交流，建立健康教育与健康促进协作区与年会制度，加强理论研究及新理论、新技术的推广应用，促进学科发展。

建立健全国家、省（区、市）、地、县（市）健康教育信息网络，规范健康信息发布制度，利用现代技术手段收集、交流国内外健康教育与健康促进信息。

加强国际健康教育与健康促进学术交流与合作。

（五）督导监测，考核评价。

卫生部制定落实本纲要的评价指标体系，对本纲要实施情况进行督导评估。

各级卫生行政部门依据本纲要及评价指标体系，每年进行督导考核。

对各地在实施本纲要中取得优异成绩，做出突出贡献的先进集体和个人给予表彰。

健康10项标准

世界卫生组织制定的衡量健康的10项标准：

1、有充沛的精力，能从容不迫地担负日常生活和繁重的工作，而且不感到过分紧张和劳累。

2、处世乐观，态度积极，乐于承担责任，事无大小，不挑剔。

3、善于休息，睡眠好。

4、应变能力强，能适应外界环境各种变化。

5、能够抵抗一般性感冒和传染病。

6、体重适当，身体匀称。站立时，头、肩、臂的位置协调。

7、眼睛明亮，反应敏捷，眼睑不易发炎。

8、牙齿清洁，无龋齿，不疼痛，牙龈颜色正常，无出血现象。

9、头发有光泽，无头屑。

10、肌肉丰满，有弹性。

健康日一览表

月份日期	纪 念 日
（每年1月的最后一个星期日）	国际麻风节
3月3日	爱耳日
3月15日	国际消费者权益日
3月21日	世界睡眠日
3月24日	世界防治结核病日
4月7日	世界卫生日
4月25日	计划免疫日
4月15~21日	防治癌症宣传周
5月8日	世界红十字日
（每年5月第二周的周二）	世界哮喘日
5月12日	国际护士节
（每年5月中旬）	防治碘缺乏病日
5月20日	全国学生营养日
5月31日	世界无烟日
6月5日	世界环境日
6月6日	全国爱眼日
（每年8月的第一周）	母乳喂养周
9月20日	国际爱牙日
9月21日	世界老年性痴呆日
（每年9月的最后一个星期天）	世界心脏日
10月8日	全国高血压日
10月10日	世界精神卫生日
10目12日	世界关节炎日
（每年10月的第二个星期四）	世界视觉日
10月20日	世界骨质疏松日
10月22日	世界传统医药日
10月28日	全国男性健康日
11月14日	世界糖尿病日
11月20日	世界慢性阻塞性肺疾病日
12月1日	世界艾滋病日
12月11日	世界防治哮喘日
12月29日	国际生物多样性日

常规健康体检标准

血液检查(血常规)

英文缩写	项目名称	正常参考值
RBC	红细胞计数	男:$4.0\times10^{12}\sim5.5\times10^{12}$/L
		女:$3.5\times10^{12}\sim5.0\times10^{12}$/L
		新生儿:$6.0\times10^{12}\sim7.0\times10^{12}$/L
HCB	血红蛋白	男:120～160g/L
(Hb)	(血色素)	女:110～150g/L
		新生儿:170～200g/L
RC	网织红细胞计数	0.5%～1.5%
(Ret.c)		绝对计数:$24\times10^{9}\sim84\times10^{9}$/L
ESR	红细胞沉降率	男:<15mm/h
		女:<20mm/h
WBC	白细胞计总数	$4\times10^{9}\sim10\times10^{9}$/L
EOS.C	嗜酸性粒细胞直接计数	$0.02\times10^{9}\sim0.5\times10^{9}$/L
BAS.C	嗜碱性粒细胞直接计数	$0\sim0.1\times10^{9}$/L
MON.C	单核细胞直接计数	$0.12\sim0.8\times10^{9}$/L
LYM.C	淋巴细胞直接计数	$0.8\sim4.0\times10^{9}$/L
PLT	血小板计数	$100\times10^{9}\sim30\times10^{9}$/L
(BP)		
PCT	血小板比容	0.011～0.027

尿液检查(尿常规)

PRO	蛋白质		neg(阴性)
GLU	葡萄糖		norm(正常)
KET	酮体		neg
UBG	尿胆原	中段尿	norm
BIL	胆红素		neg
NIT	亚硝酸盐		neg
LEU	白细胞		neg
ERY	红细胞		neg
SG	比重		1.003～1.030
PH	酸碱度	中段尿	4.5～9.0
ERY	红细胞	中段尿	阴性(镜检0～3)个/HP
LEU	白细胞	中段尿	镜检0～3个/HP

尿十一项(尿液分析仪)

英文缩写	项目名称	参考正常值
PH	尿液酸碱度	6.5(5.5～8.0之间)
SG	尿比重	1.015～1.025
PRO	尿蛋白质	20～80mg/d
GLU	尿糖	0.56～5.0mmol/d
KET	尿酮体	0.34～0.85mmol/L
BIL	尿胆红素(胆红质)	<17μmol/L
UBG	尿胆原	<5.9μmol/24h
NIT	尿亚硝酸盐	阴性
CHT	尿乳糜试验	阴性

常规健康体检标准

尿十一项(尿液分析仪)

英文缩写	项目名称	参考正常值
Stool	粪便常规检查	阴性(－)
OB	隐血试验	阴性(－)
	胆红素	阴性(－)
	粪胆素	阳性(－)
	粪胆原定量	68～473μmol/L

常用化验正常参考值

英文缩写	项目名称	标本	正常参考值
ALT	谷丙转氨酶		<40
AST	谷丙转氨酶		<40
ALP	碱性磷酸酶		40～110
ACP	酸性磷酸酶		<11
LDH	乳酸脱氢酶		109～245
GGT	谷氨酰转肽酶		<50
TP	总蛋白		60～80 g/L
ALB	白蛋白		35～55 g/L
GLO	球蛋白		20～30g/L
A/G	白蛋白/球蛋白		1.5～2.5:1
TB	总胆红素	静脉血	1.7～17.1μmol/L
CB	结合胆红素		0～6μmol/L
UA	尿酸		90～420μmol/L
CR	肌酐		50～120μmol/L
Urea	尿素		2.5～6.5mmol/L
TC	总胆固醇		2.9～6.0mmol/L
TG	甘油三脂		0.56～1.7mmol/L
HDL	高密度脂蛋白		>9.0mmol/L
LDL	低密度脂蛋白		<3.36mmol/L
GLU	血清葡萄糖		3.9～6.1mmol/L
Ca	血清钙		2.25～2.75mmol/L
K	血清钾		3.5～5.5mmol/L
Na	血清钠		136～145mmol/L
Cl	氯化物		96～108mmol/L

预防接种和计划免疫

月　龄	接种疫苗
出生后24小时内	乙肝疫苗(第一次)、卡介苗(初免)
1月龄	乙肝疫苗(第二次)
2月龄	百白破混合制剂、脊灰炎疫苗(第一次)
3～4月龄	百白破混合制剂、脊灰炎疫苗(第二次)
4～5月龄	百白破混合制剂、脊灰炎疫苗(第三次)
6月龄	乙肝疫苗(第三次)
8～12月龄	麻疹减毒活疫苗
2周岁	百白破混合制剂加强一次
4周岁	脊灰炎疫苗加强一次、卡介苗复种一次
7周岁	精致白喉类毒素、破伤风类毒素一次
12周岁	卡介苗第二次复种(农村)

常规健康体检标准

血型遗传关系

双亲血型	子女可能血型	子女不可能血型
A×A	A,O	B,AB
A×O	A,O	B,AB
A×B	A,B,AB,O	—
A×AB	AB,A,B	O
B×B	B,O	A,AB
B×O	B,O	A,AB
B×AB	A,B,AB	O
AB×O	A,B	AB,O
AB×AB	A,B,AB	O
O×O	O	A,B,AB

眼睛辨病

表　　现	提示可能会发生的疾病
瞳孔变白	白内障
眼球周围泛红,有点状红色浑浊	虹膜炎
眼球变黄	黄疸
复视	网膜疾病
眼睛发花	血压高
眼睛发黑	动脉硬化,脑血管狭窄
上眼皮浮肿	肾脏,心脏病
眼睑下垂	脑血管疾病

鼻辨病

表　　现	提示可能会发生的疾病
嗅觉不灵	肺功能衰弱
嗅觉丧失	肿瘤压迫
很硬	动脉硬化,胆固醇很高
有肿块	胰脏,肾脏有毛病
鼻尖肿	心脏在肿或正在扩大
鼻子红	心脏血液循环发生毛病
棕色或黑色	脾脏、胰脏有问题
生黑头疱疹	吃乳类和油性食物太多

口味辨病

表　　现	提示可能会发生的疾病
苦味	胆汁排泄失常
辣味	高血压、神经官能症、更年期综合征、长期低热
酸味	胃炎、消化道溃疡、胃肠道异常
咸味	慢性咽炎、口腔溃疡、慢性肾炎、肾功能损害
甜味	糖尿病、消化系统紊乱
臭味	牙周炎、龋齿、口腔溃疡
淡而无味	营养不良、缺乏微量元素锌

常规健康体检标准

唇辨病

表　现	提示可能会发生的疾病
上唇苍白	大肠病
下唇苍白	胃病
樱桃红	煤气中毒
紫红色	缺氧
黯黑而浊	便秘、腹泻、下腹胀痛、食欲不振
唇上出现黑色斑块	肾脏机能不全
唇上疱疹	急性感染性疾病
嘴唇感觉迟钝	胰脏功能衰弱
嘴唇干燥破裂	胃部受到损害
嘴唇肿胀	血管神经性水肿
嘴唇突然变歪	面神经麻痹
角糜烂	体内缺乏核黄素

舌象辨病

表　现	提示可能发生的疾病
芒刺舌	高烧、麻疹、流脑、乙脑等
颤动舌	甲状腺功能亢进、慢性酒精中毒
歪斜舌	脑瘤、脑血栓、脑出血
舌苔灰白、干燥	胃口不好
舌苔呈褐色	胆汁、门静脉系统有问题
舌尖长出一层白色舌苔	胃黏膜炎
舌头右边肿胀变红	胆有问题
舌头左边有问题	胰腺炎前兆
舌头中间部分出现白色舌苔	十指肠系统出了故障
舌头后 1/3 部分长出白色舌苔	小肠和大肠有炎症
舌头表面出现一层平滑的发红或发黄的厚厚的舌苔	肝有问题
舌头发干皲裂	糖尿病
舌头变为淡蓝色	血液中缺氧
舌头下端发青	心脏或肺有致命的疾病
舌头发干，舌苔较平滑	铁和贫血
舌苔颜色发黄	肝功能有问题
舌头灼痛	抑郁、缺乏维生素 B、甲状腺机能亢进、口腔真菌、代谢障碍
舌苔变厚	发烧头痛

淋巴结辨病

表　现	提示可能发生的疾病
颈淋巴结肿大	颜面部、口腔、咽的炎症或鼻咽癌、口腔癌
颌下淋巴结肿大	口腔、面颊部、咽颊部、扁桃体炎症、猩红热
耳前淋巴结肿大	眼睑、腮腺、颊部、耳朵的炎症
后脑勺淋巴结肿大	头皮的炎症
锁骨淋巴结肿大	癌症转移
腋窝淋巴结肿大	乳房、上肢、肩部的炎症
腹股沟区淋巴结肿大	下肢、下腹部、外阴部炎症
膝关节淋巴结肿大	两脚及小腿皮肤有炎症

常规健康体检标准

嗓音辨病

表　　现	提示可能发生的疾病
嘶哑、声带充血、水肿	急慢性喉炎
声哑、声带瘫痪	肺癌、甲状腺癌的早期症状
嘶哑呈进行性加重，喉部不适	喉癌

指甲辨病

表　　现	提示可能发生的疾病
指甲条纹紊乱并呈现出深褐色	脱水、初期肾病
指甲变得青紫	心血管疾病
指甲出现“絮状白云”	有蛔虫
指甲有竖状条纹	缺乏维生素 A
指甲部分或全脱落	新陈代谢紊乱
指甲淡白无华	虚寒
指甲苍白	血虚
指甲紫黑	血瘀
指甲柔软不坚	营养不良
指甲平坦，凹陷成匙状	缺铁性贫血
指甲根部位绯红色中部	咳嗽、咯血症
指甲全部绯红	早期肺结核、肠结核
指甲发黄	慢性出血性疾病、黄疸性肝炎、肾病综合症

痰色辨病

表　现	提示可能发生的疾病
鲜红色	气管炎、肺炎、肺癌、肺结核、支气管扩张
铁绣红	大叶性肺炎
黄绿色	肺脓肿
粉红色	急性肺水肿
乳白色	肺炎支气管炎

健康测量法

测量项目	测量方法
血压测量	血压是指心脏射出的血液对血管壁的压力。心脏收缩时压力的最高值为收缩压，也叫高压。舒张时压力的最低值为舒张压，也叫低压。测量血压时应请专业人士正规操作，以确保准确。
脉搏测量	安静时的脉搏最好在早晨起床前测量。方法是用食指冲指、无名指指端轻轻按压手腕拇指侧桡动脉，测量脉搏 1 分钟的跳动次数，连续测量 3 次，取平均值。运动时的脉搏应在运动结束后马上以 10 秒为单位测量所得值再乘以 6，就是非曲直分钟的脉搏跳动次数。
肺活量测量	肺活量用肺活量计来测量。受测者站立，尽量深吸气，接着对肺活量计使劲呼气，直到不能再呼为止。肺活量计所示数值就是肺活量。最好测量 3 次，取其中最大值。

常规健康体检标准

国际体质测定指标

1964 年“国际体质标准化委员会”成立，1974 年公布了标准体质测定法。其中包括医学检查、生理功能测定、人体形态学、身体成分和运动能力四部分测定内容。

项　目	内　　容
形态指标	身高、体重、胸围、上臂围、坐高和身体组成（皮脂厚度、体脂比重、去脂体重等）。
功能指标	安静时心率、血压、肺功能及心血管运动试验等。
身体素质指标	▲力量指标：握力、背肌力、腹肌力、腿肌力、仰卧起坐、单杠引体向上（男）、单杠屈臂悬垂（女）、双杠双臂屈伸、俯卧撑等。 ▲爆发力指标：纵跳（垂直跳）、立定跳远。 ▲悬垂力指标：单杠屈臂悬垂、单杠斜身屈臂悬垂（女）。 ▲柔韧性：站立体前屈、俯卧仰体。 ▲灵敏和协调性：反复横跨、10 米 ×4 往返快跑。 ▲平衡性：闭眼单足立。 ▲耐力项目：耐力跑或快走 1500 米（男）、1000 米（女）、蛙泳或自由泳 200 米、滑冰 1500 米（男）、1000 米（女）、速度滑雪 1000 米。
运动能力指标	▲跑：快速跑（50 米、100 米）。 ▲跳：急行跳远、跳高、摸高（弹跳力）。 ▲投：投实心球、投手球、掷垒球、推铅球、投掷手榴弹。

血压水平分类（WHO/ISH）

类　别	收缩压（mmHg）	舒张压（mmHg）
理想血压	≤120	≤80
正常血压	121～130	81～85
正常高值	130～139	85～89
Ⅰ级高血压	140～159	90～99
Ⅱ级高血压	160～179	100～109
Ⅲ级高血压	≥180	≥110

食物性味表

谷物类

1、粳米

别　名	大米、瓶米、硬米
性味归经	甘，平；归脾、胃经
功效应用	补中益气
使用注意	平时不宜多食精制后的细粮

2、糯米

别　名	糯稻米、江米、元米
性味归经	甘，温；归脾、胃、肺经
功效应用	1. 补中益气　2. 益气固表
使用注意	因性极柔黏，难以消化，脾胃虚弱者不宜多食

3、粟米

别　名	小米、白粱粟、粟谷
性味归经	甘、咸、凉；归肾、脾、胃经（陈粟米味苦性寒）
功效应用	1. 健脾和胃　2. 补益虚损
使用注意	不宜多食、久食

4、黍米

性味归经	甘，平；归胃、大肠、肺、脾经
功效应用	1. 益气补肺　2. 和胃补中
使用注意	不宜多食、久食

5、高粱

别　名	蜀秫、番黍、芦粟、木稷
性味归经	甘、涩，温；归脾、胃经
功效应用	健脾和胃，渗湿止痢
使用注意	便秘者慎用；其苗生嚼有毒

6、薏苡仁

别　名	薏仁、苡仁、苡米
性味归经	甘、淡，微寒；归脾、胃、肺经
功效应用	1. 健脾利水　2. 利湿除痹　3. 清热排脓　4. 清利湿热
使用注意	汗少便秘者不宜用

7、大麦

别　名	倮麦、饮麦、赤膊麦
性味归经	甘、咸，凉；归脾、胃经
功效应用	1. 健脾消食　2. 清热利水

8、小麦

性味归经	甘，凉；归心经
功效应用	1. 养心除烦　2. 健脾益肾　3. 除热止渴

9、荞麦

别　名	乌麦、花荞、甜荞、荞子
性味归经	甘，凉；归脾、胃、大肠经
功效应用	1. 健脾除湿　2. 消积下气
使用注意	本品不宜多食，多食令人昏眩；脾胃虚寒者忌用

10、雀麦米

别　名	燕麦、杜姥草、牛星草、野小麦、野大麦
性味归经	甘，平；归肝、脾、胃经
功效应用	益肝和胃，用于肝胃不和所致食少、纳差、大便不畅等

11、赤小豆

别　名	红豆、红小豆、赤豆、朱小豆
性味归经	甘、酸，平；归心、小肠经
功效应用	1. 健脾利水　2. 解毒消肿

12、黄豆

别　名	黄大豆
性味归经	甘，平；归脾、大肠经
功效应用	1. 补脾益气　2. 清热解毒
使用注意	食用时高温煮烂，不宜食用过多，以碍消化而致腹胀

13、黑大豆

别　名	乌豆、黑豆、冬豆子
性味归经	甘，平；归脾、肾经
功效应用	1. 补肾益阴 2. 健脾利湿 3. 祛风除痹 4. 解毒
使用注意	《本草经集注》记载本品“恶五参、龙胆”

14、绿豆

别　名	青小豆
性味归经	甘，凉；归心、胃经
功效应用	1. 清热解暑、利尿　2. 解毒
使用注意	因性寒凉，脾胃虚寒或阳虚之人不宜服

15、豌豆

别　名	寒豆、雪豆、毕豆
性味归经	甘，平；归脾、胃经
功效应用	1. 补中益气　2. 清热解毒
使用注意	炒熟的干豌豆尤其不易消化，过食可引起消化不良、腹胀等

16、蚕豆

别　名	佛豆、胡豆
性味归经	甘，平；归脾、胃经
功效应用	1. 补脾益胃　2. 清热利湿
使用注意	不可生食；其性壅滞，多食令人腹胀；中焦虚寒者不宜食用；蚕豆过敏者不宜食用

17、玉米

别　名	玉蜀黍、苞米、苞谷、六谷
性味归经	甘，平；归脾、胃经
功效应用	1. 调中开胃　2. 利水通淋
使用注意	不宜单独长期服食

18、芝麻

别　名	胡麻、巨胜、黑芝麻、白芝麻
性味归经	甘，平；归肝、肾、肺经
功效应用	1. 补肝肾，润五脏　2. 润燥滑肠
使用注意	脾虚便溏者忌用

食物性味表

蔬菜类

1、番茄

别　　名	番茄、番柿、六月柿、洋柿子、洋海椒、毛腊果
性味归经	甘、酸，微寒；归肝、胃、肺经
功效应用	1. 清热生津　2. 开胃消食

2、南瓜

别　　名	番瓜、金瓜、麦瓜
性味归经	甘，温；归脾、胃经
功效应用	1. 补中益气　2. 解毒杀虫

3、冬瓜

别　　名	白瓜、白冬瓜、枕瓜
性味归经	甘、淡、凉；归肺、大肠、小肠、膀胱经
功效应用	1. 清热利水　2. 清热解毒　3. 下气消痰

4、苦瓜

别　　名	锦荔子、癞葡萄、癞瓜
性味归经	苦，寒；归脾、胃经
功效应用	1. 清暑除热　2. 解毒
使用注意	脾胃虚寒者不宜食，食之令人吐泻腹痛

5、黄瓜

别　　名	胡瓜、王瓜、刺瓜
性味归经	甘，凉；归脾、胃、大肠经
功效应用	清热、利水、解毒
使用注意	其性寒凉，胃寒者不宜食用

6、丝瓜

别　　名	天丝瓜、天罗、蛮瓜、布瓜、绵瓜、天吊瓜
性味归经	甘，凉；归肝、胃经
功效应用	1. 清热解毒凉血　2. 祛风化痰通络
使用注意	多服能滑肠致泻，脾虚便溏者不宜食用

7、越瓜

别　　名	菜瓜、稍瓜、生瓜、白瓜
性味归经	甘，寒；归肠、胃经
功效应用	利小便、解热毒，用于烦热口渴、小便不利等症
使用注意	脾胃虚寒者忌服

8、葫芦

别　　名	壶芦、瓠瓜、甜瓠瓤、葫芦瓜
性味归经	甘、淡、平；归肺、脾、肾经
功效应用	1. 清肺热　2. 利尿通淋
使用注意	中寒者忌食

9、菠菜

别　　名	菠棱、赤根菜、波斯菜、鹦鹉菜
性味归经	甘，凉；归肠、胃经
功效应用	养血止血，滋阴润燥
使用注意	不宜与豆腐共煮，易碍消化影响疗效。脾虚便清者不宜多食。患肾炎、肾结石的病人不宜食。

10、圆白菜

别　　名	甘蓝、蓝菜、西土蓝、洋白菜、卷心菜、包心菜、莲花白
性味归经	甘，平；归脾、胃经
功效应用	1. 益脾胃、祛结气　2. 缓急止痛
使用注意	对于腹腔和胸外科手术后，胃肠溃疡及其出血特别严重时，腹泻及肝病时不宜吃

11、芹菜

别　　名	水芹菜、香芹、蒲芹、药芹
性味归经	甘，凉；归肝、胃、肺经
功效应用	1. 清热平肝　2. 祛风利湿
使用注意	脾胃虚弱，大便溏薄者不宜多食

12、韭菜

别　　名	起阳草、长生韭扁菜
性味归经	辛，温；归肝、胃、肾经
功效应用	1. 温中开胃　2. 行气活血　3. 补肾助阳
使用注意	阴虚内热及疮疡、目疾患者忌食

13、蕹菜

别　　名	空心菜、瓮菜、空筒菜、藤藤菜、无心菜、竹叶菜。
性味归经	甘，微寒；归肝、心、大肠、小肠经
功效应用	1. 清热凉血、利尿　2. 润肠通便　3. 清热解毒
使用注意	脾虚泄泻者不宜多食

14、苋

别　　名	苋菜、青香苋
性味归经	甘，凉
功效应用	1. 清热、解毒、利尿　2. 通利大便
使用注意	脾弱便溏者慎食

15、茼蒿

别　　名	茼蒿、蓬蒿、茼蒿菜、蒿菜、菊花菜
性味归经	辛、甘，平；归脾、胃经
功效应用	1. 调和脾胃，利小便　2. 化痰止咳

16、枸杞苗

别　　名	枸杞尖、枸杞菜、地仙苗、甜菜、枸杞叶、枸杞头
性味归经	苦、甘，凉；归肝、肾经
使用注意	1. 清退虚热　2. 补肝明目　3. 生津止渴

17、落葵

别　　名	汤菜、承露、胭脂菜、木耳菜、紫角叶、天葵
性味归经	甘、酸，寒；归心、肝、脾、大肠、小肠经
功效应用	1. 清热滑肠润燥　2. 凉血解毒生肌
使用注意	孕妇及脾胃虚寒者慎食

18、芸薹

别　　名	油菜薹、寒菜、芸薹菜、薹菜
性味归经	甘、辛，凉
功效应用	散血消肿
使用注意	麻疹后、疮疥、目疾者不宜食

19、芥菜

别　　名	雪里蕻、大芥、皱叶芥、黄芥
性味归经	辛，温；归肺、胃经
功效应用	1. 宣肺豁痰　2. 温中健胃　3. 散寒解表
使用注意	凡疮疡、目疾、痔疮、便血及平素热盛之患者忌食

20、莴苣

别　　名	莴苣笋、莴笋、千金菜、香马笋
性味归经	苦、甘，凉；归肠、胃经
功效应用	清热利尿
使用注意	不可多食，多食使人目糊

食物性味表

蔬菜类

21、胡荽

别　　名	香菜、香荽、胡菜、芫荽
性味归经	辛，温；归肺、脾经
功效应用	1. 透发麻疹　2. 消食下气
使用注意	非风寒外感者忌食，麻疹已透或虽未透出而热毒壅滞者不宜食

22、辣椒

别　　名	番椒、秦椒、海椒、辣茄
性味归经	辛，热；归心、脾经
功效应用	温中散寒，开胃消食
使用注意	不宜多食，阴虚有热者勿食。因辣椒具有较强的刺激性，容易引起口干、咳嗽、咽痛、便秘等

23、椿叶

别　　名	香椿、春尖叶
性味归经	苦、涩，平
功效应用	解毒杀虫
使用注意	椿叶的初生嫩芽味鲜，叶老后则不堪食用

24、鱼腥草

别　　名	九节莲、肺形草、臭菜、臭腥草
性味归经	辛，微寒；归肺经
功效应用	1. 清热解毒，消痈排脓　2. 利尿通淋
使用注意	本品入汤剂宜后下，不宜久煎

25、黄花菜

别　　名	金针菜、萱草
性味归经	甘，平；归肝、脾、肾经
功效应用	1. 养血平肝　2. 利尿消肿止血　3. 发奶

26、荠菜

别　　名	护生草、芊菜、鸡心菜、净肠草、菱角菜、地米菜、鸡脚菜
性味归经	甘，凉；归肝、脾、肺经
功效应用	1. 清热止血、平肝明目　2. 利尿消肿。

27、马齿苋

别　　名	长寿菜
性味归经	酸，寒；归大肠、肝、脾经
功效应用	1. 清热解毒　2. 消痈利尿
使用注意	脾胃虚寒，肠滑腹泻者不宜食用

28、四季豆

别　　名	白饭豆、云扁豆、龙爪豆、龙骨豆、芸豆、白豆、二生豆
性味归经	甘、淡，平
功效应用	解热，利尿，消肿
使用注意	食用前应充分加热至熟透

29、扁豆

别　　名	四季豆、藤豆
性味归经	甘，平；归脾、胃经
功效应用	1. 健脾和中　2. 化湿消暑

30、豇豆

别　　名	豆角、角豆、裙带豆
性味归经	甘，平；归脾、胃经
功效应用	1. 健胃补肾　2. 利尿除湿

31、刀豆

别　　名	挟剑豆、大刀豆、刀巴豆、刀培豆
性味归经	甘，平；归胃经
功效应用	1. 和中下气　2. 活血散瘀

32、山药

别　　名	薯蓣
性味归经	甘，平；归脾、肺、肾经
功效应用	1. 补脾益胃　2. 益肺补肾

33、萝卜

别　　名	莱菔
性味归经	辛、甘，凉；归脾、肺经
功效应用	1. 清热生津，凉血止血　2. 下气宽中，消食化痰
使用注意	脾胃虚寒者不宜生食。习惯上认为服人参时，不可同服本品，以免影响药力

34、土豆

别　　名	马铃薯、洋芋、洋番薯
性味归经	甘、平；归胃、大肠经
功效应用	1. 益气健脾　2. 解毒
使用注意	凡腐烂、霉烂或生芽较多的土豆（均含过量龙葵素，极易引起中毒）一律不能食用

35、胡萝卜

别　　名	红萝卜、黄萝卜、葫芦菔、丁香萝卜
性味归经	甘，平；归肺、脾经
功效应用	1. 健脾化滞　2. 润肠通便　3. 杀虫
使用注意	不宜多食或过食。过食会引起黄皮病，全身皮肤黄染

36、茄子

别　　名	落苏
性味归经	甘，凉；归脾、胃、大肠经
功效应用	1. 清热解毒　2. 活血消肿
使用注意	其性寒滑，脾胃虚寒之人不宜多食，肠滑腹泻者慎食

37、芋头

别　　名	芋艿、毛芋
性味归经	甘、辛，平，有小毒；归肠、胃经
功效应用	解毒，散结，消瘰
使用注意	食滞胃痛及肠胃湿热者忌食

38、蒟蒻

别　　名	魔芋、鬼芋、白药莉、黑芋头、雷星、星芋
性味归经	辛，温；有毒
功效应用	1. 化痰散积　2. 行瘀消肿
使用注意	切勿食药渣，以免中毒

39、洋葱

别　　名	洋葱头、玉葱
性味归经	辛，温；归脾、胃经
功效应用	理气和胃，健脾进食
使用注意	多食目糊、发热。热病后不宜进食

40、大蒜

别　　名	蒜头、大蒜头、独蒜、胡蒜
性味归经	辛，温；归脾、胃经
功效应用	1. 温中消食　2. 解毒杀虫
使用注意	过食能动火，耗血，有碍视力。阴虚火旺者忌用

食物性味表

蔬菜类

41、番薯
别　　名　红苕、甘薯、山芋、红山药、红薯、金薯、土瓜、白薯
性味归经　甘，平；归脾、胃、大肠经
功效应用　1. 补脾益胃　2. 生津止渴　3. 通利大便

42、苤蓝
别　　名　大头菜、芥蓝、茄连、玉蔓青
性味归经　甘、辛，凉；归大肠、膀胱经
功效应用　利水消肿，解毒

43、慈菇
别　　名　茨菰、白地栗
性味归经　苦、甘，微寒
功效应用　行血通淋

44、竹笋
别　　名　笋、毛笋、竹芽、竹萌
性味归经　甘，寒；归胃、肺经
功效应用　1. 清热化痰、消食　2. 解毒透疹　3. 和中润肠

45、芦笋
别　　名　芦尖
性味归经　甘，寒；归肺、胃经
功效应用　清热解毒，生津利水
使用注意　脾胃虚寒者忌服。《食鉴本草》载："忌巴豆"

46、苜头
别　　名　老白头、野蒜、小独蒜
性味归经　辛、苦，温；归胃、大肠经
功效应用　1. 通阳散结　2. 理气导滞
使用注意　气虚者慎用。不耐蒜味者少食

47、百合
别　　名　百合蒜
性味归经　甘、微苦，平；归心，肺经
功效应用　1. 润肺止咳　2. 清心安神
使用注意　脾胃虚弱，大便稀溏者不宜多食

48、蘑菇
别　　名　蘑菇蕈、蘑子蕈、肉蕈
性味归经　凉；归胃、肠、肺经
功效应用　甘
使用注意　补脾益气

49、藕
别　　名　甘，寒；归心、脾、胃经
性味归经　1. 清热生津，凉血散瘀　2. 补脾、开胃、止泻

50、香蕈
别　　名　香菇、冬菇
性味归经　甘，平；归胃经
使用注意　1. 补脾益气　2. 抗肿瘤　3. 托痘疹

51、木耳
别　　名　黑木耳、桑耳、松耳
性味归经　甘，平；归胃、大肠经
功效应用　凉血止血

52、豆豉
别　　名　香豉、淡豉、淡豆豉
性味归经　苦，寒；归肺、胃经
功效应用　1. 疏风解表　2. 清热除烦

53、银耳
别　　名　白木耳、白耳子
性味归经　甘，平；归肺、胃、肾经
功效应用　1. 滋阴润肺　2. 益胃生津
使用注意　作用缓慢，久食才有效

54、茭白
别　　名　茭笋、菰笋、茭耳菜、绿节
性味归经　甘，寒
功效应用　1. 清热生津　2. 利尿除湿　3. 通利大便
使用注意　脾胃虚弱，遗精患者不宜用

55、豆腐
性味归经　甘，凉；归脾、胃、大肠经
功效应用　1. 益中气，和脾胃　2. 健脾利湿　3. 清肺健肤　4. 清热解毒，下气消痰
使用注意　不可过食，过食则腹胀、恶心，可用菠萝解。民间流传疗疮病人忌食豆腐

56、黄豆芽
别　　名　清水豆芽
性味归经　甘，温；归脾、大肠经
功效应用　祛黑痣，治疣赘，润肌肤
使用注意　勿食无根豆芽，无根豆芽在生长过程中喷洒了除草剂，而除草剂一般都有致癌、致畸、致突变的作用

57、绿豆芽
别　　名　豆芽菜、银针菜
性味归经　甘，寒；归脾、胃经
功效应用　1. 清热解毒　2. 醒酒解毒　3. 利小便
使用注意　脾胃虚寒者不宜久食

58、石花菜
别　　名　海菜、琼枝、草珊瑚、石华
性味归经　甘、咸，寒；归肝、肺经
功效应用　清热化痰
使用注意　脾胃虚寒者及孕妇慎食

59、龙须菜
别　　名　发菜、海菜、线菜、江蓠、牛毛
性味归经　甘，寒
功效应用　1. 软坚散结　2. 清热利水

60、海带
别　　名　海带草、海草、海马蔺
性味归经　咸，寒；归肺经
功效应用　1. 软坚化痰　2. 祛湿止痒

61、紫菜
别　　名　索菜、子菜
性味归经　甘、咸，寒；归肺经
功效应用　1. 化痰软坚　2. 清热利尿
使用注意　不宜多食，尤其是素体脾虚者，可致腹胀

食物性味表

肉食类

1、猪肉

性味归经	甘，平；归脾、胃、肾经
功效应用	滋阴润燥
使用注意	湿热痰滞内蕴者不宜食。猪肉不宜多食，肥肉尤其如此。多食则助热，生痰助湿，动风。肥胖或血脂升高、高血压者慎用或忌用，外感病人亦不宜食

2、牛肉

别　名	黄牛肉、水牛肉
性味归经	甘，平；归脾、胃经
功效应用	1. 补益气血　2. 强壮筋骨
使用注意	患疮疡、皮肤瘙痒者不易服食

3、羊肉

别　名	山羊肉、绵羊肉
性味归经	甘，温；归脾、胃、肾经
功效应用	1. 益气补虚　2. 温中暖胃
使用注意	外感病邪，素体有热者慎用

4、狗肉

别　名	犬肉
性味归经	甘、咸，温；归脾、胃、肾经
功效应用	1. 温补脾胃　2. 补肾助阳
使用注意	阴虚内热者忌食，春夏季节不宜食本品

5、鸡肉

别　名	家鸡肉、母鸡肉、公鸡肉
性味归经	甘，温；归脾、胃经
功效应用	1. 温中益气　2. 补精添髓
使用注意	本品性温，助火，肝阳上亢及口腔糜烂、皮肤疖肿、大便秘结者不宜食

6、鸭肉

别　名	鹜肉、家凫肉
性味归经	甘、咸，微寒，归脾、胃、肺、肾经
功效应用	1. 滋阴养胃　2. 利水消肿
使用注意	鸭肉甘寒，体质虚弱、四肢逆冷、大便溏泻、月经量少者不宜多食。食鸭肉忌食大蒜、木耳、鳖肉

7、鹅肉

别　名	家雁肉
性味归经	甘，平；归脾、肺经
功效应用	1. 益气补虚　2. 和胃止渴
使用注意	湿热内蕴者勿食。不宜过量食用，食多不易消化

8、鸽肉

别　名	鹁鸽、飞奴
性味归经	咸，平；归肝、肾经
功效应用	1. 滋肾益气　2. 祛风解毒

9、兔肉

性味归经	甘，凉；归肝、大肠经
功效应用	1. 补中益气　2. 清热止渴

10、鹌鹑肉

别　名	宛鹑肉、鹑鸟肉、赤喉鹑肉
性味归经	甘，平；归脾、胃经
功效应用	1. 补中益气　2. 清利湿热

11、燕窝

别　名	燕蔬菜、燕菜、燕根
性味归经	甘，平；归肺、胃、肾经
功效应用	1. 滋阴润肺　2. 益气中补
使用注意	肺胃虚寒，湿停痰滞及有丧邪者忌用

食物性味表

果品类

1、荔枝

别　名	离支、丹荔
性味归经	甘、酸，温；归心、脾、肝经
功效应用	1. 补脾　2. 益肝补血　3. 温中理气止痛　4. 补心安神
使用注意	不可多食，阴虚火旺者慎用

2、龙眼肉

别　名	桂圆肉
性味归经	甘，温；归心、脾经
功效应用	补心安神，养血益脾

3、大枣

别　名	红枣、枣子
性味归经	甘，温；归脾、胃经
功效应用	1. 补中益气　2. 养血安神　3. 缓和药性
使用注意	湿盛或脘腹胀满者忌用。食积、虫积龋齿作痛及痰热咳嗽均忌服。烂枣不能食用

4、山楂

别　名	棠子、机、酸梅子、酸查
性味归经	酸、甘，温；归脾、胃、肝经
功效应用	1. 消食化积　2. 活血散瘀
使用注意	胃中无积、脾胃虚弱和牙齿有病者，不宜食用

5、桃

别　名	桃实、桃子
性味归经	甘、酸，温；归胃、大肠经
功效应用	养阴，生津，润燥
使用注意	不可多食，尤其是生桃更不能多吃，多食易使人腹胀并生痈疖

6、栗子

别　名	板栗、棋子、栗果、大栗、栗楔
性味归经	甘，温；归脾、胃、肾经
功效应用	1. 养胃健脾　2. 补肾强腰
使用注意	本品生食难化，熟食又易滞气膈食，故不宜多食。脾湿者禁用

7、松子

别　名	松子仁、海松子、新罗松子
性味归经	甘，温；归肝、肺、大肠经
功效应用	1. 润肺止咳　2. 补虚润肠
使用注意	大便溏薄者不宜多食

8、槟榔

别　名	大腹子、海南子
性味归经	辛、苦，温；归胃、大肠经
功效应用	1. 杀虫　2. 行气消积　3. 利水消肿
使用注意	脾虚便溏者不宜服用。不宜多食

9、石榴

别　名	安石榴、甘石榴、丹若
性味归经	甘、酸，温；归胃、大肠经
功效应用	1. 生津止渴　2. 涩肠止泻
使用注意	不宜多食，多食易伤肺损齿

10、番石榴

别　名	秋果、鸡矢果、饭桃
性味归经	酸、涩，温；归大肠经
功效应用	收敛止泻；用于久泻、久痢。本品酸温而涩，能涩肠止泻，用番石榴6～10g，煎汤内服

11、杨梅

别　名	白蒂梅、树梅
性味归经	甘、酸，温；归肺、胃经
功效应用	1. 生津止渴　2. 和胃止呕　3. 涩肠止泻
使用注意	多食助湿生痰，损齿

12、樱桃

别　名	含桃、荆桃、朱樱、朱果、樱珠
性味归经	甘，温；归脾、肝经
功效应用	1. 解表透疹　2. 祛风除湿
使用注意	不可多食，多食令人吐

13、胡桃仁

别　名	胡桃肉、核桃仁、核桃肉
性味归经	甘，温；归肺、肾、大肠经
功效应用	1. 补肾强腰　2. 温肺定喘　3. 润肠通便
使用注意	阴虚火旺、痰热咳嗽及便溏者均不宜服

14、杏

别　名	杏子、杏实
性味归经	酸、甘，温；归肺、大肠经
功效应用	1. 止咳定喘　2. 生津止渴，用于胃阴不足，口喝咽干
使用注意	不可多食，多食易上火，生痈疖，并对牙齿不利

15、梅

别　名	青梅、梅实、乌梅
性味归经	酸，温；归肝、脾、肺、大肠经
功效应用	1. 敛肺止咳　2. 生津止渴　3. 涩肠止泻　4. 安蛔止痛
使用注意	胃酸过多者慎用，有实邪者忌用

16、枸杞子

别　名	苟起子、甜菜子、狗奶子、地骨子、血杞子
性味归经	甘、平；归肝、肾、肺经
功效应用	1. 补肝肾、生精养血、明目　2. 滋阴润肺止嗽
使用注意	外邪实热，脾虚便溏者不宜服

食物性味表

果品类

17、葡萄

别　　名	草龙珠、蒲桃
功效应用	1. 补气血　2. 益肝肾　3. 生津止渴除烦　4. 利小便
使用注意	脾胃虚弱者不宜多食，多食则令人泄泻

18、椰子

别　　名	胥余、胥耶、越王头、椰糅
性味归经	甘，平；归脾、胃、大肠经
功效应用	消疳驱虫，用于小儿疳积、绦虫等证

19、葵花子

别　　名	葵子、向日葵子
性味归经	甘，平；归大肠经
功效应用	驱虫；用于蛲虫病
使用注意	炒后性温燥，多食易引起口干、口疮、牙痛等“上火”症状

20、李

别　　名	李子、李实、嘉庆子
性味归经	甘、酸，平；归肝、胃经
功效应用	1. 清肝除热　2. 生津止渴
使用注意	多食易生痰湿、伤脾胃，又损齿。故脾虚痰湿及小儿不宜多吃。

21、橘

别　　名	橘子、橘实、黄橘
性味归经	甘、酸，凉；归肺、胃经
功效应用	1. 理气和中　2. 生津止渴　3. 化痰止咳。用于咳嗽、痰多之证。以沸水泡橘饼，饮汤食饼
使用注意	不宜过量食用，多食易生痰湿，故痰湿内盛、咳嗽者不宜多食

22、白果

别　　名	银杏
性味归经	甘、苦、涩，平，有小毒；归肺、肾经
功效应用	1. 敛肺平喘　2. 收涩止带　3. 杀虫
使用注意	不可生食，熟食亦不可过量，以防中毒。本品的毒性成分能溶于水，加热可使其毒性减弱

23、番木瓜

别　　名	石瓜、万寿果、番瓜、蓬生果、乳瓜
性味归经	甘，平；归脾、胃经
功效应用	健胃消食，止痢，用于消化不良、胃痛、痢疾等证

24、橄榄

别　　名	青果、青子
性味归经	甘、酸，平；归脾、胃经
功效应用	1. 清肺，利咽、生津　2. 解毒

25、菠萝

别　　名	凤梨
性味归经	甘、微涩，平；归脾、胃经
功效应用	1. 清暑解渴　2. 消食止泻

26、柠檬

别　　名	黎檬子、柠果
性味归经	酸，平
功效应用	1. 祛暑、生津、止渴　2. 和胃安胎

27、苹果

别　　名	柰、频婆、天然子
性味归经	甘、酸，凉；归脾、肺经
功效应用	1. 生津、润肺　2. 除烦解暑　3. 开胃、醒酒　4. 止泻

28、无花果

别　　名	天生子、映日果、文仙果、奶浆果、蜜果
性味归经	甘，平；归脾、胃经
功效应用	1. 健胃润肠　2. 清热、解毒、消肿

29、柑

别　　名	柑子、金实
性味归经	甘、酸，凉
功效应用	生津止渴、醒酒利尿，用于热病后津伤之口渴或伤酒烦渴之证。本品可适量生食或捣汁饮服

30、柚

别　　名	柚子、胡柑、臭柚、文旦
性味归经	甘、酸，寒
功效应用	1. 行气宽中、开胃消食　2. 解渴、化痰止咳气；解酒毒，治饮酒人口气

31、梨

别　　名	果宗、快果、蜜父、玉乳
性味归经	甘、微酸，凉；归肺、胃经
功效应用	1. 润肺消痰　2. 清热生津
使用注意	脾虚便溏及寒嗽者忌食

32、柿子

别　　名	鲜柿，绿柿
性味归经	甘、涩，寒；归肺、胃、大肠经
功效应用	1. 清热润燥　2. 生津止渴

食物性味表

果品类

33、香蕉
别　　名　甘蕉、蕉子、蕉果
性味归经　甘，寒；归脾、胃经
功效应用　1. 清热润肠　2. 润肺止咳
使用注意　本品性寒滑肠通便，脾虚便溏者不宜多食

34、桑椹
别　　名　桑实、桑果
性味归经　甘、寒；归心、肝、肾经
功效应用　1. 滋阴补血　2. 生津、润肠
使用注意　脾胃虚寒及腹泻者忌用

35、阳桃
别　　名　五敛子、五棱子、羊桃，杨桃
性味归经　甘、酸、寒；归脾、胃经
功效应用　1. 清热解毒、尘津止渴　2. 利尿通淋
使用注意　脾胃虚寒、食少便溏者不宜多食

36、猕猴桃
别　　名　羊桃、阳桃、扬桃、猕猴梨
性味归经　甘、酸、寒；归肾、胃、膀胱经
功效应用　1. 清热生津　2. 和胃消食　3. 利湿通淋
使用注意　脾胃虚寒者慎用

37、枇杷
性味归经　甘、酸，凉；归脾、肺、肝经
功效应用　1. 润肺、化痰、止咳　2. 和胃、降逆、止呕
使用注意　多食助湿生痰，脾虚滑泄者忌用

38、罗汉果
别　　名　拉汗果，假苦瓜
性味归经　甘，凉；归脾、肺经
功效应用　1. 清肺利咽　2. 清热润肠

39、芒果
别　　名　庵罗果、蜜望、望果、沙果梨、槎、檬果
性味归经　甘、酸，凉；归脾、胃经
功效应用　养胃止呕，生津利尿
使用注意　不可过食。《开宝本草》记载：动风气，天行病后及饱食后均不宜食之，亦不可与大蒜辛物同食，令人患黄疸

40、花生
别　　名　落花生
性味归经　甘，平；归肺、脾、胃经
功效应用　1. 润肺止咳　2. 和胃健脾
使用注意　本品质润多脂，故体寒湿滞及肠滑便泄者不宜食用。霉花生不能食，因其易产生黄曲霉毒素，可诱发肝癌

41、甜瓜
别　　名　番瓜、甘瓜、熟瓜
性味归经　甘，寒；归心、胃经
功效应用　1. 清热解暑，除烦止渴　2. 清热利尿
使用注意　脾胃虚寒，腹胀便溏者忌用

42、哈密瓜
别　　名　香瓜、甘瓜、果瓜、莱瓜
性味归经　甘，寒；归心、胃经
功效应用　1. 清暑除烦、止渴利尿　2. 清热利尿
使用注意　本品性寒凉，脾胃虚寒、腹胀便溏之人不宜多食

43、地瓜
别　　名　木瓜、凉瓜、凉薯、薯瓜
性味归经　甘，凉；归胃经
功效应用　清热除烦，尘津止渴。用于热病烦渴
使用注意　脾胃虚寒者不宜服用

44、西瓜
别　　名　寒瓜、夏瓜、水瓜、天生白虎汤
性味归经　甘，寒；归心、胃、膀胱经
功效应用　1. 清热解暑、生津止渴　2. 利尿除烦
使用注意　本品性属寒凉，多食能积寒助湿，凡中寒湿盛者慎用

45、荸荠
别　　名　乌芋、地粟、马蹄
性味归经　甘，寒；归肺、胃经
功效应用　1. 清热生津　2. 消积化痰
使用注意　脾胃虚寒及血虚者慎用

46、莲子
别　　名　莲实、莲米、莲肉
性味归经　甘，涩，平；归脾、肾、心经
功效应用　1. 补脾涩肠　2. 固肾涩精　3. 养心安神
使用注意　中满痞胀、大便燥结者忌服

47、甘蔗
别　　名　糖梗、竿蔗
性味归经　甘，寒；归肺、胃经
功效应用　1. 清热润燥　2. 生津止渴　3. 透疹
使用注意　脾胃虚寒、痰湿咳嗽者慎用

48、菱
别　　名　菱角、水菱
性味归经　甘，凉；归脾、胃经
功效应用　1. 清热除烦　2. 益气健脾
使用注意　痢疾患者不宜食，否则令人腹胀

49、芡实
别　　名　鸡头实、鸡头米
性味归经　甘、涩，平；归脾、肾、心经
功效应用　1. 补脾止泻　2. 固肾涩精

食物性味表

水产类

1、鳝鱼
别　　名　蛆鱼、黄蛆、海蛇、黄鳝
性味归经　甘，温；归肝、脾、肾经
功效应用　1. 补益气血　2. 强筋骨，祛风湿　3. 止血
使用注意　凡病属虚热，或热证初愈，痢疾、腹胀属实者不宜用

2、鲢鱼
别　　名　白屿、白脚鲢
性味归经　甘，温；归脾、胃经
功效应用　补脾益气，温胃散寒
使用注意　脾胃蕴热者不宜食

3、草鱼
别　　名　鲩鱼、鲮鱼、混子
性味归经　甘，温；归脾、胃经
功效应用　1. 暖胃和中　2. 平降肝阳

4、鲶鱼
别　　名　鲼鱼、额白鱼、黏鱼
性味归经　甘，温；归胃、膀胱经
功效应用　1. 滋阴利尿　2. 催乳，开胃

5、鳙鱼
别　　名　鳒鱼、胖头鱼
性味归经　甘，温；归胃经
功效应用　暖胃补虚
使用注意　性偏温，热病及内热者慎用

6、凤尾鱼
别　　名　鲚鱼、刀鱼、江鲚
性味归经　甘，温；归脾、肝经
功效应用　补气活血
使用注意　不可多食，易助火发疥

7、带鱼
别　　名　柳鞭鱼、带柳、裙带龟、晦刀鱼
性味归经　甘，温；归肝、脾经
功效应用　补脾益气，养肝补血
使用注意　古称发物，过敏体质者慎用

8、鲤鱼
别　　名　赤鲤、白鲤、赖鲤
性味归经　甘，平；归脾、肾经
功效应用　1. 补脾健胃　2. 利水消肿　3. 通乳
使用注意　本品系发物，素体阳亢及疮疡患者慎食

9、鲫鱼
别　　名　鲋鱼、鲭、喜头鱼、童子鲫
性味归经　甘，平；归脾、胃、大肠经
功效应用　1. 补脾开胃　2. 通乳　3. 除湿利水

10、银鱼
别　　名　银条鱼、面条鱼、鲐残鱼
性味归经　甘，平；归脾、胃经
功效应用　1. 宽中健胃　2. 润肺止咳

11、鳗鱼
别　　名　鳗鲡鱼、白鳝、蛇鱼
性味归经　甘，平；归肺、脾、肾经
功效应用　1. 补虚扶正　2. 祛湿杀虫
使用注意　咳嗽痰多及脾虚泄泻者忌食

12、青鱼
别　　名　鲭、黑鲩、螺蛳青
性味归经　甘，平；归脾、胃经
功效应用　1. 化湿利水　2. 益气补虚
使用注意　勿与白术同用

13、假鱼
别　　名　石桂鱼、桂鱼、鲜花鱼
性味归经　甘，平；归脾、胃经
功效应用　补气血，益脾胃
使用注意　寒湿盛者慎用

14、鲥鱼
别　　名　瘟龟、鲤鱼、时鱼
性味归经　甘，平；归脾、肺经
功效应用　1. 补益虚劳　2. 疗疮
使用注意　多食发疥，故体质过敏及皮肤病患者慎食

15、黄鱼
别　　名　石首鱼、黄花鱼、石头鱼
性味归经　甘、咸，平；归肾、胃经
功效应用　1. 和胃止血　2. 益肾补虚
使用注意　古称发物，过敏体质者慎用

16、鲍鱼
别　　名　鳆鱼、石决明肉、明目鱼
性味归经　甘、咸、平；归肝经
功效应用　1. 养血柔肝　2. 滋阴清热　3. 益精明目

17、鲈鱼
别　　名　花鲈，花糜、鲈子鱼
性味归经　甘，平；归脾、肾经
功效应用　1. 健脾利水　2. 补肾安胎

18、墨鱼
别　　名　乌贼鱼、乌侧鱼、缆鱼
性味归经　咸，平；归肝、肾经
功效应用　1. 养血通经催乳　2. 补脾益肾滋阴

食物性味表

水产类

19、鳢鱼

别　名	黑鳢、乌鳢、乌鱼、蛇皮鱼、火柴头鱼、蠡鱼
性味归经	甘，寒；归脾、胃经
功效应用	补脾益气，利水消肿

20、龟肉

别　名	金龟、水龟、元绪
性味归经	咸、平；归肺、肝经
功效应用	1. 滋阴补血　2. 止血

21、鳖肉

别　名	团鱼、甲鱼、水鱼
性味归经	甘，平；归肝经
功效应用	1. 滋阴凉血　2. 补益调中
使用注意	本品滋腻，不宜进食过多，以免妨碍脾胃运化功能。痰食壅盛者慎用

22、蚶肉

别　名	蚶子、毛蚶
性味归经	甘，温；归脾，胃经
功效应用	1. 补益气血　2. 健脾益胃
使用注意	脾胃湿热盛者不宜食，食蚶肉应煮熟

23、蚌肉

别　名	河蚌、河歪
性味归经	甘、咸，微寒；归肝、肾经
功效应用	1. 清热解毒　2. 滋阴明目
使用注意	脾胃虚寒忌服

24、蚬肉

别　名	扁螺
性味归经	甘、咸，寒；归胃经
功效应用	清热、解毒、利湿
使用注意	肾虚滑精者慎用

25、田螺

别　名	田中螺、黄螺
性味归经	甘、咸，凉；归膀胱经
功效应用	1. 利尿通淋　2. 清热止渴

26、牡蛎

别　名	蛎黄、海蛎子
性味归经	甘、咸，平；归心经
功效应用	滋阴养血
使用注意	脾虚滑精者忌用

27、泥鳅

别　名	鳛、鳅
性味归经	甘，平；归肝经
功效应用	1. 补中益气，除湿退黄　2. 益紧助阳　3. 祛湿止泻

28、河虾

别　名	青虾、虾子、虾米
性味归经	甘，微温；归肝、肾经
功效应用	1. 补肾壮阳　2. 下乳；治无乳　3. 温补托毒
使用注意	体质过敏者慎用

29、海虾

别　名	红虾、大红虾、对虾、明虾、龙虾、中国龙虾
性味归经	甘、咸，温；归肾经
功效应用	1. 补肾壮阳　2. 下乳汁
使用注意	食海虾有过敏者，可用虾壳煮水口服和洗擦身体

30、螃蟹

别　名	河蟹、毛蟹、横行介上、无肠公子
性味归经	咸，寒；归肝、胃经
功效应用	1. 活血祛瘀，续筋接骨　2. 清热、利湿、退黄
使用注意	脾胃虚寒者及孕妇忌用；死蟹忌食；不可与柿子同食。本品易动风，不易冷食

31、海参

别　名	刺参、海鼠
性味归经	甘、咸，温；归心、肾经
功效应用	1. 补肾益精 2. 养血润燥
使用注意	脾虚便溏、出血兼有瘀滞及湿邪阻滞的患者忌用

32、海蜇

别　名	海蚝、水母、石镜
性味归经	甘、咸，平；归肝、肾经
功效应用	1. 清热化痰　2. 消积化滞　3. 润肠通便
使用注意	脾胃虚寒者慎用，生食难以消化，故不可过量，用时忌一切辛热发物

33、淡菜

别　名	壳菜、海红、蛙海
性味归经	咸，温；归肝、肾经
功效应用	1. 调肝养血　2. 补肾益精
使用注意	淡菜可浓缩金属铬、铅等有害物质，故污染的淡菜不能食用

食物性味表

酿造类

1、饴糖	
别　名	胶饴、软糖
性味归经	甘，微温；归脾、胃、肺经
功效应用	1. 补中益气　2. 缓急止痛　3. 润肺止咳　4. 解毒
使用注意	湿阻中满、湿热内郁、痰湿甚者忌用

2、赤砂糖	
别　名	砂糖、紫砂糖、红糖、黑砂糖、片黄糖
性味归经	甘，温；归肝、脾、胃经
功效应用	1. 活血化瘀　2. 补血养肝
使用注意	有痰湿或中满纳差者不宜服

3、白砂糖	
别　名	石蜜、白糖、白霜糖
性味归经	甘，平；归脾、肺经
功效应用	1. 补中缓急　2. 润肺生津
使用注意	吃糖不宜过多，否则对身体有害无益（如过量食糖，可使人发胖，引起牙病、脑功能障碍及酸血症等）痰湿或中满纳差者不宜用

4、茶叶	
别　名	茗、茶、苦茶、腊茶、茶芽
性味归经	苦、甘，凉；归心、肺、胃经
功效应用	1. 清热除烦　2. 清利头目　3. 消食化积　4. 通利小便
使用注意	失眠者、孕妇及哺乳妇忌用。空腹、发热、便秘者忌饮浓茶、隔夜茶

5、蜂蜜	
别　名	石蜜、食蜜、白蜜、蜜糖、蜂糖
性味归经	甘，平；归肺、脾、大肠经
功效应用	1. 补中缓急　2. 润肺止咳　3. 润肠通便
使用注意	痰湿内盛，中满痞胀及肠滑易泻者忌用

6、酒	
性味归经	甘、苦、辛，温，有毒；归心、肝、肺、胃经
功效应用	1. 温通经脉　2. 舒筋、散寒、止痛　3. 引行药势
使用注意	平素不宜过量饮酒，尤不宜于空腹时大量饮酒。阴虚有热、失血及湿热盛者忌服

7、咖啡	
别　名	咖啡豆、咖啡果、咖啡粉、咖啡茶
性味归经	甘，温
功效应用	1. 醒脑提神　2. 利尿消肿
使用注意	失眠者慎服，孕妇和小儿忌服，不宜短时间过量饮用

8、食盐	
别　名	盐、咸鹾、海盐、井盐、池盐、岩盐、大盐
性味归经	咸，寒；归胃、肾、大肠、小肠经
功效应用	1. 通吐痰积　2. 清火凉血　3. 引药归肾
使用注意	不宜过量食用。水肿者忌用。高血压患者应控制盐的摄入量

9、酱油	
别　名	豉油
性味归经	咸，寒；归脾、胃、肾经
功效应用	除热解毒

10、味精	
别　名	味素、味之素、味丹
性味归经	甘，温；归胃、肝经
功效应用	1. 增鲜开胃　2. 醒脑镇惊
使用注意	不宜长时间高温煎煮

11、醋	
别　名	苦酒、淳酢、米醋
性味归经	酸、苦，温；归肝、胃经
功效应用	1. 活血化瘀　2. 止血　3. 解毒　4. 安蛔止痛
使用注意	不宜多食，否则伤筋软齿。脾胃湿盛、外感初起者忌用；溃疡病患者不宜食用

12、生姜	
别　名	姜、鲜姜
性味归经	辛，温；归肺、胃、脾经
功效应用	1. 发表散寒　2. 温胃止呕　3. 解毒
使用注意	不宜久服（久服积热，损阴伤目）。阴虚、内有实热，或患痔疮者忌用

13、葱	
别　名	葱头白、和事草、小葱、四季葱
性味归经	辛，温；归肺、胃经
功效应用	1. 通阳发表　2. 解毒止痛
使用注意	不宜与蜂蜜同服，肾脏疾病尽量少用

14、胡椒	
别　名	黑胡椒、白胡椒、浮椒、玉椒
性味归经	辛，热；归胃、大肠经
功效应用	1. 温中止痛　2. 开胃消食
使用注意	阴虚有火、痔疮患者和孕妇忌用

15、花椒	
别　名	蜀椒、秦椒、川椒、巴椒
性味归经	辛，热，有小毒；归脾、胃、肾经
功效应用	1. 温中止痛　2. 杀虫
使用注意	阴虚火旺者及孕妇忌用。多食易动火、耗气、损目

16、桂皮	
别　名	山桂、月桂、上肉桂、野桂
性味归经	辛，温；归心、肝、脾、肾经
功效应用	1. 温中止痛　2. 活血通脉
使用注意	阴虚火旺、里有实热、血热妄行者及孕妇忌用

17、八角茴香	
别　名	大茴香、八角大茴、舶茴香、八角珠、八角香
性味归经	辛、甘，温；归肝、脾、肾经
功效应用	1. 散寒止痛　2. 理气和胃
使用注意	阴虚火旺者忌用

18、麻油	
别　名	香油
性味归经	甘，凉；归大肠经
功效应用	1. 润肠通便　2. 解毒生肌
使用注意	脾虚便溏者忌用

19、棉籽油	
别　名	棉油、棉子油
性味归经	辛，热，有小毒；归大肠经
功效应用	1. 润燥滑肠　2. 解毒、上肌、疗癣
使用注意	粗制棉子油中含有有毒的棉酚，对人体生殖功能有严重危害，不宜食用

20、猪油	
别　名	猪脂肪、猪脂膏、猪膏、猪脂
性味归经	甘，凉；归脾、胃纤
功效应用	1. 补虚扶弱　2. 润燥
使用注意	外感诸病、大便滑泄者不宜食用，痰湿重的病人不宜多食。另外据《金匮要略》记载，不可和梅子同食